D1754688

Thieme

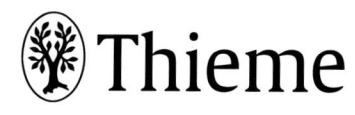

Angewandte Physiologie
3 Therapie, Training, Tests

Frans van den Berg (Hg.)
Jan Cabri
Bob Elvey
Rik Gosselink
Hans-Josef Haas
Ghislaine Heesen
Renata Horst
Marijke Van Kampen
Ralf Oettmeier
Tony Reybrouck
Thomas Schöttker-Königer
Heidi Sinz
Helen Slater
Mike Steverding
Michael A. Thacker
Tim Watson
Monika Wilke

2. aktualisierte Auflage

445 Abbildungen
 98 Tabellen

Georg Thieme Verlag
Stuttgart · New York

Bibliografische Information der Deutschen Nationalbibliothek

Die Deutsche Nationalbibliothek verzeichnet diese Publikation in der Deutschen Nationalbibliografie; detaillierte bibliografische Daten sind im Internet über http://dnb.d-nb.de abrufbar.

Zeichnungen und Umschlaggrafik:
Markus Voll, Fürstenfeldbruck

1. Auflage 2001

© 2001, 2007 Georg Thieme Verlag KG
Rüdigerstraße 14
D-70469 Stuttgart
http://www.thieme.de

Printed in Germany

Satz: Druckhaus Götz GmbH, Ludwigsburg
Umschlag: Thieme Verlagsgruppe
Druck und Bindung: Grafisches Centrum Cuno, Calbe

ISBN 978-3-13-117092-7   1 2 3 4 5

Wichtiger Hinweis: Wie jede Wissenschaft ist die Medizin ständigen Entwicklungen unterworfen. Forschung und klinische Erfahrung erweitern unsere Erkenntnisse, insbesondere was Behandlung und medikamentöse Therapie anbelangt. Soweit in diesem Werk eine Dosierung oder eine Applikation erwähnt wird, darf der Leser zwar darauf vertrauen, dass Autoren, Herausgeber und Verlag große Sorgfalt darauf verwandt haben, dass diese Angabe **dem Wissensstand bei Fertigstellung des Werkes** entspricht.

Für Angaben über Dosierungsanweisungen und Applikationsformen kann vom Verlag jedoch keine Gewähr übernommen werden. **Jeder Benutzer ist angehalten,** durch sorgfältige Prüfung der Beipackzettel der verwendeten Präparate und gegebenenfalls nach Konsultation eines Spezialisten festzustellen, ob die dort gegebene Empfehlung für Dosierungen oder die Beachtung von Kontraindikationen gegenüber der Angabe in diesem Buch abweicht. Eine solche Prüfung ist besonders wichtig bei selten verwendeten Präparaten oder solchen, die neu auf den Markt gebracht worden sind. **Jede Dosierung oder Applikation erfolgt auf eigene Gefahr des Benutzers.** Autoren und Verlag appellieren an jeden Benutzer, ihm etwa auffallende Ungenauigkeiten dem Verlag mitzuteilen.

Geschützte Warennamen (Warenzeichen) werden **nicht** besonders kenntlich gemacht. Aus dem Fehlen eines solchen Hinweises kann also nicht geschlossen werden, dass es sich um einen freien Warennamen handele.

Das Werk, einschließlich aller seiner Teile, ist urheberrechtlich geschützt. Jede Verwertung außerhalb der engen Grenzen des Urheberrechtsgesetzes ist ohne Zustimmung des Verlages unzulässig und strafbar. Das gilt insbesondere für Vervielfältigungen, Übersetzungen, Mikroverfilmungen und die Einspeicherung und Verarbeitung in elektronischen Systemen.

Für **Birgit**

Anschriften

Frans van den Berg
Physiotherapeut, Manualtherapeut
Oberschwand 11
A 4893 Zell am Moos
vandibaf@t-online.de

Prof. Dr. Jan Cabri
Physiotherapeut, PhD
Universidade Técnica de Lisboa
Estrada da Costa - Cruz Quebrada
P 1499 Lisboa Codex
JCabri@FMH.UTL.Pt

Bob Elvey
Physiotherapeut, Manualtherapeut, B. APP. SC
University of Technology Perth
Western Australia
School of Physiotherapy
GPO Box U 1987
AU 6845 Perth

Prof. Rik Gosselink
Physiotherapeut, PhD
Universitair Ziekenhuis Gasthuisberg
Dept. Physical Therapy
Respiratory Rehabilitation Division
Herestraat 49
B 3000 Leuven
rik.gosselink@uz.kuleuven.ac.be

Hans-Josef Haas
Dipl. Sportwissenschaftler
Andreas-Schlüter-Str. 15
D 53639 Königswinter-Vinxel
Hans-Josef.Haas@t-online.de

Ghislaine Heesen
Physiotherapeutin, Manualtherapeutin
Midden 128
NL 8351 HK Wapserveen
gjmheesen@hotmail.com

Renata Horst
Physiotherapeutin, Manualtherapeutin
Stiegelgasse 40
D 55218 Ingelheim
info@renatahorst.de

Marijke Van Kampen
Physiotherapeutin, PhD
Universitaire Ziekenhuizen Gasthuisberg
Afdeling Fysische
Geneeskunde en Revalidatie
Herestraat 49
B 3000 Leuven

Dr. med. Ralf Oettmeier
Gartenweg 5
D 07973 Greiz

Prof. Dr. Tony Reybrouck
Physiotherapeut, PhD
Afdeling Cardiovasculaire Revalidatie
Universitair Ziekenhuis Gasthuisberg
Herestraat 49
B 3000 Leuven
Tony.Reybrouck@uz.kuleuven.ac.be

Thomas Schöttker-Königer
Physiotherapeut, Manualtherapeut
Feuerhausstr. 3
D 82256 Fürstenfeldbruck

Heidi Sinz
Physiotherapeutin, Manualtherapeutin
Bräuhausstr. 19
D 88175 Scheidegg

Helen Slater
School of Physiotherapy
Curtin University of Technology
GPO Box U1987
WA 6845 Perth
Australien
H.Slater@curtin.edu.au

Mike Steverding
SPT-Education
Andreas-Schlüter-Straße 15
53639 Königswinter
Mike.Steverding@t-online.de

Michael Thacker
Physiotherapeut, PhD
93 Douglas Road Surbiton
GB – Surrey KT6 7 SD
thackers@surbiton93.freeserve.co.uk

Tim Watson
Physiotherapeut, PhD
University of Hertfordshire
Departement of Physiotherapy
Hatfield Campus
College Lane
GB - Hatfield Herts AL 10 9 AB
T.Watson@herts.ac.uk

Monika Wilke
Apothekerin
Friedrichstr. 1
D 35037 Marburg
Wilke-marburg@t-online.de

Übersetzungen:
Karin Höppner, Aachen
Gisela Jaeger, Zürich
Klaudia Liebscher, Alsdorf
Markus Vieten, Aachen
Ulrike Wehrstein, Bad Säckingen

Grußwort

Es ist mir eine Freude, das Vorwort zu diesem Buch über die der Physiotherapie zugrunde liegenden physiologischen Zusammenhänge zu schreiben. Das Gebiet der Medizin entwickelt sich aufgrund neuer wissenschaftlicher Erkenntnisse ständig weiter, und damit ändert sich auch die Betreuung der Patienten. Dies wird auch reflektiert in dem Paradigma einer auf beweisbaren Fakten beruhenden Praxis, das im letzten Jahrzehnt zur akzeptierten Norm in der Gesundheitsfürsorge geworden ist.

Es sind die Grundlagenwissenschaften, auf denen dieser Ansatz aufbaut. Für den Kliniker, der wirksam eingreifen will, ist es unerlässlich, die physiologische Basis seiner therapeutischen Intervention zu kennen. Mechanische Veränderungen infolge einer Behandlung, etwa ein vergrößertes Bewegungsausmaß, sind relativ offensichtlich. Selten werden dagegen die Wirkungen einer bestimmten Maßnahme auf der Ebene der Zelle betrachtet oder die Beziehungen zwischen den verschiedenen Körpersystemen, ganz zu schweigen von den physiologischen Gesamteffekten beispielsweise auf die Durchblutung oder auf das vegetative Nervensystem.

Dieses Buch kommt zur rechten Zeit, um uns daran zu erinnern, dass wir zu einer wirksamen Patientenbetreuung die Grundlagen überblicken müssen, auf denen eine solche Betreuung basiert. Ohne soliden wissenschaftlichen Hintergrund und ein Verständnis der therapeutischen Intervention sind Behandlungen oft wegen verzögertem Eingreifen oder unpassendem Einsatz spezifischer Techniken unwirksam. Vielleicht werden wir mit der Zeit Syndrome und durch chronische Schmerzen bedingte Dysfunktionen besser verstehen.

Frans van den Berg und seine Koautoren haben viel Zeit und Energie aufgewendet, um in diesem dritten Band der Reihe „Angewandte Physiologie" wissenschaftlich begründete neue Konzepte und Prinzipien vorzustellen und sie zur Erhöhung der Wirksamkeit bestehender Theorien und Therapien auf diese zu beziehen.

Ausgiebige Literaturverzeichnisse zu jedem Kapitel ermöglichen es dem Leser, jeden spezifischen Aspekt eines erörterten Konzeptes oder Prinzips nach Belieben eingehender zu ergründen.

Die Diskussion vieler therapeutischer Prinzipien bietet dem Praktiker in den verschiedensten klinischen Situationen eine Orientierung bei der Frage, welches aufgrund aller verfügbaren Daten der geeignetste therapeutische Eingriff sein wird und welches der entsprechende geeignetste Zeitpunkt. Nimmt ein Therapeut sich die Zeit, das hier zusammengetragene Wissen aufzunehmen, bemüht er sich, die ständig sich wandelnden Wissensgrundlagen zu kennen und wird so zu einem besseren Kliniker, so werden seine Patienten ihm dies danken.

Kanada
29. März 2000

Robert Sydenham,
B.Sc.D.P.T., F.C.A.M.T., M.C.P.A., M.A.P.T.A.
(ehem. Präsident der IFOMT)

Vorwort zur 2. Auflage

Es erfüllt mich mit Stolz, das Vorwort für die 2. Auflage des 3. Bandes der Reihe *Angewandte Physiologie* schreiben zu können. Ich freue mich, dass die erste Auflage so viele interessierte Leser gefunden hat, die sich mit den methodenübergreifenden Inhalten des Buches auseinandergesetzt haben. Wir wissen, dass sowohl Physiotherapieschüler in der Ausbildung, Studierende, sowie bereits im Beruf stehende Kolleginnen und Kollegen mit dem Buch gearbeitet haben.

Physiologie ist faszinierend und begeistert mich immer wieder neu. Ich erlebe in meinen Fort- und Weiterbildungskursen, dass sich diese Begeisterung und auch die Neugier für diese Materie auf die Teilnehmer überträgt. Obwohl ich seit Jahren unterrichte, wird es mir nie langweilig. Im Gegenteil, durch die Auseinandersetzung mit der Physiologie im Unterricht lerne ich auch selbst stets neu dazu, verstehe Zusammenhänge immer besser und erkenne immer wieder den Wert für die physiotherapeutische Arbeit.

Jeden Tag führen Untersuchungen zu neuen Entdeckungen, unsere Erkenntnisse nehmen stetig zu und es ist ehrlich gesagt nicht leicht als Therapeut auf dem neuesten Stand zu bleiben. Und manchmal, sind wir ehrlich, erscheint es uns beängstigend und sogar unbequem, sich ständig mit Neuentwicklungen beschäftigen zu müssen. „Bewährtes" verliert an Bedeutung, Therapien müssen dem neuen Kenntnisstand angepasst werden. Aber dieses „Schritt halten" sind wir unseren Patienten und auch den Kostenträgern schuldig. Außerdem: nur effiziente Therapieformen helfen, die Kosten im Gesundheitssystem zu senken.

Und so bedanke ich mich beim Autorenteam für das Überprüfen Ihrer Inhalte und für die Überarbeitung der Inhalte, die aktualisiert werden mussten.

Ich bedanke mich bei den Mitarbeitern des Thieme Verlags, die das Buch in seiner 2. Auflage wieder optimal bearbeitet und die Autoren super betreut haben.

Danke auch an meine Freundin Sandra, die mir neue Lebensenergie schenkt und für mich einer Inspirationsquelle gleicht, aus der ich schöpfen darf.

Zell am Moos
im September 2006

Frans van den Berg

Vorwort zur 1. Auflage

Tagtäglich beschäftigen sich Physiotherapeuten mit der Therapie. Aus diesem Grund nennen wir uns schließlich Physio*therapeuten*. Therapeutische Maßnahmen können natürlich nur dann sinnvoll eingesetzt werden, wenn man den Patienten zuerst gründlich und gezielt untersucht hat, um anhand der Untersuchungsergebnisse eine gezielte Therapie aufzubauen.

Weil die Therapie nicht nur aus passiven Maßnahmen besteht, sondern gerade auch aus der aktiven Bewegungstherapie, müssen Physiotherapeuten über Basiskenntnisse der Trainingslehre verfügen, ohne die eine optimale Behandlung bzw. Rehabilitation kaum durchgeführt werden kann. Es gibt im Rahmen der Physiotherapie sehr viele verschiedene Therapieformen mit den unterschiedlichsten Namen und Bezeichnungen. Wie aber diese Therapien in unserem Körper bzw. in den verschiedenen Geweben wirken, ist meistens nicht oder kaum bekannt. Manche Therapeuten interessiert es vielleicht auch nicht. Sie verstehen sich als arbeitende Therapeuten und nicht als „Philosophen". Dagegen interessieren sich Kostenträger und Ärzte sehr stark für diese Fragen, da sie die Behandlungen bezahlen müssen bzw. die Überweisungen schreiben. Gewünscht sind Begründungen und Beweise für die Notwendigkeit der Therapie. Physiotherapeuten sind leider immer wieder involviert in interne Diskussionen und Auseinandersetzungen, die sich überwiegend mit der Frage beschäftigen, was ist die bessere und vielleicht sogar die einzig richtige Therapie. Diese Diskussionen sind meistens vergebene Liebesmühe bzw. Zeit- und Energieverschwendung. Das größte Problem ist jedoch, dass dadurch das Ansehen unserer Berufsgruppe geschwächt wird.

Wenn man dagegen versucht eine wissenschaftliche Grundlage und Belegung für die verschiedenen Therapien zu finden, was u.a. eine der Aufgaben der Autoren dieses Bandes gewesen ist, dann sieht man, dass die meisten Therapien die gleichen oder ähnliche Wirkungsmechanismen besitzen.

Diese Wirkungsmechanismen sind z.B. neuroreflektorisch, biochemisch, mechanisch oder energetisch – aber vor allen Dingen auch psychologisch (psychisch). Möglicherweise beruht ein wesentlicher Teil unserer therapeutischen Wirkungsmechanismen darauf, dass der Patient daran glaubt und davon überzeugt ist, dass diese Therapie und dieser Therapeut ihm helfen wird. Normalerweise ist der Patient motiviert, sich zu verbessern, d.h. er *möchte* besser werden und er glaubt auch daran, dass er besser werden kann. Selbstverständlich gibt es ab und zu auch Patienten, die nicht motiviert sind und nicht besser werden möchten. Bei solchen Patienten merkt man als Physiotherapeut schnell, dass man trotz aller Therapien auf Grenzen stößt: Der Patient spricht sehr häufig nicht oder kaum auf die Therapie an. Von der Physiotherapie wird immer wieder behauptet, dass sie größtenteils auf Plazebo-Effekten beruht und dass sie nur funktionieren kann, wenn der Patient an sie glaubt. Aber gilt das nicht für die gesamte Medizin? Wir kennen alle die Redewendung, dass der Glaube Berge versetzen kann. So sorgt auch der Glaube des Patienten an die Effektivität der Behandlung dafür, dass er die Beschwerden los werden kann. Trotzdem bin ich der Meinung, dass man sich als Therapeut nicht dafür zu schämen braucht, dass unsere Therapie z.T. auf diese Effekte zurückzuführen ist. Ein Plazebo ist auch ein Therapeutikum – möglicherweise sogar ein wichtiges. Daher kann es ebenso wichtig sein wie Massage, Elektro-, Bewegungstherapie oder diese rote oder grüne Pille oder, oder, oder... Eine wichtige Aufgabe für uns Therapeuten ist es, den Patienten aufzuklären und zu motivieren. Gerade Letzteres werden die Leser in den verschiedenen Kapiteln immer wieder beschrieben und angedeutet sehen.

Ein weiteres großes Problem ist die fehlende Standardisierung von Untersuchungsmethoden, Testverfahren und deren Dokumentation. Dieses Problem wird ebenfalls von den Kostenträgern bemängelt. In nächster Zukunft stehen daher große Veränderungen an. In den einzelnen Kapiteln werden gebräuchliche Untersuchungsmethoden und deren Durchführung beschrieben und gezeigt.

Ich bin sehr glücklich und stolz auf die Kapitel, die die Autoren dieses Buches zu Stande gebracht haben. Ich erhoffe mir von diesem Buch, dass es u.a. dafür sorgen wird, dass das Verständnis und die Akzeptanz für die Physiotherapie und deren Wirkungsmechanismen bei den Ärzten und Kostenträgern steigen. Außerdem hoffe ich, dass es weitere Impulse für die Optimierung der physiotherapeutischen Behandlung unserer Patienten bietet.

Auch beim letzen Band dieser Reihe möchte ich mich ganz herzlich bei Herrn Markus Voll und seinen Mitarbeitern bedanken für die immer wieder hervorragenden Zeichnungen, die er für diesen Band erstellt hat. Die ebenfalls ausgezeichnete Arbeit der Redakteurin Ulrike Wehrstein verdient eine besondere Erwähnung, weil ohne ihre Arbeit dieser Band mit so vielen ausländischen Autoren nicht oder kaum lesbar gewesen wäre.

Außerdem möchte ich mich persönlich bei meinem ehemaligen OMT-Studenten Bernd-Ulrich Schulze bedanken, der mir immer wieder geholfen hat bei der mühsamen Suche nach passender Literatur für mein Kapitel zum Thema *Therapie des Bewegungssystems*.

Zum Abschluss möchte ich mich nochmals herzlichst bedanken bei meiner Frau Birgit für ihr Durchhaltevermögen, ihre Toleranz und ihre Hilfe bei der Bearbeitung des Kapitel 1.

Oppenheim, August 2000   Frans van den Berg

Inhaltsverzeichnis

1	**Bewegungssystem**	1
	Frans van den Berg	
1.1	**Therapeutische Effekte der Massagetherapie**	5
	Frans van den Berg	
1.1.1	Mechanische Effekte	5
1.1.2	Biochemische Effekte	7
1.1.3	Reflektorische Effekte	10
1.1.4	Psychologische Effekte	14
1.1.5	Effekte auf das Immunsystem	14
1.1.6	Energetische Effekte	15
1.1.7	Indikationen der Massagetherapie ..	16
1.1.8	Kontraindikationen der Massagetherapie	17
1.2	**Therapeutische Effekte der Mobilisation**	17
	Frans van den Berg	
1.2.1	Behandlung reflektorischer Bewegungseinschränkungen	19
1.2.2	Behandlung wasserlöslicher Crosslinks	20
1.2.3	Behandlung struktureller Bewegungseinschränkungen	20
1.2.4	Entspannung/Dehnung hypertoner und bindegewebig verkürzter Muskulatur	25
1.2.5	Manipulationen	27
1.2.6	Narkosemobilisation	28
1.2.7	Unterstützende Maßnahmen bei der Mobilisationsbehandlung	28
1.2.8	Negative Effekte auf die Mobilisationsbehandlung	30
1.3	**Therapeutische Effekte der Kompressionsbehandlung synovialer Gelenke**	31
	Frans van den Berg	
1.3.1	Physiologie des Gelenkknorpels	31
1.3.2	Pathophysiologie des Gelenkknorpels	31
1.3.3	Therapie des Gelenkknorpels	32
1.3.4	Regenerationsvorgänge bei der Kompressionsbehandlung	33
1.3.5	Therapiemöglichkeiten und Aufbau .	33
1.3.6	Veränderungen im Gelenkknorpel durch Kompressionstherapie	33
1.3.7	Dosierung	34
1.3.8	Unterstützende Therapiemöglichkeiten bei Knorpeldefekten	34
1.3.9	Beispiele für Kompressionsbehandlungen	37
1.4	**Stabilisation**	47
	Thomas Schöttker-Königer	
1.4.1	Instabilität: Definitionen und Beschreibungen	47
1.4.2	Neutrale Zone	49
1.4.3	Stabilisierendes System	50
1.4.4	Stabilisation	55
1.4.5	Instabilität und mangelhafte dynamische Stabilisation (motor control deficit) erkennen	56
1.4.6	Behandlungsstrategie	58
1.4.7	Schlusswort	60
1.5	**Elektrotherapie**	62
	Tim Watson	
1.5.1	Einleitung	62
1.5.2	Bioelektrische Phänomene	64
1.5.3	Vorgehensweisen der Elektrotherapie	67
1.5.4	Frequenz- und Amplitudenfenster ..	67
1.5.5	Verfahren	68
1.5.6	Zusammenfassung und Schlussfolgerung	81
1.6	**Trainingstherapie**	84
	Hans-Josef Haas	
1.6.1	Training in der Physiotherapie	84
1.6.2	Ausdauertraining in der Rehabilitation	94
1.6.3	Krafttraining in der Rehabilitation ..	102
1.7	**Rehabilitation spezifischer Gewebe**	130
	Mike Steverding	
1.7.1	Physiologische Grundlagen der Rehabilitation	130
1.7.2	Physiologische Grundlagen der Wundheilung	131
1.7.3	Spezifische Rehabilitation von Kapsel- und Bandgewebe	150

1.7.4	Spezifische Rehabilitation Meniskus	159	2.3.8	Körperliches Training bei Herzpatienten	317
1.7.5	Spezifische Rehabilitation Discus intervertebralis	166		**Literatur**	322
1.7.6	Spezifische Rehabilitation tenoossaler Übergang	173	**3**	**Verdauungssystem**	**329**
1.7.7	Spezifische Rehabilitation von Sehnengewebe	180		Ghislaine Heesen	
1.7.8	Spezifische Rehabilitation von Muskelgewebe	186	3.1	**Mundhöhle**	329
			3.1.1	Ernährungstipps	329
1.8	**Testverfahren am Bewegungsapparat**	**196**	3.2	**Speiseröhre**	330
	Jan Cabri		3.2.1	Ernährungstipps	331
			3.2.2	Wirkung von Medikamenten	334
1.8.1	Grundlegende methodische Konzepte zu Messverfahren	196	3.2.3	Physiotherapie	334
1.8.2	Messmethoden und -techniken	200	3.3	**Magen**	335
1.8.3	Dokumentation und Kommunikation der Ergebnisse – Schlusswort	227	3.3.1	Ernährungstipps	335
			3.3.2	Medikamente	336
1.8.4	Anhang: Schemata zur Dokumentation	228	3.3.3	Physiotherapie	336
	Literatur	238	3.4	**Dünndarm**	343
			3.4.1	Ernährungstipps	344
			3.4.2	Medikamente	345
			3.4.3	Physiotherapie	346
2	**Kardiopulmonale Rehabilitation**	**255**	3.5	**Dickdarm**	349
			3.5.1	Ernährungstipps	349
2.1	**Bestimmung der Belastbarkeit bei Patienten mit Herzkreislauf- und Lungenerkrankungen**	**255**	3.5.2	Medikamente	351
			3.5.3	Physiotherapie	352
			3.6	**Leber**	355
	Tony Reybrouck, Rik Gosselink		3.6.1	Ernährungstipps	356
2.1.1	Bestimmung der maximalen Sauerstoffaufnahme	255	3.6.2	Medikamente	357
2.1.2	Grenze der Leistungsfähigkeit	258	3.6.3	Physiotherapie	358
2.1.3	Bestimmung der maximalen Ausdauer auf dem Laufband	261	3.7	**Gallenblase**	360
2.1.4	Submaximale Belastungstests	261	3.7.1	Ernährungstipps	360
2.1.5	Schätzung der maximalen O_2-Aufnahme	266	3.7.2	Medikamente	361
			3.7.3	Physiotherapie	361
2.2	**Atemtherapie**	**266**	3.8	**Pankreas**	364
	Rik Gosselink		3.8.1	Ernährungstipps	365
2.2.1	Evaluation und Behandlung der Atemwegsobstruktion	267	3.8.2	Medikamente	366
			3.8.3	Physiotherapie	367
2.2.2	Atempumpe	287		**Literatur**	369
2.2.3	Allgemeine Ausdauer	296			
2.3	**Rehabilitation von Patienten mit Herzkreislauferkrankungen**	**302**	**4**	**Beckenbodenrehabilitation**	**373**
				Marijke Van Kampen	
	Tony Reybrouck		4.1	**Indikationen für Beckenbodenrehabilitation**	373
2.3.1	Frühmobilisation	303	4.2	**Informatives Gespräch und klinische Untersuchung**	374
2.3.2	Rekonvaleszenzphase	304			
2.3.3	Postkonvaleszensphase	307	4.2.1	Informatives Gespräch	374
2.3.4	Spezielle Aspekte des Trainings	310	4.2.2	Klinische Untersuchung	374
2.3.5	Rehabilitation von Patienten mit Angina pectoris	313	4.3	**Übungen für die Beckenbodenmuskulatur**	378
2.3.6	Rehabilitation von Herzpatienten mit Schrittmachern	314	4.3.1	Anfangsphase: Anspannen und Entspannen	378
2.3.7	Rehabilitation von Herzpatienten mit Diabetes mellitus	315	4.3.2	Gezielte Übungen für die Beckenbodenmuskulatur	379
			4.3.3	Funktionelle Übungen	382

4.4	**Biofeedback**	382	**5.2**	**Problemanalyse und Therapieansätze**	428
4.4.1	Vaginalkegel	382		Heidi Sinz	
4.4.2	Perineometer	383	5.2.1	Einleitung	428
4.4.3	Biofeedbackgerät	384	5.2.2	Plastizität	430
4.5	**Elektrostimulation**	384	5.2.3	Pathologie	430
4.5.1	Wirkung der Elektrotherapie auf die unteren Harnwege	384	5.2.4	Normale Bewegung	434
4.5.2	Elektrische Parameter	385	5.2.5	Gelenkmechanik	441
4.5.3	Arten von neuromuskulärer Elektrostimulation	385	5.2.6	Muskulatur und Haut	444
4.5.4	Kontraindikationen für Elektrostimulation	386	5.2.7	Positionierung, Lagerung	448
			5.2.8	Hilfsmittel	452
4.6	**Blasentraining**	386	5.2.9	Interdisziplinäre Zusammenarbeit	457
4.6.1	Trinkgewohnheiten	386		Literatur	459
4.6.2	Toilettenbesuch	387			
4.6.3	Blasentraining	387	**6**	**Peripheres Nervensystem**	463
4.6.4	Miktionsverhalten	388		Bob Elvey	
4.7	**Unwillkürliches Harnlassen bei Kindern**	389	**6.1**	**Einleitung**	463
			6.1.1	Neurogener und neuropathischer Schmerz	464
4.7.1	Enuresis nocturna	389	**6.2**	**Provokationstests für neurales Gewebe**	467
4.7.2	Fehlerhaftes Miktionsverhalten	392	6.2.1	Testreize durch Längsausdehnung	467
4.8	**Inkontinenz beim Mann**	392	6.2.2	Testreize durch Palpation	472
4.8.1	Inkontinenz nach Operation der Prostata	393	**6.3**	**Untersuchung des Bewegungsapparates**	476
4.8.2	Inkontinenz nach Erhalt einer Ersatzblase	393	**6.4**	**Therapie: Ein theoretisches Konzept**	477
4.8.3	Nachtröpfeln	394	6.4.1	Therapieeinteilung	480
4.9	**Inkontinenz bei älteren Patienten**	394	6.4.2	Therapievalidität	487
4.9.1	Diagnosestellung bei Inkontinenz	394	**6.5**	**Fallbeispiel**	488
4.9.2	Behandlung	395		Für eine Differenzialdiagnose relevante Befunde der körperlichen Untersuchung	488
4.10	**Physiotherapeutische Behandlung von sexuellen Dysfunktionen**	396	**6.6**	**Schlussfolgerungen**	491
4.10.1	Sexuelle Dysfunktion beim Mann	396		Literatur	493
4.10.2	Sexuelle Dysfunktion bei der Frau	398			
4.11	**Physiotherapeutische Behandlung von Schmerzen im Beckenbereich**	399	**7**	**Vegetatives Nervensystem**	497
				Helen Slater	
4.11.1	Ursachen	399	**7.1**	**Klinische Evaluation der vegetativen Funktionen**	497
4.11.2	Diagnose und klinische Untersuchung	399	7.1.1	Clinical Reasoning und vegetatives Nervensystem	497
4.11.3	Behandlung	399	7.1.2	Untersuchungsstrategien bei Patienten mit vegetativer Dysfunktion	499
	Nachwort	400	7.1.3	Körperliche Untersuchung von Patienten mit vegetativer Dysfunktion	500
	Literatur	401	7.1.4	Beispiel zum Clinical Reasoning	501
5	**Zentrales Nervensystem**	405	**7.2**	**Medizinische Screening-Tests der vegetativen Funktionen**	504
5.1	**Motorisches Lernen und die Umsetzung in die Therapie**	405	7.2.1	Quantitativer sudomotorischer Axonreflex-Test	504
	Renata Horst		7.2.2	Schweißsekretion in Ruhe	504
5.1.1	Erarbeitung des Therapieziels	405			
5.1.2	Regenerationsmöglichkeiten des Zentralnervensystems	408			
5.1.3	Grundsätzliche Therapiestrategien	409			
5.1.4	Klinische Beispiele	423			

7.2.3	Thermoregulatorischer Schweißtest	505		8.3.1	Soziokulturelle und Lernfaktoren	538
7.2.4	Vasomotorische Funktion	505		8.3.2	Psychologische Faktoren	539
7.2.5	Testen der vegetativen Funktionen bei Schmerzpatienten	505		**8.4**	**Clinical Reasoning und Schmerz**	542
7.3	**Sympathisches Nervensystem und Schmerz**	506		8.4.1	Pathobiologische Mechanismen	542
7.3.1	Definition und Diagnose der komplexen regionalen Schmerzsyndrome	506		8.4.2	Dysfunktionen	544
				8.4.3	Schmerzquellen	544
				8.4.4	Prognosen	545
				8.4.5	Vorsichtsmaßnahmen	545
7.3.2	Pathophysiologie der komplexen regionalen Schmerzsyndrome	507		**8.5**	**Behandlung**	545
				8.5.1	Verhinderung von Chronizität	545
7.3.3	Klinische Diagnose der komplexen regionalen Schmerzsyndrome	508		**8.6**	**Schlussfolgerungen**	548
					Literatur	549

7.3.4 Physiotherapeutische Behandlung der komplexen regionalen Schmerzsyndrome ... 511
7.3.5 Komplexe regionale Schmerzsyndrome bei Kindern und Heranwachsenden ... 515

7.4 Ausgewählte Störungen ... 515
7.4.1 Th4-Syndrom ... 516
7.4.2 Beispiel: Brustschmerzen, die sich als Herzkrankheit tarnen ... 519

7.5 Mobilisation, Wirkung auf das sympathische Nervensystem und Analgesie ... 524
7.6 Andere vegetative Störungen ... 525
7.7 Schlussfolgerungen ... 526
 Literatur ... 527
 Nützliche Internet-Adressen ... 528

8 Schmerzbehandlung – eine neue Perspektive für die Physiotherapie ... 531
Michael A. Thacker

8.1 Neues Schmerzmodell ... 531
8.2 Schmerz als klinisches Problem ... 533
8.2.1 Gewebespezifische Ansätze – Verfahren ... 534
8.2.2 Plazeboeffekt ... 535
8.2.3 Akuter und chronischer Schmerz ... 536
8.3 Nichtphysische Aspekte von Schmerz ... 538

9 Allopathische und naturheilkundliche Arzneimitteltherapie ... 553

9.1 Allopathie ... 553
Monika Wilke
9.1.1 Analgetika ... 553
9.1.2 Lokalanaesthetika ... 557
9.1.3 Muskelrelaxantien ... 558
9.1.4 Osteoporose ... 560
9.1.5 Rheumatische Erkrankungen ... 562
9.1.6 Lungenerkrankungen ... 568
9.1.7 Hypertonie ... 571
9.1.8 Koronare Herzkrankheit (KHK) ... 576
9.1.9 Herzinsuffizienz ... 578
9.1.10 Herzrhythmusstörungen ... 580
9.1.11 Arterielle Durchblutungsstörungen ... 582
9.1.12 Venenerkrankungen ... 583
9.1.13 Morbus Parkinson ... 583
9.1.14 Multiple Sklerose ... 585
9.1.15 Neuralgien, Polyneuropathien ... 586
9.1.16 Blasenentleerungsstörungen ... 586

9.2 Naturheilkundliche Arzneimitteltherapie ... 586
Ralf Oettmeier
9.2.1 Phytotherapie ... 588
9.2.2 Homöopathie ... 590
9.2.3 Organotherapie ... 607
9.2.4 Homotoxikologie ... 608
9.2.5 Isopathie nach Prof. Enderlein ... 612
 Literatur ... 613

Register ... 615

1 Bewegungssystem

Frans van den Berg

In diesem Kapitel werden die physiologischen Wirkmechanismen häufig eingesetzter Behandlungmethoden der Physiotherapie bei Störungen am Bewegungssystem besprochen. Es wird näher auf die Wirkmechanismen der Massagetherapie, der Mobilisationstherapie (mit Manipulationstherapie), der Stabilisationstherapie sowie der physikalischen Therapie eingegangen. Das Anliegen der Autoren liegt nicht darin, die verschiedenen Behandlungstechniken ausführlich zu besprechen, sondern darin, die Auswirkungen dieser Techniken im Körper der Patienten aufzuzeigen und so ihren therapeutischen Effekt zu erklären. Die verschiedenen Wirkmechanismen sind teilweise wissenschaftlich belegt, einige werden in der Grundlagenforschung (u. a. der Zellphysiologie) angedeutet und wieder andere befinden sich auf einer rein hypothetischen Ebene.

Als Erstes wird in diesem Kapitel die wahrscheinlich älteste Therapieform der Physiotherapie die Massagetherapie besprochen. Es wird hier beschrieben, auf welche vielseitigen Weisen diese Therapieform ihre Wirkungen erzeugt, z. B. auf Muskeltonus, Schmerzweiterleitung, Durchblutung und Immunsystem. Es folgen die Effekte der Mobilisationsbehandlung, wobei zwischen einer reflektorischen und einer strukturellen Hypomobilität unterschieden und für beide Formen der Bewegungseinschränkung die beste und sinnvollste Therapie aufgezeigt wird.

Das Kapitel über Stabilisation ergänzt sich mit dem der Mobilisation, denn viele unserer Patienten besitzen in einigen Gelenken bzw. Segmenten Hypomobilitäten und in anderen Hypermobilitäten. Stabilisation ist meistens nur dann sinnvoll, wenn die benachbarten Gelenke bzw. Segmente ihre normale Beweglichkeit zurück erlangt haben. Ebenso können die meisten Patienten nur dann erfolgreich behandelt werden, wenn sie neben der Mobilisationsbehandlung auf eine richtige und verantwortliche Weise stabilisiert werden.

Anschließend wird dann ausführlich über die verschiedenen Wirkmechanismen der physikalischen Therapie gesprochen. Eine Therapieform, deren Erklärungsmodelle lange Zeit auf einer überwiegend hypothetischen Ebene lagen. Der Autor zeigt, dass mittlerweile viele Wirkmechanismen der verschiedensten Behandlungsmöglichkeiten innerhalb der physikalischen Therapie eine wissenschaftliche Grundlage besitzen.

Während der Rehabilitation eines Patienten ist es in bestimmten Phasen notwendig, Kraft, Ausdauer und Koordination zu trainieren. Um einen Trainingseffekt zu erzielen, muss der Physiotherapeut die Grundlagen der Trainingslehre berücksichtigen. Deshalb wird auf die relevantesten Trainingsprinzipien und häufig in der Therapie eingesetzte Trainingsziele bzw. Therapieziele eingegangen.

Es folgen die Grundlagen der Rehabilitation an Hand des Wundheilungsablaufs. Es wird erklärt, welche therapeutischen Maßnahmen in welcher Phase der Wundheilung angebracht und sinnvoll sind. So unterscheiden sich die therapeutischen Interventionen der ersten Phase der Wundheilung (Entzündungsphase) stark von denen in der Proliferations- oder der Umbauphase. Diese Unterschiede müssen berücksichtigt werden, weil sie für die Durchführung einer erfolgreichen Rehabilitation des Patienten essentiell sind. Die Behandlung spezifischer Gewebe in den unterschiedlichen Wundheilungsphasen schließt sich an.

Zum Schluss wird noch auf die verschiedenen Möglichkeiten der Tests bei der Befundaufnahme und ihrer Dokumentation eingegangen.

1 Bewegungssystem

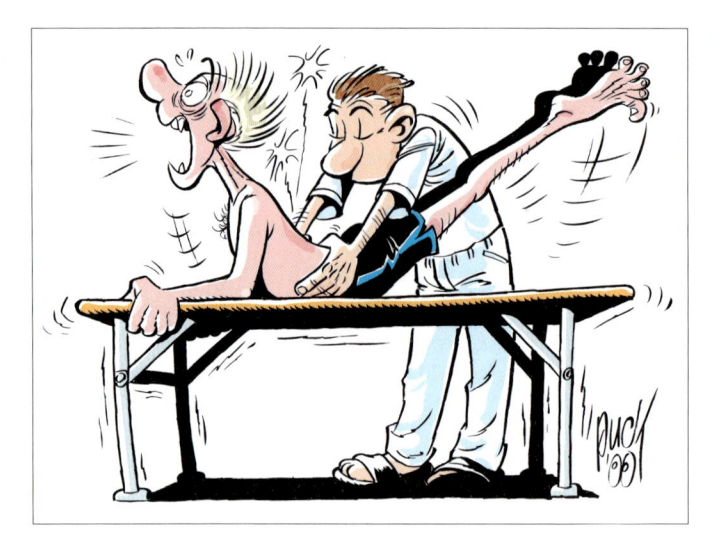

Die Behandlung des Bewegungssystems der Patienten – eine echte Herausforderung für Therapeut … und Patient!

Frans van den Berg

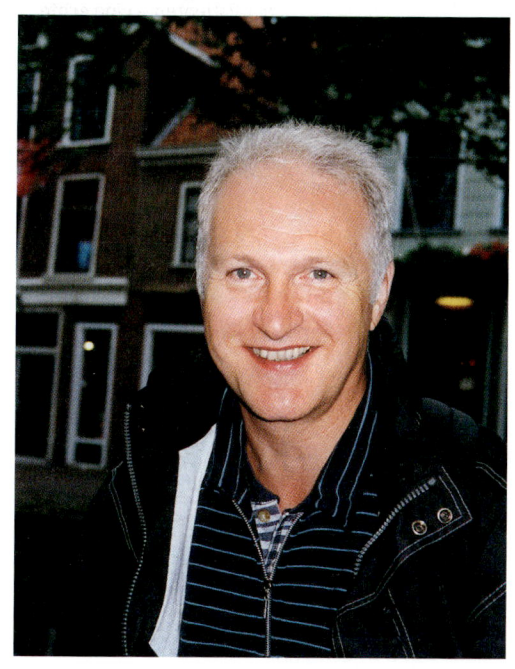

Frans van den Berg wurde am 8. Oktober 1952 in Rotterdam geboren, wo er auch seine Jugend und Studienzeit verbrachte. Nach Abschluss der Physiotherapie-Ausbildung arbeitete er in seiner Praxis für Physiotherapie in Gouda. Seit Januar 1990 lebte er zunächst in Deutschland und wohnt jetzt in Zell am Moos in Österreich.

Ausbildung:

1975 – 1979	Ausbildung zum Physiotherapeuten an der Akademie für Physiotherapie, Rotterdam
1979 – 1982	Kurse in Manueller Therapie, FAC Hamm, bei den Lehrern F. Kaltenborn, O. Evjenth, W. Hinsen
1980	Kurse in Orthopädischer Medizin, London, bei Dr. James Cyriax
1983	Weiterbildungskurs: Neurophysiologie
1984	Weiterbildungskurs: Leistungsphysiologie
1985	Weiterbildungskurs: Zahnmedizin und Physiotherapie in einer multidisziplinären Betrachtung der Dysfunktionen des Kausystems. Lehrer: Prof. Mariano Rocabado (Chile)
1988	Abschlussexamen Orthopädische Manuelle Therapie (Kaltenborn/Evjenth-Konzept), Prüfer: David Lamb (CAN), Walter Hinsen (D), Freddy Kaltenborn, Olaf Evjenth und Lasse Thue (N)
1991 – 1992	Weiterbildung Ernährung und Physiotherapie bei Ghislaine Heesen
1992 – 1993	Weiterbildung im McKenzie-Konzept bei Peter Lageard (GB)
1996	Grundkurs Manuelle Therapie – Maitland Konzept (IMTA) bei Pieter Westerhuis

Beruflicher Werdegang:

1979 – 1980	Freier Mitarbeiter im Institut für Physiotherapie, Gouda
1980 – 1990	Eigene Praxis für Physiotherapie in Gouda
1980 – 1984	Lehrer für Massagetherapie an der Akademie für Physiotherapie, Rotterdam
1981 – 1990	Lehrer für Manuelle Therapie an dem Internationalen Seminar für Orthopädische Medizin / Manuelle Therapie (ISOMT)
1990 – 1992	Gastlehrer an der Vrije Universiteit Brussel, Weiterbildungsprogramm in Manueller Therapie für Physiotherapeuten und Ärzte
1990 – 1995	Clinical Instructor – Orthopaedic Manual Therapy an der ISOMT
1995	Unterricht an der Oakland University, USA, Manuelle Therapie und Bindegewebsphysiologie
seit 1995	Senior Instructor – Orthopaedic Manual Therapy an dem ISOMT (jetzt Weiterbildungsträger Manuelle Therapie – Kaltenborn / Evjenth-Konzept)
1997 – 2001	Freier Mitarbeiter in der Praxis für Physiotherapie und Manuelle Therapie – William Kuster in Grünstadt
2001 – 2006	Inhaber einer Praxis für ganzheitliche Physiotherapie in Mainz
seit Okt. 2001	Lehrauftrag Studiengang Physiotherapie an der Philips Universität in Marburg Unterrichtsbereiche: Angewandte Physiologie, Manuelle Therapie, Kiefergelenksbehandlung

im Mai 2003	Gründer und Lehrer der Internationalen Akademie für Osteopathische und Manuelle Therapie (IAOMT) – Kursreihe Klinisches Patientenmanagement
seit Jan. 2006	Lehrauftrag Master Studiengang Sportphysiotherapie interfakultärer Fachbereich Sport- und Bewegungswissenschaften der Universität Salzburg

Seit langer Zeit ist es ihm ein großes Anliegen, Physiotherapeuten von der Notwendigkeit zu überzeugen, sich kontinuierlich mit den Inhalten der Grundlagenfächer der Physiotherapie, Anatomie und Physiologie, auseinander zu setzen.

Oberschwand 11
A-4893 Zell am Moos
vandibaf@t-online.de

Nur mit diesen Kenntnissen sind Therapeuten in der Lage, selbst Überlegungen dazu anzustellen, wann, welche Therapie mit welcher Intensität durchgeführt werden sollte. Das Beherrschen von Techniken genügt nicht.

Dr. James Cyriax hat immer gesagt, dass das Untersuchen eines Patienten nichts anderes als angewandte Anatomie sei. Diesen Satz hat Frans van den Berg verinnerlicht. Sind die anatomischen Gegebenheiten klar vor Augen, ist in den meisten Fällen genau zu klären und zu interpretieren, *welche* Struktur betroffen sein muss, wenn z. B. ein bestimmter Test bzw. eine Bewegung positiv ist. Kenntnisse über physiologische Vorgänge versetzen Therapeuten darüber hinaus in die Lage, zu erkennen, *was* mit der betroffenen Struktur geschehen ist und welche Therapie sich daran anschließen sollte.

Seine Bücher zur angewandten Physiologie dokumentieren die Bedeutung dieses Grundlagenfachs für die Physiotherapie und andere medizinische Berufe.

Autor und Herausgeber der Lehrbuchreihe des Thieme Verlags:

Angewandte Physiologie

Band I: Das Bindegewebe des Bewegungsapparates verstehen und beeinflussen (1999, 2. Auflage 2003)

Band II: Organsysteme verstehen und beeinflussen (2000, 2. Auflage 2005)

Band III: Therapie, Training, Tests (2001, 2. Auflage 2007)

Band IV: Schmerzen verstehen und beeinflussen (2003)

Band V: Komplementäre Therapien verstehen und integrieren (2005)

1.1 Therapeutische Effekte der Massagetherapie

Frans van den Berg

Massage ist eine der ältesten, wenn nicht sogar die älteste Therapieform. Das Wort Massage stammt vom arabischen Wort *Mass* ab, das mit Kneten oder Drücken übersetzt werden kann. In alten Schriften der Chinesen wie dem Cong Fou und Tao-Tse aus dem Jahr 2700 v. Chr. wird Massage bereits als Therapeutikum erwähnt. Auch in späteren Schriften aus Ägypten, Persien, Japan usw. taucht Massage auf. Ca. 400 v. Chr. beschreibt Hippokrates Massage als eine Möglichkeit, Patienten zu behandeln. Die Franzosen führten Massage als Therapie in Europa ein. Französische Begriffe wie Effleuragen (Streichungen), Petrissagen (Knetungen) und Tapotagen (Klopfungen) weisen uns auch heute noch darauf hin (Hamann 1980, Palastanga 1994, Holey u. Cook 1998, Yates 1999). Aus der Massagetherapie, die zunächst ausschließlich von Frauen praktiziert wurde, ist später die Physiotherapie entstanden. Dies geschah u. a. durch den Einfluss von Per Henrik Ling (1776–1839), der neben Massage bestimmte Übungen als weitere Therapeutika einsetzte.

Grundsätzlich wird Massage von den Menschen intuitiv ausgeführt, wenn sie an Schmerzen leiden, und auch Tiere wenden sie an, wenn sie selber oder ein Artgenosse Schmerzen haben. Zum besseren Verständnis lassen sich die Wirkungsmechanismen der Massagetherapie in mechanische, biochemische, neuroreflektorische, psychische, energetische Effekte und Einflüsse auf das Immunsystem einteilen. Massage ist immer ein mechanischer Impuls auf unseren Körper bzw. unser Gewebe. Die mechanischen Impulse lösen die genannten Effekte aus. Diese Effekte sind während der Massage natürlich nicht voneinander zu trennen, sondern treten in der Regel gemeinsam auf.

1.1.1 Mechanische Effekte

Bei der Mobilisation von Geweben gegeneinander stehen zunächst mechanische Effekte der Massage im Vordergrund. Diese Behandlungsform wird vor allem im Bereich der Haut und Unterhaut angewendet, die gegenüber der Körperfaszie oder dem Periost bewegt bzw. mobilisiert werden. Einige Techniken aus der Bindegewebsmassage und die manuelle Narbenbehandlung arbeiten auf diese Weise. Die Mobilisation (manuelle Narbenbehandlung und Bindegewebsmassage) im Bindegewebe ist auf Folgendes zurück zu führen: auf das Auflösen von Verklebungen zwischen den unterschiedlichen Gewebsschichten, die durch Fettverklebungen entstanden sind, und auf das Lösen von pathologischen Crosslinks durch die Freisetzung von Kollagenase aus Fibroblasten und Makrophagen (siehe auch: Effekte der Mobilisation).

Bindegewebsmassage

Die Bindegewebsmassage ist besonders durch die Arbeiten von Elisabeth Dicke (1938) und Hede Teirich-Leube (1942) bekannt geworden (Teirich-Leube 1976). Dabei wird versucht, Kutis und Subkutis gegenüber der Körperfaszie bzw. dem Periost zu mobilisieren. Vor allem Teirich-Leube hat auf die Gewebswäsche innerhalb ihrer flächigen Bindegewebsmassage im Bereich des Rückens sehr großen Wert gelegt.

Die Unterhaut- und Faszientechniken, die im Anschluss an die flächige Behandlung als Therapeutikum im Rahmen der Bindegewebsmassage eingesetzt werden, haben wahrscheinlich eher neuroreflektorische und biochemische Auswirkungen, wobei die neuroreflektorischen Therapieeffekte sicherlich im Vordergrund stehen.

Die Zielsetzung einer Bindegewebsmassage ist, einen beruhigenden Einfluss im Sinne einer Senkung der sympathischen Reflexaktivität auf das vegetative Nervensystem auszuüben. Das mechanische Impulse eine Senkung der sympathischen Reflexaktivität bewirken können, wird u. a. in den Untersuchungen von Sato u. Schmidt (1973) und Sato u. Swenson (1984) gezeigt. Aber auch andere Untersuchungen belegen diesen Effekt der Massage (Holey u. Cook 1998, Yates 1999; siehe auch: Neuroreflektorische Effekte der Massage)

Narbenbehandlung

Das Mobilisieren von Haut und Unterhaut gegenüber der Körperfaszie und dem Periost wird ebenfalls bei der Behandlung von Narben erreicht. Hautnarben können während der Wundheilung mit darunter liegenden Strukturen verwachsen, z. B. mit der Körperfaszie und den sich anschließenden Muskeln, Nerven, der Gelenkkapsel, den Ligamenten und dem Periost. Die normale Gleitfähigkeit und Mobilität der Haut ist dann nicht mehr gewährleistet, und es kann zu Schmerzen und Bewegungseinschränkungen kommen. Mit Hilfe von Mobilisationstechniken der Haut kann diese Mobilität wieder hergestellt werden.

Manuelle Lymphdrainage

Bei der manuellen Lymphdrainage wird das Lymphsystem durch den mechanischen Effekt der Massage in besonderer Weise beeinflusst. Die Auswirkung der Massage auf den Abtransport der Lymphe aus der Peripherie nach zentral ist als Erstes von Vodder (1966) beschrieben und von seinen Mitarbeitern und Schülern wie Földi, Von Asdonck usw. weiter entwickelt worden (Hamann 1980, Holey u. Cook 1998, Yates 1999).

Die mechanischen Effekte der manuellen Lymphdrainage bewirken eine *Steigerung des Lymphflusses* von der Peripherie nach zentral. Diese Steigerung wird durch eine Amplitudenzunahme und eine Erhöhung der Schlagfrequenz der Lymphangione (Lymphangiomotorik) verursacht. Außerdem kommt es durch die sanfte Gewebskompression zu einer besseren Füllung der initialen Lymphgefäße (Dilatation) und einem besseren Transport durch die Lymphgefäße. Der Lymphabfluss kann durch diese Behandlung auf das 7–10fache gesteigert werden (Abb. 1.1). Außerdem kommt es zur *Bildung neuer Lymphbahnen.* Durch die manuelle Lymphdrainage wird eine *Funktionsverbesserung der Anastomosen* und die *Neubildung von Lymphkollektoren* erreicht.

Die *Makrophagenaktivität* wir *stimuliert.* Dadurch können die extralymphvaskulären (interstitiellen) Proteine vermehrt abgebaut werden. Der kolloidosmotische Druck (KOD) im Interstitium sinkt im Verhältniss zum Lymph- und venösen System, wodurch beide Systeme vermehrt Flüssigkeit aufnehmen können (Abb. 1.2; siehe auch: Bd. 2, Kap. 3). Die *Normalisierung des KOD* ist eine wichtige Voraussetzung für eine normale Wundheilung. Durch manuelle Lymphdrainage geht der Wundheilungsprozess merkbar schneller vonstatten (Yates 1999).

Durch Ödeme wird im Gewebe der Abstand zwischen den Kapillaren und den Zellen vergrößert. Der Transportweg (Diffusion) von Nährstoffen und Abfallprodukten verlängert sich, was einen gesenkten Metabolismus der Zellen zur Folge hat. In Extremfällen kann dies sogar zum Zelltod führen. Durch den *Ödemabbau* mittels manueller Lymph-

Steuerung:
1. Lymphvolumen / Wandspannung
2. Vegetative Regulation

Reaktion auf mechanische Reize = Wirkung der manuellen Lymphdrainage

Frequenz in Ruhe:
8–10 pro Min.
Steigerung bis zum 10 fachen möglich

Abb. 1.1 Funktionseinheit Lymphangion (nach Weissleder u. Schuchard).

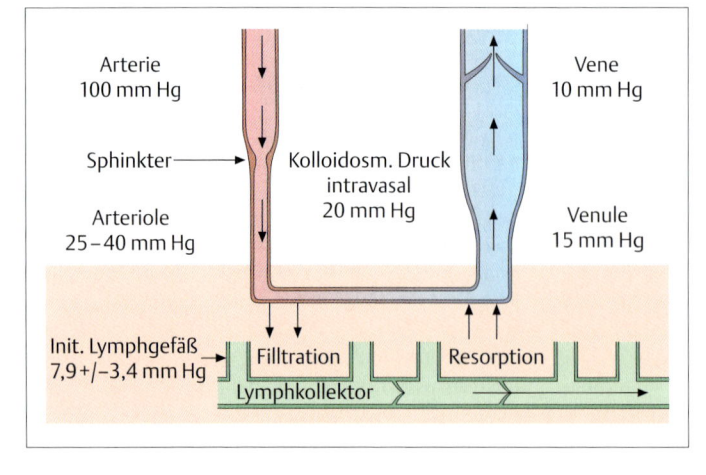

Abb. 1.2 Mirkozirkulation – Interstitium (nach Weissleder u. Schuchard).

drainage werden die negativen Effekte rückgängig gemacht und die Prozesse im Gewebe normalisiert.

Die Lymphdrainage *fördert* den *Abtransport von Entzündungmediatoren, Entzündungsexsudat* und zerstörtem Gewebe. Diese Abfallprodukte können eine Fibrose im Gewebe verursachen. Durch die manuelle Lymphdrainage ist die Fibrosierung im Verletzungsgebiet deutlich geringer. Nach der Wundheilung weist das Gewebe eine verbesserte Funktion auf (Yates 1999).

Bei Patienten mit einer Commotio cerebri (Gehirnerschütterung) hat sich gezeigt, dass durch manuelle Lymphdrainage die Kopfschmerzen geringer wurden, die Konzentration zunahm und der Blutdruck gesenkt wurde. *Schmerzlindernde Wirkung* und einen *positiven Effekt auf den Schlaf* konnte bei Fibromyalgie Patienten festgestellt werden (Yates 1999).

Nach einer Behandlung mit manueller Lymphdrainage zeigte sich im Urin der Patienten bzw. Probanden, dass die Konzentration von 17-Hydroxykortikosteroiden, Adrenalin und Serotonin abgenommen und die von Histamin, Noradrenalin sowie Kreatinkinase, Laktatdehydrogenase und Kalium (Potassium) zugenommen hat (Yates 1999). Die erhöhte Ausscheidung von Kreatinkinase, Laktatdehydrogenase und Kalium unterstützt den Gedanken, dass mittels Lymphdrainage die Folgen (Schmerz und Steifigkeit), die nach einer zu großen Belastung der Muskeln durch sportliche oder berufliche Aktivitäten entstanden sind, positiv beeinflusst werden können.

Die Schmerzen, die meistens nach exzentrischen Muskelaktivitäten auftreten, sind uns als Muskelkater bekannt. Sie entstehen durch Verletzungen innerhalb des Muskels, entweder im Bereich des Bindegewebes des Muskels oder im eigentlichen Muskelgewebe im Bereich der A-Bänder und Z-Bänder (Tiidus 1997). Durch Massage können die Abfallprodukte, die durch die Gewebezerstörung im Interstitium freigesetzt werden, vermehrt bzw. besser abtransportiert werden. Die Schmerzen verschwinden schneller und die Muskelfunktionen kehren früher zurück (Smith et al. 1994). Ob diese positiven Effekte auf den verbesserten Abtransport zurückzuführen sind oder auf die durch die Massage gesteigerte Durchblutung und damit die verbesserte Wundheilung ist noch ungeklärt.

Für weitere und ausführliche Informationen zum Thema manuelle Lymphdrainage empfehle ich den Lesern die Fachbücher von: Földi u. Kubik: Lehrbuch der Lymphologie; Weissleder u. Schuchhardt: Erkrankungen des Lymphgefäßsystems.

Mobilisationstechniken

In der klassischen Massage werden ebenfalls Mobilisationstechniken der Haut und Subkutis gegenüber der Körperfaszie oder dem Periost verwendet. Das Ziel dieser Massagetechniken ist häufig eine generelle Entspannung des Patienten. Daneben kommt es zur Verbesserung der Hautdurchblutung und zum gesteigerten Abtransport von Abfallprodukten. Letzteres ist für die Funktion der Haut sehr wichtig. Bleiben größere Mengen Proteine über längere Zeit im Interstitium liegen, kann das zu großen Veränderungen in der Haut führen (Abb. 1.**3**).

1.1.2 Biochemische Effekte

Freisetzung von Entzündungmediatoren

Durch den mechanischen Reiz einer Massagetherapie werden Mastzellen, vor allem in der Haut aber auch in allen anderen Geweben, zur Freisetzung von Histamin aktiviert. Histamin ist ein Entzündungsmediator, der auf die Wand von Kapillaren eine gefäßerweiternde und permeabilitätsvergrößernde Wirkung hat. Dies erklärt die Hautrötung, die während einer Massage entsteht. Bereits nach ca. 20–30 Min. wird Histamin wieder abgebaut und verliert damit seine Wirkung. Das ist der Grund, warum Patienten nach einer Massage eine rote gut durchblutete Haut haben, die in der Regel wieder verschwunden ist, wenn sie nach Hause kommen. Die Histaminfreisetzung durch Massage ist damit nur ein kurzfristiger Effekt.

Um eine größere und länger anhaltende Wirkung auf die Durchblutung zu erhalten, wird versucht mit gezielten Massagetechniken andere vasoaktive Stoffe im Gewebe freizusetzen. Dem Anschein nach besitzen länger andauernde mechanische Massagereize einen anderen Effekt auf Mastzellen und möglicherweise auf Makrophagen.

Mechanische aber auch chemische und elektrische Reize können zu einer Aktivierung von Acylhydrolasen wie z.B. der Phospholipase A2 beitragen. Dieses Enzym kann durch seinen Einfluss auf die Membranphospholipide der Zellmembran von u. a. Mastzellen die Zellen zur Freisetzung von Arachidonsäure stimulieren. Arachidonsäure sorgt über den Zyklooxygenase-Zyklus für die Bildung des starken Entzündungsmediators Prostaglandin E2 und über den 5-Lipoxygenase-Zyklus für die Bildung der hoch entzündlichen Leukotriene-B4, C4 und D4 (Gunn 1989, Murrell 1989; Siehe auch Bd. 2 u. 3; Kap. Gastrointestinaler Trakt).

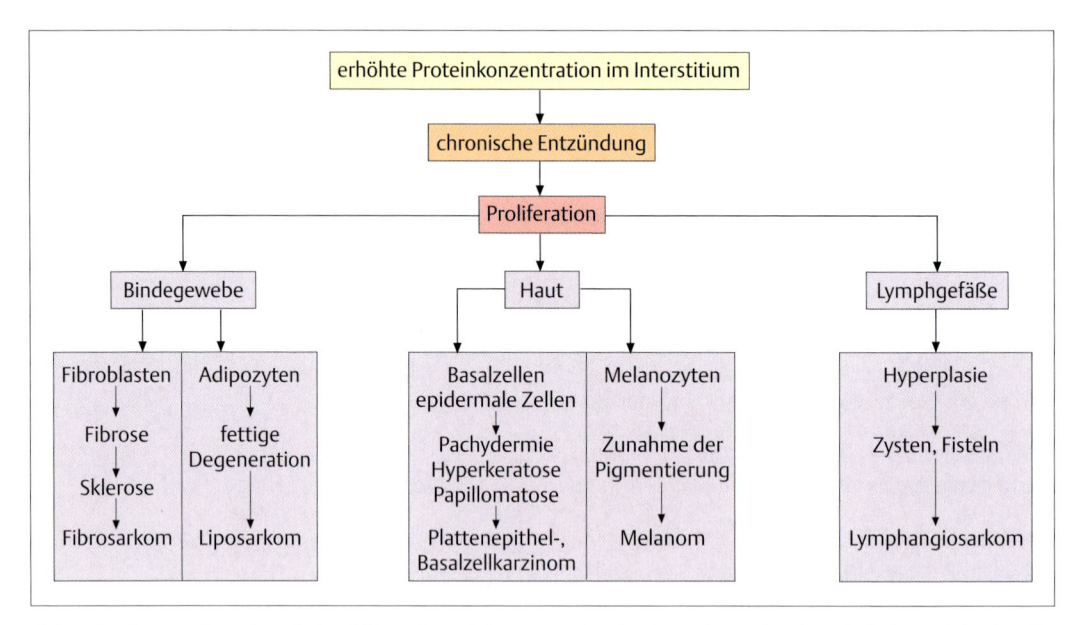

```
                    erhöhte Proteinkonzentration im Interstitium
                                      ↓
                              chronische Entzündung
                                      ↓
                                 Proliferation
    ┌─────────────────────────────────┼─────────────────────────────────┐
  Bindegewebe                        Haut                           Lymphgefäße
  ┌─────┴─────┐                ┌──────┴──────┐                          │
Fibroblasten  Adipozyten   Basalzellen    Melanozyten                Hyperplasie
    ↓            ↓         epidermale Zellen   ↓                        ↓
 Fibrose      fettige          ↓          Zunahme der              Zysten, Fisteln
    ↓       Degeneration   Pachydermie    Pigmentierung                 ↓
 Sklerose       ↓          Hyperkeratose      ↓                   Lymphangiosarkom
    ↓        Liposarkom    Papillomatose   Melanom
Fibrosarkom                    ↓
                          Plattenepithel-,
                          Basalzellkarzinom
```

Abb. 1.3 Folgen einer chronisch erhöhten Proteinkonzentration im Interstitium (nach Weissleder u. Schuchard).

Diese Stoffe werden normalerweise nach Verletzungen des Gewebes freigesetzt, um die erste Phase der Wundheilung – die Entzündungphase – einzuleiten. Die Entzündungsphase und damit die Enzündungsmediatoren sind eine Bedingung für eine erfolgreiche Wundheilung (siehe Bd. 1, S. 48 ff).

Es wird angenommen, dass die Wirkung der Massagetechniken möglicherweise auf einen stimulierenden Effekt auf die Freisetzung des Enzyms Phospholipase zurückzuführen ist oder dass durch diese intensiven Massagetechniken eine kleine lokale Verletzung verursacht wird, worauf das Gewebe mit einer Entzündungsreaktion reagiert.

Eine intensive und lang andauernde Massage direkt nach einer frischen Verletzung ist demzufolge nicht sinnvoll. Sie kann zu überschießenden Entzündungsreaktionen im Gewebe führen, das Gewebe könnte sogar vermehrt angegriffen und geschädigt werden.

Das Stimulieren der Freisetzung von Entzündungmediatoren durch Massage ist vor allem dann indiziert, wenn es aus bestimmten Gründen (Bagatellisierung, regelmäßige Langzeit Eisanwendungen, entzündungshemmende Medikamente usw.) zu keiner (ausreichenden) Entzündungsreaktion nach einer Verletzung und damit zu keiner normalen Wundheilung gekommen ist. Das chronifizierte Stadium einer Verletzung ist nun eingetreten. Solche Chronifizierungserscheinungen sind besonders in schlecht durchbluteten Geweben wie z. B. den Insertionen von Sehnen und Bänder am Knochen zu beobachten. Auf Grund der schlechten Durchblutung kommt es in diesen Geweben nach einer Verletzung nur zu einer sehr geringen Entzündungsreaktion, die häufig nicht ausreicht, um das verletzte Gewebe heilen zu lassen. Bei chronifizierten Verletzungen werden daher Friktionen als Therapeutikum eingesetzt. Diese intensive Technik bewirkt, dass sich die Durchblutung gezielt am Ort der Verletzung durch eine lokale Freisetzung der Entzündungsmediatoren Prostaglandin E2, Histamin, Leukotrien-B4 usw. erhöht (Abb. 1.4).

James Cyriax hat diese Massagetechnik, die schon so alt ist wie Massage selber, nach dem Zweiten Weltkrieg innerhalb der Physiotherapie wieder populär gemacht (Cyriax 1977, 1978). Cyriax bezeichnete diese Technik als tiefe Friktion (Deep Friction). Seine Idee war, dass ganz gezielt und lokal in der Tiefe ein irritiertes Gewebe behandelt werden konnte, ähnlich wie mit einer Infiltrationsnadel. Für die Behandlungszeiten von ca. 15–20 Min., die Cyriax in seinem Buch beschreibt, ist keine Erklärung zu finden. Möglicherweise führen erst lange Friktionen zu der Freisetzung der Entzündungsmediatoren Prostaglandin E2 und Leukotriene. Histamin wird, wie bereits erwähnt, sehr schnell von den Mastzellen als Reaktion auf eine Massage freigesetzt. Um die genaue Therapiedauer dieser Massagebehandlung festzulegen, wäre sicherlich eine wissenschaftliche Untersuchung notwendig.

Die länger dauernde Friktionsmassage sollten nur einmalig durchgeführt werden, um den Hei-

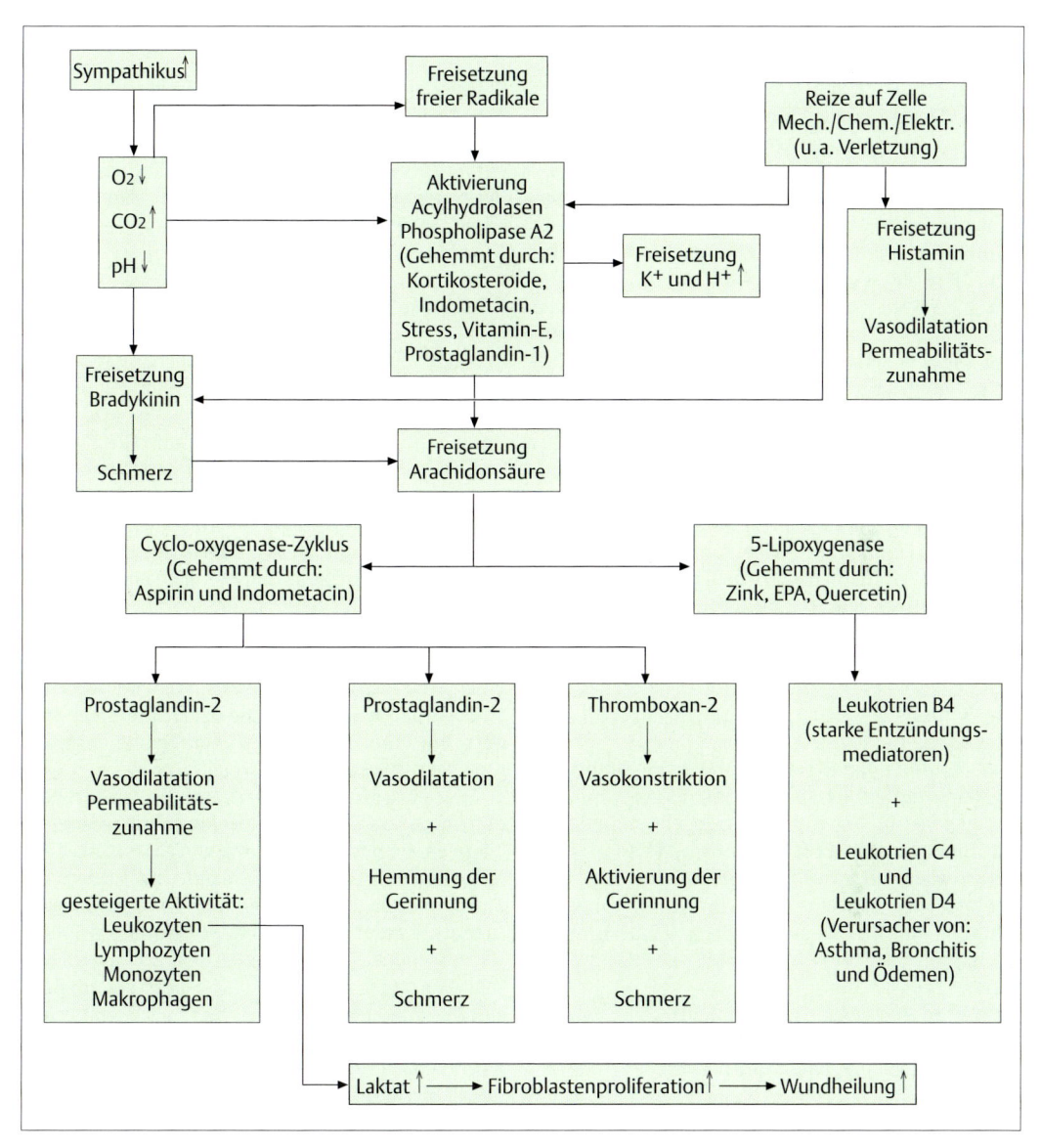

Abb. 1.4 Biochemische Effekte einer Friktionsmassage.

lungsprozess wieder in Gang zu bringen. Danach reichen auch kürzere Friktionsbehandlungen (3–5 Min.), bei denen die Freisetzung von Histamin den Wundheilungsprozess unterstützt. Diese kurzen Friktionsbehandlungen kann der Patient auch selbstständig regelmäßig durchführen, um die Durchblutungssituation und damit die Heilung so optimal wie möglich zu gestalten.

Im Anschluss an die lange Friktionsbehandlung hat Cyriax bei chronischen Problemen am Bewegungsapparat häufig zusätzlich Weichteilmanipulationen durchgeführt. Sein Ziel war es, eine kleine gezielte Verletzung zu verursachen z. B. in der Insertion, so dass es zu einer besseren Wundheilung kommen konnte. Seiner Hypothese nach würde die Manipulation zu einem Lösen von Verklebungen und Narbengewebe im Verletzungsbereich führen. Ob dies tatsächlich geschieht oder ob nur eine kleine gezielte Verletzung stattfindet, ist noch ungeklärt.

Die Freisetzung von Entzündungsmediatoren, vor allem durch die Mastzellen, beruht auf einem biochemischen Effekt. Damit wird klar, dass das Resultat dieser Massageform nicht davon abhängig ist, ob man diese Technik quer zum Faserverlauf der Sehne oder des Bandes durchführt oder längs bzw. zirkulär. Die Zellen registrieren einen intermittierenden mechanischen Reiz, auf den sie mit der Freisetzung bestimmter Stoffe reagieren, egal in welche Richtung dieser Reiz appliziert wird.

Immer wieder tauchen Meinungen darüber auf, dass diese Massageform unbedingt schmerzhaft sein soll. Soweit ich mich erinnere, haben Dr. Cyriax und sein Lehrerteam während ihres Unterrichts diese Ansicht über Friktionen nicht vertreten. Dr. Cyriax hat im Gegenteil sogar immer wieder gesagt, falls diese Behandlung zu Beginn einen Schmerz verursachen sollte, sollte dieser Schmerz innerhalb der ersten 1–2 Min. der Behandlung wieder verschwunden sein. Ein eventuell provozierter Schmerz kann sogar kontraproduktiv sein, denn Schmerzen können zur Freisetzung von Stresshormonen wie Adrenalin und Kortisol führen, die beide einen negativen Einfluss auf die Kollagensynthese haben. Außerdem können Schmerzen eine Steigerung der sympathischen Reflexaktivität verursachen, wodurch es zu einer Vasokonstriktion der Gefäße kommt, die sich wiederum negativ auf die Wundheilung auswirkt.

Der Einfluss von Massage auf die Durchblutung der Haut tritt deutlich sichtbar zutage. Ob dieser Effekt gleichermaßen in tiefer gelegenem Gewebe stattfindet, ist noch nicht eindeutig bewiesen. Dafür spricht aber die klinische Feststellung, dass bestimmte Massagetechniken, wie die Friktionsbehandlung von Insertionen, Sehnen, Bändern usw., einen positiven Effekt auf die Wundheilung ausüben.

▮ Freisetzung von Endorphinen

Einen weiteren biochemischen Effekt, der vor allem in neueren Veröffentlichungen erwähnt wird, stellt die Freisetzung von Endorphinen durch das Nervensystem dar (Holey u. Cook 1998, Yates 1999). Diese Opiat-ähnlichen Stoffe besitzen u.a. eine schmerzhemmende Wirkung. Bekannt ist, dass sie nicht nur bei einer Massage freigesetzt werden können, sondern u.a. auch bei körperlichen Leistungen, Sex und besonders bei Akupunkturbehandlungen (Melzack 1989, Jackson 1997).

▮ Freisetzung Serotonin

Eine andere mögliche Erklärung für die schmerzlindernde Wirkung ist die erhöhte Freisetzung von Serotonin durch Massage. Serotonin hat im Zentralnervensystem einen hemmenden Einfluss auf die Weiterleitung von Schmerzreizen zum Kortex (Field 1996, Ironson 1996).

1.1.3 Reflektorische Effekte

Massage stimuliert durch den mechanischen Reiz Rezeptoren und freie Nervenendigungen in den verschiedenen Gewebsschichten. Die Rezeptoren senden ihre Informationen zum Zentralnervensystem, wo sie weiterverarbeitet werden. Die taktilen Reize bilden für das aufwachsende Kind (ca. ab dem 3. Monat) einen essentiellen Reiz für seine sozialen und anderen Lernprozesse. Das Berühren von Babys und Kleinkindern stellt damit einen sehr wichtigen Reiz dar, ohne den sich eine normale Entwicklung und Körperwahrnehmung nicht entwickeln kann. Massage kann deshalb schon sehr früh in das Leben eines Menschen integriert werden, jetzt nicht um eine vorhandene Pathologie zu bekämpfen, sondern um einer eventuellen Störung der Entwicklung vorzubeugen.

Field et al. (Touch Research Institute – University of Miami/USA) haben in verschiedenen Untersuchungen die positive Wirkung von Massage u.a. bei kleinen Kindern belegt. Sie zeigte, dass durch die entspannende und beruhigende Wirkung von Massage die Kinder besser schlafen konnten, weniger Stresshormone produzierten, weniger psychiatrische Störungen zeigten und ein besseres Immunsystem aufwiesen. Zudem haben sie feststellen können, dass Kinder mit Zystischer Fibrose und Asthma nach regelmäßigen Massagebehandlungen weniger Atemprobleme (einen besseren „peak flow") hatten. Ein positiver Einfluss der Massage konnte auch unter der Geburt, bei Rückenschmerzen, bei Fibromyalgie und bei Migräne nachgewiesen werden. Weiterhin werden die positiven Einflüsse von Massage auf Autismus, Schlafstörungen, Chronic-fatigue-Syndrom, Essstörungen wie Bulämie und Anorexie sowie auf Spastizität z.B. bei Querschnittlähmungen erwähnt (Field 1992, 1996, 1997, 1998, 1999, Platania-Solazzo 1992, Scafidi 1993, 1996, Wheeden 1993, Ironson 1996, Schachner 1998, Hernandez-Reif 1999).

Schmerzhemmende Effekte

Durch die Arbeiten von Melzack und Wall wurde bereits Mitte der 60er-Jahre bekannt, dass es möglich ist, durch Reizung bestimmter Rezeptoren im Gewebe die Schmerzweiterleitung zu hemmen, die über die dünnen unmyelinisierten Fasern zum Zentralnervensystem geleitet wird (Melzack u.Wall 1989, Melzack 1975). Diese Wirkung kann mit der Stimulierung von Rezeptoren erzielt werden, die ihre Information über dicke myelinisierte Fasern zum Rückenmark senden, die A-β, A-γ und A-δ Fasern. Dieser Effekt (*gate control*) wird auch therapeutisch genutzt.

Die Afferenzen stimulieren die verschiedenen Laminae des Hinterhorns und die *Wide-dynamic-range-Cell*, die eine Verbindung zwischen den verschiedenen Laminae bildet. Obwohl der genaue Wirkungsmechanismus der gate control bis heute noch nicht vollständig geklärt ist, wird davon ausgegangen, dass Schmerzhemmung im Hinterhorn wahrscheinlich unter dem Einfluss der Wide-dynamic-range-Cell stattfindet.

Dieser Mechanismus kann nur dann ablaufen und therapeutisch eingesetzt werden, solange der Patient nicht an einem chronifizierten Schmerz (zentral sensibilisierten Schmerz) leidet. Durch die ständigen Schmerzinformationen über die C-Fasern wird die Wide-dynamic-range-Cell sehr stark sensibilisiert. Ein weiterer Stimulus auf diese Zelle wird, auch wenn er über einen dick-afferenten Nerv eintrifft, automatisch zu einer erneuten Schmerzwahrnehmung führen (Abb. 1.**5**; siehe auch Bd. 2 Kap. 10 und Bd. 3 Kap. 8).

In der Haut und Subkutis können durch Druck-, Berührungs- und Vibrationsreize Rezeptoren stimuliert werden, die ihre Informationen über dicke myelinisierte Fasern nach zentral senden. Da Massage immer von Druck und Berührung auf die Haut begleitet wird, kommt es automatisch zu einer Stimulierung von Rezeptoren, die eine schmerzlindernde Wirkung über die gate control auslösen können. Besonders Vibrationsreize sind sehr effektive und wirksame Reize, um eine Schmerzlinderung zu erreichen. Diese Therapie ist jedoch für den Behandler sehr anstrengend, so dass als Alternative ein Vibrationsgerät verwendet werden kann. Der Nachteil einer apparativen Vibration ist, dass die meisten Vibrationsgeräte eine feste Frequenz besitzen, auf die die Rezeptoren verhältnismäßig schnell adaptieren; eine Schmerzlinderung als Therapieziel kann nun nicht mehr stattfinden.

Auch im Muskelgewebe können über bestimmte Massagetechniken Rezeptoren stimuliert werden, die ihre Informationen über dicke myelinisierte Fasern nach zentral senden. Es sind Rezeptoren, die sich im Bindegewebe des Muskelbauches befinden wie Pacini-Körperchen und Dogiel-Rezeptoren. Diese Rezeptoren werden durch Druck und leichte Dehnungsreize aktiviert, die die Massagetechniken auf den Muskel ausüben.

Auch die Rezeptoren der Gelenkkapsel, wie die Typ II Rezeptoren (dynamische Mechanorezeptoren) im tiefen Teil der Kapsel, können eine schmerzlindernde Wirkung erzeugen. Diese Rezeptoren werden durch Gelenkbewegungen angesprochen, die während einer Massage durchgeführt werden können. In der klassischen Massage wurden die Gelenke in der Regel ruhig gehalten, womit der Reiz auf die Gelenkkapsel fehlt. Heute werden jedoch bei einigen Massagetechniken auch Gelenke bewegt.

Ein Beispiel einer solchen Massagetechnik ist die von Dr. Terrier (Baden, Schweiz) entwickelte Manipulative Massage. Zusätzlich zu dieser Behandlungsmethode haben sich viele ähnliche Massagetechniken entwickelt, die unter unterschiedlichen Namen bekannt sind. Beispiele sind Pumpmassage, Funktionsmassage und spezifische hemmende Mobilisationstechnik.

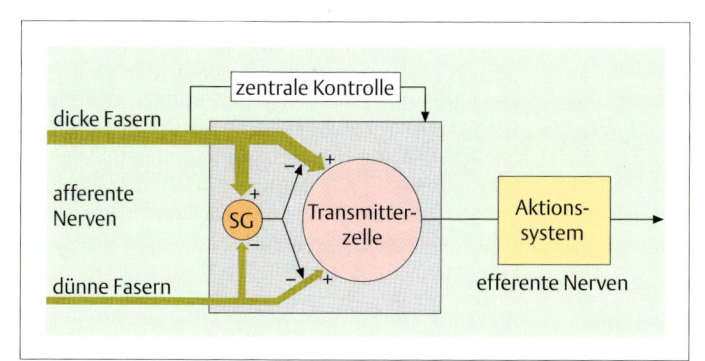

Abb. 1.**5** Darstellung des ursprünglichen Gate-control-Modells aus der Arbeit von Melzack u. Wall (1965). Die Stimulation der dick afferenten Nerven hemmt die Weiterleitung der Schmerzafferenz, die über dünn afferente Nervenfasern zum Rückenmark und ZNS geschickt wird.

In der Funktionellen Bewegungslehre nach Klein-Vogelbach (FBL) wird eine ähnliche Form von Massage durchgeführt mit dem einzigen Unterschied, dass der Muskel während der Phase der passiven Verkürzung (mobilisierende Massage) gedrückt wird. Bei den anderen Methoden wird der Muskel während der Phase der passiven Verlängerung komprimiert.

Sympathikushemmende Effekte

Der Einfluss von Massage auf das Vegetativum und insbesondere auf das sympathische Nervensystem beruht auf dem Vorhandensein der somato-viszeralen-Reflexaktivität. Reize, die auf ein somatisches Gewebe (Haut, Muskel, Sehne, Periost, Gelenkkapsel usw.) treffen, besitzen auf Grund dieses Reflexbogens einen Einfluss auf innere Organe (Teirich-Leube 1976, Slater 1994; siehe auch Bd. 2, Kap. 8).

Umgekehrt entwickeln sich auf Basis des viszerosomatischen-Reflexes durch Störungen in inneren Organen Veränderungen in den somatischen Geweben. Der Einfluss innerer Organe auf periphere Gelenke und besonders auf Wirbelsäulensegmente, in denen eine gestörte Funktion (Bewegungseinschränkung) festzustellen ist, entsteht genauso. Diese Verbindungen werden vor allem in der Chiropraktik, Osteopathie und Manuellen Therapie stark berücksichtigt. Durch genaue Beobachtung dieser Vorgänge konnten *Reflexzonen* beschrieben werden, die von Dicke und Teirich-Leube als Bindegewebszonen (Teirich-Leube 1976), von Head Hautzonen (Head 1898), von McKenzie Muskelzonen (McKenzie 1911) und von Vogler Periostzonen (Vogler 1964) genannt werden.

Der somato-viszerale und der viszero-somatische Reflex verlaufen beide über das sympathische Nervensystem (siehe Bd. 2, Kap. 8) und beruhen auf einer Senkung der sympathischen Reflexaktivität (Abb. 1.6a). Akio Sato und Robert Schmidt beschreiben im Jahr 1973 in einem Artikel, wie mit Hilfe von Reizen auf Strukturen des Bewegungsapparates und der Haut, die Aktivität des Sympathikus gesenkt werden kann (Sato u. Schmidt 1973). Reize, die auf Rezeptoren treffen, die ihre Informationen über dick-myelinisierte Fasern (A-β, -γ und -δ Fasern bzw. Typ II und III Fasern) zum Rückenmark senden, können die Aktivität des Sympathikus senken. Die Reizung dieser Fasern führt während des Reizes zu einer kurzfristigen Zunahme der Sympathikusaktivität. Nach dem Reiz kommt es zu einer starken Senkung der sympathischen Reflexaktivität.

Werden Rezeptoren gereizt, die ihre Informationen über dünne unmyelinisierte Fasern zum Rü-

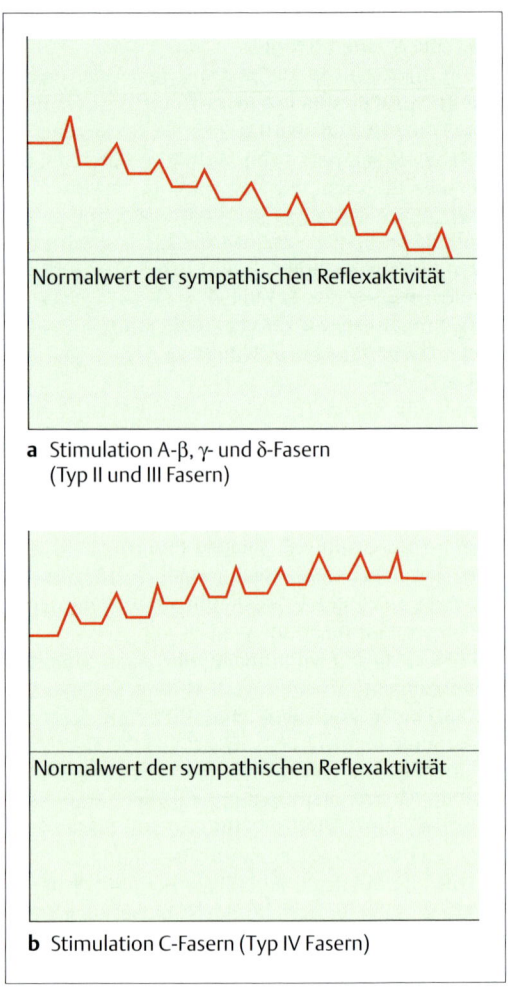

a Stimulation A-β, γ- und δ-Fasern (Typ II und III Fasern)

b Stimulation C-Fasern (Typ IV Fasern)

Abb. 1.6a u. b Veränderungen der sympathischen Reflexaktivität durch Massage (nach Sato u. Schmidt).

ckenmark leiten, führt dies direkt zu einer deutlichen und dauerhaften Steigerung der sympathischen Reflexaktivität (Abb. 1.6b).

Mit Massage werden überwiegend dicke Afferenzen stimuliert, was einerseits eine Schmerzlinderung (gate control) und andererseits eine Senkung der sympathischen Reflexaktivität verursacht. Die für eine Therapie notwendigen Reize bestehen ähnlich wie bei der schmerzlindernden Behandlung aus Druck-, Berührungs- und Vibrationsreizen auf die Haut und Subkutis, bei den Muskeln aus Druck-, leichten Dehnungs- und Vibrationsreizen und bei den Gelenken aus Bewegungsreizen.

Zu den dick-afferenten Reizen gehören ebenfalls die über die A-δ-Fasern verlaufenden Reize, was auch Schmerzreize (A-δ-Fasern vermitteln meist scharfen Schmerz) sein können. Während einer Therapie können demnach Schmerzreize toleriert werden jedoch nur unter der Bedingung, dass es sich um einen Schmerz handelt, der über A-δ-Fasern weitergeleitet wird. Diese Art des Schmerzes wird typischerweise vom Patienten nur dann gespürt, solange der Reiz gesetzt wird (peripher nozizeptiver Schmerz); (siehe auch Bd. 2, Kap. 10).

Dünn-faseriger Schmerz (C-Fasern vermitteln meist dumpfen Schmerz) sollte in der Therapie vermieden werden, da gerade dieser eine Steigerung der sympathischen Reflexaktivität zur Folge hat und nicht nach der Reizsetzung verschwindet.

Auch Teirich-Leube beschreibt in ihrem Buch bereits beide Schmerzformen und warnt vor der Provokation eines dünn-afferenten Schmerzes. Der Patient darf bzw. soll während der Bindegewebsmassage bei bestimmten Techniken (Unterhaut- und Faszientechniken) einen schneidenden Schmerz fühlen (A-δ Schmerz), solange der Therapeut seinen therapeutischen Strich durchführt. Besteht der Schmerz bzw. ein Druckgefühl nach Beendigung weiter, wird von einem Nachgefühl gesprochen (C-Schmerz), das eine Fehlreaktion auf die Bindegewebstechnik darstellt und zu einer Steigerung der sympathischen Reflexaktivität führen kann.

Außerdem stellt sie ähnlich wie Sato und Schmidt fest, dass therapeutische Reize direkt im sympathischen Ursprungsgebiet (BWS-Bereich) einen deutlich größeren und intensiveren Einfluss auf den Sympathikus haben als Reize, die nicht in diesem Bereich appliziert werden. Aus diesem Grund beginnen sowohl Frau Dicke als auch Frau Teirich-Leube ihre Bindegewebsmassage zunächst außerhalb des sympathischen Ursprungsgebietes, um dann später abhängig von der Reaktion des Patienten ihre Behandlung im sympathischen Ursprungsgebiet fortzusetzen. Im Rahmen der Bindegewebsmassage wird deshalb über den *kleinen und den großen Aufbau* gesprochen.

Die Periostbehandlung von Vogler zeigt ebenfalls einen bestimmten Aufbau. Bei den reflektorisch entstandenen Periostpunkten werden in der Behandlung meistens erst Punkte behandelt, die eine deutlich geringere Schmerzintensität aufweisen, bevor ein sehr schmerzhafter Periostpunkt angegangen wird. Es wird in diesem Fall über einen Periostblock gesprochen (Vogler 1964).

In der Manuellen Therapie können Behandlungen im thorakalen Bereich heftige vegetative und auch emotionale Reaktionen auslösen. Vor allem Behandlungstechniken im Bereich der Rippengelenke (Kostotransversalgelenke) zeigen häufig stärkere Reaktionen als Techniken, die an der Brustwirbelsäule selber durchgeführt werden. Mit den Rippentechniken wird möglicherweise durch die enge Verbindung zwischen dem sympathischen Grenzstrang und dem Caput costae ein starker mechanischer Impuls auf diese Struktur ausgeübt, was u. U. eine Steigerung der sympathischen Reflexaktivität verursacht.

Die Behandlungstechniken (Mobilisationen, Manipulationen) im Bereich der Brustwirbelsäule selber bewirken wahrscheinlich durch die Reizung der dynamischen Kapselrezeptoren einen dick-afferenten Reiz, woraufhin eine starke Senkung der sympathischen Reflexaktivität erzeugt wird.

Schmerzen, die während der Therapie ausgelöst werden, können eine Steigerung der sympathischen Reflexaktivität zur Folge haben (siehe Bd. 2, Kap. 8 und 10). Aus diesem Grund muss der Therapeut den Patienten auf eine Behandlung, die einen Schmerz verursachen kann, gut vorbereiten. Der Patient soll erfahren, was das Ziel der Therapie ist, warum u. U. Schmerzen auftreten, welche Sensation gewollt und welche nicht gewollt ist. Ist der Patient in der Lage dies nachzuvollziehen, kann er über zentrale Steuerungssysteme einem Anstieg der sympathischen Reflexaktivität, die durch den schmerzhaften therapeutischen Reiz entstehen könnte, entgegenwirken. (Bd. 2 Kap. 8 u. 10 und Bd. 3 Kap. 7 u. 8).

Tonusregulierende Effekte

Je nach Zielsetzung der Therapie kann mit der Massage der Tonus eines Muskels oder auch des ganzen Körpers gesenkt oder gesteigert werden. Die tonussenkende Wirkung der Massage wird vor allem auf die rhythmische Dehnung der Muskelspindeln aber auch auf ihre gleichzeitig ablaufende rhythmische Kompression zurückgeführt. Neben der lokalen Wirkung auf die Muskelspindeln werden durch Massage Schmerzen gelindert, was ebenfalls eine tonussenkende Wirkung hat. Da sich der Patient während der Massage entspannen und wohlfühlen kann, besitzt sie eine große psychologische Bedeutung. Das limbische System und damit die Formatio reticularis werden positiv beeinflusst, wodurch der Muskeltonus vom Zentralnervensystem gesenkt wird. Der Hypothalamus setzt weniger Stresshormone frei und die sympathische Reflexaktivität wird gesenkt. Ruhig und sanft durchgeführte Knetungen, Streichungen, Vibrationen und Schüttelungen der Muskeln sind hier das Mittel der Wahl.

Für eine tonussteigernde Wirkung werden deutlich stärkere und intensiveren Techniken wie z. B. Tapotements (Klopfungen) verwendet aber eventuell auch festere und schnellere Knetungen. Das Ziel der tonussteigernden Massage liegt in der Vorbereitung auf körperliche (sportliche) Aktivitäten. Auch dieser Effekt ist auf eine Stimulation der Muskelspindeln zurückzuführen. Durch die kurzen aggressiven Dehnungsreize wird der Rezeptor innerhalb einer Muskelspindel gedehnt. Die gesteigerte Afferenz dieses Rezeptors zum Rückenmark führt zu einer Stimulation der α-Moto-Vorderhorn Zelle (α-Motoneuron) und zu einer Kontraktion des Muskels (siehe auch Bd. 1, S. 187 ff).

1.1.4 Psychologische Effekte

Der bedeutendste Effekt der Massage ist möglicherweise der Einfluss auf die Psyche eines Patienten. Nahezu allen Patienten ist Massage als Therapieform bekannt, entweder aus eigenen Erfahrungen oder von Verwandten, Bekannten, Freunden, oder aus den Medien. Es ist eine Therapieform, die vertraut und vor allem als Therapeutikum akzeptiert ist. Viele Patienten empfinden Massage als angenehm und wohl tuend. Diese Empfindungen beeinflussen in hohem Maß die Psyche eines Patienten und sein limbisches System (siehe Bd. 2, Kap. 6,8 und 10, Bd. 3 Kap. 7 u. 8). Vom limbischen System wird die Aktivität des Hypothalamus und damit die Freisetzung der Stresshormone kontrolliert. Es reguliert die Aktivität der Formatio reticularis und damit die Aktivität der γ-Motorik (Muskeltonus) sowie die Aktivität des Sympathikus.

Auswirkungen dieser Regulationsmechanismen können gesenkter Muskeltonus, verbesserte Durchblutung sowie Abbau von Stresshormonen und damit bessere Kollagensynthese und Wundheilung sein. Der Patient hat weniger Schmerzen und wird mobiler. Zudem haben diese Wirkungen einen sehr großen Einfluss auf das Immunsystem des Patienten und damit wiederum auf die Heilungsmöglichkeiten.

Oft werden die Einflüsse einer Therapie auf die Psyche des Patienten als Plazebo und damit als unerwünscht, unethisch und Scharlatanerie abgetan, obwohl nicht verneint werden kann, dass Plazebo bei allen Therapieformen eine Rolle spielt. Meiner Meinung nach kann manchmal der therapeutische Effekt eines Plazebos gleichermaßen groß und wirksam sein wie der Therapieeffekt von oft verwendeten Therapieformen wie z. B. Elektrotherapie, Bewegungstherapie, Manuelle Therapie aber auch wie die eine oder andere Tablette, Spritze oder sogar manchmal eine Operation. Stellt man sich die Frage, ob der Einsatz von Plazebo in der Therapie erlaubt ist oder nicht, sollten folgende Untersuchungen nicht vergessen werden.

Bei nur ca. 20% der zurzeit verwendeten Medikamente ist auf wissenschaftliche Weise eine Wirkung belegt worden. Bei Doppelblindstudien wurde festgestellt, dass 30–40% der Patienten/Probanden, die mit einem Plazebo behandelt wurden, eine deutliche Linderung ihrer Beschwerden (Schmerzen, Bluthochdruck, Depressionen, Asthma usw.) erfuhren (Morgan 1998). Allein der Glaube des Patienten – gemäß dem Sprichwort: Der Glaube kann Berge versetzen. –, dass die Therapie und die Therapeutin hilft, kann die eintretende Heilung des Patienten unterstützen bzw. ermöglichen. Eine Besserung des Patienten auf Grund des Plazeboeffekts kann manchmal besser sein als eine, die durch andere Therapien mit allen möglichen Kontraindikationen und Nebenwirkungen hervorgerufen wird. Ich glaube, dass sich der Behandler darüber klar sein sollte, dass ein Teil der Therapie und Behandlungserfolge auf einen psychologischen Effekt zurückzuführen ist. Dieser Effekt sollte als Therapeutikum gezielt und kontrolliert eingesetzt werden, damit er zur Heilung des Patienten beitragen kann.

1.1.5 Effekte auf das Immunsystem

In einer Untersuchung von Werner konnte nachgewiesen werden, dass 6 Vollkörpermassagen von 30 Minuten auf 15 gesunde Probanden einen nachweisbaren Einfluss auf ihre Körperabwehr bzw. ihr Immunsystem hatten (Werner 1997). Die Ergebnisse zeigten eine geringe Steigerung der Monozyten- und Leukozytenzahl, eine deutliche Steigerung der Thrombozytenzahl und des Interleukin–10. Die T-Lymphozytenzahl (CD3 und CD4) erhöhte sich leicht, obwohl ihre Aktivität deutlich geringer wurde. Eine leichte Verminderung der Zahl der Killerzellen trat auf, aber besonders deutlich nahm die Menge von Interleukin–4 und –6 sowie γ-Interferon ab.

T- Lymphozyten spielen vor allem bei Überempfindlichkeitsreaktionen (Autoimmunreaktionen/allergische Reaktionen), wie z. B. bei Polyarthritis, eine Rolle, die durch Massage positiv beeinflusst werden können. *Thrombozyten* sind überwiegend für die Blutgerinnung zuständig, haben jedoch auch eine vasodilatierende Wirkung auf die Kapillaren und eine aktivierende Wirkung auf die Bildung des Komplementkomplexes, der vor allem bei den nicht-spezifischen Abwehrreaktionen von Bedeutung ist. Das von den aktivierten T-Lymphozyten produzierte *Interleukin–4* fördert die Bildung von aktivierten B-Lymphozyten (humorale Komponente der spezifischen Abwehr). Außerdem hat Interleukin–4 einen Einfluss auf die Produktion von

Immunglobulin-E (IG-E), das ebenfalls bei Überempfindlichkeitreaktionen aktiv ist (siehe auch Bd. 2, Kap. 3.2).

Die gesenkte Produktion von Interleukin-4 besitzt damit eine stabilisierende Wirkung auf das Immunsytem.

Interleukin-6 stimuliert sowohl T- als auch B-Lymphozyten und die Entzündungsreaktion in der Akutphase. *Interleukin-10* hemmt die Synthese von γ-Interferon (Immun-Interferon) und Interleukin-2 und stimuliert die Aktivität der Mastzellen. Aus dieser Untersuchung lässt sich ableiten, dass durch Massage die unspezifische Abwehr aktiviert wird (Leukozyten, Monozyten, Thrombozyten und Mastzellen vermehrt bzw. aktiver), während die spezifische Abwehr (Immunsystem) scheinbar an Aktivität verliert, was die Abnahme von Überempfindlichkeitsreaktionen verdeutlicht.

In einer Untersuchung von Ironson et al. (1996), in der bei 29 Männern (20 HIV+ und 9 HIV-) Massagen durchgeführt wurden, ergab sich eine sehr deutliche Zunahme der Zahl der natural Killerzellen, eine gesteigerte Toxizität der Natural Killerzellen, eine Zunahme der Zahl der T-Lymphozyten (CD8) und deren Toxizität. Weiter wurde festgestellt, dass die Kortisol Menge deutlich und die Menge an Katecholaminen leicht reduziert war, was auf eine gesteigerte Aktivität des Neuro-immuno-endokrinen-Systems deutet.

Im Hinblick auf die Psycho-Neuro-Immunologie bedeutet der Abbau der Stresshormone Kortisol und Adrenalin eine Verbesserung des Immunsystems. Dem zu Folge kann eine Massage, die den Patienten zu entspannen, seine Schmerzen zu lindern und die sympathische Reflexaktivität zu senken versteht, einen positiven Einfluss auf sein Immunsystem ausüben (Schedlowski 1996).

1.1.6 Energetische Effekte

Nach Überlegungen, die sich bereits vor Tausenden von Jahren in China entwickelt haben, können bestimmte Therapien den Energiefluss durch den Körper, der über Energiekanäle (Meridiane) verläuft, beeinflussen. In den letzten Jahrzehnten finden solche Denkansätze mehr und mehr Anerkennung und Akzeptanz in europäischen Ländern.

Ein gestörter Energiefluss eines oder mehrerer Meridiane kann mittels Akupunktur und auch mit Hilfe von manuellen Techniken wie Akupunktmassage, Tsubo, chinesischer Mikromassage usw. wieder normalisiert werden. Dadurch kann es zu einer Harmonisierung im Körper und zu einem Verschwinden der Krankheitssymptome und der Krankheiten selber kommen. Ein großes Problem bei der Anwendung von Akupunktur liegt meiner Meinung nach darin begründet, dass die Akupunktur häufig aus dem Kontext der gesamten chinesischen Medizin gerückt wird. Die Akupunktur umfasst nur einen (verhältnismäßig kleinen) Teil der chinesischen Medizin, die noch viele andere Therapien mit Kräutern, Tees, Übungen (z. B. Tai-Chi) usw. und insbesondere eine bestimmte Lebenseinstellung und Philosophie beinhaltet. Es wäre meiner Meinung nach falsch, nur diesen kleinen Teil der chinesischen Medizin, die Akupunktur, als Symptomtherapie zu verwenden, ohne andere wichtige Anteile dieser Medizin zu berücksichtigen und in die Therapie zu intergrieren.

In Deutschland sind vor allem die energetischen Therapien, die von Christel Heidemann unterrichtet werden (Meridiantherapie und Farbtherapie) und die Akupunktmassage u. a. nach Penzel und Radloff in den letzten Jahren bekannt geworden. Durch das Drücken bzw. Massieren von Akupunkturpunkten kann der Energiefluss entweder stimuliert oder bei Bedarf sediert werden. Auch Streichungen im Verlauf eines Meridians stimulieren oder beruhigen den Energiefluss.

Eine andere Form von Massage ist die Fußreflexzonenmassage, die wahrscheinlich von ihrem Wirkungsmechanismus ebenfalls auf energetische Zusammenhänge weist. Diese Massageform, die ursprünglich von William Fitzgerald in den USA beschrieben wurde, ist in Europa vor allem durch Hanne Marquardt bekannt und weiter entwickelt worden. Bei dieser Massageform werden an den Füßen bestimmte Reflexgebiete behandelt mit der Zielsetzung, den Energiehaushalt in den zugeordneten Organsystemen, Wirbelsäulenabschnitten und/oder peripheren Gelenken zu regulieren (Marquard 1993).

Die Behandlung von Trigger-Punkten ist möglicherweise auch als eine energetische Technik anzusehen. Viele dieser Punkte stimmen von ihrer Lokalisation am Körper mit Akupunkturpunkten überein. Die Punkte, die bei Stimulation Schmerzen in anderen meistens benachbarten Gebieten verursachen, sind vor allem durch die Arbeiten von Travell (1976) bekannt geworden. In der Physiotherapie werden diese Punkte, die von Travell meistens mit Stretch (Dehnung) und Spray (Kältesprays) behandelt werden, häufig auch mit Druck (z. B. Friktionen) behandelt. Es herrscht bei dieser Therapieform sehr stark die Meinung vor, dass diese Behandlungstechniken unbedingt Schmerzen (manchmal bis zur Toleranzgrenze) verursachen sollen, um ihre positive Wirkung zu erzeugen. Persönlich habe ich die Erfahrung gemacht, dass die Punkte genauso effektiv mit nicht schmerzhaften Techniken wie Vibrationen oder leichten Friktionen behandelt werden können.

1.1.7 Indikationen der Massagetherapie

Im Rahmen der Wundheilung

Aus den bisherigen Ausführungen ergeben sich die vielen verschiedenen Indikationen der Massage.

In der ersten Phase der Wundheilung, der *vaskulären Phase* der Entzündungsphase, sollte mit mechanischen Reizen im Verletzungsgebiet zurückhaltend umgegangen werden, da sehr schnell erneute Blutungen gesetzt werden können. Soll dennoch das Verletzungsgebiet direkt behandelt werden, dann nur mit ganz leichten Reizen, um eine Schmerzlinderung und eventuell einen Ödemabbau zu erreichen. Vibrationen, leichte Hautstreichungen und leichtes intermittierendes Drücken sind hier sinnvoll.

Günstiger sind in dieser Phase häufig Massagebehandlungen im sympathischen Ursprungsgebiet der betroffenen Struktur, um eine Sympathikussenkung zu bewirken. Die sympathischen Ursprungsgebiete der Strukturen des Bewegungsapparates sind in Tabelle 1.**1** aufgelistet (siehe auch Bd. 2, Kap. 8). Energetische Techniken im Bereich der Meridiane und/oder Fußreflexzonen (Lymphtechniken) lassen sich in dieser Phase ebenfalls gut einsetzen.

Im zweiten Teil der Entzündungsphase, der *zellulären Phase*, können bereits lokale Massagetechniken im Verletzungsgebiet verwendet werden. In dieser Phase spielt vor allem die manuelle Lymphdrainage eine wichtige Rolle. Sie sorgt für einen gesteigerten Abtransport von Abfallprodukten, zerstörtem Gewebe und für einen Abau von Ödemen, was einen positiven Einfluss auf die Wundheilung hat.

In der sich anschließenden *Proliferationsphase* ist es möglich mit Hilfe bestimmter Massagetechniken (z. B. Friktionen) die Durchblutung im Verletzungsgebiet zu unterstützen bzw. stimulieren. Das Verletzungsgebiet wird optimal mit Blut versorgt und die Kollagen- und Grundsubstanzsynthese können ungehindert ablaufen. Friktionsbehandlungen helfen dabei, in oberflächlichen Strukturen die Organisation und Ausrichtung des Bindegewebes zu fördern. Eventuellen Verklebungen zwischen den verschiedenen Gewebsschichten kann vorgebeugt werden. Vor allem nach Hautverletzungen, u.a. nach Operationen, macht es Sinn, die Mobilität der Haut gegenüber anderen Geweben, die ebenfalls während der Operation verletzt worden sind, zu verbessern bzw. wieder zu erreichen. In der Nähe des Verletzungsgebietes kann die Behandlung der hypertonen und schmerzhaften Muskeln mit Knetungen, Klopfungen und Streichungen eine Entspannung und Durchblutungsförderung bewirken. Die Muskelpumpe wird aktiviert, was den Abtransport des Ödems und der Abfallprodukte verbessert. Von besonderer Bedeutung ist, dass sich der Patient in dieser Phase entspannt und Stress abbaut bzw. vermeidet, da sonst die freigesetzten Stresshormone die Bildung von Kollagen und vor allem von Kollagen Typ III behindern könnten.

Die Einsatzmöglichkeiten und Indikationen in der letzten Phase der Wundheilung, *Konsolidierungs- und Umbauphase,* unterscheiden sich nicht wesentlich von denen in der Proliferationsphase.

Bei Störungen der inneren Organe und anderen Beschwerden

Bei Störungen innerer Organe (z. B. Verdauungsbeschwerden, Migräne, Menstruationsbeschwerden, Asthma usw.) ist der Einsatz energetischer Techniken wie Meridiantherapie (Meridianmassage), Fußreflexzonemassage, chinesischer Mikromassage, Tsubo, Akupunktmassage usw. sinnvoll. Mit diesen Massagetechniken können, Störungen im Energiefluss über bestimmte Meridiane bzw. in bestimmten Fußreflexzonen effektiv behandelt werden.

Neuro-reflektorische Therapien wie Bindegewebsmassage und Periostmassage können bei Störungen der inneren Organe ebenfalls sehr hilfreich sein. Über den somato-viszeralen Reflex wird versucht, einen positiven Effekt auf die irritierten oder gestörten Organe zu erzeugen. Die Innervation der verschiedenen inneren Organe ist in Tabelle 1.**2** aufgelistet.

Energetische Behandlungsmethoden können auch bei chronischen Problemen am Bewegungsapparat von Nutzen sein, da sie in der Regel mit Störungen im Energiefluss des Körpers einher gehen.

Tabelle 1.1 Sympathische Ursprungsgebiete der Strukturen des Bewegungsapparats.

Struktur	Sympathisches Ursprungsgebiet
Kopf, Halswirbelsäule	C8 - Th3/4
Obere Extremität	Th2/3 - Th 8
Untere Extremität	Th10 - L2
Brustwirbelsäule und Rippen	Th1 - Th12
Lumbalwirbelsäule	Th10 - L2
Iliosakralgelenk	Th10 - L2

Tabelle 1.2 Innervation der inneren Organe (aus Warwick u. Williams. In: G. Grieve. Common Vertebral Joint Problems).

Organ	Innervation
Herz	Th1-Th5
Bronchien und Lunge	Th2-Th4
Ösophagus	Th5-Th6
Magen	Th6-Th10
Dünndarm	Th9-Th10
Dickdarm (bis Flex. sin.)	Th11-L1
Dickdarm (von Flex. sin. bis Rectum)	L1-L2
Leber und Gallenblase	Th7-Th9
Milz	Th6-Th10
Pankreas	Th6-Th10
Nieren	Th10-L1
Urether	Th11-L2
Nebennieren	Th8-L1
Testes und Ovarien	Th10-Th11
Epididymis und Samenstrang	Th11-Th12
Blase	Th11-L2
Uterus	Th12-L1
Eileiter	Th10-L1

Die Manuelle Lymphdrainage findet ihr Einsatzgebiet neben der Wundheilung auch bei Patienten mit primären und sekundären Lymphödemen, die z. B. postoperativ durch Tumore oder durch Röntgenbestrahlungen im Rahmen einer Krebstherapie entstanden sind.

Auch in der Behandlung von Muskelverspannungen, die meistens durch Stress verursacht werden, spielt Massage eine große Rolle. Hier können vor allem Massagetechniken wie Knetungen, Klopfungen und Schüttelungen einen senkenden Einfluss auf den Muskeltonus ausüben.

Durch die Arbeiten von Tiffany Field und ihrer Forschungsgruppe am Touch Research Institute (siehe Literatur) wird sehr deutlich, dass Massage bei einem breiten Spektrum von Veränderungen sehr effektiv eingesetzt werden kann wie z. B.:

- Stimulation des Wachstums bei Kindern (Schanberg 1994)
- Senkung der Freisetzung von Stresshormonen (Field 1998)
- Abbau von Stresshormonen
- Gewichtszunahme bei Kindern von kokainsüchtigen und HIV-positiven Müttern oder bei Frühgeburten
- Schmerzlinderung bei Fibromyalgie, Rheumatoider Arthritis, nach Operationen, während der Entbindung, nach Verbrennungen, bei Migräne usw.
- Tonussenkung bei Multipler Sklerose, nach Rückenmarkverletzungen usw.
- Normalisierung des Schlafes
- Normalisierung von Essstörungen wie Bulämie, Anorexie
- Normalisierung bei psychiatrischen Störungen wie z. B. Depressionen
- Normalisierung des Blutdrucks (Hernandez-Reif 1998)
- Verbesserung der Atmung bei Asthma, Bronchitis
- Behandlung von Diabetes bei Kindern
- Verbesserung des Immunsystems

1.1.8 Kontraindikationen der Massagetherapie

David Lamb, ein bedeutender Lehrer in der Manuellen Therapie, war der Meinung, dass es eigentlich keine Kontraindikationen gäbe, sondern nur Situationen, in denen bestimmte Therapieformen keine Indikation besitzen, weil diese Therapien in dem Moment und bei diesem bestimmten Patienten nichts Positives erwarten lassen. Wir sollten uns also öfter darüber Gedanken machen, ob bei der Behandlung des Patienten zum gegebenen Zeitpunkt mit einer gewählten Technik ein positiver Effekt erwartet werden kann oder nicht. Pathologien wie Tumoren, Frakturen, Tuberkulose, offene Wunden, Infektionen, Hämophilie, akute Verletzungen usw. werden damit automatisch ausgeschlossen, weil eine Therapie in diesem Zusammenhang sicher keinen positiven Effekt erzielen wird.

1.2 Therapeutische Effekte der Mobilisation

Frans van den Berg

Mobilisationstechniken werden in Rahmen der Physiotherapie meistens verwendet, wenn die Bewegungen eines Patienten eingeschränkt sind. Die Ursachen einer Bewegungseinschränkung können vielfältig sein. Ich unterscheide hier zwischen reflektorischen Bewegungseinschränkungen und strukturellen Bewegungseinschränkungen, diese Einteilung ist jedoch künstlich, da eine Trennung in der Praxis kaum möglich ist.

Die *reflektorische Bewegungseinschränkung* ist eine Form der Hypomobilität, bei der die Bewegung durch Schmerzen begrenzt wird. Die Gründe bzw.

Mechanismen, die sich hinter dieser Bewegungseinschränkung verbergen, sind zum größten Teil unbekannt und befinden sich auf einer rein hypothetischen Ebene. Eines der vielen möglichen Erklärungsmodelle ist die muskuläre Schutz- oder Abwehrspannung, auch bekannt unter dem Begriff *defence musculaire*. Zudem wird immer wieder die Aktivität von Myofibroblasten innerhalb des Bindegewebes als mögliche Ursache erwähnt. Letzteres kann jedoch keine Erklärung für die Bewegungseinschränkungen sein, die bereits innerhalb weniger Stunden nach einem Trauma oder einer Operation entstehen, weil Myofibroblasten in der Wundheilung erst in der zellulären Phase und in der Proliferationsphase der Entzündung – also erst ca. 3–5 Tage nach der Verletzung – im Bindegewebe gebildet und aktiv werden. Aus diesem Grund muss davon ausgegangen werden, dass andere Phänome innerhalb des Bindegewebes für diese schnell entstehenden Bewegungseinschränkungen verantwortlich sind. Möglicherweise sind sie zurückzuführen auf Veränderungen innerhalb der Matrix bzw. innerhalb der Grundsubstanz, die bis jetzt noch nicht vollständig geklärt bzw. bekannt sind. Ein Verlust an Grundsubstanz und eine hierdurch verursachte Volumenabnahme des Gewebes kann für einen erhöhten Bewegungswiderstand zwischen den kollagenen Fasern während der Bewegung verantwortlich sein. Der Grundsubstanzverlust kann u. a. durch erhöhten Sympathikotonus und die dadurch gesenkte Durchblutung des Gewebes verursacht werden.

Unter *strukturellen Bewegungseinschränkungen* verstehe ich die Bewegungseinschränkungen, die durch Bildung pathologischer Crosslinks innerhalb des ungeformten Bindegewebes einer Gelenkkapsel oder innerhalb eines Muskels bzw. Nervs verursacht werden (Abb. 1.7), sowie Kapselverklebungen – z. B. Verklebung des Recessus axillaris – oder Verklebungen zwischen intraartikulären Strukturen und den Knorpelflächen. Häufig wird auch erwähnt, dass es zu Verklebungen zwischen Knorpelflächen kommen kann oder dass sich Ablagerungen (Hyaluronsäure/Fett) auf den Knorpelflächen bilden können. Hiermit würden die Störungen der Gleitfähigkeit, die häufig nach Ruhigstellungen während einer manualtherapeutischen Untersuchung gefunden werden, erklärt. Die strukturellen Bewegungseinschränkungen sind im Gegensatz zu den reflektorischen nicht schmerzhaft. Die Bewegungsgrenzen werden durch einen fest elastischen Stopp (Bindegewebsstopp) verursacht, der im Vergleich zum Normalwert bzw. im Vergleich zur nicht betroffenen Seite zu früh in der Bewegungsbahn auftritt.

Die beiden Formen der Bewegungseinschränkung unterscheiden sich in ihrer Behandlungsweise sowie in ihrer Prognose: Die reflektorischen Bewegungseinschränkungen können mit verschiedenen

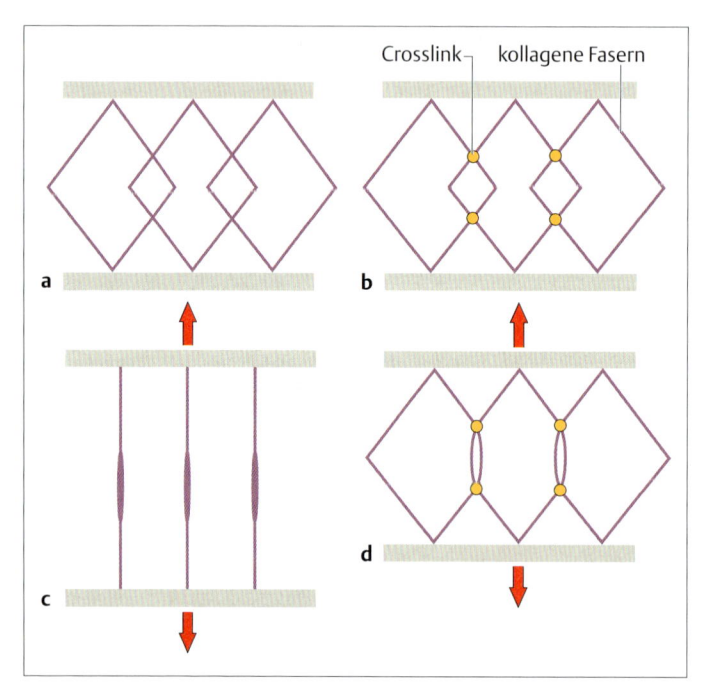

Abb. **1.7 a – d** Einfluss pathologischer Crosslinks auf die Entfaltungsmöglichkeit ungeformten Bindegewebes

Behandlungsmethoden therapiert werden und sprechen in den meisten Fällen sehr schnell auf die Therapie an. Aus diesem Grund ist die Prognose positiver als bei strukturellen Bewegungseinschränkungen, deren Behandlung meistens mehr Zeit benötigt und bei denen die Verbesserungen viel langsamer vonstatten gehen. Zudem ist hier das Ergebnis der Behandlung sehr stark vom Einsatz des Patienten in Form der Heimübungen bzw. Automobilisation abhängig.

1.2.1 Behandlung reflektorischer Bewegungseinschränkungen

Das Wichtigste in der Therapie der reflektorischen Bewegungseinschränkungen ist, viel im schmerzfreien Bereich zu bewegen. Dies kann mit aktiven funktionellen Bewegungen oder mit passiven rotatorischen und translatorischen Bewegungen geschehen. Dafür eignen sich intermittierende Traktionen und Gleitbewegungen innerhalb des *Slacks* Grad II (Kaltenborn/Evjenth Konzept) oder Oszillationen Stufe 1, 2 und 3 (Maitland Konzept) sowie die Pendelübungen nach Codman oder Übungen aus den verschiedenen aktiven Übungstherapien.

Zielsetzung dieser Therapieformen ist, über die therapeutischen Reize Schmerzlinderung, Entspannung, Senkung der sympathischen Reflexaktivität und damit verbesserte Durchblutung, erhöhten Zellmetabolismus und verbesserte Wundheilung zu erreichen.

Schmerzlinderung

Die Schmerzlinderung, die durch diese Therapieformen erreicht wird, kann über den Gate Control Mechanismus, den Melzack und Wall schon in den 60ger Jahren präsentiert haben, erklärt werden. Er beruht auf der Tatsache, dass Schmerzen, welche über dünn- oder unmyelinisierte afferente Nerven (C-Fasern) nach zentral in Richtung Rückenmark geleitet werden, durch Reize die über dick myelinisierte Nerven (A-β, A-γ, A-δ Fasern) zum Rückenmark gelangen, gehemmt werden (Abb. 1.**5**). Diese dick-afferenten Reize können durch Stimulation der Rezeptoren in der Haut, im Muskel und/oder im Gelenk erzeugt werden (siehe auch Kap. 1.1).

In der Haut sind das die Rezeptoren von Merkel, Pacini und Ruffini, die durch Reize wie Druck, Berührung und Vibration zu stimulieren sind. Im Muskel sind es vor allem die Pacini und Dogiel Rezeptoren, die im Bindegewebe des Muskelbauchs zu finden sind. Diese Rezeptoren reagieren auf Druck, Vibration und leichte Dehnungsreize. Im Gelenk bzw. in der Gelenkkapsel handelt es sich vor allem um die Typ II Rezeptoren, die in den tiefen Schichten der Kapsel liegen. Es sind dynamische Mechanorezeptoren, die auf Spannungsänderungen der Kapsel (die durch Bewegungen des Gelenks entstehen) reagieren.

Aus diesem Grund sieht und hört man immer wieder, dass Patienten weniger Gelenkschmerzen haben, wenn sie die Gelenke im schmerzfreien Bereich bewegen. Dabei ist es gleichgültig, ob der Patient aktiv bewegt oder vom Therapeuten passiv bewegt wird. Dies ist sicherlich eine Erklärung dafür, dass die meisten Patienten mit reflektorischen Bewegungseinschränkungen auf fast alle Therapien positiv reagieren. Bestandteile einer häufig durchgeführten physiotherapeutischen Standardbehandlung sind deshalb Massagetechniken, einige passive therapeutische Techniken (z.B. Techniken aus der Manuellen Therapie) und aktive Übungen.

Sympathikussenkung

Die Senkung der sympathischen Reflexaktivität wird ebenfalls über eine Reizung der dick myelinisierten Afferenzen erreicht. Dieser Effekt ist in den 70ger Jahren durch Sato und Schmidt beschrieben worden (1973). Sie haben festgestellt, dass die sympathische Reflexaktivität während der Einwirkung eines peripheren Reizes auf den Körper kurzfristig ansteigt. Nach Beendigung des Reizes ist eine starke Senkung der sympathischen Reflexaktivität bis unter das Ursprungsniveau zu beobachten, und bei Wiederholung des Reizes kommt es zu einer langsamen gleichmäßigen Senkung der sympathischen Reflexaktivität. Eine Bedingung um diesen Effekt hervorzurufen ist, die Reize über dick-myelinisierte Afferenzen zu erzeugen. Werden dagegen dünn- oder unmyelinisierte Afferenzen stimuliert, folgt ein langsamer und gleichmäßiger Anstieg der sympathischen Reflexaktivität (Abb. 1.**8**).

Reflektorische Bewegungseinschränkungen finden sich während der Wundheilung nach traumatischen Verletzungen des Gewebes (Unfall oder Operation) oder bei anderen entzündlichen Prozessen im Bewegungsapparat z.B. bei rheumatoider Arthritis, Morbus Bechterew, Osteoarthrosis, usw. Die Bewegungen, die zur Beeinflussung des Schmerzes und der sympathischen Reflexaktivität eingesetzt werden, haben den großen Vorteil, dass sie gleichzeitig die Produktion und vor allem die Organisation des neugebildeten Gewebes optimieren (siehe auch Kap.1.6).

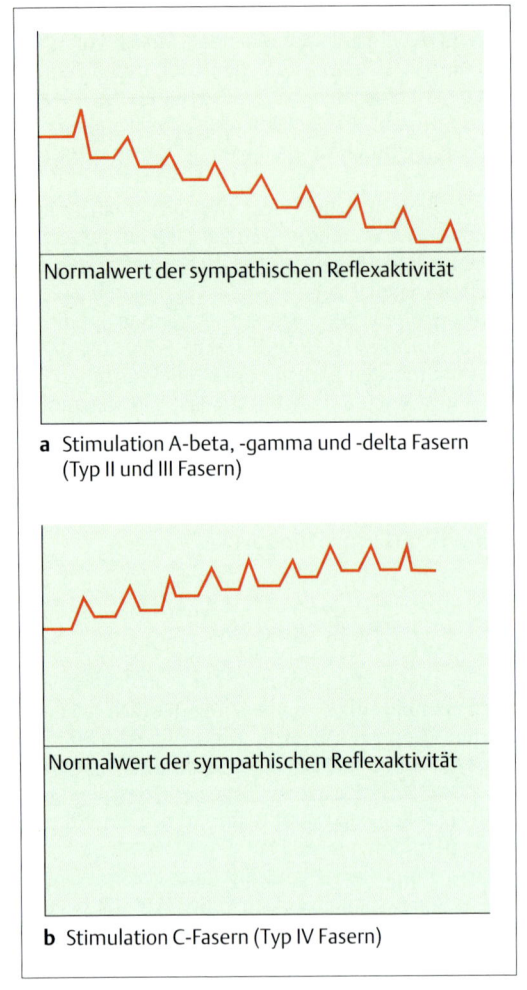

a Stimulation A-beta, -gamma und -delta Fasern (Typ II und III Fasern)

b Stimulation C-Fasern (Typ IV Fasern)

Abb. 1.8 Veränderung der sympathischen Reflexaktivität (nach Sato u. Schmidt).

schmerzbedingt sind. Bei dieser Form der Bewegungseinschränkung handelt es sich wahrscheinlich um eine Vorstufe der strukturellen Hypomobilitäten, die auf Grund einer Bildung von nicht wasserlöslichen pathologischen Crosslinks entstehen.

Die Behandlung besteht überwiegend aus Maßnahmen, die bereits unter Behandlung reflektorischer Bewegungseinschränkungen beschrieben wurden. In der Therapie wird vor allem versucht, die sympathische Reflexaktivität zu senken. Weil diese Therapieformen mit einer gleichzeitigen Bewegung/Verlängerung des zu behandelnden Gewebes kombiniert werden müssen, kann der Therapiereiz am besten mit Funktionsmassage oder anderen Formen der aktiven und/oder passiven Gelenkbewegung im schmerzfreien Bereich gesetzt werden. Bei diesen Bewegungen wird nur leicht in den Gewebswiderstand hineinbewegt.

1.2.3 Behandlung struktureller Bewegungseinschränkungen

Bei strukturellen Bewegungseinschränkungen soll die Beweglichkeit durch den Abbau pathologischer Crosslinks (nicht wasserlösliche), durch das Lösen von Verklebungen der Kapsel oder zwischen Meniskus und Knorpelfläche, und/oder durch das Normalisieren der Gleitfähigkeit zwischen den Gelenkflächen wiederhergestellt werden.

Mobilisationen von Gelenken

Die Behandlung struktureller Bewegungseinschränkungen besteht aus regelmäßig durchgeführten endgradigen Belastungen des Bindegewebes der Kapsel oder des intramuskulären Bindegewebes bzw. des intraneuralen Bindegewebes des Nervs. Die Veränderungen, die während dieser Mobilisationstechniken im Bindegewebe ablaufen und die zur Verbesserung der Mobilität führen, sind wahrscheinlich auf verschiedene physiologische Prozesse zurückzuführen.

Physiologische Grundlagen

Aus der Grundlagenforschung kann ableitet werden, dass die mechanischen Kräfte, die während der Mobilisationen/Dehnungen auf das Bindegewebe einwirken, von der Matrix und deren Verbindungen über das nicht-kollagene Protein Integrin auf die Zellen übertragen werden (Jones et al. 1991). Die Zellen reagieren auf eine intermittierende Dehnung

1.2.2 Behandlung wasserlöslicher Crosslinks

Eine Zwischenform zwischen den reflektorischen und den strukturellen Bewegungseinschränkung stellt möglicherweise die Bildung wasserlöslicher Crosslinks (meist H-Brücken) im Bindegewebe dar. Diese Form des *Crosslinking* ist wahrscheinlich bereits durch eine Steigerung der Durchblutung im Gewebe in Kombination mit Bewegung beeinflussbar. Das Lösen dieser Crosslinks kann demzufolge schon relativ schnell erreicht werden und ist vielleicht eine Erklärung für den mobilisierenden Effekt von Dehnungsbehandlungen bei Patienten mit Bewegungseinschränkungen, die nicht mehr primär

mit der Freisetzung von Kollagenase (Carano u. Siciliani 1996). Die Freisetzung von Kollagenase findet überwiegend statt, wenn die Zelle intermittierend belastet wird. Bei einer statischen Belastung der Zelle nimmt die Produktion von Kollagenase nach 10–15 Minuten um ca. 50% ab. Carano und Siciliani (1996) haben während ihrer Experimente die Zelle jeweils 3 Min. belastet und 3 Min. entlastet. Die Zelle wurden um ca. 7% der Gesamtlänge verlängert. Die Kollagenaseproduktion bei intermittierend belasteten Zellen war ca. 200% höher als die nicht belasteter Kontrollzellen und ca. 50% höher als bei statisch belasteten Zellen (Abb. 1.9a u. b). Kollagenase ist in der Lage, die Kollagenstruktur aufzubrechen, wodurch auch pathologische Crosslinks abgebaut werden können und die Mobilität wieder hergestellt werden kann. Zudem können hierdurch in der vorhandenen Kollagenstruktur mehr Kollagenmoleküle hintereinander (in Reihe) eingebaut werden, wodurch das Bindegewebe letztendlich länger wird (Brand 1985).

Ein weiterer mobilisierender Effekt beruht auf den viskoelastischen Eigenschaften bindegewebiger Strukturen. Mit ihrer Hilfe reagiert das Gewebe auf längere mechanische Belastung durch Anpassungen seines Aufbaus und verlängert sich. Wenn Bindegewebe länger gleich bleibend belastet wird, kommt es zum *Creep* (Kriechen). Creep ist, wenn sich ein Gewebe unter gleich bleibender Belastung nach einer gewissen Zeit verlängert. Dieser Effekt tritt erst nach langer Belastung auf. In der Literatur werden häufig Belastungszeiten von ca. 16 Stunden erwähnt. Ob dieser Effekt auch therapeutisch einsetzbar ist, scheint fraglich, da die Behandlungszeiten in der Physiotherapie meistens nicht länger sind als ca. 30 Min. und häufig kürzer.

Die Untersuchungsergebnisse beschreiben häufig Behandlungssituationen, die in einer normalen physiotherapeutischen Arbeitssituation kaum zu realisieren sind. In einer Untersuchung von Rizk et al. (1983) wurden Patienten mit einer adhäsiven Kapsulitis des Schultergelenks mit endgradigen Belastungen der Kapsel mit einem Gewicht von ca. 0,9–2,3 kg jeweils 15 Min. Belastung, 5 Min. Pause behandelt. Diese Behandlung wurde 2 Stunden lang durchgeführt. In den ersten 4 Wochen 4× pro Woche und in den zweiten 4 Wochen 3× pro Woche. Die Behandlungsergebnisse waren signifikant besser als die bei Patienten, die mit Pendelübungen, aktiven Bewegungen, rhythmischer Stabilisation und Manipulationen behandelt wurden. LaBan (1962) führt eine ähnliche Untersuchung durch mit einer Belastung von 15 Min. und einer Pause von 15 Min. und zeigte hiermit eine bleibende Verlängerung des Bindegewebes (Abb. 1.10).

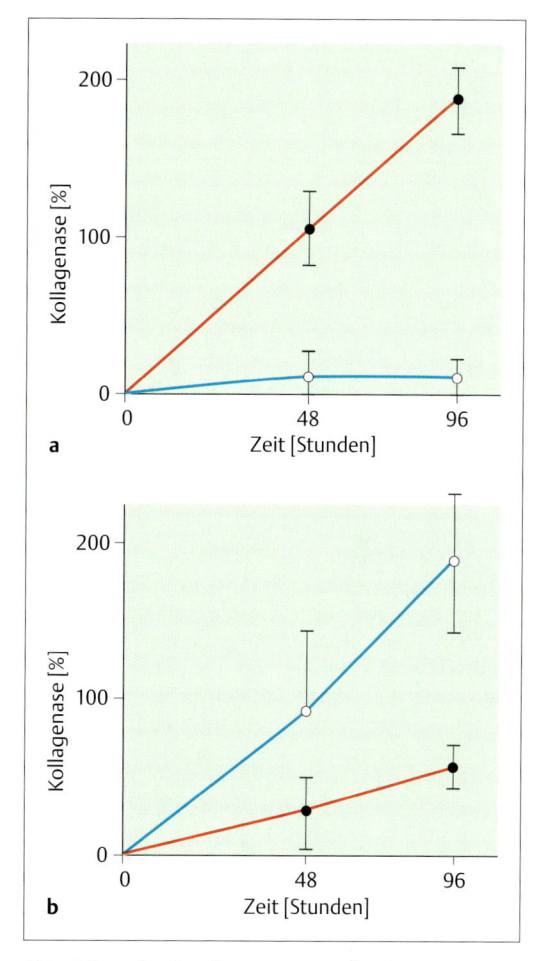

Abb. 1.9 a u. b (nach Carano u. Siciliani).
a Vergleich der Kollagenaseproduktion von menschlichen Fibroblasten unter zyklischer Dehnung (rot) im Vergleich zu einer Kontrollgruppe (blau).
b Die Kollagenasefreisetzung bei menschlichen Fibroblasten als Reaktion auf zyklische Dehnung (blau) erhöht sich um 100–200%; bei konstanter Dehnung (rot) dagegen nur um 50%.

Interessant ist die Untersuchung von Warren et al. (1971), in der gezeigt wird, dass bei Halbierung der Kraft, die auf das Bindegewebe ausgeübt wird, die Verlängerung dreimal so groß ist. Die volle Belastung wurde in dieser Untersuchung als die Belastung bestimmt, bei der es gerade noch nicht zu Rupturen des Bindegewebes kommt. Die Konsequenz für die physiotherapeutische Praxis aus dieser Untersuchung ist, dass es wahrscheinlich günstiger ist, das Bindegewebe während der Behandlung nicht zu stark zu belasten bzw. dehnen.

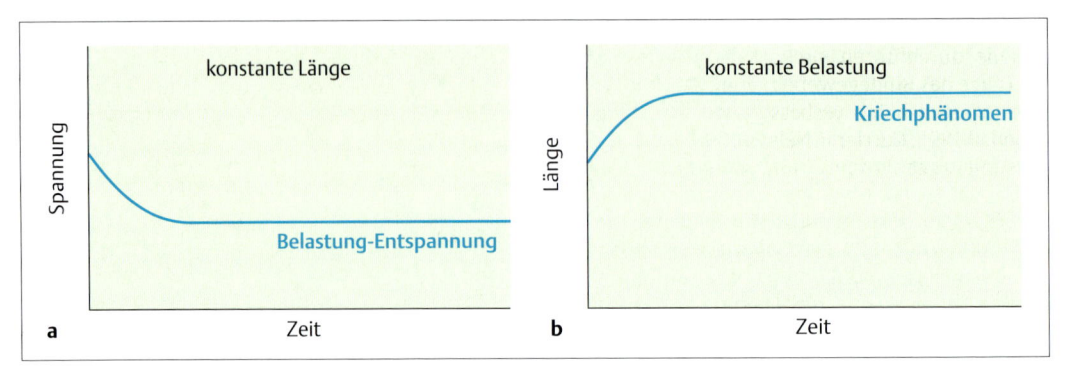

Abb. 1.10 a u. b Stress-relaxation und Creep (nach Currier).
a Abnehmende Spannung bei gleichbleibender Länge der Sehne.
b Zunehmende Länge bei konstanter Belastung der Sehne.

Sehr große Belastungen stellen natürlich auch eine gewisse Bedrohung für das Gewebe dar, da es an seine Belastungsgrenze kommt und Gefahr läuft, zerstört zu werden. Es ist leicht vorstellbar, dass die Zellen in dieser Situation mit einer erhöhten Kollagenproduktion reagieren, um das Gewebe stärker und stabiler zu machen und sich auf diese Weise an die neue vergrößerte Belastung anzupassen. Auf leichte Belastungen, die keine potentielle Gefahr für das Gewebe darstellen, reagieren die Zellen mit der Freisetzung von Kollagenase, um sich an den Dehnreiz zu adaptieren und das Gewebe an die neue verlängerte Situation anzupassen (Carano u. Siciliani 1996).

■ Erwärmung

Ein weiterer wichtiger Faktor, der in vielen Untersuchungen erwähnt wird, ist die Notwendigkeit, das zu dehnende Gewebe vor der Behandlung aufzuwärmen. Untersuchungen von Warren et al. (1971) und von Lehmann et al. (1970) haben gezeigt, dass das Bindegewebe bei einer Temperatur von 25 °C auf eine Dehnung nicht mit Verlängerung reagiert. In beiden Untersuchungen wurden die Dehnungseffekte bei verschiedenen Temperaturen gemessen (39°, 41°, 43° und 45 °C) und es zeigte sich, dass bei einer Temperatur von 45 °C die Verlängerung am größten war. Ob solche Temperaturen auch bei Patienten im Rahmen einer physiotherapeutischen Behandlung durchführbar sind oder ob diese Situationen nur experimentell an Präparaten möglich sind, ist immer wieder die Frage. Das bedeutet jedoch trotzdem, dass es bei der Behandlung von Bewegungseinschränkungen sehr sinnvoll ist, das zu dehnende Gewebe vor der Behandlung aufzuwär-

men. Bei der Erwärmung des Gewebes muss jedoch beachtet werden, dass der Gelenkknorpel bei Temperaturen oberhalb von 32 °C abgebaut wird. Demzufolge sollte mit der Erwärmung von Gelenken zurückhaltend umgegangen werden. In einigen Untersuchungen wird erwähnt, dass es sinnvoll sein könnte, wenn das Gewebe nach der Dehnung wieder abgekühlt würde, um den Dehneffekt besser halten zu können, was aber in anderen Untersuchungen wiederlegt wird (Hardy u. Woodall 1998); (Abb. 1.11).

■ Zyklische Bewegungen

Andere Untersuchungen haben sich mit den mobilisierenden Effekt von lang durchgeführten zyklischen Bewegungen beschäftigt; z. B. mit Hilfe von

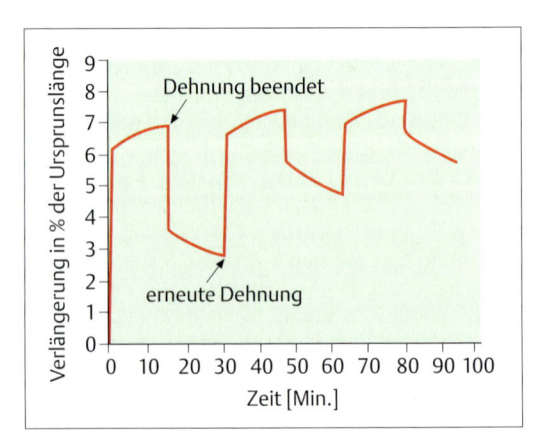

Abb. 1.11 Zyklische Dehnung verursacht eine allmähliche Gewebsverlängerung (nach Hardy u. Woodall).

Geräten die eine *Continuous passive motion* (Motorschiene) durchführen. Auch auf diese Weise können die Länge des Bindegewebes vergrößert und die Bewegungsausschläge verbessert werden (Hardy u. Woodall 1998, Currier u. Nelson 1992). Currier zeigt, dass mit lange durchgeführten zyklischen Bewegungen auch die Länge von Sehnen und Ligamenten beeinflusst werden kann. Auch diese geformten Bindegewebsformen reagieren auf regelmäßige Belastung mit einer Verlängerung, die sich aber in der Regel einige Stunden nach der Belastung wieder normalisiert und stabilisiert (Abb. 1.12 – 1.14).

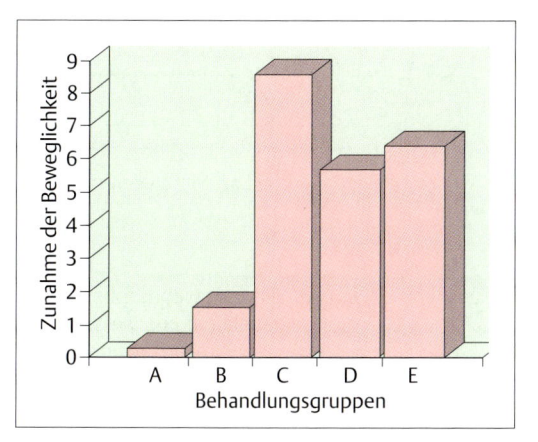

Abb. 1.12 Beweglichkeitszunahme (nach Hardy u. Woodall).
a Kontrollgruppe (0, 3).
b Nur Dehnung (1, 5).
c Aufwärmung und Dehnung (8, 5).
d Dehnung und Eis (5, 6).
e Aufwärmung, Dehnung, Eis (6, 3).

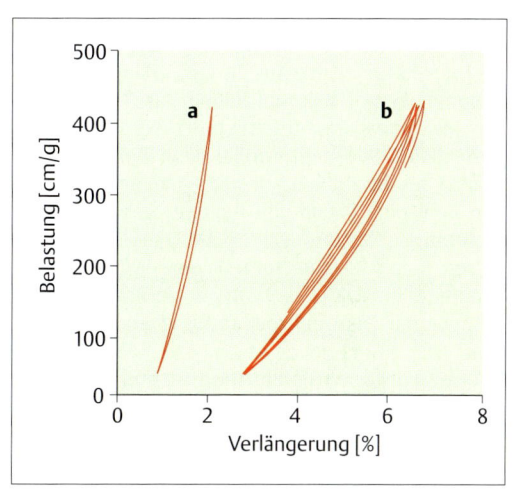

Abb. 1.13 a u. b Längenveränderung einer Sehne bei zyklischen Bewegungen (nach Currier).
a Längenveränderung während einer Bewegung.
b Längenveränderung nach lange durchgeführten zyklischen Bewegungen.

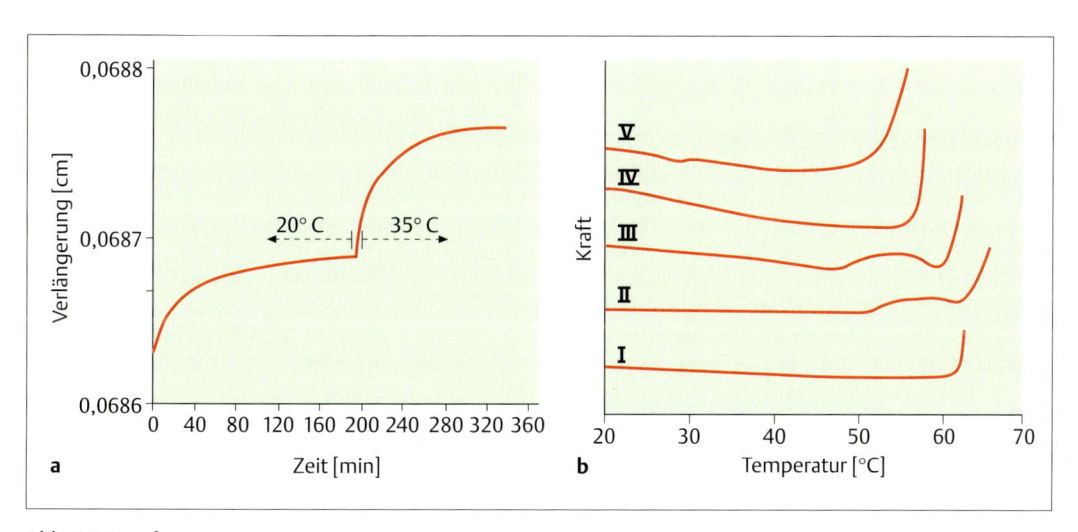

Abb. 1.14 a u. b
a Längenveränderung einer Sehne unter Einfluss einer Temperaturerhöhung (nach Currier).
b Einfluss von Temperatur und Dauer einer Belastung auf die Länge einer Sehne. I: unbelastet, II: 1% Belastung während 24 Std., III – IV: 10% Belastung während 4, 17 und 69 Std. (nach Currier).

Behandlungsdauer

Was die optimale Dauer einer Dehnung ist, wie oft sie innerhalb einer Behandlung wiederholt werden sollte und wie häufig sie täglich, wöchentlich etc. durchgeführt werden sollte, kann leider aus den Untersuchungen nicht entnommen werden. Diese Fragestellungen, die für die physiotherapeutische Arbeit sehr wichtig sind, wurden im Bereich der Forschung noch nicht behandelt bzw. beantwortet. Die Informationen, die aus diesen Forschungen entnommen werden können, zeigen, dass Mobilisationen am sinnvollsten durchgeführt werden können, wenn das Gewebe intermittierend belastet wird. Carano beschreibt eine Belastungsdauer von ca. 3 Min. und eine Pause von der gleichen Länge. Ob auch kürzere Belastungen zu gleichen Ergebnissen führen, ist bis jetzt noch nicht untersucht worden. Zudem sollte das Gewebe nicht zu stark belastet und vor der Dehnungsbehandlung erwärmt werden.

Diese Form der Mobilisationstechniken werden u.a. in der Manuellen Therapie nach dem Kaltenborn/Evjenth-Konzept angewandt, bei der der Therapeut die Kapsel oder den Muskel längere Zeit unter Dehnung hält. Die Dehnung wird über den Slack hinaus durchgeführt, was in der Kollagen-Verlängerungskurve den linearen Teil der Kurve repräsentiert. Es wird in diesem Zusammenhang von einer Behandlung mit Stufe III gesprochen, die eine Dehnung im kollagenen Belastungsbereich der zu dehnenden Struktur entspricht (Abb. 1.15). Auch in dem Manuelle Therapie Konzept von Geoffrey Maitland werden derartige Behandlungen durchgeführt. Hier wird über Oszillationen in Stufe 4, bzw. 4 + oder Stufe 3 bzw. 3 + gesprochen.

In der Manuellen Therapie werden die Mobilisationsbehandlungen häufig mit translatorischen (gradlinigen) Bewegungen wie Traktion und translatorischem Gleiten durchgeführt. Letzteres ist vor allem dann sinnvoll, wenn das Gleiten innerhalb des Gelenks nicht normal abläuft. In diesem Fall könnte es bei angulären (rotatorischen) Bewegungen, die im Alltag aber auch bei vielen Therapien durchführt werden, durch eine Störung im normalen Verhältnis zwischen Rollen und Gleiten im Gelenk zu erhöhten Kompressionsbelastungen auf den Gelenkknorpel kommen. Dies kann zu Schädigungen führen.

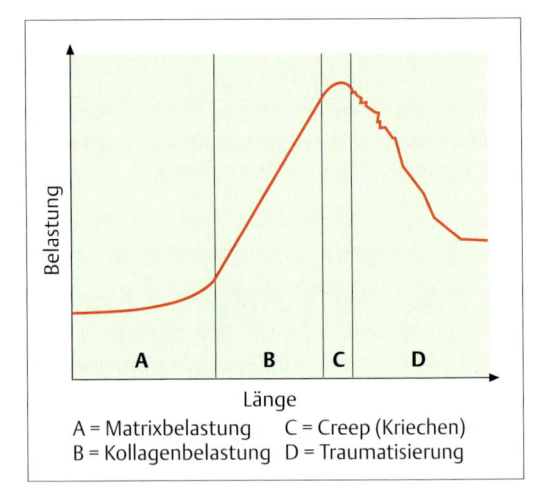

Abb. 1.15 Längen-Belastungskurve von Kollagen: Im Matrixbelastungsbereich kann eine Struktur verlängert werden, ohne dass die Belastung zunimmt. Wird über diesen Bereich hinaus weiter verlängert, werden die kollagenen Fasern erheblich belastet. Im Creepbereich verformen sich die kollagenen Fasern. Darüber hinaus führt eine weitere Belastung zum Trauma.

A = Matrixbelastung C = Creep (Kriechen)
B = Kollagenbelastung D = Traumatisierung

Traktionen

Obwohl Kompressionsbelastungen auf den Gelenkknorpel normal sind, hat der Gelenkknorpel nach einer Ruhigstellung eine stark verminderte Belastbarkeit. Jetzt können anguläre Bewegungen tatsächlich zu Schädigungen führen. Darum beginnt eine manuelle Mobilisationsbehandlung meist mit Traktionstechniken, die keine Bedrohung für den Gelenkknorpel darstellen. Die Zielsetzung dieser Techniken ist es, die Gelenkkapsel zu dehnen. Dafür wird das Gelenk erst in der Richtung der Bewegungseinschränkung bewegt, bis die Kapsel unter Spannung kommt. In dieser Stellung wird dann die Traktionsbehandlung durchgeführt.

Einige Untersucher haben versucht, mittels bildgebenden Verfahren die bei Traktion entstehenden Separation zwischen den Gelenkflächen nachzuweisen. Weil diese Separation, vor allem in großen und sehr kongruenten Gelenken sehr gering ist, kann sie häufig durch bildgebende Verfahren nicht objektiviert werden. Diese für die Manuelle Therapie negativen Untersuchungsergebnisse können auch entstehen, weil die bildgebenden Verfahren nicht genau genug sind, um die kleinen Veränderungen zu registrieren, oder weil die Untersucher die diese Untersuchungen machen in der Manuellen Therapie nicht genügend ausgebildet sind, um diese Techniken optimal auszuführen.

In einigen Gelenken kann es tatsächlich sehr schwierig sein, eine Separation zwischen den Gelenkflächen zu erzeugen. Man bedenke nur, wie viel Mühe es einen Chirurgen kostet, bei einer Totaldoprothesen Operation des Hüftgelenks den Femurkopf aus der Pfanne zu bekommen, auch wenn schon die Kapsel geöffnet ist und es keinen Unterdruck im Gelenk mehr gibt. Anscheinend entsteht durch die sehr große Kongruenz zwischen den beiden Gelenkflächen eine so große Adhäsionskraft, dass es trotz geöffneter Kapsel noch immer sehr schwierig ist, die Gelenkflächen voneinander zu entfernen. Aber auch im Kniegelenk ist vorstellbar, dass es durch die Anwesenheit der Kreuz- und Kollateralbänder sehr schwierig ist, eine Separation zwischen Tibia und Femur zu erzeugen. Bei anderen Gelenken, z. B. beim Schultergelenk, ist eine Separation wahrscheinlich nur dann möglich, wenn das Schulterblatt gut stabilisiert bzw. fixiert wird, da es sonst während der Traktion, die am Humerus ansetzt, mitgezogen wird.

Wenn bei der Mobilisationsbehandlung der benachbarte Gelenkpartner gut fixiert wird, dann ist es in den meisten Gelenken unseres Körpers trotzdem möglich, mittels Traktion eine Separation zu erzeugen. Auch wenn sie in einigen Fällen sehr gering ist. Deshalb muss das Gelenk vorher eingestellt werden, um mit Hilfe der Traktion einen Verlängerungseffekt auf die Kapsel zu erreichen (Kaltenborn u. Evjenth 1999, Maitland 1977). Klinisch zeigt sich, dass Patienten, die auf Grund von Bewegungseinschränkungen im Gelenk auf diese Weise behandelt werden, nach einigen Behandlungen eine signifikante Verbesserung ihrer Bewegungsausschläge zeigen.

■ Gleiten

Ob auch mit translatorischen Gleittechniken die Gelenkkapsel gedehnt werden kann, ist auf Grund der geringen Bewegungsmöglichkeit der Gelenke in diese Richtungen eher fragwürdig. Trotzdem besitzen auch diese Mobilisationstechniken ihre Daseinsberechtigung. Wahrscheinlich kann mit Hilfe dieser Techniken die Gleitfähigkeit zwischen den Gelenkpartnern und damit das Roll-Gleit-Verhältnis im Gelenk normalisiert werden. Anschließend kann mit normalen physiologischen (angulären) Bewegungen weiter mobilisiert werden. Danach können auch verkürzte Muskeln gedehnt werden, was nur über anguläre Bewegungen im Gelenk erreicht werden kann.

■ Kompression/Druck

Bevor ein Gelenk mit Gleittechniken oder mit angulären (rotatorischen) Bewegungen behandelt werden soll, muss, besonders nach längerer Ruhigstellung, erst die Belastbarkeit des Gelenkknorpels erhöht werden. Dafür werden die Gelenksstrukturen mit intermittierenden Kompressionen behandelt. Hierdurch wird im Gewebe die Syntheseaktivität der Knorpelzellen gesteigert und die Belastbarkeit des Gelenkknorpels optimiert (siehe 1.3).

Durch Gleitmobilisationen und den hierdurch erzeugten Druck auf die Knorpelflächen werden die in der Synovialflüssigkeit vorhandenen Hyaluronsäuremoleküle voneinander entfernt, wodurch die Viskosität der Synovialflüssigkeit reduziert und der Schmierungseffekt im Gelenk optimiert werden. Unter physiologischen Bedingungen im Gelenk laufen die Gleitbewegungen unter Druck leichter und mit weniger Widerstand ab als mit wenig oder ohne Druck.

Das heißt, dass Gelenke besser unter Kompression mit Gleittechniken behandelt werden sollten. Bei Patienten mit eingeschränkter Gelenkbeweglichkeit muss mit Gleitmobilisationen unter Kompression jedoch vorsichtig umgegangen werden. Der Grund für die Einschränkung ist in der Regel eine Ruhigstellung, die die Belastbarkeit des Knorpels reduziert. Hier darf nicht zu früh oder zu kräftig Gleitmobilisation mit Kompression kombiniert werden, da es zu einer Schädigung der Knorpelflächen kommen kann. Am Ende einer Rehabilitation sollte ein Gelenk natürlich in der Lage sein, Bewegungen (translatorisch und/oder angulär) unter Kompression zu bewältigen.

1.2.4 Entspannung/Dehnung hypertoner und bindegewebig verkürzter Muskulatur

Bei verkürzter Muskulatur, deren Ursache wahrscheinlich auch darin liegt, dass sich innerhalb des intramuskulären Bindegewebes pathologische Crosslinks gebildet haben, wird in gleicher Weise über lang gehaltene endgradige Verlängerungen/Dehnungen versucht, der Abbau von pathologischen Crosslinks zu bewirken. Auch kann es bei Immobilisationen zu Verklebungen zwischen Muskeln und Knochen, oder Muskel und Kapsel usw. kommen.

Bei der Muskelverkürzung muss zwischen Muskeln, die auf Grund von Veränderungen im Bindegewebe des Muskels (pathologische Crosslinks), durch einen Verlust an reihengeschalteten Sarkomeren, oder auf Basis einer Kontraktion bzw. einer Tonuserhöhung des Muskels verkürzt sind, unterschieden werden. Es kann auch hier von strukturellen (Crosslinks, Verklebungen, Abnahme der Sarkomerenzahl) und reflektorischen Verkürzungen (Tonussteigerung) gesprochen werden. Die verschiedenen Formen der Muskelverkürzung verlangen unterschiedliche Behandlung.

Behandlung reflektorisch verkürzter Muskulatur

Die reflektorische Verkürzung muss mit Behandlungtechniken behandelt werden, die eine Detonisierung/Entspannung des Muskels verursachen. Hier können Massagen bzw. Funktionsmassagen aber auch Therapieformen wie z. B. Elektrotherapie, Wärmebehandlungen, Hold-relax Techniken, Dekontraktionen, Entspannungstherapien (Autogenes Training usw.), Yoga, Feldenkrais usw. zum Einsatz kommen. Die Entspannung, die durch diese Therapien erreicht wird, ist in den meisten Fällen darauf zurückzuführen, dass die Anzahl der Aktionspotentiale, die über das α-motorische und das γ-motorische System geleitet werden, reduziert wird. Eine geringere Aktivität der α- und γ-Motoneurone bedeutet automatisch auch eine geringere Stimulation der intra- und extrafusalen motorischen Endplatten und demzufolge weniger Kontraktion und eine größere Länge der Sarkomere.

Aus diesem Grund sollte der Patient sich während der Behandlung entspannen können, und die Behandlung darf keine Schmerzen hervorrufen. Schmerzen führen in der Regel immer zu einer Steigerung des Muskeltonus, was in diesem Fall kontraproduktiv wäre.

Behandlung strukturell verkürzter Muskulatur

Bei der Dehnung strukturell verkürzter Muskeln wird versucht, einerseits einen Abbau von pathologischen Crosslinks im intramuskulären Bindegewebe, andererseits eine Zunahme der reihengeschalteten Sarkomere zu erreichen (Freiwald et al. 1999, Goldspink et al. 1974, Williams 1971, 1988, 1990). Dafür muss der Muskel regelmäßig und über längerer Zeit endgradig belastet werden (Abb. 1.**16**). Eine Erklärung für die so entstehende Längenzunahme ist, dass die Fibroblasten zu der Freisetzung von Kollagenase stimuliert werden und die pathologischen Crosslinks abgebaut werden. Nach Untersuchungen von Carano u. Siciliani (1996) wären Dehnungsreize von ca. 3 Min. notwendig, um diesen Effekt zu erzeugen.

Wichtig ist auch hier wieder, dass der Muskel so optimal wie möglich entspannt ist, da sonst die Sarkomere eine Dehnung des Bindegewebes verhindern würden. Deshalb sollte der Patient während der Behandlung keine Schmerzen erfahren, die dazu führen, dass er Schutz- oder Abwehrspannung in den zu dehnenden Muskeln aufbaut. Untersuchungen von Freiwald et al. (1999) haben gezeigt, dass die EMG-Aktivität eines Muskels in dem Moment direkt ansteigt, in dem der Patient/Proband Schmerzen in den Muskeln registriert. Wenn trotz Schmerzen und daraus resultierender Abwehrspannung weiter gedehnt wird, so kommt es zu einer exzentrischen Dehnung/Verlängerung des Muskels. Dies führt zu extremen Belastungen in den Sarkomeren, die dadurch geschädigt werden kön-

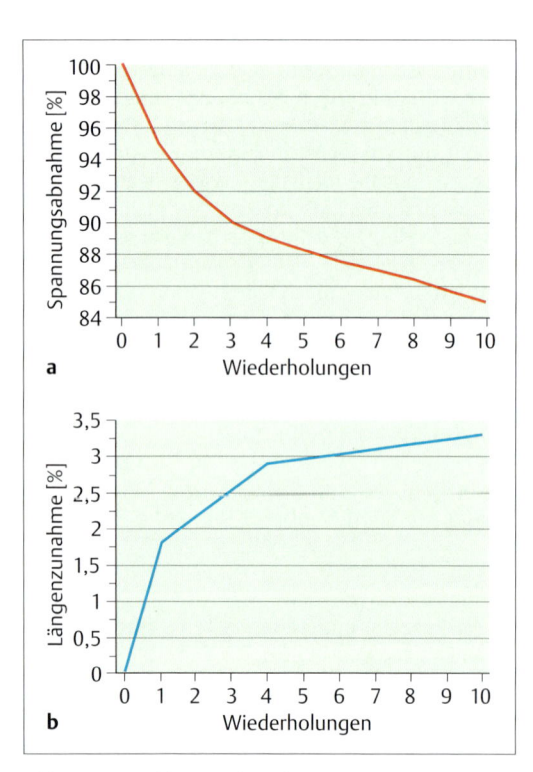

Abb. 1.**16a** und **b** (nach Taylor 1990).
a Spannungsveränderung eines Muskel-Sehnen-Komplexes bei wiederholter Dehnung mit konstanter Bewegungsamplitude. Dieses Vorgehen entspricht dem beim dynamischen Dehnen.
b Längenzunahme eines Muskel-Sehnen-Komplexes bei wiederholter Dehnung mit konstanter Kraft. Dieses Vorgehen entspricht dem bei einer wiederholten statischen Dehnung.

nen. Diese Schädigungen finden überwiegend im Bereich der Membranen (besonders der Z-Membran) statt. Als Reaktion auf diese Verletzungen kommt es evtl. zu einer Massenzunahme des Muskelgewebes in Form einer Hypertrophie. Das Trainieren auf Hypertrophie ist jedoch eine Zielsetzung, die z.B. Bodybuilder häufig in ihren Trainingsprogrammen einbauen, um die Muskelmasse zu vergrößern. Ob dieses Vorgehen auch bei Patienten in der Physiotherapiepraxis sinnvoll ist, ist fraglich.

In der letzten Zeit ist eine Diskussion entstanden, die sich mit der Fragestellung beschäftigt, ob ein Muskel mit Muskeldehnung tatsächlich verlängert werden kann. Diese Diskussion gründet auf Untersuchungen von Wiemann et al. (1999), die der Meinung sind, dass die innerhalb der Sarkomere vorhandenen Titin-Filamente eine Dehnung des Sarkomers über eine gewisse durch das Titin festgelegte Länge hinaus verhindern (Abb. 1.17). Diese Untersuchung trägt jedoch den Studien nicht Rechnung, in denen festgestellt wurde, dass mit Muskeldehnung die Anzahl der reihengeschalteten Sarkomere vergrößert werden kann (Freiwald et al. 1999, Goldspink et al. 1974, Williams 1971, 1988,1990). Auch wird in der Untersuchung von Wiemann nicht berücksichtigt, dass Muskeldehnungen in den meisten Fällen durchgeführt werden, wenn die Muskeln durch eine Immobilisationsperiode bindegewebig verkürzt sind. Dabei wird versucht, mit Hilfe der von den Fibroblasten freigesetzten Kollagenasen die pathologischen Crosslinks abzubauen und die normale Mobilität bzw. Muskellänge wiederherzustellen.

1.2.5 Manipulationen

Bei den Manipulationen oder HVT (high velocity thrust) handelt es sich um Mobilisationstechniken, die meist nur einen geringen Einsatzbereich haben. Sie kommen vor allem bei Stellungsänderungen in Gelenken (meistens kleinen Gelenken z.B. beim Os cuboideum nach einer Inversionsdistorsion am Fuß) vor. Andere Beispiele sind Stellungsänderungen im Bereich des Karpus, Radiohumeralgelenk, Schultergelenk, Fußwurzel, proximales Tibiofibulargelenk, Iliosakralgelenk, Kostotransversalgelenk und Atlantookzipitalgelenk. Ansonsten wird diese Technik bei kleineren reflektorisch bedingten Bewegungseinschränkungen, z.B. beim akuten Tortikollis, häufig verwendet.

Die Wirkung der Manipulation beruht sehr wahrscheinlich auf der Tatsache, dass durch diese

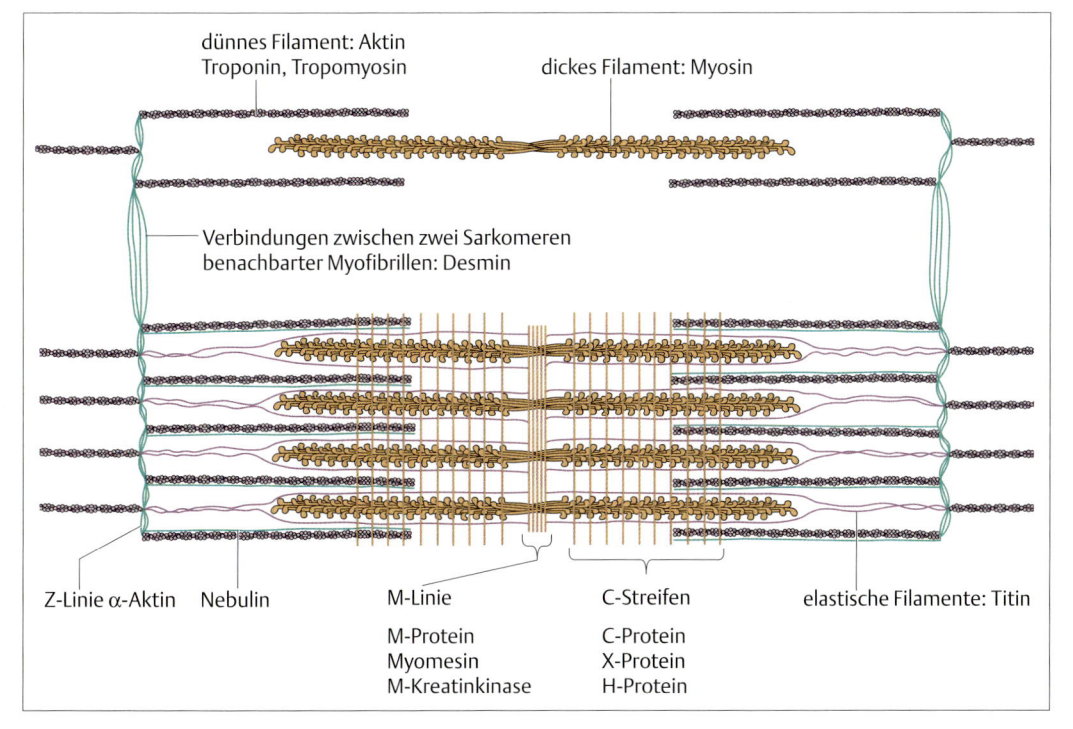

Abb. 1.17 Sarkomer (nach Billeter u. Hoppeler 1994).

Behandlungstechnik eine starke Stimulation besonders der Kapselrezeptoren Typ II stattfindet, wodurch anschließend über reflektorische Mechanismen eine maximale Entspannung von Muskeln, eine Senkung der sympathischen Reflexaktivität und eine Schmerzsenkung erreicht werden kann. Die Manipulation ist damit überwiegend eine Reflextherapie.

In der Behandlung strukturell bedingter Bewegungseinschränkungen findet diese Technik kaum Verwendung, außer in der Behandlung von Kapselverklebungen wie der Verklebung des Recessus axillaris, Recessus suprapatellaris und der Recessus des Ellenbogengelenks.

Da die Manipulationsbehandlung sich außerhalb der Kontrolle des Patienten abspielt, muss die Indikationsstellung aber vor allem die Durchführung dieser Behandlung sehr genau gemacht werden. Die Technik sollte nur die Struktur oder nur das Gelenk beeinflussen, in denen eine Störung vorhanden ist, da sonst auch andere Strukturen, die nicht eingeschränkt sind, mitbehandelt werden, was zu eventuellen Überbelastungen bzw. Schädigungen dieser Strukturen führen könnte. Diese Behandlung sollte nur von Therapeuten/Ärzten durchgeführt werden, die eine lange Ausbildung in der Manuellen Therapie absolviert haben. Selbstverständlich sollte erst nach einer ausführlichen Untersuchung und unter Ausschluss aller eventuellen Kontraindikationen mit dieser Technik behandelt werden.

Die Technik sollte sehr lokal appliziert werden. D.h.: Total-Techniken wie das Maximal Rotieren der Halswirbelsäule oder Lumbalwirbelsäule usw. sollten unter allen Umständen vermieden werden.

1.2.6 Narkosemobilisation

Eine besondere Form der Mobilisation ist die in Kliniken häufig durchgeführte Mobilisation unter Narkose. Die Kapselverklebung ist die wichtigste und wahrscheinlich auch die einzige Indikation für eine Narkosemobilisation. Die Verklebungen können durch mechanisches Zerreißen gelöst werden, was mit aber auch ohne Narkose erreicht werden kann. Unter Narkose kann der Patient jedoch muskulär relaxiert werden und entwickelt keine muskuläre Abwehrspannung. Außerdem wird er nicht mit dem „zerreißenden" Geräusch konfrontiert, das während der Mobilisation entstehen kann.

Das Wichtigste und Schwierigste ist die Indikationsstellung für diese Behandlungsform. Der Patient darf keine aktive Arthritis im Gelenk haben, denn die Bewegungseinschränkung darf nicht schmerzbedingt sein. (Bei Schmerz handelt es sich um eine reflektorische Bewegungseinschränkung.) Nach einer Narkosemobilisation arthritischer Gelenke sind die Beschwerden der Patienten meistens stärker als vorher. Außerdem muss sicher sein, dass es sich um eine Kapselverklebung und nicht um eine Kapselverkürzung auf Grund pathologischer Crosslinks handelt. Sonst hat die Narkosemobilisation wenig Aussicht auf Erfolg. In diesen Fällen könnte durch die Narkosemobilisation die Kapsel verletzt werden, insbesondere weil nach einer Ruhigstellung die Belastbarkeit der Kapsel-Band-Strukturen extrem vermindert ist. Die Folge wäre eine erneute Arthritis und damit eine weitere schmerzbedingte Bewegungseinschränkung.

Der Unterschied zwischen einer Kapselverkürzung und einer Kapselverklebung ist vor allem im Bereich des Schultergelenks relativ einfach zu bestimmen. Der Patient mit einer Kapselverkürzung hat in der Regel eine Bewegungseinschränkung im Kapselmuster. D.h.: die Außenrotationsbewegung ist stärker eingeschränkt als die Abduktionsbewegung. Dagegen ist bei einer Kapselverklebung die Abduktionsbewegung am stärksten eingeschränkt.

Bei der Narkosemobilisation des Schultergelenks können eventuelle Komplikationen vermieden bzw. vermindert werden, wenn vor der Mobilisation die Spannung des Plexus brachialis durch eine Elevation des Schultergürtels und eine Seitneigung der Halswirbelsäule zur behandelten Seite vermindert wird. Translatorische Techniken wie die Traktionsmanipulationen verursachen weniger Probleme als die häufig eingesetzten angulären oder rotatorischen Techniken (passiv durchgeführte Flexions- und Abduktionsbewegungen; Peter Fries: OMT-Abschlussarbeit).

In einigen Ländern, aber auch in einigen Kliniken in Deutschland, werden diese Behandlungen von speziell ausgebildeten Manualtherapeuten durchgeführt.

1.2.7 Unterstützende Maßnahmen bei der Mobilisationsbehandlung

Auch während und nach Mobilisationsbehandlungen kann der Körper bzw. das Gewebe mit Hilfe einer gesunden ausgewogenen Ernährung und der Supplementierung von Nahrungsergänzungsmittel wie Vitaminen, Mineralien und Spurenelementen unterstützt werden. Bei der Mobilisation vor allem bei der Behandlung reflektorischer Hypomobilitäten ist es sinnvoll, den Abbau der Entzündung mit einer Ernährung, die reich an ungesättigten Fettsäuren ist, zu unterstützen. Aus ungesättigten Fettsäuren kann den Körper selber die körpereigenen

Entzündungshemmer Prostaglandin-1 und -3 produzieren. Prostaglandin-1 und -3 sind Antagonisten von Prostaglandin-2, was im Körper Entzündungen auslöst. Außerdem ist die Supplementierung von Antioxydantien wie Vitamin C, Vitamin E, β-Karotin und Selen empfehlenswert, weil bei Entzündungen häufig auch größere Mengen freier Radikale vom Körper produziert werden.

Nährstoffe

Eiweiße / Aminosäuren

Für den Aufbau von Kollagen braucht der Körper Eiweiße. Deshalb sollte die Nahrung genügend Eiweiß beinhalten. Die Eiweiße sollten überwiegend aus pflanzlichen Produkten bezogen werden, da tierische Eiweiße mehrere Nachteile haben: sie verursachen u. a. eine Senkung des pH-Werts des Körpers (Knochenabbau) und sind häufig Lieferanten von Arachidonsäure, aus der Prostaglandin-2 (Entzündungsmediator) produziert werden kann.

Die essentiellen Aminosäuren Lysin, Methionin, Threonin und Valin haben eine besondere Bedeutung für unseren Bewegungsapparat und müssen ausreichend mit der Nahrung zugeführt werden. Sie nehmen eine wichtige Funktion bei den Proteinen der kollagenen und elastischen Fasern ein. Methionin findet man vor allem im Bereich der Basalmembran (Kollagen Typ IV), Threonin besonders im Knochengewebe.

Als nicht-essentielle Aminosäuren des Bewegungsapparates liegen Arginin, Histidin und Cystein/Cystin vor. Arginin stimuliert die entsprechenden Zellen zu einer erhöhten Kollagensynthese und nimmt deshalb eine wichtige Funktion während der Wundheilung ein; vor allem in Kombination mit Lysin und Vitamin C hat es einen sehr günstigen Effekt auf die Heilung. Histadin spielt bei der Produktion von Histamin eine wichtige Rolle, das als Entzündungsmediator für eine erhöhte Durchblutung und eine gesteigerte Permeabilität der Gefäße im Bindegewebe sorgt. Cystein/Cystin hat vor allem auf die Regeneration der Haut einen Einfluss.

Kohlenhydrate

Kohlenhydrate sind wichtige Energielieferanten für die energieverbrauchenden Prozesse unseres Körpers; sie ermöglichen die Synthese der Bindegewebskomponenten. In unserem Bewegungsapparat finden die Kohlenhydrate als Mono-, Di- bzw. Polysacharide ihre Verwendung in den Glykosaminoglykanen der Matrix, die neben den Sachariden einen Eiweißanteil enthalten.

Fette

Fette haben für unseren Körper eine wichtige Bedeutung. Sie liefern Energie und sind zudem bei der Bildung der Zellmembranen unentbehrlich. Der Mensch benötigt überwiegend ungesättigte Fettsäuren wie Omega-3- und Omega-6-Fettsäuren. Aus ihnen können verschiedene Prostaglandine synthetisiert werden, die bei der Regeneration und Heilung eine bedeutende Rolle spielen.

Vitamine

Vitamin A spielt bei der gesamten Proteinsynthese eine Rolle und ist damit für die Stabilität des Bindegewebes verantwortlich. Das Provitamin β-Karotin ist ein wichtiger Radikalfänger. Es kann in dieser Funktion die Wirkung der aggressiven Sauerstoff-Radikale auf der Zellmembran neutralisieren. Die Wirkung von Vitamin A wird verbessert, wenn es in Kombination mit Vitamin E und Zink verwendet wird. Vitamin A findet sich in Leber, Eiern und Milchprodukten. Provitamin A (β-Karotin) ist in Tomaten, Paprika, Spinat, Möhren, Hagebutten, Orangen und Pfirsichen enthalten.

In unserem Körper spielen die Vitamine des *B-Komplexes* hauptsächlich im Nervensystem eine Rolle, wo sie vor allem einen Einfluss auf die Impulsweiterleitung der Nerven haben. Außerdem stimuliert eine genügende bzw. eine erhöhte Menge von Vitamin B die Wundheilung. Vitamin B5 hat einen positiven Effekt auf die Wundheilung, weil es die Fibroblastenzahl erhöhen kann. Außerdem wird mit seiner Hilfe die Energiefreisetzung in den Zellen erhöht. Vitamin B gibt es in Vollkornprodukten, Hefe, Sojaprodukten, Gemüse, Nüssen und in geringen Mengen in Fleisch, Fisch, Innereien, Eiern und Milchprodukten.

Vitamin C ist aktiv: bei der Kollagensynthese, der Reduktion von Fe^{3+} zu Fe^{2+}, das auch wieder u. a. bei der Kollagensynthese benutzt wird, der Hydroxilierung der Aminosäure Lysin, durch die kovalente Bindungen (Crosslinks) im Kollagen ermöglicht werden und die für die Stabilität des Kollagens entscheidend ist. Außerdem besitzt Vitamin C eine sehr wichtige anti-oxidative Wirkung, es hemmt Entzündungen und hat einen regenerativen Effekt auf Vitamin E. Vitamin C ist in Obst (vor allem Zitrusfrüchten und Johannisbeeren) enthalten sowie in Gemüse wie Paprika, Kartoffeln und Petersilie.

Vitamin E hat vor allem eine wichtige Funktion im Bereich des Nervensystems. Daneben hat es eine starke anti-oxidative Wirkung und schützt damit die Zellmembranen gegen Angriffe freier Radikale und hilft bei der Hemmung von Entzündungen, da es die Bildung von Arachidonsäure hemmt. Vitamin E findet sich in Ölen (kaltgepresst), Walnüssen, Haselnüssen, Erdnüssen, Eiern, Butter, Hefe, Blattgemüse und Getreidekeimlingen.

■ Mineralien und Spurenelemente

Phosphor

Phosphor findet sich überwiegend (80%) in Knochen, wo es an Kalzium gebunden für die Bildung von Apatitkristallen verantwortlich ist. Neben seiner Funktion im Knochen spielt Phosphor bei der Stabilisierung des Säuregrades (pH-Wert) der Körperflüssigkeit (interstitielle Flüssigkeit) eine wichtige Rolle. Außerdem wird Phosphat bei der Energiebereitstellung in den Mitochondrien unserer Zellen als Adenosin-tri-phosphat (ATP) benötigt.

Schwefel

Schwefel besitzt eine sehr wichtige Funktion beim Aufbau der Grundsubstanz und damit der Stabilität unseres Bewegungsapparates. Er ist ein Bestandteil der Proteoglykane wie Chondroitinsulphat, Dermatansulphat, Heparansulphat und Keratansulphat, die für die Bildung der Grundsubstanz sehr wichtig sind. Diese Proteoglykane ermöglichen erst, dass unser Bindegewebe seine Funktionen wie Stabilität, Mobilität und Elastizität erfüllen kann. Schwefel kommt in Knoblauch, Schnittlauch, Lauch, Zwiebeln, verschiedenen Kohlarten, Meerettich, Senf, Nüssen, Fisch, Fleisch und Eiern vor.

Kupfer

Die Wirkung des Enzyms Lysinoxidase ist von Kupfer abhängig. Durch die Oxydation von Lysin wird die Bildung von stabilisierenden Verbindungen innerhalb und zwischen den kollagenen Molekülen ermöglicht. Ein Kupfermangel würde zur Abnahme der Kollagenstabilität führen. Kupfer gibt es in grünem Gemüse, Vollkornprodukten, Hefe, Nüssen, Schalentieren und Leber.

Mangan

Mangan ist bei der Bildung von Glykosyltransferasen wichtig, die als Enzyme für die Synthese von Glykoproteinen und Proteoglykanen verantwortlich sind. Damit hat dieses Spurenelement eine Aufgabe beim Aufbau und der Stabilität des Bindegewebes. Lieferanten für Mangan sind Sojaprodukte, Vollkornprodukte, Nüsse und Hülsenfrüchte.

Selen

Selen hat die wichtige Aufgabe, als Antioxidanz die bei oxdativen Prozessen frei werdenden Radikale zu neutralisieren. Es kommt in Sojaprodukten, Vollkornprodukten, Hefe und Meerestieren vor.

Zink

Zink ist für viele Enzymprozesse im Energiestoffwechsel und in der Kollagensynthese wichtig und nimmt daher bei der Wundheilung eine sehr wichtige Aufgabe ein. Es hemmt die Freisetzung des Enzyms Phospholipase und damit die Freisetzung von Prostaglandin, so dass eine Entzündungsreaktion verhindert wird. Ferner unterstützt es die Regeneration des Bindegewebes, weil es die Kollagensynthese stimuliert. Wachstum ist ein Vorgang, der ohne eine ausreichende Zinkmenge in unserem Körper nicht oder nur stark verzögert stattfinden kann; denn Zink spielt auch bei der Synthese und Freisetzung von Wachstumshormonen eine entscheidende Rolle. Zink kann mit Fleisch, Käse, Eiern, Käse, Meerestieren, Hefe und Vollkornprodukten aufgenommen werden.

1.2.8 Negative Effekte auf die Mobilisationsbehandlung

Nimmt der Patient Medikamente ein, muss vor der Mobilisationsbehandlung geklärt werden, um welche es sich handelt, da diese eine mögliche Gefahr bei der Mobilisation bedeuten könnten. Oral eingenommene (systemisch wirkende) steroidale Entzündungshemmer können zu einer Demineralisierung des Knochens und damit zu einer Senkung der Belastbarkeit des Knochens führen. Es besteht die Gefahr durch eine Mobilisation zu große Belastungen auf die Sehnen- und Bandverbindungen zum Knochen zu geben und so eine Schädigung der Insertionen und eventuell Abrisse zu verursachen. Lokal applizierte steroidale Entzündunghemmer senken die Belastbarkeit des Kollagens, und es kann während der Mobilisationsbehandlung zu spontanen Rupturen von Bänder und/oder Sehnen kommen.

Ein weiterer negativer Effekt von Medikamenten auf die Mobilisationsbehandlung kann darin bestehen, dass einige Medikamente die Konzentration an Vitaminen, Mineralien und Spurenelementen im

Körper senken. Auch Nahrungsmittel wie Kaffee, schwarzer Tee usw. können die Menge an Vitaminen etc. stark beeinflussen. Das Gleiche gilt für das Rauchen, dass nicht nur den Vitamingehalt senkt, sondern auch sehr viele freie Radikale liefert und die Durchblutung vermindert.

Andere Faktoren, die möglicherweise ebenfalls einen negativen Einfluss auf den Bewegungsapparat haben könnten, sind z. B.:

- Umweltfaktoren wie Umweltverschmutzung durch Schwermetalle in der Luft und im Wasser, radioaktive Strahlung usw.
- Geopathische Belastungen wie Erdstrahlen, elektromagnetische Felder usw.
- Stress kann auf unseren Körper und damit auf unseren Bewegungsapparat einen negativen Einfluss haben. In Stresssituationen werden Hormone wie Adrenalin und Kortisol freigesetzt, die auf die Kollagensynthese (vor allem Kollagen Typ III) einen hemmenden Einfluss ausüben.

1.3 Therapeutische Effekte der Kompressionsbehandlung synovialer Gelenke

Frans van den Berg

Der Überlegung, ob und wie der Gelenkknorpel mit Physiotherapie oder Manueller Therapie beeinflusst werden kann, sollte immer die Kenntnis der Physiologie und der Pathophysiologie dieses Gewebes zugrunde liegen. Die Indikation für Kompressionsbehandlungen sind Schädigungen und/oder Degenerationen der Gelenkflächen, die nach einem Trauma (Überbelastung) oder durch eine chronische Unterbelastung der Gelenke entstanden sind.

1.3.1 Physiologie des Gelenkknorpels

Der Gelenkknorpel kann seine Aufgaben als Schutzschicht für den Knochen nur dann wahrnehmen, wenn der Neubau von extrazellulären Bestandteilen (Matrix) mit den physiologischen Abbauprozessen, die im Gelenkknorpel ablaufen, Schritt halten kann. Vor allem die Erneuerung der Grundsubstanz geht relativ schnell. Der Turn-over (Neubau) von Hyaluronsäure beträgt 2–4 Tage, die der anderen sulfatierten Glykosaminoglykane (GAG's) 7–10 Tage. Der kollagene Turn-over dagegen verläuft deutlich langsamer, manchmal bis zu 60 Jahren.

Die Zellen brauchen für die ständige Synthese der Grundsubstanz Nährstoffe wie Sauerstoff, Glukose, Aminosäuren, Vitamine, Mineralien, Spurenelemente, Enzyme usw., und sie brauchen einen Reiz, um zur Synthese überzugehen. Er wird von der mechanischen Verformung der Zelle bzw. der Zellmembran und durch die piezoelektrische Aktivität geliefert, die durch den Belastungswechsel entstehen. Für die optimale Ernährung und den Synthesereiz braucht der Gelenkknorpel demzufolge einen regelmäßigen Wechsel von Be- und Entlastung.

Die Nährstoffe bezieht der Gelenkknorpel aus der Synovialflüssigkeit und dem subchondralen Knochen (Abb. 1.**18**). Menge und Qualität der Nährstoffe, die zum Gelenkknorpel gelangen, sind abhängig von einer guten Durchblutung des subchondralen Knochens und der Gelenkkapsel. Auch diese Gewebe brauchen Reize für eine optimale Durchblutung.

Auf dem umgekehrten Transportweg kann der Gelenkknorpel seine Abfallprodukte (CO_2 und Laktat) an die Synovialflüssigkeit und den subchondralen Knochen abgeben (Abb. 1.**19**).

Werden die Knorpelzellen im Gelenkknorpel ausreichend ernährt und stimuliert, können sie den Bedarf an neuer Grundsubstanz ohne Probleme abdecken. Wird genügend Grundsubstanz produziert, behält das kollagene Netzwerk seine Spannung und der Gelenkknorpel seine Stabilität gegen Verformungen (siehe auch Bd. 1, Kap. 2.2).

1.3.2 Pathophysiologie des Gelenkknorpels

Pathophysiologische Veränderungen treten im Gelenkknorpel auf, wenn der notwendige physiologische Wechsel zwischen Be- und Entlastung nicht mehr bzw. nicht mehr ausreichend gewährleistet ist. Dann kommt es durch die gesenkte Syntheseaktivität der Knorpelzellen zu einem Verlust an Grundsubstanz, der direkt zur Folge hat, dass der

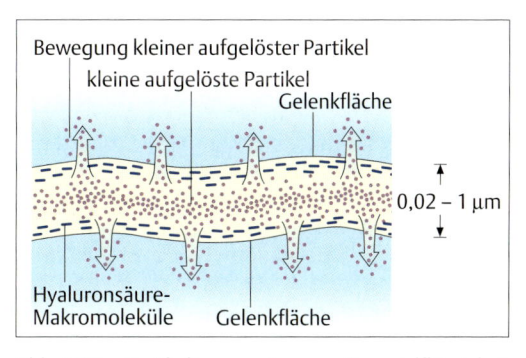

Abb. 1.**18** Partikeltransport von Synovialflüssigkeit zum Knorpel (nach Woo).

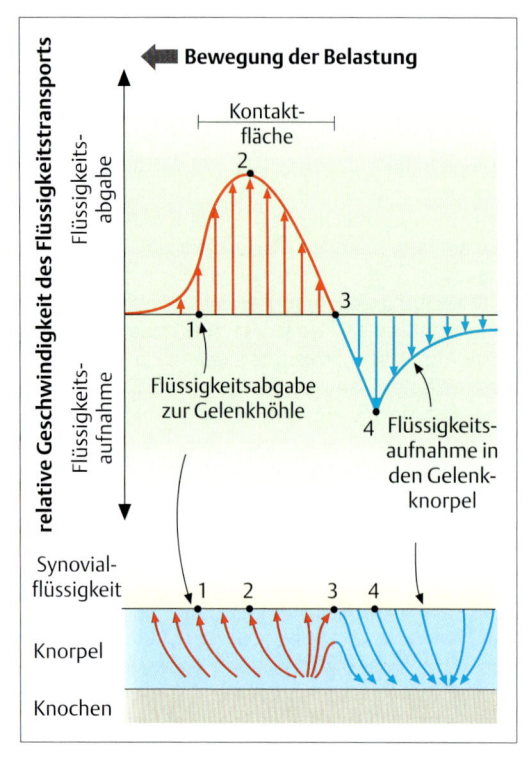

Abb. 1.19 Flüssigkeitstransport bei Be- und Entlastung (nach Woo).

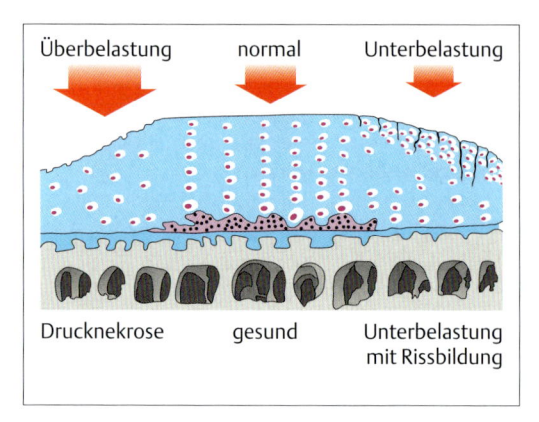

Abb. 1.20 Einfluss von Über- und Unterbelastung auf den Knorpel. Bei Überbelastung entstehen Drucknekrosen. Bei Unterbelastung bilden sich Risse (nach Woo).

Gelenkknorpel nicht mehr genügend Wasser einlagern kann. Die Spannung und damit die Stabilität des kollagenen Netzwerks vermindert sich. Es kommt zu einer gesteigerten Verformbarkeit des Gelenkknorpels, was eine erhöhte Belastung der kollagenen Fibrillen bedeutet. Wird die Belastbarkeitsgrenze des kollagenen Netzwerks überschritten, führt das zu Rissen und Löchern im Gelenkknorpel und so zu einer manifesten Arthrose. Wenn der Gelenkknorpel geschädigt ist und kleine Knorpelpartikel in die Synovialflüssigkeit gelangen, wird die Gelenkkapsel irritiert und entzündet sich, was wiederum schmerzhafte Bewegungseinschränkungen zur Folge hat. Zusätzlich zum Gelenkknorpel wird auch der subchondrale Knorpel geschädigt mit nachfolgenden Belastungsschmerzen.

Eine gesenkte Belastbarkeit des Gelenkknorpels entsteht sowohl bei einer chronisch erhöhten Belastung auf den Gelenkknorpel als auch bei einer chronisch gesenkten Belastung. Es wird von einer *Überbelastungsarthrose* bzw. einer *Unterbelastungsarthrose* gesprochen, wobei Letztere bei den meisten Patienten, die in die Praxis kommen, die Häufigere ist (Abb. 1.20).

Die Veränderungen bei einer Arthrose sind bei der Röntgenuntersuchung an einer Verschmälerung des Gelenkspalts und bei der arthroskopischen Untersuchung an Schwellungen und Blasen auf der Knorpeloberfläche und letztendlich an Rissen und Löchern im Gelenkknorpel zu erkennen.

Bei der Überbelastungsarthrose, die durch schwere körperliche Belastungen oder durch Traumata im Beruf, Alltag und/oder Sport entsteht, kommt es zur direkten Schädigung des kollagenen Netzwerks und zur Zerstörung des Gelenkknorpels. Bei der Unterbelastungsarthrose degenerieren zunächst der Gelenkknorpel und der subchondrale Knochen. Treffen anschließend größere Belastungen auf den Gelenkknorpel (das Tragen des eigenen Körpergewichtes kann dafür in einigen Fällen schon reichen), so kommt es zu Überbelastungen und damit zu Schädigungen des Gelenkknorpels (siehe auch Bd. 1, Kap. 2.2).

1.3.3 Therapie des Gelenkknorpels

Das Behandlungsziel bei Patienten mit Degenerationen und/oder Schädigungen des Gelenkknorpels ist eine vergrößerte Produktion von Matrixbestandteilen durch die Knorpelzellen. Hierdurch kann bei einer vorhandenen Degeneration die Belastbarkeit des Gelenkknorpels gesteigert werden, oder es kann nach Schädigungen zu einer Regeneration kommen.

Ein weiteres Ziel ist die Regeneration bzw. Heilung des subchondralen Knochens. Bei Arthrosen sind immer wieder Schädigungen in Form von Rissen und Nekrosen in diesem Bereich festzustellen, die wahrscheinlich mit für die Belastungsschmerzen des Patienten verantwortlich sind. Aus diesem Grund ist die Behandlung des subchondralen Knochens eine Notwendigkeit bei Patienten mit Arthrose, damit die schmerzfreie Funktion des Gelenks wiederhergestellt werden kann.

1.3.4 Regenerationsvorgänge bei der Kompressionsbehandlung

Salter (1980, 1984, 1989) deutet in seinen Untersuchungen an, dass der Gelenkknorpel durch kontinuierliche passive Bewegungen (continuous passive motion) eines Gelenks regenerieren kann. In Tierversuchen konnte er nach einer Schädigung der Gelenkknorpelflächen bei einem solchen Vorgehen eine Heilung bzw. eine Regeneration des Knorpels feststellen. Er gibt an, dass der geschädigte Gelenkknorpel durch Neubildung von hyalinem Gelenkknorpel heilt, andere Autoren erwähnen eine Heilung mit Hilfe eines mehr faserigen Gelenkknorpels. Die Frage, ob eine Heilung durch hyalinen oder faserigen Gelenkknorpel erfolgt, scheint auch von der Größe der Verletzung abhängig zu sein. Nach Angaben in der Literatur können kleine Schädigungen hyalin ausheilen, größere dagegen führen zur Produktion eines faserigen Ersatzgewebes (Salter 1980,1984, 1989; Woo 1991). Klinisch zeigt sich, dass die Patienten nach einigen gezielten Behandlungen des Gelenkknorpels die schmerzfreie Funktion des Gelenks zurückgewinnen können.

1.3.5 Therapiemöglichkeiten und Aufbau

Der therapeutische Reiz, der in der Physiotherapie zur Behandlung des Gelenkknorpels eingesetzt wird, ist die regelmäßige Be- und Entlastung des Gelenkknorpels. Dies findet im Prinzip bei allen physiologischen Bewegungen statt. In der Therapie kann der Patienten mit einer geringen Belastung des betroffenen Gelenks üben: Fahrradfahren, Aquajogging, Gehen unter Entlastung (Stöcke, Zuggerät, Gehbarren usw.); aber auch durch Übungen im Sitzen mit Fuß-Boden-Kontakt, oder mittels hubfreier Mobilisationen. Passiv kann manuell durch intermittierende Kompressionen, Gleitbewegungen mit und ohne Kompression, sowie durch passive anguläre Bewegungen mit und ohne Kompression dieser physiologische Reiz gegeben werden.

Kann der Patient das Gelenk ohne oder mit geringen Schmerzen belasten oder der Belastungsschmerz tritt erst nach einer längeren bzw. schweren Belastung auf, so kann die Therapie direkt mit funktionellen Bewegungen und Aktivitäten im Stehen mit reduzierter Körpergewichtsbelastung beginnen. Bei Patienten, die schon bei geringen Belastungen Schmerzen verspüren oder bei Patienten, die über längere Zeit das Gelenk nicht belasten konnten bzw. durften, kann es sinnvoll sein, das Gelenk zunächst mit passiven manuellen Techniken z. B. im Liegen zu behandeln. In dem Fall wird das Gelenk bzw. die Gelenkflächen am Anfang der Therapie mit intermittierender Kompression in verschiedenen Gelenkstellungen behandelt.

Die Zielsetzung dieser Therapie ist die Syntheseaktivität der Knorpelzellen zu erhöhen. Der Therapiereiz stimuliert die Syntheseaktivität der Zellen durch die mechanische Verformung der Zelle bzw. der Zellmembran und durch eine Steigerung der piezoelektrischen Aktivität im Gelenkknorpel. Zudem wird durch die wechselnde Belastung des Gelenkknorpels die Ernährung dieses Gewebes gefördert. Zusätzlich zur Stimulation des Gelenkknorpels bewirkt der Reiz natürlich auch eine gesteigerte Knochensynthese der Osteoblasten und eine gesteigerte Mineralisierung des subchondralen Knochens, und die Aktivität der Osteoklasten in diesem Bereich wird gesenkt.

Anschliessend an die intermittierende Kompressionsbehandlung der Knorpelflächen werden Gleitbewegungen der Knorpelflächen durchgeführt. Anfänglich werden diese Gleitbewegungen mit keiner oder nur geringer Kompression kombiniert, die während der Behandlung bzw. der Behandlungsserie gesteigert wird. Darauf folgen anguläre bzw. rotatorische Bewegungen, die auch hier zu Beginn mit wenig Kompression und später mit stärkerer Kompression durchgeführt werden. Zielsetzung der Gleit- und angulären Techniken ist es, die Belastbarkeit des kollagenen Netzwerks im Gelenkknorpel zu steigern, damit auch die Scherkräfte, die durch die Bewegungen auf den Gelenkknorpel einwirken, besser absorbiert werden können.

1.3.6 Veränderungen im Gelenkknorpel durch Kompressionstherapie

Die Therapieerfolge der Kompressionsbehandlung zeigen sich in der Verbesserung der schmerzfreien Gelenkfunktion, Abnahme bzw. Verschwinden der Belastungsschmerzen beim Stehen, Gehen, Treppensteigen, tiefen Kniebeugen usw. und der Wiederherstellung der schmerzfreien Beweglichkeit im Gelenk.

Persönliche Erfahrungen aber auch Erfahrungen vieler Kollegen und Studenten haben gezeigt, dass die meisten Patienten mit einer manifesten (häufig auch arthroskopisch bestätigten) Arthrose nach ca. 5 Behandlungen eine ca. 80%-ige Verbesserung ihrer Beschwerden angaben. In Untersuchungen, die OMT-Studenten (Sybille Schwarz, Daniel Schulz, Nic van Helvoort, Chris Claassen) als Abschluss ihrer Ausbildung in orthopädischer Manaltherapie (OMT) nach dem Kaltenborn/Evjenth-Konzept durchführten, wurden Patienten mit einer Kompressionsbehandlung des Patellofemoralgelenks behandelt. Die Ergebnisse der Untersuchungen haben gezeigt, dass die Patienten nach der Behandlung mehr Treppenstufen ohne Schmerzen steigen, eine größere schmerzfreie Strecke gehen und ohne Schmerzen mehr Kraft im Quadrizeps entwickeln konnten.

1.3.7 Dosierung

Die Stärke der therapeutischen Kompression sollte meiner Meinung nach so dosiert werden, dass im schmerzfreien Bereich gearbeitet werden kann. Dies ist bei der Behandlung von Gelenkknorpel schwer einzuschätzen, da dieses Gewebe nicht innerviert ist und uns deshalb nicht rechtzeitig warnen kann, wenn man die Belastungsgrenze überschreitet bzw. droht zu überschreiten. Ein entstehender Schmerz unter der Behandlung kann demzufolge nicht vom Knorpel stammen sondern nur vom subchondralen Knochen. Bei Erreichen und drohender Überschreitung der Belastungsgrenze im subchondralen Knochen ist der Gelenkknorpel sehr wahrscheinlich schon längst über seine Belastungsgrenze hinaus belastet worden. Demzufolge ist es während der Behandlung sinnvoll, Schmerzen zu vermeiden, um einer weiteren Schädigung des Gelenkknorpels und des subchondralen Knochens vorzubeugen.

1.3.8 Unterstützende Therapiemöglichkeiten bei Knorpeldefekten

Behandlung der Gelenkkapsel

Entzündungen der Gelenkkapsel können entweder durch eine vorhandene Gelenkknorpelschädigung oder direkt durch eine Verletzung (Trauma/Operation) der Gelenkkapsel entstehen. Da diese Entzündungen einen negativen Einfluss auf den Gelenkknorpel ausüben, ist es sinnvoll, diese Entzündungen so schnell wie möglich zu beseitigen (Abb. 1.21).

Die physiotherapeutische/manualtherapeutische Möglichkeit eine Entzündung der Gelenkkapsel zu behandeln, ist die Bewegung der Gelenkkapsel im schmerzfreien Bereich. Diese Bewegungen können angulär sein (z. B. Pendelübungen) oder aktive funktionelle Bewegungen sein, oder es können translatorische Techniken verwendet werden (intermittierende Traktionen, Gleitbewegungen). Bedingung ist, dass die Bewegungen im schmerzfreien Bereich durchgeführt werden.

Auch Bewegungseinschränkungen durch Verkürzungen der Gelenkkapsel oder Muskeln können die Belastung der Knorpelflächen bei Bewegungen vergrößern. In diesen Fällen ist meist das physiolo-

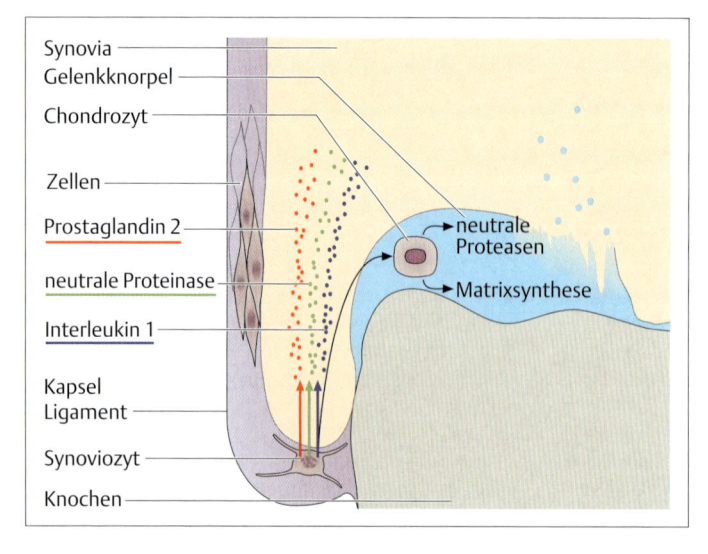

Abb. 1.21 Veränderungen der Membrana synovialis bei einer Entzündung (Synovitis): Entzündungsmediatoren greifen die Chondrozyten an (nach Woo u. Buckwalter).

gische Verhältnis zwischen Rollen und Gleiten im Gelenk gestört, was zu vergrößerten, meistens punktuellen Druckbelastungen des Gelenkknorpels führt. Hierdurch kann der Gelenkknorpel von neuem geschädigt werden. Um diese Veränderungen in der Gelenkkapsel und/oder den Muskeln effektiv behandeln zu können, müssen diese Strukturen mit Hilfe von Dehnungen regelmäßig endgradig belastet werden (siehe auch Kap. 1.2).

Medikamente - Supplementierung - Ernährung

Hyaluronsäure

Hyaluronsäure hemmt die Prostaglandin-Synthese und damit die Entzündungsreaktion. Sie ist – im Gegensatz zu nicht steroidalen Entzündungshemmern – nicht belastend für den Verdauungstrakt. Hyaluronsäure erhöht die Viskosität der Synovialflüssigkeit und stimuliert die Grundsubstanzproduktion der Chondroblasten/Chondrozyten. Deshalb ist der Einsatz von Hyaluronsäure in der Behandlung von Patienten mit Gelenkknorpelproblemen positiv zu werten; die Entzündung der Gelenkkapsel wird gehemmt und damit der Angriff der Entzündungsmediatoren auf den Gelenkknorpel unterbunden. Zum anderen hat Hyaluronsäure einen stimulierenden Einfluss auf die Knorpelzellen, was die Knorpelsynthese und die Regeneration optimiert (Förster 1999). Hyaluronsäure kann oral und lokal (intra-artikulär) appliziert werden.

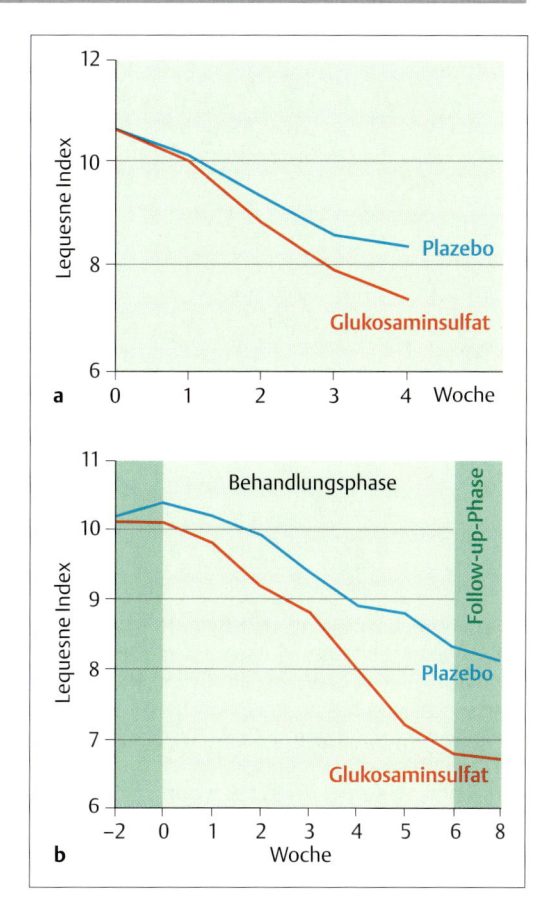

Abb. 1.22 a u. b Lequesne Index (Arthrose-Symptomatik) bei Studienbeginn und zu den wöchentlichen Untersuchungen. a Noack et al. 1994. b Reichelt et al. 1994.

Glukosaminsulfat

Das Glukosaminsulfat (Dona 200-S) steigert die Sekretion von Proteoglykanen aus den Fibroblasten der Gelenkkapsel, die Kollagen- und Grundsubstanzsynthese der Knorpelzellen sowie Wachstum und Regeneration des subchondralen Knochens. Es hat zudem eine hemmende Wirkung auf proteolytische Enzyme (Grundsubstanzabbau) und Zytokine und stabilisiert auf diese Weise das Gleichgewicht zwischen Knorpelabbau und -aufbau. Es konnte auch eine entzündungshemmende Wirkung des Glukosaminsulfats nachgewiesen werden (Förster 1999; Abb. 1.22 und 1.23).

Nikotinamid (Vitamin B3)

In den letzten Jahren wird über den möglichen Einsatz von Nikotinamid bei Osteoarthrose gesprochen. Nikotinamid hemmt die Entzündung, verursacht eine vergrößerte Gelenkbeweglichkeit und senkt die Blutsenkungsgeschwindigkeit (Hofer 1999).

Antioxydantien

Da auch bei Osteoarthrose der negative Einfluss freier Radikale eine bedeutende Rolle spielt, kann der Einsatz von Antioxydantien wie Vitamin C, E, β-Karotin und Selen eine wichtige Unterstützung der Therapie darstellen. Die durch die Entzündung verursachte vermehrte Produktion freier Radikale hat eine zerstörende Wirkung auf die Synovialzellen und auf den Gelenkknorpel. Im Gelenkknorpel sorgen die freien Radikale für eine Depolymerisierung der Hyaluronsäure, eine Schädigung der Proteogly-

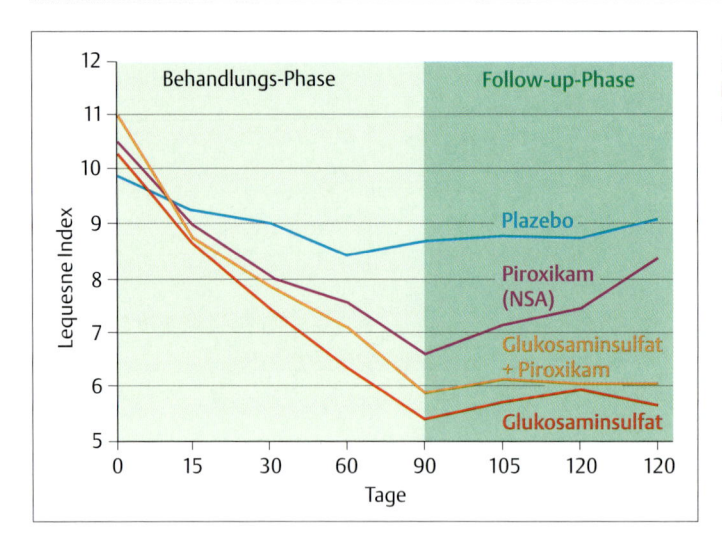

Abb. 1.23 Lequesne Index (Arthrose-Symptomatik) Untersuchung von Rovati et al. 1999 (noch nicht publiziert) aus Förster KK, 1999.

kane und der kollagenen Fibrillen. Hierdurch entsteht wieder ein vergrößerter Knorpelabbau, was wieder für eine Verstärkung der Gelenkentzündung sorgt.

Ein weiteres Problem stellt die Tatsache dar, dass bei chronischen Entzündungen die Vitamin-E-Konzentration im Körper dramatisch (um den Faktor 5) abnimmt. Neben der antioxydativen Wirkung hat Vitamin E auch noch einen wichtigen entzündungshemmenden Einfluss (Döll 1999). Auch in einer Untersuchung von Wilhelmi (1993) wird die positive Wirkung von Vitamin E, C und B2 in der Behandlung von Patienten mit Osteoarthrose erwähnt. Heinitz beschreibt die positive Wirkung von Vitamin E in Kombination mit Vitamin B1, B6 und B12 auf Osteoarthrose (Heinitz 1999).

■ Mineralien und Spurenelemente

Milachowski hat an 50 Femurköpfen, die Patienten mit manifesten Arthrosen im Zuge einer Totalendoprothese entfernt wurden, den Mineraliengehalt untersucht und festgestellt, dass die Konzentrationen von Eisen, Kupfer, Mangan, Zink und Kalzium stark reduziert waren. Nur der Magnesiumgehalt war fast unverändert. Dieser Verlust von Mineralien und Spurenelementen verursacht eine Abnahme der Belastbarkeit des subchondralen Knochens. Das kann auch eine Erklärung für das Entstehen von Rissen und Zysten in diesem Knochenbereich bei Patienten mit Osteoarthrose sein. Eine Supplementierung mit Zink zeigte bei diesen Patienten einen positiven Effekt (Milachowski 1986).

■ Vitamine, Mineralien und Spurenelemente, die die Regeneration des subchondralen Knochens unterstützen

Um die Knochensynthese im subchondralen Knochen zu stimulieren, wäre die Supplementierung folgender Nahrungsergänzungsmittel sinnvoll (Schiewner 1999):

– *Vitamin K* stimuliert die Produktion von Osteokalzin, das für die Knochenmineralisierung verantwortlich ist, indem es die Bindung von Kalzium an die Knochenmatrix ermöglicht.
– *Vitamin D* ermöglicht die Kalziumaufnahme aus der Nahrung im Darm.
– *Vitamin B6* hat einen Einfluss auf die Synthese von Neurotransmittern und auf den Aminosäurestoffwechsel. Es sorgt für eine verbesserte Freisetzung von Wachstumshormonen aus der Hypophyse und stimuliert so die Osteoblastenaktivität.
– *Magnesium* hat einen Einfluss auf die Umsetzung von Vitamin D in seine aktive Form, die Steuerung des Parathormonspiegels und stimuliert die Mineralisierung des Knochens.
– *Mangan*, *Kupfer* und *Zink* stimulieren die Synthese von Kollagen im Knorpel und Knochen.
– *Bor* ist ein essentieller Bestandteil von Vitamin D, Östrogen und Testosteron und ist damit wichtig für die Knochensynthese und Mineralisierung. Es hat einen günstigen Einfluss auf die ATP-Synthese in den Mitochondrien und damit auf die Energielieferung der Zellen.

- *Arginin* hat einen stimulierenden Einfluss auf das Wachstumshormon (Somatotropin), was wiederum die Osteoblasten stimuliert. Außerdem hat Arginin eine antioxidative und eine Prostazyklin stimulierende Wirkung. Prostazyklin verbessert die Durchblutung und den Substrattransport zu den Osteozyten.
- *Lysin* schützt die kollagenen Fasern gegen Angriffe körpereigener Proteasen.

Des Weiteren gibt es in der Osteoarthrosetherapie noch folgende häufig eingesetzte Medikamente:

■ **Nicht steroidale Entzündungshemmer (NSAID)**

Die nicht steroidale Entzündungshemmer hemmen die bei der Arthrose entstehenden Entzündungen der Gelenkkapsel. Sie können aber gleichzeitig einen negativen Effekt auf den Gelenkknorpel ausüben. Sehr berüchtigt ist in diesem Zusammenhang das Medikament Indometacin, das einen starken Abbau des Gelenkknorpels verursacht (Rashed et al. 1989).

■ **Steroidale Entzündungshemmer**

Sie hemmen die Synthese von Prostaglandin-2 und damit die Entzündung der Gelenkkapsel. Intraartikulär applizierte steroidale Entzündungshemmer reduzieren die Syntheseaktivität der Knorpelzellen sehr stark und haben damit einen negativen Einfluss auf die Regeneration des Gelenkknorpels.

■ **Ernährung**

Patienten mit einer Osteoarthrose können, um die Effekte der Therapie des Gelenkknorpels zu unterstützen, ihre Ernährung umstellen. Die Nahrung dieser Patienten sollte frei sein von tierischem Eiweiß (Fleisch – vor allem Schweinefleisch, Wurst usw.), da diese Nahrungsmittel die Produktion von Entzündungmediatoren wie Prostaglandin-2 und Leukotrienen-B4, C4 und D4 stimuliert. Außerdem verursachen diese Nahrungsmittel eine Senkung des pH-Werts, wodurch eine Demineralisierung und damit ein Stabilitätsverlust der Knochen verursacht wird. Tierische Eiweiße sorgen häufig für einen Anstieg der freien Radikale und damit zu vermehrten Entzündungen.

Auch das Rauchen sollte der Patient nach Möglichkeit einstellen, da dies eine Steigerung der freien Radikale und generelle Durchblutungsminderung in den kleinen Gefäßen der Gelenkkapsel und besonders im subchondralen Knochen verursacht.

1.3.9 Beispiele für Kompressionsbehandlungen

Im Folgenden werden die Kompressionsbehandlungen einiger synovialer Gelenke gezeigt. Nach den gleichen Prinzipien können natürlich auch Kompressionsbehandlung aller anderen synovialen Gelenke durchgeführt werden.

■ **Extremitätengelenke**

Als Beispiele einer Kompressionbehandlung der Extremitätengelenke werden die des oberen Sprunggelenks und des Patellofemoralgelenks gezeigt:

■ **Oberes Sprunggelenk**

Kompression im oberen Sprunggelenk in leichter Plantarflexion (Abb. 1.**24**) und in vermehrter Plantarflexion (Abb. 1.**25**). Die Stellung, in der die Kompressionsbehandlung durchgeführt wird ist abhängig davon, in welcher(n) Stellung(en) während der Untersuchung mit Kompression Schmerzen provoziert werden konnten. Der Druck wird hier in plantare sowie in leicht postero-plantare Richtung aus-

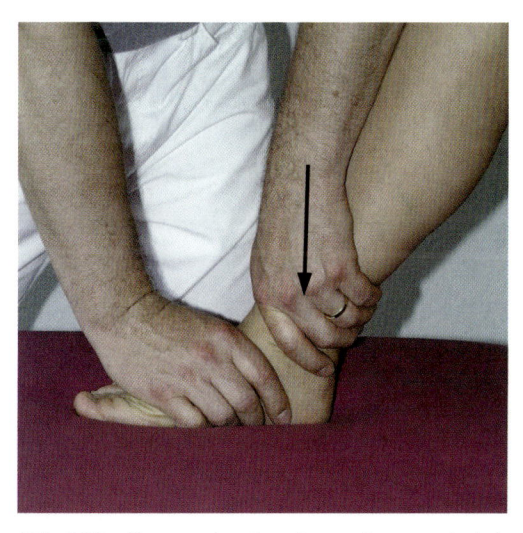

Abb. 1.**24** Kompression im oberen Sprunggelenk in leichter Plantarflexion.

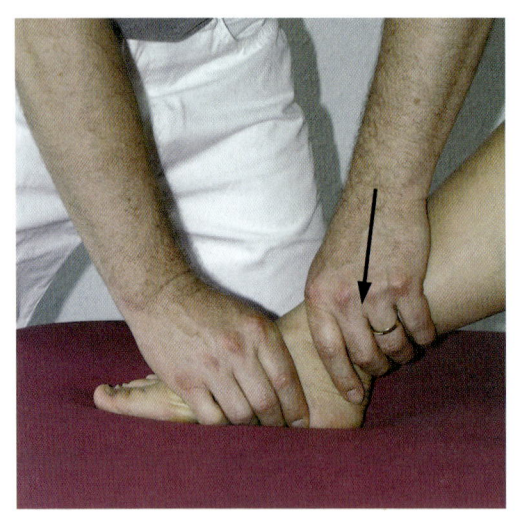

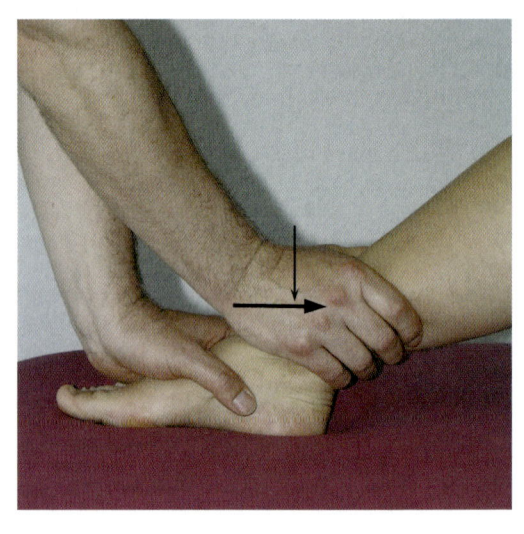

Abb. 1.25 Kompression im oberen Sprunggelenk in vermehrter Plantarflexion.

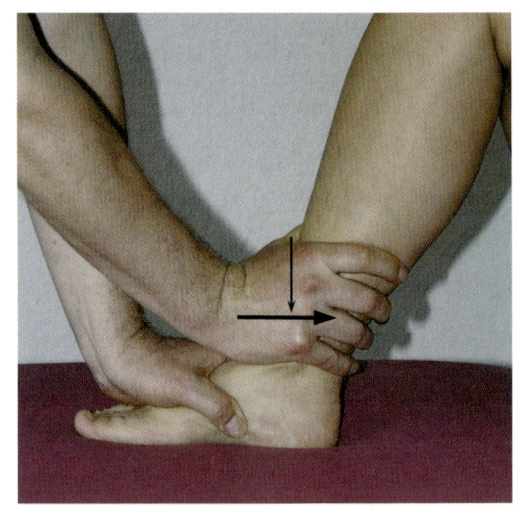

Abb. 1.26 Gleiten im oberen Sprunggelenk in leichter Plantarflexion.

geübt. Der Druck während der Kompressionbehandlung wird im Laufe der Behandlung gesteigert, sollte jedoch immer im schmerzfreien Bereich stattfinden.

Gleiten im oberen Sprunggelenk in leichter Plantarflexion (Abb. 1.**26**) und in vermehrter Plantarflexion (Abb. 1.**27**). Der Druck für die Gleitbewegung wird in posteriore Richtung unter Beibehaltung eines Impulses in plantare Richtung (Kompression) ausgeübt. Der Druck während der Gleitbehandlung wird im Laufe der Behandlung gesteigert aber sollte auch hier immer im schmerzfreien Bereich stattfinden.

Anguläre Bewegung im oberen Sprunggelenk von Plantarflexion in Dorsalextension und zurück unter langsam gesteigerter Kompression (Abb. 1.**28** u. 1.**29**). Auch hier sollte der ausgeübte Druck keine Schmerzen hervorrufen.

■ **Patellofemoralgelenk**

Kompression im Patellofemoralgelenk in leichter (Abb. 1.**30**) und vermehrter Flexion (Abb. 1.**31**) des Kniegelenks. Die Stellungen, in denen die Kompressionsbehandlung durchgeführt wird, ist davon abhängig, in welcher(n) Stellung(en) während der Untersuchung mit Kompression Schmerz provoziert wurde. Der Druck wird in posteriore Richtung sowie in postero-mediale, postero-laterale, postero-proximale und postero-distale Richtung ausgeübt. Er sollte langsam gesteigert werden, aber keinen Schmerz verursachen.

Abb. 1.27 Gleiten im oberen Sprunggelenk in vermehrter Plantarflexion.

Abb. 1.28 Anguläre Bewegung im oberen Sprunggelenk aus der Plantarflexion.

Abb. 1.29 Anguläre Bewegung im oberen Sprunggelenk in die Dorsalextension.

Abb. 1.30 Kompression im Patellofemoralgelenk in leichter Flexion.

Abb. 1.31 Kompression im Patellofemoralgelenk in vermehrter Flexion.

Therapeutische Effekte der Kompressionsbehandlung synovialer Gelenke 39

Abb. 1.28

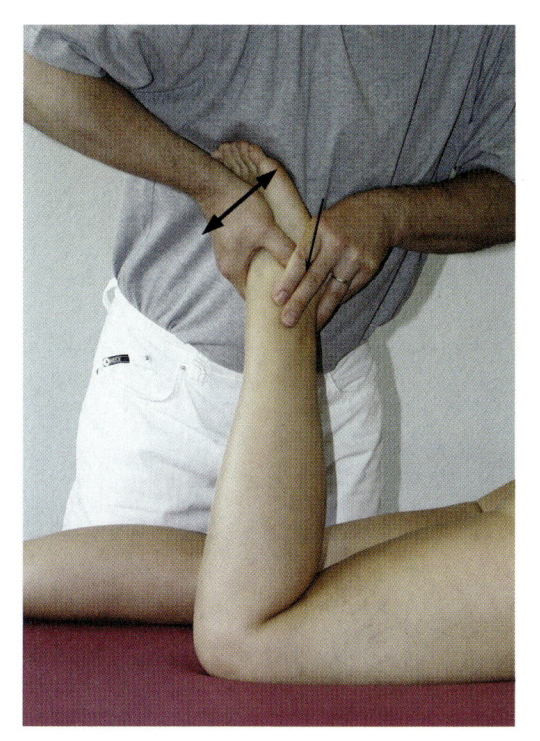

Abb. 1.29

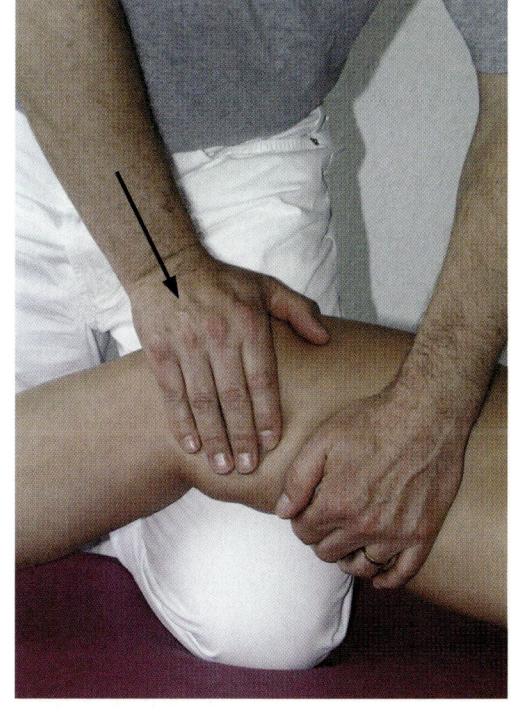

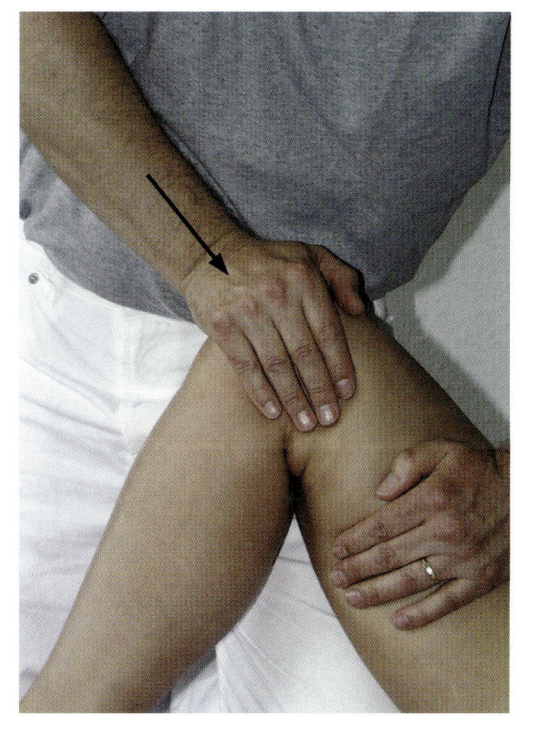

Abb. 1.30

Abb. 1.31

40 1 Bewegungssystem

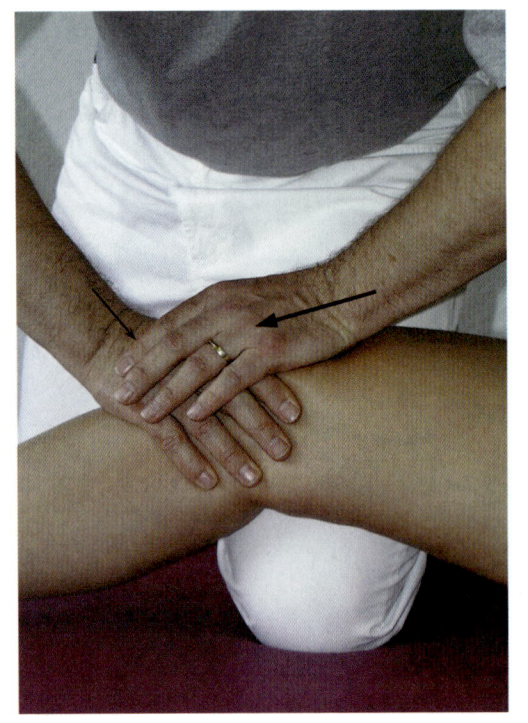

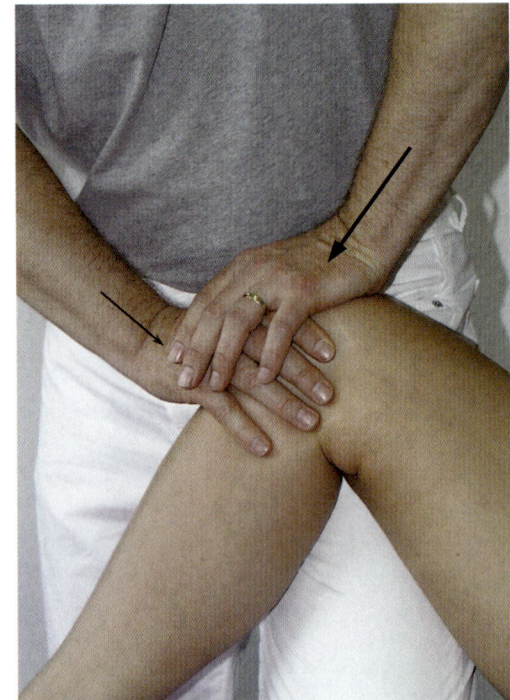

Abb. 1.**32**

Abb. 1.**33**

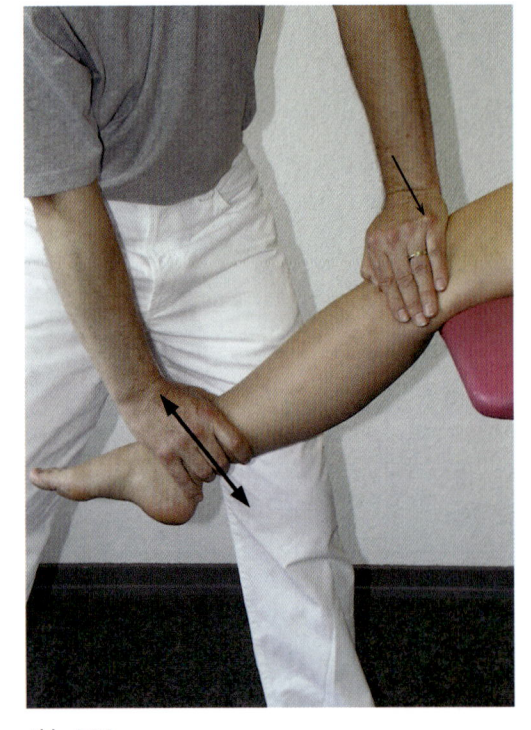

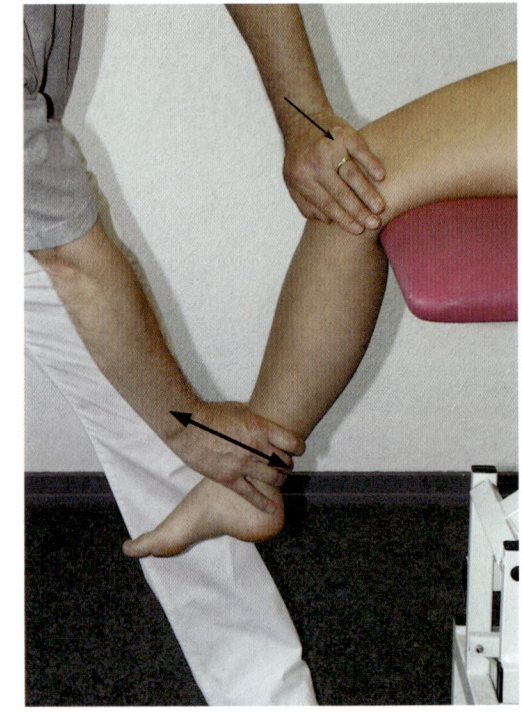

Abb. 1.**34**

Abb. 1.**35**

Therapeutische Effekte der Kompressionsbehandlung synovialer Gelenke **41**

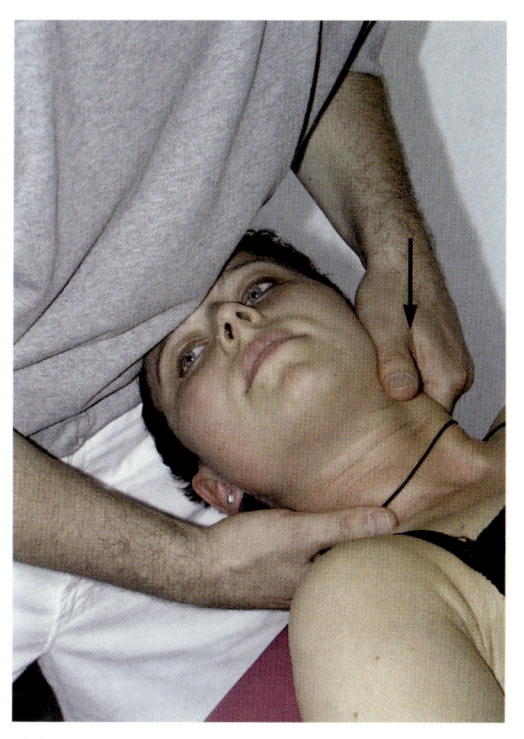

Abb. 1.**36** Kompression des linken Facettengelenks C5/C6 in leichter Extension.

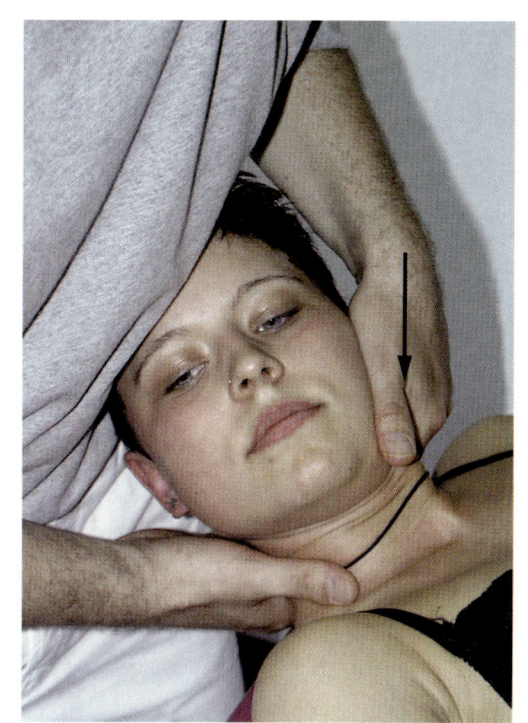

Abb. 1.**37** Kompression des linken Facettengelenks C5/C6 in Flexion.

Gleitbebehandlung in distale Richtung im Patellofemoralgelenk in leichter (Abb. 1.**32**) und vermehrter Flexion (Abb. 1.**33**) des Kniegelenks. Während dieser Gleitbehandlung in distaler Richtung wird langsam der Druck in posteriore Richtung (Kompression) gesteigert, sollte aber immer schmerzfrei ablaufen.

Anguläre Bewegung im Kniegelenk von Extension nach Flexion und zurück unter langsam gesteigertem Druck (Kompression) im Patellofemoralgelenk (Abb. 1.**34** u. 1.**35**).

◁ Abb. 1.**32** Gleiten im Patellofemoralgelenk in leichter Flexion.

Abb. 1.**33** Gleiten im Patellofemoralgelenk in vermehrter Flexion.

Abb. 1.**34** Anguläre Bewegung im Kniegelenk in die Extension.

Abb. 1.**35** Anguläre Bewegung im Kniegelenk in die Flexion.

■ Wirbelsäulengelenke

Als Beispiele der Kompressionbehandlung der Wirbelsäulengelenke werden die der Halswirbel- und Lendenwirbelsäule gezeigt.

■ Halswirbelsäule

Kompressionsbehandlung des linken Facettengelenks C5/C6 in leichter Extension (Abb. 1.**36**) und in Flexion (Abb. 1.**37**) der Halswirbelsäule. Die Behandlungsstellung (Flexion oder Extension) ist davon abhängig, in welcher(n) Stellung(en) während der Untersuchung mit Kompression Schmerzen provoziert wurden. Die Halswirbelsäule wird in eine nicht gekoppelte Bewegung eingestellt, damit eine Kompression auf der linken Seite erreicht werden kann. Sie wird also in diesem Fall in Rechtsseitneigung und Linksrotation eingestellt. Der Therapeut drückt die linke Facette von C5 in eine ventrale, kaudale und leicht mediale Richtung auf C6.

Gleitbehandlung des linken Facettengelenks C5/C6 in leichte Extension (Abb. 1.**38**), Neutralstellung (Abb. 1.**39**) und in Flexion (Abb. 1.**40**) der Hals-

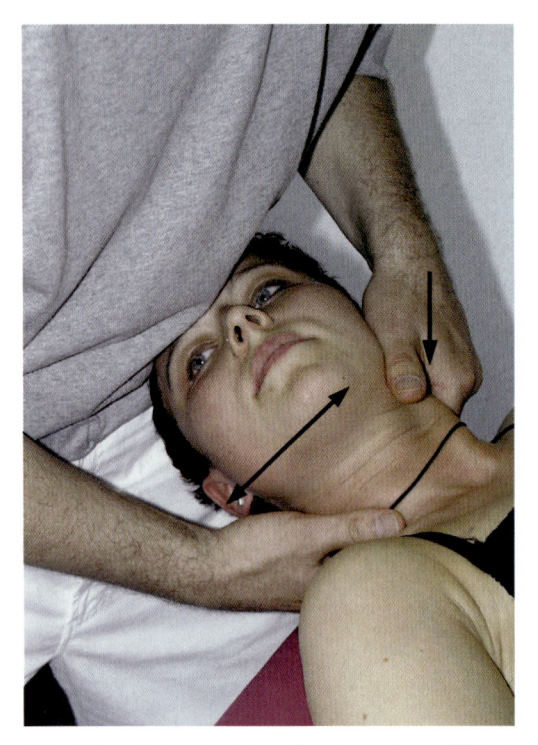

Abb. 1.38 Gleiten im linken Facettengelenk C5/C6 in leichter Extension.

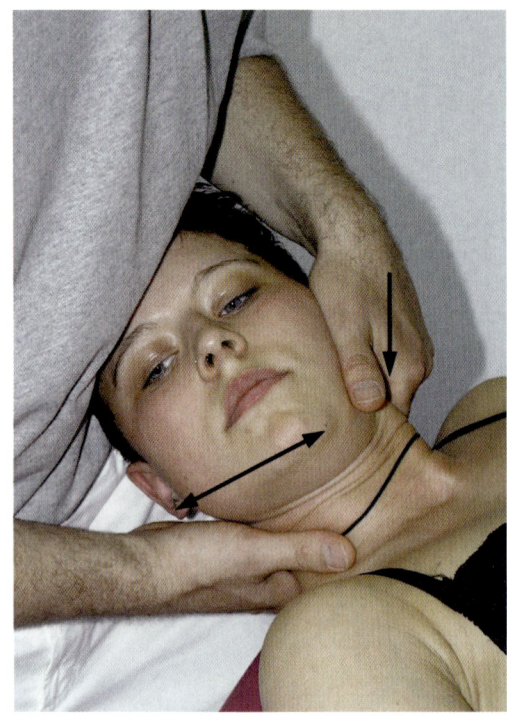

Abb. 1.39 Gleiten im linken Facettengelenk C5/C6 in Neutralstellung.

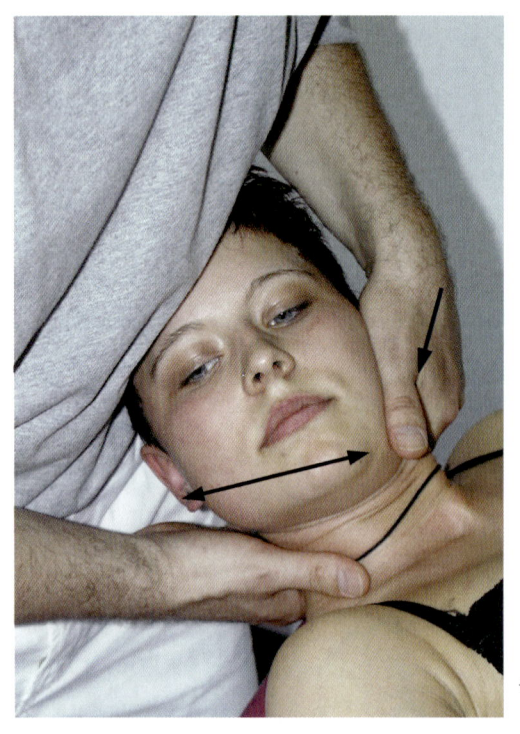

wirbelsäule. Unter Beibehaltung einer langsam gesteigerten Kompression (Linksrotation) wird die Halswirbelsäule von Extension nach Flexion und umgekehrt bewegt. Vorher wird die Halswirbelsäule in Rechtsseitneigung und Linksrotation eingestellt, damit eine Kompression im linken Facettengelenk entsteht. Auch hier sollte der Therapeut Bewegung und Ausmaß der Kompression so dosieren, dass keine Schmerzen verursacht werden.

■ Lendenwirbelsäule

Kompressionsbehandlung des rechten Facettengelenkes L3/L4 in leichte Extension (Abb. 1.41) und in leichte Flexion (Abb. 1.42) der Lendenwirbelsäule. Die Behandlungsstellung ist davon abhängig, in welcher(n) Stellung(en) während der Untersuchung mit Kompression Schmerzen provoziert

◁ **Abb. 1.40** Gleiten im linken Facettengelenk C5/C6 in Flexion.

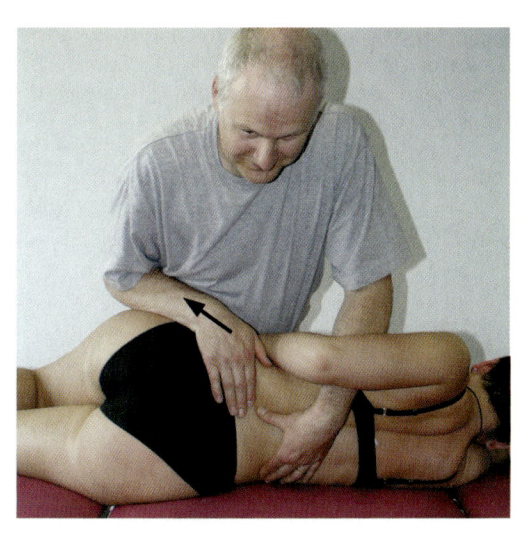

Abb. 1.41 Kompression im rechten Facettengelenk L3/L4 in leichter Extension.

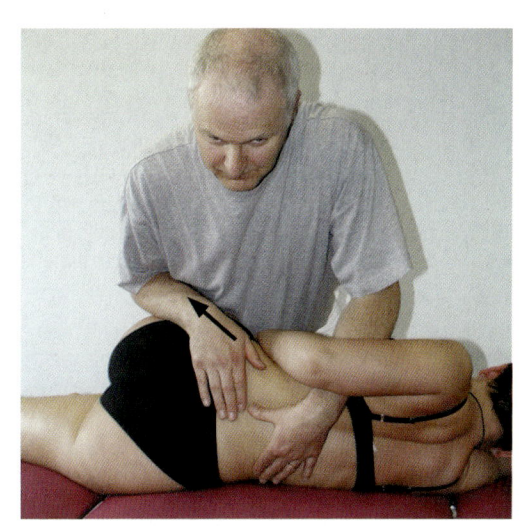

Abb. 1.42 Kompression im rechten Facettengelenk L3/L4 in leichter Flexion.

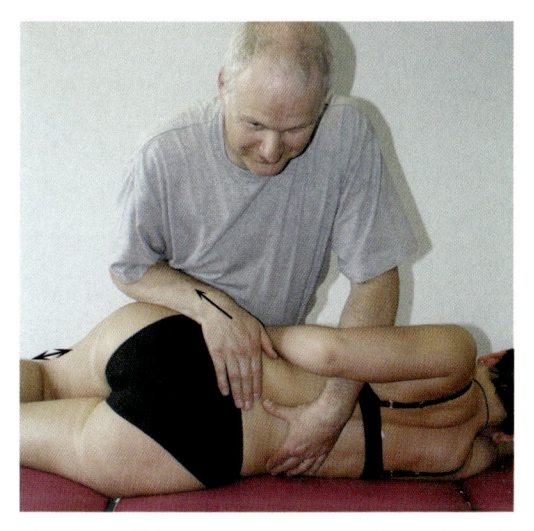

Abb. 1.43 Gleiten unter Kompression im rechten Facettengelenk L3/L4 in Extension.

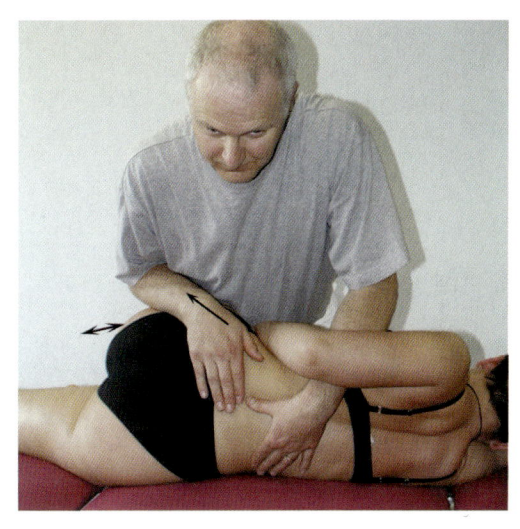

Abb. 1.44 Gleiten unter Kompression im rechten Facettengelenk L3/L4 in Flexion.

wurden. Die Lendenwirbelsäule wird in diesem Beispiel in reine Rotation bewegt, damit eine Kompression auf der rechten Seite erreicht werden kann. Um mehr Kompression in den Facettengelenken zu erzeugen und gleichzeitig die restliche Lendenwirbelsäule zu stabilisieren, könnte sie evtl. vorher in einer nicht gekoppelten Bewegung eingestellt werden. Dafür müsste bei der Flexion die Lendenwirbelsäule in Rechtsseitneigung und Linksrotation eingestellt werden; in Extension dagegen in Linksseitneigung und Linksrotation. Der Therapeut fixiert L3 (über dem Processus spinosus) und bewegt L4 in Linksrotation über das Becken und den Dornfortsatz von L4.

Gleitbehandlung des rechten Facettengelenks L3/L4 in Extension (Abb. 1.**43**) und in Flexion (Abb. 1.**44**) der Lendenwirbelsäule. Unter Beibehaltung einer langsam gesteigerten Kompression wird die Lendenwirbelsäule von Extension nach Flexion und umgekehrt bewegt. Während der Bewegung wird die Lendenwirbelsäule in Linksrotation gehalten, damit gleichzeitig eine Kompression im rechten Facettengelenk beibehalten werden kann. Soll die Behandlung nur in Flexion der Lendenwirbelsäule durchgeführt werden, so kann sie vorher in Rechtsseitneigung und Linksrotation eingestellt werden. Soll die Behandlung nur in Extension stattfinden, muss die Lendenwirbelsäule vorher in Linksseitneigung und Linksrotation eingestellt werden. Der Therapeut fixiert L3 (über dem Processus spinosus) in Linksrotation während er gleichzeitig eine Bewegung der unteren Lendenwirbelsäule von Extension nach Flexion durchführt. Der Impuls für diese Bewegung findet über das obenliegende Bein statt, das im Hüftgelenk von leichter Flexion bis in vermehrte Flexion und zurück bewegt wird. Auch hier sollte der Therapeut Bewegung und Ausmaß der Kompression so dosieren, dass keine Schmerzen verursacht werden.

Thomas Schöttker-Königer

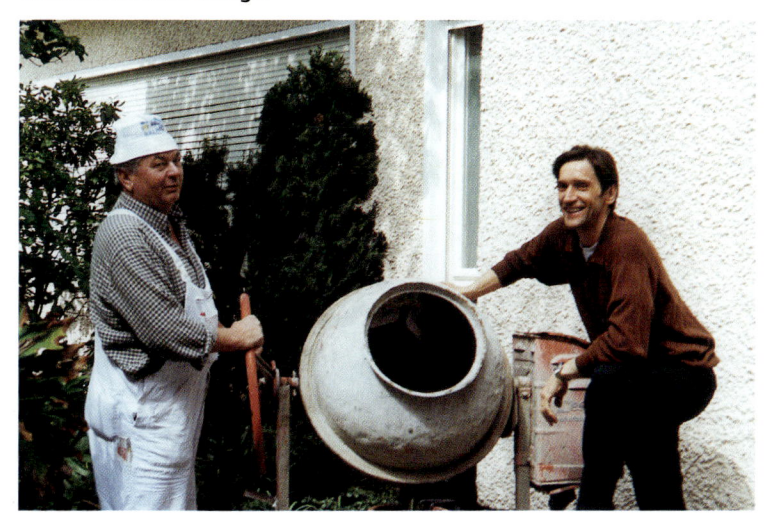

Thomas Schöttker-Königer wurde am 26. 12. 1957 geboren und ist seit 1985 mit seiner Frau Ruth verheiratet. Seit Sommer '99 renoviert er gemeinsam mit ihr sein Haus, gebaut 1899. Jeder der das mal gemacht hat, weiß was das heißt. Er hat zwar noch vieles vor, aber wenn sie mit dem Haus fertig sind, brauchen die beiden erst mal ein bisschen Zeit. Zeit, um durchzuatmen, spazieren zu gehen – oder um ein paar Tage ans Meer zu fahren. Das Foto zeigt Thomas Schöttker-Königer übrigens zusammen mit seinem Lieblingsmaurer. Ein großes Dankeschön geht an seine Frau für ihre endlose Geduld, seine Freunde und ganz besonders an seine Kollegin, Birgit Ferber-Busse, für ihre Hilfe bei der Erstellung dieses Kapitels.

Ausbildung:

1977 – 1980   Ausbildung an der Physiotherapieschule der Universität Göttingen

1984 – 1989   Ausbildung zum Instruktor FBL Klein-Vogelbach

1987 – 1988   Ausbildung in der Manuellen Therapie nach dem Maitland-Konzept. Erfolgreicher Abschluss der Ausbildung mit dem *AA*-Level Kurs bei G.D. Maitland in Bad Ragaz (Schweiz)

1993 – 1994   Manualtherapeutische Ausbildung an der Curtin University Perth/Australien. August 1994 erfolgreicher Abschluss mit dem *Graduate Certificate of Orthopaedic Manipulative Therapy* der Curtin Universität Perth/Australien

1994 – 1995   Ausbildung in der Manuellen Therapie nach dem Mulligan-Konzept.

1995   Ernennung zum Instruktor in der Manuellen Therapie nach dem Mulligan-Konzept

1994 – 2000   Teilnahme an diversen Kursen der Manuellen Therapie, z. B.
Kurse mit Gwen Jull, Themen *cervical headache* und *new advances to rehabilitate spinal stability*
Kurs mit S. Sharmann, Thema *diagnosis and treatment of movement-related pain syndromes associated with muscle and movement imbalances*
Kurse mit G. Butler und R. Elvey betreffend neuraler Strukturen
Diverse Kurse mit Prof. L. Twomey, Prof. Roccabado, Marc de Coster, Olaf Evjenth, Dr. Cramer, Peter Westerhuis, Peter Wells und anderen.

Seit 1998   Ausbildung in Osteopathie an der Schule für klassische Osteopathische Medizin

Beruflicher Werdegang:

1981 – 1982 Physiotherapeut an der Sonderschule für geistig und körperlich behinderte Kinder des Caritasverbandes Passau

1982 – 1983 Lehrkraft an der Berufsfachschule für Krankengymnastik des Landkreises Deggendorf sowie angestellter Krankengymnast an der Neurologischen Klinik des BKH Mainkofen

1983 – 1985 Leitender Krankengymnast an der Orthopädischen Klinik *Passauer Wolf* in Griesbach, leitender Arzt Dr. T. Laser

1985 – 1988 Im Auftrag der GTZ (Deutsche Gesellschaft für Technische Zusammenarbeit) Chief Physiotherapist am King Khaled Hospital Tabuk/Saudi-Arabien

Seit 1989 Eigene Praxis in Fürstenfeldbruck

Weitere berufliche Aktivitäten:

1989 Gründungsmitglied des DVMT (Deutscher Verband für Manuelle Therapie/Maitland-Konzept), seitdem Vorstandsmitglied

Seit 1995 Mitglied der OMT Ausbildungskommission des DVMT Ausbilder bei der OMT Ausbildung des DVMT Prüfungsmitglied bei verschiedenen MT und OMT Prüfungen
Vorstandsmitglied der DFAMT (Deutsche Föderative Arbeitsgemeinschaft für Manuelle Therapie)

Seit 1999 Präsident der DFAMT

1.4 Stabilisation

Thomas Schöttker-Königer

Stabilisation ist eine der am häufigsten verordneten therapeutischen Maßnahmen bei schmerzhaften Zuständen des muskuloskelettalen Systems. In der täglichen Praxis wird es oft so gehandhabt, dass Stabilisation zur Anwendung kommt, wenn der Patient eine Mobilisation nicht verträgt, oder die Symptome als ernst eingestuft werden. Diese sehr pragmatische Sichtweise wird den Anforderungen einer modernen, effektiven Physiotherapie nicht gerecht. Es reicht nicht aus, dass der Patient eine Therapie „verträgt". Vielmehr muss sich jede Therapie hinterfragen lassen, ob sie bei diesem Patienten angezeigt ist und ob sie die gewünschte Wirkung zeigt.

Es gibt zwei gute Gründe, das Kapitel mit der Diskussion der Instabilität zu beginnen. Zum einen verdanken wir unser heutiges Wissen über die Stabilisation, wie sie funktioniert und wie wir sie therapeutisch einsetzen können, der schon fast uralten Diskussion über die Problematik der Instabilität. Zum anderen wird Stabilisation in der Literatur in der Regel im Kontext mit der Instabilität diskutiert, weil davon ausgegangen wird, dass Stabilisation bei Instabilität das therapeutische Mittel der Wahl ist. Spannend wird diese Aussage, wenn man sich damit auseinander setzt, wie eine Instabilität definiert ist und wie sie beim Patienten erkannt werden kann. Es wird auch zu diskutieren sein, ob Stabilisation einfach nur das Gegenteil von Instabilität ist, und wann Stabilisation therapeutisch eingesetzt werden kann.

1.4.1 Instabilität: Definitionen und Beschreibungen

Instabilitäten der Wirbelsäule und der Extremitätengelenke gelten als eine der wichtigen Gründe für chronische Schmerzzustände und Dysfunktionen des muskuloskelettalen Systems. Nichtsdestotrotz wird bis heute noch äußerst umstritten diskutiert, was unter einer Instabilität zu verstehen ist. Bei den peripheren Gelenken wird häufig versucht, bestimmte strukturelle Schäden, wie z. B. eine Bänderruptur, mit einer Instabilität gleichzusetzen. Ein Unterfangen, das spätestens im Bereich der Wirbelsäule an seine Grenzen stößt. Bogduk (1997) beklagt, dass eine Instabilität zu oft für Schmerzen verantwortlich gemacht wird, die durch Bewegung verstärkt werden:

„Die Instabilität wird bereits zu einer diagnostischen Rubrik missbraucht. Es ist einfach zu behaupten, der Patient leide unter einer Instabilität. Es ist jedoch schwieriger, jegliche Kriterien zu erfüllen, die eine Verwendung dieser Definition rechtfertigen würde. Diesbezüglich ist die Sitte höchst unverantwortlich, die Instabilität mit allen Wirbelsäulenschmerzen in Verbindung zu bringen, die sich durch Bewegung verstärken. Es ist absolut falsch."

Um die Komplexität der Definition einer Instabilität zu verdeutlichen, sollen im Folgenden einige der am häufigsten benutzen Beschreibungen diskutiert werden (Ashton-Miller et al. 1991, Frymoyer 1991, Kaigle et al. 1995, Pope u. Panjabi 1985, Kirkaldy-Willis u. Farfan 1982, White u. Panjabi 1990, Panjabi 1992, etc.).

Instabilität wurde ursprünglich von Bioingenieuren als ein mechanisches Problem beschrieben, das auch als solches zu behandeln ist (Pope u. Panjabi 1985). Nur anfänglich wurde bei technischen Definitionen betont, dass sich eine Instabilität auf das Verhalten eines Gelenks an seinem Bewegungsende bezieht. Bogduk (1997) bezeichnet diese Instabilitäten als *terminale Instabilität*. Schon sehr bald waren sich die Autoren darin einig, dass nicht der Ort der Instabilität das entscheidende Kriterium ist.

Ashton-Miller und Schultz (1991), beschreiben Instabilität als den Zustand eines Systems, bei dem die Einwirkung einer geringen Kraft außerordentlich große, evtl. schwer wiegende Verschiebungen im Gelenk zur Folge hat. Auch Pope und Panjabi (1985) haben diesen Zusammenhang gesehen und erklären Instabilität über einen Verlust an *Steifigkeit*. Steifigkeit ist dabei das Verhältnis einer Kraft, die auf eine Struktur wirkt, zur Bewegung, die dadurch verursacht wird. Bei jeder Bewegung kann eine Kraft beschrieben werden, die eine Bewegung hervorruft, sowie eine Kraft, die eine Bewegung bremst. Unter normalen Umständen beschleunigt ein Gelenk sobald sich verschiebende Kräfte aufbauen, die über die bremsenden Kräfte hinausgehen. Die Verschiebung nimmt dabei mit der Zeit zu und die Geschwindigkeit der Bewegung wird äußerlich sichtbar, es kommt zur Bewegung. Zum Bewegungsende hin überwiegen die bremsenden Kräfte gegenüber den bewegenden, die Bewegung wird langsamer, bis sie am Bewegungsende schließlich aufhört. Das Verhältnis von verschiebenden und bremsenden Kräften ist bei diesem Konzept ausschlaggebend für das Ausmaß und die Geschwindigkeit der Bewegung. Eine Instabilität tritt ein, wenn das Gleichgewicht zwischen bremsenden und verschiebenden, sprich das Ausmaß an Steife, nicht ausreicht, eine übermäßige Verschiebung zu verhindern. Eine derartige Instabilität kann sowohl innerhalb des Bewegungsausmaßes, als auch am Bewegungsende bestehen. Sie kann für nur eine oder mehrere Bewegungsrichtungen eines Gelenks beschrieben werden. Ein Problem, das sich aus dieser Definition ergibt, ist zu beurteilen, wie viel Steife ein Gelenk verlieren muss, damit es als instabil betrachtet werden kann?

Nach Bogduk (1997) spielt bei der Beurteilung das Bewegungsmuster eine entscheidende Rolle. Danach ist bei einer Instabilität die beobachtbare Geschwindigkeit der Bewegung in der instabilen Phase unerwartet groß. Hierzu ein Beispiel: Bei einer Flexionsinstabilität der LWS in der mittleren Bewegungsphase wird beobachtet, dass der Patient bei der Vorneige eine plötzliche und unerwartet schnelle mittlere Bewegungsphase zeigt, während der Rest der Bewegung sowie das Gesamtausmaß der Beweglichkeit unauffällig ist.

Auch Weiler et al. (1990) beziehen sich auf die Qualität der Bewegung. Sie heben hervor, dass jede Bewegung aus arthrokinematischer Sicht eine Kombination zwischen Rotation und Translation ist. In jeder Phase einer Bewegung sollte ein bestimmtes Ausmaß an Rotation mit einem bestimmten Ausmaß an Translation einhergehen. Stimmt dieses Verhältnis, so wird eine Bewegung als harmonisch empfunden, ist es gestört, so wirkt die Bewegung „unnormal", und es entsteht der Verdacht einer Instabilität. Eine Instabilität liegt demnach vor, wenn zu einem bestimmten Zeitpunkt der Bewegung eine Abweichung vom physiologischen Verhältnis zwischen Translation und Rotation vorliegt. Um das Problem zu lösen, welches Verhältnis bei einer bestimmten Person für ein bestimmtes Gelenk in einem bestimmten Bewegungsabschnitt als physiologisch zu gelten hat, beschreibt Bogduk (1997) das Verhältnis zwischen Rotation und Translation mit Hilfe eines *Instabilitätsfaktors* (IF). Zum Nachweis sind spezielle Röntgenaufnahmen notwendig. Während einer Bewegung werden dabei mindestens fünf Röntgenaufnahmen zur Bestimmung des Bewegungsausmaßes, sowie zur Bestimmung des Verhältnisses zwischen Rotation und Translation in den jeweiligen Phasen gemacht.

Ein Aspekt der Definitionen ist, dass eine relativ kleine Ursache eine große Wirkung hat. Eine kleine Belastung oder verschiebende Kraft verursacht eine unerwünschte, abnormale Bewegung. Dabei beziehen sich die Beschreibungen auf die passiven Strukturen eines Gelenks und dessen biomechanische Eigenschaften. Einen anderen Ansatz verfolgen Kikaldy-Willis und Farfan (1982) bei ihrer Beschreibung einer *klinischen Instabilität*. Sie beschreiben ihn als einen Zustand, in dem sich der klinische Status eines Patienten bei der leisesten Provokation, von einer milden Symptomatik zu einer ernsthaften Episode steigern kann. Unter dieser Art von Instabilität haben sie auch verstanden, dass eine unbedeutende Kraft eine große Verschiebung verursacht. Die Verschiebung ist dabei jedoch nicht mechanischer Natur. Vielmehr ist sie eine Verschiebung der Symptome des Patienten oder ihres klinischen Verlaufs. Biomechanische Aspekte wurden negiert. Bogduk (1997) vertritt demgegenüber die Auffassung, dass der biomechanischer Aspekt der Kern einer Instabilität ist, und begründet das unter anderem damit, dass eine Instabilität über biomechanische Tests untersucht wird.

Nach Bogduk (1997) müssen die biomechanischen Definitionen für eine Instabilität anatomisch erklärbar sein. Er fordert, dass für eine rationale und zielgerichtete Therapie die Struktur aufgeführt werden muss, die z. B. für die Verminderung der Steife oder die Veränderung im Verhältnis zwischen Translation und Rotation verantwortlich ist. Hierfür gibt es eine Vielzahl an Möglichkeiten. Diese reichen von der Degeneration bis zur Traumatisierung oder Ruptur von passiven Strukturen, denen eine Funktion für die Stabilität eines Gelenks zugeschrieben wird. Zu diesem Thema existieren eine Vielzahl an Studien, die z. B. demonstrieren, wie ein lumbales Bewegungssegment durch die allmähliche Entfernung der stabilisierenden Bestandteile (Ligamente, knöcherne Bestandteile, Diskus) in vitro zunehmend unbrauchbar wird. Ein Aspekt, auf den Bogduk in diesem Zusammenhang auch hinweist und der im Weiteren ausführlich behandelt wird, ist die stabilisierende Funktion der Muskulatur. Diese kann demnach auch eine anatomische Struktur sein, die bei entsprechendem Schaden ursächlich an einer Instabilität beteiligt ist.

Frymoyer (1991) hat bei der Definition der Instabilität den wichtigen klinischen Aspekt mit dem biomechanischem Aspekt verbunden. Er schreibt:

„Instabilität ist der Verlust an Steifigkeit eines Bewegungssegments, so dass eine Krafteinwirkung auf diese Strukturen eine größere Verschiebung verursacht, als bei normalen Strukturen zu erwarten wäre. Ein schmerzhafter Zustand, die Gefahr einer progressiven Deformation und die Möglichkeit, dass neurologische Strukturen in Gefahr geraten, wären die Folgen."

Er stellt somit eine Beziehung zwischen den Symptomen des Patienten und dem biomechanischen Verhalten eines Gelenks her. Ein Schritt, der die Benutzung des Begriffs der *klinischen Instabilität* auch im biomechanischen Sinn rechtfertigt. Die Beschreibung der Instabilität, auf die sich heutzutage die meisten Autoren beziehen ist die von Panjabi 1992. In seiner zweiteiligen Arbeit „The stabilizing system of the spine" stellt er folgende Beschreibung der klinischen Instabilität vor:

„Klinische Instabilität ist eine signifikante Abnahme der Möglichkeit des stabilisierenden Systems, die neutralen Zonen in ihren physiologischen Bereichen zu halten, so dass es zu keiner neurologischen Dysfunktion, keiner größeren Deformation und keinen behindernden Schmerzen kommt."

Neu an dieser Definition waren zwei Gesichtspunkte. Zum einen hat Panjabi durch die Einführung der Beschreibung der neutralen Zone im Zusammenhang mit der Instabilität darauf hingewiesen, dass das biomechanische Problem einer Instabilität deutlicher am Bewegungsanfang als am Bewegungsende liegt (siehe: Neutrale Zone). Zum anderen wurde durch die Beschreibung des stabilisierenden Systems das Augenmerk der Forschung darauf gelegt, dass eine Instabilität ihre Ursache nicht nur in den passiven Strukturen haben kann, sondern dass besonders Störungen in der Muskulatur sowie der Propriozeption und deren zentraler Verarbeitung Ursache einer Instabilität sein kann (siehe: Stabilisierendes System).

Was beschreibt nun die Diagnose „Instabilität"? Sie beschreibt ein funktionelles, mechanisches Problem, das auf einem strukturellen Schaden basiert, der das Potential haben muss, eine Instabilität zu verursachen. Es ist dabei nicht immer unumstritten, welcher Schaden dieses Potential hat, und ob er in jedem Fall verifiziert werden kann. Die Instabilität entsteht, wenn das stabilisierende System versagt und den strukturellen Schaden nicht kompensieren kann. Dies führt dann zu einer mangelhaften Bewegungskontrolle in eine oder mehrere Bewegungsrichtungen, was sich wiederum in einem passenden klinischen Bild zeigt. Bei der Stellung der Diagnose „Instabilität" muss deshalb gefordert werden, dass sowohl der strukturelle Schaden als auch die instabile Bewegungsrichtung benannt werden kann. Beispiele: Instabilität bei Spondylolisthesis L5/S1 in posterior/anteriore Richtung oder rotatorische Instabilität nach Bandscheibenoperation L5/S1. Ich möchte an dieser Stelle auf den enorm wichtigen Unterschied zwischen einer rein strukturellen Diagnose wie z. B. Spondylolisthesis und der Diagnose Instabilität hinweisen. Bei der Spondylolisthesis handelt es sich um einen strukturellen Schaden, aber nicht dessen funktionelle Konsequenz. So führt nicht jede Spondylolisthesis zu einer Instabilität. Aus einer Spondylolisthesis kann eine Instabilität werden, wenn das stabilisierende System versagt und den Schaden am passiven System nicht kompensieren kann. Wird die Diagnose der Instabilität bei Spondylolisthesis erfolgreich mit Stabilisation behandelt, so bedeutet das, dass die Instabilität nicht mehr besteht, die Spondylolisthesis besteht natürlich weiterhin. Gleiches gilt natürlich auch für z. B. eine Ruptur des vorderen Kreuzbandes. Auch eine Ruptur des vorderen Kreuzbandes ist die Beschreibung eines strukturellen Schadens, der wiederum nicht zwingend zu einer Instabilität führen muss, es jedoch kann. Es kann nicht oft genug auf diesen Unterschied hingewiesen werden.

Auf der anderen Seite gibt es ohne strukturellen Schaden keine Instabilität im medizinischen Sinne. Es kann jedoch selbstverständlich ein Problem der Stabilisation auch ohne Instabilität geben, hierauf wird im Absatz über Stabilisation näher eingegangen.

1.4.2 Neutrale Zone

Panjabi (1992) unterteilt das Bewegungsausmaß eines Gelenks in eine *neutrale Zone* (NZ) und eine *elastische Zone* (EZ). Die neutrale Zone ist der Bereich einer Bewegung, in dem ausgehend von der neutralen Position die Bewegung gegen minimalen internen Widerstand durchgeführt wird. Die elastische Zone schließt an die neutrale Zone an. Sie beschreibt den Teil der Bewegung, in dem ihr ein signifikanter interner Widerstand entgegengesetzt wird (Abb. **1.45**). In seiner ursprünglichen Definition bezieht Panjabi die Beschreibung der neutralen Zone nur auf anguläre (physiologische) Bewegungen. Dass das Konzept der neutralen Zone auch auf translatorische bzw. Zusatzbewegungen anzuwenden ist, ist eine Interpretation der Manualtherapie.

Jede Bewegungsrichtung hat eine eigene neutrale Zone. Ein Gelenk mit 6 Freiheitsgraden hat also 6

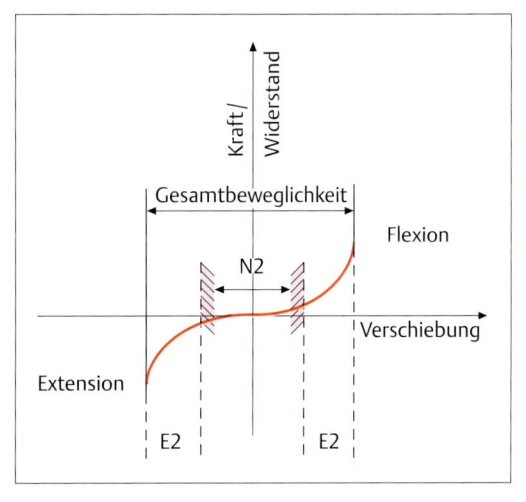

Abb. **1.45** NeutraleZone/Elastische Zone am Beispiel einer Flexions-/Extensionsbewegung.

neutrale Zonen unterschiedlicher Größe. Panjabi (1992) hat experimentell Durchschnittswerte der neutralen Zone/elastischen Zone für einige Wirbelsäulensegmente berechnet. Aus Tabelle 1 kann abgelesen werden, dass z.B. die neutrale Zone für die Rotation C1/2 29,6° beträgt, während der gesamte Bewegungsausschlag in diesem Segment für eine Richtung 38,9° beträgt. Das bedeutet, dass in diesem Fall nahezu ²/₃ des gesamten Bewegungsausschlags als neutrale Zone bezeichnet werden kann. Anders sieht das Verhältnis im Segment L5/S1 aus. Hier beträgt der gesamte Bewegungsausschlag für die Rotation 1,4°. 0,4° entfallen dabei auf die neutrale Zone und 1,0° auf die elastische Zone. In diesem Fall umfasst die neutrale Zone ¹/₃ des Bewegungsausschlags.

Unterschiedlichste in vitro Studien (Panjabi et al. 1994, Kaigle et al. 1995) haben demonstriert, dass die Größe der neutralen Zone ein weitaus sensiblerer Wert für das Vorhandensein einer Instabilität ist, als das Ausmaß der Gesamtbeweglichkeit. Wird die Stabilität eines Gelenks über eine Vergrößerung der neutrale Zone definiert, so beschreibt dies ein lockeres Gelenk, mit fehlender Festigkeit am Anfang einer Bewegung. Eine Beobachtung, die in der Praxis bestätigt werden kann. Patienten mit klinischer Instabilität beschreiben oft ein lockeres unsicheres Gefühl im Bereich der neutralen Position, zu Beginn einer Bewegung.

Ein großes Problem der neutralen Zone ist, dass unklar ist, wie sie am Patienten gemessen werden soll. Die einzige diesbezügliche Arbeit haben Kumar und Panjabi (1995) veröffentlicht. In dieser Studie wurden die Probanden aufgefordert, aus der neutralen Position heraus soweit wie möglich zu einer Seite zu drehen, und dann wieder in die Ausgangsposition zurückzukehren. Der Unterschied zwischen der Position, zu der Sie zurückgekehrt sind, und der neutralen Position, aus der Sie gestartet sind, wurde als Parameter für die Vergrößerung der neutralen Zone benutzt. Dies Experiment ist sicherlich interessant, da es zu einem großen Teil die Propriozeption im Bereich der neutralen Position mit berücksichtigt.

Manualtherapeuten versuchen, die neutrale Zone passiv entweder über das *joint play* (Kaltenborn-Evjenth Konzept) oder über Zusatzbewegungen mit dem dazugehörigen Bewegungsdiagramm (Maitland Konzept) zu beurteilen. Es ist diesbezüglich noch nicht ausreichend geklärt, ob das Ausmaß der Zusatzbewegungen bzw. translatorischen Bewegungen mit der Größe der neutralen Zone gleichzusetzen ist. Die Aussagekraft manualtherapeutischer Untersuchungen sind sicherlich noch nicht ausreichend belegt (Nachemson 1991). Ermutigend sind dennoch Untersuchungsergebnisse von Physiotherapeuten der Curtin Universität Perth/Australien, die gezeigt haben, dass es durch eine manualtherapeutische Palpation des Segments oberhalb der Pars defecta möglich ist, symptomatische Patienten mit Spondylolisthesis von anderen Patienten mit Rückenschmerzen zu unterscheiden (Phillips 1994, Avery 1996).

1.4.3 Stabilisierendes System

Nach Panjabi (1992) hat das stabilisierende System die Aufgabe, die neutrale Zone eines Gelenks innerhalb ihrer physiologischen Grenzen zu halten, so dass es zu keinem entsprechenden klinischen Bild kommt.

Das stabilisierende System besteht aus drei Untersystemen (Abb. 1.**46**):

– Das *passive System* besteht aus den knöchernen Gelenkpartnern, Bändern und der Gelenkkapsel.
– Das *aktive System* besteht aus den Muskeln und ihren Sehnen.
– Das *Kontroll- und Steuerungssystem* besteht aus den unterschiedlichen Propriozeptoren sowie dem peripheren und zentralen Nervensystem.

Tabelle 1.**3** Typische Werte für die neutrale Zone (NZ), elastische Zone (EZ), Gesamtbeweglichkeit (ROM) und des Verhältnisses zwischen neutraler Zone und elastischer Zone (neutral zone ratio, NZR). Die Angaben für NZ, EZ und ROM sind Gradangaben, die für die NZR sind prozentuale Angaben (nach Panjabi 19929).

	Flexion				Extension				Lateralflexion zu einer Seite				Rotation zu einer Seite			
	NZ	EZ	ROM	NZR	NZ	EZ	ROM	NZR	NZ	EZ	ROM	NZR	NZ	EZ	ROM	NZR
C_{0-1}	1.1	2.4	3.5	31.4	1.1	19.9	21.0	5.2	1.5	4.0	5.5	37.3	1.6	5.6	7.2	22.2
C_{1-2}	3.2	8.3	11.5	27.8	3.2	7.7	10.9	29.4	1.2	5.5	6.8	17.9	29.6	9.3	38.9	76.1
Untere HWS	10.4	6.9	17.3	60.1	3.6	3.5	7.1	50.7	9.3	4.3	13.6	68.4	5.8	9.2	15.0	38.7
LWS	1.5	6.1	7.6	19.7	1.5	2.3	3.8	39.5	1.6	5.0	6.6	24.2	0.7	1.7	2.4	29.2
L_5-S_1	3.0	7.0	10.0	30.0	3.0	4.8	7.8	38.5	1.8	3.7	5.5	32.7	0.4	1.0	1.4	28.6

Stabilisation **51**

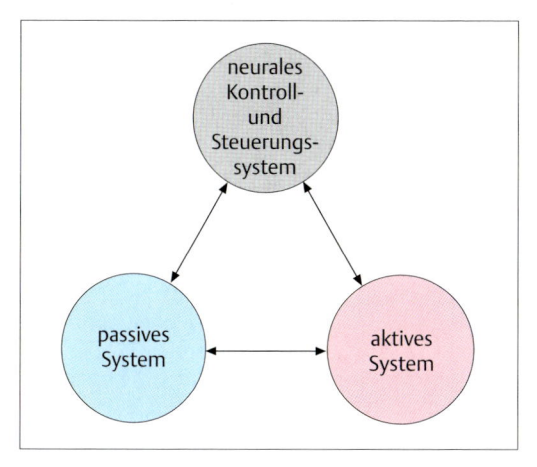

Abb. 1.46 Das stabilisierende System besteht aus drei Anteilen: dem passiven System, dem aktiven System und dem neuralen Kontroll- und Steuerungssystem (nach Panjabi 1992).

Ein Funktionsmodell des stabilisierenden Systems ist in Abb. 1.47 grafisch dargestellt. Dieses Modell basiert auf den passiven Strukturen und deren Signalaufnehmern, einer Kontroll- und Steuerungseinheit sowie der Muskulatur. Dabei werden Veränderungen der Gleichgewichtslage eines Gelenks hervorgerufen durch Änderungen der Stellung im Raum, Änderungen der Belastung oder Bewegung verursacht durch körpereigene oder körperfremde Kräfte von den signalaufnehmenden Strukturen registriert und an das Kontroll- und Steuerungssystem gemeldet. Das zentrale Kontroll- und Steuerungssystem verarbeitet und bewertet die ankommenden Impulse, um die relevante Muskulatur zu aktivieren. In diesem Modell sichert das stabilisierende System die Stabilität eines Gelenks – oder auch globaler betrachtet in einem Körperabschnitt – und verhindert so Instabilität oder Dysfunktion.

Im Folgenden sollen die einzelnen Bestandteile des stabilisierenden Systems besprochen werden sowie deren Dysfunktion und Adaptation.

Passives System

Je nach Gelenk und Bewegungsrichtung wird den passiven Strukturen eine mehr oder weniger große passive stabilisierende Wirkung zugeschrieben. Snijders und Vleeming haben hierfür den Begriff der *form closure* geprägt (Snijders et al. 1997, Vleeming et al. 1997). Dabei hängt das Ausmaß der form closure eines Gelenks von dessen Anatomie ab. Wichtig sind dabei drei Faktoren: Form und räumliche Anordnung der Gelenkflächen, der Gleitkoeffizient des Gelenkknorpels sowie Anordnung und Unversehrtheit der ligamentären Strukturen. Eine mechanisch stabilisierende Wirkung entfalten die passiven Strukturen in der elastischen Zone und nicht in der neutralen Zone. Primär am Bewegungsende einer angulären wie auch einer translatorischen Bewegung. So wird die Extension in der LWS primär durch die Form und die räumliche Stellung der Facettengelenke begrenzt, Gleiches gilt für das Gleiten nach ventral eines Lendenwirbels. Die Flexion in der LWS wird hingegen mehr durch die Dehnung von ligamentären Strukturen sowie des Annulus fibrosus begrenzt. Diese Liste ließe sich endlos fortsetzen. Mal kann man dabei relativ genau ein

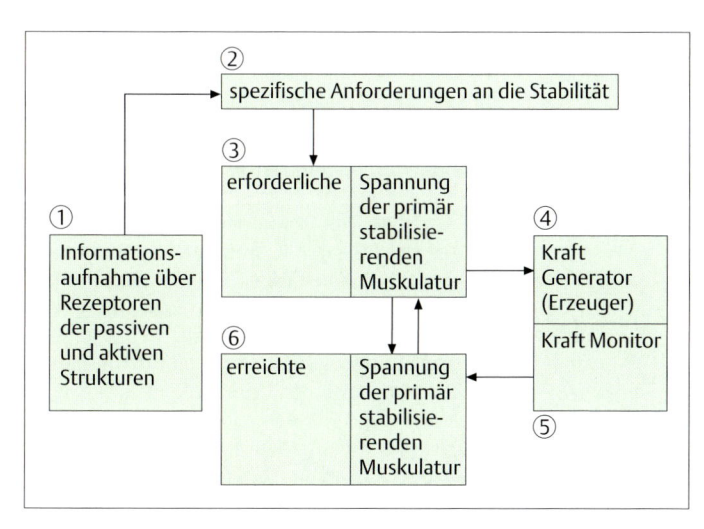

Abb. 1.47 Arbeitsweise des stabilisierenden Systems: Informationen werden über die Signal aufnehmenden Strukturen des passiven und aktiven Systems aufgenommen, wodurch es zu spezifischen Anforderungen an die Stabilität kommt. Daraufhin wird die erforderliche Spannung der primär Stabilisierenden Muskulatur vom Kontroll- und Steuerungssystem festgesetzt. Die Information wird an eine Art Kraftgenerator gemeldet. Feedback wird erreicht, indem eine Art Kraft-Monitor die erreichte und die erforderliche Muskelspannung kontinuierlich vergleicht (nach Panjabi).

oder zwei Strukturen definieren, mal handelt es sich mehr um ein Zusammenspiel verschiedener Strukturen. Auf dieser Sichtweise der passiv begrenzenden Wirkung beruhen die *klassischen Instabilitätstests*. Es handelt sich dabei um passive Tests, die die Integrität bzw. die Laxität des passiven Systems testen.

Durch Definition und Beschreibung der neutralen Zone als Indikator einer Instabilität muss die Frage nach der Bedeutung der passiven Strukturen bei einer Instabilität neu gestellt werden. Eine Antwort geben neue Untersuchungen (Brandt 1986, Solomonow et al. 1998, Gill u. Callaghan 1998, Mc Lain u. Pickar 1998), die den passiven Strukturen eine wichtige propriozeptive Funktion für die Stabilität eines Gelenks zuweisen.

Brandt (1986) hat gezeigt, dass die Bänder der Kniegelenke im Bereich der neutralen Zone durch ihre propriozeptive Funktion zur Stabilität des Gelenks beitragen. Moshe Solomonow et al. (1998) beschreiben in ihrer Arbeit ein ligamento-muskuläres System. Demnach sind mechanosensitive Rezeptoren im Ligamentum supraspinale in der Lage, über einen Reflexbogen die stabilisierende autochthone Rückenmuskulatur der relevanten Segmente zu rekrutieren. Ein entsprechender Spasmus der Muskulatur wurde beobachtet, wenn das Ligamentum so stark gereizt wurde, dass es zu einer Verletzung hätte kommen können. Eine Untersuchung, die eventuell die klinische Erfahrung stützt, dass äußerste Vorsicht geboten ist, wenn bei einer Bewegung oder Palpation ein echter Muskelspasmus festgestellt wird.

McLain und Pickar (1998) beschreiben speziell in den Facettengelenken der Halswirbelsäule mechanosensitive Nervenendigungen, die das zentrale Nervensystem mit propriozeptiven und beschützenden Informationen über die Funktion und die Stellung der Gelenke versorgt.

Die passiven Strukturen sind nach diesem Verständnis also nur bedingt passiv, vielmehr nehmen sie aktiv am dynamischen Prozess der Stabilisation teil. Das Kontroll- und Steuerungssystem erhält Informationen aus den unterschiedlichen passiven Strukturen und stellt entsprechend das aktive System ein.

Aktives System

Die Muskulatur und ihre Sehnen bilden das aktive System. In den letzten Jahren wird zunehmend die Rolle der Muskulatur für die Stabilisation eines Gelenks untersucht. Snjders und Vleeming haben hierfür den Begriff der *force closure* geprägt. Durch das Zusammenwirken von „form" und „force closure" wird demnach die Stabilität eines Gelenks bestimmt (Snjders et al. 1997, Vleeming et al. 1997).

Damit die Muskulatur ein Gelenk stabilisieren kann, muss sie (Lee 1999, Jull et al. 1996, Klein-Vogelbach 1984):

– die Fähigkeit haben, eine tonische Kontraktion über längere Zeit zu halten.
– die Fähigkeit haben, in einer koordinierten Art und Weise zu arbeiten, so dass die resultierende Kraft ihrer Anspannung an einem optimalen Punkt zu einer adäquaten Kompression der artikulären Strukturen führt, wodurch die translatorischen Bewegungen innerhalb der neutralen Zone kontrolliert werden.
– die Fähigkeit haben, die Gelenkflächen optimal zueinander anzuordnen.
– die koordinativen Fähigkeiten haben, auf von innen und außen einwirkende Kräfte so zu reagieren, dass die obigen Punkte in jeder Phase einer Bewegung gewährleistet bleiben.

Jull et al. unterteilen die Muskeln in primär stabilisierende Muskeln und solche, denen eher eine bewegende Aufgabe zugeschrieben wird. Typische Merkmale von primär stabilisierenden Muskeln sind (Jull et al. 1996):

– Sie liegen tief und sind kurze Muskeln oder kurze Anteile von langen Muskeln (monoartikulär).
– Sie haben anatomisch enge Beziehungen zu den passiven Gelenkstrukturen.
– Sie produzieren keine signifikante Bewegung.
– Bei Bewegungen des Gelenks verändern sie ihre Länge nur unwesentlich.
– Es gibt in der Regel keine klassischen Muskeltests.
– Sie werden in Bewegungspattern sehr früh aktiviert, um die Gelenkstellung zu kontrollieren.
– Sie sind tonische Muskeln, die während aller Gelenkbewegungen aktiviert werden.

Bekannte Vertreter dieser Muskeln sind z. B. für das Schultergelenk, für die Halswirbelsäule, die tiefen Nackenflexoren (Mm. longus colli et longus captis) die Muskeln der Rotatorenmanschette und für die Lendenwirbelsäule der M. transversus abdominis.

Kaigle (1995) und Wilke (1995) haben in vitro demonstriert, dass durch eine Kokontraktion der gelenkumgebenden Muskulatur die neutrale Zone eines Bewegungssegments kontrolliert und somit verkleinert werden kann. Unter Kokontraktion wird die gleichzeitige Kontraktion antagonistischer Muskelgruppen verstanden. So wird die Stabilisation des Kniegelenks durch Kokontraktion von Flexoren und Extensoren gewährleistet (Klein-Vogelbach

1984). Hypothesen sowie auch neue Ergebnisse entsprechender Studien zeigen, dass die gleichzeitige und abgestimmte Kontraktion von Funktionseinheiten primär stabilisierender Muskeln entscheidend für die Stabilisation sind (Hodges 1996, Richardson 1995, Cresswell 1992, O`Sullivan 1997). Als Beispiel sei die Funktionseinheit primär stabilisierender Muskeln der Lendenwirbelsäule genannt. Diese Funktionseinheit besteht aus dem M. transversus abdominis, dem Diaphragma, der Beckenbodenmuskulatur sowie der gelenknahen autochtonen Rückenmuskulatur und hier primär dem M. multifidus (Abb. 1.**48**).

Damit die Muskulatur ihre stabilisierende Wirkung ausüben kann, ist es von entscheidender Bedeutung, in welcher zeitlichen Abfolge sie rekrutiert wird. Die Arbeiten von Hodges, Richardson, Hides, O'Sullivan und Jull zeigen, dass es notwendig ist, die stabilisierende Muskulatur zeitlich gesehen vor der bewegenden Muskulatur zu aktivieren. Diese intramuskuläre Koordination kann durch Störungen in der Propriozeption sowie durch zentrale Mechanismen wie Schmerzen gestört werden.

Johansson et al. (1991) sowie Cholewicke und McGill (1996) beschreiben, dass die Muskulatur, ähnlich wie die Ligamente, durch ihre Festigkeit bzw. ihre Grundspannung zur Stabilität eines Gelenks beiträgt. Diese Fähigkeit der Muskulatur ist an ihre Fähigkeit zur Aktivierung tonischer motorischer Einheiten gebunden. Die maximale Festigkeit kann bei einem niedrigen Level der maximalen willentlichen Kontraktion erreicht werden. Beeinflusst wird diese Fähigkeit der Muskulatur z.B. durch Schmerzen oder Trauma des zugeordneten Gelenks.

Für die Lendenwirbelsäule haben Cholewicke und McGill (1996) gezeigt, dass eine Grundspannung der intersegmentalen Muskulatur von 1–3% ihrer maximalen willentlichen Kontraktion ausreichend ist, um die segmentale Stabilität zu gewährleisten.

Kontroll- und Steuerungssystem

Das Kontroll- und Steuerungssystem ist das verbindende, zentrale Element des stabilisierenden Systems. Neben dem zentralen und peripheren Nervensystem verbergen sich in diesem System die propriozeptiven Funktionen des passiven Systems sowie der Sehnenapparat des aktiven Systems. Freeman und Wyke (1967) beschreiben in einer Kniestudie vier grundsätzliche Typen afferenter Nervenendigungen im periartikulären Gewebe. Diese vier Rezeptoren sind Rezeptoren des Typs 1–3 sowie Rezeptoren des Typs 4. Rezeptoren des Typs 1–3 sind Mechanozeptoren, denen eine wichtige Rolle für die Aktivität muskulärer Reflexbögen zugeschrieben wird und die somit für den Schutz und die Stabilität eines Gelenks von Bedeutung sind (McLain et al. 1998, Solomonow 1998). Rezeptoren des Typs 4 sind Nozizeptoren, denen eine zentrale Rolle in der Schmerzverarbeitung zukommt. Damit das Kontroll- und Steuerungssystem adäquat arbeiten kann, ist ein konstanter akkurater afferenter Input der Mechanorezeptoren des Gelenks und der umgebenden Strukturen sowie deren korrekte Interpretation und somit die angepasste Reaktion des aktiven Systems notwendig (Lee 1999).

Die entscheidenden Aufgaben des Kontroll- und Steuerungssystems für die Stabilisation sind (Jull et al. 1996, Lee 1999, Klein-Vogelbach 1984):

- Muskulatur so zu steuern, dass sie ihrer gelenkschützenden, stabilisierenden Rolle gerecht wird und angepasst auf körpereigene oder -fremde Bewegungsimpulse reagiert, sowie horizontale und vertikale Scherkräfte, die durch die Wirkung von Gewichten (körpereigene und -fremde, Wirkung der Schwerkraft) entstehen, absorbiert.
- Vorprogrammierte Rekrutierung der primär stabilisierenden Muskulatur zeitlich vor einer Bewegung.
- Angepasste Kontrolle der benachbarten Gelenke.
- Koordination der primär stabilisierenden Muskulatur und der bewegenden Muskulatur.
- Einstellung der Grundspannung der Muskulatur (siehe oben).

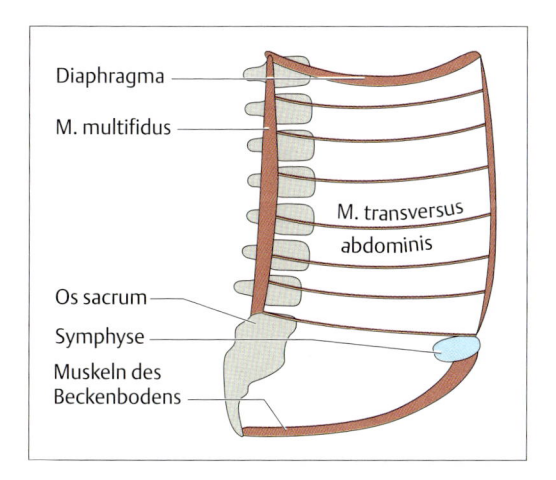

Abb. 1.**48** Schematische Darstellung der Funktionseinheit der primär stabilisierenden Muskulatur der LWS.

Die Aufgaben des Kontroll- und Steuerungssystems beziehen sich nicht nur auf ein Gelenk oder einen

Gelenkkomplex (z. B. Schultergelenkkomplex, oder LWS). So demonstriert Hodges (1999) mittels EMG, dass bei einer Armhebung im Stehen dem M. transversus abdominis eine entscheidende stabilisierende Funktion zukommt. Klein-Vogelbach (1984) hat durch ihre Lehre der Bewegungsbeobachtung und Analyse darauf hingewiesen, dass die dynamische Stabilisation der BWS bei den meisten Handfunktionen eine zentrale Vorraussetzung ist. Es zeigt sich somit, dass dem Kontroll- und Steuerungssystem die Aufgabe zukommt, bei den unterschiedlichsten Funktionen in allen relevanten Gelenken des Körpers für die notwendige Stabilität zu sorgen, sodass die Bewegung ökonomisch und sicher durchgeführt werden kann. Weitere Details über die zentrale motorische Bewegungskontrolle können in Bd. 2, Kap.6 und 9 nachgelesen werden.

Dysfunktion und Adaptation

Jede Dysfunktion in einem der drei Untersysteme kann zu einer Störung des gesamten stabilisierenden Systems führen. Abb. 1.49 zeigt die schematische Darstellung einer Dysfunktion des stabilisierenden Systems nach Panjabi (1992).

So kann z. B. das passive System durch die unterschiedlichsten mechanischen Verletzungen (Überdehnung der Bänder etc.) in seinen gewichtstragenden und stabilisierenden Eigenschaften derart beeinträchtigt werden, dass kompensatorische Anpassungen in den anderen Systemen notwendig werden. Die jeweiligen Anpassungsmöglichkeiten entscheiden dann darüber, ob die Person nach einem Trauma klinische Zeichen einer Instabilität entwickelt oder nicht. Wie schon dargestellt, spielt bei der Adaptation das aktive System durch seine stabilisierenden Fähigkeiten eine entscheidende Rolle (Wilke et al. 1992, usw.). Panjabi hat 1992 vermutet, dass für die Adaptation des aktiven Systems das Kontroll- und Steuerungssystem von entscheidender Bedeutung ist. Heute dürfen wir uns dessen relativ sicher sein. Quint et al. (1998), Cholewicke et al. (1997), Gill und Callaghan (1998) sowie Wilke et al. (1995) sind nur einige wissenschaftlich tätige Ärzte, die in ihren Studien die Meinung vertreten, dass ein Trainingsprogramm, das auf einer Schulung der Propriozeption und einer Verbesserung der neuromuskulären Steuerung beruht, bei Instabilität viel Erfolg verspricht. Der Physiotherapeut Peter O'Sullivan hat 1997 in einer Studie die Effektivität eines Trainingsprogramms, das auf einem Motor-learning-Modell beruht, bei Rückenschmerzen mit der radiologischen Diagnose der Spondylolisthesis nachgewiesen. Weitere Schulen der Physiotherapie, die auf einem ähnlichen Prinzip beruhen, sind z. B. die Funktionelle Bewegungslehre von Dr. h. c. Klein-Vogelbach (1984) oder das von der amerikanischen Physiotherapeutin Shirley A. Sahrmann (1997) vertretene Trainingsprogramm.

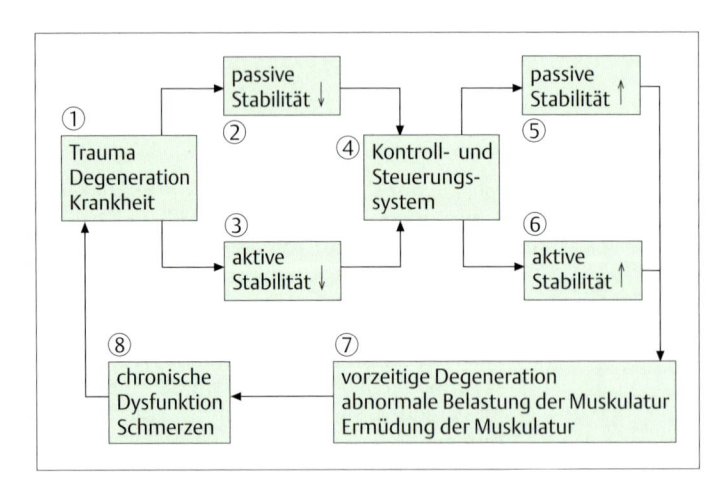

Abb. 1.49 Dysfunktion des stabilisierenden Systems: Verletzung, Degeneration oder eine Erkrankung vermindern die passive Stabilität und/oder die aktive Stabilität. Das Kontroll- und Steuerungssystem versucht den Verlust an Stabilität auszugleichen, indem es die stabilisierende Funktion der zur Verfügung stehenden Systeme (aktives und passives System) erhöht. Dies kann zur vorzeitigen Degeneration, abnormaler Belastung der Muskulatur und deren Ermüdung führen. Wenn diese Anpassungen den Verlust an Stabilität nicht adäquat kompensieren können, kann es zur chronischen Dysfunktion und/oder Schmerzen kommen (nach Panjabi 1992).

Aber auch Dysfunktionen im Kontroll- und Steuerungssystem können Ursache einer Fehlfunktion des stabilisierenden Systems sein. In diesem Zusammenhang sei besonders auf die entscheidende Rolle von Schmerzen hingewiesen. Schmerzen führen dazu, dass die primär stabilisierenden Muskeln nicht vor, sondern gleichzeitig mit den bewegenden Muskeln rekrutiert werden (Hodges et al. 1996, 1998, 1999, O'Sullivan et al. 1997, Cresswell et al. 1992). Diese verspätete Rekrutierung kann eine mögliche Ursache einer Chronifizierung von Schmerzen sein. In diesem Fall kann es vorkommen, dass ein Problem der Stabilisation ohne Instabilität vorliegt (siehe unten). Hides et al. (1996) haben in einer Ultraschallstudie gezeigt, dass ein akuter Lumbalschmerz zu einer Atrophie der M. multifidus führen kann und dass eine Erholung dieser Muskulatur nicht von allein passiert. Für die Praxis sollten daraus zwei Schlussfolgerungen gezogen werden:

- Wenn ein Patient eine Instabilität mit Schmerzen hat, so müssen auch die Schmerzen behandelt werden, damit eine Rehabilitation der Muskulatur möglich wird. Ob dabei die Schmerzen durch die aktive Therapie bzw. manualtherapeutische Techniken beseitigt werden können, oder ob eine medikamentöse Therapie angezeigt ist, hängt vom Einzelfall ab.
- Wenn ein Patient mit Schmerzen des Bewegungsapparates untersucht und behandelt wird, sollte auch Zustand und Funktion der stabilisierenden Muskulatur mit beurteilt und, wenn nötig, behandelt werden. Ich bin eigentlich kein Freund von Verallgemeinerungen aber eine zutreffende ist, dass eine passive Therapie bei chronischen Dysfunktionen und Schmerzen des Bewegungsapparates *nie* ausreicht.

Nicht nur das aktive System und das Kontroll- und Steuerungssystem besitzen Adaptationsmöglichkeiten. Beispiel für eine Adaptation des passiven Systems auf nachlassende Möglichkeiten des aktiven Systems ist laut Panjabi (1992) eine Zunahme von Osteophyten der Wirbelsäule. Diese vermindern bei nachlassenden Möglichkeiten der Muskulatur die Flexibilität der Wirbelsäule.

1.4.4 Stabilisation

Die Stabilisation eines Gelenks oder eines Körperabschnitts wird durch das stabilisierende System gewährleistet. 1984 hat Klein-Vogelbach den Begriff der *dynamischen Stabilisation* geprägt. Gill et al. (1998) unterscheiden zwischen einer Stabilisation unter statischen und einer unter dynamischen Bedingungen. Seit 1998 habe ich beobachtet, dass jetzt auch in der englischsprachigen Literatur der Begriff der dynamischen Stabilisation benutzt wird (O`Sullivan 2000, Lee 1999, Gill et al. 1998). Durch diesen Begriff soll hervorgehoben werden, dass die Stabilisation kein statisches Geschehen ist, kein Versteifen. Vielmehr arbeiten die drei Systeme kontinuierlich und sehr stark aufeinander abgestimmt zusammen, um in jeder Phase einer Bewegung sowie in jeder Haltung die optimale Gelenkstellung sicher zu stellen.

Die Beschreibung der Stabilisation basiert auf der Beschreibung der drei Systeme (siehe oben). Aus dem bisher Beschriebenen ergibt sich auch, dass Stabilisation nicht einfach das Gegenteil von Instabilität ist. Ein Problem der Stabilisation ist somit auch ohne Instabilität möglich.

Die wichtigsten Merkmale einer Instabilität sind:

- Struktureller Schaden
- Instabile Bewegungsrichtung
- Versagen des stabilisierenden Systems; mangelhafte Funktion der primär stabilisierenden Muskulatur
- Passendes klinisches Bild

Die wichtigsten Merkmale einer mangelhaften Stabilisation sind:

- Versagen des stabilisierenden Systems, und hier besonders mangelhafte Funktion der primär stabilisierenden Muskulatur
- Passendes klinisches Bild

Eine Instabilität beinhaltet somit eine mangelhafte Stabilisation. Aber eine mangelhafte Stabilisation ist auch unter anderen Umständen möglich. Hierzu zwei Beispiele:

- Susanne Klein-Vogelbach (1984) hat stets die dynamische Stabilisation der BWS in ihrer Nullstellung als zentrales Element der Haltung und Bewegung dargestellt. Bei einem Versagen dieser dynamischen Stabilisation, sei es durch ein verändertes motorisches Pattern, durch Veränderungen der Muskulatur nach einem Trauma, durch Schmerzen oder durch ein Versagen des stabilisierenden Systems auf Grund z. B. degenerativer Veränderungen im Bereich der Wirbelsäule, kann es in der Folge zu dem klinischen Bild eines Impingement des Glenohumeralgelenks kommen. In diesem Fall gibt es primär keine instabile Bewegungsrichtung in der BWS und die Symptomatik ist nicht am Ort der mangelhaften Stabilität, die ja Ursache des klinischen Bildes ist.
- Wie schon dargestellt haben Untersuchungen belegt, dass chronische wie akute Schmerzen zu

einem veränderten motorischen Pattern führen können. In den untersuchten Fällen war es so, dass die primär stabilisierende Muskulatur der LWS zeitlich nach den bewegenden Muskeln rekrutiert wurde. Das so entstandene Problem beschreiben die englischsprachigen Kollegen als *motor control deficit*. In diesem Fall zeigt der Befund keine instabile Bewegungsrichtung (Hodges u. Richardson 1996, 1998, Hodges 1999, O'Sullivan 1997, Jull et al. 1996), die Schmerzen führen jedoch reflektorisch zu einem Defizit der primär stabilisierenden Muskulatur. Dieses Defizit kann dann wiederum zu einer Chronifizierung der Schmerzsymptomatik führen.

Besteht das funktionelle Problem eines Patienten in einer mangelhaften Stabilisation ohne Instabilität so kann die funktionelle Diagnose z.B. wie folgt lauten: Impingement rechte Schulter bei fehlender dynamischer Stabilisation der BWS mit Verkürzungen der deszendenten skapulothorakalen Muskulatur.

1.4.5 Instabilität und mangelhafte dynamische Stabilisation (motor control deficit) erkennen

Instabilität

Die Diagnose Instabilität bezieht sich auf die Kombination zwischen biomechanischem Verhalten eines Gelenks und klinischem Bild. Um zu der Diagnose Instabilität zu gelangen, muss ein Puzzle zusammengesetzt werden. Das Puzzle besteht aus 4 Teilen. Es muss ein struktureller Schaden beschreibar sein, der das Potential hat, zu einer Instabilität zu führen. Mittels passivem Test müssen eine oder mehrere instabile Bewegungsrichtungen beschrieben werden. Mittels aktivem Test muss aufgezeigt werden, dass die primär stabilisierende Muskulatur nicht adäquat arbeitet. Alles zusammen muss durch das klinische Bild des Patienten untermauert werden. Erst wenn alle 4 Punkte erfüllt sind, kann der Schluss gezogen werden, dass eine Instabilität Ursache des Problems des Patienten ist.

O'Sullivan hat die Ziele der physiotherapeutischen Untersuchung wie folgt zusammengefasst:

- Identifiziere das symptomatische, instabile Bewegungssegment (bzw. periphere Gelenk) und stelle, wenn möglich, eine Verbindung zum Röntgenbefund her (wenn vorhanden).
- Identifiziere Merkmale einer instabilen Bewegungsrichtung (in Krankengeschichte, klinischem Bild und Bewegungstest).
- Ermittle die neuromuskuläre Strategie der dynamischen Stabilisation:
  - Stelle im Rahmen einer Bewegungsbeobachtung/Analyse fest, ob die dynamische Stabilisation der Wirbelsäule während funktioneller Bewegungen und Belastungstests der Extremitäten automatisch funktioniert (Sharmann).
  - Identifiziere eine bestehende Dysfunktion der primär stabilisierenden Muskulatur sowie entsprechende Ausweichmechanismen der globalen Muskulatur (Richardson u. Jull 1995).
- Ermittle den Zusammenhang zwischen den Symptomen des Patienten und der mangelhaften Kontrolle der primär stabilisierenden Muskulatur.

Anhand des Beispiels einer Instabilität der lumbalen Lendenwirbelsäule soll das bisher gesagte verdeutlicht werden:

Beispiel: Segmentale Instabilität der lumbalen Wirbelsäule

Struktureller Schaden

Nachweis eines strukturellen Schadens mittels bildgebender Verfahren (Röntgen, MRI, CT). Von verschiedenen Autoren (Schneider 1993; Kaigle et al. 1998) werden dynamische Aufnahmen gefordert, wobei z.B. eine anteriore-posteriore Translation von mehr als 3 mm als Nachweis einer Instabilität gilt (Kaigle et al. 1998; Bogduk 1997). Desweiteren sind spezielle Aufnahmen zur Ermittlung des Instabilitätsfaktors möglich (Bogduk 1997).

Hinweise aus der Krankengeschichte können sein: Exzessive Verletzungen eines Segments (Bogduk 1997); Stressfrakturen bei jungen Athleten (Fellander u. Lyle 1998); eine einzelne Verletzung gefolgt von tiefen Rückenschmerzen; mehrere kleine Traumata, wobei der Rückenschmerz graduell zur Anzahl der Traumen steigt (O'Sullivan 2000); Wirbelsäulenoperationen; Infektionen der anterioren Elemente; Neoplasmen (Bogduk 1997).

Klinisches Bild

Als Hinweise aus dem klinischen Bild des Patienten, die mittels der subjektiven und objektiven Untersuchungen erhoben werden, können gelten: Tiefe chronische Rückenschmerzen, selten weiter ausstrahlend als bis zum Knie mit einzelnen Phasen funktioneller Defizite. Statische Positionen sind besonders schmerzhaft (Schneider 1993, Paris 1985); Patient kann LWS flektieren, richtet sich mit Hilfe der Hände wieder auf (Kaigle, Wessberg u. Hansson 1998, O'Sullivan 2000); Schmerzhafter Bogen bzw. Schmerz durch die Bewegung, deutliche Stufenbildung zwischen zwei Segmenten, auffällige Hypertrophie der umgebenden Muskulatur (Schneider 1993, Paris 1985, Kaigle et al. 1998); Patient gibt oft an, bei bestimmten Aktivitäten ein „instabiles" Gefühl zu haben; Das Gefühl des *giving way* ist in der Lendenwirbelsäule nicht so deutlich wie z. B. beim Knie.

Je nach Richtung der Instabilität lassen sich noch mehr Bewegungskriterien beobachten:

Flexionsmuster: eher kyphotische untere LWS mit einhergehender lordotischer oberer LWS und unterer BWS; Patient kann „halbe" Flexion nicht tolerieren, kann nicht mehr differenzieren zwischen Beckenkippung und Extension der unteren LWS, gegen obere LWS und untere BWS-Extension. Der Patient ist nicht in der Lage, eine eingestellte Extension zu halten, er stabilisiert sein betroffenes Segment in Flexion, sogar in einer nicht gewichtstragenden Stellung wie dem Vierfüßlerstand (O'Sullivan 2000).

Extensionsmuster: Die Symptome verstärken sich bei Aktivitäten in Extension. Die untere LWS ist hyperlordosiert, obere LWS und untere BWS eher kyphosiert (O'Sullivan 2000). Sichtbare Überaktivität der oberen Bauchmuskeln und Abschwächung v. a. der Glutealmuskulatur (Sahrmann Kurskripten 1999). Eine Beckenaufrichtung ohne Hüftaktivität ist nur schwer möglich.

Lateralflexionsmuster: Abgeschwächt Lumballordose auf Höhe des betroffenen Segments, mit lateralem Shift zur betroffenen Seite. Besonders deutlich wird der Shift bei Belastung des Beins auf der ipsilateralen Seite und beim Gehen durch einen Hinkmechanismus ähnlich dem Duchenne. Die Belastung wird nicht über das Becken aufgefangen, sondern über den Rumpf (O'Sullivan 2000).

Multidirektionales Muster: Häufig Patienten mit großem Trauma, großen Schmerzen und einer funktionellen Beeinträchtigung. Diesen Patienten ist es so gut wie unmöglich, eine neutrale Lordose der LWS einzunehmen und belastende Positionen auszuhalten. Sie zeigen in ihrem Bewegungsverhalten alle vorher genannten Muster (O'Sullivan 2000).

Instabile Bewegungsrichtung (passive Tests)

Eine instabile Bewegungsrichtung kann eine oder mehrere Bewegungsrichtungen vorliegen, sie wird mittels passiver Tests beschrieben. So können z. B. Tests der passiven Zusatzbewegungen (Maitland 1988, Schneider 1994) oder der anterior-posteriorer Shift-Test in Seitenlage (klassischer Instabilitätstest) Hinweise auf die Größe der neutralen Zone geben. Die Palpation der Zusatzbewegungen mit Bewegungsdiagramm (Maitland 1988, Schneider 1994, Avery 1996, Philipps 1994) kann in der üblichen Ausgangsstellung (Bauchlage, Seitlage, evtl. Rückenlage) erfolgen oder in der Position, in der der Patient das Problem zeigt (Segment entsprechend einstellen). Das Bewegungsdiagramm gibt Auskunft über den Beginn des Widerstandes innerhalb einer Bewegung, der Anstieg der Widerstandskurve, Schmerz und Limitation der Bewegung mit Angabe warum die Bewegung hier stoppt (Schmerz, Widerstand oder Schutzspasmus der Muskulatur) sind entscheidend. Zusätzlich gibt die palpatorische Untersuchung Hinweise auf den Tonus der Muskulatur (Spasmus), sowie Stellung eines Wirbels („Verschwinden" eines Dornfortsatzes kann Hinweis sein).

Mangelhafte Rekrutierung der primär stabilisierenden Muskulatur (aktive Tests)

Isolierter Test des M. transversus abdominis (abdominal hollowing) entweder mittels *Pressure Biofeedback Unit* oder mittels Bewegungsbeobachtung (Jull et al. 1996) Abb. **1.50**. Test der Funktionseinheit bestehend aus M. transversus abdominis, M. multifidus, Diaphragma und Beckenbodenmuskulatur. Eine ganze Reihe von Testmöglichkeiten zeigen neuere Veröffentlichungen (Richardson u. Jull 1995, Lee 1999, Lewit 1999). Das *abdominal hollowing* kann z. B. mit der *Trippelphase des Vierfüßlers* nach Klein-Vogelbach (1978) kombiniert werden, um die einseitige mangelhafte Rekrutierung des M. multifidus bei einer rotatorischen Instabilität nachzuweisen. Entweder im Rahmen des klinischen Bildes, oder als aktiver Test, sollte ein Verlust der dynamischen Stabilisation während bestimmter Bewegungsabläufe (Hinweise aus der subjektiven Untersuchung beachten) beobachtet und beschrieben werden.

▬ Mangelhafte dynamische Stabilisation (motor control deficit)

Vordergründig ist das Erkennen einer mangelhaften dynamischen Stabilisation einfach. So lässt sich die ungenügende Funktion der primär stabilisierenden Muskulatur mittels aktiver Tests und Bewegungsbeobachtung bzw. Bewegungsanalyse nachweisen (siehe oben). Schwieriger wird es, wenn es um die Frage geht, welche Relevanz eine ungenü-

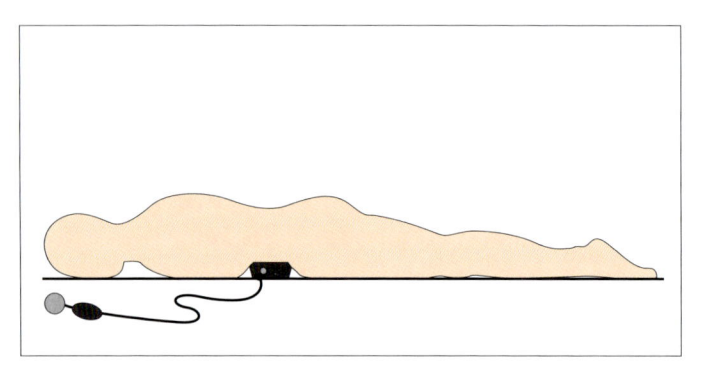

Abb. 1.50 Untersuchung und Behandlung des M. transversus abdominis mittels pressure biofeedback (PBU). Der Patient liegt in Bauchlage, das Luftkissen der PBU liegt unter seinem Bauch (im Bereich des Bauchnabels, eher etwas kaudaler als zu weit kranial). Am Ende der Ausatmungsphase wird der Patient aufgefordert, den Bauchnabel zur Wirbelsäule zu ziehen. Mittels PBU wird kontrolliert, ob die gewünschte Wirkung eintritt, auf Ausweichmechanismen wird geachtet.

gende Funktion der primär stabilisierenden Muskulatur für das Problem des Patienten hat. Bei der Beantwortung dieser Frage ist sicherlich das klinische Bild und dessen Interpretation von entscheidender Bedeutung. Da das klinische Bild jedoch sehr oft dem einer Instabilität ähnelt, besteht die Neigung, eine mangelhafte dynamische Stabilisation als Ursache anzunehmen, wenn aktive Tests und klinisches Bild zu einer Instabilität passen, eine instabile Bewegungsrichtung und ein struktureller Schaden jedoch nicht nachweisbar sind.

Diese Logik ist nachvollziehbar, wenn man sich zwei wichtige theoretische Aspekte vor Augen führt, auf die bereits ausführlich in diesem Kapitel eingegangen wurde:

– Schmerzen führen zu einer Inhibition der primär stabilisierenden Muskulatur (Richardson u. Jull 1995, O'Sullivan 1997 usw.).
– Nach einer Schmerzepisode ist eine Erholung der primär stabilisierenden Muskulatur nicht automatisch gegeben (Hides et al. 1996).

Letztendlich ist die Richtigkeit einer therapeutischen Entscheidung oft nur über das immer wieder zu recht geforderte Prozedere bestehend aus Befund – Therapie – Wiederbefund und dessen Bewertung möglich. Jeder Therapeut muss sich diesbezüglich kritischen Überprüfungen stellen.

1.4.6 Behandlungsstrategie

Wird Stabilisation als therapeutisches Mittel eingesetzt, so sollte zunächst zwischen den unterschiedlichen Formen der Stabilisation unterschieden werden. Die *passive Stabilisation* eines Gelenks kann durch eine Operation oder mittels orthopädischen Hilfsmitteln verbessert werden. Hierbei wird die Stabilisation verbessert, indem das passive System verstärkt wird. Es gibt sicherlich Beschwerdebilder, die einer passiven Stabilisation bedürfen (z. B. Dislokation eines Gelenks nach Zerstörung passiver Strukturen). Nach der Definition von Panjabi (1992) muss jedoch eine passive Stabilisierung alleine als unzureichend betrachtet werden. Erst wenn zusätzlich das aktive sowie das Kontroll- und Steuerungssystem in die Stabilisation mit einbezogen werden, scheint eine Therapie langfristig erfolgreich zu sein (Gill 1998, Hides 1996 etc.).

Die Behandlungsstrategien der aktiven, oder noch besser ausgedrückt, der *dynamischen Stabilisation* sind in den letzten Jahren durch die Arbeiten von Jull, Richardson, Hides, Hodges, O'Sullivan, Lee, Sharmann und Klein-Vogelbach verfeinert worden. Durch die Veröffentlichung der Arbeiten in renommierten medizinischen Fachzeitungen wie *Spine* hat auch die wissenschaftliche medizinische Welt die Grundsätze der Therapie akzeptiert.

Grundsätze der dynamischen Stabilisation

Wenn der Befund gezeigt hat, dass eine Instabilität oder eine mangelhafte dynamische Stabilisation Teil des Problems des Patienten ist, muss in der Rehabilitation Kraft, Ausdauer und Zeitpunkt der Rekrutierung der primär stabilisierenden Muskulatur sowie der bewegenden Muskulatur, bei gleichzeitiger Verbesserung des Kontroll- und Steuerungssystems, trainiert werden. Ziel des Programm ist es, zunächst die primär stabilisierende Muskulatur zu isolieren und ihre Haltefähigkeit sowie ihre Fähigkeit automatisch mit ihren Synergisten anzuspannen, um das Gelenk zu schützen und somit während der unterschiedlichsten Bewegungen und Funktionen die optimale Gelenkstellung sicherzustellen. Richardson, Jull, Hodges und Hides haben hierzu ein Trainingsprogramm bestehend aus 4 Phasen beschrieben, dessen vorrangiges Ziel es ist, die primär stabilisierende Muskulatur zu isolieren und zu trainieren (Tabelle 1.4). Die Übungen sollen langsam mit Betonung der tonischen Muskelkontraktion durchgeführt werden. In der Initialphase sind schnelle Bewegungen nicht erwünscht. Übungen, die eine Kokontraktion der stabilisierenden Muskulatur fördern, sind zu bevorzugen. Ziel ist es, zunächst die Stabilisation in einer neutralen Stellung (innerhalb der neutralen Zone sowie neutral gegenüber der Symptomatik) unter geringer Belastung zu gewährleisten. Die Gruppe geht dabei davon aus, dass langsame, kontrollierte Bewegungen mit zunehmender Belastung die geeigneten Mittel in der Rehabilitation der Stabilisation sind. Tabelle 1.5 fasst die Grundsätze ihres Trainingsprogramm zusammen.

O'Sullivan (2000) hat das Trainingsprogramm um die Gedanken des *motor learning* (Bewegungslernens) erweitert. In dem Modell gilt es, zunächst das fehlerhafte Bewegungsmuster zu erkennen und zu beschreiben. Darauf basierend werden die einzelnen Komponenten des Bewegungspatterns isoliert trainiert, um sie später wieder in funktionelle Bewegungen zu integrieren. Bei dieser Hypothese bezieht O'Sullivan sich auf das Konzept des Bewegungslernens wie sie von Fitts und Posner (Shumway-Cook u. Woolacott 1995) beschrieben wurden. Das Konzept des Bewegungslernens kann in drei Phasen eingeteilt werden:

Tabelle 1.5 Prinzipien der Stabilisation (nach Richardson et al.).

- Bei den Übungen sollen mehr tonische als phasische Kontraktionen fazilitiert werden
- Schnelle, ruckartige Bewegungen sollen vermieden werden
- Übungen sollen Ko-Kontraktionen beinhalten
- Anfangs sollte in einer neutralen Gelenkstellung und mit wenig Belastung geübt werden
- Steigerungen werden durchgeführt durch Erhöhung der Belastung und Destabilisierung der Ausgangsstellung

■   **Phasen des Bewegungslernens**

Die erste Phase ist die *kognitive Phase*, in der eine hohe Aufmerksamkeit des Patienten gefordert werden muss und die Körperwahrnehmung im Mittelpunkt steht. Wie auch bei Richardson et al. soll er in dieser Phase lernen, die primär stabilisierende Muskulatur isoliert und bewusst mit geringer willentlicher Anspannung und kontrollierter Atmung bei geringer Gewichtsbelastung in neutraler Gelenkstellung anzuspannen.

Die zweite Phase ist die *assoziative Phase*, in der es darum geht, ein bestimmtes Bewegungspattern zu verfeinern. Sind einige fehlerhafte oder schmerzprovozierende Bewegungspattern im Rahmen der Befunderhebung identifiziert, so werden diese in einzelne Bewegungskomponenten aufgegliedert und mit hohen Wiederholungsraten (50–60) trainiert. Bei diesen Bewegungskomponenten wird wiederum auf die isolierte Anspannung der primär stabilisierenden Muskulatur geachtet.

Die dritte Phase ist die *automatische Phase*, in der nur geringe Aufmerksamkeit notwendig ist, um die Bewegungen und Funktionen korrekt auszuführen. Diese dritte Phase zu erreichen, ist Ziel des Trainingsprogramms. Wird sie erreicht, ist der Patient

Tabelle 1.4 Stabilisationsprogramm (nach Richardson et al.).

1. Phase
- Selektives Anspannen der primär stabilisierenden Muskulatur (tiefe Muskulatur)
- Training der primären stabilisierenden Muskulatur

2. Phase
- Bewusstes Anspannen der bewegenden Muskulatur (äußere Muskulatur), während die Spannung der primär stabilisierenden Muskulatur gehalten wird
- Selektives Training der bewegenden Muskulatur (je nach Befund)
- Änderung der Ausgangsstellung. Von stabilen, unterstützenden Ausgangsstellungen zu solchen, die mehr Belastung für die Bewegung oder das Gelenk beinhalten

3. Phase
- Kontrolle von Bewegung bei gleichzeitiger Kontrolle der primär stabilisierenden Muskulatur

4. Phase
- Kontrolle der Stabilisation während die Bewegungen mit höherer Geschwindigkeit durchgeführt werden

in der Lage, seine alltäglichen Bewegungen schmerzfrei und gelenkschonend auszuführen. Dass dies Trainingsprogramm zu einer langfristigen Veränderung des motorischen Patterns führt, konnte mittels EMG nachgewiesen werden (O'Sullivan 2000).

1.4.7 Schlusswort

Das erfolgreiche Management von Dysfunktionen und Schmerzen des muskuloskelettalen Systems basiert auf dem ausführlichen und korrekt erhobenen Befund. Ist ein Problem in der Stabilisation als Ursache oder als Teilaspekt des Problems des Patienten identifiziert, so ist die dynamische Stabilisation ein effektives therapeutisches Mittel. Die Kernpunkte der dynamischen Stabilisation sind:

- Isoliertes Training der primär stabilisierenden Muskulatur
- Training des Kontroll- und Steuerungssystems
- Wiedereingliedern der trainierten primär stabilisierenden Muskulatur in komplexe Bewegungspattern

Damit die dynamische Stabilisation erfolgreich eingesetzt werden kann, bedarf es auf der einen Seite eines erfahrenen und gut geschulten Therapeuten, der in der Lage sein muss, das Problem des Patienten adäquat zu erfassen und zu therapieren. Auf der anderen Seite ist auch die aktive Mitarbeit des Patienten gefordert. Im Gegensatz zur passiven Therapie mittels Medikamenten, Korsett oder auch passiven physikalischen Maßnahmen ist die Herausforderung der aktiven Therapie, dass nur Therapeut und Patient gemeinsam das Problem lösen können.

Tim Watson

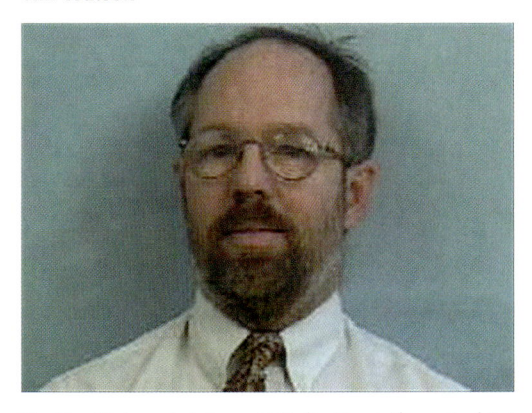

Dr. Tim Watson leitet zur Zeit die Physiotherapieabteilung der Universitätsklinik in Hertfordshire.

Ausbildung und beruflicher Werdegang:

1979   Examen an der West Middlesex Hospital School of Physiotherapy

1994   Ph. D. Biomedical Engeneering, Universität Surrey. Das Thema der Doktorarbeit war: Bioelektrische Korrelate bei muskuloskelettaler Verletzung und Heilung.

Nach einigen Jahren im National Health Service, in denen er hauptsächlich mit ambulanten Patienten sowie in der Orthopädie und Chirurgie tätig war, kehrte er zur West Middlesex Hospital School of Physiotherapy als studierender Lehrer zurück. Während der ersten Jahre als Lehrer machte er seinen Abschluss im Fach Biomedizinische Wissenschaften.

Seine Interessen im Bereich der Elektrotherapie stammen aus der Kombination von klinischer Erfahrung, Lehren und Forschen. Der Großteil seiner Forschungen befasst sich mit den Beziehungen zwischen physiologischen Phänomenen und Energien, die dem Körper zugeführt werden (z. B. Elektrotherapie) sowie dem natürlichen System der Hintergrundelektrizität des menschlichen Organismus.
Er hat nach wie vor ein großes Interesse an der Gewebsheilung und der Biologie der Reparaturvorgänge. Er möchte auch weiterhin für neue Techniken und Behandlungsmethoden offen sein. Dabei versucht er, die scheinbaren Wirkungen mit einem wissenschaftlichen Hintergrund ins Gleichgewicht zu bringen.

1.5 Elektrotherapie

Tim Watson

1.5.1 Einleitung

Seit sich der Beruf der Physiotherapie zu entwickeln begann, ist Elektrotherapie Teil physiotherapeutischer Praxis, aber ihre Anwendung hat sich seither wesentlich gewandelt und ändert sich immer noch. Ihre heute am häufigsten eingesetzten Anwendungsformen ähneln in mancher Hinsicht kaum noch jenen, mit denen vor 60 oder mehr Jahren gearbeitet wurde, und doch haben sie eine gemeinsame Grundlage, deren Verständnis Voraussetzung für eine wirksame Praxis ist.

Heute müssen elektrotherapeutische Maßnahmen durch genaue Daten belegt sein und adäquat eingesetzt werden. An der richtigen Stelle, zur richtigen Zeit und aus dem richtigen Grund angewendet, haben elektrotherapeutische Verfahren ein erstaunliches Potential, entscheidende Verbesserungen zu bewirken. Bei unbedachtem Einsatz hingegen nützen sie entweder überhaupt nicht oder – noch schlimmer – vergrößern die Probleme. Der Therapeut benötigt neben der Fähigkeit, das jeweilige elektrotherapeutische Verfahren gekonnt einzusetzen, auch noch die Fähigkeit, klinisch kompetent zu entscheiden, welches Verfahren zu welchem Zeitpunkt angemessen ist. Aus der Kombination qualifizierter Entscheidung und wirksamer Behandlung ergeben sich für den Patienten die besten Chancen zur Besserung seines Leidens.

▬ Grundlegendes Modell der Elektrotherapie

Generell lassen sich die nötigen Entscheidungen anhand eines einfachen, aber wirksamen klinischen Entscheidungsmodells treffen (Abb. 1.**51**).

Bei allen elektrotherapeutischen Verfahren (mit Ausnahme von Biofeedback) wird dem System in irgendeiner Form Energie zugeführt. Die Art der Energie kann unterschiedlich sein, etwa mechanisch, elektromagnetisch oder thermisch, und ein wesentlicher erster Schritt zu wirksamer Behandlung besteht in der Bestimmung dieser Energieform. Gelangt die Energie in den Körper, so muss sie dort absorbiert werden, damit im Körper Wirkungen erzielt werden. Verschiedene Energieformen werden in verschiedenen Geweben unterschiedlich absorbiert, und auch daraus leitet sich eine wesentliche Komponente des Entscheidungsmodells her.

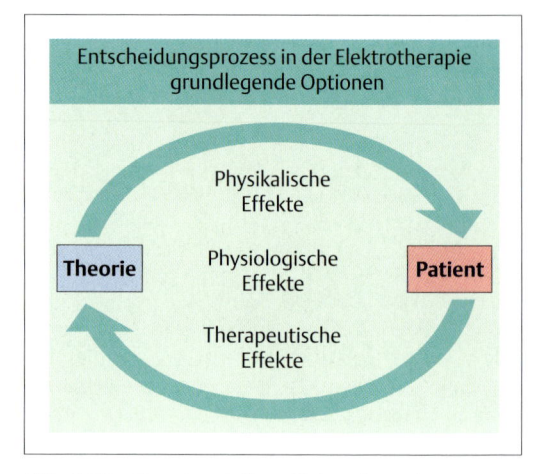

Abb. 1.**51** Grundmodell zur Elektrotherapie.

Das Zielgewebe muss bedacht werden, um bestimmen zu können, welche Energieform angemessen ist. Die absorbierte Energie führt eine oder mehrere physiologische Veränderungen herbei, die sich therapeutisch nützlich einsetzen lassen. Oft wird physiologischer und therapeutischer Nutzen nicht klar unterschieden. Ganz generell gilt: Die absorbierte Energie bewirkt eine physiologische Veränderung. Die physiologische Veränderung führt zu den Änderungen, die wir als therapeutisch ansehen.

Bei der Ausbildung in einzelnen elektrotherapeutischen Verfahren ist es üblich, nach dem angegebenen Schema vorzugehen, ausgehend von der Energie, über die physiologischen Auswirkungen bis zur therapeutischen Anwendung. Klinisch ist wahrscheinlich das umgekehrte Vorgehen nützlicher: Zuerst wird das Wesen des zu behandelnden Problems bestimmt, dann wird festgelegt, welche physiologischen Veränderungen stattfinden müssen, damit sich therapeutische Auswirkungen erzielen lassen. Schließlich sollte sich relativ klar entscheiden lassen, mit welchem Verfahren sich die Veränderungen in dem (den) betroffenen Gewebe(n) am ehesten hervorrufen lassen.

Im Hinblick auf die Mechanismen, durch die ein bestimmtes Verfahren seine Wirkungen erzielt, ist es wichtig, klar zu sehen, dass nicht das Verfahren per se den therapeutischen Nutzen bringt. Die absorbierte Energie stimuliert oder induziert eine physiologische Reaktion. Aus dieser ergibt sich erst der therapeutische Nutzen. Die Anwendung von Elektrotherapie setzt ein Verständnis der Beziehung zwischen diesen Abläufen voraus. Der Therapeut, der ein elektrotherapeutisches Verfahren einsetzt, nutzt oder manipuliert die physiologischen

Veränderungen in den Systemen, um die erwünschte Wirkung zu erzielen. So bewirken z. B. nicht die Ultraschallwellen selbst eine veränderte Durchblutung, sondern die Ultraschallenergie wird im Gewebe absorbiert und stimuliert (über eine Erregung der Zellmembranen) eine Aktivierung der Zellen. Es werden chemische Überträgerstoffe freigesetzt, was eine Durchblutungsveränderung hervorruft. Auf diese Differenzierung, so pedantisch sie erscheinen mag, kommt es an. Das Ergebnis einer Therapie wird durch physiologische Manipulation erreicht. Der Therapeut ist derjenige, der physiologisch manipuliert, aber die normalen, von ihm angeregten physiologischen Prozesse sind es, die schließlich das Ergebnis hervorrufen. Diese Überlegung gilt für alle elektrotherapeutischen Verfahren, ob es sich dabei um thermische, mechanische oder elektromagnetische Energie handelt.

Entsprechend sollte die Anwendung jeder Energieform als Mittel verstanden werden, mit dem sich ein physiologischer Prozess oder mehrere solche Prozesse aktivieren oder steigern lassen. Es ist hilfreich, sich den Physiotherapeuten als manipulativen Physiologen zu denken. Je klarer die Beziehung zwischen elektrotherapeutischem Verfahren, physiologischer Auswirkung und möglichem therapeutischem Nutzen verstanden wird, desto wahrscheinlicher wird wohl das geeignetste Verfahren zur Lösung einer bestimmten Aufgabe eingesetzt.

Dabei wird folgendermaßen vorgegangen. Patienten kommen mit einem Problem (oder häufiger mit einer Reihe von Problemen) zum Therapeuten. Anhand dieser Probleme – umrissen zum Teil durch die Symptome, die der Patient angibt und zum Teil durch die klinischen Befunde – werden die Behandlungsprioritäten festgelegt. Der Therapeut muss diejenigen Probleme identifizieren, in denen er den Schlüssel zu einer Lösung sieht. Selbstverständlich kann unter manchen Umständen eine vollständige Lösung (oder Heilung) unmöglich sein. Aber auch in solchen Situationen lässt sich bestimmen, auf welches Problem sich vorwiegend konzentriert werden sollte. Kurzfristig kann dies z. B. Schmerz sein. Längerfristig ist es vielleicht eine Bewegungseinschränkung auf Grund eines persistierenden Ödems. Der Therapeut muss entscheiden, welcher Problembereich die anfängliche Aufmerksamkeit verdient. Macht der Patient Fortschritte, so verlagern sich normalerweise die Prioritäten. Entsprechend ändert sich auch die Rolle der Elektrotherapie innerhalb des Behandlungsprogramms.

Behandlungspakete

Darüberhinaus spielt die Tatsache eine wichtige Rolle, dass eine elektrotherapeutische Maßnahme nur eine Komponente des gesamten Behandlungspakets ist. Eine isolierte Elektrotherapie wird einem Patienten wohl kaum nützen. Meistens wird sie mit einer Reihe von manuellen Therapien, Übungen, Ratschlägen und Aufklärung kombiniert. Die einzelnen Elemente eines solchen Behandlungspakets müssen sich ergänzen. So hat es u. U. nicht viel Sinn, eine Form der Elektrotherapie anzuwenden, die beispielsweise auf eine stärkere Durchblutung eines bestimmten Bereichs abzielt, wenn diese Maßnahme mit einer Übungstechnik kombiniert wird, die die gesteigerte Durchblutung eines anderen Gewebes fördert. Die beiden Wirkungen können sich gegenseitig im Wege stehen und das Behandlungspaket in seiner Wirksamkeit beeinträchtigen oder möglicherweise sogar völlig wirkungslos machen.

Sorgfältig aufgebaute, sich ergänzende Behandlungsprogramme führen zu den bestmöglichen Ergebnissen. Elektrotherapeutische Maßnahmen werden dabei vielleicht nur während der ersten paar Behandlungsstunden oder aber nur in einer späteren Behandlungsphase eingesetzt. Sie sind kein für alle Patienten unter allen Umständen wesentlicher Bestandteil der Behandlung. Sie müssen benutzt werden, wo es angemessen ist. Sind sie nicht indiziert, sollten sie beiseite gelassen und an ihrer Stelle wirksamere Ansätze verwendet werden.

Datenmaterial, das für den Einsatz von Elektrotherapie spricht, spielt im klinischen Entscheidungsprozess eine wichtige Rolle. Zwar ist es heute noch nicht möglich, vollständig zu erklären, wie jeder Teil jeden Verfahrens sich auswirkt. Aber auch die Mechanismen, mit denen manche manuellen Therapien ihr Endergebnis erreichen, sind ja bisher nicht erklärbar. Der Therapeut hat vielleicht die Erfahrung gemacht, dass die manuelle Therapie A unter den Umständen B am besten funktioniert. In der Literatur oder in Forschungsarbeiten hat diese Erfahrung vielleicht noch keinen Niederschlag gefunden. Dennoch hat persönliche Erfahrung und die Erfahrung von Kollegen Gültigkeit als Beitrag zur Gesamtheit allen Datenmaterials. Selbstverständlich sollten publizierte stichhaltige Forschungsergebnisse umfassend berücksichtigt werden. Fehlt solches detailliertes Beweismaterial, so kann und sollte persönliche Erfahrung und sachverständige Meinung in das Entscheidungsmodell einbezogen werden. Das Resultat eines elektrotherapeutischen Eingriffs wird damit zu einem weiteren Bestandteil des Erfahrungswissens und verfeinert also das Modell.

■ **Überblick über das nachfolgende Kapitel**

In diesem Kapitel sollen einige Aspekte der bioelektrischen Natur physiologischer Prozesse im Körper, ihre Verbindung zu passenden elektrotherapeutischen Verfahren und eine wirksame Integration beider in Behandlungsansätze erörtert werden. Der Text will keine Reihe von Rezepten zur Behandlung bestimmter Zustände, Verletzungen oder krankhaften Veränderungen geben. Er möchte stattdessen einen Rahmen stecken, innerhalb dessen der Therapeut ein nützliches Behandlungspaket zusammenstellen kann – einen flexiblen Behandlungsansatz, der auf Veränderungen im Zustand des Patienten eingeht und der auf dem derzeit verfügbaren Datenmaterial aufbaut.

Ein solcher Bezugsrahmen bietet überraschende Möglichkeiten und ist zugleich enttäuschend, wenn er sich nicht durch neu hinzukommendes Datenmaterial wandelt. In dem Maß, wie unser Verständnis von Physiologie und Elektrotherapie wächst, sollte auch unser Verständnis ihrer beiderseitigen Wechselwirkungen wachsen. In manchen Fällen kann das heißen, dass wir unseren gegenwärtigen Ansatz bei größerem Verständnis beibehalten. In anderen Fällen muss vielleicht unsere augenblickliche Praxis modifiziert oder angepasst werden. Vor ihrer Umsetzung in die Praxis müssen neue Ergebnisse erst überprüft und bewertet werden.

1.5.2 Bioelektrische Phänomene

Seit langem wird in der Medizin die elektrische Aktivität des Körpers zu Diagnose- und Überwachungszwecken herangezogen, vorwiegend im Zusammenhang mit den erregbaren Geweben. Elektrokardiogramm, -myogramm und -enzephalogramm sind dafür Beispiele. Neuerdings werden auch Gewebe betrachtet, die bisher nicht als erregbar angesehen wurden, in denen aber endogene elektrische Aktivität nachweisbar ist. Die endogene elektrische Aktivität des Körpers entspringt verschiedenen Quellen, von denen einige gut beschrieben sind, während Ursprünge und Kontrollmechanismen anderer immer noch im Dunkeln liegen (Offner 1984, Leonesio u. Chen 1987). Die Beziehung zwischen endogener elektrischer Aktivität (nicht ausschließlich von Potentialen) und Verletzung und Heilung wurde in verschiedenen Bereichen klinischer Praxis untersucht.

Diese Untersuchungen scheinen sich auf 3 Themen zu konzentrieren:

– Inwiefern lässt sich die endogene elektrische Aktivität des Körpers als Indikator für einen bestimmten pathologischen Prozess nutzen, ohne dass ihr dabei notwendigerweise eine Beziehung zu Ursache und Wirkung beigemessen wird (Edelberg 1971, 1977, Marino et al. 1989, Woodrough et al. 1975)?
– Inwiefern wirkt nach dem Embryonalstadium die endogene elektrische Aktivität des Körpers als Initiator, Kontrollmechanismus oder Modulator bei Wachstums- und Heilungsprozessen (Becker et al. 1962, Becker 1967, 1974, Illingworth u. Barker 1980, Hinkle et al. 1981, Borgens 1982, Patel u. Poo 1982, Foulds u. Barker 1983)?
– Inwiefern lassen sich Wachstums- und/oder Heilungsprozesse durch eine Steigerung der endogenen elektrischen Aktivität beschädigter Gewebe anregen oder fördern (Wheeler et al. 1969, Rowley et al. 1974, Brighton et al. 1981, Carley u. Wainapel 1985, Brown et al. 1988, Kloth u. Feedar 1988, Reed 1988, Kincaid 1989)?

Das große Gebiet der endogenen Bioelektrizität kann hier nicht im Detail dargelegt werden, aber die folgenden Abschnitte geben vielleicht einen brauchbaren Überblick.

Gewebebatterien liegen in Knochengewebe, Haut, Muskeln und Nerven sowie in anderen muskuloskelettalen Geweben. Diese Batterien scheinen eine Potentialdifferenz zwischen verschiedenen Teilen des Gewebes zu erzeugen; die entsprechenden Potentiale unterscheiden sich bei Verletzungen und in unverletzten Situationen. Im Knochengewebe können piezoelektrische Potentiale, Strömungspotentiale und stetige Potentiale gemessen werden (Friedenberg et al. 1973, Borgens 1984, Fukada 1984, Pollack et al. 1984, Chakkalakal et al. 1988). In der Haut treten eine Menge biolektrischer Phänomene auf, im hier dargelegten Kontext interessieren besonders Potentialniveaus der Haut, Reaktionen auf psychische Erregung und Veränderungen im Zusammenhang mit Verletzung und Erkrankung (Edelberg 1968, Christie u. Venables 1971, Barker et al. 1982, Foulds u. Barker 1983, Millington u. Wilkinson 1983, Vanable 1989). Ähnliche Potentiale sind in Muskeln (Betz et al. 1984, 1986) und Kollagengewebe (Anderson u. Eriksson 1968, Athenstaedt 1970) nachgewiesen worden.

Die Aktivität der Gewebebatterien könnte für Physiotherapeuten von spezieller Bedeutung sein, denn sie scheint in muskuloskelettalen Geweben besonders stark zu sein, sie hängt mit der normalen physiologischen Aktivität zusammen und wird durch Verletzung und Erkrankung beeinflusst. Die Wechselwirkung zwischen extern angewendeter elektrophysikalischer Energie und endogener Energie bietet dem Therapeuten in normalen Situationen und im Falle von Verletzungen die Möglichkeit, mit dem physiologischen System zu interagieren. Vernünftigerweise kann erwartet werden, dass eine Förderung der natürlichen Energie zu einer angeregten oder gesteigerten physiologischen Reaktion führt und dass sich dies wiederum therapeutisch nutzen lässt (Watson 1995).

Wachsende und sich entwickelnde Gewebe weisen zahlreiche sehr interessante bioelektrische Aktivitäten auf. Es gibt Untersuchungen zur Regeneration von Gliedmaßen bei Amphibien (Becker 1961, Borgens 1982, Sisken 1983), zur teilweisen Regeneration von Gliedmaßen bei Säugetieren (Becker 1972, Becker u. Spadaro 1972, Neufeld 1989) und zur Regeneration der Ohren bei Kaninchen (Goss 1981, Chang u. Snellen 1982). Eine interessante Studie untersucht die Amputation und Regeneration von Fingerspitzen bei Kindern (Illingworth u. Barker 1980). Darüberhinaus gibt es umfangreiche Forschungsarbeiten auf dem Gebiet elektrischer Effekte in Embryologie und Morphogenese (Jaffe u. Nuccitelli 1977, Jaffe 1981, Nuccitelli u. Erickson 1983, Jaffe 1986, Robinson 1989).

Auch das Zusammenspiel von äußerlich zugeführter Energie und mit Wachstum und Entwicklung verbundenen natürlichen Potentialen bietet einen Ansatzpunkt. Hier muss jedoch mit einiger Vorsicht vorgegangen werden, da es auch zu potentiell negativen Wechselwirkungen kommen kann, bei denen sich die von außen zugeführte Energie hemmend auswirkt.

Verletzte Gewebe werden als elektrisch aktiv beschrieben; ihre Aktivität scheint mehr als nur ein Epiphänomen zu sein. Über den genauen Ursprung des verletzungsbedingten Potentials besteht noch keine einheitliche Auffassung (Becker 1967, 1974, Thakor u. Webster 1978, Nordenstrom 1983). Zu den Geweben, welche nach Verletzung erkennbare elektrische Veränderungen aufweisen, gehören Haut (Barker, Jaffe et al. 1982, Foulds u. Barker 1983, Jaffe u. Vanable 1984, Vanable 1989), Knochengewebe (Friedenberg et al. 1973, Lokietek et al. 1974, Borgens 1984, Chakkalakal et al. 1988), Muskeln (Lokietek et al. 1974, Betz et al. 1984), Nerven (Shibib et al. 1988, Borgens u. McCaig 1989), Blutgefäße (Sawyer et al. 1953) und noch mehrere andere. Geschwüre und andere Wunden der Haut scheinen elektrische Entsprechungen zu haben (Carley u. Wainapel 1985, Rowley 1985, Kloth u. Feedar 1988, Reed 1988, Griffin et al. 1991, Watson 1996).

Zu den *Zellen und Geweben, die elektrisch reaktiv sind*, gehören Fibroblasten (Erickson u. Nuccitelli 1984, Dunn 1988, Vanable 1989, Weiss et al. 1990), Epidermiszellen (Luther u. Peng 1983, Robinson 1985, Vanable, 1989, 1221, Brown et al. 1988, 1989), Makrophagen (Vanable, 1989, 1221), neutrophile Leukozyten und Erythrozyten (Becker u. Murray 1967), Knochen und Gelenkknorpel (Norton et al. 1977, Okihana, 1985, 912, Brighton et al. 1981, Rubinacci et al. 1988), Sehnen (Stanish et al. 1985) und Bänder (Frank et al. 1983, Akai et al. 1988).

Zwischen elektrisch reaktivem Gewebe und Elektrotherapie besteht natürlich eine heikle Beziehung. Die Anwendung elektrischer oder elektromagnetischer Energie kann den Zustand des Gewebes beeinflussen. Wie in den vorangehenden Abschnitten beschrieben, kann eine solche Wirkung sich als nützlich oder schädlich erweisen. Um das eine zu optimieren und das andere so gering wie möglich zu halten, ist die Auswahl des geeigneten Verfahrens sehr wichtig.

Psychische und emotionale Faktoren beeinflussen eine breite Palette elektrodermaler Aktivität (Edelberg 1968, 1971, 1977, Christie 1981), es bestehen Verbindungen zwischen elektrischer Aktivität und Hypnose und Schlaf (Becker 1974, Leonesio u. Chen 1987), es gibt Elektroanalgesie (Becker 1990). Mit Biofeedback lassen sich elektrische Potentiale ein Stück weit willentlich steuern (Volow et al. 1979, Nishimura u. Nagumo 1985). Schließlich sind auch Verbindungen zwischen elektrischen Potentialen und psychischen Störungen möglich (Venables 1978, Williamson et al. 1985).

Gut Einfluss nehmen kann ein Therapeut möglicherweise auf die mit dem psychophysiologischen Zustand des Patienten zusammenhängende elektrische Aktivität in den peripheren Geweben. In jüngsten Forschungsarbeiten (Watson – unveröffentlichte Daten) wurde festgestellt, dass sich der elektrische Status muskuloskeletaler Gewebe durch die Aktivität höherer Zentren beeinflussen lässt. Beispielsweise lassen sich die elektrischen Potentiale im Knie allein durch kognitive Aktivitäten beeinflussen. Und in vorläufigen Arbeiten wurde gezeigt, dass eine Person mit Biofeedback-Mechanismen willentlich Gewebepotentiale verändern kann.

Wenn es einen Zusammenhang zwischen dem elektrischen Status des muskuloskeletalen Gewebes und dem Heilungs- und Wiederherstellungsprozess dieses Gewebes gibt und wenn die entsprechenden Potentiale durch zerebrale Aktivität einer Person beeinflusst werden können, dann besteht die Möglichkeit, dass sich Biofeedback zur Beeinflussung des Vorgangs der Gewebeheilung einsetzen lässt. Vielleicht gehört dies nicht im engeren Sinn in den Bereich der Elektrotherapie. Es ist aber in diesem Zusammenhang von potentiellem Interesse.

Endogene Bioelektrizität und Modelle von Heilung

Es wurden mehrere grundlegende Modelle der Beziehung zwischen Gewebeheilung und endogener bioelektrischer Aktivität aufgestellt. Ein solches grundlegendes Schema, vorgeschlagen von Becker, zeigt Abb. 1.52.

Im Wesentlichen ändert sich infolge einer lokalen Verletzung die lokale bioelektrische Aktivität, die auf Potentiale von Zellmembranen und die Aktivität von Gewebebatterien zurückzuführen ist. Der Verletzungsstrom ist direkt proportional zur Größe der Verletzung und steht auch im Verhältnis zum zeitlichen Verlauf der Genesung – er verringert sich mit abnehmender Schwere der Verletzung. Das Modell kann als eine lokale Erklärung aufgefasst werden: Die Verletzung verändert das Potential, das veränderte Potential beeinflusst den lokalen Wiederherstellungsprozess, in dem Maß, wie das Gewebe heilt, nimmt der Strom ab. Insofern trägt ein Feedback-Regelkreis dazu bei, die Reaktion des Gewebes zu steuern.

Das Modell kann erweitert werden, wenn betrachtet wird, wie der lokale Verletzungsstrom ein größeres Energiesystem beeinflusst – den Energiefluss im Körper insgesamt. Dann hängt der Steuerungsmechanismus, der die Gewebeheilung beeinflusst, mit der Störung dieses gesamten Energieflusses zusammen. Der Feedback-Mechanismus ist hier ganz ähnlich.

Ob sich auf das lokale, möglicherweise direktere physiologische Modell bezogen wird oder auf die umfassendere Version, die den Energiefluss im gesamten Körper betrachtet, das Prinzip ist ähnlich. Der elektrische Status des verletzten Gewebes ändert sich, was wiederum den Antrieb für einen Heilungsprozesses beeinflusst, und der Feedback-Regelkreis bedeutet, dass sich der Prozess physiologischerweise selbst begrenzt.

Auf dieses Modell (oder modifizierte Versionen davon) stützen sich mehrere Konzepte der Gesundheitsfürsorge von sich ergänzenden Therapien. Das Schema lässt sich nicht leicht einer einzelnen Person zuschreiben, aber Becker hat in zahlreichen Veröffentlichungen darauf Bezug genommen und wird in diesem Zusammenhang immer wieder zitiert.

Bioelektrische Zelle

Jede lebende Zelle hat ein Membranpotential (von etwa – 70 mV), wobei das Innere der Zelle im Verhältnis zu ihrer äußeren Oberfläche negativ ist. Das Potential der Zellmembran hängt eng mit den Transportmechanismen durch die Membran zusammen. Ein großer Teil der Substanzen, die durch die Zellmembran hindurchtreten, sind Ionen (geladene Teilchen), und wenn sich die Bewegung geladener Teilchen ändert, so beeinflusst dies das Membranpotential. Wenn umgekehrt das Membranpo-

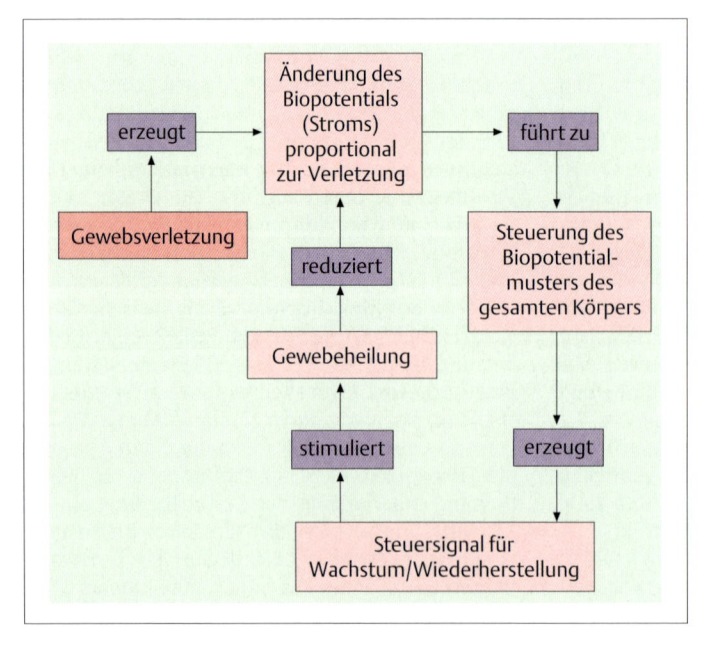

Abb. 1.52 Bioelektrisches Modell der Gewebeheilung.

tential sich ändert, beeinflusst dies die Ionenbewegung.

Im Verhältnis zur Zellgröße ist das Membranpotential beträchtlich. Die Membran ist durchschnittlich 7–10 nm dick (ein Nanometer ist ein Millionstel Millimeter). Die Spannung entspricht damit in ihrer Größenordnung etwa 10 Millionen Volt pro Meter, hat also einen beeindruckend hohen Wert.

1.5.3 Vorgehensweisen der Elektrotherapie

Angesichts der natürlichen Energiesysteme der lebenden Zelle gibt es 2 Wege, elektrotherapeutische Verfahren anzuwenden. Erstens kann genügend Energie zugeführt werden, um die Energie der Zellmembran zu überwinden und sie so zu einer Verhaltensänderung zu zwingen. Zweitens können viel kleinere Energiemengen zugeführt und die Zellmembran gekitzelt oder erregt werden, anstatt sie zu einer Verhaltensänderung zu zwingen. Ein Kitzeln der Membran mit niedriger Energie ruft eine Erregung der Membran hervor, und dies führt zu zellulärer Erregung. Erregte Zellen arbeiten wie Zellen im Normalzustand, aber kräftiger und schneller. Sie sind es, die die therapeutische Arbeit verrichten, nicht das elektrotherapeutische Verfahren selbst (siehe oben).

In den letzten Jahren gab es allgemein die Tendenz, die Niveaus der in der Elektrotherapie verwendeten Energien zu senken. Die Dosen einer Ultraschallbehandlung sind deutlich geringer (hinsichtlich Intensität und Impulsverhältnis), als die bisher für wirksam gehaltenen. Gepulste Kurzwelle verwendet Stromstärken, die um mehrere Größenordnungen niedriger sind als jene, die bei der Therapie mit kontinuierlichen Kurzwellen eingesetzt werden. Lasertherapie ist ein weiteres Beispiel der klinischen Anwendung von Energie niedrigen Niveaus bei beschädigtem, gereiztem oder verletztem Gewebe. Hier wird elektromagnetische Energie von einer Stärke eingesetzt, die sich in Milliwatt anstatt der üblicheren Watt bemisst.

Allen diesen Eingriffen liegt das Prinzip zugrunde, dass die Anwendung einer Energieform von niedriger Stromstärke die natürliche Fähigkeit des Körpers fördert, Heilungs- und Wiederherstellungsprozesse anzuregen, zu steuern und zu regeln. Verfahren, die geringe Energien einsetzen, zielen darauf ab, die Zellen zu kitzeln, sie zu einem höheren Aktivitätsniveau anzuregen, anstatt sie mit hohen Energien sozusagen zu bombardieren und zu einer Reaktion zu zwingen. Niedrig-Energie-Verfahren nutzen also die natürlichen Ressourcen des Körpers, um Heilung zu bewirken.

1.5.4 Frequenz- und Amplitudenfenster

Es wird angenommen – wenn auch diese Annahme vielleicht noch nicht theoretisch integriert ist – dass es hinsichtlich elektrotherapeutischer Verfahren *Fenster günstiger Gelegenheiten* gibt. Im Prinzip existiert ein solches Fenster, wenn bestimmte, auf die Behandlungsdosis bezogene Parameter das Ergebnis positiv beeinflussen, während bei anderen Werten derselben Variablen die Wirkung geringer ist oder möglicherweise ganz wegfällt.

Eines dieser Fenster bezieht sich auf die Amplitude der zugeführten Energie. Wenn – grob gesagt – die am Behandlungsgerät eingestellte Intensität zu niedrig ist, reicht die Energiezufuhr nicht aus, um eine Wirkung zu erzielen. Wird die Intensität dagegen zu hoch eingestellt, dann kann die Energiezufuhr übermäßig sein, und es kommt nicht zu einer positiven Reaktion. Das *Amplitudenfenster* ist daher ein theoretisch existierendes Intervall von Amplituden bzw. Intensitäten, bei denen sich eine nützliche Wirkung ergibt (Litovitz et al. 1990, Goldman u. Pollack 1996). Bei Amplituden außerhalb dieses Fensters kann die Gesamtwirkung gleich Null sein oder sich möglicherweise sogar als hinderlich erweisen. Ein derartiges Phänomen gibt es nicht nur in der Elektrotherapie, Parallelen finden sich bei anderen Therapieformen (etwa bei manueller Therapie oder bei Übungen) sowie bei vielen Pharmakotherapien.

Das Amplitudenfenster ist wahrscheinlich kein statisches Phänomen. Seine dynamischen Eigenschaften hängen sowohl mit der Empfindlichkeit und/oder Irritabilität des Gewebes zusammen als auch mit dem Gewebetyp selbst. Je akuter der krankhafte Zustand des Gewebes, umso energieempfindlicher ist es. Manche akut verletzten oder traumatisierten Gewebe scheinen auf sehr geringe Energiedosen zu reagieren, während ein normales (d.h. unverletztes) Gewebe, das derselben Energiedosis ausgesetzt wird, keine deutliche physiologische Reaktion zeigt. Entsprechend ist bei Geweben in chronisch pathologischem Zustand eine höhere Energiezufuhr erforderlich als zur Aktivierung akut verletzten Gewebes. Es scheint daher eine gleitende Skala wirksamer Intensitäten zu geben. Bei unserem heutigen Wissen ist es nahezu unmöglich, genau zu sagen, bei welchen Verletzungen die Energiezufuhr mit einer bestimmten Amplitude eine Aktivierung erreicht. Zu einigen Verfahren sind Übersichtsdaten vorhanden, zu anderen sind unsere entsprechenden Kenntnisse noch ziemlich spärlich.

Außer dem Amplitudenfenster gibt es wahrscheinlich auch *Frequenzfenster*, für das im Wesentlichen dieselben Überlegungen gelten. Manche Frequenzen scheinen exzitatorisch zu sein, während andere wirkungslos oder inhibitorisch sind. Auch das Frequenzfenster variiert mit dem Zustand des Gewebes. Frequenzen, die im akuten, irritablen Zustand optimal wirksam sind, haben bei chronischen oder nicht irritablen Zuständen weniger Wirkung. Es ist auch sehr wohl möglich, das die optimale Frequenz – ebenso wie die optimale Amplitude – mit dem Typ des Zielgewebes zusammenhängt (Cleary 1987, Goldman u. Pollack 1996).

Wird davon ausgegangen, dass gleichzeitig Amplituden- und Frequenzfenster richtig zu bestimmen sind, so gibt es viele Möglichkeiten, die optimale Dosis zu verfehlen. Es ist möglich, dass beide Fenster voneinander abhängig sind (obwohl es dafür keine direkten Beweise gibt). Natürlich ist es erwünscht, mit der kombinierten Wirkung der richtigen Amplituden- und Frequenzfenster eine maximale Gewebeaktivierung zu erreichen. Aber angesichts der Unzahl denkbarer Kombinationen, selbst bei einem relativ unkomplizierten Verfahren wie TENS (transkutane elektrische Nervenstimulation), ist es möglich, dass sowohl Amplitude als auch Frequenz fast korrekt eingestellt sind und doch die optimale Kombination verfehlt wird.

Es wäre also naiv, anzunehmen, wir verstünden die Handhabung dieser Parameter vollständig. Aber die wachsende Forschung auf dem Gebiet der Elektrotherapie fördert immer mehr Beispiele von wirksamen (und natürlich auch von unwirksamen) Parametern zutage. Leider steht die Forschung auf diesem Gebiet vor einem fundamentalen Problem: viele Untersuchungen beschränken sich nur auf die unterschiedlichen Auswirkungen einer einzigen Variablen – der klassische reduktionistische Ansatz. Es wäre aber in diesem Zusammenhang wichtig, zwei oder mehrere Variablen gleichzeitig zu verändern und deren Interaktion zu erforschen, was jedoch bei experimenteller Forschung sehr schwierig ist.

Abb. 1.53 illustriert das Konzept variabler Amplituden- und Frequenzfenster. Zur Maximierung einer Wirkung kann es erforderlich sein, eine der beiden Variablen oder beide auf ihrer jeweiligen Skala zu verschieben. Zwar gibt es nur eine endliche Anzahl von Kombinationen, aber sie ist doch zu groß, als dass sich jede Kombination testen ließe. Eine der Fähigkeiten des Therapeuten muss also darin bestehen, einen geeigneten Ausgangspunkt zu bestimmen, von dem aus sich die Behandlungsdosis dann fein abstimmen lässt.

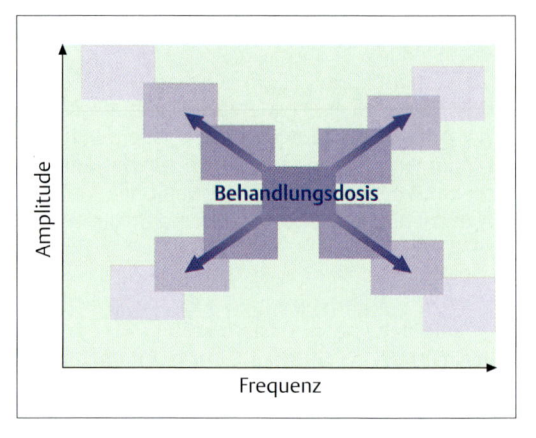

Abb. 1.53 Theoretische Beziehung zwischen Amplitude und Frequenz in den „Behandlungsfenstern".

1.5.5 Verfahren

Es gibt zahlreiche Unterteilungen der elektrotherapeutischen Verfahren in Gruppen und Untergruppen. Unvermeidlich entspricht jede Klassifikation manchen Verfahren besser als anderen. Grobe Unterteilungen (z. B. thermisch – nicht thermisch) sind wahrscheinlich am ungeeignetsten. Eine Klassifikation mit zehn Klassen hingegen ist umfassender, ordnet aber jeder Klasse nur ein bis zwei Verfahren zu, was ebenfalls alles andere als zufrieden stellend ist.

Hier verwenden wir zur kurzen Darstellung der gebräuchlicheren Verfahren eine Unterteilung in die folgenden 5 Gruppen:

- Mechanische Energie (Ultraschall)
- Elektrische Stimulation
- Elektromagnetische Strahlung
- Thermische Energie
- Biofeedback

Diese Gruppierung ist funktional, wenn auch nicht vollkommen. Manche Verfahren könnten danach mehreren Gruppen zugeordnet werden – Infrarotstrahlung beispielsweise ließe sich als elektromagnetische Energie auffassen oder zur thermischen Gruppe zählen. Im klassischen Sinn sollte sie zur elektromagnetischen Gruppe gehören, aber nach funktionellen Gesichtspunkten passt sie besser in die thermische Gruppe.

Im Folgenden wird jedes übliche Verfahren kurz diskutiert, im Hinblick auf seine Energieform, seine primären physiologischen Auswirkungen und seine therapeutische Nutzbarkeit. Es werden keine Rezepte zum Einsatz eines Verfahrens angeboten, aber die entsprechende Dosierung wird prinzipiell erör-

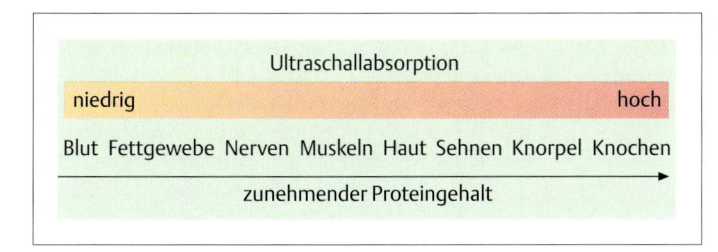

Abb. 1.54 Relative Absorbtion von Ultraschallenergie in den Geweben.

Ultraschallabsorption
niedrig — hoch
Blut Fettgewebe Nerven Muskeln Haut Sehnen Knorpel Knochen
zunehmender Proteingehalt

tert. Eine detailliertere Beschreibung der Anwendungsmethoden findet der Leser in den Standard-Lehrbüchern der Elektrotherapie. Der vorliegende Text hat das übergeordnete Ziel, die Verbindungen zwischen Energie, physiologischen Abläufen und Therapie aufzuzeigen.

Biofeedback steht für sich im letzten Abschnitt, weil es sich von den andern Verfahren sehr unterscheidet. Es führt den Geweben keine Energie zu, sondern misst stattdessen physiologische Parameter und nutzt die Messwerte, um den Patienten zu befähigen, eine willentliche Kontrolle über den betreffenden Vorgang auszuüben, sei es Muskelaktivität, Krafterzeugung oder Angstreaktionen.

Mechanische Energie (Ultraschall)

Ultraschall ist eine Form *mechanischer* Energie. Der Bereich, in dem Menschen normalerweise Schall wahrnehmen, geht von 20 Hz bis ca. 15–20.000 Hz. Oberhalb dieser Grenze bezeichnen wir die mechanische Vibration als *Ultraschall*. In der Therapie werden typischerweise Frequenzen zwischen 0,75 und 3,0 MHz (1 MHz = 1 Million Schwingungen pro Sek.) benutzt.

Schallwellen sind longitudinale Wellen, die aus Zonen von Kompression und Verdünnung bestehen. Werden Materialpartikel einer Schallwelle ausgesetzt, so oszillieren sie um einen Fixpunkt, sie bewegen sich nicht mit der Welle selbst. Die Energie in der Schallwelle überträgt sich auf das Material und bringt die Materialpartikel zum Oszillieren. Natürlich kann jede Steigerung molekularer Vibration in dem Gewebe Wärme erzeugen, und daher lassen sich mit Ultraschall thermische Veränderungen in Geweben hervorrufen. Aber die heutige Anwendung von Ultraschall in der Therapie konzentriert sich nicht auf dieses Phänomen (Low u. Reed 2000).

Zusätzlich zu thermischen Veränderungen scheint Vibration in den Geweben auch Veränderungen hervorzurufen, die allgemein als nicht thermisch betrachtet werden, obwohl sie – analog anderen Verfahren (etwa bei gepulster Kurzwelle) – eine wenn auch noch so kleine thermische Komponente haben müssen. Während ihres Durchgangs durch das Gewebe verliert die Ultraschallwelle an Energie, weil sie Energie an das Gewebe abgibt. Charakteristische Verläufe von Energieabsorption und Dämpfung der Ultraschallwellen sind für mehrere Gewebearten beschrieben worden.

Der Durchgang von Ultraschallwellen verläuft bei verschiedenen Geweben unterschiedlich. Daraus geht klar hervor, dass manche Gewebe mehr Ultraschallenergie absorbieren können als andere. Allgemein gilt, dass Gewebe mit höherem Proteingehalt Ultraschallenergie stärker absorbieren. Gewebe mit hohem Wassergehalt und niedrigem Proteingehalt (beispielsweise Blut oder Fettgewebe) absorbieren also wenig Ultraschallenergie, während andere mit niedrigerem Wassergehalt und höherem Proteingehalt die Energie der Ultraschallwellen weit effizienter absorbieren (Frizzell u. Dunn 1982). Es wurde daher vorgeschlagen, die Gewebe nach ihrem Absorptionsgrad einzustufen (Abb. 1.**54**).

Thermische Auswirkungen

Lehmann (1982) meint, die wünschenswerten Auswirkungen therapeutischer Wärme könnten auch von Ultraschallwellen hervorgebracht werden. Mit Ultraschallwellen kann, auf Grund ihrer Wirkungsweise, selektiv die Temperatur bestimmter Gewebe erhöht werden. Zu den effizienter erwärmten Geweben gehören Knochenhaut (Periost), oberflächliche Rindenknochen (Substantia compacta), kollagene Gewebe (Bänder, Sehnen und Faszien, Gelenkkapseln) sowie faserreiche Muskeln (Dyson 1981). Wird die Temperatur des geschädigten Gewebes auf 40–45 °C erhöht, dann ergibt sich daraus eine reaktive Hyperämie, deren Wirkung als therapeutisch angesehen werden kann. Darüberhinaus wird angenommen, dass Temperaturen in diesem Bereich dazu beitragen können, eine Heilung chronisch entzündlicher Zustände in die Wege zu leiten (Dyson u. Suckling 1978). Es sei aber erwähnt, dass heute die meisten Experten auf Grund einiger in den letzten ca. 15 Jahren durchgeführter experimenteller Forschungsarbeiten den nicht thermischen Auswirkungen von Ultraschall eine größere Bedeutung beimessen.

Nicht thermische Auswirkungen

Die nicht thermischen Auswirkungen von Ultraschallwellen beruhen auf den Phänomenen stabiler Kavitation (Blasenbildung und -bewegung in der Zellflüssigkeit) und akustischem Streaming (akustische Generierung von Blasenwolken) (Dyson 1987). Die Folge dieser Energieumwandlung ist ein verändertes Verhalten der Zellmembran – ihre Permeabilität gegenüber bestimmten Ionen (in erster Linie Ca^{++} und Na^+) ändert sich und ebenso ihr Potential (Mortimer u. Dyson 1988). Infolge dieser Aktivierung der Membran kommt es zu einer *Up-Regulation* von Zellmetabolismus und Prozessen in der Zelle (Maxwell 1992). Die Vorgänge bleiben dieselben wie im nicht erregten Zustand, laufen aber stärker und schneller ab. Die zelluläre Erregung durch Ultraschallenergie äußert sich also in erhöhter Aktivität der Zelle, was eine Reihe physiologischer Veränderungen und therapeutischen Nutzen mit sich bringt (Abb. 1.**55**).

Die (nicht thermischen) therapeutischen Effekte beziehen sich auf die Vorgänge bei Gewebsentzündung und -wiederherstellung. Ultraschall wirkt als entzündungsfördernde Energieform, insofern als er Mastzellen, Thrombozyten, neutrophile Leukozyten und Makrophagen stimuliert, die alle bei einer Entzündung eine Schlüsselrolle spielen (Nussbaum 1997). Wird Ultraschallenergie während einer Entzündungsphase verabreicht, soll damit nicht die Reaktion verstärkt, sondern der Prozess vorangetrieben werden, so dass er wirksamer als unter normalen Umständen zu seinem Endpunkt (seiner Lösung) kommt.

In der proliferativen Phase der Gewebeheilung lassen sich mit Ultraschall Fibroplasten, Endothelzellen und Myofibroblasten aktivieren (Dyson 1987, Young u. Dyson 1990). Auch diese Zellen spielen in einem Entzündungsprozess eine Schlüsselrolle, insofern wirkt Ultraschall proliferationsfördernd – es verstärkt die normalen Reparaturprozesse. In der Umbauphase scheint Ultraschall den Kollagenorientierungsprozess und den Wechsel von Kollagen Typ III zu Kollagen Typ I zu fördern – beides Vorgänge einer normalen Gewebereparatur.

Kurz gesagt, wirkt Ultraschall also aktivierend in der entzündlichen Phase, der Proliferationsphase und der Umbauphase. Er ändert den natürlichen Ablauf der Gewebsheilung nicht, verstärkt aber die Vorgänge und fördert den Normalzustand. Diese Wirkungen können von niedrig dosierten Ultraschallwellen hervorgebracht werden, und um die gewünschten Wirkungen zu erzielen, braucht es keinen langanhaltenden oder sehr intensiven Reiz.

Wichtigste Literaturangaben zu Ultraschall: Dyson 1987, Low, 2000, Young u. Dyson 1990, Maxwell 1992, Kitchen u. Bazin 1996, Young 1996, Nussbaum 1997.

Elektrische Stimulation

Transkutane elektrische Nervenstimulation

Transkutane elektrische Nervenstimulation, TENS, mit der Schmerzen in gewissem Maß gelindert werden können (symptomatisch), indem spezifische

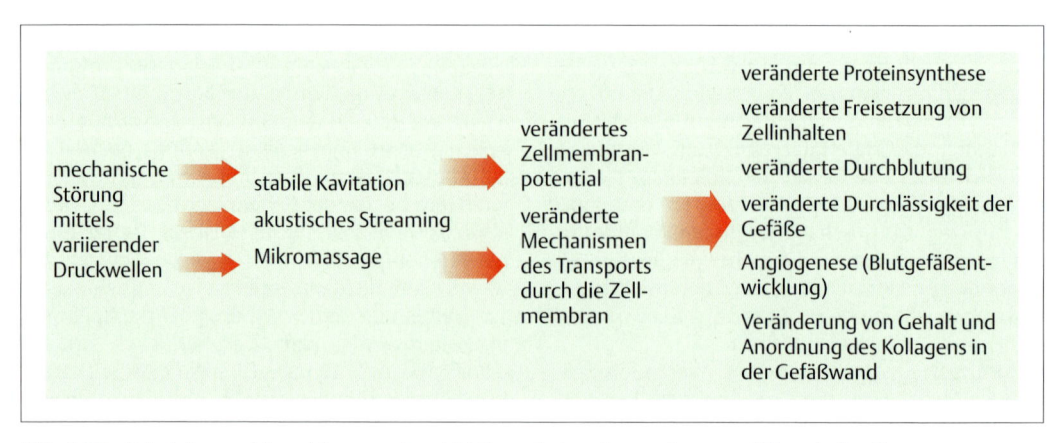

Abb. 1.55 Prinzipien und Auswirkungen der nicht thermischen Anwendung von Ultraschallwellen.

sensorische Nerven gereizt werden. TENS lässt sich auf mehrere Arten einsetzen, entsprechend verschiedener Mechanismen der Schmerzlinderung.

Die Technik ist nicht invasiv und hat, verglichen mit medikamentöser Therapie, wenig Nebenwirkungen. Am häufigsten wird über eine allergische Reaktion der Haut geklagt (etwa 2% der Patienten). Dies liegt fast immer am Material der Elektroden, dem elektroleitenden Gel oder dem Klebeband, mit dem die Elektroden befestigt werden, nicht am Verfahren selbst.

Das TENS-Gerät liefert Impulse elektrischer Energie mit einer Pulsfrequenz von üblicherweise 1–2 bis hin zu 150–200 Impulsen pro Sek.. Zusätzlich zur Erregungsrate kann auch die Dauer (oder Breite) jedes Impulses variiert werden.

Darüber hinaus bieten die meisten modernen Geräte einen *Burst-Modus* an, der es ermöglicht, die Impulse stoßweise abzugeben, in der Regel mit 2–3 Stößen (Bursts oder Trains) pro Sek.. Schließlich kann auch ein Modulationsmodus zur Verfügung stehen, der eine Methode zur unregelmäßigeren Abgabe von Impulsen verwendet und dadurch Gewöhnungseffekte, die bei dieser Art von Stimulation oft anzutreffen sind, minimiert.

Die von den TENS-Geräten gelieferten Impulse variieren bei verschiedenen Herstellern, es handelt sich aber meistens um asymmetrische biphasische modifizierte Rechteckimpulse. Biphasisch deshalb, weil dann keine Netto-Gleichstromkomponente bleibt und somit mögliche Hautreaktionen infolge eines Aufbaus von Elektrolyten unter den Elektroden minimiert werden (Abb. **1.56**).

Impulse von solch kurzer Dauer lassen sich zur Erzielung der gewünschten Wirkungen einsetzen, weil ihr Zielorgan sensorische Nerven sind, die tendenziell relativ niedrige Schwellenwerte haben (d.h. sehr leicht erregbar sind) und auf schnelle Wechsel des elektrischen Status reagieren. Im Allgemeinen ist es nicht nötig, einen verlängerten Impuls einzusetzen, um den Nerv zur Depolarisierung zu zwingen, Impulse mit weniger als einer Millisekunde reichen aus.

Mit der durch ein TENS-Gerät hervorgerufenen Art von Stimulation sollen verschiedene Elemente des sensorischen Nervensystems angeregt und spezifische natürliche Schmerzlinderungsmechanismen aktiviert werden. Betrachten wir der Einfachheit halber zwei hauptsächliche Mechanismen der Schmerzlinderung: den Pain-gate-Mechanimus und das endogene opioide System. Im Folgenden sollen die unterschiedlichen Stimulationsparameter zur Aktivierung dieser beiden Systeme kurz betrachtet werden.

Eine Schmerzlinderung über den Pain-gate-Mechanismus bedeutet Aktivierung (Erregung) der sensorischen Aδ-Fasern, wodurch die Übertragung des schädlichen Reizes seitens der C-Fasern hinauf durch das Rückenmark und von dort zu den höheren Zentren reduziert wird. Die Aδ-Fasern scheinen auf eine Stimulation mit relativ hoher Frequenz (in der Größenordnung von 90–130 Hz) anzusprechen.

Alternativ dazu kann man die Aβ-Fasern stimulieren, die vorzugsweise auf eine niederfrequentere Stimulation (2–5 Hz) reagieren. Dies aktiviert die opioiden Mechanismen und lindert Schmerz durch Freisetzung eines endogenen Opiats (Enzephalin) im Rückenmark, welches die Aktivierung der schädlichen sensorischen Bahnen verringert (Abb. **1.57**).

Konventionelle TENS wird üblicherweise bei Frequenzen von 90–130 Hz durchgeführt, stimuliert also vorzugsweise die Aδ-Fasern und aktiviert den Pain-gate-Mechanismus. Es scheint keine Frequenz zu geben, die bei allen Patienten optimal wirkt, aber für die meisten Patienten liegen die wirksamsten Parameter im Intervall von 90–130 Hz. Niederfrequente (oder Akupunktur-)TENS arbeitet mit Frequenzen von 2–5 Hz, stimuliert also vorzugsweise die sensorischen Aδ-Fasern und fördert so die Freisetzung endogener Opioide im ZNS, speziell im Rückenmark. TENS mit Burst-Impulsen arbeitet mit kombinierten Frequenzen insofern, als die einzelnen Impulsstöße (Bursts oder Trains) 2–3-mal pro Sek. ausgesandt werden, wobei jeder Impulsstoß mit 100 Hz stimuliert. Mit diesem Verfahren sollen Pain-gate-Mechanismus und opioider Mechanismus gleichzeitig aktiviert werden.

Der Reiz wird auf dem Rückenmarksniveau gesetzt, das dem Schmerz entspricht. Üblicherweise wird mit Elektroden beidseits der Verletzung begonnen. Es können auch andere Stimulationspunk-

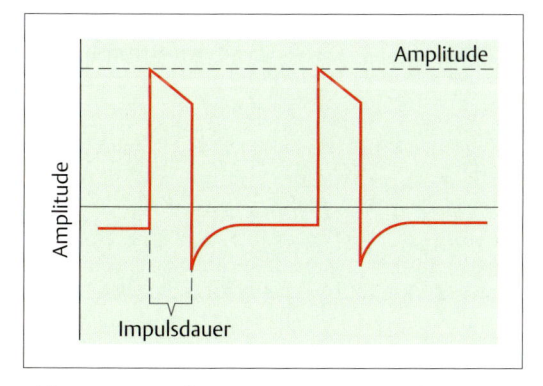

Abb. 1.56 Typische Form eines TENS-Impulses.

1 Bewegungssystem

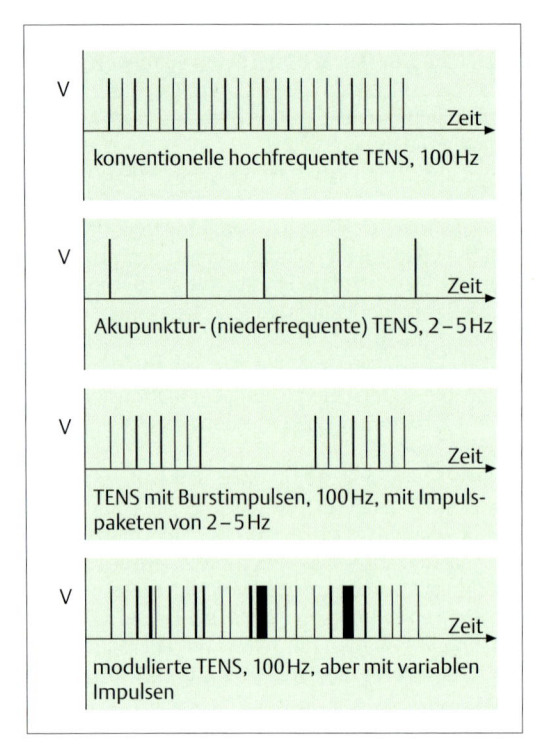

Abb. 1.57 Verschiedene Formen der TENS-Behandlung.

(Diagramme:
- konventionelle hochfrequente TENS, 100 Hz
- Akupunktur- (niederfrequente) TENS, 2–5 Hz
- TENS mit Burstimpulsen, 100 Hz, mit Impulspaketen von 2–5 Hz
- modulierte TENS, 100 Hz, aber mit variablen Impulsen)

te benutzt werden, solange dadurch diejenigen sensorischen Nerven aktiviert werden, deren Eintrittsstelle in das Rückenmark mit dem Ort des Schmerzes übereinstimmt. Zur Aktivierung entsprechender Rückenmarkssegmente lassen sich also Nervenwurzeln verwenden, Stellen am Verlauf des entsprechenden peripheren Nerven, Motorpunkte, Triggerpunkte (oder Akupunkturpunkte) oder Stellen am entsprechenden Dermatom, Myotom oder Sklerotom.

Ist die Schmerzquelle nur vage lokalisierbar, diffus oder besonders ausgedehnt, so kann auf beiden Wegen gleichzeitig Einfluss genommen werden. Manche Fachleute benutzen eine Cross-over-Technik, um die Intensität der Stimulation zu erhöhen.

Wichtigste Literaturangaben zu TENS: Han, Chen et al. 1991, Garrison u. Foreman 1994, Walsh, Foster et al. 1995, Ellis 1996, Walsh u. Baxter 1996, Walsh 1997.

■ Diadynamische Ströme

Diadynamische Ströme (nach Bernard) werden seit über 50 Jahren eingesetzt, aber nicht überall ist ihre Anwendung gleichermaßen üblich. In England und den USA werden sie relativ selten benutzt, auf dem europäischen Kontinent dagegen sehr viel häufiger.

Es gibt im Wesentlichen zwei Stromformen, einen einweg-gleichgerichteten und einen vollweg-gleichgerichteten Sinusstrom (meist 50 Hz, evtl. 60 Hz). Bei Behandlung mit einem einweg-gleichgerichteten 50-Hz-Sinusstrom (MF bzw. Courant **mo**nophasé **f**ixe) erfolgt eine Reihe von Impulsen von 10 ms Dauer mit Zwischen-Intervallen von ebenfalls 10 ms Dauer. Jeder Impuls hat die Form einer halben Sinusschwingung. Die zweite grundlegende Behandlungsform nutzt einen vollweg-gleichgerichteten Sinusstrom, bei dem 100 Impulse pro Sek. erfolgen, jeder von 10 ms Dauer und ohne Zwischenintervall. Diese Anwendungsform wird als DF oder Courant **d**iphasé **f**ixe bezeichnet. Die beiden übrigen Formen diadynamischer Therapie verwenden Kombinationen dieser Grundformen von Strömen. Bei CP (modulation en **c**ourtes **p**eriodes) werden MF-Strom und DF-Strom abwechselnd eingesetzt (jeder 1 Sek. lang). Schließlich werden auch noch zwei MF-Ströme kombiniert, einer mit konstanter Intensität und ein Stromstoß. Die Stromstöße füllen die Intervalle zwischen den Impulsen des ersten Stroms. So dauert jeder Impuls 10 ms, es gibt keine Intervalle, aber die Stromstöße erfolgen mit einer Dauer von 5 Sek. Abb. 1.58 zeigt die grundlegenden Stromformen.

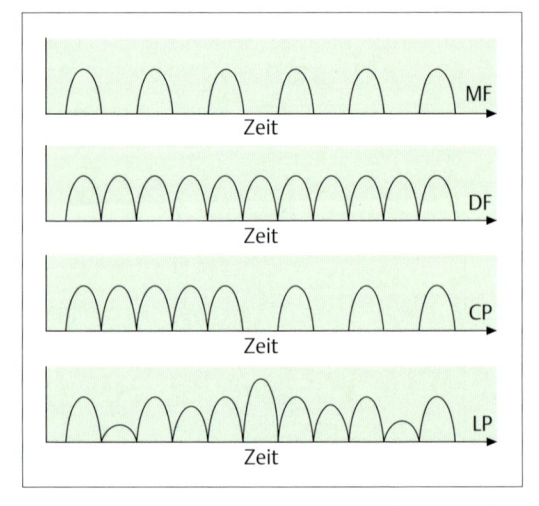

Abb. 1.58 Grundlegende diadynamische Stromformen.

(Diagramme: MF, DF, CP, LP)

Zu diadynamischer Therapie gibt es wenige Publikationen, das Wesentliche findet man zusammengefasst bei Low u. Reed (1990).

■ Interferenztherapie (IFT)

Der Interferenztherapie liegt die Idee zugrunde, die starken physiologischen Auswirkungen einer niederfrequenten elektrischen Stimulation von Muskel- und Nervengewebe (weniger als 250 Impulse pro Sek.) zu nutzen, ohne dass es zu den dazugehörigen unerfreulichen Nebeneffekten kommt (Abb. 1.59).

Sollen mit niedrigen Frequenzen in tiefem Gewebe Wirkungen genügender Intensität hervorgerufen werden, so empfinden die meisten Patienten beträchtliches Unbehagen in den oberflächlichen Geweben (d.h. in der Haut). Dies liegt daran, dass der elektrische Widerstand (die Impedanz) der Haut umgekehrt proportional zur Stimulationsfrequenz ist. Mit anderen Worten: je niedriger die Stimulationsfrequenz, desto größer der Widerstand gegen den Stromdurchtritt und daher desto unangenehmere Empfindungen. Der Hautwiderstand bei 50 Hz beträgt ungefähr 3200 Ω, während er sich bei 4000 Hz nur noch auf etwa 40 Ω beläuft. Werden letztere Frequenz eingesetzt, so geht der Strom leichter durch die Haut, es braucht eine geringere Zufuhr an elektrischer Energie, um die tieferen Gewebe zu erreichen, und die Behandlung wird als weniger unangenehm empfunden.

Die Auswirkungen von Gewebestimulation mit diesen Strömen von mittlerer Frequenz (in elektromedizinischen Zusammenhängen wird das Intervall von 1–10 KHz als mittlerer Frequenzbereich bezeichnet) sind nicht bekannt. Wahrscheinlich ist eine solche Stimulation nicht unschädlich, aber in der gegenwärtigen Praxis weiß man wenig von ihren direkten physiologischen Effekten. Eine primäre Stimulation von Nerven kann mit Mittelfrequenzen nicht erfolgen (Abb. 1.**60**). Interferenztherapie nutzt zwei Mittelfrequenzströme, die gleichzeitig durch das Gewebe geschickt werden, wobei sich ihre Pfade kreuzen, so dass sie, einfach gesagt, miteinander interferieren. Dabei entsteht eine *Interferenz-* oder *Beat-Frequenz* mit den Merkmalen einer niederfrequenten Stimulation.

Die genaue Höhe der resultierenden Beat-Frequenz kann durch die Eingabefrequenzen gesteuert werden. Hat beispielsweise ein Strom eine Frequenz von 4000 Hz und der andere eine Frequenz von 3900 Hz, dann liegt die resultierende Beat-Frequenz bei 100 Hz, auf einem amplitudenmodulierten Trägerstrom mit einer mittleren Frequenz von 3950 Hz.

Durch sorgfältige Manipulation der Eingabeströme lässt sich jede Beat-Frequenz erreichen, die klinisch genutzt werden soll. Moderne Geräte bieten in der Regel Frequenzen von 1 Hz – 150 Hz an, manche sogar bis 250 Hz oder mehr. Der Therapeut muss sich im Großen und Ganzen nicht um die Eingabefrequenzen kümmern, sondern nur um die geeignete Beat-Frequenz, die direkt am Gerät gewählt wird.

Elektronische Manipulation der Ströme ermöglicht eine bipolare Interferenzstrom-Stimulation, bei der es keine Interferenz im Körper gibt – die Interferenz findet im Gerät statt. Die Größenordnung des niederfrequenten Interferenzstromes ist ungefähr äquivalent zur Summe der Eingabe-Amplituden. Mit anderen Worten: aus der Interaktion der beiden Eingabeströme entsteht ein niederfrequenter Strom mit einer Amplitude größer als jede der beiden Eingabe-Amplituden.

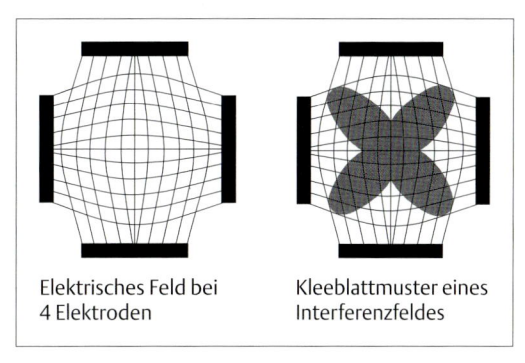

Abb. 1.**60** Interferenzfelder.

Elektrisches Feld bei 4 Elektroden

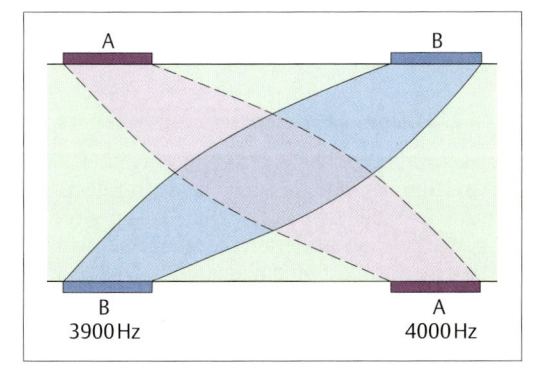

Kleeblattmuster eines Interferenzfeldes

Abb. 1.**59** Beat-Frequenz. Hat Strom A – A eine Frequenz von 4.000 Hz und Strom B – B von 3.900 Hz, so hat der Interferenzstrom eine Beat-Frequenz von 100 Hz.

Physiologische Effekte

Erregbare Gewebe lassen sich von niederfrequenten Wechselströmen stimulieren. Zwar sind alle Gewebe dieser Kategorie in gewissem Maße von einer großen Palette von Reizen beeinflussbar, aber es wird angenommen (Savage 1984), dass jedes Gewebe seine optimale Stimulationsbandbreite hat, die sich anhand seiner Leitgeschwindigkeit, seiner Latenz- und seiner Refraktärzeit (Zeit, die die Zelle braucht, bevor sie nach einem ersten Reiz wieder auf einen nächsten reagieren kann) schätzen lässt. Diese Bandbreiten werden in Tabelle 1.**6** aufgeführt.

Beim klinischen Einsatz von Interferenztherapie stützt man sich auf diese Daten sowie auf das Wissen über das physiologische Verhalten des stimulierten Gewebes. Die Wahl eines breiten Frequenzbandes für eine Behandlung ist als weniger wirksam anzusehen als die eines schmäleren, selektiven Bandes. Wird mit einem Frequenzintervall von beispielsweise 1–100 Hz behandelt, so werden damit zwar die geeigneten Frequenzen abgedruckt, aber nur während eines relativ kleinen Prozentsatzes der gesamten Behandlungszeit. Darüberhinaus können sich manche Bereiche des Intervalls sogar als kontraproduktiv hinsichtlich der primären Behandlungsziele erweisen.

Interferenztherapie hat hauptsächlich 4 Anwendungsgebiete:

– Schmerzlinderung
– Muskelstimulation
– Durchblutungsförderung
– Abbau von Ödemen

Es wird auch behauptet, Interferenztherapie könne eine Rolle bei Heilungs- und Wiederherstellungsprozessen spielen.

Da Interferenztherapie primär auf erregbare Gewebe einwirkt, liegen ihre stärksten Wirkungen wahrscheinlich in den direkten Folgen einer Stimulation eben jener Gewebe, also auf dem Gebiet der Schmerzlinderung und Muskelaktivierung. Ihre anderen Wirkungen sind wahrscheinlich nur sekundäre Folgen jener Haupteffekte.

Elektrische Stimulation wird oft klinisch zur *Schmerzlinderung* angewendet. Aber bisher gibt es nur wenig direkte Forschungsergebnisse zum Einsatz von Interferenztherapie auf diesem Gebiet. Logischerweise könnten die höheren Frequenzen (90–150 Hz) zur Stimulation der Pain-gate-Mechanismen verwendet werden und so die Symptome vorübergehend überdeckt werden. Andererseits lassen sich niedrige Frequenzen (1–5 Hz) zur Aktivierung der opioiden Mechanismen einsetzen, was ebenfalls den Schmerz in gewissem Grade lindert. Diese beiden verschiedenen Wirkungsweisen lassen sich physiologisch erklären und haben verschiedene Latenzzeiten und unterschiedliche Wirkungsdauer. Es ist möglich, dass sich eine Schmerzlinderung auch durch Stimulation der Formatio reticularis bei Frequenzen von 10–15 Hz oder durch Blockierung der Übertragung in C-Fasern bei mehr als 50 Hz erreichen lässt.

Motorische Nerven können mit einer großen Bandbreite von Frequenzen stimuliert werden. Natürlich führt eine Stimulation bei niedriger Frequenz (z. B. 1 Hz) zu einer Reihe von Zuckungen und eine Stimulation bei 50 Hz zu einer tetanischen Kontraktion. Die Wahl der Behandlungsparameter hängt von der gewünschten Wirkung ab, aber um eine *Muskelstimulation* mit gesteigerter Durchblutung und einem möglichen Abbau von Ödemen zu kombinieren liegt es nahe, einen Frequenzbereich zu wählen, bei dem es nicht zu starken anhaltenden tetanischen Kontraktionen kommt. Es wird oft der Bereich von 10–25 Hz gewählt.

Die Reabsorption von Ödemen wird nicht primär nerval gesteuert, und die Durchblutung lässt sich nur mit begrenzter Wirksamkeit elektrisch stimulieren. Es wird daher vorgeschlagen, geeignete Kombinationen muskulärer Stimulation einzusetzen, um diese Wirkungen zu erreichen.

Behandlungsparameter

Die Elektroden sollten so positioniert werden, dass das zu stimulierende Gebiet adäquat abgedeckt ist. In manchen Fällen, wenn etwa eine lang gestreckte Zone anstatt eines isolierten Gewebegebiets stimuliert werden soll, ist eine bipolare Methode vorzuziehen. Die Platzierung der Elektroden sollte im fraglichen Gebiet zu überkreuzten elektrischen Feldlinien führen. Nur so lässt sich der interferenztherapeutische physiologische Effekt erreichen.

Nerven gewöhnen sich an ein konstantes Signal, und um dieses Problem zu umgehen (und ebenfalls wegen einer größeren Wirkungsbreite), wird oft ein

Tabelle 1.6 Stimulationsbandbreiten verschiedener Gewebe.

Gewebetyp	Stimulationsfrequenz
sympathische Nerven	1– 5 Hz
parasympathische Nerven	10–150 Hz
motorische Nerven	10– 50 Hz
sensorische Nerven	90–100 Hz
nozizeptive Fasern	90–150 Hz
glatte Muskulatur	0– 10 Hz

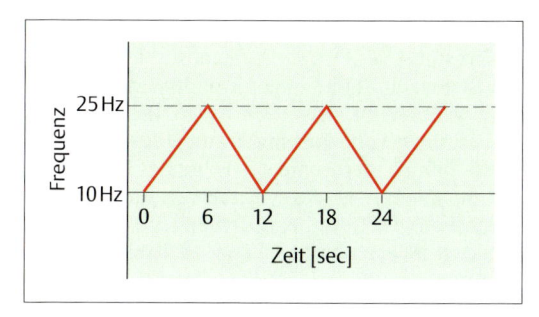

Abb. 1.61 Frequenzmuster eines Frequenzanstiegs und -abfalls im 6-Sekunden-Rhythmus.

ganzer Bereich von Frequenzen genutzt (oder die Frequenzen werden graduell geändert). Der Bereich sollte entsprechend der gewünschten physiologischen Wirkungen gewählt werden, aber nicht allzu groß, da dies die klinische Wirkung minimieren kann (Abb. 1.**61**).

Der Modus, in dem Frequenzen im gewählten Bereich abgegeben werden, variiert von Gerät zu Gerät. Am üblichsten ist ein abwechselndes Steigen und Sinken der Frequenzen im vorgegebenen Bereich im Turnus von 6 Sek.. Wurde z. B. ein Bereich von 10 – 25 Hz gewählt, so liefert das Gerät eine veränderliche Frequenz, die bei 10 Hz beginnt, während 6 Sek. auf 25 Hz ansteigt und dann während 6 Sek. wieder auf 10 Hz abfällt. Dieses Muster wiederholt sich.

Die Geräte können, wie die Abb. 1.**62** zeigt, auch andere Frequenzmuster erzeugen.

Die Behandlungszeiten variieren stark, entsprechend den üblichen klinischen Parametern von akutem bzw. chronischem Zustand und der Art des erwünschten physiologischen Effekts. Bei akuten Zuständen genügen vielleicht kürzere Behandlungszeiten von 5 – 10 Min., um die Wirkung hervorzurufen. Unter anderen Umständen mag eine Stimulationsdauer von 20 – 30 Min. nötig sein. Es wird vorgeschlagen, zunächst kurze Behandlungszeiten zu wählen, besonders bei akuten Zuständen, für den Fall, dass eine Verschlimmerung der Symptome eintreten sollte. Wird das Ziel nicht erreicht und sind keine unerwünschten Nebenwirkungen aufgetreten, so kann die Behandlungsdauer gesteigert werden. Es gibt aber keine Forschungsergebnisse, die belegen würden, dass eine Wirkung durch stetige Steigerung der Behandlungsdosis gesteigert oder auch nur beibehalten werden kann.

Wichtigste Literatur zur Interferenztherapie: DeDomenico 1982, DeDomenico u. Strauss 1985, Nikolova 1987, Ganne 1988, Goats 1990, Stephenson u. Johnson 1995, Low, 2000, Martin 1996, Johnson 1999, Palmer, Martin et al. 1999, Lambert, Tebbs et al. 2000.

Elektromagnetische Strahlung

Kurzwellendiathermie

Kurzwellendiathermie (Short Wave Diathermy, SWD) ist sicher keine neue Art der Elektrotherapie. Seit den 20er-Jahren wird sie viel angewandt, aber heute beruht sie auf Entwicklungen der letzten 20 – 30 Jahre. Das Wort Diathermie kommt aus dem Griechischen und bedeutet Durchwärmung. Man wollte damit eine tiefe Durchwärmung von Gewebe bezeichnen im Unterschied zu der oberflächlicheren Erwärmung durch Wärmeleitung (z. B. Wärmepackungen) oder andere Formen von Wärmestrahlen (z. B. Infrarotstrahlen).

Die Kurzwellendiathermie nutzt hochfrequente oszillierende Schaltkreise (im Bereich von 10 – 100 MHz) zur Produktion einer elektromagnetischen Energie, die auf Körpergewebe angewandt Wärme erzeugt. Die meisten Kurzwellentdiathermie-Geräte arbeiten mit einer Frequenz von 27,12 MHz (± 0.16 MHz). Dies ist keine magische Frequenz, sondern eine, die von den Behörden für medizinische Zwecke ausgewiesen wurde. Ähnliche Wirkungen ließen sich auch bei andern Frequenzen hervorrufen, aber dann käme es zu Interferenzen mit Radio, Fernsehen und andern Kommunikationsgeräten.

Detaillierte Beschreibungen der Erzeugung kurzwelliger Energie sind bei Michlovitz 1990, Kitchen u. Bazin 1996, Low u. Reed 2000 beschrieben. Längere Abhandlungen über oszillatorische Schaltkreise, Dielektrika und spezifischen Widerstand von Geweben sind im vorliegenden Zusammenhang wenig relevant. Wichtig ist es, zu diskutieren, wie die kurzwellige Energie die Körpergewebe beeinflusst, um thermische und physiologische Wirkungen hervorzubringen.

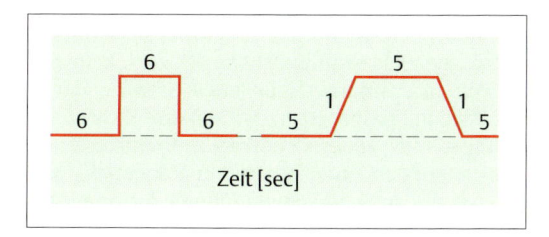

Abb. 1.**62** Weiteres Frequenzmuster, das von den meisten Geräten erzeugt werden kann.

Die von dem Gerät erzeugte höherfrequente Energie muss an das Gewebe des Patienten weitergegeben werden, und dazu stehen im Wesentlichen zwei Methoden zur Verfügung: Applikation mittels Kondensatorplatten (die Behandlung mit elektrostatischem Feld oder E-Feld-Behandlung) oder mittels Kabel (bzw. Spulenfeldelektrode oder Monode), bei der mit einem magnetischen oder H-Feld behandelt wird. Diese Methoden haben sich historisch nebeneinander entwickelt. Nach unserem in den letzten Jahren gewonnenen Wissen ist jedoch die H-Feld-Methode vermutlich wirksamer, insbesondere wenn die Zielgewebe tiefer liegen als Haut und oberflächliche Faszien.

Elektromagnetische Wellen enthalten selbst keine Materie, können aber Energie durch den Raum transportieren. Der Einsatz von hochfrequenter Energie macht sich zunutze, dass bei Frequenzen in diesem Bereich Körpergewebe, und insbesondere Nerven, nicht direkt gereizt werden, weil die Frequenzen außerhalb des physiologischen Bereichs liegen.

Für eine direkte Gewebestimulation werden in der Therapie Energien von niedrigeren Frequenzen eingesetzt (z. B. TENS, Interferenztherapie).

Ein grundlegendes, aber wichtiges Prinzip (für alle Arten von Elektrotherapie, nicht nur für Kurzwellentherapien) besagt, dass zur Erzielung einer Wirkung Energie absorbiert werden muss. Wird die den Geweben zugeführte Energie nicht oder nur inadäquat absorbiert, kommt es nicht zu physiologischen Veränderungen.

Anwendungsweisen

Zur Verabreichung kurzwelliger Energie gibt es im Wesentlichen zwei verschiedene Methoden und zu jeder eine Reihe unterschiedlicher Praktiken. Die grundlegenden Verfahren sind die Anwendung eines elektrostatischen Feldes (auch Kondensator-Technik) und die induktive Methode (auch Induktothermie oder Monoden-Technik).

Die Anwendung kurzwelliger Energie mithilfe eines Paares von Elektrodenplatten wird oft als *Kondensator-* oder *elektrostatische Technik* bezeichnet. Die beiden mit dem Gerät verbundenen Metallplatten sind gleich stark und entgegengesetzt aufgeladen, so dass zwischen ihnen ein elektrisches Kraftfeld besteht. Es gibt keinen direkten Stromfluss zwischen den Platten oder durch das Gewebe des Patienten. Die Ladung der Platten kehrt sich etwa 27 Millionen mal pro Sek. um, und das elektrische Feld, in dem der Patient den zu behandelnden Körperteil platziert hat, kehrt sich ebenfalls um oder oszilliert mit derselben Geschwindigkeit.

Wird Gewebe in ein sich schnell umkehrendes elektrostatisches Feld gebracht, absorbiert es Energie, und wenn es dies in genügendem Maße tut, so wird Wärme im Gewebe erzeugt. Diese Wärme kommt nicht von einer Erwärmung der Hautoberfläche her, sondern wird als Folge des Kraftfeldes tief im Gewebe erzeugt. Das Erwärmungsmuster (oder Profil der Gewebeerwärmung) zu dieser Methode ist jedoch oberflächlicher als gemeinhin angenommen.

In den meisten Abhandlungen wird die erzeugte Wärme anhand von Ionenbewegung, Dipol-Rotation und Verschiebungen innerhalb der Elektronenwolke beschrieben (siehe etwa Low u. Reed 2000). Dies mag ja verdienstvoll sein, aber diejenigen Gewebe, in denen tatsächlich die meiste Wärme produziert wird, sind die Gewebe mit relativ hohem elektrischem Widerstand, das heißt letztendlich die fettreichen Gewebe. Die Wärmewirkung einer Kondensatorbehandlung konzentriert sich daher in den oberflächlichen Fettschichten und nicht in den tieferliegenden Geweben. Eine genauere Darstellung findet der interessierte Leser in Standardwerken (Kitchen u. Bazin 1996, Low u. Reed 2000), und bezüglich einer naturwissenschaftlich/mathematischen Analyse sei auf Ward (1980) verwiesen.

Die zweite Behandlungsmethode verwendet ein *Induktothermie-Kabel* oder in neuerer Zeit einen Applikator vom Monoden-Typ. Die Monoden-Elektrode enthält ein schon zur Spule aufgewickeltes Kabel und ist daher eine große Zeitersparnis. Mit ihr wird das gleiche Ergebnis wie mit einem scheibenförmig aufgewickelten Induktothermie-Kabel erzielt.

Die Energie, die mit Kabel oder Monode weitergegeben werden kann, unterscheidet sich von jener der Kondensatorplatten. Um das Kabel herum entsteht bei Stromdurchfluss gemäß den Prinzipien *elektromagnetischer Induktion* (nach Faraday) ein *Magnetfeld*. Ein sich ändernder Strom, der durch einen Leiter geht, baut um den Leiter herum ein Magnetfeld auf. Ein oszillierender Strom durch das Kabel erzeugt also ein sich schnell aufbauendes und zusammenfallendes Magnetfeld. Ausgerichtet ist dieses Feld senkrecht zur Richtung des Kabels. Ist das Kabel scheibenförmig aufgewickelt, dann erstreckt sich das Kraftfeld senkrecht zur Ebene der Scheibe in das darunter liegende Gewebe hinein. Faradays Induktionsgesetz ist in beide Richtungen gültig: ein sich ändernder Strom in einem Leiter induziert um den Leiter herum ein Magnetfeld, und ein sich änderndes Magnetfeld induziert in einem Leiter einen Strom.

Das sich ständig umkehrende Magnetfeld, dem das Gewebe ausgesetzt ist, induziert in den elektrisch leitenden Teilen des Gewebes (jenen von geringem elektrischem Widerstand) kleine zirkuläre Ströme, die 27 Millionen mal in der Sek. ihre Richtung ändern. Diese Wirbelströme erzeugen in den elektrisch leitenden Gewebepartien Wärme. Das Erwärmungsmuster (oder Profil der Gewebserwärmung) bei einer kurzwelligen diathermischen Behandlung mit Kabel oder Monode unterscheidet sich also von jenem beim Einsatz von Kondensatorplatten dadurch, dass eine Erwärmung primär in Geweben mit guter Leitfähigkeit stattfindet – in Muskeln, Blut und Gewebsflüssigkeit – und nicht in jenen mit hohem elektrischem Widerstand.

Dem Wechsel zwischen beiden Verfahren entspricht also auch eine Verlagerung der Erwärmung (bzw. anderer damit verbundener Wirkungen) in den jeweils anderen Gewebetyp.

■ Impulskurzwellendiathermie

Das therapeutische Verfahren der *Impulskurzwellendiathermie* (Pulsed Shortwave Diathermy, PSWD) sollte die nützlichen Wirkungen hochfrequenter Energie bieten, ohne dass es dabei gleichzeitig zu einer allseitigen Erwärmung kommt (Low u. Reed 1992). Seit den frühen 80er-Jahren erfreut es sich zunehmender Beliebtheit und ist heute eines der in Großbritannien am meisten eingesetzten Verfahren (Pope 1995). Trotz dieser steigenden Popularität gibt es sowohl zur grundlegenden Wirkungsweise des Verfahrens als auch zu einigen Aspekten seiner klinischen Wirksamkeit nur relativ wenig Forschungsergebnisse.

Allgemein gesagt hat das Verfahren eine thermische Kapazität – mit andern Worten die Fähigkeit, eine reale Erwärmung von Geweben hervorzubringen – aber es lässt sich auch auf nicht thermische Weise verwenden und scheint dabei einen deutlichen physiologischen und therapeutischen Nutzen zu haben, ohne nennenswerte Gewebserwärmung. Diese Option ist es, die viele Therapeuten für so außerordentlich wirkungsvoll halten, denn sie erlaubt den Einsatz von Energie in Situationen, in denen eine Erwärmung von Geweben unerwünscht ist (z.B. bei kürzlich verletztem Gewebe).

Um Wirkungsweise und klinische Anwendung zu verstehen, müssen zunächst kurz die theoretischen Grundlagen für dieses Verfahren erörtert werden.

Man kann sich ein Impulskurzwellengerät als einen normalen Kurzwellengenerator mit sehr schnell operierendem eingebautem Schalter vorstellen. Dieser virtuelle Schalter steuert den Output des Geräts. Steht er auf *an*, dann entlässt das Gerät aus dem Behandlungskopf eine hochfrequente kurzwellige elektromagnetische Energie. Steht er auf *aus*, liefert das Gerät keine Energie.

Die verschiedenen Einstellungsmöglichkeiten des Gerätes ermöglichen es, festzulegen, wie viel Energie in das Gewebe hineingelangt und auf welche Art sie vermittelt wird. Die Impulse können kurz oder lang dauern, sie können mit niedriger oder hoher Wiederholungsrate abgegeben werden, und die Stromstärke kann während jedes Impulses gesteigert oder vermindert werden.

Daher erlaubt die Kombination dieser Einstellungen dem Therapeuten die Steuerung der Gesamtstromstärke bzw. Gesamtenergie und der Art, wie diese abgegeben wird.

Der Impulskurzwellendiathermie liegt die Idee zugrunde, dass sich derartige erwünschte Wirkungen tief in den Geweben ohne den Erwärmungseffekt von Kurzwellendiathermie erreichen lassen. Der wesentliche Vorteil von PSWD gegenüber SWD liegt darin, dass es sich nach einer Verletzung schon früh zur Behandlung akuter Zustände einsetzen lässt. Die schädlichen Effekte, die bei einer Erwärmung traumatisierten Gewebes auftreten, werden durch die schnelle Verteilung der Wärme während der Aus-Phase des Pulses vermieden (McGill 1988).

Goldin, Broadbent et al. (1981) führen die folgenden primären Wirkungen von PSWD auf:

– Erhöhte Anzahl von Leukozyten, Histozyten und Fibroblasten in einer Wunde
– Schnellerer Ödemabbau
– Verbesserte Absorption von Hämatomen
– Verringerung entzündlicher Prozesse
– Schnellere Ausrichtung fibröser Fasern und schnellere Kollagenablagerung
– Förderung der Kollagenschichtung in einem frühen Stadium
– Stimulation der Osteogenesis
– Bessere Heilung im peripheren und zentralen Nervensystem

Dies ist eine eindrückliche Liste, und es ist kein Wunder, dass Physiotherapeuten PSWD anwenden, um die darin behaupteten vorteilhaften Auswirkungen zu nutzen. Goldin et al. (1981) sagen aber, dass sie über die genauen Mechanismen von PSWD nicht sicher seien und dass jede Erklärung der erwähnten nützlichen Auswirkungen spekulativ sei. Verschafft man sich einen kurzen Überblick über die relevante Literatur, so wird deutlich, dass alle bisher zusammengetragenen Daten die aufgeführten Behauptungen noch nicht schlüssig beweisen. Nützliche Literatur zu Impulskurzwellendiathermie: Kloth u. Ziskin 1990, Michlovitz 1990, Bricknell

u. Watson 1995, Kitchen u. Bazin 1996, Low u. Reed 2000.

Thermische Wirkungen

Die physiologischen Auswirkungen einer Gewebserwärmung sind recht gut dokumentiert, und es ist nützlich, sie an dieser Stelle zusammenfassend zu betrachten. In gewissem Ausmaß sind die Wirkungen einer Gewebserwärmung nicht so sehr abhängig von dem zur Wärmeerzeugung verwendeten Verfahren, sondern vom Grad thermischer Veränderungen und von den betroffenen Geweben. Es gibt beispielsweise einen Unterschied der Wirkungen von Infrarotstrahlen und Kurzwellen, aber dies liegt daran, dass diese verschiedenen Gewebe unterschiedlich erwärmen. Da sowohl Kurzwellendiathermie als auch Impulskurzwellendiathermie zu thermischen Veränderungen in den Geweben führen können, werden wir zunächst die physiologischen Wirkungen einer Gewebserwärmung allgemein erörtern.

Die Erwärmung von Geweben hat einige sehr direkte physiologische Konsequenzen und manche anderen, die weit komplexer sind. Trotz der verbreiteten und langewährenden Nutzung von Wärme für therapeutische Zwecke sind wir über die Mechanismen, welche die Körperreaktionen auf eine lokale oder allgemeine Erwärmung steuern, immer noch teilweise im Unklaren. Das Ausmaß der physiologischen Wirkungen wird von einer Reihe von Faktoren bestimmt, zu denen die Größe des der Erwärmung ausgesetzten Gebietes, die Intensität der zugeführten Wärme, die Art der Gewebe, welche primär die Temperaturveränderung erleben (dies hängt davon ab, wo die Energie absorbiert wird), die Integrität des kardiovaskulären und des Nervensystems, der pathologische Status des Gewebes und das Alter des Patienten gehören.

Nicht thermische Wirkung

Nagelschmidt nahm 1940 an, es müsse „irgendeine noch nicht erkannte, für das Phänomen verantwortliche Wirkung geben, welche nicht der Erwärmung allein zugeschrieben werden könne." Seither gibt es darum, welches genau diese anderen Wirkungen oder athermischen Wirkungen sein könnten, eine heftige Kontroverse (Kitchen 1995, 1996, Kitchen u. Bazin 1996).

Low u. Reed (2000) meinen, die elektromagnetische Energie rüttle Ionen, Moleküle und Membranen auf und bewirke eine generelle Beschleunigung der zellulären Aktivität. Aber anschließend sagen sie, „alle Erklärungen des genauen Mechanismus von PSWD sind spekulativ". Hayne (1984) erweitert diese These, indem er sagt, im Zusammenhang mit einer Dysfunktion der Zelle komme es zu einer Depolarisierung, und in einer beschädigten Zelle könne das normale Zellpotential über die Bewegung von Ionen durch die Zellmembran infolge elektromagnetischer Wellen wiederhergestellt werden. Das normale Zellpotential (in der Größenordnung von – 70 mV) ist eine lebenswichtige Voraussetzung dafür, dass die Zelle ihre metabolischen Prozesse adäquat ausführen kann. Wenn diese Theorie stimmt, dann könnte sie die behauptete Beschleunigung von Entzündungs- und Heilungsprozessen erklären.

Eine andere Theorie besagt, während eines entzündlichen Zustands arbeite die Natriumpumpe mit herabgesetzter Wirksamkeit, so dass sich in der Zelle Natrium akkumuliert, was wiederum zu einem weniger negativen Zellpotential führt. In dieser Situation kann es sein, dass die Natriumpumpe unter dem Einfluss eines Magnetfeldes reaktiviert wird, woraufhin die Zelle ihr eigenes Ionengleichgewicht wiederherstellen und die verschiedenen zellulären Vorgänge wieder ausführen kann (Kloth u. Ziskin 1990).

Andere Forscher sind der Meinung, es sei der Pulscharakter der Energiezufuhr, der die Zellmembran beeinflusse. Low (1978) stellt die Hypothese auf, das Pulsieren der Energie könne mit der schnelleren Gewebeheilung in Zusammenhang gebracht werden. Dyson hat jahrelang die Wirkungen von gepulstem Ultraschall untersucht und glaubt, Heilung und Wiederherstellung würden durch die Pulswirkung beschleunigt (Dyson u. Pond 1970). Es ist möglich, dass sich ähnliche Mechanismen auch auf PSWD-Anwendungen übertragen lassen.

Frey (1974) konnte feststellen, dass bei einer Reihe hochfrequenter Verfahren pulsierende Felder Wirkungen hervorbringen, die bei gleichförmigen Feldern nicht angetroffen werden. Er hält mikrothermische anstatt athermische Wirkungen für möglich. Es werden auch Daten angeführt, die belegen sollen, dass Radiofrequenz-Felder sehr eng lokal begrenzte Temperaturgradienten erzeugen können, welche *thermo-osmotische* und *thermo-elektrische* Nachwirkungen haben.

Frolich (1982) bemerkt, dass schon bei Intensitäten weit unter jenen, welche thermische Effekte hervorbringen, Wirkungen berichtet wurden, und nimmt an, dass von außen zugeführte Energie als Auslöser funktioniert, der die Energie nutzt, die vom biologischen System selbst bereitgestellt wurde.

Cleary (1987) stellt fest: „Eine Reihe von Zellkomponenten – unter ihnen mitochondriale Enzyme sowie aktive und passive Membrantransportkomplexe und Rezeptoren – werden von extrinsischen elektromagnetischen Feldern verändert, unter Bedingungen, die die Beteiligung einer direkten thermischen Wirkung ausschließen." Cleary gibt auch ein Beispiel für Frequenzfenster-Effekte. Mit Radiofrequenzfeldern, amplitudenmoduliert bei 16 Hz, ließen sich in Hirngewebe ähnliche physiologische Wirkungen hervorrufen wie mit einer elektrischen Stimulation mit der gleichen Frequenz. Die Wirkung schien von der Modulation abzuhängen und nicht von dem spezifischen Verfahren. Ähnliches wird auch für Amplitudenfenster behauptet (Litovitz et a. 1990).

Thermische Energie

Infrarotstrahlung

Infrarotstrahlung ist eine Form der elektromagnetischen Strahlung, die im elektromagnetischen Spektrum zwischen sichtbarem Licht und Mikrowellen liegt. Ihre Wellenlängen liegen zwischen 760 nm und 1,0 mm und werden unterteilt in:

- nahe Infrarotstrahlen (760 – 1.500 nm)
- ferne Infrarotstrahlen (> 1.500 nm)

Es gibt sowohl natürliche als auch künstliche Quellen, aber für therapeutische Zwecke sind künstliche Quellen üblich. Früher wurde Infrarotstrahlung sehr verbreitet therapeutisch genutzt, heute viel weniger.

Infrarote Strahlen werden bei Temperaturen über dem absoluten Nullpunkt von allen Materialien produziert und absorbiert. Auf natürliche Weise entsteht Infrarotstrahlung unter vielen Umständen, z. B. bei einer Änderung chemischer Bindungen oder bei einer Änderung des Vibrationsstatus eines Materials. Auf künstliche Weise wird sie von Generatoren erzeugt.

Der *nicht leuchtende Generator* lässt sich mit einem elektrischen Feuer vergleichen: ein Draht ist in einen Keramikkern eingebettet, der sich bei Stromdurchfluss durch den Draht erwärmt und Infrarotstrahlung abgibt. Der Generator liegt in einem Reflektor, und so entsteht ein leicht divergierender Strahl. Das Gerät braucht Zeit, um sich bis zum maximalen Output aufzuwärmen (normalerweise etwa 5 min). Die von der nicht leuchtenden Quelle abgegebene Strahlung liegt im Spektralbereich von 760 – 15.000 nm (mit einer Spitze bei ca. 4.000 nm).

Der *leuchtende Generator* besteht aus einer Glühbirne – einem Glasbulbus (transparent oder rotgetönt) mit Wolfram-Glühdraht, in dessen Innerem entweder ein Vakuum herrscht oder der mit einem trägen Gas gefüllt ist. Diese Art Generator erzeugt tendenziell Infrarotstrahlen von kürzerer Wellenlänge und emittiert auch sichtbares Licht. Sein Emissionsspektrum liegt typischerweise bei 350 – 4.000 nm (mit einer Spitze bei 1.000 nm).

Die übliche rote Glühbirne filtert kurzwelliges sichtbares Licht und jegliche Ultraviolettstrahlung aus, der Patient ist also infrarotem und sichtbarem rotem Licht ausgesetzt.

Durchdringung

Nahe Infrarotstrahlung (z. B. 1.200 nm – leuchtende Quelle) durchdringt das Gewebe bis zur Dermis (einige Millimeter). Ferne Infrarotstrahlung (mehr als 1.200 nm – nicht leuchtende Quelle) kann nur die oberflächliche Epidermis durchdringen (1 mm oder weniger); (Tabelle 1.7). Die elektromagnetischen Wellen durchdringen die Gewebe und werden absorbiert, infolge der Absorption werden die Gewebe erwärmt.

Physiologische Auswirkungen infraroter Strahlung:

- Gesteigerter Stoffwechsel.
- Gefäßerweiterung durch: direkte Auswirkung der Wärme auf die Blutgefäße, lokale Stoffwechselprodukte und den Axonreflex.
- Auswirkungen auf sensorische Nerven: Inhibition der Leitung und dadurch Linderung von

Tabelle 1.7 Leuchtende und nicht-leuchtende Infrarotstrahlung.

Nicht-leuchtend	Leuchtend
Elektromagnetische Wellen	Elektromagnetische Wellen
750 – 15.000 nm (Spitze bei 4.000 nm)	350 – 4.000 nm (Spitze bei 1.000 nm)
Nur Infrarotstrahlen	Infrarotstrahlen, sichtbares Licht und Ultraviolettstrahlen (Rotfilter, um ultraviolettes und kurzwelliges sichtbares Licht auszufiltern)
Durchdringen nur die oberflächliche Epidermis	Durchdringen Epidermis und Dermis
Weniger irritierend	Werden oft bei chronischeren Zuständen benutzt, da sie eine stärker stimulierende Wirkung haben

Schmerz; Intensivere Strahlung führt vielleicht zu einer Stimulation sensorischer Nerven und dadurch zu einer Aktivierung des Pain-gate-Mechanismus.
- Entspannung von Muskelgewebe hängt mit Schmerzlinderung und mit einer veränderten Blutzufuhr zusammen.
- Allgemeiner Temperaturanstieg.
- Allgemeiner Blutdruckabfall.
- Pigmentierung.
- Gesteigerte Aktivität der Schweißdrüsen.

Therapeutische Auswirkungen:

- Schmerzlinderung
- Muskelentspannung
- Verbesserte Blutzufuhr

Heißanwendungen

Leitende Wärme nutzt man zur oberflächlichen feuchten Erwärmung mit heißen Packungen und Paraffinpackungen. Die Wirkung solcher Heißanwendungen besteht in einer schnellen Erhöhung der Hauttemperatur, die nach etwa 15 Min. ein Plateau erreicht (wenn die Wärmezunahme gleich groß geworden ist wie der Wärmeverlust in den Geweben). Tieferliegende Gewebe (bis zu einer Tiefe von 2 cm) werden ein wenig erwärmt.

Die Gewebetemperatur steht im Zusammenhang mit:

- Lokaler Durchblutung und lokalem Lymphfluss (wirksame Wärmeabgabe)
- Thermischer Leitfähigkeit (Isolierung durch Haut und Fettgewebe)
- Wärmemenge, die den Geweben zugeführt wird

Hydrocollator-Packungen werden indirekt angewendet. Wenn sie aus dem Heißwasserbad genommen werden, in dem sie lagern, haben sie normalerweise eine Temperatur von etwa 70 °C. Es werden mehrere Lagen Handtücher zwischen Haut und Packung gelegt, so dass die Hauttemperatur nicht über 45 °C steigt. Der Anstieg der Hauttemperatur liegt in der Größenordnung von 10–12 °C, mit einer Temperaturerhöhung von 4–5 °C in 1 cm Tiefe und 1–2 °C in 2 cm Tiefe.

Paraffinpackungen

Zur therapeutischen Anwendung wird Paraffinwachs mit flüssigem Paraffin kombiniert, um eine wirksame und leicht anzuwendende Kombination zur Verfügung zu haben, deren thermische Eigenschaften dem Ausmaß und der Dauer der Gewebsveränderungen entsprechen, die erreicht werden soll.

Gewebe sind sowohl gegenüber Temperatur empfindlich als auch gegenüber Wärmeenergie. Bei gleicher Temperatur haben Wasser und Wachs unterschiedliche Energieniveaus – wegen ihrer unterschiedlichen *spezifischen Wärmekapazitäten*, d. h. wegen der unterschiedlichen Energiemengen, die nötig waren, um beide auf die betreffende Temperatur zu erwärmen.

Wasser von einer Temperatur von 50 °C wird als sehr unangenehm empfunden, Wachs von der gleichen Temperatur hingegen als recht angenehm.

Typische Anwendungstemperaturen für Paraffinpackungen liegen bei 45 °C. Manche Therapeuten gehen bis auf 50 °C hoch, andere nur auf 40–42 °C.

Andere nützliche Eigenschaften von Paraffin:

- Kohäsion/Adhäsion
- Relativ niedrige Dichte
- Wärmeverlust beim Festwerden (latente Schmelzwärme)

Physiologische Wirkungen:

- Lokaler Temperaturanstieg: bis zu 10 °C in der Haut, 4–5 °C subkutan, 1 °C in 2 cm Tiefe.
- Lokale Durchblutungsreaktion: lokale Hyperämie und oberflächliche Gefäßerweiterung.
- Analgesische Wirkung: mögliche sedative Wirkung auf sensorische Nervenendigungen, wahrscheinlicher ist aber eine Wirkung auf Grund der Erregung thermosensorischer Bahnen, über die die Pain-gate-Mechanismen aktiviert werden.
- Verbesserter Zustand der Haut: Paraffin enthält Öle, es handelt sich also um eine feuchte Behandlung. Nach der Behandlung ist die Haut geschmeidiger.

Hauptsächliche Anwendungen:

- Schmerzlinderung
- Verringerung lokaler Spasmen
- Verminderung der Steifheit oberflächlicher Gelenke
- Verbesserung des Zustandes der Haut (z. B. nach der Abnahme eines Gipsverbandes)
- Mobilisierung von Narbengewebe (in Verbindung mit Manualtherapie)

Überblick und zusammenfassende Darstellung von Behandlungen mit oberflächlich applizierter Wärme: Michlovitz 1990, Kitchen u. Partridge 1991, Kitchen u. Bazin 1996, Low u. Reed 2000.

■ Biofeedback

Eine recht knappe, aber nützliche Definition (Weiner) umreißt Feedback als „… eine Methode, ein System zu steuern, indem man ihm die Ergebnisse seiner vorangegangenen Leistung wieder eingibt" Zum Gebrauch bei biomedizinischen Problemen wird diese grundlegende Definition adaptiert und es werden mehrere Komponenten hinzugefügt, um sie verständlicher und handhabbarer zu machen. Dann lautet die längere, aber nützlichere Definition etwa Folgendermaßen: „Biofeedback ist eine Technik, die es einer Person ermöglicht, die Aktivitätsniveaus eines bestimmten physiologischen Prozesses schnell festzustellen und – nach entsprechendem Training – den betreffenden Prozess durch einen internalisierten Mechanismus manipulieren zu lernen".

Diese Definition ist zwar nicht besonders poetisch, aber sie vermittelt doch das Wesentliche: Daten werden identifiziert und dem Patienten in verständlicher Weise verfügbar gemacht, so dass er sie auf eigene Initiative hin nutzen kann, um den betreffenden Prozess in gewissem Ausmaß zu steuern.

Es ist wichtig, dass die mittels Biofeedback erzielten Veränderungen willentlich sind, d.h. eine Anstrengung seitens des Patienten erfordern. Eine automatische Regelung solcher Prozesse ist nicht im eigentlichen Sinne klinisches Biofeedback, obwohl über diesen Punkt viel diskutiert werden kann.

Während der letzten Jahre hat sich die Praxis des Biofeedback sehr markant entwickelt, und heute werden im klinischen Kontext viele verschiedene Formen von Biofeedback eingesetzt. Die Palette der Daten, die eingegeben werden können, ist breit (EMG, Druck, Bewegung, Puls, Blutdruck), und daher lassen sich mit den bestehenden Einrichtungen viele Anwendungsweisen entwickeln. Grenzen liegen weitgehend nur im Therapeuten selbst. Versteht er die Grundprinzipien dieser Therapie und hat zugleich ein klinisches Verständnis von den Problemen des Patienten, so kann er die Therapie auf vielerlei innovative Weise einsetzen.

Biofeedback als Behandlungskomponente

Biofeedback sollte in andere therapeutische Maßnahmen integriert werden. Dann verstärkt es diese Therapien und erlaubt dem Patienten (und dem Therapeuten), schneller und effizienter zu dem Rehabilitationsziel zu gelangen. Darüberhinaus ist es nützlich, weil es dem Patienten hilft, sich weniger auf den Therapeuten als auf seine eigene Leistung zu stützen. Natürlich ist ein solches Ziel nicht ganz erreicht, wenn der Patient von einem Apparat anstelle des Therapeuten abhängig wird. Biofeedback lässt sich wirksam einsetzen, um den Patienten zu befähigen, den Fortgang seiner Rehabilitation teilweise selbst in die Hand zu nehmen, was in der englischsprachigen Literatur oft als *empowerment* (Bevollmächtigung) bezeichnet wird. Um Biofeedback in der Rehabilitation erfolgreich einzusetzen, kommt es darauf an, ein Gerät als Zubehör zur Therapie zu nutzen, mit dem der Patient befähigt werden soll, seine Rehabilitation zu steuern, ohne sich auf den Therapeuten verlassen zu müssen, und diese Steuerfähigkeit dann ohne Therapeuten und auch ohne Gerät beizubehalten. Ein solcher Ansatz stimmt völlig mit dem allgemeinen Ziel moderner Physiotherapie überein, und die Technik ist insofern nur eine Hilfe im Hinblick auf das Therapieergebnis, keine magische Lösung.

Nützliche Literatur zu Biofeedback: Carroll 1984, Marcer 1986, Basmajian 1989, Wolf 1991, Behr u. Krebs 1993, Glanz et al. 1995, Herrington 1996.

1.5.6 Zusammenfassung und Schlussfolgerung

Die Anwendung aller verschiedenen elektrotherapeutischen Verfahren beruht auf einem gemeinsamen grundlegenden Anwendungsmodell. Physikalische Energie wird dem System zugeführt und bewirkt dort eine oder mehrere physiologische Veränderungen. Diese Veränderungen werden therapeutisch genutzt. Ein Therapeut verwendet also ein Verfahren, um physiologische Ereignisse zu manipulieren, und diese Manipulation führt dann zum therapeutischen Nutzen, der Nutzen wird nicht etwa von dem Verfahren oder dem Therapeuten selbst hervorgerufen.

In der heutigen Praxis sollte Elektrotherapie als Komponente eines Behandlungsprogramms betrachtet werden, nicht als komplette eigenständige Behandlungsweise. Ihre geeignete Kombination mit Manualtherapie, Übungsprogrammen und andern Elementen ist es, woraus sich eine wirksame Behandlung des Patienten zusammensetzt.

Es gibt möglicherweise Frequenz- und Amplitudenfenster, und die optimale Kombination dieser (und vielleicht noch weiterer) Parameter ist von Bedeutung für einen wirksamen Eingriff. Werden suboptimale Parameterkombinationen gewählt, so ist die Wirkung einer Behandlung eingeschränkt. Zu dieser Frage und zur Frage der Auswahl desjenigen Verfahrens, das die geeigneten physiologischen

Prozesse im Zielgewebe am besten stimuliert, ist weitere Laborforschung und klinische Untersuchung nötig. Auf der Basis unseres heutigen Wissens können wir klinische Entscheidungen erst teilweise auf Daten abstützen. Je mehr Datenmaterial wir zusammentragen, desto brauchbarer kann das Entscheidungsmodell werden.

Manche Verfahren erzielen ihre Wirkung, indem sie Gewebe zwingen, ihren physiologischen Status zu ändern. Andere operieren mit niedrigeren Energieniveaus und werden besser als zellerregende Mechanismen verstanden. Der Therapeut kann aus jeder der beiden Gruppen von Verfahren auswählen, aber der Trend geht heute dahin, einen erwünschten Effekt mit der geringstmöglichen dazu nötigen Energiezufuhr zu erreichen.

Es lässt sich mit gutem Grund annehmen, dass ein potentielles positives Zusammenspiel zwischen äußeren (exogenen) und inneren (endogenen) Energiesystemen des Körpers die Wirksamkeit einer elektrotherapeutischen Intervention steigert. Entsprechend kann eine unangemessene Energiezufuhr in ein physiologisches System unter Umständen gesamtgesehen keine Wirkung oder sogar eine negative Wirkung hervorbringen. Die therapeutischen Fähigkeiten bei einer Elektrotherapie bestehen gleichermaßen in der physiotherapeutischen Behandlung wie darin, die richtigen Entscheidungen zu treffen. Die Durchführung kann noch so geschickt sein, es werden sich kaum optimale Behandlungsergebnisse erzielen lassen, wenn ein Verfahren oder eine Dosis ausgewählt wurden, die nicht hundertprozentig geeignet sind.

Hans Josef Haas

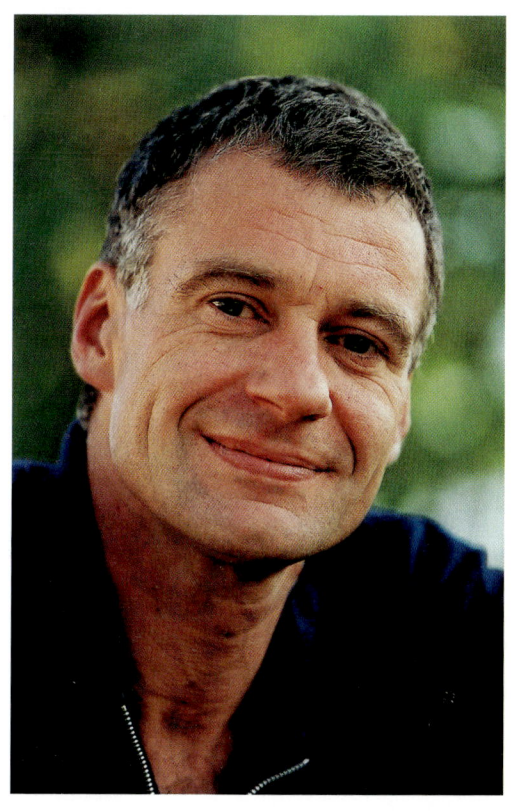

Hans Josef Haas ist am 28. April 1958 in Marialinden bei Köln geboren. Als Jugendlicher war er mit großem Interesse aktiver Leichtathlet.
Bis heute ist er dem Sport treu geblieben und verbringt seine Freizeit zusammen mit seiner Frau Petra und seinem Sohn Finn beim Klettern, Joggen, Mountain-Biken, Inline-Skaten, Skifahren und Tauchen.

Ausbildung:

1992   Diplom an der Deutschen Sporthochschule Köln.

In seinem Studium der Sportwissenschaften bevorzugte er neben den sportpraktischen Schwerpunkten, Leichtathletik und Basketball, die theoretischen Fächer Sportmedizin, Leistungsphysiologie, Sportpsychologie und Rehabilitation.
Er unterbrach sein Studium für zwei lange Studienreisen nach Südamerika und Westafrika.

Beruflicher Werdegang:

In den Sportarten Leichtathletik und Tennis arbeitet er als Berater bzw. Athletiktrainer und beschäftigt sich dabei schwerpunktmäßig mit den Fragen der Leistungskontrolle und Trainingssteuerung.

Bereits während des Studiums war er an der Entwicklung und am Aufbau von Konzepten und Curriculae für die Weiterbildung von Physiotherapeuten zum Sportphysiotherapeuten beteiligt. Heute, als Lehrer in der Weiterbildung (Trainingslehre, Leistungsphysiologie und Rehabilitation), arbeitet er an der stetigen Aktualisierung dieser Konzepte mit. Das Vermitteln physiologischer Inhalte ist sein zentrales Anliegen in der Weiterbildung.

Die Auseinandersetzung mit dem Fragenkomplex was, wann, wo, wie und warum geschieht etwas in unserem Körper bei sportlicher Aktivität oder in einem Rehabilitationsprozess und wie kann man Einfluss darauf nehmen, fasziniert ihn.

Foto: Kornelia Danetzki

1.6 Trainingstherapie

Hans-Josef Haas

1.6.1 Training in der Physiotherapie

Training im Sport soll auf der Basis systematischer Wiederholungen von gezielten überschwelligen Muskelanspannungen mit morphologischen und funktionellen Anpassungserscheinungen dem Zwecke der Leistungssteigerung dienen (Hollmann u. Hettinger 2000). Für den Weg dieses Ziel zu erreichen, haben uns die traditionelle Trainingslehre und die moderne Sportwissenschaft eine Reihe von gesicherten Erkenntnissen und Einsichten geliefert. Sicherlich kann die Physiotherapie von diesen Errungenschaften profitieren. Dennoch muss darauf hingewiesen werden, dass eine unreflektierte Übernahme dieses Wissens nicht möglich ist. Vielmehr verlangt der Patient eine Berücksichtigung seines körperlichen und psychischen Ist-Zustands und vor allem seiner Verletzung. Bei Verletzungen am Bewegungsapparat muss daher ein Training die Abläufe der Wundheilung und die damit einhergehenden strukturellen und funktionellen Veränderungen einbeziehen.

Nach Verletzungen am Bewegungsapparat können daher für die Rehabilitation mehrere Ziele bestimmt werden:

- Genaue und umfassende Diagnose aller strukturellen und funktionellen Defizite, die auf die Verletzung zurückzuführen sind oder welche die Verletzung verursacht haben können.
- Alle schädlichen lokalen Einflüsse der akuten Verletzung zu minimieren.
- Strukturelle Heilung und funktionelle Wiederherstellung zu unterstützen.
- Leistungsfähigkeit nicht betroffener Stukturen zu erhalten.
- Den strukturellen und funktionellen Zustand vor der Verletzung wiederherzustellen bzw. diesen zu verbessern.

Sollen diese Ziele erreicht werden, müssen folgende Überlegungen in die Planung der Rehabilitation einfließen:

- Während der Heilung muss das Gewebe adäquat geschützt und doch funktionell belastet werden.
- Reihenfolge und Auswahl von therapeutischen Techniken und Trainingsprogrammen müssen den Anforderungen des heilenden Gewebes gerecht werden.
- Eine vollständige Rehabilitation der Beweglichkeit, Ausdauer, Kraft, Koordination und Stabilität sollte erreicht werden.
- Alle Glieder der kinematischen Kette, auch die von der Verletzung betroffenen Abschnitte, müssen in die Rehabilitation einbezogen werden.
- Wiederherstellung bzw. Verbesserung einer alltagsgerechten Belastbarkeit und Leistungsfähigkeit.

Nach einer Verletzung am Bewegungsapparat verlangt das regenerierende Gewebe bereits sehr früh nach Bewegungsimpulsen. Diese Bewegungsimpulse verformen einerseits die das Gewebe synthetisierenden Zellen, andererseits beeinflussen sie die Ausrichtung und Anordnung der neu gebildeten Fasern. Die das neue Gewebe synthetisierenden Zellen, in der Regel sind dies die Fibroblasten, erfahren durch Bewegung eine mechanische Verformung. Dies stellt einen notwendigen Reiz zur Gewebesynthese dar. Gleichzeitig wird den neu gebildeten Matrixmolekülen, kollagene Fasern, Glykosaminoglykanen und Proteoglykanen eine wichtige Information über Ausrichtung und Anordnung im extrazellulären Raum vermittelt. Je nach Art des verletzten Gewebes (Knochen, Knorpel, Sehnen, Bänder, Muskel u. a.) scheinen in der Rehabilitation unterschiedliche Reize notwendig zu sein. So reagieren die kollagenen Fasern von Sehnen und Bändern vor allem auf Zugbeanspruchungen, während die Zellen und Fasern des Knorpels eher intermittierende Druckbelastungen als physiologischen Reiz zur Zusammensetzung der extrazellulären Matrix und zur Ausrichtung und Anordnung dieser Bestandteile interpretieren. Regenerierende Gewebe, denen solche Bewegungsimpulse fehlen (z. B. durch Immobilisation), zeigen im Elektronenmikroskop und in histologischen Untersuchungen eine wahllose, nicht den funktionellen Erfordernissen entsprechende, Anordnung ihrer extrazellulären Matrix. Auch erweist sich dieses Gewebe im Zugversuch als weniger widerstandsfähig und reißt bereits bei geringeren Zugkräften.

Wird neben dem Bewegungsimpuls, der z. B. in der frühen Mobilisation gesetzt wird und zu einem funktionellen Gewebe führt, ein zusätzliches Trainingsprogramm (bei vorhandener Gelenkstabilität) durchgeführt, steigt die funktionelle Belastbarkeit des Gewebes weiter an (Tipton et al. 1975, Vailas et al. 1981, Burroughs u. Dahners 1990).

Neben dieser Notwendigkeit funktioneller Bewegungsreize für die Syntheseaktivität der Zellen und die Ausrichtung und Anordnung der extrazellulären Matrixbestandteile werden im heilenden Gewebe zur Proteinsynthese (Kollagen, Elastin, Glykosaminoglykane, Proteoglykane, Fibronektin, Laminin u. a.) Baustoffe (Aminosäuren) und weitere Substanzen (Glukose, Mineralien, Spurenelemente, Vitamine, Sauerstoff und α-Ketoglutarat) benötigt. Fehlt nur eine dieser Substanzen, z. B. durch eine unzweckmäßige Ernährung, eine gestörte Nahrungsaufnahme oder eine Sauerstoffmangelsituation, verläuft die Proteinsynthese verzögert oder führt zu einem nicht funktionsfähigen Protein (Peacock 1984).

Ins Wundgebiet gelangen diese Substanzen über die Blutbahn. Aus dem Zusammenhang zwischen benötigten Substanzen im Wundgebiet und der Transportfunktion der Blutbahn für diese Substanzen begründet sich auch die Feststellung, dass ein schlecht oder nur partiell (z. B. Bandscheibe, Meniskus) oder nicht durchblutetes Gewebe (z. B. Knorpel) eine geringere Heilungsaussicht hat (z. B. im Vergleich zum gut durchbluteten Muskelgewebe). Auch die klinisch häufig zu beobachtende schlechtere Wundheilung bei älteren Patienten hängt eher mit einer schlechten Ernährung, ungenügender Durchblutung, verminderter Immunabwehr oder einer verminderten Fähigkeit zur Nahrungsverwertung (Cottier 1980, Irvin 1981, Hernandez-Richter 1982) zusammen, als mit dem Alterungsprozess selber. Denn „… grundsätzlich nimmt die Neusynthese von Fasermaterial im Wundgebiet im Alter nicht ab" (Hernandez-Richter 1982). Auch eine schlechtere Ausnutzung des verfügbaren Sauerstoffs kann als Ursache für die verzögerte Wundheilung und die reduzierte Belastbarkeit von Wunden im Alter diskutiert werden (Zederfeldt 1980). Verbessert werden kann dies auch im Alter durch ein systematisches, der Durchblutungsverbesserung dienendes Training.

Bewegung und im Besonderen bestimmte ausgesuchte Trainingsformen (z. B. aerobes Ausdauertraining) verbessern die Durchblutung im verletzten Körperabschnitt. Unter muskulärer Aktivität wird im Körper eine Umverteilung der vorhandenen Blutmenge zu Gunsten der aktiven Strukturen vorgenommen. In der Folge erhöht sich – durch die verbesserte Durchblutung – das Angebot der zur Proteinsynthese benötigten Bausteine und Substanzen (z. B. Aminosäuren, Sauerstoff, Spurenelemente, Vitamine, Hormone) in dieser Körperregion.

Für die Auswahl der Trainingsinhalte und -methoden muss weiter bedacht werden, dass gerade das in den ersten Tagen der Proliferationsphase gebildete Kollagen vom Typ III nicht geeignet ist, einwirkenden Zugkräften einen hohen Widerstand entgegenzusetzen. Weiter ist das neu gebildete Kollagen noch nicht ausreichend durch Querbrücken (Crosslinks) stabilisiert. Experimentell konnte nachgewiesen werden, dass neu synthetisiertes Kollagen gegenüber schwachen Säuren, neutralen Salzlösungen und einem reduzierten pH-Wert löslich ist (Peacock 1984). Anaerobes Training mit resultierender Verschiebung des pH-Wertes in den sauren Bereich (Azidose) sollte daher solange vermieden werden, bis Kollagen durch unlösliche Querbrücken (Crosslinks) stabilisiert ist.

Für das letzte Ziel der Rehabilitation – Wiederherstellung der vollen funktionellen Belastbarkeit und Verbesserung der Leistungsfähigkeit über das ursprüngliche Maß hinaus – bedeutet dies, dass mit der Aufnahme eines intensiven Kraft- und Ausdauertrainings (mit anaerober laktazider Energiebereitstellung) erst in der späten Proliferationsphase bzw. mit Beginn der Umbauphase (ab 21. Tag) begonnen werden kann.

Adaptation durch Störung der Homöostase

In Körperruhe befinden sich die verschiedenen Funktionssysteme des Organismus in einem Gleichgewichtszustand (Neumann 1993), auch Homöostase genannt. Dieser Gleichgewichtszustand betrifft zum einen Konstanten des inneren Milieus (pH-Wert, Temperatur, Ionengehalt, osmotischer Druck, Wasser, pO_2), aber auch die Synthese und den Abbau von Strukturbestandteilen des Organismus. Sie dürfen nur innerhalb gewisser Grenzen schwanken, um mit dem Leben vereinbar zu sein (Viru 1993). Unter Strukturen werden nicht nur Organe wie z. B. Haut, Muskel, Bänder, Sehnen, Menisken, Disken und die Leber, das Herz und die Niere beschrieben, sondern auch Enzyme, Hormone, Zellen, Fasern und Grundsubstanzbestandteile. Diese Strukturen werden auf der Basis der Proteinsynthese und des Proteinabbaus reguliert (siehe unten).

Körperliche Aktivität (auch Bewegen und Üben in der Physiotherapie und sportliches oder therapeutisches Training) führt zu einer Auslenkung dieses Gleichgewichtszustandes (Heterostase). Zur Stabilisierung des inneren Milieus reagiert der Organismus mit sofort eintretenden Adaptationen. Leicht feststellen können wir dies z. B. mit der gesteigerten Herzfrequenz und dem vergrößerten Atemzugvolumen mit Beginn der körperlichen Aktivität. Auch die Körperkerntemperatur wird bei fortschreitender körperlicher Arbeit durch eine Blutumverteilung zur Peripherie und zur Haut stabilisiert. Damit wird die durch körperliche Arbeit entstehende Wärmemenge an die Umgebung abgegeben und die Kerntemperatur – innerhalb gewisser Grenzen – konstant gehalten.

Bleiben diese körperlichen Aktivitäten einmalig oder erfolgen sie in sehr großen zeitlichen Abständen (Tage, Wochen), reguliert der Organismus diese Störung der Homöostase innerhalb seiner aktuellen Funktionskapazität (Abb. 1.63). Eine Adaptation im Sinne einer Hypertrophie der belasteten Strukturen und Organsysteme erfolgt in diesem Fall nicht.

Wobei Hypertrophie sich nicht nur, wie oft angenommen, auf die kontraktilen Proteine der Muskulatur beschränkt, sondern nahezu alle Strukturen des Bewegungsapparats/Organismus erfassen kann (z. B. Knochen, Sehnen, Bänder, aber auch Enzyme, Hormone, Neurotransmitter, Mitochondrien). Auch für innere Organe ist die Hypertrophie eine funktionelle Anpassung bei chronischer Belastung oder Hyperfunktion durch pathologische Veränderungen. Der Verlust einer Niere wird durch die Hypertrophie der verbleibenden Niere weitgehend kompensiert oder die Hypertrophie des Herzmuskels als kompensatorische Adaptation an eine durch einen Herzklappenfehler verursachte Mehrarbeit können hier als Beispiele angeführt werden.

Regelmäßige und reizwirksame Belastungen (z. B. durch Training und Therapie) führen zu einer stärkeren Beanspruchung der durch das Training betroffenen Strukturen (z. B. Zellen, Fasern, Matrix, Enzyme, Hormone). Der Organismus leitet durch die allmähliche Hypertrophie der beteiligten Strukturen eine Reduzierung seiner Beanspruchung ein. Diese schrittweise stattfindende Veränderung findet dann ihr Ende, wenn bei unveränderter Belastung (Trainingumfang und -intensität bleiben z. B. über den gesamten Trainingszeitraum konstant) die Beanspruchung der belasteten Strukturen reduziert ist.

> **Beispiel: Adaptation an Training**
>
> Ein Patient oder ein bisher nicht Sport treibender Mensch beginnt mit einem Lauftraining. Über einen Zeitraum von 6 Wochen läuft er 3 mal pro Woche 40 Min. mit annähernd unveränderter Geschwindigkeit. Zu Beginn seiner Trainingsphase steigt die Herzfrequenz auf 170 Schläge pro Min. an. Schrittweise reduziert sich im Verlauf der Trainingsphase bis zur 6. Woche seine Herzfrequenz auf 150 Schläge pro Min.. Welche Adaptationen haben stattgefunden und zur Reduzierung der Herzfrequenz geführt, obwohl die Belastung (40 Min. laufen mit unveränderter Geschwindigkeit) gleich geblieben ist?
>
> Als erste Adaptation (innerhalb von Tagen) sind neuromuskuläre Veränderungen erfolgt. So hat sich z. B. seine Lauftechnik ökonomisiert. Unnötige Kompensationsbewegungen nicht am Lauf beteiligter Muskeln werden reduziert oder eingestellt. Weiterhin hat sich das koordinative Zusammenspiel der am Lauf beteiligten Muskeln verbessert (beides eine Verbesserung der intermuskulären Koordination). Und das neuromuskuläre Zusammenspiel von zentralem und peripherem Nervensystem und Muskulatur hat sich ebenfalls ökonomisiert (Verbesserung der intramuskulären Koordination).
>
> Schon diese genannten neuromuskulären Anpassungen reduzieren den Energiebedarf. Die arbeitende Muskulatur benötigt wegen des reduzierten Energiebedarfs weniger Sauerstoff, das Herz-Kreislauf-System muss weniger Sauerstoff an die Muskulatur liefern, die Herzfrequenz für eine gegebene Belastung sinkt.
>
> Um die Beanspruchung des Herz-Kreislauf-Systems und der peripheren Strukturen aber weiter zu senken, finden über diese neuromuskulären Anpassungen hinaus auch strukturelle Anpassungen durch Hypertrophie statt. So lässt sich nach 6 Wochen Training eine Zunahme von Schlüsselenzymen des aeoben Stoffwechsels feststellen. Auch die Kapillarisierung in der trainierten Muskulatur hat sich verbessert, Zahl und Größe der Mitochondrien haben zugenommen, Myoglobin und Hämo-

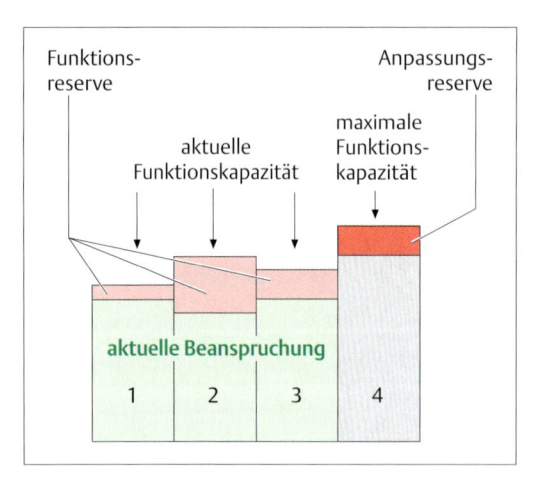

Abb. 1.63 Schematische Darstellung der Zusammenhänge zwischen der aktuellen Funktionskapazität (Säulen 1, 2, und 3) und der Funktionsreserve. Die Funktionsreserve stellt die Differenz von aktueller Beanspruchung und möglicher Funktionskapazität dar. Die maximale Funktionskapazität (Säule 4) stellt die absolute Grenze der Funktionskapazität dar. Durch systematisches und jahrelanges Training kann die darunter liegende Anpassungsreserve ausgeschöpft werden (aus Martin et al. 1993).

globin haben sich vermehrt und möglicherweise hat sich auch bereits das Schlagvolumen des Herzens leicht vergrößert.
Neuromuskuläre und strukturelle Anpassungen haben nach 6 Wochen Training dazu geführt, dass sich die Beanspruchung der beteiligten Strukturen für eine gegebene Belastung deutlich reduziert hat. Subjektiv lässt sich schon während dieser Zeit auch ein deutlich gesenkter Anstrengungsgrad feststellen.

■ Aktuelle und maximale Funktionskapazität

Adaptationen können weder kurz- noch langfristig unendlich fortgesetzt werden. Jedem Individuum sind in seiner Anpassungskapazität genetische Grenzen gesetzt. Die individuell maximal mögliche Anpassung an körperliche Arbeit (Training) ist normalerweise erst nach jahrelangem systematischem und regelmäßigem Training erreichbar. Sie wird von Mader (1990) als maximale Funktionskapazität bezeichnet (Abb. 1.63, rechte Säule) und stellt die absolute – mit großer Wahrscheinlichkeit genetisch determinierte – Grenze der Funktionskapazität dar, die einem Individuum möglich ist. Demgegenüber steht die aktuelle Funktionskapazität (Abb. 1.63, die 3 Säulen links von der maximalen Funktionskapazität). Sie repräsentiert die aktuell maximal mögliche Funktion und Belastbarkeit der Strukturen zu verschiedenen Zeitpunkten. Die Säulen 1, 2 und 3 repräsentieren verschiedene Zeitpunkte, die durch weitere Säulen ergänzt werden könnten. Zwischen *maximaler Funktionskapazität* und *aktueller Funktionskapazität* findet sich der Bereich der *Anpassungsreserve*, welcher durch Training und der damit verbundenen Hypertrophie von Zellen, Substrukturen und Organen ausgeschöpft werden kann.

Der Bereich der *Funktionsreserve* steht für die Differenz von aktueller oder chronischer Beanspruchung und der aktuell möglichen Funktionskapazität. Der Bereich der Funktionsreserve wird durch Alltagsbelastungen oder unterschwellige Belastungsreize normalerweise nicht erreicht. Also ein Bereich, der ausgeschöpft werden könnte, aber durch (gewohnte) Alltagsbelastungen nicht ausgeschöpft wird. Soll durch Training eine Leistungssteigerung erzielt werden, muss die Belastung so gestaltet sein, das sie in den Bereich der Funktionsreserve vordringt und diese bis in die Nähe der aktuellen Funktionskapazität beansprucht (Mader 1990, Martin et al. 1993). Sind die Belastungen niedriger oder übersteigen sie die aktuelle Funktionskapazi- tät, wird die Leistungssteigerung geringer ausfallen oder nicht erfolgen.

■ Mittel- und langfristige Anpassungen auf der Basis einer veränderten Proteinsyntheserate

Die Funktion formt die Struktur. Diese bereits von Wilhelm Roux (1985) veröffentlichte Erkenntnis besagt kurzgefasst: „Unter dem Einfluss einer gesteigerten Funktion passen sich die Zellen eines Gewebes, das Organ und letztendlich der Gesamtorganismus so an, dass durch eine höhere Organmasse (Hypertrophie) und eine höhere Leistungsfähigkeit der Mehrbelastung entgegengewirkt wird" (Mader 1990). Hypertrophieren Zellen und ihre Substrukturen und damit das Organ, so erfolgt dies auf der Basis einer höheren Proteinsynthese im Vergleich zum Proteinabbau oder des Proteinverschleißes (z. B. durch Belastung).

Obwohl die genauen Mechanismen der aktiven Adaptation auf Grundlage einer gesteigerten Proteinsynthese in einigen Details noch nicht geklärt sind, gibt Mader (1990) ein sehr schlüssiges Erklärungsmodel. Unter Hinweis auf die Arbeiten von Meerson werden folgende Schritte der aktiven Adaptation zusammengefasst:

1. Eine Erhöhung der Funktion (z. B. durch Training) führt zu einer höheren funktionellen Belastung der beanspruchten Strukturen und der sie synthetisierenden Zellen.
2. Diese höhere funktionelle Belastung der vorhandenen Proteinmenge liefert für den genetischen Apparat der Zelle den Reiz zur Steigerung der Proteinsyntheserate.
3. Die Erhöhung der Proteinsyntheserate wird so lange beibehalten, bis durch die Hypertrophie der belasteten Strukturen annähernd das vor der Belastung (Training) bestehende Funktions-Struktur-Gleichgewicht wieder erreicht ist.
4. Es bleibt auch im angepassten Zustand eine Restdifferenz an erhöhter funktioneller Belastung bestehen. Hierdurch wird auch im angepassten Zustand der Hypertrophie eine konstant erhöhte Proteinsyntheserate beibehalten (erzwungen). Die Hypertrophie der Zellen, Substrukturen und Organe wird so aufrechterhalten.

Dieses 4-Schritte Model macht deutlich, dass die Belastung der Proteine durch die Funktion (z. B. Training) die Proteinneubildung steigert und damit zur Hypertrophie und so letztendlich zu einer erhöhten Belastbarkeit führt. Wird die Funktion reduziert (Beendigung der Hyperfunktion/des Trainings) oder bleibt ganz aus (Immobilisation), tritt der umgekehrte Mechanismus in Kraft. Die Folge ist eine Atrophie (Reduzierung der Proteinmasse) und eine damit einhergehende reduzierte Leistungsfähigkeit. Hieraus wird ersichtlich, dass Immobilisation oder Entlastung zwar innerhalb der Rehabilitation nach Verletzungen indiziert sein können (z.B. in der Entzündungsphase), aber eine Verbesserung der Leistungsfähigkeit nur durch regelmäßige und trainingswirksame Belastungsreize zur Stimulation der Proteinsyntheserate eintritt.

Regelung der Proteinsynthese und aktive Anpassung

Wie erhält der genetische Apparat der Zelle nun die Information, welche Proteine stärker beansprucht werden und für welche Proteine dann die Neubildungsrate zu steigern ist? Proteine haben nur eine begrenzte Lebensdauer und werden daher beständig abgebaut und erneuert (resynthetisiert). Je nach Stoffwechselaktivität und beanspruchtem Gewebetyp (z.B. Muskel, Sehne, Band, Knorpel, Haut, Knochen) sind die Halbwertszeiten für verschiedene Proteine unterschiedlich lang. Diese können nur mehrere Std. und Tage betragen, aber auch Wochen, Monate und Jahre (siehe Bd. 1). Funktionelle Belastungen reduzieren die Halbwertszeiten, d.h. Proteine werden schneller ab- und aufgebaut.

Theoretisch wäre es denkbar, dass eine Trainingsbelastung, z.B. ein Krafttraining für den M. quadriceps femoris, zu einer allgemeinen und unspezifischen Hypertrophie von Zellen, Substrukturen und Organen führt. In der Realität stellen wir fest, dass dieses isolierte Krafttraining für den M. quadriceps femoris in erster Linie zu seiner Hypertrophie führt und nicht allgemein im übrigen Organismus auch. Ein genereller und unspezifischer aktivierender Mechanismus als Ursache der aktiven Anpassung (Hypertrophie und Atrophie) scheidet aus (Mader 1990).

Vielmehr wird heute davon ausgegangen, dass durch spezifische Belastungen oder einen Mangel an spezifischen Belastungen die betroffenen Organe und damit ihre Substrukturen (Proteine) spezifisch reagieren. Eine spezifische Belastung (Übung oder Training) beansprucht spezifische Proteinstrukturen. Eine andere spezifische Belastung beansprucht evtl. die gleichen Proteinstrukturen, teilweise aber auch ganz andere. Und eine dritte spezifische Belastung beansprucht völlig andere Proteinstrukturen.

In der folgenden Darstellung der Regelung der Proteinsynthese am Beispiel des Myoglobins werden einige Begriffe genannt, die erst geklärt werden sollen:

Proteine

Nach Wasser (H_2O) bilden Proteine (Peptide oder Polypeptide) den größten Anteil an organischen Molekülen der Zelle. Mehr als 50.000 unterschiedliche Proteine sind bisher identifiziert worden. Selbst in einer Zelle kommen zwischen 4.000 und 5.000 verschiedene Proteine vor. Proteine bilden die Architektur der Zelle und sind am Aufbau aller zellulären Strukturen beteiligt. Auch Hormone sind in der Mehrzahl Proteine. Als Enzyme steuern Proteine chemische Reaktionen in der Zelle. Auch in der Immunabwehr, der Muskelfunktion, der Transport- und Speicherfähigkeit im Organismus, als Rezeptorproteine, zur Bewältigung mechanischer Aufgaben (z.B. Kollagen, Elastin, Glykosaminoglykane) und zur Kontrolle von Wachstum und Differenzierung kommt ihnen eine Funktion zu. Synthetisiert werden Proteine nach einer im genetischen Apparat der Zelle (DNA) gespeicherten Aminosäuresequenz.

Proteinspezifisches Fragment (PSF): Ein spezifisches Fragment eines bestimmten Proteins, das abgebaut wurde. Dieses Fragment trägt Informationen, die für das zerstörte und abgebaute Protein spezifisch sind.

DNA (Desoxyribonukleinsäure): Die DNA liegt als Doppelhelix im Nukleus vor und ist Trägerin der genetischen Information für die Aminosäuresequenz von Proteinen.

m-RNA (Messenger Ribonukleinsäure): Ein Protein ist aus Aminosäuren aufgebaut. Jedes Protein weist eine typische Reihenfolge von Aminosäuren auf. Soll nun an den Ribosomen des endoplasmatischen Retikulums ein neues Protein mit seiner typischen Aminosäuresequenz synthetisiert werden, muss die Information für die Sequenz von der DNA im Zellkern zu den Ribosomen im Zytoplasma gelangen. Träger dieser Information ist die m-RNA.

Transkription: Soll die Proteinsynthese an den Ribosomen des endoplasmatischen Retikulums ein spezifisches Protein produzieren, muss über den Weg der Transskription an der DNA die m-RNA gebildet werden. Dazu wird die als Doppelhelix vorliegende DNA aufgewunden und die genetische Information (z.B. für eine bestimmte Aminosäuresequenz eines Proteinmoleküls) auf die m-RNA übertragen.

Translation: Im Vorgang der Translation wird im Zytoplasma die Proteinsynthese beendet. Die über die m-RNA zu den Ribosomen gelangte genetische Information wird durch die Aneinanderkopplung von Aminosäuren in der benötigten Reihenfolge in eine Proteinkette umgesetzt.

Die Regelung der Adaptation auf der Basis eines erhöhten Proteinverschleißes ist in Abb. 1.64 schematisch wiedergegeben. Ausgangspunkt der Darstellung soll ein Protein sein, welches durch Training stärker beansprucht wird.

> **Beispiel: Myoglobin**
>
> Nehmen wir als Ausgangspunkt nur ein einziges – von vielen – durch aerobes Ausdauertraining beanspruchtes Protein, z. B. das Myoglobin. Myoglobin fungiert in der Muskelzelle als kurzzeitiger Sauerstoffspeicher. Durch die erhöhte Beanspruchung erhöht sich zuerst der Proteinverschleiß und damit der Proteinabbau. Wir erinnern uns, Proteine haben nur eine begrenzte Lebensdauer und bei Belastung verkürzt sich diese Lebensdauer. Mit dem Pro-

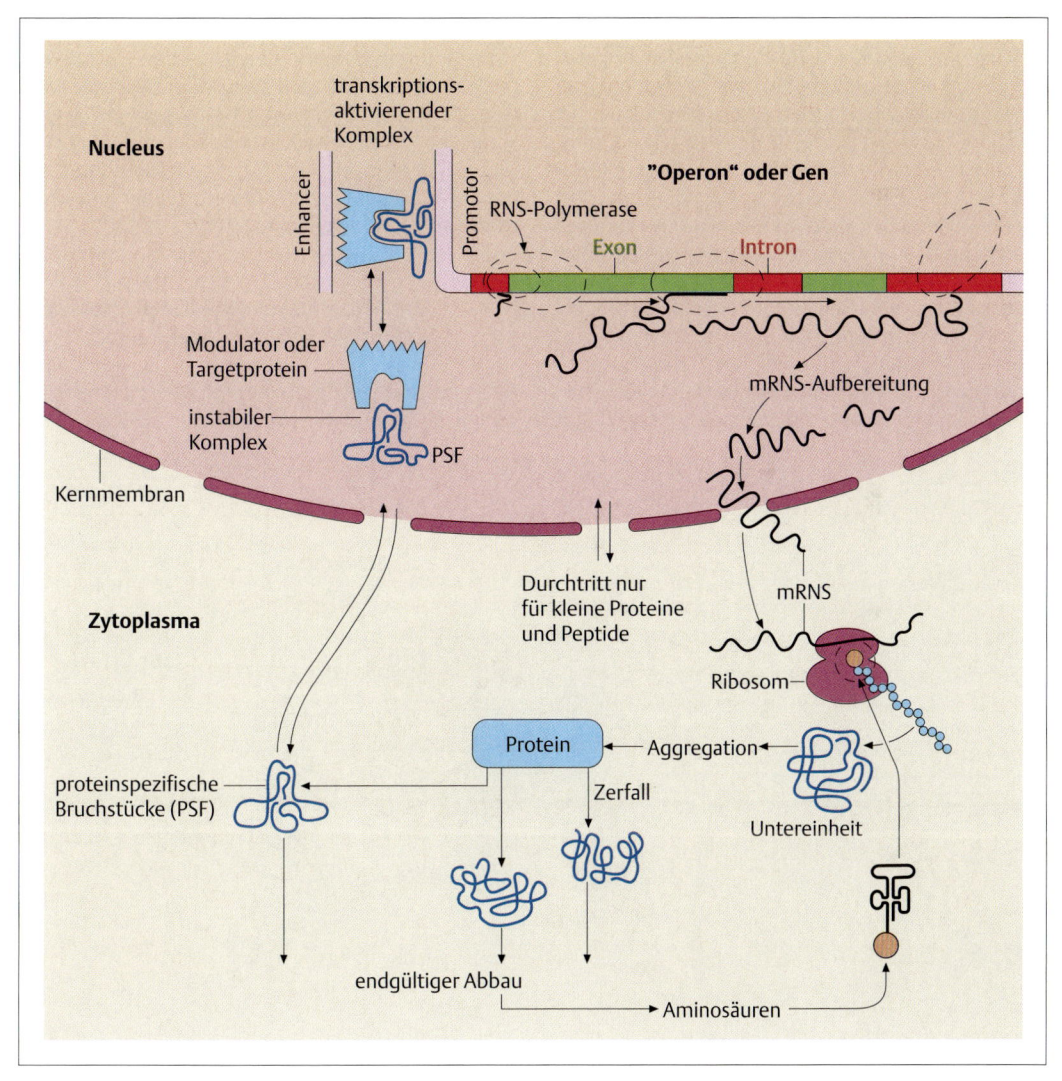

Abb. 1.64 Schema der Transkriptionsaktivierung durch Proteinverschleiß. Aktivatoren sind in diesem Fall proteinspezifische Fragmente (PSF), die im Nukleus zusammen mit einem Target- oder Rezeptorprotein einen transkriptionsaktivierenden Komplex (TAC) bilden (aus Mader 1990).

teinabbau zerfällt das Protein in mehrere Fragmente. Einige zerfallen in ihre einzelnen Aminosäuren und bleiben dem intrazytoplasmatischen Aminosäurepool erhalten. Andere werden abgebaut und ausgeschieden. Ein weiteres Fragment scheint als proteinspezifisches Fragment (PSF) wegen seiner kleinmolekularen Struktur die Kernmembran passieren zu können und dort die Transskriptionsaktivität der m-RNA an der DNA zu steuern. An dem Vorgang sind noch einige andere Strukturen im Nukleus beteiligt, wie z. B. ein Zielprotein (Targetprotein oder Modulatorprotein).

Bezogen auf unser Beispiel fallen bei einem erhöhter Verschleiß und Abbau des Myoglobins vermehrt spezifische Proteinfragmente des Myoglobins an und stimulieren die Transskriptionsaktivität der für Myoglobin spezifischen Gene der DNA. Eine erhöhte Transskriptionsaktivität lässt eine größere Menge m-RNA entstehen, welche an den Ribosomen zu einer – gegenüber dem Ruheniveau – erhöhten Neusynthese von Proteinen des Myoglobinmoleküls führt (Abb. 1.**65**). In der Folge ist die Kapazität dieses Moleküls für die Sauerstoffspeicherung erhöht. Umgekehrt wird nach diesem Model ein verringerter Myoglobinverschleiß und -abbau eintreten, wenn die funktionelle Belastung, z. B. ein aerobes Ausdauertraining, reduziert oder eingestellt wird. Weniger spezifische Proteinfragmente fallen an, die Transskriptionsaktivität und in der Folge die Translation an den Ribosomen reduziert sich. Die Menge an Myoglobin nimmt ab und die Leistungsfähigkeit für die kurzzeitige Sauerstoffspeicherung in der Muskelzelle verringert sich. Die einzelnen Schritte dieser aktiven Anpassung an eine erhöhte Belastung sind noch einmal zusammenfassend in Abb. 1.**66** wiedergegeben.

Regeln zur Auslösung stabiler Anpassungen

Sollen stabile strukturelle und funktionelle Anpassungen durch Training erzielt werden, so müssen einige Regeln oder auch Prinzipien beachtet werden. Wichtige, allgemeine Grundregeln zur Auslösung einer stabilen Anpassung sollen hier kurz dargestellt werden. Weitere Regeln werden dann, soweit erforderlich, in den Kapiteln zu den einzelnen motorischen Fähigkeiten erörtert.

Trainingswirksame Belastungsreize und progressive Belastungssteigerung

Oben im Text wurde der Begriff des *trainingswirksamen Belastungsreizes* an einigen Stellen bereits

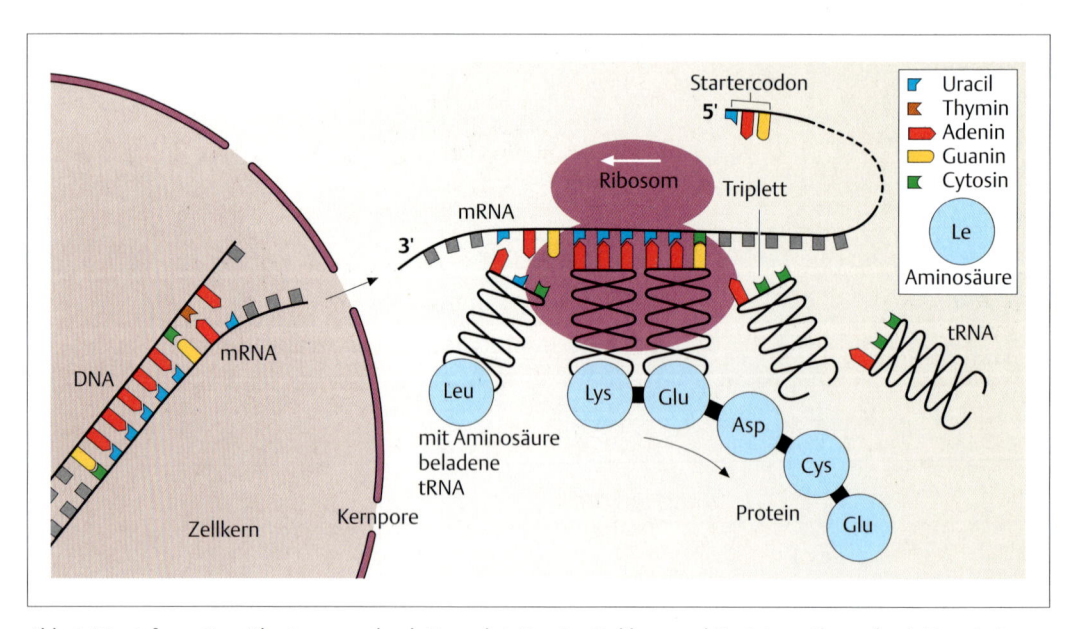

Abb. 1.**65** Informationsübertragung durch Transskription im Nukleus und Proteinsynthese durch Translation an den Ribosomen (aus Leonhardt 1985).

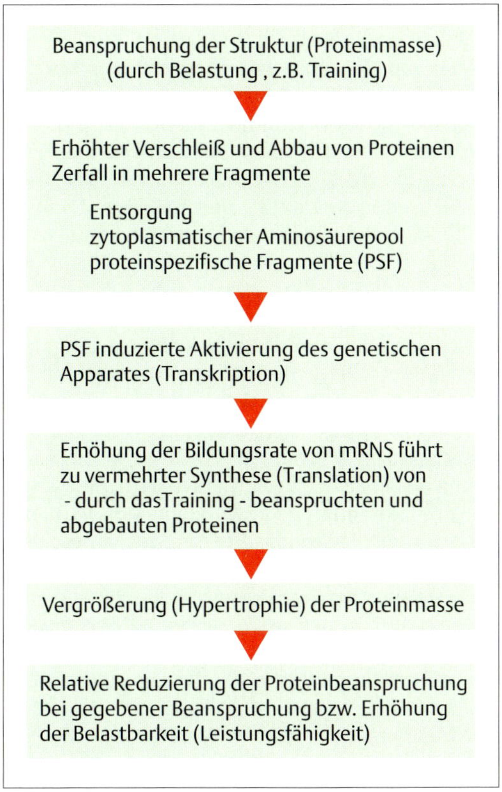

```
Beanspruchung der Struktur (Proteinmasse)
(durch Belastung, z.B. Training)
            ▼
Erhöhter Verschleiß und Abbau von Proteinen
Zerfall in mehrere Fragmente
    Entsorgung
    zytoplasmatischer Aminosäurepool
    proteinspezifische Fragmente (PSF)
            ▼
PSF induzierte Aktivierung des genetischen
Apparates (Transkription)
            ▼
Erhöhung der Bildungsrate von mRNS führt
zu vermehrter Synthese (Translation) von
- durch das Training - beanspruchten und
abgebauten Proteinen
            ▼
Vergrößerung (Hypertrophie) der Proteinmasse
            ▼
Relative Reduzierung der Proteinbeanspruchung
bei gegebener Beanspruchung bzw. Erhöhung
der Belastbarkeit (Leistungsfähigkeit)
```

Abb. 1.66 Adaptationsvorgänge schematisch dargestellt am Modell der Proteinregulation. Endokrine und neuronale Einflüsse modulieren diesen Prozess (nach Mader 1990).

eingeführt. Hinter diesem Begriff verbirgt sich die grundlegende Voraussetzung für Anpassungen durch Training, um eine höhere funktionelle Belastbarkeit und Leistungsfähigkeit zu erreichen. Die durch die Trainingsbelastung einwirkende Beanspruchung auf Zellen und deren Substrukturen muss so hoch sein, dass sie eine kritische Reizschwelle übersteigt und eine Wirkung erzielt. Trainingswirksame Reize für gesunde Strukturen und Organismen müssen demnach deutlich über der normalen Alltagsbelastung liegen. Im Zusammenhang mit der Proteinumbaurate müssen Trainingsreize so gestaltet sein, dass die Neusynthese die Abbaurate übersteigt. Die kritische Reizschwelle hängt hierbei von der individuellen Leistungsfähigkeit der Person und der Höhe des einwirkenden Trainingsreizes ab. So führt z.B. bei untrainierten Personen ein Krafttraining mit 30% der Maximalkraft zu einer Leistungsverbesserung im Sinne einer Erhöhung der Maximalkraft. Als Beispiel für einen – im Bereich der Kraft – gut trainierten Menschen, kann bereits ein Krafttraining mit nur 70% seiner Maximalkraft zu einer Leistungseinbuße führen, wenn diese Intensität für längere Zeit unter der gewohnten Intensität liegt (Hollmann u. Hettinger 2000).

In der Wundheilung nach einer Verletzung oder nach einer Operation ist der Schwellenwert für eine trainingswirksame Belastung deutlich reduziert. Hier müssen die physiologischen Vorgänge der Wundheilung und die damit einhergehende Veränderung der Belastbarkeit berücksichtigt werden. Da aber auch in der Wundheilung Bewegungsreize notwendig sind, kann hier der Begriff des trainingswirksamen Belastungsreizes durch *therapiewirksamer Bewegungs-* oder *Belastungsreiz* ersetzt werden.

Eine progressive Steigerung der Belastung ist immer dann notwendig, wenn die beanspruchten Strukturen adaptiert sind und die vormals trainingswirksame Belastung keine Belastung mehr in diesem Sinne darstellt. Meist muss die Belastung wöchentlich gesteigert werden, um eine Trainingswirksamkeit aufrechthalten zu können. In der Rehabilitation ist die Belastung allmählich zu steigern. Von sprunghaften Belastungssteigerungen – wie dies im Sport zum Teil geschieht – ist abzusehen.

■ Kontinuität

Krafttraining erhöht die Kraft und regelmäßiges Ausdauertraining verbessert Kapazität und Leistungsfähigkeit des Herz-Kreislauf-Systems und der beteiligten Muskulatur. Diese Adaptationsgewinne gehen schnell auf das Vortrainingsniveau zurück, wenn das Training eingestellt wird. Alle durch systematisches und regelmäßiges Training erworbenen Hypertrophien gehen verloren. Parallel dazu reduziert sich die Leistungsfähigkeit. Die Geschwindigkeit des Verlustes an Belastbarkeit oder Leistungsfähigkeit ist dabei von Gewebe zu Gewebe unterschiedlich und hängt unter anderem von der Stoffwechselaktivität des Gewebes und der Lebensdauer (Halbwertzeit) ihrer Proteinstrukturen ab. So haben Bänder, Sehnen und Knorpel einen eher trägen Stoffwechsel und die Halbwertzeit ihrer Proteinstrukturen ist entsprechend lang. Sie reagieren entsprechend langsam auf das Ausbleiben der gewohnten Trainingsbelastung mit einer reduzierten Belastbarkeit (Abb. 1.**67**). Enzyme und Muskelproteine weisen eine relativ kurze Lebensdauer auf und adaptieren innerhalb weniger Std. und Tage. Abb. 1.**68** gibt die Änderung der Kraft bei Training (Abzisse links von Null) und bei Einstellung des

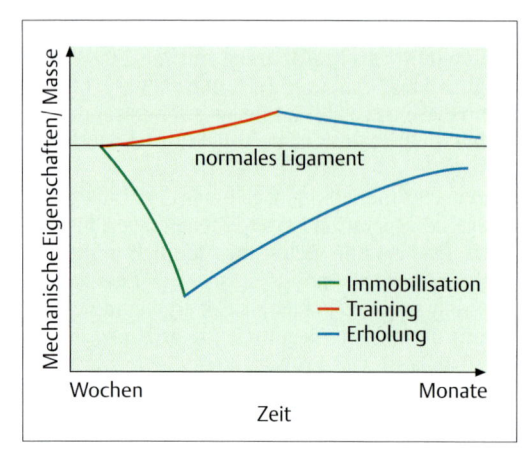

Abb. 1.67 Schema zum vermuteten zeitlichen Verlauf von Trainings-, Immobilisations- und Regenerationseinflüssen auf mechanische Eigenschaften und Kollagenmenge von Sehnen- und Bandgewebe (aus Akeson et al. 1986).

Trainings (Abzisse rechts von Null) wieder. Der Kraftverlust erfolgt umso schneller, je schneller der Kraftaufbau erfolgte.

Eine durch regelmäßiges Ausdauertraining ausgelöste Vergrößerung der maximalen O_2-Aufnahme und eine Verbesserung der Kapillarisierung des Muskels geht nach Einstellung des Trainings relativ langsam zurück (über Monate). Demgegenüber passen sich die Enzyme des Zitronensäurezyklus und der Atmungskette sehr viel schneller (Tage und Wochen) veränderten Belastungen an. Einige der über Jahre erreichten Anpassung an ein Ausdauertraining sind nach Trainingsende innerhalb von wenigen Wochen bis zu 6 Monaten auf das Ausgangsniveau gesunken (Abb. 1.**69**).

■ Individualität

Wären alle Menschen mit den gleichen adaptiven Möglichkeiten ausgestattet, könnte jede Person in jeder sportlichen Disziplin Weltmeister oder Olympiasieger werden. Die Realität zeigt, dass dies nicht der Fall ist. Jeder Mensch ist in seinen adaptiven Möglichkeiten an Training und an andere Umwelteinflüsse unterschiedlich ausgestattet. Verantwortlich für diese Tatsache sind unsere Erbanlagen. Selbst eineiige Zwillinge reagieren in Bezug auf die Anpassung an eine gegebene identische Belastung verschieden. Ein und dasselbe Trainingsprogramm führt bei verschiedenen Personen zu unterschiedlichen Reaktionen. Einige werden sich stark verbessern, einige weniger stark und einige reagieren vielleicht gar nicht oder sind überbelastet. Insofern reagiert jede Person einzigartig auf einwirkende Belastungen. Erklärung für dieses Phänomen ist neben der erblichen Anlage das Ausgangsniveau vor dem Training, unterschiedliche Proteinsyntheseraten, Unterschiede in der Stoffwechselaktivität sowie Unterschiede in den neuronalen und hormonalen Regulationsmechanismen.

Die Berücksichtigung des Prinzips der Individualiät in der Rehabilitation bedeutet, den individuell sehr unterschiedlichen Grad der aktuellen Belastbarkeit des Patienten zu berücksichtigen. Die Kenntnis struktureller und funktioneller Veränderungen des jeweiligen Gewebes (Muskel, Band, Sehne, Bursa, Knorpel, Knochen, Meniskus, Diskus) in der Wundheilung liefern uns dazu erste Anhaltspunkte. Daneben müssen aber auch vegetative Einflüsse (z. B. Verringerung der Durchblutung und die Ausschüttung der Stresshormone Kortisol und Adrenalin durch die Sympathikusaktivität) und die Art der Nachbehandlung (Immobilisation oder frühfunktionelle Therapie) berücksichtigt werden.

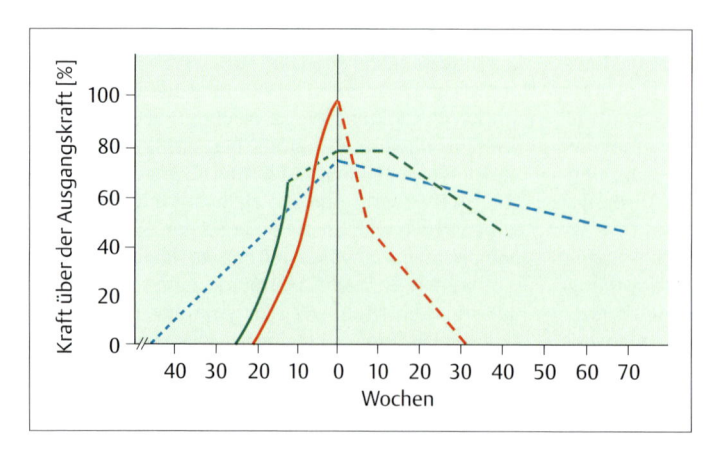

Abb. 1.68 Zeitlicher Verlauf von Kraftgewinn und -verlust. Je schneller ein Kraftgewinn erfolgte, desto schneller geht die Kraft nach Einstellung des Trainings zurück (aus Hollmann u. Hettinger 2000).

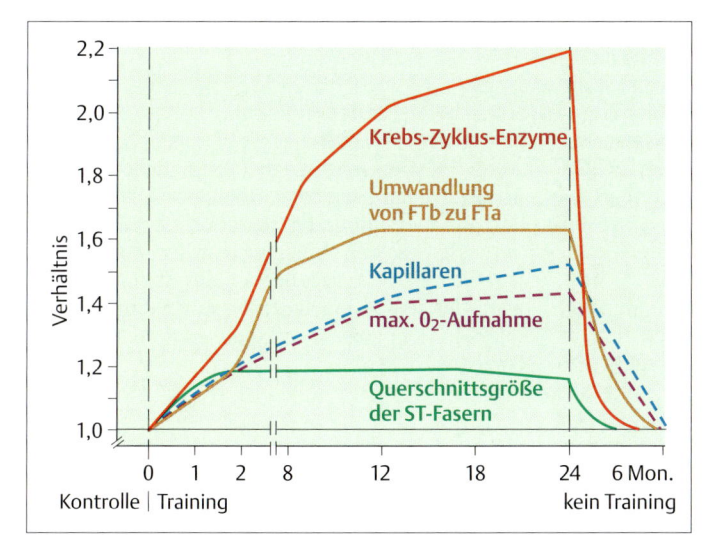

Abb. 1.69 Vermutetes zeitliches Verhalten unterschiedlicher Parameter der Ausdauerleistungsfähigkeit im Verlaufe einer 2-jährigen Trainingsphase und einer anschließenden trainingsfreien Phase über 6 Monate (aus Hollmann u. Hettinger 2000).

Spezifität

Spezielle Trainingsbelastungen führen zu spezifischen Adaptationen.

> **Beispiel: Spezifische Adaptation**
>
> Ein Ausdauertraining verbessert die Fähigkeit, eine identische Belastungsintensität länger durchzuhalten. Maximalkraft und Schnelligkeit werden sich durch ein Ausdauertraining kaum verbessern lassen. Andererseits führt ein methodisch richtig aufgebautes Krafttraining zu einer Verbesserung der Maximalkraft oder der Schnellkraft. Anpassungen im Bereich der Ausdauer werden durch diese Art des Trainings nicht erreicht. Soll Knorpel einer funktionellen Belastung ausgesetzt werden, wird kaum ein Erfolg über Traktion der Gelenkflächen entstehen. Vielmehr ist intermittierende Kompression hier der adäquate Reiz. Anders Bänder und Sehnen. Sie werden kaum auf Kompression reagieren, sondern verlangen eine Dehnungs- oder Zugbelastung als spezifischen Reiz.

Das Prinzip der Spezifität verlangt die genaue Analyse der Strukturen und Organe, welche im Training oder der Rehabilitation trainiert und verbessert werden sollen bzw. im Sinne einer Steigerung von Belastbarkeit und Leistungsfähigkeit verbessert werden müssen. Sind diese Strukturen und Organe bestimmt, kann die entsprechende Trainingsmethode mit den entsprechenden Trainingsinhalten und den entsprechenden Übungen ausgewählt werden. Training im Leistungssport muss die Strukturen und Organe belasten, die für eine Verbesserung der Belastbarkeit und der Leistungsfähigkeit entscheidend sind (leistungsbegrenzende Faktoren). In der Rehabilitation sollen die verletzten Strukturen durch spezifische Bewegungsreize ihre ursprüngliche Zusammensetzung und Ausrichtung der Gewebebestandteile (Zellen, Fasern und Grundsubstanzbestandteile) erhalten. Spezifische Trainingsreize dienen dem Aufbau der erforderlichen Belastbarkeit und Leistungsfähigkeit.

Optimaler Wechsel von Belastung und Erholung

Für Rehabilitation und Training im Sport sind in Bezug auf ein Training zur Steigerung der Leistungsfähigkeit oft zwei Kardinalfehler festzustellen. Diese Fehler stehen im Zusammenhang mit dem Prinzip vom optimalen Wechsel zwischen Belastung und Erholung. Fehler Nummer eins besteht in einer zu geringen oder zu seltenen Belastung. Eine strukturelle Anpassung kann zwar ausgelöst sein, aber der nächste Belastungsreiz erfolgt zu spät, um eine stabile Hypertrophie der Strukturen auszulösen. Fehler Nummer zwei besteht in einer zu dichten oder intensiven Folge von Belastungsreizen. Der Organismus kann entleerte Energiespeicher (z.B. die Glykogenspeicher) nicht oder nur unvollständig bis zur nächsten intensiven Trainingseinheit auffüllen. Oder die dichte Folge von Belastungen auf die gleichen Strukturen führt zwar zu einem schnellen Proteinverschleiß und -abbau, aber die Proteinneusynthese kann dem -abbau nicht folgen. Die Abbaurate (katabole Vorgänge) übersteigt die Neubaurate (anabole Vorgänge). In beiden Fällen wird sich die Leistungsfähigkeit nicht verbessern. Fehler Nummer zwei führt eher zum gegenteiligen Effekt: Belastbarkeit und Leistungsfähigkeit der überlasteten Strukturen wird auf Grund einer verringerten Proteinmasse sinken. Das negative Verhältnis von Neusynthese zum Proteinabbau kann zu einem Zustand führen, der im Sport als *Übertraining* bezeichnet wird. Ein Zustand, der subjektiv ein Empfinden von Überbelastung auslöst, aber ansonsten noch nicht eindeutig definiert werden kann. Dieses Gefühl tritt bei Patienten in der Rehabilitation dann auf, wenn die Belastung durch Therapie und Training zu hoch wird. Ein Wechsel von Belastung und Erholung erfolgt nicht optimal.

Leitsatz

Grundsätzlich gilt: Richtig dosierte Belastungen lösen Adaptationsvorgänge in Zellen, Substrukturen, Organen und letztlich des Gesamtorganismus aus. Die Anpassung der belasteten Strukturen und Organe findet in der Erholungsphase statt. Eine chronische Störung der anabolen Vorgänge durch erneute Belastungen (zu früh, zu hoch) stört die gewünschte Adaptation auf ein höheres strukturelles und damit funktionelles Niveau. Ist der Zeitraum zwischen den Belastungen zu lang, findet ebenfalls keine Adaptation auf einem höheren Niveau statt bzw. sind erreichte Adaptationen schon wieder verloren gegangen.

1.6.2 Ausdauertraining in der Rehabilitation

Entzündungsphase und Ausdauertraining

In den ersten Tagen nach einer Verletzung sind die klassischen Entzündungszeichen vorhanden. Alle Reaktionen des Organismus weisen darauf hin, dass seine Belastbarkeit deutlich reduziert ist. In dieser Phase sind Trainingsbelastungen nicht möglich und werden den Verlauf der Heilung kaum unterstützen können. Im Gegenteil, die Entzündungszeichen geben uns deutliche Hinweise darauf, dass der Organismus in dieser ersten posttraumatischen Phase nach Ruhe verlangt.

Proliferationsphase und Ausdauertraining

Sollen bereits in der Proliferationsphase begleitend zur Therapie Trainingsmaßnahmen eingesetzt werden, so müssen diese den Bedingungen der Proliferationsphase gerecht werden. Dem erhöhten Bedarf an Sauerstoff und Nährstoffen kann durch eine Verbesserung der Durchblutung Rechnung getragen werden. Aus dem Bereich des Trainings kommen hier aerobe Ausdauerbelastungen und vorbereitende Übungen für ein späteres Krafttraining in Frage.

Trainingsinhalte im Ausdauertraining

Training in der Rehabilitation und im Besonderen in der frühen Phase der Proliferation bedeutet letztlich eine Gradwanderung zwischen notwendiger Belastung und Schutz der verletzten Struktur.

Zum einen dient eine durch aerobes Ausdauertraining induzierte Durchblutungsverbesserung der Wundheilung und verhindert oder reduziert zumindest immobilisations- oder bewegungsmangelbedingte Atrophien des Muskel-Skelettsystems. Dazu können grundsätzlich alle Trainingsinhalte genutzt werden, die für eine aerobe Ausdauerbelastung prädestiniert sind: Wandern, Walking, Jogging, Laufen, Schwimmen, Radfahren oder Rudern sowie deren Varianten auf einem Ergometer.

Zum anderen dürfen die verletzten und noch heilenden Gewebe nicht durch übermäßige äußere Belastungen und innere Beanspruchung gestresst werden (z. B. durch Distraktion der Wundränder oder Elongation des heilenden Gewebes). Für die betroffenen Strukturen müssen daher die anatomische Lage oder der anatomische Verlauf bekannt sein und die auftretenden biomechanischen Belastungen bei einer Veränderung der Gelenkposition berücksichtigt werden. Wie in der Therapie, wo für die Heilung stimulierende Reize notwendig sind und gleichzeitig das verletzte Gewebe zu schützen ist, muss auch im Training diesem Prinzip Rechnung getragen werden. In der Proliferationsphase, mit einem – gegenüber einwirkenden Belastungen – schwachen Kollagen vom Typ III müssen die Trainingsinhalte so gewählt werden, dass das Bewegungsausmaß lediglich Belastungen im Matrixbereich zulässt und ein Stress der kollagenen Fasern ausbleibt. Erst gegen Ende der Proliferationsphase (16.–21. Tag), wenn bereits der Ersatz von Kollagen Typ III durch den Kollagen Typ I stattfindet, können dosierte Belastungen auf Kollagen einen positiven Stimulus für Faserausrichtung und Querbrückenbildung (intra- und intermolekulare Crosslinks) darstellen.

Je nach Ort und Schweregrad der Verletzung kann das Training der aeroben Ausdauer unter Vollbelastung (nicht verletzte Strukturen), Teilbelastung oder Entlastung der verletzten Struktur stattfinden. Für verletzte Strukturen der unteren Extremität bietet sich ein Training unter Teilentlastung oder Entlastung z. B. auf dem Radergometer an. Hier kann das Bewegungsausmaß der Extremität durch Veränderung der Sattelhöhe oder des Tretkurbelradius der erlaubten Bewegungsfreiheit angepasst werden. Auch der Einfluss des Körpergewichts, welches bei Geh- und Laufbewegungen in vollem Maße wirksam wird, kann hier reduziert werden. Ein ähnlicher positiver Effekt auf eine Reduzierung der Belastung durch das Körpergewicht wird durch ein Training im Wasser erreicht (z. B. Aquajogging). Von einer Entlastung (ohne Bodenkontakt) über eine Teilentlastung (mit Bodenkontakt) bis zur schrittweise gesteigerten Belastung (mit Bodenkontakt und gleichzeitiger Verringerung der Eintauchtiefe des Körpers) kann hier variiert werden.

■ **Positive Auswirkungen eines aeroben Ausdauertrainings**

Unabhängig von den Anpassungen, die ein regelmäßiges und systematisches Ausdauertraining auslösen kann, hat aerobes Ausdauertraining mehrere sofortige positive Wirkungen auf die Wundheilung:

– Verbesserung der Durchblutung in den belasteten Strukturen und damit eine gute Versorgung des Wundgebiets mit Sauerstoff, Baustoffen (Aminosäuren) und Kofaktoren der Wundheilung (Fe^{2+}, Vitamin C und α-Ketoglutarat).
– Erhöhung der Stoffwechselrate z. B. durch Temperaturanstieg als Folge von körperlicher Aktivität und Training. Eine leicht erhöhte Gewebetemperatur erhöht die Stoffwechselaktivität.
– Neuronale Anpassungen (inter- und intramuskuläre Koordination) finden oft innerhalb von Sek. und Min. statt. Die Bewegung wird ökonomisiert, der Energiebedarf für eine gegebene Belastung sinkt.
– Einer durch Inaktivität bedingten Atrophie von Muskulatur und Sehnen, des Kapsel-Bandapparats, von Knochen und Knorpel aber auch z. B. von Enzymen des Energiestoffwechsels, wird vorgebeugt.
– Der hyaline Knorpel erfährt eine funktionelle Belastung und reagiert sofort mit einer Flüssigkeitsaufnahme (Proteoglykane binden mehr Wasser, siehe Bd. 1). Damit kann der Knorpel seiner Funktion, Stöße zu absorbieren und das Gleiten der Gelenkpartner zu ermöglichen, besser nachkommen.
– Intensive muskuläre Arbeit von kurzer Dauer und gering intensive Arbeit von langer Dauer (45–60 Min., Schwarz u. Kindermann 1989) lassen den Endorphinspiegel im Plasma ansteigen. Endorphine sind körpereigene opioide Peptide und fungieren als Neurotransmitter. Sie reduzieren die Schmerzwahrnehmung und steigern das geistige Wohlbefinden.
– Bei niedrigen Belastungsintensitäten (etwa 50% der maximalen Sauerstoffaufnahme) bleibt ein Anstieg des Kortisolspiegels aus (Hollmann u. Hettinger 2000). Kortisol hat eine negative Wirkung auf die Neubildung und Regeneration von Bindegewebe.
– Training verändert die Plasmakonzentration verschiedener Hormone. Als ein möglicher Mechanismus, die Festigkeit von z. B. verletzten Bandstrukturen durch körperliches Training positiv zu beeinflussen, nennen Tipton et al. (1975) die bei Bewegung und Training gesteigerte Blutzirkulation. Die Mehrdurchblutung könnte auch die Verfügbarkeit von Hormonen für die Heilung bindegewebiger Strukturen verbessern.

■ **Durchführung eines aeroben Ausdauertrainings**

In den Lehrbüchern der Sportmedizin (Hollmann u. Hettinger 2000, Wilmore u. Costill 1994, McArdle et al. 1991) und der Trainingslehre (Weineck 1994, Martin et al. 1993, Harre et al. 1979) werden als Grundmethoden des aeroben Ausdauertrainings die Dauermethode und die Intervallmethode angeführt. In der Proliferationsphase kommen auf Grund der primären Zielsetzung, die Durchblutung zu steigern, die Dauermethode und von der Intervallmethode nur deren extensive Variante zur Anwendung.

Dauermethode

Belastungsdauer und Belastungsumfang

Die Dauermethode ist durch eine kontinuierliche Belastung von 20–60 Min. (im Sport durchaus bis zu mehreren Std.) gekennzeichnet. Eine Verbesserung der Durchblutung setzt in den belasteten Geweben nach wenigen Min. ein. Ideal dürften allerdings Belastungszeiten zwischen 20 und 60 Min. sein. Bezüglich der empfohlenen Belastungsdauer von 20 Min. könnte dies für manche untrainierte Personen bereits eine Überforderung darstellen. Sie reagieren möglicherweise nach wenigen Min. mit einem Abbruch der Belastung oder erreichen so hohe Herzfrequenzen, dass die Energiebereitstellung anaerob dominiert wird. Die Intensität muss dann reduziert werden. Dazu kann der Widerstand auf dem Ergometer durch Veränderung der Wattvorgabe oder die Geschwindigkeit auf dem Laufband reduziert werden oder die Art der Bewegung z. B. vom Laufen zum Gehen verändert werden. Reichen diese Veränderungen nicht aus, muss die Belastungsgestaltung von einer kontinuierlichen Belastung ohne Pausen in eine intervallartige Belastung (siehe Intervalltraining) so verändert werden, dass die angestrebte Dauer erreicht wird.

Belastungsintensität

Die Belastungsintensität bei der Dauermethode kann unterschieden werden in gering (extensive Dauermethode), mittel und hoch (intensive Dauermethode). Diese Einteilung zu den Intensitäten kann durch verschiedene Belastungskriterien, z. B. in Prozent der maximalen Sauerstoffaufnahme (Prozent $V_{O_2 max}$), in Prozent der Bestleistung, in Laktatwerten oder der Herzfrequenz objektiviert werden (Tabelle 1.8).

In der therapeutischen Praxis wird eine Steuerung der Belastungsintensität in Prozentangaben einer Bestleistung oder der maximalen Sauerstoffaufnahme in der Regel unrealistisch sein. Praktikabel ist die Einteilung der Intensität nach der angestrebten Herzfrequenz.

Die Festlegung einer trainingswirksamen Herzfrequenz begründet auf der linearen Beziehung von Herzfrequenz und Sauerstoffaufnahme (V_{O_2}) bei zunehmender Belastungsintensität (Abb. 1.70). Die trainingswirksame Herzfrequenz repräsentiert einen bestimmten Prozentsatz der maximalen Sauerstoffaufnahme.

Ein Beispiel verdeutlicht die Abb. 1.70. Soll ein Training bei 75 % von der maximalen Sauerstoffaufnahme stattfinden, müssen zuerst 75 % der $V_{O_2 max}$ ermittelt werden ($V_{O_2 max} \times 0{,}75$). Anschließend wird die Herzfrequenz bestimmt, die diesem Prozentsatz der $V_{O_2 max}$ entspricht. Aber Vorsicht, denn 75 % der maximalen Herzfrequenz entsprechen nicht 75 % der $V_{O_2 max}$. In unserem Beispiel aus Abb. 1.70 liegt das Herzfrequenzäquivalent für 75 % der maximalen Sauerstoffaufnahme bei 86 % der maximalen Herzfrequenz (Wilmore und Costill 1994).

Tabelle 1.8 Belastungskriterien zur Intensitätsabstufung im Ausdauertraining nach der Dauermethode (nach Engelhardt u. Neumann 1994)

Intensitätsabstufung	Belastungskriterien
Niedrige Intensität Regeneration und Erholung Kompensationsbereich	60 – 75 % der Bestleistung Laktat < 2 mmol/l Herzfrequenz 110 – 140 Schläge/min. 60 – 70 % der max. O_2-Aufnahme
Mittlere Intensität Extensives Ausdauertraining Grundlagenbereich I	75 – 85 % der Bestleistung Laktat 2 – 3 mmol/l Herzfrequenz 120 – 160 Schläge/min 70 – 85 % der max. O_2-Aufnahme
Hohe Intensität Intensives Ausdauertraining Grundlagenbereich II	85 – 95 % der Bestleistung Laktat 3 – 6 mmol/l Herzfrequenz 140 – 180 Schläge/min 85 – 95 % der max. O_2-Aufnahme
Wettkampfspezifischer Bereich	95 % der Bestleistung Laktat 6 – 22 mmol/l Herzfrequenz 180 – 210 Schläge/min. 95 – 100 % der max. O_2-Aufnahme

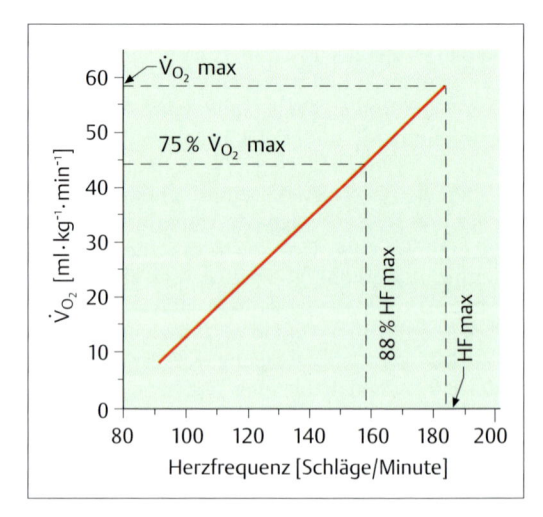

Abb. 1.70 Lineare Beziehung zwischen Herzfrequenz und Sauerstoffaufnahme bei ansteigender Belastung und das entsprechende Herzfrequenzäquivalent eines bestimmten Prozentsatzes der Sauerstoffaufnahme (in diesem Beispiel bei 75 % der $V_{O_2 max}$) (Wilmore u. Costill 1994).

Externe und interne Einflussfaktoren auf die Herzfrequenz

Eine Steuerung der Ausdauerbelastung über die Herzfrequenz birgt einen entscheidenden Vorteil in sich, da die Herzfrequenz unmittelbar auf Veränderungen interner und externer Einflussfaktoren reagiert. Liegt intern ein Infekt vor und versucht der Sportler oder Patient z. B. mit einer festgelegten Geschwindigkeit oder einem festgelegtem Widerstand auf dem Ergometer sein Training zu absolvieren, wird die Herzfrequenz auf Grund des Infekts über die angestrebte Zielfrequenz steigen und den gewünschten Stoffwechselbereich verlassen. Ähnlich reagiert die Herzfrequenz bei einer Veränderung externer Einflussfaktoren wie Temperatur, Luftfeuchtigkeit, Training unter Höhenbedingungen oder einfach einer Veränderung des Geländeprofils (z. B. durch Hochlaufen einer Steigung). Wird das Training konsequent über die Herzfrequenz gesteuert, indem die äußere Belastung so gestaltet wird, dass die angestrebte Herzfrequenz nicht über- bzw. unterschritten wird, bleibt das Training auch im angestrebten Stoffwechselbereich. Die Gestaltung der äußeren Belastung erfolgt dann über eine Veränderung der Geschwindigkeit oder des Widerstands auf dem Ergometer (Wilmore u. Costill 1994).

Für ausdauertrainierte Patienten zwischen den 20. und 30. Lebensjahr ohne Kontraindikationen (z. B. Koronarerkrankungen) können die in Tabelle 1.8 genannten Herzfrequenzen (in Schlägen pro Min.) für den jeweiligen Intensitätsbereich angewendet werden.

Herzfrequenz und Alter

Keine Berücksichtigung findet in Tabelle 1.8 allerdings die Abhängigkeit der trainingswirksamen Herzfrequenz vom Alter des Patienten oder des Sportlers. Mit zunehmendem Alter sinkt die maximal erreichbare Herzfrequenz. Damit verlagert sich auch die trainingswirksame Herzfrequenz für die verschiedenen Intensitätsbereiche nach unten (Abb. 1.71).

Eine das Alter des Patienten berücksichtigende Einschätzung der maximal erreichbaren Herzfrequenz kann nach folgender Regel vorgenommen werden: $HF_{max} = 220 - Lebensalter$.

Herzfrequenz und Sauerstoffaufnahme (Karvonen-Formel)

Eine Möglichkeit, die trainingswirksame Herzfrequenz zu berechnen und in Bezug zu einem bestimmten Prozentsatz von der maximalen Sauerstoffaufnahme zu setzen, besteht in der Anwendung der Karvonen-Formel. Die Karvonen-Formel berücksichtigt neben der maximalen Herzfrequenz auch die Ruhefrequenz und die Herzfrequenzreserve. Die Herzfrequenzreserve ($HF_{Reserve}$) ist definiert als die Differenz zwischen der maximalen Herzfrequenz (HF_{max}) und der Herzfrequenz in Ruhe (HF_{Ruhe}) und kann nach folgender Formel einfach berechnet werden: $HF_{Reserve} = HF_{max} - HF_{Ruhe}$

Die Trainingsherzfrequenz wird nun festgelegt, indem ein bestimmter Prozentsatz der maximalen Herzfrequenzreserve gewählt wird und zur Ruheherzfrequenz addiert wird. Ein einfaches mathematisches Beispiel macht dies deutlich:

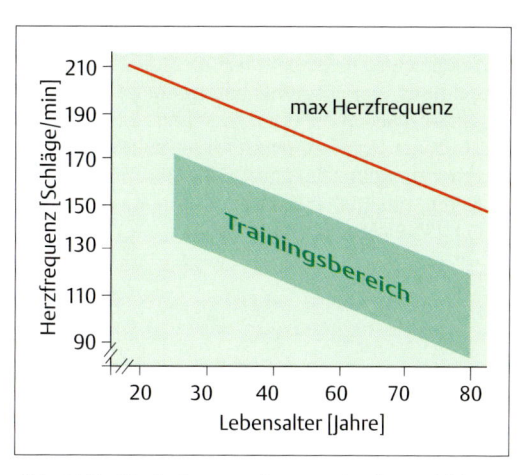

Abb. 1.71 Veränderung der maximal erreichbaren Herzfrequenz im Alterungsprozess und die damit verbundene Veränderung der trainingswirksamen Herzfrequenz.

> **Beispiel: Karvonen-Formel**
>
> HF_{max} = 203 Schläge pro Min.
> HF_{Ruhe} = 60 Schläge pro Min.
> $HF_{Reserve} = HF_{max}$ (203 Schläge/Min.) − HF_{Ruhe} (60 Schläge/Min.) = 143 Schläge/Min.
>
> Soll mit einer Herzfrequenz von 60 % der maximalen Sauerstoffaufnahme trainiert werden, erfolgt die weitere Berechnung nach folgender Formel:
> $HF_{Training\,60\%} = HF_{Ruhe}$ (60 Schläge/Min.) + $(0{,}60 \times 143\ HF_{Reserve})$ = 145 – 146 Schläge/Min.

Die Berechnung der Trainingsherzfrequenz nach der Karvonen-Formel erlaubt es, einen bestimmten Prozentsatz von der Herzfrequenzreserve dem Prozentsatz der maximalen Sauerstoffaufnahme annähernd gleich zu setzen. Anders formuliert, führt die Berechnung der Trainingsherzfrequenz nach der Karvonen-Formel zu einem Ergebnis, bei welchem z. B. 60% der Herzfrequenzreserve und die addierte Ruheherzfrequenz annähernd die Herzfrequenz bei 60% der maximalen Sauerstoffaufnahme wiederspiegelt (Wilmore u. Costill 1994).

Herzfrequenz und Sauerstoffaufnahme bei untrainierten Patienten

Die in der Tabelle 1.8 *pauschal* angegebenen Intensitätsbereiche (Sauerstoffaufnahme und Herzfrequenzäquivalent) im Ausdauertraining können nach der Karvonen-Formel *individuell* für den Patienten und Sportler berechnet werden. Problematisch wird dieses Vorgehen für Ausdauertrainierte in der Proliferationsphase unter dem Gesichtspunkt, dass bei diesem Personenkreis der Übergang von der aerob dominierten Energiebereitstellung zur anaerob laktazid dominierten Energiebereitstellung normalerweise bei etwa 50–60% der maximalen Sauerstoffaufnahme stattfindet. Bei Trainierten hingegen erst bei 70–80% der $V_{O_2 max}$ (Wilmore u. Costill 1994). Daher erscheint es in der Therapie mit Untrainierten sinnvoll, ein Ausdauertraining in der Proliferationsphase nach folgenden Intensitätsvorgaben der maximalen Sauerstoffaufnahme zu gestalten:

- Niedrige Intensitäten: < 50% der $V_{O_2 max}$
- Mittlere Intensitäten: 50–60% der $V_{O_2 max}$
- Hohe Intensitäten: > 60% der $V_{O_2 max}$

Die entsprechenden Herzfrequenzäquivalente können nach der Karvonen-Formel oder etwas pauschaler nach folgender Einteilung berechnet werden: Für niedrige Intensitäten im Ausdauertraining wird mit einer Herzfrequenz von 60% der maximalen Herzfrequenz trainiert. Für mittlere Intensitäten zwischen 60 und 80% und für hohe Intensitäten über 80%.

Aber Vorsicht: In diese letztgenannte pauschale Methode zur Bestimmung der trainingswirksamen Herzfrequenz für die unterschiedlichen Intensitätsbereiche wird die individuell stark schwankende Ruheherzfrequenz nicht mit in die Berechnung einbezogen. Damit werden Unterschiede zur Karvonen-Formel, wie im folgenden Beispiel, erklärbar.

> **Beispiel:**
>
> Ein 40-jähriger Patient soll begleitend zur Therapie ein aerobes Ausdauertraining mit niedrigen bis mittleren Intensitäten durchführen. Die Herzfrequenz für das Training kann wie folgt berechnet werden: 220–40 Lebensjahre = 180 Schläge/Min. als maximal erreichbare Herzfrequenz für dieses Alter. 60–80% von 180 Schlägen/Min. = 108–144 Schläge/Min. Auf Grund der individuellen Schwankungsbreite der Herzfrequenz kann eine Toleranz von etwa 5–10 Schlägen/Min. nach oben und unten eingeräumt werden.

In der Proliferationsphase können niedrige bis mittlere Intensitäten wegen ihres aeroben Charakters und zur Steigerung der Durchblutung eingesetzt werden. Höhere Intensitäten führen bereits zu anaeroben laktaziden Stoffwechselbedingungen, zu einer Reduzierung des pH-Wertes (Azidose) und zu einem Anstieg des Kortisols.

Trainingshäufigkeit

Im Ausdauertraining des Sportlers sollen Erholungszeiten zwischen den Trainingseinheiten nach aeroben Ausdauerbelastungen niedriger bis mittlerer Intensität zwischen 12 und 24 Std. eingehalten werden. Bei entsprechend langen Belastungszeiten zwischen 45 und 90 Min. können aber auch hierbei die Glykogenvorräte ausgeschöpft werden. In diesem Fall muss zur Wiederauffüllung der Glykogenspeicher selbst bei kohlenhydratreicher Ernährung mit Erholungszeiten zwischen 48 und 72 Std. gerechnet werden (siehe Bd. 2, S. 546).

Niedrige bis mittlere Intensitäten in der Proliferationphase von entsprechend kurzer Dauer zwischen 20 und 40 Min. werden die Glykogenspeicher kaum entleeren. Daher könnte ein tägliches Training theoretisch möglich sein. Für untrainierte Patienten, die in der Rehabilitation erstmals mit einem Ausdauertraining in Berührung kommen, sollten zu Beginn längere Erholungszeiten von etwa 24–48 Std. eingerechnet werden. Damit sind 3 Ausdauereinheiten pro Woche möglich. Mit einer Verbesserung des Trainingszustandes und der Leistungsfähigkeit können die Erholungszeiten dann verkürzt und die Trainingshäufigkeit pro Woche erhöht werden.

Intervalltraining

Ein Ausdauertraining nach der Intervallmethode ist gekennzeichnet durch den systematischen Wechsel von Belastung und Erholung. Im Sport wird das Intervalltraining eingesetzt, um mit relativ hohen Intensitäten den aeroben und anaeroben Stoffwechsel zu verbessern, einen Trainingsreiz vor allem für die FT-Fasern zu erzielen und die Erholungsfähigkeit zu beschleunigen.

Für Patienten, die eine kontinuierliche Dauerbelastung von mindestens 20 Min. Dauer nicht leisten können, kann die Belastung durch einen rhythmischen Wechsel von hohen und geringen Beanspruchungen gestaltet werden.

Wird der Zielbereich der Herzfrequenz für ein aerobes Ausdauertraining geringer bis mittlerer Intensität nach oben verlassen, muss die Belastungsintensität reduziert werden. Ein einfaches Beispiel: Erfolgt das aerobe Ausdauertraining auf dem Laufband, so kann bei Untrainierten die Herzfrequenz nach 2–3 Min. den oberen Zielbereich der Herzfrequenz überschreiten. Um die Belastung zu reduzieren, wird die Geschwindigkeit des Laufbandes so weit gedrosselt, bis für den Patienten ein Gehtempo möglich ist (4–6 km/h). Die reduzierte Belastung (Gehen) wird so lange beibehalten, bis der Methodik des Intervalltrainings entsprechend, eine unvollständige Pause bzw. eine lohnende Pause vollzogen ist. Der Begriff der lohnenden Pause geht auf Graf (1930), einem Dortmunder Arbeitsphysiologen, zurück. Im ersten Drittel der gesamten Erholungsphase, also bis die Herzfrequenz auf das Vorbelastungsniveau/Ruheniveau abgesunken ist, findet die größte Erholung (etwa 50%) statt (Abb. 1.72). In der Trainingspraxis wird eine lohnende Pause im Intervalltraining dann beendet und die nächste Belastungsphase begonnen, wenn die Herzfrequenz auf 120–130 Schläge/Min. (bei trainierten Personen zwischen dem 20. und 30. Lebensjahr) abgesunken ist.

> **Beispiel: Intervalltraining bei Patienten**
>
> Ein untrainierter 40-jähriger Patient soll, nach Ruptur des vorderen Kreuzbandes, begleitend zur Therapie ein aerobes Ausdauertraining auf dem Radergometer durchführen. Bei einer Belastung von 75 Watt steigt seine Herzfrequenz über den Zielbereich von 144 Schlägen/Min. an. Der Widerstand wird dann so lange reduziert, z. B. auf 25 Watt, bis eine lohnende Pause bei 110–120 Schlägen/Min. erreicht ist. Anschließend wird der Widerstand wieder auf 75 Watt gesteigert und die Belastung so lange fortgeführt, bis die Herzfrequenz den Zielbereich erneut nach oben verlässt. Dieser Wechsel von großen und geringen Beanspruchungen ermöglicht es dem Patienten, auf eine Gesamtbelastungsdauer (Summe der Dauer von hoher und geringen Beanspruchungsphasen) von 20–30 Min. zu kommen.

Für die Erholungsdauer im Training nach der Intervallmethode wird als Maß einer ausreichenden Erholung ein Absinken der Herzfrequenz auf 120–130 Schläge/Min. herangezogen. Bezogen auf die Erholung des Herz-Kreislaufsystems kann diese Vorgehensweise als richtig angesehen werden. Mit der Erholung der Herzfrequenz können aber nur eingeschränkte Aussagen zur Erholung metabolischer Vorgänge in der Muskulatur gemacht werden. Wird die Belastungsintensität zu hoch gewählt und ist die Belastungsdauer zu lang, kann selbst nach einem Absinken der Herzfrequenz auf die angestrebten Erholungswerte die metabolische Erholung noch nicht erfolgt sein und der Laktatspiegel als Ausdruck einer starken Beteiligung anaerober Stoffwechselvorgänge ansteigen. In der Proliferationsphase soll dies jedoch vermieden werden. Verhindert werden kann dies durch die Einhaltung definierter Belastungen. Als Belastungskriterium dienen hierbei die berechnete Herzfrequenz für niedrige bis mittlere Intensitäten (siehe oben) und der Wechsel von 30–60 Sek. Belastung und 30–60 Sek. Erholung. Hollmann u. Hettinger (2000) führen dazu die Untersuchungen von Åstrand et al. (1960) an. Selbst bei hohen Arbeitsintensitäten stieg durch einen Wechsel von 30 Sek. Belastung und 30 Sek. Pause über einen Zeitraum von 30 Min. der Laktatwert nicht über 2 mmol/l an.

Im Extremfall ist die Phase der geringen Beanspruchung (bis eine Erholungspulsfrequenz von 120–130 Schlägen/Min. erreicht ist) zu Beginn ei-

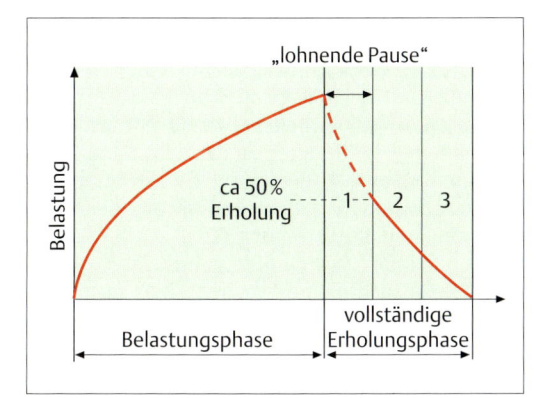

Abb. 1.72 Lohnende Pause. Im ersten Drittel der gesamten Erholungsphase finden bereits ca. 50% der Erholung statt.

nes Ausdauertrainings nach der Intervallmethode deutlich länger als die eigentliche Belastungsphase. Mit zunehmender Ökonomisierung der Bewegung (inter- und intramuskuläre Koordination) und der Arbeit des Atmungs-Herz-Kreislaufsystems wird sich die Erholungsphase verkürzen und ein Training nach der Dauermethode möglich sein. Möglicherweise stellen sich diese Anpassungen erst nach dem Ende der Proliferationsphase (21. Tag) ein.

Wegen der individuell sehr unterschiedlichen Leistungsfähigkeit von Patienten muss bei der Durchführung eines aeroben Ausdauertrainings nach der extensiven Intervallmethode Folgendes berücksichtigt werden:

- Intensität und Dauer der Belastungsphase mit großer Beanspruchung
- Dauer und Intensität der Erholungsphase mit geringer Beanspruchung
- Art der Belastung in der Erholungsphase
- Zahl der Wiederholungen pro Trainingseinheit und
- Trainingseinheiten pro Woche

Umbauphase und Ausdauertraining

Eine Fortführung des aeroben Ausdauertrainings über die Proliferationsphase hinaus führt weiter zu den beschriebenen Verbesserungen der Wundheilung. Nach einer Verletzung über mehrere Wochen durchgeführtes Training führt – im Vergleich zu nicht trainierten Kontrollgruppen – zu einer deutlichen Zunahme der Gelenkstabilität und der Zugfestigkeit (Tipton et al. 1975, Vailas et al. 1981, Tipton et al. 1986, Burroughs u. Dahners 1990). In Bezug auf Sehnengewebe ist mit einer Hypertrophie der kollagenen Fasern, einer Vergrößerung des Sehnenquerschnitts, einer Zunahme der Sehnenfestigkeit und einer Verbesserung der Vaskularisierung zu rechnen (Tipton et al. 1986).

In Bezug auf eine Stimulation der Wundheilung haben sich Trainingsinhalte und -methoden nicht verändert. Veränderungen ergeben sich jedoch im erlaubtem Bewegungsausmaß – kollagene Fasern dürfen zunehmend belastet werden – und in einer Verringerung der Entlastung zur Teilbelastung bis hin zur Vollbelastung. So kann ein Training im Wasser (z. B. Aquajogging) ohne Bodenkontakt nach und nach verändert werden zu einem Training im Wasser mit Bodenkontakt und schließlich zu einem Training an Land (Laufen mit dem gesamtem Körpergewicht als Belastung).

Mit fortschreitendem Ausdauertrainingszustand wird sich auch die Dauer der Belastung im kontinuierlichem Training nach der Dauermethode oder die Dauer der Belastungsphasen mit hohen Beanspruchungen im Intervalltraining von Woche zu Woche steigern. Die benötigten Erholungszeiten (Phasen geringer Beanspruchung) werden im Intervalltraining kürzer.

Gesundheitsorientierte Anpassungen durch Ausdauertraining

Werden aerobe Ausdauerbelastungen in der Umbauphase oder darüber hinaus weiter fortgeführt, so können durch ein systematisches und regelmäßiges Training weitere gesundheitlich relevante Anpassungen erreicht werden, die neben einer Erhöhung der Belastbarkeit aktiver und passiver Strukturen des Bewegungsapparats auch Herz, Kreislauf, Atmung und Stoffwechsel betreffen.

Allgemein gelten heute für ein gesundheitlich orientiertes Trainingsprogramm für Untrainierte unter dem 50. Lebensjahr folgende Empfehlungen: Mit einer Herzfrequenz von 130 Schlägen pro Min. soll täglich 20–30 Min. trainiert werden. Alternativ, wenn ein tägliches Training nicht möglich ist, kann das Training auch mindestens 3 mal pro Woche über 30–60 Min. oder 2 mal pro Woche über 60 Min. durchgeführt werden (Hollmann u. Hettinger 2000).

Mit diesem Programm kann degenerativ verursachten Erkrankungen des Herz-Kreislaufsystems, verschiedenen Stoffwechselkrankheiten und einigen Krebserkrankungen vorgebeugt werden. Auch die Ausdauerleistungsfähigkeit wird verbessert:

- Das Atemminutenvolumen für eine vergleichbare Belastungsstufe sinkt.
- Die Herzfrequenz im Bereich der Ausdauergrenze reduziert sich bereits nach 2–3 Wochen deutlich. Wobei die Ausdauergrenze definiert ist als die Belastungsstufe, welche mit einer Herzfrequenz von 130 Schlägen pro Min. absolviert werden kann (auch Arbeitskapazität 130 genannt). Abnahmen der Herzfrequenz in den ersten Tagen deuten auf eine Verbesserung der Bewegungskoordination und eine Ökonomisierung der intramuskulären Blutverteilung hin.
- Die maximale Sauerstoffaufnahme ($V_{O_2 max}$) wird bereits in den ersten Wochen eines Ausdauertrainings leicht vergrößert.

Soll neben den gesundheitsorientierten Zielen eine weitere Verbesserung der Ausdauerleistungsfähigkeit erfolgen, gewinnen auch intensivere Dauerbelastungen an Bedeutung. Ein über 5 Wochen durchgeführtes aerobes Ausdauertraining, 5 mal pro Woche über 30 Min. mit einer Herzfrequenz unter 130 Schägen/Min. und Laktatwerten im Bereich der aeroben Schwelle bei 2 mmol/l, führt zu einer Verbesserung der Ruhepulsfrequenz, der Ausdauergrenze (Arbeitskapazität 130), des O_2-Pulses und der maximalen Sauerstoffaufnahme. Eine Herzvolumenzunahme konnte jedoch erst in weiteren 5 Wochen Ausdauertraining erreicht werden, wenn die Belastungsintensität im Bereich von 4 mmol Laktat/l Blut und einer daraus resultierenden individuell unterschiedlichen Herzfrequenz zwischen 150 und 180 Schlägen/Min. gesteigert wurde. Gleichzeitig konnten in der zweiten, intensiven Trainingsphase über 5 Wochen die Ruhefrequenz weiter gesenkt sowie Ausdauergrenze, O_2-Puls und maximale Sauerstoffaufnahme weiter erhöht werden (Abb. 1.73). Ein gesundheitlich orientiertes Trainingsprogramm mit niedriger Intensität verringert das Risiko für bestimmte Erkrankungen und verbessert die aerobe Leistungsfähigkeit. Diese niedrig intensiven Belastungen führen aber nicht zu einer durchaus möglichen höheren Ausprägung der aeroben Leistungsfähigkeit. Dazu sind Belastungen niedriger bis mittlerer Intensität mit Belastungen hoher Intensität abzuwechseln (Abb. 1.73). In der Planung solcher Belastungswechsel sind unterschiedliche Erholungszeiten für niedrige bis mittlere und für hohe Intensitäten zu berücksichtigen. Auch sollte der Anteil hoher Intensitäten 10–15% nicht überschreiten (Hollmann u. Hettinger 2000).

In der trainierten Muskulatur können zusammenfassend folgende Adaptationen festgestellt werden:

– Anzahl und damit die Aktivität der oxidativen Enzyme nehmen zu.
– Der prozentuale Anteil freier Fettsäuren an der Energiebereitstellung steigt.
– Zahl und Größe der Mitochondrien, als Ort der aeroben Energiegewinnung, nehmen zu.
– Es findet eine Vergrößerung der intramuskulären und der Leberglykogenmenge statt.
– Der Myoglobingehalt, kurzzeitiger Sauerstoffspeicher in der Muskelzelle, nimmt zu.
– Vaskularisierung, Kapillarisierung und Gefäßquerschnitt nehmen zu.

Geringe bis mittlere Intensitäten bewirken Anpassungen vor allem in den ST-Fasern. Hohe Dauerintensitäten und intermittierende Belastungen nach der Intervallmethode führen eher zu Anpassungen in den FT-Fasern. Letztlich bewirken diese Adaptationen eine Verbesserung der aeroben Ausdauerleistungsfähigkeit. Praktisch äußert sich dies in der Fähigkeit, eine gegebene Belastungsstufe länger

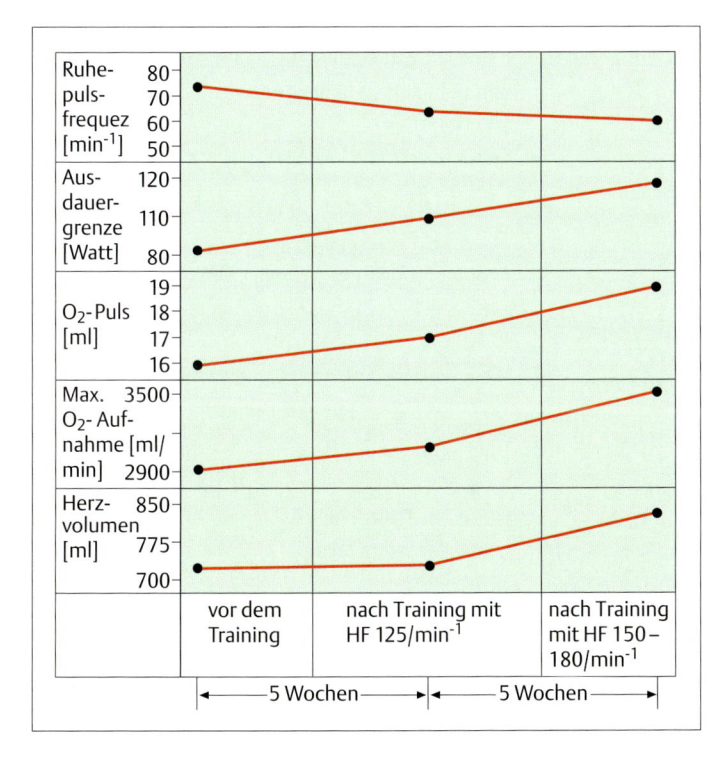

Abb. 1.73 Verbesserung der allgemeinen aeroben dynamischen Ausdauer durch 2 unterschiedliche Trainingsregime. In der ersten Phase wurde über einen Zeitraum von 5 Wochen im Bereich der Ausdauergrenze (etwa 2 mmol/l Laktat), in der zweiten Phase ebenfalls über 5 Wochen im Bereich der anaeroben Schwelle (etwa 4 mmol/l Laktat) trainiert (aus Hollmann u. Hettinger 2000).

durchzuhalten oder aber bei vergleichbarer innerer Beanspruchung (gemessen an der Herzfrequenz oder der Belastungsintensität an der aeroben Schwelle von 2 mmol Laktat/l Blut oder an der anaeroben Schwelle von 4 mmol Laktat/l Blut) eine höhere Leistung (z.B. Geschwindigkeit oder Leistung in Watt) abzugeben.

Neben den Adaptationen auf muskulärer Ebene finden weitere Anpassungen im kardiopulmonalen System statt. Diese tragen u. a. dazu bei, die Arbeitsmuskulatur besser mit Sauerstoff für die aerobe Energiebereitstellung zu versorgen. Einige durch aerobes Ausdauertraining beeinflusste Kriterien des kardiopulmonalen Systems sind in der Tabelle 1.9 zusammengefasst: Stabile Adaptationen können mit einem regelmäßigen Ausdauertraining nach 8–10 Wochen erwartet werden und äußern sich in einer Steigerung der maximalen Sauerstoffaufnahme von etwa 12–15%. Um stabile Anpassungen aufrecht zu halten, muss das Ausdauertraining kontinuierlich fortgesetzt werden. Ein verbessertes Ausgangsniveau wird aber zu geringeren Steigerungsraten führen. Sollen weitere Verbesserungen erreicht werden, muss die einwirkende Belastung in Umfang und/oder Intensität erhöht werden. Dies kann dadurch erreicht werden, dass die Zahl der wöchentlichen Trainingseinheiten erhöht wird, die Belastungsdauer in der Trainingseinheit verlängert wird oder aber die Belastungsintensität gesteigert wird.

1.6.3 Krafttraining in der Rehabilitation

Kraftqualitäten und ihre Einflussgrößen

In der Rehabilitation nach Verletzungen und Beschwerden am Bewegungsapparat findet das Krafttraining zunehmend an Bedeutung. Häufige Therapie- und Trainingsziele sind hierbei neben einer Atrophievermeidung eine Verbesserung der Gelenkstabilität, die Schulung einer funktionellen Haltung und der Ausgleich muskulärer Kraftdefizite. Um entsprechend der unterschiedlichen Ziele ein Training planen und durchführen zu können, müssen die unterschiedlichen Erscheinungsformen der Kraft sowie ihre Bedeutung für das Erreichen der Ziele bekannt sein. Sind darüber hinaus die beeinflussenden strukturellen und physiologischen Faktoren bekannt, können gezielt die Trainingsmethoden in der Therapie ausgewählt werden, welche

Tabelle 1.9 Ausgewählte Adaptationen des kardiopulmonalen Systems (nach Hollmann u. Hettinger 2000)

Kriterium	Veränderung durch aerobes Ausdauertraining
Schlag- und Herzvolumen	nimmt in Ruhe und bei Arbeit zu
Maximales Herzzeitvolumen (HZV)	vergrößert
Maximale Schlagfrequenz	gleich oder leicht reduziert
Ruhe-Schlagfrequenz	reduziert
Systolen- und Diastolendauer	verlängert
Systolischer Druck	gleich oder vermindert
Katecholaminfreisetzung	vermindert bei submaximaler Belastung
Vaskularisierung (Herz)	verbessert
O_2-Bedarf des Myokards für eine gegebene Herzleistung	verringert
Arterien	Durchmesser vergrößert
Ventilatorische Lungenkapazität	vergrößert
Diffusionskapazität der Lunge	gleich oder vergrößert
Perfusionskapazität der Lunge	vergrößert
Atmungsökonomie auf gegebener Belastungsstufe	verbessert
Blutvolumen	gleich oder vergrößert
Gesamt Hämoglobin	gleich oder vergrößert
Maximaler O_2-Puls	vergrößert
Maximale O_2-Aufnahme	vergrößert
Aerob-anaerobe Schwelle	erhöht
Leber	normal bis vergrößert
Zentralnervensystem	Synapsenhypertrophie

diese Faktoren positiv beeinflussen. Damit wird der durch Krafttraining belasteten Struktur die Möglichkeit eröffnet, im Sinne einer strukturellen Adaptation eine höhere funktionelle Belastbarkeit und eine höhere Leistungsfähigkeit zu entwickeln.

Unterscheidung verschiedener Kraftqualitäten

Kraftqualitäten können auf Grund struktureller und physiologischer Einflussgrößen unterschieden werden. Es kann hierbei eine Einteilung in Maximalkraft, Schnellkraft und Kraftausdauer erfolgen. Der Maximalkraft kommt unter den Kraftqualitäten eine Führungsrolle zu, das heißt ein hohes Maximalkraftniveau beeinflusst Schnellkraft und Kraftausdauer positiv (Abb. 1.**74**).

Maximalkraft

Die Maximalkraft ist definiert als die Fähigkeit des neuromuskulären Systems gegen einen Widerstand willkürlich die größtmögliche Kraft aufzuwenden.

Unterschieden wird zwischen einer isometrischen (statischen), konzentrischen und exzentrischen Maximalkraft. Häufig wird umgangssprachlich mit Maximalkraft das Gewicht bezeichnet, welches gerade noch ein Mal konzentrisch bewältigt werden kann. Die entspricht dann in der Tat der *konzentrischen Maximalkraft* oder dem Einer-Wiederholungsmaximum (1-er-WM). Im anglo-amerikanischen Sprachgebrauch wird diese Form der Maximalkraft als *one repitition maximum* (1 RM) bezeichnet (Wilmore u. Costill 1994). In der therapeutischen wie in der Sportpraxis hat sich die Einschätzung der Maximalkraft über eine Bestimmung oder Berechnung (siehe unten) des Einer-Wiederholungsmaximums der Einfachheit halber durchgesetzt.

Die Bestimmung der konzentrischen Maximalkraft über das 1-er-Wiederholungsmaximum erfolgt über eine schrittweise Erhöhung der Gewichtslast. Nach einem Aufwärmen mit einem geringen Gewicht und 10–12 Wiederholungen wird das Gewicht so lange von Versuch zu Versuch gesteigert, bis ein Gewicht nicht mehr gehoben werden kann. Das zuletzt bewältigte Gewicht, bei koordinativ guter Bewegungsausführung (ohne Ausweichbewegungen), wird als konzentrische Maximalkraft (1-er-WM) festgelegt. Die Anzahl der Versuche soll niedrig gehalten werden, da mit zunehmender Versuchszahl die hierbei einsetzende Ermüdung die tatsächliche Maximalkraft nicht erreichen lässt.

Eine Möglichkeit, die konzentrische Maximalkraft einzuschätzen, beruht auf dem Zusammenhang zwischen der durchgeführten Anzahl an Wiederholungen mit einem aufgelegtem Gewicht und dessen Anteil an der Maximalkraft.

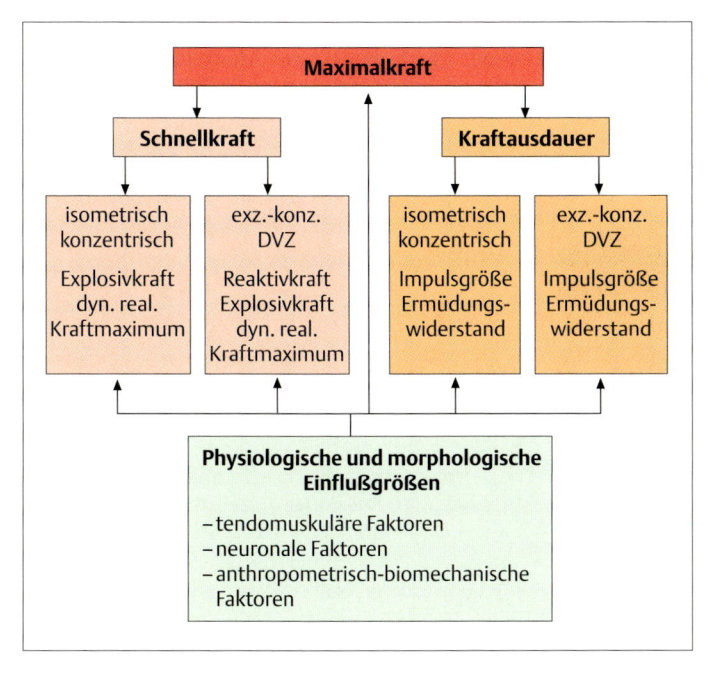

Abb. 1.74 Struktur und beeinflussende Faktoren der motorischen Eigenschaft Kraft. Der Maximalkraft kommt eine gewisse Führungsrolle zu (aus Güllich u. Schmidtbleicher 1999).

> **Beispiel: Abschätzen der Maximalkraft**
>
> Kann mit einem gewählten Gewicht nur eine Wiederholung durchgeführt werden, entspricht dieses Gewicht der Maximalkraft (100% oder 1-er-WM). Können mit dem gewählten Gewicht hingegen 10 Wiederholungen durchgeführt werden, entspricht dieses Gewicht in etwa 75% der Maximalkraft. Über eine einfache Dreisatzberechnung kann nun auf das Maximalgewicht hochgerechnet werden, ohne die tatsächlich maximale Last wirklich auflegen zu müssen. Für nicht mit maximalen Lasten belastbare Patienten kann so zumindest eine grobe Einschätzung der Maximalkraft vorgenommen werden. Dieses Verfahren birgt einige Fehlerquellen in sich (Radlinger et al. 1998) und kann daher nur der Orientierung dienen.

Die möglichen Wiederholungen bei unterschiedlichen Lasten (in Prozent der Maximalkraft) gibt Tabelle 1.**10** wieder und können zur Hochrechnung auf die Maximalkraft oder zur Einschätzung der Belastungsintensität benutzt werden. Es handelt sich um Mittelwerte, die im Einzelfall starken individuellen Schwankungen unterliegen können (Radlinger et al. 1998). Eine Einschätzung für die Maximalkraft durch Berechnung wird umso genauer, je weniger Wiederholungen mit einem Gewicht durchgeführt werden können und je weniger die damit verbundene Intensität von der Maximalkraft (100%) entfernt ist.

Messvorrichtungen, die es ermöglichen, gegen einen unüberwindlichen Widerstand (z. B. Kraftmessstühle oder isokinetische Messsysteme) die willkürlich aktivierbare Maximalkraft zu messen, ermitteln damit die *isometrische Maximalkraft*. Sie liegt in der Regel 10–15% über der konzentrischen Maximalkraft. Konzentrische und isometrische Maximalkraft werden dimensionsanalytisch als identische Fähigkeiten betrachtet (Schmidtbleicher 1984). Für eine Einschätzung der Maximalkraft wird daher in der Praxis oft der konzentrische Maximalkrafttest genutzt.

Die *exzentrische Maximalkraft* entwickelt ein Muskel unter einer Gewichtslast, die bei gleichzeitig maximal willkürlicher Kontraktion zu seiner Dehnung führt. Im Labor kann die exzentrische Maximalkraft bestimmt werden. Ein maximal vorkontrahierter Muskel wird durch eine äußere Kraft zusammengedrückt (Extensoren) oder auseinander gezogen (Flexoren), das Gewicht wird quasi abgebremst. Kraftaufnehmer registrieren eine gegenüber der isometrischen Maximalkraft um 5–40% höhere Kraftentwicklung der Muskulatur. Die große Differenz von 5–40% kann mit unterschiedlichen Trainingszuständen erklärt werden (siehe Kraftdefizit) und variiert in Abhängigkeit von der getesteten Muskelgruppe. In der Praxis wird die exzentrische Maximalkraft durch das Gewicht eingeschätzt, welches unter maximal willkürlicher Aktivierung der Muskulatur gerade noch kontrolliert abgebremst werden kann.

Absolutkraft

Absolutkraft beschreibt das maximal mögliche Kraftpotential eines Muskels, welches er auf Grund seines Querschnitts, der Muskelfaserzusammensetzung und der neuronalen Aktivierung zur Verfügung hat. Willkürlich kann die Absolutkraft nicht erreicht werden. Sie stellt vielmehr eine Summe aus willkürlich geleisteter Maximalkraft und Kraftreserve dar (Letzelter u. Letzelter 1990). Die Absolutkraft kann annähernd durch die Bestimmung der exzentrischen Maximalkraft erfasst werden.

Kraftdefizit

Die Differenz zwischen Absolutkraft und willkürlich erzielbarer konzentrischer oder isometrischer Maximalkraft wird als Kraftdefizit bezeichnet. Je besser die intramuskuläre Koordination ausgeprägt ist, desto geringer ist das Kraftdefizit. Eine gute intramuskuläre Koordination beruht auf den neuronalen Qualitäten des Nerv-Muskel-Zusammenspiels: des synchronen Einsatzes (Synchronisation) möglichst vieler Muskelfasern (Rekrutierung) mit einer möglichst hohen Frequenz der neuronalen Impulse (Frequenzierung). Die willkürlich erzielba-

Tabelle 1.**10** Der Zusammenhang von Wiederholungszahl und Belastungsintensität

Wiederholungen	Intensität in % des 1-er Wiederholungsmaximums
1	100%
2	95%
3–5	90%
5–8	85%
8–10	80%
10–12	75%
12–15	70%
15–18	65%
20	60%
30	55%
40	50%

re Maximalkraft wird dadurch größer und das Kraftdefizit kleiner. Bei Untrainierten liegt das Kraftdefizit in einer Größenordnung von 30–40% und kann bei Trainierten auf 5–10% reduziert sein. Ein Trainierter kann damit das vorhandene Kraftpotential (Querschnitt sowie Verteilung ST- zu FT-Fasern und Qualität der Muskelfasern) besser zur willkürlichen Kraftentwicklung nutzen.

In der Praxis können zwei Möglichkeiten zur Bestimmung bzw. Einschätzung des Kraftdefizits eingesetzt werden. Eine recht genaue Bestimmung erfolgt über den Einsatz einer Kraftmessvorrichtung, die es erlaubt, die maximale isometrische Kraft gegen einen unüberwindlichen Widerstand zu entwickeln und messtechnisch zu registrieren (Abb. 1.75). Mit dem Erreichen der isometrischen Maximalkraft wird z. B. eine Fixierung gelöst und die willkürlich maximal kontrahierte Muskulatur „zusammengedrückt". Der Muskel wird zu einer exzentrischen Aktion gezwungen und entwickelt eine höhere Kraft, welche durch die Kraftaufnehmer in der Messvorrichtung registriert wird (Abb. 1.76). Die Differenz der zwischen isometrischer und exzentrischer Muskelaktion entwickelten Kraft gibt ein Maß für das Kraftdefizit.

Diese Art von Messvorrichtung ist in den seltensten Fällen vorhanden. Daher hat die Sportpraxis eine praktikablere Vorgehensweise entwickelt, um das Kraftdefizit zumindest einzuschätzen. Dazu werden mit einer Gewichtslast, welche 90% der konzentrischen Maximalkraft entspricht, so viele Wiederholungen wie möglich durchgeführt. 3–5 mögliche Wiederholungen entsprechen der Norm. Mehr Wiederholungen deuten auf ein großes Kraftdefizit und eine damit verbundene schlechte willkürliche neuromuskuläre Aktivierung hin. Weniger Wiederholungen weisen hingegen auf ein kleines Kraftdefizit und eine gute neuromuskuläre Aktivierung hin. Der Zusammenhang zwischen der Anzahl möglicher Wiederholungen bei 90% der Maximalkraft und dem Kraftdefizit kann erklärt werden. Werden viele motorische Einheiten gleichzeitig mit einer hohen Frequenz aktiviert (gute neuromuskuläre Aktivierung), ermüden die eingesetzten Muskelfasern schnell und es können nur wenige Wiederholungen durchgeführt werden. Werden weniger motorische Einheiten gleichzeitig mit geringer Impulsfrequenz (schlechte neuromuskuläre Aktivierung) eingesetzt, werden ermüdete Muskelfasern durch nachfolgend aktivierte, bei den ersten Wiederholungen noch inaktive Fasern ersetzt und es können mehr Wiederholungen durchgeführt werden.

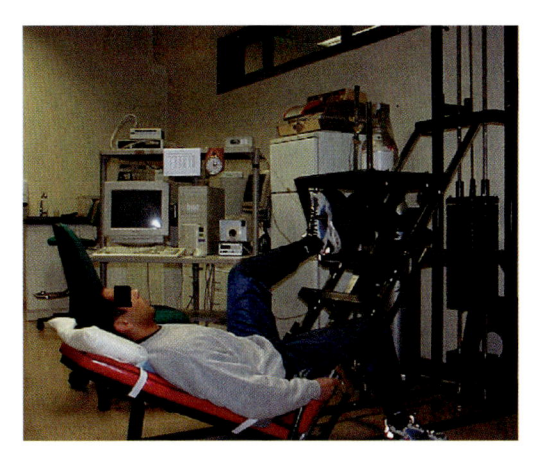

Abb. 1.75 Mess-Stuhl zur Bestimmung der konzentrischen, isometrischen und exzentrischen Maximalkraft.

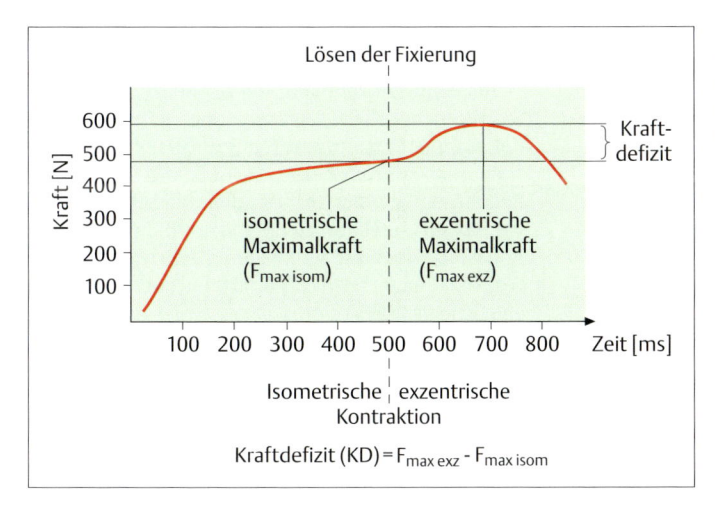

Abb. 1.76 Kraft-Zeitkurve zur Bestimmung des Kraftdefizites aus dem Unterschied zwischen zuerst isometrisch und anschließend exzentrisch ermittelter Maximalkraft.

Kraftdefizit (KD) = $F_{max\,exz} - F_{max\,isom}$

Praktische Bedeutung gewinnt die Feststellung der Höhe des Kraftdefizits für der Entscheidung, mit welchen Trainingsmethoden (siehe Trainingsmethoden im Phasenmodell des Krafttrainings) die willkürlich erzielbare Maximalkraft verbessert werden kann. Ein großes Kraftdefizit und die damit verbundene schlechte willkürliche neuromuskuläre Aktivierung macht den Einsatz von Trainingsmethoden notwendig, welche die willkürliche maximale Aktivierungsfähigkeit verbessern (Methoden der maximalen, explosiven Kontraktionen). Demgegenüber macht ein kleines Kraftdefizit und der damit verbundene Hinweis auf eine gute willkürliche neuromuskuläre Aktivierung eine Verbesserung des Kraftpotentials notwendig. Also eine Vergrößerung der vorhandenen Muskelmasse. Dazu werden Trainingsmethoden eingesetzt, die in erster Linie eine Hypertrophie der Muskulatur auslösen (Methoden der submaximalen Kontraktionen bis zur Erschöpfung).

◾ Schnellkraft

Schnellkraft wird als die Fähigkeit des neuromuskulären Systems definiert, einen möglichst großen Impuls oder Kraftstoß innerhalb einer kurzen Zeit zu entfalten (Güllich u. Schmidtbleicher 1999).

Hierbei wird die Größe des Impulses durch die Steilheit des Kraftanstiegs, das erreichte Kraftmaximum und die Einwirkungsdauer der Kraft bestimmt (Abb. 1.77). Die Fläche unter der Kurve charakterisiert die Größe des Impulses (Kraftstoß). Der Impuls kann größer oder kleiner werden durch Veränderungen im Kraftanstieg, im erreichten Kraftmaximum oder der Dauer der Krafteinwirkung.

Im Sport bedeutet daher eine gute Schnellkraftfähigkeit, innerhalb einer zur Verfügung stehenden Zeit eine Masse (Sportgerät, Körpergewicht oder Teile des Körpergewichtes) durch einen möglichst hohen Impuls zu beschleunigen und der Masse somit eine hohe Geschwindigkeit zu verleihen. Beispiele dafür sind das Angleiten und die Ausstoßbewegung beim Kugelstoßen oder Anlauf und Absprung beim Weit- und Hochsprung oder Ausholbewegung und Absprung beim Block am Netz im Volleyball etc..

In der Alltagsbelastung und damit in der Rehabilitation nach Verletzungen des Bewegungsapparates gewinnt die Schnellkraft immer dann an Bedeutung, wenn in einer bestimmten verfügbaren Zeit eine gewisse Kraft erreicht oder ein Kraftstoß beendet sein muss. Dies ist z.B. beim Treppabgehen und beim Abfangen des Körpergewichtes nach einem Stolpern der Fall. In diesen Situationen kann die Zeit für eine Kraftentfaltung nicht ausgedehnt werden, sondern innerhalb einer zur Verfügung stehenden Zeit muss das notwendige Niveau an Kraft entwickelt sein.

Stehen dabei für die Krafteinwirkung weniger als 200 ms zur Verfügung, gewinnt die Steilheit des Kraftanstiegs an Bedeutung. Die damit in Zusammenhang stehende Fähigkeit wird als *Explosivkraft* bezeichnet (Abb. 1.78). Stehen mehr als 200 ms für die Kraftentwicklung zur Verfügung, gewinnt für die Schnellkraftleistung die Höhe des dynamisch realisierten Kraftmaximums an Bedeutung. Wobei das dynamisch realisierte Kraftmaximum stark von dem vorhandenen Maximalkraftniveau bestimmt wird (Güllich u. Schmidtbleicher 1999).

Als weitere Unterform der Schnellkraft wird die *Startkraft* definiert. Sie beschreibt den Kraftwert, der zu einer bestimmten Zeit (z.B. 30 ms) nach Kontraktionsbeginn realisiert ist (Abb. 1.78). Praktische Bedeutung gewinnt sie vor allem bei schnellen Bewegungen, die schon zu Beginn der Kontraktion ein hohes Maß an Kraft aufbringen müssen (z.B. Boxen, Fechten, Karate; vgl. Schmidtbleicher 1994, Verchoshanskij 1995).

Selten finden im Alltag und bei sportlichen Bewegungen rein exzentrische oder rein konzentrische Arbeitsformen der Muskulatur statt. Vielmehr ist für viele Bewegungen die Kombination aus einer exzentrischen Muskelaktion mit sofort anschließender konzentrischen Muskelaktion typisch. Die

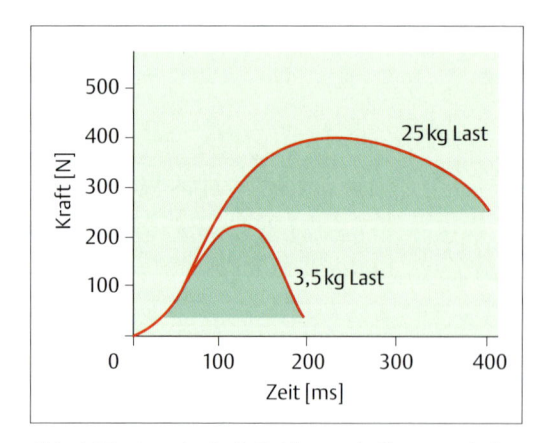

Abb. 1.77 Impuls: Kraft-Zeitkurven bei konzentrischer Arbeitsform der Muskulatur gegen 2 unterschiedliche Lasten. Die schraffierte Fläche unter der Kurve gibt die Impulsgröße wieder. Die Größe des Impulses (Kraftstoß) kann durch Veränderungen im Kraftanstieg, im erreichten Kraftmaximum und in der Dauer der Kontraktion variieren (aus Schmidtbleicher 1994).

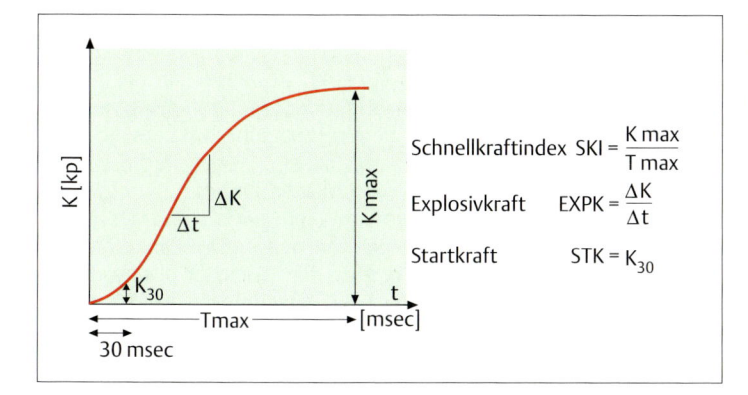

Abb. 1.78 Kraft-Zeitkurve mit den Schnellkraftparametern: Schnellkraftindex, Explosivkraft und Startkraft (nach Bührle 1985).

Schnellkraftindex $SKI = \dfrac{K_{max}}{T_{max}}$

Explosivkraft $EXPK = \dfrac{\Delta K}{\Delta t}$

Startkraft $STK = K_{30}$

schnelle Abfolge exzentrischer und konzentrischer Muskelaktionen wird als Arbeit im *Dehnungs-Verkürzungs-Zyklus* (DVZ) bezeichnet. Innerhalb der Schnellkraft stellt sie eine eigenständige, d. h. von der Maximalkraft relativ unabhängige, Arbeitsform der Muskulatur dar. Die Schnellkraft, welche im Dehnungs-Verkürzungs-Zyklus entwickelt wird, bezeichnet man auch als *Reaktivkraft* oder im anglo-amerikanischen Sprachgebrauch als *Stretch-Shortening-Cycle* (SSC).

> **Beispiel: Geh- oder Laufschritt**
>
> Am Beispiel eines Geh- oder Laufschrittes kann die Arbeit im DVZ verdeutlicht werden: Innerhalb der Stützphase arbeiten die Extensoren der beteiligten Gelenke zuerst exzentrisch (nachgebend, bremsend), die Gelenke der unteren Extremität werden gebeugt. Sofort anschließend werden die Gelenke für den Vortrieb zum nächsten Schritt durch die konzentrische Muskelaktion (verkürzend, beschleunigend) der Extensoren nun gestreckt (Güllich u. Schmidtbleicher 1999).

> **Beispiel: Rehabilitation und DVZ**
>
> Nehmen Sie eine Haltung ein und halten diese für eine Sek., in welcher Sie aus gebeugtem Sprung-, Knie- und Hüftgelenk einen maximal hohen Sprung ausführen möchten, um z. B. aus irgendeinem Grund an die Decke ihrer Wohnung zu springen. Zugegeben, der Wunsch oder die Notwendigkeit entsteht eher selten, aber nehmen wir einmal an, es ist so. Sie werden kaum in der Lage sein, den Sprung ohne eine vorhergehende Gegenbewegung nach unten (exzentrische Arbeit der Streckerkette) in eine anschließende Sprungphase (konzentrische Arbeit der Streckerkette) durchzuführen. Zumindest wird das Ergebnis (Sprunghöhe) einer rein konzentrischen Muskelaktion (wenn denn überhaupt möglich) Sie nicht zufrieden stellen. Oder versuchen Sie z. B. einmal einen Ball oder anderen Gegenstand so weit wie möglich zu werfen. Sie werden feststellen, dass die Wurfweite ohne eine vorhergehende Ausholbewegung (exzentrische Arbeit der am Wurf beteiligten Muskelkette) geringer ausfällt, als mit einer vorhergehenden Ausholbewegung. Genau das ist die Ökonomisierung der Muskelaktion, wenn wir im Dehnungs-Verkürzungs-Zyklus arbeiten. In Alltagssituationen tritt der Dehnungs-Verkürzungs-Zyklus vor allem in der unteren Extremität auf.

■ Kraftausdauer

Der Begriff Kraftausdauer impliziert die Beteiligung der beiden motorischen Grundeigenschaften Kraft und Ausdauer. Die erste Komponente (Kraft) beinhaltet das Bewältigen von Lasten durch den Einsatz von Kraft, die zweite Komponente (Ausdauer) kennzeichnet die Dauer der Lastbewältigung und ist abhängig von der Stoffwechselleistung der Muskulatur (Martin et al. 1993). Bei Beanspruchungen auf Kraftausdauer kommt es also darauf an, eine bestimmte Kraft zur Bewältigung von Lasten über einen längeren Zeitraum durchzuhalten. Handelt es sich bei der Bewältigung von Lasten um dynamische Muskelaktionen, so sollen die dazu notwendigen Kraftstöße möglichst lange ohne eine Verringerung der Kraftstoßhöhe wiederholbar sein bzw. die Reduktion der Kraftstoßhöhe gering gehalten werden. Handelt es sich bei der Bewältigung von Lasten um eine statische Muskelaktion (Haltearbeit), soll die dazu notwendige Muskelspannung möglichst lange ohne Spannungsverluste gehalten bzw. der Spannungsverlust gering gehalten werden (Ehlenz et al. 1995, Martin et al. 1993, Güllich u. Schmidtbleicher 1999).

Die Maximalkraft beeinflusst dabei die Kraftausdauer umso mehr, je näher die zu bewältigende Last am Maximalkraftniveau liegt. Die Wiederholbarkeit dieser Lastbewältigung ist bei Belastungszeiten bis etwa 10 Sek. Dauer von der Fähigkeit abhängig, einen hohen zentral vermittelten neuronalen Antrieb aufrecht zu erhalten, und die von zentral an die motorischen Endplatten geschickten neuronalen Impulse effektiv zu übertragen und weiterzuleiten. Bei Belastungszeiten über 10 Sek. Dauer beeinflusst die Reduzierung der Energieflussrate und eine Verarmung an energiereichen Phosphaten (ATP und KP) die Fortsetzung der Belastung negativ. Auch eine Anhäufung von Stoffwechselzwischen- und endprodukten (H^+-Ionenakkumulation und Azidose) führt zur Ermüdung und reduziert das Leistungsvermögen (Güllich und Schmidtbleicher 1999). Weitere Einflussgrößen können in einer neuronalen Ermüdung begründet sein. Auf der Ebene des zentralen Nervensystems werden eine Verminderung erregender (Glutamat) und hemmender (Gaba) Neurotransmitter diskutiert. Im peripheren Nervensystem wird im Zusammenhang mit dem Auftreten von Ermüdung einer reduzierten Aktivität des Neurotransmitters Azetylcholin eine wichtige Rolle beigemessen (Transmittererschöpfung).

Ist die äußere Last gering, können entsprechend mehr Wiederholungen durchgeführt werden. Ist die äußere Last zu gering, sind Anpassungen im Sinne einer Verbesserung der Kraft nicht mehr zu erzielen. Vielmehr wird dann bei entsprechend hohen Wiederholungszahlen die Anpassung in Richtung Ausdauer stattfinden. Als Abgrenzungskriterium zwischen Kraft und Ausdauer gelten 30% der isometrischen Maximalkraft (Hollmann u. Hettinger 2000). Erst ab einer Mindestlast von 30% der Maximalkraft können Kraftzunahmen nachgewiesen werden. Im Kraftausdauertraining des Sportlers wird diese Grenze häufig weiter nach oben auf Lasten von mindestens 50% der Maximalkraft verschoben, um gewünschte Adaptationen im Bereich des anaerob-laktaziden Stoffwechsels (Glykolyse) zu erzielen. In der Sportpraxis sind Anpassungen im Bereich der Kraftausdauer häufig an eine Verbesserung der anaeroben laktaziden Energiebereitstellung gekoppelt. Für das Kraftausdauertraining in der frühen Phase der Rehabilitation schlagen Radlinger et al. (1998) eine Last vor, die auch im Kraftausdauertraining eine aerobe Energiebereitstellung gewährleistet (Ausdauerkrafttraining). Eine anaerobe laktazide Energiebereitstellung erscheint den Autoren im Zusammenhang mit den Zielen eines Kraftausdauertrainings in der Rehabilitation als wenig alltagsspezifisch. Zumindest in der frühen Phase der Rehabilitation (Proliferationsphase) sind Belastungen, die eine anaerobe-laktazide Energiebereitstellung provozieren, wegen der negativen Einflüsse auf die Kollagensynthese als ungünstig anzusehen. Die von Radlinger et al. vorgeschlagenen Trainingsmethoden zum Ausdauerkrafttraining entsprechen den Methoden des Ausdauertrainings (siehe Ausdauertraining in der Rehabilitation) und führen in erster Linie zu Adaptationen der Ausdauer.

Einflussgrößen auf das Kraftverhalten

Häufig wird eine Verbesserung der Kraft ausschließlich mit einer Muskelmassenzunahme in Verbindung gebracht. Tatsächlich wird das Spektrum der dargestellten Kraftfähigkeiten neben anthropometrisch-biomechanischen Faktoren auch von verschiedenen neuronalen und strukturellen Einflussgrößen bestimmt:

Neuronale Einflussgrößen:

- Rekrutierung
- Frequenzierung
- Synchronisation
- Reflexaktivität

Tendomuskuläre Einflussgrößen:

- Muskelmasse (physiologischer Querschnitt)
- Muskelqualität (Verteilung der ST-Fasern zu den FT-Fasern sowie deren jeweilige Faserfläche am Gesamtvolumen des Muskels)
- Qualität der parallel und in Serie geschalteten bindegewebigen Strukturen (Faszien, Endo-, Peri- und Epimysium, Sehne)

Diese Einflussgrößen beeinflussen die genannten Kraftfähigkeiten – Maximalkraft, Schnellkraft und Kraftausdauer – in unterschiedlichem Ausmaß. Für die Durchführung von Krafttraining in der Rehabilitation sind die Kenntnis dieser Einflussfaktoren ebenso wie im sportlichen Training von Bedeutung. Es sind diese Einflussgrößen, die je nach Trainingsmethode mehr oder weniger stark beeinflusst werden können und somit zu mehr oder weniger ausgeprägten Verbesserungen in der einen oder anderen Kraftkomponente führen. Denn auch in Alltagssituationen kommt das breite Spektrum der Kraftqualitäten nahezu in seiner Gesamtheit zur Anwendung.

Neuronale Einflussgrößen

Die zu beobachtende Kraftzunahme bereits kurz nach Aufnahme eines Krafttrainings (Abb. 1.79) geht weniger auf eine Muskelmassenzunahme (Hypertrophie), sondern auf neuronale Anpassungen zurück. Schon während der ersten Durchführung eines überschwelligen Krafttrainings und dann weiter über die nächsten Std., Tage und Wochen treten Verbesserungen der *intermuskulären Koordination* auf. Die anfängliche Ökonomisierung des Zusammenspiels von Agonist, Synergist und Antagonist lässt die Bewältigung höherer Lasten sehr schnell zu und führt im weiteren Verlauf des Trainings zu einer Steigerung der willkürlich erreichbaren Maximalkraft. Eine Massenzunahme lässt sich zu diesem frühen Zeitpunkt noch nicht nachweisen. Sind die neuronalen Möglichkeiten zur Kraftzunahme ausgereizt, erfolgt eine weitere Steigerung der Maximalkraft durch Hypertrophie des Muskels. Eine, über einen individuell unterschiedlichen Grenzwert hinausgehende, Maximalkraftsteigerung wird im Sport teilweise durch die (verbotene) Einnahme anaboler Steroide versucht.

Die *intramuskuläre Koordination* betrifft das Nerv-Muskel Zusammenspiel innerhalb eines Muskels. Erste Adaptationen sind nach wenigen Std. bis Wochen festzustellen (Hollmann u. Hettinger 2000).

Die willkürliche Aktivierung eines Muskels erfolgt durch die Antriebszentren aus dem zentralen Nervensystem und wird über supraspinale motorische Zentren, das Rückenmark und über die α-Motoneuronen als Erregungsimpulse an die motorischen Endplatten geleitet und von dort auf die Muskelfasern übertragen. Die Zahl der von einem α-Motoneuron versorgten Muskelfasern schwankt je nach Muskel zwischen 5 und mehr als 2.000. Läuft ein Erregungsimpuls über ein α-Motoneuron, werden alle zugehörigen Muskelfasern gleichzeitig innerviert. Ein α-Motoneuron mit den zugehörigen Muskelfasern wird als motorische Einheit bezeichnet.

Kleine motorische Einheiten mit einer niedrigen Reizschwelle werden schon bei geringen Lasten aktiviert; Sie werden auch langsame motorische Einheiten (LME) bzw. intermediäre motorische Einheiten (IME) genannt. Große motorische Einheiten haben eine hohe Reizschwelle, so dass es einer höheren äußeren Last bedarf, um sie zur Entladung zu bringen; Sie werden auch schnelle motorische Einheiten genannt (SME). Damit wird es dem neuromuskulären System möglich, abgestuft auf äußere Lasteinwirkung zu reagieren. Für die Rehabilitation hat dies zur Folge, dass nur ein auch mit höheren Lasten (über 80% der Maximalkraft) durchgeführtes Krafttraining das gesamte Spektrum an motorischen Einheiten und damit das gesamte Spektrum an Muskelfasern (von den ST-Fasern bis zu den schnellsten FT-Fasern) erreichen kann. Der Zeitpunkt, wann ein solches intensives Krafttraining in die Rehabilitation integriert wird, muss allerdings sorgfältig gewählt werden. Eine Störung der Wundheilung und eine Überlastung der Strukturen muss auf jeden Fall vermieden werden.

Ein Muskel kann aus mehreren hunderttausend Fasern und mehreren hundert motorischen Einheiten bestehen. Er entwickelt dann sein Kraftpotential (Absolutkraft) in vollem Ausmaß, wenn alle motorische Einheiten gleichzeitig aktiviert werden.

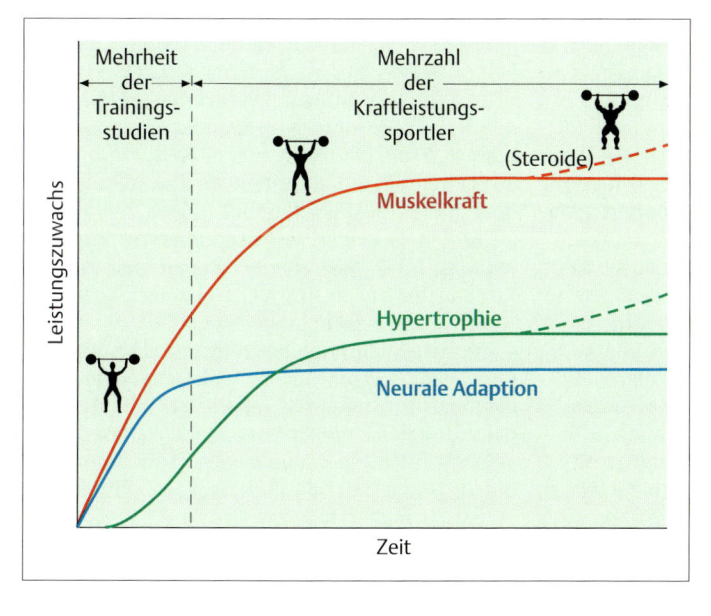

Abb. 1.79 Die zeitliche Folge von neuronalen und strukturellen (Hypertrophie) Adaptationen und deren Beteiligung an einem Kraftgewinn. Sind die neuronalen Möglichkeiten ausgeschöpft, erfolgt eine weitere Kraftzunahme nur noch über eine Vergrößerung der Muskelmasse (aus Sale 1994).

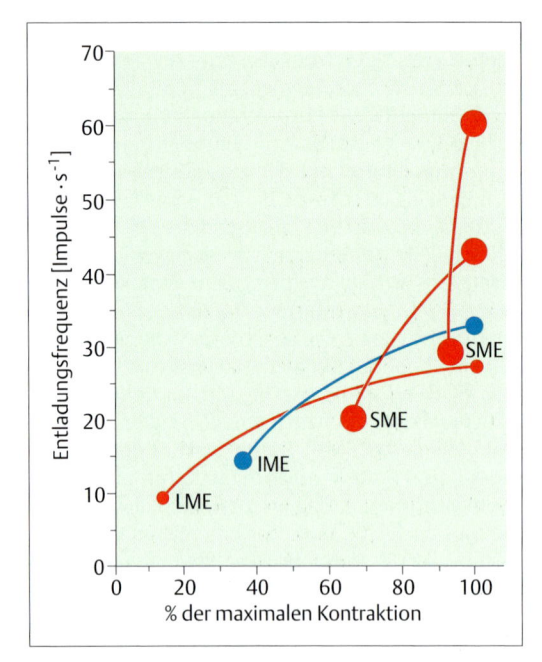

Abb. 1.80 Größenordnungsprinzip der Ansteuerung von motorischen Einheiten. Kleine motorische Einheiten (LME und IME) werden bei geringen Krafteinsätzen aktiviert, große motorische Einheiten (SME) erst bei großen Krafteinsätzen. Die Reizschwelle (% der maximalen Kontraktion) und die Entladungsfrequenz (Impulse pro Sekunde) sind für vier motorische Einheiten wiedergegeben, die repräsentativ für die mehreren 100 motorischen Einheiten eines Muskels stehen (nach Hannerz 1974, aus Sale 1994).

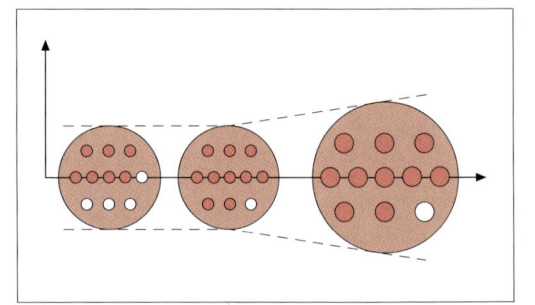

Abb. 1.81 Kraftzuwachs durch Rekrutierung möglichst vieler Muskelfasern. ● kontrahierte Muskelfaser, ○ nicht kontrahierte Muskelfaser. Zu Beginn eines Krafttrainings geht der Kraftgewinn auf eine verbesserte Rekrutierung vorher nicht kontrahierter Muskelfasern zurück. Erst zu einem späteren Zeitpunkt folgt die Muskelfaserhypertrophie (nach Fukunaga 1976).

Dies wird in einer Alltagssituation selten notwendig sein und ist unter physiologischen Bedingungen auch nicht möglich. Es verbleibt bei Untrainierten eine Differenz zwischen Absolutkraft und willkürlich erzielbarer Maximalkraft von etwa 30–40%. Teilweise erklärt werden kann diese Differenz durch die schlechte intramuskuläre Koordination und die daraus resultierende Unfähigkeit bei Beanspruchungen an die Maximalkraft die motorischen Einheiten mit hoher Reizschwelle zu rekrutieren. Durch spezielle Trainingsmethoden kann diese Differenz auf etwa 5–10% verringert werden. Eine Verbesserung der willkürlichen neuromuskulären Aktivierungsfähigkeit führt dann dazu, dass ein vorhandenes Muskelpotential aus Muskelmasse, Faserverteilung und Faserfläche besser genutzt werden kann. Die willkürliche neuromuskuläre Aktivierungsfähigkeit wird limitiert durch die Komponenten:

– Rekrutierung,
– Frequenzierung und
– Synchronisation.

Die *Rekrutierung* beschreibt die bereits dargestellte Fähigkeit, möglichst viele motorische Einheiten zum Erreichen der theoretisch möglichen Maximalkraft (Absolutkraft) einzusetzen. Erhöht sich durch Training die Zahl der willkürlich aktivierbaren motorischen Einheiten, steigt das erreichbare Maximalkraftniveau an (Abb. 1.**81**).

Die *Frequenzierung* verlangt vom zentralen Nervensystem eine möglichst hohe Frequenz der Impulse, mit der eine motorische Einheit innerviert wird. Eine erhöhte Impulsfrequenz lässt das willkürlich erreichbare Maximalkraftniveau ansteigen (Abb. 1.**82**). Dabei unterscheiden sich die Impulsfrequenzen von kleinen und großen motorischen Einheiten. Kleine motorische Einheiten versorgen die ST-Fasern und werden mit Frequenzen bis 20 Hz innerviert. Große motorische Einheiten versorgen die FT-Fasern und werden mit einer Frequenz bis etwa 50 Hz innerviert. Kurzzeitig kann die Frequenz auf über 100 Hz ansteigen. Impulsfrequenzen über 55 Hz führen zu keiner weiteren Zunahme der Maximalkraft (Abb. 1.**83**), sondern lassen vielmehr den Kraftanstieg (Explosivkraft) steiler erfolgen (Sale 1994, Güllich u. Schmidtbleicher 1999).

Die *Synchronisation* beeinflusst das Kraftverhalten ebenfalls. Dazu müssen zahlreiche Motoneurone möglichst zeitgleich (synchron) entladen und damit zeitgleich möglichst viele Muskelfasern aktivieren. Über diese intramuskuläre Synchronisation hinaus können auch die motorischen Einheiten synergistisch tätiger Muskeln synchronisiert werden (Moritani 1994).

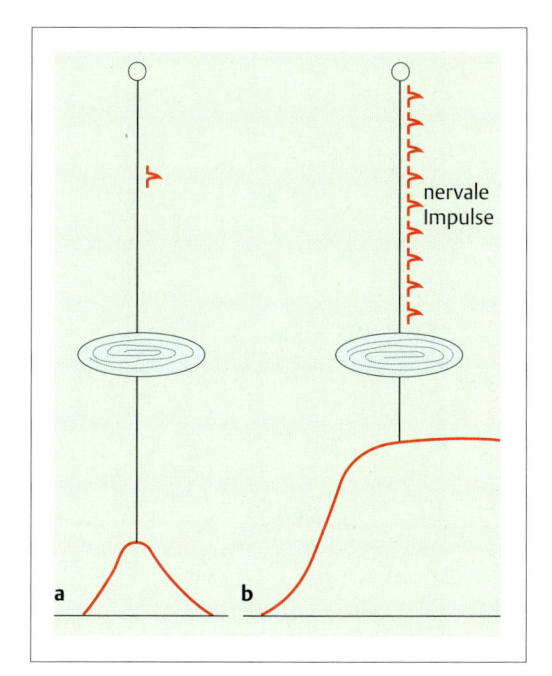

Abb. 1.82 Der Einfluss der neuronalen Entladungsfrequenz auf die Kontraktionskraft. Gegenüber einer Einzelentladung (links) erzeugt eine Impulsserie (rechts) eine wesentlich höhere Kontraktionskraft. Auch wenn Einzelimpulse, wenn überhaupt, nur sehr selten vorkommen, leitet sich hieraus die Aussage ab, dass durch eine Veränderung der Entladungsfrequenz dem Muskel eine große Bandbreite zur Kraftentfaltung zur Verfügung steht (Sale 1994).

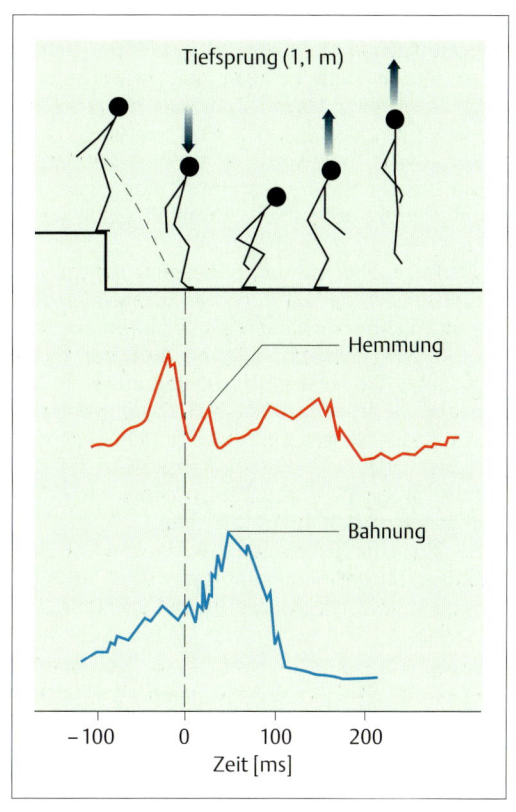

Abb. 1.84 EMG-Ableitungen am M. gastrocnemius bei Tiefsprüngen. Rot = untrainierte Versuchsperson, Blau = Leichtathlet aus den Sprungdisziplinen. Die gestrichelte vertikale Linie markiert den Zeitpunkt des Bodenaufpralls (Schmidtbleicher u. Gollhofer 1982).

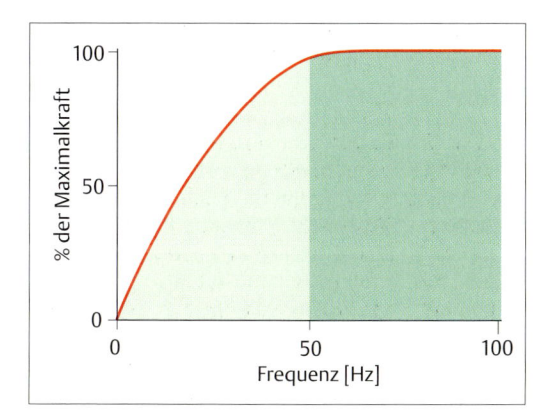

Abb. 1.83 Kraft-Frequenzkurve. Wiedergegeben wird der Zusammenhang von entwickelter Muskelkraft (% der Maximalkraft) und Entladungsfrequenz (Frequenz in Hz). Bis etwa 55 Hz steigt die Maximalkraft an, Impulsfrequenzen über 55 Hz führen zu keiner weiteren Zunahme der Maximalkraft (Sale 1994).

Der *Reflexaktivität* kommt insbesondere während der Arbeit im Dehnungs-Verkürzungs-Zyklus eine wichtige Bedeutung zu. Abb. 1.84 kann die Zusammenhänge verdeutlichen. Oben auf der Abbildung ist als Testübung der Nieder-Hochsprung (Tiefsprung) exemplarisch für andere Übungsformen im Dehnungs-Verkürzungs-Zyklus dargestellt. In der Mitte (rote Linie) finden sich die den Sprungphasen zugeordneten elektromyografischen Ableitungen (EMG) am M. gastrocnemius eines Untrainierten, unten (blaue Linie) die eines Sportlers aus den Sprungdisziplinen.

Beide Versuchspersonen zeigen im EMG bereits vor dem Bodenkontakt eine deutliche Vorinnervation des M. gastrocnemius. Das EMG des Untrainierten zeigt bei der Landung (exzentrische Phase) eine deutlich reduzierte EMG Aktivität, welches auf ein Überwiegen von hemmenden und die Kontraktion abschwächenden Impulsen zurückgeführt werden kann. In der anschließenden konzentrischen Phase (Wegspringen vom Boden) entwickelt der Untrainierte als Ausdruck geringer neuronaler Aktivierung über einen langen Zeitraum (langer Dehnungs-Verkürzungs-Zyklus) eine relativ geringe EMG Aktivität. Praktisch bedeutet dies, der Untrainierte braucht für die Kraftentwicklung zum Absprung längere Zeit und die Sprunghöhe fällt geringer aus.

Demgegenüber kann der Trainierte nahezu unmittelbar nach der Landung von erregenden und die Kontraktion verstärkenden Impulsen profitieren. Die EMG Aktivität steigt als Ausdruck hoher neuronaler Aktivierung schnell und stark an. Die Dauer für die gesamte Aktion im Dehnungs-Verkürzungs-Zyklus ist sehr kurz (kurzer Dehnungs-Verkürzungs-Zyklus). Praktische Konsequenz für den trainierten Sportler: Er springt schneller und höher vom Boden weg als der Untrainierte.

Als Quelle für hemmende bzw. erregende Impulse sind im Muskel-Sehnen-Komplex das Golgi-Sehnenorgan bzw. die Muskelspindel bekannt. Die Muskelspindel löst bei schneller Dehnung des Muskels den Dehnungsreflex aus und verstärkt die Kontraktion des Muskels. Dieses Verhalten zeigt der Trainierte. Der Dehnungsreflex reagiert in Abhängigkeit von der Dehnungsgeschwindigkeit des Muskels und ist unter den Reflexen einer der schnellsten. Er unterstützt nicht nur im Sport eine schnelle Kraftentwicklung, sondern unterstützt auch im Alltag die schnelle Muskelkontraktion.

Das Golgi-Sehnenorgan reagiert bei einer übermäßigen Spannung in der Sehne des Muskels mit hemmenden Impulsen, welche die Kontraktion des Muskels abschwächen (Schutzmechanismus vor Schäden an der Muskel-Sehnen-Einheit). Dieses Verhalten zeigt das EMG des Untrainierten. Bei der Landung nach einem Tiefsprung entsteht also eine Konkurrenz zwischen erregenden, die Kontraktion verstärkenden Impulsen aus der Muskelspindel und hemmenden, die Kontraktion abschwächenden Impulsen aus dem Sehnenorgan. Ein Überwiegen der erregenden Impulse ist immer dann festzustellen, wenn die von außen einwirkende Belastung und die zum Abbremsen entwickelte Muskelspannung nicht zu einem Überwiegen der hemmenden Impulse aus dem Sehnenorgan führen. Ist die äußere Belastung gering und damit die notwendige Muskelspannung zum Abbremsen geringer, indem z.B. die Fallhöhe reduziert wird, kann auch der Untrainierte vom Dehnungsreflex der Muskelspindel profitieren. Der Einfluss des Trainingszustands auf die Leistung im Dehnungs-Verkürzungs-Zyklus wird in der Abb. 1.85 ersichtlich. Es wurde die Sprungleistung (vertikale Erhöhung des Körperschwerpunk-

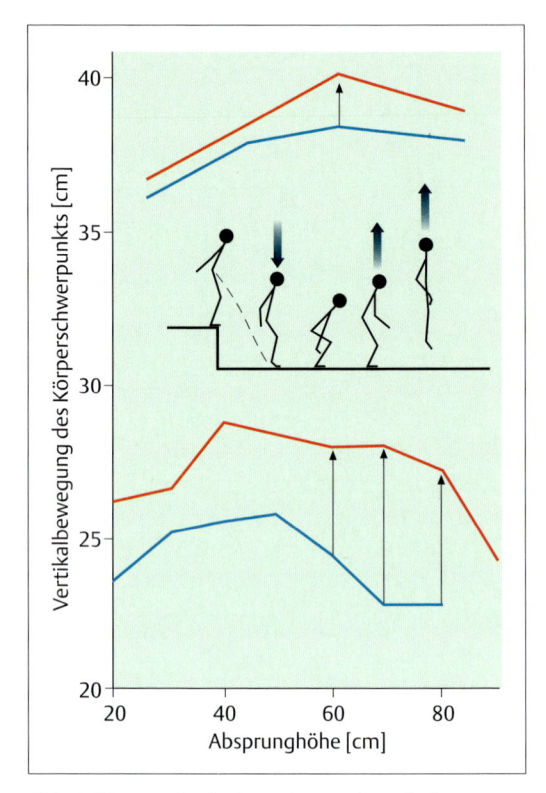

Abb. 1.85 Vergleich der Leistung (Vertikalbewegung des Körperschwerpunktes in cm) bei Tiefsprüngen zwischen sprungtrainierten Sportlern (rot) und untrainierten Kontrollpersonen (blau) aus unterschiedlichen Fallhöhen (Absprunghöhen in cm). Oben in der Abbildung sind die Sprungleistungen von männlichen Volleyballspielern wiedergegeben, unten von Turnerinnen. Ausgeprägte Unterschiede zwischen Trainierten und Untrainierten in der Sprungleistung treten nur bei bestimmten Fallhöhen auf (nach Komi 1984).

tes) von Trainierten und Untrainierten bei unterschiedlicher äußerer Belastung verglichen. Die äußere Belastung wurde durch Veränderungen in der Fallhöhe zum Nieder-Hochsprung variiert. Für Trainierte wie Untrainierte zeigt sich eine zwar optimale, aber vom Trainingszustand abhängige, individuell sehr unterschiedliche Fallhöhe, mit der eine maximale Sprunghöhe erreicht wird. Vom Optimum abweichende Fallhöhen (geringere oder größere Fallhöhen) verschlechtern das Sprungergebnis. Der Unterschied zwischen Trainierten und Untrainierten kann durch neuronale Anpassungserscheinungen in der Reflexaktivität von Muskelspindel und Sehnenorgan erklärt werden. Die tolerierbare Belastung, bei der erregende Impulse aus der Muskelspindel überwiegen und damit die Reaktivkraftleistung gesteigert wird, kann durch Training erheblich verbessert werden (Güllich u. Schmidtbleicher 1999).

■ Tendomuskuläre Einflussgrößen

Neben den neuronalen Faktoren tragen tendomuskuläre Einflussgrößen zum Kraftverhalten des Muskels bei. So wird das mögliche Kraftpotential eines Muskels und die Fähigkeit zur schnellen Kraftentwicklung (Schnellkraft) maßgeblich von der Muskelmasse (physiologischer Querschnitt), der prozentualen Verteilung von Fast-Twitch-Fasern zu Slow-Twitch-Fasern sowie deren Flächenanteil am Gesamtvolumen des Muskels bestimmt. Für die Explosivkraft und das Kraftverhalten im Dehnungs-Verkürzungs-Zyklus sind die elastischen Eigenschaften des Muskel-Sehnenkomplexes von Bedeutung.

Muskelmasse

Der Muskel erzeugt Kraft durch die Bildung von Querbrücken zwischen seinen funktionellen Proteinfilamenten Aktin und Myosin. Für die Höhe der Muskelkraft sind dabei die Zahl der gebildeten Querbrücken maßgeblich. Nimmt die Muskelmasse und der physiologische Querschnitt zu, d. h. hat sich die Menge von Aktin und Myosin vermehrt, ist auch die Zahl der möglichen Querbrücken zwischen den Myofilamenten gesteigert. Im Ergebnis kann der Muskel eine höhere Maximalkraft entwickeln, welche sich dann auch positiv auf Schnellkraft und Kraftausdauer auswirkt (Güllich u. Schmidtbleicher 1999). Reduziert sich die Muskelmasse (z. B. bei Ruhigstellung oder Unterfunktion) und damit die Anzahl der möglichen Querbrücken, ist auch die Maximalkraft reduziert.

Faserzusammensetzung und Faserfläche des Muskels

Slow-Twitch-Fasern entwickeln eine geringe Kraft und die Geschwindigkeit der Kraftentwicklung ist im Vergleich zu den Fast-Twitch-Fasern langsamer. Demgegenüber erzeugen die FT-Fasern eine höhere Kraft und kontrahieren schneller. Ein höherer prozentualer Anteil von FT-Fasern im Vergleich zu den ST-Fasern wirkt sich demnach positiv auf die erzielbare Maximalkraft und die Geschwindigkeit der Kraftentfaltung (Schnellkraft) aus. Durch Training kann die genetisch festgelegte Zahl von FT-Fasern und ST-Fasern nicht verändert werden. Spezielle Trainingsmethoden können jedoch zu einer selektiven Hypertrophie der vorhandenen FT-Fasern führen. Damit nimmt die Faserfläche der FT-Fasern am Gesamtquerschnitt eines Muskels relativ zu und beeinflusst das erreichbare Maximalkraftniveau und die Schnellkraft positiv.

Elastische Festigkeit

Die elastische Festigkeit (elastic stiffness) des Muskel-Sehnenkomplexes bezieht sich auf die Fähigkeit, einer einwirkenden Dehnung Widerstand entgegen zu setzen und sich wieder auf die Ursprungslänge zusammenzuziehen. Diese Fähigkeit beruht auf dem Verhalten der elastischen Elemente des Muskel-Sehnenkomplexes. Diese werden in der Muskelfaser selbst, dort vor allem im Bereich der Querbrücken zwischen Aktin und Myosin und seinen strukturellen Proteinfilamenten (z. B. Titin und Nebulin), aber auch in seinen bindegewebigen Strukturen wie Faszien, Aponeurosen, Endo-, Peri- und Epimysium und der Sehnen lokalisiert.

Die Querbrücken zwischen Aktin und Myosin können innerhalb gewisser Grenzen zur elastischen Festigkeit beitragen. Optimal wird dieser Beitrag bei einer möglichst vollständigen Überlappung der Aktin- und Myosinfilamente. Dies ist bei einer Dehnung der Fall, die nicht über 2–4% der Ruhelänge hinausgeht (Huijing 1994, Güllich u. Schmidtbleicher 1999).

Ein wesentlich höherer Beitrag zur elastischen Festigkeit wird im Verhalten bindegewebiger Strukturen des Muskel-Sehnenkomplexes vermutet. Erfährt z. B. die Sehne in der exzentrischen Phase eines Dehnungs-Verkürzungs-Zyklus eine Spannung, so setzt sie dieser Spannung einen Dehnungswiderstand entgegen. Die Größe des Dehnungswiderstandes ist dabei abhängig von ihren Strukturbestandteilen, von denen wiederum dem Kollagen die führende Rolle zukommt. Neben der Kollagenmenge, der Kollagenausrichtung und der Interaktion des Kollagens mit weiteren Strukturbestandteilen (z. B. Wasser, Proteoglykane und Glykosaminoglykane) sind vor allem die Zahl der intra- und intermolekularen Crosslinks (siehe Bd. 1) für ihre Festigkeit und damit für den Dehnungswiderstand verantwortlich. Ist die molekulare Struktur einer Sehne gestört, d. h. die Kollagenmenge ist zu gering, die Faseranordnung irregulär oder sie ist nicht ausreichend durch Crosslinks stabilisiert, kann sie entweder weiter gedehnt werden oder reißt bereits bei geringen äußeren Belastungen. Auf jeden Fall ist die Fähigkeit, einen hohen Dehnungswiderstand zu erzeugen, reduziert.

Ist die molekulare Struktur der Sehne normal oder durch Training gestärkt, wird sie einer äußeren

Dehnungsbelastung eine größere Festigkeit entgegensetzen. Je mehr elastische Festigkeit eine Sehne aufbringen kann, desto mehr Energie kann sie in der exzentrischen Phase einer Muskelaktion im Dehnungs-Verkürzungs-Zyklus speichern und in der sofort anschließenden konzentrischen Phase zurückgeben.

> **Vergleich: Elastisches Potential der Sehne – Bogenschießen**
>
> Die Höhe des elastischen Potentials einer Sehne und des muskulären Bindegewebes kann mit dem Verhalten der Energie beim Bogenschießen verglichen werden. Ist der Bogen oder seine Sehne sehr weich und lässt sich leicht spannen (geringer Dehnungswiderstand), ist die in Bogen und Sehne gespeicherte Verformungsenergie (potentielle Energie) relativ gering. Wird die Spannung durch Loslassen der Sehne nun gelöst, wird die gespeicherte Energie auf den Pfeil übertragen. Die relativ geringe Verformungsenergie in Bogen und Sehne wird ihn nicht weit fliegen lassen.
>
> Sind Bogen und Sehne allerdings recht fest und können nur schwer gespannt werden (hoher Dehnungswiderstand), ist die in Bogen und Sehne gespeicherte Verformungsenergie viel höher. Mit dem Loslassen der Sehne überträgt sich diese Energie auf den Pfeil und er wird entsprechend weiter fliegen.
>
> Das Spannen von Bogen und Sehne kann mit der elastischen Festigkeit des Muskel-Sehnenkomplexes in der exzentrischen Phase eines Dehnungs-Verkürzungs-Zyklus verglichen werden. Das Loslassen der Sehne entspricht der Rückgabe der gespeicherten Energie in der konzentrischen Phase des Dehnungs-Verkürzungs-Zyklus.

> **Beispiel: Nieder-Hochsprung**
>
> Am Tiefsprung kann die Bedeutung des elastischen Potentials weiter verdeutlicht werden. Die kinetische Energie des nach unten fallenden Sportlers wird im Moment des Bodenkontakts exzentrisch abgebremst und in der Sehne teilweise als Verformungsenergie gespeichert. Die Sehne setzt dabei der kinetischen Energie ihre Festigkeit entgegen. Folgt unmittelbar, innerhalb sehr kurzer Zeiträume, auf die exzentrische Phase die konzentrische Phase zum Absprung vom Boden, kann die gespeicherte Energie zum Teil wieder in kinetische Energie umgesetzt werden. Der konzentrische Kraftstoß zum Absprung wird um die in der Sehne gespeicherte Energie ergänzt. Praktisch bedeutet dies eine Erhöhung des konzentrischen Kraftstoßes und damit eine höhere Sprungleistung.

Die Ausnutzung des elastischen Potentials erfolgt umso effektiver, je optimaler die Dauer von exzentrischer und nachfolgender konzentrischer Muskelaktion ist. Ist die Dauer der exzentrischen Phase zu lang, geht ein Teil der Energie als Wärme verloren (Martin et al. 1993).

Kraftverlust nach Verletzung

Nach traumatischen Ereignissen und operativen Eingriffen ist das Kraftverhalten des Muskels häufig negativ verändert. Strukturelle und funktionelle Veränderungen laufen in verschiedenen Phasen ab, die zeitlich nicht eindeutig voneinander abzugrenzen sind. Initial findet bei einer ernsthaften Verletzung oder einem operativen Eingriff am Bewegungsapparat eine akute Muskelschwächung statt. Diese erste Phase ist gekennzeichnet durch eine Verringerung der Muskelaktivität infolge einer reflektorischen Hemmung, einer Schonhaltung oder einer erfolgten partiellen oder kompletten Ruhigstellung. Eine reflektorische Hemmung ist dabei nicht nur auf den Schmerz zurückzuführen, sondern kann auch durch benachbarte Gelenkrezeptoren, angrenzende Strukturen und kleinste Gelenkergüsse ausgelöst werden (Grimby u. Thomeé 1989). Besteht die reduzierte Muskelaktivität fort, führt sie schließlich in einer zweiten Phase zu einer Atrophie des Muskels mit einer begleitenden Reduzierung der Funktion für Maximal-, Schnell- und Reaktivkraftfähigkeiten (Abb. 1.**86**). Funktionell ist bereits nach 8 Tagen durch eine Krankheit oder eine Ruhigstellung verordnete Bettruhe mit einer Reduktion der isometrischen Maximalkraft um 20% zu rechnen. Nach 14 Tagen hat sich dieser Wert auf 24% erhöht (Hettinger u. Müller 1953). In einer dritten Phase können selbst nach erfolgter Therapie und Rehabilitation funktionelle Defizite fortbestehen, die vom Patienten subjektiv nicht immer wahrgenommen werden. Nachweisbar sind Unterschiede in den Kraftqualitäten der verletzten zur unverletzten Extremität sowie zwischen Agonist und Antagonist. Vor allem die Frage nach einem optimalen Kraftverhältnis von Agonist zu Antagonist konnte bis heute noch nicht zufrieden stellend beantwortet werden.

Mehrere Ursachen können für die genannten Defizite in Betracht gezogen werden:

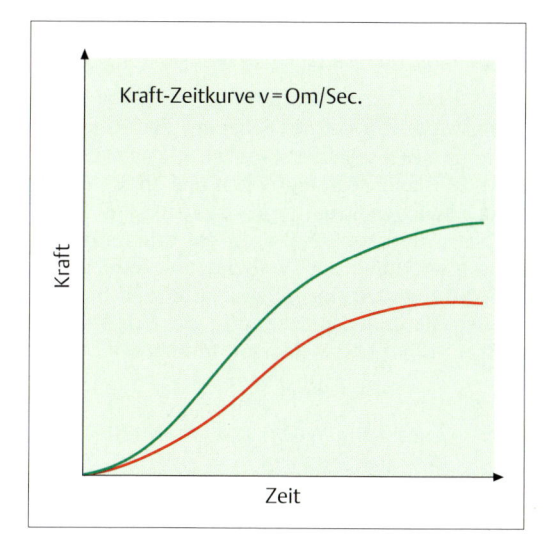

Abb. 1.86 Kraft-Zeitkurve bei isometrischer Maximalkontraktion. Durch eine muskuläre Atrophie oder eine reflektorische Hemmung sinkt nicht nur die Maximalkraft. Vielmehr sind auch Schnellkraftparameter (Startkraft, Kraftanstieg) betroffen (grüne Kurve = Normal, rote Kurve = nach Verletzung/Atrophie).

- Eine reflektorische Hemmung, verursacht durch Gelenkergüsse und/oder Schmerz besteht fort.
- Die propriozeptive Kontrolle ist durch die Verletzung oder einen operativen Eingriff hervorgerufene Schädigung von Rezeptoren und/oder afferenten Nervenbahnen herabgesetzt (Grimby u. Thomeé 1989, Schmidtbleicher 1994).
- Auch eine operationsbegleitende Ischämie kann zu schweren Funktionseinbußen efferenter und afferenter Nervenbahnen führen. Dadurch können sowohl die kinästhetische Wahrnehmung als auch die Motorik gestört ablaufen (Schmidtbleicher 1994). Weiter erfolgt der Kraftaufbau bei vorhandener Schädigung efferenter Bahnen nicht oder nur verzögert.
- Das absolvierte Rehabilitationstraining war in der gewählten Reizkonfiguration (Intensität, Dauer, Umfang und Trainingshäufigkeit) nicht in der Lage, ausreichende Stimuli für eine verstärkte Proteinsynthese zur Auslösung einer muskulären Hypertrophie zu setzen. Hierbei können die einwirkenden Trainingsreize sowohl zu hoch wie auch zu niedrig erfolgt sein.
- Neben den Unterschieden in der Maximalkraft bestehen Defizite im Schnell- und Reaktivkraftverhalten (Dehnungs-Verkürzungs-Zyklus) häufig auch nach der Therapie fort. Das Bewusstsein, dass es sich bei diesen beiden Erscheinungsformen des Kraftverhaltens um notwendige und wichtige Komponenten der Alltagsmotorik handelt, hat sich noch nicht durchgesetzt. Folglich wird der Patient aus dem Rehabilitationstraining entlassen, wenn die Maximalkraftwerte normal erscheinen. Eine Training der Schnellkraftfähigkeiten und der reaktiven Kraftfähigkeiten wird oft vernachlässigt oder ist im gedrängten zeitlichen Rahmen der Rehabilitation nicht möglich. Neuronale und tendomuskuläre Einflussgrößen für das Kraftverhalten eines Muskels werden damit in der Rehabilitation oft nicht berücksichtigt.

Bestehen die genannten Defizite weiter, können neue Verletzungen, Schonhaltungen der verletzten Extremität mit resultierender Überbeanspruchung der gesunden Extremität erwartet werden.

Ziele eines Krafttrainings in der Rehabilitation

Das Krafttraining nach Verletzungen und operativen Eingriffen steht unter verschiedenen Zielsetzungen. Zum einen sollen negative Veränderungen im Kraftverhalten möglichst vermieden oder zumindest so gering wie möglich gehalten werden. Zum anderen muss bei einem verschlechtertem Kraftverhalten das ursprüngliche Niveau der unterschiedlichen Kraftqualitäten wieder erreicht bzw. dieses muss zur Vermeidung erneuter Verletzungen sogar überstiegen werden.

Im Einzelnen sollen folgende Ziele im Vordergrund stehen:

- Eine muskuläre Atrophie so gering wie möglich zu halten. Besser noch wäre es, sie ganz zu vermeiden.
- Einer erfolgten Atrophie soll durch ein Training zum Wiederaufbau der Muskelmasse (Hypertrophie) begegnet werden.
- Die Fähigkeit zur schnellen Kraftentfaltung (Schnellkraft) wiederherstellen und steigern.
- Ein ökonomischer Krafteinsatz durch Verbesserung der Arbeit im Dehnungs-Verkürzungs-Zyklus (Reaktivkraft).
- Der Patient muss auf typische Alltagsbelastungen im Sinne einer vollständigen Wiederherstellung vorbereitet werden. Auch auf solche, die Anforderungen an ein längeres Durchhalten bestimmter Kraftqualitäten stellen (Kraftausdauer und Reaktivkraftausdauer).

Voraussetzungen für den Beginn des Krafttrainings

Bevor das Krafttraining in der Rehabilitation begonnen werden kann, müssen einige Voraussetzungen erfüllt sein, die insbesondere den Körperabschnitt betreffen, in welchem sich die Verletzung befindet.

- Eine reflektorische Hemmung, akute Entzündungszeichen und Schmerz müssen durch geeignete therapeutische Maßnahmen reduziert oder vollständig beseitigt sein.
- Die propriozeptive Kontrolle und die motorische Steuerung (intermuskuläre Koordination) der Bewegung müssen noch vorhanden oder durch vorbereitende Übungen wiederhergestellt sein.
- Die lokale Muskelausdauer muss so weit vorhanden sein oder durch ein vorbereitendes Training aufgebaut werden, dass die notwendigen Belastungsreize, hier insbesondere die Angaben (Wiederholungszahlen) zum mehrmaligen Bewältigen der Gewichtslast, möglich sind.
- Die psychophysische Belastungsverträglichkeit des Patienten muss die notwendigen Trainingsbelastungen zur Auslösung der gewünschten Adaptationen zulassen. Die psychische Komponente betrifft vor allem die Motivation und die Fähigkeit, muskuläre Ermüdung und Erschöpfung zu tolerieren. Diese äußern sich in akuten Muskelschmerzen und in verspätet auftretenden Beschwerden in Form des Muskelkaters. Die physische Komponente der Belastungsverträglichkeit hat die Belastbarkeit des Gesamtorganismus und der verletzten Struktur zu berücksichtigen.
- Die Wundheilung sollte so weit fortgeschritten sein, dass der erhöhte Bedarf an Sauerstoff, Baustoffen, Nährstoffen und Kofaktoren der Kollagensynthese nicht durch eine Mangeldurchblutung und anaerob-laktazide Stoffwechselvorgänge gestört wird. Dies ist bei normal verlaufender Wundheilung in der Proliferationsphase um den 16.–21. Tag der Fall.
- Eine ausreichende Festigkeit der verletzten Struktur muss auf jeden Fall vor dem Beginn des Krafttrainings gewährleistet sein. Dies ist umso sorgfältiger zu berücksichtigen, wenn es sich bei der verletzten Struktur um eine kraftübertragende Struktur (Sehne, Insertion, tendomuskulärer Übergangsbereich) oder der einwirkenden Kraft ausgesetzten Struktur (Knochen, Knorpel, gelenkstabilisierende Bänder, Meniskus, Diskus intervertebralis, Bursa und intramuskuläres Bindegewebe) handelt. Selbst 21 Tage nach einer schweren Verletzung oder einem operativen Eingriff, also mit dem Beginn der Umbauphase, weisen bindegewebige Strukturen nur einen Bruchteil ihrer ursprünglichen Festigkeit auf (Daly 1995).

Unabhängig von der Belastbarkeit der verletzten Region können selbstverständlich alle nicht betroffenen Muskeln, Muskelgruppen und an der Bewegung beteiligten Strukturen schon früh (Proliferationsphase) mit den Methoden der differenzierten Kraftentwicklung zur Verbesserung der unterschiedlichen Kraftqualitäten belastet und trainiert werden. Kontraindikationen für das Krafttraining müssen vorher ausgeschlossen worden sein.

Anpassungen des differenzierten Krafttrainings

In Tabelle 1.**11** sind alle Adaptationen, die sich mit den beschriebenen Methoden der differenzierten Kraftentwicklung erreichen lassen, im Überblick dargestellt und den Methoden zugeordnet. Je nach gewünschter Adaptation kann die eine oder andere Methode im Krafttraining bevorzugt eingesetzt werden.

Phasenmodell für das Krafttraining

Verschiedene Modelle für einen systematischen Aufbau eines Krafttrainings wurden in der Vergangenheit vorgestellt (u.a. Grimby u. Thomeé 1989, Froböse u. Lagerström 1991, Radlinger et al. 1998, Schmidtbleicher 1994). Das Phasenmodell von Schmidtbleicher (1994) orientiert die einzelnen Rehabilitationsphasen an wichtigen Voraussetzungen für ein differenziertes Krafttraining (Vorbereitungsphasen) und an einem systematischen Aufbau aller notwendigen Kraftqualitäten für die Alltags-, Berufs- und Sportmotorik (Tabelle 1.**12**). Es legt sowohl die zeitliche Folge der einzelnen Inhalte fest und berücksichtigt weiter den hierarchischen Aufbau der einzelnen Kraftqualitäten.

Umfassen die Defizite das gesamte Spektrum des Kraftverhaltens, also Koordination, Kraftausdauer, Maximalkraft, Schnellkraft und ihre Komponenten sowie die Reaktivkraft, müssen alle Stufen dieses Modells sukzessive durchlaufen werden. Die nächst höhere Phase und das Training der damit verbundenen Kraftqualität findet dann Einzug in das Rehabilitationsprogramm, wenn die Trainingsziele der vorhergehenden Phase erreicht sind.

Tabelle 1.11 Überblick der funktionellen und neuromuskulären Anpassungen an ein differenziertes Krafttraining (nach Güllich u. Schmidtbleicher 1999)

	Adaptationen			
	Kraftaus-dauer-methoden	Methode der submaximalen Kontraktionen bis zur Erschöpfung	Methode der maximalen, explosiven Kontraktionen	Reaktivkraft-methoden
Kraftfähigkeiten, Komponenten				
Maximalkraft	+	+++	++	
Schnellkraft				
– Dynamisches Kraftmaximum		+	++	
– Explosivkraft			+++	+
– Reaktivkraft			+	+++
Kraftausdauer	+++	+	+	
Tendomuskuläre Einflussgrößen				
Muskelmasse	+	+++	+	
Massenanteil der FT-Fasern			+	
Elastizität Muskel und Sehne			+	+++
Enzymaktivität	++	++		
Kapillarisierung	+	+		
Neuronale Einflussgrößen				
Willkürliche Aktivierung			+++	+
Voraktivierung, Reflexaktivierung, Inhibitionsabbau				+++

+ (geringe Ausprägung) ++ (mittlere Ausprägung) +++ (hohe Ausprägung)

Beispiel: Wechsel der Trainingsphase

Ist die Muskelmasse (Krafttraining I) wieder ausreichend vorhanden, wird mit einem Wechsel zur nächsten Trainingsphase (Krafttraining II) reagiert. Diese dient der Verbesserung neuronaler Kraftkomponenten im Sinne einer Steigerung der intramuskulären Koordination.
Andererseits können natürlich Phasen übersprungen oder nur kurz in das Training aufgenommen werden, wenn Propriorezeption, intermuskuläre Koordination und die entsprechende Kraftqualität ausreichend vorhanden sind. Dies kann z. B. bei Sportlern der Fall sein, die nur einige Tage von einer leichten Verletzung oder einem Schmerzzustand betroffen waren.

■ Isometrische Spannungsübungen

Klingen die Entzündungszeichen und die reflektorische Hemmung ab, können sowohl Elektrostimulation, isometrische Spannungsübungen und dynamisch konzentrisch-exzentrische Bewegungen zur Reduzierung eines Kraftverlusts angewendet werden (Abb. 1.**87**). Lässt es die Verletzung zu, sind dynamische Bewegungen gegen geringe äußere Lasten oder Widerstände vorzuziehen. Sie schulen insbesondere koordinative Aspekte des Kraftverhaltens (intermuskuläre Koordination) für das trainierte Bewegungsausmaß. Demgegenüber sind intermuskuläre koordinative Verbesserungen bei isometrischen Spannungsübungen nicht zu erwarten und die erzielten Trainingseffekte sind vorrangig nur in der trainierten Gelenkwinkelstellung wirksam.

Die Reizkonfiguration für isometrische Spannungsübungen ist in der Tabelle 1.**13** zusammengefasst.

Den Fragen nach der optimalen Reizkonfiguration gingen auch Hollmann u. Hettinger (2000) nach. Die Autoren kommen nach der Auswertung verschiedener Untersuchungen zu dem Schluss, dass mit isometrischen Spannungsübungen ab etwa 70% der Maximalkraft bei etwa 3–6 Sek. Haltekontraktion und etwa 5 Kontraktionen pro Tag ein guter Trainingseffekt gewährleistet ist. Bei dieser Reizkonfiguration wird die Energie über die energiereichen Phosphate Adenosintriphosphat und Kreatin-

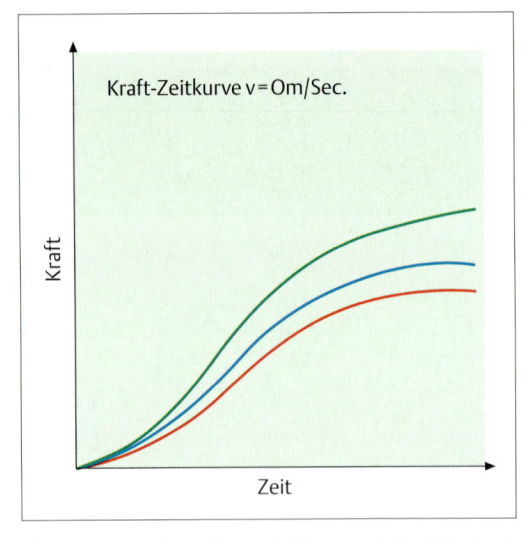

Abb. 1.87 Kraft-Zeitkurve bei isometrischer Maximalkontraktion. Durch eine muskuläre Atrophie (rote Kurve) reduzieren sich Maximalkraft und Schnellkraftparameter (Startkraft und Kraftanstieg). Isometrische Spannungsübungen und/oder Elektrostimulation können die negativen Effekte verringern (blaue Kurve) (grüne Kurve = Normal).

Tabelle 1.13 Reizkonfiguration für isometrische Spannungsübungen zur Vermeidung bzw. Reduzierung von Atrophieeffekten (nach Schmidtbleicher 1994)

Intensität (in % der maximal willkürlichen Anstrengung)	maximal (100 %)
Dauer	10 bis 12 Sekunden Haltekontraktion
Serien	3 bis 5
Pause	3 Minuten

phosphat zur Verfügung gestellt (anaerobe alaktazide Energiebereitstellung). Für die Pausendauer zwischen den Haltekontraktionen wird damit die benötigte Zeit für eine Restitution der Kreatinphosphatspeicher maßgebend. Dazu sind 2–3 Min. zwischen den Haltekontraktionen erforderlich.

■ Vorbereitungsphase I

Im Sinne der *Vorbereitungsphase I* können dynamisch konzentrisch-exzentrische Bewegungsformen eingesetzt werden. Ob diese im Einzelfall

Tabelle 1.12 Phasenmodell der muskulären Rehabilitation (nach Schmidtbleicher 1994)

Phase	Zielsetzung/Aktivität
Immobilisation	Atrophievermeidung durch – willkürliche isometrische Muskelaktionen – Elektrostimulation
Vorbereitungsphase I	Wiederaufbau des afferenten Sets – Koordination – Propriozeption
Vorbereitungsphase II	Verbesserung der Muskelausdauer – Belastungsgewöhnung – Förderung der Beweglichkeit
Krafttraining I	Aufbau von Muskelmasse
Krafttraining II	Verbesserung der intramuskulären Koordination
Krafttraining III	Verbesserung der reaktiven Fähigkeiten – Arbeit im Dehnungs-Verkürzungs-Zyklus (DVZ) ohne Ermüdung
Krafttraining IV	Verbesserung der Kraftausdauer bei reaktiven Bewegungsabläufen – Arbeit im Dehnungs-Verkürzungs-Zyklus (DVZ) unter Ermüdung
Alltagsmotorik	vollständige Wiederherstellung der Alltagsmotorik – uneingeschränkte (freie) Bewegung auch in kritischen Situationen
Training und Wettkampf	Erhöhung der Beanspruchungstoleranz und Leistungsfähigkeit durch systematisches Training

schon in der Proliferationsphase oder erst im Verlauf der Umbauphase geschieht, hängt von der Belastbarkeit der verletzten Struktur ab. Voraussetzung dazu ist jedoch das Fehlen oder die vorherige Beseitigung einer reflektorischen Hemmung sowie ein entsprechendes schmerzfreies Bewegungsausmaß. Auch dürfen keine operationsbedingte Kontraindikationen für dynamische Aktionsformen vorliegen. Die bereits für isometrische Spannungsübungen beschriebenen Ziele können auch hier angeführt werden. Darüber hinaus sollen die propriozeptive Rückkopplung (kinästhetische Wahrnehmung) und die neuromotorische Steuerung durch spezielle Wahrnehmungsübungen verbessert werden.

Für ein später geplantes diffenziertes Krafttraining mit hohen Lasten an Geräten kann hier bereits das Bewegungsmuster eingeübt werden. Die Anpassungen finden vor allem in der Koordination und im Bereich der lokalen Muskelausdauer statt, da die gewählte Intensität lediglich zwischen 20 und 30 (40)% der Maximalkraft beträgt. Der hauptsächlich angesprochene Muskelfasertyp ist die ST-Faser.

Weitere positive Auswirkungen von dynamischen Muskelaktionen mit einer nur geringen Ausbelastung des Patienten in der frühen Rehabilitationsphase sind in der Adhäsionsprophylaxe, der verbesserten Ödemresorption, einer Unterstützung der Wundheilung sowie in der Verbesserung der Regenerationsfähigkeit zu sehen (Radlinger et al. 1998).

Die Reizkonfiguration für dynamische Muskelaktionen in der Vorbereitungsphase I gibt Tabelle 1.**14** wieder. Die Angaben erfolgen in einem Streubereich. Je nach Trainingszustand des Patienten kann damit die Belastung von anfangs geringen Intensitäten zu höheren Intensitäten und von anfangs wenigen Wiederholungen und Serien zu einer höheren Zahl von Wiederholungen und Serien gesteigert werden. Die Pause zwischen den Serien wird mit zunehmendem Trainingszustand von 3 Min. – 30 Sek. verkürzt.

Die Zusammenstellung von Intensität, Wiederholungen, Serien und Pausendauer richtet sich nach der Ausdauerbelastung des Patienten, die in dieser frühen Phase nur gering sein darf und keine Ermüdung hervorrufen soll. Eine einsetzende Ermüdung verschlechtert Konzentration, Koordination, kann Schmerzen hervorrufen und Angst vor der Bewegung erzeugen (Radlinger et al. 1998).

■ Vorbereitungsphase II

In der *Vorbereitungsphase II* steht die Verbesserung der Kraftausdauer im Vordergrund des Rehabilitationstrainings. Das Training der Kraftausdauer kann einerseits den Kraftaspekt betonen, d. h. hohe Lasten so oft wie möglich ohne oder nur mit möglichst geringer Leistungseinbuße zu bewältigen. Diese Fähigkeit wird maßgeblich von dem Niveau der Maximalkraft geprägt. Andererseits kann der Ausdaueraspekt betont werden, d. h. geringere Lasten über einen möglichst langen Zeitraum ohne oder nur mit geringen Leistungseinbußen zu bewältigen. Hier übernehmen aerobe und/oder anaerobe laktazide Stoffwechselvorgänge die Führungsrolle in den leistungsbestimmenden Faktoren. Radlinger et al. (1998) betonen die Bedeutung der zweiten, von aeroben Stoffwechselvorgängen geprägten, Komponente für die Situation von Patienten im Alltag. Die Kraftausdauermethode, die im Sport zur Anwendung kommt, betont aber vor allem die anaerobe-laktazide Komponente der Kraftausdauer. Die Autoren schlagen ein an der aeroben Energiebereitstellung orientiertes Ausdauerkrafttraining vor und verweisen dazu auf Inhalte und Trainingsmethoden, die zur Verbesserung der allgemeinen dynamisch-aeroben Ausdauer dienen (siehe Ausdauertraining in der Rehabilitation).

Soll die psychophysische Belastungsverträglichkeit für hohe Lasten, wie sie im Training zur Auslösung einer muskulären Hypertrophie (60–85% der Maximalkraft) oder zur Verbesserung der intramuskulären Koordination (90–100% der Maximalkraft) notwendig sind, verbessert werden, bieten die in der Kraftausdauermethode eingesetzten Belastungsintensitäten (50–60% von der Maximalkraft) einen guten Zwischenschritt an. Außer der Muskulatur werden bei Bewegungen mit hohen Lasten schließlich auch Sehnen, Insertionen, Kapsel, Bursa und andere Strukturen des Bewegungsapparates belastet und reagieren unvorbereitet leicht mit Überlastungssymptomen.

Auch bei einem Kraftausdauertraining treten Anforderungen an die intermuskuläre Koordination auf und diese wird durch Kraftausdauertraining weiter verbessert. Vor der Aufnahme eines solchen Trainings muss der Patient jedoch schon über eine

Tabelle 1.14 Reizkonfigurationen für dynamisch konzentrisch-exzentrische Muskelaktionen in der Vorbereitungsphase I

Intensität (in % der Maximalkraft)	20–30–40%
Wiederholungen	10 – 20–40
Serien	2–5
Pause	3 min. – 30 sek.

Tabelle 1.15 Reizkonfiguration der Trainingsmethoden zur Entwicklung der Kraftausdauer (nach Güllich u. Schmidtbleicher 1999)

Kraftausdauermethode	
Intensität (Last in % des 1-er-Wiederholungsmaximums)	50–60 %
Wiederholungen pro Serie	20–40
Serien pro Trainingseinheit (pro Muskelgruppe)	6–8
Serienpause	0,5–1 min
Kontraktionsgeschwindigkeit	langsam bis zügig

ausreichende Propriozeption und motorische Steuerung verfügen. Weiter ist wie schon bei den dynamischen Muskelaktionen in der Vorbereitungsphase I ein Mindestmaß an Gelenkbeweglichkeit unabdingbar.

Die Reizkonfiguration für ein Training der Kraftausdauer ist in Tabelle 1.15 zusammengestellt.

Als Anpassungen an ein Krafttraining nach dieser Methode können erwartet werden:

– Eine Verbesserung der Ermüdungsresistenz und damit der Kraftausdauer (hohe Ausprägung) auf Grund einer gesteigerten Kapillarisierung (geringe Ausprägung) und enzymatischen Kapazität (mittlere Ausprägung) der aeroben und anaeroben laktaziden Energiebereitstellung.
– Eine Erhöhung der Maximalkraft auf Grund einer Vergrößerung der Muskelmasse. Dies betrifft vor allem eine Hypertrophie der ST-Fasern (geringe Ausprägung).

■ Krafttrainingsphase I

Mit Beginn der *Krafttrainingsphase I* steht die Beseitigung der Atrophie im Vordergrund der Rehabilitation. Dazu sind Belastungsreize notwendig, die vorwiegend eine muskuläre Hypertrophie auslösen. Die dazu erforderlichen Intensitäten liegen im Bereich von 60–85 % des individuellen Maximums und bewirken eine starke Beanspruchung der aktiven und passiven Gelenkstrukturen. Verletzte Strukturen, die direkt an der Kraftübertragung des Muskels auf die Gelenke beteiligt sind (z. B. Sehnen) oder von dieser betroffen sein können (z. B. gelenkstabilisierende Bänder), weisen noch 21 Tage (Beginn der Umbauphase) nach einer schweren Verletzungen oder einem operativen Eingriff nur einen Bruchteil ihrer ursprünglichen Belastbarkeit auf (Daly 1995). Solche Strukturen dürfen in der frühen Umbauphase mit Sicherheit noch nicht einer Belastung ausgesetzt werden, die zu ihrer erneuten Schädigung führen kann. Daher wird ein Hypertrophietraining im Bereich der verletzten Struktur bei schweren Verletzungen und operativen Eingriffen oft erst sehr viel später in der Umbauphase möglich sein.

Das Training zum Aufbau der Muskelmasse wird in der Regel so lange beibehalten, bis das ursprüngliche Maximalkraftniveau wieder erreicht ist. Die oft zur Einschätzung des ursprünglichen Maximalkraftniveaus herangezogene Maximalkraft der unverletzten Extremität liefert hierbei zwar nützliche Hinweise. Nicht beachtet wird bei dieser Vorgehensweise jedoch, dass diese oft auch von Atrophieeffekten beeinträchtigt ist (Schmidtbleicher 1994).

Um eine muskuläre Hypertrophie auszulösen, haben sich auf Grund ihrer nachgewiesenen Effektivität die Methoden der submaximalen Kontraktionen bis zur Erschöpfung bewährt. Mit einer Last von 60–85 % des individuellen Kraftmaximums werden 6 (bei 85 % des 1-er-WM) – 20 (bei 60 % des 1-er-WM) Wiederholungen mit langsamer bis zügiger Kontraktionsgeschwindigkeit durchgeführt. Die Pause zwischen den Serien beträgt 2–3 Min., wobei für maximale Anpassungseffekte normalerweise 5–6 Serien durchgeführt werden.

Die Wirksamkeit eines Trainings zur Muskelmassenzunahme ist dann besonders hoch, wenn hohe muskuläre Spannungen, eine hohe intrazelluläre H^+-Ionenkonzentration (Azidose) und eine Ausschöpfung an energiereichen Phosphaten (Adenosintriphosphat und Kreatinphosphat) in der Muskelzelle erzeugt werden. Dies wird durch die Einhaltung der in Tabelle 1.16 genannten Reizkonfiguration und einer Seriendauer von 30–45 Sek. gewährleistet. Unterschreitet die Seriendauer 30 Sek.

Tabelle 1.16 Reizkonfiguration der Trainingsmethoden zur Erhöhung der Muskelmasse (nach Güllich u. Schmidtbleicher 1999)

Methoden der maximalen Kontraktionen bis zur Erschöpfung	
Reizintensität (Last in % des 1-er-Wiederholungsmaximums)	60–85 %
Wiederholungen pro Serie	6 bis 20
Serien pro Trainingseinheit (pro Muskelgruppe)	5–6
Serienpause	2–3 min
Kontraktionsgeschwindigkeit	langsam bis zügig

wesentlich (weil z. B. auf Grund einer einsetzenden Ermüdung die angestrebte Wiederholungszahl nicht eingehalten werden kann oder weil die Kontraktionsgeschwindigkeit zu hoch ist), muss die Reizkonfiguration angepasst werden. Dazu kann die Last in der nächsten Serie reduziert werden oder die Kontraktionsgeschwindigkeit wird korrigiert.

Die Anpassungen an ein Training nach den Methoden der submaximalen Kontraktionen bis zur Erschöpfung liegen eindeutig im Bereich einer Muskelhypertrophie (hohe Ausprägung) und einer damit einhergehenden Maximalkraftverbesserung (hohe Ausprägung). Andere Einflussgrößen des Kraftverhaltens, wie die Explosivkraft und die Reaktivkraft, bleiben nahezu unverändert bzw. erfahren eher eine negative Anpassung (Güllich u. Schmidtbleicher 1999).

Die Anpassungen an eine Atrophie und an ein anschließendes Hypertrophietraining können in einer Kraft-Zeit-Kurve dargestellt werden (Abb. 1.**88**). Aus der Abbildung geht hervor, dass eine Atrophie sowohl mit einer Veränderung des Kraftmaximums wie auch der Explosivkraft einher geht. Ein anschließend durchgeführtes Krafttraining zur Steigerung der Muskelmasse lässt zwar die Maximalkraft wieder auf das ursprüngliche Niveau ansteigen, eine Verbesserung der Explosivkraft wird nicht erreicht. Dazu müssen spezielle Trainingsmethoden eingesetzt werden, wie sie im folgenden Abschnitt (Krafttrainingsphase II) beschrieben werden.

■ **Krafttrainingsphase II**

Zur weiteren Wiederherstellung neuronaler Einflussgrößen des Kraftverhaltens sollte einem Hypertrophietraining in der Krafttrainingsphase I immer eine *Krafttrainingsphase II* zur Verbesserung der willkürlichen neuromuskulären Aktivierungsfähigkeit (intramuskuläre Koordination) folgen. Damit werden neuronale Adaptationen bewirkt, die sowohl die Maximalkraft weiter steigern wie auch die Schnellkraft und Explosivkraft verbessern. Dazu sind Trainingsreize notwendig, die so schnell wie möglich viele Muskelfasern und -fasertypen (Rekrutierung, Abb. 1.80) mit einer möglichst hohen Impulsfrequenz (Frequenzierung, Abb. 1.82 und 1.83) und nach Möglichkeit gleichzeitig (Synchronisation) aktivieren. Eine nahezu vollständige Rekrutierung aller motorischer Einheiten wird nur bei äußeren Lasten erreicht, die über 90 % des Kraftmaximums liegen (Abb. 1.80). Eine möglichst schnelle Aktivierung erfolgt immer dann, wenn gegen diese hohe äußere Last ein explosiver Krafteinsatz erfolgt und damit ein steiler Kraftanstieg hervorgerufen werden kann.

Um die gewünschten neuronalen Adaptationen auszulösen, sind die Methoden der maximalen explosiven Kontraktionen einzusetzen (Tabelle 1.**17**). Mit einer Last von 90–100 % des individuellen Maximums werden 1 (bei 100 %) – 3 (bei 90 %) Kontraktionen mit explosivem Krafteinsatz durchgeführt. Pro Trainingseinheit und pro Muskelgruppe folgen

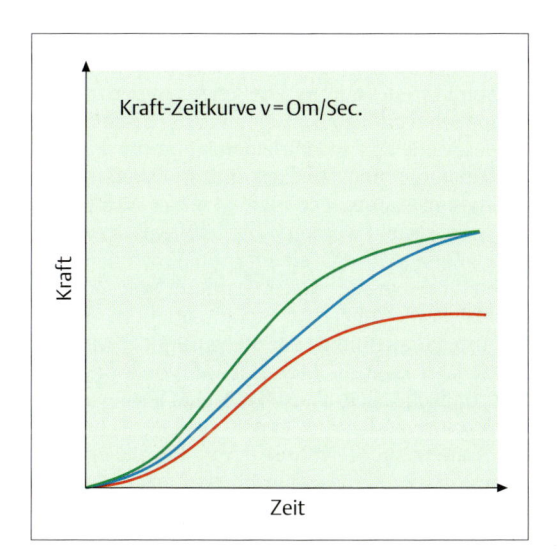

Abb. 1.**88** Kraft-Zeitkurve bei isometrischer Maximalkontraktion. Wird nach einer muskulären Atrophie (rote Kurve) ein Training zur Auslösung einer muskulären Hypertrophie durchgeführt, kann die Maximalkraft das ursprüngliche Niveau wieder erreichen oder übersteigen (blaue Kurve). Eine Verbesserung der Schnellkraftparameter (Startkraft und Kraftanstieg) ist nicht zu erwarten (grüne Kurve = Normal).

Tabelle 1.**17** Reizkonfiguration der Trainingsmethoden zur Steigerung der willkürlichen neuromuskulären Aktivierungsfähigkeit (nach Güllich u. Schmidtbleicher 1999)

Methoden der maximalen explosiven Kontraktionen	
Reizintensität (Last in % des 1-er-Wiederholungsmaximums)	90–100 %
Wiederholungen pro Serie	1–3
Serien pro Trainingseinheit (pro Muskelgruppe)	3–6
Serienpause	≥ 6 min
Kontraktionsgeschwindigkeit	explosiv

dann 3–6 Serien mit einer Serienpause von mindestens 6 Min.

In Bezug auf die Angabe einer explosiven Kontraktionsgeschwindigkeit erfolgen häufig Missverständnisse in der Form, dass eine Verwechslung von Kontraktions- und Bewegungsgeschwindigkeit stattfindet. Selbstverständlich ist die Bewegungsgeschwindigkeit für die Bewältigung einer maximalen oder nahezu maximalen Last eher gering, jedoch kann der Krafteinsatz (Kontraktionsgeschwindigkeit) gegen dieses Gewicht durchaus explosiv erfolgen und muss hier explosiv erfolgen. Damit findet das Missverständnis zwischen der Forderung nach einer explosiven Kontraktionsgeschwindigkeit gegen hohe äußere Lasten und einer sichtbar langsamen Bewegungsgeschwindigkeit seine Erklärung.

Lassen Konzentration und Motivation einen explosiven Krafteinsatz nicht zu, ist die Wirksamkeit dieser Methode deutlich verringert. Ähnlich verhält es sich bei einem Training im nicht ausgeruhten Zustand oder bei einer zu kurzen Pausendauer von unter 6 Min.. Zur Erholung der Muskulatur würden auch kürzere Pausen ausreichen. Doch die starke neuronale Aktivierung macht die Restitution der neuronalen Reizübertragungs- und -fortleitungskapazität (z.B. die Verfügbarkeit des Neurotransmitters Azetylcholin) zur dominierenden Einflussgröße für die lange Pausendauer von 6 Min.. Da diese Restitution der neuronalen Kapazitäten vor allem den Motoneuronenpool auf segmentaler Ebene der Wirbelsäule anspricht, sind Belastungen anderer Muskelgruppen und -ketten, die über andere spinale Segmente versorgt werden, in den Pausen möglich (Güllich u. Schmidtbleicher 1999).

Zur maximalen Ausprägung neuronaler Adaptationen werden im Leistungssport auch supramaximale Lasten bis 140% vom individuellen 1-er-Wiederholungsmaximum verwendet. Auf eine detaillierte Darstellung wird an dieser Stelle verzichtet, da es sich in der muskulären Rehabilitation von Nichtsportlern selten um eine maximale Ausprägung einzelner Kraftqualitäten handeln kann. Zum weiteren Studium wird auf die Arbeiten von Schmidtbleicher (1987, 1994) und Güllich u. Schmidtbleicher (1999) hingewiesen.

Ein Krafttraining nach der Methode der maximalen explosiven Kontraktionen führt zu folgenden Adaptationen: In Bezug auf die *Kraftfähigkeiten* und ihre *Komponenten* und damit auf die Muskelfunktion ergeben sich Veränderungen in einer

- Steigerung der Maximalkraft (mittlere Ausprägung)
- Steigerung der Schnellkraft sowie deren Komponenten
  - dynamisches Kraftmaximum (mittlere Ausprägung)
  - Kraftanstieg – Explosivkraft (hohe Ausprägung)
  - Reaktivkraft (geringe Ausprägung)
- Kraftausdauer (geringe Ausprägung)

Zurückgeführt werden können diese Veränderungen auf strukturelle Veränderungen in tendomuskulären und neuronalen Einflussgrößen.

An *tendomuskulären* Einflussgrößen haben

- Muskelmasse (geringe Ausprägung),
- Anteil des FT-Fasern an der Muskelmasse (geringe Ausprägung) und
- die elastischen Eigenschaften von Muskel und Sehne (u.a. Adaptationen des muskulären Bindegewebes); (geringe Ausprägung) positiv adaptiert.

Unter den *neuronalen* Einflussgrößen sind die

- Fähigkeit zur willkürlichen neuromuskulären Muskelaktivierung beträchtlich verbessert (hohe Ausprägung) und die
- Voraktivierung, Reflexaktivierung (Muskelspindel) und der Inhibitionsabbau (Golgi-Sehnenorgan) sind ebenfalls leicht verbessert (geringe Ausprägung).

Die Anpassungen des Kraftverhaltens durch eine Atrophie (verursacht durch eine reflektorische Hemmung, Schonhaltung, Ruhigstellung und/oder Immobilisation), ein anschließendes Hypertrophietraining und ein daran anschließendes Training zur Verbeserung der willkürlichen neuromuskulären Muskelaktivierungsfähigkeit (intramuskuläres Koordinationstraining) können in einer Kraft-Zeit-Kurve dargestellt werden (Abb. 1.**89**). Aus der Abbildung geht hervor, dass eine Atrophie sowohl mit einer Veränderung des Kraftmaximums wie auch der Explosivkraft einhergeht. Ein anschließend durchgeführtes Krafttraining zur Steigerung der Muskelmasse lässt zwar die Maximalkraft wieder auf das ursprüngliche Niveau ansteigen, eine Verbesserung der Explosivkraft wird jedoch nicht erreicht. Erst ein Training zur Steigerung der willkürlichen neuromuskulären Aktivierungsfähigkeit nach den Methoden der maximalen explosiven Kontraktionen löst Anpassungen im Kraftanstieg (Explosivkraft) und im dynamischen Kraftmaximum aus. Der Patient kann durch die Verbesserungen der intramuskulären Koordination das vorhandene Kraftpotential besser nutzen und innerhalb einer vorgegebenen Zeit eine höhere Kraft entwickeln.

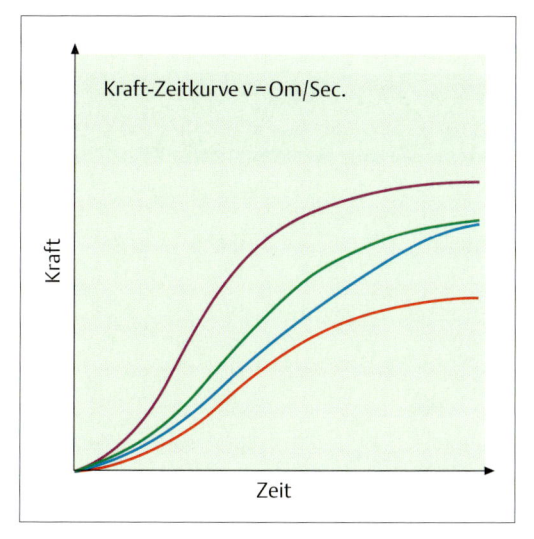

Abb. 1.89 Kraft-Zeitkurve bei isometrischer Maximalkontraktion. Wird nach einer muskulären Atrophie (rote Kurve) ein Training zur Auslösung einer muskulären Hypertrophie (blaue Kurve) durchgeführt, kann die Maximalkraft das ursprüngliche Niveau erreichen oder übersteigen (grüne Kurve). Erst ein anschließend durchgeführtes Training zur Verbesserung neuronaler Kraftqualitäten führt auch zu einer Verbesserung der Startkraft und im Kraftanstieg auf das ursprüngliche Niveau oder darüber hinaus (lila Kurve).

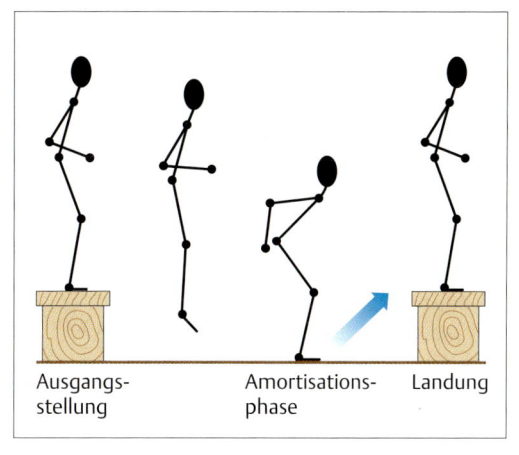

Abb. 1.90 Tiefsprünge als Beispiel für eine Trainingsübung zur Verbesserung der reaktiven Kraftfähigkeiten im kurzen Dehnungs-Verkürzungs-Zyklus. Je nach Trainingszustand wird die Fallhöhe variiert.

■ Krafttrainingsphase III

Im Sport und im Alltag erfolgen viele Muskelaktionen im Dehnungs-Verkürzungs-Zyklus. Zur Ökonomisierung und zur Steigerung der Effektivität der muskulären Arbeit dienen insbesondere die Verbesserungen der elastischen Festigkeit, eine Erhöhung der muskulären Voraktivierung, die Reflexförderung und der Inhibitionsabbau.

Zur Verbesserung der Leistungsfähigkeit im Dehnungs-Verkürzungs-Zyklus werden die Reaktivkraftmethoden verwendet. Hierbei wird in der Reizkonfiguration danach unterschieden, ob eine Verbesserung des kurzen Dehnungs-Verkürzungs-Zyklus, des langen Dehnungs-Verkürzungs-Zyklus oder des Kraftausdauerverhaltens im Dehnungs-Verkürzungs-Zyklus (siehe Krafttrainingsphase IV) erreicht werden soll. Ein kurzer Dehnungs-Verkürzungs-Zyklus liegt bei einer Kraftstoßdauer, bestehend aus der exzentrischen und konzentrischen Muskelaktion, von weniger als 170 msec vor. Dauert der Kraftstoß länger als 170 msec, liegt ein langer Dehnungs-Verkürzungs-Zyklus vor.

Im Sport werden als Trainingsübung zur Verbesserung des *kurzen Dehnungs-Verkürzungs-Zyklus* in der Regel Tiefsprünge (Drop Jumps) eingesetzt (Abb. 1.**90**). Von einem erhöhten Standpunkt fällt der Athlet nach unten, landet auf dem Boden (exzentrische Phase) um sofort und so schnell wie möglich anschließend (konzentrische Phase) maximal hoch oder maximal weit abzuspringen. Die hierbei wirksam werdenden neuronalen und tendomuskulären Einflussgrößen wurden bereits unter den Einflussgrößen auf das Kraftverhalten weiter oben im Detail dargestellt.

Die Reizintensität soll 100% der maximalen Sprungleistung betragen. Wobei die maximale Sprungleistung als Reaktivitätsindex bestimmt wird, der als Flughöhe (Sprunghöhe)/Stützzeit (Kontaktzeit am Boden) berechnet wird (Güllich u. Schmidtbleicher 1999). Dies lässt sich sowohl mit Kraftmessplatten wie auch mit einfachen Kontaktmatten leicht ermitteln. Es kann die Fallhöhe als optimal für das Training angenommen werden, welche zu dem höchsten Reaktivitätsindex führt. In der Trainingspraxis werden in Abhängigkeit von der Leistungsfähigkeit Fallhöhen zwischen 20 und 120 cm gewählt. Eine Sprungserie besteht aus 10–12 Wiederholungen mit einer Pause von mindestens 6 Sek. zwischen den Sprüngen. Zwischen den einzelnen Sprungserien (insgesamt 3–5) ist eine lange Pause von mindestens 10 Min. einzuhalten. Die Kontraktionsgeschwindigkeit erfolgt explosiv und die Kontaktzeit (Kontraktionsdauer) am Boden muss unter 170 msec liegen. Die relativ langen Pausen zwischen den einzelnen Sprüngen und den Sprungserien gewährleisten eine ausreichende neuronale Erholung und verhindern eine ermü-

Tabelle 1.18   Reizkonfiguration der Trainingsmethoden zur Steigerung der Reaktivkraft (nach Güllich u. Schmidtbleicher 1999)

Reaktive Methoden	kurzer DVZ (Drop Jump – DJ)	langer DVZ (Counter Movement Jump – CMJ)
Reizintensität (Last in % des 1-er-Wiederholungsmaximums)	0%	0%
Reizintensität (% der maximalen Sprungleistung)	100%	100%
Wiederholungen pro Serie	10 bis 12	10 bis 12
Pause zwischen den Wiederholungen	≥ 6 sec.	≥ 8 sec.
Serien pro Trainingseinheit	3 bis 5	3 bis 5
Serienpause	≥ 10 min.	≥ 10 min
Kontraktionsgeschwindigkeit	explosiv	explosiv
Kontraktionsdauer	≤ 170 msec	≤ 400 msec

dungsbedingte Minderung der angestrebten maximalen Sprungleistung. Die Reizkonfiguration der zugehörigen Reaktivkraftmethode ist in der Tabelle 1.18 unter der Spalte für den kurzen DVZ zusammengefasst.

Eine typische Trainingsübung zur Verbesserung des *langen Dehnungs-Verkürzungs-Zyklus* ist ein Sprung nach vorangegangener Gegenbewegung (Counter Movement Jump, Abb. 1.91). Aus dem Stand wird der Körperschwerpunkt schnell nach unten verlagert (exzentrische Phase) und sofort anschließend wieder nach oben zum Sprung beschleunigt (konzentrische Phase). Als praktisches Beispiel für diese Sprungform kann der Sprung zum Netz im Volleyball oder zum Korb im Basketball oder an die Wohnungsdecke angeführt werden. Wie im Traininig des kurzen Dehnungs-Verkürzungs-Zyklus werden hier neuronale und tendomuskuläre Einflussgrößen wirksam und damit auch verbessert.

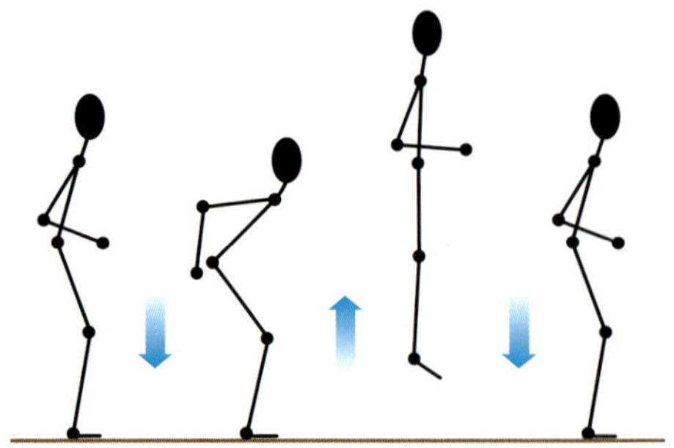

Auch im Training des langen Dehnungs-Verkürzungs-Zyklus wird mit einer Reizintensität von 100% der maximalen Sprungleistung gearbeitet. Die maximale Sprungleistung bezieht sich aber in diesem Fall auf die erreichte Sprunghöhe. Das bedeutet für das Training, jeder Sprung soll zu einer maximal möglichen Sprunghöhe führen. Die weiteren Reizparameter verhalten sich wie bei einem Training des kurzen Dehnungs-Verkürzungs-Zyklus und sind in der Tabelle 1.18 unter der Spalte langer DVZ zusammengefasst.

Die durch ein Training der Reaktivkraft ausgelösten Adaptationen betreffen fast ausschließlich neuronale und tendomuskuläre Einflussgrößen. Im Einzelnen ist mit folgenden Anpassungen zu rechnen (Güllich u. Schmidtbleicher 1999):

– Eine Verbesserung der willkürlichen Aktivierungsfähigkeit (geringe Ausprägung).
– Die Reflexaktivität der Muskelspindel wird verbessert und gleichzeitig werden inhibitorische Einflüsse des Golgi-Sehnenorgans gemindert (höchste Ausprägung).
– Auch die schnellsten FT-Fasern (Typ IIb) werden rekrutiert.
– Die elastische Festigkeit (elastic stiffness) der Sehnen und des intramuskulären Bindegewebes werden erhöht (hohe Ausprägung).

Abb. 1.91   Counter-Movement-Jump als Beispiel für eine Trainingsübung zur Verbesserung der reaktiven Kraftfähigkeiten im langen Dehnungs-Verkürzungs-Zyklus.

Ausgangsposition — Ausholbewegung — Sprung — Landung

– Bei Beanspruchungen im Sinne der konzentrischen Schnellkraft wird die Fähigkeit, eine möglichst hohe Kraft möglichst schnell zu entwickeln (Kraftanstieg - Explosivkraft) verbessert.

■ Krafttrainingsphase IV

Das *Kraftausdauerverhalten im Dehnungs-Verkürzungs-Zyklus* muss dann in die Trainingsplanung mit einbezogen werden, wenn der DVZ über eine längere Zeit in Anspruch genommen werden muss. Im Sport tritt dies bei der schnellen Abfolge von Sprüngen in kurzer Zeit oder z. B. bei einem 400-m-Lauf auf. In der Alltagssituation kann das Hinabsteigen einer langen Treppe zu diesen Beanspruchungen führen. Zur Schulung der anaerob alaktaziden Sprungkraftausdauer im DVZ haben sich im Sport Spungserien von 30 maximalen Tiefsprüngen aus der individuell optimalen Fallhöhe mit 4 Sek. Pause zwischen den Sprüngen bewährt. Steht die Entwicklung der anaerob-laktaziden Sprungkraftausdauer im Vordergrund, werden mit Sprungserien von 50 – 60 submaximalen (85 % der individuell maximalen Sprunghöhe) Tiefsprüngen aus einer Fallhöhe von 20 – 30 cm höchste Ausschöpfungen der anaeroben laktaziden Energiebereitstellung erreicht (Frick 1993).

Reaktivkrafttraining in der Rehabilitation

Auf Patienten in der Rehabilitation lassen sich diese Sprungformen mit den beschriebenen Reizkonfigurationen sicherlich nicht ohne vorbereitende Übungen übertragen. Zum einen sind die einwirkenden Belastungen und Kraftspitzen bei diesen Sprüngen mit einem Mehrfachen des Körpergewichtes für die aktiven und passiven Strukturen des Bewegungsapparats sehr hoch. Zum anderen benötigen Patienten für die Anforderungen des Alltags nicht die hohe Ausprägung der reaktiven Kraftfähigkeiten, wie sie ein Sportler anstrebt. Dennoch sind es oft Defizite in neuronalen und tendomuskulären Einflussgrößen, welche einen Patienten bei der uneingeschränkten Bewältigung von Alltagssituationen behindern. Hier müssen geeignete Übungen und Variationen gewählt werden. Dazu zählen wippende und federnde Bewegungen im Spunggelenk, Hüpfen und leichte Sprünge aus dem Stand. Weitere alltagsspezifische Übungen sind Treppen und Stufen von variierender Höhe auf- und abzusteigen. Einige dieser Übungen können zuerst beidbeinig und im Fortgang der Rehabilitation später einbeinig durchgeführt werden. Auch kann die einwirkende Belastung durch eine zunehmende Sprunghöhe gesteigert werden oder die Bewegungsrichtung wird verändert: vorwärts, rückwärts, seitwärts. Tiefsprünge aus geringen Fallhöhen (10 – 30 cm) können sukzessive in das Rehabilitationstraining aufgenommen werden. Der Dehnungs-Verkürzungs-Zyklus kann schon im Krafttraining an Maschinen oder mit freien Gewichten vorbereitet und trainiert werden. Übungsformen aus dem Lauf ABC der Leichtathleten, wie z. B. Fußgelenksarbeit, Skippings und Stepps ergänzen das Rehabilitationstraining.

Das Hauptaugenmerk liegt bei all diesen Übungsformen in einer schnellen Umkehr von der exzentrischen (abbremsenden) Phase in eine möglichst explosive konzentrische (beschleunigende) Phase. Weiter muss die Leistungsfähigkeit des Patienten so weit fortgeschritten sein, dass er die Bewegung in allen Phasen kontrolliert und stabil ausführen kann. Die erforderliche Stabilität betrifft insbesondere die Gelenkachsen und die Muskulatur für Rumpf und Wirbelsäule.

Der Beginn der Krafttrainingsstufe IV setzt ein vorhergehendes Training der reaktiven Kraftfähigkeiten in Krafttrainingsstufe III voraus. Die dort vom Patienten beherrschten Übungsformen und Varianten können nun in 3 – 5 Serien zu 20 – 40 Wiederholungen trainiert werden. Die Pausendauer zwischen den Serien beträgt mindestens 6 Min.

■ Phase der vollständigen Wiederherstellung

In der letzten Phase der muskulären Rehabilitation wird der Patient auf einen uneingeschränkten Einsatz seiner erworbenen Kraftqualitäten in der Alltagsmotorik vorbereitet. Hier sollen auch kritische Situationen ohne Funktionseinbußen oder erneute Verletzungen zu bestehen sein.

Haben sich die bisher dargestellten Methoden der differenzierten Kraftentwicklung vor allem auf eine Verbesserung der unterschiedlichen Kraftqualitäten und ihrer Einflussgrößen konzentriert, müssen nun die Übungen sowie deren räumliche und zeitliche Struktur der Alltags-, Berufs- oder Sportmotorik weitestgehend entsprechen. Es handelt sich in dieser Phase demnach um Maßnahmen, die eine Integration von vorher aufgebauten Kraftqualitäten in die typische Koordination von Alltags-, Berufs- oder Sportbelastungen vornehmen.

Dazu werden Übungen ausgewählt, die den entsprechenden funktionellen Alltags-, Berufs- oder Sportbelastungen ähnlich bzw. identisch sind. Im Sport stößt ein Kugelstoßer die Kugel, um die Integration von Kraft und Bewegungskoordination für das Kugelstoßen zu erreichen. Soll im Alltag das

Treppensteigen verbessert werden, werden Stufen auf- und abgestiegen. Soll das Treppensteigen mit einer 5 kg schweren Einkaufstasche verbessert werden, werden im Training mit einem Zusatzgewicht von 5 kg Stufen auf- und abgestiegen. Muss ein Bauarbeiter mit einer Lendenwirbelproblematik nach erfolgter Rehabilitation im Berufsleben wieder Sand und Mörtel schaufeln, wird dies in der letzten Rehabilitationsphase durch entsprechende Übungen und Gewichte imitiert und trainiert.

Radlinger et al. (1998) haben zur Bedeutung der funktionellen Übereinstimmung von Trainingsübung und Belastung im Alltag, Beruf und Sport einen wichtigen Merksatz formuliert: „Die Trainingsübung, die der spezifischen funktionellen Alltags-, Berufs- oder Sportbewegung am nächsten kommt, wird immer die spezifische Bewegung selbst sein". Vermieden werden müssen bei diesen Übungen alle unphysiologischen Stellungen und Bewegungen. Vielmehr muss auf eine korrekte ergonomische Haltung und Durchführung der Trainingsübungen geachtet werden (Radlinger et al. 1998).

■ **Reizkonfiguration, Erholungszeiten, Trainingshäufigkeit und Methodenwechsel**

Die oben beschriebenen Trainingsmethoden und deren Reizkonfiguration (Intensität, Wiederholungen, Serien und Pausen) müssen bei bisher untrainierten Patienten unter Umständen verändert werden. Von diesen Veränderungen in der Reizkonfiguration sind insbesondere die Serienzahl und die Pausendauer betroffen. Die angegebenen Serienzahlen können für den Trainingszustand des Patienten zu hoch sein und die Pausendauer zwischen den einzelnen Serien zu kurz. Die Serienzahl soll dann reduziert und die Pausendauer verlängert werden. Zu Beginn eines Kraftausdauertrainings kann z. B. mit 2–3 Serien begonnen werden um dann mit einem besseren Trainingszustand schrittweise auf die Zielzahl von 6–8 Serien erhöht zu werden. Auch die empfohlene Pausendauer von 30–60 Sek. muss je nach Trainingszustand auf 2–3 Min. verlängert werden, um sich mit fortschreitendem Trainingszustand der Zielzeit zu nähern.

Um optimale Anpassungen zu erreichen, müssen zwischen den Trainingseinheiten je nach verwendeter Trainingsmethode unterschiedliche Erholungszeiten für die beanspruchte Muskulatur eingehalten werden. Die angegebenen Erholungszeiten setzen eine muskuläre, energetische oder/und neuronale Erschöpfung durch das absolvierte Training voraus. War die Ausbelastung nur niedrig, kann mit geringeren Erholungszeiträumen gerechnet werden.

Nach einem Training zur Verbesserung der Kraftausdauer sind 24–48 Std. Erholungszeit zu berücksichtigen. Dies erlaubt 3–4 Trainingseinheiten pro Woche für eine Muskelgruppe. Ein Training zur Auslösung einer Muskelmassenzunahme verlangt zwischen den Trainingseinheiten 48 Std. Erholung für die beanspruchte Muskulatur. Damit werden etwa 3 Trainingseinheiten pro Woche möglich. Trainingsreize, die auf Anpassungen neuronaler Einflussgrößen zielen, wie etwa die Methoden der maximalen explosiven Kontraktionen und die Reaktivkraftmethoden, benötigen eine Erholungszeit von 72 Std. 2–3 Trainingseinheiten pro Woche und pro Muskelgruppe werden damit möglich. In der Erholungszeit einer Muskelgruppe kann eine andere Muskelgruppe beansprucht werden. Wurden z. B. zuerst die unteren Extremitäten trainiert, können in der Erholungszeit die oberen Extremitäten belastet werden.

Die Angaben zu den Erholungszeiten und zur Trainingshäufigkeit pro Woche stammen aus Untersuchungen und Erfahrungswerten im Sport. Bei bisher untrainierten Patienten in der Rehabilitation ist mit längeren Erholungszeiten zu rechnen, welches auch die Trainingshäufigkeit pro Woche um eine Trainingseinheit reduziert. Die höchsten Zuwachsraten bei bisher untrainierten Personen können mit 2–3 Trainingseinheiten pro Woche für die jeweilige Muskelgruppe erzielt werden. Weniger oder mehr Trainingseinheiten pro Woche lassen den Kraftgewinn wieder geringer ausfallen (Schmidtbleicher, mündliche Mitteilung). Hier können durch Training verursachte katabole Vorgänge, z. B. der Verschleiß von Muskelproteinen, nicht mehr vollständig durch entsprechend schnelle anabole Vorgänge, z. B. die Neusynthese von Muskelproteinen, kompensiert werden.

Die Wirksamkeit der einzelnen Trainingsmethoden zur Verbesserung der angestrebten Kraftqualität wird mit zunehmender Trainingsdauer geringer und steht nach einigen Wochen nicht mehr im Verhältnis zum Trainingsaufwand. Die adaptiven Kapazitäten des Organismus sind vorübergehend erschöpft.

Tabelle 1.**19** fasst Erholungsdauer, Trainingshäufigkeit pro Woche und Zeiträume für einen Sättigungstrend der Anpassungen in Abhängigkeit von der Trainingsmethode zusammen (nach Schmidtbleicher, mündliche Mitteilung).

Ein vorübergehender Methodenwechsel führt zur Regeneration der adaptiven Reserven, so dass nach einem Methodenwechsel und einer Wiederaufnahme des Trainings nach der vorherigen Me-

Tabelle 1.19 Erholungsdauer, Trainingseinheiten/Woche und Sättigungstrend

	Erholungssdauer	Trainingseinheiten/ Woche	Sättigungstrend nach
Kraftausdauermethoden	24 bis 48 Stunden	3 bis 4	6 bis 8 Wochen
Methoden der submaximalen Kontraktion bis zur Erschöpfung	48 Stunden	3	10 bis 12
Methoden der maximalen explosiven Kontraktionen	72 Stunden	2 bis 3	6 bis 8
Reaktivkraftmethoden	72 Stunden	2 bis 3	6

thode mit weiteren Anpassungen gerechnet werden kann.

> **Beispiel: Wechsel der Trainingsmethoden**
>
> Nach 10–12 Wochen Training zur Auslösung einer Hypertrophie (Methoden der submaximalen Kontraktionen bis zur Erschöpfung) sind die erzielbaren Adaptationen gesättigt. Vorübergehend erfolgt für mehrere Wochen ein Wechsel zur Methode der maximalen explosiven Kontraktionen. Hierdurch verbessern sich zum einen die neuronalen Kraftqualitäten und zum anderen erholen sich die adaptiven Reserven für ein erneutes Training zur Auslösung einer Hypertrophie.

Das Krafttraining nach dem Phasenmodell nimmt in der Rehabilitation einen langen Zeitraum in Anspruch. Die funktionelle Belastbarkeit des Patienten im Alltag, Beruf und Sport beruht jedoch auf einer Wiederherstellung und Verbesserung aller Kraftqualitäten bzw. der zugrunde liegenden Einflussgrößen. Hierbei eignen sich die Methoden der differenzierten Kraftentwicklung wegen der eindeutigen Hauptwirkungsrichtung im besonderen Maße für eine zielorientierte und effektive Rehabilitation, die Rezidive verhindern muss (Schmidtbleicher 1994).

Mike Steverding

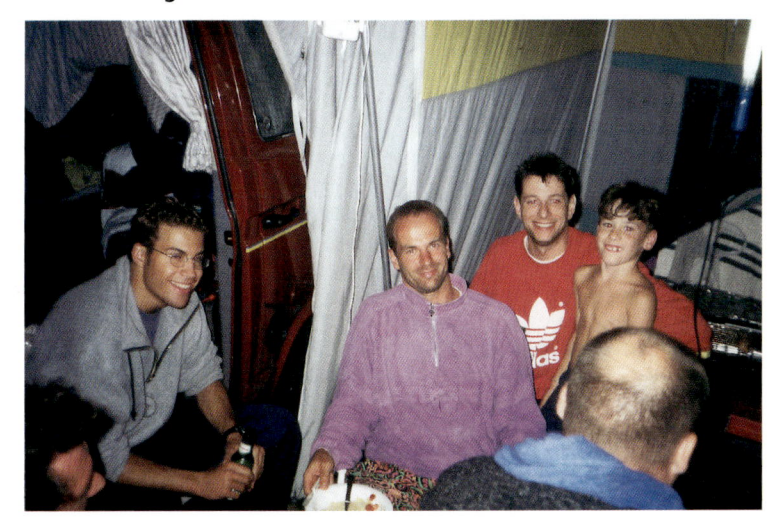

Mike Steverding (Bildmitte) wurde am 13. 09. 1963 in Landau/Pfalz geboren. Mit seiner Frau Eva Baltrusch-Steverding und seinen Kindern Kevin, Philipp, Luisa und Hannah lebt er in Herxheim. Er leitet dort sein ambulantes Therapiezentrum.

Beruflicher Lebenslauf:

1987 – 1989	Ausbildung zum Physiotherapeuten an der Universitätsklinik Mannheim
1989 – 1990	Universitätsklinik Homburg/Saar
1990 – 1991	Ambulantes Therapiezentrum *Reha Gym*, Karlsruhe
1991 – 1992	Ambulantes Therapiezentrum *Sporttec*, Weinheim
1992 – 1994	Leistungszentrum *Reha Sport*, Aspach/Österreich
1994 – 1996	Ambulantes Therapiezentrum *Reha Sport*, Neustadt/Weinstraße
Seit 1997	Ambulantes Therapiezentrum *MS Sport Reha*, Herxheim

Lehr- und Referententätigkeit:

1991 – 1992	Lehrer an der Physiotherapieschule der Universitätsklinik Mannheim
Seit 1994	Mitbegründer, Kursleiter und Referent des Fachbereiches *Sportphysiotherapie* im DFZ Mainz

Sportliche Aktivitäten:

1991 – 1992	Physiotherapeut und Athletiktrainer TUS Griesheim, 2. Handballbundesliga
1991 – 1999	Physiotherapeut der Juniorennationalmannschaft Basketball
1993	Physiotherapeut bei der Freestyle WM in Altenmark/Österreich
1994	Physiotherapeut bei den Olympischen Winterspielen in Lillehammer/Norwegen
1994	Athletiktrainer der Juniorennationalmannschaft Basketball
1999	Physiotherapeut bei der Nordischen Ski WM in Ramsau/Österreich

1.7 Rehabilitation spezifischer Gewebe

Mike Steverding

1.7.1 Physiologische Grundlagen der Rehabilitation

Die Physiotherapie beschäftigt sich bei der Behandlung verschiedener Krankheitsbilder in der Regel mit Störungen oder Verletzungen der unterschiedlichsten Gewebearten des Bewegungsapparats. Als Konsequenz dieser Pathologien findet sich immer eine veränderte Funktion und reduzierte Belastbarkeit der betroffenen Region bzw. der gestörten Struktur.

Aus unserer Sicht ist das primäre Ziel einer adäquaten Therapie, neben der Reduktion der ursächlichen Noxe (z. B. Supinationstrauma, Überlastung in Sport oder Beruf usw.) sowie der Therapie sekundärer Dysfunktionen und diverser Symptome, natürlich die schnelle Reparatur bzw. Regeneration der betroffenen Struktur mit einer gezielten Erhöhung ihrer Belastbarkeit. Als Resultat entsteht dadurch zwangsläufig eine verbesserte Funktion der gesamten gestörten Funktionseinheit.

Zieht man hier einen Vergleich mit den Grundprinzipien aus der Trainingswissenschaft, die sich auch mit dem morphologischen Aufbau verschiedener aktiver Strukturen und der Erhöhung ihrer Belastbarkeit beschäftigt, so wird man feststellen, dass es im Sport, durch den gezielten Einsatz spezifischer Trainingsreize in Abhängigkeit von klar strukturierten Trainingsprinzipien, sehr gut gelingt, die trainierten Systeme optimal zu stimulieren und deren Belastbarkeit in beeindruckender Weise zu erhöhen (Abb. 1.92). Im Hochleistungssport geschieht dies sogar oft in einem zeitlich klar vorgegebenen Phasenplan, mit der Zielsetzung, die maximale Leistungsfähigkeit/Belastbarkeit zu einem bestimmten Saisonhöhepunkt (z. B. olympische Spiele o. Ä.) zu erreichen.

Dieses erfolgreiche Konzept stützt sich auf fundierte wissenschaftliche Erkenntnisse und wichtige empirische Erfahrungswerte, die klare physiologische Zusammenhänge zwischen den gewählten Zielstrukturen respektive Funktionssystemen (Muskulatur, Herzkreislaufsystem usw.) und den eingesetzten Trainingsreizen beschreiben sowie den systematischen Einsatz dieser Stimuli klar definieren.

Training im Sport soll auf der Basis systematischer Wiederholung von gezielten überschwelligen Muskelanspannungen mit morphologischen und funktionellen Anpassungserscheinungen dem Zwecke der Leistungssteigerung dienen (Hollmann u. Hettinger 1990).

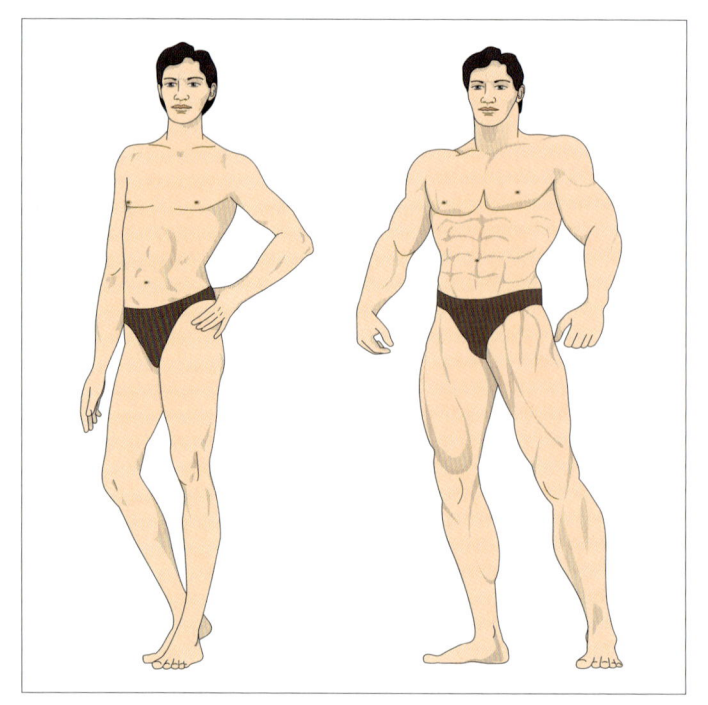

Abb. 1.92 Bodybuilder vorher/nachher.

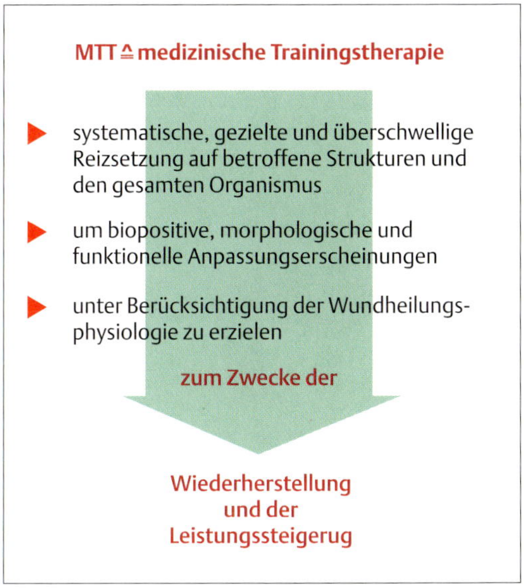

MTT ≙ medizinische Trainingstherapie

▶ systematische, gezielte und überschwellige Reizsetzung auf betroffene Strukturen und den gesamten Organismus

▶ um biopositive, morphologische und funktionelle Anpassungserscheinungen

▶ unter Berücksichtigung der Wundheilungsphysiologie zu erzielen

zum Zwecke der

Wiederherstellung und der Leistungssteigerug

Abb. 1.**93** Definition der medizinischen Trainingstherapie.

In klar formulierten Trainingsprinzipien, -methoden und Definitionen gibt sie den Trainern eine Hilfestellung bei der täglichen Trainingsarbeit. Grundlage für diese Erkenntnisse ist ein gutes Verständnis der Funktionsweise und Physiologie der verschiedenen Strukturen, der einzelnen Funktionssysteme und natürlich der gesamten „Maschine" Mensch/Sportler.

Um in einer ähnlichen Weise erfolgreich in der Physiotherapie zu agieren, ist es notwendig die physiologischen Zusammenhänge, den Aufbau und die Arbeitsweise der betroffenen Strukturen zu kennen, damit die eingesetzten therapeutischen Reize eine größtmögliche, biopositive morphologische und funktionelle Anpassung erzielen können (Abb. 1.**93**). Diese funktionelle Anpassung, die eine der elementarsten Zielsetzung einer erfolgreichen Rehabilitation darstellt, kann nur durch eine frühzeitige funktionsorientierte Behandlungskonzeption nach dem physiologischen Grundprinzip: *Die Funktion formt die Struktur* (Roux 1895, Ernst 1932) erreicht werden.

Da selbstverständlich die unterschiedlichen Gewebe des Bewegungsapparats auch verschiedene Eigenschaften und Aufgaben besitzen, sollten die eingesetzten physiologischen Stimuli und Trainingsreize entsprechend dieser Funktionen gestaltet und dosiert werden (Abb. 1.**94**). Im Unterschied zu dem klassischen Training aus dem Sport, das in der Regel mit einem intakten Bewegungsapparat durchgeführt wird, müssen wir in der Physiotherapie bei der Auswahl bzw. Dosierung der therapeutischen Reize sehr stark auf die momentane Situation und die Belastbarkeit der betroffenen Strukturen achten. Da diese Belastbarkeit in Abhängigkeit zu den verschiedenen Wundheilungsphasen erheblich variieren kann, ist die Kenntnis der physiologischen Abläufe die erforderliche Basis in der Auswahl der therapeutischen Techniken und dem Einsatz entsprechender Trainingsmethoden und Trainingsmittel in der begleitenden medizinischen Trainingstherapie (Abb. 1.**95**).

In der Rehabilitation von orthopädischen, traumatologischen und sportmedizinischen Krankheitsbildern behandeln wir die unterschiedlichsten Strukturen und Gewebe des Bewegungsapparats. Bei genauerem Hinsehen handelt es sich bei diesen Strukturen allerdings ausschließlich um die differenzierten Ausprägungsarten des Bindegewebes mit seinen vielfältigen Funktionen. Der grundsätzliche Aufbau dieser Bindegewebsarten ist trotz ihrer vielschichtigen und differenzierten Aufgaben relativ ähnlich (siehe Bd. 1, Kap. 1). Die genaue Komposition der einzelnen Komponenten definiert die physiologische Funktion des entsprechenden Gewebes.

In ihrem Heilungsverhalten unterliegen alle Bindegewebevarianten den gleichen Gesetzmäßigkeiten, die nur geringfügig voneinander abweichen und in der zeitlichen Dauer der einzelnen Wundheilungsphasen variieren (Abb. 1.95). In der Interpretation des aktuellen Zustandes der verletzten Region und dem angepassten Einsatz der Behandlungstechniken an die physiologischen Gegebenheiten der einzelnen Wundheilungsphasen liegt das Geheimnis einer effektiven und erfolgreichen Therapie. Das sensible und feinfühlige Begleiten der Wundheilung durch ausgewählte Maßnahmen steht hier deutlich vor dem oft harten und schnellen symptomorientierten Therapieansatz der klassischen Schulmedizin.

1.7.2 Physiologische Grundlagen der Wundheilung

Der menschliche Organismus hat in den Jahrtausenden seiner Evolution ein nahezu perfektes System der Autoreparatur oder besser der Autoregeneration entwickelt, das in der Lage ist nach Verletzungen oder gar größten Gewebszerstörungen eine oft vollständige Wiederherstellung der verletzten bzw. zerstörten Strukturen zu realisieren. Im Regelfall besitzt unser Organismus die Fähigkeit, auf nahezu alle Arten von Defekten am Bewegungsappa-

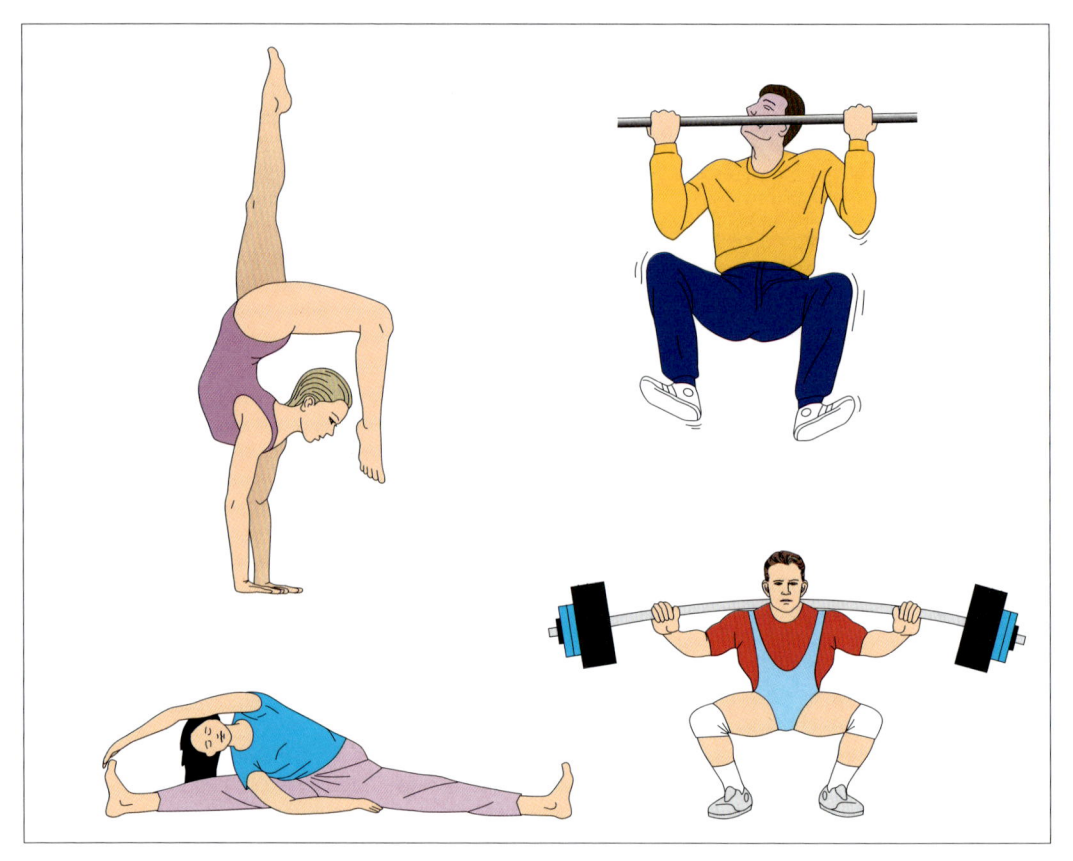

Abb. 1.94 Unterschiedliche Belastung für den Bewegungsapparat.

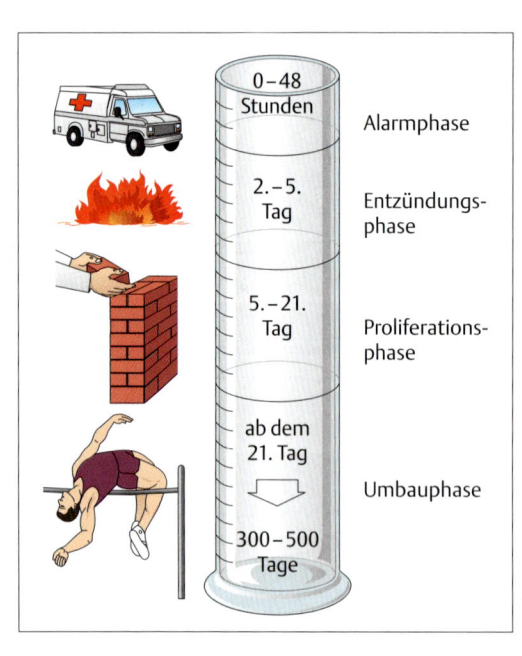

rat in einer adäquaten Weise zu reagieren. Abhängig vom Verhalten des betroffenen Individuums, den eingesetzten funktionellen Reizen und den externen Einflüssen (Medikamente, Immobilisation, unphysiologische Reize usw.) erfolgt im System eine vollständige Ausheilung/Regeneration (*Restitutio ad integrum*) oder eine Defektheilung mit entsprechender Narbenbildung.

Die Aufgabe einer funktionellen Physiotherapie liegt daher in einer optimalen Gestaltung der Rahmenbedingungen für die natürliche Wundheilung. Der Physiotherapeut ersetzt durch seine Kenntnis dieser Heilungsprozesse die oft reduzierten oder intellektüberlagerten Instinkte des menschlichen Organismus und versucht durch seine Navigation die negativen Einflüsse auf den Patienten und die

◄ Abb. 1.95 Vier Phasen der Wundheilung im zeitlichen Verlauf.

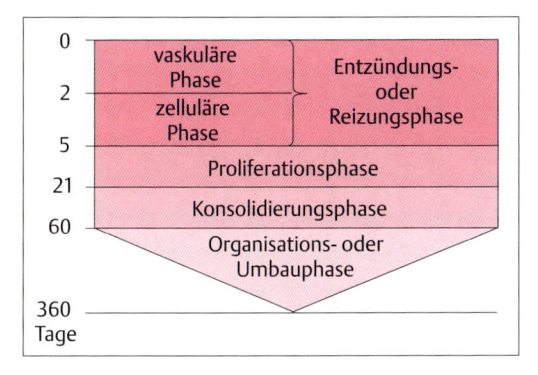

Abb. 1.96 Phasen der Wundheilung.

Wundheilung zu minimieren. Orientieren sich alle gewählten therapeutischen Maßnahmen an den physiologischen Bedürfnissen der betroffenen Strukturen, ist eine optimale Basis für eine funktionelle Rehabilitation geschaffen.

Die Wundheilung des Bindegewebes wird häufig in drei Phasen eingeteilt (Abb. 1.96):

- Entzündungsphase (0.–5. Tag): Diese Phase wird in eine vaskuläre Phase/Alarmphase (0.–2. Tag) und eine zelluläre Phase (2.–5. Tag) eingeteilt.
- Proliferationsphase (5.–21. Tag).
- Umbauphase (ab dem 21. Tag): Auch diese Phase kann in zwei beschriebene Phasen eingeteilt werden. In eine Konsolidierungsphase (21.–60. Tag) und eine Organisationsphase oder Reifungsphase (60.–360. Tag).

Therapie in der Entzündungsphase (0.–5. Tag)

Vaskuläre Phase

Der Körper versucht in der ersten Phase nach einer Verletzung – *vaskuläre Phase* (0.–2. Tag) – die essentiellen Gefäße so schnell wie möglich abzudichten, um sie wieder für den Nährstoff-, Baustoff- und Sauerstofftransport benutzen zu können. Da dieser Prozess für den weiteren Verlauf der Wundheilung von grundlegender Bedeutung ist, wird diese Phase in der Literatur und in der Sportmedizin auch oft als *Alarmphase* bezeichnet (Abb. 1.97).

In diesem Stadium gilt es die Vorgänge der körpereigenen Blutstillung, über das vegetative Nervensystem (sympathische Vasokonstriktion), die endokrinen Hormone (Kathecholamine: Vasokonstriktion) sowie der Blutgerinnung (weißer und roter Ausscheidungsthrombus) nicht zu stören, gegebenenfalls positiv zu unterstützen. Die Sofortmaßnahmen bedingen daher die direkte Unterbrechung der mechanischen Beanspruchung im Verletzungsgebiet. Durch Hochlagerung der verletzten Extremität, wird der intravasale Druck reduziert und somit ein weiteres Einbluten gemindert. In den ersten Minuten erscheint auch eine dosierte externe Kompression sinnvoll zu sein, da durch diese Maßnahme der extravasale Druck erhöht und die Tendenz der körpereigenen, reflektorischen Vasokonstriktion positiv unterstützt wird.

Bei der Dosierung dieser Kompression ist es sehr wichtig die betroffenen Blutgefäße nicht komplett zu komprimieren, da die daraus resultierende Hypoxie und Mangelversorgung im Wundgebiet nicht als Idealbedingung für den weiteren Heilungsverlauf angesehen werden kann. Der gewählte Druck sollte daher unter dem arteriellen Blutdruck von 80–120 mmHg liegen.

Über den Einsatz von Eis (Kryotherapie) wird in den letzten Jahren sehr kontrovers diskutiert und auch wir stehen den verschiedenen Einflussfaktoren auf eine physiologische Heilung eher kritisch gegenüber. In dieser primären Phase einer Verletzung, explizit in den ersten Minuten, erscheint der vasokonstriktive Effekt einer Eisbehandlung allerdings sinnvoll. Er unterstützt die reflektorische, primäre Gefäßverengung der Blutstillung positiv. Doch auch hier empfiehlt sich ein wichtiger Grundsatz: *Je akuter das Geschehen desto linder der thermische Reiz.*

Die Anwendung dieser Form der Thermotherapie, mit Temperaturen deutlich über dem Gefrierpunkt des Wassers (5°–15 °C), erscheint aber nur in den ersten 10–20 min. sinnvoll, da das Zusammenwirken der verschiedenen Komponenten der Blutstillung und Blutgerinnung, Lecks im Gefäßsystem innerhalb weniger Minuten abdichtet (Silbernagel/Despopoulus 1979). Ein weiterer Einsatz der klassischen Kältetherapie über diese Zeit hinaus ist sicherlich zu hinterfragen, da die physiologische Wirkung von Eis *(Knight 1990)*

- vasokonstriktiv,
- antiphlogistisch,
- analgetisch,
- immundepressiv,
- Gewebstrophik hemmend,
- Ödem bildend,
- Gewebsspannung erhöhend und
- Muskelspannung/-tonus senkend (Abb. 1.98)

in den positiven Aspekten zwar eine Symptomlinderung (z.B. Analgesie) erzielt, in der weiteren Wirkung allerdings eher kontraproduktiv zu den physiologischen Mechanismen der Wundheilung wirkt.

1 Bewegungstherapie

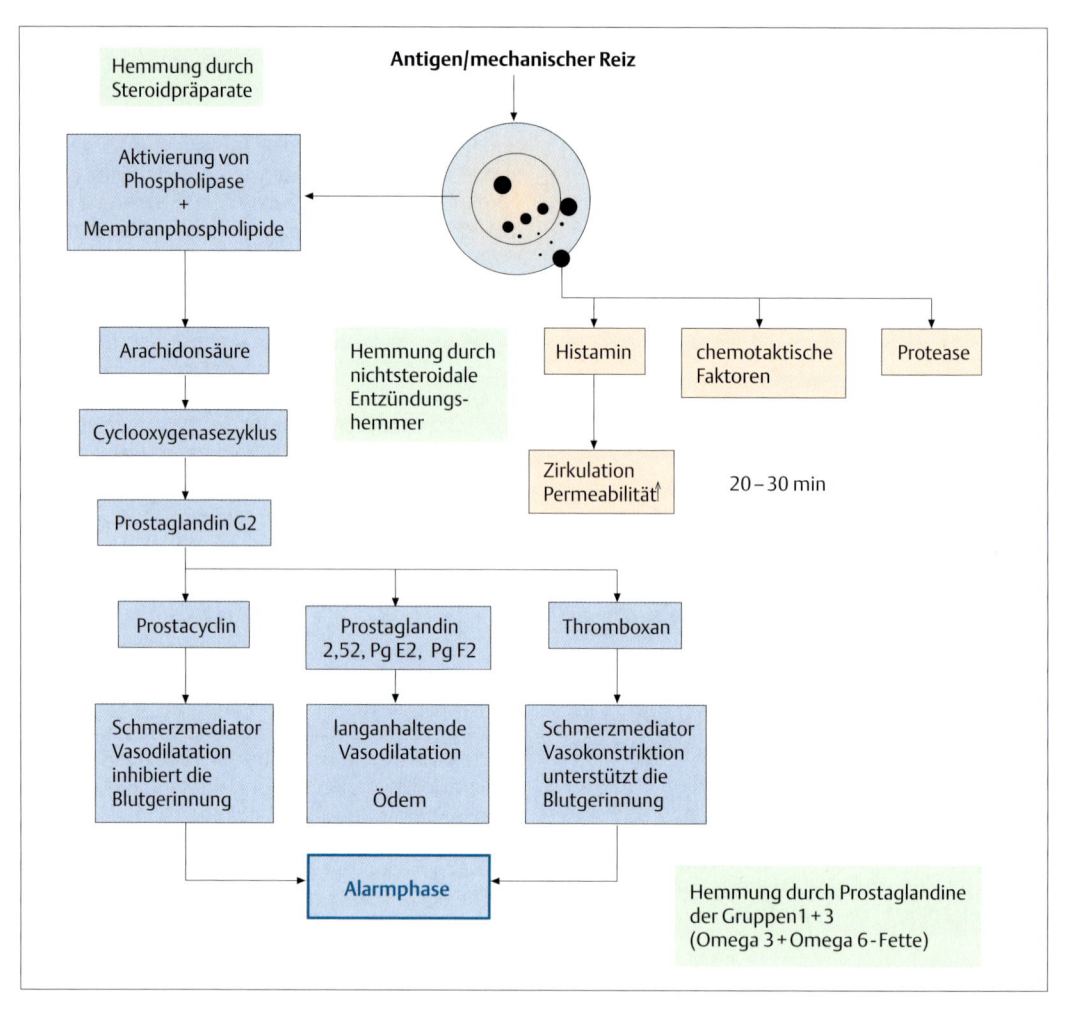

Abb. 1.97 Physiologische Wirkung mechanischer Reize in der Alarmphase.

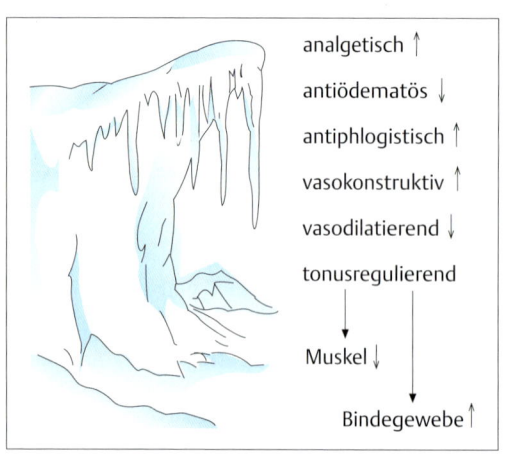

Flussdiagramm:
- Antigen/mechanischer Reiz
- Hemmung durch Steroidpräparate → Aktivierung von Phospholipase + Membranphospholipide
- → Arachidonsäure → Cyclooxygenasezyklus → Prostaglandin G2
- Hemmung durch nichtsteroidale Entzündungshemmer
- Histamin, chemotaktische Faktoren, Protease
- Zirkulation Permeabilität↑ (20–30 min)
- Prostacyclin: Schmerzmediator, Vasodilatation, inhibiert die Blutgerinnung
- Prostaglandin 2,52, Pg E2, Pg F2: langanhaltende Vasodilatation, Ödem
- Thromboxan: Schmerzmediator, Vasokonstriktion, unterstützt die Blutgerinnung
- → Alarmphase
- Hemmung durch Prostaglandine der Gruppen 1+3 (Omega 3+Omega 6-Fette)

- analgetisch ↑
- antiödematös ↓
- antiphlogistisch ↑
- vasokonstruktiv ↑
- vasodilatierend ↓
- tonusregulierend
  - Muskel ↓
  - Bindegewebe ↑

Bewegungen/Belastungen sollten zu diesem frühen Zeitpunkt reduziert und nur im absolut schmerzfreien Bereich durchgeführt werden. In diesem Fall wird von Bewegungen im Matrixbelastungsbereich gesprochen (Zone A in Abb. 1.**99**). Die schmerzfreie Mobilisation (passiv/aktiv) wirkt sich über den Einfluss von stimulierten Mechanorezeptoren (dickafferente Fasern) entsprechend der *Gate-Control-Theorie* (Melzack und Wall) auch sehr positiv auf das Schmerzempfinden des Patienten aus (siehe Kap. 1.1).

◀ **Abb. 1.98** Physiologische Wirkung der Kryotherapie (Knight 1990).

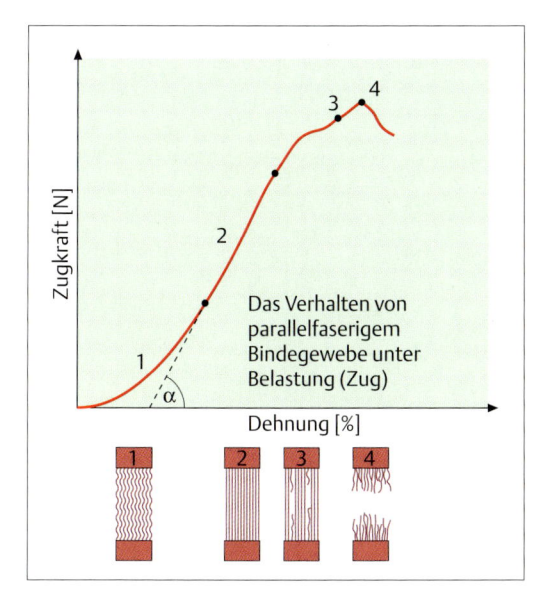

Abb. 1.99 Kurve nach Vidiik: Charakteristisches Kraft-Dehnungs-Diagramm von Bandgewebe im Zugversuch mit 4 Abschnitten (nach Mohr 1987).

Nach Ablauf der ersten 48 Std. und somit dem stabilen Verschluss der geschädigten Blutgefäße, überwiegen im Wundgebiet die klassischen Entzündungszeichen – Tumor (Schwellung), Dolor (Schmerz), Calor (Erwärmung), Rubor (Rötung) und Functio laesa (gestörte Funktion) –, die ihren Höhepunkt um den 3. Tag erreichen.

Diese so wichtigen Phänomene signalisieren den Eintritt in die nächste Etappe der Heilung, die zelluläre Phase (2.–5. Tag).

■ Zelluläre Phase

In der zellulären Phase, die vom 2.–5. Tag nach der Verletzung dauert, ist die Unterdrückung der physiologischen Entzündung nicht das Ziel unserer Therapie. Es ist vielmehr unsere Aufgabe diese Anpassungsmechanismen zu unterstützen und kontrolliert ablaufen zu lassen. Die Therapie gestaltet sich daher ähnlich wie in der Akutversorgung der vaskulären Phase.

Eine gezielte Hochlagerung reduziert weiterhin den intravasalen Druck, um das vermehrte Austreten von Plasmaflüssigkeit aus den zwar abgedichteten, aber durch die Entzündungsreaktion erhöht permeabel eingestellten Blutgefäßen zu vermindern. Ähnlichen Effekt erzielt eine *seichte* Kompression durch die Erhöhung des extravasalen Drucks.

Dabei darf der eingesetzte Druck auf *keinen* Fall die abtransportierenden Gefäße (Venen/Lymphbahnen) komplett komprimieren. Es empfiehlt sich ein Druck von deutlich *unter 80 mmHg*.

Weiterhin sollten mechanische Belastung und Schmerz vermieden werden, evtl. durch Entlastung und partielle Immobilisation (Orthesen/Verbände).

Zunehmend empfiehlt sich jetzt die schmerzfreie Mobilisation in Matrixbelastung (Abb. 1.**99**), da durch diese spezifischen Bewegungsimpulse die Kollagensynthese, die in dieser frühen Heilungsphase bereits mit der Produktion von Kollagen Typ III beginnt, funktionell gefördert wird.

Wie wichtig diese frühzeitigen schmerzfreien Bewegungen für die Gewebsregeneration sind, belegt eine Vielzahl von Studien, die unter anderem feststellen konnten, dass frühfunktionell mobilisierte mediale Kollateralbänder des Kniegelenks im Vergleich mit im Gipsverband immobilisierten Gelenkstrukturen nach 6 Wochen eine signifikant höhere Zugfestigkeit aufweisen (Tipton et al. 1975).

Unterstützend und sehr positiv in der objektiven Beurteilung betroffener Patienten haben sich weiche therapeutische Techniken im Bereich der sympathischen Ursprungsgebiete der Brustwirbelsäule (C8–L2) erwiesen (Sato u. Schmidt 1973). Hier findet eine Vielzahl von Techniken der Manuellen Therapie, der Bindegewebsmassage und der klassischen Massage ein dankbares Betätigungsfeld. Auch der Einsatz angenehmer Anwendungen aus dem breiten Spektrum der physikalischen Therapie (heiße Rolle, alle Anwendungsformen von Wärme, Elektrotherapie u. Ä.) wirkt sich positiv auf eine Reduktion der sympathischen Reflexaktivität aus.

Einen sehr hohen Stellenwert in dieser, für den Patienten sehr belastenden Situation, nimmt die psychische Betreuung des Patienten ein. Wie uns aus der Schmerzphysiologie bekannt ist, erfolgt durch die Nozizeption (C-fasriger Schmerz), eine erhebliche vegetative Verschiebung in Richtung eines deutlich Sympathikus dominierten Zustandes in allen Systemen des Körpers (Abb. 1.**100a** u. **b**); (siehe auch Kap. 8).

In Abhängigkeit von der limbischen, emotionalen Verarbeitung des Patienten erfolgt im Regelfall mit Fortschreiten der Wundheilung eine Normoregulation des vegetativen Zusammenspiels von Vagus und Sympathikus. Inadäquate Reize, Schmerz, erneutes Trauma oder erhöhter psychischer Stress (z.B. Angst, Unsicherheit o.Ä.) in dieser sensiblen Phase provozieren vegetative Dysregulationen, die zu erheblichen Verzögerungen der normalen Wundheilung bis zu massivsten Wundheilungsstörungen (Morbus Sudeck) führen können. Aus diesem Grund ist es von erheblicher Bedeutung für

136 1 Bewegungstherapie

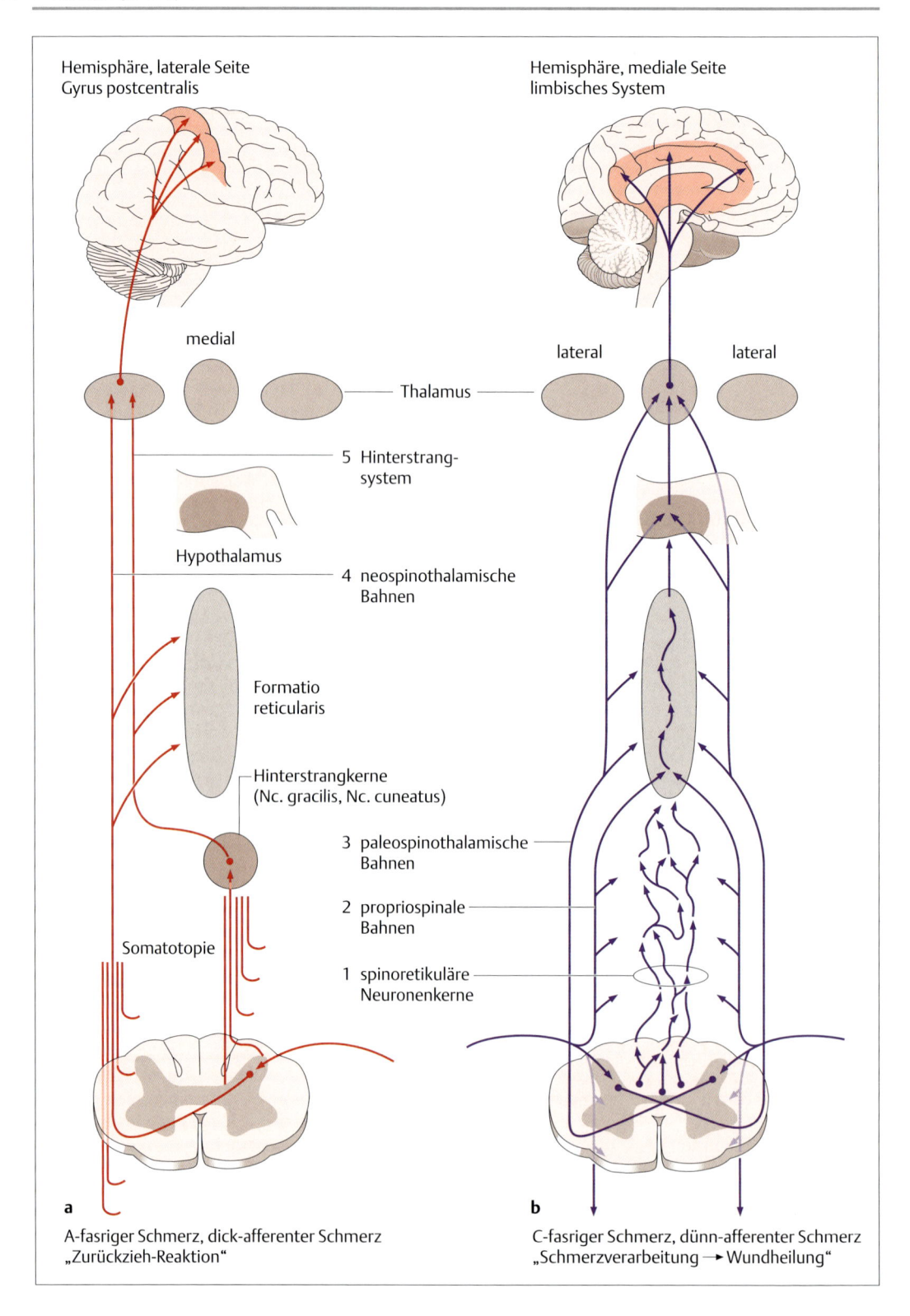

Hemisphäre, laterale Seite
Gyrus postcentralis

Hemisphäre, mediale Seite
limbisches System

medial — Thalamus — lateral lateral

5 Hinterstrang-
system

Hypothalamus

4 neospinothalamische
Bahnen

Formatio
reticularis

Hinterstrangkerne
(Nc. gracilis, Nc. cuneatus)

3 paleospinothalamische
Bahnen

2 propriospinale
Bahnen

Somatotopie

1 spinoretikuläre
Neuronenkerne

a
A-fasriger Schmerz, dick-afferenter Schmerz
„Zurückzieh-Reaktion"

b
C-fasriger Schmerz, dünn-afferenter Schmerz
„Schmerzverarbeitung → Wundheilung"

◀ Abb. 1.**100** a u. **b** Schmerzbahnen **a** A-δ-fasriger Schmerz, dick-afferenter Schmerz, „Zurückzieh-Reaktion", **b** C-fasriger Schmerz, dünn-afferenter Schmerz, „Schmerzverarbeitung" (Wundheilung) (aus van Cranenburgh 1983, 2000).

den weiteren Verlauf der Rehabilitation, einen positiven Zugang zur Psyche des Patienten zu bekommen und eine Vertrauensbasis aufzubauen. Der Patient sollte von Anfang an über den Behandlungsaufbau bzw. -verlauf informiert werden und das Gefühl haben, ein elementarer Bestandteil der Therapie zu sein.

Der Stellenwert dieser psychologischen Aspekte wird in dem klassischen Therapeuten/Arzt-Patientenverhältnis sehr häufig unterschätzt, obwohl sie, neben den fundierten Fähigkeiten und Kenntnissen des therapeutischen Teams, oft den Schlüssel zu einer erfolgreichen Behandlung darstellen.

> **Zusammenfassung: Therapie in der Entzündungsphase**
>
> In der Entzündungsphase unterscheiden wir zwei wichtige Phasen:
>
> – Vaskuläre Phase/Alarmphase (0.–2. Tag)
> – Zelluläre Phase (2.–5. Tag)
>
> In der *vaskulären Phase* steht der Verschluss der essentiellen Blutgefäße im Vordergrund. Alle gewählten therapeutischen Maßnahmen sollten diesen wichtigen Prozess möglichst nicht stören, gegebenenfalls positiv unterstützen. Mechanische Entlastung und partielle (gegebenenfalls auch totale) Immobilisation der verletzten Strukturen, Hochlagerung und dosierte externe Kompression (unter 80–120 mmHg) sind erfolgreiche Methoden der Wahl. Eine gezielte Eisbehandlung in dieser akuten Phase scheint die physiologischen Prozesse der Blutstillung zu unterstützen. Sie sollte allerdings nur in den ersten 10–20 min. erfolgen und mit Temperaturen deutlich über dem Gefrierpunkt (5°–15°C) appliziert werden. Schmerzfreies Bewegen in Matrixbelastung und vegetative Therapieformen im Bereich der BWS runden die Behandlung ab.
> Die *zelluläre Phase* wird dominiert von den wichtigen Entzündungszeichen: Tumor, Dolor, Calor, Rubor und Functio laesa. Auch hier ist es angezeigt diese Phänomene nicht zu unterdrücken, sondern kontrolliert ablaufen zu lassen. Die Therapie unterscheidet sich nur wenig von der vaskulären Phase:
> Entlastung, partielle Immobilisation (evtl. durch Orthesen und Verbände) und Hochlagerung kommen ebenso zum Einsatz wie die externe Kompression (Druck *deutlich* unter 80 mmHg). Zunehmend steigt der Stellenwert gezielter schmerzfreier Bewegung in Matrixbelastung zur Stimulation der Kollagensynthese (Typ III). Die beschriebene vegetative Therapie und die psychische Betreuung der Patienten ergänzen die Behandlung in sinnvoller Weise.

Therapie in der Proliferationsphase (5.–21. Tag)

Bei normalem Wundheilungsverlauf klingen im verletzten Bindegewebe die Entzündungszeichen mit dem Abschluss der zellulären Säuberungsaktivitäten nach ca. 5 Tagen zunehmend ab. In gleichem Maße wie die verschiedenen Abwehr- und Fresszellen ihre Aktivität einstellen, übernehmen nun die Fibroblasten und Myofibroblasten ihre verstärkte Syntheseaktivität. Sie produzieren alle Strukturkomponenten des benötigten Bindegewebes.

Ähnlich wie die Handwerker einer Baustelle auf eine ausreichende Versorgung mit Baumaterialien angewiesen sind, benötigen auch die genannten Bindegewebszellen eine gute Versorgung mit Nähr- und Baustoffen sowie ein gutes Sauerstoffangebot. Nur unter diesen Bedingungen können sie ihre optimale Syntheseleistung entfalten.

Aus diesem Grund sind in dieser Phase alle Maßnahmen zur Verbesserung der lokalen Durchblutung ein wichtiger Bestandteil des Therapiekonzepts. Dies umfasst sowohl passive Maßnahmen wie Massage und Friktionstechniken, Funktionsmassagen, Bindegewebsmassagen, Lymphdrainage und passive Mobilisationsübungen, als auch aktive Bewegungsübungen, die nach wie vor schmerzfrei ablaufen sollten. Im Sinne der Durchblutungsförderung bietet die gesamte Palette der physikalischen Therapieformen eine Vielfalt von Möglichkeiten die Behandlung sinnvoll zu unterstützen: Elektrotherapie, Ultraschall, Wärmetherapie etc. Hier ist der Einsatz lokaler Applikationsformen im Wundgebiet sicherlich sinnvoll, ohne die Möglichkeit der vegetativen Anlagetechniken zur Unterstützung der zentralen Gefäßregulation zu unterschätzen (Abb. 1.**101**).

In diesem Stadium der Neubildung stellt das gezielte und dosierte funktionelle Belasten/Bewegen im schmerzfreien Bereich den wichtigsten Stimulus

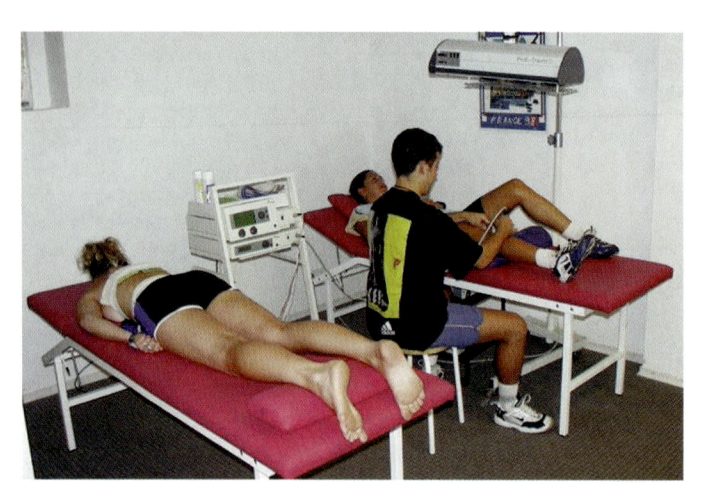

Abb. 1.**101** Ultraschall zur Förderung der Durchblutung im Bereich des Kniegelenks.

für die Synthese von funktionellem Bindegewebe dar. Durch diese Bewegungsreize wird neben einer gesteigerten Syntheseaktivität und einem erhöhten Stoffwechsel vor allem die Organisation und die Ausrichtung der kollagenen Fibrillen positiv beeinflusst.

Da in dieser Phase die primäre Stabilität im Wundgebiet durch die Aktivität der Myofibroblasten gewährleistet wird – die Belastbarkeit des kollagenen Gerüstes (Typ III) ist zu diesem Zeitpunkt sehr gering –, sollte die Intensität der Belastungsreize hauptsächlich in dem bekannten Matrixbereich liegen. Mit zunehmender Dauer gewinnt dieses neue Kollagengewebe durch die vermehrte Bildung intramolekularer Crosslinks und die langsame Umwandlung von Kollagen Typ III in das belastungsstabilere Kollagen Typ I (de Morree 1997) deutlich an Stabilität. Daher toleriert das regenerierende Gewebe gegen Ende der Proliferationsphase eine weitere Belastungssteigerung bis in den unteren kollagenen Belastungsbereich (Abb. 1.99), die allerdings nach wie vor keine Schmerzen verursachen sollte.

Innerhalb der ersten Stunden und Tage beeindruckt postoperativ/posttraumatisch eine erhebliche Bewegungseinschränkung der betroffenen Gelenke und Strukturen. Leider wird diese physiologische Hypomobilität viel zu oft mit intensiven Mobilisations- und Dehntechniken therapiert oder besser ausgedrückt attackiert. Das Ergebnis dieser inadäquaten Therapie ist sehr häufig eine verstärkte Einschränkung der Mobilität und ein erneutes Aktualisieren der Wundheilung.

Die Ursachen dieser frühen Reduktion der Mobilität sind vielschichtig und werden in Kapitel 1.2 sehr ausführlich besprochen.

Prinzipiell müssen wir bei der Therapie dieses Phänomens davon ausgehen, dass es sich um eine physiologische Anpassung an die mangelnde Belastbarkeit und die veränderte morphologische Situation der heilenden Gewebe handelt. Normalisiert sich die Stoffwechsellage und nimmt die Widerstandsfähigkeit mit fortschreitender Wundheilung zu, so verbessert sich auch zwangsläufig die Mobilität im Wundgebiet.

Für die Therapie lässt sich daraus ein weiterer Grundsatz für die Rehabilitation ableiten: *Je akuter die Verletzung, desto sanfter die eingesetzten therapeutischen Techniken.*

Rein physiologisch betrachtet können zu diesem frühen Zeitpunkt noch keine strukturellen Veränderungen oder stabilen Adhäsionen im Gewebe vorliegen, die den Einsatz von kollagenen Mobilisationstechniken erfordern. Vielmehr steht auch hier die Stoffwechselanregung innerhalb der Matrix bzw. der Grundsubstanz im Vordergrund, um das Gleitmilieu und das Gleitverhalten der kollagenen Fasern zu verbessern.

Unter diesem Aspekt muss erneut der Sympathikotonus angesprochen werden, der neben einer Senkung der Durchblutung auch für einen erhöhten reflektorischen Schutztonus der Muskulatur und für die gesteigerte Aktivität der Myofibroblasten (Wundkontraktion) verantwortlich gemacht werden kann. Somit erweisen sich alle Maßnahmen zur Schmerzlinderung und zur Senkung der sympathischen Aktivität auch sekundär für die Behandlung der posttraumatischen/postoperativen Hypomobilität als sinnvoll.

Der Einsatz von klassischen manualtherapeutischen Techniken sollte sich zu diesem Zeitpunkt auf intermittierende und oszillierende Traktions- bzw.

Gleittechniken im Matrixbelastungsbereich beschränken. Gegen Ende der Proliferationsphase kann die Behandlungsintensität dosiert auch die untere Kollagenbelastungszone (Abb. 1.99) erreichen. Als sehr effektiv hat sich der systematische Wechsel zwischen den beschriebenen Mobilisationstechniken und physiologischen Bewegungsübungen bewährt.

Bei einer Analyse der geschilderten Therapiemaßnahmen und ihrer Wirkung kann zusammenfassend festgestellt werden, dass dosierte und schmerzfreie Bewegungsreize alle beschriebenen Forderungen einer funktionellen und physiologischen Heilung in sich vereinigen. *Die natürliche Bewegung ist somit die ursprünglichste Form einer gezielten Therapie des Bewegungsapparats.*

Sie regt die Zellen zur vermehrten Synthese aller Komponenten des Bindegewebes an und setzt gleichzeitig den funktionellen Reiz für eine sinnvolle Ausrichtung und Organisation dieser neuen Strukturen. Der Stoffwechsel von Matrix und Grundsubstanz wird optimal angeregt, was direkt das Gleit- und Bewegungsverhalten des verletzten kollagenen Gerüstes positiv beeinflusst. Durch den Einfluss der Mechanorezeptoren wirkt die dosierte Bewegung über die Mechanismen der Gate-Control-Theorie schmerzlindernd und senkt somit auch sehr erfolgreich den Sympathikotonus und die sympathische Reflexaktivität (siehe Kap. 1.1 u. 8).

Die geballte Summation positiver Aspekte im Sinne einer physiologischen Wundheilung macht die gezielt eingesetzte und dosierte funktionelle Bewegungstherapie in der Proliferationsphase zu unserem stärksten und wichtigsten Hilfsmittel. Aus dieser Erkenntnis kann wieder eine wichtige Grundregel für die Physiotherapie abgeleitet werden: „Keep them moving!" (de Morree 1997).

Vielleicht erklärt diese universelle Wirkung von Bewegung auch die Erfolge der vielen oft so grundsätzlich verschiedenen therapeutischen Konzepte bei der Therapie von posttraumatischen/postoperativen Bewegungseinschränkungen. Alle Therapieansätze verwenden in irgendeiner Form Bewegungsreize und die damit verbundenen neurophysiologischen Wirkmechanismen. Der positive Effekt auf die verletzte Region ist somit vorprogrammiert.

In diesem Zusammenhang hat sich in der Proliferationsphase der Einsatz von Orthesen und funktionellen Tapeverbänden zur kontrollierten Einschränkung des Bewegungsausschlags an vielen Gelenken hervorragend bewährt. Die angelegten Schienen und Verbände ermöglichen ein funktionelles Bewegen, sichern im Wundgebiet aber die geforderte Matrixbelastung.

Zusätzlich konnten Karlson et al. (1992) eine raschere Reaktionszeit bei schnellen Winkeländerungen mittels Taping nachweisen. Über diese verbesserte Funktion unterstützen die eingesetzten Verbände und Orthesen auch die propriozeptive Absicherung des Wundgebiets. Diese *therapeutischen Konstruktionen* sollten konsequent über den gesamten Zeitraum der Proliferation (21. Tag) getragen und nur zur Therapie abgelegt werden (Abb. 1.**102**). Eine Versorgung mit solchen Hilfsmitteln ist allerdings nicht bei allen Gelenken und Verletzungen möglich oder sinnvoll. Deshalb sollte der Einsatz im Einzelfall immer neu geprüft und hinterfragt werden.

Im Zusammenhang mit den vegetativen und reflektorischen Regulationsveränderungen durch die kortikale bzw. subkortikale Verarbeitung der einwirkenden Nozizeption liegt ein weiterer Schwerpunkt der Therapie in der Harmonisierung des propriozeptiven/koordinativen Zusammenspiels im betroffenen Funktionssystem. Durch den Einsatz der bereits beschriebenen Maßnahmen zur Schmerzlinderung und Dämpfung des Sympathikus wird der sensible Abbau der reflektorischen Schutzspannung sowie die Reduktion schmerzinduzierter Inhibitionsmechanismen ermöglicht. Eine Normalisierung der intra- und intermuskulären Koordination in der umgebenden Muskulatur ist die Folge.

Aufbauend auf diese Harmonisierung der Muskelfunktion, empfiehlt sich ein gezieltes Training der physiologischen Bewegungsmuster. Die Auswahl der gewählten Übungsformen sollte sich dabei möglichst an der geforderten Funktion des verletzten Gebietes orientieren mit dem Ziel eine funktio-

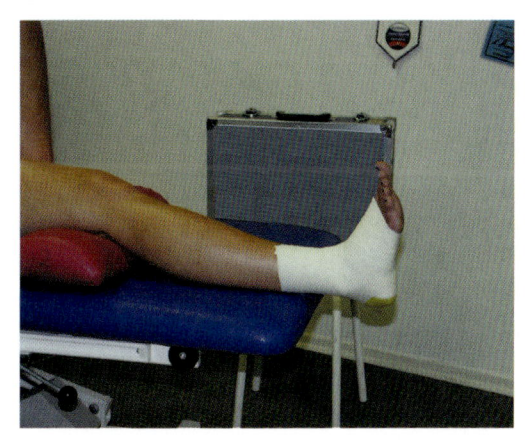

Abb. 1.**102** Funktioneller Verband des oberen Sprunggelenks.

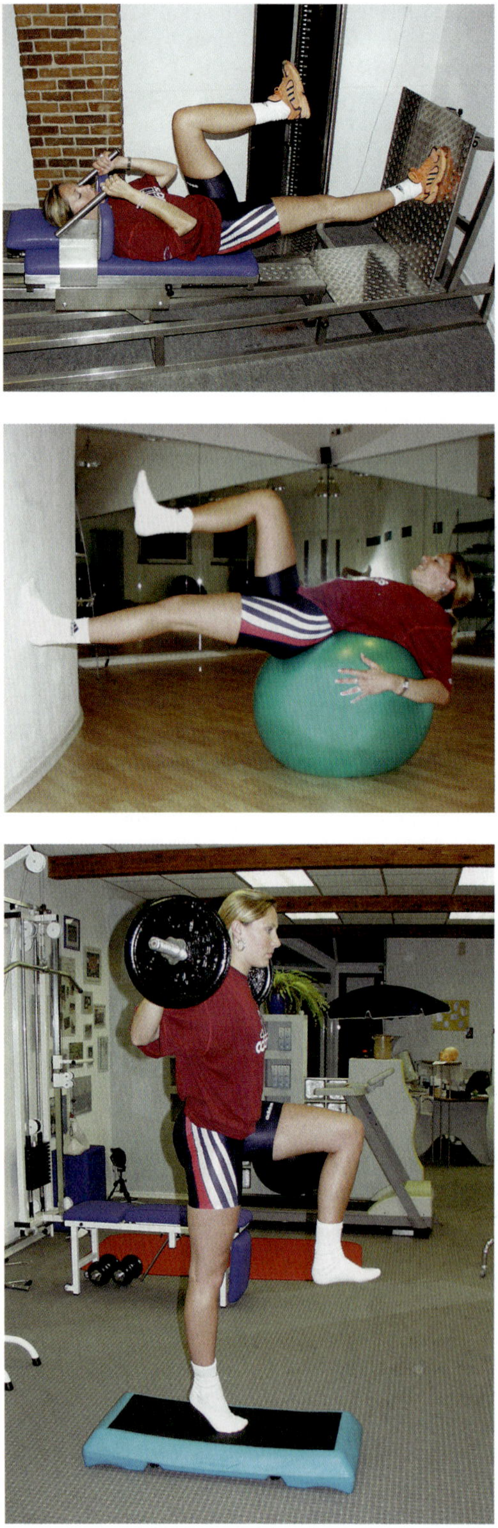

nelle neuromuskuläre Ansteuerung möglichst rasch wiederherzustellen.

Hierbei ist die komplexe Arbeitsweise unseres Bewegungsapparats zu beachten, der eigentlich immer im dreidimensionalen Zusammenspiel aller passiven und aktiven Komponenten funktioniert. Sehr selten sind in physiologischen Bewegungsmustern isolierte Kontraktionsformen in nur eine Bewegungsrichtung. Vor allem in der elementarsten Ausprägungsart von Aktivität, der Lokomotion, finden sich überwiegend geschlossene Kontraktionsformen mit einem ständig modulierten synergistischen Zusammenspiel des dreidimensionalen Bewegungssystems.

Das Grundbedürfnis eines verletzten Organismus ist die *möglichst schnelle* Wiederherstellung der funktionellen Fortbewegung. Dieses Bedürfnis liegt auch in unserer Evolutionsgeschichte begründet, da Immobilität in den frühen Phasen unserer Entwicklung gleichbedeutend mit verhungern und gefressen werden war.

Da unser Selbsterhaltungstrieb die entsprechenden Informationen quasi einfordert, sollten alle eingesetzten Therapie- und Trainingsmaßnahmen auf dieses Grundbedürfnis abgestimmt werden (Abb. 1.**103 a-c**).

Im Bindegewebe des Bewegungsapparats finden wir sehr viele Rezeptoren der unterschiedlichsten Art. Dieses System von Sensoren, *Propriozeptoren*, die in differenzierter Form in allen passiven und aktiven Strukturen zu finden sind, erfüllt wichtige Aufgaben für das ausgewogene ökonomische Haltungs- bzw. Bewegungsverhalten sowie für eine gute Gelenksteuerung (Abb. 1.**104** u. 1.**105**).

Ob ein Verlust an sensomotorischer Leistungsfähigkeit durch die Zerstörung einzelner Propriozeptoren nach einem Trauma oder einer Gelenkoperation über die Aktivierung benachbarter Sensoren bzw. über die Regeneration geschädigter Gewebsrezeptoren ausgeglichen wird, ist noch unklar. Weiterhin ist noch nicht eindeutig geklärt, ob ein proprioceptives Training direkt die Propriozeptoren schult oder einfach den efferenten Output – die Koordination – verbessert. Gesichert ist auf jeden Fall der positive Einfluss eines akzentuierten proprioceptiven Trainingsprogramms auf die koordinative Leistungsfähigkeit nach Gelenktraumen.

◀ Abb. 1.**103 a – c** Funktionelles Training der unteren Extremität in geschlossener Kette.

Rezeptoren	afferente Nervenfasern, Fasergruppen/ Leitungsgeschwindigkeit		Messfunktion bzw. aktiviert durch
A Propriozeptoren Muskelspindeln primäre sensible Endigung sekundäre sensible Endigung Golgi-Sehnenorgan	Gruppe Ia Gruppe II Gruppe Ib	70–120 m/s 30–70 m/s 70–100 m/s	Muskellänge und Längenänderung statisch und dynamisch empfindlich fast nur statisch empfindlich Muskelspannung, kontraktile Kraft
B sonstige Muskelrezeptoren Ergorezeptoren Nozizeptoren	Gruppe III Gruppe III–IV	10–25 m/s 1–25 m/s	aktiviert durch Muskelarbeit Gewebeschädigung, Schmerz
C Gelenk- und Bänderrezeptoren	Gruppe II–III	10–60 m/s	Gelenkstellung, Gelenkbewegung
D Haut- und Unterhautrezeptoren taktile Druck- und Berührungsrezeptoren Thermorezeptoren Nozizeptoren	Gruppe II Gruppe III–IV Gruppe III	30–70 m/s 1–30 m/s 1–25 m/s	Intensitäts-, Geschwindigkeits- oder Beschleunigungsempfindlichkeit Kälte (Gr. III u. IV), Wärme (Gr. IV) Gewebeschädigung, Schmerz

Abb. 1.**104** Arten von Rezeptoren.

Eine solche Anpassung benötigt adäquate Informationen, die durch gezielte Übungsformen wiederholt und sehr häufig auf das gestörte System einwirken müssen, um dieses neue Muster zu automatisieren. Schon sehr frühzeitig, im Stadium der Entzündung, kann mit dem Training begonnen werden. Lövenberg et al. (1996) postulierten zu diesem Thema in ihrer Studie einen möglichst frühen Beginn von muskulärem und propriozeptivem Training nach einer Distorsion oder Malleolarfraktur zur Prophylaxe einer chronischen Sprunggelenksinstabilität.

Mit der einfachen sensomotorischen Reizsetzung, wenn nötig unter Ent- bzw. Teilbelastung, sollten schon in der Phase der partiellen Immobilisation die ersten Anforderungen an dieses Rezeptorensystem gestellt werden. Bei guter Entwicklung der Belastbarkeit und komplikationslosem Verlauf der Heilung wird später auch unter erschwerten Bedingungen (z.B. Änderung der Unterstützungsfläche, Einschränkung der Informationsaufnahme, komplexen Bewegungsaufträgen usw.) trainiert.

Um einen möglichst zielgerichteten Erfolg zu gewährleisten, ist eine ausgewogene Planung und methodische, phasenspezifische Steuerung dieses Trainings sicherlich von Vorteil. Nur auf der Basis einer guten Informationsübertragung des Rezeptorensystems und der Informationsverarbeitung in den entsprechenden motorischen Zentren ist eine harmonische Bewegungssteuerung und eine gute Gelenksicherung möglich. *Ein intaktes, propriozeptives Rezeptorensystem ist die Basis für ein erfolgreiches Rehabilitationstraining.*

Auch hier empfehlen sich Übungsformen in geschlossenen Ketten aus der Palette der funktionellen Bewegungsmuster des natürlichen Alltags. Möglichst rasch sollte dieses Training in vertikalen Ausgangsstellungen stattfinden, da diese einem natürlichen Bewegungsverhalten entsprechen.

Der Kreativität der Therapeuten sind hier kaum Grenzen gesetzt. Bei Einhaltung der physiologischen, durch die Wundheilung definierten Belastungsparameter sind die Möglichkeiten der Übungsauswahl nahezu unendlich (Abb. 1.**106a–c**).

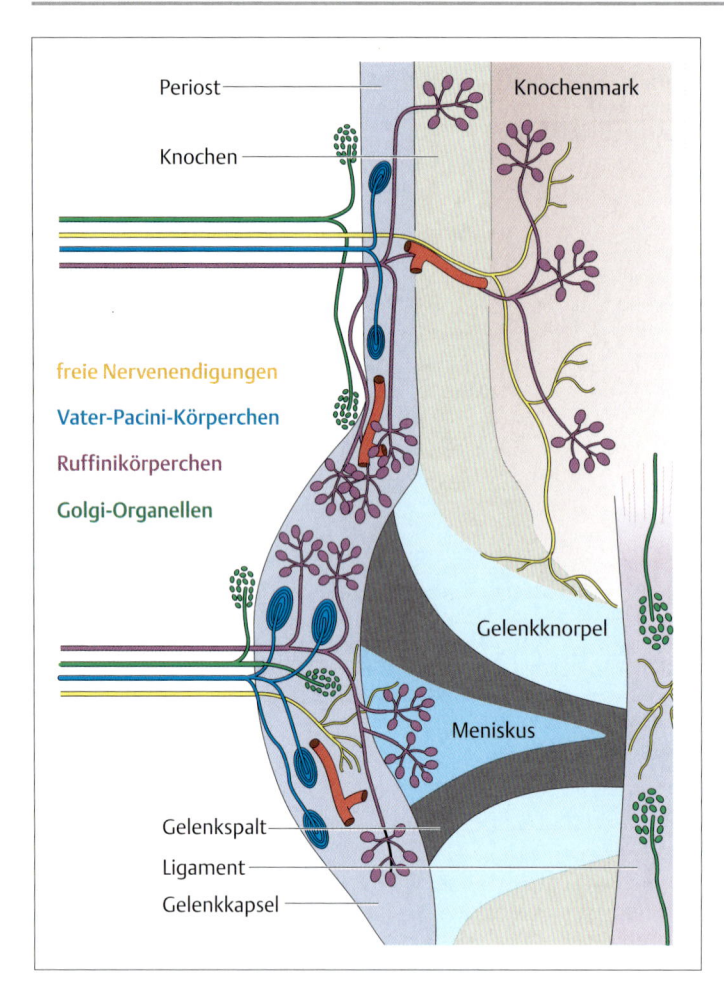

Abb. 1.105 Nervöse Versorgung des Kniegelenks (Freiwald et al. 1998).

Periost
Knochen
Knochenmark

freie Nervenendigungen
Vater-Pacini-Körperchen
Ruffinikörperchen
Golgi-Organellen

Gelenkknorpel
Meniskus
Gelenkspalt
Ligament
Gelenkkapsel

Zusammenfassung: Therapie in der Proliferationsphase

In der Proliferationsphase steht die Neubildung eines funktionellen Bindegewebes im Vordergrund. Nach dem Abklingen der Entzündungszeichen sind verstärkt die Bindegewebszellen, Fibroblasten und Myofibroblasten aktiv. Für eine gute Syntheseleistung benötigen diese Bauarbeiter Sauerstoff und eine optimale Versorgung mit Bau- bzw. Nährstoffen. Alle therapeutischen Maßnahmen sollten daher auf die Anregung des Stoffwechsels und eine gute Durchblutung ausgelegt sein. Der Physiotherapie stehen zu diesem Zweck eine breite Palette von passiven und aktiven Therapieformen zur Verfügung. Neben den unterschiedlichen Formen der Massage kommen passive und aktive Bewegungsübungen zum Einsatz. Zur Unterstützung bieten sich alle durchblutungsfördernden Möglichkeiten der physikalischen Therapie an. Der wichtigste therapeutische Stimulus ist in dieser Phase das wiederholte schmerzfreie Bewegen innerhalb der Matrixbelastung.

Die Bewegung übermittelt alle wichtigen Informationen zur Regeneration auf das heilende Gewebe. Da die oft auffällige posttraumatische/postoperative Hypomobilität nicht auf strukturelle Umbauprozesse zurückzuführen ist, besteht keine Notwendigkeit für eine intensive kollagene Dehn- und Mobilisationstherapie. Über intermittierende und oszillierende Bewegungs-/Behandlungstechniken kann sehr gut Einfluss auf die Mobilität des verletzten Gebietes genommen werden.

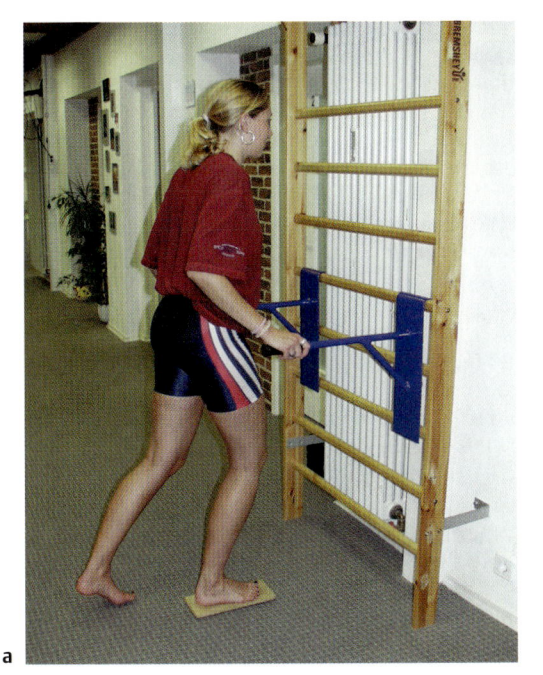

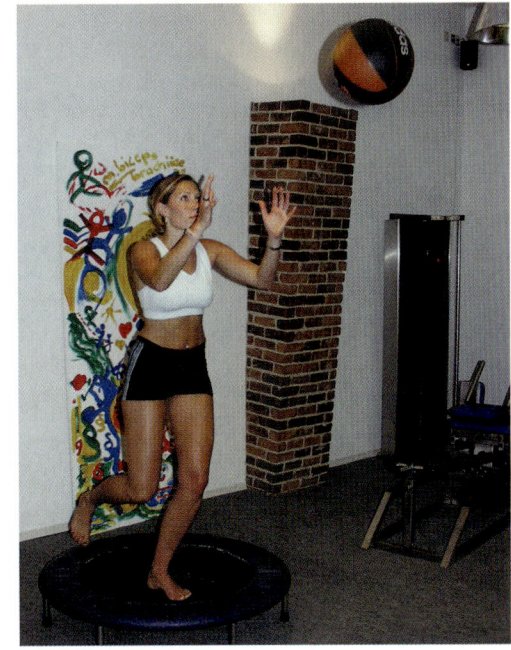

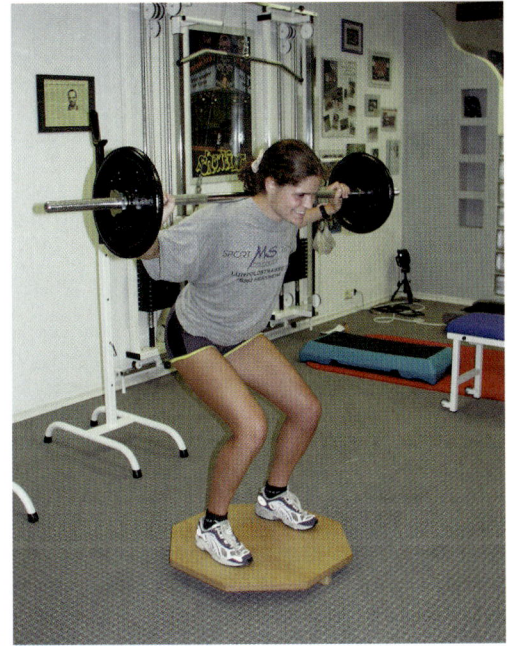

Abb. 1.**106 a–c** Propriozeptionstraining der unteren Extremität mittels Propriozeptionsbrettchen, Trampolin und Schaukelbrett.

> In dieser Phase empfiehlt sich gegebenenfalls der Einsatz von Orthesen und funktionellen Verbänden, um einerseits die wichtigen Bewegungsimpulse zu ermöglichen, andererseits allerdings die Strukturen vor Überlastung zu schützen.
> Ein frühzeitiges funktionelles Training, orientiert an dem physiologischen, dreidimensionalen Bewegungsverhalten, zur Verbesserung der Propriozeption und Koordination, rundet das funktionelle Therapiekonzept in der Proliferationsphase ab.

Therapie in der Umbauphase (21 – 360 Tage)

Auch in dieser Phase der Wundheilung geschieht der Übergang von der Proliferationsphase in die nächste Stufe, die *Umbauphase*, fließend. Das neu gebildete (proliferierte) Kollagengerüst wird durch die dominierenden Zellen (Fibroblasten) zunehmend stabilisiert, besser organisiert und nimmt an Dicke zu. Die erhöhte Synthese der Grundsubstanz steigert die Belastbarkeit und verbessert die Elastizität des heilenden Bindegewebes. Wie in jeder florierenden Produktion, benötigen die Fibroblasten für ihre Arbeit in dieser fortgeschrittenen Regenerationsphase eine gute Durchblutung und Stoffwechselsituation.

Aus therapeutischer Sicht sind die schon vielfältig beschriebenen passiven Maßnahmen aus dem Bereich der Massage und der physikalischen Therapie auch hier von Bedeutung. Allerdings eher mit einem zunehmend therapieunterstützenden, flankierenden Charakter. Einen deutlich höheren Stellenwert nehmen in dieser wichtigen Zeit der Konsolidierung alle aktiven Therapie- und Trainingsformen ein. Mit einer progressiven Steigerung der Belastungsintensität und einer fortschreitenden Bewegungserweiterung appliziert, sind sie der wichtigste informative Reiz für den funktionellen Umbau des bindegewebigen Netzwerks. Nur durch die dosierte Konfrontation mit den vielseitigen und für die Belastungsstruktur des Patienten spezifischen Anforderungen erlernt das Gewebe mit diesen einwirkenden Kräften umzugehen. Die gesamte Konstruktion aus Zellen, Grundsubstanz und Kollagen formiert sich entsprechend der geforderten Funktion.

Das in der Proliferation dominierende Kollagen Typ III wird zunehmend durch das belastungsstabilere Kollagen Typ I ersetzt und durch weitere inter- bzw. intramolekulare Crosslinks verstärkt. Die Belastbarkeit des neuen Gewebes steigt dadurch ständig. Nach 6 – 10 Wochen hat das neue Bindegewebe etwa 60 % der Zugkraft zurückgewonnen, die in den nächsten 2 – 6 Monaten immer größer wird. Trotz aller funktioneller Anpassungen und spezifischer Trainingsreize erlangt das neuformierte Gewebe jedoch nie die Festigkeit des Originalgewebes. Bleiben diese spezifischen Reize als Stimulus der Anpassung aus, so bildet sich ein unfunktionelles Bindegewebe, das den späteren Anforderungen nicht gewachsen ist.

Je höher die Zielleistung eines Patienten (z. B. Leistungssportler), *desto spezifischer und komplexer müssen die eingesetzten Reize sein.* Dieser Anspruch des regenerierenden Bindegewebes erhöht die Aufgabenstellung an die Physiotherapie erheblich, da ein wirklicher Therapieerfolg nur durch die ständige individuelle Anpassung der Behandlung und des Rehabilitationstrainings an diese Zielleistung erfolgen kann.

Im Vergleich zur vorhergehenden Proliferationsphase liegt die eingesetzte Belastungsintensität fast ausschließlich im kollagenen Belastungsbereich (lineare Zone der kollagenen Belastungskurve Abb. 1.99). Trotz aller Euphorie und Motivation sollten in dieser sehr mobilen bzw. aktiven Phase die gewählten Belastungsreize weiterhin im schmerzfreien Bereich ablaufen.

Um das Bewegungssystem zunehmend funktionsgerecht zu belasten, reduzieren sich die klassischen Behandlungstechniken an der Therapiebank sinnvollerweise auf ein Minimum der eingesetzten Zeit. Im Hauptinteresse stehen Übungsformen in funktionellen, meist vertikalen Ausgangsstellungen. Nur noch flankierende Maßnahmen, wie notwendige Mobilisationstechniken, Kompressionstherapie oder regenerative Pflegemaßnahmen, sollten im Liegen erfolgen.

Zunehmend gewinnt das schon beschriebene *propriozeptive Training* an Dominanz und wird von anfänglich einfachen statischen Übungsformen progressiv in dynamische Komplexaufgaben gesteigert.

Methodisch werden die alltäglichen Anforderungen wie Gehen, Treppensteigen, Laufen und Springen in allen Varianten erarbeitet. Je nach Ausprägung und Komplexität der individuellen Zielsetzung steigern sich die Übungsformen bis zu komplizierten sportlichen Bewegungsabläufen mit und ohne Gerät oder Gegnerkontakt (Abb. 1.**107 a – c**).

Solche Anforderungen stellen manchmal eine Gratwanderung an die Grenze der Belastbarkeit des neuen Bindegewebes dar. Deshalb ist gerade in der frühen Umbauphase (Konsolidierungsphase 21.– 60. Tag) der Einsatz von funktionellen Tapeverbänden sinnvoll. Die Bewegungsmöglichkeiten der betroffenen Extremität in die Verletzungsrichtung sollten allerdings nicht mehr so deutlich einge-

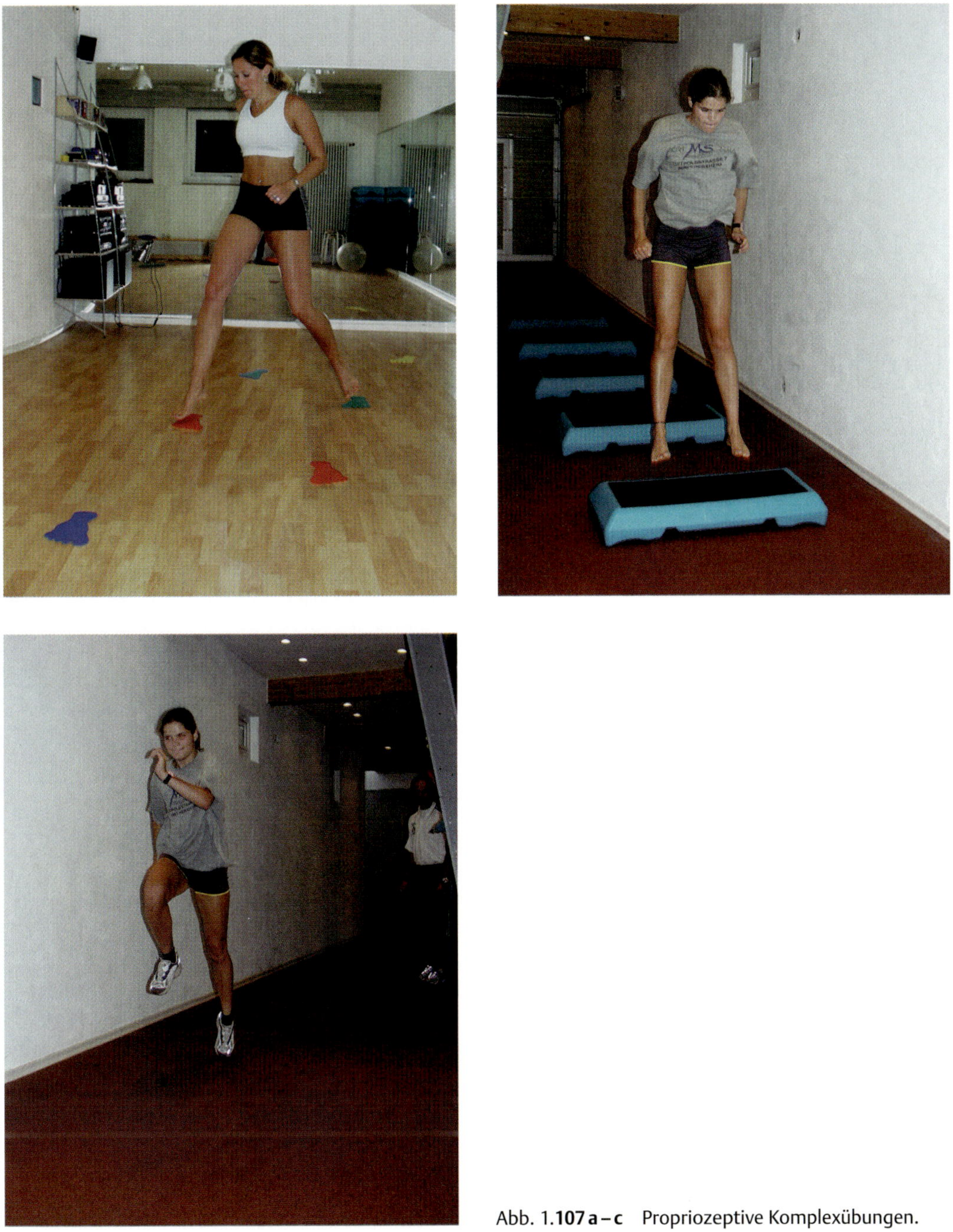

Abb. 1.**107 a–c** Propriozeptive Komplexübungen.

schränkt werden. Durch veränderte Anlegetechniken darf das Regenerationsgewebe die geforderte kollagene Belastung dosiert erleben, wird aber in den maximalen Belastungsspitzen und Bewegungsausschlägen durch die Tapekonstruktion limitiert respektive vor Überlastung geschützt.

Mit Hilfe dieser *prophylaktischen Konstruktionen* gelingt es sehr gut, die Patienten an eine natürliche Bewegungskoordination ohne Angst und Unsicherheit heranzuführen. Durch die beschützte Bewegungserfahrung erwirbt der Patient neues Vertrau-

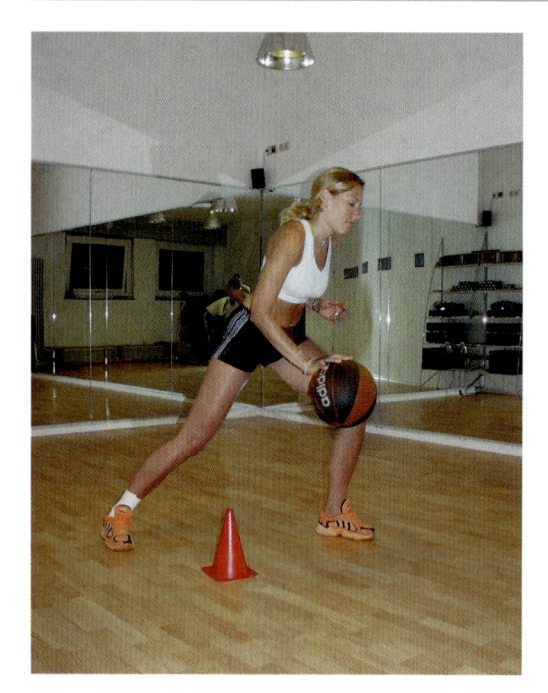

Abb. 1.**108** Training sportspezifischer Bewegungsmuster mit einer Tapekonstruktion.

en in seine verletzte Extremität. Die trainierten Bewegungsabläufe können sich automatisieren und harmonisieren (Abb. 1.**108**).

Häufig finden sich in dieser frühen Umbauphase noch Bewegungseinschränkungen, die eine Zwischenstufe der beschriebenen reflektorischen Hypomobilität und einer echten strukturellen Einschränkung darstellen. Diese Bildung von wasserlöslichen Querbrücken läuft in den ersten 4 Wochen der Heilung ab. Vor allem dann, wenn die betroffenen Gewebe nicht ausreichend mobilisiert werden konnten. Da diese Form von Crosslinks (meist H^+-Brücken) wasserlöslich sind, können sie alleine durch eine Steigerung der Durchblutung in Verbindung mit schmerzfreien Bewegungen sehr einfach therapiert werden.

Wird das heilende kollagene Bindegewebe längere Zeit ($>$ als 6 Wochen) nicht mobilisiert, was bei einigen Krankheitsbildern (z.B. Frakturen) notwendig sein kann, so entwickeln sich häufig echte strukturelle Veränderungen, pathologische (nicht wasserlösliche) Crosslinks, die das Bewegungsausmaß deutlich einschränken. Mir erscheint in diesem Fall die gewählte Nomenklatur, *pathologische* Querbrücken, etwas unglücklich, da diese Gewebsveränderung eine einfache Anpassung auf die eingesetzten Reize (Immobilisation) darstellt. Ähnlich wie ein Muskel durch überschwelliges Training kräftiger und durch unterschwellige Reize schwächer wird, passt sich das kollagene System optimal an den gestellten Auftrag an.

Die Behandlung dieser bindegewebigen Brücken innerhalb des kollagenen Fasergerüstes erfordert von den behandelnden Therapeuten die genaue Kenntnis der mobilisierenden Therapietechniken. Nur durch regelmäßige, endgradige kollagene Belastung (kollagene Belastungskurve) können die eingeschränkten Gewebe (z.B. Kapsel, Muskel) beeinflusst werden. Von den Patienten erfordert diese Veränderung eine gehörige Portion Geduld, da die kollagenen Strukturen nur über einen langfristigen Gewebeumbau (Turn over) die gewünschte Mobilität zurückgewinnen können. Dieser Prozess kann, abhängig von den verletzten Strukturen, Wochen und Monate dauern (Turn over von Kollagen 300–500 Tage).

Durch die Grundlagenforschung sind mittlerweile sehr viele physiologische Hintergründe bekannt, aus denen sich die therapeutische Konsequenzen gut ableiten lassen (siehe Kap. 1.2). Die wiederholte endgradige kollagene Dehnung scheint einer der wichtigsten Therapieansätze für diese strukturelle Mobilsation zu sein. Gerade in der Behandlung eingeschränkter Gelenke kann dieser endgradige Dehnreiz über gehaltene Traktion bzw. translatorische Gleittechniken (klassische manuelle Therapie) oder durch oszillierende Techniken im kollagenen Endbereich sehr gut durchgeführt werden (Abb. 1.**109**).

Die eingesetzte Kraft bei dieser bindegewebigen Dehnung ist sicherlich deutlich höher als bei den Mobilisationstechniken von wasserlöslichen Cross-

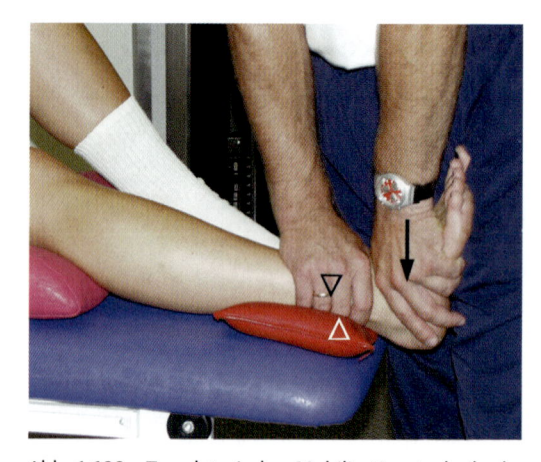

Abb. 1.**109** Translatorische Mobilisationstechnik der Manuellen Therapie für das obere Sprunggelenk.

links. Doch die Untersuchungen von Warren et al. (1971) zeigen deutlich, dass ein dosierter Krafteinsatz sich positiver auf die Mobilität des Gewebes auswirkt als zu hart ausgeführte Techniken. Schmerzsensationen als Reaktion auf die Mobilisationsbehandlung sind auch in dieser Phase nicht erwünscht.

Auf der Basis der Untersuchungen von Carano u. Sicilianio (1996) sollten die applizierten Impulse eher intermittierend einwirken, was die Freisetzung von wichtigen Kollagenasen signifikant erhöht. Leider gibt uns die Forschung noch keine genauen Angaben zur Behandlungsdauer und -häufigkeit einer optimalen kollagenen Mobilisation. Aus meiner persönlichen, rein empirischen Erfahrung haben sich Mobilisationszeiten von 30–120 sec. sehr gut bewährt. Diese Dehnreize wiederhole ich pro Behandlungssitzung 2–3-mal, mit einer Pause von 1–2 min., die ich meist mit gelenkspezifischen physiologischen Bewegungsübungen fülle. Innerhalb einer Behandlungswoche empfiehlt sich eine Häufigkeit von 2–3 Sequenzen, um ausreichend viele Stimuli für die gewünschte Adaptation zu setzen. Wie schon angedeutet, handelt es sich bei diesen Angaben um reine Erfahrungswerte aus meiner beruflichen Praxis. Vergleicht man jedoch die wenigen wissenschaftlichen Aussagen, 3 min. Belastung und 3 min. Pause (Carano u. Siciliano 1996), mit diesen praktischen Erfahrungen, so liegen beide Angaben erstaunlich nah beieinander.

Positiv auf die eingesetzten Behandlungstechniken wirkt sich auf alle Fälle ein gezieltes Warm up der zu mobilisierenden Gewebe aus, wie entsprechende Untersuchungen eindeutig belegen (Warren et al. 1971, Lehmann et al. 1970). Diese Erfahrung hat mit Sicherheit schon jeder einmal an sich selbst oder bei seinen Patienten machen können.

In der klassischen manuellen Therapie haben sich gerade bei der Therapie von arthro- und osteokinematischen Störungen die Traktion und translatorische Gleittechniken bewährt. Die eingeschränkten Partner werden bei der Mobilisation sehr schonend voneinander separiert oder parallel verschoben. Dabei werden Kompressionskräfte auf die betroffenen Knorpelflächen vermieden oder minimiert. Gerade bei sehr hartnäckigen Hypomobilitäten, die oft in endgradigen Bewegungseinschränkungen ihren Ausdruck finden, hat sich in unserem praktischen Alltag eine ergänzende, modifizierte Behandlungstechnik durchgesetzt.

Basierend auf der physiologischen Arbeitsweise des Arthrons, anguläres Rollgleiten unter funktioneller Kompression, und dem bekannten physiologischen Grundsatz – Die Funktion formt die Struktur – mobilisieren wir Gelenke sehr häufig in ihrer

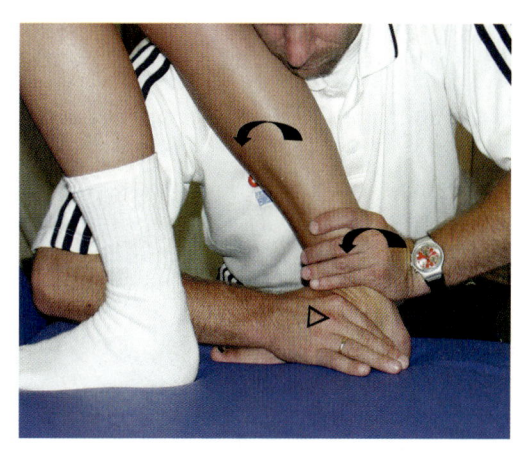

Abb. 1.**110** Modifizierte Mobilisationstechnik für das obere Sprunggelenk aus dem Stand.

eigentlichen Funktion und der entsprechenden Ausgangsstellung (Abb. 1.**110**). Nur durch die Kombination aller physiologischen Bewegungskomponenten des therapierten Gelenks erhält das eingeschränkte Bewegungssegment alle notwendigen Informationen und mobilisierenden Impulse. Anguläre und rotatorische Bewegungen sowie die funktionelle Kompression, im Zusammenspiel mit der synergistischen Arbeitsweise aller beteiligten Nachbargelenke und verbindenden Strukturen, werden mit klassischen mobilisierenden Techniken gekoppelt – mit zunehmender Belastbarkeit und Mobilität auch in der physiologischen Ausgangsstellung (z. B. Stand) des betroffenen Gelenks. Gerade bei therapieresistenten und meist endgradig eingeschränkten Gelenken hat sich diese Variante sehr gut, ja schon fast revolutionär bewährt.

Werden bei diesen Überlegungen die verschiedenen negativen Einflüsse einer Verletzung auf die Gelenkbinnenstrukturen bedacht, steigt das Verständnis für diese Therapievariante erheblich. Auch in diesem Fall handelt es sich bei den beschriebenen Angaben um rein praktische Erfahrungswerte, deren wissenschaftliches Fundament noch nicht sehr weit entwickelt ist. Die physiologischen Zusammenhänge und die erzielten Behandlungsergebnisse rechtfertigen allerdings den gezielten Einsatz dieser Techniken. Unter Berücksichtigung der Physiologie, der funktionellen Anatomie und der angewandten Biomechanik ist der Kreativität des Therapeuten fast keine Grenze gesetzt.

Mit der verbesserten Gelenkmobilität und mechanischen Belastbarkeit gewinnt die gezielte medizinische Trainingstherapie zunehmend an Bedeutung. Über eine systematische und geplante überschwellige Reizsetzung, nach den Prinzipien der

Trainingslehre wird die Leistungsfähigkeit des Bewegungsapparates kontrolliert gesteigert. Alle konditionellen Grundeigenschaften – Kraft, Ausdauer, Flexibilität, Schnelligkeit und Koordination – stehen mit unterschiedlicher Ausprägung, abhängig von der Zielleistung des Rehabilitanten, im Interesse der Therapie (Abb. 1.**111 a – c**).

Dieser Trainingsprozess ist aus unserer Sicht erst abgeschlossen, wenn das verletzte System durch Therapie und Training auf alle zukünftigen An-

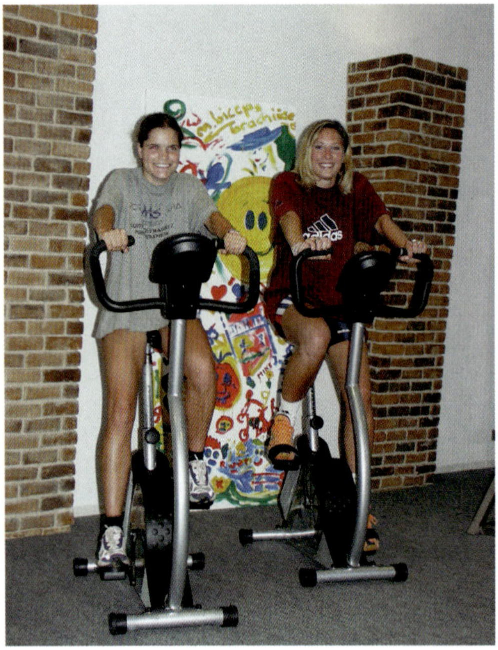

Abb. 1.**111 a-c** Beispiele für die Medizinische Trainingstherapie.

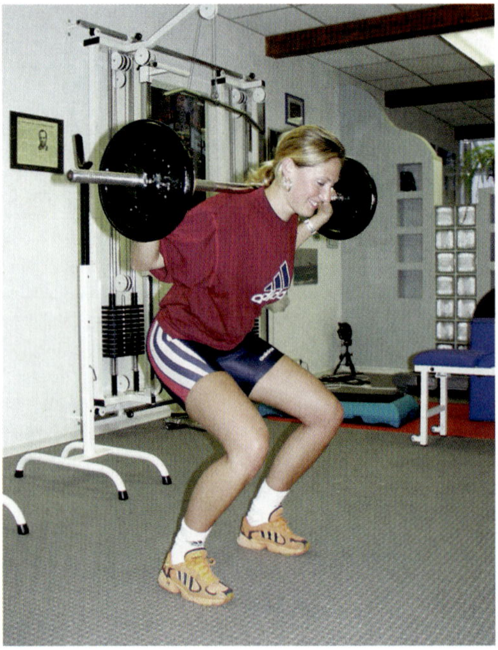

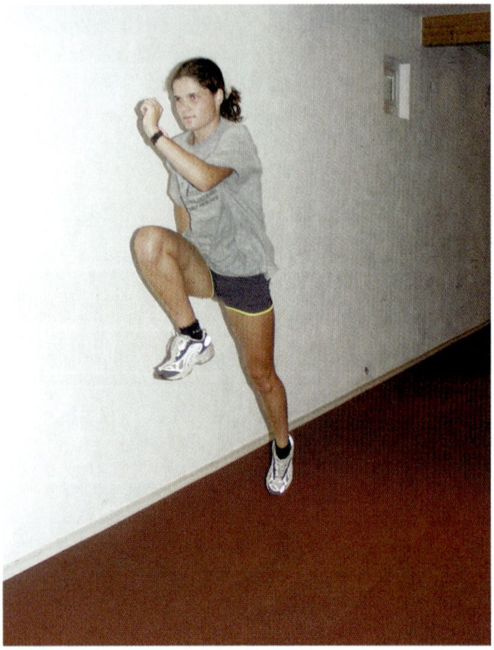

forderungen des beruflichen, privaten und sportlichen Alltags des Patienten vorbereitet wurde. Alle Aktivitäten dieser definierten Zielvorgabe sollten schmerzfrei und koordiniert ablaufen können.

In Abhängigkeit von der Art und Vitalität respektive der Trophik des verletzten Bindegewebes gestaltet sich der zeitliche Verlauf dieser letzten Heilungsphase sehr unterschiedlich (z. B. Muskelgewebe regeneriert schneller als Sehnenverletzungen). Die differenzierten Heilungsverläufe der unterschiedlichen Gewebe möchten wir ganz exklusiv in den Kapiteln „spezifische Rehabilitation" darstellen.

Eine vollständige Ausheilung gelingt leider nicht immer, da der Natur und erst recht unserer Therapie doch einige Grenzen gesetzt sind. Unter Berücksichtigung der Physiologie der körpereigenen Wundheilung und den darauf abgestimmten therapeutischen Maßnahmen sind wir allerdings in der Lage, den Körper des Menschen bei dieser Regeneration zu unterstützen, um dem Idealbild der *Restitutio ad integrum* so nahe wie möglich zu kommen (Abb. 1.112).

> **Zusammenfassung: Therapie in der Umbauphase**
>
> In der Umbauphase (21.–360. Tag) sind die dominierenden Zellen, Fibroblasten, hauptsächlich mit der Konsolidierung des neuen Bindegewebes be-

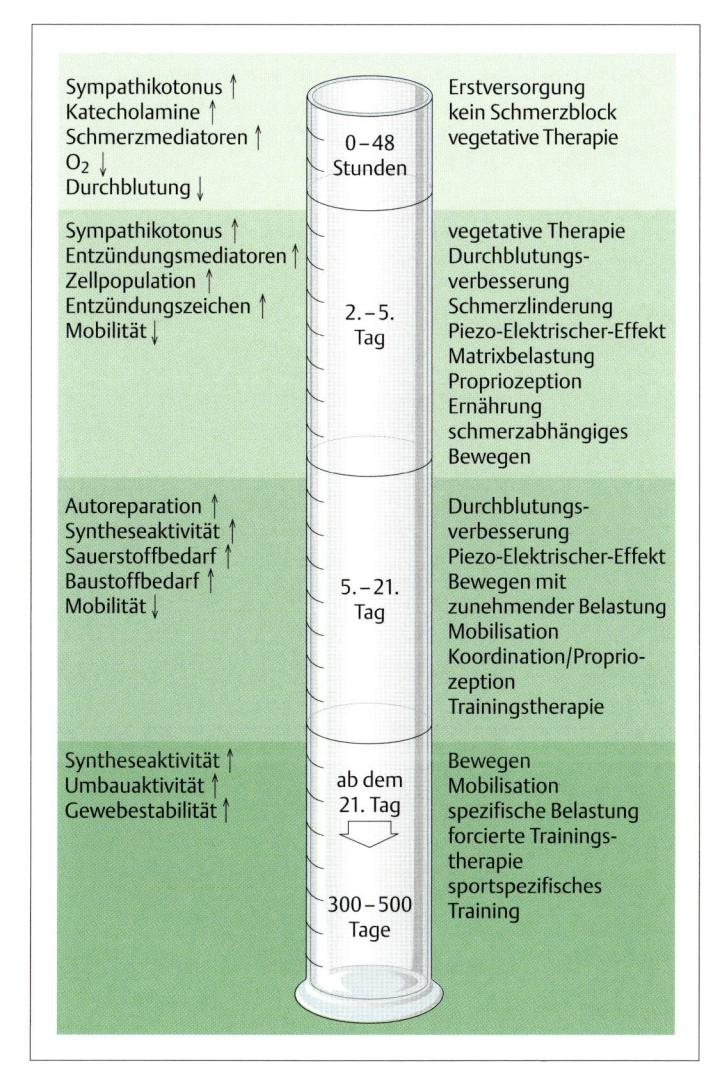

Abb. 1.112 Therapie in den einzelnen Phasen der Wundheilung.

Phase	Zeitraum	Therapie
Sympathikotonus ↑ Katecholamine ↑ Schmerzmediatoren ↑ O₂ ↓ Durchblutung ↓	0–48 Stunden	Erstversorgung kein Schmerzblock vegetative Therapie
Sympathikotonus ↑ Entzündungsmediatoren ↑ Zellpopulation ↑ Entzündungszeichen ↑ Mobilität ↓	2.–5. Tag	vegetative Therapie Durchblutungsverbesserung Schmerzlinderung Piezo-Elektrischer-Effekt Matrixbelastung Propriozeption Ernährung schmerzabhängiges Bewegen
Autoreparation ↑ Syntheseaktivität ↑ Sauerstoffbedarf ↑ Baustoffbedarf ↑ Mobilität ↓	5.–21. Tag	Durchblutungsverbesserung Piezo-Elektrischer-Effekt Bewegen mit zunehmender Belastung Mobilisation Koordination/Propriozeption Trainingstherapie
Syntheseaktivität ↑ Umbauaktivität ↑ Gewebestabilität ↑	ab dem 21. Tag 300–500 Tage	Bewegen Mobilisation spezifische Belastung forcierte Trainingstherapie sportspezifisches Training

schäftigt. Die kollagenen Fasern werden stabilisiert, organisiert und dicker. Kollagen Typ III wird in belastbareres Kollagen Typ I umgewandelt und die Synthese der Grundsubstanz nimmt zu.

Eine wichtige Grundlage für diese zelluläre Leistung ist eine gute Stoffwechselsituation und Durchblutung. Therapieunterstützend finden die bekannten passiven Maßnahmen der Massage und physikalischen Therapie ein entsprechendes Einsatzgebiet. Einen deutlich höheren Stellenwert haben alle aktiven Therapie- und Trainingsformen. Sie liefern mit progressiv zunehmender Intensität und Bewegungsweite die wichtigen mechanischen Belastungsreize für eine funktionelle Anpassung der heilenden Strukturen. Die Belastungsintensität liegt in dieser Phase ausschließlich im kollagenen Bereich (s. Kurve nach Vidiik), wobei die gesetzten Stimuli weiterhin schmerzfrei sein sollten. Die Behandlungsmaßnahmen an der Therapiebank minimieren sich auf flankierende Maßnahmen. Alle eingesetzten Übungsformen orientieren sich sehr stark an der funktionellen Zielleistung des Patienten.

Innerhalb der ersten vier Wochen können durch mangelhafte Mobilisation wasserlösliche Crosslinks entstehen, die relativ leicht zu therapieren sind. Durchblutungsanregung, Stoffwechselförderung und schmerzfreies Bewegen in Matrixbelastung sind hier die Behandlung der Wahl. Bei längeren Immobilisationen (ab ca. 6 Wochen) kommt es zu einem echten strukturellen Umbau des Gewebes mit nicht wasserlöslichen, pathologischen Querbrücken. Die Behandlung dieser strukturellen Anpassung an die veränderte Mobilität erfordert wiederholte, evtl. intermittierende, endgradige kollagene Dehntechniken (Bereich 2–3, Belastungskurve nach Vidiik). Nur über den langfristigen Umbau kann die Beweglichkeit des Bindegewebes über Wochen und Monate (Turn over von Kollagen 300–500 Tage) normalisiert werden. Zur Therapie empfehlen sich klassische manuelle Gelenk- und Mobilisationstechniken, aber auch die Kombination von Kompression und translatorischer sowie angulärer Mobilisation in funktionellen Ausgangsstellungen erscheint als Therapievariante sehr interessant.

Mit fortschreitender Belastbarkeit und Beweglichkeit gewinnen die medizinische Trainingstherapie und das propriozeptive Training vermehrt an Dominanz. Das betroffene Funktionssystem soll durch ein systematisches Training auf die Belastungsstruktur des Rehabilitanten in Beruf, Sport und Alltag vorbereitet werden. Alle grundkonditionellen Eigenschaften, mit unterschiedlichen Schwerpunkten stehen im Interesse einer systematischen Trainings- bzw. Therapieplanung.

Die Idealvorstellung der vollständigen Ausheilung kann leider nicht immer erreicht werden. Die gute Kenntnis der Wundheilungsphysiologie und eine adäquate Abstimmung von Therapie und Training auf diese Zusammenhänge lässt uns dem Idealbild einer Restitutio ad integrum sehr nahe kommen.

1.7.3 Spezifische Rehabilitation von Kapsel- und Bandgewebe

Die Behandlung von Verletzungen der gelenkstabilisierenden Strukturen, Kapseln und Bänder, stellt einen wichtigen Schwerpunkt in der Nachbehandlung orthopädischer und traumatologischer Krankheitsbilder dar. Die Wundheilungsmechanismen und ihr zeitlicher Verlauf sind mit der beschriebenen Regeneration von Bindegewebe vergleichbar (Abb. 1.113).

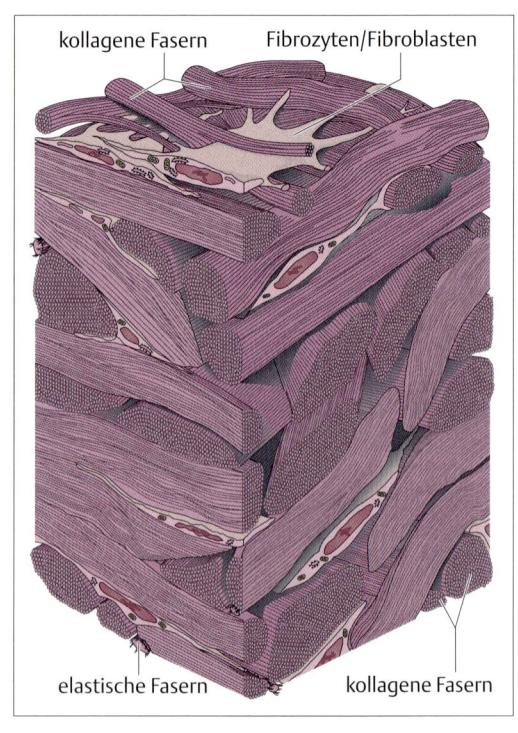

Abb. 1.113 Membrana fibrosa: Schnitt durch drei Ebenen.

Entzündungsphase (0.–3./5. Tag)

Ob als einfache Distorsion, Kapselverletzung oder ligamentäre Teil- bzw. Totalruptur, bei Läsionen dieser Art kommt es durch die einwirkenden mechanischen Kräfte zu einem *Over-use* des bindegewebigen Netzes mit einer Zerstörung der stabilisierenden kollagenen Fasern und einer Verletzung von Blutgefäßen. Diese Gefäßverletzung führt zu einem direkten Austreten von Blut mit der Bildung eines Hämatoms, bei Kapselverletzung zu einem Einbluten in das Gelenk, *Hämarthros*. In der Beurteilung der beteiligten Strukturen kann die Entwicklungsgeschwindigkeit dieses Gelenkergusses von großer Bedeutung sein.

Entsteht diese Schwellung als direkte Folge eines Traumas, so kann von einer blutigen Verletzung der Gelenkstrukturen ausgegangen werden. Entwickelt sich die Gelenkschwellung allerdings erst nach einiger Zeit, ja erst nach Stunden, so wird eher von einem *Reizerguss* ohne die Beteiligung von Blutgefäßen gesprochen. Häufig tritt diese Reizreaktion nach Destruktionen der schlecht durchbluteten Gelenkbinnenstrukturen (z. B. Meniscii, Discii, Knorpel) und bei Gelenkinstabilitäten auf, die zu einer Störung der Gelenkmechanik und so zu einer Irritation der Gelenkkapsel führen.

Vaskuläre Phase

Erste Priorität bei einer blutigen Verletzung der Kapselstrukturen, hat die Abdichtung der lebensnotwendigen Blutgefäße. Alle gewählten Therapiemaßnahmen in dieser ersten *vaskulären Phase* sollten diesem physiologischen Ziel untergeordnet werden. Dabei kommt ein schon bekanntes Behandlungsschemata zum Einsatz:

Primär sollte die mechanische Belastung unterbrochen werden. Hochlagerung (intravasaler Druck wird erniedrigt) und dosierte externe Kompression (extravasaler Druck wird erhöht) unterstützen die Mechanismen der Blutstillung und verhindern ein vermehrtes Austreten von Blut. In den ersten 10–20 min. erscheint der Einsatz von Eis (5°–15°C) auf Grund des vasokonstriktiven Charakters dieser Anwendung sinnvoll. Danach wirkt sich diese Gefäßverengung eher negativ auf die physiologischen Entzündungsreaktionen aus. Diese Primärversorgung hat sich gerade bei Traumen der gelenkstabilisierenden Kapsel-/Bandstrukturen bewährt.

Als unterstützende sekundäre Therapie empfehlen sich vor allem das schmerzfreie Bewegen (Gate-Controll-Theorie) im Matrixbelastungsbereich und weiche therapeutische Techniken im sympathischen Segmentbereich der BWS (Senkung der sympathischen Reflexaktivität).

Zelluläre Phase

Mit dem stabilen Gefäßverschluss läutet der Körper die zweite Phase der Entzündung ein, die *zelluläre Phase*: Nachdem der Organismus die entsprechenden Zufahrtswege zur „Baustelle Wunde" angelegt hat, beginnen die zellulären Bautrupps ihre Arbeit. Sehr beeindruckend sind die daraus resultierenden Entzündungszeichen. Neben Schmerz, Erwärmung und Schwellung ist eine deutliche Einschränkung der Beweglichkeit (*Funktio laesa*) Ausdruck dieser posttraumatischen/postoperativen Arthritis. Die typische Rötung (Rubor) ist optisch nur bei den kleineren Gelenken (Finger und Zehen) auffällig.

In der klassischen Funktionsprüfung drückt sich die veränderte Kapselfunktion in einer eingeschränkten Bewegung mit einem veränderten, leeren (schmerzhaften) Endgefühl und einem reduzierten Gelenkspiel (Joint play) aus. Da diese Hypomobilität nicht auf strukturelle Umbauprozesse zurückzuführen ist, sind in der Behandlung auch keine intensiven kollagenen Mobilisationstechniken angezeigt. Bei regelgerechtem Verlauf, ohne weitere Störung der Wundheilung (Bagatellisierung, unphysiologische Reize usw.), klingen die Entzündungszeichen nach ca. 72 Std. zunehmend ab und auch die Beweglichkeit verbessert sich spontan. Es genügen wiederholte, schmerzfreie Bewegungsimpulse (passive/aktive physiologische Bewegungen, Pendelübungen) und intermittierende respektive oszillierende Traktions- und Gleittechniken im Matrixbelastungsbereich, um die Stoffwechsellage und das Gleitverhalten der Strukturkomponenten innerhalb der Kapsel zu verbessern.

Um eine *Bagatellisierung* mit entsprechenden Retraumata zu vermeiden, sollte das Gelenk weiterhin mechanisch entlastet bzw. partiell immobilisiert werden. Hochlagerung und seichte Kompression begrenzen die physiologische, entzündliche Schwellneigung.

Ein ausgeprägter und länger anhaltender *Hämarthros* stellt für die intrakapsulären Gelenkstrukturen und vor allem den Gelenkknorpel eine destruierende Noxe dar. Freigesetzte radikale Inhaltsstoffe – Fe^+, O_2 und blutverdauende Enzyme – greifen die Matrix des Knorpels an und reduzieren die Belastbarkeit dieses Netzwerkes. Diese drohende Schädigung des Arthrons bewegt die betreuenden Ärzte zu einer forcierten Gelenkpunktion. In der nachfolgenden Behandlung sollte dieser veränderten Belastbarkeit und gestörten Gelenksituation, in der

Gestaltung und Dosierung der Therapiereize, eine gewisse Beachtung geschenkt werden.

Ein weiterer Faktor einer solchen eher vorsichtigen Vorgehensweise der Belastungssteigerung ist die Beteiligung der Membrana synovialis (Abb. 1.**114**). Diese für die Gelenktrophik so wichtige Schleimhaut reagiert auf eine Verletzung ganz klassisch mit den bekannten Entzündungszeichen. Neben den genannten Auswirkungen hat diese Entzündungsreaktion, *Synovitis* (Abb. 1.**115**), einen ganz wichtigen Stellenwert für die beteiligten Strukturen des Arthrons. Die Membrana synovialis synthetisiert die für die Binnenstrukturen so wichtige synoviale Flüssigkeit oder Gelenkschmiere. Wie dieser Name schon beschreibt, erfüllt sie eine gewisse Schmierfunktion, verbessert das Gleiten der Gelenkpartner, verteilt Druckkräfte (Prinzip des Flüssigkeitsfilms) und ist nach Abschluss des Wachstums die Hauptnährlösung des erwachsenen Gelenks. Eine Functio laesa dieser Membran drückt sich in einer gestörten Synthese der Gelenkflüssigkeit aus. Qualität und Quantität dieser wichtigen Lösung verändern sich erheblich. Die Menge nimmt zu, die Adhäsionskräfte und der physiologische Unterdruck des Gelenks nehmen ab, was zu einem Stabilitätsverlust führt (s. Bd. 1, S. 125 ff.). Zusätzlich werden Entzündungsmediatoren freigesetzt, die einen negativen Einfluss auf die Chondrozyten nehmen. Alle Funktionen verlieren an Leistungsfähigkeit und die Belastbarkeit des gesamten Bewegungssegments sinkt signifikant. Eine ganz essentielle Zielsetzung in der Behandlung von Kapselgewebe ist daher die rasche Normalisierung der Funktion dieser Membrana synovialis.

Als sehr gute *Arthritisbehandlung* haben sich auch hier schon frühzeitige schmerzfreie Bewegungen und wiederholte, oszillierende Kapseltechniken im Matrixbelastungsbereich bewährt. Durch die dickafferente Schmerzhemmung der Mechanorezeptoren, die gesteigerte Matrixsynthese (piezoelektrischer Effekt) und die erhöhte Durchblutung normalisieren sich die Bedingungen im gestörten

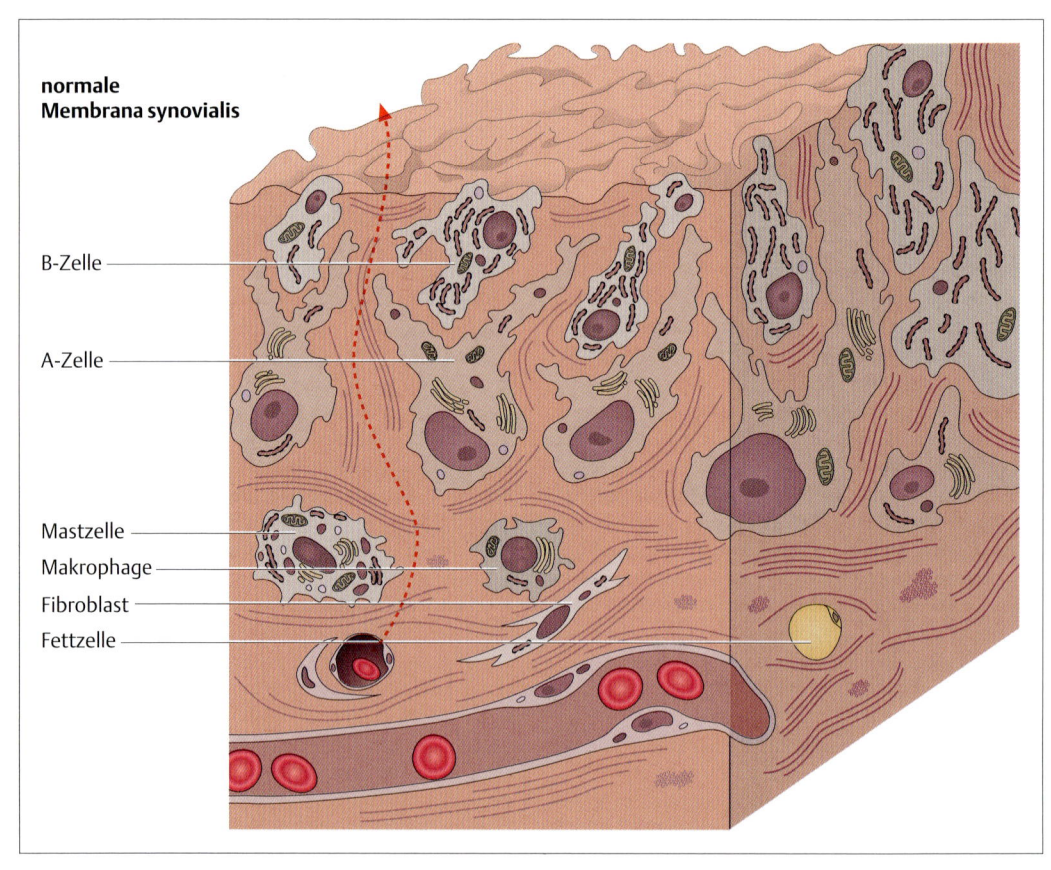

Abb. 1.**114** Membrana synovialis.

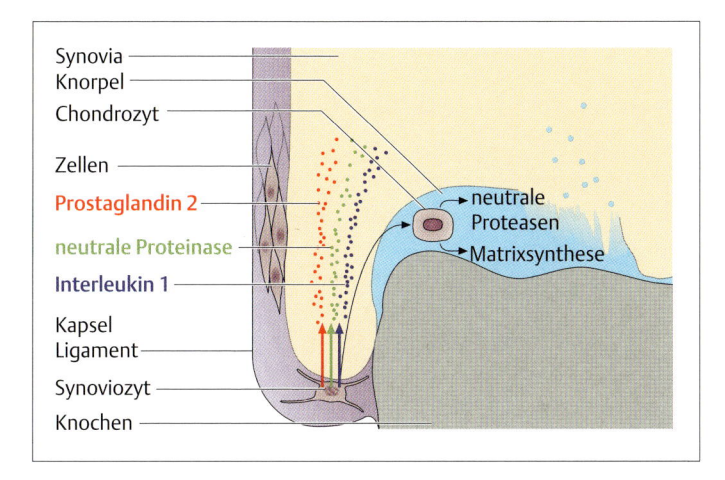

Abb. 1.115 Durch die Synovitis veränderte Membrana synovialis: Entzündungsmediatoren greifen die Chondrozyten an (nach Woo und Buckwalter).

Kapselgewebe. Die Entzündungszeichen klingen ab und die Gelenkschleimhaut kehrt zunehmend zu ihrer normalen Funktion zurück.

Proliferationsphase (3./5. Tag – 6 Wochen)

In der Proliferationsphase, die oft schon ab dem 3. Tag beginnt und bis zu 6 Wochen dauern kann, steigt der Bedarf einer guten Durchblutungs- und Stoffwechselsituation. Zur Förderung dieser Effekte stehen uns neben den beschriebenen Gelenktechniken und schmerzfreien Bewegungsübungen viele Techniken aus dem großen Bereich der Massage zur Verfügung. Vor allen Dingen im sympathischen Grenzstranggebiet eingesetzt, zeigen die verschiedenen Formen (klassische Massage, BGM, Funktionsmassage) eine sehr gute Wirkung auf den lokalen Stoffwechsel. Je nach betroffener Region sollten die Techniken in unterschiedlichen Segmentbereichen der BWS eingesetzt werden. Die Übergänge der vegetativen Grenzbereiche sind zwar fließend, doch lassen sich die Referenzgebiete für die Therapie gut zuordnen (Abb. 1.**116**).

– C8 – TH4 = > HWS/Nackenbereich
– TH4 – TH8 = > Schulter/Armbereich
– TH10 – L2 = > Hüfte/Bein/LWS/ISG

Sehr gut hat sich in dieser frühen Phase der Einsatz von manueller Lymphdrainage bewährt. Einerseits wirkt diese angenehme Technik durch die taktile Stimulation der Rezeptorensysteme sehr stark über die vegetativ, reflektorische Inhibition. Auf der anderen Seite entsteht eine entstauende Wirkung im Verletzungsgebiet, wodurch sich die Gelenksituation, oft sehr beeindruckend entspannt.

Auch die gezielte Thermotherapie und Elektrotherapie finden ein breites Einsatzspektrum. Im Vordergrund stehen alle Behandlungsformen der Stoffwechselanregung und Schmerzhemmung bzw. Sympathikusdämpfung. Zu Beginn der Proliferationsphase empfiehlt sich eine Anwendung in den beschriebenen sympathischen Kerngebieten. Im fortgeschrittenen Stadium, bei vegetativer Normoregulation erscheint dann die lokale Applikation im Wundgebiet sinnvoller zu sein.

Der oft beschriebene Einsatz von Kältetherapie reduziert sich aus unserer Sicht auf den Einsatz von *Cryocinetics:* einem Wechsel von kurzzeitigen Eisabreibungen (ca. 20 sec.) und therapeutischen Bewegungsübungen (ca. 2 min.). Dieser Wechsel sollte pro Behandlungssequenz 3 – 4 × wiederholt werden. Cryocinetics fördern die notwendige Gefäßweitstellung und damit die lokale Durchblutung (Knight 1985). Alle anderen Applikationsformen von Kälte sind nach unserem physiologischen Verständnis zu diesem Zeitpunkt eher kontraindiziert.

Mit fortschreitender Dauer der Heilungsprozesse erhöht sich für die Qualität des regenerierenden Gewebes der Stellenwert funktioneller Bewegungsreize. Ohne diese schmerzfreie Bewegung, die mit den unterschiedlichsten Techniken der Physiotherapie (z. B. PNF, FBL, Brüggertherapie, medizinische Trainingstherapie u. v. m.) erreicht werden kann, entwickelt sich die physiologische Anpassung des kollagenen Gerüstes nicht in der formulierten, funktionellen Weise. Hervorragend haben sich in diesem Zusammenhang funktionelle Bewegungen, die teilweise mit reduzierten Körpergewicht, zyklisch auf den Organismus einwirken, wie z. B. Aqua-Jogging, Oberkörperergometer- bzw. Fahrradergometertraining, bewährt (Abb. 1.**111 a**).

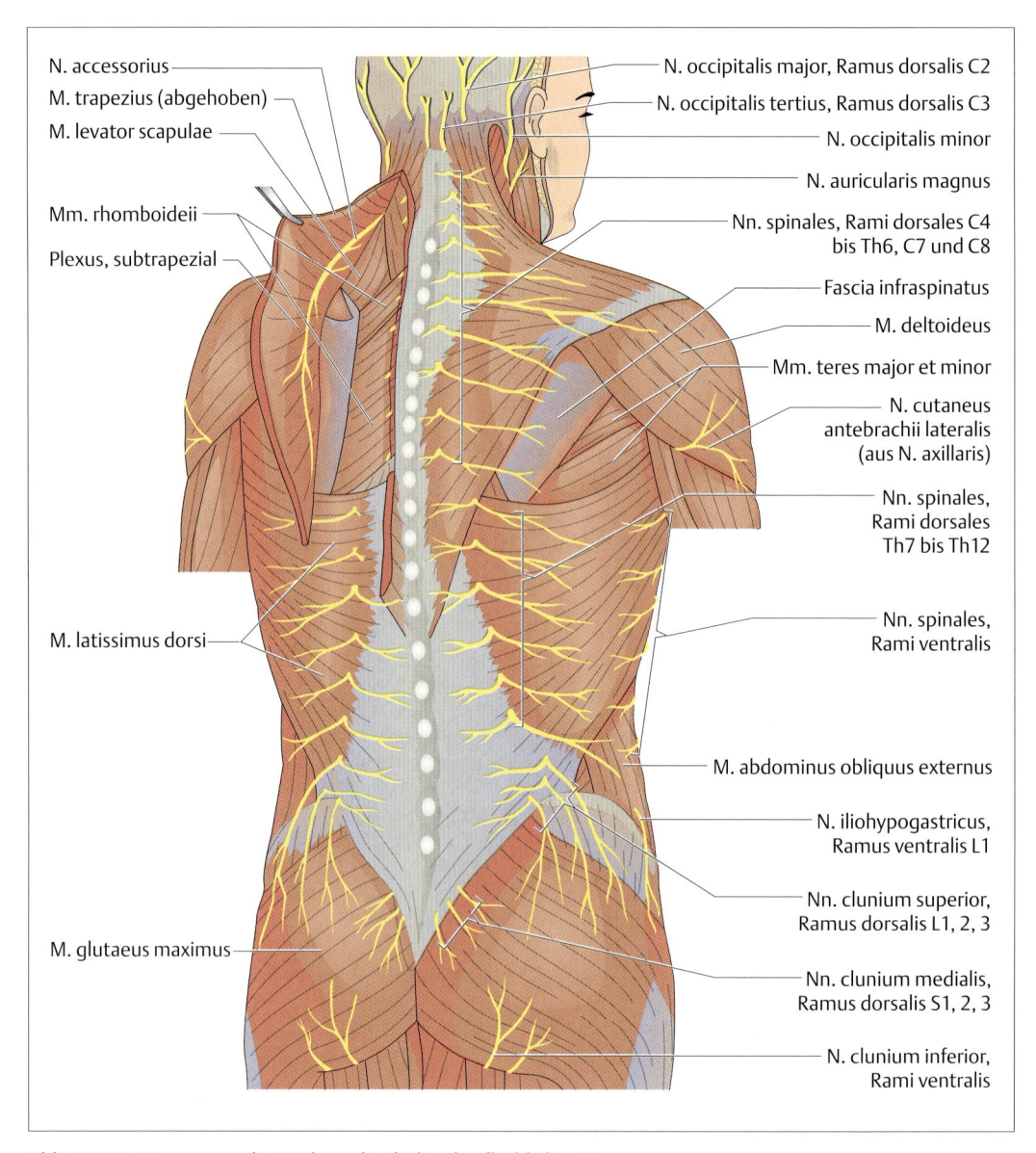

Abb. 1.116 Versorgung des Rückens durch die oberflächlichen Nerven.

Die Wiederherstellung der propriozeptiven Funktion ist gerade bei Gelenktraumen eine zentrale Behandlungszielsetzung, da eine gute Gelenksteuerung und -sicherung von den Fähigkeiten dieses afferenten Sets abhängen. So früh wie möglich, schon im Stadium der Entlastung/Teilbelastung, sollten entsprechende Trainingsreize gesetzt werden. Mit verbesserter funktioneller Belastbarkeit variieren die gewählten Übungsformen systematisch und steigern sich progressiv in Intensität und Komplexität. Die Variation der Unterstützungsflächen und die Kombination mit zusätzlichen Geräten (z. B. Bälle, Body Bow etc.) und Aufgaben erhöhen die koordinativen Anforderungen.

Um einen möglichst zielgerichteten Erfolg zu gewährleisten, ist eine ausgewogene Planung und methodische, phasenspezifische Steuerung dieses Trainings sicherlich von Vorteil (Tab. 1.**20**). Das betroffene System soll möglichst schnell die notwendigen koordinativen und neuromuskulären Fähig-

Rehabilitation spezifischer Gewebe **155**

Tabelle 1.20 Ziele, Inhalte und Schwerpunkte von koordinativem Training

Stufe	Zielsetzung	Motorische Fertigkeiten	Schwerpunkte der Druckbedingungen						
			Zeitdruck	Präzisionsdruck	Komplexitätsdruck	Organisationsdruck	Belastungsdruck	Variabilitätsdruck
Stufe I 3–5 Wochen postoperativ	Körper-/ Bewegungswahrnehmung; muskuläre Anspannung/Entspannung; Statisches Beinachsentraining	beid- und einbeiniger Stand: Gehen	+	+++	+	+	+	+++
Stufe II 6–12 Wochen postoperativ	dynamische Beinachsenstabilität bei alltagstypischen Bewegungsabläufen	Laufen – Walking (bergauf-bergab – mit Richtungswechsel und abstoppen); Treppensteigen; Fahrradfahren – ADL's	+	+++	++	++	+	+++
Stufe III 3–5 Monate postoperativ	dynamische Beinachsenstabilität bei sporttypischen Bewegungsabläufen	Schwerpunkt: Dehnungs-Verkürzungszyklus/joggen, hüpfen, ein- und beidbeinige Sprünge, drehen, tanzen, reaktive Bewegungen	++	+++	+++	++	++	+++
Stufe IV ab 6. Monat postoperativ	sportartspezifisches Training; Muskuläre Sicherung von Bewegungsabläufen außerhalb der Beinachse	alle für die jeweilig ausgeführte Sportart charakteristischen Bewegungsabläufe	+++	+++	+++	+++	+++	+++

+ = geringer Schwerpunkt; ++ = mittlerer Schwerpunkt; +++ = großer Schwerpunkt

keiten der einfachen Fortbewegung und des Alltags zurückerlangen. Übungsformen in geschlossenen Ketten stehen in diesem Zusammenhang im Vordergrund. Alle eingesetzten Übungen sollten schmerzfrei und im Matrixbelastungsbereich ablaufen. Mit dem Fortschreiten dieser Phase der Neubildung, kann die Intensität auch in den unteren kollagenen Belastungsbereich gesteigert werden.

An vielen Gelenken hat sich der Einsatz von funktionellen Tapeverbänden und Orthesen bewährt. Sie sichern im Alltag die geforderte Matrixbelastung und ermöglichen das frühe funktionelle Bewegen (Abb. 1.**102**). Als *therapeutische Konstruktion* (Limitation im Matrixbelastungsbereich) sollten sie konsequent über den gesamten Zeitraum der Proliferationsphase getragen und nur zur Therapie abgenommen werden.

In einigen Fällen findet sich, gerade bei Gelenkverletzungen, noch eine deutlich eingeschränkte Beweglichkeit. Innerhalb der ersten 4–6 Wochen eines normalen Wundheilungsprozesses liegen in der Regel keine strukturellen Einschränkungen des neuen Kapsel-Bandgewebes vor. Meist kommt es durch mangelnde Bewegung zu einer Bildung von wasserlöslichen Crosslinks, die durch einfache Techniken zur Durchblutungsverbesserung und intermittierende Bewegungsübungen erfolgreich behandelt werden können. Aus dem Bereich der Manuellen Therapie empfehlen sich die bekannten intermittierenden/oszillierenden Gelenktechniken innerhalb des Slacks (Matrixbelastung) (Abb. 1.**117**).

Da es bei Gelenktraumen postoperativ-/traumatisch immer zu einer Verletzung der Kapsel und dadurch zu einem veränderten Milieu des Gelenkinnenraums kommt, sollte ein Schwerpunkt unserer Therapie die schnelle Harmonisierung der kapsulären Funktion und somit der trophischen Basis des gesamten Arthrons sein. Die Belastbarkeit, Mobilität und die weitere Regeneration sind direkt von der Leistungsfähigkeit dieses kapsulären Systems abhängig.

Jede Operation, ob Arthrotomie oder Arthroskopie, beeinflusst die wichtige Versorgung respektive Ernährung aller Komponenten des Bewegungssegments und vor allem des Gelenkknorpels. Auch die relativ schonenden Operationstechniken der modernen Arthroskopie stören nachhaltig die Funktion und Versorgung des operierten Gelenks. Die Auswirkungen dieser temporären Veränderungen sind zwar nicht so massiv wie Störungen durch große Gelenkeröffnungen, sie bedeuten allerdings immer eine komplette Ausspülung der synovialen Flüssigkeit. Da die Regeneration bzw. Synthese dieser Nährlösung ca. 7–14 Tage benötigt, fehlt in dieser Zeit, die für eine gute Heilung wichtige Versorgung mit Bau- bzw. Nährstoffen. Alle bekannten Funktionen der Gelenkschmiere sind nun reduziert und zeitweilig auch gar nicht möglich. Dadurch steigt natürlich die Belastung auf das kollagene Netzwerk des Gelenkknorpels, dessen Belastbarkeit unmittelbar von einer guten synovialen Funktion abhängig ist.

Unter Berücksichtigung dieser pathophysiologischen Umstände erklärt sich der Stellenwert einer „Arthritisbehandlung" in Kombination mit wohldosierten Techniken der Kompressionsbehandlung. Gerade in den ersten 14 Tagen nach einer Operation sollten Arzt, Therapeut und Patient bei der Auswahl und Dosierung ihrer eingesetzten therapeutischen Belastungsreize dieser veränderten Situation gerecht werden.

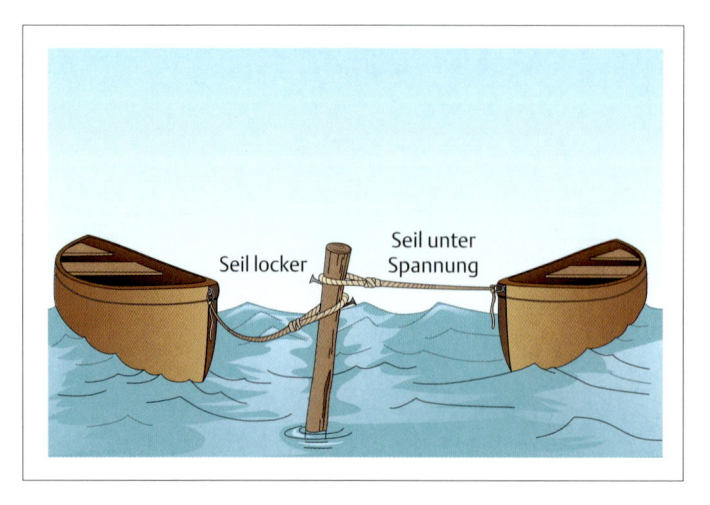

Abb. 1.**117** Bildhafte Erklärung des Slack.

Umbauphase (ab der 6. Woche)

Dominierten in der Proliferationsphase noch die zellulären Aktivitäten der Gewebsneubildung, so überwiegen jetzt zunehmend die Umbau- und Konsolidierungsarbeiten. Vergleicht man das Proliferationsgewebe mit einem Rohbau, so folgt jetzt die Fertigstellung dieses Bauwerks entsprechend der Wunschvorstellung des Bauherrn. Diese baulichen Wünsche werden in der Wundheilung durch die Zielbelastung des Patienten und deren Belastungsstruktur definiert. Sie liefert quasi die Baupläne für die gewünschte Anpassung im bindegewebigen Netzwerk. Je höher diese Zielleistung angesiedelt ist, desto spezifischer und komplexer müssen die eingesetzten therapeutischen Reize gestaltet werden. Nur mit Hilfe dieser wichtigen Informationen kann sich die gesamte Konstruktion aus Zellen, Grundsubstanz und kollagenen Fasern adäquat formieren (Regel nach Roux).

Die Belastbarkeit des neuen Bauwerks steigt als funktionelle Anpassung an die dosierte Konfrontation mit den progressiv in Belastungsintensität und Bewegungsweite zunehmenden Anforderungen. Bleiben diese spezifischen Reize aus, so bildet sich ein unfunktionelles Kapsel-Bandgewebe mit veränderten Eigenschaften und geringerer Belastbarkeit. Im Zentrum des therapeutischen Interesses stehen daher immer mehr die aktiven Therapie- und Trainingsformen.

Da allerdings jede Baustelle auf eine gute Baustoffversorgung angewiesen ist, unterstützen die vielfältig beschriebenen Möglichkeiten aus dem Bereich der physikalischen Therapie und der Massagetechniken den weiteren Behandlungsverlauf. Nach Bedarf kommen flankierend alle lokalen und vegetativen Techniken der Stoffwechselanregung zum Einsatz. Diese verbesserte Durchblutungs- bzw. Stoffwechselsituation ist die Grundlage einer guten zellulären Funktion. Die eingesetzte Belastungsintensität liegt in dieser fortgeschrittenen Phase fast ausschließlich im kollagenen Belastungsbereich (s. Kurve nach Vidiik). Nach wie vor, und trotz zunehmender Belastung, sollten die gewählten Behandlungsreize im schmerzfreien Bereich ablaufen.

Das gerade bei Gelenktraumen so wichtige Propriozeptions- und Koordinationstraining gewinnt zunehmend an Bedeutung und wird methodisch sinnvoll in verschiedenen funktionellen Varianten und systematisch in allen Belastungsparametern gesteigert (Tab. 1.**20**). Von allgemeinen eher leichten Aufträgen verlagert sich das Training über vielfältig-zielgerichtete, komplexere Übungsformen zu den hochintensiven, spezifischen Trainingsreizen der individuellen Zielbelastung. Eine erfolgreiche propriozeptive/neuromuskuläre Rehabilitation ist erst bei einer harmonischen Gelenksteuerung/-sicherung und Bewegungsausführung der spezifischen Koordinationsmuster des Rehabilitanten unter Vollbelastung erreicht.

Im weiteren Verlauf der Rehabilitation rücken neben der koordinativen Leistung alle weiteren konditionellen Fähigkeiten – Kraft, Ausdauer, Schnelligkeit und Flexibilität – in den Vordergrund. Die Aufgabe der medizinischen Trainingstherapie, die in diesem Stadium eine wichtige Säule der Rehabilitation darstellt, ist es, diese konditionellen Fähigkeiten in der individuellen Komposition des Patienten zu fördern und entsprechend zu trainieren. Alle bekannten Facetten der medizinischen Trainingstherapie kommen dabei zum Einsatz. Ziel dieses systematischen Trainings ist die Vorbereitung des heilenden Kapselgewebes auf alle Belastungen aus Alltag, Beruf und eventuell Sport.

Da diese gesteigerte Aktivität für das neue Gewebe oft ein Balanceakt an der Grenze der mechanischen Belastbarkeit darstellt, empfiehlt sich in der Trainingssituation der Einsatz funktioneller Tapeverbände oder sinnvoller Orthesen. Mittels dieser *prophylaktischen Konstruktion* (Limitation in kollagener Belastung) sollen die regenerierenden Strukturen dosiert an die Belastung herangeführt werden (s. Kapitel „Physiologische Grundlagen der Wundheilung"). Der Einsatz dieser Verbandstechniken beschränkt sich dabei ausschließlich auf die intensive Belastungssituation.

Auch in dieser späten Therapiephase finden wir häufig noch eine eingeschränkte Gelenkbeweglichkeit, die nun meist strukturelle Veränderungen zur Ursache hat. Nicht mehr die leicht beeinflussbaren wasserlöslichen Crosslinks schränken die Bewegung ein, sondern die sehr stabilen pathologischen Querbrücken. Dieser strukturelle Umbau des bindegewebigen Gerüsts ist die natürliche Anpassung an ein reduziertes Bewegungsverhalten durch Immobilisation. Der Therapieansatz verändert sich wie beschrieben in intermittierende, endgradig gehaltene oder oszillierende Gelenktechniken im kollagenen Belastungsbereich (s. Kap. 1.6 und 1.2). Patient und Therapeut müssen sich auf eine langsame Entwicklung dieses Beweglichkeitstrainings einstellen. Dieser Prozess kann sich über mehrere Wochen und Monate erstrecken (Turn over von Kollagen 300–500 Tage).

Bei regelrechtem Verlauf der Wundheilung ist die Umbauphase geprägt von der progressiven Steigerung aller eingesetzten Behandlungstechniken und Trainingsreize. Das verletzte Kapsel-/Bandgewebe gewinnt zunehmend an Belastbarkeit, Stabili-

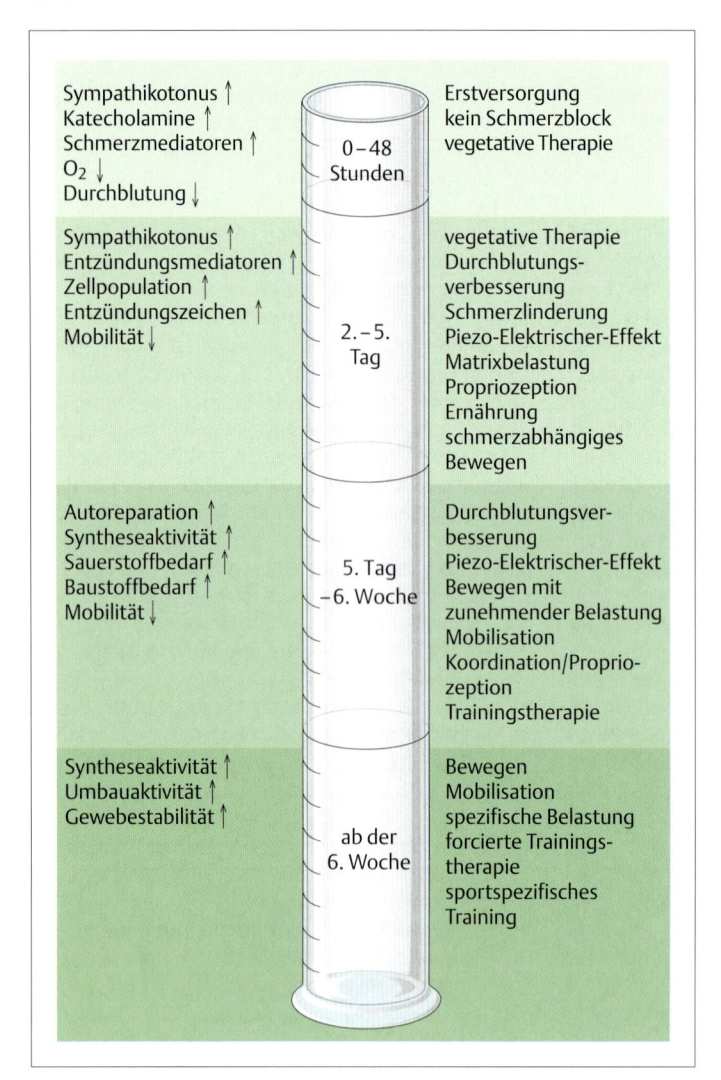

Abb. 1.118 Therapie in den einzelnen Phasen der Wundheilung.

Phase	Zeit	Therapie
Sympathikotonus ↑ Katecholamine ↑ Schmerzmediatoren ↑ O_2 ↓ Durchblutung ↓	0–48 Stunden	Erstversorgung kein Schmerzblock vegetative Therapie
Sympathikotonus ↑ Entzündungsmediatoren ↑ Zellpopulation ↑ Entzündungszeichen ↑ Mobilität ↓	2.–5. Tag	vegetative Therapie Durchblutungsverbesserung Schmerzlinderung Piezo-Elektrischer-Effekt Matrixbelastung Propriozeption Ernährung schmerzabhängiges Bewegen
Autoreparation ↑ Syntheseaktivität ↑ Sauerstoffbedarf ↑ Baustoffbedarf ↑ Mobilität ↓	5. Tag – 6. Woche	Durchblutungsverbesserung Piezo-Elektrischer-Effekt Bewegen mit zunehmender Belastung Mobilisation Koordination/Propriozeption Trainingstherapie
Syntheseaktivität ↑ Umbauaktivität ↑ Gewebestabilität ↑	ab der 6. Woche	Bewegen Mobilisation spezifische Belastung forcierte Trainingstherapie sportspezifisches Training

tät und Mobilität. Alle Eigenschaften normalisieren und nähern sich, abhängig von den eingesetzten Anforderungen, der ursprünglichen Funktion des verletzten Gewebes.

Bei Ligamenten, ob inter-, intra- oder extrakapsulär, sind die Heilungsmöglichkeiten prinzipiell mit der von Kapselgewebe zu vergleichen. Im Falle von *partiellen Rupturen* verhalten sich alle drei Bandtypen gleich und zeigen ein gutes Regenerationsvermögen.

Bei einer *Totalruptur* fehlt den extrakapsulären (z.B. Lig. collaterale laterale des Kniegelenks) und intrakapsulären Bändern (z.B. Ligg. cruciata des Kniegelenks) eine Verbindungsebene zur Bildung eines neuen Bindegewebes. Zur Wiederherstellung der Bandkontinuität sind daher aufwendige Operationstechniken nötig. Zusätzlich sind diese Bandtypen sehr schlecht durchblutete, bradytrophe Gewebe und benötigen meist ein gut kapillarisiertes Hüllgewebe, um die Stoffwechselsituation zu verbessern. Durch die Einbettung interkapsulärer Ligamente (z.B. Lig. collaterale mediale des Kniegelenks) in das Kapselgewebe ist die Ausgangssituation dieses Bandtyps bei Verletzung deutlich besser. Eine Totalruptur im eigentlichen Sinne existiert somit nicht wirklich, da über das Kapselgewebe immer noch Kontakt und somit das Potential zur Regeneration erhalten ist. Diese Totalrupturen sind in der Regel auch nicht operationspflichtig. Gerade bei der frühfunktionellen Rehabilitation dieser interkapsulären Ligamente unter Berücksichtigung der Wundheilungsphysiologie unterstreichen die hervorragenden Ergebnisse die Fähigkeit des Körpers zur nahezu vollständigen Ausheilung solcher Defekte (Abb. 1.**118**).

> **Zusammenfassung: Rehabilitation von Kapsel- und Bandgewebe**
>
> Prinzipiell entspricht das Heilverhalten von Kapsel und Ligamenten der bekannten Wundheilung von Bindegewebe. Durch die spezielle Aufgabenstellung des Kapselgewebes im Bezug auf die Ernährung des Gelenks ergeben sich wichtige Besonderheiten für die Therapie.
>
> Der oft blutige Gelenkerguss nach einer Verletzung besitzt einen destruierenden Charakter für die Binnenstrukturen, vor allem den Knorpel. Um eine drohende Schädigung zu vermeiden, wird ein elongierter *Hämarthros* meist abpunktiert. Die Beteiligung der Membrana synovialis bei einer Kapselverletzung oder Gelenkoperation, mit der entsprechenden *Synovitis*, wirkt sich erheblich auf die Funktion des gesamten Arthrons aus. Neben einer reduzierten Beweglichkeit und einem kleineren Joint play verändern sich vor allen Dingen die Qualität und Quantität der synovialen Gelenkflüssigkeit. Alle Fähigkeiten bzw. Funktionen verlieren an Leistungsfähigkeit und die Belastbarkeit des gesamten Bewegungssegments sinkt signifikant. Die gezielte Behandlung der Membrana synovialis, *Arthritisbehandlung*, und das dosierte Stimulieren der beeinträchtigten Knorpelstrukturen, *Kompressionsbehandlung*, ist notwendig.
>
> Bei verbesserter synovialer Funktion steigt die Bedeutung der funktionellen Bewegungsreize auf das verletzte Kapselgewebe. Vor allen Dingen in der *Proliferationsphase* benötigen die Fibroblasten eine gute Stoffwechsellage und eine gute piezo-elektrische Aktivität, um ihre Syntheseleistung und die Bildung von Kollagen Typ III zu steigern. Zur funktionellen Ausrichtung der neuen Kollagenfasern benötigt das Gewebe den Einfluss schmerzfreier Bewegungsaufträge. Das gezielte Propriozeptions- bzw. Koordinationstraining trägt zu einer schnellen Harmonisierung der gestörten Gelenksicherung/-steuerung bei und bildet die Basis einer funktionellen medizinischen Trainingstherapie. In der *Umbauphase* steht das Stabilisieren des neu gebildeten kollagenen Netzwerkes im Vordergrund der Heilung. Aus diesem Grund benötigt das System nun zunehmende Belastungsreize mit gesteigerter Intensität und Bewegungsweite. Die einwirkenden mechanischen Zug- und Scherkräfte sollten sehr vielseitig und mit zunehmender kollagener Belastungsintensität auf das Kapselgewebe einwirken. Alle konditionellen Grundeigenschaften stehen im Interesse der medizinischen Trainingstherapie. Das verletzte System soll dosiert auf alle Belastungsqualitäten des Patientenalltags vorbereitet werden. Bei regelgerechtem Verlauf der Regeneration gewinnt das verletzte Kapselgewebe zunehmend an Belastbarkeit, Stabilität und Mobilität.

1.7.4 Spezifische Rehabilitation Meniskus

Obwohl die Menisken nur am Kniegelenk vorkommen, werden wir im physiotherapeutischen Alltag sehr häufig mit den Pathologien dieser Knorpelscheiben konfrontiert (Abb. 1.**119**). Ihre Verletzungsanfälligkeit ist Ausdruck ihrer Bedeutung für eine gute biomechanische Funktion der Kniegelenke. In den meisten Fällen der Therapie von Meniscopathien handelt es sich um postoperative Zustände nach Meniskusrevisionen. Deutlich gestiegen sind in den letzten Jahren, abhängig von der Lage der Verletzung, funktionelle Behandlungsansätze ohne operativen Eingriff sowie der Versuch der Meniskusnaht oder ähnlicher Refixationsverfahren. Diese Wandlung der chirurgischen Strategien liegt wie so oft in der Physiologie dieser komplexen und sehr wichtigen Gelenkstrukturen begründet (1.**120**).

■ Entzündungsphase (0. – 5. Tag)

In der Nachbehandlung traumatisierer Menisken müssen wir topographisch zwei grobe Verletzungslokalisationen unterscheiden. Zum einen die Verletzungen im *vaskulären Bereich* der Menisken, die eine gute Regenerationsfähigkeit besitzen (Abb. 1.120), zum anderen Destruktionen in *avaskulären Zonen* des Meniskus, deren Ausgangssituation für eine gute Wundheilung deutlich schlechter ist. Doch auch hier haben Untersuchungen (Webber 1985) eine gewisse Fähigkeit zur Heilung/Regeneration aufgezeigt (s. Bd. 1, S. 79 ff.).

Verletzungen in der vaskulären Zone

Wie in allen durchbluteten Geweben führt eine Verletzung primär zu einer Entzündungsreaktion mit allen bekannten Zeichen. Die Ausprägung dieser Entzündungszeichen ist auf Grund der sehr kleinen Blutgefäßgeflechte dieser bradytrophen Struktur eher dezent. Obwohl auch hier intraartikuläre Blutgefäße verletzt werden, kommt es bei isolierten

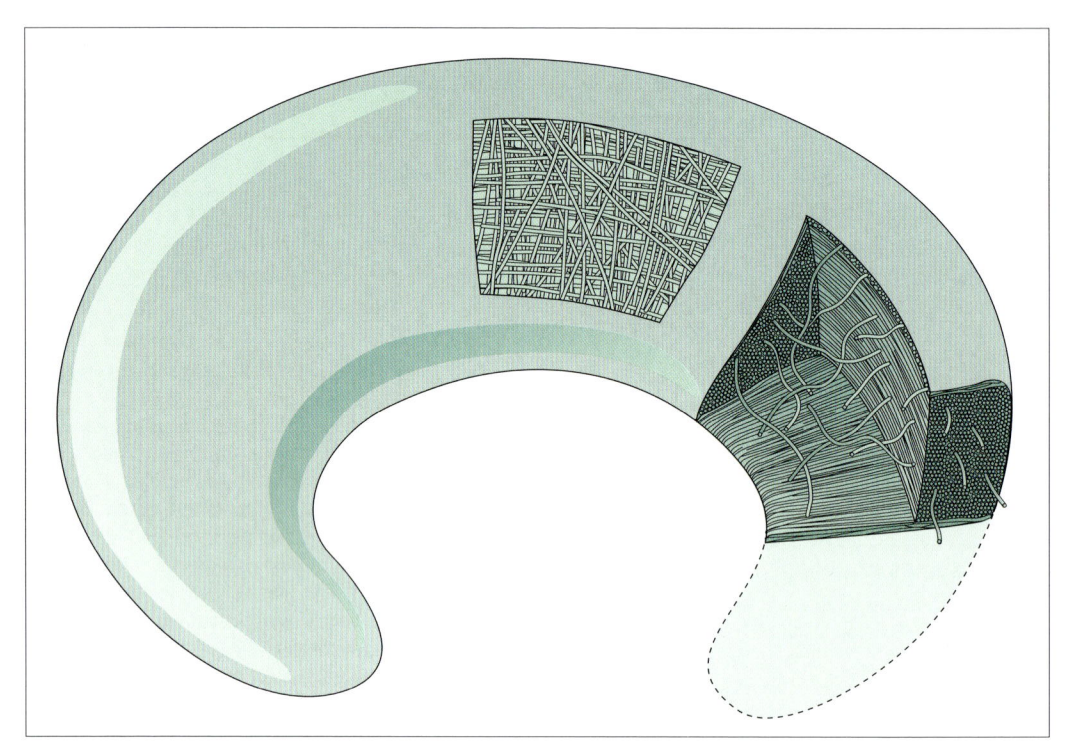

Abb. 1.119 Aufbau und Faserverlauf des Meniskus (nach Finerman u. Noyes).

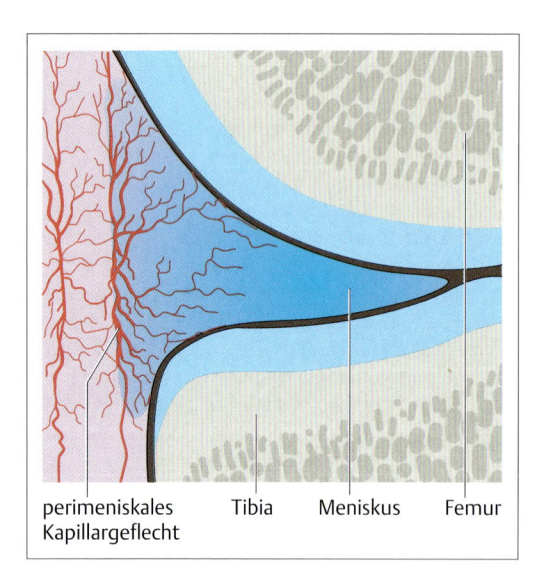

Abb. 1.120 Vaskuläre Versorgung des Meniskus: Kapillare sprossen von lateral aus der Kapsel in den Meniskus ein.

Meniskusläsionen eigentlich nie zu einem klassischen Hämarthros. Die Mechanismen der Blutstillung realisieren sehr effizient eine schnelle Abdichtung dieser kleinen Kapillare ohne bedeutenden Blutaustritt.

Viel eher dominieren die typischen Entzündungsmerkmale Dolor (Schmerz) und Functio laesa, welche sich durch eine eingeschränkte mechanische Belastbarkeit und eine reduzierte Mobilität ausdrücken. Häufig führt die räumliche Nachbarschaft mit der Gelenkkapsel zu einer begleitenden Kapselreaktion, *Synovitis*, mit entsprechender Veränderung der Kapselmobilität und der synovialen Funktionen. Typisch ist daher bei Meniskusläsionen ein klassischer Reizerguss, der allerdings oft erst Stunden nach einem Trauma entsteht. Bei Bagatellisierung zeigen die verletzten Gelenke meist die Neigung zu rezidivierenden Gelenkergüssen. Das Auftreten von Gelenkzysten (Bakerzyste) ist sehr häufig Ausdruck intraartikulärer Störungen und Meniskopathien, die einen chronischen Erguss provozieren.

Der primäre Therapieansatz gestaltet sich ähnlich der bereits bekannten Strategien bei anderen Bindegewebsarten. Die mechanische Belastung sollte sofort unterbrochen bzw. reduziert werden (Entlastung). Eine Hochlagerung der betroffenen

Extremität vermindert auf Grund der bekannten Druckveränderung die Bildung eines Gelenkergusses. In den ersten 10–20 min. erscheint auch hier der Einsatz von Kältetherapie sinnvoll. Die externe Kompression hat in diesem Fall keinen entscheidenden Einfluss auf die verletzten Blutgefäße. Der Stellenwert dieser häufig praktizierten Maßnahme ist daher fraglich.

Unterstützend für den weiteren Verlauf sind vor allem schmerzfreie Bewegungen im Matrixbereich des verletzten Meniskuskollagens und vegetative Anwendungen zur Dämpfung der sympathischen Reflexaktivität. Bei begleitender Synovitis empfiehlt sich der Einsatz oszillierender/intermittierender Gelenktechniken als adäquate Arthritisbehandlung. Gerade in der schnellen Wiederherstellung einer normalen synovialen Funktion liegt ein entscheidender Schwerpunkt der funktionellen Therapie von Meniskopathien.

Auch wenn in den vaskulären Zonen der Menisken eine ausreichende Blutversorgung für die Regenerationsprozesse sichergestellt ist, erfüllt die synoviale Gelenkflüssigkeit vielfältige Aufgaben zur Unterstützung dieser Wundheilung. Über die Mechanismen der Diffusion und Osmose liefert sie wichtige Nährstoffe für die Bindegewebszellen, die eine entscheidende Rolle bei der Regeneration von avaskulären Läsionen spielen. Zusätzlich reduzieren die bekannte Grenzschmierung und die Schmierung via Flüssigkeitsfilm signifikant die mechanische Belastung auf das verletzte System (Abb. 1.**121**). Weitere Faktoren der mechanischen Entlastung sind die flächige Druckverteilung einwirkender Kräfte durch einen homogenen Flüssigkeitsfilm und die Stabilisierung der Gelenksituation über die physiologischen Adhäsionskräfte (Unterdruck) mittels einer guten synovialen Versorgung (siehe Bd. 1, S. 79 ff.).

Die Summation dieser wichtigen Funktionen der Gelenkschmiere bestätigt beeindruckend unser therapeutisches Interesse an der grundlegenden Harmonisierung der Gelenkfunktion, da sie direkten Einfluss auf die veränderte Arbeitsweise der Menisken hat. Eine besondere Rolle spielt diese harmonische Gelenkfunktion vor allen Dingen bei operativ versorgten Meniskopathien. Das Eröffnen der Gelenkkapsel (Arthrotomie) oder Ausspülen der kompletten synovialen Flüssigkeit bei Arthroskopien, stört das innere Milieu des Gelenks so erheblich, dass eine regelgerechte Wundheilung nur verzögert ablaufen kann. Die mechanische Belastbarkeit und Elastizität der beteiligten intrakapsulären Strukturen sinkt signifikant. Insgesamt benötigt das gestörte Arthron ca. 14 Tage zur Wiederherstellung der Synovialflüssigkeit bzw. einer physiologischen Gelenktrophik. Von erheblicher Bedeutung in den ersten Tagen ist daher die Reduktion einwirkender Scherkräfte mit kollagenem Charakter, um entsprechende Retraumata und eine Bagatellisierung zu vermeiden.

Proliferationsphase (5. Tag – 10 Wochen)

Nach ca. 4–5 Tagen klingt der Einfluss der Entzündungsmediatoren ab und die Fibroblasten beginnen mit der Produktion des Kollagens vom Typ III.

Die Syntheseleistung der Zellen ist auch in der Proliferationsphase von einer guten Versorgung mit allen Nähr- und Baustoffen abhängig. Daher unterstützen alle Maßnahmen der Stoffwechselanregung den Heilungsverlauf entscheidend. Zum Einsatz kommen passive und physikalische Therapietechniken im vegetativen Bereich der BWS (TH8 – L2). Lokal, im Bereich des betroffenen Gelenks haben sich die bekannten kapsulären Gleit- und Traktionstechniken im Matrixbelastungsbereich bestätigt. In Verbindung mit dosierten schmerzfreien Bewegungsübungen tragen sie zu einem guten Flüssigkeitsaustausch bzw. einer guten „Durchsaftung" der betroffenen Gelenkstrukturen bei. Insgesamt runden die Techniken der manuellen Lymphdrainage die Palette der stoffwechselregulierenden Behandlungsmaßnahmen ab.

Wie alle anderen Gewebearten benötigt auch das Meniskusgewebe einen physiologischen Reiz zur vollen Entfaltung seiner Funktionen. Der intermittierende Wechsel zwischen Be- und Entlastung wird diesem Anspruch voll gerecht. Dosiert eingesetzt fördert dieser Belastungswechsel den Eintrag wichtiger Nährstoffe und den Abtransport belastender Stoffwechselschlacken. Der einwirkende Pumpmechanismus regt den Austausch von Flüssigkeit zwischen Meniskus und den Gelenkflächen an und erhöht dadurch die viskoelastischen Eigenschaften. Stimuliert durch die piezo-elektrische Ak-

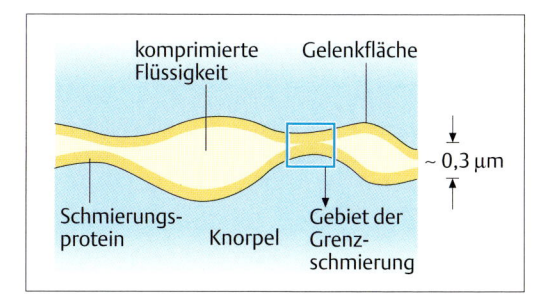

Abb. 1.**121** Schmierung mittels Flüssigkeitsfilm.

tivität im kollagenen Netz, wird die Syntheseleistung der Fibroblasten deutlich gesteigert. Alle Funktionen – Belastbarkeit, Elastizität und Mobilität – des Meniskusgewebes werden verbessert.

Exakt diese positive Wirkung von dosierten intermittierenden Belastungsimpulsen machen wir uns in Form einer schmerzfreien Kompressionsbehandlung therapeutisch zu Nutze. Aus verschiedenen Winkelstellungen applizieren wir sensibel die entsprechenden Belastungswechsel auf das gestörte Gelenksegment (siehe S. 39). Auch hierbei empfiehlt sich ein stetiger Wechsel zwischen dosierter Kompression und schmerzfreien Bewegungen, um in den Gelenkstrukturen einen regen Flüssigkeitsaustausch zu erzielen. Nur durch einen angemessenen Wassergehalt innerhalb der Grundsubstanz und somit auch der Matrix erhält der Meniskus seine Elastizität und Belastbarkeit. Die ausgewogene Funktion der Grundsubstanz sichert die Entlastung der kollagenen Fasern.

Bei Immobilisation oder inadäquatem Heilungsverlauf treten häufig Bewegungseinschränkungen im betroffenen Arthron auf. Diese Hypomobilität ist oft durch die Veränderungen der beteiligten Kapselstrukturen begründet. Die entsprechende Therapie dieser kapsulären Anpassungen wurde im Kapitel 1.7.2 ausführlich besprochen.

Zusätzlich reagiert das Meniskusgewebe mit einem weiteren „negativen" Phänomen auf diese eingeschränkte Funktion. Es kommt zu Fettverklebungen, *Lipidbrücken*, zwischen den Gelenk- und Meniskusflächen. Als Konsequenz zeigt sich ein verändertes Bewegungsverhalten der Menisken bei den physiologischen Bewegungen des Kniegelenks. Das mangelnde Gleitverhalten in den meniskotibialen und meniskofemoralen Gelenken verändert die natürliche Verformung und Bewegung der Menisken und provoziert extreme Belastungsspitzen bzw. Klemmphänomene. Für das in der Belastbarkeit reduzierende heilende Gewebe steigt die Gefahr der erneuten Verletzung. Dieser Aspekt und das arthroskopische Ausspülen der Gelenkflüssigkeit spielen in der postoperativen Betreuung eine sehr wichtige Rolle und verdienen die höchste Aufmerksamkeit des therapeutischen Teams.

Da die beschriebenen Lipidverklebungen keine strukturellen Veränderungen darstellen und ihre mechanische Stabilität daher nicht sehr hoch zu bewerten ist, sind sie therapeutisch gut zu beeinflussen. Die Anregung des Stoffwechsels der Kapsel, Arthritisbehandlung, der forcierte Flüssigkeitstransport, Kompressionsbehandlung, und das schmerzfreie Bewegen normalisieren das Gelenkmilieu und verringern die Adhäsionskräfte dieser Lipidbrücken und lösen sie auf. Zusätzlich normalisieren sich Grenz- und Flüssigkeitsschmierung und ermöglichen ein physiologisches Bewegungsverhalten der Menisken. Zur Verbesserung des Gleitverhaltens auf der gesamten gestörten Bewegungsbahn hat sich die Kombination von angulären/rotatorischen Gelenkbewegungen mit dosierter Kompression bewährt. Dabei wird eine Bewegungsrichtung unter Belastung und die andere Bewegungsrichtung unter Entlastung durchgeführt.

Werden die unterschiedlichen Möglichkeiten von Bewegungen im Kniegelenk differenziert, so verbessert eine anguläre Kompressionsmobilisation (Flektion/Extension) vor allen Dingen das Gleiten im meniskofemoralen Gelenk, wohingegen die wichtige rotatorische Mobilisation unter Kompression (IRO/ARO) eher das Gleitverhalten im meniskotibialen Gelenk fördert (siehe Kap. 1.3). Auch hier existieren noch keine klaren, wissenschaftlich fundierten Angaben über die idealen Reizparameter der Kompressionsbehandlung. Aus unserer therapeutischen Erfahrung empfiehlt sich im Stadium der reduzierten Belastbarkeit, der frühen Proliferationsphase, ein manuell fein dosierter und schmerzfreier Kompressionsdruck während der Mobilisation. Um die Abwehrmechanismen des Patienten während der Behandlung zu reduzieren, hat sich die Bewegung unter Kompression weg von der eingeschränkten Bewegungsrichtung bewährt. Selbständig führt der Patient, ohne Druck, das Gelenk in die eingeschränkte Ausgangsstellung zurück und kontrolliert die schmerzfreie Ausgangsposition für die erneute Kompressionsbehandlung. In insgesamt 4–6 Serien zu jeweils 15–20 Repetitionen wiederholt sich dieses Prozedere mit Pausen von 60–120 sec. Die Pausen nutzt man für die klassische Arthritisbehandlung zur Stimulation der Gelenkkapsel.

Mit steigender Belastbarkeit können diese Techniken, gerade bei endgradigen Mobilitäts- bzw. Gleitstörungen der Menisken, auch in der funktionellen Ausgangsstellung Stand ausgeführt werden. Bei diesen Überlegungen lassen wir uns von dem Bedürfnis leiten, die gestörte Struktur über die normale Funktion zu therapieren (Regel nach Roux). Da das normale Bewegungsverhalten der Menisken unter Körpergewichtsbelastung gewährleistet sein muss, sollte das System während eines Heilungsprozesses auch mit diesen Konditionen konfrontiert und gestörte Funktionen unter diesen Bedingungen therapiert werden (Abb. 1.**122a** u. **b**). Die imponierenden Behandlungserfolge bestätigen uns dieses Bedürfnis des Gelenksystems nach natürlichen Bewegungsreizen.

Zwar ist die genaue Funktion der Nervenfasern in den vaskulären Bereichen des Meniskus noch nicht

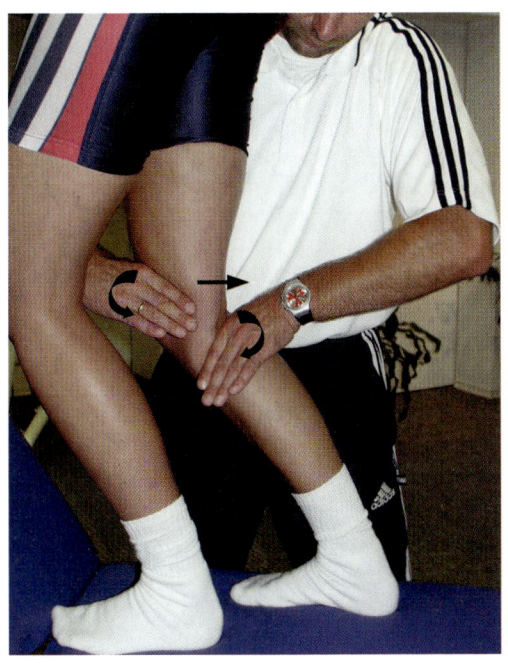

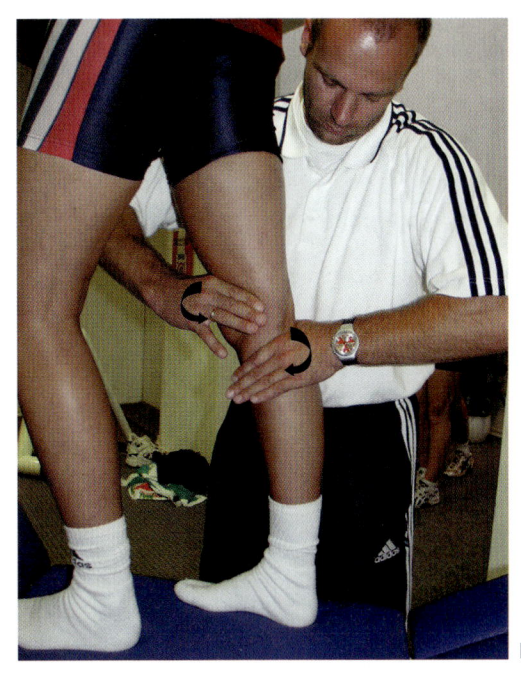

Abb. 1.122 a u. b   Mobilisationsbehandlung des Kniegelenks unter funktioneller Kompression im Stand.

genau geklärt, doch ist zu vermuten, dass sie für die Nozizeption innerhalb des Kniegelenks mit verantwortlich sind. Dies erklärt auch die beeindruckenden neuromuskulären Störungen der kniestabilisierenden Muskulatur als Folge von Meniskopathien. Eine schnelle Wiederherstellung der physiologischen Ansteuerung dieser Muskulatur und ein normal koordiniertes Verhalten sind daher weitere Ziele der Rehabilitation. Hier dominiert wieder das propriozeptive/koordinative Training in geschlossenen Ketten, wie es in den vorhergehenden Kapiteln schon umfangreich beschrieben wurde (siehe Kap. 1.6).

Als Besonderheit von Therapie und Training bei Läsionen der unteren Extremität sei hier der Stellenwert des Fußes als wichtiges „Fundament" des Beins erwähnt. Auffällig bei Verletzungen dieser Extremität, ob Fuß-, Knie- oder Hüfttraumen, sind die statischen Veränderungen des Fußes der betroffenen Seite. Diese Insuffizienzen der normalen Fußfunktion sind vermutlich auf die diversen Schutz- bzw. Inhibitionsmechanismen und den resultierenden neuromuskulären Veränderungen der gesamten Beinkoordination zurückzuführen. Der biomechanische, koordinative und propriozeptive Stellenwert einer regulären Fußfunktion ist gerade für die verletzten intraartikulären Menisken von erheblicher Wichtigkeit. Von der Qualität dieser statischen und dynamischen Fähigkeiten ist die harmonische und ökonomische Kontrolle der gesamten Beinachse abhängig. Ausgangspunkt eines sinnvollen Trainingsaufbaus ist daher die gute Kontrolle des Fußgewölbes. Aufbauend auf diese Funktion erfolgt das weitere gezielte Training nach den beschriebenen Prinzipien.

In den ersten Wochen sollten Scher- und Rotationsbelastungen im kollagenen Bereich vermieden werden, um das heilende Kollagen Typ III nicht zu überlasten. Alle gewählten Übungsformen sollten schmerzfrei absolviert werden. In der Trainingstherapie stehen zyklische Bewegungsformen, anfänglich auch unter Gewichtsentlastung, im aeroben Stoffwechselbereich im Vordergrund (z.B. Aquajogging, Fahrradergometer, Kraftausdauertraining usw.). Belastungsspitzen und Stop-and-Go-Bewegungen sollten in dieser Phase vermieden werden. Mit fortschreitendem Heilungsverlauf kann natürlich, bei regelgerechtem Verlauf, auch die Belastungsintensität zunehmend in den kollagenen Belastungsbereich gesteigert werden. Auf Grund des bradytrophen Charakters von Meniskusgewebe erreicht die Proliferationsphase erst nach ca. 10 Wochen ihren Abschluss.

Im Falle arthroskopischer Meniskusteilresektionen gestaltet sich der Wundheilungsverlauf deutlich schneller, da die verletzten Gewebestrukturen entfernt und nicht regeneriert werden. Es erfolgt lediglich eine Regeneration der Wundränder und eine Harmonisierung des Gelenkmilieus. Die Funktion des verletzten Meniskus kann nicht komplett wiederhergestellt werden.

▬ Umbauphase (ab 10. Woche)

Wie diese Bezeichnung auch bei der Meniskusregeneration richtig beschreibt, wird in der Umbauphase das kollagene Gerüst organisiert und stabilisiert. Für diesen Umformungsprozess benötigt das System entsprechende mechanische Informationen.

Standen bisher eher zyklische (gleichförmige) und einachsige Übungs- bzw. Therapieformen im Vordergrund, so sind jetzt komplexe, mehrachsige Bewegungsaufträge mit vermehrt azyklischem Charakter (Impulsbelastung) gefordert. Methodisch sinnvoll aufgearbeitet steigern sich die Aufgabenstellungen in Belastungsintensität, Bewegungsweite und Komplexität. Vor allem die einwirkenden Zug- und Scherkräfte sollten im weiteren Verlauf der Rehabilitation progressiv gesteigert werden, da sie den wichtigen formativen Reiz für eine strukturelle Adaptation bilden. Das ganze Spektrum der medizinischen Trainingstherapie kommt, abhängig von der Zielsetzung des Patienten, zum Einsatz.

Weiterhin bestehende Hypomobilitäten sind je nach Lage der Ursachen und der gestörten Strukturen über die bereits bekannten Mobilisationstechniken gut zu beeinflussen (siehe Kap. 1.2, 1.3 und 1.7.2). Die beschriebenen physikalischen Therapietechniken zur Stoffwechselanregung unterstützen auch beim Meniskusgewebe in dieser späten Wundheilungsphase den Heilungsverlauf. Mit zunehmender Normoregulation der vegetativen Regulationssysteme entfalten diese Behandlungsansätze lokal appliziert ihre größte Wirkung. Im zeitlichen Verlauf hat sich aus unserer Erfahrung der Einsatz nach den therapeutischen bzw. trainingstherapeutischen Anwendungen bewährt. Diese Reihenfolge ergibt sich aus den initiierten Adaptationsprozessen. Um die im Gewebe gesetzten Aufträge zum funktionellen Umbau umzusetzen, benötigt das zelluläre System eine entsprechende Stoffwechsellage, die durch die genannten Behandlungsmaßnahmen gefördert wird. Zusätzlich wirkt sich eine solche kleine Zwangspause sehr positiv auf die sympathische Stresslage des Patienten aus.

Der komplette funktionelle Umbau des verletzten Meniskusgewebes dauert oft Monate. Die gezielte physiologische Stimulation der regenerierenden Menisken ermöglicht auch bei diesen eher schlecht versorgten Strukturen eine funktionelle Ausheilung. Wie zu Beginn erwähnt, belegen diverse Studien ein gewisses Regenerationspotential der Menisken, auch bei Läsionen in den avaskulären Randbereichen. Die genauen Heilungsvorgänge sind zwar noch nicht genau ergründet, doch wird von einer entscheidenden Rolle der Membrana synovialis und der Synovialflüssigkeit ausgegangen. Sie liefern die wichtigen Nähr- und Baustoffe für die aktiven Zellen, die *Fibrochondroblasten.*

Befindet sich die Läsion relativ nah an den vaskulären Bereichen, kann ein Einsprossen von Gefäßen in die avaskulären Gebiete stattfinden (Abb. 1.123). Insgesamt muss allerdings bei Verletzungen in diesem bradytrophen Bereich ein deutlich langsamerer Rehabilitationsverlauf konstatiert werden. Vor allen Dingen in der Progredienz und Gestaltung der eingesetzten Therapie- und Trainingsmaßnahmen

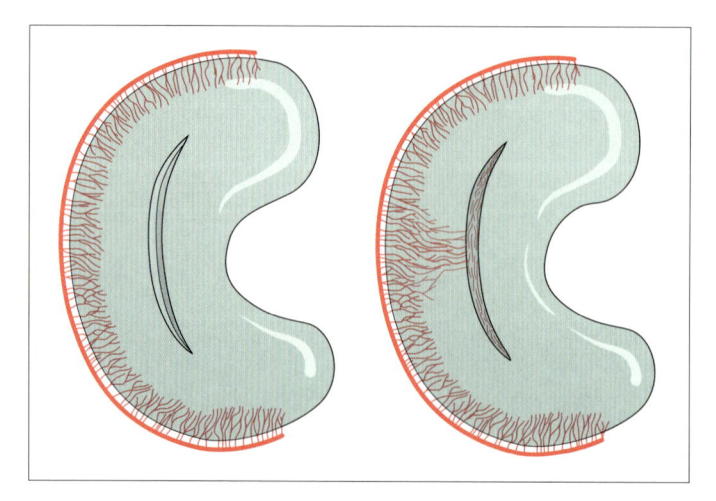

Abb. 1.**123** Revaskulierung: Gefäße sprossen in das noch nicht durchblutete Verletzungsgebiet ein.

ist eine sensible Zurückhaltung des Behandlungskonzepts angezeigt (Abb. 1.**124**).

Auch im avaskulären Meniskusgewebe empfiehlt sich der formulierte Aufbau der Therapiekonzeption, wobei die einzelnen Phasen in ihren Verläufen nicht so eindeutig zu definieren sind. Die physiologischen Grundlagen der Wundheilung sind jedoch ähnlich und die Therapieergebnisse bestätigen die Fähigkeit zur Regeneration in diesem problematischen Versorgungsgebiet.

> **Zusammenfassung: Rehabilitation Menisken**
>
> Prinzipiell unterscheidet man zwei Verletzungslokalisationen von Meniskusläsionen: Destruktionen in der *vaskulären Zone* und in der *avaskulären Zone*. In der vaskulären Zone besteht auf Grund der Durchblutungssituation eine gute Regenerationsfähigkeit. Wie in den anderen Bindegewebsarten kommt es nach einer Verletzung zu den typischen Entzündungsreaktionen. Meist begleitet eine Synovitis die basisnahen Meniskusverletzungen. Aus diesem Grund empfiehlt sich der Einsatz oszillierender Kapseltechniken im Matrixbereich zu einer schnellen Wiederherstellung der synovialen Funk-

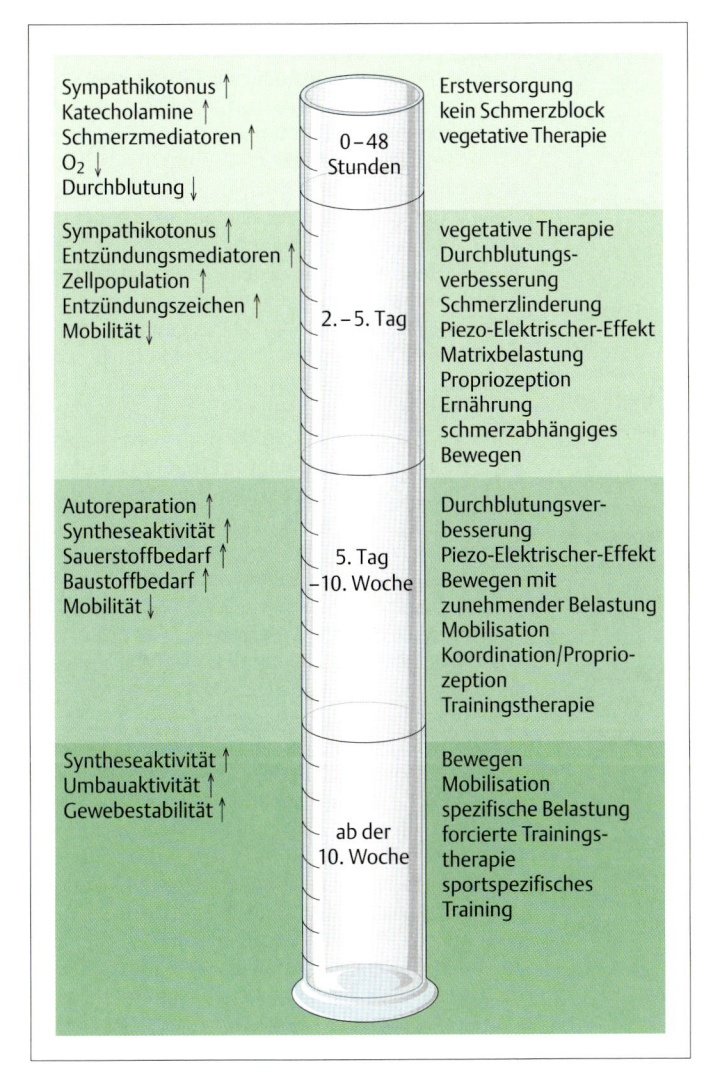

Abb. 1.**124** Therapie in den einzelnen Phasen der Wundheilung.

Phase	Zeit	Therapie
Sympathikotonus ↑ Katecholamine ↑ Schmerzmediatoren ↑ O_2 ↓ Durchblutung ↓	0–48 Stunden	Erstversorgung kein Schmerzblock vegetative Therapie
Sympathikotonus ↑ Entzündungsmediatoren ↑ Zellpopulation ↑ Entzündungszeichen ↑ Mobilität ↓	2.–5. Tag	vegetative Therapie Durchblutungsverbesserung Schmerzlinderung Piezo-Elektrischer-Effekt Matrixbelastung Propriozeption Ernährung schmerzabhängiges Bewegen
Autoreparation ↑ Syntheseaktivität ↑ Sauerstoffbedarf ↑ Baustoffbedarf ↑ Mobilität ↓	5. Tag –10. Woche	Durchblutungsverbesserung Piezo-Elektrischer-Effekt Bewegen mit zunehmender Belastung Mobilisation Koordination/Propriozeption Trainingstherapie
Syntheseaktivität ↑ Umbauaktivität ↑ Gewebestabilität ↑	ab der 10. Woche	Bewegen Mobilisation spezifische Belastung forcierte Trainingstherapie sportspezifisches Training

tion, die für die Ernährung und die Arbeitsweise der Menisken eine wichtige Rolle spielt. Ähnlich wie Knorpelgewebe benötigen auch die Menisken einen systematischen Wechsel zwischen Be- und Entlastung als physiologischen Stimulus zur Regeneration. Daher empfiehlt sich der gezielte Einsatz der Kompressionstherapie. Bei auftretenden Hypomobilitäten kommen, in Abhängigkeit der eingeschränkten Gewebe, die beschriebenen Kapsel- oder Kompressionstechniken zum Einsatz. Im Falle längerer Immobilisation findet sich eine Sonderform der Hypomobilität, die Adhäsion der Menisken auf den Gelenkflächen durch *Lipidbrücken*. Diese Verklebungen lassen sich durch eine Anregung der Kapselfunktion, des Flüssigkeitsaustausch und durch Bewegung sehr gut beeinflussen. Die Kombination von Kompressionstechniken und angulärer/rotatorischer Mobilisation führt zu einer guten „Durchsaftung" der Strukturen und einer Auflösung der Lipidbrücken. In der Trainingstherapie stehen zyklische Bewegungsformen, anfänglich unter Gewichtsentlastung, im aeroben Stoffwechselbereich im Vordergrund. Propriozeptions- und Koordinationstraining mit dem Aufbau einer regelgerechten Fußgewölbe- und Beinachsenkontrolle stellen eine wichtige Basis im funktionellen Trainingsprozess dar.

In der Umbauphase benötigt das kollagene Netzwerk der Menisken die progressive Steigerung aller einwirkenden Therapie- bzw. Trainingsmaßnahmen. Zunehmend sind komplexe, mehrachsige Bewegungsformen mit azyklischem Charakter gefordert. Das ganze Spektrum der medizinischen Trainingstherapie kommt, in Abhängigkeit der Patientenzielsetzung, zum Einsatz. Zusätzlich unterstützen passive physikalische Therapietechniken nach den Anwendungen die zelluläre Verarbeitung der gesetzten Aufträge. Der komplette funktionelle Umbau verletzter Meniskusgewebe dauert oft Monate.

Im Falle arthroskopischer Meniskusteilresektionen gestaltet sich der Wundheilungsverlauf deutlich schneller, da die verletzten Gewebestrukturen entfernt und nicht wiederhergestellt werden.

Auch in den avaskulären Bereichen der Menisken ist eine gewisse Fähigkeit zur Regeneration zu konstatieren. Auf Grund der bradytrophen Situation ist mit einer elongierten Wundheilung zu rechnen. Insgesamt gestaltet sich die Progression aller eingesetzten Therapie- und Trainingsmaßnahmen sehr viel sensibler und langsamer.

1.7.5 Spezifische Rehabilitation Discus intervertebralis

In arbeitsmedizinischen Untersuchungen nehmen die Störungen bzw. Erkrankungen der Wirbelsäule eine auch volkswirtschaftlich relevante, exponierte Stellung ein. Sie liegen in den Statistiken deutlich vor den Traumen der Extremitätengelenke und dominieren in vielen physiotherapeutischen Praxen den therapeutischen Alltag. Im großen Katalog der Störungen und Krankheitsbilder der Wirbelsäule spielt die Verletzung des Discus intervertebralis eine erhebliche Rolle.

In diesem Kapitel möchten wir uns ganz explizit mit den Heilungsprozessen und den resultierenden therapeutischen Maßnahmen dieser kollagenen Verletzung befassen. Dabei werden wir nicht auf die vielfältigen Erscheinungsformen und die resultierenden sekundären Begleitphänomene von Bandscheibenvorfällen eingehen. Im Mittelpunkt steht die physiologische Wundheilung des kollagenen Netzwerks des Discus intervertebrale.

In der Literatur besteht, trotz einer Vielzahl positiver Studien, nach wie vor Zweifel an einer funktionellen Heilung der Bandscheibe nach einer Destruktion im Sinne eines Prolapses. Meist wird von einer Defektheilung mit entsprechendem Narbengewebe ausgegangen. Jüngere Untersuchungen berichten jedoch immer häufiger von einer guten Regenerationsfähigkeit der Bandscheibe (siehe Bd. 1, Kap. 2.6, S. 108 ff.). Die deutlich nachweisbare Synthese und Regeneration in den bisher als avaskulär geltenden zentralen Bereichen der Bandscheibe lässt auf eine gewisse Ernährung und Sauerstoffversorgung, wahrscheinlich über die angrenzenden Wirbelkörper, schließen. Auf der Basis dieses Stoffwechsels scheint auch das bradytrophe Bandscheibengewebe das Potential zur physiologischen Heilung zu besitzen.

Für diese Wundheilungsprozesse benötigt der Discus intervertebralis, ähnlich wie alle anderen Bindegewebe, adäquate physiologische Stimuli zur Anregung der regenerierenden Zellen. Nur unter diesen Bedingungen ist die Synthese eines leistungsfähigen neuen Bandscheibengewebes möglich. Werden die bestehenden Nachbehandlungskonzepte auf diese Funktionalität und physiologische Kompatibilität hin analysiert, so sind die oft ungünstigen, meist älteren Untersuchungsergebnisse nachzuvollziehen. Eine Regeneration von Bindegewebe, hier speziell der Bandscheibe, ist nur unter funktionellen Bedingungen der Rehabilitation zu erreichen. Einmal mehr steht ein altes Prinzip im Vordergrund: *„Form follows function!"* (Die Funktion bestimmt die Form.)

Diese These wird auch durch die pathophysiologische Entstehungsgeschichte von Protrusion und Prolaps gestützt (siehe Bd. 1, Kap. 2.6), da sie beeindruckend die von Roux geprägte Regel unterstreicht. In diesem Fall ist die funktionelle Anpassung die Degeneration, also die Schwächung der in der Funktion reduzierten Strukturen.

Die angemessene Therapie der degenerierten Bandscheibenstrukturen kann nur die Umkehr dieser reduzierten Funktion sein, wie es auch die anerkannten Empfehlungen zur Prävention ausführlich beschreiben. Nur der stetige Wechsel von Be- und Entlastung und die einwirkenden Zug-, Scher- und Rotationskräfte eines natürlichen Bewegungsverhaltens der Wirbelsäule liefern die nötigen physiologischen Reize für ein gutes Syntheseverhalten der Zellen und fördern den Stoffwechsel in angemessener Weise.

Die Wundheilungsphasen der regenerierenden Bandscheibe entsprechen dem klassischen Heilungsverlauf von Bindegewebe.

Entzündungsphase (0. – 5. Tag)

Direkt nach einer Läsion, die nicht immer dem Erscheinungsbild eines Prolaps oder einer Protrusion entsprechen muss, werden im Verletzungsgebiet Entzündungs- und Schmerzmediatoren freigesetzt. Die Entzündungszeichen Dolor (Schmerz) und Functio laesa (eingeschränkte Bewegung) dominieren daher die Situation des Patienten.

Die Primärversorgung besteht in erster Linie aus einer mechanischen Entlastung des Verletzungsgebietes und der vegetativen, taktilen Schmerzhemmung. Als Entlastungspositionen empfehlen sich meist keine Standardpositionen, wie z. B. Stufenlagerung (häufig positive Wirkung). Alleine das Wohlbefinden des Patienten und die objektive Schmerzlinderung sind für uns ein entscheidendes Kriterium bei der Auswahl dieser Positionen, so kurios diese auch erscheinen mögen.

Sehr positiv im Sinne der Schmerzhemmung haben sich auch die bekannten Techniken aus dem Bereich der Massage und der physikalischen Therapie bewährt. In dieser akuten Phase zeigt die Applikation in den vegetativen Segmenten der BWS, aber auch der dosierte Einsatz in den betroffenen Segmenten eine gute Wirkung. Einerseits wirken diese Maßnahmen sicherlich über die Stimulation dickafferenter Rezeptoren und der damit verbundenen Schmerzinhibition (Gate-Control-Theorie). Auf der anderen Seite spielt der Abtransport und das Ausschwemmen der freigesetzten Schmerzmediatoren eine wichtige Rolle.

Ein weiterer Aspekt in der Behandlung von Bandscheiben-/Rückenpatienten ist sicherlich auch die psychische Betreuung innerhalb des Rehabilitationsverlaufs. Diese Betreuung/Aufklärung zeigt gute Erfolge in der limbisch-emotionalen Verarbeitung der belastenden Situation. Das entsprechende Feedback des limbischen Systems auf die untergeordneten Systeme (Hypothalamus, Sympathikus, Formatio reticularis usw.) trägt in vielen Fällen zu einer Entspannung der Stressreaktion und einer deutlichen Verbesserung der allgemeinen Symptome des Patienten bei. In jedem Fall sollte der Rehabilitant ein elementarer und aktiver Bestandteil der Behandlung sein. Sehr häufig verunsichert die Patienten gerade ihre scheinbare Hilflosigkeit und die in vielen Behandlungskonzepten so typische Passivität.

Leider treten diese Aspekte der Patientenbetreuung in unserer stark symptomorientierten Medizin sehr häufig in den Hintergrund. In einer an der Physiologie des Menschen orientierten Behandlungskonzeption dürfen diese Zusammenhänge allerdings nicht unterschätzt werden. Besonderen Ausdruck finden diese Anregungen in den grundlegenden Prinzipien der Osteopathie (Still 1828 – 1916):

- Ganzheitsprinzip: Der Körper ist eine biologische Einheit.
- Gleichgewichtsprinzip/Homöostasie: Alle Fähigkeiten zur Selbstheilung liegen im Körper. Der Therapeut heilt nicht, er stellt das physiologische Gleichgewicht zu Selbstheilung wieder her.
- Struktur und Funktion: Funktion kreiert Struktur, Struktur dirigiert Funktion.

Die Komplexität des klassischen Bewegungssegments der Wirbelsäule (Abb. 1.125) erklärt sehr schnell die Zusammenhänge zwischen Mobilität des Segments und den verletzten Bandscheibenstrukturen. Nach einer Traumatisierung findet sich in der Funktionsprüfung eine typische Hypomobilität, die mit der Arthritis der Extremitätengelenke zu vergleichen ist. Die Therapie dieser entzündlichen Bewegungseinschränkung entspricht daher den bekannten Techniken. Mittels intermittierender/oszillierender Gleit- bzw. Traktionstechniken im Matrixbelastungsbereich soll der Stoffwechsel der eingeschränkten Strukturen vollkommen schmerzfrei angeregt werden. Die gewählten Ausgangsstellungen dieser Arthritisbehandlung orientieren sich ausschließlich an der Schmerzsituation des Patienten.

In der frühen Therapiephase ist die Mobilität im verletzten Bandscheibenfach auf Grund der geringen mechanischen Belastbarkeit jedoch nicht das primäre Behandlungsziel. Wegen der reduzierten

Blutversorgung der Zwischenwirbelscheiben (Abb. 1.**126**) steigt der Stellenwert frühzeitiger Belastungswechsel. Nur über die zusätzlichen Transportmechanismen – Diffusion, Osmose und den druckabhängigen Flüssigkeitsaustausch – erhalten die aktiven Zellen, Fibro- und Chondroblasten, auch in den zentralen avaskulären Bereichen eine ausreichende Versorgung mit Nähr- und Baustoffen sowie mit Sauerstoff. Wie an den peripheren Gelenken wirken sich schmerzfreie Bewegungen sehr positiv auf diesen Stoffwechsel aus. In entlasteten Ausgangspositionen bieten verschiedene Techniken der Physiotherapie, z.B. hubfreie Mobilisation, Schlingentisch o.Ä., vielfältige Einsatzmöglichkeiten.

Sehr entscheidend für den weiteren Verlauf der Rehabilitation ist die Limitation der einwirkenden Kräfte auf das verletzte Kollagen. Konsequent sollte der Patient die Signale seines Körpers wahrnehmen und respektieren. Aus diesem Grund ist der Einsatz von Schmerzmedikamenten in dieser Phase nicht immer von Vorteil. Die Gefahr einer Bagatellisie-

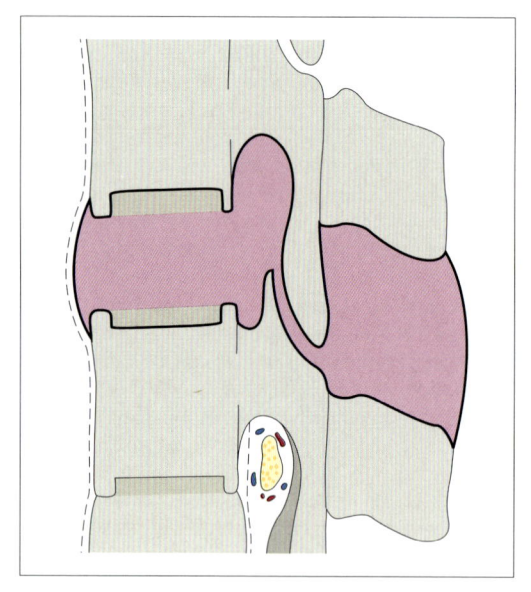

Abb. 1.**125** Bewegungssegment (nach Junghans 1995).

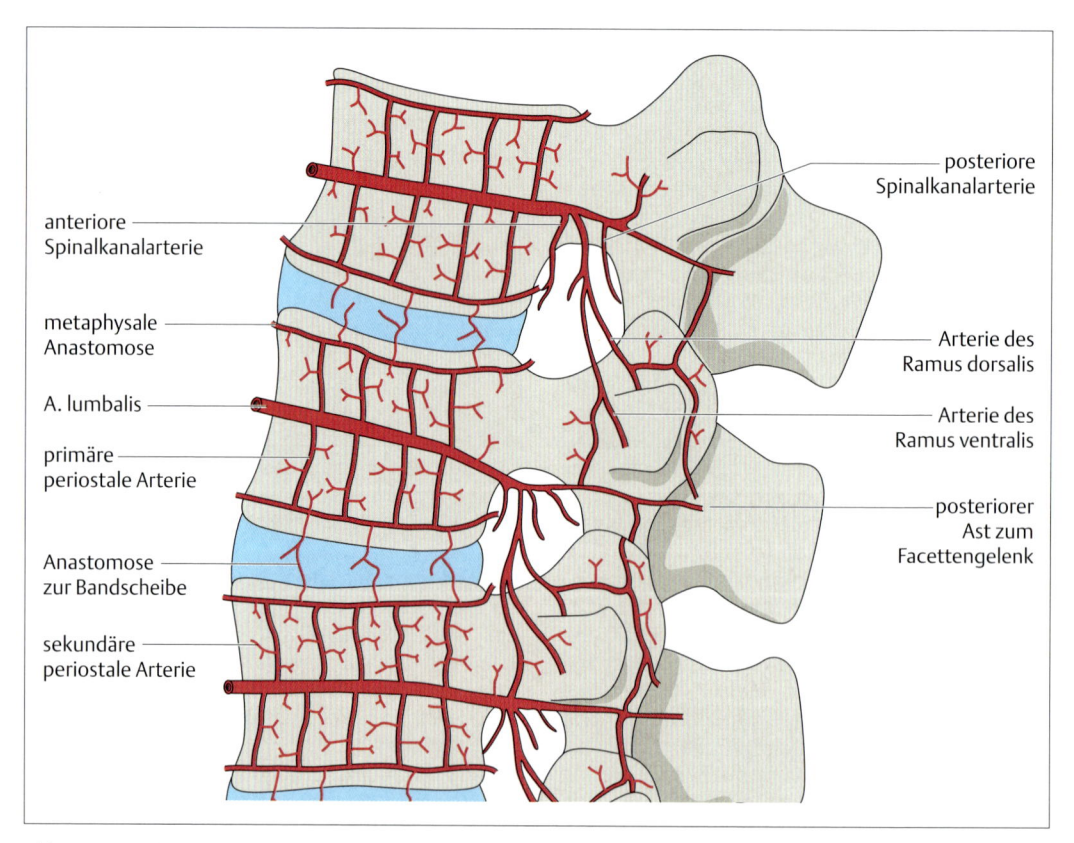

Abb. 1.**126** Blutversorgung der Wirbelkörper und Bandscheiben.

rung und strukturellen Überlastung unter dem Einfluss dieser Medikamente erscheint uns sehr groß. Zusätzlich haben antiphlogistische und analgetische Medikamente häufig eine kontraproduktive Wirkung auf die physiologische Heilung. Mit dieser zurückhaltenden Position gegenüber diesen Medikamenten wollen wir nicht pauschal ihre Wirkungsweise verurteilen. In vielen Fällen rechtfertigen die positiven Aspekte und Wirkungen den Einsatz dieser Präparate. Kritisch stehen wir allerdings einem standardisierten Einsatz von Analgetika und Antiphlogistika bei Verletzungen des Bindegewebes bzw. der Bandscheibe gegenüber.

Um die mechanischen Kräfte zu minimieren, sind große Bewegungsausschläge im betroffenen Bandscheibensegment zu vermeiden. Die Belastung sollte den schmerzfreien Matrixbereich nicht überschreiten. Dieses Bestreben der Bewegungssicherung rechtfertigt die traditionellen, meist isometrischen Stabilisationsübungen und das so erfolgreich etablierte Erarbeiten rückengerechter Verhaltensmuster. Der Patient erlernt, das verletzte System durch *Autostabilisation* in Matrixbelastung konsequent zu limitieren und dadurch vor Überlastung zu schützen. Bis zum Abschluss der Proliferationsphase verfolgt diese Strategie sicherlich die Interessen der heilenden Strukturen.

Eine Kombination dieser bewegungsarmen Übungsaufträge mit den erwähnten Bewegungsübungen in Matrixbelastung verbindet die wirksamen Mechanismen beider Maßnahmen in idealer Weise. Perfekt können die stoffwechselanregenden Belastungswechsel in die Übungspausen des Stabilisationstrainings eingebaut werden.

Häufig fällt den betroffenen Patienten die Autostabilisation in der Dynamik des Alltags sehr schwer. Auf Grund einer schmerzinhibierten, reduzierten Körperwahrnehmung und entsprechend veränderter neuromuskulärer Koordinationsmuster der stabilisierenden Muskulatur sind sie oft nicht in der Lage, die Bewegung in der entsprechenden Weise zu kontrollieren. Mit Hilfe verschiedener Techniken aus dem Bereich der funktionellen Verbandstechniken und Orthesenversorgung, z. B. breite Wickelung, Reminder-Tape und Lendenbandage, ist es möglich den Bewegungsausschlag in einer therapeutischen Konstruktion (Matrixbelastung) zu limitieren. Die Schanz-Krawatte erfüllt bei Verletzungen an der HWS den gleichen Effekt.

Je nach Lage und Ausprägung der Läsion kann auch schon der normale Stand für das destruierte Gewebe eine Überlastung darstellen. In diesen Fällen sollten sehr diszipliniert, gerade in den ersten Tagen, regelmäßig entlastende Positionen eingenommen werden. In definierten Zeitabständen (z. B. alle 60–90 min.) erfährt das belastete System konsequent eine mechanische Entlastung. Die Gefahr der Bagatellisierung sinkt und die Wundheilung kann in die nächste Phase fortschreiten. Bei der Gestaltung der Lagerung ist lediglich die Schmerzentlastung als Auswahlkriterium von Relevanz.

Proliferationsphase (5. – 21. Tag)

Mit dem Abklingen der Entzündungsphase nimmt die Aktivität der synthetisierenden Zellen zu. Für ihre Arbeit benötigen diese eine gute Versorgung mit Nähr- und Baustoffen. Der Stellenwert dieser wichtigen Ernährung ist vor allem in den bradytrophen Strukturen der Bandscheibe für eine funktionelle Ausheilung von erheblicher Bedeutung. Sowohl lokal als auch vegetativ eingesetzt, unterstützen die bekannten Massagetechniken und physikalischen Therapiemöglichkeiten die Behandlung sehr gut.

Die bereits erwähnte schlechte Ernährungssituation des Discus intervertebralis fordert von einem funktionellen Therapiekonzept in dieser Phase der Neubildung regelrecht physiologische Bewegungsreize zur Verbesserung des Stoffwechsels und der Regeneration. Neben einem regen Flüssigkeitsaustausch als trophische Grundlage der zellulären Aktivität liefert die Verschiebung der kollagenen Fasern den notwendigen piezoelektrischen Effekt zur Stimulation der Syntheseleistung von Fibro- und Chondroblasten. Zunehmend produzieren die Zellen im Wundgebiet das bekannte Kollagentyp III.

Durch die Anreicherung der Matrix mit Wasser verbessern sich direkt alle Qualitäten der Bandscheibenfunktion. Die Mobilität, Elastizität und die Belastbarkeit nehmen signifikant zu. Daher sollte die Bewegung der Wirbelsäulensegmente progressiv gefördert werden.

Die Ausgangsstellungen variieren mit zunehmender Belastbarkeit von anfänglich entlasteten, hubfreien Bewegungsaufträgen über hubarme Belastungen zu Übungsformen in vertikalen, belasteten Positionen. Wichtigstes Kriterium zur Auswahl der Varianten ist in diesem Stadium nach wie vor die Schmerzfreiheit des Patienten.

Beeindruckend dokumentieren die erheblichen Schmerzsensationen bei Verletzung die gute Innervation der Bandscheibensegmente. Auffällig ist vor allem eine gestörte neuromuskuläre Funktion der Wirbelsäulenmuskulatur und eine veränderte Körperwahrnehmung. Inhibiert durch die Nozizeption des gestörten Segments, dominiert posttraumatisch eine Insuffizienz der lokalen, eher segmentalen Muskulatur. Vor allem die wichtigen Mm. multifidii und der M. transversum abdominis (Hides et al. 1996) zeigen ein verändertes Innervationsverhalten. Diese Störung der Ansteuerung drückt sich häufig in einer klinischen Instabilität mit entsprechendem Verlust der Bewegungskontrolle und/oder des Bewegungsmusters aus. Die Konsequenzen sind ein neurologisches Defizit, die Deformität der belasteten Strukturen und gravierende Schmerzsensationen (White u. Panjabi 1990).

Um die beschriebene Überlastung der regenerierenden Bandscheibe zu vermeiden, steht die Normoregulation dieser segmentalen Funktion im zentralen Interesse der Therapie. Erst die physiologische Ansteuerung des lokalen Muskelkorsetts der Wirbelsäule (Abb. **1.127**) und die resultierende segmentale Stabilität bilden die Grundlage für das weiterführende Training der globalen, polysegmentalen Wirbelsäulen- und Rumpfmuskulatur. Die sensible segmentale Aktivierung der beschriebenen Muskulatur wird in verschiedenen Ausgangsstellungen erarbeitet und in einfachen Hausaufgaben selbständig geübt. Aufbauend auf diese grundlegende Fähigkeit der lokalen Muskulatur folgt der wichtige Transfer in die natürliche, vertikale Körperposition. Durch den zwangsläufigen Kontakt der Füße mit dem Boden schließen sich die funktionellen Muskelketten und der Bewegungsapparat erhält wichtige propriozeptive Informationen aus der Peripherie. Die eingesetzten Aufträge erweitern sich zunehmend auf das globale, bewegende System der polysegmentalen Muskelgruppen. Systematisch und methodisch sinnvoll werden die entsprechenden Reizparameter und die Übungsvarianten gesteigert. Im weiteren Verlauf dieses spezifischen Trainings steht das natürliche Bewegungsverhalten der Wirbelsäule im Mittelpunkt des Interesses. Alle gewählten Übungsformen sollten nach wie vor schmerzfrei und im Matrixbelastungsbereich ausgeführt werden. Die eingesetzten Bewegungsausschläge sind daher eher von geringem Ausmaß.

Erst bei einer ausreichenden Funktion der lokalen Stabilisatoren empfiehlt sich eine begleitende medizinische Trainingstherapie. Zu Beginn stehen auch hier, symmetrische und geführte Übungsvarianten im Vordergrund. Mit steigender Belastbarkeit und Funktion der segmentalen Muskulatur verändern sich diese koordinativ wenig anspruchsvollen Aufgaben progressiv in asymmetrische, komplexere Trainingsaufträge. Der Einsatz freier Gewichte (Kurzhanteln, Langhantel) und verschiedener propriozeptiver Trainingsgeräte (Posturomed. Body Bow, Rebounder usw.) ergänzen das Training in sinnvoller Weise, müssen allerdings von der Leistungsfähigkeit des stabilisierenden Systems und der Zielleistung des Patienten abhängig gemacht werden.

Bis zum Abschluss der Proliferationsphase empfiehlt sich noch ein verstärkt rückengerechtes Alltagsverhalten zum Schutz der verletzten kollagenen Strukturen.

■ Umbauphase (ab dem 21. Tag)

Auch im Bindegewebe der Zwischenwirbelscheibe spielen sich jetzt wichtige Konsolidierungsprozesse des kollagenen Gerüsts ab. Wie in den bereits abgehandelten Bindegewebsarten wird auch hier das wenig stabile Kollagen Typ III in das belastbare Kollagen Typ I umgewandelt und durch die bekannten Crosslinks zunehmend stabilisiert. Dieser Umbauprozess ist allerdings direkt von den einwirkenden Bewegungs- und Belastungsreizen abhängig, die nun verstärkt in kollagener Belastungsintensität auf die betroffene Bandscheibe einwirken müssen.

Das Alltagsverhalten sollte zunehmend von den erlernten, rückengerechten Bewegungen zu normalen Wirbelsäulenbewegungen zurückkehren. Im schmerzfreien Bereich sind alle natürlichen Bewegungsrichtungen erlaubt, ja sogar notwendig, um im System adäquate Stimuli zur funktionellen Regeneration zu setzten. Lediglich in extremen Belastungssituationen – Heben, Bücken, Tragen – ist der Einsatz dieser Korrekturhaltungen noch sinnvoll. Doch auch diese Verhaltensmuster sollten im weiteren Verlauf einer natürlichen Ausführung weichen. Bleiben diese Trainingsreize aus, ist die Wahrscheinlichkeit eines Rezidivs sehr groß.

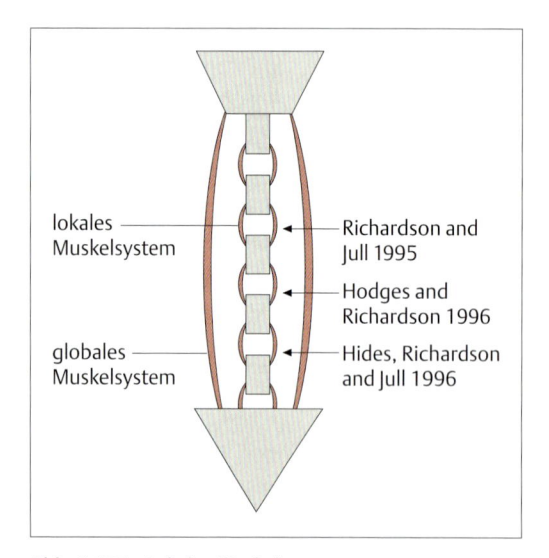

Abb. 1.**127** Lokales Muskelsystem.

Therapiebegleitend kommen auch in dieser Phase die stoffwechselanregenden Maßnahmen der Massage und physikalischen Therapie zum Einsatz. Ihr Stellenwert ist zu diesem Zeitpunkt allerdings nur noch von flankierender Bedeutung. Der zeitliche Aufwand für diese Maßnahmen ist eher gering.

Im Mittelpunkt stehen in dieser letzten Wundheilungsphase eindeutig die aktiven Therapie- und Trainingsformen mit zunehmender Belastungsintensität und Bewegungsausmaß. Von erheblicher Bedeutung für die Entwicklung des regenerierenden Gewebes ist der progressive Einfluss von Zug-, Scher-, und Rotationsbelastungen. Nur über diese Stimuli erhält das kollagene Netzwerk die entsprechenden formativen Reize für die Konstruktion des „Bauwerks". In alle Facetten der Therapie und des Trainings sind die physiologischen Freiheitsgrade der Wirbelsäule mit einzubeziehen, um die Bandscheibe auf diese natürliche Belastung vorzubereiten.

Abhängig von der Schmerzsituation des Patienten sind hier alle Bewegungsrichtungen von großer Wichtigkeit. Ganz speziell sollten auch die auslösenden Bewegungsmechanismen der Bandscheibenläsion trainiert werden. Diese meist komplexen Rotationsbewegungen sind für die Ausrichtung und Stabilisierung des kollagenen Geflechts in die Verletzungsrichtung der entscheidende physiologische Reiz. Bleibt dieses Training aus, ist bei ähnlicher Belastung mit einem erneuten Trauma zu rechnen.

Im Sinne einer funktionellen Heilung der Bandscheibe macht es aus unserer Sicht keinen Sinn, über das Stadium der Proliferation hinaus betroffene Patienten in ihrem Bewegungsverhalten zu konditionieren und zu limitieren. Gerade in dieser sehr weit verbreiteten unphysiologischen Nachbehandlungsstrategie sehen wir die Gründe der so häufig unbefriedigenden Behandlungsergebnisse mit einer hohen Rezidivrate.

Bei bestehenden Hypomobilitäten in den betroffenen und umliegenden Bewegungssegmenten kommen alle bereits abgehandelten Möglichkeiten der Bewegungseinschränkung in Frage. Je nach Ursache und eingeschränktem Gewebe empfiehlt sich der Einsatz der formulierten Behandlungstechniken. Auf Grund der speziellen Konstruktion der Bewegungssegmente der Wirbelsäule ist zur effektiven Therapie der eingeschränkten Bewegung, vor allem bei strukturellen Veränderungen, die genaue Kenntnis spezifischer Gelenktechniken zur Mobilisation ein erheblicher Vorteil.

Im weiteren Verlauf der Umbauphase und mit zunehmender Belastbarkeit des heilenden Gewebes steigt die Bedeutung der medizinischen Trainingstherapie. Vor allen Dingen das beschriebene Training der dynamischen Funktionen der Wirbelsäule, mit einem progressiv steigenden koordinativen Charakter, dominiert die Trainingsinhalte. In Abhängigkeit der Belastungsstruktur des Patienten wird das Bandscheibengewebe systematisch auf diese Anforderungen vorbereitet. Zum Einsatz kommen im weiteren Verlauf vor allen Dingen dreidimensionale Übungsformen mit zunehmend freien Gewichten. Je höher die Anforderungen des Rehabilitanten, desto spezifischer muss die Gestaltung der Trainingsinhalte erfolgen.

Die Ergebnisse jüngerer Untersuchungen und die beeindruckenden Therapieergebnisse, gerade bei Patienten mit höchster Beanspruchung der regenerierten Bandscheibe, unterstreichen die Notwendigkeit einer physiologischen Rehabilitation zur funktionellen Ausheilung von Destruktionen des bradytrophen Discus intervertebralis (Abb. 1.**128**).

> **Zusammenfassung: Rehabilitation Discus intervertebralis**
>
> Das bradytrophe Bandscheibengewebe scheint eine gewisse Fähigkeit zur Regeneration zu besitzen, wie jüngere Untersuchungen belegen. Um dieses Potential optimal auszuschöpfen, sind physiologische Reize auf das regenerierende Gewebe von besonderer Bedeutung. Der stetige Wechsel zwischen Be- und Entlastung und dosiert einwirkender Zug-, Scher- und Rotationskräfte eines natürlichen Bewegungsverhaltens liefern die notwendigen physiologischen Stimuli für ein gutes Syntheseverhalten der Zellen und fördern den Stoffwechsel in adäquater Weise. Die Wundheilung der Bandscheibe entspricht dem klassischen Heilungsverlauf von Bindegewebe.
>
> Neben der Schmerzlinderung und vegetativen Therapie in der *Akutphase* ist vor allem die Limitation der einwirkenden Belastungen im schmerzfreien Matrixbelastungsbereich sehr wichtig. Die klassische Strategie der Autostabilisation und eines rückengerechten Alltagsverhaltens kommt hier erfolgreich zum Einsatz. Diese Stabilisationstechniken sollten allerdings zur Stoffwechselanregung im Wundgebiet frühzeitig mit schmerzfreien Mobilisationstechniken kombiniert werden.
>
> In der *Proliferationsphase* stehen die funktionellen Bewegungsreize im zentralen Interesse, um die notwendigen Neubildungsprozesse vom Kollagentyp III und die Anreicherung der Matrix mit Flüssigkeit anzuregen. Eine Bewegungs- und Belastungsbegrenzung im Matrixbereich steht bis zum Abschluss der Proliferation im Vordergrund. Auf Grund einer schmerzinduzierten Inhibition und ei-

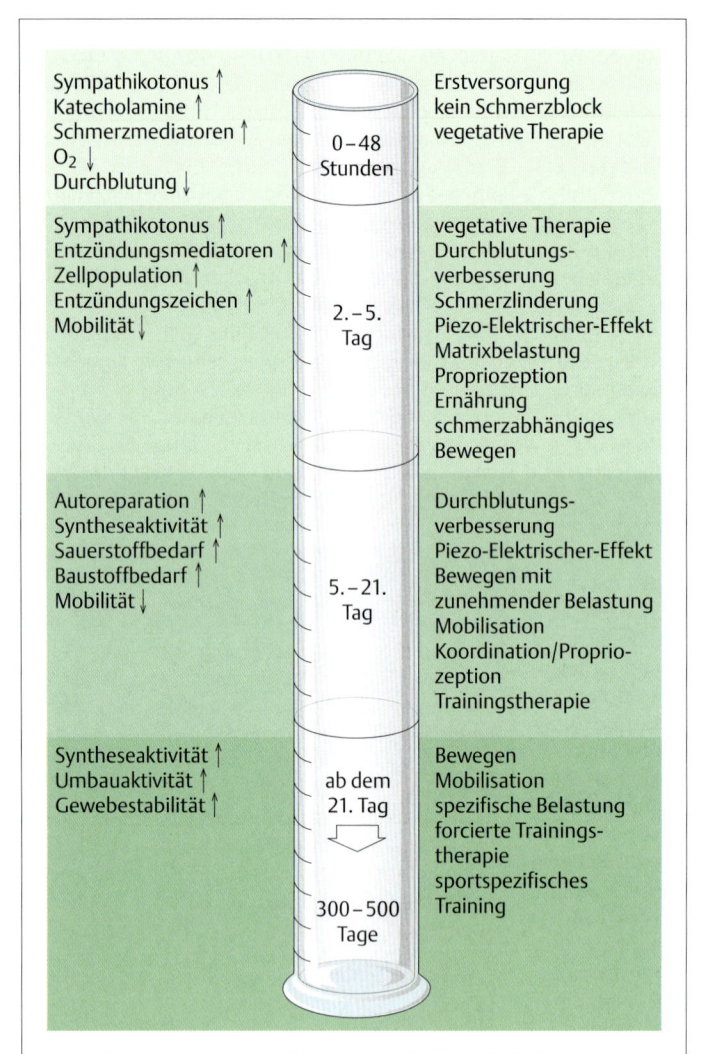

Abb. 1.128 Therapie in den einzelnen Phasen der Wundheilung.

Zeitraum	Physiologische Veränderungen	Therapie
0–48 Stunden	Sympathikotonus ↑ Katecholamine ↑ Schmerzmediatoren ↑ O₂ ↓ Durchblutung ↓	Erstversorgung kein Schmerzblock vegetative Therapie
2.–5. Tag	Sympathikotonus ↑ Entzündungsmediatoren ↑ Zellpopulation ↑ Entzündungszeichen ↑ Mobilität ↓	vegetative Therapie Durchblutungsverbesserung Schmerzlinderung Piezo-Elektrischer-Effekt Matrixbelastung Propriozeption Ernährung schmerzabhängiges Bewegen
5.–21. Tag	Autoreparation ↑ Syntheseaktivität ↑ Sauerstoffbedarf ↑ Baustoffbedarf ↑ Mobilität ↓	Durchblutungsverbesserung Piezo-Elektrischer-Effekt Bewegen mit zunehmender Belastung Mobilisation Koordination/Propriozeption Trainingstherapie
ab dem 21. Tag 300–500 Tage	Syntheseaktivität ↑ Umbauaktivität ↑ Gewebestabilität ↑	Bewegen Mobilisation spezifische Belastung forcierte Trainingstherapie sportspezifisches Training

nes gestörten Innervationsverhaltens der segmentalen Wirbelsäulenmuskulatur entsteht im verletzten Segment eine Neigung zur Instabilität. Das Training dieser lokalen Stabilität ist eines der wichtigsten Therapieziele, um das regenerierende Gewebe mechanisch zu entlasten. Auf der Basis dieser verbesserten segmentalen Funktion ergänzt die systematische Trainingstherapie das weitere Behandlungskonzept.

In der *Umbauphase* dominieren zunehmend bewegende Übungsformen im kollagenen Belastungsbereich. Alle Bewegungsrichtungen der Wirbelsäule werden in den Behandlungsprozess einbezogen und die limitierenden rückengerechten Verhaltensmuster zunehmend abgebaut. Speziell die Bewegungen in die Verletzungsrichtung sollten im Rehabilitationsverlauf ein besonderes Training erhalten. Orientiert an der Zielleistung des Patienten, werden die regenerierenden Strukturen gezielt auf die entsprechenden Anforderungen vorbereitet. Nur unter dem Einfluss natürlicher Bewegungsreize ist der Organismus in der Lage, die nötigen Umbau- bzw. Konsolidierungsprozesse zu realisieren.

1.7.6 Spezifische Rehabilitation teno-ossaler Übergang

Störungen und Verletzungen der Sehnen-Knochen-Verbindungen sind besonders im Sport eine häufige Ursache von Leistungsminderung oder Wettkampfunterbrechung. Vor allem die von der Muskulatur entwickelten, oft extremen Kraftspitzen stellen an die meist relativ kleinen Ansatzstellen hohe Anforderungen. Alle einwirkenden Kräfte müssen auf das knöcherne Hebelsystem übertragen und dort toleriert werden. Diese Aufgabenstellung konfrontiert diese Verbindungsstellen in manchen Bereichen aufgrund ungünstiger biomechanischer Bedingungen mit Belastungsmomenten des mehrfachen Körpergewichts.

Zusätzlich ergibt sich für diese Verbindungen eine konstruktiv anspruchsvolle Aufgabenstellung. Zwei extrem unterschiedliche Gewebearten müssen miteinander belastungsstabil verbunden werden. Das weiche, elastische Sehnengewebe trifft auf das starre, unelastische Gewebe des Knochens.

Diese schwierige Aufgabe versucht der Organismus durch zwei unterschiedliche Verankerungsstrategien zu lösen. Man differenziert zwischen direktem Knochen-Sehnen-Übergang (z. B. Tuberositas tibia/Patellasehne) und indirekter Insertion (z. B. Pes anserinus profundus/M. semimembranosus). Beide Ansatzarten kommen selten in der klassischen Reinform vor. In der Regel finden sich Mischformen mit der Dominanz eines Insertionstyps.

Nun zuerst zur *indirekten Insertion* (Abb. 1.**129**), die eine deutlich bessere Heilungsprognose besitzt als die direkte. Wie die Nomenklatur schon richtig beschreibt, dringen die kollagenen Fasern der Sehne einer indirekten Insertion nicht auf direktem Weg in den Knochen ein, sondern verbinden sich in ihrem Verlauf eher flächig mit diesem Hebel. Im oberflächlichen Teil der Insertion haften sich die Fasern über Crosslinks an das Periost des Knochens und stellen eine flächige Verbindung her. Zusätzlich stabilisieren die Sharpeysche Fasern diese Verankerung.

Im weiteren Verlauf verbinden sich die Sehnenfasern im tiefen Teil der Ansatzstelle direkt und ohne knorpelige Zwischenzone mit dem Knochen. Aufgrund dieser Konstruktion und einer guten Durchblutungssituation sind Verletzungen dieses Ansatztyps seltener und besitzen, wie bereits erwähnt, eine gute Heilungspotenz. Ihre Regeneration entspricht im gesamten Verlauf der klassischen Wundheilung von Bindegewebe. An dieser Stelle verweise ich auf die Kapitel „Allgemeine Rehabilitation von Bindegewebe" und „Spezifische Rehabilitation von Kapsel-Bandgewebe".

Besonders betont sei allerdings der Stellenwert dosierter physiologischer Belastungsreize für die funktionelle Wundheilung indirekter Knochen-Sehnen-Übergänge. Da Sehnengewebe und ihre Insertionen dem geformten Bindegewebe zuzuordnen sind, sollten die eingesetzten physiologischen Stimuli, Zug und Entlastung, entsprechend dem anatomischen Faserverlauf der Sehne und der typischen Richtung der einwirkenden Kräfte appliziert werden.

Nur über die der Funktion entsprechende Information kann die verletzte Struktur funktionell regenerieren und die Ansatzstelle ihre Belastbarkeit adäquat erhöhen.

Im Vergleich zu indirekten Insertionen, die ein eher flächiges Erscheinungsbild haben, gestalten sich die *direkten teno-ossären Übergänge* (Abb. 1.**130**) deutlich kompakter und sind in einigen Fällen sogar sehr punktuell angelegt (z. B. M. extensor carpi radialis brevis/Epicondylus lateralis humeri).

Auch das Anpassungsverhalten auf ein höheres Anforderungsniveau ist bei beiden Ansatztypen unterschiedlich ausgeprägt. Reagiert die indirekte Ansatzstelle mit einer Vergrößerung der Überlappungs- bzw. Klebefläche, so verdichtet eine direkte Insertion die knöcherne Verbindungszone und wird dicker. Obwohl der eigentliche teno-ossäre Übergang nur von geringer Distanz ist (ca. 1 mm), lassen sich vier Zonen beschreiben.

Aufgrund der unterschiedlichen vaskulären Versorgung dieser einzelnen Übergangszonen gestaltet

Oberflächiger Anteil des indirekten Knochen-Sehnen-Übergangs

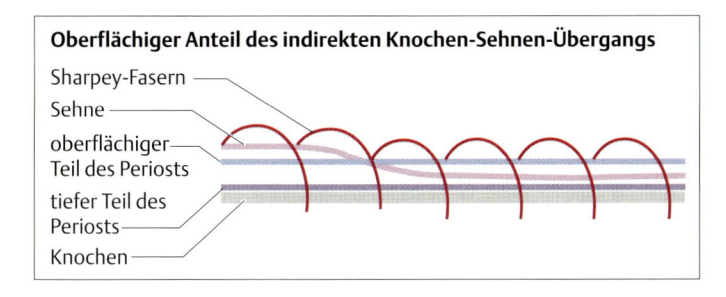

Sharpey-Fasern
Sehne
oberflächiger Teil des Periosts
tiefer Teil des Periosts
Knochen

Abb. 1.**129** Indirekter Sehnenansatz.

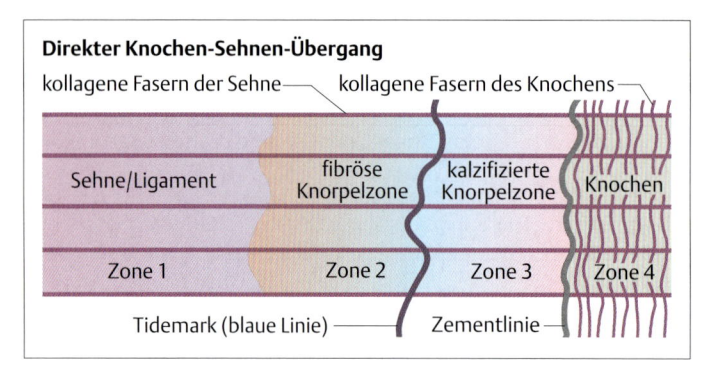

Abb. 1.130 Direkter Sehnenansatz.

Direkter Knochen-Sehnen-Übergang

kollagene Fasern der Sehne — kollagene Fasern des Knochens

| Sehne/Ligament | fibröse Knorpelzone | kalzifizierte Knorpelzone | Knochen |

Zone 1 — Zone 2 — Zone 3 — Zone 4

Tidemark (blaue Linie) — Zementlinie

sich die Wundheilung dieser Bereiche sehr unterschiedlich. Dabei zeigen Verletzungen der Zone 1 ein relativ gutes Regenerationsverhalten, das der Wundheilung von Sehnengewebe entspricht.

Durch ihre schlechte bzw. avaskuläre Versorgungslage stellen sich Störungen in dem Übergangsbereich von Zone 1 zu Zone 2 problematisch dar. Alle benötigten Nähr- und Baustoffe müssen über die Transportmechanismen Diffusion, Osmose und zu einem Teil auch über den druckabhängigen Flüssigkeitstransport in das Wundgebiet eingeführt werden.

Aus den genannten Gründen ist die Nachbehandlung von Verletzungen dieses sensiblen Bereichs meist sehr zäh, da positive Behandlungsergebnisse nur langsam und oft unbefriedigend erzielt werden können. Viele der typischen direkten Ansatzprobleme, z. B. der klassische Tennisellbogen, gelten daher als sehr therapieresistent.

Die Zonen 3 und 4 sind für die Physiotherapie weniger problematisch, da Traumen in dieser Region durch die Blutversorgung des Knochens eine gute Regenerationsfähigkeit besitzen. Ihre Wundheilung entspricht der klassischen Knochenheilung, die in der Regel problemlos abläuft.

Dieses Kapitel soll speziell der exponierten Problemstellung in der Übergangszone 1 zu 2 gewidmet werden, da auch hier ein funktioneller Behandlungsansatz gute bis sehr gute Therapieergebnisse in Aussicht stellt.

Im Mittelpunkt dieses Therapiekonzeptes steht die Anregung der Durchblutung bzw. des Stoffwechsels in Muskulatur, Sehne und dem umgebenden Gewebe sowie der dosierte Einfluss physiologischer Belastungsreize auf das betroffene Sehnengewebe. Der Wechsel zwischen Zug und Entlastung respektive daraus resultierend Druck und Entlastung in den Zonen 2 und 3 (Abb. 1.**131 a** u. **b**) sind hier die idealen und notwendigen physiologischen Stimuli (siehe Band I, Kapitel 2.9).

Obwohl aufgrund der avaskulären Situation eine echte Entzündungsphase mit den bekannten Zeichen nicht stattfindet und ein klassischer Phasenverlauf der Heilungsprozesse nicht eindeutig abgegrenzt werden kann, empfiehlt sich bei der Therapieplanung ein Vorgehen nach dem Phasenmodell der Heilung von Kapsel- und Bandgewebe. Das regenerierende Gewebe und die aktiven Zellen erhalten dadurch die Möglichkeit, unter den angepassten Bedingungen der einzelnen Behandlungsphasen eine funktionelle Wiederherstellung der destruierten Strukturen zu realisieren.

■ **Akutphase 0.–5. Tag**

In der Akutphase fehlen in der Regel die bekannten Entzündungszeichen. Meist dominieren Schmerz und eine eingeschränkte Leistungsfähigkeit. Typisch für Ansatztendopathien sind die unterschiedlichen klinischen Schmerzbefunde, die in Stadien eingeteilt werden (Tab. 1.**21**).

Verantwortlich für dieses Schmerzbild und den eher schleichenden Verlauf dieser Problematik ist eine reduzierte Innervation in den verletzten Übergangszonen. Dieses Informationsdefizit erklärt auch die Tendenz zur Bagatellisierung und Chronifizierung der Insertionstendopathien.

Die primären Behandlungsmaßnahmen in diesem akuten Stadium sind relativ einfach und leiten sich von den Bedürfnissen des verletzten Gewebes ab. Die mechanische Belastung des verletzten Kollagens sollte sofort unterbrochen werden (Entlastung, partielle Immobilisation). Bei entsprechender Schmerzsituation empfehlen sich die bekannten vegetativen/taktilen Techniken der Schmerzdämpfung. Gut bewährt haben sich in diesem Zusammenhang die passiven Massagetechniken und physikalischen Behandlungsmöglichkeiten in den sympathischen Kerngebieten der BWS. Nach unserem physio-

Abb. 1.**131 a** u. **b** Belastung der Zone 2.
a Entlastung.
b Zugbelastung.

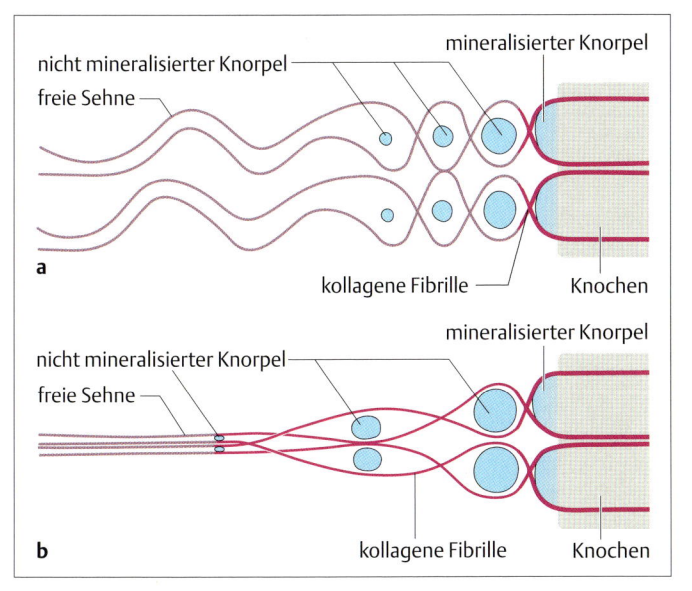

Tabelle 1.**21** Klinischer Befund bei Tendopathie

Stadium 1	Eine gewisse Empfindlichkeit, vor allem nach stärkerer Belastung (Arbeit/Sport), die einige Stunden später wieder aufgehoben ist. Bei der Funktionsuntersuchung wird meistens beim wesentlichen Widerstandstest leichter Schmerz angegeben, manchmal nur Loslassschmerz. Die besten therapeutischen Ergebnisse werden erzielt, wenn der Patient in diesem Stadium behandelt wird.
Stadium 2	Mäßiger Schmerz zu Beginn der Sportaktivität/Arbeit und nach deren Beendigung, jedoch bleiben die Beschwerden viel länger bestehen. Die Funktionsuntersuchung ist bei den Widerstandstests deutlich positiv, oft auch bei Dehnung der betroffenen Sehne.
Stadium 3	Schmerz zu Beginn der Anstrengung, der zwar abnimmt, aber nicht ganz verschwindet, und der nach Beendigung der Belastung zuweilen noch tagelang in Form dumpfer, ständig anhaltender leichter, ziehender Schmerzen anhält, vor allem bei Belastung. Die Leistungen des Patienten werden nicht beeinträchtigt.
Stadium 4	Die Schmerzen sind nun während Belastung so stark, dass Sport-/ Arbeitsleistung dadurch deutlich beeinträchtigt werden.
Stadium 5	Die Schmerzen bleiben anhaltend bestehen, auch in Ruhe.
Stadium 6	Gestörte Funktion (Ruptur); diese kann auch ohne vorangehende klinische Erscheinungen auftreten.

logischen Verständnis ist der häufig praktizierte Einsatz der Kältetherapie kontraproduktiv, da durch den vasokonstriktiven Effekt der Stoffwechsel im Wundgebiet zusätzlich vermindert wird. Zwar ist die gute analgetische Wirkung nicht von der Hand zu weisen, doch diese Schmerzlinderung wird mit einer reduzierten lokalen Versorgung relativ „teuer erkauft". Da die Blutgefäße intakt sind und die klassischen Entzündungszeichen fehlen, ist der Einsatz auch in den ersten 20 min nicht sinnvoll.

Leider ist die Kältetherapie im Sport ein häufig eingesetztes Mittel in der Akutbehandlung der Insertionstendopathien. Die Kombination von Schmerzbekämpfung und Absenkung der kollagenen Belastbarkeit durch die induzierte Mangelversorgung sind wohl eine weitere Ursache für die Chronifizierung dieser Läsion im Leistungssport.

Im Gegensatz zu diesen Erkenntnissen hat sich der Einsatz der beschriebenen Cryocinetics – Eisabreibung (20 sec.) im Wechsel mit schmerzfreier Bewegung (2 min.) – positiv bewährt. Schmerzhemmung und Stoffwechselanregung sind in idealer Weise kombiniert.

Gerade in den ersten Tagen ist die mechanische Entlastung von entscheidender Bedeutung für den weiteren Behandlungsverlauf. Unter diesem Gesichtspunkt hat der Einsatz funktioneller Entlastungsverbände und Orthesen zur Limitation der Belastung zu guten Ergebnissen geführt. Besonders bei Verletzungen der unteren Extremität finden diese Techniken aufgrund der biomechanisch sehr anspruchsvollen Bedingungen ein breites Einsatzfeld, z.B. Vaco-Ped-Orthese, Adi-Med-Stabilschuh und Entlastungstapes für Achillessehnen. Im Bereich der oberen Extremität ist das Ziel der kollagenen Entlastung relativ unproblematisch umsetzbar, da die verletzte Extremität leichter geschont werden kann. In einigen Fällen sind jedoch die temporäre Versorgung mit funktionellen Verbänden/Orthesen vorteilhaft, z.B. mittels Ellenbogenentlastungstape.

Einen besonderen Stellenwert in dieser primären Phase, aber auch im gesamten Heilungsverlauf, haben schmerzfreie Belastungswechsel durch Bewegungsübungen. Neben der bekannten schmerzdämpfenden Wirkung (Gate-Control-Theorie) ist vor allem die Anregung des Stoffwechsels in Muskel, Sehne und den angrenzenden Gleitgeweben von großer Wichtigkeit. Zusätzlich verbessert der ausgelöste „Pumpeffekt" den Flüssigkeitsaustausch im kollagenen Netzwerk und erhöht die piezoelektrische Aktivität im Wundgebiet. Eine gute Versorgung mit Nährstoffen und eine erhöhte Syntheseleistung der Fibro-/Chondroblasten sind die logische Konsequenz dieser Mobilisation.

■ Proliferationsphase (5. Tag – 6. Woche)

Auf der Basis dieser gesteigerten lokalen Stoffwechselsituation beginnen die Zellen mit der Synthese des neuen Kollagens Typ III. In dieser Phase unterstützen lokale Massagetechniken im Bereich der betroffenen Muskelgruppen sehr gut den Behandlungsverlauf. Sie senken die reflektorisch erhöhte Aktivitätslage der Muskulatur und somit auch die Spannung des Sehnengewebes. Diese Entspannung fördert die gesamte Durchblutungssituation aller beteiligten Strukturen sehr. In Verbindung mit Bewegung, als Funktionsmassage eingesetzt, regt der Wechsel zwischen Zug und Entlastung das Gleiten des Muskelgewebes in seinen bindegewebigen Faszien und den Flüssigkeitsaustausch zwischen Sehne und angrenzendem Gewebe an.

Einen besonderen Stellenwert in der Therapie von Sehnen und Ansatzproblemen haben traditionell die Friktionstechniken nach Cyriax (1945). Mit diesen Techniken übt der Therapeut mit seinen Fingern sehr lokal und intermittierend Druck auf die schmerzhafte Läsionsstelle aus. Seine Finger bewegen sich dabei unter Druck quer zum Faserverlauf der Sehne und unter Entlastung wieder zurück.

Im behandelten Bindegewebe kommt es durch diesen mechanischen Einfluss zu verschiedenen Wirkungen. Ein beschriebenes Ziel der Querfriktionen ist die Schmerzhemmung/-stillung im Verletzungsgebiet. Ausgelöst wird dieser analgesierende Effekt durch die Stimulation dick-afferenter Mechanorezeptoren, die eine Senkung der sympathischen Reflexaktivität und eine Hemmung der Schmerzleitung bewirkt (Gate-Control-Theorie). Außerdem werden die Kollagenfasern durch die quer zum Faserverlauf eingesetzte Behandlungstechnik, rhythmisch gegeneinander verschoben, wodurch wasserlösliche Crosslinks mobilisiert und der Stoffwechsel bzw. Flüssigkeitstransport im Bindegewebe gefördert wird. Ein weiterer wichtiger Wirkungsmechanismus ist durch die biomechanische Stimulation der Mastzellen bedingt. Der einwirkende Druck und die Bewegung regen die Mastzellen zur Freisetzung von Histamin an. Diese vasoaktive Mediatorsubstanz erhöht im umliegenden Gewebe die Durchblutung und Permeabilität für ca. 20–30 min und liefert den Bindegewebszellen so ein gutes Synthesemilieu. Eine Behandlungsdauer von 3–5 min. ist ausreichend, um die beschriebene Wirkung zu erzielen (Abb. 1.97).

In der klassischen Behandlungskonzeption nach Cyriax schließt sich der Querfriktion direkt die Dehnung der betroffenen Muskulatur und Sehnen an. Dieser Dehnreiz soll die Ausrichtung der kollagenen Fasern unterstützen. Aufgrund der reduzierten Belastbarkeit der verletzten Fasern empfiehlt sich der Einsatz entspannender „Dehntechniken" zur Regulation der muskulären Spannungslage. Über entsprechende Relaxationstechniken, z.B. Antagonistenhemmung, CHRS-Methode, Dekontraktion, kann der Aktivitätszustand der Muskulatur adäquat gesenkt werden, ohne das System über die gewünschte Matrixbelastung hinaus zu strapazieren. Diese Normoregulation wirkt sich sehr positiv auf die Durchblutung von Muskel und umliegendem Gewebe aus bzw. entlastet direkt die traumatisierte Sehne.

Bei den chronischen Formen dieser Ansatzläsionen ist eine reguläre Heilung meist durch ständige Bagatellisierungen und Retraumata nicht möglich, da die Regenerationsprozesse quasi in der Akutphase hängen bleiben. Der Organismus kann keine optimale Ernährungssituation für die weitere Neubildung der Strukturkomponenten aufbauen. Das Gewebe konsolidiert sich nicht und die Belastbarkeit sinkt zunehmend. Die therapeutische Aufgabe ist es, diesen Kreislauf zu durchbrechen und die Rahmenbedingungen für eine physiologische Wundheilung optimal zu gestalten. Das innere Gleichgewicht zur Selbstheilung muss wieder hergestellt werden.

Eine Modifikation der bekannten Friktionstechniken ermöglicht uns, die gestörte Wundheilung erneut zu aktualisieren und damit die Möglichkeit eines regulären Verlaufs zu eröffnen. Mit gleicher Intensität, aber mit verlängerter Applikationsdauer (15–20 min.) zerstören diese mechanischen Friktionen die Mastzellen und aktivieren eine ganze Kaskade biochemischer Reaktionen (Abb. **1.97**). Als Resultat entsteht durch den Einfluss verschiedener Gewebsmediatoren eine neue Alarm-/Akutphase, die als Ausgangsbasis für einen gesteuerten bzw. betreuten Wundheilungsprozess dient. In der weiteren Gestaltung der Rehabilitation sollten sich Patient und Therapeut konsequent an der Belastbarkeit der verletzten Strukturen orientieren, um ein erneutes Retrauma zu verhindern. Nach Ablauf der Akutphase (3–5 Tage) kann die Behandlung mit Friktionstechniken von 3–5 min. fortgesetzt und alle beschriebenen Maßnahmen können ergänzt werden.

Zur Unterstützung dieser lokalen Stoffwechselanregung durch Friktionen eignen sich verschiedene Anwendungsformen der Elektro- und Ultraschalltherapie, z. B. diadynamische Ströme, Interferenzströme, mittelfrequente Stromformen u. Ä. Sehr gezielt und lokal stimulieren sie die Durchblutung, fördern den Transport von Nährstoffen in das Wundgebiet und regen die Syntheseaktivität im Bindegewebe an. Auch evtl. verschiedene Anwendungen aus der Thermotherapie, z. B. Rotlicht, Fango, heiße Rolle, wirken gut.

Obwohl beide Knorpelzonen des Sehnen-Knochen-Überganges nicht innerviert sind, zeigt sich in der zugehörigen Muskulatur durch die Sehnenverletzung ein deutlich verändertes Innervationsverhalten. Bei kleineren Läsionen drückt sich diese neuromuskuläre Störung durch einen reflektorisch erhöhten Aktivitätszustand der Muskulatur aus. Größere Verletzungen mit entsprechender Nozizeption zeigen meist eine reduzierte Muskelaktivität (Schutzreaktion). In beiden Fällen ist die Ansteuerung der gesamten Muskelkette verändert. Eine schnelle Wiederherstellung und Harmonisierung der physiologischen Muskelfunktion ist daher ein weiteres wichtiges Ziel der Behandlung.

Aus diesem Grund sollte ein propriozeptives/koordinatives Training in Abhängigkeit von Belastbarkeit und Schmerzempfinden schon frühzeitig in der Phase der Ent- bzw. Teilbelastung erfolgen. Die Übungen werden anhand der funktionellen Bewegungsmuster der gesamten Muskelkette ausgewählt und werden im weiteren Trainingsverlauf systematisch gesteigert (siehe Kap. 1.71 Allgemeine Rehabilitation).

Aus dem Bereich der medizinischen Trainingstherapie bieten sich in dieser Phase zyklische Belastungsformen im aeroben Stoffwechselbereich an, z. B. Aquajogging, Ergometertraining). Ein fein dosiertes Bewegungstraining auf dem untersten Belastungsniveau des Kraftausdauertrainings in geschlossenen Ketten rundet das therapeutische Trainingskonzept ab.

In der Gestaltung und Dosierung dieser wichtigen Trainingsphase ist es für den gesamten Rehabilitationsverlauf von sehr großer Bedeutung, die momentane Belastbarkeit des verletzten Sehnengewebes zu respektieren und nicht zu überlasten. Bis zum Abschluss der Proliferationsphase sollte daher die bekannte Matrixbelastung in Training und Alltag nicht überschritten werden. Bei manchen Lokalisationen der Verletzung ist dies aufgrund der Fortbewegung nur unter protektiven und entlasteten Bedingungen möglich, z. B. im Bereich der Achillessehne mittels Vaco-Ped- oder AdiMed-Stabil Schuhe. Die Einhaltung dieser natürlichen Limitation scheint der Schlüssel für eine erfolgreiche Therapie der Problemzone zu sein.

■ **Umbauphase (ab der 4.–6. Woche)**

Bei guter Entwicklung des Heilungsverlaufes und einer Zunahme der subjektiven Belastbarkeit beginnt sich das kollagene Netzwerk zunehmend besser zu organisieren und stabilisieren. Langsam wird das „Bauwerk" an eine größere Belastbarkeit herangeführt.

In der Gestaltung dieser Belastungssteigerung liegt ein weiterer Faktor für eine erfolgreiche Therapie versteckt. Sehr sensibel und ohne Schmerzsensationen sollte die Intensität im kollagenen Belastungsbereich gesteigert werden und auf das heilende Gewebe einwirken. Bei einem zu aggressiven Verlauf dieser Übergangsphase ist mit einer erneuten Verletzung und Akutphase zu rechnen. Daher müssen die Rahmenbedingungen von Therapie und Training ganz eindeutig abgesteckt werden. Patient und Therapeut dürfen sich nicht von falschem Ehrgeiz und der reduzierten Rezeptorinformation aus dem Wundgebiet leiten lassen. Die neuen Belastungsreize sollten wie mit „angezogenen Zügeln" auf das Sehnengewebe wirken und ganz dosiert die konstruktiven Informationen zur Konsolidierung dieser Verbindungsstelle liefern.

Auch in diesem fortgeschrittenen Stadium ist eine gute Trophik und Versorgungslage die essentielle Grundlage für die Umbauprozesse. Alle unterstützenden therapeutischen Techniken zur Förderung der Ernährungssituation werden daher eingesetzt. Lokal appliziert, reicht die Palette von klassischen Massagetechniken über die wichtigen myofaszialen Therapieansätze bis zu den bekannten Anwendungen der physikalischen Therapie. Außerdem sind auch die schon erwähnten Friktionstechniken sehr effektiv.

Trotz der guten Wirkung dieser vielfältigen therapeutischen Möglichkeiten steigt die Wichtigkeit der aktiven Bewegungsreize. Sie liefern, neben der lokalen Stoffwechselanregung und Steigerung der zellulären Syntheseaktivität, zusätzlich die entscheidenden formativen Stimuli zur adäquaten Gestaltung der kollagenen Struktur des neuen Bindegewebes. Entsprechend den einwirkenden Kräften richten sich die neu gebildeten Fasern aus, nehmen an Volumen zu und steigern somit sukzessive ihre Belastbarkeit. Alle eingesetzten Übungen bzw. Trainingsaufträge sollten sich daher an den funktionellen Bewegungsabläufen und Aufgaben der betroffenen Region orientieren. Ganz entscheidend ist dabei das individuelle Anforderungsprofil aus Alltag, Beruf und Sport.

Unter diesem Aspekt steigern sich, bei guter Entwicklung der koordinativen/propriozeptiven Leistungsfähigkeit, progressiv alle eingesetzten Trainingsaufträge. Intensität, Komplexität und Dynamik nehmen zu und bereiten den Körper auf die geforderte Zielbelastung vor. In der Gestaltung dieser sehr interessanten Therapiephase werden Phantasie und Kreativität lediglich durch die Prinzipien der Wundheilung, Trainingslehre und individuellen Belastbarkeit des Gewebes begrenzt.

Auch alle Möglichkeiten der medizinischen Trainingstherapie werden in Abhängigkeit von den Zielen eingesetzt. Gerade in der frühen Umbauphase hat sich der Wechsel zwischen belastenden Trainingsformen für das Kollagen, z.B. Krafttraining, Sprung-ABC, Lauf-ABC und entlastenden, stoffwechselanregenden Trainingsvarianten, z.B. Aqua-Jogging, Fahrradergometer sehr bewährt. Diese Modulation der Belastung im Wochenverlauf ermöglicht den trainierten Strukturen eine gute Adaptation unter verbesserten Stoffwechselbedingungen. Mit dem Fortschreiten der Heilung nimmt auch der Stellenwert dieser regenerativen Trainingseinheiten ab.

Am Ende der Rehabilitation stehen die typischen Belastungsformen des Patienten im Vordergrund. Die spezifischen Bewegungsabläufe und Kraftspitzen wirken systematisch auf den betroffenen Sehnenansatz ein. Erst wenn diese ganz spezifischen Belastungsreize gut bewältigt werden, kann von einer erfolgreichen funktionellen Rehabilitation gesprochen werden. Unter Beachtung der genannten Bedingungen ist ein therapeutischer Erfolg auch bei problematischen Läsionen der direkten Knochen-Sehnen-Übergänge möglich (Abb. 1.**132**).

> **Zusammenfassung: Rehabilitation teno-ossaler Übergang**
>
> Die schwierige Verbindung von Sehnengewebe mit dem knöchernen Hebel löst der Körper durch zwei konstruktiv unterschiedliche Verankerungsstrategien. Man unterscheidet die *direkte* und die *indirekte Knochen-Sehnen-Verbindung*.
>
> Bei der indirekten Insertion dringen die kollagenen Fasern der Sehne nicht direkt in den Knochen ein, sondern haften im oberflächlichen Teil über Crosslinks und Sharpey-Fasern flächig auf dem Periost, um dann im tiefen Teil der Insertion ohne knorpelige Zwischenzone im Knochen verankert zu werden. Diese Verbindung verfügt über Blutversorgung und Innervation. Entsprechend gut ist daher auch die Fähigkeit zur Regeneration. Der Heilungsverlauf gestaltet sich konform zur Wundheilung von Bindegewebe.
>
> Bei direkten Ansätzen wird die Verbindung mit dem Knochen in vier unterschiedlichen Zonen hergestellt. Dabei erweisen sich vor allem Verletzungen der Übergangszone 1 zu 2 aufgrund ihrer schlechten Durchblutung als problematisch. Alle Nähr- und Baustoffe müssen über Diffusion und Osmose in das Wundgebiet transportiert werden. Obwohl eine klassische Entzündungsphase fehlt und ein typischer Phasenverlauf der Wundheilung nicht klar zu erkennen ist, empfiehlt sich bei der Therapieplanung ein Vorgehen nach dem Phasenmodell der Heilung von Kapsel- und Bandgewebe. Aufgrund der schlechten Versorgungslage dieser Zone steht die Anregung der Durchblutung bzw. des Stoffwechsels der Muskulatur, Sehne und des umgebenden Gewebes sowie der dosierte Einfluss physiologischer Belastungsreize im Mittelpunkt des Behandlungskonzepts.

Rehabilitation spezifischer Gewebe

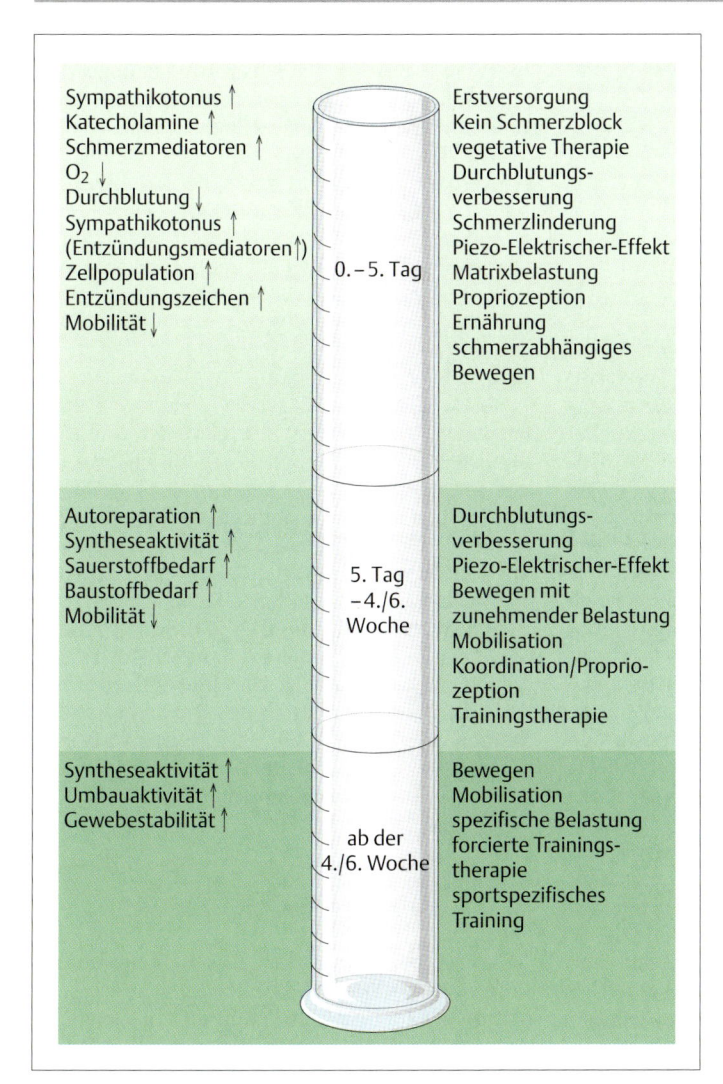

Abb. 1.**132** Therapie in den einzelnen Phasen der Wundheilung.

0.–5. Tag

- Sympathikotonus ↑
- Katecholamine ↑
- Schmerzmediatoren ↑
- O_2 ↓
- Durchblutung ↓
- Sympathikotonus ↑ (Entzündungsmediatoren↑)
- Zellpopulation ↑
- Entzündungszeichen ↑
- Mobilität ↓

- Erstversorgung
- Kein Schmerzblock
- vegetative Therapie
- Durchblutungsverbesserung
- Schmerzlinderung
- Piezo-Elektrischer-Effekt
- Matrixbelastung
- Propriozeption
- Ernährung
- schmerzabhängiges Bewegen

5. Tag – 4./6. Woche

- Autoreparation ↑
- Syntheseaktivität ↑
- Sauerstoffbedarf ↑
- Baustoffbedarf ↑
- Mobilität ↓

- Durchblutungsverbesserung
- Piezo-Elektrischer-Effekt
- Bewegen mit zunehmender Belastung
- Mobilisation
- Koordination/Propriozeption
- Trainingstherapie

ab der 4./6. Woche

- Syntheseaktivität ↑
- Umbauaktivität ↑
- Gewebestabilität ↑

- Bewegen
- Mobilisation
- spezifische Belastung
- forcierte Trainingstherapie
- sportspezifisches Training

Neben den bekannten Techniken kommen hier die traditionellen Friktionstechniken nach J. Cyriax zum Einsatz. Sehr lokal regen sie die Durchblutung und Permeabilität im Wundgebiet an und liefern den aktiven Zellen ein gutes Synthesemilieu.
Ganz entscheidend für einen Therapieerfolg ist die konsequente Limitation der Belastungsintensität während der gesamten Proliferationsphase. Alle eingesetzten Therapie- und Trainingsmaßnahmen sollten schmerzfrei und im Matrixbelastungsbereich absolviert werden. Hier haben sich der Einsatz verschiedener funktioneller Entlastungsverbände und die Orthesenversorgung sehr gut bewährt.

Sehr sensibel ist auch der Übergang von der beschriebenen Matrixbelastung zur kollagenen Belastung in der Umbauphase zu gestalten. Mit eher angezogenen Zügeln sollte die Belastungssteigerung auf das betroffene Gewebe einwirken. In der frühen Konsolidierungsphase empfiehlt sich ein Wechsel zwischen belastenden Trainingsformen und entlastenden, zyklischen Übungsaufträgen zur Stoffwechselsteigerung.
Mit zunehmender Belastbarkeit nimmt der Stellenwert dieser regenerativen Trainingseinheiten ab und das System sollte progressiv mit spezifischen Bewegungsaufträgen konfrontiert werden. Alle Facetten des Trainings kommen zum Einsatz.

> Am Ende der Rehabilitation stehen die typischen Belastungsqualitäten der individuellen Zielsetzung des Patienten im Vordergrund. Erst bei voller Belastbarkeit unter spezifischen Bedingungen auch im Alltag, Beruf und Sport kann von einem erfolgreichen Therapieverlauf ausgegangen werden.

1.7.7 Spezifische Rehabilitation von Sehnengewebe

Das äußere Erscheinungsbild und die Menge an kollagenen Fasern des Typ I verdeutlichen die Hauptfunktionen einer Sehne. Sie hat die Aufgabe, Zugbelastungen zu absorbieren, die während der Kontraktion oder Dehnung eines Muskels entstehen. Dabei überträgt sie die vom Muskel entwickelten Kräfte auf den knöchernen Hebel. Diesen zum Teil sehr hohen Anforderungen kann Sehnengewebe nur durch eine besondere Architektur des kollagenen Netzwerks gerecht werden. Zum Großteil sind die wellenförmig angelegten Fasern deshalb nicht nur parallel, sondern auch leicht spiralförmig angeordnet. So wird eine Belastungsstabilität erreicht, die deutlich höher einzustufen ist als die eines im Volumen vergleichbaren Stahlseiles. Trotz dieser enormen Leistungsfähigkeit und Belastbarkeit von Sehnengewebe sehen wir uns in der Physiotherapie doch sehr oft mit den Problemen bzw. den Verletzungen dieser Strukturen konfrontiert. Typisch für diese Läsionen ist häufig ein chronischer Verlauf der Wundheilung (z. B. Achillodynie).

Während die Belastbarkeit eines Stahlseiles klar definiert und nur unerheblich beeinflussbar ist, besteht für die Stabilität der Sehne eine klare Abhängigkeit zu ihrer Versorgungslage. Nur ein gut ernährtes Sehnengewebe ist in der Lage, eine maximale Belastungsstabilität zu entwickeln. Wird allerdings der Sehnenstoffwechsel in irgendeiner Weise gestört – Fehlstatik, intensives und einseitiges Training, mangelhafte Regeneration oder Immobilisation –, so sinkt diese Belastbarkeit erheblich. Es kommt zu einem Missverhältnis zwischen einwirkender Belastung und aktueller Belastbarkeit des Gewebes.

Interessant ist unter diesem Aspekt auch das Anpassungsverhalten von Sehnenstrukturen auf eine erhöhte Aktivitätslage (z.B. Krafttraining, Sprung- und Sprinttraining). Dabei ist zwar eine vermehrte Synthese von dünnen kollagenen Fasern zu erkennen, aber gleichzeitig auch der Abbau von dicken Fasern. Die Stabilität der Sehne nimmt zu, verliert aber gleichzeitig erheblich an Elastizität und wird somit verletzungsanfälliger. Eine solche Konstellation, die typisch für die Bedingungen im Leistungssport ist, erklärt die Häufigkeit von Sehnenverletzungen bei vermehrter sportlicher Aktivität. Einen ganz besonderen Stellenwert nehmen hier die Läsionen der Achillessehne ein (Achillessehnenbeschwerden im Laufsport 23,7 % bei Männern und 16,5 % bei Frauen; Mayer et al. 1998).

Abhängig von Größe und Lokalisation der Verletzungen werden extrinsische und intrinsische Heilung unterschieden.

Extrinsische Heilung

Besonders bei größeren Destruktionen dominiert die extrinsische Heilung die Regenerationsprozesse von Sehnengewebe. Wie schon in der Physiologie beschrieben, leiten die umliegenden Gewebe, z.B. Sehnenscheide, Periost, Faszien oder auch die Subkutis, diese Wundheilung ein. Auf Grund der guten Blutversorgung dieser initialen Gewebe können die Heilungsvorgänge in die drei klassischen Phasen eingeteilt werden. Da dieser Phasenverlauf der allgemeinen Wundheilung von Bindegewebe entspricht und mittlerweile als bekannt vorausgesetzt werden darf, möchten wir uns auf gewisse Besonderheiten in der Behandlung von Sehnengewebe beschränken, ohne die klassischen Therapieansätze erneut zu erläutern.

Entzündungsphase (0. – 3./5. Tag)

Gehen wir bei einer extrinsischen Heilung von größeren Verletzungen des Sehnengewebes aus, so kommt es dabei zur Destruktion von kollagenen Fasern, aber auch zu einer Verletzung von Blutgefäßen. Vor allem Schmerz, Functio laesa und ein entsprechendes Einbluten in das Gewebe dominieren zu diesem Zeitpunkt das Geschehen. Im Wundgebiet werden Schmerz- und Entzündungsmediatoren ausgeschüttet und lösen die klassischen Entzündungszeichen aus. Die notwendigen Therapiemaßnahmen leiten sich von dieser Gewebereaktion ab.

Zum Schutz der Sehne ist eine sofortige Reduktion der einwirkenden mechanischen Belastung von großer Wichtigkeit. Je mehr die verletzte Sehne in die Aufgabenstellung der Lokomotion eingebunden ist (z.B. Achillessehne, Patellasehne), desto höher ist der Stellenwert dieser Entlastung zu bewerten. In diesen Fällen reicht es in der Regel nicht aus, die Belastungsqualität zu reduzieren, sondern es muss eine eindeutige Entlastung im Matrixbelastungsbereich erfolgen.

Auf Grund der wirksamen Gravitationskräfte in Verbindung mit den oft ungünstigen Hebelverhältnissen treten gerade an den unteren Extremitäten enorme Belastungsspitzen auf. So konnten einige Untersuchungen bei normaler körperlicher Aktivität Zugkräfte an der Achillessehne von 2.000–7.000 N nachweisen. Schon beim einfachen Gehen überschreiten diese Kräfte das eigene Körpergewicht um ein Vielfaches. Eine kollagene Entlastung im Wundgebiet ist daher bei normalem Einwirken des Körpergewichts ohne Hilfsmittel fast nicht zu realisieren.

Hochlagerung und eventuell externe Kompression unterstützen die Mechanismen der Blutstillung und -gerinnung. Der Einsatz von Eis- bzw. Kältetherapie hat sich in den ersten 10–20 min. positiv bewährt. Im weiteren Verlauf empfiehlt sich allerdings der Einsatz von Cryocinetics, da längere Kälteapplikationen den Stoffwechsel im Sehnengewebe herabsetzen und somit die Wundheilung empfindlich stören. Zur weiteren Schmerzdämpfung zeigen die bekannten Techniken der vegetativen Therapie in den sympathischen Segmenten der Brustwirbelsäule gute Ergebnisse. Unter dem gleichen therapeutischen Aspekt bewirken schmerzfreie Bewegungen im Matrixbelastungsbereich ein Absinken der sympathischen Reflexaktivität und eine Verbesserung des lokalen Stoffwechsels.

■ Proliferationsphase (3./5. Tag – 4 Wochen)

Gerade in der ersten Woche der Proliferation ist die Kollagensynthese und der Bedarf nach einer guten Nährstoffsituation sehr hoch. Alle gewählten Behandlungsmaßnahmen sollten sich an diesen Bedürfnissen ausrichten und entsprechend auf das Gewebe einwirken.

Aus dem großen Katalog der Massagetechniken kommen alle bekannten Möglichkeiten der Durchblutungsförderung und Stoffwechselanregung zum Einsatz. Hier sind vor allem die Friktionstechniken nach J. Cyriax (3–5 min.) zu erwähnen. Sie erhöhen sehr eng lokalisiert den Stoffwechsel im Wundgebiet und aktivieren das Gewebe so zu einer höheren Syntheseleistung.

Im Falle eines chronischen Verlaufs der Wundheilung bietet sich eine längere Applikation von Friktionen (15–20 min.) zur Aktualisierung der Verletzung an (Abb. 1.**97**). Ergänzt werden diese manuell ausgeführten Therapietechniken durch die vielseitigen Behandlungsansätze aus dem Bereich der physikalischen Therapie. Der Einsatz von Ultraschall- und Elektrotherapie bietet gute Möglichkeiten, die lokale Trophik der Sehne zu beeinflussen. Gute Behandlungsergebnisse zeigen auch die verschiedenen Anwendungsformen der Thermotherapie (z. B. Rotlicht, Fango, heiße Rolle, feuchte Kammer).

In diesem Zusammenhang bleibt das zunehmende Mobilisieren der verletzten Sehnenstrukturen (Matrixbelastungsbereich) der wichtigste Behandlungsreiz. Sie stimuliert den lokalen Stoffwechsel sehr effektiv und liefert über die ausgelöste kollagene Bewegung einen erhöhten piezo-elektrischen Effekt und somit eine gesteigerte Syntheseaktivität der aktiven Fibro- bzw. Tenoblasten. Zusätzlich erhält das Faserkonstrukt schon frühzeitig formative Reize für eine funktionelle Ausrichtung der neuen Fasern.

Ähnlich der Gleitstörungen von Knorpel- und Meniskusgewebe nach Immobilisation kommt es auch bei mangelnder Bewegung der Sehne in ihrer Sehnenscheide bzw. dem synovialen Gleitgewebe des Paratenons häufig zu *Lipidverklebungen*. Diese Adhäsionen schränken sehr deutlich die Gleitfähigkeit des Sehnengewebes ein und sind für den klassischen *Einlaufschmerz* bei Sehnenaffektionen verantwortlich.

Bei einem verzögerten oder durch Bagatellisierung gestörten Therapieverlauf beeindruckt oft ein *Schneeballknirschen*. Ein regelrechtes Versulzen und Verkleben des gesamten Gleitmilieus der Sehne sind die Ursachen für dieses Phänomen. Da es sich dabei nicht um einen strukturellen Umbauprozess der verschiedenen Verschiebeschichten handelt, sondern um eine Störung des synovialen Stoffwechsels, lassen sich die notwendigen therapeutischen Möglichkeiten sehr einfach ableiten. Durchblutungsverbesserung und vor allen Dingen das schmerzfreie Bewegen bzw. Gleiten der Sehne gegenüber ihrer Umgebung tragen zu einer Normalisierung und einer Auflösung der Lipidbrücken bei.

Neben der relativ guten Durchblutung von Sehnengewebe spielt der bewegungsabhängige Flüssigkeitsaustausch zwischen Gleitgewebe und Sehne eine wichtige Rolle im Gesamtstoffwechsel dieser Strukturen. Der Harmonisierung dieses Milieus sollte daher besondere Beachtung geschenkt werden.

Von entscheidender Bedeutung für eine physiologische Ausheilung von Sehnenverletzungen ist die konsequente Einhaltung der reduzierten Belastung im Matrixbereich während der Entzündungs- bzw. Proliferationsphase. Erst mit dem Abschluss der Neubildung von Kollagen Typ III und dem kompletten Verschluss des destruierten Areals mit diesen neuen Fasern ist eine höhere Belastbarkeit der Sehne zu erwarten. Aus diesem Grund sollte, vor al-

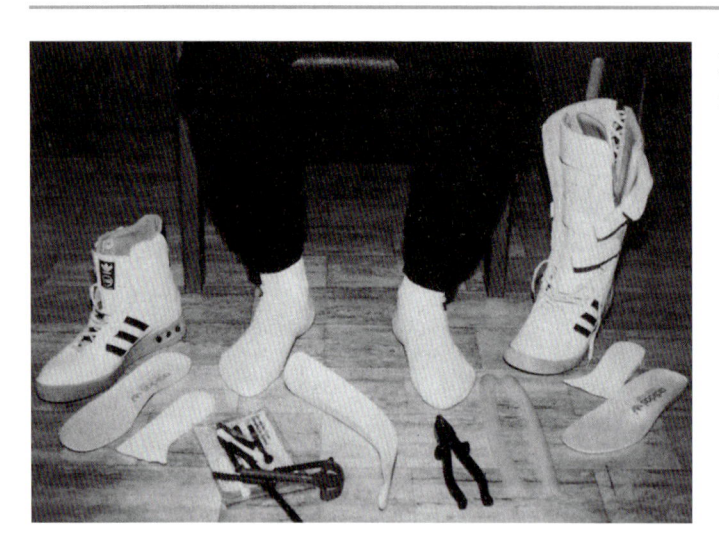

Abb. 1.**133** Beispielhafte Orthesenversorgung mit Adipromed Vario Stabil.

lem bei Verletzungen der unteren Extremität, konsequent und sehr diszipliniert auf die Einhaltung der limitierten Belastung geachtet werden. In diesen Fällen und gerade an der Achillessehne hat sich der Einsatz verschiedener Hilfsmittel aus dem Bereich der Orthesenversorgung sehr gut bewährt (z. B. Adipromed-Vario Stabil; Abb. 1.**133**).

Unter Berücksichtigung dieser Kriterien sind im weiteren Verlauf der Rehabilitation alle bekannten Therapie- und Trainingsmaßnahmen zur Harmonisierung der gesamten Funktionskette möglich. Ein wohl dosiertes Propriozeptions-/Koordinationstraining in funktionellen Bewegungsmustern hat genauso einen festen Stellenwert wie das gezielte Training der defizitären konditionellen Fähigkeiten.

Erinnern möchten wir nochmals an die Bedeutung einer guten Fußstatik und Gewölbefunktion für die gute Koordination und Gelenkachsenkontrolle der gesamten unteren Extremität.

Für eine funktionelle Rehabilitation verletzter Sehnen, gerade an der unteren Extremität, sind zyklische Trainingsformen unter Gewichtsentlastung sehr interessant und effektiv. Besonders hervorzuheben ist das Aquajogging, da es ermöglicht, die destruierten Strukturen funktionell zu belasten, ohne einen mechanischen Over-use zu provozieren. Diese tolle Alternative konnte vor allem im Leistungssport hervorragende Behandlungsergebnisse erzielen.

■ Umbauphase (ab 4. Woche)

Bei entsprechendem Therapeuten- und Patientenverhalten nimmt nach ca. vier Wochen die Produktion von Kollagen Typ III ab und das neue Gewebe wird fortschreitend besser organisiert und umgebaut (Kollagen Typ I). Langsam gewinnt die Sehne an Stabilität und Belastbarkeit.

Sehr bedeutend für die weitere Konsolidierung der Strukturen ist die Regeneration der synovialen Schicht von Sehnenscheide bzw. Paratenon, die erst nach ca. 21 Tagen abgeschlossen ist. Auf der Basis dieser synovialen Funktion verbessert sich sowohl die Ernährung als auch das Gleitverhalten der Sehne. Dadurch werden die einwirkenden mechanischen Belastungen erheblich reduziert und der Flüssigkeitstransport in Matrix bzw. Grundsubstanz gefördert. Alle Funktionen der Strukturkomponenten verbessern sich signifikant.

Aus diesem Grund haben mobilisierende und stoffwechselanregende Therapietechniken auch in diesem letzten Stadium der Heilung einen hohen Stellenwert. Alle beschriebenen Möglichkeiten aus Massage und physikalischer Therapie kommen lokal, aber auch vegetativ/segmental appliziert zum Einsatz. Eine besonders gute und eng lokalisierte Wirkung erzielen die bekannten Friktionstechniken (3–5 min.).

Trotz der sehr guten Effekte dieser Behandlungsansätze auf den Sehnenstoffwechsel liegt der Schwerpunkt in dieser Phase bei den bewegenden Therapie- und Trainingsmaßnahmen. Sie liefern, richtig dosiert, alle notwendigen Informationen für einen funktionellen Umbau des regenerierenden Gewebes. Das geformte Bindegewebe der Sehne benötigt diese gerichtet einwirkenden Zugbelastungen für eine physiologische Ausrichtung der Fasern. Gerade in den ersten Tagen empfiehlt sich die langsame Steigerung der Intensität von Matrixbelastung in die notwendige kollagene Belastungsqualität.

In der Gestaltung dieser Belastungssteigerung ist allerdings sensible Zurückhaltung gefragt, da das neu gebildete Kollagen nur vorsichtig an die hohen Anforderungen von Sehnengewebe herangeführt werden sollte. Sukzessive kann in diesem Stadium der Einsatz limitierender oder entlastender Orthesen/Hilfsmittel abgebaut werden, um die Sehne kontrolliert mit den normalen Alltagsanforderungen zu konfrontieren. In dieser sensiblen Vorgehensweise verbirgt sich ein Teil des Erfolgsrezepts einer erfolgreichen Therapie von Sehnenaffektionen.

Mit steigender Belastbarkeit erhöht sich auch der Bedarf an vielseitigen und spezifischen Trainingsstimuli für den weiteren Umbauprozess der regenerierenden Strukturen. In Abhängigkeit zur gewünschten Zielleistung kommen alle formulierten Trainings- und Therapievarianten einer funktionellen Rehabilitation zum Einsatz.

Systematisch und methodisch sinnvoll sollte die betroffene Sehne mit den zu erwartenden Belastungen konfrontiert werden. Über diese Reize erhält das Gewebe alle notwendigen konstruktiven Informationen für eine funktionelle Adaptation.

Ähnlich wie bei der Rehabilitation von Sehnen-Knochen-Übergängen ist es zu Beginn der Umbauphase von Vorteil, belastende Trainingseinheiten (Krafttraining, Lauf- bzw. Sprungübungen) mit eher entlastenden, zyklischen Trainingsformen (z.B. Aqua-Jogging) zu kombinieren. Mit der Zunahme der Sehnenbelastbarkeit nimmt der Stellenwert dieser regenerativen Einheiten im weiteren Verlauf der Heilung ab.

Alle gewünschten bzw. geforderten Belastungsformen sollten innerhalb einer funktionellen Rehabilitation erarbeitet werden und gezielt auf die Sehne einwirken. Erst bei schmerzfreier Toleranz dieser spezifischen Reize kann von einer erfolgreichen Therapie und einer Restitutio ad integrum ausgegangen werden (Abb. 1.134).

Intrinsische Heilung

Diese Heilungsprozesse gehen primär von den verschiedenen Hüllgeweben der Sehne (Epitenon und Endotenon) aus und treten vor allen Dingen bei kleineren Läsionen auf. Meistens kommt es bei solchen Verletzungen nicht zu einer Beteiligung von Blutgefäßen. Entzündungsmediatoren werden entweder nur geringfügig oder gar nicht freigesetzt. Die typischen Entzündungszeichen fehlen daher häufig und eine klassische Entzündungsphase kann nicht immer beschrieben werden. Auf Grund dieser mangelnden Reaktionen und der verzögerten Entwicklung klinischer Schmerzbefunde (Tab. 1.21) steigt die Tendenz zur Bagatellisierung und zum chronischen Verlauf dieser Affektionen. Insgesamt entwickeln sich die einzelnen Wundheilungsphasen deutlich langsamer und sind sehr stark von der lokalen Stoffwechselsituation des Sehnengewebes abhängig. Diffusion, Osmose und der druckabhängige Flüssigkeitsaustausch spielen hier eine entscheidende Rolle.

Leider kommt es im therapeutischen Alltag selten zu einer Nachbehandlung in dieser frühen und reinen intrinsischen Heilungsphase. Viel eher entstehen durch entsprechende Bagatellisierung chronische Störungen oder größere Sehnendestruktionen mit einem extrinsischen Heilungscharakter. In den wenigen Fällen dieser spezifischen Wundheilung muss von einem deutlich verzögerten Verlauf der einzelnen Phasen ausgegangen werden. So dauert der Wundverschluss in der *Proliferationsphase* 9–12 Wochen.

Proliferationsphase (9–12 Wochen)

Ähnlich den Vorgängen in der extrinsischen Heilung ist es von erheblicher Bedeutung, das kollagene Sehnengewebe während der Proliferation mechanisch nicht zu überfordern. Eine Belastung der Sehne in komplett kollagener Intensität sollte vermieden werden. Gerade an den typischen Prädilektionsstellen chronischer Sehnenläsionen (z.B. Patellasehne, Achillessehne) fällt diese Begrenzung der einwirkenden Kräfte sehr schwer und ist oft nur durch den Einsatz diverser Bandagen/Orthesen zu erreichen.

Über den gesamten Rehabilitationsverlauf steht die Versorgungslage des verletzten Gewebes im Mittelpunkt des therapeutischen Interesses. Nur bei guter Ernährung der beteiligten Zellen ist eine physiologische Heilung der Sehne möglich. Daher sollten die stoffwechselfördernden Therapietechniken einen zentralen Schwerpunkt der Behandlung bilden. Alle bekannten Maßnahmen finden unter diesem Aspekt ein breites Einsatzgebiet. Als besonders effektiv haben sich die Friktionstechniken nach Cyriax (3–5 min) für eine lokale Stoffwechselanregung empfohlen.

Einen weiteren gewichtigen Behandlungsschwerpunkt bilden die beschriebenen mobilisierenden Behandlungsansätze (PNF, FBL etc.). Sie verbessern, richtig dosiert (Matrix- bzw. frühe kollagene Belastung), den lokalen Stoffwechsel, das Gleitverhalten zwischen Sehne und Sehnenscheide/Paratenon und steigern die Syntheseaktivität der Bin-

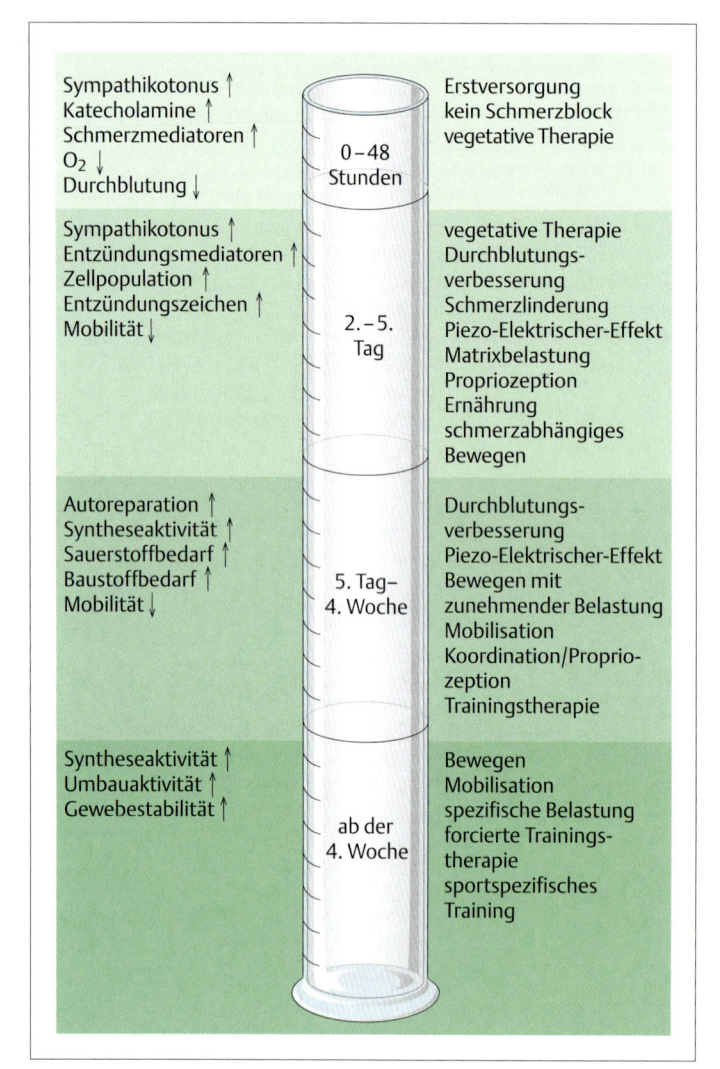

Abb. 1.134 Therapie in den einzelnen Phasen der Wundheilung.

Phase	Merkmale	Therapie
0–48 Stunden	Sympathikotonus ↑ Katecholamine ↑ Schmerzmediatoren ↑ O_2 ↓ Durchblutung ↓	Erstversorgung kein Schmerzblock vegetative Therapie
2.–5. Tag	Sympathikotonus ↑ Entzündungsmediatoren ↑ Zellpopulation ↑ Entzündungszeichen ↑ Mobilität ↓	vegetative Therapie Durchblutungsverbesserung Schmerzlinderung Piezo-Elektrischer-Effekt Matrixbelastung Propriozeption Ernährung schmerzabhängiges Bewegen
5. Tag – 4. Woche	Autoreparation ↑ Syntheseaktivität ↑ Sauerstoffbedarf ↑ Baustoffbedarf ↑ Mobilität ↓	Durchblutungsverbesserung Piezo-Elektrischer-Effekt Bewegen mit zunehmender Belastung Mobilisation Koordination/Propriozeption Trainingstherapie
ab der 4. Woche	Syntheseaktivität ↑ Umbauaktivität ↑ Gewebestabilität ↑	Bewegen Mobilisation spezifische Belastung forcierte Trainingstherapie sportspezifisches Training

degewebszellen. Gerade die Dosierung dieser Bewegungstherapie ist entscheidend für die weitere Entwicklung der Regenerationsprozesse, da das heilende Gewebe nur langsam an Stabilität gewinnt. Eine fehlende oder reduzierte Schmerzwahrnehmung im Wundgebiet erschwert die sensible Gestaltung dieser Therapiephase. Vorteilhaft sind in diesem Zusammenhang entlastete, zyklische Trainingsvarianten (Aquajogging, Ergometertraining), da sie das Sehnengewebe funktionell mobilisieren und durchsaften, ohne es zu überfordern.

Alle weiteren Therapie- bzw. Trainingsmaßnahmen sollten sich an dieser reduzierten Belastbarkeit orientieren und einen niedrig dosierten, repetitiven Charakter besitzen. Schmerzen sind in diesem Stadium strikt zu vermeiden. Sie sind ein deutlicher Indikator für eine kollagene Überlastung respektive einer erneuten Verletzung (Mikrotrauma/Makrotrauma) des Sehnengewebes.

Umbauphase (ab 9.–12. Woche)

Erst nach 9–12 Wochen kann in der Regel von einem Verschluss des Defekts ausgegangen werden. Das Stadium der *Umbauphase* ist erreicht.

Ganz sensibel kann die Belastungsintensität in diesem Stadium in den rein kollagenen Bereich gesteigert werden, um die nötigen formativen Reize für einen qualitativ und quantitativ hochwertigen

Konsolidierungsprozess zu liefern. Bei der Gestaltung dieser systematischen Steigerung der Belastungsparameter ist besondere Disziplin und Zurückhaltung gefragt. Sehr vorsichtig sollten auch bei der intrinsischen Heilung die regenerierenden Fasern an die neue Belastungsqualität herangeführt werden. Die Gefahr eines kollagenen Over-use und somit eines Retraumas ist zu diesem Zeitpunkt relativ groß.

Alle eingesetzten Hilfsmittel (Orthesen/Bandagen) zur Reduktion der einwirkenden Kräfte können zunehmend abgebaut werden, um das Gewebe dosiert mit den spezifischen Anforderungen zu konfrontieren. Unter Berücksichtigung dieser vorsichtigen Therapiestrategie finden alle bekannten Behandlungsmethoden und Trainingsinhalte ein entsprechendes Einsatzfeld.

Ein funktioneller Umbau, mit der entsprechenden Organisation und Ausrichtung der kollagenen Fibrillen, ist auch in dieser speziellen intrinsischen Heilung direkt von den einwirkenden gewebespezifischen Belastungsreizen, Zug und Entlastung, abhängig. Mit Hilfe dieser Informationen kann das verletzte Sehnengewebe an die Anforderungen in Alltag, Beruf und Sport herangeführt und in seiner Belastbarkeit gesteigert werden. Unter diesen optimierten Bedingungen ist auch bei einer intrinsischen Heilung der Sehne eine funktionelle Regeneration möglich (Abb. 1.135).

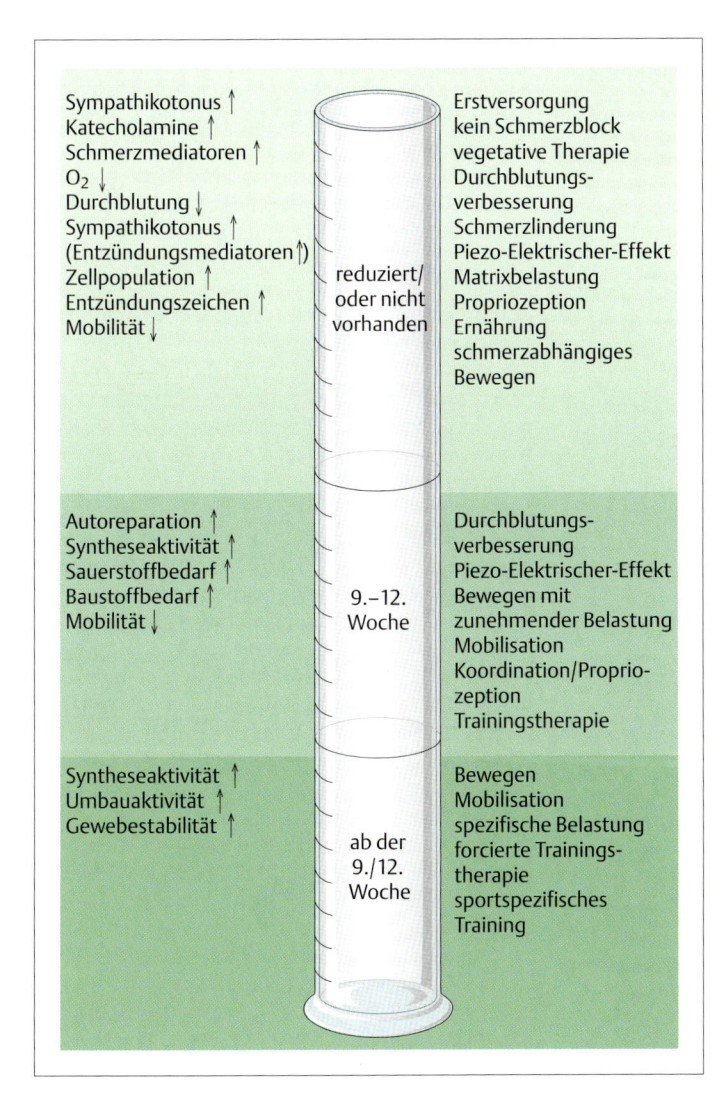

Abb. 1.135 Therapie in den einzelnen Phasen der Wundheilung.

Sympathikotonus ↑
Katecholamine ↑
Schmerzmediatoren ↑
O_2 ↓
Durchblutung ↓
Sympathikotonus ↑
(Entzündungsmediatoren ↑)
Zellpopulation ↑
Entzündungszeichen ↑
Mobilität ↓

reduziert/ oder nicht vorhanden

Erstversorgung
kein Schmerzblock
vegetative Therapie
Durchblutungsverbesserung
Schmerzlinderung
Piezo-Elektrischer-Effekt
Matrixbelastung
Propriozeption
Ernährung
schmerzabhängiges Bewegen

Autoreparation ↑
Syntheseaktivität ↑
Sauerstoffbedarf ↑
Baustoffbedarf ↑
Mobilität ↓

9.–12. Woche

Durchblutungsverbesserung
Piezo-Elektrischer-Effekt
Bewegen mit zunehmender Belastung
Mobilisation
Koordination/Propriozeption
Trainingstherapie

Syntheseaktivität ↑
Umbauaktivität ↑
Gewebestabilität ↑

ab der 9./12. Woche

Bewegen
Mobilisation
spezifische Belastung
forcierte Trainingstherapie
sportspezifisches Training

> **Zusammenfassung: Rehabilitation von Sehnengewebe**
>
> Bei der Regeneration von Sehnen wird eine intrinsische und eine extrinsische Heilung unterschieden. Bei der *extrinsischen Heilung* geht die Wundheilung von den gut durchbluteten Nachbargeweben (Sehnenscheide, Periost, Subcutis usw.) aus und wird in 3 Phasen unterteilt. Diese entsprechen dem allgemeinen Heilungsverlauf von Bindegewebe. Einen sehr hohen Stellenwert für die Regeneration hat der lokale Sehnenstoffwechsel. Neben den bekannten Therapieansätzen haben sich die traditionellen Friktionstechniken nach Cyriax bewährt. Sowohl zur lokalen Durchblutungsförderung (3–5 min) als auch zur erneuten Aktualisierung der Akutphase (15–20 min) kommen diese Friktionen zum Einsatz. Entscheidend für den Verlauf der extrinsischen Heilung ist eine konsequente Belastungsreduktion während der Entzündungs- bzw. Proliferationsphase. Bis zum Abschluss dieser Stadien sollte eine kollagene Belastung vermieden werden. In der Umbauphase empfiehlt sich eine sensible Belastungssteigerung, um die Sehne langsam an die Anforderungen aus Alltag, Beruf und Sport heranzuführen. Abhängig von der geforderten Zielleistung und unter Berücksichtigung der beschriebenen Belastungskriterien sind im weiteren Verlauf alle bekannten Therapie- und Trainingsmaßnahmen möglich. Systematisch sollte die betroffene Sehne mit den zu erwartenden Belastungen konfrontiert werden. Über diese Reize erhält das Gewebe alle notwendigen konstruktiven Informationen für eine funktionelle Adaptation.
>
> Die *intrinsische Heilung* geht von den Hüllgeweben der Sehne aus und kommt hauptsächlich bei kleineren Läsionen zum Einsatz. Die klassischen Entzündungszeichen fehlen häufig und eine Entzündungsphase ist nicht immer zu beschreiben. Insgesamt entwickeln sich die einzelnen Heilungsphasen sehr viel langsamer und sind sehr stark von der lokalen Stoffwechselsituation abhängig. Einen besonderen Stellenwert haben die Transportmechanismen Diffusion, Osmose und der bewegungsabhängige Flüssigkeitsaustausch. Nur bei einer guten Ernährung der aktiven Zellen kann eine funktionelle Ausheilung der Sehne auf diesem Weg erwartet werden.
>
> In der Proliferationsphase, die bis zu 12 Wochen dauern kann, sollte die Belastung im Übergangsbereich auf Matrix- bzw. frühe Kollagenbelastung begrenzt bleiben. Bewegende und durchblutungsfördernde Maßnahmen dominieren in dieser Phase das Geschehen. Der Übergang zur vollen kollagenen Belastungsintensität ist zu Beginn der Umbauphase sehr sensibel zu gestalten. Nur langsam gewinnt das heilende Gewebe an Stabilität. Unter Berücksichtigung dieser langsamen Belastungssteigerung finden alle bekannten Behandlungs- und Trainingsvarianten ein entsprechendes Einsatzfeld. Der funktionelle Umbau von Sehnengewebe ist auch bei einer intrinsischen Heilung von den einwirkenden, spezifischen Belastungsreizen abhängig.

1.7.8 Spezifische Rehabilitation von Muskelgewebe

Die Rehabilitation von Muskelgewebe nimmt nicht zuletzt auf Grund der hohen Verletzungsanfälligkeit – im Sport, je nach Sportart 10–55% aller Verletzungen (Franke 1980, Zarius u. Ciullo 1983) – eine besondere Position in der Therapie des Bewegungsapparats ein.

Als aktive Komponente unseres Bewegungssystems ist die Muskulatur für die Lokomotion, Stabilisation und den aktiven Schutz unseres Körpers zuständig. Das Skelettmuskelgewebe ist das am häufigsten vorkommende Gewebe im menschlichen Körper. Es beansprucht 40–50% des gesamten Körpergewichts. Der Stellenwert der Muskulatur für die Mobilität und Leistungsfähigkeit des menschlichen Körpers drückt sich nicht nur in dieser Dominanz aus, sondern spiegelt sich auch in den hervorragenden Regenerationseigenschaften des Muskelgewebes wider.

Nach einer Verletzung ist die Heilung mit der embryonalen Entwicklung der Muskulatur zu vergleichen. Es wird eine kontinuierliche Regeneration, die den Muskel trainierbar und anpassungsfähig macht, und eine nicht kontinuierliche Regeneration nach einem Trauma unterschieden. Über diese Heilungsprozesse ist die Muskulatur zu einer vollständigen Wiederherstellung bzw. Regeneration fähig. Dabei durchläuft das intramuskuläre Bindegewebe alle bekannten Phasen der Wundheilung.

In Abhängigkeit von der ausgeübten Sportart respektive dem entsprechenden Schädigungsmechanismus werden stumpfe Verletzungsformen (z.B. Kontusionen bzw. Muskelprellungen) von Muskelverletzungen durch das Einwirken hoher Zug- und Dehnungskräfte (z.B. Muskelzerrungen und -zerreißungen) unterschieden. Während die beschriebenen Muskelprellungen charakteristisch für typische Kontaktsportarten – Eishockey, Handball, American Football o.Ä. – sind, entstehen Muskelzerrungen sehr häufig bei Sportarten oder Aktivitäten mit einem hohen Anteil explosiver und exzentrischer Kontraktionsformen (Sprung-/Sprintdisziplinen, Auto anschieben u. v. m.). Ganz besonders häufig sind in diesem Zusammenhang vor allem zweigelenkige Muskeln, wie z. B. M. gastrocnemius, M. rectus femoris, Mm. biceps brachii oder femoris, betroffen. Die Ursachen dieser Anfälligkeit dürften in der schwierigen neuromuskulären Kontrolle der in sich gegenläufigen Bewegungen beider Drehpunkte liegen.

Insgesamt beeinflusst eine Vielzahl von Faktoren die Belastbarkeit des Muskelgewebes und spielt eine entscheidende Rolle in der Entstehung von Muskelverletzungen (Abb. 1.**136**). Eine erfolgreiche Rehabilitation setzt daher eine genaue Ursachenforschung bzw. Diagnostik und die Behandlung sowie die Korrektur der kausalen Störfaktoren voraus. Nur über dieses seriöse therapeutische Vorgehen gelingt es, auch langfristige Therapieerfolge zu erzielen.

In Abhängigkeit von der Schwere der Destruktion gestalten sich die Symptome, die Ausprägung der Funktionsstörung und der Verlauf der Wundheilung sehr unterschiedlich. Zur genauen Beschreibung der differenten Schweregrade von Muskelverletzungen hat sich folgende Klassifizierung (Ryan 1969) bewährt:

– Grad I: Riss einiger weniger Fasern, bei intakter Faszie
– Grad II: Riss einer größeren Anzahl von Fasern, bei intakter Faszie (lokales Hämatom)
– Grad III: Riss einer großen Anzahl von Fasern, mit partiellem Riss der Faszie (Diffuse Blutung in den Muskel bzw. unter die Haut, *Ekchymose*)
– Grad IV: Kompletter Riss des Muskels und seiner Faszie

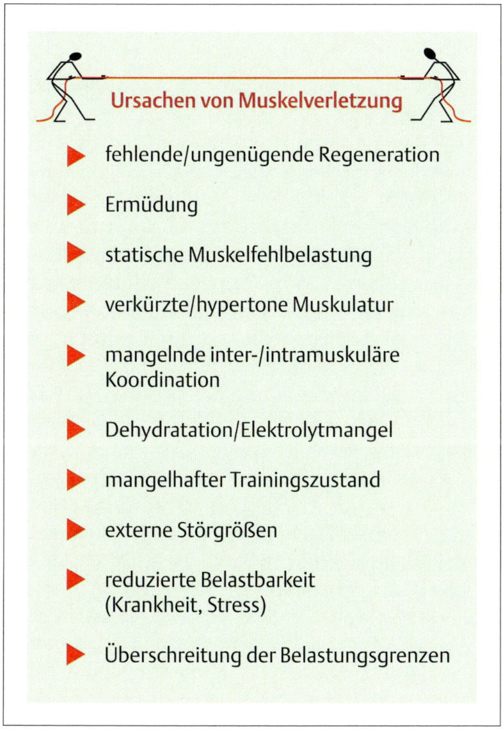

Bei Verletzungen des *Grad I*, im deutschen Sprachgebrauch auch oft als *Muskelzerrung* bezeichnet, kommt es zur Ruptur weniger Muskelfasern. Die Beschwerden entwickeln sich langsam und es kommt bei Belastung der betroffenen Muskulatur zu ziehenden, krampfartigen Schmerzen. Die Muskelkraft (Widerstandstest) und Bewegungsfähigkeit (Dehntest) sind eingeschränkt und schmerzhaft. Im verletzten Muskel findet sich eine deutliche Zunahme der Muskelspannung, die im Läsionsgebiet (Punctum maximum des Schmerzes) spindelförmig zu ertasten ist. Trotz dieser relativ kleinen Läsion ist die Leistungsfähigkeit des Muskels primär gestört.

Destruktionen des *Grad II und III*, häufig auch als *Muskelfaserriss* bezeichnet, schränken die Leistungsfähigkeit erheblich ein. Sehr plötzlich, meist bei einer schnellkräftigen Aktivität, treten diese Muskelschäden mit heftigen, einschießenden Schmerzen auf. Kraft und Bewegungsfähigkeit des Muskels sind deutlich reduziert bzw. eingeschränkt. Bei der Palpation findet sich im Läsionsgebiet eine weiche, schwammige Delle, die hauptsächlich auf die reflektorische Inhibition der lokalen Muskelaktivität zum Schutz des verletzten Gewebes zurückzuführen ist. Die umliegenden synergistischen Muskelgruppen zeigen in der Regel einen erhöhten Spannungszustand.

Im Falle von schweren Muskelverletzungen des *Grad IV*, der totalen Muskelruptur, kommt es während der Aktivität zu einem plötzlichen Schmerz mit dem kompletten Ausfall der Funktionen des rupturierten Muskels. Sehr beeindruckend ist bei diesen Verletzungen das Auseinanderweichen der Rupturenden mit einem sicht- und tastbaren Defekt im Muskelgewebe. Diese Verletzungen treten in der Regel bei mehrgelenkigen Muskeln auf. Lokalisiert sind Totalrupturen typischerweise im Bereich des Muskel-Sehnen-Übergangs. Komplette Risse im Muskelbauch sind eher selten.

Die stabile Verankerung von Sehnengewebe mit den Muskelzellen, ohne Verlust der Kontraktionskraft, stellt hohe konstruktive Anforderungen an

Ursachen von Muskelverletzung

▶ fehlende/ungenügende Regeneration
▶ Ermüdung
▶ statische Muskelfehlbelastung
▶ verkürzte/hypertone Muskulatur
▶ mangelnde inter-/intramuskuläre Koordination
▶ Dehydratation/Elektrolytmangel
▶ mangelhafter Trainingszustand
▶ externe Störgrößen
▶ reduzierte Belastbarkeit (Krankheit, Stress)
▶ Überschreitung der Belastungsgrenzen

Abb. 1.**136** Ursachen von Muskelverletzungen.

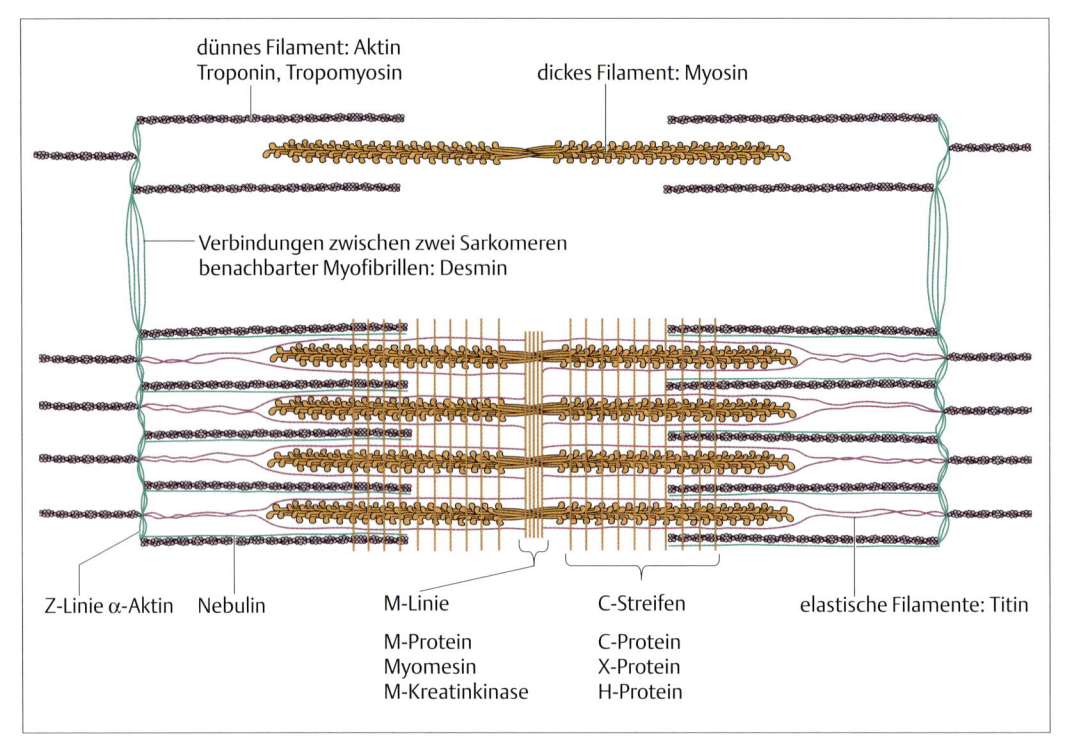

Abb. 1.137 Sarkomer (nach Billeter u. Hoppeler 1994).

den Bewegungsapparat. Verschiedene Membranen werden durch diverse Vernetzungsproteine und dünne kollagene Fasern des Typ III in Form eines indirekten Überganges miteinander verbunden (siehe Bd. 1). Obwohl die Kraftübertragung durch diese Konstruktion sehr günstig ist, treten im Muskel-Sehnen-Übergang die meisten Verletzungen auf. Die Wundheilung dieser speziellen bindegewebigen Region entspricht prinzipiell der Regeneration des intramuskulären Bindegewebes und wird im folgenden Text intensiv behandelt. Lediglich die Proliferationsphase zeigt einen beschleunigten Verlauf und kommt schon nach ca. 14 Tagen zu ihrem Abschluss.

Bei den beschriebenen Formen der Muskelverletzungen kommt es immer zur Destruktion kontraktilen Muskelgewebes (Myofibrillen) und dem nicht-kontraktilen Bindegewebe innerhalb des Muskelbauchs (Endomysium, Epimysium usw.). Dieses spinnennetzähnliche Gewebe spielt trotz seiner nicht-kontraktilen Eigenschaften eine entscheidende Rolle für die Muskelkontraktion. Es bietet den Muskelfasern mechanischen Schutz bei Kontraktion und Dehnung, dient der Verankerung der Sarkomere und überträgt bzw. leitet die entwickelten Kräfte des Muskels auf den bewegten Hebel weiter (Abb. 1.137).

Eine Regeneration aktiven Muskelgewebes ohne die Wiederherstellung der bindegewebigen Funktion erscheint wenig effektiv und ist nicht funktionell. Die volle Belastbarkeit der Muskulatur ist von der Leistungsfähigkeit des intramuskulären Bindegewebes abhängig. Simultan zur Heilung der kontraktilen Strukturen verläuft daher die Regeneration dieser netzartigen Hüllstrukturen. Erst mit dem Abschluss der Heilungsvorgänge, die der klassischen Bindegewebsheilung entsprechen, kann die destruierte Muskulatur ihre volle Belastbarkeit wiedererlangen.

Auf Grund der sehr guten Durchblutung, einer guten Innervation und den hervorragenden regenerativen Eigenschaften (Satellitenzellen, muskeleigene Reparaturzellen) besitzt die Muskulatur die Fähigkeit zur vollständigen Regeneration des destruierten Gewebes und seiner Funktionen.

Wichtig für diese Wiederherstellung ist eine dosierte, physiologische Aktivität der heilenden Myofibrillen während der Regenerationszeit, da auch Muskelgewebe wichtige funktionelle Stimuli (Kontraktion, Entspannung und Dehnung) für eine er-

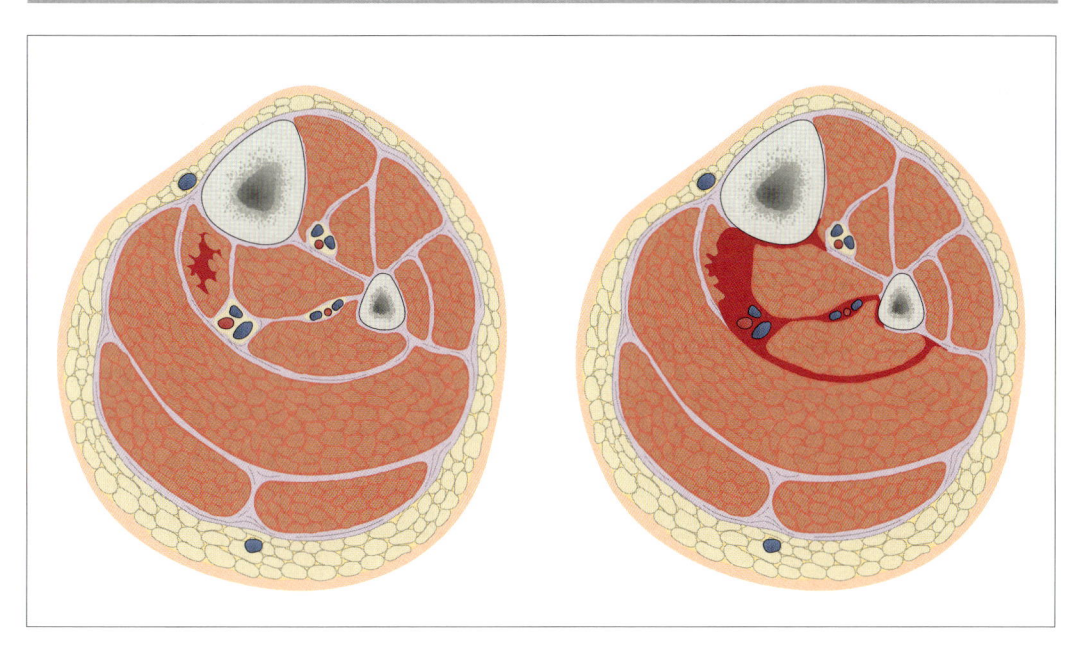

Abb. 1.138 Muskuläre Blutungen: Querschnitt durch den Unterschenkel.

folgreiche Wundheilung benötigt. Die bereits formulierte Regel nach Roux – Funktion formt Struktur – ist auch in der Muskelrehabilitation gültig.

Durch die unterschiedlichen Muskelverletzungen kommt es zur Läsion der intramuskulären Gefäße mit entsprechender Einblutung in das Gewebe. Es wird prinzipiell in intra- und intermuskuläre Hämatome differenziert (Abb. 1.**138**). Da die Muskeldurchblutung während körperlicher Aktivität signifikant steigt, ist die Gefahr einer muskulären Blutung im Sport besonders groß. Im Regelfall sind die bekannten Mechanismen der Blutstillung bzw. -gerinnung sehr gut in der Lage, das Gefäßsystem rasch und effizient abzudichten. Therapeutisches Fehlverhalten und Bagatellisierung können in dieser sensiblen Phase zu erheblichen Störungen der vasalen Reparatur führen.

■   Intramuskuläre Blutung

Bei Blutungen innerhalb der geschlossenen Muskelfaszie kommt es als Folge des steigenden intramuskulären Drucks zu einer Kompression der Gefäße und somit zur Blutstillung. Die Mechanismen der Blutgerinnung dichten das verletzte Gefäß weiter ab. Der Einsatz harter therapeutischer Techniken (tiefe Friktionen, intensive Dehnung oder tiefe Massagetechniken) und intensive körperliche Belastungen stören diese physiologischen Prozesse

und können zu einem weiteren Einbluten in den Muskel führen. Als wichtigste Komplikation kann es dabei zu einem erneuten Anstieg des intrafaszialen/intramuskulären Drucks mit entsprechender Kompression von Nerven und Gefäßen kommen. Massive Bewegungseinschränkung, Parästhesien, motorische Ausfallserscheinungen und intensive Schmerzen sind die kardinalen Symptome dieses *Muskellogen-* bzw. *Compartment-Syndroms.* Nicht selten erfordert dieses Krankheitsbild eine schnelle chirurgische Entlastung, um weitere irreversible Schäden zu vermeiden.

■   Intermuskuläre Blutung

Wird die Muskelfaszie bei einer klassischen Muskelläsion mit verletzt, kann die austretende Blutmenge in das Muskelzwischengewebe ausweichen. Auch hier schließen die physiologischen Vorgänge der Blutstillung/-gerinnung innerhalb von kurzer Zeit die verletzten Gefäße. Sehr beeindruckend sind häufig die ausgeprägte Schwellung und das Hämatom, welches sich typischerweise infolge der Schwerkraft etwas unterhalb der eigentlichen Verletzung ausdehnt.

Unterliegt das verletzte Muskelgewebe allerdings weiterhin mechanischer Belastung oder intensiven therapeutischen Reizen, so kommt es nicht zu einem effektiven Verschluss des Gefäßsystems. Erhebliche Mengen Blut können in das Gewebe austreten und zu einem entsprechenden Blutverlust führen. Gerade in den großen Muskelgruppen (z. B. Oberschenkelmuskulatur) kann dieser Flüssigkeitsverlust gesundheitsgefährdende Dimensionen annehmen.

Für den weiteren Verlauf der Regeneration ist es von großer Bedeutung, die Ausprägung der beschriebenen Hämatome zu begrenzen. Sie behindern die regulären Stoffwechselvorgänge, verlängern bzw. behindern die Transportwege von Zellen und Nährstoffen, verkleben die vielfältigen Verschiebeschichten der Muskulatur und schränken somit die Mobilität des betroffenen Gewebes ein. Insgesamt wird eine regelgerechte Wundheilung verzögert bzw. gestört. Aus diesen Gründen sollte den primären Maßnahmen nach einer Muskelverletzung eine besondere Aufmerksamkeit geschenkt werden.

Entzündungsphase (0. – 4. Tag)

Unabhängig vom Grad der Muskelverletzung sind die Sofortmaßnahmen direkt nach dem Trauma (vaskuläre Phase) einzuleiten. Im Vordergrund stehen neben der mechanischen Entlastung des verletzten Gewebes die Hochlagerung der betroffenen Extremität (intravasaler Druck sinkt, venöser Abtransport wird gesteigert) und die externe Kompression (extravasaler Druck steigt). In den ersten Stunden sollte diese zentrale Kompression mit max. 85 mmHg und danach mit einem Druck von deutlich unter 80 mmHg angelegt werden.

Wie schon beschrieben, empfiehlt sich in den ersten 20 min. der Einsatz von linder Kältetherapie (5°–15°C) zur Unterstützung des initialen Gefäßverschlusses. Danach zeigt die bekannte Anwendungsform *Cryocinetics* (20–30 sec. Eisabreibung, 2–3 min. schmerzfreies Bewegen, 1 min. Pause, im Wechsel 3–4-mal) deutliche Vorteile für den weiteren Wundheilungsverlauf. Sehr positiv auf das Schmerzempfinden, die Durchblutung und die vegetative Ausgangslage des Patienten haben sich weiche therapeutische Techniken im Bereich der sympathischen Grenzstranggebiete der BWS bewährt. Das schmerzfreie Bewegen mit oder ohne Eisabreibung rundet die primäre Therapiephase sinnvoll ab.

In den ersten Tagen verbessern funktionelle Entlastungsverbände das subjektive Wohlbefinden des Patienten sehr überzeugend. Eine mechanische Entlastung der verletzten Fasern durch die Konstruktion der Tapezügel ist dabei sicherlich in Frage zu stellen, da die Verankerung der Aufhängungspunkte des Verbandes auf der Haut keine echte Entlastung bewirken kann. Hier scheint die positive Wirkung in der externen Kompression und der resultierenden Entlastung des verletzten intramuskulären Netzwerks aus Bindegewebe begründet zu sein. Zusätzlich spielt der taktile Stimulus auf der Haut, mit entsprechender Schmerzinhibition (Gate-Control-Theorie) sicherlich eine wesentliche Rolle.

Mit dem stabilen Gefäßverschluss beginnt im Muskel die zweite Phase der Entzündung, die *zelluläre Phase*. Im Wundgebiet dominieren die typischen Entzündungszeichen das Geschehen. Alle eingesetzten Therapiemaßnahmen sollten diese Entzündungsreaktion kontrolliert begleiten und sie auf keinen Fall unterdrücken. Neben Schmerz und Schwellung schränkt eine reflektorische Schutzspannung (Functio laesa) die Mobilität der betroffenen Muskulatur erheblich ein. Bei regelgerechtem Therapieverlauf werden diese Schutzreaktionen durch die fortschreitende Regeneration und die Zunahmen der Belastbarkeit sukzessive abgebaut und die Beweglichkeit verbessert sich spontan. Eine forcierte Mobilisationsbehandlung oder kollagene Dehntechniken stören zu diesem Zeitpunkt die Wundheilung und führen zur Bagatellisierung bzw. zu einem Retrauma.

In dieser frühen Phase prägen weiche, eher stoffwechselanregende Behandlungstechniken in Matrixbelastung die Therapie. Aus dem Bereich der physikalischen Therapieformen empfehlen sich die verschiedenen Anwendungsmöglichkeiten der Thermotherapie (z. B. feuchte/gestaute Wärme oder Laserlichttherapie) und der Elektrotherapie (Galvanisation, diadynamische Ströme, mittelfrequente Ströme u.v.m.) zum Einsatz im Wundgebiet, aber auch weiterhin in den vegetativen Segmenten der BWS. Weiche Massagetechniken im Verlauf der Bewegungskette, nicht im Verletzungsgebiet und unter Berücksichtigung der Schutzhaltung, führen zu einer Normoregulation der Muskelspannung und einer Verbesserung der lokalen Durchblutungssituation. Wohldosierte, entspannende Muskeldehntechniken im schmerzfreien Bereich ergänzen diese Tonusregulation sinnvoll. Von großem Vorteil für den lymphatischen Abtransport des Wundödems sind die Behandlungsmaßnahmen der manuellen Lymphdrainage. Zusätzlich tragen diese sehr angenehmen Techniken zu einer vegetativen Harmonisierung der Körperfunktionen bei.

Als wichtigster funktioneller Stimulus kommen auch bei der Muskelrehabilitation schon sehr frühzeitig physiologische Bewegungsübungen unter den formulierten schmerzfreien Konditionen zum Einsatz. Der Wechsel von Anspannung, Entspannung und Dehnung bei natürlichen Gelenkbewegungen verbessert den lokalen Muskelstoffwechsel, aktiviert die Myoblasten/Fibroblasten zu einer erhöhten Syntheseleistung (piezo-elektrischer Effekt) und mobilisiert die durch die Muskelblutungen verklebten Verschiebeschichten.

In diesem Zusammenhang ist sehr streng auf die Dosierung der eingesetzten therapeutischen Therapie- und Übungsformen zu achten. Bei zu intensiver Behandlung kann es durch ein erneutes Trauma zu Muskeleinblutungen kommen, die als Reaktion auf zu starke mechanische Belastung eine Neigung zur Verkalkung respektive Verknöcherung entwickeln. Diese heterotope Knochenbildung (Myositis ossificans) stellt eine sehr unangenehme Komplikation der muskulären Heilung dar und ist nach Ausbildung der Verknöcherung nur durch die chirurgische Entfernung mit einem entsprechenden Gewebsdefekt und einer Funktionsstörung zu beheben.

Der Einsatz funktioneller Verbände oder auch industriell vorgefertigter Neopren-Kompressionsbandagen hat sich auch in dieser Phase durch die beschriebenen Wirkmechanismen bestätigt.

Proliferationsphase (4. – 21. Tag)

In dieser wichtigen Neubildungsphase steigt der Bedarf an Nähr- und Baustoffen sowie dem lebensnotwendigen Sauerstoff erheblich. Die Aktivität der regenerierenden Zellen, Myoblasten und Fibroblasten ist in diesem Stadium besonders hoch. Mit hoher Geschwindigkeit produzieren die Fibroblasten Kollagen Typ III und etwas Kollagen Typ IV bzw. V.

Um diese Zellaktivität positiv zu unterstützen, kommen alle bekannten Therapieansätze aus dem Bereich der physikalischen Therapie und der Elektrotherapie zum Einsatz. Im vegetativen Referenzgebiet der BWS und zunehmend mehr lokal appliziert, sollen der Stoffwechsel und die Durchblutung im Wundgebiet angeregt werden. In ähnlicher Weise wirkt auch Ultraschalltherapie, die zu Beginn im Randgebiet des Hämatoms eingesetzt den Abtransport des koagulierten Blutes verbessert, um im weiteren Verlauf lokal im Läsionsgebiet durch ihre thermische, mechanische und physikalisch-biochemische Wirkung eine Stoffwechselsteigerung zu erzielen. Sehr erfolgreich hat sich eine Variante der Thermotherapie empfohlen, bei der ein systematischer Wechsel von feuchter/gestauter Wärme (feuchte Kammer) und Cryocinetics eine sehr positive Wirkung auf die Heilungsprozesse der Muskulatur zeigt.

In der ersten Woche der Heilung wird die motorische Aktivität des Muskels zum Schutz des Verletzungsgebiets signifikant gehemmt. Schon bei leichten Dehnungsreizen im Läsionsgebiet erzeugen die Nozizeptoren entsprechende Schmerzafferenzen, die in den Motoneuronen der Vorderhörner eine Inhibition der Muskelspannung (Pain Inhibition) auslösen. Auf Grund dieser Schutzreaktion ist es in der ersten Woche nach einem Muskeltrauma nicht von Vorteil, die verletzte Muskulatur mittels aktivierender Ströme (Wymoton, Schwellströme usw.) zur Muskelkontraktion zu zwingen. Erst nach Ablauf dieser Mechanismen, nach ca. 8 – 10 Tagen, unterstützt die aktivierende Elektrotherapie eine schnelle Wiederherstellung der Muskelaktivität sinnvoll.

Aus dem großen Spektrum der klassischen Massage kommen, unter Berücksichtigung der Schutzhaltung, alle bekannten Grifftechniken zum Einsatz. Direkt im Wundgebiet wird das Muskelgewebe durch lockere aber verformende Griffe mobilisiert und gegeneinander bewegt. Adhäsionen werden so gelöst und der lokale Stofftransport/-austausch wird gefördert. Friktionstechniken, die zunächst in Längsrichtung und später quer zum Faserverlauf eingesetzt werden sollten, unterstützen diese Zielsetzung und optimieren die lokale Durchblutungssituation.

Zur Normalisierung von Mobilität und Gleitfähigkeit der verschiedenen bindegewebigen Verschiebeschichten zeigen myofasziale Behandlungstechniken eine tolle Wirkung. Die gezielte Trigger- bzw. Tenderpointbehandlung rundet bei Bedarf die unterschiedlichen Varianten der Massage sinnvoll ab. Eingesetzte Muskeldehntechniken sollten unter Berücksichtigung der reduzierten Belastbarkeit und der wichtigen Schutzreaktionen eher tonusregulierend und entspannend ausgeführt werden. Erst mit Abschluss der Proliferationsphase sind bei Bedarf kollagene Dehntechniken im verletzten Muskel möglich.

Da die beschriebenen Inhibitionsmechanismen die Koordination und Propriozeption der gesamten Bewegungskette empfindlich stören, ist die Wiederherstellung des afferenten Sets ein zentrales Behandlungsziel der Muskelrehabilitation. Schon sehr frühzeitig, in der Phase der Ent- bzw. Teilbelastung, kann mit diesem neuromuskulären Training begonnen werden. Alle bekannten Varianten dieses Propriozeptionstrainings kommen in Abhängigkeit der betroffenen Extremität und der momentanen Belastbarkeit zum Einsatz. Die Übungsformen in geschlossenen Muskelketten sind auch bei Muskelverletzungen, gerade unter dem Aspekt der Propriozeption/Koordination, den Trainingsvarianten im offenen System vorzuziehen.

Mit fortschreitender Dauer der Wundheilung erhöht sich, bezogen auf die Qualität des regenerierenden Gewebes, der Stellenwert funktioneller Bewegungsreize. Mit den unterschiedlichsten Techniken der Physiotherapie (PNF, FBL etc.) sowie einer gezielten und dosierten medizinischen Trainingstherapie sollte die heilende Muskulatur die notwendigen formativen Reize für eine physiologische Anpassung erhalten. Unter funktionellen Gesichtspunkten, sowie einer adäquaten Dosierung kann das ganze Spektrum der medizinischen Trainingstherapie ausgeschöpft werden. In dieser Phase stehen zu Beginn sicherlich bewegende Trainingsformen mit eher reduzierter Intensität im Vordergrund. Das Muskelgewebe soll in seinen bindegewebigen Hüllen bewegt und durchsaftet werden. Wie ein Kolben im Zylinder müssen die Muskelfasern in den verschiedenen Faszien gleiten können. In diesem Zusammenhang haben zyklische Trainingsformen (Aquajogging, Arm-/Fahrradergometer) mit anfänglich reduziertem Körpergewicht im aeroben Stoffwechselbereich überzeugende Ergebnisse erzielt.

Eine sehr sensible Phase der Rehabilitation stellt die Zeit um den 10.–14. Tag dar. Die Patienten fühlen sich meist sehr wohl, haben im Alltag keine Beschwerden oder Schmerzen und machen im Training sehr gute Fortschritte. Da die Rehabilitanten in dieser Situation zur Selbstüberschätzung neigen, sollte die geforderte Belastung sehr sorgfältig kontrolliert und dosiert werden. Alle eingesetzten Trainingsformen und die gewählten Belastungsparameter orientieren sich an der reduzierten Belastbarkeit des heilenden Muskelgewebes. Um den Therapieverlauf nicht zu gefährden, ist eine straffe Kontrolle und Limitation der eingesetzten Trainingsreize notwendig. Dabei spielt die Intensität der Belastungsstimuli primär eine untergeordnete Rolle. Viel wichtiger ist eine ausgewogene koordinative Schulung der gewünschten Bewegungsmuster, die bei verbesserter Bewegungskontrolle zunehmend mit höherer Intensität trainiert werden können.

Gerade bei den an Intensität zunehmenden spezifischen Trainingsvarianten haben sich die bereits erwähnten Neopren-Kompressionsbandagen bewährt. Neben der Schmerzinhibition und der Stabilisation des Muskels durch Kompression entsteht durch den Isolationseffekt der Neoprenmembran eine aktive Wärme, die sich sehr fördernd auf die lokale Durchblutung auswirkt. Mit zunehmender Behandlungs- bzw. Trainingsdauer ist es wichtig, die Patienten von diesen Hilfsmitteln zu entwöhnen, da sonst psychische Abhängigkeiten entstehen könnten.

Umbauphase/Remodellierungsphase (ab dem 21. Tag)

In dieser letzten Phase steht das funktionelle und spezifische Training mit steigender Intensität bis zur vollen Wettkampf- bzw. Arbeitsbelastung im Vordergrund des Interesses. Alle stoffwechselanregenden Therapiemaßnahmen haben nur noch begleitenden Charakter. Systematisch ist es unser Ziel, das regenerierende Gewebe mit den speziellen Anforderungen aus Alltag, Beruf und Sport zu konfrontieren und damit auf die entsprechende Belastungsqualität vorzubereiten.

Im Trainingsprozess sollten alle Kontraktionsformen der spezifischen Arbeitsweise des betroffenen Muskels erarbeitet werden. Über den klassischen Aufbau eines Krafttrainings (propriozeptive Anbahnung, Kraftausdauer, Hypertrophie und IMK-Training) sind im Endstadium der Rehabilitation vor allen Dingen reaktive und pylometrische Muskelkontraktionsformen im Dehn-/Verkürzungszyklus und unter Umständen schwere exzentrische Muskelarbeit sowohl standardisiert als auch unter wettkampfspezifischen Bedingungen zu trainieren. Ziel der Behandlung und des Trainings ist die volle Wiederherstellung aller konditionellen Fähigkeiten der betroffenen Muskulatur.

Im Falle einer Muskelverletzung Grad II ist unter den formulierten Bedingungen die volle Leistungsfähigkeit des verletzten Muskelgewebes nach ca. 3–4 Wochen zu erreichen. In schwereren Fällen des Grad III ist eher mit einer Behandlungsdauer von 4–6 Wochen zu rechnen. Muskelverletzungen des Grad I hingegen können auf Grund der relativ kleinen Läsion und der guten regenerativen Fähigkeiten muskulärer Strukturen schon nach Abklingen der entzündlichen und inhibitorische Reaktionen zunehmend spezifisch belastet werden. Die volle Belastbarkeit erreicht die Muskulatur oft schon nach 10–14 Tagen. Nach einer Totalruptur eines Muskels, egal ob im Muskel-Sehnen-Übergang oder im Muskelbauch, muss zunächst ärztlich über den weiteren Verlauf, Operation versus konservative Therapie, entschieden werden. Bei beiden Optionen ist in der Rehabilitation ein Behandlungsaufbau nach den Prinzipien der Wundheilung von entscheidender Bedeutung für den weiteren Therapieverlauf. Insgesamt muss bei Totalrupturen von einem verzögerten Ablauf der Regeneration (6–12 Wochen) ausgegangen werden.

Von grundlegender Bedeutung in der Rehabilitation von Muskelverletzungen ist die Disziplin von Therapeut und Patienten bei der Gestaltung der therapeutischen und trainingsspezifischen Reize. Sie liefern zwar die wichtigen konstruktiven Infor-

Rehabilitation spezifischer Gewebe

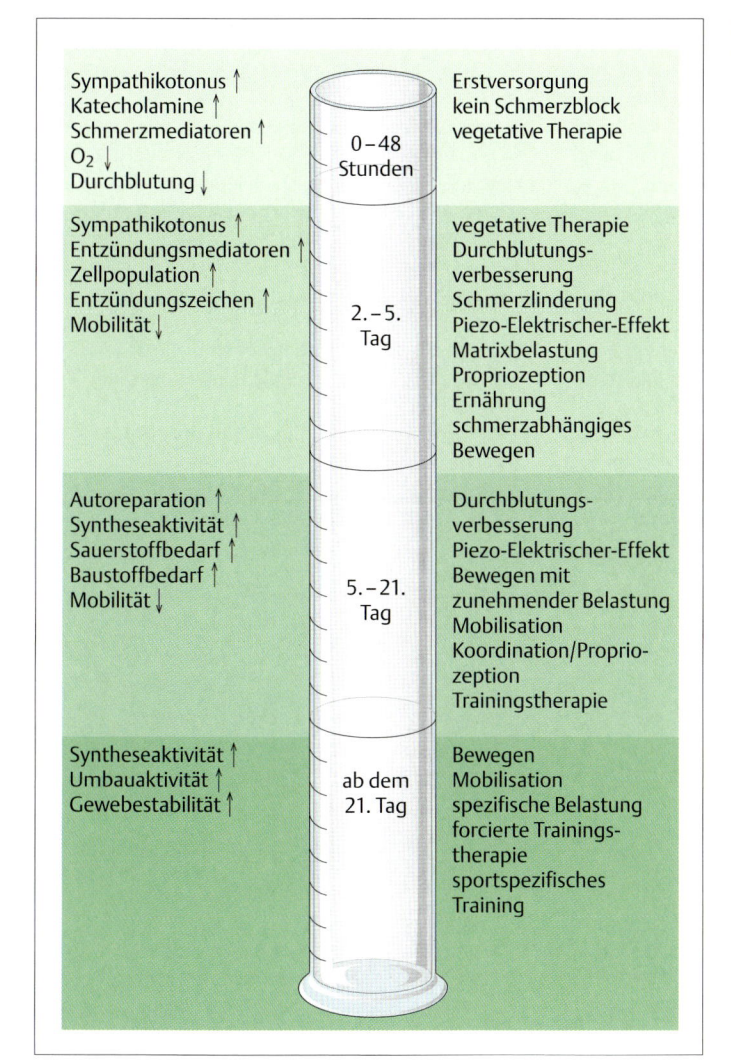

Abb. 1.139 Klassischer Therapieverlauf.

Phase	Zeitraum	Therapie
Sympathikotonus ↑ Katecholamine ↑ Schmerzmediatoren ↑ O_2 ↓ Durchblutung ↓	0–48 Stunden	Erstversorgung kein Schmerzblock vegetative Therapie
Sympathikotonus ↑ Entzündungsmediatoren ↑ Zellpopulation ↑ Entzündungszeichen ↑ Mobilität ↓	2.–5. Tag	vegetative Therapie Durchblutungsverbesserung Schmerzlinderung Piezo-Elektrischer-Effekt Matrixbelastung Propriozeption Ernährung schmerzabhängiges Bewegen
Autoreparation ↑ Syntheseaktivität ↑ Sauerstoffbedarf ↑ Baustoffbedarf ↑ Mobilität ↓	5.–21. Tag	Durchblutungsverbesserung Piezo-Elektrischer-Effekt Bewegen mit zunehmender Belastung Mobilisation Koordination/Propriozeption Trainingstherapie
Syntheseaktivität ↑ Umbauaktivität ↑ Gewebestabilität ↑	ab dem 21. Tag	Bewegen Mobilisation spezifische Belastung forcierte Trainingstherapie sportspezifisches Training

mationen für eine effektive Regeneration, können bei falscher Dosierung allerdings schwerwiegende Störungen der Wundheilung provozieren. Ein systematischer Therapieaufbau mit adäquaten und wohl dosierten funktionellen Stimuli unter physiologischen Gesichtspunkten hingegen regt das Muskelgewebe zu einer vollständigen Restitutio ad integrum an (Abb. 1.139).

Zusammenfassung: Rehabilitation Muskel

Die Skelettmuskulatur beansprucht 40–50 % des gesamten Körpergewichtes. Verletzungen sind häufig: Prellungen, Zerrungen und Zerreißungen.

Der Schweregrad von Muskelverletzungen wird nach Ryan in Grad I–IV eingeteilt.
Dabei sind bei Grad I nur wenige Fasern gerissen, bei Grad IV liegt eine kompletter Riss von Fasern und Faszien vor.
Läsionen der intramuskulären Gefäße führen zu intra- und intermuskulären Hämatomen, deren Bagatellisierung zu schwerwiegenden Störungen der vasalen Reparatur führen können. Intramuskuläre Blutungen fordern häufig eine schnelle chirurgische Entlastung, um irreversible Schäden zu vermeiden.
Unabhängig vom Grad der Verletzung sind direkt nach einem Trauma, in der vaskulären *Entzün-*

dungsphase der Wundheilung, Sofortmaßnahmen von großer Bedeutung: mechanische Entlastung der verletzten Gewebe, Hochlagerung, um den intravasalen Druck zu mindern und den venösen Rückstrom zu fördern, externe Kompression, um den extravasalen Druck zu erhöhen.

In den ersten 20 min. unterstützen linde Kälteapplikationen (5–15°) den initialen Gefäßverschluss. Entlastungsverbände in den ersten Tagen nach der Verletzung verbessern das Wohlbefinden des Patienten.

In der zellulären Phase mit allen Entzündungszeichen, z.B. Functio laesa, eignen sich physikalische Maßnahmen (Elektro- und Thermotherapie), weiche Massagen außerhalb des Verletzungsgebietes und entspannende, tonusregulierende Dehntechniken.

Zur frühfunktionellen Rehabilitation gehören auch wohl dosierte Bewegungsübungen, die die Syntheseleistung der Myo- und Fibroblasten anregen und Verklebungen in den Verschiebeschichten verhindern.

In der *Proliferationsphase* bleiben physikalische Maßnahmen Teil der Therapie. Das zentrale Behandlungsziel ist aber die Wiederherstellung des afferenten Sets. Das neuromuskuläre Training in geschlossenen Muskelketten ist dem in offenen Ketten vorzuziehen. Die Heilung der Muskulatur wird mit den notwendigen formativen Reizen unterstützt. Besonders zyklische Trainigsformen (Aquajogging, Fahrradergometer) im aeroben Stoffwechselbereich erzielen überzeugende Ergebnisse.

In der Umbauphase steht das funktionelle und spezifische Training mit steigender Intensität im Vordergrund. Der Patient wird mit Belastungen aus Alltag, Beruf und Sport konfrontiert.

Jan Maria Hendrick Cabri

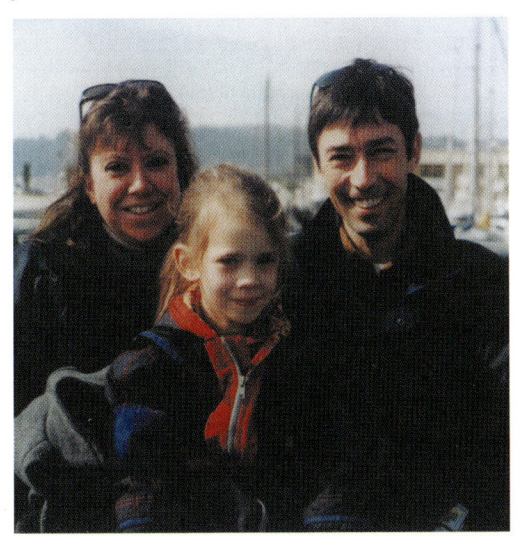

Prof. Dr. Jan Cabri ist am 28. Juli 1959 in Brüssel, Belgien, geboren. Er lebt zur Zeit mit seiner Frau Catherine und seiner Tochter Charlotte in Cascais, Portugal, und arbeitet an der Universidade Técnica de Lisboa, Faculdade de Motricidade Humana.

Ausbildung:

1981	Graduiert in Physikalischer Therapie am Institut für Erziehung und Physikalische Therapie in Dilbeek, Belgien
1983	M. Sc. in Rehabilitation und Physikalischer Therapie Abschluss an der Freien Universität Brüssel
1989	Ph. D. in Rehabilitation und Physikalischer Therapie Abschluss an der Freien Universität Brüssel

Beruflicher Werdegang:

1981	Praktikum als Physiotherapeut
1984	Research Associate am Department for Human Anatomy der Freien Universität Brüssel für Forschungsprojekte in Isokinetik, Dynamometrie und kinesiologische Elektromyographie
1985 – 1991	Assistent am Higher Institute for Physical Education and Physical Therapy, Dept. Experimental Anatomy, Freie Universität Brüssel
1991	Associate Professor an der Medizinischen Fakultät, Abteilung Sportmedizin, Freie Universität Brüssel

Zur Zeit Invited Associate Professor an der Universidade Técnica de Lisboa, Faculdade de Motricidade Humana, Lissabon.

1.8 Testverfahren am Bewegungsapparat

Jan Cabri

Seit der Einführung des Konzepts einer auf nachprüfbaren Daten beruhenden Praxis (evidence-based practice) vor einigen Jahrzehnten ist das Interesse an Messmethoden enorm gewachsen, nicht nur allgemein in der Gesundheitsfürsorge, sondern auch speziell in der Physiotherapie. Heute ist es eines der wesentlichen Anliegen unseres Berufs, unseren Beitrag zum Gesundheitswesen zu rechtfertigen, indem wir die wissenschaftlichen Grundlagen physiotherapeutischer Praxis angeben. Wirksame und stichhaltige Messmethoden liefern nicht nur objektive und subjektive Daten, auf Grund derer sich ein effektives Clinical Reasoning durchführen lässt, sie helfen auch, bei klinischen Problemen Ziele zu formulieren, Behandlungsfortschritte zu überwachen und einen Überblick über Veränderungen infolge einer Therapie zu gewinnen. Außerdem ermöglichen adäquate Messungen eine Bewertung der Wirksamkeit physiotherapeutischer Maßnahmen und die Entwicklung neuer Behandlungsstrategien zur Verbesserung der Qualität von Therapien.

Heutzutage wird es wegen der Kosten im Gesundheitswesen noch wichtiger, die Wirksamkeit einer (vorbeugenden oder heilenden) Maßnahme zu beweisen, mit anderen Worten, ihre Qualität zu kontrollieren. In einer Zeit, in der die Ressourcen im Gesundheitsbereich stetig abnehmen, ist es in der Tat nicht nur für Fachleute, die das Gesundheitswesen untersuchen, sondern auch für Physiotherapeuten eine alltägliche Notwendigkeit, die Wirksamkeit von Eingriffen nachzuweisen. Daher ist es wichtig, Messverfahren zu entwickeln, mit denen sich objektiv dokumentieren lässt, wie sich bestimmte Eingriffe bei einzelnen Patienten oder Gruppen ausgewirkt haben.

Leider legen viele Physiotherapieschulen immer noch keinen oder zu geringen Wert auf die Bedeutung systematischer Dokumentation in der täglichen Praxis, d. h., sie unterrichten nicht oder zu wenig in den Bereichen: Grundprinzipien methodischer Forschung, Werkzeuge zur Datenerfassung und vor allem richtige Auswahl des anzuwendenden Messverfahrens. Allzu oft benutzen Physiotherapeuten unzulängliche Messmethoden, weil ihnen der entsprechende wissenschaftliche Hintergrund fehlt. Oft beklagen sie sich auch darüber, dass die verfügbaren Tests weder ihren eigenen Bedürfnissen noch denen des Patienten entsprechen. Die Auswahl eines geeigneten Messverfahrens hängt von einer Reihe grundlegender Prinzipien ab (siehe unten), und wenn diese nicht beachtet werden, kommt es zu mangelhaften Ergebnissen. Der Einsatz mangelhafter Messverfahren macht es dann schwierig, die Wirksamkeit physiotherapeutischer Maßnahmen zu dokumentieren, besonders gegenüber Offiziellen des Gesundheitswesens (etwa Ministerien, Versicherungen, Krankenhäusern etc.).

Andererseits ist es ein kostspieliger und langdauernder Prozess, ein Messverfahren zu entwickeln. Bevor sich Ergebnisse veröffentlichen lassen, muss eine Messmethode in vielen Schritten entwickelt, getestet und angewendet werden. Und doch sollte man sich, selbst auf der Ebene der einzelnen Physiotherapie-Praxis, um Schritte in diese Richtung bemühen.

Das nachfolgende Kapitel will Physiotherapeuten (in Ausbildung oder Praxis) grundlegendes theoretisches und praktisches Hintergrundwissen zu Messverfahren aus ihrem Fachgebiet vermitteln. Ein Verständnis der Konzepte wie Validität und Reliabilität kann für die richtige Auswahl und den richtigen Einsatz von Messverfahren sowie zur Interpretation von Ergebnissen nützlich sein und ermöglicht, wirksame und ethische praktische Entscheide zu fällen.

1.8.1 Grundlegende methodische Konzepte zu Messverfahren

Wie bereits erwähnt, hängt die Auswahl eines geeigneten Tests stark von bestimmten Kriterien ab, die vor seiner Anwendung bedacht werden müssen. Grundlegende Frage ist dabei: woraus besteht ein guter Test zur Einschätzung der Beeinträchtigung oder Behinderung unseres Patienten? Unter *Beeinträchtigungen* sollen hier kurz gesagt Zustände oder Probleme auf der Ebene des Organsystems (Nervensystem, muskuloskelettales System etc.) verstanden werden. *Behinderung* definieren wir als Problem, eine bestimmte funktionelle Aufgabe angemessen ausführen zu können, wobei natürlich außer einer Beeinträchtigung mehrere andere Faktoren wie Alter, Geschlecht, Kultur, Lebensumstände etc. eine Rolle spielen. Beeinträchtigungen können also zu Behinderungen führen oder auch nicht.

Messen heißt, einem Sachverhalt Zahlen zuzuweisen oder sich darauf einzulassen, ihn zu klassifizieren. In der Physiotherapie kann sich das beziehen auf: Bewegungsausschlag von Gelenken, Muskelkraft, Fertigkeiten, Schmerzskalen, Ergebnisse klinischer Maßnahmen etc. Beispielsweise kann eine Klassifizierung des Wetters als gut oder schlecht eine Form der Messung sein. Sie ist aber vielleicht nicht für jedermann zutreffend; denn sie hängt sehr stark von den persönlichen vorherigen Erfahrungen ab. Daher ist es wahrscheinlich besser, nicht diese Klassifizierung zu verwenden. Celsiusgrade als ein Attribut zur Beschreibung des Wetters eignen sich wohl eher, denn sie sind aussagekräftiger. Je höher der Wert auf der Skala, desto heißer das Wetter (damit ist nichts darüber gesagt, ob man heißes Wetter gern hat oder nicht, aber die Gradzahl vermittelt immerhin einen guten Eindruck von der Umgebungstemperatur). Wenn also einer Variablen Zahlen zugeordnet werden oder etwas auf der Grundlage einer Variablen klassifiziert werden soll, müssen zunächst die Begriffe definiert werden. Dies ist die erste Voraussetzung für eine sinnvolle Messung: die *operationale Definition.* Sie muss das Verfahren spezifizieren, mit dem gemessen wird. Operationale (gebrauchsfähige) Definitionen müssen nicht nur universell, sondern auch theoretisch haltbar sein. Das heißt, Messungen müssen für alle Personen, die sie vermutlich anwenden werden, auch durchführbar sein, und sie müssen einen soliden theoretischen Hintergrund haben. Die Anwender müssen also den Zweck der Messung und die dafür herangezogene Theorie verstehen können.

> **Beispiel: Messen des passiven Bewegungsausmaßes**
>
> Goniometrisch (Messverfahren) können die äußersten Winkelstellungen eines Gelenks bestimmt (Messung) und ihnen dann Zahlen zugeordnet (Quantifizierung) werden. Das passive Bewegungsausmaß (Variable) lässt sich dann als Differenz der Zahlen für Endposition und Ausgangsposition berechnen. Dieser Wert besagt nur etwas im Vergleich, etwa mit dem entsprechenden Wert für die gesunde Extremität oder mit einem Normwert. Eine evtl. beobachtete Bewegungseinschränkung kann nur zur Kenntnis genommen werden: die Goniometrie sagt nichts über deren Gründe aus. Dazu bedarf es anderer Tests. Der theoretische Hintergrund zu passivem Bewegungsausmaß, d.h. die Theorie der Winkelbeziehungen zwischen einzelnen Segmenten einer Extremität, nützt nichts zur Bestimmung der Ursache einer Beeinträchtigung.

Validität

Validität (Gültigkeit) ist das wichtigste Konzept der Methodik des Messens, denn es bezieht sich auf den Zweck einer Messung. Ein valider Test ist ein Test, der auf der Grundlage der verfügbaren Daten sinnvoll und relevant ist. Einfach gesagt, geht es bei dem Konzept der Validität um die Frage, ob man das misst, was man messen will, und ob die Messergebnisse bezüglich der Variablen, die man beschreiben will, irgendeinen Sinn haben. Es geht also nicht nur um die Gültigkeit des Messverfahrens selbst, sondern auch um die Gültigkeit der Interpretation der Testergebnisse.

> **Beispiel: Griffstärke**
>
> Ein Physiotherapeut könnte beispielsweise wiederholt die Griffstärke seines Patienten messen, um zu beurteilen, wie konsistent dieser seine maximale Leistung erbringt (will er wirklich alles geben?). Dasselbe Messverfahren kann ein anderer Physiotherapeut aber auch zur Beurteilung der maximalen Griffstärke eines Patienten mit Handverletzung anwenden. Es liegt auf der Hand, dass dies zwei recht verschiedene Situationen sind und dass für beide Fälle getrennt festgestellt werden muss, welche Gültigkeit die Untersuchung hat. Validität ist also keine Eigenschaft der eingesetzten Testausrüstung, sondern bezieht sich auf die angewandte Messmethode.

Es gibt mehrere Formen von Validität, von denen Augenscheinvalidität (face validity), Konstruktvalidität (construct validity), Inhaltsvalidität (content validity) und Kriteriumsvalidität (criterion validity) die wichtigsten sind.

Augenscheinvalidität bezieht sich darauf, dass die Schlussfolgerung, einen bestimmten Test für angemessen zu halten, augenscheinlich Gültigkeit hat. Der Einsatz eines Messverfahrens scheint gerechtfertigt, dies ist aber nicht durch Daten oder Hintergrundwissen belegt. Dies ist die schwächste Art von Validität.

Konstruktvalidität bezieht sich auf die Gültigkeit des gedanklichen Arguments, welches für den Einsatz eines bestimmten Messverfahren spricht (Rothstein 1993). Konstruktvalidität bedeutet, dass vorhandenes Wissen logisch ausgewertet werden muss; diese Form der Validität eines Tests bezieht sich auf die theoretischen Grundlagen, sie beruht auf aus der Literatur gewonnenen Argumenten. Es gibt aber kein Prüfverfahren, mit dem sie sich kontrollieren ließe, denn sie ergibt sich aus Überlegungen und der theoretischen Haltbarkeit der operationalen Definition des Messverfahrens.

> **Beispiel: Manuelle Muskeltests (MMT)**
>
> Das manuelle Testen der Muskelkraft wurde zu Beginn des 20. Jh. entwickelt, ausgehend von der Arbeitshypothese (dem gedanklichen Konstrukt), vollständig innervierte Muskeln seien zu größerer Krafterzeugung fähig als nur teilweise oder gar nicht innervierte Muskeln. Damit konnten Folgen der Poliomyelitis aber auch anderer verletzungsbedingter teilweiser oder vollständiger Denervierungen lokalisiert werden.

Inhaltsvalidität ist das Nächste, was gewährleistet sein muss, wenn ein Messverfahren Gültigkeit haben soll. Hierbei geht es darum, wie sich das Messverfahren zu den entsprechenden Arbeitshypothesen, den gedanklichen Konstrukten, verhält. Die Forderung nach inhaltlicher Validität stellt die Frage, ob aus dem Vorrat an verfügbaren Messverfahren, welche durch das gedankliche Konstrukt definiert sind, die passenden ausgewählt wurden. Oder, anders gesagt, ob wir das messen, was wir eigentlich wollen. Bei Konstruktvalidität geht es also um die theoretische Grundlage für eine Messung und bei inhaltlicher Validität um die Umsetzung von Theorie (Rothstein 1993). Beide Arten der Validität beruhen auf Theorie und lassen sich daher nicht direkt überprüfen.

> **Beispiel: Aktivitäten des täglichen Lebens (activities of daily living, ADL)**
>
> Nehmen wir an, wir wollten die ADL-Fähigkeiten eines Hemiplegiepatienten messen. Zuerst ist zu definieren, was wir unter ADL verstehen wollen (das Konstrukt). Es könnte z. B. als die Fähigkeit definiert werden, mit den Anforderungen zurechtzukommen, mit denen man im Laufe des Tages konfrontiert wird, und sich zusammensetzen aus den Fähigkeiten des Patienten, sich ohne Hilfe anzuziehen, zu essen, zur Toilette zu gehen und umherzulaufen. Wir hätten also ein Messverfahren zu entwickeln, das alle erwähnten Punkte berücksichtigt, damit seine inhaltliche Validität gewährleistet ist. Würden wir lediglich die Fähigkeit des Patienten testen, seine Hosen anzuziehen, so wäre dieses Verfahren nicht inhaltlich valide, denn zum Anziehen gehört doch mehr als nur dies (auch das Anziehen von Strümpfen, Schuhen, Unterwäsche und einem Hemd ist wichtig). Und das Anziehen von Hosen als Test hätte eher für Männer Gültigkeit als für Frauen.

Kriteriumsvalidität ist die abschließende Form der Gültigkeit eines Messverfahrens, denn die Messung wird dazu an einem gegebenen Kriterium geprüft. Es gibt zwei Formen kriterienbezogener Validität, die gleichlaufende (concurrent) und die vorhersagende oder prädiktive (predictive). Sie unterscheiden sich lediglich darin, wann das Kriterium erfüllt ist (Deusen 1997). Ein Messverfahren hat gleichlaufende Validität, wenn das Kriterium etwa zur selben Zeit erfüllt ist, zu der die Prädiktorvariable ihren Vorhersagewert annimmt. Ist das Kriterium erst einige Zeit nachher erfüllt, wird von prädiktiver Validität gesprochen. Bei der Abschätzung der Kriteriumsvalidität spielt also das Kriterium selbst die wichtigste Rolle. Die Gültigkeit des Messverfahrens wird überprüft, indem die Messergebnisse mit dem Kriterium verglichen werden.

> **Beispiel: Isokinetische Muskelkraft**
>
> Im Sport wird oft die isokinetische Muskelkraft abgeschätzt, weil sich, wie weitgehend angenommen wird, anhand isokinetischer Stärkeniveaus bestimmen lässt, wie lange ein verletzter Athlet braucht, bis er seine sportlichen Aktivitäten wieder aufnehmen kann. Das Verhältnis von isokinetischer Stärke der Quadrizepsmuskeln bei verletztem und bei nicht verletztem Bein, in Prozent ausgedrückt, könnte ein Prädiktor sein bezüglich der Frage, ob der Patient problemlos zu seinen sportlichen Aktivitäten zurückkehren kann. Bis heute lässt sich eine solche Schlussfolgerung aber nicht durch Daten belegen. Oder anders gesagt: die prädiktive Validität eines solchen Quotienten maximaler isokinetischer Bewegkräfte (isokinetic peak torque ratio) ist bisher noch nicht überprüft.

Anhand der Form der Kurve der isokinetischen Muskelkraft kommen Therapeuten zu ihrer Diagnose. Zeigt die Kurve beispielsweise eine Delle, einen Krafteinbruch, so wird auf das Vorliegen einer pathologischen Veränderung geschlossen, nämlich einer Schwäche des vorderen Kreuzbandes (anterior cruciate ligament deficiency, ACL). Dafür gibt es aber keine Beweise. Die gleichlaufende Validität ist nicht gesichert, d. h., die Beziehung zwischen einer Delle in der Kurve der Muskelkraft und einer pathologischen Veränderung muss erst noch geprüft werden. Man könnte dazu eine Untersuchung konzipieren, in der Therapeuten verschiedene Kurven vorgelegt werden, zu denen sie, ohne irgendetwas über die Patienten zu wissen, ihr Urteil abgeben müssen (Kniedefekt oder nicht); Ihre Urteile wären dann mit den tatsächlichen Situationen (dem Kriterium) zu vergleichen (beispielsweise durch Arthroskopie).

Reliabilität

Mit dem Konzept der Reliabilität (Zuverlässigkeit) lassen sich Aussagen zur Konsistenz von Messungen machen. Es geht dabei um die Abweichung dessen, was von der Realität beobachtet werden kann. In den meisten Fällen lassen sich keine wirklich genauen Werte messen, da dazu eine Unzahl von Variablen erfasst werden müssten. Außerdem kann sich eine Variable im Verlauf der Messung ändern. Deshalb stützt man sich auf eine Schätzung oder Beobachtung, die die fragliche Variable genügend genau beschreibt. Da eine Beobachtung aber immer nur eine Abbildung der Wirklichkeit ist, kann es bei der Messung zu beträchtlichen Fehlern kommen. Anders gesagt, der beobachtete Wert kann vom wirklichen Wert abweichen. Der *Reliabilitätskoeffizient* ist ein Schätzwert für diese Abweichung.

> **Beispiel: Alltagsaktivitäten**
>
> Soll herausgefunden werden, welche Möglichkeiten ein bestimmter Patient in seinem täglichen Leben hat, dann könnten seine Alltagsaktivitäten beobachtet werden. Der Beobachter müsste dann dem Patienten bei allen seinen Aktivitäten folgen, 24 Stunden am Tag, einige Tage ein paar Wochen lang, um ein gutes Bild davon zu bekommen, was der Patient tun kann und was nicht. Das wäre natürlich eine ungeheure Aufgabe, und wahrscheinlich wäre diese Idee dem Patienten nicht sonderlich sympathisch. Aus diesem Grund wurden verschiedene Fragebögen entwickelt. Solche Fragebögen ähneln Fotografien: sie bilden einen Ausschnitt der Wirklichkeit ab, lassen manche Einzelheiten vielleicht nicht sichtbar werden, und unter Umständen veralten sie schnell. So können unsere Beobachtungen und die tatsächliche Realität des Patienten beträchtlich auseinander klaffen. Die Reliabilität unserer erhobenen Daten wird unterschiedlich sein, je nach benutztem Fragebogen.

Die wichtigsten Formen von Reliabilität sind Intertester- und Intratester-Reliabilität. *Intratester-Reliabilität* bezeichnet den Grad, in dem ein Untersucher seine Messungen mit gleichem Ergebnis wiederholen kann. *Intertester-Reliabilität* gibt den Grad an, in dem verschiedene Untersucher zu dem gleichen Ergebnis kommen können. Reliabilität hängt also mit der Übereinstimmung von Messergebnissen zusammen, entweder innerhalb einer Untersuchungsreihe oder zwischen mehreren Untersuchungen. Sie gibt uns Auskunft über die Variabilität, d. h. den Fehler, von Messungen.

> **Beispiel: Intertesterreliabilität**
>
> Angenommen, wir wollten bei einer Patientengruppe Unterschiede der Beinlänge messen, da wir dies für einen möglichen Grund für Kreuzschmerzen halten. Bevor wir unsere Untersuchung beginnen, wollen wir überprüfen, wie weit die beiden Untersucher, die die Messungen durchführen werden, übereinstimmen. Wir wählen eine Reihe von Personen aus, die an dieser Pilotstudie teilnehmen werden. Beiden Untersuchern sind die Messverfahren genau beschrieben und vermittelt worden. Beide Untersucher messen beide Beine (in einem Zufallsverfahren wurde festgelegt, welche Testperson zuerst zu welchem Untersucher geht), und dann berechnen sie die Differenz zwischen rechter und linker Beinlänge. Beim Vergleich der so erhaltenen Ergebnisse stellen wir fest, dass nur für die Hälfte der Testpersonen beide Untersucher zu dem gleichen Resultat kommen. Diese Methode hat also, mit nur 50 % übereinstimmenden Ergebnissen, eine schlechte Intertester-Reliabilität. Damit ist aber noch nicht erklärt, warum die Beobachtungen beider Untersucher nicht übereinstimmen. Es ist nur offen gelegt worden, dass zwischen beiden Untersuchern hinsichtlich Messungen der Beinlängendifferenz wenig Übereinstimmung besteht.

Reliabilität und Validität hängen direkt zusammen. Bei schwacher Reliabilität ist wahrscheinlich auch die Validität eines Tests gering, weil die Testergebnisse ein hohes Maß an Variabilität aufweisen. Umgekehrt besagt aber eine hohe Reliabilität nicht unbedingt, dass der Test auch valide ist. Jedenfalls ist es immer gut, die Intertester- und Intratester-Reliabilität festzustellen, bevor überhaupt daran gedacht wird, einen neuen Test anzuwenden.

> **Beispiel:**
>
> Wir wollen einen Test entwickeln, mit dem wir die Wahrscheinlichkeit einer Verletzung bei Fußballspielern vorhersagen können. Wir messen die Stärke des Quadrizepsmuskels und der ischiokruralen Muskulatur mit einem isokinetischen Dynamometer, bei einer Winkelgeschwindigkeit von 60° pro Sek. Diese Messung führen wir zu zwei verschiedenen Gelegenheiten durch, um etwas über ihre Wie-

derholbarkeit zu wissen. Bei der Berechnung des mittleren Quotienten von Stärke der Ischiokruralmuskulatur zu Stärke des Quadrizeps (hamstrings-to-quadriceps ratio = HQ-ratio oder HQ-Quotient) finden wir bei beiden Tests recht gut übereinstimmende Werte, nämlich 62% und 63%. Dies heißt, dass die Intratester-Reliabilität hoch ist (das genaue Verhältnis zwischen Messdaten lässt sich mit statistischen Verfahren ermitteln, mit denen ein Reliabilitätskoeffizient berechnet wird – dies geht aber über den Rahmen dieses Kapitels hinaus, und der Leser sei auf entsprechende Lehrbücher verwiesen). Der Schluss, ein Fußballspieler brauche einen HQ-Quotienten von 62%–63%, um während der Saison Verletzungen zu vermeiden, wäre aber keine valide Aussage, denn zur prädiktiven Validität isokinetischer Kraft (bei 60°/sec) von Ischiokruralmuskulatur und Quadrizeps im Verhältnis zu Verletzungshäufigkeit haben wir keine Untersuchung gemacht. Genaueres findet der Leser bei Grace (1985).

Sensitivität

Der Begriff Sensitivität bezieht sich sowohl auf Validität als auch auf Reliabilität. Damit ein Test Veränderungen messen kann, etwa Auswirkungen einer Behandlung, muss er nicht nur valide und zuverlässig sein, er muss auch empfindlich genug sein, um die Veränderungen aufzudecken. Das heißt, die Messmethode muss fein genug sein, solche Veränderungen zu messen.

Beispiel:

Angenommen, wir wollten unser Krafttrainingsprogramm für Spitzensportler bewerten, und wir entwickelten dazu einen isokinetischen Test der Ischiokrural- und der Quadrizeps-Muskulatur. Alle Sportler werden vor und nach dem Training mit dem isokinetischen Gerät getestet. Die Ergebnisse sind entmutigend: nach unserem Training lässt sich keine namhafte Verbesserung der isokinetischen Stärke feststellen. Heißt das, dass das Training vergeblich war? Keineswegs! Jetzt wissen wir, dass ein Testen der isokinetischen Stärke nicht sensitiv genug ist, um jene kleinen Verbesserungen aufzuzeigen, die bei Spitzensportlern vielleicht auftreten. Zum Glück haben wir weitere (validere und zuverlässigere!) Messungen durchgeführt, die empfindlich genug waren, um Veränderungen in der Größenordnung von 2% aufzudecken. Mehr zu diesem Thema findet der Leser bei Murphy und Wilson (Murphy 1997).

Objektivität

Ein Test muss auch objektiv sein, d.h. beobachtbar und verifizierbar und unbeeinflusst von andern Faktoren als jenen, die gemessen werden sollen. Objektivität hängt weitgehend davon ab, wie klar und vollständig die Testanweisungen gegeben werden und wie genau sie vom Untersucher und von der untersuchten Person befolgt werden.

1.8.2 Messmethoden und -techniken

Im Folgenden sollen einige der gegenwärtig in der Physiotherapie benutzten Messtechniken vorgestellt werden. Es ist nicht beabsichtigt, darin vollständig zu sein und alle verfügbaren Messverfahren zu beschreiben. Die vorgestellte Auswahl ist lediglich eine beispielhafte Zusammenstellung von Verfahren, Prinzipien und/oder Vorgehensweisen beim Messen und soll auch nur als das verstanden werden. Es gibt viele Lehrbücher spezifischer Methoden, in denen theoretische Hintergründe und praktisches Vorgehen weit detaillierter beschrieben sind. Manche von ihnen sind in der Literaturliste am Ende dieses Kapitels aufgeführt.

Messungen von Größe und stofflicher Zusammensetzung des menschlichen Körpers

Messungen der stofflichen Zusammensetzung des Körpers sind in Sportwissenschaft und Medizin immer noch sehr häufig. Sportler, Menschen, die ihr Körpergewicht kontrollieren wollen, und Krankenhauspatienten profitieren davon, dass solche Messungen immer populärer werden und immer genauer möglich sind. Zwar hängen Messungen der stofflichen Zusammensetzung des Körpers nicht direkt mit physiotherapeutischer Praxis zusammen, sie können aber doch wichtig sein, insbesondere bei Patienten, die ihr Körpergewicht kontrollieren müssen (Fett- und Magersucht) und bei Patienten, die wieder in Programme körperlicher Aktivitäten einsteigen wollen (Reaktivierungsprogramme). Auch bei primärer und sekundärer Prävention kann der Physiotherapeut anhand solcher Messungen seine Patienten beraten, wenn er ihnen Übungs- oder Trainingsprogramme und Diäten vorschlägt.

Der menschliche Körper besteht hauptsächlich aus 4 chemischen Grundstoffen: Wasser, Proteinen, Mineralien und Fetten (chemisches Modell). Ein einfacheres Modell von Bedeutung für die Gesundheitswissenschaften unterscheidet aber nur zwischen Fetten und anderen Stoffen. Die Komponente der Körperfette zu bestimmen ist z. B. wichtig, wenn Normwerte im Hinblick auf Über- und Untergewicht festgelegt, Wachstumsstörungen bei Kindern eingeschätzt und Essgewohnheiten kontrolliert werden sollen. In der Sportmedizin kann es wichtig sein, den Fettanteil zu messen, weil zwischen zu viel Fett und sportlicher Leistung ein negativer Zusammenhang besteht. Bei Sportlern bestimmt der Körperbau sehr stark die optimale Leistungsfähigkeit (er ist beispielsweise bei Basketballspielern völlig anders als bei Gewichthebern). Schließlich kann eine Messung der stofflichen Zusammensetzung des Körpers sehr hilfreich bei der Beurteilung von Trainings- und Übungserfolgen sein, sowohl im Sport als auch bei Gesundheits- und Fitnessprogrammen und in der Rehabilitation.

In den vergangenen Jahrzehnten wurden viele Techniken zur Einschätzung der stofflichen Zusammensetzung des Körpers entwickelt. Es liegt auf der Hand, dass Körpergröße und Gewicht allein als Angaben nicht genügen, um etwas über den relativen Anteil verschiedener Gewebe im menschlichen Körper zu sagen. Daher wurden genauere und kompliziertere Techniken entwickelt. Manche von ihnen sind schwierig anzuwenden, brauchen eine komplizierte und kostspielige Ausrüstung (z. B. Ultraschall, Impedanzmessungen, Zweispektren-Röntgen, Computertomographie, Nah-Infrarot-Spektrophotometrie, Kernspintomographie) oder können nur beschränkt eingesetzt werden (z. B. Wiegen unter Wasser). Andere hingegen sind in der täglichen Praxis brauchbarer, weil sie nicht viel kosten und leicht anzuwenden sind (z. B. Hautfaltenmessung).

Als Erstes werden wir zwei Messverfahren (nämlich Messung der Größe und der Masse) diskutieren, die sich auf Parameter der Körpermaße beziehen, welche oft mit den Begriffen groß – klein bzw. schwer – leicht klassifiziert werden. Die stoffliche Zusammensetzung des Körpers dagegen bezieht sich auf chemische Parameter.

Körpergröße

Die Messung der Körpergröße, so einfach sie auch sein mag, wird als Untersuchungsmethode oft vergessen, besonders in der physiotherapeutischen Praxis. Wie oft wird der Patienten nur danach gefragt, wie groß er ist, anstatt sich die Mühe zu machen, ihn wirklich genau zu messen. Das Messen der Körpergröße muss aber, wenn es genau sein soll, wie jede andere Messung auch, spezifischen Anforderungen genügen. Am besten wird die Körpergröße mit einem Stadiometer gemessen, einer vertikalen Messlatte mit verschiebbarem horizontalem Kopfbrett, das mit dem höchsten Punkt des Kopfes in Kontakt gebracht wird.

- Ausrüstung: Stadiometer
- Verfahren:
  - Der Patient wird gebeten, sich mit dem Rücken an das Stadiometer zu stellen, ohne Schuhe und die Fersen beieinander. Außerdem sollten Fersen, Gesäß, Schultern und Kopf die Wand berühren, das Gewicht sollte gleichmäßig auf beide Beine verteilt sein und die Arme frei an den Seiten herabhängen.
  - Der Patient wird gebeten, nach vorn zu schauen und unmittelbar vor der Messung tief einzuatmen und die Luft anzuhalten.
  - Inzwischen bringt der Untersucher das Kopfbrett über den höchsten Punkt des Kopfes, mit genügend Druck, dass es leicht auf den Kopf drückt.
  - Der Untersucher liest die Größe beim nächstliegenden Zentimeter ab.
- Einheiten: Zentimeter (cm) oder Meter (m)
- Interpretation:
  - Kleine, mittlere oder große Körpergröße.
  - Es gibt Tabellen, die Körpergröße und Gewicht in Bezug zueinander setzen. Aber die darin aufgeführten Werte hängen weitgehend von Faktoren wie Geschlecht, Rasse, Kultur, üblicher körperlicher Aktivität etc. ab.
- Beachte: Es ist nicht empfehlenswert, die Körpergröße bei jemand zu messen, der auf einer Waage steht, denn dabei kann ein beträchtlicher Fehler von manchmal bis zu 2 cm auftreten.

Körpergewicht

Das Körpergewicht wird am besten mit einer Ärztewaage gemessen. Heute gibt es aber auch viele andere sehr gute (digitale) Waagen.

- Ausrüstung:
  - Waage mit Skala
- Verfahren:
  - Die Person sollte minimal bekleidet sein und keine Schuhe tragen.
  - Die Waage wird vor der Messung geeicht.
  - Die Person wird gebeten, sich (nicht zu heftig) auf die Waage zu stellen, mit beiden Füßen parallel in der Mitte die Wiegefläche.

- Der Untersucher liest das Gewicht auf 100 g genau ab.
- Einheiten: Gramm (g) oder Kilogramm (kg)
- Interpretation:
  - Leicht-, mittel- oder schwergewichtig.
  - Es gibt Tabellen, die Körpergröße und Gewicht in Bezug zueinander setzen. Aber die darin aufgeführten Werte hängen weitgehend von Faktoren wie Geschlecht, Rasse, Kultur, üblicher körperlicher Aktivität etc. ab.
- Beachte:
  - Die Person sollte nicht mit irgendeinem anderen Gegenstand in Berührung kommt (etwa mit der Wand) und keine zusätzlichen Gewichte auf sich tragen.
  - Bei der Überwachung von Gewichtsveränderungen (etwa während einer Diät), muss darauf geachtet werden, dass die Person unter denselben Bedingungen und zur selben Tageszeit gewogen wird. Das Gewicht kann innerhalb eines Tages um bis zu 2.000 g variieren.
  - Die Waage muss geeicht sein. Zumindest muss ihre Abweichung bekannt sein. Bei Unsicherheit, muss die Genauigkeit mittels geeichter Gewichte verifiziert werden.

■ Index der Körpermasse (body mass index, BMI)

Eine der einfachsten Messmethoden zur Bestimmung der stofflichen Zusammensetzung des Körpers ist der Index der Körpermasse. Er bezieht sich auf Gewicht und Größe einer Person und wird in kg/m^2 ausgedrückt. Der BMI ist auch bekannt als *Quetelet-Index*, der anerkannteste Index, anhand dessen auf der Basis sehr großer untersuchter Personengruppen Normwerte berechnet wurden. Dazu wird das Körpergewicht (BW) in kg und die Körpergröße (BH) in m der Person benötigt: $BMI = BW/(BH)^2$

Der BMI ist eine oft zur Einschätzung von Fettleibigkeit verwendete Norm und hängt in gewisser Weise mit der stofflichen Zusammensetzung des Körpers zusammen. Er wird als besserer Schätzwert für Fettleibigkeit angesehen als das Körpergewicht, denn er hat eine starke Korrelation mit dem relativen Körperfett (dem Quotienten von Fettmasse zu totaler Körpermasse, in Prozent ausgedrückt).

- Verfahren:
  - Größe und Gewicht werden gemessen wie oben beschrieben.
  - BMI wird nach Formel berechnet.
  - BMI wird mit den verfügbaren Normskalen verglichen (siehe Anhang, S. 229).
- Einheiten: kg/m^2
- Interpretation:
  - Der BMI sagt etwas über das Maß an Fettleibigkeit aus.
  - Das Gesundheitsrisiko auf Grund von Fettleibigkeit beginnt im Bereich von $25-30\ kg/m^2$.

■ Verhältnis von Taillen- zu Hüftweite (waist-to-hip ratio, WHR)

Neuere Untersuchungen haben ergeben, dass zur Vorhersage von Gesundheitsrisiken durch Fettleibigkeit nicht nur der Prozentsatz von Körperfett wichtig ist, sondern auch die Verteilung des Fetts (Nieman 1990). Kurz gesagt bedeutet dies, dass Personen mit mehr Fett im Rumpf (abdominalem Fett) einem erhöhten Risiko für Bluthochdruck, Diabetes vom Typ II, Hyperlipidämie, Erkrankungen der Koronararterien und frühen Tod ausgesetzt sind im Vergleich zu Personen mit ebenso viel Fett, welches aber mehr in den Extremitäten lokalisiert ist.

Die Berechnung des Quotienten von Taillen- und Hüftweite ist eine einfache Methode, Fettverteilungsmuster zu bestimmen.

- Ausrüstung: Maßband
- Verfahren:
  - Die Person steht mit parallelen Füßen.
  - Der Untersucher misst Taillen- und Hüftumfang mit dem Maßband.
  - Taillenweite wird definiert als der kleinste Umfang unterhalb der Rippen und oberhalb des Nabels. Hüftweite wird definiert als größter Umfang, gemessen an der größten hinteren Ausdehnung des Gesäßes.
  - Der Untersucher berechnet den WHR als Quotient von Taillenweite und Hüftweite.
- Einheiten: keine
- Interpretation: Quotienten von mehr als 0,95 bei Männern und 0,86 bei Frauen bedeuten für die betreffende Person ein signifikant erhöhtes Krankheitsrisiko.

■ Wiegen unter Wasser

Je mehr Fett der Körper einer Person enthält, umso besser kann sie im Wasser treiben. Diese Fähigkeit lässt sich nutzen, um die Körperdichte (d) abzuschätzen und daraus den Fettanteil abzuleiten. Beispielsweise treibt ein Body-builder wahrscheinlich schlecht im Wasser im Vergleich zu einer Person mit demselben Gewicht, aber höherem Fettanteil.

Die Methode des Unter-Wasser-Wiegens zur Schätzung des Fettanteils beruht auf dem 2-Komponenten-Modell (Fett und andere Bestandteile). Zur zweiten Komponente (auch fettfreie Masse, FFM, genannt) gehören Muskeln, Knochen und andere Nicht-Fettgewebe. Die fettfreie Masse setzt sich zusammen aus allen Nicht-Fettgeweben, wozu Knochen, Muskeln, Organe und Bindegewebe gehören.

Diese Methode wird seit vielen Jahren eingesetzt, wird jedoch auch kritisiert, denn das ihr zugrunde liegende Modell setzt voraus, dass die Dichten von Fett und fettfreier Masse überall im Körper gleich sind. Es gibt aber einige Anhaltspunkte dafür, dass dies nicht der Fall ist. Dennoch ist diese Methode sehr beliebt, denn sie ist kostengünstig im Vergleich zu anderen, teureren und weniger zuverlässigen Methoden.

Im Wesentlichen nutzt das Modell die archimedischen Gesetze zur Berechnung der Dichte des Körpers und zur Abschätzung des Fettprozentsatzes gemäß folgender Formeln:

$$\text{Körperdichte (d)} = \frac{BW(d)}{\frac{BW(d) - BW(w)}{De(w)} - (RV + GG)} \quad (2)$$

BW (d) = Körpergewicht auf der Erde
BW (w) = Körpergewicht im Wasser
DE (w) = Wasserdichte bei Messtemperatur
RV = Restvolumen der Lungen (kann zwischen 1 und 2 l variieren)
GG = gastrointestinales Gas (eine relativ geringe Menge von bis zu 100 cm³)

und

$$\% \text{ Körperfett} = ((4{,}95 / d) - 4{,}5) \times 100 \quad (3)$$

mit: d = Körperdichte

- Verfahren:
  - Die Person wird in einen mit Wasser gefüllten Behälter auf einen Stuhl gesetzt, der mit einer Waage verbunden ist.
  - Die Person soll maximal ausatmen und für etwa 5 Sekunden den Atem anhalten.
  - Der Untersucher liest das Gewicht der untergetauchten Person ab.
  - Dieser Vorgang wird mehrere Male wiederholt, um die Genauigkeit der Messung zu gewährleisten.

■ Messung von Hautfalten

Eine Hautfalte besteht aus zwei Schichten von Hautgewebe und zwei Schichten von subkutanem Fett, welche mit einem *Hautfalten-Greifzirkel* (skinfold caliper) gemessen werden. Dieses Schätzverfahren beruht auf der Voraussetzung, dass das subkutane Fettgewebe einen konstanten Anteil der total vorhandenen Fettmasse darstellt und dass die ausgewählten Messorte für die durchschnittliche Dicke des subkutanen Fettgewebes repräsentativ sind. Die Messmethode hat sich als einfacher anwendbar erwiesen als das oben aufgeführte Wiegen unter Wasser, besonders bei älteren Personen, bei Personen mit Angstzuständen oder bei Personen, die nicht schwimmen können.

Die besten Hautfalten-Greifzirkel sind geeichte Metallinstrumente, die zwischen den beiden Backen des Zirkels einen konstanten Druck von 10 g/mm² ausüben (Abb. 1.**140**). Sie sind zwar teurer, aber auch genauer, beispielsweise die Fabrikate Harpenden, Lange und Holtain. Für den alltäglichen Gebrauch gibt es heute einfachere Plastikgeräte zu kaufen, mit relativ guter Genauigkeit (etwa auf einen Millimeter). Sie sind außerdem weniger teuer und leicht zu benutzen (Abb. 1.**141**).

Allgemein sollte die Hautfalte recht fest gegriffen werden, wobei sowohl Haut als auch subkutanes Fett zwischen Daumen und Zeigefinger gekniffen werden, entsprechend der Längsrichtung der Muskelfaser. Die Backen des Greifzirkels werden so auf die Hautfalte platziert, dass ihre Kontaktflächen einen konstanten Druck ausüben, der nicht vom Un-

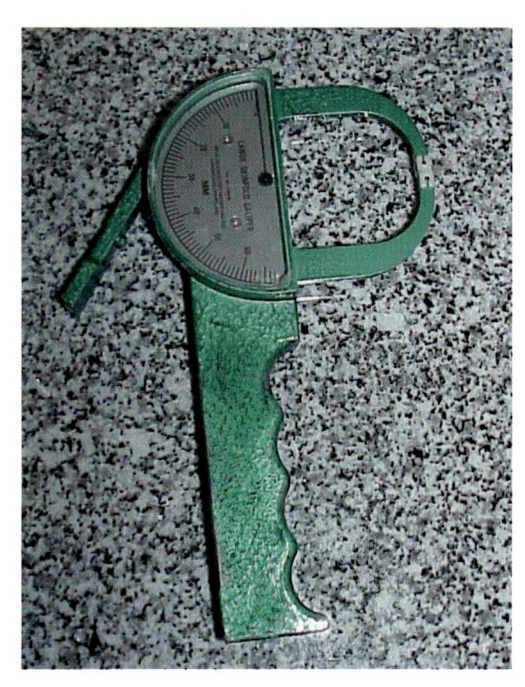

Abb. 1.**140** Beispiel eines Hautfalten Messzirkels.

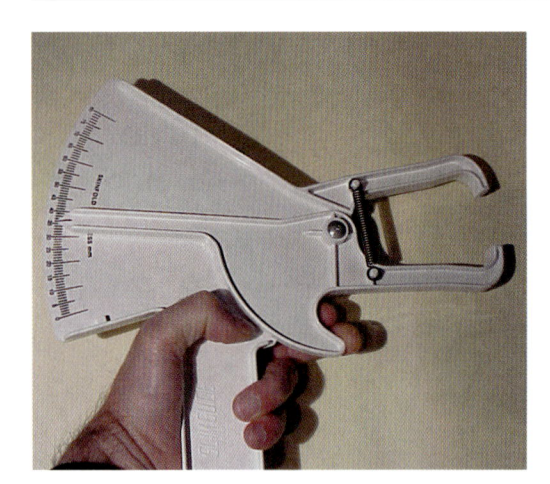

Abb. 1.141 Beispiele billiger Plastik-Messzirkel.

tersucher ausgeht. Daher werden sie einen Zentimeter unterhalb von Daumen und Zeigefinger aufgesetzt. Die Haut wird leicht (aber nicht vollständig) losgelassen, während der Messwert von der Skala abgelesen wird.

Die Backen des Greifzirkels sollten senkrecht zur Hautfalte liegen. Der Wert wird erst dann abgelesen, wenn der Auslöser des Greifzirkels betätigt worden ist und seine Backen den maximalen Druck auf die Hautfalte ausüben können, also 2–3 Sek. nach der Platzierung der Backen auf der Hautfalte.

Zur Erzielung verlässlicher und objektiver Ergebnisse muss etwas geübt werden, bis eine gewisse Routine eintritt und es ist viel praktische Erfahrung nötig. Zur Verbesserung der Genauigkeit kann es sehr hilfreich sein, die Messung an standardisierten anatomischen Bezugspunkten durchzuführen (siehe unten).

– Verfahren:
  – Alle Messungen sollten in der rechten Körperhälfte gemacht werden.
  – Der Greifzirkel sollte einen Zentimeter von Daumen und Zeigefinger entfernt aufgesetzt werden, senkrecht zur Hautfalte und in der Mitte zwischen Kamm und Basis der Falte.
  – Während des Ablesens des Messwerts sollte die Hautfalte weiterhin zwischen Daumen und Zeigefinger gehalten werden.
  – Warten Sie 2–3 Sek. (und nicht länger), bevor sie den Messwert ablesen.
  – Machen Sie an jeder Stelle mehr als eine Messung.
  – Wiederholen Sie die Messung, wenn der zweite Wert sich vom ersten um mehr als 1–2 mm unterscheidet
  – Rotieren Sie an der Messstelle, um der Haut Zeit zu geben, ihre normale Dicke wieder zu erlangen.
  – Die Orte, welche für Hautfaltenmessungen meistens benutzt werden, werden im Folgenden dargestellt.
  – In der Literatur findet man viele Algorithmen zur Berechnung (oder besser Abschätzung) des prozentualen Fettanteils (bzw. der nicht fetten Masse). Das Durnin-und-Womersley-Verfahren beispielsweise nutzt Hautfalten des M. triceps, der subskapularen und der suprailiakalen Region und die Summe dieser drei Messergebnisse. Das Jackson-und-Pollock-Verfahren nutzt Hautfalten des M. pectoralis, des Bauchs und des Oberschenkels bei Männern und des M. triceps, des Oberschenkels und der suprailiakalen Region bei Frauen (siehe Anhang, S. 229) (Nieman 1990).
  – Zur Berechnung des Prozentsatzes von Körperfett setzt man die gemessenen Werte in die Formeln für Körperdichte ein (Formel (4) bei Männern, Formel (5) bei Frauen), und anschließend wird der so berechnete Wert in Formel (3) für den Prozentsatz an Körperfett eingesetzt.
  – Beziehen Sie den erhaltenen Wert auf tabellierte Normwerte (Anhang, S. 229).

M. triceps brachii

Der Untersucher kneift die Hautfalte mit linkem Daumen und Zeigefinger in der Mitte der Hinterseite des rechten Oberarms der Person. Die Falte liegt parallel zur Längsachse des Arms (Abb. 1.**142**).

M. biceps brachii

Der Untersucher kneift die Hautfalte mit linkem Daumen und Zeigefinger in der Mitte der Vorderseite des rechten Oberarms der Person. Die Falte liegt parallel zur Längsachse des Arms (Abb. 1.**143**).

Subskapulare Region

Der Untersucher kneift die Hautfalte mit linkem Daumen und Zeigefinger unter dem unteren rechten Schulterblattwinkel der Person. Die Falte folgt der Richtung der Rippen (d.h. schräg von medial nach lateral; Abb. 1.**144**).

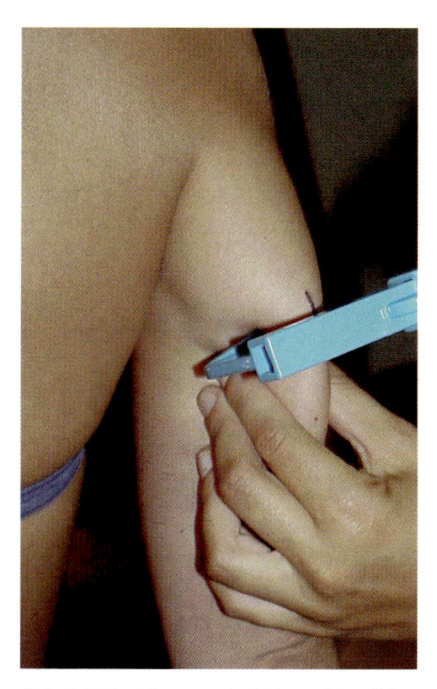

Abb. 1.142 Messung der Trizeps-Hautfalte.

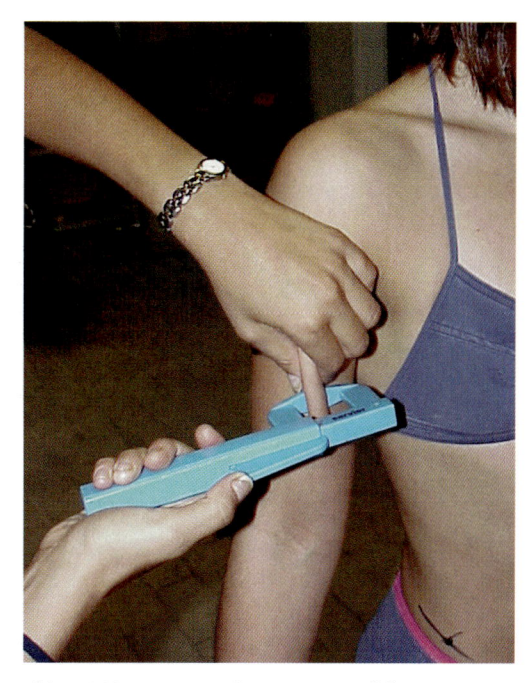

Abb. 1.143 Messung der Bizeps-Hautfalte.

Suprailiakale Region

Der Untersucher kneift die Hautfalte mit rechtem Daumen und Zeigefinger 7 cm oberhalb der Spina iliaca anterior superior der Person. Die Hautfalte ist medial ausgerichtet (Abb. 1.**145**).

Abdominale Region

Der Untersucher kneift die Hautfalte mit rechtem Daumen und Zeigefinger 3–5 cm oberhalb und rechts vom Nabel der Person. Die Hautfalte liegt parallel zur Längsachse des Rumpfs. Die Backen des Greifzirkels werden unterhalb der Finger angesetzt (Abb. 1.**146**).

Vorderseite des Oberschenkels

Die Person stellt ihren rechten Fuß auf eine schmale Fußstütze von 20 cm Höhe. Die Knie sind leicht gebeugt und die Oberschenkelmuskeln entspannt. Der Untersucher kneift die Hautfalte mit linkem Daumen und Zeigefinger in der Mitte der vorderen Oberfläche des Oberschenkels, zwischen Leistengrube (Hüfte) und proximalem Rand der Kniescheibe. Die Hautfalte liegt parallel zur Längsachse des Oberschenkels (Abb. 1.**147**).

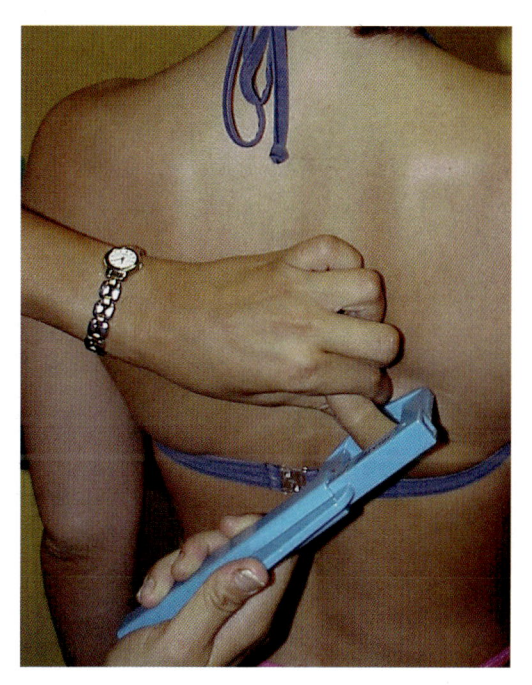

Abb. 1.144 Messung der subskapularen Hautfalte.

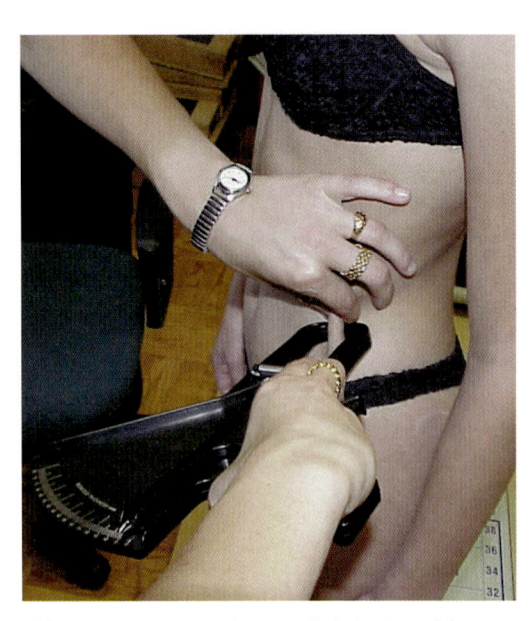

Abb. 1.145 Messung der suprailiakalen Hautfalte.

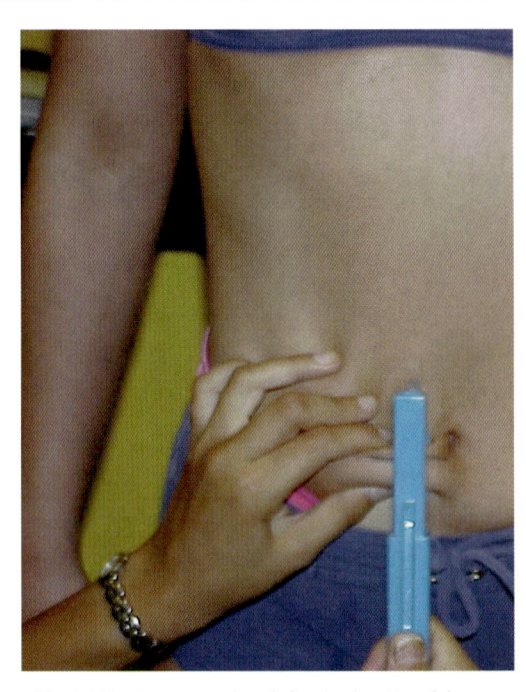

Abb. 1.146 Messung der abdominalen Hautfalte.

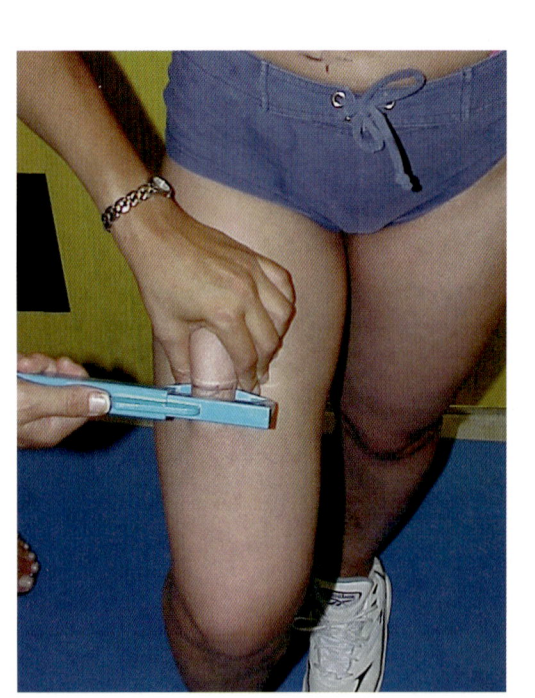

Abb. 1.147 Messung der Oberschenkel-Hautfalte.

Mediale Wade

Die Person sitzt mit leicht auseinander gestellten Füßen. Die Knie sollten 90° gebeugt sein. Der Untersucher kneift die Hautfalte mit linkem Daumen und Zeigefinger auf der medialen Seite der rechten Wade, auf der Höhe ihres größten Umfangs. Die Hautfalte ist vertikal ausgerichtet (Abb. 1.**148**).

Pektorale Region

Der Untersucher kneift die Hautfalte mit rechtem Daumen und Zeigefinger am Mittelpunkt zwischen vorderer Achsellinie und Brustwarze (bei Männern) oder an einem Punkt bei einem Drittel der Entfernung zwischen vorderer Achsellinie und Brustwarze (bei Frauen), entlang der lateralen Seite des M. pectoralis major. Die Hautfalte ist diagonal ausgerichtet, auf einer Linie zwischen Schulter und kontralateraler Hüfte (Abb. 1.**149**).

Die Formel für Männer lautet:

% Körperfett = 0,29288 (Summe von 4 Hautfalten) − 0,0005 (Summe von 4 Hautfalten)^2 + 0,15845 (Alter) − 5,76377 ⠀⠀⠀⠀⠀⠀⠀⠀⠀⠀⠀⠀⠀⠀⠀⠀⠀⠀⠀(4)

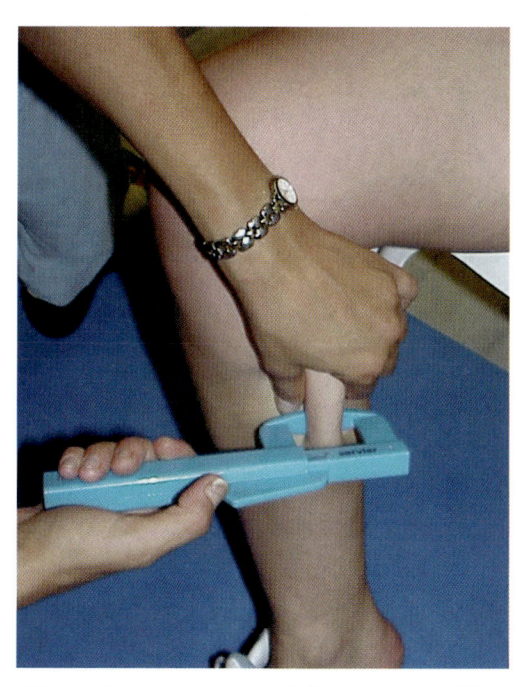

Abb. 1.148 Messung der medialen Waden-Hautfalte.

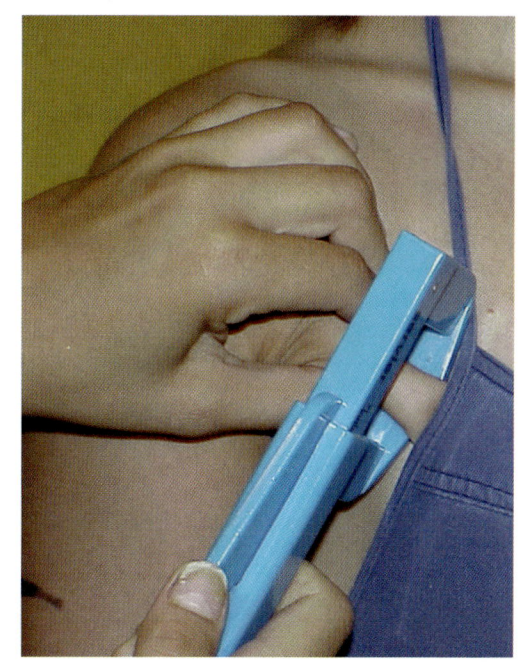

Abb. 1.149 Messung der Brustkorb-Hautfalte.

Die Formel für Frauen lautet:

% Körperfett = 0,29669 (Summe von 4 Hautfalten) − 0,00043 (Summe von 4 Hautfalten)^2 + 0,02963 (Alter) − 1,4072   (5)

- Durchzuführende Hautfaltenmessungen:
  1. Suprailiakale Region
  2. Abdominale Region
  3. Vorderseite des Oberschenkels
  4. M. triceps brachii
- Einheiten: Prozent Körperfett (%)
- Interpretation: siehe vorangehenden Text.
- Beachte: An dieser Stelle ist es angebracht, den Leser vor einer Überschätzung des Hautfalten-Messverfahrens zu warnen. Es darf nicht vergessen werden, dass nicht allein die Messung selbst sondern auch die Berechnungen nach den verschiedenen Formeln wesentliche Fehler in sich tragen können. Diese Formeln und die nach ihnen aufgebauten Tabellen sind das Ergebnis von Untersuchungen irgendwelcher dafür ausgewählter Personengruppen. Der Patient sollte also nur mit großen Vorbehalten an diesen Normen gemessen werden. Die Hautfaltenmessungen können deshalb nur als grobe Einschätzungen betrachtet und interpretiert werden.

■   **Bioelektrische Impedanz**

Dieses Messverfahren beruht darauf, dass intra- und extrazelluläre Körperflüssigkeiten als Leiter für niederfrequente elektrische Ströme fungieren und dass der elektrische Widerstand (die Impedanz) eines Stroms umgekehrt proportional zur Quantität der fettfreien Masse des Körpers ist. Zur fettfreien Masse gehören praktisch alle Körperflüssigkeiten mit ihren Elektrolyten, sie hat daher bessere Leitfähigkeit als Fett- und Knochengewebe. Daher gilt: je größer die fettfreie Masse, desto besser die Leitfähigkeit und desto geringer der elektrische Widerstand.

Die Person liegt auf dem Rücken auf einer nicht leitenden Oberfläche. Arme und Beine sind leicht abgespreizt, so dass sie den Körper nicht berühren. Ein Elektrodenpaar wird am Knöchel angesetzt, ein weiteres Paar am Handgelenk. Jedes Paar besteht aus einer Quell- und einer Bezugselektrode. Durch die Quellelektrode wird ein elektrischer Strom geschickt und der Spannungsabfall zwischen Quell- und Bezugselektrode gemessen. Anhand der entsprechenden Formeln lässt sich dann der Prozentsatz fettfreier Masse berechnen.

Die dazu benötigte Ausrüstung weist bezüglich Genauigkeit und Preis große Unterschiede auf und die teuersten Geräte sind nicht immer die genaues-

208 1 Bewegungstherapie

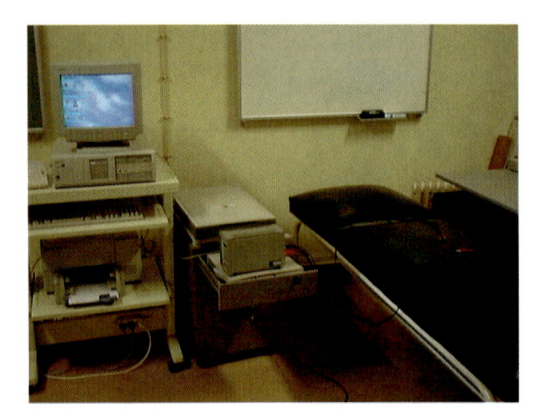

Abb. 1.**150** Messsystem der bioelektrischen Impedanz.

ten (Abb. 1.**150**). Außerdem hängt diese Methode sehr stark von der Wassereinlagerung im Körper der Person ab. Daher kann ein gewisser Fehler auftreten bei der Messung älterer Personen, bei Personen, die sich gerade intensiv verausgabt haben, oder bei Personen, die viel Körperflüssigkeit verloren haben (z.B. Frauen nach der Menstruation).

■ Zweispektren-Röntgen-Absorptiometrie (dual-energy X-ray absorptiometry, DEXA)

Eine relativ neue Methode zur Abschätzung der Körperzusammensetzung benutzt die Einrichtung zur Zweispektren-Röntgen-Absorptiometrie, obgleich deren primärer Zweck die Messung von Knochendichte und Mineralgehalt der Knochen ist. Die Methode setzt ein 3-Komponenten-Modell der Körpersubstanzen voraus (Gesamtmasse von Knochenmineralien, Fettmasse und fettfreie Masse ohne Knochen), (Abb. 1.**151 a** u. **b**).

Die Energiequelle ist eine sehr schwache Röntgenstrahlung, und die Dichte der verschiedenen Gewebe wird separat gemessen, was, verglichen mit dem Wiegen unter Wasser, eine Verbesserung darstellt. Der große Nachteil dieser Methode liegt jedoch im Anschaffungspreis der Ausrüstung und darin, dass es zu ihrer Bedienung sehr gut ausgebildetes Personal braucht.

■ Ultraschall

Ultraschallwellen sind hochfrequente Schallwellen (von mehr als 20 kHz). Diese Wellen werden durch den Ultraschallkopf des Geräts zu den Geweben im menschlichen Körper ausgesendet. Da verschiedene Gewebe akustische Signale verschieden absorbieren und reflektieren, empfängt der Scanner des Geräts Wellen verschiedener Energie. Diese werden dann auf einem Monitor abgebildet (Abb. 1.**152**).

Die Ultraschalltechnik scheint ein valides Verfahren zur Messung menschlichen Fettgewebes zu sein. Es kann aber Probleme hinsichtlich seiner Reliabilität geben, wenn der Untersucher den Ort des Scannens und den Druck auf den Ultraschallsender (oder Scanner) nicht normiert. Ein Vorzug dieses Verfahrens ist, dass es auf Röntgenstrahlen verzichtet.

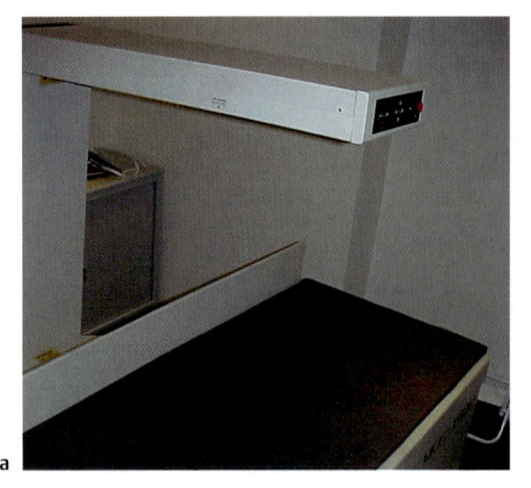

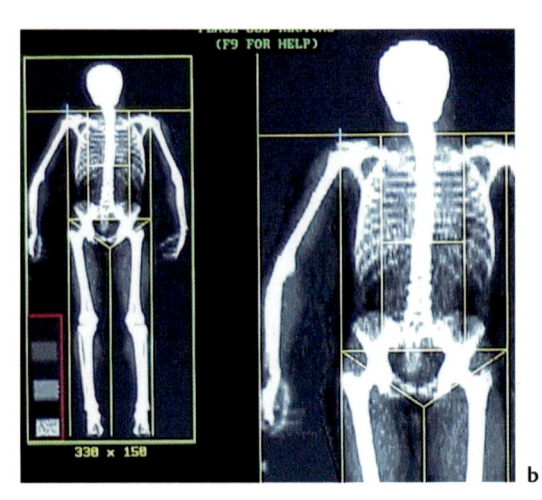

Abb. 1.**151 a** u. **b** Zweispektren-Röntgen-Absorptiometrie.

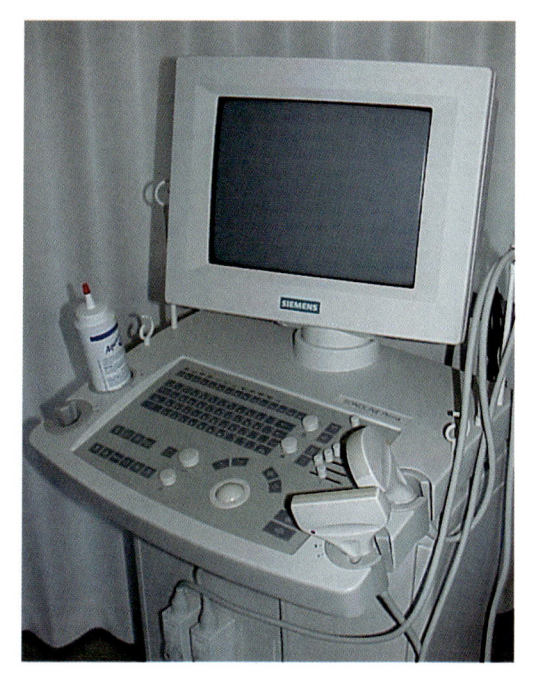

Abb. 1.152 Ultraschallausrüstung zur Messung menschlichen Fettgewebes.

Umfangsmessungen

Messungen des Umfangs eines Gliedes werden in Gesundheitszentren, physiotherapeutischen Praxen und Fitness-Zentern immer noch oft durchgeführt. Die Methode wird eingesetzt, um entweder Muskelmasse oder Ödeme zu messen. Sie verursacht geringe Kosten, aber ihr klinischer Wert ist fragwürdig. Umfangsmessungen sind wahrscheinlich nicht valide hinsichtlich Muskelquerschnitt und Muskelmasse, weil auch subkutanes und intramuskuläres Fett, Knochen und andere Strukturen in die Messung einbezogen werden. Nur außerordentliche Veränderungen, wie sie z.B. manchmal bei Ödemen auftreten können, lassen sich wirksam feststellen. Für andere Veränderungen ist die Messung nicht sensitiv genug, denn sie weist eine hohe Variabilität auf. Kurz gesagt, sind Umfangsmessungen, mit Ausnahme zur Messung des Quotienten von Taillen- und Hüftweite (WHR), nicht valide, nicht zuverlässig und nicht sensitiv. Ihr Gebrauch zu diagnostischen und prognostischen Zwecken ist daher fragwürdig.

Weitere Informationen zu Fragen der Körperzusammensetzung findet der Leser an anderer Stelle in der Literatur (Jackson 1980, Lohman 1992, Baumgartner 1990).

Muskelkraft

Viele Autoren sind sich darüber einig, dass die Einschätzung der Muskelkraft für Diagnose und Behandlung von Patienten mit neuromuskulären und muskuloskeletalen Störungen wesentlich ist. Eine normale Muskelfunktion erfordert die normale Muskelkraft. Messungen der Muskelkraft werden in der klinischen Praxis benutzt, um eine Diagnose zu stellen, Fortschritte oder Rückschritte zu beurteilen sowie zu prädiktiven und prognostischen Zwecken. In andern Fällen wird die Messung der Muskelkraft für einen Vergleich von rechter und linker Seite, von verletztem und unverletztem Glied, von Agonist und Antagonist eingesetzt oder, um gemessene Werte mit Normwerten zu vergleichen (Falls es überhaupt bei der Messung der Muskelkraft so etwas wie Normwerte gibt.).

Manuelle Muskeluntersuchung ohne Instrumente hat eine lange Anwendungsgeschichte und wird immer noch als nützliches Werkzeug zur klinischen Beurteilung der Kraft eines Patienten angesehen. Solche Untersuchungen sind aber noch keiner gründlichen wissenschaftlichen Prüfung unterzogen worden (Simmonds 1997). Ein Krafttest mithilfe von Messinstrumenten steigert vielleicht die Reliabilität der erhaltenen Resultate. Es wurden jedoch noch nicht allzu viele Studien zur Reliabilität von Krafttests bei unterschiedlichen Patientengruppen durchgeführt. Fast alle Studien zur Reliabilität wurden in der Tat mit jungen, gesunden Personen durchgeführt und lassen sich nicht auf andere Personengruppen übertragen.

Auch die Validität von Krafttests ist nicht geprüft worden, insbesondere nicht im Hinblick auf ihren diagnostischen und prognostischen Aussagewert. Es hat aber wohl augenscheinliche Validität, anzunehmen, dass Muskelgewebe Kraft erzeugt.

Definitionen

Der Begriff der Kraft erscheint vage und ungenau definiert, und sein unangemessener Gebrauch trägt zu der schon existierenden Verwirrung noch weiter bei. Muskelkraft und davon abgeleitete Begriffe müssen also operational definiert werden.

Als *Muskelkraft (strength)* bezeichnen wir die maximale Kraft, die ein Muskel oder eine Muskelgruppe hervorbringen kann (Wilmore 1998). Sie ist ein Maß für die maximale Kraft oder das Drehmoment (torque), die nötig ist, um einer isometrischen oder dynamischen Kontraktion Widerstand entgegenzusetzen. Jemand, der 100 kg heben kann, wird als zweimal so stark angesehen wie jemand, der nur 50 kg heben kann.

Drehmoment (torque) ist vielleicht ein etwas spezifischerer Begriff, denn er bezeichnet das Ausmaß, mit dem eine Kraft das betreffende Glied um einen Drehpunkt rotieren kann (es wird auch der Ausdruck *Bewegkraft* verwendet).

Muskelleistung (power) ist definiert als die vom Muskel verrichtete Arbeit pro Zeiteinheit. Dies impliziert, dass der Muskel für eine bestimmte Arbeit einen bestimmten zeitlichen Rahmen hat. Anders gesagt, erzeugt der Muskel eine Kraft, die das Glied mit einem bestimmten Ausschlag bewegt, und dazu benötigt er eine bestimmte Zeit. Dauert die Bewegung länger bei gleichem Bewegungsausmaß, so wird weniger Leistung erbracht. Leistung stellt Muskelkraft und Geschwindigkeit in einen funktionellen Zusammenhang.

Beispiel: Muskelkraft

Betrachten wir zwei Sportler beim Bankdrücken. Beide bewegen ein Gewicht von 100 kg über eine Entfernung von 1 m. Der erste Sportler braucht dazu 2 Sek., der zweite 4 Sek.. Die Kraft, die die Muskeln erzeugen müssen, um den Widerstand der Schwerkraft zu überwinden, ist in beiden Fällen gleich und ebenso die verrichtete Arbeit. Der erste Sportler verrichtet diese Arbeit aber in der Hälfte der Zeit, er erbringt also die doppelte Muskelleistung.

Die Fähigkeit, wiederholte Muskelaktionen durchzuhalten, wird als *Muskelausdauer (muscle endurance)* bezeichnet. Es ist die Fähigkeit, ein Drehmoment über einen bestimmten Zeitraum oder über eine Reihe von Kontraktionen hinweg beizubehalten. Im Gegensatz dazu ist *Muskelermüdung (fatigue)* die Unfähigkeit, dieses Drehmoment über einen bestimmten Zeitraum oder über eine Reihe von Kontraktionen hinweg beizubehalten. Ermüdung kann mithilfe von Leistungsabfall oder beibehaltener Leistung beschrieben werden. Schließlich werden mit dem Ausdruck *Dynamometrie* die Methoden zur Messung von Muskelkraft und Muskelleistung bezeichnet.

■ Faktoren, die bei der Untersuchung von Muskelkraft eine Rolle spielen

Ergebnisse von Muskelkrafttests variieren oft stark, da sie durch viele Faktoren auf die eine oder andere Weise beeinflusst werden können. Biologische (neurale und muskuläre) und kognitive Faktoren (psychisch bedingter Schmerz) können ebenso wie methodologische Faktoren (verwendete Geräte) zu den gelegentlich starken Variationen beitragen, die bei Tests der Muskelkraft angetroffen werden. Genaueres zu neuralen und muskulären Faktoren findet der Leser bei Cabri (1999).

Werden alle Einflussfaktoren, die in Abb. 1.**153** aufgeführt sind, betrachtet, so wird klar, dass eine einfache Kontraktion von vielen Faktoren beeinflusst wird. Tatsächlich wird bei Krafttests nicht nur der Muskel getestet, sondern noch viel mehr. Natürlich spielt dies bei der Interpretation der Testergebnisse eine große Rolle. Die Ergebnisse müssen also im Kontext aller relevanten Einflussfaktoren interpretiert werden.

Diejenigen Faktoren, die die Brauchbarkeit der Methodenwahl für eine Muskelkraftmessung determinieren, werden in Abb. 1.**154** dargestellt. Die Abbildung zeigt, dass die Wahl einer Testmethode wohl überlegt sein muss, wenn der Testablauf einen Nutzen haben soll. Es müssen Faktoren wie biologische und technische Verschiedenheit und finanzielle Kosten bedacht werden, um nur einige zu nennen.

■ Dokumentation des Ablaufs von Muskelkrafttests

Natürlich muss der Testablauf aus Gründen der Wiederholbarkeit, der Reliabilität und der Vergleichsmöglichkeit dokumentiert werden. Daher sollten folgende Punkte sorgfältig beschrieben werden.

- Aufwärmphase: Aufwärmbewegungen, Dauer des Aufwärmens (in Minuten), Anzahl der Wiederholungen, Art der Kontraktion (konzentrisch/exzentrisch, maximal/submaximal)
- Vorherige Tests: Möglichkeit, vorher zu üben, frühere Erfahrungen mit dem Test (motorische Geschicklichkeit kann gelernt werden und verbessert sich mit dem Üben)
- Stabilisierungsmethode: Verwendung von stabilisierenden Gürteln, Fixierung durch die Schwerkraft, den Patienten selbst, den Untersucher oder andere Mittel
- Position des Patienten: Beschreibung der genauen Position des Patienten (Bauchlage, Sitzen, Knie rechtwinklig gebeugt, Rückenstütze etc.), Auswirkung der Schwerkraft (gegen, unabhängig von, mit der Schwerkraft)
- Position des Untersuchers: Ort des Widerstandes
- Ruhe zwischen Tests: Ruhezeit zwischen zwei Kontraktionen, Ruhezeit zwischen Testeinheiten
- Abfolge der Tests: Reihenfolge des Testens, Muskelgruppen, Geschwindigkeit der getesteten Bewegung

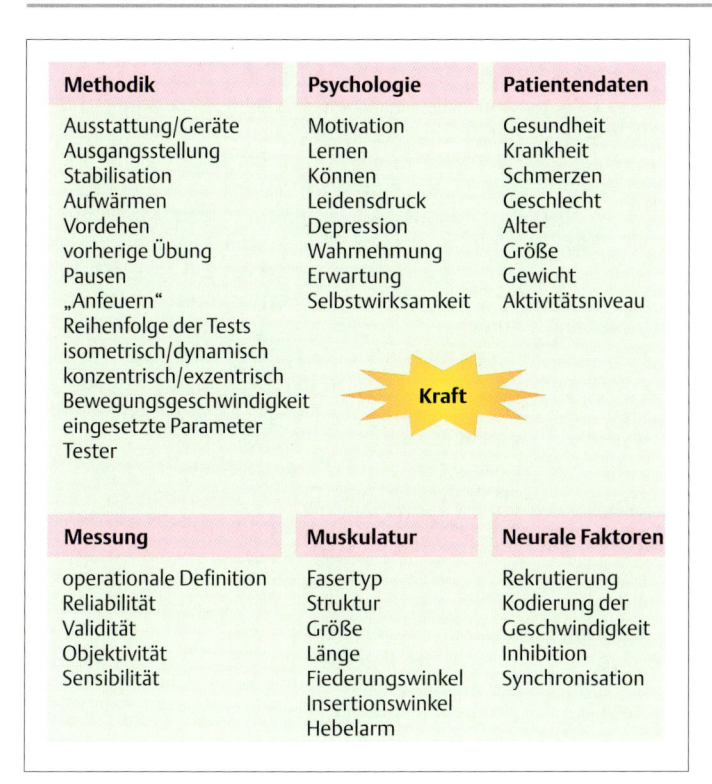

Methodik	Psychologie	Patientendaten
Ausstattung/Geräte Ausgangsstellung Stabilisation Aufwärmen Vordehen vorherige Übung Pausen „Anfeuern" Reihenfolge der Tests isometrisch/dynamisch konzentrisch/exzentrisch Bewegungsgeschwindigkeit eingesetzte Parameter Tester	Motivation Lernen Können Leidensdruck Depression Wahrnehmung Erwartung Selbstwirksamkeit	Gesundheit Krankheit Schmerzen Geschlecht Alter Größe Gewicht Aktivitätsniveau
Messung	**Muskulatur**	**Neurale Faktoren**
operationale Definition Reliabilität Validität Objektivität Sensibilität	Fasertyp Struktur Größe Länge Fiederungswinkel Insertionswinkel Hebelarm	Rekrutierung Kodierung der Geschwindigkeit Inhibition Synchronisation

(zentral: **Kraft**)

Abb. 1.**153** Zusammenfassende Darstellung aller Faktoren, die Muskelkraftmessungen beeinflussen (nach Simmonds 1997).

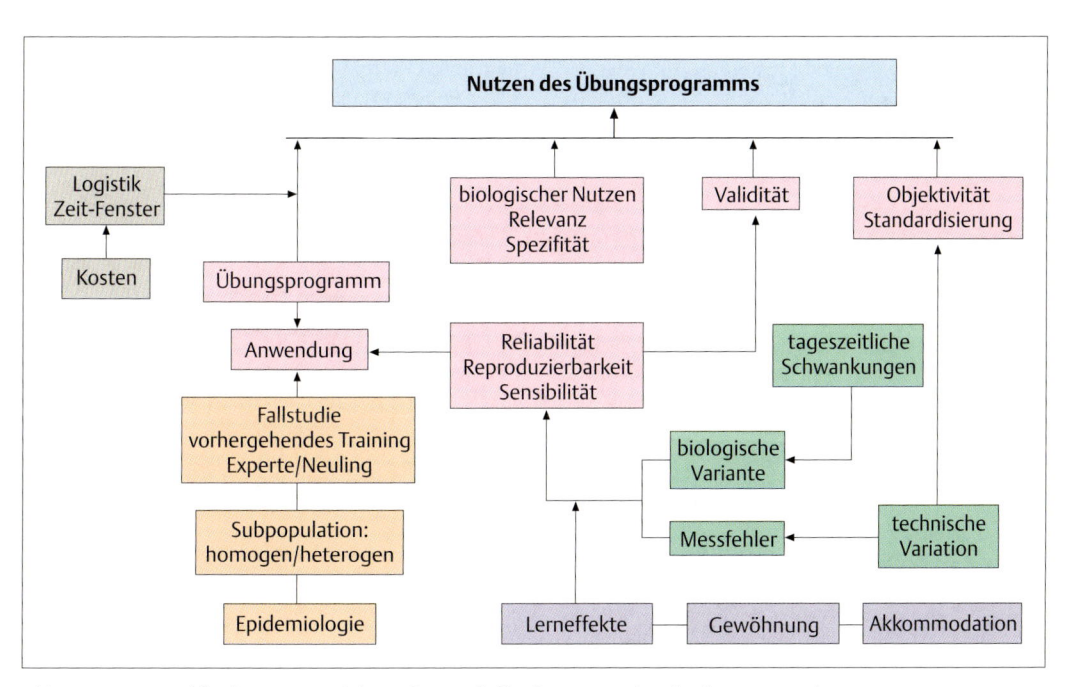

Abb. 1.**154** Brauchbarkeit von Verfahren der Muskelkraftmessung (nach Gleeson 1996).

- Bewegungsausschlag des Tests: gesamter Bewegungsausschlag
- Bei isometrischen Tests: Testwinkel
- benutzte Parameter: Spitzen- oder Durchschnittswerte, Kraft oder Bewegkraft (Drehmoment), Arbeit oder Leistung, Rate der Kraftentwicklung, relative Werte (links/rechts, Agonist/Antagonist, ausgedrückt als Funktion des Körpergewichts etc.)
- Gerätedaten: Beschreibung des benutzten Gerätes, Einstellungen am Gerät (Hebelarm, minimale Kraft, Dämpfung, Position des Teststuhls etc.)

■ Messung der Muskelkraft ohne Instrumente

Messung von Alltagsaktivitäten (ADL)

Bewertungen der ADL-Fertigkeiten werden zwar normalerweise nicht als Krafttests eingestuft, aber eine Einschätzung der Fähigkeiten eines Patienten, seinen Alltag zu bewältigen, stellt doch die erste Stufe einer Beurteilung seiner Stärke dar. Ein gewisses Maß von Muskelkraft ist notwendig, um grundlegende Bewegungen und Funktionen auszuführen, dieser Schluss ist wohl logisch (hat Augenscheinvalidität). Aktivitäten wie aus der Rückenlage zum Sitz kommen, aus dem Sitz zum Stand, Treppen hinauf- und heruntersteigen etc. erfordern beträchtliche Muskelkraft. Es sind daher zu diesem Gebiet zahlreiche Fragebögen entwickelt worden, die viel benutzt werden und meistens eine nominale Skala haben (wahr/falsch, fähig/unfähig, ja/nein, erfolgreich/gescheitert). Amundsen (Amundsen 1990) schlägt eine differenziertere, ordinale Skala vor, die 1–4 Punkte zuweist (Tab. 1.**22**).

Der *Barthel-Index* (Mahoney 1965) ist eines der ältesten in der Literatur zu findenden Maße auf dem Gebiet der Selbstversorgung (Law 1989). Er gilt als ein zuverlässiges und einigermaßen (prädiktiv) valides Instrument zur Bewertung der Fähigkeiten, für sich selbst zu sorgen. Ein professioneller Untersucher führt den Test durch, der 10 Aktivitäten umfasst, welche anhand einer zwei- oder dreiwertigen ordinalen Skala eingestuft werden. Die erzielten Punktzahlen werden gewichtet, so dass sich der Gesamtindex zwischen 0 (abhängige Leistung) und 15 (unabhängige Leistung) bewegt. Der gesamte Test erfordert zu seiner Durchführung etwa eine Stunde Zeit. Es muss erwähnt werden, dass diesem Index eine operationale Definition zugrunde liegt, die auf Behinderung beruht; er eignet sich daher nicht zu Diagnosezwecken. Der Test ist zwar alt, er wird aber im klinischen Zusammenhang immer noch viel benutzt.

Ein anderer viel verwendeter ordinaler Fragebogen ist der von Alan Jette entwickelte FSI (*Functional Status Index*) (Jette 1987). Die Patienten füllen diesen Fragebogen selbst aus, sie selbst stufen ihre Leistung sowie den Grad von Schmerz und das Maß der Schwierigkeiten bei der Bewältigung verschiedener Aufgaben ein. Der FSI erfasst 18 Aspekte aus folgenden Bereichen: Mobilität, Tätigkeiten mit der Hand, Sorge für sich selbst, Haushalt sowie soziale Aktivitäten. Zum Ausfüllen hat man etwa 30 Minuten Zeit.

Auch der *Roland-Fragebogen* wird viel verwendet, insbesondere auf dem Gebiet der Kreuzschmerzen (Waddell 1998; Roland). Er gilt für klinische und Forschungszwecke als einer der besten Fragebögen. Er erfasst vor allem aktuelle Behinderungen und bietet 24 Aussagen über Aktivitäten an, die man wegen Kreuzschmerzen nicht ausführen bzw. trotz Kreuzschmerzen ausführen kann. Der Patient muss diejenigen Aussagen ankreuzen, die für seine gegenwärtige Situation am besten zutreffen.

Es sei noch einmal angemerkt, dass vor dem Gebrauch eines Fragebogens zuerst die Reliabilität geklärt sein muss. Seine Verwendung hängt davon ab, ob er so sorgfältig benutzt wird, wie er entwickelt wurde. Wenn Fragen eines Fragebogens übersetzt oder geändert werden, muss man Validität und Reliabilität erneut überprüfen. Dies wird offenbar oft vergessen.

Außerdem haben sowohl Fragebogen als auch Interviews ihre Grenzen, denn beide zeichnen die subjektiven Angaben des Patienten zu seiner Behinderung oder seinem Handicap auf. Es lässt sich also nur mir großen Vorbehalten davon ausgehen, Fragebogenresultate spiegelten die Realität wider.

Bewertung funktioneller Leistung (functional performance evaluation, FPE)

Auch wenn sie keine reinen Muskelkrafttests sind, gehören die FPEs doch zu jenen Tests, die die allgemeinen Fähigkeiten und Einschränkungen des Patienten zu messen versuchen. Ein standardisierter Ablauf physischer Aktivitäten muss dabei von ei-

Tabelle 1.**22** Amundsens ordinale Skala für ADL-Fertigkeiten (Amundsen 1990)

1 = kann die Funktion mit maximaler Hilfe bewältigen
2 = kann die Funktion mit mäßiger Hilfe bewältigen
3 = kann die Funktion mit minimaler Hilfe bewältigen
4 = kann die Funktion ohne Hilfe bewältigen

nem ausgebildeten Untersucher beobachtet und aufgezeichnet werden. Ein solcher Ablauf hat den Vorzug, dass er leicht umzusetzen und sicher ist, wenig technischen Aufwand erfordert und zuverlässige Ergebnisse liefert (Waddell 1998).

Als Beispiel sei im Folgenden ein vereinfachter FPE-Ablauf für Patienten mit chronischen Kreuzschmerzen aufgeführt (nach Harding 1994. In: Waddell 1998).

- 5 Min. lang gehen:
  - Strecke, die der Patient während 5 Min. zwischen zwei Markierungen im Abstand von 20 m ohne Gehhilfen hin und her gehen kann.
  - Wände sind als Stütze zugelassen, aber Geländer nicht, der Boden sollte nicht glatt sein, ein Stuhl sollte bereit stehen, falls der Patient sich ausruhen will.
  - Informieren Sie den Patienten am Ende jedes Wegstücks oder jede Minute, ob er langsamer wird.
  - Mittelwert = 185 m
- 1 Min. lang Treppensteigen:
  - Anzahl der Stufen hinauf und herunter pro Min.
  - Die Treppe sollte normal und gerade sein (keine Kurven), mit Geländer auf der einen und Wand auf der andern Seite in Reichweite, ein Stuhl sollte bereit stehen, falls der Patient ausruhen muss.
  - Mittelwert = 48
- 1 Min. lang aus dem Sitzen aufstehen:
  - Anzahl der Male, die ein Patient während einer Min. von einem Stuhl aufstehen kann.
  - der Stuhl muss gerade sein, mit gepolsterter Sitzfläche, aber nicht mit Armlehnen, Höhe des Stuhls: 45 cm, der Patient sollte sich nicht stützen können.
  - Mittelwert = 11

Es steht immer noch zur Diskussion, ob diese Tests die durch physiologische Variablen begrenzten Fähigkeiten des Patienten messen oder ob sie nur seine durch psychologische Faktoren beschränkte Leistung widerspiegeln. Wie bei den meisten Tests hängt auch hier die Leistung des Patienten, also das was er tut und was nicht, von viel mehr als nur von den (patho-)physiologischen Faktoren ab (siehe oben).

Funktionelle Muskelkrafttests

Ein eigener Abschnitt befasst sich mit funktionellen Krafttests. Obwohl auch diese als FPEs aufgefasst werden können, werden sie hier aus Gründen der Vollständigkeit separat diskutiert. In der Literatur findet man viele funktionelle Tests; es ist daher schwierig, das eine oder andere System auszuwählen. Zum größten Teil hängt eine solche Wahl von den Vorlieben des Untersuchers ab und nicht von der Solidität der operationalen Definitionen des Tests oder von Studien, die dessen wissenschaftlichen und klinischen Wert beweisen. Aber es werden in der Praxis Instrumente benötigt, mit denen das Niveau funktioneller Verluste dokumentiert werden kann, besonders in Fällen, in denen die Bewertung einzelner Alltagsfertigkeiten schwierig ist. In solchen Fällen könnte zwar erwägt werden, alle betroffenen Muskeln oder Muskelgruppen zu testen, aber das ist natürlich mühsam und zeitraubend. Daher können funktionelle Tests für eine funktionelle Diagnose hilfreich sein, denn sie sind umfassender (d.h., sie messen eine bestimmte Funktion, die ein gewisses Maß an Muskelkraft erfordert).

Amundsen hat funktionelle Tests der Muskelkraft auf drei Ebenen entwickelt, von niedrigem Niveau (schwer betroffene Patienten) bis zu fortgeschrittenem Niveau (gesunde und aktive Personen). Diese Tests sind so konzipiert, dass sich alle großen Muskelgruppen schnell und einfach testen lassen, mit einer leicht verfügbaren und nicht kostspieligen Ausrüstung. Sie beruhen auf der Erfahrung des Autors und auf vorher genormten Tests.

Erreicht ein Patient bei dem Test von niedrigem Niveau die Punktzahl 5, so kann erwartet werden, dass er ohne Unterstützung anstrengende Hausarbeit erledigen kann, während ein Patient, der die Punktzahl 1 erreicht, beträchtliche Hilfe braucht, um sich selbst zu versorgen. Werte dazwischen sagen nicht so sehr etwas über das Ausmaß der Selbstständigkeit des Patienten aus, sondern werden als sensitiv genug zur Beurteilung von Verbesserung oder Rückgang der Leistung angesehen (Amundsen 1990).

Es sei noch einmal erwähnt, dass der wissenschaftliche und klinische Wert der meisten vorgeschlagenen Tests nicht bewiesen ist. Diese Tests können aber dem Praktiker, der für seine tägliche Praxis einen standardisierten Testablauf einrichten will, eine gute Hilfe sein. Die dokumentierte funktionelle Leistung kann als Grundlage für quantitatives Testen der Muskelkraft dienen. (Die Testabläufe und Protokollbögen finden sich im Anhang, S. 232 ff.)

Manuelle Muskeltests

Manuelles Muskeltesten (MMT) geht auf Robert Lovett und seine Mitarbeiter im ersten Jahrzehnt des 20. Jahrhunderts zurück. Später wurden von andern Forschern und Therapeuten eine Reihe von Modifikationen vorgeschlagen, insbesondere hinsichtlich des ursprünglichen Einstufungssystems (Kendall 1949, Daniels 1956). Lovetts Einstufungssystem beruhte auf der Überlegung, dass bei Poliomyelitis-Patienten völlig denervierte Muskeln keinerlei Kraft und/oder Bewegungsmöglichkeiten zeigen, während teilweise denervierte Muskeln dies in gewissem Maße tun. Das Einstufungssystem war zunächst rein deskriptiv (mit Werten wie *gut* oder *normal*) und entwickelte sich dann zu differenzierteren, numerischen Skalen (von 0 = keine nennenswerte Bewegung bis zu 9 = normal). In jüngerer Zeit wurden zahlreiche mechanische und elektronische Geräte von unterschiedlicher Komplexität und Anwendbarkeit für klinische Muskeltests entwickelt. Aber manuelles Muskeltesten ist nach wie vor eine leicht verfügbare und kostengünstige Methode für die meisten klinischen Zwecke (Abb. 1.**155a–c**).

Folgendes ist aber zu beachten: Die Methode des manuellen Muskeltestens wurde entwickelt, um das Ausmaß der Schwäche nach Störungen abzuschätzen, an denen in erster Linie das neuromuskuläre System beteiligt ist. Werden sie eingesetzt, um andere Störungen zu beurteilen, bei denen höhere Kontrollzentren involviert sind (etwa bei Hemiparese oder Zerebralparese), so hat dies unter Umständen Auswirkungen auf ihre Konstruktvalidität, denn die zugrunde liegende operationale Definition galt nur für Poliomyelitis und verwandte Krankheiten (Tab. 1.**23**).

Cyriax (Cyriax 1982) schlägt ein anderes System zur Bewertung der klinischen Stufen vor, bei dem die Schmerzreaktion des Patienten ein Kriterium ist. Beachten Sie, dass der manuelle Test isometrisch durchgeführt wird (Tab. 1.**24**).

Die meisten MMT-Systeme beschreiben bis ins Detail die standardisierten Positionen zum Testen isolierter Muskelfunktionen. Widerstand wird entweder im ganzen Bewegungsbereich gegeben (dynamische Kontraktion) oder an einem Punkt des Bewegungsbereichs (isometrische Kontraktion). In diesem Fall bewegt der Patient entweder ein Glied, während der Untersucher Widerstand entgegensetzt, oder der Untersucher bewegt das Glied bis zu einem bestimmten Punkt im Bewegungsbereich und bittet den Patienten, Kraft zu erzeugen.

Ein anderer Weg, die Muskelfunktion manuell zu testen, besteht darin, den Patienten zu bitten, sich bis an das Ende seines Bewegungsbereichs zu bewegen und dann diese Stellung beizubehalten, während der Untersucher den Widerstand erhöht, *Break-Test* (Daniels 1986). Schmerz oder Unbeha-

Tabelle 1.23   Einstufungssysteme für manuelle Muskeltests

Einstufung				Kriterien
Brunnstrom (1941)	Lowman (1940)	Daniels (1956)	Kendall (1949)	Simmonds (1997)
normal normal –	9	5	100%	kann sich gegen Schwerkraft und maximalen Widerstand bewegen und halten
gut +	8	4 +		kann sich teilweise gegen Schwerkraft und äußeren Widerstand erheben
gut	7	4	80%	
gut – akzeptabel +		4 – 3 +		kann sich teilweise gegen die Schwerkraft erheben
akzeptabel akzeptabel –	6	3 3 –	50%	
schwach +	5	2 +	30%	bewegt sich, wenn die Schwerkraft ausgeschaltet ist
schwach		2	20%	
schwach –	4	2 –		
nachweisbar	3	1	5%	ein Zucken oder eine schwache Kontraktion
nicht vorhanden	0	0	0%	keine Kontraktion

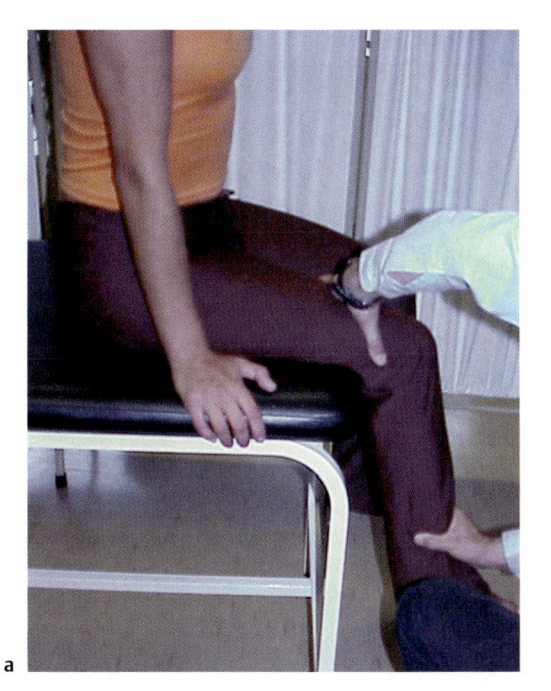

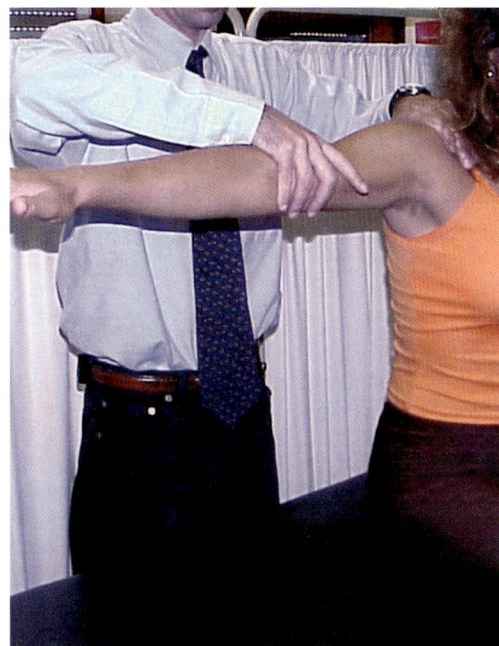

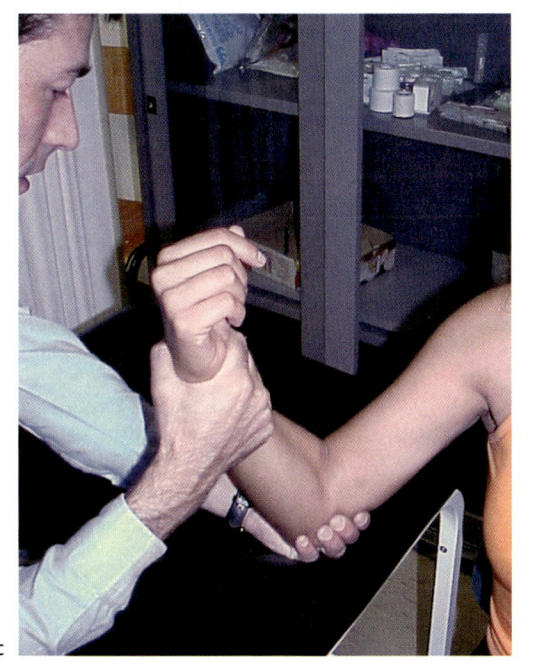

Abb. 1.155 a–c Manueller Test der Muskelkraft:
a Knieextensoren, b Schulterabduktoren, c Ellbogenflexoren.

gen sollte dabei nicht auftreten und falls doch, sollte der Test abgebrochen werden.

Im Wesentlichen wird der MMT durchgeführt, indem durch entsprechende Fixierung die erwünschte Muskeltätigkeit auf ein bestimmtes Gelenk eingegrenzt wird. Anders gesagt, das stationäre Segment wird entweder durch Schwerkraft und/oder durch externen, manuell oder durch Gürtel ausgeübten Druck stabilisiert. Zu schwache Fixierung führt zu nicht optimaler Muskelkraft und in-

Tabelle 1.24 Klinisches Einstufungssystem für manuelle Muskeltests (Cyriax 1982)

Reaktion	klinische Stufe
stark und schmerzfrei	normal
stark und schmerzhaft	geringere Verletzung von Muskel oder Sehne
schwach und schmerzfrei	vollständiger Riss oder Nervenverletzung
schwach und schmerzhaft	schwere Verletzung
jede Bewegung schmerzhaft	emotionale Hypersensitivität
schmerzhaft bei Wiederholung	intermittierendes Hinken

folgedessen zu niedrigerer Einstufung. Es ist auch wichtig, wenn immer möglich, die synergistischen Aktionen aller Muskeln zu beobachten, die auf ein Gelenk einwirken. Dazu wird das Glied, welches sich nicht bewegt, gut stabilisiert und während des Tests gut beobachtet. Vor Beginn des Tests sollte der Untersucher dem Patienten den Vorgang physisch vorführen. Anschließend fordert er, bevor er den Test wirklich beginnt, verbal zum Beginn auf. Der gegebene Widerstand sollte so effektiv wie möglich angesetzt werden, senkrecht zur Bewegungsrichtung des sich bewegenden Segments. In der Regel setzt sich ein manueller Muskeltest aus 5 Elementen zusammen:

– Test vorbereiten und dazu den Patienten (bzw. dessen Körperglied) und den Untersucher richtig positionieren
– Zum Beginn auffordern und dazu erklären, was der Patient tun soll
– Widerstand geben
– Zur Fixierung Gegenkraft ausüben, entweder manuell oder mit andern Mitteln (Gürteln, Schwerkraft etc.)
– Ergebnis einstufen oder mit Punkten bewerten, je nach verwendetem System

Die grundlegenden Einstufungen beziehen sich auf das Maß an Widerstand (Einstufung als normal oder gut), auf die Fähigkeit des Muskels, sich über einen Teil des Bewegungsbereichs oder den ganzen Bereich zu bewegen (Einstufung als akzeptabel oder schwach) und auf vorhandene oder fehlende Kontraktion eines Muskels oder einer Muskelgruppe (Einstufung als nachweisbar oder nicht vorhanden). Die Techniken des manuellen Testens der Muskelkraft werden an anderer Stelle beschrieben (Daniels 1996, Kendall 1993).

Manuelles Muskeltesten stößt unter anderem da an seine Grenzen, wo – insbesondere bei sehr sportlichen Testpersonen und relativ schwachem Untersucher – der gegebene Widerstand die Muskelkraft der Testperson nicht wirklich auf die Probe stellt. Außerdem können verschiedene Untersucher unterschiedliche Kraft zur Fixierung anwenden, und auch derselbe Untersucher wendet vielleicht zu unterschiedlichen Zeiten verschieden viel Kraft an. Einige Studien haben gezeigt, dass diese Tests, so gut sie auch hinsichtlich Positionieren und Widerstandgeben standardisiert sein mögen, wegen des unterschiedlich stark gegebenen Widerstandes immer noch eine große Variabilität aufweisen. Zusätzlich zum Problem der Reliabilität scheinen die Einstufungsskalen für MMT Veränderungen schlecht anzuzeigen (niedrige Sensitivität). Nur enorme Veränderungen werden festgestellt. Es muss klar sein, dass man mit MMT nur die Fähigkeit eines Muskels, sich zu kontrahieren und innerhalb eines Bewegungsbereichs zu bewegen, messen kann. MMT misst nicht die Funktionsfähigkeit eines Muskels, denn die ist komplexer als eine isolierte Kontraktion. Immerhin kann der Schluss gezogen werden, dass eine Muskelfunktion beeinträchtigt ist, wenn sich der Muskel nicht kontrahieren kann. Angesichts der noch immer großen Beliebtheit manueller Muskeltests ist es erstaunlich, dass es bis heute keine guten Untersuchungen zur Validierung von MMT gibt. Noch erstaunlicher ist es, dass die Befürworter von MMT, die ihre Techniken so detailliert beschrieben, bisher nicht versucht haben, diese zu prüfen. MMT ist daher als eine Methode anzusehen, die noch systematisch und wissenschaftlich untersucht werden muss. Bis heute ist noch ungeklärt, welche Tests unter welchen Umständen für welche Personengruppen zuverlässig sind. Und auch der diagnostische und prognostische Wert von MMT und die auf seiner Grundlage gezogenen Schlüsse müssen untersucht werden.

Messung der Muskelkraft mit Instrumenten

Isometrische Dynamometrie mit in der Hand zu haltenden Messinstrumenten

Die Entwicklung von Messinstrumenten, die in der Hand gehalten werden können (hand-held devices, HHD), hat die bekannten Probleme mit der Reliabilität von MMT-Methoden etwas erleichtert. Nun können bestimmten Leistungsniveaus einzelne Zahlen zugewiesen werden, was zu größerer Genauigkeit und Reliabilität von Tests der Muskelkraft beiträgt. Es muss nun nicht mehr durch spüren geschätzt werden (qualitativ, nominal oder ordinal), sondern die Kraft des Patienten kann direkt gemessen werden (quantitativ, einzeln).

In der Hand zu haltende Messinstrumente werden heute in physiotherapeutischen Einrichtungen viel benutzt, wahrscheinlich weil ihnen dieselbe Methode zugrunde liegt wie manuellen Muskeltests. Zwischen der Hand des Untersuchers und dem Körperglied des Patienten steht aber jetzt das HHD, welches den ausgeübten Druck (oder Widerstand) misst (Abb. 1.**156**). Untersuchungen haben ergeben, dass für diese Tests die Intratester-, Intertester- und Intra-Instrument-Reliabilität relativ gut ist, aber verschiedene Messinstrumente sind nicht austauschbar. Außerdem scheinen HHD-Tests für große und starke Muskelgruppen und für dynamisch durchgeführte Tests weniger verlässlich zu sein. Wie manuelle Muskeltests haben HHD-Tests auch nur Augenscheinvalidität. Ihre Validität muss also erst noch erwiesen werden. Und dann ist auch bei ihnen die Muskelkraft des Untersuchers ein begrenzender Faktor.

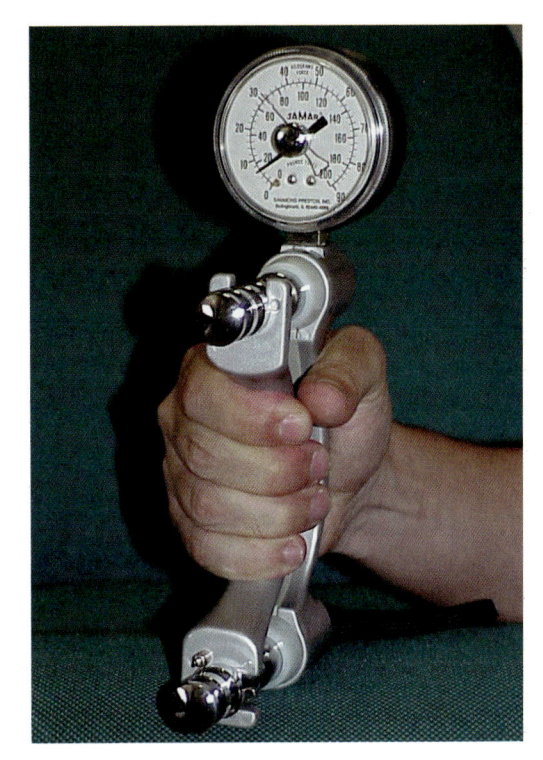

Abb. 1.**157** Griff-Dynamometer.

Ein Beispiel eines in der Hand zu haltenden Messinstruments ist das Griffstärke-Dynamometer (Abb. 1.**157**). Das Gerät misst die Kraft eines Griffs [kg] mit einem Spannungsmesser. Die Intratester- und Intertester-Reliabilität dieser Messungen

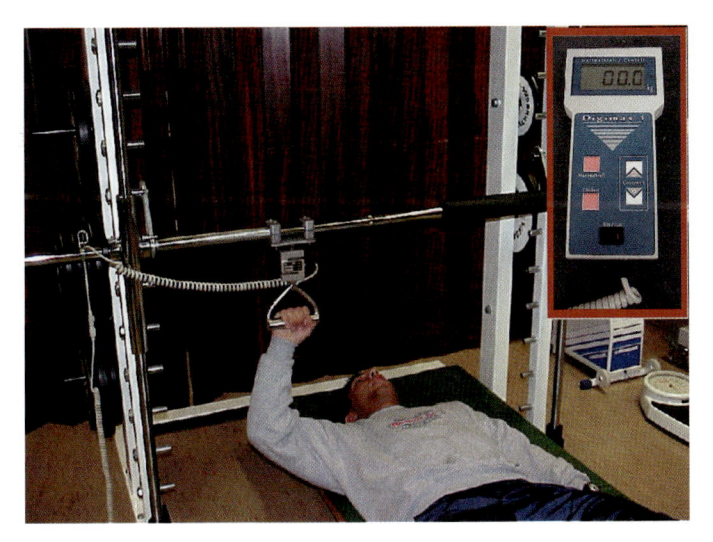

Abb. 1.**156** Messung der isometrischen Stärke mit einem in der Hand gehaltenen Dynamometer.

scheint sowohl bei gesunden als auch bei kranken Menschen gut zu sein.

Kabeltensiometer-Dynamometrie

Eines der ersten Messgeräte zur Messung der Muskelkraft war das Kabeltensiometer. Untersuchungen haben gezeigt, dass seine Anwendung die Zuverlässigkeit von Messungen erhöht und beträchtlich zur Vermehrung unseres Wissens über Muskelleistung beigetragen hat.

Die nötige Ausstattung kann sehr einfach sein: ein Kabel wird an dem Körperglied befestigt und das andere an einem anderen festen bzw. beweglichen Objekt (je nach isometrischer bzw. dynamischer Messung). Das Kabeltensiometer zwischen beiden misst die in dem Kabel entwickelte Spannung, entweder mit einem Spannungsmesser oder mittels eines elektrischen Leiters. Natürlich muss das Gerät vor Beginn der Messung geeicht werden, denn das Kabel selbst hat schon eine bestimmte (unbekannte aber messbare) Spannung, und der Ablesewert [V] muss in Krafteinheiten [N] konvertiert werden.

Kabeltensiometer sind einfach zu benutzen, wurden aber dennoch bisher nicht viel in der klinischen Praxis eingesetzt. In manchen Ländern wächst heute langsam ihre Popularität, weil Physiotherapeuten realisieren, dass irgendeine Form der Dokumentation nötig ist und dass die heute entwickelte Software Daten zugänglich macht, die sich leicht interpretieren lassen. Ein weiterer Grund ist vielleicht darin zu sehen, dass dieses Gerät weit erschwinglicher ist als ein Gerät für isokinetische Dynamometrie. Physiotherapeuten sollten sich überlegen, ob sie nicht anstelle eines Gerätes für isokinetische Messungen ein einfacheres und billigeres Messinstrument kaufen wollen, da auch das teurere Gerät die gleichen Probleme bezüglich Reliabilität, Validität und Sensititvität aufweist (siehe unten).

Isokinetische Dynamometrie

Seit einigen Jahrzehnten ist es ein wichtiges Anliegen der Forschungsfelder Rehabilitation, Biomechanik, Arbeitsphysiologie und verwandter Gebiete, objektive Methoden zur Bestimmung der Muskelkraft zu entwickeln. Für statische und isometrische Muskelkontraktionen wurden in der Vergangenheit zuverlässige und reproduzierbare Messtechniken mit dem Kabeltensiometer entwickelt. Als Folge davon wurden die meisten dynamischen Eigenschaften von Muskeln nicht betrachtet; unser Wissen über die Muskelfunktion blieb zurück. Dies und der wachsende Bedarf nach besserer Standardisierung und Kontrolle von Widerstandsübungen unter dynamischen Umständen – nicht nur im klinischen, sondern auch im Forschungszusammenhang (Bedarf an Trainings- bzw. Messgeräten und an Methoden zur wissenschaftlichen Auswertung der Beziehung zwischen Kraft und Geschwindigkeit) führte zur Entwicklung spezieller Geräte oder Dynamometer auf der Basis elektronischer Datenverarbeitung. Im letzten Jahrzehnt sind isokinetische Übungen in der Rehabilitationsmedizin zunehmend populär geworden. Dies liegt vor allem daran, dass isokinetische Dynamometer so einfach Daten über dynamische Muskelkontraktionen bereitstellen.

Das Studium der Dynamik menschlicher Muskulatur und die Entwicklung besserer Trainingsgeräte hat durch die Einführung des isokinetischen Dynamometers neue Impulse bekommen.

Isokinetik: Definition

Isokinetische Übungen (nach dem griechischen iso: gleich und kinein: bewegen) lassen sich definieren als Methode, die Geschwindigkeit von Bewegungen innerhalb eines Bewegungsbereichs mittels eines Gerätes zu kontrollieren. Das Gerät ermöglicht mit einer Reaktionskraft die Kontrolle der Winkelgeschwindigkeit über den vollen Bereich der Gelenkbewegung. Als sein Vorteil wird angesehen, dass es maximale (willentliche) auf einen Hebelarm wirkende Drehmomente bei (relativ) konstanten Gelenkwinkelgeschwindigkeiten messen kann, denn der Widerstand, den es der Bewegung entgegensetzt, ist den augenblicklichen und spezifischen muskulären Fähigkeiten der Person angepasst. Diese Art von Übungen werden auch *Übungen mit angepasstem Widerstand (accommodating resistance exercises)* genannt. Anders gesagt: der vom Dynamometer erzeugte Widerstand hängt linear mit dem Netto- (externen) Drehmoment zusammen, welches die Person hervorbringt, während die Winkelgeschwindigkeit des sich bewegenden Gliedes konstant gehalten wird.

Bei isokinetischen Übungen ist der Widerstand variabel oder der Fähigkeit des Muskels (oder der Muskelgruppe) zur Krafterzeugung angepasst, während bei isotonischen Übungen der gegebene Widerstand innerhalb des Bewegungsbereichs nicht variiert und vom schwächsten Punkt während der Bewegung bestimmt wird (also funktionell abhängig ist vom Kraftarm am Ansatz der Muskelsehne). Der Muskel kann also nicht während der ganzen Bewegung seine maximale Kraft ausüben. Außerdem variiert bei isotonischen Übungen die Winkelgeschwindigkeit, und Ermüdung führt zu einer

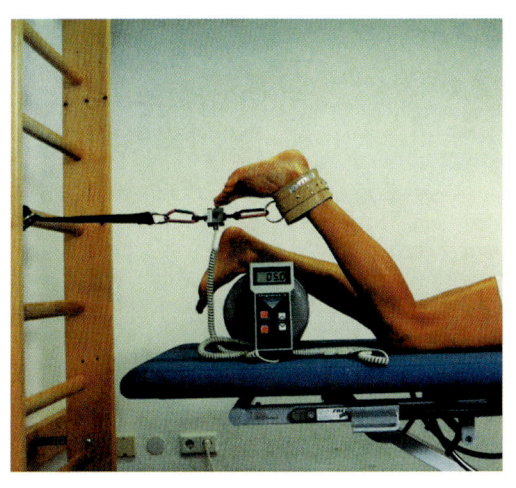

Abb. 1.158 Beispiel eines Kabeltensiometers. (Ausgangsposition nicht ideal.)

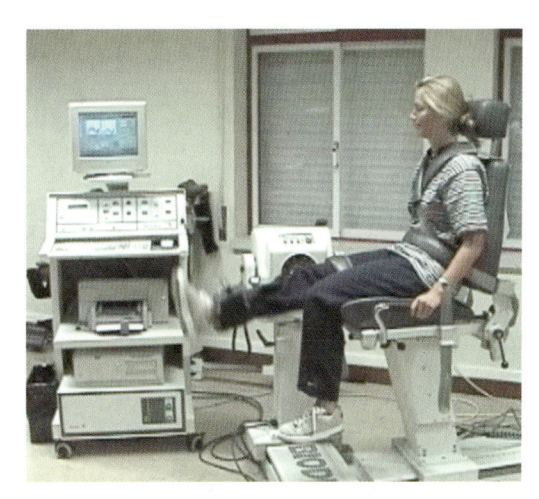

Abb. 1.159 Biodex-System 3.

Verringerung des Bewegungsausmaßes des sich bewegenden Körpergliedes. Bei isokinetischen Übungen hingegen bleibt die Winkelgeschwindigkeit konstant, und das Bewegungsausmaß wird nicht durch Ermüdung verringert.

Der bekannteste isokinetische Dynamometer ist wahrscheinlich das Gerät Cybex II (von Lumex Corp., NY), obwohl es heute auch viele andere gibt (z. B. Ariel RTE, Biodex, Lido, Isosystem, Spark, Kin.Com etc.). Cybex II und sein Übungs-Pendant Orthotron sind elektrisch betriebene Geräte, während beispielsweise Kin.Com (Kinetic Communicator von Chattex Corp., TN) hydraulisch betrieben wird. Der Hauptunterschied zwischen diesen Dynamometern liegt in der maximalen Winkelgeschwindigkeit, die sie anbieten, und in ihrer Fähigkeit, negative (exzentrische) Muskelaktionen zu testen oder zu üben (Abb. 1.**158**).

Isokinetische Übungen: klinische Anwendungen

Ein wertvolles Merkmal isokinetischer Übungen (für Tests, Training, Therapie und Beurteilung) ist die Tatsache, dass die Größe des vom Sportler bzw. Patienten hervorgebrachten Moments der Kraft in einer Maßeinheit angegeben wird (in Foot-pound oder in Nm). Damit gibt es ein Maß für die funktionelle Kapazität einer Muskelgruppe an einem bestimmten Gelenk. Das hervorgebrachte Moment repräsentiert das Zusammenspiel zwischen Hebelarm der Bewegung und muskulären Drehmomenten, die auf das Gelenk einwirken. Dem Trainer oder Therapeuten steht damit ein Messinstrument zur Verfügung, an dem sich Muskelkraft als Wert ablesen lässt, das sich also für Vergleiche mit der kontralateralen Seite oder zur Beurteilung von Trainings-/Therapiefortschritten eignet. Die objektiven quantitativen Messwerte des Dynamometers lassen sich auch als Normwerte zur Beurteilung einer Gruppe von Testpersonen/Sportlern/Patienten einsetzen und sind daher Bezugswerte für den Einzelnen (Abb. 1.**159**).

Eine Reihe von Studien haben sich mit dem Einsatz isokinetischer Übungen zur Beurteilung einer Situation und zur Rehabilitation nach einer Verletzung oder Operation befasst. Großes Interesse gilt der Dynamometrie als einer Möglichkeit zur Bestimmung muskulärer Ungleichgewichte (entweder zwischen rechts und links oder zwischen Agonist und Antagonist), weil üblicherweise angenommen wird, muskuläres Ungleichgewicht stehe mit Verletzungen in Zusammenhang.

Verhältnisse von Ischiokruralmuskulatur zu Quadrizeps (hamstrings-to-quadriceps ratios, H/Q-Quotient) sind wegen der wichtigen Rolle beider Muskelgruppen für die Kniestabilität vielfach untersucht worden. Ein H/Q-Quotient von 1 bedeutet gleiche Muskelkraft beider Muskelgruppen. Es sind aber Werte von 0,41–0,87 gemessen worden, je nach der Winkelgeschwindigkeit, bei der die isokinetische Kraft bestimmt wurde, nach der Auswahl der Testpersonen und nach deren körperlicher Fitness. Wurde noch eine Korrektur wegen der Schwerkraft eingeführt, reichten die Werte von 0,61–0,71. Ein allgemeiner Trend lässt sich beobachten: mit steigender Bewegungsgeschwindigkeit steigt auch der H/Q-Quotient. In einer Untersuchung wurde anhand von Spitzen-Drehmomentwerten die Stärke der großen Muskelgruppen der unteren Extremität bei einer Gruppe von Elitesprintern abgeschätzt, und zwar sowohl bei exzentrischer als auch bei konzentrischer Aktion von Agonisten und Antagonisten. Es wurden die Spitzen-Drehmomentwerte der Flexoren- und Extensorengruppen an Hüft-, Knie- und Sprunggelenk getestet. Die Spitzen-Drehmomentwerte am Kniegelenk erwiesen sich als wesentlich höher als jene, die bei Nichtsportlern gefunden wurden, und als vergleichbar mit den Werten bei Sportlern anderer Disziplinen. Für die Resultate zu Hüfte und Sprunggelenk wurden keine vergleichbaren Werte gefunden. Flexions/Extensionsquotienten am Knie waren mit etwa 0,60 ähnlich anderer bekannter Werten. Aber die Quotienten für das Hüftgelenk waren mit 0,76 größer. Konzentrische und exzentrische Quotienten variierten, je nach Testgeschwindigkeit und getestetem Gelenk.

Viele Untersuchungen untermauern aber die Hypothese, dass der H/Q-Quotient ein idiosynkratischer, also ein patientenspezifischer Parameter ist und dass es schwierig ist, irgendwelche allgemeinen Empfehlungen über einen optimalen Wert zu geben. Außerdem erbringen Analysen der gesamten Muskelarbeit, der Beschleunigungsenergie von maximalen Drehmomenten und der durchschnittlichen Leistung vielfacher Kontraktionen wenig zusätzliche Informationen zu dem, was schon auf Grund einer einfacheren Messung, nämlich der Analyse der maximalen Drehmomente, bekannt ist.

Isokinetische Links-Rechts-Ungleichgewichte sind ebenfalls untersucht worden und werden oft für die klinische Praxis herangezogen. Es scheint aber wenig bis gar keinen Konsens darüber zu geben, wann Rechts-Links-Unterschiede (oder Unterschiede zwischen verletzter und unverletzter Seite) pathologisch sind und wann nicht. Besonders wenn Ungleichgewichte für Entscheidung über eine Rückkehr zu Arbeit oder Sport herangezogen werden sollen, ist es wichtig, zu bedenken, dass ein vollständiges Regenerieren der Kraft nach einer Verletzung vielleicht längere Zeit braucht als die offen sichtbare Heilung der Verletzung. Manche Autoren schlagen vor, eine unter 20% liegende Differenz zwischen gesundem und verletztem Bein als Indikator für eine sichere Rückkehr zu sportlichen Aktivitäten anzusehen (Sapega 1990).

Spezifität isokinetischer Übungen

Wie schon gesagt, werden isokinetische Übungen mit konstanten Winkelgeschwindigkeiten ausgeführt. Dies wirft die Frage auf, ob Ergebnisse gleich bleiben, wenn das Krafttraining mit anderen Bewegungsgeschwindigkeiten durchführt wird. Was über die Anpassung des neuromuskulären Systems an körperliches Training bekannt ist, beruht hauptsächlich auf Untersuchungen, die Muskelkraft bei niedrigen Geschwindigkeiten anschließend an langsames Training gemessen haben. Es ist inzwischen auf dem Gebiet von Muskelkrafttests allgemein bekannt, dass die Muskelkraft, die während langsamer Kontraktionen entwickelt wird, am wirkungsvollsten verbessert wird durch Training, das nahezu maximale Spannungsentwicklung erfordert, und dass diese gesteigerte Kraftentwicklung spezifisch ist je nach Aktion und Trainingsmodus. Die Mechanismen (also muskuläre und neurologische Anpassungen sowie psychische Faktoren), auf Grund derer ein Training mit hoher Spannung und langsamer Geschwindigkeit die Muskelkraft vergrößert, sind noch unklar, und es ist unsicher, ob dieses Niedrig-Geschwindigkeits-Training die Kraftentwicklung bei schnellen Kontraktionen verbessert. Da die Auswirkungen maximaler langsamer und schneller Kontraktionen, also Spitzen-Spannung und Dauer, sich unterscheiden, kann angenommen werden, dass auch die physiologischen und spezifischen Kraft-Geschwindigkeits-Anpassungen sich unterscheiden. Bisher gibt es nur wenige Beobachtungen zu geschwindigkeitsspezifischen Auswirkungen eines Krafttrainings mit schnellen Bewegungen.

Mit spezifischen Auswirkungen unterschiedlicher isokinetischer Test- und Messgeschwindigkeiten begann man sich zu Beginn der 70er-Jahre zu befassen. Manche Studien kamen zu dem Ergebnis, dass ein Training bei hoher Geschwindigkeit (1,88 rad/sec) einen Zuwachs der Muskelkraft bei Bewegungen mit Trainingsgeschwindigkeit und darunter hervorruft, aber ein Training bei niedriger Geschwindigkeit (0,62 rad/sec) nur Kraftzuwächse bei Bewegungen mit Trainingsgeschwindigkeit. Andere Untersuchungen zogen daraus den Schluss, das Ausmaß dieses Übertragungseffekts reiche nicht aus, um geschwindigkeitsspezifisches Training zu ersetzen (Abb. 1.**160**).

Auch vom Übungsmodus isokinetischer Übungen scheinen die Wirkungen abzuhängen. Beim exzentrischen Modus isokinetischer Übungen zeigt das Krafttraining z. B. hochspezifische Auswirkungen, beim konzentrischen Modus sind die Wirkungen weniger spezifisch.

Muskelaktivität zu sportlichen Zwecken bedeutet fast immer schnelle (Winkel- oder Kontraktions-)Geschwindigkeiten, und vom Standpunkt eines spezifisch abgestimmten Trainings scheint es vernünftig, diese Geschwindigkeiten nachzubilden.

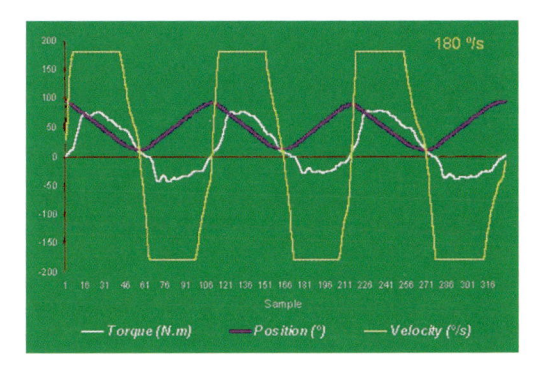

Abb. 1.160 Isokinetische Extension und Flexion des Kniegelenks bei 180°/s (Torque = Drehmoment, Velcity = Geschwindigkeit).

das gemessene Drehmoment erzeugt. Die neuromuskuläre Qualität und die Koordination zwischen ausgewählten Teilen einer oder mehrerer Muskelgruppen kann mit einem (Oberflächen-) EMG kombiniert gemessen werden. Anhand des Gleichgewichts zwischen neuromuskulärem (EMG)-Input und biomechanischem Output (Drehmoment/Geschwindigkeit) kann der Therapeut den funktionellen Status oder die Leistungsfähigkeit des Patienten kontrollieren. Die gleichzeitige Messung der Bewegungsgeschwindigkeit, der maximalen Drehmomente und des elektrischen Signals eröffnet tatsächlich interessante klinische Aspekte. Es stehen jedoch weder Validitäts- noch Zuverlässigkeitsstudien zur Verfügung, die letztlich die Nützlichkeit dieser Messungen beweisen könnten.

Daher ist viel über die Beziehung zwischen Muskelkraft und Leistung eines Sportlers im Wettkampf debattiert worden, besonders bei der Anwendung isokinetischer Dynamometrie. Manche Forscher haben positive Korrelationen zwischen der unter Laborbedingungen gemessenen Kraft und funktionellen (bzw. praktischen) Leistungstests gefunden. Es wurden hohe Korrelationen zwischen isokinetischer Kraft und Sprinten, Hochsprung, der Schussleistung beim Fußball, der maximalen Ballgeschwindigkeit und der Wurfgeschwindigkeit festgestellt. Bei der Interpretation dieser Resultate ist aber Vorsicht geboten: die maximale Geschwindigkeit kommerziell erhältlicher isokinetischer Dynamometer deckt nur 20%–30% der verschiedenen physiologischen Maxima ab, d.h., die Spitzenleistung von Muskeln vom FT-Typ (schnell zuckend) tritt bei Winkelgeschwindigkeiten auf, die die Messkapazität unserer heutigen Messsysteme um das Dreifache übersteigen. Außerdem erfordern die meisten derartigen Bewegungen hohe Beschleunigungen, nicht nur seitens der sich bewegenden Extremität, sondern auch von andern Teilen des Körpers; die Bedingungen sind also keineswegs isokinetisch. Insofern ist es fraglich, ob sich aus isokinetischen Daten irgendwelche Vorhersagen über Leistung ableiten lassen.

Ein anderer wichtiger Punkt, speziell bei isokinetischer Dynamometrie, ist der wesentliche Einfluss von Lerneffekten. Es scheint, als ob zur Erhöhung der Reliabilität eines Tests mindestens ein Probetermin vor dem eigentlichen Test angesetzt werden sollte. Einige Studien haben festgestellt, dass der Lernfaktor die Messergebnisse um bis zu 30% beeinflussen kann (Newton 1993).

Wie bereits erwähnt, liefern isokinetische Geräte keine Information darüber, wie das Muskelsystem

Isokinetisches Messverfahren: Schlussfolgerungen

– Isokinetisches Üben bedeutet, dass der einer Bewegung entgegengesetzte Widerstand angepasst und die Winkelgeschwindigkeit des sich bewegenden Gliedes konstant gehalten wird.
– Die Form der isokinetischen Kraft-Geschwindigkeits-Kurve sieht anders aus als die klassische Kurve, die für isolierte Muskeln gilt. Geht die Winkelgeschwindigkeit gegen Null, so steigt die isokinetische Muskelkraft tendenziell viel weniger steil an als bei der Kurve des unter Laborbedingungen aktiven isolierten Muskels. Da Messungen der absoluten maximalen Kraft oder Geschwindigkeit beim Menschen Beschränkungen unterliegen, ist ein direkter Vergleich von in-vivo- und in-vitro-Kraft-Geschwindigkeits-Kurven nicht aussagekräftig. Als mögliche Mechanismen, welche die Kraft-Kurve bei niedrigen Geschwindigkeiten verlangsamen, wurden neurale Inhibition der im intakten Muskel produzierten Kraft bei steigender Spannung und gesteigerte antagonistische Aktivität zum Schutz des Gelenks genannt.
– Zu den Vorteilen isokinetischer Übungen gehören wohl: Sicherheit, angepasster Widerstand und die Möglichkeit einer Analyse der Muskelkraft. Bei der Interpretation der Resultate von Stärkemessungen gibt es aber eine Reihe von Einschränkungen und Begrenzungen.
– Isokinetisches Üben (mit einem isokinetischen Dynamometer) heißt nicht automatisch auch isokinetische Kontraktionen.
– Es ist fraglich, ob isokinetisch gemessene Muskelfunktion direkt auf wirkliche Muskelfunktion bezogen werden kann, da Funktionen beim Menschen selten isokinetisch sind.

- Es ist angesichts dieser Tatsache fraglich, ob isokinetische Dynamometrie (sowohl zu Trainings- oder Rehabilitationszwecken als auch als Bewertungsinstrument) sinnvoll ist. Jedenfalls kann sie nicht das Trainieren funktioneller Aktivitäten ersetzen, bei denen spezifische neurale und muskuloskelettale Faktoren wichtig sind oder bei denen es um die metabolische Anpassung des Muskels geht.
- Es ist fraglich, ob sich isokinetische Dynamometrie zur Vorhersage maximaler (sportlicher) Leistung nutzen lässt, da sie die Komplexität einer Bewegung nicht widerspiegelt.
- Wie bei allen Messungen der Muskelkraft muss auch bei isokinetischen Messungen bedacht werden, dass sie nur Augenscheinvalidität haben, da es in der Literatur keine diesbezüglichen Untersuchungen gibt. Ihre Reliabilität scheint nur von der mechanischen Qualität der Geräte abzuhängen und nicht von der Methode.

Eine umfassende Darstellung dieses Themas mit einigen kritischen Erkenntnissen findet der Leser bei Cabri (1994), Osternig (1995), Lutz (1993) und Kellis (1997).

Bewegungsumfang des Gelenks

Vermutlich eine der kontroversesten Untersuchungsmethoden, die in physiotherapeutischen Lehrinstituten noch vermittelt und in der Praxis angewandt werden, bezieht sich auf die Goniometrie oder die Messung des Bewegungsumfangs bzw. Spielraums des Gelenks (joint range of motion, *JROM*). Die Notwendigkeit, JROM-Messungen vorzunehmen, ist allgemein anerkannt, jedoch werden diese Messungen oft ohne Kenntnis ihres Zwecks und ihrer klinischen Anwendbarkeit durchgeführt. Darüber hinaus werden JROM-Messungen in Bezug auf Patientenfunktionen, vor allem im Bereich der Lendenwirbelsäule, immer wieder in Frage gestellt (Waddell 1998). Da sie jedoch eine nicht-invasive und einfache Möglichkeit darstellen, relativ objektive Informationen über den Status des Patienten zu gewinnen, und da sie in gewissem Maße die Fortschritte (oder mangelnden Fortschritte) nach physiotherapeutischen Interventionen anzeigen können, werden JROM-Messungen immer noch allgemein eingesetzt.

Natürlich kann der Therapeut JROM-Messungen mit der nicht betroffenen Seite oder *normalen* Werten vergleichen (Tab. 1.**25**). Die Ergebnisse können dann zur Dokumentation von Fortschritten oder Veränderungen aus Motivationsgründen dienen und letztlich das Ergebnis vorhersagen. Durch Bewertung des JROM und Vergleich der Ergebnisse mit funktionellen Anforderungen (z.B. Treppensteigen), kann der Untersucher die Fähigkeit des Patienten zur Erfüllung einer bestimmten Aufgabe bewerten (Gilliam 1997). Es ist jedoch wichtig zu erkennen, dass ein normales Ausmaß der Gelenkbeweglichkeit keine Gewähr dafür bietet, dass ein Patient seine normalen Aktivitäten wieder aufnehmen oder an seinen Arbeitsplatz zurückkehren kann. Darüber hinaus ist auch auf Unterschiede der Normalwerte auf Grund von Alter, Geschlecht, ethnischer Herkunft usw. Bezug zu nehmen.

Zur Messung des JROM wird ein Messinstrument, d.h. ein Goniometer (Abb. 1.**161**), benötigt. Des Weiteren ist auch ein Messprotokoll zu führen, um die Zuverlässigkeit zu erhöhen und Messfehler zu verringern. Wie bei der Hautfalten-Methode sind auch die JROM-Messungen nur so gut wie die Erfahrung und Routine des Untersuchenden. Verschiedene Studien haben darauf hingewiesen, dass zwar beim Gerät (Goniometer) nur wenige Fehler zu verzeichnen sind, die Hauptquelle der Variabilität der Ergebnisse dagegen in der Methodologie liegt. Auch hier kann eine Standardisierung die Zuverlässigkeit verbessern. Hinsichtlich der Validität des JROM ist unbestritten, dass JROM-Messungen Informationen über extreme Winkel (Ausgangs- und Endwinkel) ermöglichen, in denen ein Gelenk sich bewegen kann, jedoch keine Informationen über den Grund liefern, warum ein Gelenk hypo- oder hypermobil ist, und sie sagen uns auch nicht, welche Strukturen unzulänglich sein (Rothstein 1993) oder den einschränkenden Faktor darstellen kann, z.B. Muskel, Sehne, Band, Knochen, Titinge-

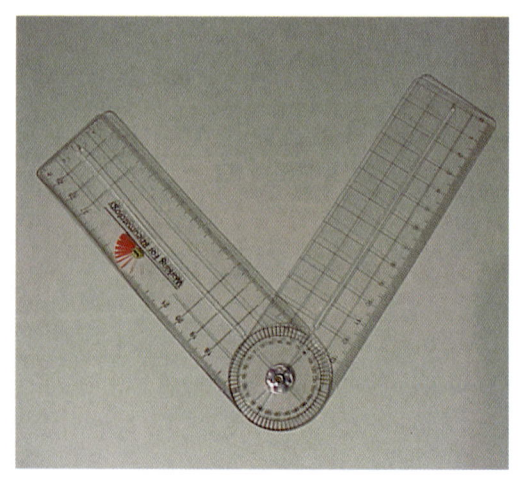

Abb. 1.**161** Universelles Plastikgoniometer.

halt, Muskelgleichgewicht, Muskelkontrolle usw. (Alter 1996).

Ein weiterer Punkt, der ebenfalls in der Sportmedizin und in der Physiotherapie von Bedeutung ist, ist die Flexibilität. *Flexibilität* wird definiert als Bewegungsspielraum an einem einzelnen Gelenk oder einer Reihe von Gelenken und spiegelt die Fähigkeit der Muskel-Sehnen-Einheiten zur Dehnung innerhalb der physikalischen Grenzen des Gelenks wider (Hubley-Kozey 1991). Es ist jedoch anzumerken, dass der JROM oder eine Winkelverschiebung des Gelenks kein direktes Kriterium für die Muskellänge oder eine Änderung der Muskellänge ist. Sie stellt lediglich eine indirektes Maß zur Berechnung der Muskellänge dar, da sie von der Tatsache ausgeht, dass es eine Beziehung zwischen den beiden Variablen (Muskellänge und JROM) gibt, auch wenn diese je nach Muskel-und Gelenkkonfiguration unterschiedlich ist. Flexibilität wird als passiv und als dynamisch angegeben, wobei letzteres durch die vorstehende Definition beeinflusst ist (Tab. 1.**25**).

■ Gerät

Das universelle Goniometer (Abb. 1.**161**) ist das am häufigsten verwendete Gerät bei der Bestimmung des JROM. Es misst die Winkelverschiebungen zwischen den abgrenzenden Segmenten (relative Winkel) oder von einem äußeren Bezugspunkt aus (ab-

Tabelle 1.**25** „Normaler" passiver Bewegungsumfang des Gelenks (in Grad). Zusammengestellt aus (Gilliam 1997, Hubley-Kozey 1991)

Gelenk	Bewegung	„Normaler" ROM (°)	Variabilität (°)
Handgelenk	Beugung	60 – 90	6,6
	Streckung	50 – 70	6,6
	Radiale Abweichung	20 – 35	n.v.
	Ulnare Abweichung	30 – 75	n.v.
Ellenbogengelenk	Beugung	143 – 130	5,3
	Streckung	0.3 – 0.8	3,5
Radioulnargelenk	Pronation	76 – 90	5,3
	Supination	80 – 90	4,0
Schultergelenk	Beugung	150 – 180	5,0
	Streckung	45 – 67	4,9
	Abduktion	150 – 185	9,0
	Innenrotation	67 – 80	4,5
	Außenrotation	90 – 108	7,6
	Horizontale Abduktion	30 – 40	n.v.
	Horizontal Adduktion	135 – 140	n.v.
Halswirbelsäule	Flexion	49 – 67	n.v.
	Extension	67 – 80	n.v.
	Rotation nach rechts	73 – 83	n.v.
	Rotation nach links	69 – 89	n.v.
	Lateralflexion rechts	43 – 51	n.v.
	Lateralflexion links	44 – 49	n.v.
Hüftgelenk	Flexion	77 – 130	10,0
	Extension	5 – 45	7,3
	Abduktion	39 – 52	8,8
	Adduktion	15 – 30	4,1
	Innenrotation	30 – 50	6,1
	Außenrotation	32 – 69	6,0
Kniegelenk	Flexion	148 – 120	5,3
	Extension	2	n.v.
Oberes Sprunggelenk	Plantarflexion	40 – 65	6,1
	Dorsalflexion	10 – 20	4,7
Subtalargelenk	Inversion	27 – 50	4,7
	Eversion	15 – 27	4,9

n.v. = nicht verfügbar

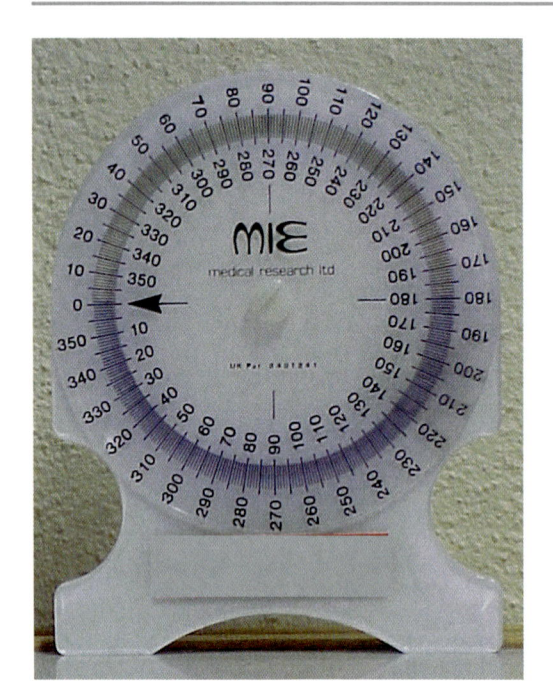

Abb. 1.162 Neigungsmesser mit Flüssigkeit.

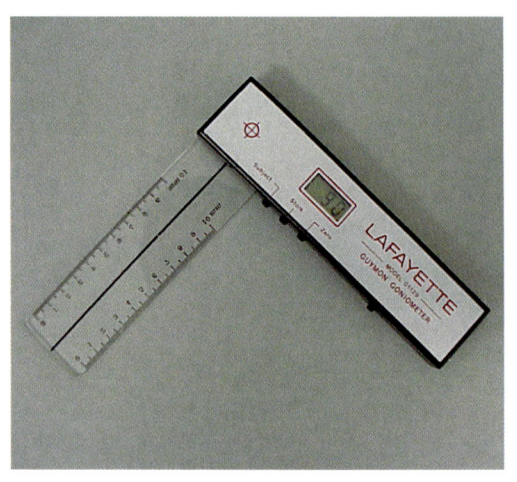

Abb. 1.163 Elektronisches Goniometer.

solute Winkel). Die Maßeinheit ist Grad [°] (oder Radiale, rad). Die Mitte des Goniometers wird an der Rotationsachse des Gelenks angesetzt, und die Arme des Goniometers werden an der Längsachse der Extremitäten oder auf einen äußeren Bezugspunkt (meistens Knochen) ausgerichtet.

Da die Goniometrie wegen ihrer unzureichenden Zuverlässigkeit kritisiert wurde, sind andere Instrumente wie etwa das Flüssigkeitsinklinometer (Abb. 1.162) entwickelt worden. Dieses besteht aus einer kleinen Röhre, die mit einer farbigen Flüssigkeit gefüllt und in einen Kunststoffrahmen von 360° eingesetzt wird. Die Messwerte werden ebenfalls in Grad angegeben. Das Inklinometer wird mit den Füßen auf einen Segment-Bezugspunkt gesetzt, um den Neigungsgrad des Gliedes anzuzeigen. Es ist darauf hinzuweisen, dass bei Verwendung des Flüssigkeitsinklinometers Fehler entstehen können, wenn schlechte Anzeigen (kleine Zahlen) vorhanden sind und weil das Verhalten der Flüssigkeit in hohem Maße von der Außentemperatur abhängt. Darüber hinaus muss das Instrument regelmäßig an den horizontalen oder vertikalen Linien kalibriert werden.

In der letzten Zeit wurden auch elektronische Goniometer (Abb. 1.163) entwickelt. Sie haben den großen Vorteil, dass das Ablesen der Ergebnisse einfacher und direkter erfolgt und die Messfehler bis zu einem gewissen Grad reduziert. Sie müssen jedoch regelmäßig kalibriert werden und sind teurer als die klassischen Goniometer. Es sind außerdem genauere zweidimensionale (flexible) Goniometer (Abb. 1.164) erhältlich, die zu Feedbackzwecken verwendet werden können, da sie Online-Informationen liefern (auf einem Display oder einem Computerbildschirm).

■ Verfahren

Bei Verwendung des Universalgoniometers wird der Patient gebeten, das distale Glied „so weit wie möglich" an das proximale Segment zu bewegen (aktiver oder dynamischer JROM). Dadurch setzt der Patient seine eigenen Muskeln ein, um den Bewegungsspielraum vollständig auszuschöpfen. Beim passiven JROM-Test bewegt der Untersucher die Extremitäten durch das Gelenkausmaß. Als allgemeine Regel gilt jedoch: wenn der Patient den vollständigen JROM ohne Schmerzen oder Unbequemlichkeit ausschöpft, besteht keine Notwendigkeit zu passiven Tests (Hoppenfeld 1976). In jedem Falle ist bei der Verzeichnung der Ergebnisse deutlich anzugeben, welche Methode angewandt wurde.

Natürlich ist in der Goniometrie die Kenntnis der (anatomischen) Bezugspunkte die Voraussetzung für die Durchführung genauer Messungen. Eine Übersicht über diese Bezugspunkte ist in der nachstehenden Tabelle 1.26 angegeben.

Das Verfahren zur Messung des JROM kann wie folgt durchgeführt werden:

Testverfahren am Bewegungsapparat **225**

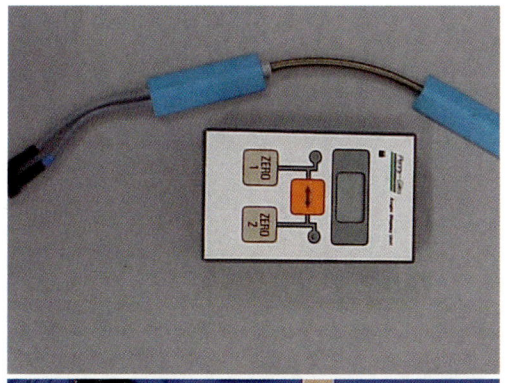

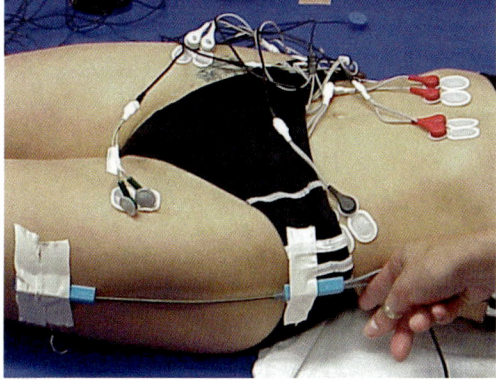

Abb. 1.164 Zweidimensionales flexibles Goniometer (oben) mit Feedback (unten).

- Knochenbezugspunkte identifizieren (und eventuell markieren) und abtasten
- Patienten bitten, einige Aufwärmbewegungen durchzuführen
- Gelenk in Null-Stellung bringen und den proximalen Gelenkpartner stabilisieren
- Gelenk bis ans Ende des Bewegungsspielraums bewegen (um die Qualität der Bewegung einzuschätzen und das Endgefühl in dem Winkel zu ermitteln, an dem die Messung vorgenommen wird)
- Goniometer an Knochenbezugspunkten ausrichten, während Sie das Gelenk am Ende des JROMs halten
- Goniometer ablesen
- Messwert dokumentieren

In Bezug auf das Endgefühl kann von Interesse sein, dass dies die Feststellung (Empfindung) des Untersuchers ist, wenn das Gelenk in seine Endstellung bewegt wird. Es wird als *hart* oder *weich*, als *knöchern*, *kapsulär*, *bänderartig*, *muskulär* usw. beschrieben. Es bedarf keiner Erwähnung, dass immer noch Fragen in Bezug auf die Zuverlässigkeit und Gültigkeit diese Gefühls als Diagnoseinstrument bleiben, da seine Validierung noch in keiner seriösen Studie auf die Probe gestellt wurde.

Zu einer umfassenderen und ausführlichen Erläuterung des Goniometrieverfahrens wird der Leser auf Lehrbücher verwiesen, z. B. (Hoppenfeld 1976, Norkin 1995, Petty 1998, u. a.).

■ **Kinesiologische Elektromyographie**

„Elektromyographie oder EMG ist die Untersuchung der Muskelfunktion durch Prüfung des vom Muskel ausgesandten elektrischen Signals" (Basmajian u. De Luca 1985).

Die Hauptanwendung der EMG unter klinischen Bedingungen dient der Differenzierung der verschiedenen Arten von Bedingungen, die das neuromuskuläre System beeinflussen. Der Kliniker ist an objektiven Möglichkeiten der Bestimmung der EMG-Reaktion auf willentliche Aktivität, an den charakteristischen Merkmalen der willentlichen motorischen Potenziale (Amplitude, Dauer, Form) und an spontanen Potenzialen im Ruhezustand interessiert. Darüber hinaus kann der Kliniker auch Interesse an der Anwendung der EMG-Methoden zur Messung der (motorischen und sensorischen) Nervenleitgeschwindigkeit haben, als diagnostisches Instrument oder bei funktioneller oder elektrischer Stimulation und Bio-Feedback als Rehabilitationsinstrument. Allgemein sind die Bereiche der klinischen EMG u. a.: neurologische und Muskelläsionen, Muskelschwäche, Müdigkeit, motorische Schwäche, Paralyse, Leitgeschwindigkeitsstudien usw..

Innerhalb der EMG hat sich ein besonderes Spezialgebiet entwickelt, dessen Ziel die Verwendung der EMG zur Untersuchung von Muskelfunktion und -koordination ist. Dieses Forschungsgebiet wird normalerweise *kinesiologische EMG* genannt. Die allgemeinen Ziele der kinesiologischen EMG sind die Analyse von Funktion und Koordination von Muskeln in unterschiedlichen Bewegungen und Haltungen – bei Gesunden und Behinderten, in zielgerichteter Bewegung und im Training, bei Menschen und bei Tieren, unter Laborbedingungen und bei Aktivitäten im Alltag oder im Beruf. Die Forschungsgebiete der kinesiologischen EMG lassen sich wie folgt zusammenfassen: Studien über normale Muskelfunktionen bei ausgewählten Bewegungen und Haltungen, Studien über die Muskelaktivität bei komplexen sportlichen, beruflichen und Rehabilitations-Bewegungen, Studien über isometrische Kontraktion mit zunehmender Anspannung

Tabelle 1.26 Anatomische Bezugspunkte zur Verwendung beim Universalgoniometer (Hubley-Kozey 1991).

Segment	Bezugspunkt für die Achse	Bezugspunkt für die Armausrichtung
Hals		
Flexion/Extension	Höhe von C5 lateral	Mastoid
Lateralflexion	Höhe von C5 dorsal	Protuberantia occipitalis
Rotation	Calvaria (Mittelpunkt des Schädels)	Okzipitonasale Line (Nasenmittellinie)
Schulter		
Flexion/Extension	Mittelpunkt des Glenohumeralgelenks, an dem der stärkere Vorsprung vermutet wird, oder Spitze des Akromions	Epicondylus lateralis humeri
Abduktion	1 cm distal des Apex des Akromiums	Olekranon
Rotation	Olekranon	Ulnarer Griffelfortsatz
Ellenbogengelenk		
Flexion/Extension	Epicondylus lateralis humeri	(Neutraler) radialer Griffelfortsatz des dritten Mittelhandknochengelenks (anatomischer Fortsatz)
Handgelenk		
Flexion/Extension	Ulnarer Griffelfortsatz oder Dreiecksbein	2. Mittelhandknochengelenk
Hüftgelenk		
Flexion/Extension	Spitze des Trochanter major	Epicondylus lateralis femuris
Abduktion	Zentrum zwischen der vorderen oberen Spina iliaca und dem Trochanter minor	Apex patellae
Rotation	Mittelpunkt der Ferse	2. Zeh
Kniegelenk		
Flexion/Extension	Epicondylus lateralis humeri	Malleolus lateralis
Sprunggelenk		
Plantarflexion/Dorsalflexion	Spitze des lateralen Malleolus	5. Mittelfußknochengelenk
Inversion/Eversion	Fuß ist an der Schienbein-Längsachse ausgerichtet, mit dem Zentrum in der Mitte der Malleolengabel	2. Zeh
Rumpf		
Lateralflexion	Fuß des Goniometers über den hinteren oberen Spinae iliacae, mit dem Zentrum bei L5/S1	Mittellinie des Rückens (vertebraler Dornfortsatz)

Alle Messungen beziehen sich auf eine Null-Stellung mit im Text beschriebenen Modifikationen. Bei der Lage der Bewegungsachsen

bis zur maximalen willentlichen Kontraktion, Auswertung der funktionellen anatomischen Muskelaktivität; (Validierung klassischer anatomischer Funktionen), Koordinations- und Synchronisierungsstudien, Spezifizitäts- und Effizienzstudien über Trainingsmethoden, Ermüdungsstudien, die Beziehung zwischen EMG und Kraft und ergonomische Studien (Clarys et al. 1993).

In der Praxis werden für EMG-Arbeiten verschiedene Elektrodenarten verwendet: Nadelelektroden, Drahtelektroden und Haftelektroden. Da die ersten beiden Elektrodenarten invasiv sind, werden

Haftelektroden am häufigsten verwendet, vor allem in der Sport-Kinesiologieforschung sowie in Rehabilitationsumgebungen und -praxis. Die am häufigsten verwendeten Elektroden sind einfache selbsthaftende Scheiben aus Silber (oder Silberchlorid), die wegen ihrer Anwendungsfreundlichkeit eingesetzt werden (leicht erhältlich, leicht anwendbar, wenig Unbequemlichkeit für die Testperson). Nach unserer Erfahrung ist die Fixierung der Elektroden im geometrischen Mittelpunkt des Muskelbauchs in Kontraktionsstellung, bei der die Erfassungsfläche an den Muskelfasern entlang ausgerichtet ist, eine gute und zuverlässige Methode (Clarys et al. 1988, Clarys und Cabri 1993). Ohne zu sehr ins Detail gehen zu wollen: das EMG-Signal wird dann verstärkt, gefiltert und zur Analyse angezeigt. Heutzutage gibt es unterschiedliche Geräte-Anordnungen, darunter Online-Systeme (d.h. die Testperson wird an das Messsystem angeschlossen) und telemetrische Systeme (das EMG-Signal wird über Radiowellen übertragen, und die Testperson kann sich innerhalb der Reichweite des Empfängers frei bewegen). In der Regel reicht die Amplitude des Oberflächen-EMG-Signals von 0,05 – 5 mV, und seine Frequenzmerkmale reichen von 10 – 500 Hz.

Einer der Nachteile der EMG-Methodologie ist ihr Anschaffungspreis. Einfache Systeme sind zwar zu einem angemessenen Preis erhältlich, doch muss hier oft ein Kompromiss gemacht werden, der die Qualität des Signals mindert (d.h. verwendete Filter, Abtastfrequenz, Software usw.). Daher kann die Anwendung als Untersuchungsinstrument für die physiotherapeutische Praxis begrenzt sein (Abb. 1.**165 a** u. **b**).

Wie bereits erwähnt, liefern isokinetische Geräte keine Information darüber, wie das Muskelsystem das gemessene Drehmoment erzeugt. Die neuromuskuläre Qualität und die Koordination zwischen ausgewählten Teilen einer oder mehrerer Muskelgruppen kann in Kombination mit (Oberflächen-) EMG gemessen werden. Anhand des Gleichgewichts zwischen dem neuromuskulären (EMG)-Input und dem biomechanischen Output (Drehmoment/Geschwindigkeit) kann der Therapeut den funktionellen Status oder die Leistungsfähigkeit des Patienten kontrollieren. Die gleichzeitige Messung der Bewegungsgeschwindigkeit, der maximalen Drehmomente und des elektrischen Signals eröffnet tatsächlich interessante klinische Aspekte. Es stehen jedoch weder Validierungs- noch Zuverlässigkeitsstudien zur Verfügung, die letztlich die Nützlichkeit dieser Messungen beweisen könnten.

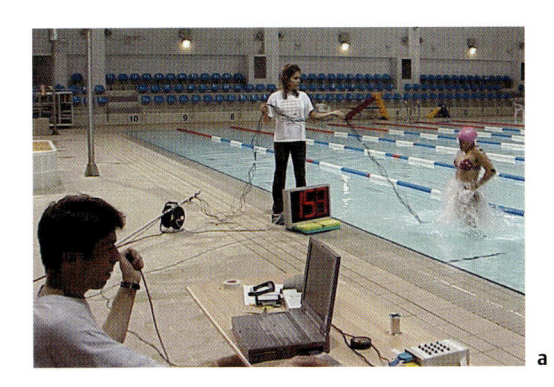

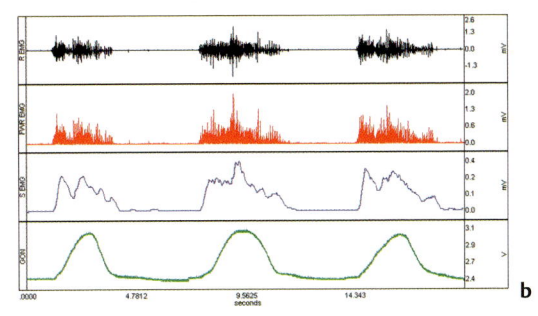

Abb. 1.**165 a** u. **b** EMG. **a** Kinesilogischer EMG Testaufbau. **b** Raue und glatte EMG-Signale.

1.8.3 Dokumentation und Kommunikation der Ergebnisse – Schlusswort

Bisher, haben wir nur über Messtechniken gesprochen – von low- bis high-tech – um dem Physiotherapeut zu ermöglichen, den Befund bzw. Fortschritte vor und nach der Therapie objektiv erheben zu können. Die angewandten Messtechniken erfolgen in Daten. Diese sollten jedoch interpretiert und weiter vermittelt werden (Arzt, Kollege, Versicherung, Patient, usw.). Die Interpretation (d.h. was aus die Daten abgeleitet bzw. diagnostizieren werden kann) ist ein professionelles Vorgehen, abhängig vor allem vom Wissensstand des Physiotherapeuten. Deshalb ist es eine professionelle und ethische Verpflichtung, sich so viel wie möglich zu informieren – durch Gespräche mit Kollegen und andere Interessierten, durch Lesen von wissenschaftlichen Veröffentlichungen und/oder Fachzeitschriften, durch Fort- und Weitebildungskurse, Kongresse, Internet, usw.. Die Kommunikation von Ergebnissen ist auch eine Voraussetzung, um die Patienten zu verstehen und mit anderen medizinischen Berufen in Kontakt zu kommen. Deshalb ist es wichtig, dass die Messergebnisse in einer klaren, deutlichen Form angeboten werden, und nicht nur in das Physiotherapeutensprache. Die Ergebnisse müssen also in einer allgemeingültige Form dokumentiert werden, um diese Ziele zu erreichen.

Grafiken sagen beispielsweise oft mehr aus als große Zahlensammlungen, vorausgesetzt, die Grafik ist deutlich definiert: Abszisse und Ordinate müssen definiert sein und es sollte eine deutliche Legende vorliegen. Eine gute Grafik muss für sich allein stehen können. Das heisst, sie muss ohne weitere Erklärungen gelesen und interpretiert werden können.

Tatsache ist, dass Kommunikation auch bedeutet: korrekte Grammatik und Wörterschatz/Schreibweise, logischer Aufbau und ein sachlicher Stil. Oft besteht die Gefahr die Berichte zu lyrisch und zu bildreich zu verfassen. Besser sind kürzere Sätze als komplexe und schwierig zu folgenden Paragraphen (in der wissenachftlichen Literatur wird empfohlen, nur Sätze zu verwenden, die durchschnittlich nicht mehr als 22 Wörter enthalten; Jenkins 1998).

Auch die Anwendung von Tabellen ist eine Möglichkeit um komplexe Daten übersichtlich darzustellen. Eine gut Tabelle fordert eine gute Organisation der darzustellenden Daten. Symbole sollten immer in der Legende erklärt werden (siehe Grafiken).

Machmal kann ein Bericht auch Bilder beinhalten. Mit den heutigen elektronischen Möglichkeiten können leicht Photos in den Text integriert werden. Es sollte jedoch die Auflösung des Bildes beachtet werden: je höher die Pixelzahl (Anzahl Punkte pro Flächeneinheit), umso schärfer das Bild.

Insgesamt sollte ein Dokumentationsbericht aus folgenden Daten bestehen:

– Name des Patienten
– Geburtsdatum
– Datum und Uhrzeit der Tests
– Name des Testers
– Medizinische Diagnose
– Kurze Beschreibung des angewandten Tests
– Ergebnisse (jedes einzelnen Tests) – entweder grafisch oder tabellarisch
– Besprechung (Interpretation)
– Schlusserfolgerung
– Vorschläge für weitere Therapie (eventuell)
– Literatur (Eine Begründung durch wissenschaftliche Studien ist nicht nur positiv, sondern auch notwendig im Rahmen der „evidence based practice").

Ob die Dokumentation und deren Schrifterstellung nicht zuviel der vorhandenen Zeit raubt, hangt vor allem davon ab, wie der Therapeut sich organisiert. In der heutigen Zeit mit den zur Verfügung stehenden technologischen Mitteln, sollte es möglich sein, dieses Prozedere (vom Messen bis zum Ausdrucken des Berichts) in einem realistischen Zeitrahmen durchzuführen. Es können Standardtexte erstellt werden, die beliebig geändert werden können. Darüberhinaus sollte man sich die Frage stellen, ob nicht zu Beginn der Therapieeinheit ein kleines Teil immer aus Messen und Testen bestehen sollte.

Messen, Testen und Dokumentieren sind Schlagwörter für jeden Therapeuten. Ihre Bedeutung wird schon zu Beginn dieses Kapitels erwähnt. Leider beschäftigen sich immer noch nur wenige Curricula der Physiotherapie-Ausbildung mit diesem Thema. Oft werden die Therapeuten erst in der Weiterbildung bei der Konfrontation mit wissenschaftlichem Arbeiten damit in Berührung kommen. Auch von den berufspolitischen Verbänden ist in dieser Hinsicht nicht viel zu erwarten, da zu wenig Interesse und Verständnis für die Arbeit auf diesem Gebiet besteht.

1.8.4 Anhang: Schemata zur Dokumentation

Gewichtstabelle (der NIH Consensus Panel von 1985)

Körpergröße ohne Schuhe, Gewicht ohne Bekleidung

Größe (in inch*)	Gewicht Männer	Frauen
58		100 – 131
59		101 – 134
60		103 – 137
61	123 – 145	105 – 140
62	125 – 148	108 – 144
63	127 – 151	111 – 148
64	129 – 155	114 – 152
65	131 – 159	117 – 156
66	133 – 163	120 – 160
67	135 – 167	123 – 164
68	137 – 171	123 – 167
69	139 – 175	129 – 170
70	141 – 179	132 – 176
71	144 – 183	135 – 176
72	147 – 187	
73	150 – 192	
74	153 – 197	
75	157 – 202	

* 1 Inch = 25,4 mm

Quelle: nach der Größe- und Gewichtstabelle der Metropolitan Life Insurance Company aus dem Jahre 1983

Standardwerte für den Körpermasse-Index BMI

20–25	kg/m²	erwünschter Bereich bei erwachsenen Männern und Frauen
25–29.9	kg/m²	Fettleibigkeit Stufe I
30–40	kg/m²	Fettleibigkeit Stufe II
>40	kg/m²	Fettleibigkeit Stufe III (Adipositas)

Klassifikationen des Prozentsatzes an Körperfett

Körperzusammensetzung (Prozentsatz des Körperfetts) bei Männern

Alter					
20–29	30–39	40–49	50–59	60+	
5.2	9.1	11.4	12.9	13.1	H
9.4	13.9	16.3	17.9	18.4	SG
14.1	17.5	19.6	21.3	22.0	G
17.4	20.5	22.5	24.1	25.0	A
22.4	24.2	26.1	27.5	28.5	S
29.1	29.9	31.5	32.4	33.5	SS

Körperzusammensetzung (Prozentsatz des Körperfetts) bei Frauen

Alter					
20–29	30–39	40–49	50–59	60+	
10.8	13.4	16.1	18.8	16,8	H
17.1	18.0	21.3	25.0	25.1	SG
20.6	21.6	24.9	28.5	29.3	G
23.7	24.9	28.1	31.6	32.5	A
27.7	29.3	32.1	35.6	36.6	S
35.4	35.7	37.8	39.6	40.5	SS

H = hervorragend; SG = sehr gut; G = gut; A = akzeptabel; S = schlecht; SS = sehr schlecht.

Quelle: American College of Sportsmedicine 1995

Klassifikation	männlich	weiblich
mager	<8%	<13%
optimal	8–15%	13–20%
leicht übergewichtig	16–20%	21–25%
dick	21–24%	26–32%
adipös	>25%	>32%

Quelle: American College of Sportsmedicine 1990

Allgemeine Gleichungen zur Körperzusammensetzung)

Quelle: Nieman 1990, # 1283

Anmerkung: Die Forscher, die diese Gleichungen entwickelt haben, haben am Bauch und an der mittleren Axillarlinie vertikale anstatt horizontaler Hautfalten gemessen.

Männer

7-Stellen-Formel
Körperdichte = $1.11200000 - 0.00043499$ *(Summe von sieben Hautfalten)* + 0.00000055 *(Summe von sieben Hautfalten)*^{2} − 0.00028826 *(Alter)*
(Brustkorb, mittlere Axillarlinie, Trizeps, subskapulare Region, Bauch, suprailiakale Region, Oberschenkel)

4-Stellen-Formel
Prozent Körperfett = $0.29288 -$ *(Summe von vier Hautfalten)* − 0.0005 *(Summe von vier Hautfalten)*^{2} + 0.15845 *(Alter)* − 5.76377
(Bauch, suprailiakale Region, Trizeps, Oberschenkel)

3-Stellen-Formeln
Körperdichte = $1.1093800 - 0.0008267$ *(Summe von drei Hautfalten)* + 0.0000016 *(Summe von drei Hautfalten)*^{2} − 0.0002574 *(Alter)*
(Brustkorb, Bauch, Oberschenkel)
Körperdichte = $1.1125025 - 0.0013125$ *(Summe von drei Hautfalten)* + 0.0000055 *(Summe von drei Hautfalten)*^{2} − 0.0002440 *(Alter)*
(Brustkorb, Trizeps, subskapulare Region)
Prozent Körperfett = $0.39287 -$ *(Summe von drei Hautfalten)* − 0.00105 *(Summe von drei Hautfalten)*^{2} + 0.15772 *(Alter)* − 5.18845
(Bauch, suprailiakale Region, Trizeps)

Frauen

7-Stellen-Formel
Körperdichte = 1.0970 – 0.00046971 *(Summe von sieben Hautfalten)* + 0.00000056 *(Summe von sieben Hautfalten)^2* – 0.00012828 *(Alter)*
(Brustkorb, mittlere Axillarlinie, Trizeps, subskapulare Region, Bauch, suprailiakale Region, Oberschenkel)

4-Stellen-Formel
Prozent Körperfett = 0.29669 – *(Summe von vier Hautfalten)* – 0.00043 *(Summe von vier Hautfalten)^2* + 0.02963 *(Alter)* – 1.4072
(Bauch, suprailiakale Region, Trizeps, Oberschenkel)

3-Stellen-Formeln
Prozent Körperfett = 0.41563 – *(Summe von drei Hautfalten)* – 0.00112 *(Summe von drei Hautfalten)^2* + 0.03661 *(Alter)* + 4.03653
(Trizeps, Bauch, suprailiakale Region)
Körperdichte = 1.0994921 – 0.0000023 *(Summe von drei Hautfalten)* + 0.0000055 *(Summe von drei Hautfalten)^2* – 0.0001392 *(Alter)*
(Trizeps, subskapulare Region, Oberschenkel)

Quelle: Jackson AS, Pollack ML. Practical Assessment of Body Composition. Phys Sportsmed 13:76–90, 1985. Golding LA, Myers CR, Sining WE. The Y's Way to Physical Fitness (3rd Edition), 1989. Champaign, IL: Human Kinetics Publishers, Inc.

▬ Messprotokoll für Hautfaltenmessung (Vier-Hautfalten-Methode)

Messprotokoll für Hautfaltenmessung (Vier-Hautfalten-Methode)

Name: _____

Geschlecht: _____

Alter: _____

Größe: _____

Gewicht: _____

Hautfaltenmessungen (mm)

Männer	mm	Frauen	mm
Suprailiakale Region		Suprailiakale Region	
Abdominale Region		Abdominale Region	
Vorderseite des Oberschenkels		Vorderseite des Oberschenkels	
M. triceps brachii		M. triceps brachii	
Summe		Summe	

Berechnungen

Hautfalten insgesamt (mm)	
Prozent Körperfett (%)	
Fettgewicht (Gesamtgewicht × Prozent Körperfett/100)	
Fettfreies Gewicht (Gesamtgewicht – Fettgewicht)	
Klassifikation (siehe Normen)	
Idealgewicht (fettfreies Gewicht × 100) (100 – erwünschte Prozent Fett)	

Berechnung des Fettprozentsatzes

Männer
% Körperfett = 0,29288 (Summe von 4 Hautfalten) – 0,0005 (Summe von 4 Hautfalten)^2 + 0,15845 (Alter) – 5,76377 (4)

Frauen
% Körperfett = 0,29669 (Summe von 4 Hautfalten) – 0,00043 (Summe von 4 Hautfalten)^2 + 0,02963 (Alter) – 1,4072 (5)

Funktionelle Tests der Muskelkraft (nach Amundsen 1990)

Funktioneller Muskelkrafttest auf niedrigem Niveau

1. **Rumpf**
   a Ausrüstung
   - normaler Stuhl

   b Verfahren
   - der Patient sitzt auf dem Stuhl, mindestens 10 cm von der Rückenlehne entfernt
   - üben Sie Kraft aus auf der Höhe des oberen Brustbeins (Rumpfbeuger)
   - üben Sie Kraft aus auf der Höhe T1–T4 (Rumpfstrecker)
   - üben Sie Kraft mit einer Hand aus und stabilisieren Sie das Becken mit der andern Hand

   c Aufgabe
   - frei sitzen
   - der ausgeübten Kraft Widerstand entgegensetzen

   d Punkte
   - 1 = kann Gleichgewicht nicht halten
   - 2 = kann frei sitzen, aber selbst minimaler Krafteinwirkung nicht standhalten
   - 3 = kann frei sitzen und minimaler Krafteinwirkung standhalten
   - 4 = kann frei sitzen und mäßiger Krafteinwirkung standhalten
   - 5 = kann frei sitzen und maximaler Krafteinwirkung standhalten

2. **Obere Extremitäten 1**
   a Ausrüstung
   - normale Gewichtstäbe (0.5 kg, 1 kg, 2.5 kg und 5 kg)
   - normaler Küchenstuhl
   - normaler Küchentisch

   b Verfahren
   - der Stab liegt auf dem Küchenstuhl
   - der Patient greift den Stab mit einer Hand
   - notieren Sie die Punkte für dominante und nicht dominante Hand
   - notieren Sie die Punkte für wahrgenommene Anstrengung
   - bestimmen Sie den begrenzenden Faktor

   c Aufgabe
   - den Stab vom Stuhl heben und auf den Tisch legen
   - die Aufgabe mit schwereren Gewichten wiederholen, wenn der Patient sie bewältigen kann

   d Punkte (Aufgabe)
   - 1 = kann den Stab nicht heben
   - 2 = kann 0.5-kg-Stab heben
   - 3 = kann 1-kg-Stab heben
   - 4 = kann 2.5-kg-Stab heben
   - 5 = kann 5-kg-Stab heben

   e Punkte (wahrgenommene Anstrengung)
   - 0.8 = sehr anstrengend
   - 0.6 = anstrengend
   - 0.4 = mäßig anstrengend
   - 0.2 = leicht
   - 0.0 = sehr leicht

   f Punkte (begrenzender Faktor)
   - 1 = Schmerz
   - 2 = Stärke
   - 3 = Gleichgewicht oder Koordination
   - 4 = Bewegungsausmaß

3. **Obere Extremitäten 2**
   a Ausrüstung
   - normale Gewichtstäbe (0.5 kg, 1 kg, 2.5 kg und 5 kg)
   - normaler Küchentisch
   - normales Regal, etwa 60 cm oberhalb des Tischs

   b Verfahren
   - der Stab liegt auf dem Küchentisch
   - der Patient greift den Stab mit einer Hand
   - notieren Sie die Punkte für dominante und nicht dominante Hand
   - notieren Sie die Punkte für wahrgenommene Anstrengung
   - bestimmen Sie den begrenzenden Faktor

   c Aufgabe
   - den Stab vom Tisch heben und auf das Regal legen
   - die Aufgabe mit schwereren Gewichten wiederholen, wenn der Patient sie bewältigen kann

   d Punkte (Aufgabe)
   - 1 = kann den Stab nicht heben
   - 2 = kann 0.5-kg-Stab heben
   - 3 = kann 1-kg-Stab heben
   - 4 = kann 2.5-kg-Stab heben
   - 5 = kann 5-kg-Stab heben

   e Punkte (wahrgenommene Anstrengung)
   - 0.8 = sehr anstrengend
   - 0.6 = anstrengend
   - 0.4 = mäßig anstrengend
   - 0.2 = leicht
   - 0.0 = sehr leicht

   f Punkte (begrenzender Faktor)
   - 1 = Schmerz
   - 2 = Stärke
   - 3 = Gleichgewicht oder Koordination
   - 4 = Bewegungsausmaß

4. Untere Extremitäten
  a Ausrüstung
  – Stufen (8 cm, 16 cm, 24 cm und 32 cm)
  b Verfahren
  – beginnen Sie mit dem dominanten (bevorzugten) Bein, ohne den Patienten zuvor zu fragen
  – der Untersucher sollte bereit sein, Hilfestellung zu leisten, entweder am Ellbogen oder mit einem Sicherheitsgurt um die Taille
  – notieren Sie die Zahl, die der Höhe der Stufe entspricht, auf die der Patient steigen kann
  – bestimmen Sie das Niveau der vom Untersucher gewährten Hilfe
  – bestimmen Sie die Zahl der benutzten Stützen
  c Aufgabe
  – die Stufen hinauf- und wieder heruntersteigen
  – das Bein, das zuerst hinaufsteigt, geht auch als erstes wieder herunter
  d Punkte (Aufgabe)
  – 1 = kann auf keine Stufe steigen
  – 2 = kann nur auf die 8-cm-Stufe steigen
  – 3 = kann auf 8- und auf 16-cm-Stufe steigen
  – 4 = kann auf 8-, 16- und auf 24-cm-Stufe steigen
  – 5 = kann auf alle Stufen steigen
  e Punkte (Hilfe)
  – 0.8 = maximale Hilfe
  – 0.6 = mäßige Hilfe
  – 0.4 = keine Hilfe, aber Aufgabe wird als schwierig wahrgenommen
  – 0.2 = keine Hilfe, aber Aufgabe wird als mäßig schwierig wahrgenommen
  – 0.0 = keine Hilfe, Aufgabe wird als einfach wahrgenommen
  f Punkte (Stützen)
  – 0.8 = 5 oder mehr Gelenke gestützt
  – 0.6 = 3 oder 4 Gelenke gestützt
  – 0.4 = 2 Gelenke gestützt
  – 0.2 = 1 Gelenk gestützt
  – 0.0 = kein Gelenk gestützt

Messprotokoll: Funktioneller Muskelkrafttest auf niedrigem Niveau

Name des Patienten: _____
Geburtsdatum: _____
Geschlecht: _____
dominante Hand: _____
verletzte Hand: _____
dominantes Bein: _____
verletztes Bein: _____
Testdatum: _____
Testuhrzeit: _____
Untersucher: _____

1 Rumpftest
  A Rumpfbeuger _____
  B Rumpfstrecker _____
  C gesamt (A + B) _____ (T1)
2 obere Extremitäten 1
  A dominante Hand
    A1 gehobenes Gewicht (kg) _____
    A2 wahrgenommene Anstrengung _____
    A3 (A1 – A2) _____
  B nicht dominante Hand
    B1 gehobenes Gewicht (kg) _____
    B2 wahrgenommene Anstrengung _____
    B3 (B1 – B2) _____
  C gesamt (A3 + B3) _____ (T2)
  D begrenzender Faktor
    D1 dominante Hand _____
    D2 nicht dominante Hand _____

3 obere Extremitäten 2

A dominante Hand

   A1 gehobenes Gewicht (kg) ____

   A2 wahrgenommene Anstrengung ____

   A3 (A1 – A2) ____

B nicht dominante Hand

   B1 gehobenes Gewicht (kg) ____

   B2 wahrgenommene Anstrengung ____

   B3 (B1 – B2) ____

C gesamt (A3 + B3) ____ **(T3)**

D begrenzender Faktor

   D1 dominante Hand ____

   D2 nicht dominante Hand ____

4 untere Extremitäten

A dominantes Bein

   A1 höchste bestiegene Stufe ____

   A2 benötigte Hilfe ____

   A3 (A1 – A2) ____

B nicht dominantes Bein

   B1 höchste bestiegene Stufe ____

   B2 benötigte Hilfe ____

   B3 (B1 – B2) ____

C gestützte Gelenke ____

D gesamt (A3 + B3 – C) ____ **(T4)**

E begrenzender Faktor

   E1 dominantes Bein ____

   E2 nicht dominantes Bein ____

5 Gesamtpunktzahl
(T1 + T2 + T3 + T4) ____

Interpretation
5 = funktionell unabhängig
1 = braucht ziemlich viel Hilfe, um für sich selbst zu sorgen

■ **Funktioneller Muskelkrafttest auf mittlerem Niveau**

1 **Rumpf**
 a Ausrüstung
  – keine
 b Verfahren
  – stehende Position, Füße bequem auseinander
  – beim Testen der Rumpfstärke sollte die Person einen Fuß nach vorn stellen
  – üben Sie Kraft auf der Höhe des oberen Brustbeins aus (Rumpfbeuger)
  – üben Sie Kraft auf der Höhe von T1 – T4 aus (Rumpfstrecker)
  – der Untersucher sollte der Person mitteilen, wann und in welche Richtung er Kraft ausüben wird
 c Aufgabe
  – frei stehen
  – der einwirkenden Kraft in leicht gestreckter Haltung Widerstand entgegensetzen (Rumpfbeuger)
  – der einwirkenden Kraft in leicht gebeugter Haltung Widerstand entgegensetzen (Rumpfstrecker)
 d Punkte
  – 1 = kann im Stehen Gleichgewicht nicht halten
  – 2 = kann stehende Position beibehalten, aber selbst minimaler Kraft keinen Widerstand bieten
  – 3 = kann stehende Position beibehalten und minimaler Kraft Widerstand bieten
  – 4 = kann stehende Position beibehalten und mäßiger Kraft Widerstand bieten
  – 5 = kann stehende Position beibehalten und maximaler Kraft Widerstand bieten

2 **Stützen im Rollstuhl**
 a Ausrüstung
  – Rollstuhl
 b Verfahren
  – der Patient sitzt im Rollstuhl
  – seine Füße stehen auf dem Boden oder auf den Fußstützen (keine Gewichtübernahme)
 c Aufgabe
  – das Körpergewicht vom Rollstuhl abheben durch Hochstützen auf den Armlehnen
  – Arme vollständig strecken
  – Aufgabe während 20 Sekunden wiederholen

d Punkte (Aufgabe)
  - 1 = kann nicht erkennbar Arme strecken oder Schulterblatt herunterdrücken
  - 2 = leichte Streckung
  - 3 = mäßige Streckung
  - 4 = fast vollständige Streckung
  - 5 = vollständige Streckung
e Punkte (Anzahl der Wiederholungen innerhalb von 20 Sekunden)
  - 1 = kann Rumpf nicht heben
  - 2 = 1–5 mal
  - 3 = 6–10 mal
  - 4 = 11–15 mal
  - 5 = mehr als 15 mal

3 **obere Extremitäten 1**
a Ausrüstung
  - normale Gewichtstäbe (2.5 kg, 5 kg, 10 kg und 20 kg)
  - normaler Küchentisch
  - normaler Küchenstuhl
b Verfahren
  - der Stab liegt auf dem Küchenstuhl
  - der Patient greift den Stab mit einer Hand
  - notieren Sie die Punkte für dominante und nicht dominante Hand
  - notieren Sie die Punkte für wahrgenommene Anstrengung
  - bestimmen Sie den begrenzenden Faktor
  - gehen Sie nicht zu schwereren Gewichten über, wenn der Patient das Heben anstrengend oder sehr anstrengend findet
c Aufgabe
  - den Stab vom Stuhl heben und auf den Tisch legen
  - wiederholen Sie die Aufgabe mit schwereren Gewichten, wenn der Patient sie bewältigen kann
d Punkte (Aufgabe)
  - 1 = kann den Stab nicht heben
  - 2 = kann den 2.5-kg-Stab heben
  - 3 = kann den 5-kg-Stab heben
  - 4 = kann den 10-kg-Stab heben
  - 5 = kann den 20-kg-Stab heben
e Punkte (wahrgenommene Anstrengung)
  - 0.8 = sehr anstrengend
  - 0.6 = anstrengend
  - 0.4 = mäßig anstrengend
  - 0.2 = leicht
  - 0.0 = sehr leicht
f Punkte (begrenzender Faktor)
  - 1 = Schmerz
  - 2 = Stärke
  - 3 = Gleichgewicht und Koordination
  - 4 = Bewegungsausmaß

4 **obere Extremitäten 2**
a Ausrüstung
  - normale Gewichtstäbe (1 kg, 2.5 kg, 5 kg und 7.5 kg)
  - normaler Küchentisch
  - normales Regal, etwa 60 cm oberhalb des Tischs
b Verfahren
  - der Stab liegt auf dem Küchentisch
  - der Patient greift den Stab mit einer Hand
  - notieren Sie die Punkte für dominante und nicht dominante Hand
  - notieren Sie die Punkte für wahrgenommene Anstrengung
  - bestimmen Sie den begrenzenden Faktor
  - gehen Sie nicht zu schwereren Gewichten über, wenn der Patient das Heben anstrengend oder sehr anstrengend findet
c Aufgabe
  - den Stab vom Tisch heben und auf das Regal legen
  - die Aufgabe mit schwereren Gewichten wiederholen, wenn der Patient sie bewältigen kann
d Punkte (Aufgabe)
  - 1 = kann den Stab nicht heben
  - 2 = kann 1-kg-Stab heben
  - 3 = kann 2.5-kg-Stab heben
  - 4 = kann 5-kg-Stab heben
  - 5 = kann 7.5-kg-Stab heben
e Punkte (wahrgenommene Anstrengung)
  - 0.8 = sehr anstrengend
  - 0.6 = anstrengend
  - 0.4 = mäßig anstrengend
  - 0.2 = leicht
  - 0.0 = sehr leicht
f Punkte (begrenzender Faktor)
  - 1 = Schmerz
  - 2 = Stärke
  - 3 = Gleichgewicht oder Koordination
  - 4 = Bewegungsausmaß

5. **Untere Extremitäten**
a Ausrüstung
  - Stufen (8 cm, 16 cm, 24 cm und 32 cm)
b Verfahren
  - beginnen Sie mit dem dominanten (bevorzugten) Bein, ohne den Patienten zuvor zu fragen
  - der Untersucher sollte bereit sein, Hilfestellung zu leisten, entweder am Ellbogen oder mit einem Sicherheitsgurt um die Taille
  - notieren Sie die Zahl, die der Höhe der Stufe entspricht, auf die der Patient steigen kann

- bestimmen Sie das Niveau der vom Untersucher gewährten Hilfe
- bestimmen Sie die Zahl der benutzten Stützen

c Aufgabe
- die Stufen hinauf- und wieder heruntersteigen
- das Bein, das zuerst hinaufsteigt, geht auch als erstes wieder herunter

d Punkte (Aufgabe)
- 1 = kann auf keine Stufe steigen
- 2 = kann nur auf die 8-cm-Stufe steigen
- 3 = kann auf 8- und auf 16-cm-Stufe steigen
- 4 = kann auf 8-, 16- und auf 24-cm-Stufe steigen
- 5 = kann auf alle Stufen steigen

e Punkte (Hilfe)
- 0.8 = maximale Hilfe
- 0.6 = mäßige Hilfe
- 0.4 = keine Hilfe, aber Aufgabe wird als schwierig wahrgenommen
- 0.2 = keine Hilfe, aber Aufgabe wird als mäßig schwierig wahrgenommen
- 0.0 = keine Hilfe, Aufgabe wird als einfach wahrgenommen

f Punkte (Stützen)
- 0.8 = 5 oder mehr Gelenke gestützt
- 0.6 = 3 oder 4 Gelenke gestützt
- 0.4 = 2 Gelenke gestützt
- 0.2 = 1 Gelenk gestützt
- 0.0 = kein Gelenk gestützt

Messprotokoll: Funktioneller Muskelkrafttest auf mittlerem Niveau

Name des Patienten _____

Geburtsdatum: _____

Geschlecht: _____

dominante Hand: _____

verletzte Hand: _____

dominantes Bein: _____

verletztes Bein: _____

Testdatum: _____

Testuhrzeit: _____

Untersucher: _____

1 Rumpftest

A Rumpfbeuger ____

B Rumpfstrecker ____

C gesamt (A + B) ____ (T1)

2 Stützen im Rollstuhl

A Fähigkeit, Rumpf zu heben ____

B Anzahl der Wiederholungen in 20 Sekunden ____

C gesamt (A + B) ____ (T2)

3 obere Extremitäten 1

A dominante Hand

  A1 gehobenes Gewicht (kg) ____

  A2 wahrgenommene Anstrengung ____

  A3 (A1 – A2) ____

B nicht dominante Hand

  B1 gehobenes Gewicht (kg) ____

  B2 wahrgenommene Anstrengung ____

  B3 (B1 – B2) ____

C gesamt (A3 + B3) ____ (T3)

D begrenzender Faktor

  D1 dominante Hand ____

  D2 nicht dominante Hand ____

4 obere Extremitäten 2

A dominante Hand

  A1 gehobenes Gewicht (kg) ____

  A2 wahrgenommene Anstrengung ____

  A3 (A1 – A2) ____

B nicht dominante Hand

  B1 gehobenes Gewicht (kg) ____

  B2 wahrgenommene Anstrengung ____

  B3 (B1 – B2) ____

C gesamt (A3 + B3) ____ (T4)

D begrenzender Faktor

  D1 dominante Hand ____

  D2 nicht dominante Hand ____

5 untere Extremitäten

A dominantes Bein

 A1 höchste bestiegene Stufe _____

 A2 benötigte Hilfe _____

 A3 (A1 – A2) _____

B nicht dominantes Bein

 B1 höchste bestiegene Stufe _____

 B2 benötigte Hilfe _____

 B3 (B1 – B2) _____

C gestützte Gelenke _____

D gesamt (A3 + B3 – C) _____ **(T5)**

E begrenzender Faktor

 E1 dominantes Bein _____

 E2 nicht dominantes Bein _____

6 Gesamtpunktzahl
(T1 + T2 + T3 + T4 + T5) _____

Interpretation:
5 = ausgezeichnete Leistung (für ältere oder genesende Patienten)
4 = gute Leistung (für ältere oder genesende Patienten)
3 = akzeptable Leistung (für ältere oder genesende Patienten)
2 = schwache Leistung (für ältere oder genesende Patienten)
1 = sehr schwache Leistung (für ältere oder genesende Patienten)

■ **Funktioneller Muskelkrafttest auf hohem Niveau**

1 Rumpfkraft und Ausdauer
 a Ausrüstung
  – Bodenmatte
  – Stoppuhr (Armbanduhr oder Chronometer)
 b Verfahren
  – der Patient liegt auf der Matte mit angewinkelten Knien
  – Arme hinter dem Kopf verschränkt, Füße nicht fixiert
 c Aufgabe
  – Beugen des Rumpfes so weit, dass Kopf und Schultern vom Boden abgehoben werden
  – zählen Sie die Anzahl der erfolgreichen Rumpfbeugen während 30 Sekunden
 d Punkte
  – 1 = kann die Schulterblätter nicht vollständig abheben
  – 2 = weniger als 10 Wiederholungen
  – 3 = 10 bis 19 Wiederholungen
  – 4 = 20 bis 39 Wiederholungen
  – 5 = mehr als 40 Wiederholungen

2 Stärke der oberen Extremität
 a Ausrüstung
  – Reckstange, 2 m über dem Boden
 b Verfahren
  – der Patient greift die Reckstange
  – Unterarme supiniert
  – Hände schulterbreit auseinander
  – Ellbogen vollständig gestreckt
  – Schultern vollständig gebeugt
 c Aufgabe
  – den Körper durch Beugen der Ellbogen heben, bis sich das Kinn über der Stange befindet (Klimmzug)
  – kann der Patient einen Klimmzug machen, geben Sie ihm eine Minute Ruhepause
  – zählen Sie dann die Anzahl der Klimmzüge in 15 Sekunden oder
  – stoppen Sie das Herunterkommen des Körpers (sollte langsam ausgeführt werden)
 d Punkte (Aufgabe)
  – 1 = kann die Aufgabe nicht ausführen
  – 2 = Herunterkommen in weniger als 5 Sekunden
  – 3 = Herunterkommen in mehr als 5 Sekunden
  – 4 = 1 bis 6 Klimmzüge in 15 Sekunden
  – 5 = mehr als 6 Klimmzüge in 15 Sekunden

3 Stärke der oberen Extremität 2
 a Ausrüstung
  – normale Hanteln (10 kg, 20 kg, 40 kg und 60 kg)
 b Verfahren
  – die Hanteln liegen auf einem 30 cm hohen Schemel
  – die Person greift die Hantel mit beiden Händen
  – Hände schulterbreit auseinander
  – Unterarme proniert
  – notieren Sie, wie oft das Gewicht gehoben wird
  – notieren Sie die Qualität des Hebens
 c Aufgabe
  – die Hantel heben bis die Person ganz aufgerichtet ist
  – mindestens 10 Sekunden in dieser Stellung bleiben (partieller ‚dead-lift')

- Aufgabe mit schwererem Gewicht wiederholen, wenn der Patient die Aufgabe bewältigen kann
d Punkte (Aufgabe)
  - 1 = kann keine Hantel heben
  - 2 = kann die 10-kg-Hantel heben
  - 3 = kann die 20-kg-Hantel heben
  - 4 = kann die 40-kg-Hantel heben
  - 5 = kann die 60-kg-Hantel heben
e Punkte (Qualität des Hebens)
  - 0.8 = kann die Hantel heben, aber nicht 10 Sekunden halten
  - 0.6 = kann die Hantel heben und 10 Sekunden halten, aber mit großen Schwierigkeiten
  - 0.4 = kann die Hantel heben und, mit mäßigen Schwierigkeiten, 10 Sekunden halten
  - 0.2 = kann die Hantel heben und, mit geringen Schwierigkeiten, 10 Sekunden halten
  - 0.0 = kann die Hantel heben und ohne Schwierigkeiten 10 Sekunden halten

4 Stärke der oberen Extremität 3
a Ausrüstung
  - Bodenmatte
  - Stoppuhr (Armbanduhr oder Chronometer)
b Verfahren
  - die Person liegt in Bauchlage auf der Matte
  - Hände unter den Schultern
  - Handflächen flach auf dem Boden
  - der Rücken muss gerade sein, das Gewicht des Körpers wird von den Handflächen und Knien getragen (modifizierte Liegestütze – Versuch 1)
  - kann die erste Liegestütze ohne Schwierigkeiten ausgeführt werden, übergehen zu normalen Liegestützen mit gestreckten Knien (Versuch 2)
  - zwischen den Versuchen ausruhen
  - notieren Sie die Qualität der Liegestützen
  - fortfahren mit normalen Liegestützen, wenn Versuch 1 und 2 ohne Schwierigkeit durchgeführt wurden
  - zählen Sie die Liegestützen während 30 Sekunden
c Aufgabe
  - die Person versucht, die Arme zu strecken und den Körper zu heben (Liegestütze)
d Punkte (Qualität der Liegestützen)
  - 1 = kann nicht Brustkorb vom Boden heben und Arme vollständig strecken
  - 2 = kann Brustkorb vom Boden heben und Arme vollständig strecken, wenn Knie als Stütze hinzugenommen werden und der Rücken gebeugt sein darf
  - 3 = kann Brustkorb vom Boden heben und Arme vollständig strecken, wenn Knie als Stütze hinzugenommen werden, bei geradem Rücken
  - 4 = kann Brustkorb vom Boden heben und Arme vollständig strecken, wenn Füße als Stütze dienen und der Rücken gebeugt sein darf
  - 5 = kann Brustkorb vom Boden heben und Arme vollständig strecken, wenn Füße als Stütze dienen, bei geradem Rücken
e Punkte (Anzahl Wiederholungen)
  - 1 = 1 bis 2
  - 2 = 3 bis 6
  - 3 = 7 bis 12
  - 4 = 13 bis 19
  - 5 = 20 oder mehr

5 Stärke der unteren Extremität
a Ausrüstung
  - Schemel von 30 cm Höhe
  - Stoppuhr (Armbanduhr oder Chronometer)
b Verfahren
  - die Person steht vor dem Schemel
  - mit einem Bein hebt sich die Person auf den Schemel (konzentrische Phase), das andere Bein folgt
  - das andere Bein geht vom Schemel auf den Boden zurück (exzentrische Phase), das erste Bein folgt
  - notieren Sie die Anzahl der Wiederholungen während 30 Sekunden
c Aufgabe
  - auf den Schemel hinauf- und wieder heruntersteigen
d Punkte (Aufgabe)
  - 1 = kann nicht auf eine 30 cm hohe Stufe hinauf- und wieder heruntersteigen
  - 2 = weniger als 10 Wiederholungen in 30 Sekunden
  - 3 = 10 bis 29 Wiederholungen in 30 Sekunden
  - 4 = 30 bis 59 Wiederholungen in 30 Sekunden
  - 5 = 60 oder mehr Wiederholungen in 30 Sekunden

Messprotokoll: Funktioneller Muskelkrafttest auf hohem Niveau

Name des Patienten: _____

Geburtsdatum: _____

Geschlecht: _____

dominante Hand: _____

verletzte Hand: _____

dominantes Bein: _____

verletztes Bein: _____

Testdatum: _____

Testuhrzeit: _____

Untersucher: _____

1	Rumpftest	
A	Leistung bei Rumpfbeuge	____ (T1)
2	Stärke der oberen Extremität 1	
A	Leistung bei Klimmzug	____ (T2)
3	Stärke der oberen Extremität 2	
A	gehobene Hantel	____
B	Qualität des Hebens	____
C	gesamt (A − B)	____ (T3)
4	Stärke der oberen Extremität 3	
A	Qualität der Liegestützen	____
B	Anzahl der Liegestützen	____
C	gesamt (A + B) * 0.5	____ (T4)
5	Stärke der unteren Extremität	
A	Leistung beim Stufensteigen	____ (T5)
6	Gesamtpunktzahl (T1 + T2 + T3 + T4 + T5)	____ (T6)
7	Durchschnittspunktzahl (T6 · 0.5)	

Interpretation:
5 = ausgezeichnete Leistung
4 = gute Leistung
3 = akzeptable Leistung
2 = schwache Leistung
1 = sehr schwache Leistung

Literatur

zu Kap. 1.1

van den Berg F. Angewandte Physiologie. Bd. 1: Das Bindegewebe des Bewegunsapparates verstehen und beeinflussen. Stuttgart; Thieme; 1998.

van den Berg F. Angewandte Physiologie. Bd. 2: Organsysteme verstehen und beeinflussen. Stuttgart: Thieme; 1999.

Boyling JD, Palastanga N, eds. Grieve's Modern Manual Therapy. 2nd ed. Edinburgh: Churchill Livingstone; 1994.

Brügger A. Die Erkrankungen des Bewegungsapparates und seines Nervensystems. Stuttgart: G. Fischer; 1977. von Cranenburgh B. De Huid als aangrijpingspunt. Brüssel: Stafleu; 1985.

Cyriax J, Gillean R. Textbook of Orthopaedic Medicine; Treatment by manipulation, massage and injection. 9th ed. London: Baillière Tindall ; 1977.

Cyriax J. Textbook of Orthopaedic Medicine. 7th ed. London: Baillière Tindall; 1978.

Field T, Henteleff T, Hernandez-Reif M, et al. Children with asthma improved pulmonary functions after massage therapy. J. Pediatr. 1998; 132: 854–858.

Field T, Hernandez-Reif M, Hart S, et al. Pregnant women benefit from massage therapy. J. Psychom. Obstet. Gynaecol. 1999; 20: 31–38.

Field T, Hernandez-Reif M, Seligman S, et al. Juvenile rheumatoid arthritis benefits from massage therapy. J. Pediatr. Psychol. 1997; 22: 607–617.

Field T, Hernandez-Reif M, Taylor S, et al. Labor pain is reduced by massage therapy. J. Psychosom. Obstet. Gynaecol. 1997; 18: 286–291.

Field T, Ironson G, Scafidi F, et al. Massage therapy reduces anxiety and enhances EEG pattern of alertness and math computations. Int. J. Neurosci. 1996; 86: 197–205.

Field T, Lasko D, Mundy P, et al. Brief report: autistic children's attentiveness and responsivity improve after touch therapy. J. Autism. Dev. Disord. 1997; 27: 333–338.

Field T, Morrow C, Valdeon C, et al. Massage reduces anxiety in child and adolescent psychiatric patients. J. Am. Acad. Child Adolesc. Psychiatry. 1992; 31: 125–131.

Field T, Peck M, Krugman S, et al. Burn injuries benefit from massage therapy. J. Burn Care Rehabil. 1998; 19: 241–244.

Field T, Quintino O, Henteleff T, et al. Job stress reduction therapies. Altern. Ther. Health Med. 1997; 3: 54–56.

Field T, Schanberg S, Kuhn C, et al. Bulimic adolescents benefit from massage therapy. Adolescence. 1998; 33: 555–563.

Field T, Grizzle N, Scafidi F, Schanberg S. Massage and relaxation therapies' effects on depressed adolescent mothers. Adolescence. 1996; 31: 903–911.

Field T. Massage therapy for infants and children. J. Dev. Behav. Pediatr. 1995; 16: 105–111.

Field TM, Quintino O, Hernandez-Reif M, Koslovsky G. Adolescents with attention deficit hyperactivity disorder benefit from massage therapy. Adolescence. 1998; 33: 103–108.

Field TM. Massage therapy effects. Am. Psychol. 1998; 53: 1270–1281.

Grieve G. Common vertebral joint problems. London: Churchill Livingstone; 1981.

Grieve G. Modern manual therapy of the vertebral column. London: Churchill Livingstone; 1986.

Gunn CC. Treating myofascial pain, intramuscular stimulation for myofascial syndromes of neuropathic origin. Seattle: University of Washington; 1989.

Haldeman S. Manipulation and massage for the relief of pain. In: Wall PD, et al, eds. Textbook of Pain. Edinburgh: Churchill Livingstone; 1989.

Hamann A. Massage in Bild und Wort: Grundlagen und Durchführung der Heilmassage. 3. Aufl. Stuttgart: G. Fischer; 1980.

Head H. Die Sensibilitätsstörungen der Haut bei Viszeralerkrankungen. Berlin: Hirschwald; 1898.

Heipertz W. Wirkung physiotherapeutischer Maßnahmen auf die Durchblutung von Haut und Muskulatur des Menschen. Physikalische Therapie. 1984; 5 : 10 – 20.

Hernandez-Reif M, Field T, Hart S. Smoking cravings are reduced by self-massage. Prev. Med. 1999; 28 : 28 – 32.

Hernandez-Reif M, Field T, Krasnegor J, et al. Children with cystic fibrosis benefit from massage therapy. J. Pediatr. Psychol. 1999; 24 : 175 – 181.

Holey E, Cook E. Therapeutic Massage. London: W.B. Saunders; 1998.

Ironson G, Field T, Scafidi F, et al. Massage therapy is associated with enhancement of the immune system's cytotoxic capacity. Int. J. Neurosci. 1996; 84 : 205 – 217.

Jackson DA. Acupuncture for the relief of pain: a brief review. Phys. Ther. Rev. 1997; 2 : 13 – 18.

Korr I. The neurobiologic mechanisms in manipulative therapy. New York: Plenum Press; 1978.

von Lambiris E, Stoboy H, Friedebold G. Veränderungen der Hautdurchblutung nach verschiedenen Massagearten. Deutsche Zeitschrift für Sportmedizin. 1983; 34 : 312 – 315.

MacKenzie J. Krankheitszeichen und ihre Auslegungen. Würzburg: Kabitzsch; 1911.

Marquardt H. Praktisches Lehrbuch der Reflexzonetherapie am Fuß. Stuttgart: Hippokrates; 1993.

Melzack R. Folk medicine and the sensory modulation of pain. In: Wall PD, Melzack R, eds. Textbook of Pain. Edinburgh: Churchill Livingstone; 1989.

Melzack R. Het raadsel pijn. Utrecht: Uitgeverij Het Spektrum; 1975.

Montagu A. De Tastzin. Utrecht: Uitgeverij Het Spektrum; 1972.

Morgan LG. Psychoneuroimmunology, the Placebo Effect and Chiropractic. Journal of Manipulative and Physiological Therapeutics. 1998; 21 : 484 – 491.

Murrell GAC, Francis MJO. Free Radicals, Fibroblasts and Cell Proliferation. In Rice-Evans C, ed. Free Radicals, Diseased States and Anti-radical Interventions. London: Richelieu Press; 1989.

Palastanga N. Soft-tissue manipulative techniques. In: Boyling JD, Palastanga N, eds. Grieve's Modern Manual Therapy; The Vertebral Column. Edinburgh: Churchill Livingstone; 1994.

Patist JA. Werkboek massage. Lochem: De Tijdstroom; 1977.

Platania-Solazzo A, Field TM, Blank J, et al. Relaxation therapy reduces anxiety in child and adolescent psychiatrc patients. Acta Paedopsychiatr. 1992; 55 : 15 – 20.

Sato A, Schmidt RF. Somatosympathetic Reflexes: Afferent Fibers, Central Pathways, Discharge Characteristics. Physiological reviews. 1973; 53 : 916 – 947.

Sato A, Swenson RS. Sympathetic Nervous System Response to Mechanical Stress of the Spinal Column in Rats. Journal of Manipulative and Physiological Therapeutics. 1984; 7 : 141 – 147.

Scafidi F, Field T, Schanberg S. Factors that predict which preterm infants benefit most from massage therapy. J. Dev. Behav. Pedriatr. 1993; 14 : 176 – 180.

Scafidi F, Field T. Massage therapy improves behaviour in neonates born to HIV-positive mothers. J. Pediatr. Psychol. 1996; 21 : 889 – 897.

Schachner L, Field T, Hernandez-Reif M, Duarte AM, Krasnegor J. Atopic dermatitis symptoms decreased in children following massage therapy. Pediatr. Dermatol. 1998; 15 : 390 – 395.

Schedlowski M, Tewes U. Psychoneuroimmunologie. Heidelberg: Spektrum; 1996.

Slater H, Vicenzino B, Wright A. ›Sympathetic Slump': The Effects of a Novel Therapy Technique on Peripheral Sympathetic Nervous System Function. The Journal of Manual & Manipulative Therapy. 1994; 2 : 156 – 162.

Smith LL, Keating MN, Holbert D, et al. The Effects of Athletic Massage on Delayed Onset Muscle Soreness, Creatine Kinase, and Neutrophil Count: A Preliminary Report. Journal of Orthopaedic & Sports Physical Therapy. 1994; 19 : 93 – 104.

Teirich-Leube H. Grondbeginselen van de bindweefselmassage. Lochem: Tijdstroom; 1976.

Tiidus PM. Manual Massage and Recovery of Muscle Function Following Exercise: A Literature Review. Journal of Orthopaedic & Sports Physical Therapy. 1997; 25 : 107 – 112.

Travell J. Myofascial trigger points: a clinical view. In: Bonica JJ, Albe-Fessard DG, eds. Advances in Pain Research and Therapy. New York: Raven Press; 1976.

Vogler P, Kraus H. Periostbehandlung. 3. Aufl. Leipzig: VEB Thieme; 1964.

Wall PD, Melzack R, eds. Textbook of Pain. 2 nd ed. Edinburgh: Churchill Livingstone; 1989.

Werner GT, Bieger WP, Blum B, et al. Wirkungen einer Serie Ganzkörpermassagen auf zahlreiche Parameter des Immunsystems. Physikalische Medizin. 1997; 7 : 51 – 54.

Wheeden A, Scafidi F, Field T, et al. Massage effects on cocaine-exposed preterm neonates. J. Dev. Behav. Pediatr. 1993; 14 : 318 – 322.

Yates J. A Physician's Guide to Therapeutic Massage; its Physiologic Effects and Treatment Applications. 2 nd ed. Vancouver: Massage Therapists' Association of British Columbia; 1999.

zu Kap. 1.2

Akeson W, Amiel D, Mechanics G. Collagen cross-linking alterations in joint contractures: Changes in reducible cross-links in periarticular connective tissue collagen after nine weeks of immobilization. Conn Tissue Res. 1977; 5 : 15 – 19.

Akeson W, Amiel D, Abel MF, Garfin SR, Woo SLY. Effects of Immobilization on Joints. Clinical Orthopaedics and Related Research. 1987; 219 : 28 – 37.

Akeson W, Woo SLY, Amiel D. The connective tissue response to immobility: Biochemical changes in periarticular connective tissue of the immobilized rabbit knee. Clin Orthop. 1973; 93 : 356 – 361.

Amiel D, Frey C, Woo SLY. Value of hyaluronic acid in the prevention of contracture formation. Clin Orthop. 1985; 196 : 306 – 311.

Becker A. Traction for knee flexion contractures. Phys Ther. 1979; 59 : 1114.

Belsole R, Osborne G. The use of spring-loaded splints in treating wrist-flexion contractures. Plast Reconstr Surg. 1982; 69 : 1015 – 1016.

van den Berg F. Angewandte Physiologie. Bd. 1: Das Bindegewebe des Bewegunsapparates verstehen und beeinflussen. Stuttgart: Thieme; 1998.

van den Berg F. Angewandte Physiologie. Bd. 2: Organsysteme verstehen und beeinflussen. Stuttgart: Thieme; 1999.

Biedert RM, Stauffer E, Friederich NF. Occurrence of free nerve endings in the soft tissue of the knee joint: A histological investigation. The Am. J. of Sports Med. 1992; 20 : 430 – 433.

Bovell D, Nimmo M, Wood L. Principles of Physiology; A scientific foundation of physiotherapy. London: W.B. Saunders; 1996.

Boyling JD, Palastanga N, eds. Grieve's Modern Manual Therapy. 2nd ed. Edinburgh: Churchill Livingstone; 1994.

Brand P. Clinical Mechanics of the Hand. St. Louis: Mosby; 1985.

Brügger A. Die Erkrankungen des Bewegungsapparates und seines Nervensystems. Stuttgart: G. Fischer; 1977.

Buckwalter JA, et al, eds. Musculoskeletal Soft Tissue Aging: Impact on Mobility. Rosemont: American Academy of Orthopaedic Surgeons; 1993.

Butler SL, Kohles SS, Thielke RJ, Chen C, Vanderby R Jr. Interstitial fluid flow in tendons or ligaments: a porous medium finite element simulation. Medical & Biological Engineering & Computing. 1997; 35 : 742–746.

Carano A, Siciliani G. Effects of continuous and intermittent forces on human fibroblasts in vitro. Journal of Orthodontics. 1996; 18 : 19–26.

Chiquet M, Matthisson M, Koch M, Tannheimer M, Chiquet-Ehrismann R. Regulation of extracellular matrix synthesis by mechanical stress. Biochem. Cell Biol. 1996; 74 : 737–744.

Clark RAF, ed. The Molecular and Cellular Biology of Wound Repair. 2nd ed. New York: Plenum Press; 1996.

Cohen KI, Diegelmann RF, Lindblad WJ. Woundhealing – Biochemical & Clinical Aspects. Philadelphia: W. B. Saunders; 1992.

Couts R, Kaita J, Ball R. The role of continuous passive motion in the postoperative rehabilitation of the total knee patient. 28th Annual Meeting of the Orthopeadic Research Society; 1982.

Currier D, Nelson R. Dynamics of human biologic tissues. Philadelphia: F. A. Davis; 1992.

Cyriax J, Gillean R. Textbook of Orthopaedic Medicine; Treatment by manipulation, massage and injection. 9th ed. London: Baillière Tindall; 1977.

Evjenth O, Hamberg J. Auto stretching; Selber Dehnen. Alfta: Alfta Rehab Förlag; 1990.

Evjenth O, Hamberg J. Muscle stretching in manual therapy; a clinical manual – the extremities. Alfta: Alfta Rehab Förlag; 1984.

Evjenth O, Hamberg J. Muscle stretching in manual therapy; a clinical manual – the spinal column and the TM-joint. Alfta: Alfta Rehab Förlag; 1984.

Faso D, Stills M. Passive mobilization: An orthothist's view. Clin Proshet and Orthot. 1985; 9 : 7.

Finerman GAM, Noyes FR, eds. Biology and Biomechanics of the Traumatized Synovial Joint: The Knee as a Model. Rosemont: American Academy of Orthopaedic Surgeons; 1992.

Frank C, Akeson WH, WooSLY, Amiel D, Coutts RD. Physiology and Therapeutic Value of Passive Joint Motion. Clinical Orthopaedics and Related Research. 1984; 185 : 113–125.

Frank C, Amiel D, Woo SLY. Normal ligament properties and ligament healing. Clin Orthop. 1985; 196 : 15–25.

Frank C, Woo SLY, Amiel D. Medial collateral ligament healing: A multidisciplinary assessment in rabbits. Am J Sports Med. 1983; 11 : 379–389.

Frank C. Ligament Healing: Current Knowledge and Clinical Applications. Journal of the American Academy of Orthopaedic Surgeons. 1996; 4 : 74–83.

Freiwald J, Engelhardt M, Konrad P, Jäger M, Gnewuch A. Dehnen; Neuere Forschungsergebnisse und deren praktische Umsetzung. Manuelle Medizin. 1999; 37 : 3–10.

Furlow L. The role of tendon tissue healing. Plast Reconstr Surg. 1976; 57 : 39–49.

Gelberman R, Berg JV, Lundborg, G. Flexor tendon healing and restoration of the gliding surface: An ultrastructural study in dogs. J Bone Joint Surg (Am). 1983; 65 : 70–80.

Gelberman R, Woo SLY, Lothringer K. Effects of early intermittent passive mobilization on healing canine flexor tendons. J Hand Surg. 1982; 7 : 170–175.

Giori NJ, Beaupré GS, Carter DR. Cellular Shape and Pressure may Mediate Mechanical Control of Tissue Composition in Tendons. Journal of Orthopaedic Research. 1993; 11 : 581–591.

Goldstein W, Barmada R. Early mobilization of the rabbit medial collateral ligament repairs: Biologic and histologic study. Arch Phys Med Rehabil. 1984; 65 : 239–242.

Greenman P E. Principles of Manual Medicine. Baltimore, Maryland: Williams & Wilkins; 1989.

Grieve G. Modern manual therapy of the vertebral column. London: Churchill Livingstone; 1986.

Hakilis MN, Manske PR, Kubota H, Aoki M. Effect of Immobilization, Immediate Mobilization, and Delayed Mobilization on the Resistance to Digital Flexion Using a Tendon Injury Model. The Journal of Hand Surgery. 1997; 22 A:464–472.

Haldeman S. Manipulation and massage for the relief of pain. In: Wall PD, Melzack R, eds. Textbook of Pain. Edinburgh: Churchill Livingstone; 1989.

Hardy M, Woodall W. Therapeutic Effects of Heat, Cold, and Stretch on Connective Tissue. J. Hand Ther. 1998; 11 : 148–156.

Hepburn G. Case studies: Contracture and stiff joint management with dynasplint. Journal of Orthopaedic Sports and Physical Therapy. 1987; 8 : 498–504.

Hoster M, Nepper HU. Dehnen und Mobilisieren. Waldenburg: Sport-, Gymnastik- und Krankengymnastikschule Waldenburg; 1994.

Järvinen M, Lehto MUK. The Effect of Early Mobilization and Immobilization on the Healing Process Following Muscle Injuries. Sports Medicine. 1993; 15 : 78–89.

Jones D, Nolte H, Scholubbers J, Turner E, Veltel D. Biochemical signal transduction of mechanical strain in osteoblast-like cells. Biomaterials. 1991; 12 : 101–110.

Kääriäinen M, Kääriäinen J, Järvinen TLN, et al. Correlation between Biomechanical and Structural Changes during the Regeneration of Skeletal Muscle after Laceration Injury. Journal of Orthopaedic Research. 1998; 16 : 197–206.

Kaltenborn FM, Evjenth O. Manuelle Therapie nach Kaltenborn. 10. Aufl. Oslo: Norlis Bokhandel; 1999.

Kaltenborn FM. Wirbelsäule; Manuelle Untersuchung und Mobilisation. 2. Aufl. Oslo: Norlis Bokhandel; 1995.

Kloth LC, McCulloch JM, Feedar JA, eds Wound healing: alternatives in management. Philadelphia: F. A. Davis; 1990.

Kolumban S. The role of static and dynamic splints: Physiotherapy techniques and time in straightening contracted interphalangeal joints. Lepra India. 1969; 41 : 323–328.

Korr I. The neurobiologic mechanisms in manipulative therapy. New York: Plenum Press; 1978.

Lehmann JF, Masock AJ, Warren CG, Koblanski JN. Effect of Therapeutic Temperatures on Tendon Extensibility. Archives of Physical Medicin & Rehabilitation. 1970 : 481–487.

Lentell G, Hetherington T, Eagan J, Morgan M. The Use of Thermal Agents to Influence the Effectiveness of a Low-Load Polonged Stretch. JOSPT. 1992; 16 : 200–207.

Lewit K. Manuele therapie. Lochem: De Tijdstroom; 1979.

Maitland G D. Vertebral Manipulation. 4th ed. London: Butterworths; 1977.

Maitland GD. Peripheral Manipulation. 2nd ed. London: Butterworths; 1977.

Marty N. Strukturelle Muskelveränderungen nach Immobilisation [Diplomarbeit]. Physiotherapie-Schule Stadtspital Triemli/Zürich; 1999.

McCarthy MR, O'Donoghue PC, Yates CK, Yates-McCarthy JL. The Clinical Use of Continuous Passive Motion in Physical Therapy. JOSPT. 1992; 15 : 132 – 140.

McCarthy MR, Yates CK, Anderson MA, Yates-McCarthy JL. The Effects of Immediate Continuous Passive Motion on Pain during the Inflammatory Phase of Soft Tissue Healing following Anterior Cruciate Ligament Reconstruction. JOSPT. 1993; 17 : 96 – 101.

Molnar E. Ist Dehnen wirksam? – Ein systematisches Review [Diplomarbeit]. Akademie für Physiotherapie Wels; Krankenhaus der Barmherzigen Schwestern vom Hl. Kreuz; 1999.

Nevasier J. Adhesive capsulitis of the shoulder: A study of pathologic findings in periarthritis of the shoulder. J Bone Joint Surg (Br). 1945 : 27 : 211 – 222.

Nève J, Chappuis P, Lamand M, eds Therapeutic Uses of Trace Elements. New York: Plenum Press; 1996.

Nicholson G. The effects of passive joint mobilization on pain and hypomobility associated with adhesive capsulitis of the shoulder [Master Thesis]. Division of Physical Therapy. University of Alabama, Birmingham AL; 1982.

Noyes FR. Functional Properties of Knee Ligaments and Alterations Induced by Immobilization. Clinical Orthopaedics and Related Research. 1977; 123 : 210 – 242.

Packer L, Fuchs J, eds. Vitamin C in Health and Disease. New York: Dekker; 1997.

Pauling L. How to live longer and feel better. New York: AVON; 1987.

Purslow PP, Hukins DWL. Collagen Orientation and Molecular Spacing During Creep and Stress-Relaxation in Soft Connective Tissues. The Journal of Experimenlat Biology. 1997; 201 : 135 – 142.

Randall T, Portney L, Harris BA. Effects of Joint Mobilization on Joint Stiffness and Active Motion of the Metacarpal Phalangeal Joints. JOSPT. 1992; 16 : 30 – 36.

Regling G, ed. Wolff's Law and Connective Tissue Regulation. Berlin: de Gruyter; 1992.

Rizk T, Christopher R, Penials R. Adhesive capsulitis (frozen shoulder): A new approach to its management. Arch Phys Med Rehabil. 1983; 64 : 29 – 33.

Rudolph R. Contraction and the control of contraction. World J Surg. 1980; 4 : 279 – 287.

Sato A, Schmidt RF. Somatosympathetic Reflexes: Afferent Fibers, Central Pathways, Discharge Characteristics. Physiological reviews. 1973; 53 : 916 – 947.

Sato A, Swenson RS. Sympathetic Nervous System Response to Mechanical Stress of the Spinal Column in Rats. Journal of Manipulative and Physiological Therapeutics. 1984; 7 : 141 – 147.

Schomacher J. Manuelle Therapie; Bewegen und Spüren lernen. Stuttgart: Thieme; 1998.

Schünke G, Kuhlmann D, Lau W. Orthomolekulare Medizin: Vitamine, Mineralstoffe, Spurenelemente. Stuttgart: Hippokrates; 1997.

Slater H, Vicenzino B, Wright A. ›Sympathetic Slump‹: The Effects of a Novel Therapy Technique on Peripheral Sympathetic Nervous System Function. The Journal of Manual & Manipulative Therapy. 1994; 2 : 156 – 162.

Sprietsma JE. Zink en onze stofwisseling. 3rd ed. Deventer: Uitgeverij ANKH-Hermes; 1987.

Stauber WT, Knack KK, Miller GR, Grimmett JG. Fibrosis and Intercellulal Collagen Connections from Four Weeks of Muscle Strain. Muscle & Nerve. 1996; 19 : 423 – 430.

Stoddard A. Manual of Osteopathic Practice. 3rd ed. London: Hutchinson; 1977.

Stoddard A. Manual of Osteopathic Technique. 9th ed. London: Hutchinson; 1977.

Sutton GS, Bartel MR. Soft-Tissue Mobilization Techniques for the Hand Therapist. Journal of Hand Therapy. 1994; 7 : 185 – 192.

Tipton C, James S, Merger W. Influence of excercise on strenght of medial collateral knee ligaments of dogs. Am J Physiol. 1970; 213 : 894 – 902.

Videman T. Connective Tissue and Immobilization. Clinical Orthopaedics and Related Research. 1987; 221 : 26 – 32.

Wall PD, Melzack R, eds. Textbook of Pain. 2nd ed. Edinburgh: Churchill Livingstone; 1989.

Warren CG, Lehmann JF, Koblanski JN. Elongation of Rat Tail Tendon: Effect of Load and Tempurature. Archives of Physical Medicine & Rehabilitation. 1971 : 465 – 474.

Wiemann K, Klee A, Stratman M. Filamentäre Quellen der Muskel-Ruhespannung und die Behandlung muskulärer Dysbalancen. Physiotherapie. 1999; 51 : 628 – 640.

Willet WC. Diet and Health: What should we eat? Science. 1994; 264 : 532.

Woo SLY, Buckwalter JA, eds. Injury and Repair of the Musculoskeletal Soft Tissue. Park Ridge: American Academy of Orthopaedic Surgeons; 1991.

Woo SLY, Gelberman R, Cobb N. The importance of controlled passive mobilization on flexor tendon healing. Acta Orthop Scan. 1981; 52 : 615 – 622.

Wydra G. Stretching – ein Überblick über den aktuellen Stand der Forschung. Sportwissenschaften. 1997; 27 : 409 – 427.

zu Kap. 1.3

Akeson W, Amiel D, Abel MF, Garfin SR, Woo SLY. Effects of Immobilization on Joints. Clinical Orthopaedics and Related Research. 1987; 219 : 28 – 37.

Bareither D, Manion BL, Summer DR, et al. Relationship between articular cartilage damage and bone density in the first metatarsal. J. Foot Ankle Surg. 1998; 37 : 401 – 409.

Bassett C, Pawluk R. Electrical behavior of cartilage during loading. Science. 1972; 178 : 982 – 983.

Bentley G. Articular Cartilage Changes in Chondromalacia Patellae. Journal of Bone and Joint Surgery. 1985; 67 B : 769 – 774.

Bianco P. Immunohistology of Bone Proteins, Bone Quality, and Bone Turnover. Clinical Rheumatology. 1994; 13 : 69 – 74.

Biedert RM, Stauffer E, Friederich NF. Occurrence of free nerve endings in the soft tissue of the knee joint: A histological investigation. The Am. J. of Sports Med. 1992; 20 : 430 – 433.

Bode-Lesniewska B, Dours-Zimmermann MT, Odermatt BF, BrinerJ, Heitz PU. Distribution of large aggregating proteoglycan versican in adult human tissues. J. Histochem. Cytochem. 1996; 44 : 303 – 312.

Bogoch ER, Moran E. Abnormal bone remodeling in inflammatory arthritis. Can. J. Surg. 1998; 41 : 264 – 271.

Bri ED, Jonsson K, Reinholt FP, Svensson O. Focal destruction and remodeling in guinea pig arthrosis. Acta Orthop. Scand. 1996; 67 : 498 – 504.

Buckwalter J, Hunziker E, Rosenberg L. Articular cartilage: Composition and structure. Park Ridge: American Academy of Orthpopaedic Surgeons; 1988.

Buckwalter JA, et al, eds. Musculoskeletal Soft Tissue Aging: Impact on Mobility. Rosemont: American Academy of Orthopaedic Surgeons; 1993.

Bush TM, Shotzhauer TL, Imai K. Nonsteroidal anti-inflammatory drugs. Proposed guidelines for monitoring toxicity. West J. Med. 1991; 155 : 39 – 42.

Carpenter TA, Everett JR, Hall LD, et al. Visualisation of subchrondal erosion in rat monoarticular arthritis by magnetic resonance imaging. Skeletal Radiol. 1995; 24 : 341 – 349.

Crombrugghe BD, Horton WA, Olsen BR, Ramirez F, eds Molecular and Developmental Biology of Cartilage. New York: New York Academy of Sciences; 1996.

Currier D, Nelson R. Dynamics of human biologic tissues. Philadelphia: F. A. Davis; 1992.

Dearborn JT, Eakin CL, Skinner HB. Medial compartment arthroses of the knee. Am. J. Orthop. 1996; 25 : 18 – 26.

Dequeker J, Mokassa L, Aerssen J. Bone density and osteoarthritis. J. Rheumatol. Suppl. 1995; 43 : 98 – 100.

Dequeker J, Mokassa L, Aerssen J, Boonen S. Bone density and local growth factors in generalized osteoarthritis. Microsc. Res. Tech. 1997; 37 : 358 – 371.

Döll M. Eine effiziente orthomolekulare Alternative: Vitamin E bei rheumatischer Erkrankungen. Journal für Orthomolekulare Medizin. 1999; 7 : 341 – 348.

Eckstein F, Putz R, Müllergerbl M, Steinlechner M, Benedetto KP. Cartilage degeneration in the human patellae and its relationship to the mineralisation of the underlying bone: a key to the understanding of chondromalacia patellae and femoropatellar arthrosis. Surg. Radiol. Anat. 1993; 15 : 279 – 286.

Eckstein F, Merz B, Schon M, Jacobs CR, Putz R. Tension and bending, but not compression alone determine the functional adaptation of subchrondral bone in incongruous joints. Anat. Embryol. 1999; 199 : 85 – 97.

Finerman GAM, Noyes FR, eds. Biology and Biomechanics of the Traumatized Synovial Joint: The Knee as a Model. Rosemont: American Academy of Orthopaedic Surgeons; 1992.

Förster KK. Therapie degenerativer Gelenkerkrankungen. Journal für Orthomolekulare Medizin. 1993; 7 : 316 – 326.

Förster KK, Schmid K, Giacovelli G, Rovati LC. Klinische Wirksamkeit von Glucosaminsulfat in der Behandlung von Patienten mit zervikalen und/oder lumbalen Spondylarthrosen. Osteologie. 1999; 8 : 135 – 136.

Frost HM. Perspectives: a biomechanical model of the pathogenesis of arthroses. Anat. Rec. 1994; 240 : 19 – 31.

Ghosh P. The pathobiology of osteoarthritis and the rational for the use of pentosan polysulfate for its treatment. Semin. Arthritis Rheum. 1999; 28 : 211 – 267.

Hauselmann HJ. Neue Erkenntnisse in der Arthroseentstehung. Ther. Umsch. 1996; 53 : 727 – 731.

Heinitz M. Welche Rolle spielen Ernährung und Stoffwechsel für die Ätiopathogenese degenerativer Gelenkerkrankungen? Schweiz. Rundschau Medizin (PRAXIS).1978; 67 : 249 – 253.

Heinitz M. Orthomolekulare Therapie rheumatischer Krankheiten. Journal für Orthomolekulare Medizin. 1999; 7 : 353 – 360.

Hoffer A. Nach 50 Jahren wiederentdeckt: Nicotinamid bei Osteoarthritis wirksam. Journal für Orthomolekulare Medizin. 1999; 7 : 313 – 315.

Huberti HH, Hayes WC. Patellofemoral Contact Pressures. The Journal of Bone and Joint Surgery. 1984; 66 A: 715 – 724.

Hvid I, Andersen LI, Schmidt H. Chondromalacia Patellae. Acta orhtop. scand. 1981; 52 : 661 – 666.

Insall J. Current Concepts Review Patellar Pain. The Journal of Bone and Joint Surgery. 1982; 64 A:147 – 151.

Jones D, Nolte H, Scholubbers J, Turner E, Veltel D. Biochemical signal transduction of mechanical strain in osteoblast-like cells. Biomaterials. 1991; 12 : 101 – 110.

Kaye C, Lippiello L, Mankin H. Evidence for pressure sensitive stimulus receptor in articular cartilage. Transactions of the Orthopaedic Research Society. 1980; 5 : 155.

Lai MW, Mow VC. Drag-Induced Compression of Articular Cartilage during a Permeation Experiment. In Third International Congress of Biorheology: Symposium on Soft Tissues around a Diathrodial Joint. 1980; 17 : 111 – 123.

Langenskiold A, Michelsson J, Videman T. Osteoarthritis of the knee in rabbit produced by immobililization. Acta Orthop Scand. 1979; 50 : 1 – 14.

Lee R, Frank E, Grodzinsky A. Oscillatory compressional behavior of articular cartilage and its associated electromechanical properties. J Biomech. 1981; 103 : 280 – 292.

Listrat V, Ayral X, Patarnello F, et al. Arthoscopic evaluation of potential structure modifying activity of hyaluronan (Hyalgan) in osteoarthritis of the knee. Osteoarthritis Cart. 1997; 5 : 153 – 160.

Lotke P, Black J, Richardson S. Electromechanical properties in human articular cartilage. J Bone Joint Surg (Am). 1994; 56 : 1040 – 1046.

Maggone T, de Witt M, Handeley C. In vitro response of chondrocytes to mechanical loading: The effect of short term mechanical tension. Connect Tissue Res. 1984; 12 : 98 – 109.

Milachowski KA. Spurenelementstoffwechsel – Untersuchung des Haltungs- und Bewegungsapparates. Stuttgart: Thieme; 1986.

Mitchell N, Shepard N. The resurfacing of adult rabbit articular cartilage by multiple perforations through the subchondral bone. J Bone Joint Surg (Am). 1976; 58 : 230 – 233.

Mitchell N, Shepard N. Healing of articular cartilage in intraarticular fractures in rabbits. J Bone Joint Surg (Am). 1980; 62 : 628 – 634.

Mitchell N, Shepard N. The Deleterious Effects of Drying on Articular Cartilage. The Journal of Bone and Joint Surgery. 1989; 71 A:89 – 96.

Mohr W. Pathogenese der Gelenkzerstörung bei der chronische Polyarthrits. Radiologe. 1996; 36 : 593 – 599.

Noack W, Fischer M, Förster KK, Rovati LC, Setnikar I. Glucosamine Sulfate in Osteoarthritis of the Knee. Osteoarthritis Cart. 1994; 2 : 51 – 59.

Norrdin RW, Kawcak CE, Capwell BA, McIlwraith CW. Subchrondral bone failure in an equine model of overload arthritis. Bone. 1998; 22 : 133 – 139.

Norrdin RW, Kawcak CE, Capwell BA, McIlwraight CW. Calcified cartilage morphometry and its relation to subchrondral bone remodeling in equine arthrosis. Bone. 1999; 24 : 109 – 114.

O'Driscoll S, Kumar A, Salter R. The effect of continuous passive motion on the clearance of a hemathrosis from a synovial joint: An experimental investigation in the rabbit. Clin Orthop. 1983; 176 : 305 – 311.

Oettmeier R, Abendroth K. Osteoarthritis and bone: osteologic types of osteoarthritis of the hip. Skeletal Radiology. 1989; 18 : 165 – 174.

Oettmeier R, Abendroth K, Langer G. Osteologische Typen der Koxarthrose und deren mögliche Konsequezen für die Alloarthroplastik. Neuere Ergebnisse in der Osteologie. 1989; 291 – 296.

Oettmeier R, Abendroth K, Oettmeier S. Analyses of the Tidemark on Human Femoral Heads: I. histochemical, ultrastructural and microanalytic characterization of the normal structure of the intercartilaginous junction. Acta Morphologica Hungarica. 1989; 37 : 155 – 168.

Oettmeier R, Abendroth K, Oettmeier S. Analyses of the Tidemark on Human Femoral Heads: II. tidemark changes in osteoarthrosis - a histological and histomorphometric study in non-decalcified preparations. Acta Morphologica Hungarica. 1989; 37 : 169 – 180.

Oettmeier R, Babisch J. Osteologic Standardization of human Coxarthrosis Using Histomorphometry and its Relevance for HIP Alloarthroplasty. Path. Res. Pract. 1992; 188 : 620 – 624.

Oettmeier R, Arokoski J, Roth AJ, et al. Subchondral Bone and Articular Cartilage Responses to Long Distance Running Training (40 km per day) in the Beagle Knee. Eur. J. Exp. Muskuloskel. Res. 1992; 1 : 145 – 154.

Oloyede A, Broom ND. Is classical consolidation theory applicable to articular cartilage deformation? Clinical Biomechanics. 1991; 6 : 206 – 212.

O'Connell JX, Nielsen GP, Rosenberg AE. Subchrondral acute inflammation in severe arthritis: a sterile osteomyelitis? Am. J. Surg. Pathol. 1999; 23 : 192 – 197.

Palmoski M, Colyer R, Brandt K. Joint motion in the absence of normal loading does not maintain normal articular cartilage. Arthritis Rheum. 1980; 23 : 325 – 334.

Palmoski M, Brandt K. The reversal of articular cartilage atrophy which accompanies remobilization of a limb after casting is prevented by excercise. Annals of the Orhopaedic Research Society. 1981; 6 : 48.

Panula HE, Nieminen J, Parkkinen JJ, Kroger H, Alhava E. Subchrondral bone remodeling increases in early experimental osteoarthrosis in young beagle dogs. Acta Orthop. Scand. 1998; 69 : 627 – 632.

Rashed S, Revell P, Hemingway A, Low F, Rainsford K, Walker F. Effect of non-steroidal anti-inflammatory drugs on the course of osteoarthritis. Lancet. 1989; 519 – 522.

Reginster JY, Deroisy R, Paul I, Lee RL, et al. Glucosamine sulfate significantly reduces progression of knee osteoarthritis over 3 years: A large randomised, placebo-controlled, double-blind, prospective trail. Arthritis Rheum. 1999; 42:S400.

Regling G, ed. Wolff's Law and Connective Tissue Regulation. Berlin: de Gruyter; 1992.

Rehak HC, Hermann G, Schain FH. Pathophysiologie des Gelenkknorpels. Deutsche Zeitschrift für Sportmedizin. 1991; 42 : 316 – 318.

Reichelt A, Förster KK, Fischer M, Rovati LC, Setnikar I. Efficacy and safety of Intramuscular Glucosamine Sulfate in Osteoarthritis of the Knee. A randomised, placebo-controlled, double-blind study. Arzneim.-Forsch./Drug Res. 1994; 44 : 75 – 80.

Rodan GA. Introduction to Bone Biology. Bone. 1992; 13 : 3 – 6.

Sabo D, Reiter A, Flierl S, Güßbacher A, Rompe G. Einfluß spezifischer Trainingsprogramme auf die Mineralisationsdichte des Knochens. Phys. Rehab Kur Med. 1995; 5 : 37 – 41.

Salter R, Simmonds D, Malcolm B. The biologic effect of continuous passive motion on healing of full-thickness defects in articular cartilage. J Bone Joint Surg. 1980; 62 A: 1232 – 1251.

Salter R, Bell R, Keeley F. The effect of continuous passive motion on the preservation of articular cartilage in septic arthritis: An experimental investigation in the rabbit. In 27 th Annual Meeting of the Orthopeadic Research Society. 1984; 6.

Salter RB. The Biologic Concept of Continuous Passive Motion of Synovial Joints. Clinical Orthopaedics and Related Research. 1989; 242 : 12 – 25.

Schiewner L. Die unendliche Geschichte oder das One-Drug-One-Disease-Modell der etablierten Schulmedizin in der Osteoporosebehandlung. Journal für Orthomolekulare Medizin. 1999; 7 : 365 – 384.

Threlkeld A, Smith S. Unilateral hindpaw amputation causes bilateral articular cartilage remodeling of rat hip joint. Anat Rec. 1988; 221 : 576 – 583.

Westacott CL, Webb GR, Warnock MG, Sims JV, Elson CJ. Alteration of cartilage metabolism by cells from osteoarthritic bone. 1997; 40 : 1282 – 1291.

Wilhelmi G. Potentielle Einflüsse der Nahrung samt Zusatzstoffen auf gesunde und arthrotische Gelenke. I. Grundnahrungsstoffe. Z. Rheumatol. 1993; 52 : 174 – 179.

Wilhelmi G. Potentielle Einflüsse der Nahrung samt Zusatzstoffen auf gesunde und arthrotische Gelenke. II. Nahrungsquantität, Zusatzstoffe. Kontamination. Z. Rheumatol. 1993; 52 : 191 – 200.

Williams JA, Thonar EJMA. Early osteophyte formation after chemically induced articular cartilage injury. The American Journal of Sports Medicine. 1989; 17 : 7 – 15.

Woo SLY, Buckwalter JA, eds. Injury and Repair of the Musculoskeletal Soft Tissue. Park Ridge: American Academy of Orthopaedic Surgeons; 1991.

zu Kap. 1.4

Ashton-Miller JA, Schultz AB. Spine instability and segmental hypermobility biomechanics: A call for the definition and standard use of terms. Semin Spine Surg. 1991; 3 : 136 – 48.

Avery A. The reliability of manual physiotherapy palpation techniques in the diagnosis of bilateral pars defects in subjects with chronic low back pain. Master of Science Thesis, Curtin University of Technology, Western Australia; 1996.

Bogduk N. Clinical anatomy of the lumbar spine and sacrum. 3rd ed. Churchill Livingstone; 1997.

Brandt RA. Knee ligaments: a new view. J Biomech Eng. 1986; 108 : 106 – 110.

Cholewicki J, Panjabi MM, Khachatryan A. Stabilizing function of trunk flexor-extensor muscles around a neutral spine posture. Spine. 1997; 19 : 2207 – 2212.

Cholewicki J, McGill S. Mechanical stability of the in vivo lumbar spine: implications for injury and chronic low back pain. Clinical Biomechanics. 1996; 11(1) : 1 – 5.

Crawford NR, Peles JD, Dickman CA. The spinal lax zone and neutral zone: measurement techniques and parameter comparisons. Journal of Spinal Disorders. 1998; 5: 416 – 429.

Cresswell A, Grundstrom H, Thorstensson A. Observations on intra-abdominal pressure and patterns of abdominal intramuscular activity in man. Acta Physiol Scand. 1992; 144 : 409 – 418.

Fellander-Tsai Li, Micheli LJ. Treatment of Spondylolysis with external electrical stimulation and bracing in adolescent athletes. A report of two cases. Clin.J.of Sports med. 1998; 8 (3):232 – 234.

Freeman MAR, Wyke BD. The innervation of the knee joint: An anatomical and histological study in the cat. Journal of Anatomie. 1967; 101 : 505 – 532.

Frymoyer JW, Pope MH. Segmental instability. Semin Spine Surgery. 1991; 3 : 109 – 18.

Gill KP, Callaghan MJ. The measurement of lumbar propriozeption in individuals with or without low back pain. Spine. 1998; 3 : 371 – 377.

Hides JA, Richardson CA, Jull GA. Multifidus muscle recovery is not automatic after resolution of acute first episode low back pain. Spine. 1996; 23 : 2763 – 2769.

Hodges PW, Richardson CA. Delayed postural contraction of transverses abdominis in low back pain accociated with movement of the lower limb. Journal of Spinal Disorders. 1998; 1 : 46 – 56.

Hodges PW, Richardson CA Inefficient muscular stabilization of the lumbar spine associated with low back pain: a motor control evaluation of transverses abdominis. Spine. 1996; 22 : 2640 – 2650.

Hodges PW. Is there a role for transverses abdominis in lumbo-pelvic stability. Manual Therapy. 1999; 4 : 74 – 86.

Jull G, RichardsonC, Hodges P. New advances in exercise to rehabilitate spinal stabilisation. Skript zum IFOMT preconference course, Lillehammer Norwegen. 1996; 4 : 19 – 20.

Kaigle A, Holm S, Hansson T. Experimental instability in the lumbar spine. Spine. 1995; 20 : 421 – 430.

Kirkaldy-Willis WH, Farfan HF. Instability of the lumbar spine. Clinical Orthopaedics. 1982; 165 : 110 – 123.

Klein-Vogelbach S. Therapeutische Übungen zur Funktionellen Bewegungslehre. Heidelberg: Springer Verlag; 1978.

Klein-Vogelbach S. Funktionelle Bewegungslehre. Heidelberg: Springer Verlag; 1984.

Kumar S, Panjabi MM. In vivo axial rotations and neutral zones of the thoracolumbar spine. Journal of Spinal Disorders. 1995; 8 : 253 – 263.

Lewit K. Stabilisierung der Wirbelsäule. Manuelle Therapie. 1999; 3 : 117 – 121.

McLain RF, Pickar JG. Mechanorezeptor endings in human thoracic and lumbar facet joints. Spine. 1998; 2 : 168 – 173.

Lee D. The pelvic girdle. 2nd ed. Churchill Livingstone; 1999.

Nachemson A. Instability of the lumbar spine. Neurosurgery Clinics of North America. 1991; 2(4):785 – 790.

O'Sullivan P, Twomey LT, Allison GT Evaluation of specific stabilizing exercise in the treatment of chronic low back pain with radiologic diagnosis of spondylolysis or spondylolisthesis. Spine. 1997; 24 : 2959 – 2967.

O'Sullivan PB. Lumbar segmental „instability": clinical presentation and specific stabilizing exercise management. Manual Therapy. 2000; 5(1):2 – 12.

Panjabi MM. The stabilizing system of the spine. Part I. Function, Dysfunction, Adaptation and Enhancement. Journal of Spinal Disorders. 1992; 4 : 383 – 389.

Panjabi MM. The stabilizing system of the spine. Part II. Neutral zone and instability hypothesis. Journal of Spinal Disorders. 1992; 4 : 390 – 397.

Paris S. Physical signs of instability. Spine. 1985; 10(3): 277 – 279.

Phillips D. A comparison of manual diagnosis with a diagnosis established by a uni-level spinal block procedure. Master of Science Thesis, Curtin University of Technology, Western Australia; 1994.

Pope MH, Panjabi MM. Biomechanical definitions of spinal instability. Spine 1985; 10: 255 – 256.

Richardson CA, Jull GA. Muscle control-pain control. What exercise would you prescribe? Manual Therapy. 1995; 1 : 2 – 10.

Sharmann SA. Diagnosis and treatment of movement-related pain syndromes associated with muscle and movement imbalance. Kursskript München; 1997.

Sharmann S. Kursskripten Zurzach (CH): Diagnosis and Treatment of Movement Impairment Syndromes1; 1999.

Schneider G. The unstable lumbar segment definition and detection. J. of Manual and Manipulative Therapy. 1983 : 1 : 2 : 67 – 72.

Schneider G. Lumbar instability. In: Modern manual Therapy. Grieve GP (ed.). 2nd ed. 1994; 32 : 441 – 452.

Snijders CJ, Vleeming A, Stoeckart R, Mens JMA, Kleinrensink GJ. Biomechnaics of the interface between spine and pelvis in different postures. In: Vleeming A, Mooney V, Dorman T, Snjders C, Stoeckart R. Movement stability and low back pain. Churchill Livingstone; 1997.

Shumway-Cook A, Woolacott M. Motor control-Theory and practical applications. Baltimore: Williams & Willkins; 1995.

Solomonow M, Zhou, EE, Harris M, Lu Y, Baratta RV . The ligamento-muscular stabilizing System of the Spine. Spine. 1988; 23: 2552 – 2562.

Quint U, Wilke HJ, Shirazi-Adl A, Parniapour M, Loer F, Lutz E, Claes E. Importance of the intersegmental trunk muscles for the stability of the lumbar spine. Spine. 1998; 23(18):1937 – 1945.

Weiler PJ, King GJ, Gertzbein SD. Analysis of sagittal plane instability of the lumbar spine in vivo. Spine. 1990; 15 : 1300 – 1306.

WilkeHJ, Wolf S, Claes LE, Arand M, Wiesend A. Stability increase of the lumbar spine with different muscle groups: A biomechanical in vitro study. Spine. 1995; 2 : 192 – 198.

White AA III, Panjabi MM. Clinical biomechanics of the spine. 2nd ed. Philadelphia: JB Lippincott; 1990.

zu Kap. 1.5

Akai M, Oda H, et al. Electrical stimulation of ligament healing; An experimental study of the patellar ligament of rabbits. Clin Orthop. 1988;235 : 296 – 301.

Anderson JC, Eriksson C. Electrical properties of wet collagen. Nature. 1968;218 : 166 – 168.

Athenstaedt H. Permanent longitudinal electric polarization and pyroelectric behaviour of collagenous structures and nervous tissue in man and other vertebrates. Nature. 1970;228 : 830 – 834.

Barker AT, Jaffe LF, et al. The glabrous epidermis of cavies contains a powerful battery. Am J Physiology. 1982;242: R358 – 0R366.

Basmajian JV, ed. Biofeedback: Principles and Practice for Clinicians. Baltimore: Williams & Wilkins; 1989.

Becker RO. The bioelectric factors in amphibian limb regeneration. Journal of Bone and Joint Surgery. 1961;43 A: 643 – 656.

Becker RO, Bachman CH, et al. The direct current control system: A link between environment and organism. New York State Journal of Medicine. 1962;62 : 1169 – 1176.

Becker RO. The electrical control of growth processes. Medical Times. 1967;95 : 657 – 669.

Becker RO, Murray DG. A method for producing cellular dedifferentiation by means of very small electrical currents. Trans N Y Acad Sci. 1967;29 : 606 – 615.

Becker RO. Stimulation of partial limb regeneration in rats. Nature. 1972;235 : 109 – 111.

Becker RO, Spadaro JA. Electrical stimulation of partial limb regeneration in mammals. Bull N Y Acad Med. 1972; 484 : 627 – 641.

Becker RO. The basic biological data transmission and control system influenced by electrical forces. Ann N Y Acad Sci. 1974a;238 : 236 – 241.

Becker RO. The significance of bioelectric potentials. Bioelectrochemistry and Bioenergetics. 1974b;1 : 187 – 199.

Becker RO. Cross Currents. London: Bloomsbury Publishing; 1990.

Behr D, Krebs D. The role of biofeedback in the reeducation of patients with musculoskeletal disorders. Phys Ther Pract. 1993;22 : 20 – 28.

Betz W J, Caldwell JH, et al. Physiological basis of a steady endogenous current in rat lumbrical muscle. J Gen Physiol. 1984;83 : 175 – 192.

Borgens RB. What is the role of naturally produced electric current in vertebrate regeneration and healing? International Review of Cytology. 1982;76 : 245 – 298.

Borgens RB. Endogenous ionic currents traverse intact and damaged bone. Science. 1984;225 : 478 – 482.

Borgens RB, McCaig CD. Endogenous currents in nerve repair regeneration and development. Electric Fields in Vertebrate Repair.R. Borgens Alan Liss Inc. 1989;77 – 116.

Bricknell R, Watson T. The thermal effects of pulsed shortwave therapy. Br J Therapy & Rehabilitation. 1995;28: 430–434.

Brighton CT, Black J, et al. A multicenter study of the treatment on non-union with constant direct current. JBJS. 1981;63 A1:2–13.

Brown M, McDonnell MK, et al. Electrical stimulation effects on cutaneous wound healing in rabbits. Physical Therapy. 1988;686:955–960.

Brown M, McDonnell MK, et al. Polarity effects on wound healing using electrical stimulation in rabbits. Arch Phys Med Rehabil. 1989;70:624–627.

Carley PJ, Wainapel SF. Electrotherapy for acceleration of wound healing: Low intensity direct current. Arch Phys Med Rehabil. 1985;66:443–446.

Carroll D. Biofeedback in Practice. London: Longman; 1984.

Chakkalakal DA, Wilson RF, et al. Electrophysiologic basis for prognosis in fracture healing. Medical Instrumentation. 1988 a;226:312–322.

Chakkalakal DA, Wilson RF, et al. Epidermal and endosteal sources of endogenous electricity in injured canine limbs. IEEE Trans Biomed Eng. 1988 b;35:19–29.

Chang KS, Snellen JW. Bioelectric activity in the rabbit ear regeneration. J Exp Zool. 1982;221:193–203.

Christie MJ, Venables PH. Characteristics of palmar skin potential and conductance in relaxed human subjects. Psychophysiology. 1971 a;84:525–532.

Christie MJ, Venables PH. Effects on "Basal" skin potential level of varying the concentration of an external electrolyte. J Psychosom Res. 1971 b;15:343–348.

Christie MJ, Venables PH. Sodium and potassium electrolytes and basal skin potential levels in male and female subjects. Japanese Journal of Physiology. 1971 c;21:659–668.

Christie MJ. Electrodermal activity in the 1980's; A review. J Royal Soc Med. 1981;74:616–622.

Cleary SF. Cellular effects of electromagnetic radiation. IEEE Engineering in Medicine and Biology. 1987;61:26–30.

DeDomenico G. Pain relief with interferential therapy. Aust J Physiotherapy. 1982;28:14.

DeDomenico G, Strauss G. Motor stimulation with interferential currents. Aust J Physiotherapy. 1985;316:225–230.

Dunn MG. Wound healing using collagen matrix: Effect of DC electrical stimulation. J Biomed Mater Res. 1988;22 A2, Suppl:191–206.

Dyson M, Pond JB. The effect of pulsed ultrasound on tissue regeneration. Physiotherapy. 1970;564:136–142.

Dyson M, Suckling J. Stimulation of tissue repair by ultrasound: A survey of the mechanisms involved. Physiotherapy. 1978;644:105–108.

Dyson M. Ultrasound in Physiotherapy. Bristol: Bristol Royal Infirmary; 1981.

Dyson M. Mechanisms involved in therapeutic ultrasound. Physiotherapy. 1987;732:116–120.

Edelberg R. Biopotentials from the skin surface: The hydration effect. Ann N Y Acad Sci. 1968;148:252–262.

Edelberg R. Electrical properties of the skin. Biophysical Properties of the Skin: A Treatise of Skin. Vol. 1. Elden Wiley Interscience; 1971.

Edelberg R. Relation of electrical properties of the skin to structure and physiologic state. J Invest Dermatol. 1977; 69:324–327.

Ellis B. A retrospective study of long-term users of transcutaneous electrical nerve stimulators. Br J Therapy & Rehabilitation. 1996;32:88–93.

Erickson C, Nuccitelli R. Embryonic fibroblast motility and orientation can be influenced by physiological electric fields. J Cell Biology. 1984;981:296–307.

Foulds IS, Barker AT. Human skin battery potentials and their possible role in wound healing. British Journal of Dermatology. 1983;109:515–522.

Frank C, Schachar N, et al. Electromagnetic stimulation of ligament healing in rabbits. Clinical Orthopaedics & Related Research. 1983;175:263–272.

Frey AH. Differential biologic effects of pulsed and continuous electromagnetic fields and mechanisms of effect. Ann N Y Acad Sci. 1974;238:273–279.

Friedenberg ZB, Harlow MC, et al. The cellular origin of bioelectric potentials in bone. Calc Tiss Res. 1973;13:53–62.

Frizzell LA, Dunn F. Biophysics of ultrasound. Therapeutic Heat and Cold. Baltimore: Williams & Wilkins; 1982.

Frohlich H. What are non-thermal electrical biological effects? Bioelectromagnetics. 1982;3:45–46.

Fukada E. Piezoelectricity of natural biomaterials. Ferroelectrics. 1984;60:285–296.

Ganne JM. Stimulation of bone healing with interferential therapy. Australian Journal of Physiotherapy. 1988;341: 9–20.

Garrison D, Foreman R. Decreased activity of spontaneous and noxiously evoked dorsal horn cells during transcutaneous electrical nerve stimulation (TENS). Pain. 1994;58:309–315.

Glanz M, Klawansky S, et al. Biofeedback therapy in poststroke rehabilitation: a meta-analysis of the randomised controlled trials. Arch Phys Med Rehabil. 1995;766: 508–515.

Goats GC. Interferential current therapy. Br J Sports Med. 1990;242:87–92.

Goldin JHN, Broadbent RG, et al. The effects of Diapulse on the healing of wounds: a double blind randomised trial in man. Br J Plastic Surgery. 1981;34:267–270.

Goldman R, Pollack S. Electric fields and proliferation in a chronic wound model. Bioelectromagnetics. 1996;176: 450–457.

Goss RJ. Tissue interactions in mammalian regeneration. Mechanisms of Growth Control. Springfield: Thomas; 1981.

Griffin JW, Tooms RE, et al. Efficacy of high voltage pulsed current for healing of pressure ulcers in patients with spinal cord injury. Physical Therapy. 1991;716:433–442.

Han JS, Chen XH, et al. Effect of low- and high-frequency TENS on Met-enkephalin-Arg-Phe and dynorphin A immunoreactivity in human lumbar CSF. Pain. 1991;473:295–8.

Hayne CR. Pulsed high frequency energy – Its place in physiotherapy. Physiotherapy. 1984;70:459–464.

Herrington L EMG Biofeedback: What can it actually show? Physiotherapy. 1996;8210:581–583.

Hinkle LC, McCaig D, et al. The direction of growth of differentiating neurones and myoblasts from frog embryos in an applied electric field. Journal of Physiology.1981;314: 121–135.

Illingworth CM, Barker AT. Measurement of electrical currents emerging during the regeneration of amputated finger tips in children. Clinical Physics and Physiological Measurement. 1980;11:87–89.

Jaffe LF, Nuccitelli R. Electrical controls of development. Ann Rev Biophys Bioeng.1977;6:445–476.

Jaffe LF. Control of development by steady ionic currents. Federation Proceedings. 1981;402:125–127.

Jaffe LF, Vanable JW. Electric fields and wound healing. Clinics in Dermatology. 1984;23:34–44.

Jaffe LF. Ionic currents in development: An overview. Progress in Clinical and Biological Research. 1986;210: 351–357.

Johnson M. The mystique of interferential currents when used to manage pain. Physiotherapy. 1999;856:294–297.

Kincaid CB. Inhibition of bacterial growth in vitro following stimulation with high voltage monophasic pulsed current. Physical Therapy. 1989;69:651–655.

Kitchen S, Partridge CJ. Infra red therapy. Physiotherapy. 1991;774:249–254.

Kitchen S. Ultrasound shortwave diathermy and laser treatment. Part 1: Clinical uses. Br J Therapy & Rehab. 1995a;28:423–425.

Kitchen S. Ultrasound shortwave diathermy and laser treatment. Part 2: An exploratory interview study. Br J Therapy & Rehab. 1995b;29:495–501.

Kitchen S. A survey to examine the clinical use of ultrasound shortwave diathermy and laser in England. Br J Therapy & Rehab. 1996;312:644–650.

Kitchen S, Bazin S, eds. Clayton's Electrotherapy. Philadelphia: W.B. Saunders; 1996.

Kloth L, Feedar JA. Acceleration of wound healing with high voltage monophasic pulsed current. Physical Therapy. 1988;68:503–508.

Kloth L, Ziskin M. Diathermy and Pulsed Electromagnetic Fields. Thermal Agents in Rehabilitation. Philadelphia: F.A. Davis; 1990.

Lambert IS, Tebbs E, et al. Interferential therapy machines as possible vehicles for cross-infection. J Hosp Infect. 2000;441:59–64.

Lehmann J. Therapeutic Heat and Cold. Baltimore: Williams & Wilkins; 1982.

Leonesio RJ, Chen AC. Nonsudorific skin potential level: Current hypothesis and psychophysiological significance. Intern J Neuroscience. 1987;32:783–798.

Litovitz TA, Montrose CJ, et al. Amplitude windows and transiently augmented transcription from exposure to electromagnetic fields. Bioelectromagnetics. 1990;11:297–312.

Lokietek WR, Pawluk J, et al.. Muscle injury potentials: A source of voltage in the undefored rabbit tibia. Journal of Bone and Joint Surgery. 1974;56 B2:361–369.

Low J. The nature and effects of pulsed electromagnetic radiation. N Z Physiotherapy. 1978;6:18.

Low J, Reed A. Electrotherapy Explained: Principles and Practice. Oxford: Butterworth Heinemann; 1990.

Low J, Reed A. Electrotherapy Explained – Principles and Practice. Oxford: Butterworth Heinemann; 2000.

Luther PW, Peng HB. Changes in cell shape and actin distribution induced by constant electrical fields. Nature. 1983;303:61–64.

Marcer D. Biofeedback and Related Therapies in Clinical Practice. London: Croom Helm; 1986.

Marino AA, Morris DM, et al. On the relationship between surface electrical potentials and cancer. Abstract. J Bioelectricity. 1989;82:279.

Martin D. Interferential Therapy. Claytons Electrotherapy. London: Saunders; 1996.

Maxwell L. Therapeutic ultrasound: Its effects on the cellular & mollecular mechanisms of inflammation and repair. Physiotherapy. 1992;786:421–426.

Michlovitz S. Thermal Agents in Rehabilitation. Philadelphia: F.A. Davis; 1990.

Millington PF, Wilkinson R. Mechanical thermal abd electrical properties. Cambridge: Cambridge University Press; 1983.

Mortimer AJ, Dyson M. The effect of therapeutic ultrasound on calcium uptake in fibroblasts. Ultrasound in Med & Biol. 1988;146:499–506.

Neufeld DA. Epidermis basement membrane and connective tissue healing after amputation of mouse digits: Implications for mamalian appendage regeneration. Anatomical Record. 1989;223:425–432.

Nikolova L. Treatment with Interferential Current. Edinburgh: Churchill Livingstone; 1987.

Nishimura C, Nagumo J. Feedback control of the level of arousal using skin potential as an index. Ergonomics. 1985;28:905–913.

Nordenstrom BE. Biologically Closed Electric Circuits: Clinical experimental and theoretical evidence for an additional circulatory system. Stockholm: Nordic Medical Publications; 1983.

Norton LA, Rodan GA, et al. Epiphyseal cartilage cAMP changes by electrical & mechanical pertubations. Clinical Orthopaedics and Related Research. 1977;124:59–68.

Nuccitelli R, Erickson C. Embryonic cell motility can be guided by physiological electric fields. Exp Cell Res. 1983;147:195–201.

Nussbaum EL. Ultrasound: to heat or not to heat – that is the question. Physical Therapy Reviews. 1997;2:59–72.

Offner FF. Bioelectric potentials – Their source recording and significance. IEEE Trans Biomed Eng. 1984;112:863–868.

Palmer ST, Martin DJ, et al. Alteration of interferential current and transcutaneous electrical nerve stimulation frequency: effects on nerve excitation. Arch Phys Med Rehabil. 1999;809:1065–1071.

Patel N, Poo MM. Orientation of neurite growth by extracellular electric fields. Journal of Neuroscience. 1982;24:483–496.

Pollack SR, Salzstein R, et al. Streaming potentials in fluid filled bone. Ferroelectrics. 1984;60:297–309.

Pope G. A survey of the electrotherapeutic modalities: ownership and use in the NHS in England. Physiotherapy. 1995;812:82–91.

Reed BV. Effect of high voltage pulsed electrical stimulation on microvascular permeability to plasma proteins – A possible mechanism in minimising edema. Physical Therapy. 1988;68:491–495.

Robinson K. Endogenous and applied electric currents: Their measurement and application. Electric Fields in Vertebrate Repair. New York: Alan Liss Inc.; 1989.

Robinson K. The responses of cells to electrical fields: A review. Journal of Cell Biology. 1985;101:2023–2027.

Rowley BA, McKenna JM, et al. The use of low level electrical current for enhancement of tissue healing. Biomed Sci Instrum. 1974;10:111–114.

Rowley BA. Electrical enhancement of healing. Proc IEEE Nat Aerospace & Electronics Conf NAECON. Dayton Ohio IEEE; 1985.

Rubinacci A, Black J, et al. Changes in bioelectric potentials on bone associated with direct current stimulation of osteogenesis. Journal of Orthopaedic Research. 1988;6:335–345.

Sawyer PN, Pate JW, et al. Relations of abnormal injury electric potential differences to intravascular thrombosis. Am J Physiology. 1953;175:108–112.

Shibib K, Brock M, et al. Polarisation of nerve regeneration Electraxis. Surg Neurol. 1988a;29:372–388.

Shibib K, Brock M, et al. Structural and regenerative changes in deafferenated and defferented ulnar nerves. Surg Neurol. 1988b;29:282–292.

Sisken BF. Nerve and limb regeneration. IEEE Engineering in Medicine and Biology. 1983;2:32–39.

Stanish W, MacGillvary G, et al. The effects of electrical stimulation on tendon healing. Bioelectrical Repair & Growth. 1985;u ((Heft-Nummer)):311–318.

Stephenson R, Johnson M. The analgesic effects of interferential therapy on cold induced pain in healthy subjects: A preliminary report. Physiotherapy Theory and Practice. 1995;11:89–95.

Thakor N, Webster J. The origin of skin potential and its variations. 31 st ACEMB; Atlanta Georgia, USA; 1978.

Vanable J. Integumentary potentials and wound healing. Electric Fields in Vertebrate Repair. New York: Alan Liss Inc.; 1989.

Venables P. Psychophysiology and psychometrics. Psychophysiology. 1978;154:302–315.

Volow MR, Erwin CW, et al. Biofeedback control of skin potential level. Biofeedback and Self-Regulation. 1979;42:133–143.

Walsh D, Foster NE, et al. Transcutaneous electrical nerve stimulation. Relevance of stimulation parameters to neurophysiological and hypoalgesic effects. Am J Phys Med Rehabil. 1995;743:199–206.

Walsh D, Baxter D. Transcutaneous Electrical Nerve Stimulation (TENS): A review of experimental studies. Eur J Med Rehabil. 1996;62:42–50.

Walsh D. TENS: Clinical Applications and Related Theory. Edinburgh: Churchill Livingstone; 1997.

Ward AR. Electricity Fields and Waves in Therapy. Marrickville: Australia Science Press; 1980.

Watson T. The Bioelectric Correlates of Musculoskeletal Injury and Repair [PhD Thesis]. Surrey: University of Surrey; 1995.

Watson T. Electrical Stimulation for wound healing. Physical Therapy Reviews. 1996;1:89–103.

Weiss DS, Kirsner R, et al. Electrical stimulation and wound healing. Arch Dermatol. 1990;1262:222–225.

Wheeler PC, Wolcott LE, et al. Theory of electronic determinism in biologic homeostasis. Proc Int Symp. Graz/Austria 8–13 Sept. 1969.

Williamson PS, Fowles DC, et al. Electrodermal potential and conductance measurements clinically discriminate between cystic fibrosis and control patients. Pediatric Research. 1985;198:810–814.

Wolf S. Electromyographic Biofeedback: An Overview. Clinical Electrotherapy. Norwalk: Appleton & Lange; 1991.

Woodrough RE, Canti G, et al. Electrical potential difference between basal cell carcinoma benign inflammatory lesions and normal tissue. British Journal of Dermatology. 1975;92:1–7.

Young SR, Dyson M. Macrophage responsiveness to therapeutic ultrasound. Ultrasound in Med & Biol. 1990a;168:809–816.

Young SR, Dyson M. The effect of therapeutic ultrasound on angiogenesis. Ultrasound in Med & Biol. 1990b;163:261–269.

Young S. Ultrasonic Therapy. Clayton's Electrotherapy. Philadelphia: W.B. Saunders; 1996.

zu Kap. 1.6

van den Berg F. Angewandte Physiologie – Das Bindegewebe des Bewegungsapparates verstehen und beeinflussen. Stuttgart: Thieme; 1999.

van den Berg F. Angewandte Physiologie – Organsysteme verstehen und beeinflussen. Stuttgart: Thieme; 2000.

Binder-Macleod SA. Force Frequency Relation in Skeletal Muscle. In: Currier DP, Nelson RM. Dynamics of Human Biologic Tissues. Philadelphia: F. A. Davis; 1992.

Booth FW, Gould EW. Effects of training and disuse on connective tissue. In: Keogh JF, ed. Exercise and sport sciences reviews. London: Academic Press; 1975.

Bührle M. Dimensionen des Kraftverhaltens und ihre spezifischen Trainingsmethoden. In: Bührle M, Hrsg. Grundlagen des Maximal- und Schnellkrafttrainings. Schorndorf: Hofmann; 1985, 82–111.

Burrough SP, Dahners LE. The effect of enforced exercise on the healing of ligament injuries. Am J Sports Med. 1990;18:240–248.

Cabri J. Kontraktile Elemente der quergestreiften Muskulatur. In: van den Berg F. Angewandte Physiologie – Das Bindegewebe des Bewegungsapparates verstehen und beeinflussen. Stuttgart: Thieme; 1999.

Cottier H. Pathogenese: ein Handbuch für die ärztliche Fortbildung, Bd. 2. Heidelberg–Berlin: Springer; 1980.

Cullmann H.-J. Die strukturelle Anpassungsfähigkeit der Achillessehne der Ratte an ein differenziertes Lauftraining – eine vergleichende elektronenmikroskopische-morphometrische Untersuchung der Kollagenfibrillendicken [Dissertation]. Heidelberg: Ruprecht-Karls-Universität; 1985.

Dahners LE, Torke MD, Gilbert JA, Lster GE. The effect of motion on collagen synthesis, DNA synthesis and fiber orientation during ligament healing. Trans. Orthop. Res. Soc. 1989;14:299.

Daly TJ. Contraction and re-epithelialization. In: McCulloch JM, Kloth LC, Feedar JA. Wound healing: alternatives in management. Philadelhia: F.A. Davis; 1995.

De Lee JC. Tissue remodeling and response to therapeutic exercise. In: Leadbetter, WB, Buckwalter JA, Gordon SL, eds. Sports-induced inflammation: clinical and basic science concepts. Park Ridge, Illinois: American Academy of Orthopaedic Surgeons; 1990.

Engelhardt M, Neumann G. Sportmedizin: Grundlagen für alle Sportarten. München: BLV Sportwissen; 1994.

Frick U. Kraftausdauerverhalten im Dehnungs-Verkürzungs-Zyklus. Köln: Sport u. Buch Strauß; 1993.

Froböse I, Lagerstrom D. Muskeltraining in Prävention und Rehabilitation nach modernen trainingswissenschaftlichen Prinzipien. Teil 1. Gesundheitssport und Sporttherapie. 1991;1:12–13.

Froböse I, Lagerstrom D. Muskeltraining in Prävention und Rehabilitation nach modernen trainingswissenschaftlichen Prinzipien. Teil 2. Gesundheitssport und Sporttherapie. 1991;2:9–11.

Froböse I, Nellessen G. Training in der Therapie – Grundlagen und Praxis. Wiesbaden: Ullstein Medical; 1998.

Fukunaga T. Die absolute Muskelkraft und das Muskeltraining. Sportarzt u. Sportmed. 1976; 255–265.

Goldspink G. Zelluläre und molekulare Aspekte der Trainingsadaptation des Skelettmuskels. In: Komi PV. Kraft und Schnellkraft im Sport. Enzyklopädie der Sportmedizin. Köln: Deutscher Ärzte Verlag; 1994.

Grimby G, Thomée R. Prinzipien der Rehabilitation nach Verletzungen. In: Drix A, Knuttgen H, Tittel K, Hrsg. Olympiabuch der Sportmedizin. Köln: Deutscher Ärzte Verlag; 1989.

Grimby G. Orthopädische Aspekte des Krafttrainings. In: Komi PV. Kraft und Schnellkraft im Sport. Enzyklopädie der Sportmedizin. Köln: Deutscher Ärzte Verlag; 1994.

Güllich A, Schmidtbleicher D. Struktur der Kraftfähigkeiten und ihre Trainingsmethoden. Deutsche Zeitschrift für Sportmedizin. 1999;50:223–234.

Harre D, Hrsg. Trainingslehre. Berlin. Sportverlag; 1979.

Hernandez-Richter HJ. Wundheilung und Wundbehandlung. In: Vossschulte K, Kümmerle F, Peiper HJ, Weller S, Hrsg. Lehrbuch der Chirurgie. Stuttgart. Thieme; 1982.

Hettinger Th, Müller EA. Muskelleistung und Muskeltraining. Arbeitsphysiol. 1953;15:111.

Hollmann W, Hettinger Th. Sportmedizin – Grundlagen für Arbeit, Training und Präventivmedizin. 4. Aufl. Stuttgart: Schattauer; 2000.

Howald H. Veränderung der Museklfasern durch Training. Leistungssport. 1989;2:18–24.

Huijing PA. Das elastische Potential des Muskels. In: Komi PV. Kraft und Schnellkraft im Sport. Enzyklopädie der Sportmedizin. Köln: Deutscher Ärzte Verlag; 1994.

Inoue M, Woo SL, Gomez MA, et al. Effects of surgical treatment and immobilization on the healing of the medial collateral ligament: a long-term multidisciplinary study. Connect. Tissue Res. 1990;18:13–26.

Irvin TT. Wound healing, principles and practice. London: Chapman & Hall; 1981.

Klinke R, Silbernagl St. Lehrbuch der Physiologie. 2. Aufl. Stuttgart: Thieme; 1996.

Knuttgen HG, Komi PV. Basale Definitionen der muskulären Aktivität. In: Komi PV. Kraft und Schnellkraft im Sport. Enzyklopädie der Sportmedizin. Köln: Deutscher Ärzte Verlag; 1994.

Komi PV. Der Dehnungs-Verkürzungszyklus. In: Komi P.V. Kraft und Schnellkraft im Sport. Enzyklopädie der Sportmedizin. Köln: Deutscher Ärzte Verlag; 1994.

Kukulka CG. Human Skeletal Muscle Fatigue. In: Currier DP, Nelson RM. Dynamics of Human Biologic Tissues. Philadelphia: F. A. Davis; 1992.

Löffler G, Petrifes PE. Physiologische Chemie – Lehrbuch der medizinischen Biochemie und Pathobiochemie für Studierende und Ärzte. 4. Aufl. Berlin–Heidelberg: Springer; 1988.

Mader A. Aktive Belastungsadaptation und Regulation der Proteinsynthese auf zellulärer Ebene: ein Beitrag zum Mechanismus der Trainingswirkung und der Kompensation von funktionellen Mehrbelastungen von Organismen. Deutsche Zeitschrift für Sportmedizin. 1990;41:40–58.

Martin D, Carl K, Lehnertz K. Handbuch Trainingslehre. Beiträge zur Lehre und Forschung im Sport. 2. Aufl. Schorndorf: Hofmann; 1993.

McArdle WD, Katch FI, Katch VL. Exercise Physiology – Energy, Nutrition, and Human Performance. 3rd ed. Philadelphia: Lea & Febiger; 1991.

Moritani T. Die zeitliche Abfolge der Trainingsanpassungen im Verlaufe eines Krafttrainings. In: Komi PV. Kraft und Schnellkraft im Sport. Enzyklopädie der Sportmedizin. Köln: Deutscher Ärzte Verlag; 1994.

Müller W. Das Knie: Form, Funktion und ligamentäre Wiederherstellungschirurgie. Heidelberg–Berlin: Springer; 1982.

Neumann G. Zum zeitlichen Ablauf der Anpassung beim Ausdauertraining. Leistungssport. 1993;23:9–14.

Newsholme E A, Blomstrand E, McAndrew N, Parry-Billings M. Biochemische Ursachen für Ermüdung und Übertraining. In: Shephard RJ, Astrand PO. Ausdauer im Sport. Enzyklopädie der Sportmedizin. Köln: Deutscher Ärzte Verlag; 1993.

Noyes FR. Functional properties of knee ligaments and alteration induced by immobilization. A correlative biomechanical and histological study in primates. Clin. Orthop. 1977; 123:210–242.

Peacock EE Jr. Wound repair. Philadelphia: W.B. Saunders; 1984.

Radlinger L, Bachmann W, Homburg J, Leuenberger U, Thaddey G. Rehabilitative Trainingslehre. Stuttgart: Thieme; 1998.

Radlinger L, Bachmann W, Homburg J, Leuenberger U, Thaddey G. Rehabilitatives Krafttraining. Stuttgart: Thieme; 1998.

Sale DG. Neurale Adaptation im Verlaufe eines Krafttrainings. In: Komi PV. Kraft und Schnellkraft im Sport. Enzyklopädie der Sportmedizin. Köln: Deutscher Ärzte Verlag; 1994.

Schmidtbleicher D, Gollhofer A. Neuromuskuläre Untersuchungen zur Bestimmung individueller Belastungsgrößen für das Tiefsprungtraining. Leistungssport. 1982;12:298–307.

Schmidtbleicher D. Konzeptionelle Überlegungen zur muskulären Rehabilitation. Med. Orth. Tech. 1994;114:170–173.

Schmidtbleicher D. Motorische Beanspruchungsform Kraft – Definition und Trainierbarkeit. In: von Ow D, Hüni G. Muskuläre Rehabilitation. Erlangen: Perimed-Fachbuch; 1987.

Schmidtbleicher D. Motorische Beanspruchungsform Kraft. Deutsche Zeitschrift für Sportmedizin. 1987;38 356–377.

Schmidtbleicher D. Strukturanalyse der motorischen Eigenschaft Kraft. Leichtathletik. 1984;1785–1792.

Schmidtbleicher D. Training in Schnellkraftsportarten. In: Komi PV. Kraft und Schnellkraft im Sport. Enzyklopädie der Sportmedizin. Köln: Deutscher Ärzte Verlag; 1994.

Schwarz L, Kindermann W. Beta-Endorphin, Cortisol und Katecholamine während fahrradergometrischer Ausdauerbelastungen und Feldtestuntersuchungen. Deutsche Zeitschrift für Sportmedizin. 1989;40:160–169.

Sharkey BJ. Physiology of Fitness. Human Kinetics. 3rd ed. Illinois: Champaign; 1990.

Shephard RJ. Biologische und funktionelle Grundlagen der Ausdauerleistungsfähigkeit – Allgemeine Grundlagen. In: Shephard RJ, Astrand PO. Ausdauer im Sport. Enzyklopädie der Sportmedizin. Köln: Deutscher Ärzte Verlag; 1993.

Shephard RJ. Sprachliche und inhaltliche Definitionen. In: Shephard RJ, Astrand PO. Ausdauer im Sport. Enzyklopädie der Sportmedizin. Köln: Deutscher Ärzte Verlag; 1993.

Soderberg GL. Skeletal Muscle Funktion. In: Currier DP, Nelson RM. Dynamics of Human Biologic Tissues. Philadelphia: F. A. Davis; 1992.

Stone MH. Anpassungserscheinungen unter einem Krafttraining im Bereich von Bindegewebe und Knochen. In: Komi PV. Kraft und Schnellkraft im Sport. Enzyklopädie der Sportmedizin. Köln: Deutscher Ärzte Verlag; 1994.

Stone MH. Implication for connective tissue and bone alterations resulting from resistance exercise training. Med. Sci. Sports Exerc. 1988;20:162–168.

Tesch PA. Kurzzeitige und langfristige histochemische und biochemische Adaptationen im Skelettmuskel. In: Komi PV. Kraft und Schnellkraft im Sport. Enzyklopädie der Sportmedizin. Köln: Deutscher Ärzte Verlag, 1994.

Tipton CM, James SL, Mergner W, Tcheng T. Influence of exercise on the strength of knee ligaments in rats. Am. J. Physiol. 1970;218:894–902.

Tipton CM, Matthes RM, Maynard JA, Carey RA. The influence of physical activity on ligaments and tendons. Med. Sci. Sports. 1975;7:165–175.

Tipton CM, Vailas AC, Matthes RD. Experimental studies on the influence of physical activity on ligaments, tendons and joints: a brief review. Acta. Med. Scand. Suppl. 1986;711:157–168.

Vailas AC, Tipton CM, Matthes RD, Gart M. Physical activity and its influence on the repair process of medial collateral ligaments. Connect. Tissue Res. 1981;9:25–31.

Viidik A. Adaptability of connective tissue. In: Saltin B, Hrsg. Biochemistry of exercise VI. Human Kinetics. Illinois: Champaign; 1986.

Viidik A. Interdependence between structure and function in collagenous tissues. In: Viidik A, Vuust J, Hrsg. Biology of collagen. London: Academic Press; 1980.

Viru A. Der Mechanismus von Training und Adaptation. Leistungssport. 1993;23:5–8.

Weicker H, Strobel G. Sportmedizin – Biochemisch-physiologische Grundlagen und ihre sportartspezifische Bedeutung. Stuttgart: G. Fischer; 1994.

Weineck J. Optimales Training – Leistungsphysiologische Trainingslehre unter besonderer Berücksichtigung des Kindes- und Jugendtrainings. 8. Aufl. Balingen; Perimedspitta; 1994.

Werchoschanski JW. Effektiv trainieren. Berlin: Sportverlag; 1988.

Wilmore JH, Costill DL. Physiology of Sport and Exercise. Human Kinetics. Illinois: Champaign; 1994.

Woo SL-Y, Gomez MA, Woo YK, Akeson WH. Mechanical properties of tendons and ligaments II. The relationships of immobilization and exercise on tissue remodeling. Biorheology. 1982;19:397–408.

Zederfeldt B. Factors influencing wound healing. In: Viidik A, Vuust J, Hrsg. Biology of collagen. London: Academic Press; 1980.

Zernicke RF, Loitz BJ. Trainingseinflüsse auf das Bindengewebe. In: Komi PV. Kraft und Schnellkraft im Sport. Enzyklopädie der Sportmedizin. Köln: Deutscher Ärzte Verlag; 1994.

Zintl F. Ausdauertraining: Grundlagen, Methoden, Trainingssteuerung. München: BLV Sportwissen; 1994.

zu Kap. 1.7

van den Berg F. Angewandte Physiologie. Bd. 1: Das Bindegewebe des Bewegungsapparates verstehen und beeinflussen. Stuttgart: Thieme; 1999.

van den Berg F. Angewandte Physiologie. Bd. 2: Organsysteme verstehen und beeinflussen. Stuttgart: Thieme; 2000.

Booth FW, Gould EW. Effects of training and disuse on connecting tissue. In: Keogh JF, ed. Exercise and sport sciences reviews. London: Academic Press; 1975.

Brügger A. Die Erkrankungen des Bewegungsapparates und seines Nervensystems. Stuttgart: G. Fischer; 1977.

Buckwalter J, Hunziker E, Rosenberg L. Articular cartilage: Composition and Structure. Park Ridge: American Academy of Orthopaedic Surgeons; 1988.

Burstein H, Wright T. Biomechanik in Orthopädie und Traumatologie. Stuttgart: Thieme; 1997.

Cabri J. Kontraktile Elemente der quergestreiften Muskulatur. In: van den Berg F. Angewandte Physiologie. Bd. 1. Stuttgart: Thieme; 1998.

van Cranenburgh, B. Inleiping in de toegepaste Neurowetenschappen. Band 1. De Tydstroom 1983.

van Cranenburgh, B. Neurowetenschappen; een Overzicht. Band 3 – PYN. De Tydstroom 2000.

de Lee JC. Tissue remodelling and response to therapeutic exercise. In: Leadbetter WB, Buckwalter JA, Gordon SL, eds. Sports-induced inflammation: clinical and basic science concepts. Park Ridge: American Academy of Orthopaedic Surgeons; 1990.

de Marées H. Sportphysiologie. 3. Aufl. Köln: Tropon; 1981.

de Morree J. Bindegewebsheilung. Vortrag auf der IFOMT-ECE-Tagung „Science in Practice", Amsterdam 1997.

Dvorak J, Dvorak V, Schneider W, Sprung H, Tritschler T. Manuelle Medizin: Therapie. Stuttgart: Thieme; 1997.

Dvorak J, Dvorak V, Schneider W, Sprung H, Tritschler T. Manuelle Medizin: Diagnostik. Stuttgart: Thieme; 1997.

Freiwald J, Engelhardt M, Konrad P, Jäger M, Gnewuch A. Dehnen – Neue Forschungsergebnisse und deren Umsetzung. Manuelle Medizin. 1999;37:3–10.

Freiwald J, Gnewuch A, Engelhardt M, Reuter J, Konrad P. Trainingstherapie nach Verletzungen des Kniegelenks. Physiotherapie. 1998;2:228–242.

Froböse I, Lagerstrom D. Muskeltraining in Prävention und Rehabilitation nach modernen trainingswissenschaftlichen Prinzipien, Teil 1. Gesundheitssport und Sporttherapie. 1991;1:12–13.

Froböse I, Lagerstrom D. Muskeltraining in Prävention und Rehabilitation nach modernen trainingswissenschaftlichen Prinzipien, Teil 2. Gesundheitssport und Sporttherapie. 1991;2:9–11.

Froböse I, Nellessen G. Training in der Therapie – Grundlagen und Praxis. Wiesbaden: Ullstein Medical; 1998.

Gisler T. Differenzierung im Beweglichkeitstraining. Stuttgart: Thieme; 1998.

Grimby G, Thomée R. Prinzipien der Rehabilitaion nach Verletzungen. In: Komi PV. Kraft und Schnellkraft im Sport. Enzyklopädie der Sportmedizin. Köln: Deutscher Ärzte Verlag; 1994.

Güllich A, Schmidtbleicher D. Struktur der Kraftfähigkeiten und ihrer Trainingsmethoden. Deutsche Zeitschrift für Sportmedizin. 1999;50:223–234.

Haas HJ. Zur Struktur und Funktion von Bindegewebe unter besonderer Berücksichtigung systemischer, lokaler und mechanischer Einflüsse nach Verletzungen – Literaturstudie [Diplomarbeit]. Köln: Deutsche Sporthochschule; 1992.

Hernandez-Richter HJ. Wundheilung und Wundbehandlung. In: Vosschulte K, Kümmerle P, Peiper HJ, Weller S, Hrsg. Lehrbuch der Chirurgie. Stuttgart: Thieme; 1982.

Hides J, Richardson C, Jull G. Multifidus Muscle Recovery Is Not Automatic After Resolution Of Acute, First-Episode Low Back Pain. Spine. 1996;23:2763–2769.

Hides J, Richardson C, Jull G. Use of real-time ultrasound imaging for feedback in rehabilitation. Manual Therapy. 1998;3:125–131.

Hides J, Stokes M, Saide M, Jull G, Coopers D. Evidence of Lumbar Multifidus Muscle Wasting Ipsilateral to Symptoms in Patients with Acute/Subacute Low Back Pain. Spine. 1994;2:165–172.

Hochschild J. Strukturen und Funktionen begreifen. Bd. 1. Stuttgart: Thieme; 1998.

Hollmann W, Hettinger Th. Sportmedizin – Grundlagen für Arbeit, Training und Präventivmedizin. 4. Aufl. Stuttgart; Schattauer: 2000.

Howald H. Veränderung der Muskelfasern durch Training. Leistungssport. 1989;2:18–24.

Irvin TT. Wound healing – principles and practice. London: Chapman & Hall; 1981.

Jerosch J, Wüstner P, Thorwesten L. Propriozeptive Fähigkeiten des Kniegelenks nach einer vorderen Kreuzbandruptur: Beeinflussung durch Medizinische Trainingstherapie. Physiotherapie. 1998;2:243–248.

Klinke R, Silbernagel S. Lehrbuch der Physiologie. 2. Aufl. Stuttgart: Thieme; 1996.

Klümper A. Sporttraumatologie. Bd. 1 u. 2. Landsberg: Ecomed; 1998.

Knight K. Cryotherapie: Theory, Technique and Physiology. Chattanooga: Chattanooga Corporation; 1985.

Knuttgen HG, Komi PV. Basale Definitionen der muskulären Aktivität. In: Komi PV. Kraft und Schnellkraft im Sport. Enzyklopädie der Sportmedizin. Köln: Deutscher Ärzte Verlag; 1994.

Komi PV. Der Dehnungs-Verkürzungszyklus. In: Komi PV. Kraft und Schnellkraft im Sport. Enzyklopädie der Sportmedizin. Köln: Deutscher Ärzte Verlag; 1994.

Lachmann S. Soft tissue injuries in sport. Oxford–Melbourne: Blackwell Scientific Publications; 1988.

Löfvenberg R, Kärrholm J, Sundelun G. Die propriozeptive Reaktion beim gesunden und chronisch instabilen Sprunggelenk. Sportverletzung/Sportschaden. 1996;10:79–83.

Mader A. Aktive Belastungsadaptation und Regulation der Proteinsynthese auf zellulärer Ebene: Ein Beitrag zum Mechanismus der Trainingswirkung und Kompensation von funktionellen Mehrbelastungen von Organsimen. Deutsche Zeitschrift für Sportmedizin. 1990;41 : 40–58.

Mayer F, Grau S, Bäurle W, Beck M, Krauss C, Maiwald C, Baur H. Achillessehnenbeschwerden im Laufsport – eine aktuelle Übersicht. Deutsche Zeitschrift für Sportmedizin. 2000;5 : 161–167.

Moritani T. Die zeitliche Abfolge der Trainingsanpassungen im Verlaufe eines Krafttrainings. In: Komi PV. Kraft und Schnellkraft im Sport. Enzyklopädie der Sportmedizin. Köln: Deutscher Ärzte Verlag; 1994.

Netter F. Farbatlanten der Medizin. Bd. 7: Bewegungsapparat I. Stuttgart: Thieme; 1992.

Oettmeier R, Arokoski J, Roth A, et al. Subchondral Bone and Articular Cartilage Responses to Long-Distance Running Training (40 km/day) in the Beagle Knee. European Journal of Exp. Muskuloskeletal Research. 1992;1 : 145–154.

O'Sullivan P, Twomey L, Allison G. Evaluation of Specific Stabilizing Exercise in the Treatment of Chronic Low Back Pain with Radiologic Diagnosis of Spondylolysis or Spondylolisthesis. Spine. 1997;24 : 2959–2967.

Peacock EE Jr. Wound repair. Philadelphia: W.B. Saunders; 1984.

Peterson L, Renström P. Verletzungen im Sport. 2. Aufl. Köln: Deutscher Ärzte Verlag; 1987.

Radlinger L, Bachmann W, Homburg J, Leuenberger U, Thaddey G. Rehabilitative Trainingslehre. Stuttgart: Thieme; 1998.

Radlinger L, Bachmann W, Homburg J, Leuenberger U, Thaddey G. Rehabilitatives Krafttraining. Stuttgart: Thieme; 1998.

Rebel M. Koordinatives Training nach vorderer Kreuzbandruptur. Sportverletzung/Sportschaden. 2000;1 : 12–19.

Renström PAFH. Sportverletzungen und Überlastungsschäden. Köln: Deutscher Ärzte Verlag; 1997.

Schmidtbleicher D. Motorische Beanspruchungsform Kraft – Definition und Trainierbarkeit. In: von OW D, Hüni G. Muskuläre Rehabilitation. Erlangen: Perimed-Fachbuch; 1987.

Schmidtbleicher D. Konzeptionelle Überlegungen zur muskulären Rehabilitation. Med. Orth Tech. 1994;114 : 170–173.

Schomacher J. Manuelle Therapie – Bewegen und Spüren lernen. Suttgart: Thieme; 1998.

Schröder D, Anderson M. Kryo- und Thermotherapie. Stuttgart: G. Fischer; 1995.

Sharkey BJ. Physiology of Fitness. Human Kinetics. 3 rd ed. Illinois: Champaign; 1990.

Stone MH. Anpassungserscheinungen unter einem Krafttraining im Bereich von Bindegewebe und Knochen. In: Komi PV. Kraft und Schnellkraft im Sport. Enzyklopädie der Sportmedizin. Köln: Deutscher Ärzte Verlag; 1994.

Stone MH. Implication for connective tissue and bone alterations resulting from resistance exercise training. Med. Sci. Sports Exerc. 1988;20 : 162–168.

Tesch PA. Kurzzeitige und langfristige histochemische und biochemische Adaptationen im Skelettmuskel. In: Komi PV. Kraft und Schnellkraft im Sport. Enzyklopädie der Sportmedizin. Köln: Deutscher Ärzte Verlag; 1994.

Tipton CM, James SL, Mergner W, Tcheng T. Influence of exercise on the strength of knee ligaments in rats. Am. J. Physiol. 1970;218 : 894–902.

Tipton CM, Matthes RM, Maynard JA, Carey RA. The influence of physical activity on ligaments and tendons. Med. Sci. Sports. 1975;7 : 165–175.

Tipton CM, Vailas AC, Matthes RD. Experimental studies on the influence of physical activity on ligaments, tendons and joints: a brief review. Acta Med. Scand. Suppl. 1986;711 : 157–168.

Travell J, Simons D. Handbuch der Muskel-Triggerpunkte: Obere und untere Extremität. Stuttgart: G. Fischer; 1998.

Vailas AV, Tipton CM, Matthes RD, Gart M. Physical activity and its influence on the repair process of medial collateral ligaments. Connect. Tissue Res. 1981;9 : 25–31.

Viidik A. Biomechanical behavior of soft connective tissues. In: Akkas N. Progress in Biomechanics. Amsterdam: Sythoff & Noordhof; 1979.

Viidik A. Interdependence between structure and function in collagenous tissues. In: Viidik A, Vuust J, Hrsg. Biology of collagen. London: Academic Press; 1980.

Viidik A. Adaptability of connective tissue. In: Saltin B, ed. Biochemistry of exercise. VI: Human Kinetics. Illinois: Champaign; 1986.

Weineck J. Optimales Training – Leistungsphysiologische Trainigslehre unter besonderer Berücksichtigung des Kindes- und Jugendtrainings. 8. Aufl. Balingen: Perimed-Spitta; 1994.

Werchoschanski JW. Effektiv trainieren. Berlin: Sportverlag; 1988.

Wilmore JH, Costill DL. Physiology of Sport and Exercise. Human Kinetics. Illinois: Champaign; 1994.

van Wingerten B. Connective Tissue in Rehabilitation. Vaduz/Liechtenstein: Scripto; 1995.

Winkel D, Vleeming A, Fisher S, Meijer O, Vroege C. Nichtoperative Orthopädie der Weichteile des Bewegungsapparates. Bd. 2: Diagnostik. Stuttgart: G. Fischer; 1985.

Winkel D, Vleeming A, Fisher S, Meijer O, Vroege C. Nichtoperative Orthopädie der Weichteile des Bewegungsapparates. Bd. 3: Therapie. Stuttgart: G. Fischer; 1985.

Zederfeldt B. The influence of physical activity on ligaments and tendons. Med. Sci. Sports Exerc. 1975.

Zederfeldt B. Factors influencing wound healing. In: Viidik A, Vuust J, Hrsg. Biology of collagen. London: Academic Press; 1980.

Zernicke RF, Loitz BJ. Trainingseinflüsse auf das Bindegewebe. In: Komi PV. Kraft und Schnellkraft im Sport. Enzyklopädie der Sportmedizin. Köln: Deutscher Ärzte Verlag; 1994.

zu Kap. 1.8

Alter M. Science of flexibility. Champaign: Human Kinetics; 1996.

Amundsen L. Muscle strength testing – Instrumented and non-instrumented systems. New York: Churchill Livingstone; 1990.

Anonymous. ACSM's Guidelines for Exercise Testing and Prescription. Baltimore: Williams & Wilkins; 1995.

Baumgartner R, Chumlea W, Roche A. Bioelectrical impedance for body composition. In: Pandolf KB, Holloszy JO, eds. Exercise and sport sciences reviews. Baltimore: Williams & Wilkins; 1990.

Brunnstrom S. Muscle group testing. Physiotherapy Rev. 1941;21 : 3–21.

Cabri J. Isokinetische Bewegungen als Diagnose- und Rehabilitationsprinzip. Medizinisch-orthopädische Technik. 1994;3 : 1–10.

Cabri J. Muskelphysiologie. In: van den Berg F. Angewandte Physiologie. Bd 1. Stuttgart: Thieme; 1999.

Clarys J, Cabri J, Witte BD, Toussaint H, Groot GD, Hollander A. Electromyography applied to sport ergonomics. Ergonomics. 1988;11 : 1605–1620.

Clarys J, Cabri J. Electromyography and the study of sports movements: a review. Journal of Sports Sciences. 1993;11 : 379 – 448.

Cyriax J. Textbook of Orthopaedic Medicine – Diagnosis of Soft Tissue Lesions. London: Baillière Tindall; 1982.

Daniels L, Williams M, Worthingham C. Muscle testing: Techniques of Manual Examination. Philadelphia: W.B. Saunders; 1956.

Daniels L, Worthingham C. Muscle testing: Techniques of Manual Examination. 5 th ed. Philadelphia: W.B. Saunders; 1986.

von Deusen J, Brunt D. Assessment in occupational therapy and physical therapy. Philadelphia: W.B. Saunders; 1997.

Gilliam J, Kahler I. Joint range of motion. In: von Deusen J, Brunt D, eds. Assessment in occupational therapy and physical therapy. Philadelphia: W.B. Saunders; 1997.

Gleeson N, Mercer T. The utility of isokinetic dynamometry in the assessment of human muscle function. Sports Medicine. 1996;1 : 18 – 34.

Grace T. Muscle imbalance and extremity injury – a perplexing relationship. Sports Medicine. 1985;2 : 77 – 82.

Harding V, Williams A, Richardson P, et al. The development of a battery of measures for assessing physical functioning of chroinic pain patients. Pain. 1994;58 : 367 – 375.

Hoppenfeld S. Physical examination of the spine and extremities. New York: Appleton; 1976.

Hubley-Kozey C. Testing flexibility. In: MacDougall J, Wenger H, Green H, eds. Physiological testing of the high-performance athlete. Champaign: Human Kinetics; 1991.

Jackson A, Pollock M, Ward A. Generalized equations for predicting body density of women. Medicine and Science in Sports and Exercise. 1980;12 : 175 – 183.

Jenkins S, Price C, Straker L. The researching therapist. A practical guide to planning, performing and communicating research. New York: Churchill Livingstone; 1998.

Jette A. The Functional Status Index: Reliability and validity of the self-reported functional disability measure. Journal of Rheumatology. 1987;14 : 15 – 19.

Kellis E, Baltzopoulos V. Muscle activation differences between eccentric and concentric isokinetic exercise. Medicine and Science in Sports and Exercise. 1997;11 : 1616 – 1623.

Kendall F, McCreary E, Provence P. Muscles: Testing and Functions. 5 th ed. Baltimore: Williams & Wilkins; 1993.

Kendall H, Kendall F. Muscles: Testing and Functions. Baltimore: Williams & Wilkins; 1949.

Law M, Letts L. A critical review of scales of activities of daily living. American Journal of Occupational Therapy. 1989;43 : 522 – 530.

Lohman T. Advances in Body Composition Assessment. Current Issues in Exercise Science Series (3). Champaign: Human Kinetics; 1992.

Lowman C. Muscle strength testing. Physiotherapy Rev. 1940;20 : 69 – 71.

Lutz G, Palmitier R, Chao K, Chao E. Comparison of tibiofemoral joint forces during open-kinetic-chain and closed-kinetic-chain exercices. The Journal of Bone and Joint Surgery. 1993;5 : 732 – 739.

Mahoney S, Barthel D. Functional evaluation: The Barthel Index. Maryland State Medical Journal. 1965;14 : 61 – 65.

Murphy A, Wilson G. The ability of tests of muscular function to reflect training-induced changes in performance. Journal of Sports Sciences. 1997;15 : 191 – 200.

Newton M, Somerville D, Henderson I, Waddell G. Trunk strength testing with isomachines. Part 2: Experimental evaluation of the Cybex II back testing system in normal subjects and patients with chronic low back pain. Spine. 1993;7 : 812 – 824.

Nieman D. Fitness and sports medicine. Palo Alto: Bull Publishing; 1990.

Norkin C, White D. Measurement of Joint Motion: A Guide to Goniometry. Philadelphia: F. A. Davis; 1995.

Osternig L, Caster B, James C. Contralateral hamstring (biceps femoris) coactivation patterns and anterior cruciate ligament dysfunction. Med. Sci. Sports Exerc. 1995;6 : 805 – 808.

Petty N, Moore A. Neuromusculoskeletal examination and assessment – A handbook for therapists. Edingburgh: Churchill Livingstone; 1998.

Roland M, Morris R. A study of the natural history of back pain. Art I: Development of a reliable and sensitive measure of disability in low back pain. Spine. 1983;8 : 141 – 144.

Rothstein J. Reliability and vaiidity: implications for research. In: Bork C, ed. Research in physical therapy. Philadelphia: JB Lippincott; 1993.

Sapega A. Muscle Performance Evaluation in Orthopaedic Practice. The Journal of Bone and Joint Surgery. 1990; 10 : 1562 – 1574.

Simmonds M. Muscle Strength. In: von Deusen J, Brunt D, eds. Assessment in occupational therapy and physical therapy. Philadelphia: W.B. Saunders; 1997.

Waddell G. The back pain revolution. Edingburgh: Churchill Livingstone; 1998.

Wilmore J, Costill D. Physiology of sport and exercise. 2 nd ed. Champaign: Human Kinetics; 1998.

Rik Gosselink

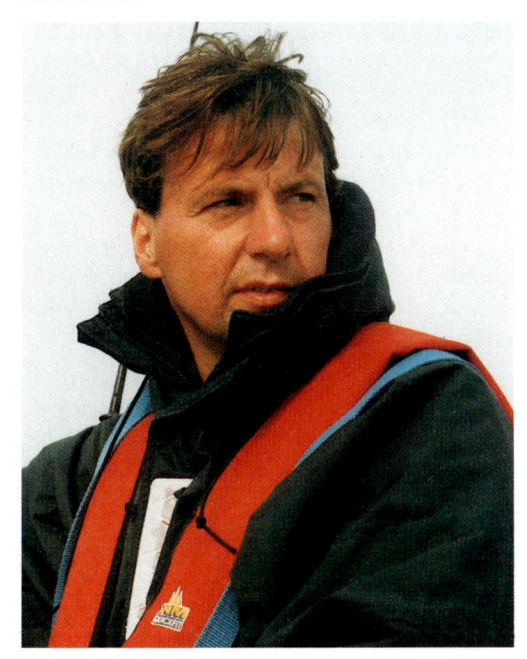

Professor Rik Gosselink ist am 22. Oktober 1955 in Rotterdam geboren und lebt mit seiner Frau, Anja De Grauw, und seinen drei Töchtern in Pellenberg, Belgien.

Studium:

1979	Graduation an der Schule für Physikalische Therapie, Rotterdam
1989	Master Degree Human Movement Science, Niederlande Fakultät Human Movement Sciences, Freie Universität Amsterdam, Niederlande
1992	Master Degree Physiotherapie, Fakultät Physical Education and Physiotherapy, Katholische Universität Leuven, Belgien
1993	Ph. D. Human Movement Sciences, Fakultät Human Movement Sciences, Freie Universität Amsterdam, Niederlande

Beruflicher Werdegang:

1979 – 1992	Physiotherapeut und Forscher, Department Physical Therapy, Klinik an der Freien Universität Amsterdam, Niederlande
seit 1992	Leiter des Department Physical Therapy, Universitätshospital, Katholische Universität Leuven, Belgien
seit 1993	Professor Respiratory Rehabilitation, Fakultät Physical Education and Physiotherapy, Katholische Universität Leuven, Belgien

Weitere berufliche Aktivitäten:

Mitglied der Beratungskommission der Dutch Asthma Foundation, Niederlande

Mitglied der European Respiratory Society, American Thoracic Society, British Thoracic Society, Belgium Society of Pneumology, Belgium Society of Intensive Care Medicine, Belgium Society of University trained Physiotherapists

Mitglied und Lehrer der European School of Respiratory Medicine

Mitherausgeber des European Respiratory Journal

Tony Reybrouck

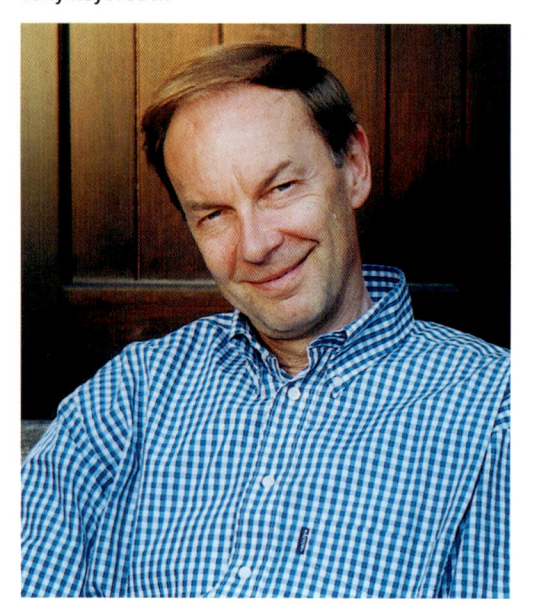

Prof. Dr. Tony Reybrouck ist am 9. Juli 1948 geboren und arbeitet als Wissenschaftler und Professor an der Katholischen Universität Leuven.

Ausbildung und berufliche Praxis:

1972	Master of Science in Physical Education und in Physiotherapie an der Universität Leuven
1973	Klinisches Praktikum in der kardiologischen Abteilung des Hôpital St. Pierre in Brüssel (Prof. Dr. H. Denolin) in den Bereichen kardiale Rehabilitation, Belastungstests und Belastungs-EKG
1974	Praktika in der Abteilung für Physiologie der University of Michigan, Ann Arbor, USA (Prof. Dr. Faulkner und Dr. Heigenhauser)
	– in der Abteilung für angewandte Physiologie der University of Toronto, Kanada (Prof. Dr. R. Shephard)
	– im Montreal Heart Institute der University of Montreal, Kanada (Dr. R. Ferguson)
1975	Praktikum in der Abteilung für Kardiologie und Belastungs-Physiologie der Universität Leiden, Niederlande (Prof. Dr. Artzenius und Dr. Weeda)
1975	Doktorgrad in Physical Rehabilitation an der Universität Leuven

Gegenwärtige Position:

Professor für Physiologie und Rehabilitation an der Abteilung Rehabilitationswissenschaften der Fakultät für Physical Education and Physiotherapy der Universität Leuven

Physiologe für klinische Belastungsfunktion an der Abteilung Pädiatrische Kardiologie der Universitätsklinik Leuven

Spezialist für kardiovaskuläre Rehabilitation an der Abteilung Kardiologie der Universitätsklinik Leuven

Forschungsprojekte:

Kardiovaskuläre Belastungsfunktion bei Kindern und Heranwachsenden mit angeborenen Herzfehlern. Studien zu Mechanismen der Belastungsintoleranz durch Analyse des Gasaustauschs mittels Massen-Spektrometer

Orthostatisches Training bei Patienten mit neurokardiogener Synkope; Mechanismus der Synkope

Weitere berufliche Aktivitäten:

Mitglied der British Physiological Society

Korrespondierendes Mitglied der American Physiological Society

Mitglied der Europäischen Arbeitsgruppe für pädiatrische Belastungs-Physiologie

Mitglied der Arbeitsgruppe Belastungs-Physiologie und kardiale Rehabilitation der European Society of Cardiology

Mitglied der Arbeitsgruppe Elektrokardiographie und kardiale Rehabilitation der Belgian Society of Cardiology

Wissenschaftliche Auszeichnungen:

1975	Preis für Sportmedizin (zusammen mit Dr. P. Lijnen) für die Monographie „Limiting Factors for Aerobic Capacity"
1979	Preis für Bluthochdruck-Forschung (zusammen mit Prof. Dr. A. Amery, Prof. Dr. R. Fagard, Prof. Dr. P. Lijnen)
1998	Preis für das beste Poster am Frühjahrstreffen der Arbeitsgruppe für Belastungs-Physiologie und kardiale Rehabilitation in Bern 1998 (zusammen mit Prof. Dr. H. Ector, Prof. Dr. H. Heidbüchel, Prof. Dr. F. Van de Werf) für das Poster: „Orthostatisches Training – eine neue Behandlungsmethode bei neurokardiogener Synkope"

2 Kardiopulmonale Rehabilitation

2.1 Bestimmung der Belastbarkeit bei Patienten mit Herzkreislauf- und Lungenerkrankungen

T. Reybrouck, R. Gosselink

Die Bestimmung der kardiopulmonalen Ausdauer von Patienten ist in der alltäglichen Umgebung unter Berücksichtigung der dort einwirkenden Faktoren schwierig. Seit der Entwicklung der Radiotelemetrie können im Alltag und bei sportlichen Aktivitäten einige Informationen gewonnen werden. Mit Hilfe eines kleinen Senders wird das Elektrokardiogramm zu einem Empfangsgerät gesendet. Andere Parameter wie Körpertemperatur und Atemfrequenz können auf diese Weise ebenfalls weitergeleitet werden. Obwohl diese Informationen unter bestimmten Umständen nützlich sind, bieten sie nur einen begrenzten Einblick in die Reaktionen des Gesamtorganismus unter Belastung.

Grundlegende Messungen müssen im Labor durchgeführt werden. Obwohl diese Situation künstlich ist, liefern die ermittelten Werte doch einen guten Einblick in das Zusammenspiel kardiovaskulärer, pulmonaler und metabolischer Reaktionen unter Belastung. Mit einem Leistungstest im Labor wird unter anderem versucht, reproduzierbare Messungen zu gewinnen und den Belastungsgrad zu quantifizieren. Es wurden verschiedene Methoden entwickelt, um einen Leistungstest in einer Laborsituation durchführen zu können.

Die Ermittlung der kardiopulmonalen Belastbarkeit von Patienten ist erforderlich, um objektive Messungen der Arbeitskapazität vornehmen zu können. Bewertungen basierend auf Fragebögen, Anamnesen (Rogers et al. 1994) und der Lungenfunktion (McGavin et al. 1976, Morgan et al. 1983, Swinburn et al. 1985) sind sehr unzuverlässig. Messungen der maximalen Belastbarkeit sind außerdem wichtig für die Prognose nach einem Herzinfarkt (Vanhees et al. 1998). Patienten mit einem erniedrigten Wert bei der maximalen Sauerstoffaufnahmekapazität zeigen eine größere Inzidenz an kardiovaskulärer Pathologie als Patienten mit einer höheren aeroben Kapazität. Bei Patienten mit chronisch obstruktiven Lungenerkrankungen hat sich die maximale Belastbarkeit als eine der Determinanten der Überlebensdauer erwiesen (Anthonisen 1986). Außerdem ist die Bestimmung der maximalen Belastbarkeit wichtig, um die optimale Trainingsintensität eines Rehabilitationsprogrammes zu berechnen. Schließlich wird mit Hilfe der Daten aus den Leistungstests auch die Ursache der begrenzten Leistungsfähigkeit ermittelt.

Ergometer, die klassischer Weise zur Bestimmung der Belastbarkeit benutzt werden, sind das Fahrradergometer, das Laufband und in kleinerem Maß der Step-Test. Die letztere Methode ist veraltet. Jede dieser Ergometerarten hat ihre Vor- und Nachteile. So ist das *Fahrradergometer* ideal geeignet, um hämodynamische Messungen durchzuführen und während der Belastung ein EKG zu erstellen. Ein Nachteil ist die lokale Muskelermüdung der Quadrizepsmuskulatur bei intensiver Belastung. Belastung auf einem *Laufband* ist sehr natürlich. Ein Vorteil ist, dass durch die Aktivierung einer größeren Muskelmasse höhere Werte für die maximale Sauerstoffaufnahme gemessen werden können. Nachteilig ist, dass ältere Personen bei Belastung mit größerer Intensität Angst vor dem Fallen haben. Eine Übersicht einer Anzahl Laufband-Protokolle wird in Tabelle 2.**1** wiedergegeben.

Leistungstests können submaximal oder maximal sein. Nachstehend werden einzelne wichtige physiologische Kriterien besprochen, die zur Bewertung der Belastbarkeit des Patienten herangezogen werden.

2.1.1 Bestimmung der maximalen Sauerstoffaufnahme

Die maximale Sauerstoffaufnahme (V_{O_2} max.) wird als die O_2-Aufnahme unter Belastung definiert, deren Zunahme ungeachtet einer weiteren Steigerung der Belastungsintensität in einem Zeitintervall von 30 sec. kleiner ist als 1 ml/min/kg. Dieses Phänomen wird auch als *leveling off* bezeichnet (Abb. 2.**1**).

Die V_{O_2} max. ist dann mit Sicherheit erreicht, wenn die V_{O_2} trotz weiterer Erhöhung des mechani-

Tabelle 2.1 Häufig verwendete Protokolle auf dem Laufband (nach Froelicher 1987). Die Sauerstoffaufnahme wird per Stadium wiedergegeben.

funktionelle Klasse	klinischer Status	O₂-Verbrauch ml/kg/min	Mets	Fahrradergometer 1 Watt = 60 kpds 70 kg Körpergewicht KPDS	Bruce 3 min Stadien mph %GR	Kattus 3 min Stadien mph %GR	Balke Ware % Steigung bei 3,3 mph 1 min Stadien	Ellestad 3/2/3 min Stadien mph %GR	USAFSAM 2 oder 3 min Stadien mph %GR	"Slow" USAFSAM mph %GR	McHenry mph %GR	Stanford % Steigung bei 3 mph	% Steigung bei 2 mph	Mets
normal und I	Gesundheit, Abhängigkeit vom Alter, Aktivität	56,0	16		5,5 20		—							16
		52,5	15				26							15
		49,0	14	1500	5,0 20	4 22	25	6 15	3,3 25					14
		45,5	13	1350			24							13
		42,0	12	1200	4,2 18	4 18	23 21	5 15	3,3 20		3,3 18	22,5		12
		38,5	11				20					20,0		11
		35,0	10	1050	3,4 14	4 14	19 17	5 10	3,3 15	2 25	3,3 15	17,5		10
	sitzend gesund	31,5	9	900			16 13	4 10				15,0		9
		28,0	8	750	2,5 12	4 10	12 11		3,3 10	2 20	3,3 12	12,5		8
II		24,5	7	600			10 9	3 10		2 15	3,3 9	10,0	17,5	7
	eingeschränkt	21,0	6	450	1,7 10	3 10	8 7		3,3 5		3,3 6	7,5	14,0	6
		17,5	5	300			6 5	1,7 10		2 10		5,0	10,5	5
III		14,0	4		1,7 5	2 10	4 3		3,3 0	2 5	2,0 3	2,5	7,0	4
	zeigt Symptome	10,5	3	150			2					0,0	3,5	3
		7,0	2		1,7 0		1		2,0 0	2 0				2
IV		3,5	1				—							1

Bestimmung der Belastbarkeit bei Patienten mit Herzkreislauf- und Lungenerkrankungen

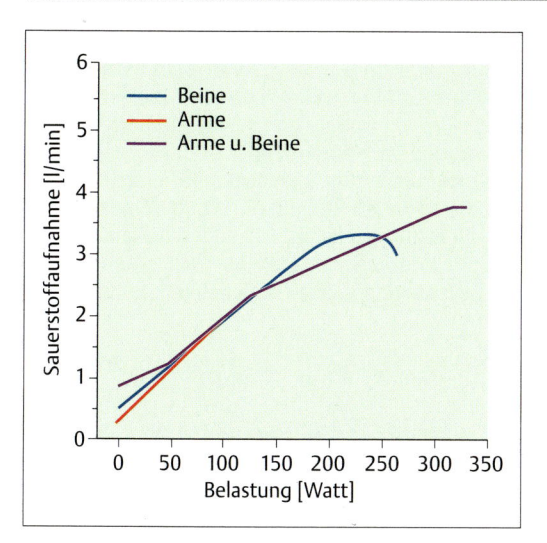

Abb. 2.1 Ermittlung der maximalen Sauerstoffaufnahme während verschiedener Arten der Ergometrie (aus Reybrouck et al. 1975).

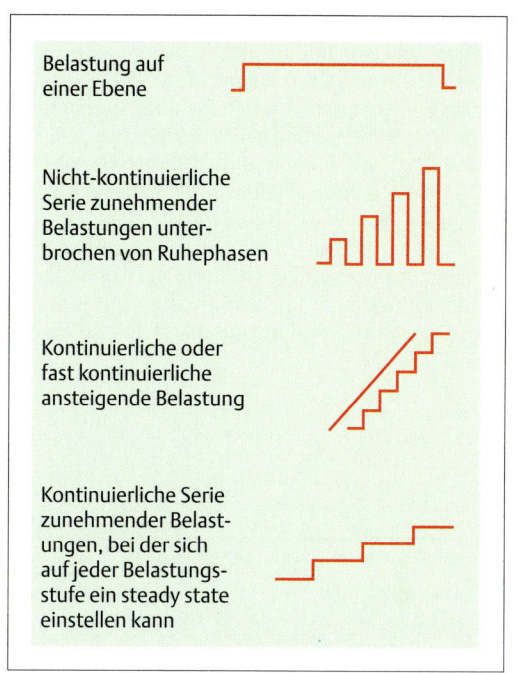

Abb. 2.2 Arten ergometrischer Belastung. Bei der Belastung auf einer Ebene wird der Patient eine bestimmte Zeit lang mit einem genau festgelegten Widerstand belastet. Bei der nicht kontinuierlichen Belastung wird die Belastung stufenweise erhöht, aber durch Pausen unterbrochen. Bei der kontinuierlichen Belastung steigt sie auch stufenweise, wird aber nicht durch Pausen unterbrochen. Die Dauer der jeweiligen Widerstandsstufen kann variiert werden, je nach dem ob ein steady state für bestimmte Variablen erreicht werden soll oder nicht.

schen Widerstandes nicht mehr weiter ansteigt. Die V_{O_2} erreicht also ein Plateau. In der Praxis nimmt solch ein Testverfahren viel Zeit in Anspruch, da die verschiedenen Widerstände durch Erholungsphasen unterbrochen werden müssen. Eine V_{O_2} max kann allerdings auch während eines kontinuierlichen Stufentests gemessen werden, hierbei entsteht selten ein Plateau für die V_{O_2}. Vergleiche haben ergeben, dass sich diese V_{O_2} max. nicht oder nur sehr wenig von dem Wert unterscheidet, der bei einem herkömmlichen Verfahren mit Unterbrechungen durch Erholungsphasen ermittelt wird. Häufig werden sogenannte *Hilfskriterien* in Anspruch genommen, die darüber Auskunft geben, ob die Belastung maximal war oder nicht (z. B.: respiratorischer Quotient > 1,15; Laktatkonzentration = 9 mmol/l, Erreichen der rechnerisch altersentsprechenden maximalen Herzfrequenz). Solche Messungen der V_{O_2} max. sowie deren Ableitungen sind nur in gut ausgestatteten Labors möglich und können deshalb in der Mehrzahl der Fälle nicht angewandt werden.

Bei Patienten wird die maximale O_2-Aufnahme häufig durch Angina pectoris, Muskelermüdung oder Dyspnoe begrenzt. In diesen Fällen wird von einer *symptomatisch limitierten V_{O_2}* gesprochen (Pollock et al. 1979).

Verschiedene Arten von Belastungsverfahren können hierbei verwendet werden (Abb. 2.2). Bevorzugen können wir trotzdem den Stufentest, bei dem der Widerstand regelmäßig (z. B. jede Minute) in kleinen Stufen (z. B. 10 Watt/min) erhöht wird. Auf diese Weise kann sich kein steady state mehr für die meisten der untersuchten Variablen einstellen. Wenn jedoch die Zunahme der Widerstände etwas größer ist (z. B. 30 Watt), und jede Belastungsphase ungefähr 3-4 min dauert, kann sich ein steady state für die kardiopulmonalen Variablen einstellen, falls die Intensität der Belastung unter der *ventilatorischen anaeroben Schwelle* (ventilatory anaerobic threshold, *VAT*) liegt. Hier bietet sich dann die Möglichkeit, die Entwicklung verschiedener kardiopulmonaler Variablen in Verbindung mit dem Widerstand zu verfolgen und sie mit bestehenden Normen zu vergleichen.

Die V_{O_2} max. ist eine Funktion der maximalen Herzfrequenz und der maximalen O_2-Menge, die die Gewebe extrahieren können. Die V_{O_2} max., die während einer Belastung auf dem ansteigenden Laufband (Bergaufgehen) gemessen wird, ist größer als der Wert während des Gehens auf der Ebene. Bei der Fahrradergometrie werden im Schnitt niedrigere Werte gefunden als beim Gehen auf einem ansteigenden Laufband. Ebenso ist die V_{O_2} max. während der Ergometerarbeit mit den Armen im Vergleich zur Ergometrie für Beine oder kombinierte Arm- und Beinergometrie am niedrigsten.

Die maximale O_2-Aufnahme [l/min oder ml/min/kg] ist bei Männern größer als bei Frauen (Åstrand u. Rodahl 1977, Bruce 1984; Abb. 2.3 und 2.4). Das bedeutet, dass die relative (aerobe) Leistung bei gleicher Beanspruchung für Frauen höher ist als für Männer. Außerdem führen Patienten mit ischämischen Herzbeschwerden eine bestimmte Belastung mit einem höheren Prozentsatz der maximalen aeroben Kapazität aus als gesunde Männer und Frauen (Abb. 2.4). Die Erklärung hierfür ist, dass die V_{O_2} max. bei Patienten mit ischämischen Herzbeschwerden deutlich niedriger ist.

Regelmäßig durchgeführtes Training kann die maximale Sauerstoffaufnahme in den meisten Fällen nicht um mehr als 10–20 % erhöhen, deshalb hat die natürliche Anlage einer Person den größten Einfluss auf den Wert der maximalen O_2-Aufnahme.

2.1.2 Grenze der Leistungsfähigkeit

Das maximale Leistungsvermögen wird durch das schwächste Glied in der Kette der physiologischen Prozesse begrenzt, die aus Ventilation, Gastransport, Erzeugung von Muskelkraft, neuromuskulärer Funktion und den psychophysischen Vorgängen von Ermüdung und Dyspnoe besteht (Dempsey 1986, Wassermann et al. 1994) (siehe Abb. 2.1). Tabelle 2.2 gibt eine Übersicht über die Veränderungen, die für mögliche Leistungsbegrenzungen charakteristisch sind.

Die Leistungsbegrenzung eines Patienten kann sich auf verschiedenen Niveaus abspielen. Es gibt kardiozirkulatorische Einschränkungen, ventilatorische Einschränkungen, Einschränkungen der Sauerstoffaufnahme und periphere Muskelschwäche.

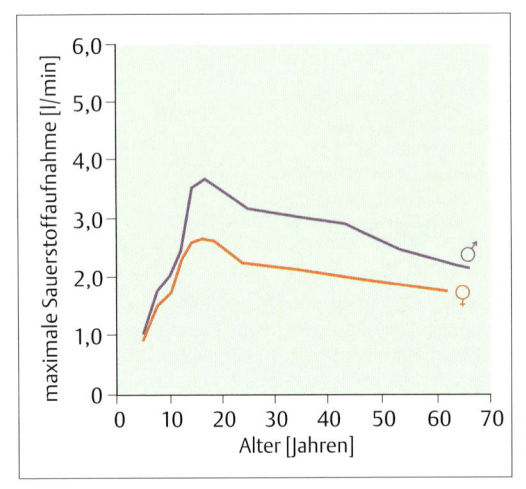

Abb. 2.3 Maximale Sauerstoffaufnahme [l/min] bei Männern und Frauen im Alter von 4–65 Jahren (aus Åstrand u. Rodahl 1977).

Kardiozirkulatorische Einschränkung

Eine *kardiozirkulatorische Einschränkung* besteht, wenn die altersspezifische maximale Herzfrequenz (220 – Lebensalter) erreicht wird, oder die Laktatkonzentration mindestens 9 mmol/l erreicht. Gesunde Menschen und Patienten, die eine Sekundenkapazität (FEV_1) größer als 50 % des Referenzwertes aufweisen, besitzen meist eine kardiozirkulatorische Einschränkung (Dekhuijzen et al. 1991). Diese Form von Einschränkung beruht auf der momentanen physischen Kondition. Ein Konditionsproblem kann behandelt und verbessert werden, sodass die eingeschränkte Belastbarkeit dann nicht auf eine Störung der Lungenfunktion zurückgeführt werden kann.

Ventilatorische Einschränkung

Eine *ventilatorische Einschränkung* beruht auf einer Dysbalance zwischen Belastung und Belastbarkeit der Atempumpe. Belastungen sind der Atemwegs-

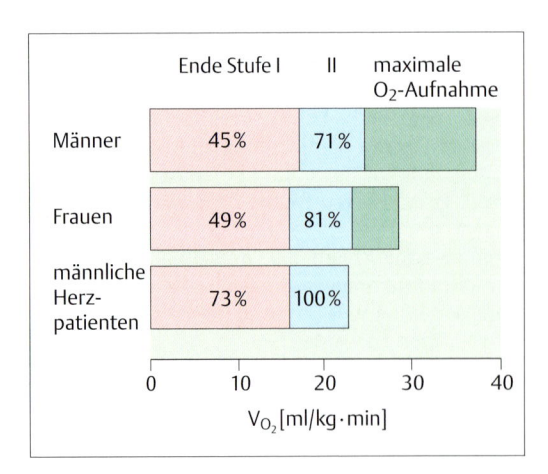

Abb. 2.4 Maximale Sauerstoffaufnahme [kg Körpergewicht] bei gesunden Männern, Frauen und bei männlichen Herzpatienten beim Stufentest (aus Bruce 1984).

Tabelle 2.2 Ursachen für Leistungseinschränkungen.

	Pa_{O_2}	Pa_{CO_2}	$D(A-a)_{O_2}$	HF	$V_{E_{max}}$	P_{Iplmax} P_{Eplmax}	Borg Score D/Z
Kardiozirkuläre Einschränkung	=	↓	< 2kPa	≅ HF_{max}	< MVV	nicht bereit	↑ Z
V/P Mismatch	↓/=	=	↑/=	< HF_{max}	< MVV	nicht bereit	↑ D
Ventilatorische Einschränkung	↓	↑	< 2kPa	< HF_{max}	<of>MVV	evtl. erreicht	↑ D
Eingeschränkte Diffusion	↓	=	> 2kPa	< HF_{max}	< MVV	evtl. erreicht	↑ D
Periphere Muskelschwäche	=	=	< 2kPa	< HF_{max}	< MVV	nicht erreicht	↑↑ Z
Psychogene Einschränkung	=	=	< 2kPa	< HF_{max}	< MVV	nicht erreicht	↑↑ D

$D(A-a)_{O_2}$: alveolar-arterieller Sauerstoffgradient
V/P: Verhältnis zwischen Ventilation und Perfusion
HF: Herzfrequenz
HF_{max}: 220 – Lebensalter (in Jahren)
$V_{E_{max}}$: maximale Ventilation in einer Minute
MVV: maximale freiwillige Ventilation
P_{Iplmax}: maximaler inspiratorischer Pleuradruck
P_{Eplmax}: maximaler exspiratorischer Pleuradruck
D = Empfindung von Dyspnoe, Z = Ermüdung der Beine,
= keine Veränderung, ↑ = Zunahme, ↓ = Abnahme

widerstand sowie die Compliance der Lunge und der Thoraxwand. Die Belastbarkeit wird durch Kraft und Ausdauer der Atemmuskulatur, Medikamente (Stereoide, Theophylline), Elektrolyte, Ernährungszustand (Efthimiou et al. 1988) und den ventilatorischen Drive bestimmt. Eine ventilatorische Einschränkung kommt bei Patienten mit einer ausgesprochenen Obstruktion (FEV1 < 50% pred; pred = Prozent des Referenzwertes), Atemmuskelschwäche, Thoraxdeformität und manchmal bei Patienten mit interstiziellen Lungenerkrankungen vor. Die ventilatorische Einschränkung äußert sich in der Zunahme des arteriellen P_{CO_2} während einer ergometrischen Untersuchung (auch unter maximaler Bronchienerweiterung). Sie ist in einer Anzahl von Fällen reversibel und damit – abhängig von der zugrunde liegenden Pathologie – behandelbar. Unter normalen Bedingungen beträgt die Ventilation bei maximaler Arbeitsintensität ($V_{E_{max}}$) weniger als 80% der maximalen willkürlichen Ventilation (MVV); (MVV = ~ 37,5 · FEV1), so dass eine Atemreserve von 20–30% bleibt. Wenn während der maximalen Arbeitsintensität das maximale Atemminutenvolumen ($V_{E_{max}}$) 70–80% der MVV ($V_{E_{max}}$/MVV > 70–80%) übersteigt, kann das als eine Annäherung an die Grenze der Kapazität der Atempumpe interpretiert werden. Das Überschreiten des Atemgrenzwertes kann auf zwei Weisen erklärt werden (siehe auch Bd. 2, S. 556). Bei Asthmapatienten kann unter Belastung eine Bronchienerweiterung durch freigesetzte Katecholamine auftreten. Oder sie haben in Ruhe eine normale Lungenfunktion, während unter Belastung ein Bronchospasmus auftritt (Belastungsasthma, *exercise induced asthma*). In letzerem Fall wird die MVV während der Belastung niedriger sein als mit Hilfe der in Ruhe erstellten Lungenfunktion prognostiziert wurde. Aus diesem Grund wird die Atemreserve vermindert sein, was zu einer ventilatorischen Einschränkung der Arbeitskapazität führt.

Bei Patienten mit Einbußen der Lungenelastizität kann die Ventilation unter Belastung den prognostizierten Atemgrenzwert übersteigen, weil weniger Atemwegskompression als bei einer maximalen forcierten Exspiration auftritt. Darum sollte der Atemgrenzwert lieber gemessen statt prognostiziert werden.

Die Belastung der Atemmuskulatur bei körperlicher Arbeit lässt sich einschätzen, indem der Ösophagusdruck gemessen wird. Daraus kann der *Pressure Time Index* (auch Time Tension Index) berechnet werden, der angibt, welcher Prozentsatz der maximalen Muskelkraft in welcher Phase des Atemzyklus eingesetzt wird (Bellemare u. Grassino 1982, Zocchi et al. 1993).

Um eine ventilatorische Einschränkung nachzuweisen, kann auch eine Flow-Volumen-Kurve genutzt werden. Vor Beginn der Belastung wird ein maximal forciertes Flow-Volumen bestimmt. Während der Belastung wird dann eine tidal Flow-Volumen-Kurve erstellt. Durch Projektion der tidal Flow-Volumen-Kurve auf die maximale wird deutlich, ob ventilatorische Reserven vorhanden sind (Abb. 2.5). Manchmal übersteigen die tidal Kurven sogar die maximalen (Klas u. Dempsey 1989). Ein Problem dabei ist, die richtige Position der tidal Kurven auf der Volumenachse zu finden. Hierfür muss der Patient unter Belastung bei jeder Messung ein maximale Inspiration und Exspiration ausführen. Obwohl das Konzept verlockend wirkt, konnten in neuesten Untersuchungen keine zusätzlichen Vorteile der Methode gegenüber der Bestimmung der Rate von V_E/MVV (Marchand et al. 1999) nachgewiesen werden.

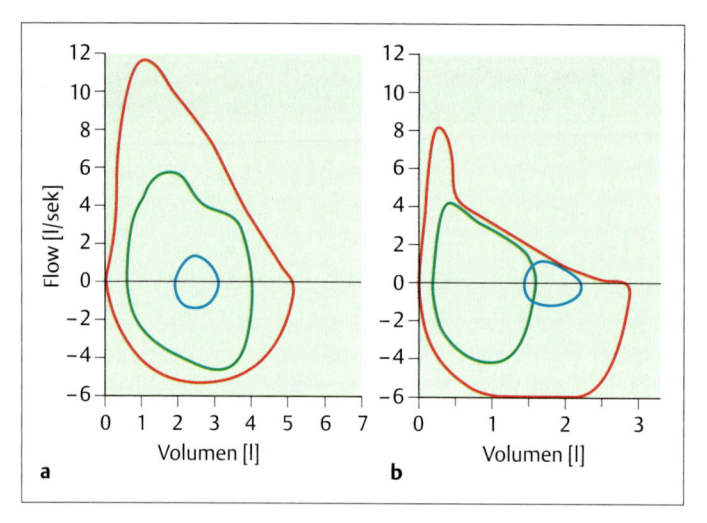

Abb. 2.5 a u. b Die Flow-Volumen-Kurve während maximaler In- und Exspiration (rote Linie), während normaler Ruheatmung (blaue Linie) und während maximaler Leistung (grüne Linie).
a Bei einem gesunden Probanden. Gesunde Personen erreichen auch bei maximaler Leistung nirgends die maximale Flow-Volumen-Kurve.
b Bei einem Patienten mit COPD. Bei Patienten wird schon bei Ruheatmung der maximale Flow erreicht. Durch Verschiebung der Flow-Volumen-Kurve in Richtung Inspiration wird es möglich, einen höheren Flow während der Belastung zu entwickeln. Trotzdem erreicht der Flow bei maximaler Leistung die maximale Flow-Volumen-Kurve.

Einschränkungen der Sauerstoffaufnahme

Eine Einschränkung der Sauerstoffaufnahme äußert sich in einer isolierten Senkung des arteriellen PO_2 und/oder in einer Zunahme der alveolo-arteriellen Sauerstoffdifferenz um mehr als 2 kPa (Wassermann et al. 1994). Mögliche Ursachen der eingeschränkten Sauerstoffaufnahme unter Belastung sind:

- Hypoventilation (Pa_{CO_2} nimmt auch zu)
- Gesenkte O_2-Diffusionskapazität der Lungen, die aus einer Verkleinerung der Membranoberfläche (Emphysem, Restriktion) oder einer Verdickung der Membran (interstizielle Lungenkrankheit) resultiert
- Ungleichmäßige Ventilation-Perfusion (Shuntartiger Effekt)
- Kombination der oben genannten Faktoren

Es ist noch nicht wirklich geklärt, warum Patienten mit dieser Problematik die Belastung abbrechen. Einige Patienten fühlen die Hypoxämie nicht und setzten die körperliche Belastung fort, bis sehr niedrige Pa_{O_2}-Werte erreicht sind. Andere stoppen schon, wenn der Pa_{O_2} kaum gesunken ist (Mak et al. 1993). Eine Hypoxämie mit Werten unter 80% ist ein Grund, den Leistungstest abzubrechen.

Teilweise lässt sich eine Hypoxämie während der Belastung voraussagen, wenn ein gestörter Transferfaktor für CO in die Lungen ($T_{L,CO}$-Wert) vorliegt (Wijkstra et al. 1994). Nur wenn dieser $T_{L,CO}$ etwa 50% des Referenzwertes unterschreitet, kann mit Sicherheit eine Hypoxämie des Patienten vorhergesagt werden. Bei schweren Fällen chronisch obstruktiver Lungenerkrankungen (COPD) kann das Missverhältnis von Ventilation und Perfusion unter Belastung abnehmen und die Diffusionsproblematik zunehmen. Der Netto-Effekt ist dann, dass sich der Pa_{O_2} und die Werte für die arterio-alveolaren Sauerstoffdifferenz $(A-a)D_{O_2}$ nicht verändern (Agusti et al. 1990). Bei Patienten ohne Diffusionsstörungen kann eine Zunahme des Pa_{O_2} als Folge der Abnahme des Missverhältnisses von Ventilation und Perfusion auftreten.

Periphere Muskelschwäche

Neben kardiozirkulatorischer und ventilatorischer Einschränkung oder eingeschränkter Sauerstoffaufnahme kann auch eine *periphere Muskelschwäche* zu einer Leistungsbegrenzung führen (Gosselink et al. 1996). Diese Patienten geben für die Ermüdung der Beine unter maximaler Belastung oft einen sehr hohen Wert auf der Borg-Skala an. Um Muskelschwäche als Ursache für den Abbruch der Belastung zu beweisen, muss die Kraft der peripheren respiratorische Skelettmuskeln untersucht werden. Neueste Studien haben ergeben, dass die peripheren und respiratorischen Muskeln von Patienten mit COPD und chronischen Herzfehlern eine deutliche Muskelschwäche aufweisen und mit einer eingeschränkten Belastbarkeit in Zusammenhang stehen (Casaburi et al. 1999, Gosselink et al. 1996, Lipkin et al. 1988, McParland et al. 1995, Minotti et al. 1991). Außerdem konnten intramuskuläre Veränderungen nachgewiesen werden, wie eine Abnahme von Mitochondrien, aerober Enzyme und Typ I Fasern (Casaburi et al. 1999).

2.1.3 Bestimmung der maximalen Ausdauer auf dem Laufband

Eine Beurteilung der funktionellen aeroben Kapazität ist auch ohne Ermittlung der V_{O_2} möglich. Hierzu muss ein Stufentest auf dem Laufband gemäß dem Bruce-Protokoll durchgeführt werden. Dieser Test besteht aus einer progressiven Belastung, wobei alle 3 Minuten sowohl die Steigung als auch die Geschwindigkeit des Laufbandes erhöht werden. Ausgehend von der maximalen Laufzeit und dem Alter des Probanden oder des Patienten kann jetzt an Hand eines Nomogramms die Abnahme der funktionellen aeroben Kapazität bewertet werden (Abb. 2.6). Außerdem kann eine Vorhersage der V_{O_2} max getroffen werden.

Für die Ermittlung des V_{O_2} max wird dieser Wert (0,056 ml/sec/kg) mit der Dauer des Trainings in Sek. multipliziert und zu einer für das jeweilige Geschlecht spezifischen Konstante addiert.

- Männer: V_{O_2} max [ml/min/kg] = 0,056 · (Dauer [sec]) + 3,88
- Frauen: V_{O_2} max [ml/min/kg] = 0,056 · (Dauer [sec]) + 1,06

Diese Art von Evaluierung wird im klinischen Bereich oft bei Patienten mit kardiovaskulären Krankheiten und außerdem bei gesunden Kindern und pädiatrischen Patienten mit kongenitalen Herzerkrankungen durchgeführt.

Eine Zusammenfassung einiger kardiopulmonaler Variablen unter maximaler Belastung ist in Tabelle 2.3 wiedergegeben. Diese Variablen können zur Interpretation eines Belastungstests verwendet werden.

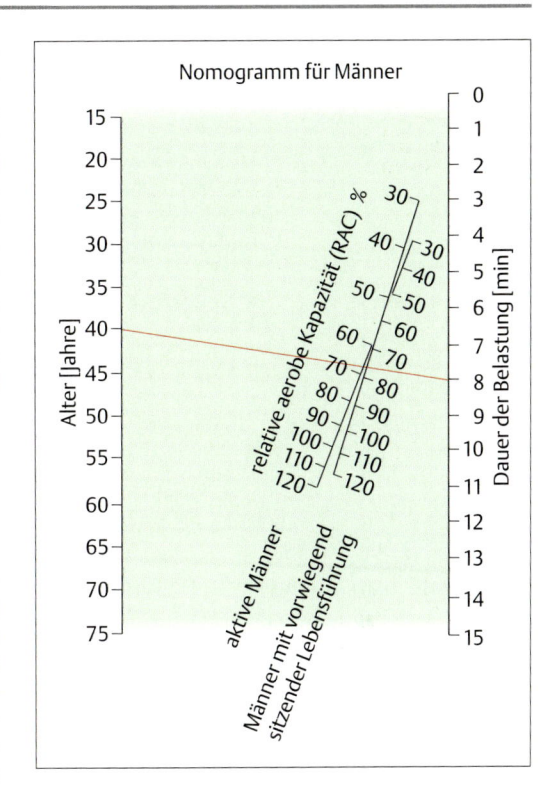

Abb. 2.6 Nomogramm zur Bestimmung der funktionellen aeroben Kapazität bei Männern unter Berücksichtigung des Alters und des Ausmaßes der täglichen Aktivität. Zur Ermittlung der Abnahme der aeroben Kapazität (Functional aerobic impairment, FAI) wird eine Gerade zwischen Alter und der auf dem Laufband geleisteten Zeit gelegt (Bruce 1973). Beispiel: ein 40-jähriger Mann; maximale Leistungsdauer: 8 min; Abnahme der aeroben Kapazität = 22% in Bezug auf den normalen Mann mit vorwiegend sitzender Lebensführung und 32% in Bezug auf gesunde, aktive Probanden.

2.1.4 Submaximale Belastungstests

Step-Test

Die einfachste und umfassendste Methode zur Beurteilung der kardiopulmonalen Ausdauer ist die Ermittlung der Herzfrequenz während oder nach einer standardisierten Belastung (Step-Test, Laufband oder Fahrradergometer).

Früher wurde die Herzfrequenz nach der Belastung gemessen (z.B. entsprechend dem Harvard-Step-Test: 50 cm Stufenhöhe; 30 Stufen pro Min.; 5 Min. lang). Dieser Test war als Screening-Test gedacht. Nur ca. $1/3$ einer Gruppe gesunder Probanden war im Durchschnitt in der Lage, diesen Test über 5 Min. durchzuhalten (Åstrand u. Rodahl

Tabelle 2.3 Normwerte kardiorespiratorischer Variablen für Männer mittleren Alters bei maximaler Leistung auf dem Fahrradergometer (nach: Sue et al. 1983 und Wassermann et al. 1999).

$V_{O_2\,max}$	90 % des prognostizierten Werts* bei Belastung auf dem Laufband. Es wird das Idealgewicht verwendet
Anaerobe Schwelle	> 40 % des prognostizierten $V_{O_2\,max}$
Atem-Reservekapazität ($MVV-V_{E_{max}}$)	> 15 l/Min
Arterielle Blutgase	
Pa_{O_2}	> 80 mm Hg
$P(A-a)_{O_2}$	< 35 mm Hg
V_D/V_T	< 0,20
$P_{(a-ET)CO_2}$	< 0 mm Hg

a = arteriell, A = alveolar
* mit der Formel nach Bruce prognostizierter Wert

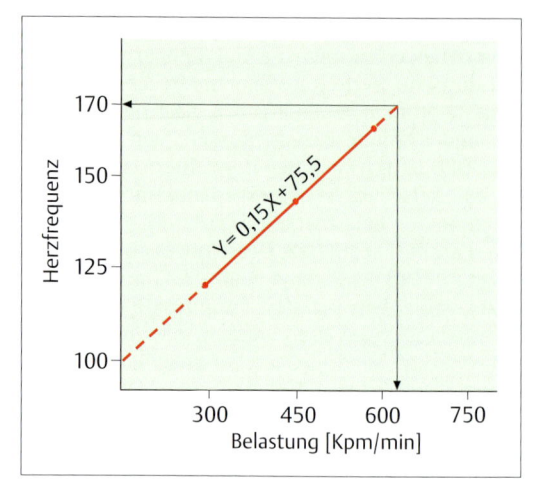

Abb. 2.7 Beispiel für die Berechnung des PWC170, ausgehend von Messungen der Herzfrequenz bei 3 Stufen submaximalen Widerstandes.

1977). Nach dem Test wurde dann die Herzfrequenz während der Erholungsphase ermittelt, wobei der Proband auf der Step-Test Bank saß (1 bis 1,5 Min. nach der Belastung). Eine niedrige Herzfrequenz nach der Belastung und eine längere Ausdauer wiesen auf einen besseres Ergebnis hin. Es stellte sich auch heraus, dass Probanden mit einem besseren Ergebnis höhere Leistungen bei Belastungen mit einer hohen aeroben Energiebereitstellung erbrachten.

PWC$_{150}$, PWC$_{170}$

Ein weiterer, schon seit langem existierender Leistungstest ermittelt die *physical work capacity* oder die Belastungsintensität (meist ausgedrückt in Watt oder kg · m/min), die zum Erreichen einer festgelegten Herzfrequenz (meist 170 oder 150 pro Min.: PWC$_{150}$, PWC$_{170}$) notwendig ist (Abb. 2.7). Hierzu wird der Widerstand beim Test zunehmend erhöht: z. B. um 30 Watt pro 3 Min.

Der PWC$_{170}$-Wert gibt – laut Definition – die Belastungsintensität wieder, die noch unter der Bedingung von *gut tolerierter Arbeit* durchgehalten werden kann. Er hängt mit der Größe des Herzschlagvolumens zusammen. In Abhängigkeit von Alter und Geschlecht wurden Normwerte für den PWC$_{170}$ aufgestellt (Tabelle 2.4). Der Vorteil dieses Tests ist, dass es sich um eine einfache Messmethode handelt, für die nur ein geeichtes Fahrradergometer nötig ist.

Es muss angemerkt werden, dass der PWC$_{170}$-Test nicht die maximale Arbeitskapazität misst. Für diese Art Evaluierung muss die maximale Herzfrequenz ermittelt werden. Ein Nachteil dieser Evaluierung ist, dass das Alter nicht korrigiert wird. Der durchschnittliche Wert der Herzfrequenz, der bei einer bestimmten submaximalen O_2-Aufnahme ermittelt wird, ist unabhängig vom Alter (25–70 Jahre) für Personen des selben Geschlechts und vergleichbaren Trainingszustands gleich. Laut Definition ist sogar der PWC$_{170}$ ungefähr gleich (Tabelle 2.4). In Wirklichkeit jedoch tritt ein signifikanter Abfall des maximalen Leistungsvermögens auf. Der subjektive Schwierigkeitsgrad einer Belastung, bei der eine bestimmten Herzfrequenz erreicht werden soll, wird von älteren Patienten höher bewertet als von Jüngeren. Hier zeigt sich, dass ein submaximaler Leistungstest, der auf der Messung der Herzfrequenz basiert, nur als eine Art „Screening-Test" eingesetzt werden kann, mit dessen Hilfe Trainierte von Untrainierten unterschieden werden können. Dieser Test bildet hauptsächlich einen Anhaltspunkt für die Follow-up-Messungen des kardiovaskulären Leistungsvermögens während eines Trainingsprogramms.

Viel sensibler für den klinischen Gebrauch als das Überwachen der Herzfrequenz zur Bewertung der kardiopulmonalen Ausdauer ist die Ermittlung des V_{O_2} max. oder der anaeroben Schwelle unter Belastung (Abb. 2.8). Experimentelle Untersuchungen haben ergeben, dass sich die anaerobe Schwelle zur Leistungsprognose über aerobe Leistungen wie Dauerlauf eignet (Abb. 2.9).

Tabelle 2.4 Daten des Trainingszustands einer Stichprobe der Tschechoslowakischen Bevölkerung (Daten von Seliger. In: Shephard RJ 1978).

Alter (Jahren)	max. Herzfrequenz (Schläge/min)	Aeorobe Kraft (ml/kg · min STPD)	Körperfett (%)	Greifkraft der rechten Hand (kg)	Vitalkapazität (ml BTPS)	PWC_{170} (kg · m/min)	PWC_{170}/kg
Männer							
18	193	45,7	12,1	49,8	5140	1145	16,8
25	191	39,0	15,5	49,7	5493	1189	15,6
35	188	36,8	17,0	49,5	5049	1129	14,4
45	182	35,3	16,9	49,9	4870	1180	15,0
Frauen							
18	196	35,3	20,0	31,2	3649	614	10,8
25	192	32,0	20,1	30,0	3856	672	10,0
35	189	29,4	23,5	30,3	3609	667	10,2
45	182	27,7	25,8	30,0	3370	740	10,8

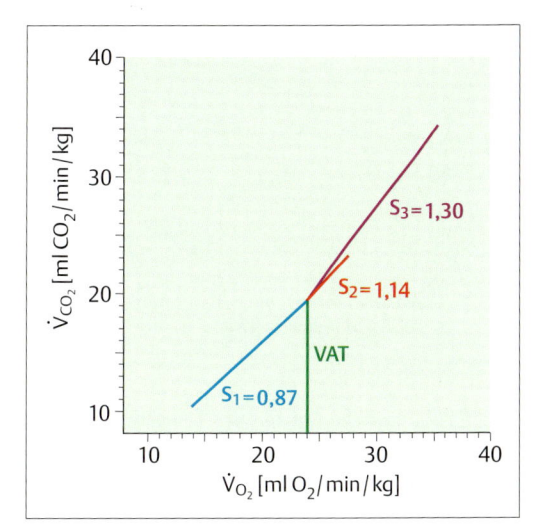

Abb. 2.8 Typisches Beispiel für die Bestimmung der anaeroben Schwelle (ventilatory aerobic threshold, VAT), bei der das Verhältnis von CO_2-Abgabe und O_2-Aufnahme wiedergegeben wird. Der Inflektionspunkt gibt die anaerobe Schwelle wieder. Oberhalb der anaeroben Schwelle besteht ein exzessiver Anstieg der CO_2-Abgabe, welches aus der Pufferung von Milchsäure stammt. Diese Messungen geschehen für jeden einzelnen Atemzug und werden bei Patienten nach Korrektur einer Fallot-Tetralogie ausgeführt (nach Reybrouck et al. 1996).

12-(oder 6-)Minuten-Lauftest

Beim 12-/6-Minuten-Lauftest ist die Strecke [m], die der Patient in 12 bzw. 6 Min. zurücklegen kann, ein Maß für die Ausdauer (Guyatt et al. 1984, McGavin et al. 1976). Der Test kann in einem Flur oder Übungsraum, dessen Länge bekannt ist, durchgeführt werden. Der Patient wird angeleitet, in Geh- oder Lauftempo innerhalb der vereinbarten Zeit so viel Meter wie möglich zurückzulegen. Dabei darf er, falls nötig, auch Pausen oder Tempowechsel einfügen. Am Ende des Tests muss der Patient das Gefühl haben, dass er sein Äußerstes gegeben hat. Um einen Eindruck der Belastung des kardiovaskulären Systems zu erhalten, kann vor, direkt nach und 2 Min. nach Ablauf der Belastung der Puls gezählt werden. Zugleich gibt der Patient auf der Borg-Skala an, wie groß die Belastung des Tests für ihn war (Abb. 2.**10 a** u. **b**).

Die Resultate werden durch das Verhalten des Testleiters beeinflusst. Darum muss dieses Verhalten standardisiert werden. Falls der Patient während des Tests angespornt wird und Zwischenergebnisse angesagt werden, so muss das auch bei jedem der folgenden Tests geschehen (Guyatt et al. 1984).

Um einen verlässlichen Ausgangswert zu erhalten, muss die Messung mindestens 2–3 Mal durchgeführt werden. Der erste Test ist nicht repräsentativ, weil Unvertrautheit mit dem Test und auch Trainingseffekte die Resultate beeinflussen (Guyatt et al. 1984). Der Vorteil des Tests ist, dass er einfach ist, an alltägliche Aktivitäten anschließt und sich gut reproduzieren lässt. Bei wiederholten Messungen tritt nur eine kleine Steigerung (~3%) der Messresultate auf. Tabelle 2.5 zeigt Referenzwerte für die Laufstrecke des 6 Minuten Tests (Enright u. Sherrill 1998, Troosters et al. 1999).

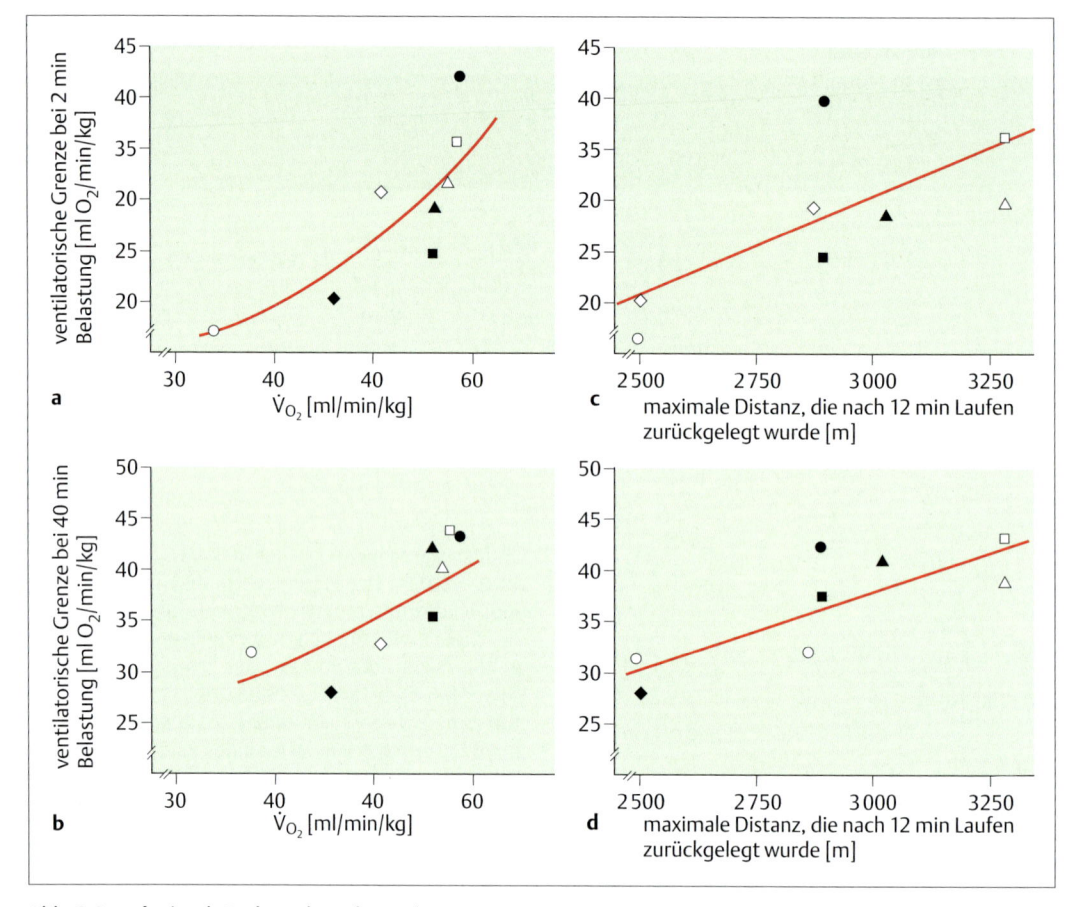

Abb. 2.9 a–d (nach Reybrouck et al. 1983)
a Verhältnis zwischen ventilatorischer anaerober Schwelle und der V_{O_2} max während eines Stufentests.
b Verhältnis zwischen anaerober Schwelle und V_{O_2} max bei langer Belastungszeit.
c Verhältnis zwischen anaerober Schwelle und Leistung bei einem 12-Minuten-Lauftest.
d Verhältnis zwischen anaerober Schwelle für lang andauernde Belastung und Leistung bei einem 12-Minuten-Lauftest.

Tabelle 2.5 Übersicht von Referenzwerten für den 6-Minuten-Lauftest.

Vorhersage-Formel (für ein Alter von 50–85 Jahren (25):

6 MWT (m) = 218 + (5.14 · Länge – 5.23 · Alter) – (1.80 · Gewicht) + (51.31 · Geschlecht) (RSD)

Länge in cm, Alter in Jahren, Gewicht in kg, Geschlecht: Mann = 1, Frau = 0

Vorhersage-Formel (für ein Alter von 40–80 Jahren) (9):

6 MWT (m) = (7.57 · Länge) – (5.02 · Alter) – (1,76 · Gewicht) – 309 (Männer)
(niedrigste Begrenzung des normalen Werts (×) – 153m)

6 MWT (m) = (2.11 · Länge) – (2,29 · Gewicht) – (5.78 · Alter) + 667 (Frauen)
(niedrigste Begrenzung des normalen Werts (×) – 139m)

Länge in cm, Alter in Jahren, Gewicht in kg

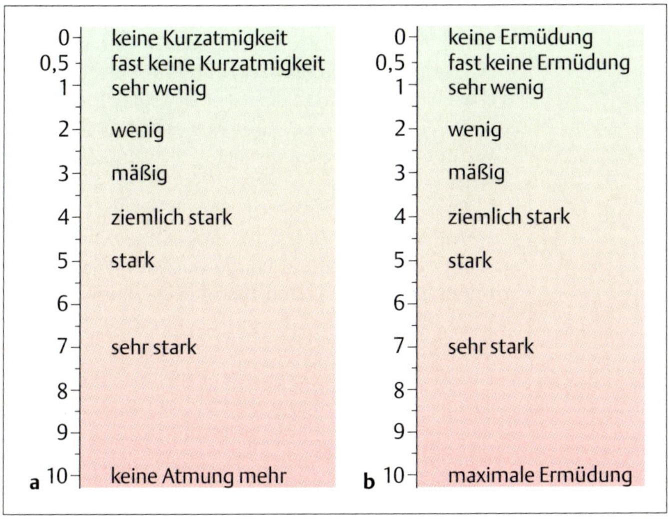

0	keine Kurzatmigkeit		0	keine Ermüdung
0,5	fast keine Kurzatmigkeit		0,5	fast keine Ermüdung
1	sehr wenig		1	sehr wenig
2	wenig		2	wenig
3	mäßig		3	mäßig
4	ziemlich stark		4	ziemlich stark
5	stark		5	stark
6			6	
7	sehr stark		7	sehr stark
8			8	
9			9	
a 10	keine Atmung mehr		b 10	maximale Ermüdung

Abb. 2.**10a** u. b
a Borg-Skala zur Bewertung subjektiv erlebter Dyspnoe.
b Borg-Skala zur Bewertung subjektiv erlebter Ermüdung.

Shuttle-Walk-Test

Dieser Shuttle-Walk-Test (SWT) ist eine Variante des Shuttle-Run-Tests. Der Patient läuft in einem markierten Abschnitt von 10 m hin und zurück (Singh et al. 1992). Die Laufgeschwindigkeit wird durch ein Piepsignal vorgegeben. Jede Minute wird die Geschwindigkeit erhöht. Der Test wird beendet, wenn der Patient innerhalb der vorgegebenen Zeit nicht die Markierung erreicht. Normwerte sind für den SWT nicht bekannt.

Submaximaler Fahrradergometertest

Neben der maximalen Belastbarkeit ist auch die *Ausdauer* ein wichtiger Aspekt. Sie wird auf andere Weise gemessen als die maximale Belastbarkeit. Außerdem können Daten eines kontinuierlichen Leistungstests verwendet werden, um die Leistungssteigerung zu beurteilen. Im letzteren Fall kann der Åstrand-Test angewandt werden.

Fahrrad-Ausdauertest

Die Ausdauer wird gemessen, indem eine kontinuierliche Belastungsform auf dem Niveau gerade unterhalb des Punktes der Milchsäureakkumulation gewählt wird. Sie beträgt 60–80% der maximalen Belastung und soll so lang wie möglich durchgehalten werden (Goldenstein et al. 1994, Simpson et al. 1992). Die Zeit ist dann ein Maß für das Ausdauervermögen. Momentan gibt es keine Literatur über die Reproduzierbarkeit dieses stark von Motivation abhängigen Tests. Neben der maximalen Belastungszeit können auch leistungsphysiologische Parameter, wie die Herzfrequenz und Atmung sowie Symptome (Dyspnoe und Ermüdung) gemessen werden.

Ein kontinuierlicher Leistungstest eignet sich auch, um Veränderungen der initialen Anpassung (physiologische Adaptation in den Muskeln) an die Belastung zu studieren. Die benötigte Zeit für die Anpassung der O_2-Aufnahme (O_2-Aufnahme-Kinetik) scheint sich nach der Rehabilitation von COPD-Patienten zu verkürzen (Casaburi et al. 1997).

Åstrand-Test

Die Belastung im Åstrand-Test besteht aus 60% der maximalen Leistung, die im maximalen Fahrradergometertest erreicht wurde. Es wird 6 Min. mit submaximaler Leistung getreten. Der Fortschritt kann gemessen werden, wenn die Patienten mit dem Widerstand des Trainingsbeginns treten. Bei einer Verbesserung der Kondition ist bei dieser Belastung die Herzfrequenz niedriger als zu Beginn des Trainings.

Ausdauertest Shuttle-Walk-Test

Neben dem Fahrrad-Ausdauertest kann die Ausdauer auch mit Hilfe eines Ausdauer-Walk-Tests ermittelt werden: der Ausdauertest des Shuttle-Walk-Tests. Dieser Test ist direkt vom Shuttle-Walk-Test (SWT) abgeleitet. Der Patient wird gebeten, so lange

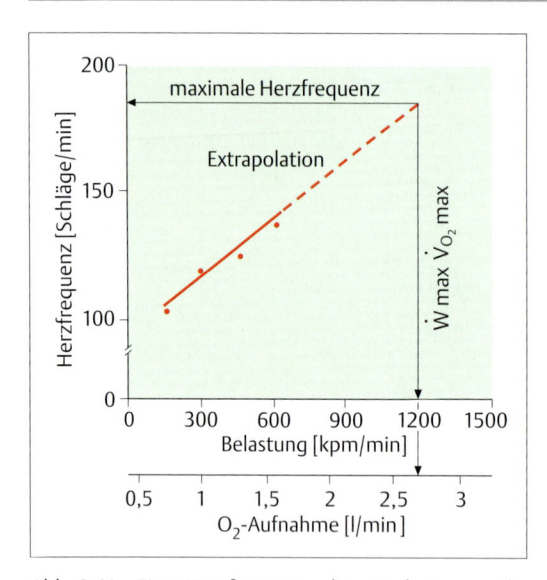

Abb. 2.11 Eine Herzfrequenz, die mindestens während drei submaximalen Widerstandsstufen ermittelt wird, lässt sich in Abhängigkeit vom Alter bis zum vorhergesagten Wert extrapolieren. Mit Hilfe einer vertikalen Linie zur Abszisse kann die O_2-Aufnahme geschätzt werden (ACSM 1986).

wie möglich 85 % der maximalen Gehgeschwindigkeit des SWT einzuhalten. Wie auch beim SWT wird die Geschwindigkeit während des Ausdauer-Shuttle-Walk-Tests (USWT) durch ein akustisches Signal vorgegeben. Der Test wird beendet, wenn der Patient zwei Mal hintereinander die Markierung nicht rechtzeitig erreicht hat. Der Test lässt sich gut nach einem Übungstest reproduzieren. Nach einer ersten Untersuchung, die den SWT mit dem USWT vergleicht, scheint der USWT für Veränderungen, die nach einer Rehabilitation auftreten, sensibler zu sein (Revill et al. 1999).

2.1.5 Schätzung der maximalen O_2-Aufnahme

Mit der Herzfrequenz, die während eines Stufentests zum Zeitpunkt des steady state gemessen wird, lässt sich eine Grafik über das Verhältnis zwischen Herzfrequenz und externem Widerstand erstellen. (Diese Ausgleichsgerade ist nicht anwendbar auf Patienten, die ein die Herzfrequenz beeinflussendes Medikament einnehmen.) Die Herzfrequenz wird mindestens bei 2, besser bei 3 Widerstandsstufen ermittelt. Die maximale O_2-Aufnahme kann grob geschätzt werden, indem diese Gerade bis zum prognostizierten Wert der maximalen Herzfrequenz in Bezug auf das Alter extrapoliert wird (Abb. 2.11). Der so erhaltene Wert kann mit Normwerten bezüglich Alter und Geschlecht verglichen werden (Wassermann et al. 1999). Die Genauigkeit der Prognose erhöht sich, wenn auch das V_{O_2} während der submaximalen Belastung gemessen wird.

Bei Herzpatienten, von denen bekannt ist, dass sie während der Belastung Angina pectoris entwickeln oder bei Patienten, die noch nie einen maximalen Test absolvierten, darf dieses Verfahren nicht verwendet werden. Es gilt zu beachten, dass ein Stufentest bei Patienten mit einer kardiovaskulären Pathologie oft unterbrochen werden muss, weil Symptome wie Angina pectoris, Dyspnoe, Schwindel, abnormale EKG-Veränderungen oder ischämische ST-Veränderungen, Hypotension oder ein nicht ansteigender systolischer Blutdruck während der Belastung auftreten. In all diesen Fällen muss die kardiopulmonale Ausdauer an Hand submaximaler Leistungstests bewertet werden.

2.2 Atemtherapie

Rik Gosselink

Bei vielen Erkrankungen, die mit respiratorischen Beschwerden einhergehen, sind physiotherapeutische Maßnahmen indiziert, z. B. bei Kurzatmigkeit, Auswurf, verminderter Belastbarkeit, eingeschränkter Lebensqualität, häufigeren Arztbesuchen und erhöhter Mortalität. Eine wichtige Teilgruppe sind Patienten, die primär unter einer Erkrankung der Lungen und Atemwege leiden, wie z. B. chronisch-obstruktive Erkrankungen, Asthma, Mukoviszidose, Pneumonie und auch postoperative Komplikationen nach Thorax-oder Bauchoperationen. Darüber hinaus gibt es Erkrankungen, die nicht primär die Lungen betreffen, jedoch zu respiratorischen Problemen führen, wie z. B. neurologische Erkrankungen (Querschnittlähmung, Multiple Sklerose, amyotrophe Lateralsklerose), progressive Muskelerkrankungen, Kyphoskoliose, Thoraxtraumen sowie thorakale und abdominale Operationen. Hier wird nicht die Behandlung bestimmter Krankheitsbilder beschrieben, sondern 3 spezifische Behandlungsziele, bei denen die Physiotherapie ansetzt:

– Evaluation und Behandlung der Atemwegsobstruktionen
– Funktion des Atemapparats
– Allgemeine Belastbarkeit

2.2.1 Evaluation und Behandlung der Atemwegsobstruktion

Es gibt unterschiedliche physiotherapeutische Behandlungsmethoden zur Reduktion einer Atemwegsobstruktion. Physiotherapeuten denken meist ausschließlich an den Mukus als mögliche Ursache, aber es gibt auch andere physiotherapeutisch relevante Faktoren, die zur Atemwegsobstruktion führen können, wie z.B. Bronchospasmus, Ödem oder Kollaps der Atemwege und Schleimdrüsenhyperplasie. Einige dieser Ursachen bieten Angriffspunkte für eine kausale oder symptomatische Behandlung (Schleimlösung und Abhusten bzw. Vorbeugung eines Tracheobronchialkollaps), andere Faktoren lassen sich mit Physiotherapie nicht beeinflussen, müssen jedoch bei der Behandlung berücksichtigt werden (z.B. Bronchospasmus). Daneben gibt es Faktoren, die eine Obstruktion beeinflussen und in der Behandlung eingesetzt werden (z.B. kollaterale Ventilation und tiefe Inspiration). Die Kenntnis dieser Faktoren ist wichtig, um die Grenzen physiotherapeutischer Techniken zu verstehen und sie an den einzelnen Patienten anpassen zu können. Eine zu kräftige Exspiration kann etwa bei einem Patienten mit Verlust der elastischen Retraktionskraft der Lungen zum Kollaps der Atemwege führen. Kräftiges Husten wird dann unwirksam, während eine weniger kräftige Exspiration (Huffing) dazu führt, dass der Schleim in die Atemwege transportiert wird.

Zunächst wird der Abtransport des Schleims bei spontan atmenden Patienten und bei Patienten auf Intensivstationen besprochen. Danach folgt die symptomatische Behandlung bei Obstruktionen auf Grund des Verlusts der elastischen Retraktionskraft.

Unterstützung des Schleimtransports

In der Physiotherapie gibt es viele Techniken zur Förderung des Schleimtransports und der Expektoration:

- Atemübungen (inspiratorische und exspiratorische)
  - Husten
  - Huffing
  - ACBT (active cycle of breathing technique; aktiver Atemzyklus)
  - Autogene Drainage
- Körperliche Belastung
- Manuelle Techniken (Thoraxkompression, Tapotage, Vibration)
- Hilfsmittel zur Förderung des Schleimtransports
- Drainagelagerungen
- Maskenatmung bei positiv endexspiratorischem Druck (PEP, postiv endexspiratory pressure)
- Thoraxwand-Oszillation (HFCWO = high frequency chest wall oscillation)
- VPR I (Vario-Resistance-Pressure; Flutter)
- Bebeutelung
- Endotracheales Absaugen
- Incentive Spirometrie
- Totraumvergrößerung

Manche Techniken setzt der Patient spontan ein (Husten, Huffing, körperliche Belastung). Dies kann ausreichend sein, um die vermehrte Schleimproduktion zu bewältigen. Es entsteht ein Gleichgewicht zwischen Schleimproduktion und -abfuhr. Eine physiotherapeutische Unterstützung wird erst erforderlich, wenn dieses Gleichgewicht kippt. Es kann dann zur Stase des Schleims in der Lunge kommen mit Folgen für die Ventilation, möglicher Atelektasenbildung und Pneumonieentstehung. Die Behandlung kann auf die Optimierung „natürlicher" Techniken (Husten, Huffing, autogene Drainage und Belastung) oder auf die Durchführung oder das Erlernen „unnatürlicher" Techniken gerichtet sein (z.B. Lagerungsdrainage, Atemübungen, PEP-Maske, VPR I, Flutter). Die Effektivität dieser Techniken ist sicherlich nicht hinreichend belegt. Die entsprechenden Untersuchungsergebnisse werden eingehender bei der Behandlung der Techniken besprochen.

Physiotherapeutische Techniken zur Entfernung des Schleims aus den Atemwegen scheinen besonders dann sinnvoll zu sein, wenn übermäßig viel Mukus produziert wird (> 30 ml/Tag) und der Patient nicht oder nur unzureichend abhusten kann. Die Auswahl der physiotherapeutischen Techniken, die zur Behandlung in Betracht kommen, hängt besonders von ihrer nachgewiesenen Effektivität (evidence based physiotherapy) und von der Verfassung, dem Alter und der Mitarbeit des Patienten ab. Natürlich sind Techniken vorzuziehen, bei denen der Patient möglichst unabhängig vom Physiotherapeuten bleibt und die Übungen selbständig durchführen kann. Allerdings hat sich die Compliance der Patienten in der häuslichen Situation als sehr mäßig erwiesen. Nur ein kleiner Teil der Mukoviszidose-Patienten wendet die Techniken zu Hause wie vorgesehen an. Hier ist eine intensive Begleitung während des Erlernens der Technik erforderlich, um die Selbstdisziplin des Patienten durch Patientenerziehung zu stärken.

Inspiratorische Atemübungen

Um den Schleim zu bewegen, muss sich distal der Obstruktion Luft befinden. Der Mukus kann dann durch die ausströmende Luft oder durch die Druckerhöhung hinter der Obstruktion zu den zentral gelegenen Atemwegen hin transportiert werden. Das Prinzip der „Luft hinter dem Pfropf" ist für die Effekte der Zwei-Phasen-Gas-Flüssigkeitsströmung (siehe Bd. 2, Kap. 2) und der Schwerkraft bedeutsam. Der mukoziliare Transport kann auch bei einem völligen Verschluss der Atemwege bis zu einer gewissen Höhe den Mukus nach zentral bewegen. Atemübungen mit Schwerpunkt auf der Inspiration können die Luftmenge distal der Obstruktion erhöhen.

Abb. 2.12 ist eine schematische Darstellung der Atemwege mit und ohne Obstruktion. Der Luftstrom (alveoläre Ventilation, V_A) hängt von den mechanischen Eigenschaften der Lungen und der Atemwege sowie von den darauf einwirkenden Kräften ab. Diese mechanischen Eigenschaften werden vom Strömungswiderstand in den Atemwegen (Resistance, R) und der Lungenelastizität (Compliance, C) bestimmt. Das Produkt aus Widerstand und Elastizität bestimmt die Größenordnung der alveolären Ventilation und die Geschwindigkeit der Füllung (RC-Zeit). Durch Inspiration mit niedrigem Flow (0,2–0,5 l/s) kommt es zu einer Verbesserung der Ventilationsverteilung, und es erhöht sich die Ventilation der basalen Lungenabschnitte. Bei einem Flow über 1,5 l/s erlischt der Einfluss auf die Ventilationsverteilung.

Wenn durch die Behandlung gerade die obstruierten Lungenabschnitte belüftet werden sollen, muss diese unregelmäßige und ungleichmäßige Ventilation berücksichtigt werden. Zur Belüftung der obstruierten Lungenbezirke ist wegen der verlängerten RC-Zeit die langsame Ventilation erforderlich. Der langsamen Inspiration muss sich am Ende ein kurzes Anhalten der maximalen Inspiration anschließen, damit sich der obstruierte Lungenabschnitt weiter belüften kann. Es sind alternative Luftwege erforderlich, an denen entlang die Luft in diese Lungenabschnitte gelangen kann. Durch diese Kollateralverbindungen, die sich in den äußersten peripheren Lungenabschnitten befinden, ist der Zustrom von Luft in die Bezirke möglich, die von den zuführenden Atemwegen abgeschnitten sind. Gelangt Luft über die Kollateralverbindungen in einen obstruierten Lungenbereich, erhöht sich dort der Druck, weil der Widerstand in den Kollateralverbindungen während der Exspiration um einiges größer ist als in Inspiration – die exspiratorische RC-Zeit ist also viel länger als die inspiratorische. Die Luft gelangt zwar hinein, aber nicht oder nur schwer heraus. Durch die Druckerhöhung kann die Luft den verschlossenen Lungenteil verlassen und den Schleimpropf mitnehmen. So erklärt sich die Entfernung von Mukus aus den peripheren Lungenabschnitten.

Das Prinzip der „Luft hinter dem Pfropf" ist auch für die Aufweitung einer zentralen Obstruktion wichtig. Bei vollständigem Verschluss des Hauptbronchus kann durch inspiratorische Atemübungen keine Luft hinter den Pfropf befördert werden. Hier muss der Schleim durch endotracheales Absaugen oder bronchoskopisch entfernt werden.

Bei der *Veränderung der Atembewegungen* geht man davon aus, dass sich dadurch auch die Ventilationsverteilung über der Lunge verändert. Ein Argument für die Betonung der *Bauchatmung* ist die Erwartung einer Zunahme der Ventilation in den basalen Lungenbezirken. Die Perfusion ist im Sitzen in den basalen Lungenabschnitten am größten. Durch Bauchatmung verbessert sich das Ventilations-Perfusions-Verhältnis ($\dot{V}/\dot{Q}$) und damit der Gasaustausch. Einige Untersuchungen an gesunden Probanden stützen diese Vorstellung (Fixley et al. 1978, Roussos et al. 1976, 1977). Es gibt jedoch auch Untersuchungen mit gesunden Probanden, bei denen die Ventilationsverteilung durch Betonung der Bauchatmung keinen positiven Effekt hat. Auch entsprechende Untersuchungen an Patienten führten zu enttäuschenden Ergebnissen (Bake et al. 1974, Grassino et al. 1975, Shearer et al. 1972). Verschiedene Untersucher sahen keine Veränderung der Ventilationsverteilung durch Betonung der Bauchatmung bei Patienten mit chronischen Lungenerkrankungen (Grimby et al. 1975, Brach et al. 1977).

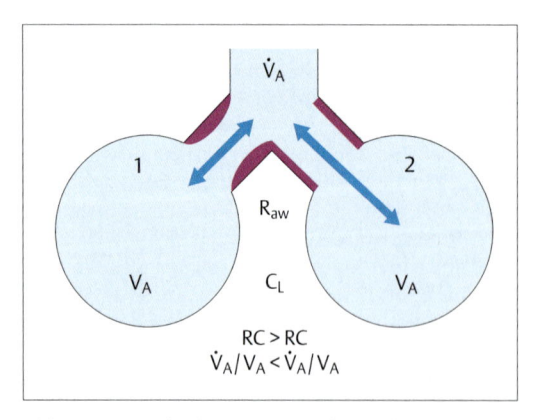

Abb. 2.12 Ungleichmäßige Ventilation bei einer Obstruktion der Atemwege. 1: Das Füllen von Lungenabschnitt 1 dauert länger als das Füllen von Lungenabschnitt 2 (die RC-Zeit ist länger).

In der Literatur wird der mögliche Einfluss dieser inspiratorisch betonten Atemübungen etwas stiefmütterlich behandelt. Sie werden meist nur als fester Behandlungsteil erwähnt. Bei dem in Großbritannien entwickelten ACBT (eine Erweiterung der forcierten Exspiration) wird der maximalen Inspiration eine wichtige Rolle zugeschrieben, die jedoch durch keine Untersuchung gestützt wird. In der Literatur zur mechanischen Aufhebung von Atelektasen (z.B. bei chirurgischen Patienten) werden die Atemübungen mit inspiratorischem Schwerpunkt aufmerksamer betrachtet (Bartlett 1973, Marini 1984, Nieman 1983, Peters 1979). Daraus geht hervor, wie wichtig diese Übungen zur Wiederbelüftung des Lungengewebes sind. Sie scheinen unerlässlich zu sein, um Luft hinter den Pfropf zu bekommen und Mukus aus den Atemwegen zu befördern. Die Prinzipien der Atemübungen mit inspiratorischem Schwerpunkt gelten auch für die Behandlung der Mukusretention bei anderen Patienten.

Exspiratorische Atemübungen

Die forcierte Exspiration dient der Schleimbewegung in den Atemwegen in Richtung Mund. Es wird versucht, den Exspirationsfluss zu erhöhen. Durch die hohen Flussgeschwindigkeiten werden die Schleimschichten wegen der Zwei-Phasen-Gas-α-Flüssigkeitsströmung in Schwingung versetzt. Beim Husten sind Flussgeschwindigkeiten von 280 m/s beschrieben worden. Diese Geschwindigkeiten reichen aus, um einen anularen Flow (Ring-Fluss) oder einen mist-flow (Nebel-Fluss) der Schleimschicht entstehen zu lassen. Unter 2.2.2 wird dargelegt, wie diese Geschwindigkeiten in den Atemwegen durch forcierte Exspiration erzeugt werden können.

Der Einsatz des exspiratorischen Luftstroms spielt eine zentrale Rolle für den Mukustransport. Im Laufe der Jahre wurden hierzu verschiedene Techniken entwickelt. Thompson führte 1968 in Neuseeland die *Forced exspiration technique* (FET) ein, die später von Pryor und Webber in England verbreitet wurde. Die Behandlung besteht aus einer Kombination von tiefem Seufzen, Drainagelagerungen und entspanntem Atmen, im Wechsel mit Huffing. In der Umgangssprache werden Huffing und FET oft synonym verwendet, dabei ist Huffing nur ein Teil der FET. Die Technik wurde kürzlich verfeinert, wodurch die Bedeutung der tiefen Inspiration vor der forcierten Exspiration betont wird (aktiver Atemzyklus, ACBT). Ende der 60er-Jahre entstand in Belgien durch Chevallier die autogene Drainage, die Schoni später weiter entwickelte. Auch bei dieser Technik steht der Einsatz des exspiratorischen Luftstroms zum Mukustransport im Vordergrund.

Husten

Spontaner Husten entsteht durch Reizung der Hustenrezeptoren in Pharynx (N. glossopharyngeus), Larynx, Trachea und Bronchien (N. vagus). Die Empfindlichkeit der Rezeptoren ist im Bereich der Trachea-Bifurkation (Carina) am größten und nimmt von hier aus zur Peripherie hin ab. Somit ist auch der Effekt des Hustens in den großen Atemwegen am stärksten.

Beim Gesunden beginnt der Husten mit einer raschen Inspiration (ca. 0,65 s), wobei etwa 2,5 l eingeatmet werden. Es folgt der Glottisschluss (ca. 0,2 s), dabei kontrahiert sich die Exspirationsmuskulatur. Der pleurale Druck erhöht sich auf 100–140 mmHg. Dann erfolgt die Exspiration (ca. 0,5 s) durch plötzliche Öffnung der Glottis. Durch die Kombination aus großem Flow und dynamischer Atemwegskompression entsteht eine hohe Flussgeschwindigkeit, die bis zur Orkanstärke anschwellen kann. Trotz der hohen Geschwindigkeit kommt es beim Husten zur Oszillation der Trachea-Hinterwand und der Glottis, wodurch der Mukustransport unterstützt wird.

Huffing

Der Beginn des Huffing entspricht dem des Hustens. Der Unterschied zum Husten besteht darin, dass der Glottisschluss zwischen In- und Exspiration unterbleibt. Die Exspiration erfolgt bei geöffneter Glottis. Bei einem mittleren inspiratorischen Volumen wird in einem Zug ohne zwischenzeitliche Inspiration forciert ausgeatmet bis etwa zur FRC. Bei unveränderter Lungenmechanik und vor allem bei erhaltener elastischer Retraktionskraft kann die Exspiration bis zum Residualvolumen (RV) fortgesetzt werden. Bei Patienten mit Mukoviszidose erfolgt die forcierte Exspiration ab einem mittleren inspiratorischen Volumen. Wenn ein Patient die elastische Retraktionskraft der Lungen verloren hat, muss das Huffing aus einer tieferen Inspiration heraus erfolgen und die Exspirationskraft angepasst werden, um einen Tracheobronchialkollaps (Abb. 2.**13**) zu verhindern.

Eine besondere Form des Huffing ist die forcierte Exspiration in kurzen, aufeinander folgenden Stößen (Lachen). Es gibt eine andere Form der Durchführung, wobei 2–3 mal bis zur FRC ausgeatmet wird. Der Vorteil besteht darin, dass der Peakflow beim Huffing größer ist, als der größte Flow beim

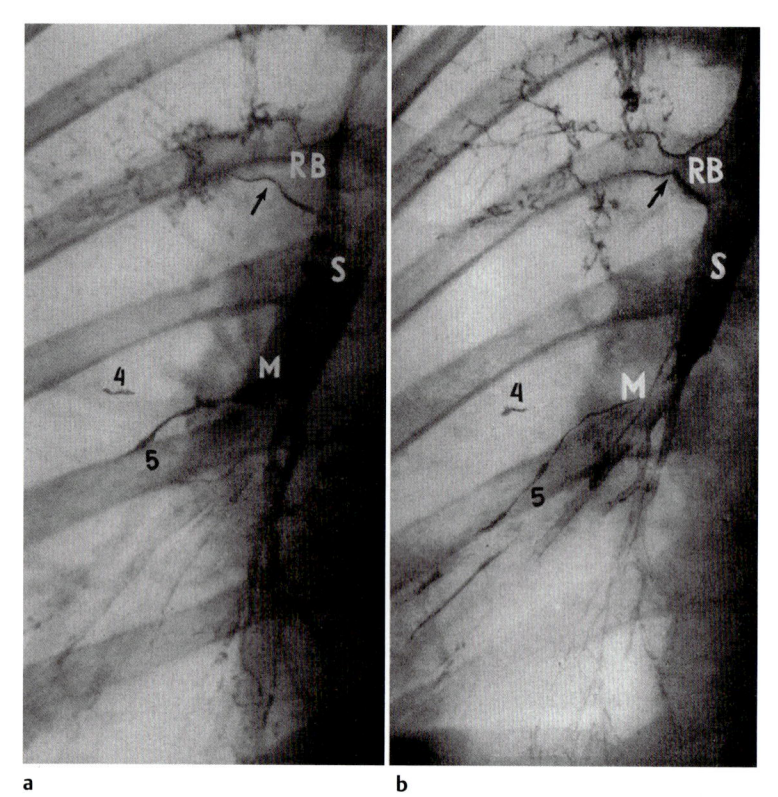

Abb. 2.13 Tracheobronchialer Kollaps.
a Bonchogramm rechts (P.A.) sofort nach der Füllung des rechten Bronchialbaums. Tiefte Inspiration. Trichterförmige (eigentlich schnabelförmige) Verengung des Mittellappenbronchus und starke Verengung des r. medialis und des r. lateralis. Leichte lokale Verengung des Oberlappenbronchus (↗).
b Idem bei kräftiger Exspiration. Die Äste des Mittellappenbronchus sind hier fadenförmig verengt (↗), die lokale Konstriktion im Oberlappenbronchus hat stark zugenommen.

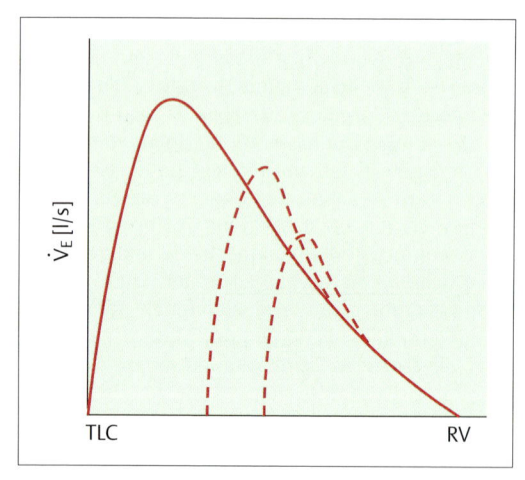

Abb. 2.14 Flow-Volumen-Kurven bei forcierter Exspiration verschiedener Lungenvolumina. Die Luftstromstärke ($\dot{V}e$ inl/s) ist größer, wenn in unterbrochenen Stößen ausgeatmet wird (gestrichelte Linie) als wenn eine ununterbrochene forcierte Exspiration stattfindet (durchgezogene Linie).

einmaligen Huffing (Abb. 2.**14**). Die Art des Huffing beeinflusst auch die visko-elastischen Eigenschaften des Mukus (vergleichbar mit dem kurzen Schütteln einer Ketchup-Flasche) und erhöht den Mukus-Transport. Das richtige Huffing bedarf einiger Übung (ebenso wie das richtige Husten). Die Schwierigkeiten dabei sind das Offenhalten der Glottis während der Exspiration und das schnelle und kräftige Ausatmen. Zum Offenhalten der Glottis muss ein tiefer H-Laut gebildet werden. Hilfreich ist es auch, den Patienten zu bitten, einen Spiegel anzuhauchen, oder ihn aufzufordern, bei der forcierten Exspiration das Mundstück des Spirometers in den Mund zu nehmen.

Eine rasche Exspiration wird durch Kontraktion der Bauchmuskulatur erzeugt. Hierdurch kommt es zu einer starken Erhöhung des intraabdominalen Drucks, und das Zwerchfell wird schnell und kräftig in den Thorax gedrückt. Bei aufgerichtetem Oberkörper ist die Dehnstellung der Bauchmuskulatur für eine effektive Kontraktion optimal.

Einsatz von Husten und Huffing

Da sich die Exspirationsmukulatur rasch kontrahiert, ist die dabei entwickelte Kraft kleiner. Somit ist auch der pleurale Druck beim Huffing deutlich niedriger. Der maximale transpulmonale Druck beim Husten beträgt 117 mmHg, beim Huffing lediglich 38 mmHg. Trotz des geringeren Drucks muss die Atemmuskulatur beim Huffing eine große Kraft aufwenden. Die Muskeln müssen eine hohe Kontraktionsgeschwindigkeit entwickeln und sind auch länger aktiv (Husten erfordert lediglich eine kurze und explosive Kontraktion). Im Hinblick auf die Belastung der Atemmuskulatur ist kräftiges Huffing anstrengender als Husten.

Es wurde gezeigt, dass COPD-Patienten beim Huffing keinen Tracheobronchialkollaps erleiden, im Gegensatz zur Situation beim Husten (Hietpas et al. 1979, Langlands 1976, Rayl 1965). Dieser Unterschied wird mit den unterschiedlichen pleuralen Drücken bei Husten und Huffing erklärt. Bei gesunden Personen ist der Peakflow während des Hustens signifikant größer als beim Huffing, bei Patienten mit chronischer Bronchitis besteht er hingegen nicht. Wenn es um den Tracheobronchialkollaps geht (besonders bei Patienten mit Lungenemphysem), sollte das Huffing dem Husten vorgezogen werden, da sich so der Kollaps verhindern lässt.

Ein weiterer Unterschied zwischen Husten und Huffing besteht in der Lokalisation der reinigenden Wirkung dieser beiden Techniken in den Atemwegen. Im Hinblick auf das Huffing wird von einer eher peripheren Wirkung ausgegangen. Dies suggeriert zu Unrecht, dass es durch Huffing zur Reinigung der kleinen Atemwege kommt. Bei sehr tiefer Exspiration verschiebt sich die dynamische Kompression der „stromaufwärts" (peripher) gelegenen Atemwege bis zur 4. Generation (subsegmentale Bronchien). Husten und Huffing vergrößern den Mukustransport in den zentralen und intermediären Atemwegen, während kein Unterschied zwischen dem allgemeinen Mukustransport und peripherer Mukusreinigung nachgewiesen werden konnte.

Für die Praxis bedeutet dies, dass die forcierte Exspiration mit großem Volumen bei COPD-Patienten mit geringerer Exspirationskraft (besonders bei Verlust der elastischen Retraktionskraft der Lungen) erfolgen muss (also Huffing).

Das Huffing kann zwar auch bei geringerem Volumen erfolgen, doch muss dann die Exspirationskraft angepasst werden. Sie lässt sich anhand des Exspirationsgeräusches bestimmen. Bei zu kräftiger Exspiration sinkt die Flussgeschwindigkeit sehr stark und kann sogar gegen Null gehen, was auf einen Tracheobronchialkollaps hinweisen kann.

Husten und Huffing sind zentrale Bestandteile in der Behandlung des gestörten Mukustransportes. Husten stimuliert den Mukustransport nur, wenn mehr Mukus als normal in den Atemwegen vorhanden ist. Bei Patienten mit chronischer Bronchitis erhöht Husten sowohl in der Peripherie als auch in den zentralen Atemwegen die Mukusclearance signifikant. Bei Mukoviszidose-Patienten fiel der Rückgang der Lungenfunktion unter einer kombinierten Behandlung geringer aus, als bei Husten allein.

Forcierte Exspiration bei Patienten mit obstruktiven Lungenerkrankungen

Bei Patienten mit chronisch obstruktiver Lungenerkrankung (COPD) kommt es infolge der Bronchusobstruktion und durch den Verlust der elastischen Retraktionsfähigkeit des Lungenparenchyms zu Veränderungen der Lungenmechanik. Hierdurch verändern sich die Effekte der forcierten Exspiration in quantitativer und qualitativer Hinsicht (Abnahme des Ausatmungsstroms bzw. Entstehung eines Tracheobronchialkollaps). Die forcierte Exspiration ist dann weniger effektiv, was besonders bei Patienten mit erhöhter Schleimproduktion ein wichtiges Handicap sein kann. Eine der wichtigsten Veränderungen, die besonders beim Husten auftreten, ist der *Tracheobronchialkollaps*, das Zusammenfallen der großen Atemwege beim Husten (Lappenbronchien und sogar Trachea). Ursächlich kommt eine Obstruktion der kleinen Atemwege in Betracht, wodurch der Druck in den Atemwegen stark abfällt. In der Folge ist dann der Druck in den großen Atemwegen niedriger als normal. Das bedeutet, dass es bei forcierter Exspiration zu einer erhöhten Kompression oder gar zum Kollaps dieser Atemwege kommen kann. Eine andere Erklärung führt den Tracheobronchialkollaps auf Veränderungen der Wandeigenschaften in den Lappenbronchien in Kombination mit einem abnorm hohen Pleuradruck zurück. Durch die verminderte Elastizität der Bronchuswand infolge chronischer Entzündungsprozesse wird der Bronchus leichter komprimierbar. Bei hohem pleuralen Druck (Husten) kann es dann zum Kollaps der großen Atemwege kommen. An der Stelle der zentralen Obstruktion kommt es zu einem großen Druckgefälle, wodurch das Druckgefälle in den stromaufwärts (Richtung Alveolen) gelegenen Atemwegen kleiner ist. Die kleinen Atemwege werden also durch den an dieser Stelle herrschenden erhöhten bronchialen Druck besser offen gehalten. Distal der lobären Obstruktion ist die Flussgeschwindigkeit niedrig, sodass der Mukustransport hier verzögert ist.

Ein Tracheobronchialkollaps ist daran erkennbar, dass der Patient in Ruhe mit geschürzten Lippen atmet (Lippenbremse) und/oder beim Husten den Mund geschlossen hält. Diese charakteristischen Kompensationen des Patienten bezwecken eine Verzögerung des Luftstroms, durch die der Kollaps verhindert werden kann.

Forcierte Exspiration bei neuromuskulären Erkrankungen

Als Ursache für eine gestörte forcierte Exspiration kommt auch eine verminderte Exspirationskraft in Betracht, die am häufigsten bei Patienten mit neuromuskulären Erkrankungen, wie z. B. Multiple Sklerose oder amyotropher Lateralsklerose, aber auch bei Kyphoskoliose oder Obesität vorkommt. Besonders bei insuffizienter oder ausgefallener Bauchmuskulatur wird die forcierte Exspiration unzureichend. Die Exspirationskraft entstammt dann hauptsächlich der Thoraxmuskulatur. Dabei kommt es manchmal zu einer paradoxen Auswärtsbewegung des Abdomens. Naturgemäß wird die forcierte Exspiration dadurch insuffizient. Bei Patienten mit zervikalem Querschnitt kann der obere Teil des M. pectoralis (Pars clavicularis) noch an der Exspiration mitwirken. Neben der gestörten Exspirationskraft kann auch eine Abnahme der inspiratorischen Muskelfunktion durch verminderte Vitalkapazität zu einer verminderten Husteneffektivität führen. Hierdurch kommt es zu einer Abnahme der elastischen Retraktionskraft der Lungen und damit auch zu einer Abnahme der treibenden Kraft für die Exspiration.

■ Autogene Drainage

Bei der autogenen Drainage handelt es sich um eine Kombination aus Atemübungen und forcierter Exspiration, welche bei verschiedenen Lungenvolumina durchgeführt wird. Es werden 3 Phasen unterschieden: Begonnen wird mit einer forcierten Exspiration bei einem Lungenvolumen nahe dem RV, um die peripheren Atemwege zu reinigen (*Lösung*). Nachfolgend wird durch forcierte Exspiration bis etwa zur FRC der Mukus in die größeren Atemwege befördert (*Sammlung*). Schließlich wird durch die Atmung nah an der TLC der Mukus nach außen befördert (*Expektoration*); (Abb. 2.15).

In welchem Ausmaß diese 3 Phasen auch tatsächlich den Mukustransport in den unterschiedlichen Atemwegen beeinflussen, ist nicht bekannt. Die Exspirationskraft wird beschränkt, um einem Tracheobronchialkollaps vorzubeugen. Während der Vermittlung dieser Technik wird besonders auf die akustische Wahrnehmung geachtet (das rasselnde Geräusch durch die Interaktion von Luftstrom und Schleimschicht). Aber auch durch Beobachtung und Fühlen kann die forcierte Exspiration so effektiv wie möglich vermittelt werden.

Die bei der autogenen Drainage erforderliche Exspirationskraft ist niedriger als bei FET und ACBT, wodurch ein möglicher Tracheobronchialkollaps verhindert wird. Die Effektivität der autogenen Drainage unterscheidet sich im Hinblick auf Expektoration, Ventilationsverteilung und Gasaustausch nicht von der FET und der ACBT.

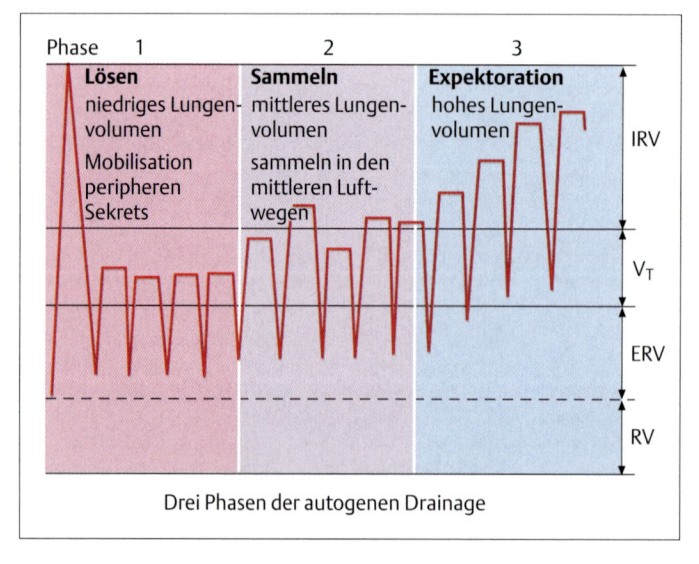

Abb. 2.15 Drei Phasen der autogenen Drainage (nach Prasad u. Hussey 1995).

Körperliche Belastung

Auch körperliche Belastung kann einen Beitrag zum Mukustransport liefern. Bei gesunden Probanden erhöht sich die Mukus-Clearance unter Belastung und freiwilliger Hyperventilation in Ruhe gegenüber der Ruheatmung. Die Zunahme des Mukustransportes ist bei Belastung am größten, wofür es einige Erklärungen gibt. Bei Zunahme der Ventilation erhöht sich auch der exspiratorische Flow. Durch die Zwei-Phasen-Gas-Flüssigkeitsströmung erklärt sich der vermehrte Schleimtransport. Daneben soll auch der „melkende" Effekt der vermehrten Lungenbewegung auf Schleimdrüsen und Lungenparenchym den Mukustransport verstärken. Es ist auch denkbar, dass die Rezeptoren in Atemwegen und Lungenparenchym durch Belastung stimuliert werden, was eine Hypersekretion der Schleimdrüsen zur Folge hat. Schließlich können auch endokrine Faktoren (besonders die Zunahme der zirkulierenden Katecholamine) die Clearance erhöhen.

Untersuchungen an Mukoviszidose-Patienten zeigen, dass sich durch Schwimmen die Lungenfunktion verbessert. Außerdem war die Expektoration an Tagen, an denen geschwommen wurde, signifikant stärker. Dennoch ist der Effekt von alleiniger Physiotherapie oder von Physiotherapie in Kombination mit körperlicher Belastung größer.

Manuelle Kompression von Thorax und Abdomen

Bei unzureichender Exspirationskraft, z.B. durch Ausfall der Exspirationsmuskulatur (Querschnitt, Multiple Sklerose, neuromuskuläre Erkrankungen) oder Schmerzen (operative Eingriffe an der Bauchdecke) kann die Exspiration an der Thoraxwand unterstützt werden. Zur Vergrößerung des exspiratorischen Flows und des pleuralen Drucks wird eine Kompression auf die Bauchwand oder die Brust ausgeübt. Diese Kompression kann durch den Patienten oder durch den Physiotherapeuten erfolgen. Die Kompression an der Bauchdecke ist sehr wichtig, da der erhöhte intraabdominale Druck das Zwerchfell kräftig und schnell nach kranial verschiebt und das Lungenvolumen verkleinert. Die Kompression erfolgt großflächig mit dem Unterarm über dem Bauch. An der Brustwand ist die Kompression auf Höhe der untersten Rippen am effektivsten, da sie die größte Mobilität besitzen. Dabei muss die Kompression nach medial und kaudal gerichtet sein. Die Beweglichkeit der obersten Rippen ist deutlich geringer, und die Kompression wird nach dorsal und kaudal gerichtet. Es muss immer darauf geachtet werden, den Druck in die richtige Richtung zu geben und ihn über Hände und Unterarm auf einen große Fläche zu verteilen. Punktuelle Handgriffe auf Brust oder Bauch sind sehr unangenehm und müssen vermieden werden.

Hilfsmittel zur Unterstützung des Schleimtransports

Bei Patienten mit unzureichender Atemmuskelkraft kommen Hilfsmittel zur Unterstützung der In- und Exspiration zum Einsatz. Zur Unterstützung des Hustens wird ein *Beatmungsgerät* verwendet, mit dem die Inspiration durch positiven Druck vertieft werden kann. Beim Ausatmen wird vor dem Mund ein negativer Druck aufgebaut, wodurch sich der exspiratorische Luftstrom verdoppelt. Dieses Gerät wird vor allem bei Patienten im fortgeschrittenen Stadium einer neuromuskulären Erkrankung angewandt.

Eine andere Methode zur Vergrößerung des inspiratorischen Volumens, und damit auch der Lungenexpansion und der Husteneffizienz, ist die *glossopharyngeale Atmung*. Dabei werden mit Hilfe der Muskulatur des Mundbodens und der oberen Atemwege etwa 50–80 ml Luft aus der Mundhöhle in die Trachea gedrückt (Abb. 2.**16**). Dies erfordert eine genaue Koordination der Muskeln, die in der Kompressionsphase die Nase verschließen und gleichzeitig die Glottis öffnen, sodass die Luft in die Lunge gepumpt wird. Gleich im Anschluss wird die Glottis geschlossen und ein weiterer Mund voll Luft genommen, der anschließend in die Lungen gedrückt wird. Dieser Zyklus wiederholt sich 10–20 mal bis eine ausreichende Menge Luft in die Lungen gepumpt worden ist und ausgeatmet werden kann. Der Vorteil dieser Technik besteht darin, dass der Patient weniger abhängig von einem Beatmungsgerät ist. Voraussetzung ist jedoch, dass die Muskulatur der oberen Atemwege intakt ist.

Drainagelagerungen

Die Drainagelagerungen sind häufig Bestandteil der Behandlung. Sie dienen vornehmlich der Erhöhung der Transportgeschwindigkeit des Schleims zu den und in den zentralen Atemwegen. Dies wird durch eine vertikalere Stellung der Lappen- und Segmentbronchien des zu drainierenden Lungenabschnitts erreicht (Abb. 2.**17**). Die Schwerkraft kann so den Mukus von peripher nach zentral verlagern. Der Patient wird in eine dafür geeignete Position gebracht, wobei eine gute Kenntnis der Atemwegsanatomie unerlässlich ist.

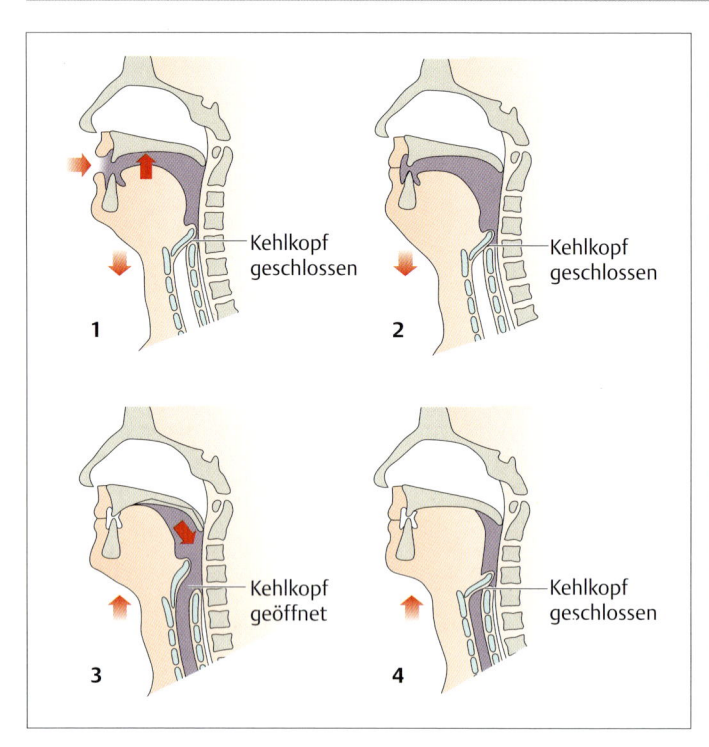

Abb. 2.16 4 Schritte des Glossopharyngealen Atmens.
Phase 1: Mund und Rachenraum müssen vollständig mit Luft gefüllt werden, indem bei geöffnetem Mund der Zungengrund und der Mundboden so weit wie möglich nach unten gezogen werden.
Phase 2: Das Entweichen der Luft wird verhindert, indem der Mund nun geschlossen wird. Die Nase wird abgeschlossen, indem der weiche Gaumen nach oben gezogen wird. Hierbei bleiben Kiefer, Mundboden und Zunge unten.
Phase 3: Die in der Mundhöhle gefangene Luft wird in die Lungen gepresst, indem Kiefer, Mundboden und die Zunge nach oben gezogen werden, während der Larynx geöffnet ist. Die Zunge füllt nun die gesamte Mundhöhle wieder aus.
Phase 4: Durch Verschluss des Larynx wird dieser „Happen" Luft in der Lunge gehalten.

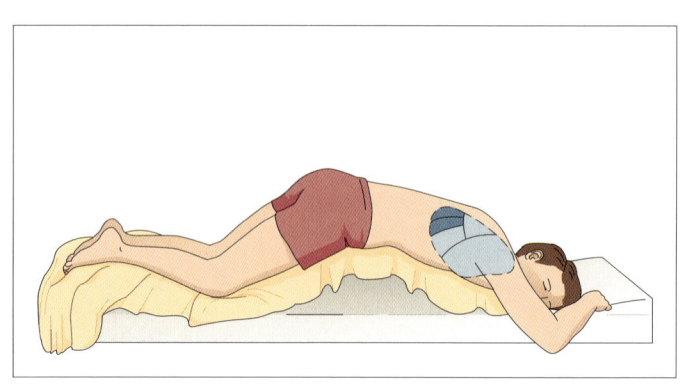

Abb. 2.17 Beispiel einer Lagedrainage für den unteren Lungenlappen.

Normalerweise ist der Einfluss der Schwerkraft (Lagerung) zu vernachlässigen. Er wächst jedoch, wenn die visko-elastischen Eigenschaften, die Funktion des Flimmerepithels, die Mukusmenge und die Dicke des periziliären Belags verändert sind. Der Schwerkrafteinfluss bezieht sich vor allem auf die größeren Atemwege. Wahrscheinlich ist in den kleineren Atemwegen die Adhäsion zwischen Mukus und Bronchialwand zu groß, um von der Schwerkraft überwunden werden zu können.

Untersuchungen zur Effektivität der Drainagelagerungen mit radioaktiven Markern zeigten keinen zusätzlichen Effekt (Oldenburg et al. 1979, Rossman et al. 1982, Mazzocco et al. 1985). Bei Patienten mit Bronchiektasen, Mukoviszidose, COPD und exzessiver Mukusproduktion wurde ein verbesserter Mukustransport und eine verbesserte Expektoration nachgewiesen. Es gibt auch einige Untersuchungen, in denen die Effektivität der Lagerungsdrainage mit anderen Behandlungstechniken verglichen wurde. FET kombiniert mit Lagerungsdrainage erwies sich dabei mit Blick auf die Expektoration als effektiver als FET ohne Lagerungsdrainage (Sutton et al. 1983, Hofmeyr et al. 1986). Kein Unterschied ergab sich in Bezug auf die Clearance. Die Lagerungsdrainage kann ein wirkungsvoller Bestandteil der Behandlung sein, wenn die Lungenerkrankung lokalisiert ist, wie z. B. bei Bronchiektasen Behandlung (Sutton et al. 1983, Kirilloff et al. 1985). Voraussetzung ist jedoch, dass durch vermehrte Produktion, veränderte Zusammensetzung oder gestörten mukoziliären Transport übermäßig viel Mukus vorhanden ist, wodurch sich der Transport verändert.

Für die Seitenlage wurden folgende Risiken beschrieben, besonders in Kombination mit der Trendelenburg-Lagerung: Erhöhung des intrakraniellen Drucks, kardiovaskuläre Hypoxämie mit hämodynamischer Instabilität und Bronchospasmus. Es ist auch möglich, dass es durch die Lagerungsdrainage zu einem „Überlaufen" von Eiter, Blut und Sputum in die tiefergelegenen Lungenabschnitte kommt. Wenn diese Gefahr besteht, wie z. B. bei kürzlicher Hämoptoe, Lungenabszess oder bronchopleuraler Fistel, ist die Einnahme einer entsprechenden Position kontraindiziert.

Außer der Transportgeschwindigkeit des Mukus beeinflusst die Haltung auch die Oxygenierung und das Ventilations-Perfusions-Verhältnis. Im Allgemeinen nimmt bei gesunden Menschen in Seitenlage die Ventilation der unten liegenden Lungenabschnitte im Vergleich zu den obenliegenden zu. Die FRC der unten liegenden Lunge ist relativ kleiner und prozentuale Volumenänderung (und somit auch die Lufterneuerung) größer als in der obenliegenden. Dies hängt auch mit einer effektiveren Kontraktion und größeren Exkursion an der Zwerchfellunterseite zusammen. Durch geringere Drücke im kleinen Kreislauf ist wegen der Schwerkraftwirkung der Einfluss auf die Perfusion in den unten liegenden Lungenabschnitten größer als in den obenliegenden. Gegenüber dem obenliegenden Teil haben also Perfusion und Ventilation in den unteren Lungenabschnitten zugenommen. Bei Gesunden hat dies keine Relevanz. Doch bei Patienten mit einer einseitig lokalisierten Lungenerkrankung, wie z. B. einer Pneumonie oder Atelektasen, kann die Haltung einen wichtigen Einfluss auf die Oxygenierung haben. Wenn die gesunde Lunge unten liegt, sind Ventilation und Perfusion dort naturgemäß am größten und in der obenliegenden Lunge vermindert. Wenn dort infolge der Lungenerkrankung die Ventilation bereits vermindert ist, verkleinert sich der „Shunt", und die Oxygenierung nimmt zu. Es wird davon ausgegangen, dass die Perfusionsänderung für die verbesserte Oxygenierung verantwortlich ist.

Verschiedene Untersucher (Gillespie u. Rehder 1987, Zack et al. 1974) haben festgestellt, dass das Liegen auf der gesunden Seite bei (vornehmlich) einseitigen Lungenerkrankungen zu einer Zunahme des Pa_{O_2} führt. Bei Kindern mit einseitiger Lungenerkrankung wurde festgestellt, dass gerade das Liegen auf der betroffenen Seite zu einer Erhöhung des Pa_{O_2} führt. Der Unterschied zwischen Kindern und Erwachsenen wird auf den weniger stabilen Thorax bei Kindern zurückgeführt. Dadurch nimmt die FRC auf der unten liegenden Seite bis an das Residualvolumen (RV) heran ab. Die Ventilation wird dadurch nachteilig beeinflusst. Bei Kindern ist auch der Einfluss auf die Position der unten liegenden Zwerchfellhälfte wegen des geringeren hydrostatischen Drucks des Bauchinhalts geringer.

Tapotage und mechanische Vibration

Tapotage und Vibration sind immer noch weit verbreitete Techniken zur Entfernung des Schleims aus den Atemwegen. Die Vorstellung hinter diesen Techniken ist, dass sich die manuell oder mechanisch erzeugten Schwingungen der Thoraxwand auf das Lungengewebe und die Atemwege übertragen. Diese Schwingungen sollen den Mukustransport beeinflussen, indem sie den Mukus gewissermaßen von der Bronchuswand losrütteln oder die Aktivität der Zilien stimulieren. Ebenfalls soll sich die visko-elastischen Eigenschaften des Schleims unter Einfluss der Schwingungen verändern. Obwohl diese Techniken in vielfältiger Weise angewandt werden, finden sich in der Literatur der letzten Jahre meist keine positiven Ergebnisse im Hinblick auf den Mukustransport (van der Schans et al. 1986, Wollmer et al. 1985). Die Tapotage führt im Rahmen der Behandlung zu keiner verbesserten Mukusclearance und auch zu keiner gesteigerten Expektoration bei Patienten mit bereits vermehrter Expektoration. Bei Patienten mit geringer Expektoration können sogar negative Effekte festgestellt werden, wie ein Absinken des FEV (Sekundenkapazität) und Pa_{O_2}, was besonders bei Patienten mit bereits verminderter Sauerstoffsättigung sehr nachteilig sein kann. Ein weiteres Absinken infolge der Tapotage kann zu einer schweren Hypoxämie führen.

Dafür kommen zwei Ursachen in Betracht. Es ist unklar, ob die an der Thoraxwand ausgelösten Schwingungen tatsächlich in den Atemwegen ankommen. Wahrscheinlich kommt es bereits in der Thoraxwand zu einer starken Dämpfung. Außerdem wird die Schwingung vom lufthaltigen Lungengewebe vermindert, in dem die Atemwege aufgehängt sind, wodurch die Schwingung kaum zu den Atemwegen gelangt. Dies gilt jedoch nicht für die außerhalb des Lungenparenchyms gelegenen (extrapulmonalen) größeren Atemwege. Bronchoskopische Beobachtungen bestätigen, dass während Tapotage und Vibration die größeren Atemwege in Schwingung versetzt werden (Radford et al. 1982).

Ein möglicher zweiter Grund für die negativen Ergebnisse ist, dass die Frequenz von Tapotage und Vibration möglicherweise für den Effekt entscheidend ist. Die Bedeutung der richtigen Frequenz der Schwingungen zeigt sich bei In-vitro-Untersuchungen an Flimmerepithel: Bei einer Schwingungsfrequenz von 10–25 Hz kam es zu einer Zunahme des Mukustransports (Abb. 2.18). Der Umstand, dass diese Zunahme an einen bestimmten Frequenzbereich gekoppelt zu sein scheint, lässt vermuten, dass die individuelle Resonanzfrequenz für eine eventuelle Zunahme des Mukustransports ausschlaggebend ist. Die Eigenfrequenz, *Resonanzfrequenz*, der Zilienbewegungen in den großen Atemwegen liegt zwischen 12 und 20 Hz. Unter infiziertem Sputum ist die Schwingungsfrequenz der Zilien niedriger als normal. Um die Bewegung der Zilien zu verstärken, muss die Frequenz von Tapotage und Vibration etwa bei 12–20 Hz liegen. Auch die Resonanzfrequenz des gesamten Atemsystems liegt zwischen 10 und 15 Hz. Durch Tapotage wird jedoch eine Frequenz von maximal 3–4 Hz erwirkt, was also weit unterhalb der Resonanzfrequenz liegt.

Untersuchungen in denen der Effekt von Vibration isoliert geprüft wurde, sind selten. Bei Patienten mit Mukoviszidose erhöhte die Vibrationsbehandlung (20–45 Hz) die Expektoration signifikant (Denton 1962), während andere Untersucher (Maxwell u. Redmond 1979) keinen zusätzlichen Effekt feststellen konnten. Auch bei chronischer Bronchitis konnte kein Effekt einer langdauernden Vibration (1 Stunde, 29–45 Hz) auf Clearance und Expektoration festgestellt werden (Fixley et al. 1978). Möglicherweise ist die Vibrationsfrequenz die Ursache für die unterschiedlichen Untersuchungsergebnisse. Es gilt, die optimale Frequenz zu suchen, die jedoch wahrscheinlich auch – innerhalb bestimmter Grenzen – individuell verschieden ist. Der Vorteil einer Vibrationsbehandlung ist, dass der Patient die Behandlung selbständig oder mit Hilfe von Verwandten oder Freunden durchführen kann.

Hochfrequente Thoraxwand-Oszillation und Thoraxwand-Kompression

Hierbei wird mit Hilfe einer Luftmanschette um den Thorax (Abb. 2.19) eine hochfrequente Schwingung auf die Brustwand übertragen (1–20 Hz; *high frequency chest wall oscillation*, HFCWO, oder *high frequency chest wall compression*, HFCWC). Als optimale Frequenz gelten 13 Hz. Im Vergleich zu Standardtechniken, wie Atemübungen, Husten oder Huffing konnte kein zusätzlicher Effekt der HFCWO nachgewiesen werden (Arens et all. 1994, Kluft et al. 1996, Braggion et al. 1995, Scherer et al. 1998). Ein möglicherweise ökonomischer Vorteil durch Ausklammerung der Physiotherapie muss in Langzeitstudien überprüft werden.

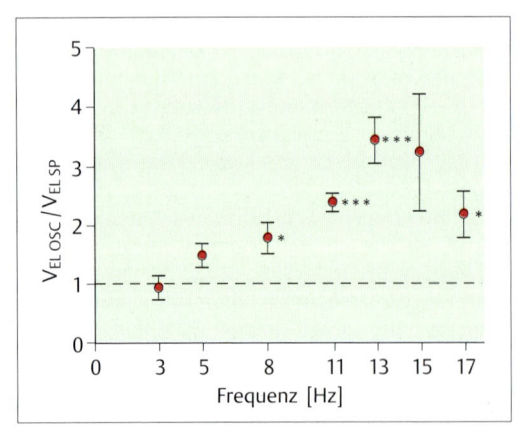

Abb. 2.18 Der Effekt verschiedener Oszillations-Frequenzen auf die Geschwindigkeit des Schleimtransports. Vel osc = Geschwindigkeit des Schleimtransports während der Oszillation, Vel sp = Geschwindigkeit des spontanen Schleimtransports (nach King et al. 1983).

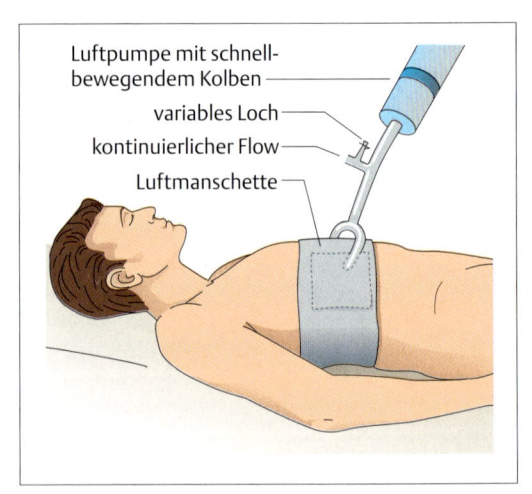

Abb. 2.19 Beispiel für die Oszillation der Thoraxwand mit Hilfe einer Luftmanschette. Experimentelle Versuchsanordnung der high frequency chest wall oscillation. Der kontinuierliche Flow sorgt dafür, dass die Luftmanschette aufgeblasen bleibt und gut um den Thorax herum fixiert wird. Die Luftpumpe sorgt für die hochfrequenten Luftstöße, den den Thorax rhythmisch komprimieren. Das (variable) Loch sorgt dafür, dass der Druck der Luftmanschette immer genügend sinkt, damit der Thorax wieder in die Ruhelage kommen kann.

Hochfrequente Oszillation vor dem Mund

Die *oral high frequency oscillation*, OHFO, ist eine Variante der obigen Methode. Die Oszillation der Atemwege wird durch sehr hochfrequente Luftstöße über ein Mundstück erreicht. Der Patient atmet währenddessen normal weiter. Die bekannteste Methode wird *intrapulmonale Perkussionstherapie* genannt. Hierbei werden intermittierende Luftstöße mit einer niedrigeren Frequenz (ca. 4 Hz) als bei der *high frequency oscillation* über ein Mundstück der normalen Atmung zugeführt. Gegenüber den konventionellen Methoden konnte jedoch in verschiedenen Studien kein zusätzlicher Effekt der Oszillationen vor dem Mund nachgewiesen werden van Hengstum et al. 1990, Natale et al. 1994, Newhouse et al. 1998).

Positive exspiratory pressure (PEP)-Maske

Andersen entwickelte ein Hilfsmittel zur Unterstützung der Expektoration: die PEP-Maske (Abb. 2.**20**). Diese Maske weist an der Ausatemseite einen (variablen) Widerstand auf. Dadurch bleibt der Munddruck bei Exspiration positiv und Atelektasen können aufgehoben werden. Die Erhöhung der FRC bewirkt, dass die Atemwege in Exspiration weiter geöffnet bleiben. Durch die FRC-Erhöhung sollen sich auch die Entwicklungsmöglichkeiten einer kollateralen Ventilation erhöhen. Durch die Verteilung der Luft über die kollateralen Wege in Lungenabschnitte distal der Obstruktion, erhöht sich hier der Druck. Der Mukus verlagert sich dann unter Einfluss dieses Drucks in die zentralen Atemwege, von wo er durch Husten oder Huffing entfernt werden kann. Es hat sich gezeigt, dass die Anwendung einer PEP-Maske zu einer verbesserten Ventilationsverteilung über den Lungen führt (Groth et al. 1985). Daraus folgt, dass sich Gebiete, die während der Ruheatmung verschlossen sind, unter PEP-Masken-Atmung öffnen. Die PEP-Maske scheint also theoretisch die Clearance in den peripheren Atemwegen günstig beeinflussen zu können, während die meisten anderen Techniken lediglich einen Einfluss auf die „zentrale Clearance" auszuüben scheinen. Sie kann also eine sinnvolle Ergänzung der Behandlung sein.

Bei der Behandlung mit der PEP-Maske sitzt der Patient bequem in einem Stuhl mit Armlehnen. Er atmet durch die Maske in selbstbestimmter Frequenz und Tiefe und expiriert aktiv mit leichtem Bauchmuskeleinsatz. Der Exspirationswiderstand wird auf den Wert festgelegt, bei dem das Atmen über 2 min ohne Anzeichen einer Dyspnoe möglich ist. Über ein zwischengeschaltetes Manometer (Abb. 2.**20**), kann der Munddruck abgelesen werden, den der Patient zur Überwindung des Exspirationswiderstandes aufwendet. Normalerweise werden Werte zwischen 10 und 30 cm H_2O erreicht (im Mittel 15 cm H_2O im mittleren Drittel der Exspiration). Die erforderliche Größe des positiven exspiratorischen Drucks wird noch diskutiert. Oberwaldner et al. (1986) führten den high-PEP mit Atemdrücken von 80 cm H_2O ein. In der Regel atmet der Patient etwa 15 mal durch die PEP-Maske, gefolgt von 2–3maligem Huffing. Es schließt sich dann eine Periode mit einigen Minuten ruhigem und entspanntem Atmen an. Die gesamte Behandlung dauert etwa 15 min. Nach einer Einführung durch den Physiotherapeuten soll der Patient dann in der Lage sein, sich selbst auf diese Weise zu behandeln.

Die ersten Untersuchungen zum PEP waren sehr positiv und zeigten eine zusätzliche Verbesserung der Expektoration im Hinblick auf FET und Drainagelagerungen. Spätere Untersuchungen an Patienten mit Mukoviszidose oder chronischer Bronchitis konnten keine kurzfristigen Effekte der PEP im Vergleich zu anderen Techniken feststellen. Die Erfahrung zeigt jedoch, dass die Behandlungsdauer durch PEP-Einsatz abnimmt und die Compliance der Behandlung somit erhöht ist. Diese Erfahrung stimmt mit den Ergebnissen aus Langzeituntersuchungen überein, wonach die Lungenfunktion während des PEP-Einsatzes weniger stark abnimmt im Vergleich zur konventionellen Behandlung bei zystischer Fibrose (McIlwaine et al. 1997).

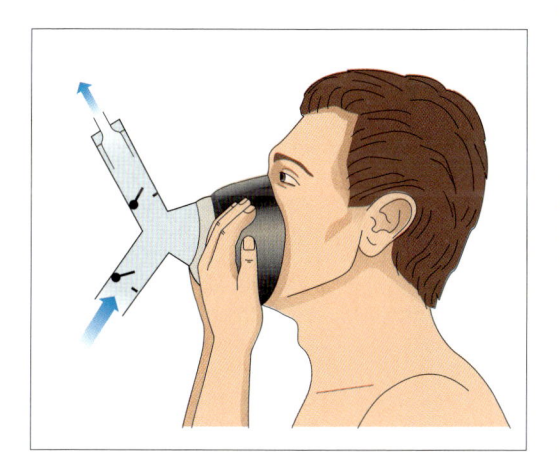

Abb. 2.**20** PEP-Maske.

VRP 1 (Flutter)

Der Flutter ist eine Kunststoffpfeife, dessen Exspirationsöffnung aus einer konusförmigen Öffnung be-

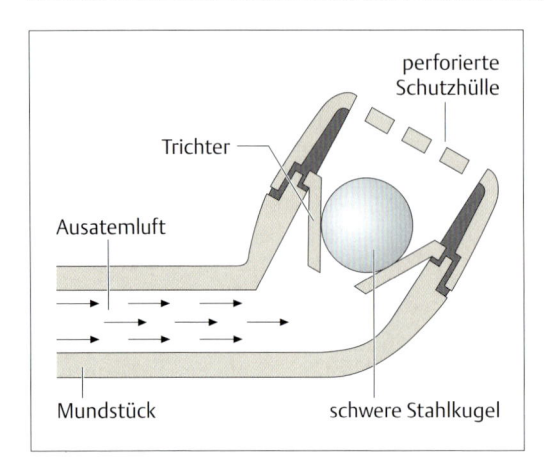

Abb. 2.21 Flutter.

steht, die durch eine freibewegliche Stahlkugel verschlossen wird (Abb. 2.**21**). Durch den bei der Exspiration entstehenden positiven Druck wird die Kugel gelöst, worauf der Druck wieder sinkt und die Kugel die Öffnung wieder verschließt. Dies wiederholt sich während der Ausatmung mit einer Frequenz von 2–30 Hz. Die Frequenz hängt von der Exspirationskraft und dem durch die Haltung der Pfeife bestimmten Ausmaß des Verschlusses durch die Kugel ab. Auf diese Weise entsteht ein wechselnder positiver Druck (8–75 cm H_2O), wobei sich in der Theorie die positiven Effekte auf den Mukustransport von PEP und Oszillation ergänzen (Vermeidung eines Tracheobronchialkollaps, Veränderung der visko-elastischen Eigenschaften, Förderung der Zwei-Phasen-Gas-Flüssigkeitsströmung). Der Effekt auf den Mukustransport, gemessen anhand des Sputumgewichts, ist nicht eindeutig: Konstan et al. (1994) beschreiben eine 5fache Zunahme bei Flutter-Einsatz im Vergleich zum Husten mit Lagerungsdrainage, andere Autoren stellten keinen Unterschied fest (Newhouse et al. 1998, Pryor et al. 1994, App et al. 1998). Allerdings scheinen sich die rheologischen Eigenschaften des Mukus bei Flutter-Gebrauch zu verbessern, wodurch sich der Sputumtransport insgesamt durch das Flimmerepithel und durch den Husten verbessert.

Mukustransport bei Intensiv-Pflege

Auf einer Intensivstation gibt es verschiedene Situationen, in denen eine respiratorische Insuffizienz droht. Meistens ist die Ursache multifaktoriell. Auch Störungen des Mukustransports können hier eine Rolle spielen. Ein spezifischer Bezug zur Physiotherapie ist bei der Prävention und Therapie pulmonaler Komplikationen gegeben (z. B. Atelektasen und Pneumonien; s. u.).

Postoperative pulmonale Komplikationen

Nach jedem chirurgischen Eingriff an Thorax oder Abdomen entwickeln sich restriktive Lungenfunktionsstörungen, die eine Abnahme der Vitalkapazität, der totalen Lungenkapazität und der funktionellen Residualkapazität bedeuten. Die Abnahme der Vitalkapazität kann bis zu 60% des präoperativen Werts reichen. Diese Abnahme ist umso größer, je näher am Zwerchfell der Eingriff erfolgte. Das Fehlen des so wichtigen „Seufzen" führt zur Reduktion der Surfactant-Produktion. Dieses Protein verringert die alveoläre Oberflächenspannung. Dadurch kann ein Kollaps der kleinen Atemwege und Alveoli auftreten, wenn das *closing volume* (Abschlusskapazität) erreicht wird, was besonders in den basalen Lungenabschnitten geschieht, wo ein höherer pleuraler Druck herrscht. Dieser Kollaps bzw. diese Mikro-Atelektase kann bei Ausbreitung zu segmentalen und lobären Atelektasen mit nachfolgender Hypoxie führen. Die Retention von Mukus in einem atelektatischen Gebiet stellt einen idealen Nährboden für Infektionen dar.

Die Lungenfunktionsstörung verursacht (Mikro-)Atelektasen mit nachfolgenden Gasaustausch-Störungen, Mukusretention und möglichen Infektionen der Lungen und Atemwege. Die klinischen Symptome sind Hypoxämie, erhöhte Atemfrequenz, Abnahme der Vitalkapazität, Fieber, Husten und Dyspnoe. Begünstigende Risikofaktoren sind obstruktive Lungenerkrankungen, Adipositas, Kachexie, chirurgische Eingriffe in der Umgebung und neuromuskuläre Erkrankungen.

Die Verbesserung dieser restriktiven Lungenfunktionsstörungen ist zentraler Bestandteil in der Prävention pulmonaler Komplikationen. Trotz zahlreicher Untersuchungen hat sich keine Methode bislang als überlegen erwiesen. Das Hauptziel ist die maximale, angehaltene Inspiration. Hierdurch wird versucht, alle Lungenanteile maximal zu entfalten, so dass hypoventilierte Regionen belüftet und atelektatische Bezirke eröffnet werden. Vorhandene Sekrete werden durch tiefes Seufzen, forcierte Exspiration und Husten aus den Atemwegen entfernt.

In der präoperativen Phase wird versucht, zu einer Risikobewertung für die Entwicklung pulmonaler Komplikationen zu kommen, wie z. B. respiratorische Erkrankungen, hohes Alter, Rauchen, Herzleiden, Muskelerkrankungen. Dazu werden klinische Befunde gesammelt (Dyspnoe, Husten, Atemfrequenz, Mukusretention) und verschiedene Untersuchungen durchgeführt (Röntgen-Thorax, Blutgase, Lungenfunktionsprüfung).

Risikobestimmung für pulmonale Komplikationen

- Grad I – geringes Risiko: unauffällige Vorgeschichte
- Grad II/III – unauffällige Vorgeschichte mit Co-Morbidität (Adipositas, hohes Alter, mäßiger Allgemeinzustand) oder auffällige Vorgeschichte (Lungenerkrankungen, eingeschränkte Lungenfunktion, Rauchen, Adipositas, hohes Alter, mäßiger Allgemeinzustand).

Bei einem erhöhten Risiko wird der Patient über die Prävention respiratorischer Komplikationen aufgeklärt. Dazu gehört das Erlernen von Atemübungen, wobei das Hauptaugenmerk auf dem Erreichen einer maximalen angehaltenen Inspiration liegt. In jeder Stunde werden diese Übungen mindestens 20-mal ausgeübt. Auch Husten und Huffing mit Stützung der Operationswunde durch Hände, Arme und ein Kissen oder Stecklaken wird eingeübt. Instruktionen zur richtigen Haltung im Bett sind unerlässlich, damit beim gerade Sitzen im Bett oder auf einem Stuhl die FRC vergössert werden kann (Abb. 2.**22**) und somit die Möglichkeit der Atelektasenbildung gering gehalten wird. Aus demselben Grund wird die Bedeutung der Frühmobilisation hervorgehoben.

Zur Bestimmung von Behandlungsintensität und -frequenz werden postoperativ verschiedene Parameter herangezogen:

- Dyspnoe
- Husten
- Sputum
- Atemfrequenz
- Mukusretention (durch Palpation, Auskultation, Exspiration mit geöffnetem Mund)
- Röntgen-Thorax
- Blutgase
- Lungenfunktionsprüfung (Atemfrequenz, Atemvolumen)

So genügt z. B. bei unauffälliger Vorgeschichte ohne klinische Anzeichen für pulmonale Komplikationen (Grad I) die tägliche Kontrolle der Übungen. Bei einem Patienten mit unauffälliger Vorgeschichte und Co-Morbidität (Grad II) wird jedoch zwei Mal täglich behandelt. Finden sich bei einem Patienten mit belasteter Vorgeschichte Anzeichen für pulmonale Komplikationen (Grad III), erfolgen die Übungen 2–3 mal täglich.

Die Mobilisation aus dem Bett in einen Sessel muss so schnell wie möglich einsetzen, und die Atemübungen werden wie präoperativ eingeübt durchgeführt. Die Unterstützung und Fixierung der Operationswunde durch ein Kissen und die Hände beim Husten und Huffing muss nachdrücklich betont werden. Der Patient soll lernen, die Übungen selber durchzuführen. Bei Mukusretention oder Atelektasen erfolgt die Drainagelagerung. Wenn der Patient keine größeren Mengen Sputum abhusten kann, muss er eventuell abgesaugt werden.

■ Atemübungen/Hilfsmittel/Techniken

Incentive-Spirometer (Atemtrainer)

Um die inspiratorische Kapazität zu erhöhen, kommt in der postoperativen Behandlung auch das Incentive-Spirometer zur Unterstützung der Atemübungen zum Einsatz. Es handelt sich dabei um einfache Feedback-Geräte, die das eingeatmete Volumen oder den inspiratorischen Flow optisch darstellen. Der Patient kann dadurch seine Atemübungen unterstützen. Das Feedback des Atemvolumens oder des inspiratorischen Flows motiviert den Patienten, regelmäßig an der Erhöhung seiner Lungenexpansion zu arbeiten. Die Incentive-Spirometrie zur Abwehr postoperativer pulmonaler Komplikationen wurde auf verschiedene Weisen in unterschiedlichen Populationen getestet, doch konnte kein zusätzlicher Effekt nachgewiesen werden (Thomas u. McIntosh 1994, Gosselink et al. 2000).

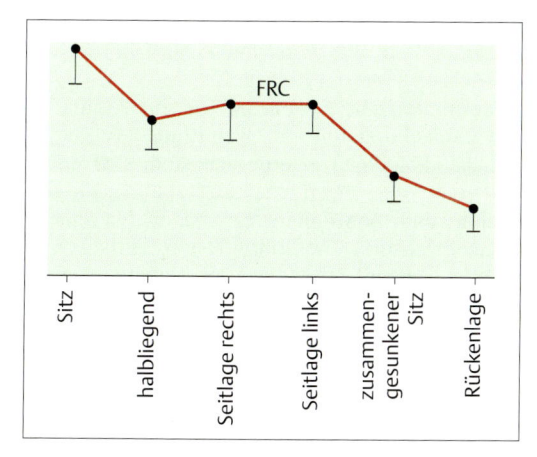

Abb. 2.**22** Einfluss der Ausgangsstellung auf die funktionelle Reservekapazität (FRC).

Das Gerät wird auch als Ersatz für die Atemübungen, die der Physiotherapeut vermittelt hat, verwendet. Eine große australische Studie an Risikopatienten zeigte, dass pulmonale Komplikationen in einer physiotherapeutisch behandelten Gruppe genau so häufig waren, wie in einer mit einem Incentive-Spirometer behandelten (Hall et al. 1991).

Totraumvergößerung

Der Totraumvergößerer ist eines der physiotherapeutischen Hilfsmittel zur Verbesserung von Ventilation und Mukustransport. Durch Atemrohre wird der äußere Totraum, indem kein Gasaustausch erfolgt, vergrößert. Der variable Totraumvergößerer nach Giebel (*Giebelrohr*, Abb. 2.23) besteht aus ungiftigen Kunststoffrohren mit einem Volumen von 100 ml, die aneinander gekoppelt werden können. Die Erneuerung der alveolären Luft nimmt hierdurch ab, und die CO_2-Konzentration steigt. Hierdurch erhöht sich auch der CO_2-Anteil im arteriellen Blut und im Liquor steigt die Konzentration von H^+-Ionen. Diese Erhöhung bewirkt über die zentralen Chemosensoren an der ventralen Seite der Medulla oblongata eine Erregung des pneumotaktischen Zentrums. Über zentrale Regulationsmechanismen kommt es so zu einer Steigerung der Ventilation, die die CO_2-Spannung wieder normalisiert. Bei gesunden Probanden und auch bei Patienten erfolgt die Anpassung des Atemminutenvolumens hauptsächlich über eine Erhöhung des Atemzugvolumens. Außerdem treten gelegentliche tiefe Seufzer mit dem 2–4fachen Atemzugvolumen auf, wodurch auch Husten ausgelöst werden kann.

Die Vergrößerung des Atemminutenvolumens kann auch durch eine Zunahme der Atemfrequenz erzeugt werden. Allerdings nimmt der Anteil der Totraumventilation (V_T) im Hinblick auf die alveoläre Ventilation (V_A) durch Erhöhung der Atemfrequenz (f) bei gleich bleibendem Atemzugvolumen (TV = tidal volume) zu: $V_A \cdot f = TV \cdot f - V_T \cdot f$. Bei hohen Atemfrequenzen nimmt das Atemzugvolumen ab, weil sich die Einatemzeit verkürzt. Dadurch kann die alveoläre Ventilation unzureichend sein, wodurch es zur Hyperkapnie und möglicherweise auch zur Hypoxämie kommen kann. Für die Praxis bedeutet dies, dass die Totraumventilation mit großer Sorgfalt angewendet werden muss.

Der Totraumvergrößerer ist kein Hilfsmittel, mit dem ein ideales Atemmanöver zur Vermeidung postoperativer Komplikationen durchgeführt werden kann (maximale Inspiration des 6–10fachen Atemzugvolumens, das einige Sekunden angehalten wird). Mit dem Totraumvergrößerer können Inspirationen von maximal dem 3–4fachen des Atemzugvolumens erreicht werden. Diese Methode ist besonders geeignet für Patienten, die nicht im Stande sind, einen Versuch zur Ventilationssteigerung zu unternehmen (z. B. nach Thoraxtrauma, bei komatösen Patienten oder nach der Extubation). Im Allgemeinen lässt sich sagen, dass es Patienten betrifft, deren Vitalkapazität unter 15 ml/kg Körpergewicht liegt. Patienten mit ventilatorischer Einschränkung, z. B. bei Muskelerkrankungen, Lungenfibrose, schwacher Atemuskulatur und schweren Atemwegsobstruktionen fallen nicht unter diese Indikation, weil sie über keine Reserven in der Lungenfunktion bzw. der Atemmuskulatur verfügen.

Vor Beginn der Behandlung werden Bewusstseinslage, Kooperation und der Unruhe-Grad des Patienten bestimmt. Gerade bei Patienten mit fehlendem oder eingeschränktem Bewusstsein ist diese Behandlungsform sehr geeignet. Bei unruhigen Patienten ist die Totraumvergrößerung meist nicht gut möglich, da hierdurch die Unruhe eher zunimmt. Die Parameter Herzfrequenz, Herzrhythmus und Blutdruck vermitteln einen Eindruck von der Belastbarkeit des Kreislaufs.

Respiratorische Parameter, die zur Evaluation der Behandlung und zur Ermittlung eventueller Kontraindikationen erforderlich sind, sind spirometrische Messungen (Atemzugvolumen, Vitalkapazität und Atemfrequenz) und Blutgasanalyse (Pa_{O_2}, Pa_{CO_2}, pH). Die Totraumvergrößerung wird nicht angewandt bei Hypoxämie, Hyperkapnie, einer Atemfrequenz > 25/min, metabolischer Azidose, intrakranieller Druckerhöhung oder bei unruhigen Patienten.

Im Allgemeinen kommt es nach kurzzeitiger schneller und unregelmäßiger Atmung zu einem steady-state. Unter fortgesetzter Kontrolle von Atemfrequenz, Atemzugvolumen und klinischer Symptomatik können weitere Röhrchen angekop-

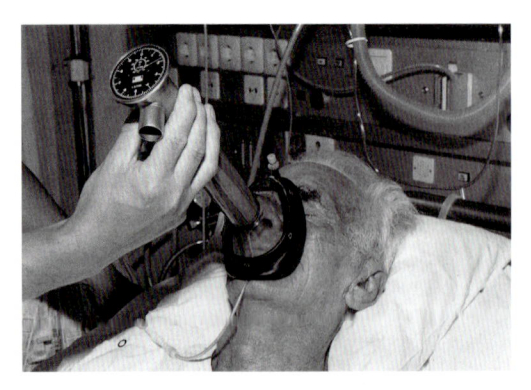

Abb. 2.23   Totraumvergrößerer nach Giebel.

pelt werden. Nach Giebel kann ein zusätzlicher Totraum von 300 ml bei den meisten Patienten durch Zunahme der Ventilation kompensiert werden. Bei einer zu ausgeprägten Totraumvergrößerung können folgende Symptome auftreten: starke Erhöhung der Atemfrequenz (> 30/min), Abnahme des Atemzugvolumens, kapnographische Erhöhung des Pa_{CO_2}, Steigerung von Herzfrequenz und/oder Blutdruck sowie Zunahme klinischer Symptome, wie Kopfschmerz, Schwitzen, Schwindel und Unruhe.

Die Atmung bei optimaler Totraumvergrößerung erfolgt einige Minuten. Kommt es zum Husten oder nimmt der Effekt der Toraumvergrößerung z. B. durch Ermüdung des Patienten ab, wird die Übung beendet. Nach dem Husten und eventuellem Absaugen werden die Röhrchen wieder wie beschrieben angekoppelt. Die gesamte Prozedur wird 2–3 mal wiederholt, so dass die gesamte Behandlungsdauer etwa 15 min. beträgt.

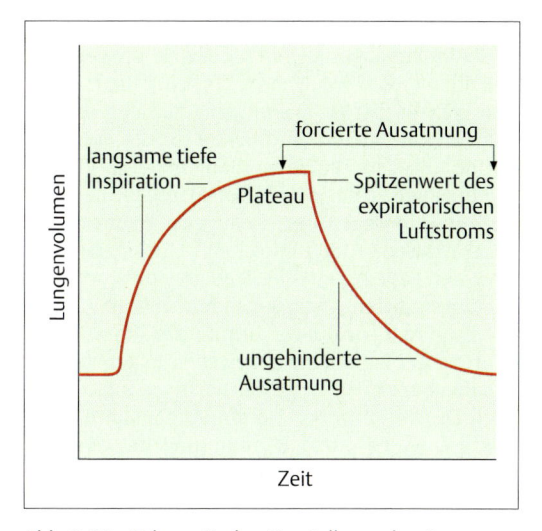

Abb. 2.24 Schematische Darstellung des Bagsqueezing.

Bebeutelung

Bei intubierten oder beatmeten Patienten ist das Auftreten pulmonaler Komplikationen, wie Atelektasen, Mukostase und Infektion (oft bei bereits vorhandenen pulmonalen Pathologien) eher die Regel als die Ausnahme, wofür verschiedene Ursachen infrage kommen:

- Ineffiziente Bronchialtoilette (ineffektiver Husten, erhöhte Mukusproduktion, Schädigung oder Unterdrückung des mukoziliaren Transports und veränderte Mukuszusammensetzung)
- Direkter Kontakt zwischen Atemwegen und der Umgebung (Ausfall der Nasenfunktion durch den Tubus)
- Monotones Beatmungsmuster

Meistens lassen der Zustand oder die Kooperation des beatmeten Patienten aktive Formen der Physiotherapie, wie Atemübungen, Husten und Huffing, nicht zu. In diesen Situationen wird die Bebeutelung (Bagsqueezing) angewandt. Die Technik besteht aus maximaler Inspiration (Hyperinflation) mit einem Flow von etwa dem 1,5-fachen des aktuellen Atemminutenvolumens mit Hilfe eines Handbeatmungsballons, die einige Sekunden aufrechterhalten wird (Abb. 2.24). Danach erfolgt durch manuelle Kompression von Thorax und Abdomen (eventuell in Kombination mit Vibration) oder durch eine Hustenreaktion in der Exspirationsphase ein maximaler exspiratorischer Flow. Durch die forcierte Exspiration entsteht ein turbulenter Luftstrom, der den Mukus von der Bronchialwand ablöst und nach zentral verlagert. Er wird durch den vergrößerten transpulmonalen Druck verursacht. Möglicherweise spielt auch eine dynamische Kompression des Bronchus, wie sie auch beim Husten oder bei aktiver forcierter Exspiration auftritt, eine Rolle. Die Behandlung beginnt mit der Instruktion des Patienten, dem Absaugen der zentralen Atemwege und der Eingabe von 2–4 ml physiologischer Kochsalzlösung (0,9%) oder eines Mukolytikums bei zähem und/oder blutigem Sekret. Eventuell wird der Patient vor Behandlungsbeginn in eine Drainagehaltung gebracht.

Bei der Hyperinflation wird zunächst einige Male ruhig insuffliert (Daumen auf dem Ventil), um den Patienten daran zu gewöhnen und um zu fühlen, ob der Flow richtig ist (der Ballon muss sich langsam und ohne viel Mühe leer drücken lassen). Es folgen einige Inflationen mit einem größeren Volumen bis das maximale inspiratorische Volumen erreicht ist (maximale Hyperinflation). Diese maximale Hyperinflation muss etwa 1–3 Sek. beibehalten werden (Inspirations-Plateau). Die Dauer richtet sich nach der Belastbarkeit des Kreislaufs. Im Allgemeinen wird ein maximaler Druck von 40–50 cm H_2O aufrecht erhalten. Meistens muss der Patient am Ende der maximalen Einatmung husten. Wenn sich keine spontane Hustenreaktion einstellt, wird ein zweiter Physiotherapeut hinzugezogen. Dieser beginnt bereits am Ende des Inspirations-Plateaus damit, den Thorax und das Abdomen etwas zu komprimieren. Die Exspiration kann durch weitere Komprimierung und Vibration von Thorax und Abdomen forciert werden (artifizielles Husten), wodurch sich der exspiratorische Flow deutlich vergrößert.

Die Bebeutelung wird einige Male wiederholt, bis der Mukus abgesaugt werden kann. Die gesamte Behandlung wird wiederholt, bis kein Mukus mehr fühl- oder hörbar ist. Dabei kann auch die verbesserte Compliance ein Gradmesser für das Ende der Behandlung sein. Die Behandlung endet in der Regel mit einigen ruhigen Inflationen, um die nachteiligen Auswirkungen des Absaugens (Hypoxie, Mikroatelektasen) auszugleichen. Gegebenenfalls kann der Patient anschließend in einer anderen Ausgangsposition weiterbehandelt werden.

Wegen des positiven intrathorakalen Drucks während der Bebeutelung bestehen folgende Kontraindikationen: Als Folge des positiven intrathorakalen Drucks kann das Herzminutenvolumen abnehmen, sei es durch Behinderung des venösen Rückstroms zum rechten Herzen, oder durch Vergrößerung des Gefäßwiderstands im kleinen Kreislauf. Hierdurch kann es zum Blutdruckabfall kommen. Auch bei Kreislaufinstabilität wie Hypotension (systolischer Druck < 100 mmHg), Bradykardie (< 50/min), Tachykardie (> 120/min) oder Rhythmusstörungen wird die Technik nicht durchgeführt. Erst nach ausführlicher Rücksprache mit dem Arzt und nach entsprechenden Vorsorgemaßnahmen (Medikation, Anpassung der Technik) kann hiervon abgewichen werden. Ein Blutdruckabfall von 10–15% während der Behandlung ist noch akzeptabel.

Der positive intrathorakale Druck bewirkt infolge des behinderten venösen Rückstroms aus dem Kopf eine Erhöhung des intrakraniellen Drucks, was bei einem bereits bestehenden erhöhten Druck, z.B. nach Contusio cerebri, nicht wünschenswert ist. Bei drohender Einklemmung ist die Bebeutelung absolut kontraindiziert.

Vor allem bei einer ungleichmäßig belüfteten Lunge (z.B. bei COPD) kann der positive intrapulmonale Druck ein Baro-Trauma in den „über"-ventilierten Bezirken auslösen. Die Bebeutelung ist bei Patienten mit schwerem Emphysem wegen der Möglichkeit eines entstehenden Pneumothorax kontraindiziert. Absolute Kontraindikationen sind darüber hinaus: kürzliche Lungenoperation (< 14 Tage), drainierter Pneumothorax mit Luftlekkage, schwere Thoraxinstabilität (Flatterbrust) und schwerer Bronchospasmus.

Die Beatmung mit einem hohen endexspiratorischen Druck (PEP > 10 cmH$_2$O) stellt eine relative Kontraindikation dar. Hier muss überlegt werden, ob das Risiko-Nutzen-Verhältnis bei der Bebeutelung gewahrt ist.

Unruhe des Patienten ist ebenfalls eine relative Kontraindikation. Durch Anpassung an den Atemrhythmus des Patienten besonders in der Anfangsphase und durch eventuelle Medikamentengabe ist die Bebeutelung jedoch meistens durchführbar.

Während der Behandlung müssen folgende Parameter kontrolliert werden:

– Blutdruck
– Herzfrequenz
– Herzrhythmus
– Intrapulmonaler Druck bei Inspiration
– Hyperinflationsvolumen (wenn möglich)
– Allgemeine Befunde wie Unruhe
– Sauerstoffsättigung

Nach der Behandlung werden als Gradmesser für die Compliance die gleichen Parameter überwacht.

Endotracheales Absaugen

Bei Patienten mit insuffizientem Husten und übermäßiger Sputumproduktion ist bei drohenden oder manifesten pulmonalen Komplikationen das Absaugen von Sekret als wesentlicher Bestandteil der physiotherapeutischen Behandlung erforderlich. Dies gilt häufig für geistig verwirrte oder sedierte postoperative Patienten, ernsthaft geschwächte oder intubierte Patienten sowie nach Tracheotomie (ohne Beatmung) und bei neuromuskulären Erkrankungen.

Beim Absaugen wird ein Katheter bis zu der Stelle eingeführt, an der sich die Ansammlung oder Retention des Mukus befindet. Die Durchführung dieser Technik erfordert Erfahrung und gute anatomische Kentnisse (Abb. 2.25). Sowohl die nasale als auch die orale Katheterisierung ist möglich. Es können dabei Komplikationen wie Auslösung des Würgereflex oder Irritationen von Nasopharynx, Pharynx, Epiglottis und Larynx auftreten. Im Ausnahmefall kann es sogar zum Laryngospasmus kommen. Zum Absaugen von Sekret aus tieferen Niveaus gibt es verschiedene Methoden.

Bei der *nasopharyngealen Katheterisierung* wird ein Katheter durch den Nasengang eingeführt, was zu einer Schädigung der nasopharyngealen Schleimhaut führen kann. Wenn häufiges Absaugen erforderlich ist, kann dieses Risiko durch Verwendung eines nasopharyngealen Tubus vermindert werden. Darüber hinaus wird hierdurch das Erreichen der Trachea und somit das Absaugen erleichtert. Schließlich verringert sich das Risiko einer Keimverschleppung aus dem Nasenrachenraum in die Trachea. Im Allgemeinen wird der Latex-Tubus gut vertragen und kann in der Regel eine Woche liegen bleiben, sofern er nicht obstruiert und sich nicht an der nasalen Schleimhaut festhaftet. Es sollte jedoch immer mit der Entwicklung einer Sinusi-

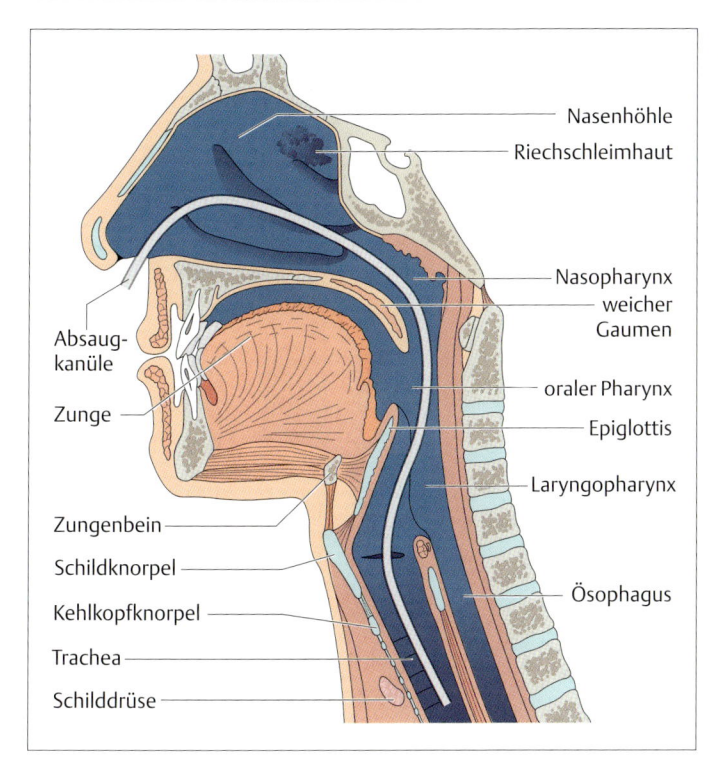

Abb. 2.25 Sagittalschnitt durch den Kopf mit der Anatomie der obersten Atemwege. Die graue Linie gibt den Weg der Absaugkanüle wieder.

tis infolge der Obstruktion der Nasennebenhöhlen gerechnet werden.

Der *oropharyngeale Zugang* wird gewählt, wenn für den nasalen Zugang Kontraindikationen, wie eine Schädelbasisfraktur oder ein Tumor im Nasopharynx, vorliegen. Für den oropharyngealen Zugang wird ein *Guedel-* oder *Mayo-Tubus* verwendet. Meistens werden sie eingesetzt, um bei einem komatösen Patienten die Atemwege offen zu halten. Der Guedel-Tubus eignet sich auch sehr gut, um einen Katheter in den Larynx oder in die Bronchien vorzuschieben, da er bis an die Rima glottis (Stimmbänder) herangeführt werden kann und die mechanische Reizung durch den Katheter auf diese Weise begrenzt bleibt.

Während des Absaugens kommt es leicht zu Gewebetraumatisierungen an der pharyngealen und endobronchialen Mukosa. Das distale Ende des Katheters wurde bereits auf verschiedenste Weisen gestaltet, um Gewebeschädigungen, wie Blutungen und Erosion der Mukosa soweit wie möglich zu begrenzen. Durch das Absaugen können auch bakterielle Pneumonien induziert werden, wobei die wichtigste Ursache mangelnde Hygiene ist. Dies gilt besonders für intubierte Patienten und bei Tracheostoma. Das Absaugen muss so sauber wie möglich erfolgen. Die Handschuhe müssen nicht steril sein, allerdings müssen für jede neuerliche Absaugung neue Handschuhe und ein neuer steriler Katheter verwendet werden.

Ein Absaugkatheter ist auch potenzieller Auslöser eines Bronchospasmus. Eine erhöhte Neigung hierzu besteht bei Asthmatikern und bei Patienten mit COPD. Auch die Konstitution des Patienten spielt hierbei eine Rolle, was besonders ältere adipöse Menschen betrifft. Bei Patienten mit Gerinnungsstörungen können durch die Katheterisierung Schleimhautblutungen entstehen. Das Absaugen muss mit weichen Kathetern erfolgen, und der subatmosphärische Druck wird auf 40 cmH$_2$O begrenzt. Durch den starken negativen Druck am proximalen Ende des Katheters kann aus einem bestimmten Lungenbezirk die Luft abgesogen werden, was zur Atelektasenbildung führen kann. Der Katheter soll somit nicht unter Sog eingeführt werden. Das Verhältnis zwischen dem Durchmesser des Katheters und dem des umgebenden Lumens darf maximal 1 : 2 betragen. Eventuelle Atelektasen können beseitigt werden, indem man den Patienten maximal einatmen lässt oder mit dem Beatmungsbeutel eine Hyperinflation ausführt. Um Resorptionsatelektasen zu vermeiden, muss die Hyperinflation mit demselben Sauerstoffanteil durchgeführt werden, mit dem der Patient auch beatmet wird.

Während des Absaugens können durch Hypoxämie und tracheale Reizung kardiale Rhythmusstörungen auftreten. Hoch-Risiko-Patienten sollten deshalb so kurz wie möglich und unter ausgedehnten Vorbereitungen zur Oxygenierung abgesaugt werden. Kardiale Rhythmusstörungen beim Absaugen können durch ausreichende Oxygenierung verhindert werden. Die tracheale Stimulation kann den Sympathikus aktivieren, was zu Tachykardie und Hypertension führt. Wenn die sympathische Kontrolle ausgefallen ist, wie z. B. bei einem akuten Querschnitt oberhalb von Th1, kann die tracheale Stimulation eine Bradykardie und sogar einen Herzstillstand zur Folge haben. Die Ursache hierfür besteht in einem vasovagalen Reflex, wodurch die in der Trachea und in den Bronchien vorhandenen vagalen Fasern vermehrt aktiv sind.

Schädelbasis- und Gesichtsfrakturen sind eine Kontraindikation für das endotracheale Absaugen. Die Passage eines Katheters durch den Nasopharynx kann hierbei eine bakterielle Meningitis auslösen. Auch bei Patienten mit intrakranieller Druckerhöhung besteht wegen einer möglichen verminderten Durchblutung des Gehirns ein erhöhtes Risiko. Es wird von einer verminderten zerebralen Compliance gesprochen, wenn der intrakranielle Druck über 20 mmHg liegt. Ein Druck über 40 mmHg senkt im Experiment die zerebrale Durchblutung. Bei einer Druckmessung während der Behandlung, muss darauf geachtet werden, dass dieser Wert nicht überschritten wird. Der Druck sollte außerdem innerhalb einer Minute zum Ausgangswert zurückkehren. Das Absaugen soll nicht länger als 15 Sek. dauern, und zwischen Maßnahmen, die den intrakraniellen Druck erhöhen können, soll ein längerer Zeitraum liegen.

Bei den verschiedenen Techniken zur Absaugung wurde noch nicht auf die Möglichkeit der selektiven Katheterisierung des Bronchialbaums eingegangen. Der rechte Hauptbronchus bildet einen kleinen Winkel mit der Trachea-Achse und liegt somit ziemlich in der Verlängerung der Trachea (Abb. 2.**26**). Um den linken Hauptbronchus zu erreichen, wird der *Coudé-Katheter* nach dem Einführen nach links lateral gedreht. Diese Methode eignet sich lediglich für intubierte Patienten oder bei Tracheostomaträgern. Bei der selektiven Bronchialtoilette werden meist Coudé-, *Métras*- oder *Direc-trol*-Katheter verwendet (Abb. 2.**27**). Charakteristisch an diesen Kathetern ist ihr gebogenes Ende (20–90°) und die Markierungen, welche die Krümmungsrichtung und Eindringtiefe des Katheters anzeigen.

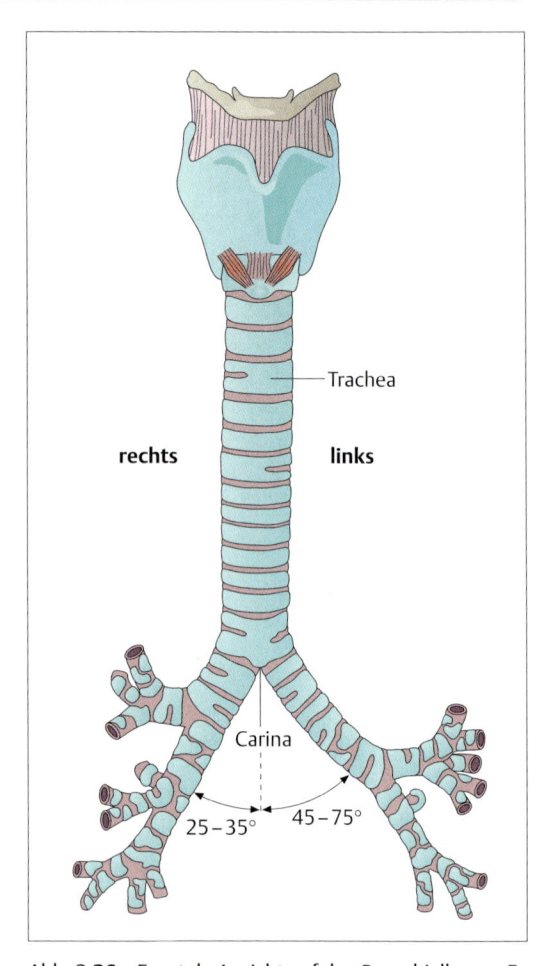

Abb. 2.**26** Frontale Ansicht auf den Bronchialbaum. Es fällt auf, dass der linke Hauptbronchus einen größeren Bogen beschreibt als der rechte Hauptbronchus. Eine gerade Aspirationssonde wird darum meist in den rechten Hauptbronchus gelangen.

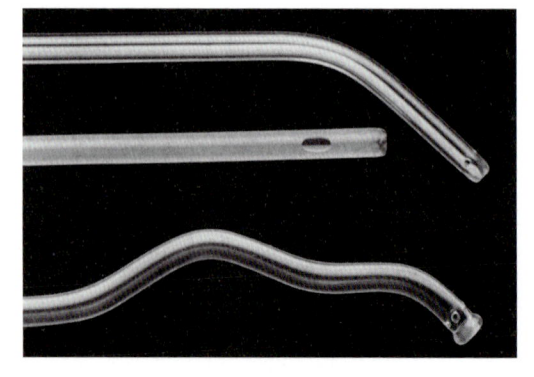

Abb. 2.**27** Verschiedene Aspirationssonden.

Tracheobronchialkollaps

Wie bereits erwähnt, gibt es verschiedene Ursachen für eine Atemwegsobstruktion. Zu Beginn wurde die kausale Behandlung beschrieben, die auf die Entfernung des Mukus gerichtet war. Als Folge der Atemwegsobstruktion und/oder des Verlustes der elastischen Retraktionskraft wird besonders die Exspiration eingeschränkt. Es kommt zur dynamischen Kompression und sogar zum Kollaps der kleinen Atemwege, was ein Airtrapping nach sich zieht (Abb. 2.**28**) und die alveoläre Ventilation vermindert. Die Exspirationszeit ist zu kurz für ein vollständiges Ausatmen, mit der Folge einer erhöhten FRC. Es gibt zwei Möglichkeiten zur Behandlung dieses Problems. Zunächst die Verminderung der Inspirationszeit durch schnelleres Einatmen, so dass mehr Zeit für die Exspiration bleibt. Diese Methode erfordert eine etwas höhere Anspannung der Inspirationsmuskulatur, doch ermöglicht die verlängerte Exspiration auch eine etwas verlängerte Erholung. Eine weitere Möglichkeit ist die Inspiration mit geschürzten Lippen (*pursed lips breathing* oder *Lippenbremse*); (Abb. 2.**29**). Manche Patienten machen dies bereits spontan, wodurch sie ihrer Dyspnoe begegnen. Anderen Patienten kann dies zur Verminderung ihrer Dyspnoe beigebracht werden. Unter Einfluss des positiven Drucks bleiben die Atemwege länger offen. Dieser Effekt wird umso wichtiger, je schlaffer die Atemwege werden. Die Verzögerung des exspiratorischen Flows vermindert die Kollapsneigung der Atemwege und das Airtrapping. Somit wird auch die Wirkung bei Patienten mit Verlust der elastischen Retraktionskraft und Tracheobronchialkollaps deutlich. Dies bedeutet, dass der Effekt der Lippenbremse besonders bei der Verzögerung des exspiratorischen Flows auftritt.

Es führt weiterhin zur Abnahme der Atemfrequenz, zur Vergrößerung des Atemzugvolumens oder sogar zur Verminderung des Atemminutenvolumens. Das alveoläre Minutenvolumen bleibt gleich oder nimmt zu, und die totale Totraumventilation nimmt ab. Hierdurch erklärt sich auch die Verbesserung der Blugaswerte (Abb. 2.**30**). Diese Effekte sind auch bei der Atmung mit geringerer Frequenz ohne Lippenbremse anzutreffen und zwar sowohl in Ruhe als auch unter Belastung.

Die Verminderung der Dyspnoe erklärt sich gleichzeitig durch eine Veränderung der Ventilation und der Blutgaswerte. Bei Einsatz der Lippenbremse kommt es zu einer vermehrten Anspannung der Thoraxmuskulatur ohne Veränderung des transdiaphragmalen Drucks. Durch Verkürzung der Inspirationszeit vermindert sich die Belastung des Zwerchfells, was möglicherweise auch zur Verminderung der Dyspnoe beiträgt. Schließlich kann die Reizung der Rezeptoren in der Trachea und in den großen Atemwegen während eines Tracheobronchialkollaps Anteil an der Dyspnoe haben. Wenn der Kollaps durch die Lippenbremse abnimmt oder verhindert wird, nimmt auch die Dyspnoe ab.

Die Verlängerung des exspiratorischen Luftstroms kann auch einen günstigen Effekt auf die Ventilation bei anderen Formen der Obstruktion haben, wie z. B. beim asthmatischen Bronchospasmus. Bei niedrigeren Strömungsgeschwindigkeiten nimmt der Reibungswiderstand und somit auch die Atemsarbeit ab. Eine andere Möglichkeit ist die Zunahme der FRC bei Einsatz der Lippenbremse. Wenn die FRC auf diese Weise groß gehalten wird, kann dies bedeuten, dass die inspiratorische Muskulatur hier weniger aktiv sein muss. Die spontane Verengung der Glottis während der Exspiration bei Patienten mit Asthma unterstützt dies. Sie bewirkt eine Zunahme der FRC und eine Abnahme der ex-

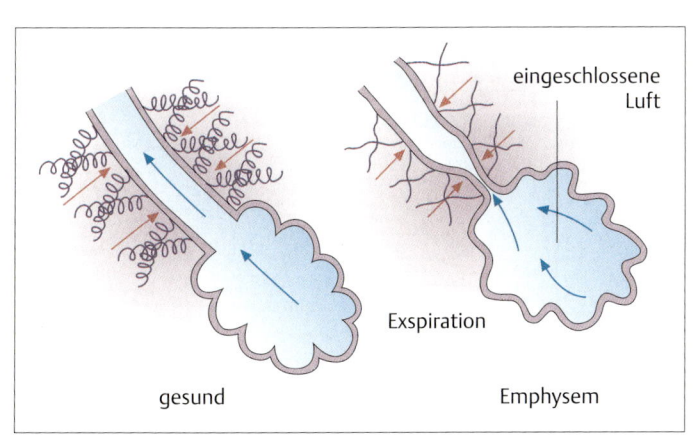

Abb. 2.**28** Exspiration bei Emphysem.

286 2 Kardiopulmonale Rehabilitation

normale Atmung bei COPD
Bronchien kollabieren bei der aktiven Expiration auf Grund des positiven intrathorakalen Drucks

Lippenbremse bei COPD
Bronchien bleiben offen auf Grund des positiven Drucks in ihrem Lumen und dem langsameren Luftstrom

Der Lippenwiderstand gegen den Luftausstrom erhält den intrabronchialen Druck und den langsamen Luftstrom

normale Atmung bei COPD

1 unbehinderter Luftausstrom
2 intrabronchial niedriger Druck
3 Bronchialkollaps

Lippenbremse bei COPD

Widerstand gegen den Luftausstrom

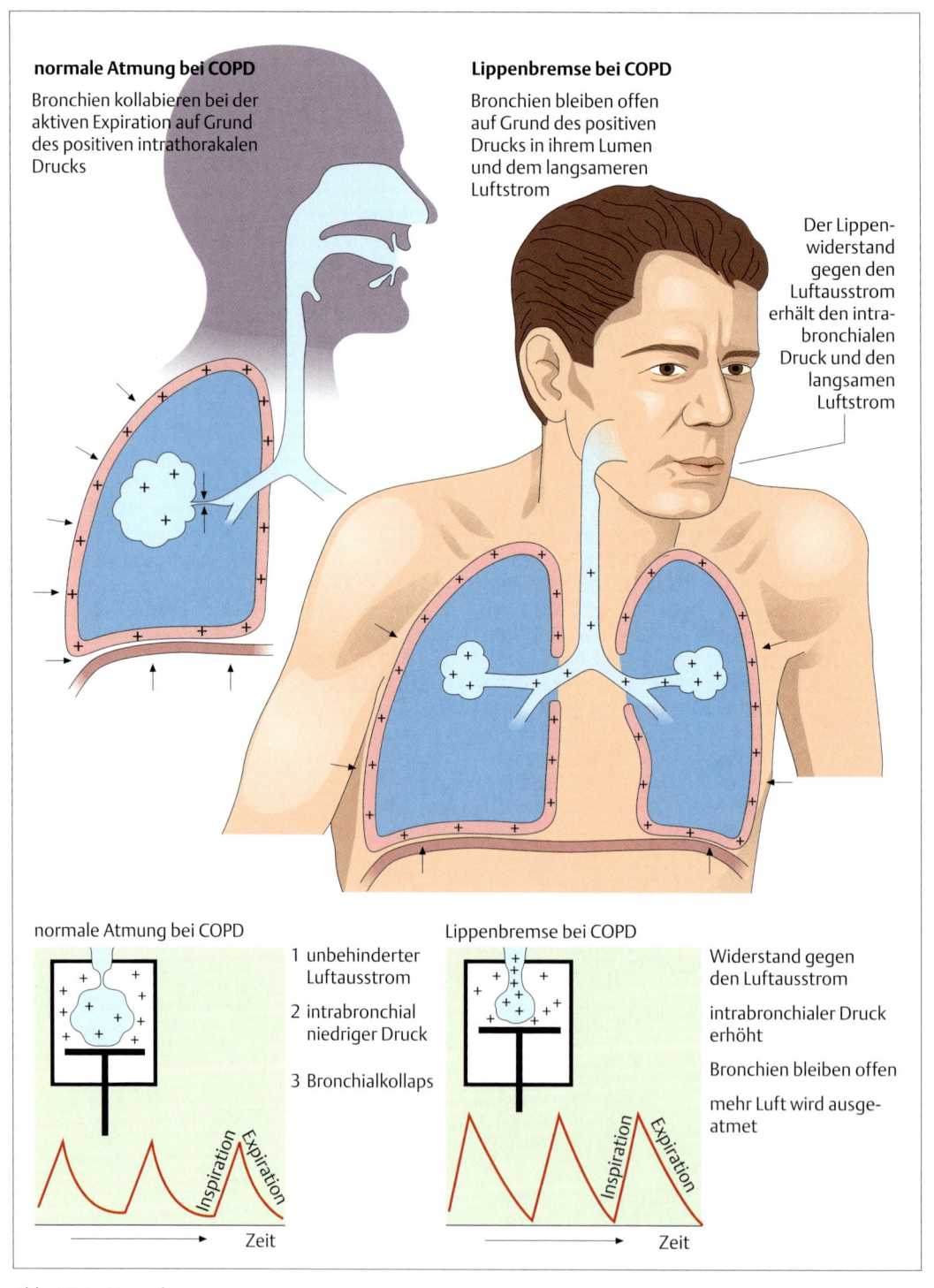

intrabronchialer Druck erhöht

Bronchien bleiben offen

mehr Luft wird ausgeatmet

Abb. 2.**29** Lippenbremse.

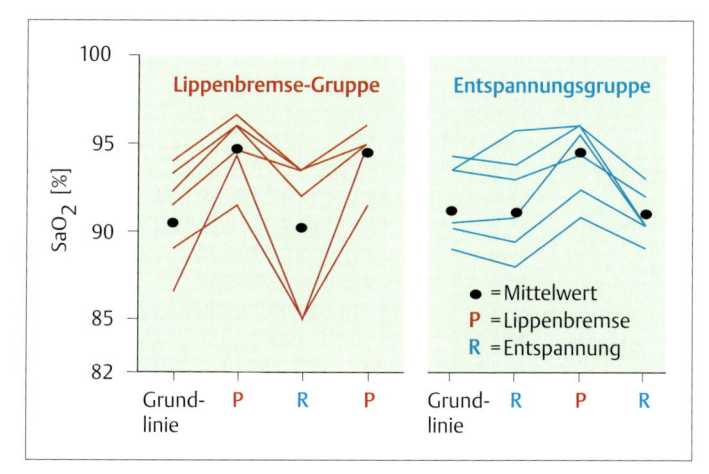

Abb. 2.30 Veränderungen der transkutanen Sättigung während der pursed lips breathing und während entspannten Sitzens bei Patienten mit COPD (nach Tiep et al. 1986).

spiratorischen Strömungsgeschwindigkeit. Die Lippenbremse wirkt auf die gleiche Weise.

Schließlich bleibt die Frage offen, ob Patienten die Lippenbremse erlernen sollen, wenn sie sie nicht spontan einsetzen. Patienten mit Tracheobronchialkollaps sind an ihrer spontanen Lippenbremse zu erkennen. Daraus kann gefolgert werden, dass Patienten automatisch mit dieser Atmung beginnen, wenn es für sie erforderlich ist. Allerdings scheint es auch bei Patienten, die die Lippenbremse nicht spontan einsetzen, zu einer erhöhten Sauerstoffsättigung nach deren Anwendung zu kommen. Sie kann auch nach oder während körperlicher Belastung eingesetzt werden, wenn der exspiratorsiche Flow maximal ist und dadurch eine erhöhte Neigung für einen Tracheobronchialkollaps besteht. Die Technik dann anzuwenden, erfordert eine gewisse Disziplin vom Patienten. Bei Bronchusobstruktion durch Verlust der elastischen Retraktionskraft oder Bronchospasmus sollten diese Technik erlernt werden. Eine Obstruktion kann symptomatisch sicher vermindert werden, wenn die Atemfrequenz und die exspiratorische Strömungsgeschwindigkeit (bei Dyspnoe oder Belastung) zunimmt. Die Wirkung der Lippenbremse lässt sich anhand der subjektiven Empfindung des Patienten (Dyspnoe) oder durch objektivere Parameter wie Atemfrequenz, Atemvolumen oder Sauerstoffsättigung evaluieren.

2.2.2 Atempumpe

Die Atempumpe kann auf verschiedene Weise in ihrer Funktion gestört sein. Die Störungen lassen sich in 3 Gruppen einteilen:

- Störungen der Atemmuskulatur (oder ihrer Innervation)
- Störungen der Thoraxwand (Inspirationsstellung des Thorax, Abweichungen der knöchernen Strukturen)
- Störungen der zentralen Atmungssteuerung

Es kommen auch Kombinationen dieser Störungen vor.

Folgende Erkrankungen des Atmungsapparats (Atemmuskulatur und Thoraxwand) erfordern eine physiotherapeutische Behandlung:

- Chronisch obstruktive Lungenerkrankungen
- Asthma
- Neuromuskuläre Erkrankungen (Querschnittlähmung, Guillain-Barré-Syndrom, Multiple Sklerose, Duchenne-Krankheit)
- Kyphoskoliose

Darüber hinaus können auch systemische Einflüsse wie Inaktivität, Ernährung oder Medikamente (besonders Kortikosteroide) zu einer Abnahme der respiratorischen Muskelfunktion führen. Eine verminderte Atemmuskelfunktion kann zu respiratorischer Insuffizienz, Dyspnoe und verminderter Belastbarkeit führen (Abb. 2.31). Die Therapie möchte

- eine Senkung der Belastung durch die Atembewegung und
- eine Verbesserung der Belastbarkeit der Atemmuskulatur erreichen.

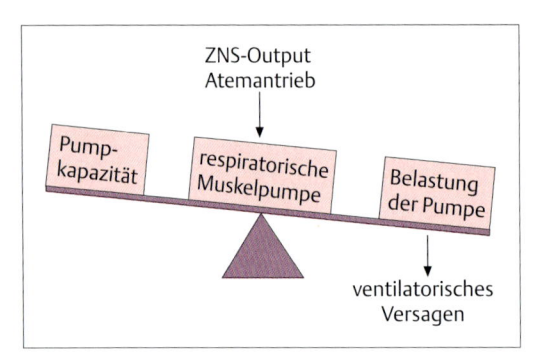

Abb. 2.31 Gleichgewichtsverhältnisse der Atempumpe.

Senkung der Belastung durch die Atembewegung

Die Atembewegung wird durch eine veränderte Lungenmechanik (Bronchusobstruktion), gesteigertes Ventilationsbedürfnis in Ruhe und bei Belastung sowie durch eine Inspirationsstellung des Thorax belastet.

Die *Bronchusobstruktion* wird hauptsächlich medikamentös angegangen. Die Wirkung der Physiotherapie auf eine durch Lungenfunktionsprüfungen nachweisbare Bronchusobstruktion ist begrenzt. Bevor an eine Verminderung der Aktivität der Inspirationsmuskulatur gedacht werden kann, muss jedoch die Obstruktion optimal behandelt sein.

Die Senkung des *Ventilationsbedürfnisses* wird z. B. durch Bekämpfung von Fieber und Infektionen erreicht. Dies sind wichtige Maßnahmen bei Patienten mit drohender respiratorischer Insuffizienz und bei Patienten, die von der maschinellen Beatmung entwöhnt werden.

Eine Inspirationsstellung des Thorax entsteht durch einen erhöhten Atemwegswiderstand und/oder einen (teilweisen) Verlust der elastischen Retraktionskraft bei Patienten mit obstruktiven Lungenerkrankungen. Die Exspiration ist dadurch unvollständig und die funktionelle Residualkapazität ist erhöht. Diese Inspirationsstellung des Thorax beeinflusst die Funktion der Atemmuskulatur nachteilig. Die Reversibilität der Inspirationsstellung hängt sehr stark von der Art der Bronchusobstruktion und/oder dem Verlust der elastischen Retraktionskraft ab. Bei Patienten mit Lungenemphysem ist die Reversibilität gering, bei Patienten mit einer spastischen oder ödematösen Bronchusobstruktion ist sie manchmal vollständig reversibel ebenso bei Patienten nach einer akuten Obstruktion.

Verminderung der Inspirationsstellung des Thorax bei akuter Obstruktion

Bei akuter Bronchusobstruktion (z. B. im Asthmaanfall) kommt es zu einer reversiblen Inspirationsstellung, die teilweise auch auf die Aktivität der Inspirationsmuskulatur bei Exspiration als aktive Komponente zurückgeht. Eine Abnahme der Einatemposition entsteht durch eine Verminderung der Aktivität der Inspirationsmuskulatur in Exspiration, wenn die Inspirationshaltung eher passiv aufrechterhalten wird. Dies kann z. B. durch Einnahme atemerleichternder Stellungen (Kutschersitz etc.) oder durch Verzögerung des exspiratorsichen Luftstroms mit Hilfe eines Widerstandes vor dem Mund (Lippenbremse, Summen, Unterstützung mit CPAP = continous positive airway pressure) erreicht werden.

Nach einer Periode akuter Obstruktion kann die Einatemposition teilweise bestehen bleiben, auch wenn die Obstruktion bereits verschwunden ist. Die Ursache dafür liegt dann meist am Atemapparat oder seiner Steuerung. Eine vermehrte Aktivität der Interkostalmuskulatur, der Mm. scaleni und der Atemhilfsmuskulatur, die zur Aufrechterhaltung der Inspirationsstellung bei trägt, kann unter anderem durch Stress oder die Blockade der oberen Rippen ausgelöst werden.

Eine Blockade ist eine reversible Einschränkung der Mobilität, in diesem Fall der Kostovertebralgelenke, die z. B. durch eine fortdauernde Kontraktion der Interkostalmuskulatur, der Mm. scaleni und der Atemhilfsmuskulatur während einer schweren Bronchusobstruktion entstehen kann. Der Hypertonus der Inspirationsmuskulatur unterhält reflektorisch die Bewegungseinschränkung der Kostovertebralgelenke. Durch Mobilisation oder Manipulation der oberen Bewegungselemente der Brustwirbelsäule kann dieser Teufelskreis durchbrochen werden. Die manuelle Therapie der Wirbelsäule hat bei asthmatischen Kindern jedoch keinen Effekt auf Lungenfunktion, Symptomatik und Lebensqualität.

Um die exzentrische Aktivität der Inspirationsmuskulatur zu verringern, stehen verschiedene Behandlungsmöglichkeiten zur Verfügung: Entspannungsübungen, Massage, Muskelmobilisation, Reflextherapie (Elektrotherapie, Bindegewebsmassage, manuelle Therapie) und physikalische Anwendungen. Es sei noch einmal betont, dass, bevor an eine Verminderung der Aktivität der Inspirationsmuskulatur gedacht werden kann, die Bronchusobstruktion optimal behandelt sein muss.

Entspannungstechniken

Ziel von Entspannungsübungen ist eine Reduktion der Aktivität der Thorax- und Nackenmuskulatur, die den Thorax während der Exspiration in der Einatemposition halten. Es gibt eine ganze Reihe von Entspannungstechniken, von denen die von Jacobson (progressive Muskelrelaxation), Fink (Lösung nervöser Spannungen) und Schultz (autogenes Training) am bekanntesten sind. Die Methoden von Fink und Schultz werden hauptsächlich zur Entspannung in Exspiration eingesetzt.

Bei Kindern mit Asthma nahm der Ausatmungsstrom nach Entspannungsübungen stärker zu, als nach einfachem ruhigen Sitzen auf einem Stuhl. Bei Patienten zwischen 6 und 15 Jahren mit schwerem Asthma zeigte sich weder eine Wirkung bei bewusster Entspannung noch bei Myofeedback.

Bei einer Gruppe hypnoseempfindlicher Asthmatiker führte Hypnose zu einer Abnahme der bronchialen Hyperaktivität, zur Abnahme der Symptomatik und des Medikamentenverbrauchs sowie zu einer Zunahme des Ausatmungsstroms. Bei Asthmapatienten, die nicht auf Hypnose reagierten, trat dieser Effekt nicht auf (Ewer u. Stewart 1986).

■ Verminderung der Inspirationsstellung bei COPD

Die chronische Inspirationsstellung des Thorax bei COPD entsteht vorwiegend passiv durch Bronchusobstruktion und Verlust der elastischen Retraktionskraft. Eine Verminderung der Aktivität der Inspirationsmuskulatur scheint angesichts der bereits abgenommenen postinspiratorischen Aktivität der Atemmuskulatur wenig sinnvoll. Die Inspirationsstellung manifestiert sich besonders bei tiefer Stellung des Zwerchfells. Nachdem versucht wurde, die Bronchusobstruktion zu reduzieren, kann die Inspirationsstellung durch Förderung der Exspiration vermindert werden. Die Verminderung der Einatemstellung unter der Vorstellung einer verbesserten Funktion des Atmungsapparates, muss immer gegen eine mögliche nachteilige Beeinflussung von Lungenmechanik und Ventilation abgewogen werden.

Obwohl bei bestimmten Lungenerkrankungen der Thorax rigide wirkt (z. B. Lungenemphysem), bedeutet dies nicht automatisch, dass seine Mobilität vermindert ist. Der Thorax wirkt weniger mobil, weil sich seine Bewegungen am Rande der inspiratorischen Endstellung abspielen. Es geht also nicht direkt um eine Mobilitätseinschränkung der Thoraxgelenke, sondern um eine mehr oder weniger normale Abnahme der elastischen Kraft des Thorax in der Inspirationsstellung. Auch nach Jahren ist z. B. durch Lungentransplantation oder chirurgische Lungenvolumenreduktion eine Wiederherstellung der Thoraxbeweglichkeit nach Exspiration und eine Verringerung der funktionellen Residualkapazität möglich. Die manuelle Thoraxmobilisation bei Patienten mit Mukoviszidose hat sich als nicht erfolgreich erwiesen, während es nach Transplantation zu einer begrenzten Reduktion kam. Es ist möglich, dass während des Wachstums irreversible Veränderungen an der Thoraxwand auftreten.

■ Verbesserung der Belastbarkeit der Atemmuskulatur

Bei Erkrankungen, die mit einer Schwäche der Atemmuskulatur einhergehen, kann deren spezifisches Training erwogen werden. Eine Schwächung der inspiratorischen Muskulatur kann eine respiratorische Insuffizienz fördern und zur Entwicklung klinischer Symptome wie Kurzatmigkeit, mangelnde Sauerstoffsättigung und eingeschränkter Belastbarkeit beitragen. Die Verbesserung der Funktion der Inspirationsmuskulatur wird durch Optimierung der Ernährung, des Sauerstoffgehalts und des Kreislaufs sowie durch Vergrößerung von Kraft und Ausdauer erreicht.

■ Verbesserung der Ausdauer der Inspirationsmuskulatur

Das Krafttraining der Atemmuskulatur dient hauptsächlich der vergrößerten Ausdauer der Inspirationsmuskulatur. Eine Abnahme der respiratorischen Muskelkraft kann bei neuromuskulären Erkrankungen, Querschnittläsionen und obstruktiven Lungenerkrankungen beobachtet werden. Durch die zusätzliche Belastung der Atembewegung, z. B. bei COPD und Kyphoskoliose, muss bei jeder Inspiration mehr Kraft als normal aufgewendet werden (Abb. 2.**32**), d. h. bei jeder Inspiration wird ein großer Teil der Maximalkraft gebraucht. Das Verhältnis der Inspirationskraft (P_I) zur maximalen Inspirationskraft ($P_{I_{max}}$) wird somit größer. Wird die Atembewegung weiter belastet, wie z. B. bei körperlicher Belastung oder zunehmender Obstruktion, kommt es rascher zur Ermüdung der Atemmuskulatur. Durch die Vergrößerung der maximalen Kraft nimmt der Quotient $P_I/P_{I_{max}}$ ab. Die Wahrscheinlichkeit einer Ermüdung der Atemmuskulatur wird dadurch kleiner. Eine Vergrößerung der Kraft dient also einer besseren Ausdauer.

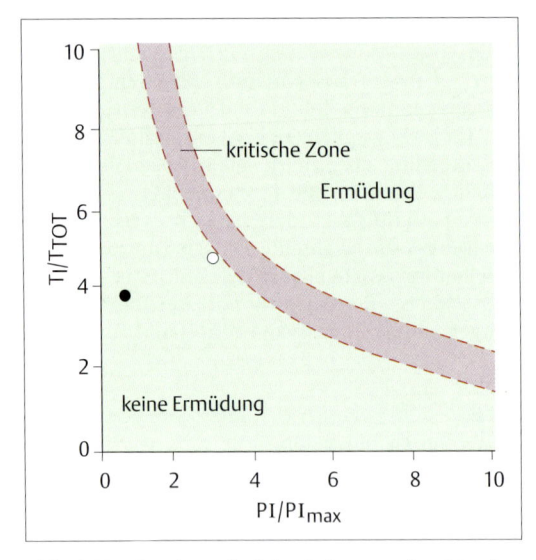

Abb. 2.32 Durch zusätzliche Belastung der Atembewegung, z. B. bei COPD, muss bei jeder Inspiration mehr Kraft als normal aufgewendet werden. Bei jeder Inspiration wird ein großer Teil der Maximalkraft gebraucht. Das Verhältnis zwischen relativer Kontraktionsdauer (Ti/Ttot) und relativer Kontraktionskraft (Pi/Pimax) der Einatemmuskulatur und dem Auftreten von Ermüdung dieser Muskeln. Die möglichen Kombinationen von Kraft und Dauer, die rechts der Ermüdungszone liegen, führen zu Ermüdung. ● gesunder Proband, ○ COPD-Patient.

tion auf einem auf dem Spirometer ablesbaren möglichst konstant hohen Niveau zu halten. Auf diese Weise wird zunächst die MSVC (maximal sustained ventilatory capacity;) bestimmt, die das Ausgangsniveau des Trainings bestimmt. Sowohl bei der Bestimmung des MSVC als auch während des Trainings ist der Patient frei in der Auswahl von Atemtiefe und -frequenz. Die empfohlene gesamte Trainingsdauer variiert zwischen 20 und 90 Min. pro Tag, 3–5 mal wöchentlich.

Von allen Untersuchern wurde eine Ausdauersteigerung der Inspirationsmuskulatur beschrieben. Die Parameter hierbei waren das MSVC und der Zeitraum, über den mit einer bestimmten Ventilation geatmet werden konnte. Bei zwei Untersuchungen war auch von einer verbesserten Allgemeinkondition die Rede, die auf das Training der Atmungsmuskulatur zurückgeführt wurde (Belman u. Mittman 1980, Ries u. Moser 1986). Auch wurde die erfolgreiche Anwendung zur Entwöhnung von der künstlichen Beatmung bei zwei Patienten beschrieben: Beide Patienten zeigten eine Hyperkapnie, die während des Trainingszeitraums abnahm, wodurch die Extubation ermöglicht wurde. Nachteilig ist die erforderliche Gerätschaft, die ein solches Training in der häuslichen Umgebung erschwert. Ein weiterer Nachteil ist, dass sich lediglich die Ausdauer aber nicht die Kraft vergrößert.

Es gibt drei Möglichkeiten, um Kraft und Ausdauer der Atemmuskulatur zu trainieren:

- Normokapnische Hyperpnoe (rasches Ein- und Ausatmen ohne Widerstand, wobei O_2 und CO_2 künstlich auf Niveau gehalten werden müssen)
- Inspiratorisches Atemwiderstandstraining (wobei die Atmung gegen einen erhöhten Widerstand erfolgt)
- Allgemeines Training (wobei der ganze Körper oder ein Teil aktiv ist)

Normokapnische Hyperpnoe

Diese Trainingsform dient der Ausdauersteigerung der Inspirationsmuskulatur. Es sollte bei möglichst maximaler Ventilation über 15–30 Min. trainiert werden. Dem Patienten bleibt die Tiefe und Frequenz der Atmung selbst überlassen. Während des Trainings hält der Patient sein Ventilationsniveau durch Feedback über ein Spirometer konstant. Um größere Schwankungen von Pa_{O_2} oder Pa_{CO_2} infolge der Hyperpnoe zu vermeiden, werden O_2 und CO_2 ergänzt. Das Ziel ist es, für etwa 15 Min. die Ventila-

Inspiratorisches Atemwiderstandstraining

Bei dieser Trainingsform der Inspirationsmuskulatur wird mit erhöhtem inspiratorischen Widerstand gearbeitet. Dies geschieht durch Inspiration über ein Mundstück mit regulierbarem Durchmesser (Abb. 2.33) oder über ein Federsystem (*threshold loading*; Abb. 2.34). Wenn der Durchmesser ab-

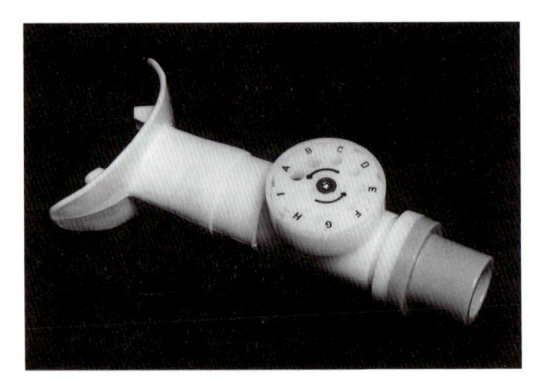

Abb. 2.33 Atemmuskeltraining mit resistive breathing.

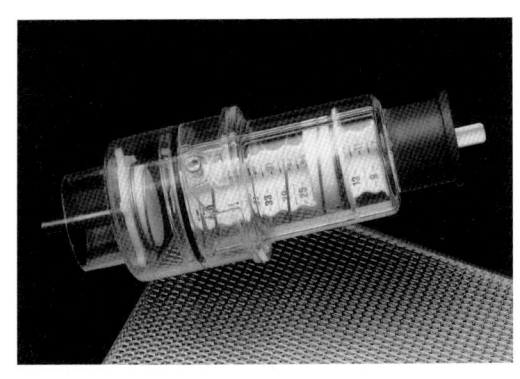

Abb. 2.34 Atemmuskeltraining mit Threshold loading.

nimmt bzw. die Feder gespannt wird, erhöht sich der Widerstand und der pleurale Druck muss weiter reduziert werden, um ihn zu überwinden. Die Inspirationsmuskulatur muss sich stärker kontrahieren. Im Gegensatz zur normokapnischen Hyperpnoe Trainingsform bewirkt das inspiratorische Atemwiderstandstraining auch eine Kraftzunahme der Inspirationsmuskulatur und damit ihrer Ausdauer. Dadurch verringert sich der Quotient $P_I/P_{I_{max}}$, und es kommt nicht so schnell zur Ermüdung. Die Ermüdungsgrenze der Inspirationsmuskulatur wird somit verschoben, so dass sich die Ventilationskapazität und möglicherweise auch die Allgemeinkondition verbessert.

Beim inspiratorischen Widerstandstraining wird über einen Widerstand geatmet, der durch Variation des Öffnungsdurchmessers regulierbar ist. Der Widerstand (inspiratorischer Druck) ist somit vom Flow abhängig. Ein adäquates Training ist nur über ein Feedback des Flows oder des Drucks möglich.

Beim Threshold-Training ist der Widerstand vom inspiratorischen Flow unabhängig. Der Trainingswiderstand ist der Widerstand, bei dem ein bestimmter Prozentsatz des maximalen inspiratorischen Munddrucks erzielt wird. Die Messung dieses Drucks ist die verbreitetste Methode zur Bestimmung der Kraft der Inspirationsmuskulatur. Bei Inspiration entsteht in der Lunge ein subatmosphärischer Druck, der mit dem Druck im Mund bei geschlossenen Atemwegen korreliert. Durch Bestimmung des Munddrucks wird ein guter Eindruck über den im Thorax herrschenden Druck erhalten. Dazu wird ein an das Mundstück gekoppeltes Manometer verwendet. Der während des Trainings eingestellte inspiratorische Druck variiert bei den verschiedenen Untersuchern zwischen 30 und 80%. Die Wahl des Volumens und der Atemfrequenz bleib dabei frei. Meistens wurde über 5 Tage pro Woche 30 Minuten täglich trainiert. Trainingsprogramme mit einer derartigen Kontrolle der Trainingsparameter und einer Trainingsintensität über 30% des $P_{I_{max}}$ führen zu einer Zunahme des $P_{I_{max}}$ und der Ausdauer der Inspirationsmuskulatur.

Es gibt keine Untersuchungsergebnisse, die eine Bevorzugung des Threshold-Trainings oder des variablen Durchmessers rechtfertigen. Bei beiden Methoden zeigte sich eine Zunahme der inspiratorischen Muskelkraft, die teilweise von der Trainingsintensität abhängt (Abb. 2.35). Ein möglicher zusätzlicher Effekt des Threshold-Trainings ist, dass sich hierbei auch die Kontraktionsgeschwindigkeit der Inspirationsmuskulatur erhöht und damit die Kontraktionsdauer verkürzt, was einer Ermüdung der Atemmuskulatur vorbeugt.

Die Auswirkungen des Atemmuskeltrainings auf die allgemeine Kondition sind noch umstritten. Bei Patienten mit einer ventilatorischen Einschränkung des Leistungsvermögens und respiratorischer Muskelschwäche verbessert sie sich (Lisboa et al. 1997, Dekhuijzen et al. 1991, Larson et al. 1988, Wanke et al. 1994). Andere Untersucher konnten bei Patienten ohne Muskelschwäche und ventilatorische Beschränkung keinen zusätzlichen Effekt feststellen. Schließlich wurde in manchen Untersuchungen eine Verbesserung der Kurzatmigkeit und der nächtlichen Untersättigung festgestellt (Larson et al. 1999, Berry et al. 1996). Auch bei Patienten mit einer Atemmuskelschwäche infolge einer neuromuskulären Erkrankung, wie z.B. Querschnittläsion oder progressiver Muskeldystrophie, ist das Atemmuskeltraining eine mögliche Behandlungsoption.

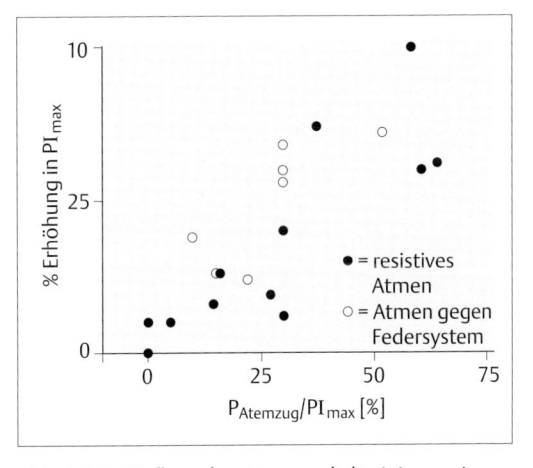

Abb. 2.35 Einfluss des Atemmuskeltrainings mit unterschiedlichen Trainingsintensitäten auf die Verbesserung des maximalen inspiratorischen Drucks (nach Pardy et al. 1992).

Die Inspirationsmuskulatur verfügt über eine große funktionelle Reserve und ist auch durch Patienten bei ausreichender und kontrollierter Intensität ($> 30\% \, P_{I_{max}}$) gut trainierbar. Es ist derzeit noch unklar, bei welcher Indikation genau ein Training der Inspirationsmuskulatur sinnvoll ist. Es scheint am effektivsten bei Patienten mit inspiratorischer Muskelschwäche zu sein ($< 75\% \, P_{I_{max}}$, pred) und bei aus der Muskelschwäche resultierenden Symptomen (ventilatorische Einschränkung bei Belastung, Kurzatmigkeit, nächtliche Untersättigung). Wegen der unklaren Indikationen, ist ein langsamer und vorsichtiger Aufbau mit Kontrolle des inspiratorischen Munddrucks und eine engmaschige Beobachtung des klinischen Bildes erforderlich.

■ **Ausgangslänge der inspiratorischen Atemmuskulatur**

Das Verhältnis von Muskelkraft und Muskellänge spiegelt sich im Längen-Kraft-Diagramm wieder (Abb. 2.36). Die Kraft, die ein Muskel entwickeln kann, nimmt mit der aktuellen Länge des Muskels ab. Der Muskel entwickelt seine größte Kraft (105%) etwas oberhalb seiner Ruhelänge. Bei ungünstiger Länge benötigt der Muskel für dieselbe Kontraktionskraft mehr neuralen Input. Neben der Kraft werden noch zwei weitere Aspekte von der Ausgangslänge beeinflusst. Bei größerer Länge verändert sich die mechanische Kopplung der Atemmuskulatur im Hinblick auf Thorax und Abdomen. Dadurch erhöht sich die Wirkung der Kontraktion, d. h. die Umsetzung einer Kontraktion in eine Bewegung von Thorax und Abdomen. Der zweite zusätzliche Aspekt der Muskelverlängerung ist die Vergrößerung der Diaphragmaexkursion, wodurch sich auch der Kontraktionseffekt des Diaphragmas auf das Lungenvolumen (Kolbenhub) verstärkt.

Optimierung der Diaphragmalänge

In dem Maße, in dem die Lungenerkrankung fortschreitet, nimmt auch die Länge der Muskelfasern ab. Als Folge der veränderten Lungenmechanik ändert sich auch die Form des Diaphragmas, wodurch der Anteil des Zwerchfells an der Inspiration abnimmt. Eine Dehnung des Diaphragmas führt zur Zunahme der Kraft, doch bei schwerem Lungenemphysem ist dieser Effekt durch eine angepasste Sarkomer-Menge und Airtrapping begrenzt. Er kann sich jedoch nach volumenmindernder Operation deutlich verbessern.

Das Ziel besteht darin, dass sich das Diaphragma während der Exspiration im Verhältnis zum Thorax nach kranial verlagert. Damit ist auch die günstigste Diaphragma-Position für die Inspiration erreicht. Die (relative) Verlagerung nach kranial entsteht vornehmlich durch Verlagerung des Abdomens – und damit des Centrum tendineum – nach kranial durch die Haltung oder durch die Kontraktion der Abdominalmuskulatur. Bei den Versuchen, das Diaphragma durch Erhöhung des intraabdominellen Drucks zu verlängern, soll der Thorax nicht in die Einatemstellung gelangen.

Der Grad der Bronchusobstruktion und/oder der Verlust der elastischen Retraktionskraft der Lungen können wichtige Hindernisse für die nach kranial gerichtete Bewegung des Diaphragmas sein. Es muss immer das richtige Verhältnis gesucht werden. Dabei darf die Lungenmechanik nicht so nachteilig beeinflusst wird, dass es z. B. durch Airtrapping während der Exspiration zur Abnahme der Ventilation kommt.

Durch *Einnahme verschiedener Positionen*, wie Rückenlage, Seitenlage und Vornüberbeugen (Kutschersitz) verändert sich der Einfluss des intraabdominalen Drucks und somit auch die Länge des Diaphragmas. Der Vorteil einer bestimmten Atemhaltung ist, dass die Atembewegung auf unbewusste Weise beeinflusst wird, was während einer Dys-

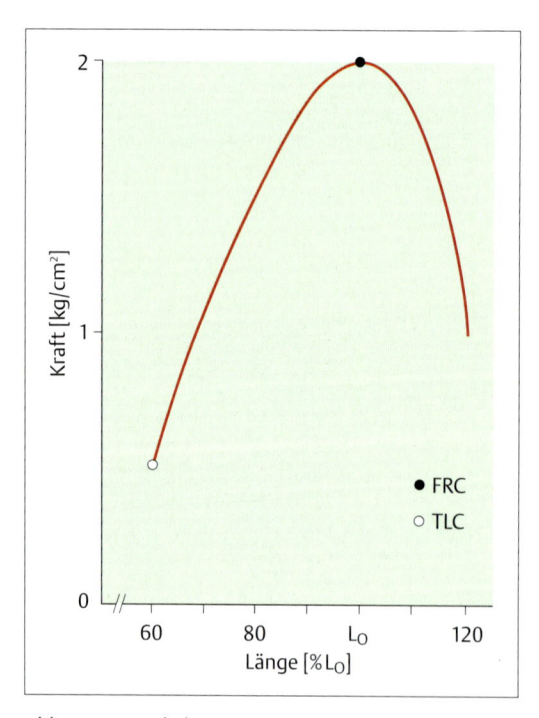

Abb. 2.36 Verhältnis von Länge und Kraft eines Muskels.

pnoe durchaus angebracht ist. Beim aufrechten Stehen haben die Eingeweide nur wenig Einfluss auf die Position des Diaphragmas. In Rückenlage hingegen bewegt sich das Zwerchfell unter dem Einfluss der Eingeweidemasse nach kranial (Abb. 2.37). In dieser Haltung kommt es zur Abnahme der Atemfrequenz und des Atemminutenvolumens. Durch Abnahme des FRC nimmt ja bei gleich bleibendem Atemzugvolumen die relative Auffrischung der alveolären Luft zu. Andere Untersucher beobachteten, dass durch Rückenlage oder vornübergebeugtes Sitzen die paradoxe Bewegung des Abdomens während der Einatmung bei COPD-Patienten aufgehoben wird.

Obwohl die Kontraktion des Diaphragmas in Rückenlage effektiver und kräftiger ist, findet sich im Sitzen der höchste maximale Munddruck. Die Rückenlage ist also als therapeutische Haltung nicht geeignet.

Der *Kutschersitz* ist die charakteristische Position für Patienten mit Atemnot. Der Patient stützt sich hierbei mit den Händen oder Ellenbogen auf die Knie (Abb. 2.38). Eine Erklärung dafür ist, dass der FRC in dieser Haltung am größten ist und es zu weniger Airtrapping kommt. Auch können in dieser Position die Atemhilfsmuskeln (u.a. Mm. pectorales, M. trapezius, M. sternocleidomastoideus) effektiver eingesetzt werden, da der Schultergürtel (und der Kopf) so fixiert sind. Durch die Flexion der Brustwirbelsäule ändert sich auch die Thoraxform, die passiv in Einatemstellung gerät. Die größte Aufmerksamkeit gebührt in dieser Position jedoch dem Diaphragma. Wenn sich COPD-Patienten vom geraden Sitzen in den Kutschersitz begeben, nehmen

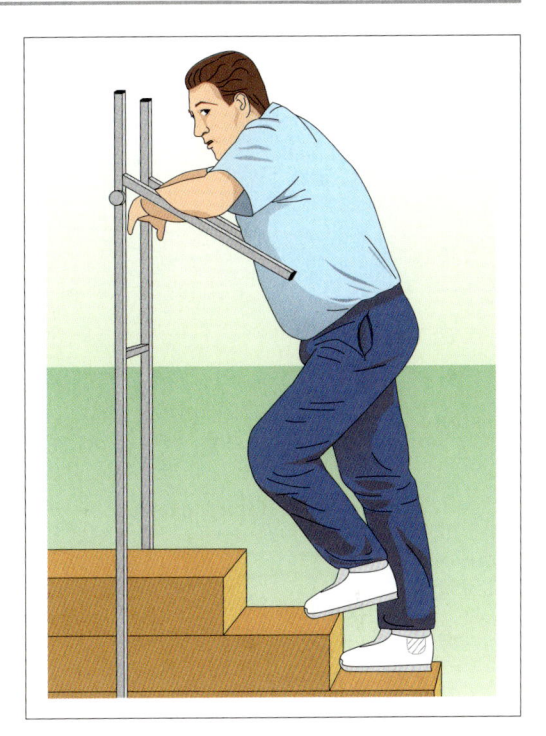

Abb. 2.38 Beispiel für eine nach vorn gelehnte Position.

Dyspnoe, Atemminutenvolumen, exspiratorisches Reservevolumen und die Aktivität der Atemhilfsmuskulatur ab. Auch die paradoxe Bewegung des Abdomens in Inspiration verschwindet. Außerdem wurde festgestellt, dass hierbei die P_{DImax} (transdiaphragmatischer Druck) zu- und die EMG-Aktivität der Atemhilfsmuskulatur abnimmt (Sharp et al. 1980, Bake et al. 1974); (Abb. 2.39). Dies ist die Folge der Diaphragma-Verlagerung durch die intraabdominelle Druckerhöhung, was die Effizienz der Diaphragmakontraktion erhöht. Der maximale Inspirationsdruck (P_{Imax}) ist bei Messung am Mund im Kutschersitz am größten.

Die aktive Exspiration beeinflusst auch die Funktion des Zwerchfells. Der Einsatz der Bauchmuskulatur bei Exspiration unter Belastung mit dem Ziel einer optimierten Zwerchfellfunktion ist normal. Die Bauchmuskulatur wirkt in dieser Hinsicht als Atemhilfsmuskel der Inspiration. Bei COPD-Patienten erfolgt der Einsatz der Bauchmuskulatur manchmal bereits spontan in Ruhe. Soweit es die Lungenmechanik zulässt, können auch Patienten mit erhöhter FRC von einer leichten Aktivität der Bauchmuskulatur bei Exspiration profitieren. Verschiedene Autoren hielten das Erlernen der Anspannung der Bauchmuskulatur in Exspiration für

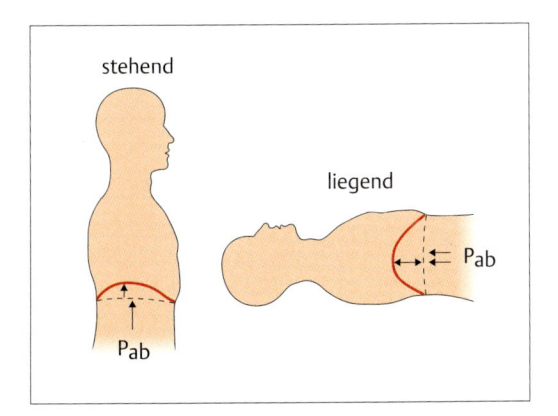

Abb. 2.37 Die Position und Bewegung des Diaphragmas im Stand und in Rückenlage. __ Position des Diaphragmas am Ende der Exspiraton, -- Position des Diaphragmas am Ende der Inspiraton, <-> Bewegung des Diaphragmas.

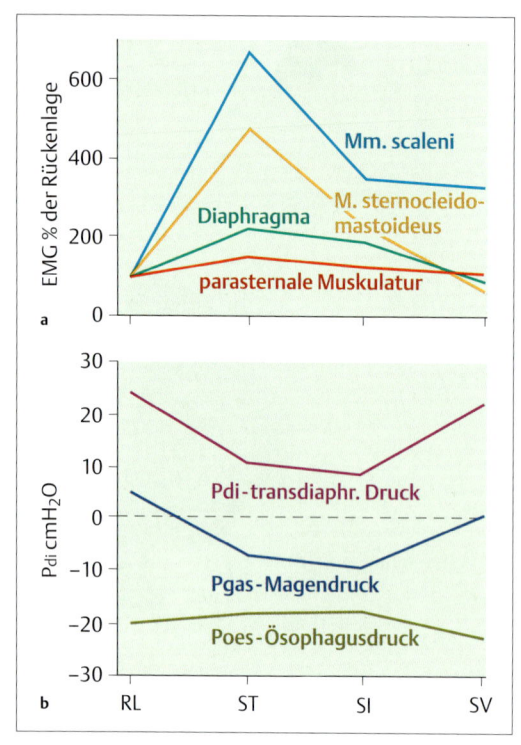

Abb. 2.39 Einfluss der nach vorn gelehnten Position auf die EMG-Aktivität verschiedener Einatemmuskeln und auf den transdiaphragmatischen Druck (Pdi).
RL = Rückenlage, ST = Stand, SI = Sitzen, SV = nach vorn geneigt sitzen.

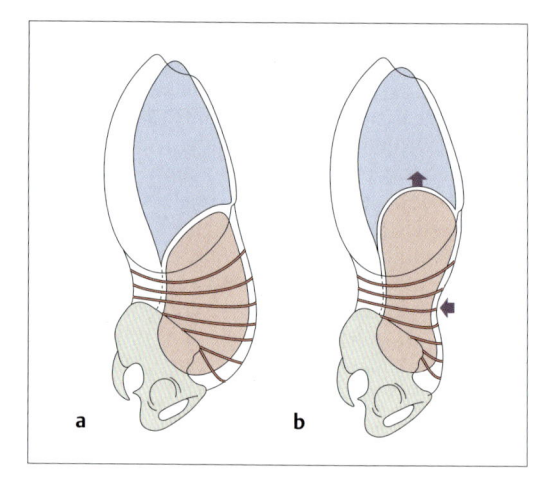

Abb. 2.40 a Ruhe. b Aktive Exspiration.

einen wichtigen Bestandteil der Behandlung beim *Breathing retraining*. Die Kontraktion der Bauchmuskulatur (Mm. obliquus abdominis externus und internus, M. transversus abdominis) beeinflusst die Länge des Zwerchfells. Die Erhöhung des intraabdominellen Drucks führt zu einer kranialwärts gerichteten Bewegung des Zwerchfells (Abb. 2.40). Der Patient wird darin instruiert, während der Exspiration die Bauchmuskulatur anzuspannen („Ziehen Sie den Nabel an die Wirbelsäule heran."). Es geht nicht darum (und ist sogar unerwünscht), so weit wie möglich auszuatmen, denn dadurch kann sich die Bronchusobstruktion verstärken und zum Airtrapping führen. Um dies zu verhindern, muss die Exspirationskraft (die Kontraktionskraft der Bauchmuskulatur) klein sein und die Exspirationsdauer etwas verlängert werden. Überdies muss während der Exspiration mit Lippenbremse geatmet werden, um die Obstruktion (symptomatisch) zu verringern.

Die Bauchmuskulatur kann die Zwerchfellgröße nicht nur in Exspiration sondern auch in Inspiration beeinflussen. In aufrechter Haltung wirkt normalerweise der posturale Tonus der Bauchmuskulatur auf das Zwerchfell und seine Verlagerung während der Inspiration. Bei schlaffer Bauchdecke steht das Zwerchfell tiefer und erhält bei Inspiration wenig Gegendruck durch das Abdomen. Somit ist der Anteil des Zwerchfells an der Thoraxbewegung besonders in aufrechter Haltung gering.

Einsatz des Bauchgurts

Ein Bauchgurt wird eingesetzt, um das Zwerchfell weiter nach kranial zu bewegen. Früher wurde versucht, so einer Ausbreitung der Tuberkulose in der Lunge entgegenzuwirken, indem die Bewegung des Zwerchfells weitestgehend eingeschränkt wurde (dem gleichen Prinzip folgte die Idee der Phrenikotomie bei diesen Patienten). So wurden auch Möglichkeiten gesehen, den Bauchgurt bei COPD-Patienten einzusetzen. Der adäquate Einsatz des Bauchgurts führe zu verminderter Dyspnoe, vermehrter Expektoration und zu einer Verbesserung des Allgemeinzustandes. Der Vorteil des Bauchgurts könnte darin bestehen, dass die Ausgangslänge des Zwerchfells unbewusst (passiv) optimal bleibt. Wenn der Tonus der Abdominalmuskulatur unzureichend ist, vermindert sich besonders im Stehen und Sitzen die Länge des Zwerchfells und damit seine Funktion. Der positive Effekt des Bauchgurts besteht in der besonders in Ruhe verminderten Atemarbeit. Durch eine effizientere Wirkung des Zwerchfells wird die Atemhilfsmuskulatur in Thorax und Nacken entlastet. Ein wichtiger Nachteil des Bauchgurts ist, dass er besonders im Sitzen nicht sehr bequem ist.

Bei Patienten mit einer Querschnittläsion besitzt der Bauchgurt eine wichtige unterstützende Funktion beim aufrechten Sitzen. In dieser Position entfällt die unterstützende Wirkung der Bauchorgane auf das Diaphragma. Dadurch vermindert sich die Verlagerung des Diaphragmas nach kranial, und die Vitalkapazität nimmt ab. Ein Bauchgurt kompensiert diese Veränderungen durch partielle Übernahme der Bauchmuskelfunktion.

Beeinflussung der Koordination der Inspirationsbewegung

Eine ungestörte Inspirationsbewegung zeichnet sich durch gleichmäßige und gleichzeitige Bewegungen von Thorax und Bauchdecke aus. Die Bewegung von unterem Thoraxteil und Bauchdecke wird *kostodiaphragmale Bewegung* genannt und von der Bewegung des oberen Teils *kostosternale Bewegung* unterschieden. Bei Ruheatmung kommen beide Bewegungen vor. Je nach Haltung überwiegt eine der beiden Bewegungen.

Die Inspirationsbewegung wird durch Veränderungen der Lungenmechanik (Inspirationsstellung des Thorax bei COPD und Asthma), Thoraxwandmechanik (Kyphoskoliose) oder der Atemmuskelfunktion (neuromuskuläre Erkrankungen, Querschnittläsion, Zwerchfellparese) verändert. Durch den Funktionsverlust verändern sich die Thorax- und Bauchbewegungen.

Die Behandlung richtet sich nach den Ergebnissen der Untersuchung:

- Verbesserung der Zwerchfellfunktion oder der Atemhilfsmuskulatur während der Atmung
- Synchronisation der Thorax- und Bauchwandbewegungen
- Vergrößerung des Atemzugvolumens
- Senkung der Atemfrequenz

Bevor in die Atmung des Patienten eingegriffen wird, muss erwogen werden, ob die spontane Atmung im Lichte der veränderten Lungenmechanik eine adäquate Anpassung bedeutet, d.h., hat eine nützliche Anpassung stattgefunden, oder ist durch Behandlung eine bessere Ventilation oder eine geringere Atemarbeit zu erreichen?

Klassischerweise wird die mehr thorakale Atmung von Patienten mit COPD oder Asthma als Folge einer unzureichenden Zwerchfellaktivität interpretiert. Die Behandlung besteht dann logischerweise in der Stimulation der diaphragmalen bzw. abdominalen Atmung, um auf diese Weise das Zwerchfell stärker an der Inspiration zu beteiligen. Es hat sich jedoch gezeigt, dass die Zwerchfellaktivität erhöht ist. Die veränderte thorakoabdominale Bewegung bei COPD-Patienten, wird also tatsächlich durch mechanische Faktoren verursacht (Inspirationsstellung, Zwerchfellabflachung). Deshalb scheint die selektive Zwerchfellstimulation (Zwerchfellatmung) keine adäquate Therapie zu sein, was Untersuchungen an COPD-Patienten bestätigen (Gosselink et al. 1995, Willeput et al. 1983, Sackner et al 1984, McKinley et al 1961, Vitacca et al 1998). Sie können den Schwerpunkt auf die abdominale Atmung verschieben, was zu einer Asynchronie zwischen Thorax und Bauch und sogar zu paradoxen Atembewegungen führen kann. Während der diaphragmalen Atmung ist die Aktivität der übrigen Atemmuskulatur eingeschränkt. Manche Autoren stellten keine Veränderungen fest, während andere eine veränderte EMG-Aktivität sahen. Atemarbeit und Sauerstoffverbrauch nehmen bei diaphragmaler Atmung zu, wodurch eine verminderte mechanische Effizienz entsteht.

Die Inspirationsübungen können auch zur Bewusstmachung und Beherrschung der Inspirationsbewegungen bei In- und Exspiration genutzt werden, wodurch der Patient das Gefühl bekommt, „Herr" seiner Atmung zu sein. Die bewusste motorische Kontrolle der Inspiration ist auch bei Patienten mit schwerer COPD nicht eingeschränkt. Die Grenzen dieser Kontrolle sind natürlich durch die veränderte Lungenmechanik vorgegeben. Wichtig ist, dass das veränderte Atemmuster kein Automatismus wird, aber die Aufmerksamkeit dafür erhalten bleibt. Allerdings wird sich durch die Übungen die motorische Kontrolle der Atmung verbessern.

Breathing retraining

Die Beeinflussung der Inspirationsbewegung bei Patienten mit obstruktiven Lungenerkrankungen ist Bestandteil des *breathing retraining*, wozu noch weitere Maßnahmen gehören:

- Exspiration mit Lippenbremse
- Leichte Anspannung der Bauchdecke bei Exspiration
- Synchronisation der Thorax- und Bauchbewegungen bei In- und Exspiration
- Vergrößerung des Atemzugvolumens
- Senkung der Atemfrequenz

Das breathing retraining muss problemorientiert eingesetzt werden. Ziel ist einerseits die Verbesserung der Ventilation (d.h. Vergrößerung des Atemvolumens, Abnahme der Atemfrequenz und Vergrößerung des exspiratorischen Volumens). Andererseits kann versucht werden, die Inspirationsarbeit des Zwerchfells zu verringern, indem das Zwerchfell aus einer günstigeren Position heraus kontrahiert. Dadurch wird möglicherweise weniger Atemhilfsmuskulatur eingesetzt. Wenn der Patient diese Bewegungen in Rückenlage beherrscht, erfolgt die Übung in schwierigeren Ausgangspositionen (Sitzen und Stehen). Gegebenenfalls können dann zwerchfellstützende Maßnahmen eingesetzt werden (Kutschersitz, Bauchgurt, Tonuserhöhung der Bauchmuskulatur). Der nächste Schritt ist dann die Übung bei Bewegung und während der ATLs (Aktivitäten des täglichen Lebens). In dieser Phase kann versucht werden, den Einfluss auf die Atmung unbewusst verlaufen zu lassen z. B. durch Übungen in verschiedenen Ausgangspositionen. Die Atmung kann auch bewusst an die Bewegung gekoppelt werden. Patienten mit COPD sollen das Hinsetzen und Aufstehen bei Exspiration erlernen. Das Laufen kann mit einer Reihe von Schritten bei Inspiration und einigen bei Exspiration kombiniert werden. Die Patienten müssen instruiert werden, ihr Belastungsniveau so zu wählen, dass die Atmung beherrscht werden kann (sprechen können unter Belastung). Auf diese Weise kann die Anspannung länger aufrechterhalten werden. Das breathing retraining als Ergänzung eines Trainingsprogramms führte zu folgenden Resultaten (Casciari et al. 1981):

- Erhöhte Belastbarkeit
- Verminderte Atemfrequenz
- Vergößertes Atemzugvolumen
- Vergrößerte arterielle Sauerstoffsättigung (Pa_{O_2}) während der Belastung

Wenn die Zwerchfellfunktion nicht wiederhergestellt werden kann, muss die Atemhilfsmuskulatur so effizient wie möglich eingesetzt werden. Dies geschieht naturgemäß von selbst, aber dem Patienten können auch Haltungen gezeigt werden, die den Einsatz der Atemhilfsmuskulatur optimieren. Das Prinzip dieser Positionen (Abb. 2.**38**) ist die Umkehrung der Funktion der Schulter- und Nackenmuskulatur. Schulter bzw. HWS werden zum Punctum fixum, der Thorax zum Punctum mobile. So können diese Muskeln den Thorax besser heben. Überdies kann sich in dieser Haltung der maximale inspiratorische Druck erhöhen (der maximale Druck, den alle Inspirationsmuskeln zusammen erreichen können). Dies hilft, die Ermüdung der Atemmuskulatur zu verhindern, denn bei gleich bleibendem P_I nimmt der Quotient $P_I/P_{I_{max}}$ ab.

▬ Ruhe der Inspirationsmuskulatur

Bei Patienten mit neuromuskulären Erkrankungen, Kyphoskoliose oder auch schwerer COPD besteht häufig ein labiles Gleichgewicht zwischen Belastung und Belastbarkeit. Die Reserven der Inspirationsmuskulatur sind bei diesen Patienten minimal, und die Ermüdung ist eine ständige Gefahr. Eine Lungen- oder Atemwegsinfektion kann genügen, um die Atemlast ein wenig zu erhöhen, so dass es zur Ermüdung mit manifester respiratorischer Insuffizienz kommt (*acute-on-chronic-respiratory insufficiency*). Ziel ist es, durch Optimierung der Inspirationsmuskelfunktion (Erhöhung der Belastbarkeit) eine Ermüdung zu verhindern und die Belastung zu vermindern.

Eine mögliche Behandlung dieser Patienten ist das Ruhenlassen der Atemmuskulatur. Wenn die Belastung die Belastbarkeit übersteigt, kann es zur Ermüdung der Inspirationsmuskulatur kommen, deren Funktion dann vollständig oder teilweise übernommen werden muss. Hierfür gibt es unterschiedliche Möglichkeiten. Die invasivste Maßnahme ist die Intubation und Beatmung des Patienten, wenn die Atmung anhaltend und für einen längeren Zeitraum übernommen werden soll. In den letzten Jahren wurde vermehrt über das phasenweise Ruhenlassen der Inspirationsmuskulatur nachgedacht (z. B. über Nacht). Hierzu wurde früher die negative Druckventilation (Kuras) verwendet. Heutzutage wird die Beatmung mit positivem Druck (CPAP oder BPAP) über eine Gesichts- oder Nasenmaske eingesetzt. Die Effekte auf die Überlebensrate von COPD-Patienten sind weniger deutlich, als z. B. bei neuromuskulären Erkrankungen (Ambrosino et al. 2000).

2.2.3 Allgemeine Ausdauer

Patienten mit obstruktiven (COPD, Asthma, Mukoviszidose) oder restriktiven Lungenerkrankungen (Lungenfibrose, Kyphoskoliose) klagen häufig über Kurzatmigkeit, verminderte Belastbarkeit und reduzierte Lebensqualität. Die verminderte Belastbarkeit hängt nur bedingt mit dem Grad der Obstruktion zusammen. Muskelschwäche, Konditionsabfall und eine gestörte Diffusionskapazität der Lungen bestimmen wesentlich die verminderte Leistungsfähigkeit. Außerdem sind Muskelschwäche und verminderte Belastbarkeit für häufigere Arztbesuche und Krankenhausaufenthalte sowie für eine höhere Mortalität mitverantwortlich. Ermüdung der Beine ist häufig die Ursache für die Beendigung des Belastungstests bei COPD-Patienten und bei gesunden Probanden. Die muskuläre Schwäche betrifft die

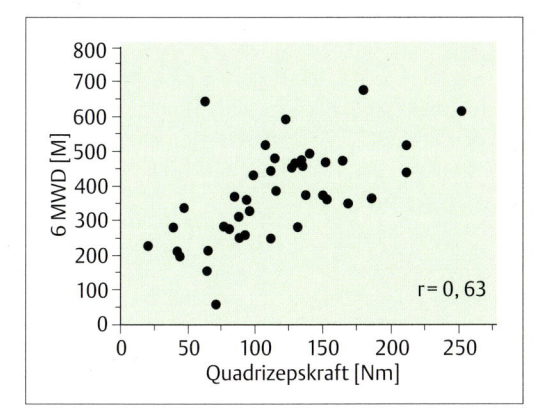

Abb. 2.41 Verhältnis zwischen peripherer Muskelkraft (Kraft des Quadrizeps) und der Belastbarkeit (6 Min. Gehen); (nach Gosselink et al. 1996).

Atemmuskulatur und die periphere Skelettmuskulatur. Der Zusammenhang zwischen Muskelkraft und Belastbarkeit gilt für die Atemmuskulatur und besonders für die periphere Muskulatur (Abb. 2.41). Es wurden verschiedene Befunde in der Muskulatur erhoben, die auf einen Konditionsabfall hinweisen:

- Verminderung des Muskel- und des Muskelfaserdurchmessers
- Verminderte Mitochondrienzahl
- Abnahme der aeroben Enzyme
- Veränderter Muskelfaseraufbau

Dadurch muss der Muskelmetabolismus bei zunehmender Belastung schneller von aerober auf anaerobe Energiegewinnung umschalten, wodurch vermehrt Milchsäure (Laktat) freigesetzt wird. So entsteht eine metabolische Azidose mit starker Erhöhung der Ventilation zur Kompensation der Übersäuerung. Infolge des eingeschränkten Ventilationsvermögens stößt der Patient schneller an die Grenzen seiner Ventilationskapazität. Er erfährt dies als Kurzatmigkeit, die ihn bereits bei mäßiger oder leichter Belastung zum Abbruch zwingt. Durch körperliches Training kann eine höhere Belastbarkeit erreicht werden, indem die Fähigkeit zur aeroben Energiegewinnung vergrößert wird. Neben einer verbesserten Energiezufuhr zum Muskel durch Anpassungen des Kreislaufs und des Muskelmetabolismus, trägt auch eine erhöhte periphere Muskelkraft zu einer höheren Belastbarkeit bei.

Trainingseffekte

In verschiedenen Meta-Analysen wurde gezeigt, dass durch rehabilitative Maßnahmen die maximale Belastbarkeit, die Gehstrecke und die Ausdauer zunehmen. Darüber hinaus verbessern sich auch Lebensqualität und die ATLs, während Symptome wie Müdigkeit und Kurzatmigkeit unter Belastung abnehmen. Unten wird näher auf diese Wirkungen eingegangen (Lacasse et al. 1997, 1996, Pulmonary rehabilitation guidelines panel 1997).

Physiologische Effekte des allgemeinen Trainings

Trainingsprogramme, die auf den Richtlinien der American College of Sports Medicine beruhen, verbessern die maximale Belastbarkeit und führen bei Gesunden zu Anpassungen der peripheren Muskulatur und des Kreislaufs. Die Anpassungen der Muskulatur sind Muskelfaserhypertrophie sowie eine Zunahme von aeroben Enzymen, Kapillaren und Myoglobin. Manche Autoren beschreiben ein verändertes Verhältnis zwischen Typ I- und Typ II-Muskelfasern.

Auch bei Patienten mit COPD oder Asthma kam es zu einer Besserung nach ausreichend intensivem Training (Abb. 2.42). Die Abnahme der Herzfrequenz bei gleich bleibender Belastung wird als Trainingseffekt auf den Kreislauf interpretiert. Auch bei diesen Patienten fanden sich Hinweise für eine Veränderung der peripheren Muskelfunktion. Intensives Belastungstraining führte zu einer Abnahme von Ventilation und Laktatproduktion auf submaximale Werte und zu einer Zunahme der aeroben En-

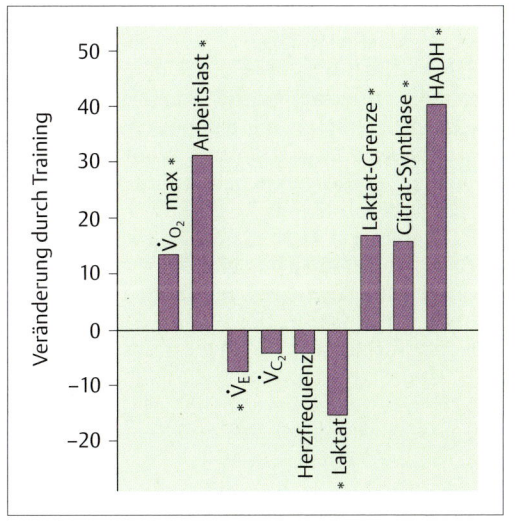

Abb. 2.42 Physiologische Effekte der Rehabilitation auf Patienten mit COPD (nach Maltais et al. 1996).

zyme im Muskel. Dies weist auf einen verbesserten aeroben Metabolismus des Muskels unter Belastung hin. Derartige Anpassungen konnten bei einem weniger intensiven Training nicht nachgewiesen werden (Belman u. Kendregan 1982).

Die Abnahme der Ventilation ist ein klinisch relevanter Parameter, der mit einer Abnahme der Dyspnoe einhergeht. Neben Verbesserungen im aeroben Muskelmetabolismus führt auch eine höhere inspiratorische Effizienz zu einem Rückgang der Ventilation. Durch Abnahme der Atemfrequenz und Zunahme des Atemzugvolumens nimmt die Totraumventilation ab.

Schließlich trägt auch eine höhere mechanische Effizienz der Bewegung zum Rückgang im Sauerstoffverbrauch und in der Ventilation bei. Diese Erklärung wird dadurch gestützt, dass in zahlreichen Studien eine größere Zunahme der maximalen Belastbarkeit (ca. 25%) als der maximalen Sauerstoffaufnahme (ca. 10%) ermittelt wurde. Auch die verminderte Sauerstoffaufnahme bei gleicher Belastung spricht dafür.

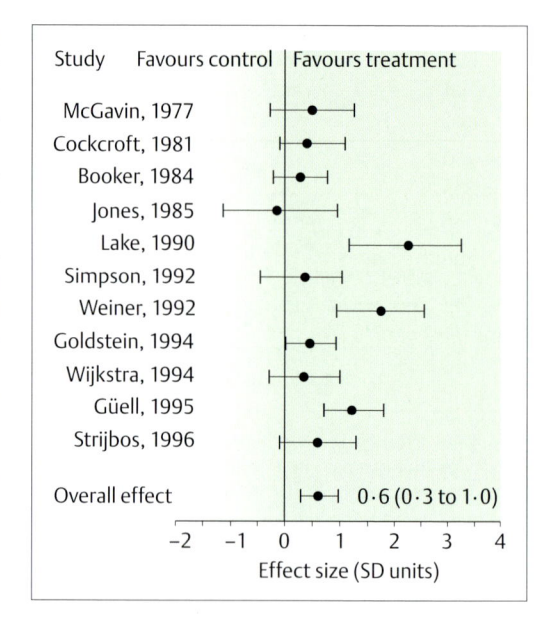

Abb. 2.43 Übersicht der in einer Meta-Analyse (Lacasse) gefundenen Effekte der Rehabilitation.

■ Wirkung auf Lebensqualität und Beschwerden

Neben den Auswirkungen auf die Belastbarkeit werden auch wichtige Verbesserungen der Lebensqualität festgestellt, wie z.B. eine verminderte Kurzatmigkeit bei den ATLs, eine verbesserte emotionale Verarbeitung und Beherrschung der Beschwerden (Abb. 2.43). Auch die Symptome Dyspnoe und Ermüdung bei Belastung gehen zurück. Der Rückgang der Dyspnoe wird durch die verminderte Ventilation infolge eines verbesserten aeroben Metabolismus oder durch eine verbesserte Inspirationseffizienz bewirkt. Auffallend ist, dass die Dyspnoe-Empfindung bei gleicher Ventilation abnimmt. Dies spricht für eine veränderte Wahrnehmung des gleichen Reizes z.B. durch verminderte Angst.

Es wurde kein Zusammenhang zwischen einer vermehrten Belastbarkeit und einer erhöhten Lebensqualität festgestellt (Wijkstra et al. 1994). Die Auswirkungen auf die ATLs wurde bisher nur spärlich untersucht, aber es gibt eine positive Tendenz.

■ Auswirkungen auf ärztliche Kontakte und Überlebensrate

In einer randomisierten kontrollierten Studie war ein Trend zu weniger ärztlichen Kontakten erkennbar, was mit Ergebnissen aus nicht-kontrollierten Studien übereinstimmt. Die Wirkung rehabilitativer Maßnahmen auf die Überlebensrate wurde nicht belegt, doch ist auch hier eine positive Tendenz erkennbar. Dieser Trend wird dadurch verstärkt, dass Patienten mit Muskelschwäche eine höhere Mortalität besitzen.

Die beschriebenen Effekte gehen auf Untersuchungen bei ausgedehnten Rehabilitationsprogrammen zurück. Im Allgemeinen gilt das Belastungstraining als wichtiger Pfeiler des Programms, zumal neuere Untersuchungen für eine stärkere Belastbarkeit und eine Besserung der Symptomatik und der Lebensqualität durch das Belastungstraining gegenüber Erziehungsprogrammen sprechen.

■ Allgemeines Ausdauertraining

Die Effektivität eines Belastungstrainings hängt von der Trainingsintensität, der Spezifität und der Reversibilität ab. Die Trainingsintensität muss ausreichend hoch und häufig sein, um einen Trainingsreiz zu bewirken. Spezifität bedeutet, dass die Effekte besonders in den trainierten Bereichen auftreten. Training auf einem Fahrradergometer soll also besonders die Leistung beim Radfahren verbessern während Lauftraining die Laufleistung beeinflusst. Die Reversibilität steht für das Verschwinden der Effekte, wenn nicht weiter trainiert wird und keine regelmäßigen Belastungen mit einer bestimmten Intensität ausgeführt werden.

Trainingsformen

Es werden zwei Formen des allgemeinen Ausdauertrainings unterschieden: Dauertraining und Intervalltraining. Beide Formen komen in der Rehabilitation von COPD-Patienten zur Anwendung. Weil der Patient in einem Zirkel mit verschiedenen Abschnitten trainiert, wechseln sich Phasen kurzer oder längerer Belastung mit Ruhephasen ab. Gehen und Radfahren werden kurzzeitig oder in längeren aufeinander folgenden Perioden trainiert. Andere Übungsformen wie Treppenlaufen und Armergometrie werden nur einige Minuten am Stück ausgeübt. Patienten, die nicht für längere Zeit ohne Ruhepausen gehen oder Rad fahren können, trainieren in kürzeren Intervallen. Dauer- und Intervalltraining werden an die Möglichkeiten des Patienten angepasst.

Ausdauertraining

Die meisten Trainingsprogramme in der Rehabilitation von COPD-Patienten basieren auf Dauertraining, d.h.: der Patient trainiert in aufeinander folgenden Perioden zu je 15–30 Min. bei einer ungefähren Belastung von 60% seiner maximalen Belastbarkeit. Es gibt verschiedene Programme, in denen die Dauer und Intensität des Trainings aufgelistet sind. In Tabelle 2.**6** sehen Sie dafür ein Beispiel. Die Erfahrung zeigt, dass es besondes für Patienten mit schwerer COPD nicht immer möglich ist, ab der ersten Woche über längere Zeit mit hoher Intensität zu trainieren. Die Intensität wird dann während der ersten Trainingseinheiten verringert oder während der Belastung kurzzeitig unterbrochen.

Intervalltraining

Patienten mit schwerer Atemwegsobstruktion und gleichzeitiger Hypoxämie und Hyperkapnie können die Intensität einer derartigen Trainingseinheit nicht einhalten. Auch Patienten mit schwerer Muskelschwäche oder extremem Konditionsabfall tolerieren das nicht. In diesen Situationen kommt das Intervalltraining zum Einsatz, bei dem sich Perioden mit sehr intensiver Anspannung (60–90% der maximalen Belastbarkeit) über 1–3 Min. mit relativen Ruhephasen von gleicher Dauer abwechseln. Bei gesunden Personen führen beide Trainingsformen zu gleichen Ergebnissen, ebenso wie bei COPD-Patienten. Tabelle 2.**7** gibt ein Beispiel für ein Intervallprogramm.

Trainingsintensität

Bei gesunden Personen richtet sich die Trainingsintensität nach der Herzfrequenz während des Trainings (60–90% der maximal erwarteten Herzfrequenz bzw. 220 – Alter) oder nach der Sauerstoffaufnahme (50–80% der maximalen Belastung). Diese Intensität muss während des Trainings über

Tabelle 2.**6** Beispiel für ein Dauertrainingsschema. Eventuell werden in der ersten Phase zwischenzeitlich für einige Minuten Ruhepausen eingelegt.

Woche	Dauer	Belastung
1	10 min.	30% W_{max}
2	10 min.	40% W_{max}
3	10 min.	55% W_{max}
4	15 min.	55% W_{max}
5	15 min.	60% W_{max}
6	15 min.	65% W_{max}
7	20 min.	65% W_{max}
8	20 min.	70% W_{max}
9	20 min.	70% W_{max}
10	25 min.	70% W_{max}
11	25 min.	75% W_{max}
12	25 min.	75% W_{max}

Tabelle 2.**7** Beispiel für ein Intervalltrainingsschema.

Woche	Dauer pro Serie	Anzahl der Serien	Belastung
1	2#–3*–2# min.	3x	60% W_{max}
2	2–3–2 min.	4x	60% W_{max}
3	2–3–2 min.	5x	60% W_{max}
4	2–3–2 min.	5x	60% W_{max}
5	2–3–2 min.	5x	65% W_{max}
6	2–3–2 min.	6x	65% W_{max}
7	2–3–2 min.	6x	65% W_{max}
8	2–3–2 min.	6x	70% W_{max}
9	2–3–2 min.	6x	70% W_{max}
10	2–3–2 min.	6x	75% W_{max}
11	2–3–2 min.	6x	75% W_{max}
12	2–3–2 min.	6x	80% W_{max}

\# = 2 min. Ruhe oder Radfahren mit geringer Belastung (30%)
* = 2 min. Radfahren unter Belastung

einen (gesamten, nicht unbedingt ununterbrochenen) Zeitraum von 20–45 Min. aufrecht erhalten werden. Das Training wird 3–5 mal wöchentlich ausgeübt. Ein Training bei dieser Intensität bedeutet, dass die Muskulatur bereits teilweise unter anaeroben Bedingungen arbeitet. Diese an den Erfordernissen von Trainingintensität und -dauer orientierten Programme bewirken bei Gesunden eine höhere Belastbarkeit und führen zu physiologischen Anpassungen des Kreislaufs und der peripheren Muskulatur. Bis vor einigen Jahren wurde davon ausgegangen, dass derartige Veränderungen bei Patienten mit COPD nicht auftreten, da dazu die Trainingsintensität zu gering sei. Es hat sich jedoch gezeigt, dass es bei diesen Patienten bereits frühzeitig unter Belastung zu einer anaeroben Stoffwechselsituation mit Erhöhung des Laktatspiegels kommt. Belastung mit hoher Intensität (70% der maximalen Belastung) bewirken signifikant größere Veränderungen gegenüber einem Training bei 30% der maximalen Belastbarkeit. Training mit hoher Intensität ($>60\%$ der maximalen Belastbarkeit) führt zu einer Abnahme der Ventilation und des Laktatgehalts, was ein Hinweis für eine verbesserte aerobe Energiezufuhr in der Muskulatur ist. Das geringere Ventilationsbedürfnis trägt zur verminderten Kurzatmigkeit nach der Rehabilitation bei.

Es ist noch nicht geklärt, wie sich die richtige Trainingsintensität am besten einstellen und kontrollieren lässt. Manche Untersucher sprechen sich für die Bestimmung der anaeroben oder ventilatorischen Schwelle als Parameter aus. Abgesehen davon, dass die Bestimmung dieser Parameter bei COPD-Patienten sehr schwierig ist, konnte auch gezeigt werden, dass die Effekte des Symptom limitierten Belastungstrainings für Patienten, die die anaerobe Schwelle während des Trainings nicht erreicht hatten, nicht verschieden waren. Die Bedeutung der anaeroben Schwelle zur Ermittlung der adäquaten Trainingsintensität ist also noch nicht belegt.

Die Wahl des Belastungsgrads anhand der maximalen Belastung (60–75% der maximalen **Herzfrequenz**) wird bei Gesunden häufig angewandt. Die Herzfrequenz beim Training wird mit der Karvonen-Regel bestimmt ($Hf_{max} - Hf_{Ruhe}) \times 0,6 + Hf_{Ruhe}$. Allerdings variiert die Belastung für eine bestimte Herzfrequenz individuell sehr stark, was auch für lungenkranke Patienten gilt, deren limitierende Faktoren meist nicht dem Kreislaufsystem entstammen. Außerdem können Medikamente den Zusammenhang zwischen Belastung und Herzfrequenz stark beeinflussen.

Immer häufiger bedient man sich auch der subjektiv erfahrenen Belastung durch Kurzatmigkeit und Ermüdung (Borg-Score), um die richtige Intensität zu bestimmen (siehe Bd. 2). Der Dyspnoe-Score des maximalen Belastungstests lässt sich auch zur Einstellung der richtigen Belastung während eines Trainingsprogramms verwenden. Die Messung der Sauerstoffsättigung während der Belastung erfolgt transkutan. Meistens wird Sauerstoff ergänzt, um ein Absinken der Sättigung unter 85% zu vermeiden. Es fehlt jedoch noch an ausreichenden wissenschaftlichen Ergebnissen, die dieses Vorgehen stützen.

■ Trainingsmodalitäten

Training führt meist zu trainingsspezifischen Effekten. Bei COPD-Patienten verbesserte sich die Gehstrecke nach Training der unteren, aber nicht nach Training der oberen Extremitäten. Das Training der Letzteren verbesserte jedoch die Leistung mit dem Armergometer. Bei verschiedenen Untersuchungen wurden die trainingsspezifischen Effekte festgestellt. Es sollten Trainingsmodalitäten ausgewählt werden, die möglichst nah an den Bedürfnissen des Patienten liegen. In der Praxis ist es nicht immer möglich, während des Trainings entsprechende Situationen zu schaffen. Es konnten jedoch auch Transfer-Effekte festgestellt werden, z.B. beim Radfahren nach dem Gehen und umgekehrt oder auch bei den ATLs. Um diese Transfer-Effekte zu fördern, erhält der Patient neben dem Trainingsprogramm auch Hausaufgaben, mit denen er bestimmte ATLs trainieren kann. Naturgemäß spielt auch die Ergotherapie eine wichtige Rolle bei der Verfolgung der spezifischen Trainingseffekte auf dem Gebiet der ATLs und der Selbstversorgung. Derzeit gibt es jedoch hierzu keinerlei Studien.

■ Training der Körperregionen

Obere Extremitäten

Viele Patienten klagen bei bestimmten Aktivitäten über Beschwerden in den oberen Extremitäten. Dies erklärt sich teilweise durch die Einbeziehung der Schultergürtelmuskulatur in die Armbewegungen, wenn sie auch gleichzeitig als Atemhilfsmuskultur eingesetzt werden. In diesen Situationen muss die Atemarbeit vor allem durch das Diaphragma und die Exspirationsmuskulatur geleistet werden, was das Auftreten von asynchronen und paradoxen Atembewegungen bei COPD-Patienten erklärt. Das Training der Schultermuskulatur verbessert die Belastungstests für die obere Extremität, hat jedoch keine Auswirkung auf die ATLs, die besonders die oberen Gliedmaßen beanspruchen.

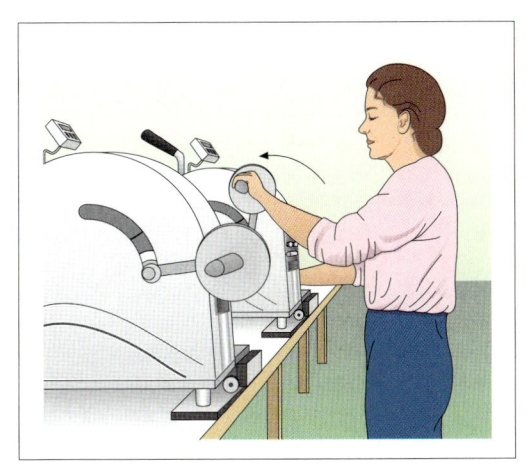

Abb. 2.44 Training der oberen Extremität mit dem Armergometer.

Zum Training wird die Armergometrie eingesetzt, wobei analog zu den zyklischen Bewegungen beim Beinergometer eine gut standardisierte externe Belastung aufgebaut werden kann (Abb. 2.44). Im Prinzip kann auch von einem maximalen Belastungstest ausgegangen werden. Weil die Armergometer nur über eine grobe Belastungsskala verfügen, sind sie für die Praxis nicht geeignet. Die Intensität wird dann anhand subjektiver Kriterien erhöht (Borg-Skala). Im Hinblick auf den eher intermittierenden Charakter von Armbewegungen sind hier die Belastungsphasen kürzer (2–5 Min.). Sauerstoffverbrauch, Herzfrequenz und Blutdruck sind bei gleicher Belastung für die Arme höher als für die Beine. Deshalb sind diese Parameter auch im Hinblick auf die Trainingsintensität nicht austauschbar.

Untere Extremitäten

Bei den meisten Trainingsprogrammen ist das Training der unteren Extremitäten ein zentraler Bestandteil (Gehen, Treppe laufen, Radfahren). Der Vorteil des Fahrradergometers ist die präzise Einstellung der Trainingsintensität, jedoch ist es weniger spezifisch, denn für Patienten mit schwerer Atemwegsobstruktion eignet sich Radfahren meist nicht. Es wird dann als Trainingsmethode betrachtet, welche die Voraussetzungen zur Verbesserung anderer Belastungen wie Gehen oder Treppe laufen schafft. Obwohl nur in wenigen Studien der konkrete Trainingsaufbau beschrieben ist, werden allgemein die Richtlinien des American College of Sports Medicine für die Rehabilitation von COPD- und Asthmapatienten akzeptiert. Die Richtlinien sind an verschiedene Voraussetzungen geknüpft:

- Intensität: 55–90 % HR_{max} oder 40–85 % V_{O_2} max;
- Dauer: 20–60 Min.
- Aktivitäten mittlerer Intensität und längerer Dauer werden bei Erwachsenen, die nicht sportlich aktiv sind, empfohlen; jede Aktivität, die größere Muskelgruppen mit einbezieht.
- Häufigkeit: 3–5mal pro Woche

Trainingsprogramme auf dem Fahrradergometer mit einer ausreichenden Intensität (60 % W_{max}) verbessern die maximale Belastbarkeit und die Ausdauer. Gleichartige Forderungen gelten für Trainingsprogramme zum Gehen oder für eine Kombination aus Gehen und Radfahren. Die Gehstrecke nahm dabei um 10–25 % zu.

Peripheres Muskeltraining

Obschon die Lungenfunktion ein wichtiger Faktor für die Belastbarkeit ist, liefert auch die periphere Muskulatur einen wichtigen Beitrag. Die Quadrizeps-Kraft ist bei COPD-Patienten ein wichtiger Faktor zur Bestimmung der Gehstrecke und der maximalen Sauerstoffaufnahme. Auch die Beobachtung, dass sich nach einer Verbesserung der Lungenfunktion durch Transplantation die Belastbarkeit nur teilweise wiederherstellt und dass es keinen Unterschied zwischen ein- und beidseitiger Lungentransplantation gibt, stützt diese Vorstellung. Auch bei diesen Patienten ist die Muskelschwäche oder die Dysfunktion eine mögliche Erklärung für die verminderte Belastbarkeit. Eine Muskelschwäche der oberen und unteren Extremitäten kommt häufig vor. Schließlich deutet auch die Abnahme der oxidativen Enzyme in der Muskulatur auf die Bedeutung der Muskeldysfunktion für die Belastbarkeit hin. Diese Veränderungen sind durch Training bei Gesunden (bis ins hohe Alter) und bei verschiedenen Patientengruppen reversibel. Auch bei COPD-Patienten kann ein solches Training eine Option sein, besonders weil es zu einer weniger großen metabolischen Belastung und zu geringerer Kurzatmigkeit führt.

Das Muskeltraining der unteren und oberen Extremitäten erfolgt durch Einsatz von Gewichten (Abb. 2.45). Die Veränderung der Belastung bei Bewegung und/oder die Zahl der Wiederholungen bestimmt, ob sich die Verbesserung in der Muskelkraft oder in der -ausdauer niederschlagen.

■ Muskelkrafttraining

Bei Gesunden verbessert Krafttraining in 3 Serien von 8–10 Wiederholungen 3-mal wöchentlich mit einer Intensität von 70–80 % der Maximalkraft

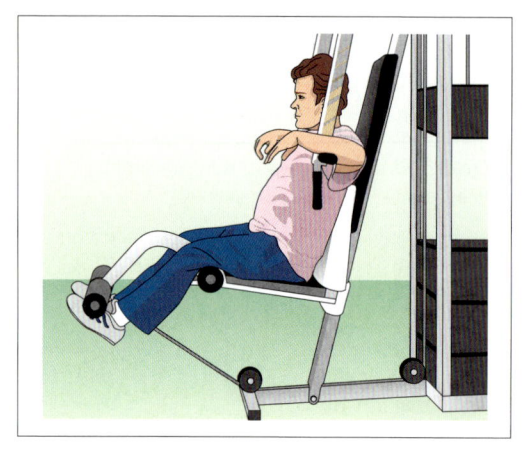

Abb. 2.45 Training der peripheren Muskulatur mit zusätzlichen Gewichten.

Tabelle 2.8 Beispiel eines Trainingsschemas zur Verbesserung der Muskelkraft.

Woche	Belastung	Anzahl der Wdh.
1	70% IRM	3 × 8
2	70% IRM	3 × 8
3	76% IRM	3 × 8
4	82% IRM	3 × 8
5	88% IRM	3 × 8
6	94% IRM	3 × 8
7	100% IRM	3 × 8
8	106% IRM	3 × 8
9	112% IRM	3 × 8
10	115% IRM	3 × 8
11	118% IRM	3 × 8
12	121% IRM	3 × 8

(W_{max}) die Muskelkraft und -masse nach 12 Wochen Training. Es gab keine Veränderung in der Faserverteilung, während sich die Zahl der Kapillaren pro Muskelfaser und die Menge der oxidativen Enzyme signifikant erhöhte. Die maximale Sauerstoffaufnahme verbesserte sich durch Krafttraining bei älteren gesunden Männern, jedoch nicht bei jungen oder trainierten Männern. Krafttraining kann bei älteren Personen angewandt werden und verbessert die körperliche Leistungsfähigkeit.

Bei COPD-Patienten wurde der Effekt des Muskelkrafttrainings untersucht. Krafttraining (50–85% W_{max}) verbesserte im Vergleich zu einer Kontrollgruppe die Muskelkraft in der Trainingsgruppe. Dies führte auch zu einer Verbesserung von Ausdauer und Lebensqualität, jedoch zu keiner Zunahme der maximalen Sauerstoffaufnahme. Die Kombination von Kraft- und Ausdauertraining führt zwar zu einer größeren Zunahme von Muskelkraft und -durchmesser, aber nicht von Belastbarkeit oder Lebensqualität (Tab. 2.8).

■ **Muskelausdauertraining**

Hierzu wird mit sehr vielen Wiederholungen trainiert (10–50 Wiederholungen und 3–5 Serien). Zwischen den Serien wird eine Pause von etwa 1 Min. eingelegt, die Belastung bleibt niedrig bei etwa 50% W_{max}. Muskeltraining der unteren und oberen Extremitäten mit einer hohen Wiederholungszahl ohne zusätzliche Belastungen verbessert die Muskelausdauer, wie erwartet jedoch nicht die Muskelkraft. Gegenüber der Kontrollgruppe verbesserte sich die Ausdauer auf einem Laufband und die physiologische Anpassung auf submaximale Belastungen signifikant, die maximale Belastbarkeit verbesserte sich nicht (Bernard et al. 1999, Smpson et al. 1992, Clark et al. 2000).

Die Effekte von Muskeltraining im Rahmen eines allgemeinen Ausdauertrainings sind nicht eindeutig. Manche Untersucher stellten bei Gesunden eine Verbesserung fest, während andere keinen Effekt nachweisen konnten. Bei COPD-Patienten kam es durch Krafttraining zu einer Zunahme von Kraft und Muskelmasse, jedoch ohne Auswirkungen auf Belastbarkeit und Lebensqualität.

■ **Erhaltung der Wirkung**

Die Reversibilität von Trainingseffekten ist ein bekanntes Phänomen und betrifft auch gesunde Personen. Die Langzeitauswirkungen auf COPD-Patienten nach Rehabilitation wurde kaum untersucht. Die Wirkung von relativ kurzen Trainingsperioden (2–3 Monate) nehmen über einen Zeitraum von 18 Monaten nach Beendigung des Trainingsprogramms trotz eines Follow-up ab. Langfristigere Programme (6 Monate) erhalten die Trainingseffekte besser (Troosters et al. 2000).

2.3 Rehabilitation von Patienten mit Herzkreislauferkrankungen

Tony Reybrouck

Die Rehabilitation von Patienten nach einem Myokardinfarkt ist heutzutage durch einen frühen Beginn der Mobilisation gekennzeichnet, was die mit diesem Krankheitsbild zusammenhängende Invalidität vermindert. Die Patienten können so schneller aus dem Krankenhaus entlassen werden, wenn keine weiteren Komplikationen auftreten.

Historische Hintergründe

Bereits vor 200 Jahren empfahl Heberden Patienten mit Angina pectoris körperliche Aktivität. Schon damals wurde auf den günstigen Effekt körperlicher Übungen für diese Patienten hingewiesen. Zu Beginn des 20. Jahrhunderts änderte sich jedoch diese Einstellung, und Patienten wurden nach einem Myokardinfarkt für 6–8 Wochen im Bett immobilisiert. Verlängerte Bettruhe und ein langer Krankenhausaufenthalt waren die Folgen dieser Behandlung. Es wurde angenommen, dass körperliche Arbeit das Risiko eines ventrikulären Aneurysmas mit der Gefahr einer Ruptur des Ventrikels (hauptsächlich des linken Ventrikels) stark erhöht und dass das Risiko für Arrhythmien durch die arterielle Hypoxämie (erniedrigtes O_2-Volumen im arteriellen Blut) während der Übungen stark ansteigt. Daraus könnte ein Rezidiv-Infarkt mit der Gefahr des plötzlichen Todes folgen. Schwere körperliche Belastung wie das Treppensteigen wurden mindestens ein Jahr vermieden und die Rückkehr in einen produktiven Arbeitsalltag oder zu einem „normalen Leben" waren ungewöhnlich.

Anatomisch-pathologische Studien in den Jahren 1920 und 1930 verfestigten die Auffassung, dass eine Periode verlängerter Bettruhe nach einem Myokardinfarkt notwendig sei. Die Studien ergaben, dass es mindestens 6 Wochen dauert, bis das nekrotische Gewebe in Bindegewebe umgewandelt ist. So blieb es bei der Empfehlung, dass sich Herzpatienten so wenig wie möglich körperlich belasten sollten. Hierzu musste der Patient Tag und Nacht überwacht und verpflegt werden. Aus Angst vor Arrhythmie, Asystolen oder Aneurysmabildung des Herzmuskels mit der Gefahr einer Ruptur wurde dem Patienten angeraten, sich so ruhig wie möglich zu verhalten.

So wurde in den vierziger Jahren nachgewiesen, dass Postinfarkt-Patienten in psychiatrischen Einrichtungen im Vergleich zu Patienten aus privaten Kliniken eine höhere Frequenz an Herzrupturen aufwiesen. Dieser Unterschied wurde dann der größeren physischen Aktivität (Ruhelosigkeit) der psychiatrischen Patienten zugeschrieben, während die anderen Patienten erzwungenermaßen Bettruhe halten mussten.

Früher herrschte die Annahme, dass Frühmobilisation die Ausbildung eines Aneurysmas und die Entstehung gefährlicher Arrhythmien begünstigen könnte. Dieses wurde auch aus den Tierexperimenten von Sutton und Davis (1939) abgeleitet. Unter 5 Hunden, bei denen experimentell ein Myokardinfarkt herbeigeführt wurde und mit denen die folgenden Tage intensiv auf einem Laufband trainiert wurde, konnte bei einem Tier ein Aneurysma nachgewiesen werden. Die Kritik an diesem Experiment war natürlich, dass die Gruppe von 5 Versuchstieren zu klein ist, um daraus valide statistische Schlussfolgerungen zu ziehen. Darüber hinaus besteht kein Zusammenhang zwischen dieser intensiven ergometrischen Belastung der Versuchstiere unmittelbar nach dem Myokardinfarkt und der sehr leichten und progressiven Belastung von Herzpatienten, die in der Anfangsphase der Rehabilitation überwiegt. Die Ergebnisse der Studie von Sutton und Davis konnten durch eine weitere gleichartige Studie von Thomas und Harrison (1944) an Ratten nicht bekräftigt werden. Den Ratten wurde ebenfalls experimentell ein Myokardinfarkt zugefügt. Danach wurden die Ratten in 2 Gruppen eingeteilt: die Bewegungsfreiheit der einen Gruppe wurde eingeschränkt, während sich die andere frei bewegen durfte. In dieser Versuchsreihe wurden keine Fälle von Aneurysmabildung nachgewiesen. Die Gruppe aktiver Ratten regenerierte darüber hinaus schneller als die andere Gruppe. Diese Experimente und Mutmaßungen bewirkten, dass die medizinische Welt einer körperlich belastenden Rehabilitation nach einem Myokardinfarkt lange Zeit ängstlich gegenüberstand.

Die Gefahr pulmonaler (z.B. Lungenembolie) und vaskulärer (z.B. venöse Thrombose) Komplikationen führte zu einer allmählichen Verkürzung der Bettruhe und einer Verordnung progressiver Mobilisation. Außerdem führt lange Bettlägerigkeit zu Muskelatrophie und einer deutlichen Abnahme der Leistungsfähigkeit.

Gegenwärtig wird in verschiedenen Zentren bereits ab dem 1. oder 2. Tag nach dem akuten Myokardinfarkt mit der Mobilisation begonnen. Der Erfolg dieser Therapieform ist größtenteils von einer guten Überwachung der Patientenwerte abhängig.

2.3.1 Frühmobilisation

Zunächst wird die Messapparatur, die wahlweise telemetrisch oder nicht-telemetrisch ist, angelegt und der Patient nach möglichen Symptomen befragt, die die Intensität des Programms verändern könnten oder eine Gegenanzeige für Übungen sind, wie präkordialer Schmerz, Unruhe oder Palpitation. In den ersten 24–48 Std. werden leichte Übungen

2 Kardiopulmonale Rehabilitation

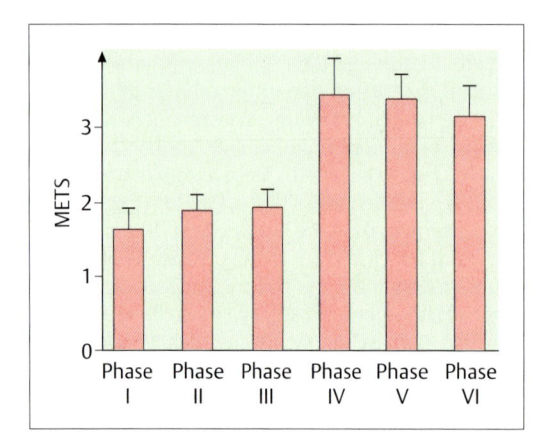

Abb. 2.46 Mit dem Kofranyi-Michaelis-Respirometer ermittelter Energieverbrauch gesunder Probanden während der 6 Phasen des kardiovaskulären Rehabilitationsprogramms. Der Energieverbrauch wird dargestellt in METS (Mittel SD).

Maßnahmen

– Füße kreisen
– Flexion und Extension der Sprunggelenke
– Flexion und Extension der Zehen
– Übungen für Halsmuskeln: Zirkumduktion, seitwärts neigen, vorwärts beugen etc. …

Die Bewegungsfrequenz beträgt 5 Mal pro Übungsform; Die Intensität dieser Übungen ist kleiner als 2 METS (Abb. 2.**46**).

Kontraindikationen

– Retrosternaler Schmerz
– Dyspnoe
– Häufige ventrikuläre Extrasystolen
– Tachykardie in Ruhe (Herzfrequenz > 100/Min)
– Diaphoresis (starke Transpiration)

2.3.2 Rekonvaleszenzphase

Die Rehabilitation nach einem Herzinfarkt verläuft in 6 Phasen mit einem stufenförmigen, progressiv ansteigenden physiologischen Energieverbrauch (Tabelle 2.**9**, Abb. 2.**46**). Während der Phasen 1 und 2 werden im Bett liegend dynamische Übungen und

durchgeführt, die zu Beginn passiv sind. Allmählich findet der Übergang zu dynamischen Übungen für Sprunggelenk, Handgelenk, Halsmuskulatur und Atemübungen statt.

Tabelle 2.9 Stufen des Übungsschemas zur Rehabilitation von Herzpatienten.

Phase	Ausgangsstellung	Übungen	Dauer und Häufigkeit
1	Rückenlage	– passive Bewegungen aller Gelenke – Atemübungen – Entspannungsübungen – aktive Bewegung kleiner Gelenke Sprunggelenk, Zehen, Handgelenk …	10–20 Min. 1–2 mal/Tag
2	Rückenlage	– aktive Mobilisation von Beinen, Schultern, Armen …	2 mal/Tag
3	Sitz	– aktive Übungen für untere und obere Extremitäten	2 mal/Tag
4	Stand	– Entspannung – aktive Übungen für untere und obere Extremitäten und den Rumpf	2 mal/Tag
5	Stand	– Übungen: wie bei 4 – gesteigertes Gehen 20 m → 500 m	2 mal/Tag – täglich
6	Stand	– Übungen: wie bei 4 – Gehen: wie bei 5 – gesteigertes Treppensteigen 3 Stufen → 3–4 Mal 10 Stufen	2 mal/Tag – täglich

Atemübungen ausgeführt, die in der Häufigkeit und Intensität stufenweise erhöht werden. Ab Phase 4 finden die Übungen im Stehen statt und ab Phase 5 und 6 beinhaltet das Training kontinuierlich gesteigertes Gehen (bis 500 m) und Treppensteigen.

In der Phase der Frühmobilisation wird also der Einfluss von Haltungsveränderungen auf die Hämodynamik ausgenutzt. Es geht hier hauptsächlich um Patienten, deren Herzminutenvolumen durch eine ischämischen Herzpathologie sowohl in Ruhe als auch während stufenweise ansteigender Belastung (Abb. 2.**47**) im Vergleich zu Normwerten verringert ist. Darum werden in der Anfangsphase leichte Belastungsformen in liegender Haltung bevorzugt.

Aus physiologischen Experimenten ist bekannt, dass das Herzminutenvolumen bei gleicher O_2-Aufnahme für Belastungsverfahren im Liegen größer als im Sitzen auf dem Fahrradergometer ist. Auch das Schlagvolumen ist unter Belastung in liegender Position deutlich größer als unter Belastung in sitzender Haltung (Abb. 2.**48**). Gesunde Probanden sind während stufenförmiger Belastungsverfahren im Sitzen in der Lage, ihr Schlagvolumen zu erhöhen, während es bei Herzpatienten unter Belastung wenig oder gar nicht ansteigt und in einigen Fällen sogar abfällt (Abb. 2.**47**).

Ein weiteres Argument für das Üben im Liegen zu Beginn der Rehabilitation ist der Einfluss der Ausgangsstellung auf den O_2-Verbrauch des Myokards. Vergleiche zwischen Übungen in liegender Haltung mit Übungen in vertikaler Position haben ergeben, dass die O_2-Aufnahme des Myokards ($M_{V_{O_2}}$) in Ruhe sowohl in vertikaler wie in horizontaler Position gleich groß ist. Die $M_{V_{O_2}}$ steigt aber viel schneller bei Übungen im Stehen oder im Sitzen, ist also bei Übungen in aufrechter Position größer als in liegender Haltung. Der Übergang von Übungen im Liegen zu Übungen in vertikaler Position ist darum langsam und kontinuierlich. Es ist wichtig, dass Aktivitäten des täglichen Lebens wie die Position

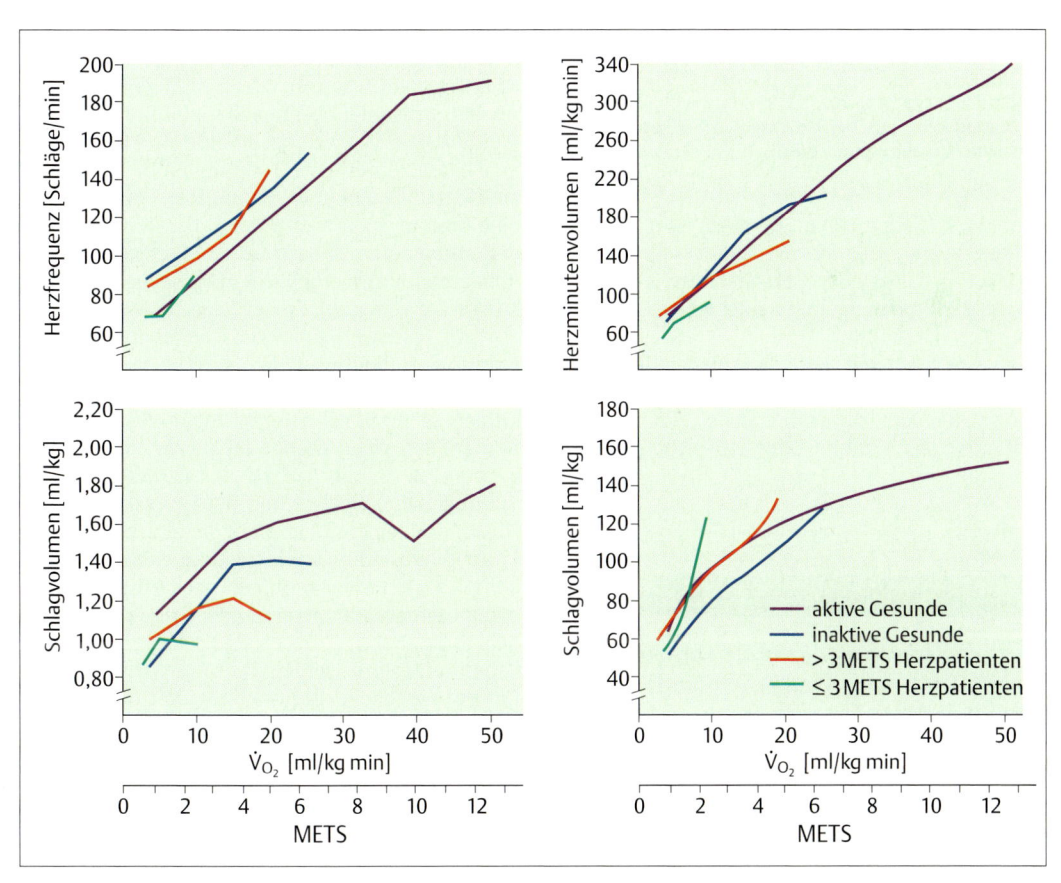

Abb. 2.47 Hämodynamische Reaktion gesunder Probanden (aktive und nicht aktive) und Patienten mit koronaren Herzkrankheiten auf körperliche Arbeit (nach Faulkner 1977).

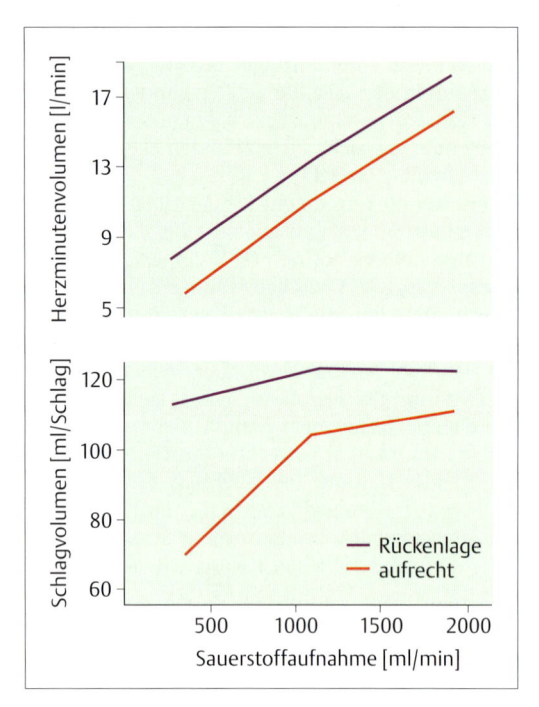

Abb. 2.48 Reaktion des Herzminutenvolumens und des Schlagvolumens bei Übungen in Rückenlage und Sitz (nach Bevegard et al. 1960).

beim Essen (Gebrauch von Betttisch oder Tisch im Zimmer) in das stufenförmige Übungsschema integriert werden. Das Pflegepersonal muss über Fortschritte des Patienten unterrichtet werden (Tabelle 2.**10**).

Um einen sicheren Verlauf der Rehabilitation zu gewährleisten, wird als Leitfaden meist die Herzfrequenz verwendet, die während der Übungen auf nicht mehr als 120/min oder um nicht mehr als 20–30 Schläge über den Ruhewert ansteigen darf. Diese Methode ist oft unzuverlässig, da viele Patienten Medikamente einnehmen, die die Herzfrequenz senken (Betablocker, Digitalis etc.). Die Kombination aller Parameter (Hämodynamik, Symptome, eventuelle EKG-Veränderungen) ergibt, ob die vorgeschriebene Übungsintensität zu hoch ist. Typische Symptome können sein: Rhythmusstörungen (an der Regelmäßigkeit des Herzrhythmus abzulesen) oder präkordialer Schmerz, der zum Hals oder in die Brust ausstrahlen kann, Blässe, starke Transpiration, Dyspnoe, Absinken der Herzfrequenz während der Übungen, Neigung zu Synkopen mit einem Absinken des Blutdrucks, übertrieben schneller Anstieg der Herzfrequenz während der Übungen etc.. Treten solche Symptome auf, muss mit dem behandelnden Arzt beratschlagt werden. Die Symptome können zu einer Modifizierung der Intensität des stufenförmigen Übungsschemas führen.

Die Rehabilitation im Akutkrankenhaus gilt bei den meisten Patienten mit überwiegend sitzender Lebensführung als beendet, wenn sie Phase 6 erreicht haben (4 METS), d.h. wenn sie in der Lage sind, Treppen zu steigen oder 500 Meter zu Gehen. Ab diesem Moment können die Patienten entlassen werden. 4–6 Wochen nach dem Infarkt wird nun eine Phase körperlichen Trainings empfohlen. Auch aus dem Blickwinkel der sekundären Prävention ist eine Trainingsphase angeraten. Die Teilnahme an der ambulanten Rehabilitation (Herzgruppe) erhöht außerdem in erheblichem Maße die Belastbarkeit dieser Patienten. Es wurde nachgewiesen, dass ein progressives körperliches Rehabilitationsprogramm dazu beitragen kann, die Dauer des Klinikaufenthaltes nach einem Myokardinfarkt zu verkürzen. Heutzutage nehmen mehr Postinfarktpatienten ihre Arbeit wieder auf als vor einigen Jahrzehnten. Bevor die Aspekte des kardiovaskulären Trainings behandelt werden, wird kurz der normale Ablauf nach einem Herzinfarkt besprochen.

Im Durchschnitt ist der Patient mit einem unkomplizierten Myokardinfarkt nach etwa 14 Tagen in der Lage, ca. 500 Meter zu gehen und ca. 25 Treppenstufen zu steigen. Zu diesem Zeitpunkt kann der Patient entlassen werden. Dem Hausarzt wird der Entlassungsschein zugesandt mit gleichzeitiger Bitte um weitere Mobilisation des Patienten durch den Physiotherapeuten. Der Postinfarktpatient muss seine Übungstherapie noch einige Zeit fortsetzen und wird möglichst 4–6 Wochen nach dem Infarkt in eine ambulante Herzgruppe aufgenommen.

Tabelle 2.**10** Zugelassene Alltagsaktivitäten koronarer Patienten.

Phase	Alltagsaktivität
I	Benutzung eines Betttischs zum Essen
II	¼ Std. im Sessel sitzen
III	2 Mal 1 Std. pro Tag aufrecht sitzen
IV	Aktivitäten auf einem Stuhl am Tisch (mit Rückenlehne), 2 Mal 1 Std. pro Tag. Aufrecht sitzen auf einem Stuhl (Sessel)
V	Ortswechsel, evtl. im Rollstuhl, falls die Gangstrecke zu weit ist
VI	Freie Bewegung, darunter auch Gehen

2.3.3 Postkonvaleszensphase

Vor Trainingsbeginn muss ein *maximaler Stufentest* oder *symptomlimitierter Leistungstest* in einem dafür ausgerüsteten Labor durchgeführt werden. Mit Hilfe dieses Tests kann die Intensität des Programms genau festgelegt werden. Folgende Faktoren müssen bei der Aufstellung eines Trainingsprogramms beachtet werden:

- Intensität
- Häufigkeit und Dauer
- Belastungsarten

Intensität

Die Intensität eines kardiovaskulären Trainingsprogramms kann am besten durch den Prozentsatz der funktionellen Kapazität ausgedrückt werden. Dieser Prozentsatz ist sehr variabel und abhängig von der funktionellen Kapazität der betreffenden Person. So können Marathonläufer 80% ihrer (maximalen) funktionellen Kapazität für 2–4 Std. leisten, während Patienten mit verminderter Kondition diese Belastung weniger als 30 Min. tolerieren können. Darum muss bei der Festlegung der Trainingsintensität auf diese individuellen Unterschiede geachtet werden. Die Belastungsintensität, mit der geübt wird, muss höher als 60% und niedriger als 90% der funktionellen Kapazität sein. Die durchschnittliche Trainingsintensität gesunder Erwachsener liegt zwischen 70 und 80% der funktionellen Kapazität. Wenn allerdings Herzpatienten mit einer stark verringerten funktionellen Kapazität ein ambulantes Training beginnen, kann mit einer Trainingsintensität von 40–60% der maximalen Belastbarkeit begonnen werden. Je nach Zunahme der funktionellen Kapazität und Anforderung des Programms kann die Trainingsintensität allmählich erhöht werden. Als allgemeine Richtlinie für das ambulante Training gilt:

Initiale Trainingsintensität

Während der ersten 6 Wochen des Programms schlagen wir vor, das Training in Abhängigkeit von der anfänglichen Arbeitskapazität des Patienten als kontinuierliche Belastung oder als intermittierende Belastung zu gestalten (Abb. 2.49). Die durchschnittliche Trainingsintensität liegt zwischen 60 und 70% der maximalen Arbeitskapazität des Patienten. Sie lässt sich mit Hilfe der Ergebnisse des Ergometertests berechnen.

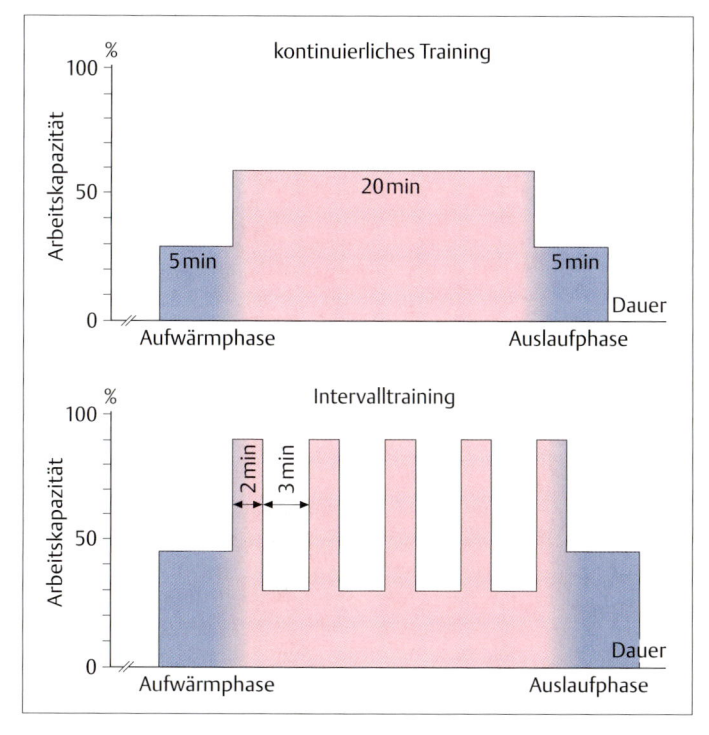

Abb. 2.49 Kontinuierliches Training und Intervalltraining, begonnen mit einer Aufwärmphase und beendet mit einer Auslaufphase.

Wenn aber kardiale Patienten mit einer stark erniedrigten funktionellen Kapazität mit einem Programm zur Rekonditionierung beginnen, kann die Trainingsintensität mit 40 bis 60% der maximalen Leistungskapazität begonnen werden. Abhängig vom Ablauf des Programms und davon wie die funktionelle Kapazität zunimmt, kann die Trainingsintensität langsam gesteigert werden. Als allgemeine Richtlinie gilt für die initiale Trainingsintensität: Während der ersten sechs Wochen des Programms könnte man sich ausgehend von der initialen Arbeitskapazität des Patienten vorstellen, das Training in Form eines Dauerformtyps oder eines Intervallprinzips durchzuführen. Hierbei liegt die durchschnittliche Trainingsintensität zwischen 60 und 70% der maximalen Arbeitskapazität des Patienten. Dieses kann errechnet werden an Hand der Ergebnisse der ergometrischen Belastungstests. Hierbei könnte die Berechnung auf untenstehende Weise stattfinden.

Beispiel: Berechnung der Trainingsintensität

Berechnung einer Trainingsintensität von 60% der maximalen funktionellen Kapazität, ausgedrückt in METS (1 MET = 1 Einheit des Standardumsatzes, in ml O_2 pro min).
- Maximale funktionelle Kapazität = 8 METS; 1 MET = 250 ml O_2/min
- 60% der max. MET-Kapazität = 8 · 0,6 = 4,8 METS oder (4,8 · 250) = 1200 ml O_2/min
- 1200 ml O_2/min ~ 70 Watt = 420 kgm/min

Die Belastbarkeit lässt sich auch mit Hilfe der Herzfrequenz durch die Formel von Karvonen errechnen: Trainingsfrequenz = Ruhefrequenz + (maximale Herzfrequenz − Herzfrequenz in Ruhe) · 60%

Die maximale Herzfrequenz wird entweder im Labor während eines maximalen Stufentests gemessen oder mit Hilfe des Alters von Patienten geschätzt, wenn sie keine Medikamente einnehmen, die die Herzfrequenz beeinflussen. Die erwartete maximale Herzfrequenz entspricht 220 − Lebensalter in Jahren.

Beispiel: Geschätzte maximale Herzfrequenz

Ein Mann von 50 Jahren möchte mit 60% seiner maximalen Kapazität trainieren.
- Herzfrequenz in Ruhe beträgt 80; Maximale Herzfrequenz: 220 − 50 = 170
- Erwartete maximale Zunahme der Herzfrequenz bei Belastung: 170 − 80 = 90
- Trainingsfrequenz 60%: 80 + (170 − 80) · 0,6 = 134/min

Möchte dieser Patient in kontinuierlicher Form trainieren, so muss er mindestens 20 Min. bei einer Belastungsintensität, bei der die Herzfrequenz ungefähr 134/min beträgt, üben.

Erste Evaluierung

Nach 6 Trainingswochen mit der anfänglichen Arbeitsintensität muss eine Evaluierung stattfinden. Die Intensität des Programms wird den neuen Werten angepasst. Während der folgenden 8 Wochen wird die Intensität auf 70–85% der maximalen funktionellen Kapazität erhöht. Es können auch intermittierende Belastungsformen eingesetzt werden (Abb. 2.**49**), wobei sich Belastungsphasen von 2 Min. und Entlastungsphasen von 3 Min. abwechseln. Die Intensität der Intervalle mit großem und kleinem externen Widerstand muss so abgestimmt sein, dass die durchschnittliche Belastungsintensität 60–70% beträgt, z. B. abwechselnd 2 Min. Belastung bei 90% der funktionellen Kapazität und 3 Min. Erholung bei 30%.

Zweite Evaluierung

Eine zweite Evaluierung der Arbeitskapazität findet am Ende der zweiten Trainingsperiode statt. In Abhängigkeit von den neuen Werten wird das Trainingsprogramm erneut angepasst. In dieser letzten Phase kann das Training ausschließlich intermittierend sein. Die Trainingseinheiten können auch in Turnhallen oder auf Sportplätzen stattfinden, falls die notwendigen Sicherheitsmaßnahmen eingehalten werden: medizinische Hilfe unmittelbar erreichbar, Defibrillator und Reanimationsbesteck in Reichweite. Es liegt auf der Hand, dass diese Programme mindestens 1mal pro Woche am besten unter medizinischer Aufsicht abgehalten werden. Der Patient soll selbst lernen, seine Herzfrequenz zu ermitteln. Während dieser Phase werden Wettkämpfe möglichst vermieden.

Spezielle Anpassungen des Trainingsprogramms

Bei Patienten mit einer sehr niedrigen Arbeitskapazität kann die Intensität auf 40–60% der maximalen funktionellen Kapazität gesenkt werden. Die Trainingsdauer kann anfänglich auf die funktionellen Möglichkeiten des Patienten abgestimmt werden. Als empirische Regel gilt, dass der Patient ungefähr 1 Std. nach Ablauf des Trainings keine Erschöpfung empfinden darf.

Tabelle 2.11 Bestimmung der Intensität der Übungen für das Training unter Berücksichtigung der funktionellen Kapazität des Trainings.

Funktionelle Kap. (F.C.) [METS]	Prozent F.C. + F.C.	Durchschnittliche Übungsintensität [METS]
5	60 + 5 = 65	0,65 · 5 = 3,2 METS
10	60 + 10 = 70	0,70 · 10 = 7 METS
15	60 + 15 = 75	0,75 · 15 = 11,2 METS
20	60 + 20 = 80	0,80 · 20 = 16 METS

Die Trainingsintensität kann auch mit einer anderen Methode an die Fortschritte des Patienten angepasst werden. Hierbei wird eine Skala benutzt, die auch die maximale funktionelle Kapazität mit einbeziehet (ausgedrückt in METS; Tabelle 2.11).

Schließlich müssen individuelle Symptome koronarer Herzerkrankungen oder andere Pathologien, die die vorgeschriebene Übungsintensität verändern, beachtet werden. Einige chronische Erkrankungen (wie Angina Pectoris, Claudicatio intermittens, chronisch obstruktive Lungenerkrankungen) erfordern eine Senkung der durch die oben beschriebene standardisierte Methode berechneten Übungsintensität.

Häufigkeit und Dauer des Trainings

Bei der Bestimmung von Häufigkeit und Dauer des Trainings muss die anfängliche funktionelle Kapazität des Patienten berücksichtigt werden. Ist die funktionelle Kapazität niedriger als 3 METS, werden mehrmals täglich kurze Übungseinheiten von nur 5 Min. empfohlen. Liegt die funktionelle Kapazität zwischen 3 und 5 METS, werden tägliche Trainingseinheiten von 20 Min. empfohlen. Die Belastungsphasen können hier durch Entlastungsphasen unterbrochen werden, falls die Intensität des Programms zu groß ist. Dies gilt vor allem für Patienten, die Symptome entwickeln. Bei diesen Patienten kann mit einer Trainingsintensität begonnen werden, die 40–50% der funktionellen Kapazität beträgt. Bei einer funktionellen Kapazität von 8 METS oder mehr kann normalerweise 3 mal pro Woche mit der vorgeschriebenen Intensität trainiert werden. Sinkt die wöchentliche Trainingshäufigkeit aus Gründen der Praktizierbarkeit, z.B. von 4 auf 2 Einheiten, muss die Dauer der verbleibenden Trainingseinheiten erhöht werden.

Ist eine Verminderung der Intensität nötig, kann die Dauer der Trainingseinheiten proportional erhöht werden (z.B. beim Auftreten von muskuloskelettalen Schmerzen). Die V_{O_2} max kann durch eine Trainingsintensität von 80% der maximalen funktionellen Kapazität, einer Trainingsdauer von 15 Min. und einer Häufigkeit von 1 mal pro Woche genauso vergrößert werden wie durch ein Trainingsprogramm mit 40% der maximalen Kapazität bei einer Trainingsdauer von 2 Std. und einer Häufigkeit von 5 Tagen pro Woche (Tabelle 2.12).

Arten von Belastung

Die kardiopulmonale Ausdauer lässt sich mit ergometrischen Geräten wie Fahrradergometer, Laufband und Rudergerät besonders gut trainieren. Dies gilt vor allem für die Anfangsphase, da der Energieverbrauch beim Üben mit diesen Geräten besonders gut kontrolliert und dosiert werden kann. Schwimmen, Skifahren und Ballspiele können ideal sein, um Freude an der Bewegung zu vermitteln. Das Vorschreiben und Dosieren der Intensität ist bei diesen Übungsformen sehr schwierig, darum ist in der Anfangsphase des Programms davon abzuraten. Schließlich müssen während des Trainings auch Einflüsse der Umgebung wie Wärme, Kälte, Wind oder Luftfeuchtigkeit berücksichtigt werden, die zu einer Anpassung der Intensität führen können.

Kalte Temperaturen bewirken eine Vasokonstriktion, die den peripheren Wiederstand erhöht. Dieser totale periphere Wiederstand kann sowohl in

Tabelle 2.12 Verhältnis zwischen Intensität, Häufigkeit und Dauer eines Trainingsprogramms (aus: Sanne H. Physiology of training in normals and coronary patients. In: König K, Denolin H (eds.). Advances in Cardiology, Cardiac Rehabilitation. Basel: Karger; 1978:57.).

	Intensität [%]	Dauer [Min]	Häufigkeit [pro Woche]
Zunahme der maximalen aeroben Kapazität um 15% innerhalb einer Periode von 2 Monaten	80	15	1
	60	60	3
	40	120	5

Ruhe als auch unter Belastung erhöht sein, wodurch auch der Blutdruck steigt. In dieser Situation kann eine Ischämie früher oder schneller auftreten, da die Kälte einen Vasospasmus bewirken kann, der zu einem erhöhten Sauerstoffbedarf des Myokards führt. Patienten mit ischämischen Herzproblemen, die bei kalten Temperaturen draußen üben, müssen zum Schutz gegen die Kälte verschiedene Lagen Kleidung tragen. Auch eine Wollmütze und Handschuhe sind nötig, um die Körpertemperatur der Patienten konstant zu halten. Gleichzeitig müssen diese Patienten vermeiden, kalte Luft einzuatmen (z. B. indem sie einen Mundschutz tragen).

Wärme kann zu Dehydratation führen und eine periphere Vasodilatation verursachen. Hierdurch steigt die Herzfrequenz, um ein adäquates Herzminutenvolumen aufrecht zu erhalten. Durch erhöhte Transpiration verliert der Körper mehr Flüssigkeit. Da ein großer Teil dieser Flüssigkeit aus dem Blutvolumen stammt, können Probleme entstehen, es sei denn eine Rehydratation ist durch ausreichendes Trinken (am besten Wasser) gewährleistet. In dieser Situation kann es zu einem frühzeitigen Auftreten von Angina pectoris kommen. Darum wird Herzpatienten empfohlen, keine schwere körperliche Belastung bei Temperaturen über 24 °C oder einer Luftfeuchtigkeit über 70 % auszuführen.

2.3.4 Spezielle Aspekte des Trainings

Das Training findet im Idealfall in einem dafür eingerichteten Rehabilitationszentrum oder einer Klinik statt. Folgende Aspekte müssen bei Herzpatienten berücksichtigt werden:

Isometrische oder isotonische Muskelkontraktionen

Bei isometrischer Muskelarbeit nimmt der totale periphere Widerstand nicht oder nur wenig ab, das Herzminutenvolumen steigt jedoch. Verglichen mit isotonischer Muskelarbeit kommt es bei isometrischer Muskelarbeit bei gleicher V_{O_2} darum zu einer stärkeren Erhöhung des Blutdrucks (Abb. 2.50). Das führt zu einer vermehrten O_2-Aufnahme des Herzens, die ja mit dem Produkt aus Herzfrequenz und Blutdruck zusammenhängt. Auf diese Weise kann bei Personen mit insuffizienter koronarer Durchblutung leichter Angina pectoris ausgelöst werden. Darum wird traditionellerweise die isotonische bzw. dynamische Muskelarbeit beim Trainieren von Herzpatienten bevorzugt.

Dennoch hat die klinische Erfahrung gezeigt, dass isometrische Muskelarbeit weniger schädlich ist als vermutet. Das gilt hauptsächlich für Patien-

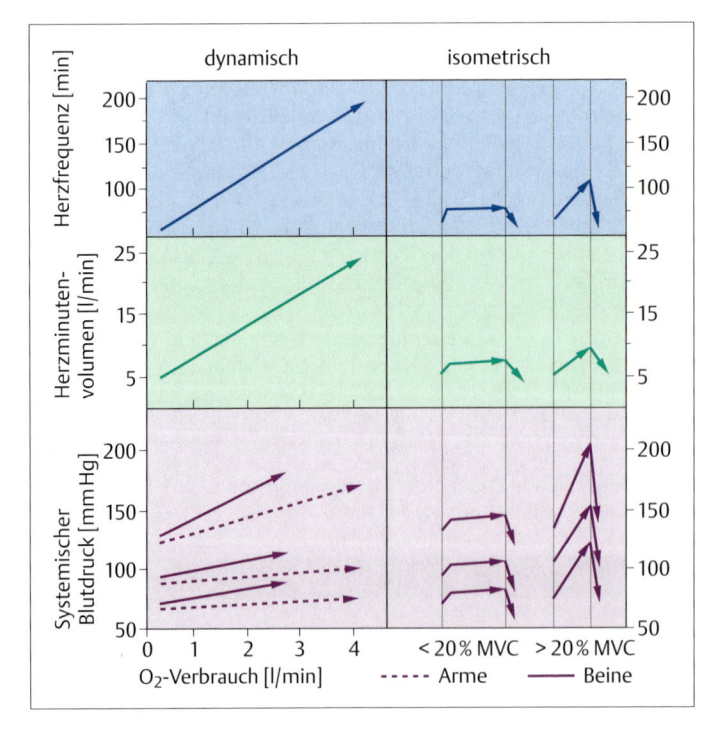

Abb. 2.50 Veränderungen der Herzfrequenz, des Herzminutenvolumens und des systemischen Blutdrucks während dynamischer und isometrischer Belastung (nach Nutter 1979).

ten mit einer minimalen Abnahme ihres funktionellen aeroben Vermögens und mit einer guten Funktion des linken Ventrikels. Selten wurden ST-Veränderungen im EKG festgestellt (Franklin et al. 1989). Das Produkt aus Herzfrequenz und Blutdruck ist bei statischer Arbeit sogar niedriger als bei dynamischer, hauptsächlich weil die maximale Herzfrequenz niedriger ist. Es besteht sogar eine gesteigerte subendokardiale Perfusion, da der diastolische Blutdruck größer ist.

Die Kombination von statischer mit dynamischer Muskelarbeit beeinflusst das Verhältnis von Sauerstoffbedarf und Sauerstoffangebot günstig, wodurch das Produkt aus Herzfrequenz und Blutdruck beim Auftreten einer Ischämie ansteigen kann (Franklin et al. 1989).

Diese Tatsachen verändern die vorsichtige Haltung gegenüber statischer Arbeit von Patienten mit koronaren Herzerkrankungen vor allem in Bezug auf berufliche Tätigkeiten und ATLs.

Aerobes oder anaerobes Training

Unter aerober Belastung besteht ein adäquater O_2-Transport, wobei die O_2-Aufnahme den O_2-Bedarf bei einer minimalen O_2-Schuld deckt. Ein steady state wird innerhalb von 2–5 Min. erreicht. Diese Trainingsform ist ideal, um die Ausdauer zu vergrößern. Auf zellulärem Niveau kommt es zu einer Erhöhung der Mitochondrien-Dichte, der respiratorischen Enzyme und der Fähigkeit zum Elektronen-Transport, was die Resynthese von ATP erleichtert. Die oxidative Kapazität der Muskelfasern nimmt zu. Im Gegensatz dazu ist der O_2-Bedarf bei anaerober Arbeit größer als die O_2-Aufnahme. Diese Trainingsform ist ideal für kurze, intensive Belastungsphasen und erhöht das Vermögen, eine größere O_2-Schuld aufzufangen. Dieses liegt jedoch nicht in der Absicht eines Trainingsprogramms für Herzpatienten; darum wird aerobes Training dem anaeroben vorgezogen.

Intervall- oder kontinuierliches Training

Schon in länger zurück liegenden Experimenten konnte nachgewiesen werden, dass die Summe der geleisteten Arbeit [kgm] größer ist, wenn sich *kurze* Belastungsphasen (2–3 Min.) mit etwa gleichlangen Entlastungsphasen abwechseln, als wenn *längere* Belastungsphasen (z.B. 5 Min.) stattfinden (Zohman und Tobis 1970). Auch die Laktat-Konzentration steigt weniger an, wenn die Arbeitsphasen kurz sind (Åstrand und Rodahl 1977). Für die Rehabilitation von Herzpatienten ist es optimal, wenn sich Arbeitsphasen von 2–3 Min. mit ebenso langen Entlastungsphasen bei geringerer Belastungsintensität abwechseln. Diese Trainingsform wird von Herzpatienten oder Personen mit einer sehr niedrigen Arbeitskapazität gut vertragen und befähigt den Patienten, in kurzer Zeit eine relativ große Gesamtarbeit zu leisten. Am Anfang ist eine Belastung in der *kontinuierlichen Form* für kardiologische Patienten meist zu schwierig. Es ist für sie einfacher, wenn sich Intervalle von *hoher* und *niedriger* Intensität abwechseln. Nach einiger Zeit sind die Patienten oft in der Lage, schwerere Belastung länger durchzuhalten. Schließlich bietet das Intervalltraining den Vorteil, dass es weniger monoton ist. Neben der Ausdauer wird in gewissem Maß auch die Muskelkraft trainiert.

Aktivierung kleinerer oder größerer Muskelmassen

Herzfrequenz und Blutdruck steigen deutlich schneller bei gleichem O_2-Verbrauch unter Belastung mit kleineren Muskelgruppen als unter Belastung mit größerer Muskelmasse wie Beinmuskeln oder Arm- und Beinmuskeln zusammen (Reybrouck et al. 1975); (Abb. 2.**51**). Der myokardiale Sauerstoffverbrauch korreliert mit dem Produkt aus systolischen Blutdruck und Herzfrequenz. Aus diesem Grund führen Übungen, die mit kleinen Muskelgruppen ausgeführt werden, zu einer höheren Herzfrequenz sowie einem höheren systolischen Blutdruck, der myokardiale Sauerstoffverbrauch wird im Verhältniss zu Übungen mit größeren Muskelgruppen höher sein.

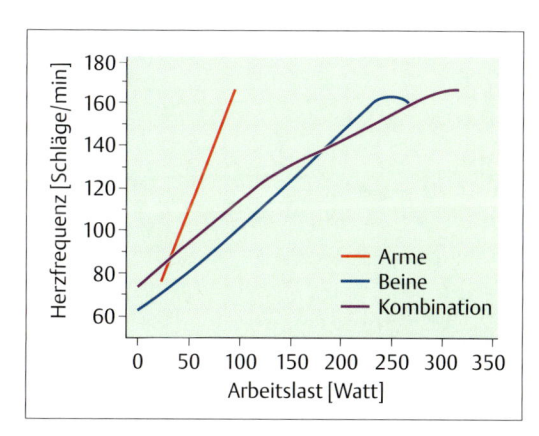

Abb. 2.**51** Reaktion der Herzfrequenz bei Arm-, Bein- und kombinierter Arm-Bein-Ergometrie (nach Reybrouck et al. 1975).

Da die Armmuskulatur im Alltag oft eingesetzt wird, ist ein gewisses Maß an konditionellem Training für diese Muskelpartien wünschenswert. Bei vorgegebenem Widerstand ist die Herzfrequenz während der Armergometrie höher als bei der Beinergometrie. Es muss also eine Anpassung der Werte geschehen. Die Trainingsintensität für Ergometrie mit Armen beträgt in der Regel 50 % des errechneten Werts der Beinergometrie. Trainiert ein Patient bei 300 kgm/min mit dem Beinergometer, so lautet der Wert für das Armergometertraining 150 kgm/Min.

Maximal oder Submaximal

Es konnte nachgewiesen werden, dass eine Trainingsintensität von 60–80 % der maximalen Arbeitskapazität zum gleichen Trainingseffekt führt wie eine maximale Belastung, mit der ein Training der Ausdauer bezweckt wird (Abb. 2.52).

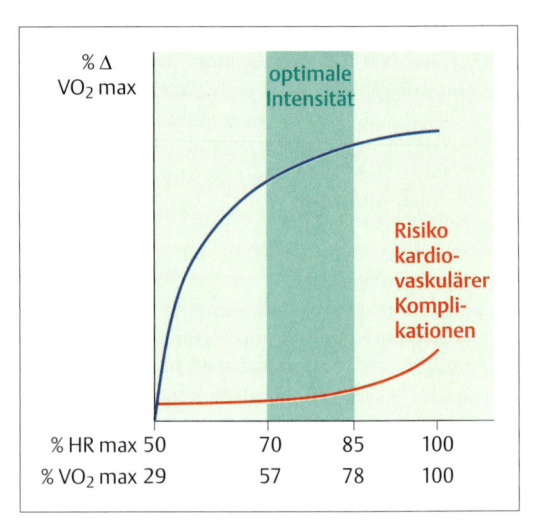

Abb. 2.52   Verhältnis zwischen Zunahme der maximalen aeroben Kapazität (ΔO_2 max) und der Trainingsintensität, ausgedrückt in % der maximalen Herzfrequenz und in % der O_2 max (nach Dehn u. Mullins 1978).

Spezifität des Trainings

Experimente haben ergeben, dass das Training *spezifisch* ist. Wird mit den Armen auf einem Ergometer trainiert, so zeigt sich nach einer Trainingsperiode die signifikanten Abnahme der Herzfrequenz auch nur nach Armergometertraining. Wird die Ergometrie nach dieser Trainingsperiode dagegen mit den Beinen durchgeführt, kommt es zu einer geringen oder gar keiner Abnahme der Herzfrequenz (Abb. 2.53; Clausen 1976). Es liegt also nahe, dass das Training auf die Tätigkeiten des Patienten abgestimmt sein muss, die nach der Rehabilitation wieder aufgegriffen werden. Setzt der Herzpatient in seinen Beruf oft die Armmuskeln ein wie z. B. ein Tischler, sollte während der Rehabilitation eine Phase von Armtraining stattfinden.

Zur Einschätzung des subjektiven Anstrengungsgrads der Belastung kann die Borg-Skala verwendet werden. Die Skala ist in Tabelle 2.13 wiedergege-

Tabelle 2.13   Original der Borg-Skala zur Bewertung der Belastung sowie die überarbeitete Version.

Bewertung der Belastung		Neue Version der Borg-Skala	
6		0	nicht ermüdend
7	sehr, sehr leicht	0,5	sehr, sehr leicht
8		1	sehr leicht
9	sehr leicht	2	leicht
10		3	ziemlich leicht
11	ziemlich leicht	4	etwas anstrengend
12		5	anstrengend
13	etwas anstrengend	6	
14		7	sehr anstrengend
15	anstrengend	8	
16		9	
17	sehr anstrengend	10	sehr, sehr anstrengend
18			Maximal
19	sehr, sehr anstrengend		
20			

2.3.5 Rehabilitation von Patienten mit Angina pectoris

Patienten mit stabiler Angina pectoris können mittels Übungstherapie rehabilitiert werden. Ziel eines therapeutischen Übungsprogramms ist die Erhöhung der Belastbarkeit dieser Patienten, ohne dass Angina-pectoris-Beschwerden auftreten. Der Grad der Ischämie muss mittels eines Belastungstests beurteilt werden. Die Beurteilung muss folgendes beinhalten:

- Beschreibung der Symptome (z. B. Schmerzen, drückendes oder brennendes Gefühl, Kurzatmigkeit)
- Lokalisation der Symptome (z. B. retrosternal, Hals, Zähne, interskapuläres Gebiet, Arm, Ellenbogen, Handgelenk, Epigastrium)
- Beobachtung der Aktivität des Patienten (z. B. Fäuste ballen)
- Dauer und Häufigkeit der Anfälle
- Auslösende Faktoren (z. B. in Ruhe, unter Belastung, bei emotionalen Reaktionen)
- Maßnahmen zur Beseitigung der Symptome (z. B. Ruhe, Nitroglyzerin)

Der Ernst der Krankheit, das Verschwinden der Symptome unter Medikamenteneinnahme und auch die abnormale Reaktion des arteriellen Blutdrucks unter Belastung (z. B. Hypotonie) erfordern besondere Aufmerksamkeit bei der Beurteilung von Angina pectoris. Manchmal kann eine Palpation des schmerzhaften Brustkorbgebiets helfen, Schmerz der Skelettmuskulatur von echtem Angina-pectoris-Schmerz zu unterscheiden.

Viele Angina-pectoris-Patienten nehmen schon bei sehr niedriger Belastungsintensität von beispielsweise 2–3 METS Symptome wahr. Darum muss das Testprotokoll, dass zur Beurteilung der Angina pectoris verwendet wird, bei einer sehr niedrigen Belastung beginnen (z. B. 1–2 METS). Medikamente und auch die Übungstherapie können bei Angina-pectoris-Patienten Veränderungen der MET-Kapazität, der Herzfrequenz und des Blutdrucks verursachen (Abb. 2.**54**). Steigt die Intensität des Belastungstests nur um jeweils 0,5 MET, können diese Veränderungen objektiviert werden. Um das Ausmaß der Ischämie zu beurteilen, kann ein Test vorab ohne Medikamente aufschlussreich sein. Ein Belastungstest bei Patienten, die mit Nitraten therapiert werden, kann wichtige Informationen für die Entwicklung des Übungsprogramms liefern.

Die Übungsintensität muss so gewählt werden, dass kein Angina-pectoris-Schmerz auftritt. Die Intensität des kardiopulmonalen Trainings muss

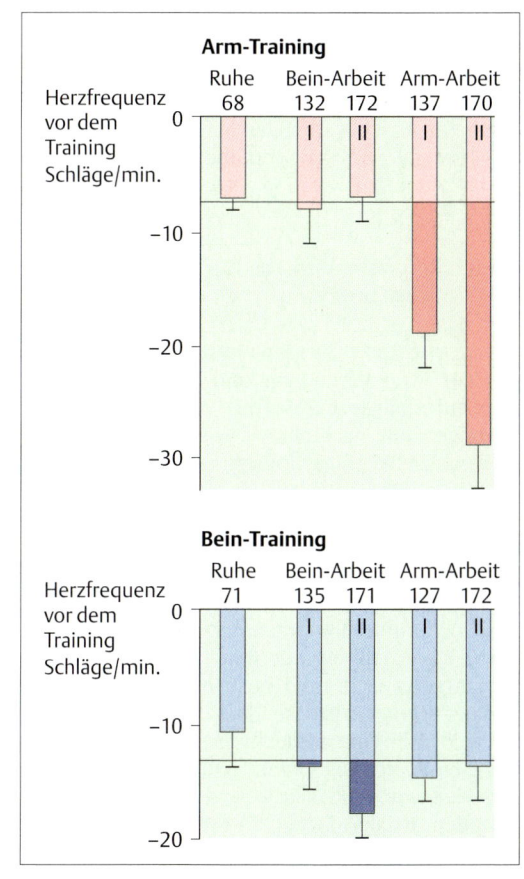

Abb. 2.**53** Abnahme der Herzfrequenz in Ruhe und während submaximaler Ergometrie nach Training mit Armen und Beinen. Es werden Durchschnittswerte von 13 gesunden jungen Probanden dargestellt. Die schraffierte Fläche stellt die Abnahme der Herzfrequenz dar, die die Abnahme in Ruhe sowie unter Belastung für untrainierte Extremitäten übersteigt. Die Werte der Herzfrequenz vor Trainingsbeginn sind über der jeweiligen Säule angegeben (nach Clausen 1976).

ben. Diese durch Borg (1982) eingeführte Skala von *perceived exertion* ermöglicht eine Quantifizierung der subjektiven Belastungsintensität. In der Praxis wird der Patient am Ende der Belastung oder zu standardisierten Zeitpunkten während des Trainings befragt. Der Wert wird während des Trainings als maximal angesehen, wenn der Patient die Belastung mit 18 oder 19 (bzw. 9 oder 10 auf der neuen Skala) angibt.

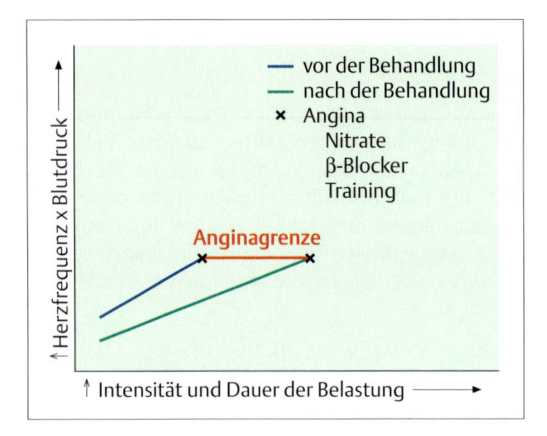

Abb. 2.54 Die Reaktion des Produkts aus Herzfrequenz und Blutdruck unter Belastung bei Angina-pectoris-Patienten. Es wird die Reaktion vor und nach der Übungstherapie bei gleichzeitiger Einnahme von Anti-Anginosa (Nitrate oder β-Blocker) oder körperlichem Training gezeigt. Dauer und Intensität der Belastung nach dem Training sind zwar gestiegen, dennoch tritt Angina pectoris bei den gleichen Werten des Produkts aus Herzfrequenz und Blutdruck auf (nach Amsterdam u. Mason 1978).

dann auf andere Faktoren wie Dauer und Häufigkeit des Trainings abgestimmt werden (siehe oben).

Die Übungsstunde der Angina-pectoris-Patienten beginnt mit einer langen *Aufwärmphase* von mindestens 10 Min. Nach dieser Aufwärmung folgen *aerobe Übungen*. Es ist günstig, Übungsintervalle und Entlastungsphasen abzuwechseln, bis die Patienten genügend Kraft und Ausdauer für eine länger andauernde Belastung besitzen (kontinuierliche Belastung). Es muss besonders darauf geachtet werden, dass alle großen Muskelgruppen beübt werden, auch die der oberen Extremität. Günstig sind wiederholte dynamische Übungen, wobei die Patienten nicht Pressen dürfen (Valsalva-Manöver). Die Patienten müssen davor gewarnt werden, über ihrer Angina-pectoris-Schmerzgrenze zu üben. Tritt Angina pectoris auf, werden die Übungen schrittweise unterbrochen. Das bedeutet, dass die Intensität allmählich verringert wird, bis die Symptome verschwinden. Auch der Stundenausklang (*cool-down*) ist schrittweise und dauert mindestens 10 Min.; so können Komplikationen wie hydrostatisches Pooling (Versacken) von Blut in der unteren Extremität vermieden werden. Bei Patienten, die vor ihrer Übungseinheit prophylaktisch Nitroglyzerin oder langwirkende Nitrate eingenommen haben, ist Vorsicht geboten. Der arterielle Blutdruck wird hier vor Einnahme der Präparate gemessen. Bei diesen Patienten können Hypotonien vor allem dann auftreten, wenn noch andere blutdrucksenkende Medikamente eingenommen werden (z. B. Antiarrhythmika, Beta-Blocker, Diuretika). Verschwindet die unter Belastung aufgetretene Angina pectoris nicht durch Beenden der Übungen oder durch Einnahme von Nitroglyzerin-Tabletten, muss der Patient auf die nächste Intensivstation gebracht werden.

2.3.6 Rehabilitation von Herzpatienten mit Schrittmachern

Herzschrittmacher werden implantiert, um Störungen der Erregungsleitung und der Erregungsbildung aufzufangen, die als Folge von Herzrhythmusstörungen mit oder ohne Dysfunktion des Myokards auftreten. Eine Übungstherapie bei Schrittmacherpatienten setzt voraus, dass die Reaktionen von Herzfrequenz, Blutdruck und das Auftreten möglicher Symptome während der Belastung bekannt sind. Außerdem muss die Art der Erregungsleitungsstörung, der Typ Schrittmacher sowie dessen Programmierung bekannt sein.

Die zwei Hauptgründe für eine Schrittmacherimplantation sind ein Sinusknotensyndrom (SSS) und der atrioventrikuläre Block 3. Grades (AVB III.). SSS und AVB können auch gemeinsam auftreten. Das *Sinusknotensyndrom* ist gekennzeichnet durch Episoden von Bradykardie und manchmal durch Episoden atrialer Tachykardie oder chronotroper Insuffizienz. Bei einem *kompletten atrioventrikulären Block* besitzen Atrium und Ventrikel einen voneinander unabhängigen Eigenrhythmus. Der Ventrikelrhythmus hat meist die niedrigere Frequenz.

Die meisten implantierten Schrittmacher bestehen aus einer einzigen Elektrode, die im rechten Ventrikel des Herzens platziert wird. Sie registriert die Aktivität des rechten Ventrikels: Wird eine ventrikuläre Kontraktion registriert, gibt der Schrittmacher keinen Impuls ab. Wenn jedoch keine ventrikuläre Kontraktion detektiert wird, gibt der Schrittmacher einen elektrischen Impuls ab. Diese Art Schrittmacher wird als VVI (Demand-pacemaker) bezeichnet.

Ein typisches Problem, dass bei der Behandlung von Patienten mit Herzschrittmacher auftritt, ist die Reaktion der Herzfrequenz bei steigender Belastungsintensität. Das am Häufigsten verwendete Schrittmachersystem (VVI) kann das Herz nicht schneller als mit dem einprogrammierten Wert von 70/min stimulieren. Fehlt die physiologische AV-Überleitung, kommt es unter Belastung zu einem insuffizienten oder fehlenden Anstieg der Herzfrequenz. Patienten mit AV-Block fehlt also eine der wichtigsten Regulationsgrößen zur Erhöhung des

Herzminutenvolumens. Meist findet sich auch eine erniedrigte O_2-Aufnahme und eine verminderte Belastungstoleranz (Reybrouck et al. 1989).

Zwei-Kammer-Schrittmacher (*dual-chamber-pacemakers*) können dieses Problem lösen. Bei diesem Schrittmacher wird eine Elektrode im Atrium und eine im Ventrikel eingesetzt. Ein Anstieg der atrialen Frequenz unter Belastung wird von der Atrium-Elektrode registriert, so dass der Impulsgenerator die Ventrikel mit der gleichen Frequenz reizen kann. Das Herzminutenvolumen nimmt durch diese Korrektur der Reaktion der Herzfrequenz unter Belastung zu. Der Anstieg der atrialen Frequenz, der diesen Vorgang auslöst, kann durch Medikamente (z. B. β-Blocker, Digitalis) oder ein Sinusknotensyndrom begrenzt sein.

Bei Patienten mit einer pathologischen Reaktion der Herzfrequenz unter Belastung (kein Anstieg oder insuffizienter Anstieg) ist die Zunahme des Herzminutenvolumens in erster Linie von einem kompensatorischen Anstieg des Schlagvolumens abhängig. Die Steigerung des Schlagvolumens wird durch Fehlfunktionen des linken Ventrikels begrenzt. Darum sind Information über den Zustand des linken Ventrikels vor Durchführung eines Belastungstests wichtig. Während der Belastung muss das Auftreten von Symptomen, der subjektive Anstrengungsgrad der Belastung (Borg-Skala) und der arterielle Blutdruck genau beobachtet werden (Tabelle 2.**13**).

Patienten mit Herzschrittmacher können an den meisten Trainingsaktivitäten teilnehmen. Da viele dieser Patienten kardiale oder extrakardiale Problematiken haben, die ihre Leistungsfähigkeit begrenzen, ist die Belastungsfähigkeit der Patienten sehr variabel. Bei einigen Patienten ist die maximale Belastbarkeit nicht größer als 1,5 – 2 METS.

Das Übungsprogramm für Patienten mit einem Zwei-Kammer-Schrittmacher kann auf die gleiche Weise erstellt werden wie es bereits für Patienten mit koronaren Herzkrankungen beschrieben wurde. Besondere Aufmerksamkeit erfordert die zugrunde liegende kardiale Anomalie, die die Schrittmacher-Implantation notwendig machte. Bei Patienten mit kongenitalen oder vaskulären Herzerkrankungen wird das Übungsprogramm gegebenenfalls an die physiologische und funktionelle Einschränkung angepasst.

Bei Patienten mit starrfrequenten Herzschrittmachern können Standardrichtlinien genutzt werden, um Dauer, Art und Häufigkeit der Übungstherapie festzulegen. Die *Intensität* der Übungen wird mit Hilfe des arteriellen Blutdruck-Werts unter Belastung ermittelt. Hierzu wird eine Abwandlung der Formel von Karvonen benutzt.

Standardversion der Karvonen-Formel
Trainingsfrequenz = (Herzfrequenz bei max. Belastung – Herzfrequenz in Ruhe) · 0,6 – 0,8 + Herzfrequenz in Ruhe

Abänderung der Karvonen-Formel
Systolischer Blutdruck beim Training = (systolischer Blutdruck bei max. Belastung – systolischer Blutdruck in Ruhe) · 0,6 – 0,8 + systolischer Blutdruck in Ruhe

> **Beispiel: Bestimmung der Trainingsintensität nach Karvonen (abgewandelt)**
>
> – Blutdruck in Ruhe: 120/70 mm Hg; Blutdruck unter maximaler Belastung: 160/80 mm Hg
> – Δ SBD (systolischer Blutdruck) = 160 – 120 = 40; 60 % Δ SBD = 0,6 · 40 = 24
>
> Grenzwert des Trainings = 120 + 24 = 144 mm Hg oder die Belastungsintensität, die mit einem systolischen Blutdruck von 144 mm Hg übereinstimmt.

Die Aufwärmung ist bei diesen Patienten besonders wichtig. Die Patienten werden darauf hingewiesen, Rumpfbeugen und eine starke Außenrotation der Schultern vor allem direkt nach der Schrittmacher-Implantation zu vermeiden, damit die Kabelelektroden nicht reißen können. Der systolische arterielle Blutdruck muss regelmäßig während des Trainings gemessen werden (mind. 3 mal). Der Ruhewert des arteriellen Blutdrucks dient als Vergleichswert, um eine Belastungshypotonie beurteilen zu können.

2.3.7 Rehabilitation von Herzpatienten mit Diabetes mellitus

Es gibt 2 Arten von Diabetes, die beim Aufstellen eines Rehabilitationsprogramms berücksichtigt werden müssen. Die Typ-I- oder insulinabhängige Diabetes mellitus (IDDM) resultiert aus einer Mangelproduktion von Insulin durch den Pankreas. Diese Patienten sind abhängig von einer exogenen Insulinzufuhr zu festen Zeitpunkten. Bei der Typ-II- oder nicht-insulinabhängigen Diabetes (NIDDM) kann die Insulin-Konzentration im Blut normal oder sogar erhöht sein. Bei diesem Diabetes-Typ besteht eine Resistenz oder verminderte zelluläre Empfindlichkeit für Insulin (sowohl exogen als endogen). Oft besteht auch Adipositas.

Eine Erhöhung körperlicher Aktivität kann laut heutiger Untersuchungsergebnisse günstige Auswirkungen für kardiologische Patienten mit Diabetes haben:

- Verbesserung der Insulin-Empfindlichkeit und Glukose-Toleranz.
- Bewegungstherapie unterstützt die Diättherapie bei der Gewichtsreduktion.
- Hämodynamik (zentral und peripher) verbessert sich und reduziert kardiovaskuläre Risikofaktoren; Belastbarkeit der Patienten erhöht sich und der prozentuale Anteil der Körperfett reduziert sich.
- Verminderung der Insulin Dosis oder oraler hypoglykämischer Medikamente wird möglich.
- Die Lebensqualität verbessert sich.

Eine Anzahl Faktoren muss bei der Rehabilitation dieser Patienten beachtet werden. Ein Übungsprogramm ist bei schlecht eingestelltem Diabetes kontraindiziert (Glukose-Werte > 300 mg/dl). Übungen können hier zu einer Verschlechterung der metabolischen Kontrolle führen. Ein anderes Problem stellt eine Hypoglykämie während der Belastung dar. Sie kann aus einer vermehrten Mobilisation von Insulin-Depots bei Belastung resultieren. Dieses Problem kann besonders beim Typ-I-Diabetiker auftreten, wenn der Injektionsort des Insulins mit dem beübten Muskel identisch ist. Diabetespatienten sollten ab und an ihre Injektionsstelle verändern und ihre Kohlenhydrat-Einnahme anpassen, um einem hypoglykämischen Schock vorzubeugen.

Symptome der Hypoglykämie sind unter anderen: Angst, Zittern, Tachykardie, Schwitzen, Hungergefühl und Schwindel. Tauchen diese Symptome auf, muss eine sofortige Einnahme von Kohlenhydrat möglich sein (z. B. Fruchtsaft, Zucker, Glukose).

Zusätzlich müssen eine Reihe von *Richtlinien für Diabetes-Patienten* eingehalten werden:

- Eine häufige Kontrolle des Blutzuckerspiegels zeigt, ob dieser durch Art, Intensität und Dauer der Belastung beeinflusst wurde.
- Der Patient muss einen Ort für die Insulin-Injektion wählen, an dem die Muskeln weniger aktiv sind (z. B. Abdomen).
- Zum Zeitpunkt der Belastung sollte der Blutzuckerwert über dem Wert in nüchternem Zustand liegen. Ein guter Zeitpunkt ist ca. 1–3 Std. nach der Mahlzeit.
- Manchmal kann es nötig sein, dass der Patient während oder nach den Übungen mehr Kohlenhydrate einnimmt, um einer Hypoglykämie vorzubeugen.
- In einigen Fällen (z. B. bei täglichem, regelmäßigem Üben) muss die Insulindosis verkleinert werden. Dies geschieht immer nur nach Absprache mit dem behandelnden Arzt. Der Grund hierfür ist, dass das Gleichgewicht zwischen Glukose-Einnahme, Insulin und Glukose-Verbrauch durch die Übungen gestört werden kann.

Im Allgemeinen gilt die Aussage, dass Herzpatienten mit Diabetes an den gleichen Aktivitäten teilnehmen dürfen wie Herzpatienten ohne Diabetes. Wachsamkeit ist geboten, wenn der Patient Medikamente einnimmt, die eine durch Belastung hervorgerufene Hypoglykämie verstärken.

Um die größtmögliche Regelmäßigkeit des Blutzuckerprofils in Verbindung mit Diät und Insulindosis zu erreichen, empfiehlt sich für Typ-I-Diabetiker (IDDM) tägliches Üben. Da die Häufigkeit des Übens groß ist, wird vorgeschlagen, die Dauer jeder Übungseinheit auf 20–30 min zu begrenzen. Die Übungsintensität liegt bei 40–85% der maximalen funktionellen Kapazität. Patienten mit Typ-II-Diabetes (NIDDM) sollten ungefähr 5 mal pro Woche üben. Das Ziel ist hier eine Erhöhung des Kalienverbrauchs, um die Kontrolle oder Reduktion des Gewichts zu unterstützen. Häufigkeit und Dauer der Übungen sind bei Typ-II-Diabetikern hoch, darum sollte die Intensität eher niedrig sein.

Die Übungstherapie sowohl bei Diabetes Typ I wie auch Typ II ist als regelmäßiges, begleitendes Training zu verstehen und eine Integration in den Alltag des Patienten ist erwünscht.

Eine Reihe spezieller Probleme können während der Übungstherapie von Patienten mit Diabetes auftreten.

- In Folge einer peripheren Neuropathie kann ein gewisser Grad verminderter Schmerzempfindung besonders der Füße bestehen, wodurch ein Trauma im Fußbereich auftreten kann, ohne dass der Patient es wahrnimmt. Das Schuhwerk darf bei diesen Patienten keine Druckstellen verursachen. Übungsformen wie Laufen (Joggen) können eher zu einem Trauma führen, während Fahrradfahren und Schwimmen geeigneter sind.
- Einige Diabetespatienten können eine proliferative Retinopathie entwickeln. In diesen Fällen sind intensive Belastungen sowie Pressatmung (Valsalva-Manöver) kontraindiziert, da sonst das Risiko eines zu großen arteriellen Blutdruckanstiegs besteht, der wiederum zu einer Ruptur und Hämorrhagie führen könnte.
- Herzpatienten mit Diabetes und arterieller Hypertonie sollten hauptsächlich dynamische Übungsformen wählen, bei denen große Muskelgruppen wie beim Wandern oder Radfahren benutzt werden. Intensive Belastungen unter ausschließlichem Einsatz von Armmuskeln können den arteriellen Blutdruck zu stark ansteigen lassen.

Für Herzpatienten mit Diabetes, die an einem kardialen Rehabilitationsprogramm teilnehmen ist es wichtig, dass eine gewisse Regelmäßigkeit der Lebensgewohnheiten besteht (Eßgewohnheiten, Belastung und Zufuhr der Diabetes-Medikamente).

2.3.8 Körperlichen Training bei Herzpatienten

Die Zunahme von koronaren Herzerkrankungen bei Personen mittleren Alters und die Abnahme der Mortalität nach akutem Myokardinfarkt hat die Bedeutung der Rehabilitation verstärkt. Wie oben beschrieben waren vor einigen Jahren bei Patienten mit akutem Myokardinfarkt lange Bettruhe und ein Verbot körperlicher Aktivität die üblichen Maßnahmen. Überbesorgtheit des Hausarztes und Kardiologen, die mit der Angst des Patienten und einer beschützenden Haltung der Familienmitglieder kombiniert war, führte zu einer chronischen Invalidisierung des Patienten. Zahlreiche Studien konnten diese Auffassung jedoch widerlegen und nachweisen, dass eine Rehabilitation diese Patienten zurück zu einem produktiven Leben mit der dazugehörigen Lebensqualität führen kann. Weiterhin konnte bewiesen werden, dass körperliche Aktivität für Patienten mit stabilen koronaren Herzerkrankungen unschädlich ist und dass beaufsichtigtes Training die Arbeitskapazität dieser Patienten erhöht und somit physische und psychische Vorteile bietet (Detry 1973, Clausen 1976, Shephard et al. 1999).

Schon lange ist bekannt, dass regelmäßiges aerobes Training dem Entstehen von Herzkreislauferkrankungen entgegenwirkt. Vor Kurzem konnte nachgewiesen werden, dass das Risiko nach einem Myokardinfarkt zu sterben sinkt, wenn der Patient Ausdauertraining betreibt (Pollock et al. 1979, Shepard 1999). Verschiedene Studien wurden durchgeführt, um diese Aspekte zu untersuchen. Kritikpunkte an den Untersuchungen sind, dass die Anzahl der untersuchten Patienten zu klein war und dass oft nur männlichen Patienten beteiligt waren. Außerdem stellt körperliches Training oft nicht die einzige therapeutische Maßnahme dar. Werden diese Studien mit Hilfe einer Meta-Analyse vereint, so weisen diese gepoolten Daten darauf hin, dass Patienten, die an einer Übungstherapie teilnehmen, eine höhere Überlebensrate nach einem Myokardinfarkt haben. O'Conner et al. (1989) haben in einer Meta-Analyse die Ergebnisse von 22 randomisierten Studien über den Effekt von Training zusammengefügt. So konnte eine Analyse von 4554 Patienten-Werten stattfinden, die im Schnitt 3 Jahre verfolgt wurden. Das relative Risiko der trainierenden Gruppe sank signifikant im Vergleich zur nicht trainierenden Gruppe in Bezug auf die *totale Mortalität* (relatives Risiko 0,80), die *kardiovaskuläre Mortalität* (relatives Risiko 0,78) und den *letalen Re-Infarkt* (relatives Risiko 0,75). Das Risiko eines plötzlichen Todes war in der trainierenden Gruppe auch ein Jahr nach Beginn der Studie signifikant niedriger. Ein Effekt der Übungen auf nicht-letale Re-Infarkte war nicht nachweisbar. Abb. 2.**55** gibt die Ergebnisse pro Studie und auch für die gesamte Gruppe der Studien (odd ratio = 0,80) wieder. Es wird deutlich, dass Ausdauertraining (aerobes Training) bei Patienten, die einen Myokardinfarkt überlebt haben, die totale Mortalität um 20% senkt, was wahrscheinlich die Folge einer Abnahme der letalen Re-Infarkte und der Verminderung von frühzeitigem Auftreten des plötzlichen Todes durch Arrhythmien etc. ist.

■ Physiologie des körperlichen Training bei gesunden Probanden mit überwigend sitzenden Lebensgewohnheiten

Bevor die körperlichen Trainingseffekte auf kardiovaskuläre Patienten besprochen werden, ist ein Einblick in die Effekte körperlichen Trainings auf gesunde Probanden mit überwiegend sitzender Lebensführung wichtig, da sie den größten Anteil unser Bevölkerung darstellen und meist die Vergleichsgruppe bei der Beurteilung von Trainingseffekten auf Herzpatienten sind. Körperliches Training dieser Probanden erhöht die körperliche Arbeitskapazität und verändert somit die hämodynamische Anpassung an maximale Belastung.

■ Maximale O_2-Aufnahme

In den meisten Zentren findet das Trainingsprogramm 2–3 mal pro Woche mit einer durchschnittlichen Dauer von 45–60 Min. statt. Solche Programme können die V_{O_2} max nach einigen Monaten um 10–20% ansteigen lassen. Der Effekt des Trainings wird durch verschiedene Faktoren beeinflusst:

– Körperliche Fitness vor Übungsbeginn
– Trainingsintensität
– Alter und Geschlecht

Körperliche Fitness vor Übungsbeginn

Die körperliche Fitness vor Übungsbeginn ist ein wichtiger Wert, da der größte Anstieg der V_{O_2} max

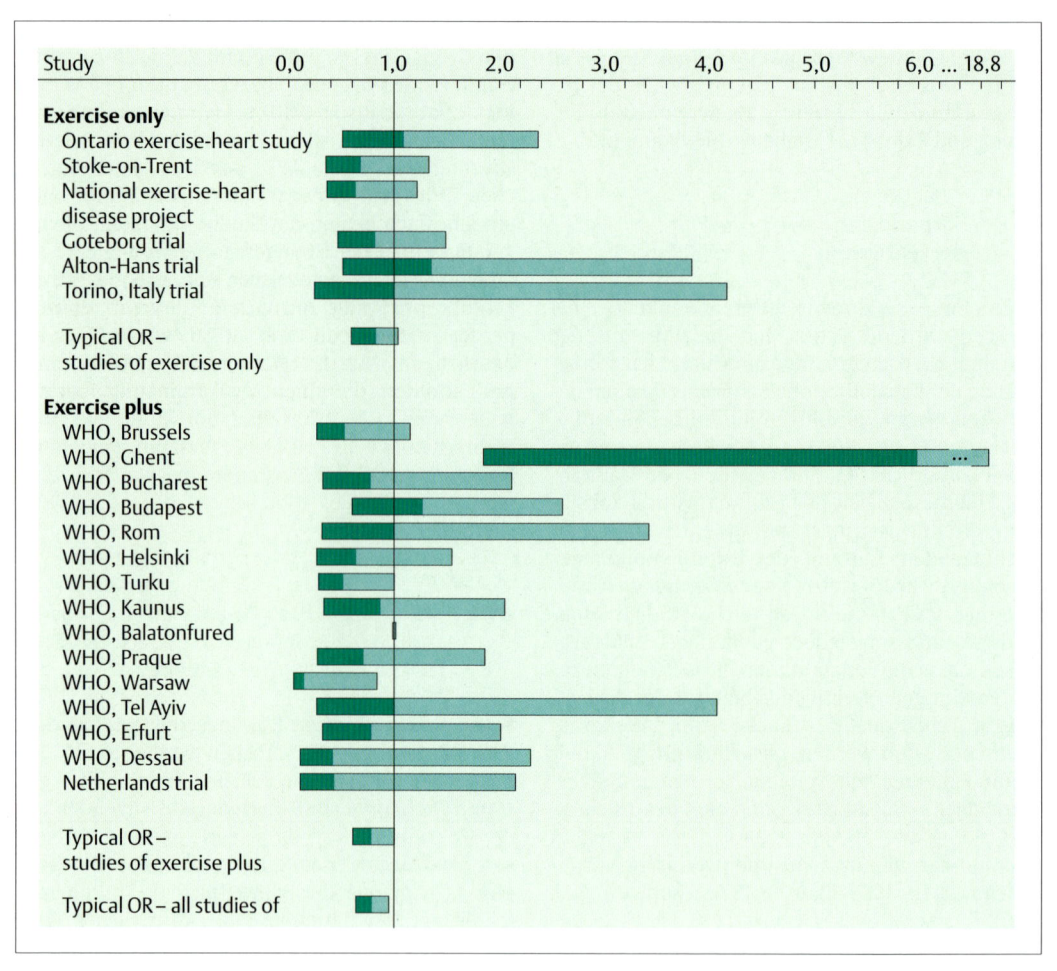

Abb. 2.55 Randomisierte Studien über den Effekt von Rehabilitation von Herzpatienten auf die Mortalität innerhalb eines Zeitraums von 3 Jahren nach Randomisierung. Die schwarzen Balken zeigen die odd ratio der trainierten Gruppe im Vergleich zur Kontrollgruppe. Die graue Fläche zeigt das 95% Konfidenzniveau. Die typical odd ratio bezieht sich auf die durch die Meta-Analyse erhaltene odd ratio. Die Gruppe exercise plus verweist auf Studien, in denen neben der wichtigsten Intervention Training auch andere Interventionen vorkamen (nach O'Connor et al. 1989 und Folsom et al. 1992).

bei den Personen verzeichnet wird, die den niedrigsten Anfangswert für die V_{O_2} max aufweisen (wenn die V_{O_2} max als Prozentsatz des anfänglichen Werts ausgedrückt wird). Das bedeutet, dass die spektakulärsten Trainingseffekte bei den am meisten sedentairen Probanden zu finden sind (Saltin et al. 1968). In klassischen Experimenten fanden Saltin et al. heraus, dass die V_{O_2} max nach einer Trainingsperiode um 96% ansteigen kann, wenn die Probanden vorher einige Wochen Bettruhe hielten (Abb. 2.56).

Trainingsintensität

Die Trainingsintensität spielt auch eine wichtige Rolle, da ein Training mit zu geringer Intensität keine optimale Erhöhung der Arbeitskapazität erzeugt. Die Intensität des Trainings wird meist mit Hilfe der Formel von Karvonen (siehe oben) berechnet, wobei die Trainingsfrequenz mindestens 60% der Differenz zwischen maximaler Herzfrequenz und der Herzfrequenz in Ruhe beträgt.

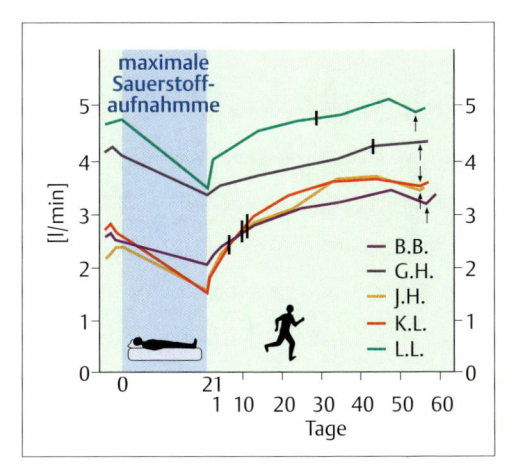

Abb. 2.**56** Veränderungen der V_{O_2} max nach Bettruhe und nach Training. Die breiten vertikalen Striche deuten die Zeit an, die während einer Trainingsphase nötig ist, um erneut den Kontrollwert (Wert vor der Phase von Bettruhe) zu erreichen (nach Saltin et al. 1968).

Einfluss von Alter und Geschlecht

Mit zunehmendem Alter ist der prozentuale Anstieg der V_{O_2} max geringer als der Wert, den junge Probanden erreichen (Shepard 1999). Soweit bekannt, hat das Geschlecht keinen Einfluss auf die Effekte des körperlichen Trainings.

■ **Hämodynamische Anpassung bei maximaler Arbeit**

Der Anstieg der V_{O_2} max bei körperlichem Training ist eine Folge von Veränderungen der hämodynamischen Werte. Der Anstieg der V_{O_2} max kann entweder überwiegend die Folge eines Anstiegs des maximalen Herzminutenvolumens sein oder aus einer Zunahme der beiden Faktoren maximales Herzminutenvolumen und maximale arteriovenöse O_2-Differenz resultieren. Wie zu erwarten, besteht keine signifikante Veränderung der maximalen Herzfrequenz.

■ **Submaximale Belastung**

Körperliches Training senkt die Herzfrequenz in Ruhe und unter submaximaler Belastung signifikant; Auch der Blutdruck scheint als Folge auf das Training zu sinken, wodurch sich das Produkt aus Herzfrequenz und Blutdruck verkleinert. So wird eine Verminderung des O_2-Verbrauchs des Myokards suggeriert. Bei gleichem externen Widerstand ist die V_{O_2} nach körperlichem Training unverändert oder leicht erniedrigt, während die pulmonale Ventilation meist abnimmt. Auch die Laktatkonzentration ist nach dem Training gesunken, aber das Verhältnis zwischen Laktat und relativer Belastungs-Intensität wird durch das Training nicht beeinflusst.

Über den Einfluss des Trainings auf das Herzminutenvolumen sind die Meinungen geteilt.

Verschiedene Untersuchungen berichteten über ein konstantes Herzminutenvolumen unter submaximaler Belastung (Clausen 1976, Detry 1973). Dafür war das Schlagvolumen größer, um das Absinken der Herzfrequenz zu kompensieren. Andere Untersuchungen fanden eine Abnahme des Herzminutenvolumens bei einer Zunahme der arteriovenösen O_2-Differenz.

Nach dem Training von Probanden mit überwiegend sitzenden Lebensgewohnheiten ist die Verteilung des Herzminutenvolumens für einen bestimmten submaximalen Wiederstand verändert. Die Durchblutung der Eingeweide und Nieren steigt, da die relative Belastungsintensität und die Muskeldurchblutung abnimmt (Clausen, 1976). Die verminderte Muskeldurchblutung unter submaximaler Belastung ist auf eine erhöhte Aktivität der oxidativen Enzymkapazität zurückzuführen, die eine erhöhte Sauerstoffextraktionskapazität ermöglicht. Unterschiedliche Tierexperimente und Studien mit Menschen haben eine Zunahme der Größe sowie der Anzahl von Mitochondrien nach einer Phase körperlichen Trainings nachgewiesen (Gollnick et al. 1972).

Physiologie des körperlichen Trainings bei Herzpatienten

Körperliches Training zur Behandlung und Rehabilitation von Herzpatienten wird nun schon seit über 30 Jahren angewendet. Die Vorteile hiervon wurden bereits ausführlich beschrieben.

■ **Hämodynamik in Ruhe und unter submaximaler Belastung**

Herzfrequenz

Alle Studien über den Einfluss körperlichen Trainings bei Herzpatienten bestätigen, dass die Herzfrequenz nach einer Phase körperlichen Trainings in Ruhe wie auch unter submaximaler Belastung verkleinert ist. Diese verkleinerte Herzfrequenz führt zu einem niedrigeren arteriellen Blutdruck (Tabelle 2.**14**) und einem niedrigeren Produkt aus Herzfre-

Tabelle 2.14 Einfluss von körperlichem Training auf hämodynamische Anpassungsvorgänge unter submaximaler Belastung. Diese Werte werden mit den Daten der Kontrollgruppe verglichen. Die Veränderungen der hämodynamischen Variablen sind in Prozent des anfänglichen Werts angegeben (aus: Detry 1973; Pollock u. Schmidt 1979).

Quelle	Anzahl der Testpersonen	V_{O_2}	Herzfrequenz	Schlagvolumen	Herzminutenvolumen	a-vO_2-Unterschied	Ventilation	mittlerer art. Blutdruck	V_{O_2}**
Trainingsgruppe									
Varnauskas e.a. 1966	6	+1,1	−5,9	−6,1	−10,6*	+15,5*	+1,7	−6,4	?
Frick et al. 1971	10	−1,7	−7,5*	+9,3*	+2,1	−3,2	−	+2,5	1316
Clausen et al. 1969	7	−0,6	−8,0*	+7,1	−0,4	+1,0	+11,1*	−14,3*	1251
Clausen u. Trap-Jensen 1970	6	−1,5	−13,5*	+0,5	−14,0*	+13,5	−10,0*	−12,5*	1070
	6	−2,0	−9,0*	+14,0*	+5,5	−7,0	−13,0*	−14,5*	1475
Detry et al. 1971	10	−5,5	−14,5*	+1,0	−13,0*	+9,0*	−16,0*	−5,5*	771
	11	−2,0	−11,5*	+2,0	−9,0*	+8,5*	−14,0*	−7,0*	1283
Rousseau et al. 1972	16	−3,6	−13,3*	+10,7*	−4,2	+1,5	−7,3*	−3,2	685
	20	−2,8*	−15,6*	+14,9*	+3,4	+1,0	−13,5*	−3,9	1077
	11	−1,3	−14,5*	+18,3*	+0,5	+0,1	−13,6*	−1,8	1392
Bjernulf 1973	21	−	−7,0*	+7,4*	−1,1	+0,1	−	−	−
Kontrollgruppe									
Bergman u. Varnauskas 1971	10	−	−8,3*	−	−	−	−	−	−
Frick et al. 1971	4	+0,8	−1,6	+7,9	+6,5	−4,0	−	−1,0	1282
Rousseau et al. 1972	10	−2,3	−9,2*	+7,5*	−1,6	−1,7	+1,6	−4,7	630
	11	−1,2	−9,4*	+10,7	−1,2	−1,2	−1,2	−2,6	1063
	8	−1,1	−8,7*	+6,4	−2,0	+1,9	−1,0	−4,0	1390

* $p < 0,05$;
** = durchschnittliche V_{O_2} vor und nach dem Training gemessen

quenz und Blutdruck. Das Schlagvolumen in Ruhe wird nicht durch körperliches Training beeinflusst. Nach einer Phase körperlichen Trainings wird ein Herzpatient demzufolge eine vorgegebene submaximale Arbeit mit einem niedrigeren Sauerstoffbedarf des Myokards verrichten. Auch die pulmonale Ventilation wird nach körperlichem Training sinken, was zum Teil die Verminderung von Kurzatmigkeit bei trainierten Patienten erklärt.

Herzminutenvolumen

Der Einfluss körperlichen Trainings auf das submaximale Herzminutenvolumen wird in Studien oft noch gegensätzlich bewertet. Einige Autoren sind der Auffassung, dass die gesunkene Herzfrequenz, die nach einer Phase körperlichen Trainings auftritt, durch eine Zunahme des Schlagvolumens kompensiert wird, wobei keine signifikante Veränderung des Herzminutenvolumens auftritt. Andere Studien beobachten nach einer Phase körperlichen Trainings keine signifikante Veränderung des Schlagvolumens, finden jedoch eine signifikante Abnahme des Herzminutenvolumens bei gleicher submaximaler Belastung (Detry et al. 1971, Clausen 1976, Haskel 1979). Andererseits ist ein Anstieg des Schlagvolumens bei Kontrollgruppen von der 1. bis zur 2. späteren Messreihe nachweisbar. Hier stellt sich die Frage, in wie weit der Anstieg des Schlagvolumens, der sich nach einer Phase körperlichen Trainings einstellt, nicht zum Teil durch eine spontane Verbesserung des Schlagvolumens zu erklären ist (Detry 1973).

■ Effekte des Trainings auf den Kreislauf während submaximaler Belastung

Ausdauer- oder aerobes Training erhöhten die Belastbarkeit und die maximale O_2-Aufnahme (V_{O_2} max) von koronaren Herzpatienten mit und ohne Angina pectoris ebenso wie für gesunde Probanden mittleren Alters. Die Zunahme der V_{O_2} max variiert jedoch stärker bei koronaren Herzpatienten als bei gesunden Probanden vergleichbaren Alters. Wird diese Varianz (der Zunahme der V_{O_2} max) in Prozent des Wertes der V_{O_2} max vor Trainingsbeginn angegeben, so ist sie ausgeprägter. Die Zunahme der symptomatisch limitierten V_{O_2} max bestimmt den Anstieg der Belastbarkeit. Normalerweise variiert die Zunahme der V_{O_2} max bei gesunden erwachsenen Probanden mittleren Alters um ca. 10–30% (dies ist vor allem abhängig vom Alter, der anfänglichen V_{O_2} max und Intensität und Dauer des Trainings). Bei Herzpatienten variiert diese Zunahme der V_{O_2} max zwischen 19 und 54% (ausgehend von 5 zusammengefassten Studien; Haskell 1979).

Steigt die V_{O_2} max um mehr als 20% während eines Belastungstests, weisen viele Herzpatienten mit Angina pectoris einen Anstieg der maximalen oder symptomatisch limitierten Herzfrequenz auf. Der Vergleich mit gesunden Probanden wird hier erschwert, da diese Gruppe keine Veränderung der maximalen Herzfrequenz nach dem Training zeigt. Tabelle 2.**15** gibt jedoch an, dass ein großer Teil der Zunahme der V_{O_2} max nach dem Training nicht aus dem Anstieg der maximalen oder symptomatisch limitierten Herzfrequenz resultiert, da der Sauerstoffpuls (V_{O_2}/HF oder $V_{O_2} \cdot avO_2$) um 14–38% ansteigt. Die Arbeitskapazität vieler Herzpatienten ist außerdem zu Trainingsbeginn sehr niedrig (V_{O_2} max 19,9–23 ml O_2/min/kg, vergleiche Studien (Tabelle 2.**15**). Die absolute Zunahme der V_{O_2} max [ml/min/kg] oder des Werts zu Trainingsabschluss ist dann immer noch relativ niedrig (26,3–30,6 ml/min/kg).

Die Zunahme der V_{O_2} max bei Herzpatienten scheint hauptsächlich aus einer größeren arteriovenösen O_2-Differenz zu resultieren (Abb. 2.**57**). Die erhöhte avO_2-Differenz ergibt sich aus dem Zuwachs oxidativer Enzyme und enzymatischer Akti-

Tabelle 2.**15** Der Einfluss von Training auf hämodynamische Variablen bei Patienten mit ischämischer Herzproblematik während maximaler Belastung (aus: Haskell 1979).

Studie	N	Alter [Jahren]	Herzfrequenz [Schläge/min]	Sauerstoffaufnahme [ml/kg · min^{-1}]	Sauerstoffpuls/Schlag [ml/kg · min^{-1}]
Kasch u. Boyer (29)	11	50	145 → 161 (11%)	19,9 → 30,6 (54%)	0,137 → 0,190 (38%)
Detry u. Bruce (27)	14	50	141 → 147 (4%)	22,1 → 26,3 (19%)	0,157 → 0,179 (14%)
Detry et al. (20)	12	49	153 → 159 (1%)	23,0 → 28,2 (23%)	0,150 → 0,177 (18%)
Rousseau et al. (1)	14	47	157 → 155 (−1%)	21,2 → 26,3 (24%)	0,137 → 0,170 (26%)
Ferguson et al. (7)	14	50	141 → 147 (4%)	22,1 → 26,3 (19%)	0,157 → 0,179 (14%)

Durchschnittlicher Wert vor dem Training → nach Trainingsablauf (% Veränderung)

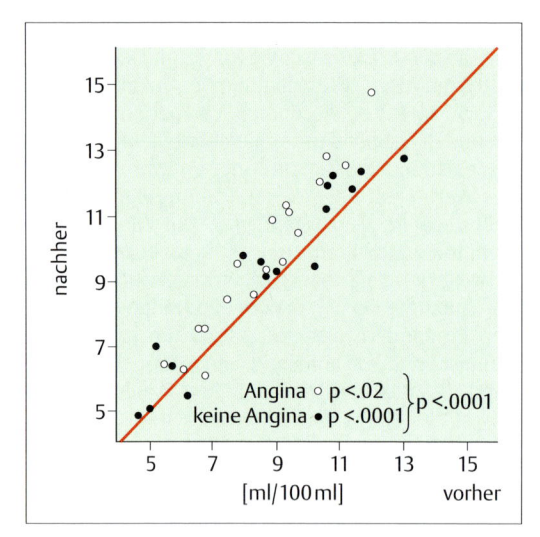

Abb. 2.57 Der Einfluss körperlichen Trainings auf die arteriovenöse O_2-Differenz unter submaximaler und maximaler Belastung (nach Detry 1971).

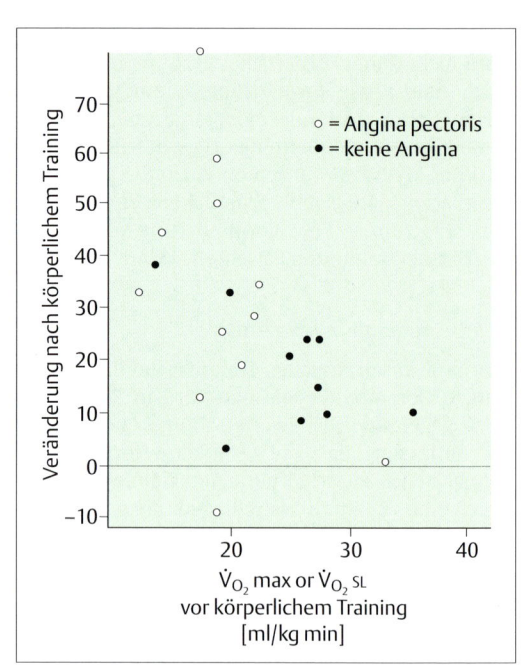

Abb. 2.58 Die Veränderungen der VO_2 max oder der symptomatisch limitierten VO_2 nach einer dreimonatigen Trainingsphase, ausgedrückt in Prozent (Ordinate), gegenüber dem vor der Trainingsphase bei 22 Patienten gemessen absoluten Wert (nach Detry 1973).

vität der beübten Skelettmuskeln. Die meisten Studien weisen einen weniger deutlichen Anstieg des maximalen Werts des Schlagvolumens nach (Tabelle 2.**14**). Wenn die maximale Herzfrequenz nicht zunimmt, ist auch ein Anstieg des maximalen Herzminutenvolumens weniger wahrscheinlich. Im Gegensatz dazu wird bei gesunden Probanden mittleren Alters und Jugendlichen ein Zusammenhang zwischen Anstieg des maximalen Herzminutenvolumens und Zunahme der V_{O_2} max gefunden.

Wie bereits erwähnt ist unter gesunden Probanden die Zunahme der $V_{O_2\,max}$, SL bei den Personen am größten, die vor Trainingsbeginn die niedrigsten Werte verzeichneten (Abb. 2.**58**).

Literatur

zu Kap. 2.1

Agusti ACN, Barbera JA, Roca J. Hypoxic pulmonary vasoconstriction and gas exchange during exercise in chronic obstructive pulmonary disease. Chest 1990; 97 : 268 – 275.

American College of Sports Medicine. Guidelines for exercise testing and exercise prescription. Lea & Febiger, Philadelphia, 1986.

Anthonisen NR, Wright EC, Hodgkin JE, IPPB Irial Group. Prognosis in chronic obstructive pulmonary disease. Am. Rev.Respir. Dis. 1986; 133 : 14 – 20.

Astrand, P.O. & Rodahl, K. Textbook ot work physiology. McGraw Hill, New York, 1977.

Bellemare F, Grassino A. Effect of pressure and timing of contraction on human diaphragm fatigue. J.Appl.Physiol. 1982; 53 : 1190 – 1195.

Bruce RA, Kusumi F, Hosmer D. Maximal oxygen intake and nomographic assessment of functional aerobic impairment in cardiovascular disease. American Heart Journal, 1973; 85 : 546 – 562.

Bruce RA. Normal values for V_{O_2} and the V_{O_2}-HR relationship. American Review of Respiratory Disease, 1984; 129 suppl: S41-S43.

Casaburi R, Gosselink R, Decramer M, Dekhuijzen PNR, Fournier M, Lewis MI, Maltais F, Oelberg DA, Reid MB, Schols AMWJ, et al. Skeletal muscle dysfunction in chronic obstructive pulmonary disease. Am.J.Respir.Crit.Care Med. 1999; 159:s1-s40

Casaburi R, Porszasz J, Burns MR, Chang RSY, Cooper CB. Physiologic benefits of exercise training in rehabilitation of patients with severe chronic obstructive pulmonary disease. Am.J. Respir.Crit.Care Med. 1997; 155 : 1541 – 1551.

Dekhuijzen PNR, Folgering HThM, van Herwaarden CLA. Target-flow inspiratory muscle training during pulmonary rehabilitation in patients with COPD. Chest 1991; 99 : 128 – 133.

Dempsey JA. Is the lung built for exercise? Med and Sci in Sports and Exercise 1986; 2 : 143 – 155.

Efthimiou J, Fleming J, Gomes C, Spiro SG. The effect of supplementary oral nutrition in poorly nourished patients with chronic obstructive pulmonary disease. Am.Rev.Respir.Dis. 1988; 137 : 1075 – 1082.

Enright PL, Sherrill DL. Reference equations for the six-minute walk in healthy adults. Am.J. Respir.Crit.Care Med. 1998; 158 : 1384 – 1387.

Froelicher V, Meyers J, Follansbee, WP, Labovitz AJ. Exercise and the heart. Clinical concepts. St. Louis, Nosby, 1993 (3th ed.).

Goldstein RS, Gort EH, Stubbing D, Avendado MA, Guyatt GH. Randomised controlled trial of respiratory rehabilitation. Lancet 1994; 344: 1394–1397.

Gosselink R, Troosters T, Decramer M. Peripheral muscle weakness contributes to exercise limitation in COPD. Am.J.Respir.Crit.Care Med. 1996; 153: 976–980.

Guyatt GH, Pugsley SO, Sullivan MJ, Thompson PJ, Berman L, Jones NJ. Effect of encouragement on walking test performance. Thorax 1984; 39: 818–822.

Hansen JE, Sue DY, Oren A, Wasserman K. Relation of oxygen uptake to work rate in normal men and men with cardiocirculatory disorders. American Journal Cardiology, 1987; 59: 669–674.

Hansen JE, Sue DY, Wasserman K. Predicted values for clinical exercise testing. Am. Rev. Respir. Dis., 1984; 129 (suppl.): S49-S55.

Jones NL. Pulmonary responses to exercise in health and disease. -In: Scadding JG, Cumming G. & Thurlbeck WM. Scientific foundations of respiratory medicine. Heinemann Medical Books, London, 1981; pp. 173–180.

Klas JV, Dempsey JA. Voluntary versus reflex regulation of maximal exercise flow: flow-volume loops. Am. Rev. Respir.Dis. 1989; 139: 150–156.

Lipkin DP, Jones DA, Round JM, Poole-Wilson PA. Abnormalities of skeletal muscle in patients with chronic heart failure. Int.J.Cardiol. 1988; 18: 187–195.

Mak VHF, Bugler JR, Roberts CM. Effect of arterial oxygen saturation on six minute walking distance, perceived effort, and perceived breathlessness in patients with airflow limitation. Thorax 1993; 48: 33–38.

Marchand E, Troosters T, Gosselink R, Decramer M. Exercise flow-volume analysis adds little in the assessment of ventilatory limitation in COPD. Am.J.Respir.Crit.Care Med. 1999; 159:A415

McGavin CR, Gupta SP, McHardy GJR. Twelve-minute walking test for assessing disability in chronic bronchitis. Br.Med.J. 1976; 1: 822–823.

McParland C, Resch EF, Krishnan B, Wang Y, Cujec B, Gallagher CC. Inspiratory muscle weakness in chronic heart failure: role of nutrition and electrolyte status and systemic myopathy. Am.J. Respir.Crit.Care Med. 1995; 151: 1101–1107.

Minotti JR, Christoph I, Oka R, Weiner MW, Wells L, Massie BM. Impaired skeletal muscle function in patients with congestive heart failure. Relationship to systemic exercise performance. J.Clin. Invest. 1991; 88: 2077–2082.

Morgan AD, Peck DF, Buchanan DR, McHardy CJR. Effect of attitudes and beliefs on exercise tolerance in chronic bronchitis. Brit.Med.J. 1983; 286: 171–173.

Pollock, M, Schmidt D. (Eds.) Heart disease and rehabilitation. Boston, Houghton Mifflin, 1979.

Revill SM, Morgan MDL, Singh SJ, Williams J, Hardman AE. The endurance shutle walk: a new field test for the assessment of endurance capacity in chronic obstructive pulmonary disease. Thorax 1999; 54: 213–222.

Reybrouck T, Ghesquiere, J. Cattaert, A, Fagard R, Amery, A. Ventilatory threshold during short and long-term exercise. Journal Applied Physiology, 1983; 55: 1694–1700.

Reybrouck T, Heigenhauser JF & Faulkner JA. Limitations to maximum oxygen uptake during arm, leg and combining arm-leg exercise. Journal Applied Physiology, 1975; 38: 774–779.

Reybrouck, T, Mertens L, Kalis N, Weymans M, Dumoulin M, Daenen W, Gewillig M. Dynamics of respiratory gas exchange during exercise in congenital heart disaese. Journal Applied Physiology, 1996; 80: 458–463.

Rogers R, Reybrouck T, Weymans, M, Dumoulin M, Van der Hauwaert L, Gewillig, M. Rebiability of subjective estimates of exercise capacity after total repair of tetralogy of Fallot. Acta Paediatrica 1994; 83: 866–869.

Shephard RJ. Human physiological work capacity. Cambridge University Press, Cambridge, 1978.

Simpson K, Killian KJ, McCartney N, Stubbing DG, Jones NL. Randomised controlled trial of weightlifting exercise in patients with chronic airflow limitation. Thorax 1992; 47: 70–75.

Singh SJ, Morgan MDL, Scott S, Walters, Hardman AE. The development of the shuttle walking test of disability in patients with chronic airways obstruction. Thorax 1992; 47: 1019–1024.

Sue DY, Hansen JE. Normal values during adult exercise testing. Clinics in Chest Medicine, 1984; 5: 89–98.

Swinburn CR, Wakefield JM, Jones PW. Performance, ventilation, and oxygen consumption in three different types of exercise test in patients with chronic obstructive lung disease. Thorax 1985; 40: 581–586.

Troosters T, Gosselink R, Decramer M. Six minute walking distance in healthy elderly subjects. Eur.Respir.J. 1999; 14: 270–274.

Vanhees L, Fagard R, Thys, L, Staessen J, Amery A. Prognostic significance of peak exercise capacity in patients with coronary artery disease. Journal of the American College of Cardiology, 1994; 23: 358–363.

Wasserman K, Hansen JE, Sue DY, Whipp BJ, Casaburi R. Principles of exercise testing and interpretation. Lea and Febiger, Philadelphia, 1999 (3thEd.).

Wasserman K, Hansen JE, Sue DY, et al. Principles of exercise testing and interpretation. 2 ed. Philadelphia: Lea & Febiger; 1994.

Wijkstra PJ, Ten Vergert EM, Van der Mark ThW, Postma DS, Van Altena R, Kraan J, Koeter GH. Relation of lung function, maximal inspiratory pressure, dyspnoea, and quality of life with exercise capacity in patients with chronic obstructive pulmonary disease Thorax 1994; 49: 468–472.

Zocchi L, Fiffing JW, Majani U, Fracchia C, Rampulla C, Grassino A. Effect of pressure and timing of contraction on human rib cage muscle fatigue. Am.Rev. Respir. Dis. 1993; 147: 857–864.

zu Kap. 2.2

ACCP/AACVPR Pulmonary rehabiliation Guidelines Panel. Pulmonary rehabilitation. Joint ACCP/AACVPR evidence-based guidelines. Chest. 1997; 112: 1363–96.

Ambrosino N, Simonds AK, Donner CF, Decramer M, Hrsg. Pulmonary rehabilitation. Sheffield: European Respiratory Society; 2000; 14, Mechanical ventilation. p. 155–76.

App EM, Kieselmann R, Reinhardt D, Lindemann H, Dasgupta B, King M, Brand P. Sputum rheology changes in cystic fibrosis lung disease following two different types of physiotherapy: flutter vs autogenic drainage. Chest. 1998; 114: 171–7.

Arens R, Gozal D, Omlin KJ, Vega J, Boyd KP, Keens TG, Woo MS. Comparison of high frequency chest compression and conventional chest physiotherapy in hospitalized patients with cystic fibrosis. Am J Respir Crit Care Med. 1994; 150: 1154–7.

Bake B, Wood L, Murphy B, Macklem PT, Milic-Emili J. Effect of inspiratory flow rate on regional distribution of inspired gas. J.Appl.Physiol. 1974; 37:8–17.

Bartlett RH. Respiratory maneuvers to prevent postoperative pulmonary complications. A critical review. JAMA. 1973; 224:1017–21.

Belman MJ, Kendregan BA. Physical training fails to improve ventilatory muscle endurance in patients with chronic obstructive pulmonary disease. Chest. 1982; 81:440–3.

Belman MJ, Mittman C. Ventilatory muscle training improves exercise capacity in chronic obstructive pulmonary disease patients. Am.Rev.Respir.Dis. 1980; 121:273–80.

Bernard S, Whittom F, Leblanc P, Jobin J, Belleau R, Berube C, Garrier G, Maltais F. Aerobic and strength training in patients with chronic obstructive pulmonary disease. Am.J.Respir.Crit.Care Med. 1999; 159:896–901.

Berry MJ, Adair NE, Sevensky KS, Quinby A, Lever HM. Inspiratory muscle training and whole-body reconditioning in chronic obstructive pulmonary disease. A controlled randomized trial. Am.J.Respir.Crit.Care Med. 1996; 153:1812–6.

Brach BB, Chao RP, Sgroi VL, Minh VD, Ashburn WL, Moser KM. ^{133}Xenon washout patterns during diaphragmatic breathing. Studies in normal subjects and patients with chronic obstructive pulmonary disease. Chest. 1977; 71:735–9.

Braggion C, Cappelletti LM, Cornacchia M, Zanolla L, Mastella G. Short-term effects of three chest physiotherapy regimens in patients hospitalized for pulmonary exacerbations of cystic fibrosis: a cross-over randomized study. Pediatr Pulmonol. 1995; 19:16–22.

Casciari RJ, Fairshter RD, Harrison A, Morrison JT, Blackburn C, Wilson AF. Effects of breathing retraining in patients with chronic obstructive pulmonary disease. Chest. 1981; 79:393–8.

Clark, C. J., Cochrane, L. M., Mackay, E., and Paton, B. Skeletal muscle strength and endurance in patients with mild COPD and the effects of weight training. Eur.Respir.J. 2000; 15, 92–97.

Dekhuijzen PNR, Folgering HThM, van Herwaarden CLA. Target-flow inspiratory muscle training during pulmonary rehabilitation in patients with COPD. Chest. 1991; 99:128–33.

Denton R. Bronchial secretions in cystic fibrosis. Am.Re-spir.Dis. 1962; 86:41–6.

Ewer TC, Stewart DE. Improvement in bronchial hyperresponsiveness in patients with moderate asthma after treatment with a hypnotic technique: a randomised controlled trial. Brit.Med.J. 1986; 293:1129–32.

Fixley M, Roussos C, Murphy B, Martin RR, Engel LA. Flow dependence of gas distribution and the pattern of inspiratory muscle contraction. J.Appl.Physiol. 1978;45:733–41.

Gillespie DJ, Rehder K. Body position and ventilation-perfusion relationships in unilateral pulmonary disease. Chest. 1987; 91:75–9.

Gosselink R, Schrever K, De Leyn P, Troosters T, Lerut A, Decramer M. Recovery after thoracic surgery is not accelerated with incentive spirometry. Crit.Care Med. 2000; 28:679–683.

Gosselink RAAM, Wagenaar RC, Sargeant AJ, Rijswijk H, Decramer MLA. Diaphragmatic breathing reduces efficiency of breathing in chronic obstructive pulmonary disease. Am.J.Respir.Crit.Care Med. 1995; 151:1136–42.

Grassino A, Bake B, Martin RR, Anthonisen NR. Voluntary changes of thoracoabdominal shape and regional lung volumes in humans. J.Appl.Physiol. 1975; 39:997–1003.

Grimby G, Oxhoj H, Bake B. Effects of abdominal breathing on distribution of ventilation in obstructive lung disease. Clin.Sci.Mol.Med. 1975;48:193–9.

Groth S, Stafanger G, Dirksen H, Andersen JB, Falk M, Kelstrup M. Positive expiratory pressure (PEP-mask) physiotherapy improves ventilation and reduces volume of trapped gas in cystic fibrosis. Clin.Respir.Physiol. 1985; 21:339–43.

Hall JC, Tarala R, Harris J, Tapper J, Christiansen K. Incentive spirometry versus routine chest physiotherapy for prevention of pulmonary complications after abdominal surgery. Lancet. 1991; 337:953–6.

Hietpas BG, Roth RD, Jensen WM. Huff coughing and airway patency. Respir.Care. 1979; 24:710–3.

Hofmeyr JL, Webber BA, Hodson ME. Evaluation of positive expiratory pressure as an adjunct to chest physiotherapy in the treatment of cystic fibrosis. Thorax. 1986; 41:951–4.

King et al. Am.Rev.Respir.Dis. 1983; 128:511–515.

Kirilloff LH, Owens GR, Rogers RM, Mazzocco MC. Does chest physical therapy work? Chest. 1985; 88:436–44.

Kluft J, Beker L, Castagnino M, Gaiser J, Chaney H, Fink RJ. A comparison of bronchial drainage treatments in cystic fibrosis. Pediatr Pulmonol. 1996; 22:271–4.

Konstan MW, Stern RC, Doershuk CF. Efficacy of the Flutter device for airway mucus clearance in patients with cystic fibrosis. J.Pediatr. 1994; 124:689–93.

Lacasse Y, Guyatt GH, and Goldstein RS. The components of a respiratory rehabilitation program. A systematic overview. Chest.1997; 111:1077–88.

Lacasse Y, Wong E, Guyatt GH, King D, Cook DJ, Goldstein RS. Meta-analysis of respiratory rehabilitation in chronic obstructive pulmonary disease. Lancet. 1996; 348:1115–9.

Langlands J. The dynamics of cough in health and in chronic bronchitis. Thorax. 1976; 22:88–96.

Larson JL, Covey MK, Wirtz SE, Berry JK, Alex CG, Langbein WE, Edwards L. Cycle ergometer and inspiratory muscle training in chronic obstructive pulmonary disease. Am J Respir Crit Care Med. 1999; 160:500–7.

Larson JL, Kim MJ, Sharp JT, Larson DA. Inspiratory muscle training with a pressure threshold breathing device in patients with chronic obstructive pulmonary disease. Am.Rev.Respir.Dis. 1988; 138:689–96.

Lipkin DP, Scriven AJ, Crake T, Poole-Wilson PA. Six minute walking test for assessing exercise capacity in chronic heart failure. Thorax. 1986; 292:653–5.

Lisboa C, Villafranca C, Leiva A, Cruz E, Pertuze J, Borzone G. Inspiratory muscle training in chronic airflow limitation: effect on exercise performance. Eur.Respir.J. 1997; 10:537–42.

Maltais F, Leblanc P, Smard C, Johin J, Berube C, Bruneau J, Carrier L, Belleau R. Skeletal muscle adaptation to endurance training in patients with chronic obstructive pulmonary disease. Am.J.Respir.Crit.CareMed. 1996; 154:442–447.

Marini JJ. Postoperative atelectasis: pathophysiology, clinical importance and principles of management. Respir.Care. 1984; 29:516–2.

Maxwell M, Redmond A. Comparative trial of manual and mechanical percussion technique with gravity-assisted bronchial drainage in patients with cystic fibrosis. Arch Dis Child. 1979; 54:542–4.

Mazzocco MC, Owens GR, Kirilloff LH, Rogers RM. Chest percussion and postural drainage in patients with bronchiectasis. Chest. 1985; 88:360–3.

McIlwaine PM, Wong LT, Peacock D, Davidson AGF. Long-term comparative trial of convential postural drainage and percussion versus positive expiratory pressure therapy in the treatment of cystic fibrosis. J.Pediatr. 1997; 131:570–4.

McKinley H, Gersten JW, Speck L. Pressure-volume relationships in emphysema patients before and after breathing exercises. Arch.Phys.Med.Rehabil. 1961; 42 : 513 – 7.

Natale JE, Pfeifle J, Homnick DN. Comparison of intrapulmonary percussive ventilation and chest physiotherapy. A pilot study in patients with cystic fibrosis. Chest. 1994; 105 : 1789 – 93.

Newhouse PA, White F, Marks JH, and Homnick DN. The intrapulmonary percussive ventilator and flutter device compared to standard chest physiotherapy in patients with cystic fibrosis. Clin.Pediatr. 1998; 37 427 – 32.

Nieman GF. Mechanism of lung expansion: a review. Respir.Care. 1983; 28 : 426 – 33.

Oberwaldner B, Evans JC, Zach MS. Forced expirations against variable resistance: a new chest physiotherapy method in cystic fibrosis. Pediatr.Pulmonol. 1986; 2 : 358 – 67.

Oldenburg FA, Dolovich MB, Montgomery JM, Newhouse MT. Effects of postural drainage, exercise and cough on mucus clearance in chronic bronchitis. Am.Rev.Respir.Dis. 1979; 120 : 739 – 45.

Pardy RL, Rochester DL. Respiratory muscle training. Semin. Respir.Med. 1992; 13 : 53 – 62.

Peters RM. Pulmonary physiologic studies of the perioperative period. Chest. 1979; 76 : 576 – 84.

Prasad SA, Hussey J. Paediatric Respiratory Care. London: Chapman u. Hall; 1995.

Pryor JA, Webber BA, Hodson ME, Warner JO. The Flutter VRP1 as an adjunct to chest physiotherapy in cystic fibrosis. Respir.Med. 1994; 88 : 672 – 81.

Radford R, Barutt J, Billingsley JG, Hill W, Lawson WH, Willich W. A rational basis for percussion augmented mucociliary clearance. Respir.Care. 1982; 27 : 556 – 63.

Rayl JE. Tracheobronchial collapse during cough. Radiology. 1965; 85 : 87 – 92.

Ries AL, Moser KM. Comparison of isocapnic hyperventilation and walking exercise training at home in pulmonary rehabilitation. Chest. 1986;.90 : 285 – 9.

Rochester DL, Arora MS. Respiratory muscle failure. Med.Clin. 1983; 67 : 573 – 597.

Rossman CM, Waldes R, Sampson D, Newhouse MT. Effect of chest physiotherapy on the removal of mucus in patients with cystic fibrosis. Am Rev Respir Dis. 1982; 126 : 131 – 5.

Roussos C, Fukuchi Y, Macklem PT, Engel LA. Influence of of diaphragmatic contraction on ventilation distribution in horizontal man. J.Appl.Physiol. 1976; 40 : 417 – 24.

Roussos Ch, Fixley M, Genest J, Cosio M, Kelly S, Martin RR, Engel LA. Voluntary factors influencing the distribution of inspired gas. Am.Rev.Respir.Dis. 1977; 116 : 457 – 67.

Sackner MA, Gonzalez HF, Rodriguez M, Belisto A, Sackner DR, Grenvik S. Assessment of asynchronous and paradoxic motion between rib cage and abdomen in normal subjects and patients with COPD. Am. Rev. Respir. Dis. 1984; 130 : 588 – 93.

Scherer TA, Barandun J, Martinez E, Wanner A, and Rubin EM. Effect of high-frequency oral airway and chest wall oscillation and conventional chest physical therapy on expectoration in patients with stable cystic fibrosis. Chest. 1998; 1 131 019 – 27.

Sharp JT, Druz WS, Moisan T, Foster J, Machnach W. Postural relief of dyspnea in severe chronic obstructive pulmonary disease. Am.Rev.Respir.Dis. 1980; 122 : 201 – 11.

Shearer MO, Banks JM, Silva G, Sackner MA. Lung ventilation during diaphragmatic breathing. Phys.Ther. 1972; 52 : 139 – 48.

Simpson K, Killian KJ, McCartney N, Stubbing DG, Jones NL. Randomised controlled trial of weightlifting exercise in patients with chronic airflow limitation. Thorax. 1992; 47 : 70 – 5.

Sutton PP, Parker RA, Webber BA, Newman SP, Garland N, Lopez-Vidriero MT, Pavia D, Clarke SW. Assessment of the forced expiration technique, postural drainage and directed coughing in chest physiotherapy. Eur.J.Respir.Dis. 1983; 64 : 62 – 8.

Thomas JA and McIntosh JM. Are incentive spirometry, intermittent positive pressure breathing and deep breathing execises effective in the prevention of postoperative pulmonary complications after abdominal surgery? A systematic overview and meta-analysis. Phys.Ther. 1994; 743 – 10.

Tiep B, Burns M, Kao D, Madison R, Herrera J. Pursed lips breathing using ear oximetry. Chest. 1986; 90 : 218 – 221.

Troosters T, Gosselink R, Decramer M. Short and long-term effects of outpatient pulmonary rehabilitation in COPD patients, a randomized controlled trial. Am.J.Med. 2000;(in press)

van der Schans CP, Piers DA, Postma DS. Effect of manual percussion on tracheobronchial clearance in patients with chronic airflow obstruction and excessive tracheobronchial secretion. Thorax. 1986; 41 : 448 – 52.

van Hengstum M, Festen J, Beurskens C, Hankel M, van den Broek W, Corstens F. No effect of oral high frequency oscillation combined with forced expiration manoeuvres on tracheobronchial clearance in chronic bronchitis. Eur.Respir.J. 1990; 3 : 14 – 8.

Vitacca M, Clini E, Bianchi L, Ambrosino N. Acute effects of deep diaphragmatic breathing in COPD patients with chronic respiratory insufficiency. Eur.Respir.J. 1998; 11 : 408 – 15.

Wanke T, Formanek D, Lahrmann H, Brath H, Wild M, Wagner Ch, Zwick H. The effects of combined inspiratory muscle and cycle ergometer training on exercise performance in patients with COPD. Eur.Respir.J. 1994; 7 : 2205 – 11.

Wijkstra PJ, Ten Vergert EM, Van der Mark ThW, Postma DS, Van Altena R, Kraan J, Koeter GH. Relation of lung function, maximal inspiratory pressure, dyspnoea, and quality of life with exercise capacity in patients with chronic obstructive pulmonary disease. Thorax 1994; 49 : 468 – 72.

Willeput R, Vachaudez JP, Lenders D, Nys A, Knoops T, Sergysels R. Thoracoabdominal motion during chest physiotherapy in patients affected by chronic obstructive lung disease. Respiration 1983; 44 : 204 – 14.

Wollmer P, Ursing K, Midgren B, Eriksson L. Inefficiency of chest percussion in the physical therapy of chronic bronchitis. Eur.J.Respir.Dis. 1985; 66 : 233 – 9.

Zack MB, Pontoppidan H, Kazemi H. The effect of lateral positions on gas exchange in pulmonary disease. Am.Rev.Respir.Dis. 1974; 110 : 49 – 55.

zu Kap. 2.3

American college of sports medicine. Guidelines for exercise testing and testing prescription. Philadelphia: Lea & Febiger; 1986.

Amery A, Julius S, Conway J, Whitlock S. Influence of hypertension on the hemodynamic response to exercise. Circulation. 1967; 36 : 231 – 237.

Amsterdam EA, Mason DT. Guidelines to patient management. In: Wenger NK, Hellerstein H. (Eds.) Rehabilitation of the coronary patient. New York: Wiley Medical Publication; 1978, 29 – 51.

Åstrand PO. Quantification of exercise capability and evaluation of physical capacity in man. Progr. Cardiov. Dis. 1976; 19 : 51 – 67.

Åstrand PO. Ekblom B, Messin R, Saltin B, Stenberg J. Intra-arterial blood pressure during exercise with different muscle groups. J. Appl. Physiol. 1965; 20 : 253 – 256.

Åstrand PO. Rodahl K. Textbook of work physiology. 2nd ed. New York: McGraw-Hill; 1977.

Bevegard BS, Holmgren A, Jonsson B. The effect of body posture on the circulation at rest and during exercise with special reference to the influence on the stroke volume. Acta Physiol. Scand. 1960;49: 279–298.

Blair S, Painter P, Smith L, Taylor CR. (Eds.). Resource manual for guidelines for exercise testing and prescription. Philadelphia: Lea & Febiger; 1988.

Borg GV. Psychophysical bases of perceived exertion. Med. Sc. Sports Ex. 1982; 14: 377–387.

Brannon F, Geyer MJ, Foley MW. Cardiopulmonary rehabilitation. Philadelphia: Davis; 1988.

Braunwald E. Control of myocardial oxygen consumption. Physiologic and clinical observations. Am. J. Cardiol. 1971; 27: 416–436.

Clausen JP. Circulatory adjustments to dynamic exercise and effect of physical training in normal subjects and in patients with coronary disease. Progr. Cardiov. Dis. 1976; 98: 459–494.

Denolin H. Rehabilitation of the coronary patient. In: König K, Denolin H. (Eds.) Cardiac rehabilitation. Basel: Karger; 1978, 1–5.

Detry JMR. Exercise testing and training in coronary artery disease. Leiden: Stenfert Kroese; 1973.

Faulkner JA. Cardiac rehabilitation: major concerns in basic physiology. In: Pollock ML, Schmidt DH. (Eds.). Heart disease and rehabilitation. Boston: Houghton Mifflin; 1979, 663–677.

Faulkner JA. Heigenhauser GF, Schork MA. The cardiac output-oxygen uptake relationship of men during graded bicycle ergometry. Med. Sc. Sports. 1977; 9: 148–154.

Fox S. Coronary heart disease: prevention, detection, rehabilitation. Denver, Colorado: International Medical Corporation; 1974.

Franklin BA, Gordon S, Timmis GC. Exercise in modern medicine. Baltimore: Williams & Wilkins; 1989.

Froelicher VF. Battler A, McKirnan D. The use of exercise testing to evaluate patients in cardiac rehabilitation. In: Pollock ML, Schmidt DH. (Eds.). Heart disease and rehabilitation. Boston, Houghton Mifflin: 1979, 395–412.

Froelicher F, Myers J, Follansbee WP, Labovitz AJ. Exercise and the heart. 3rd ed. St. Louis: Mosby; 1993.

Gollnick PD, Armstrong B, Saubert CV, Piehl K, Saltin B. Enzyme activity and fiber composition in skeletal muscle of untrained and trained man. J. Appl. Physiol. 1972; 33: 312–319.

Haskell WL. Mechanisms by which physical activity may enhance the clinical status of cardiac patients. In: Pollock ML, Schmidt DH (Eds.). Heart disease and rehabilitation. Boston, Houghton Mifflin; 1979, 276–296.

Hillegas HA, Sadowsky HS. (Eds). Essentials of cardiopulmonary physical therapy. Philadelphia: Saunders; 1994.

Irvin CW, Burgess AM. The abuse of bed rest in the treatment of myocardial infarction. New Engl. J. Med. 1950; 243: 486–488.

Irwin S, Tecklin JS. (Eds.). Cardiopulmonary physical therapy. 3rd Ed. St. Louis: Mosby; 1995.

Jones NL. Clinical exercise testing. 3rd Ed. Philadelphia: Saunders; 1988.

Katch F, Katch MC, Ardle WD. Nutrition weight control and exercise. 3rd ed. Philadelphia: Lea & Febiger; 1986.

Kitamura K, Jorgensen CR, Gobel FL, Taylor ML, Wang Y. Hemodynamic correlates of myocardial oxygen consumption during upright exercise. J. Appl. Physiol. 1972; 32: 516–522.

Leon AS. Diabetes. In: Skinner JS. (Ed.). Exercise testing and prescription for special cases. Philadelphia: Lea & Febiger; 1993, 153–184.

Manley J. Hemodynamic performance before and following coronary bypass surgery. In: Pollock ML, Schmidt DH. (Eds.). Heart disease and rehabilitation. Boston: Houghton Mifflin; 1979, 168–182.

Maxwell LC, Faulkner JA, Lieberman DA. Histochemical manifestation of age and endurance training in skeletal muscle fibers. Am. J. Physiol. 1973; 224: 356–361.

Pollock ML, Ward A, Foster C. Exercise prescription for rehabilitation of the cardiac patient. In: Pollock ML, Schmidt DH. (Eds.). Heart disease and rehabilitation. Boston: Houghton Mifflin; 1979, 413–445.

Reybrouck T, Heigenhauser GF, Faulkner JA. Limitations to maximum oxygen uptake in arm, leg and combined arm-leg exercise. J. Appl. Physiol. 1975; 38: 774–779.

Reybrouck T, van den Eynde B, Dumoulin M, van der Hauwaert LG. Cardiorespiratory response to exercise in congenital complete atrioventricular block. Am. J. Cardiol. 1989; 64: 896–899.

Rowell LB. Human cardiovascular adjustments to exercise and thermal stress. Physiol. rev. 1974; 54: 75–159.

Semple ET. (Ed.). Myocardial infarction: how to prevent, how to rehabiltate. Council on Cardiac Rehabilitation of the International Society of Cardiology; 1973.

Shephard RJ. Human physiological work capacity. Cambridge: Cambridge University Press; 1978.

Shephard RJ. Ischaemic heart disease and exercise. London: Croom Helm; 1981.

Shephard RJ. In: Shephard RJ, Miller HS. (Eds.) Exercise and the heart in health and disease. 2nd Ed. New York, Basel: Dekker; 1999.

Shephard RJ, Balady GJ. Exercise as cardiovascular therapy. Circulation. 1999; 99: 963–972.

Sutton DC, Davis MD. Effects of exercise on experimental cardiac infarction. Arch. int. med. 1931; 48: 1118–1125.

Thomas WC, Harrison TR. Effect of artifical restriction of activity on recovery of rats from experimental myocardial injury. Am. J. Med. Sc. 1944; 208: 436–450.

Wasserman K, Hanssen J, Sue DY, Whipp BJ, Casaburi R. Principles of exercise testing and interpretation. 3rd ed. Philadelphia: Lea & Febiger; 1999.

Wenger NK. Rehabilitation of the patient with acute myocardial infarction: early ambulation and patient education. In: Pollock ML, Schmidt DH. (Eds.). Heart disease and rehabilitation. Boston: Houghton Mifflin; 1979, 446–462.

Zohman LR, Philips RE. Progress in cardiac rehabilitation. Stuttgart: Thieme; 1973.

Zohman LR, Tobis JS. Cardiac rehabilitation. New York: Grune and Stratton; 1976.

Ghislaine Heesen

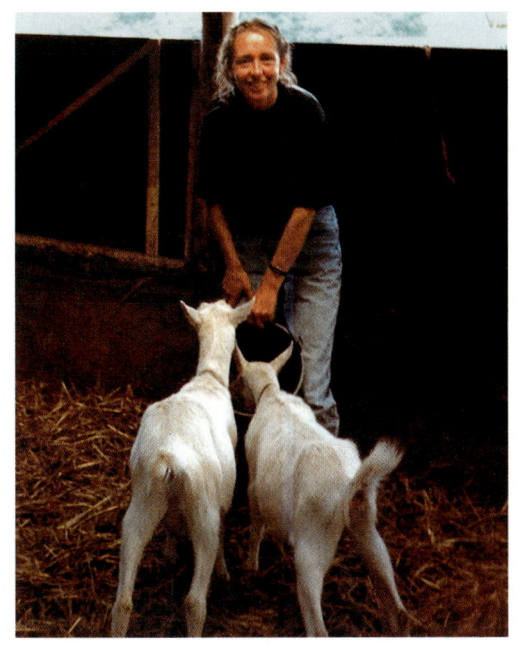

Ghislaine Heesen ist am 20. September 1956 geboren und zusammen mit sechs Geschwistern in Gouda aufgewachsen. Seit sie sich erinnern kann, war sie von den vielen Facetten des Menschseins fasziniert, auch davon, dass Gesundheit *und* Krankheit Teile unseres Lebens sind.

Mit Hilfe von Selbststudien, Ausbildungen, Kursen und Erfahrungen hat sie versucht, sich die verschiedenen Sicht- und Betrachtungsweisen, Auffassungen und Zugangsmöglichkeiten zum Thema Krankheit und Gesundheit anzueignen.

Sie lebt mit ihren beiden Kindern in Dieverbrug in einem der schönsten und waldreichsten Gebiete der Niederlande. Viel Energie und Zeit investiert sie, neben ihrer Aufgabe als Mutter, in ihr Medizinstudium an der Universität in Groningen.

Ausbildung:

1974–1978	Ausbildung zur Physiotherapeutin an der Akademie für Physiotherapie, Rotterdam
1980	Kurse in Orthopädischer Medizin bei Dr. James Cyriax, London
1984–1989	Ausbildung in Orthopädischer Manueller Therapie bei Prof. F. M. Kaltenborn, Hamm
1985	Ausbildung zur Instruktorin für „Samsara", Schwangerschaftsyoga, Bilthoven
1986	Ausbildung in prä- und postnataler Behandlung, Stiftung Wissenschaft und Schulung, Amersfoort
1986–1990	Progressive Medizin – Stiftung Universität für Progressive Medizin, Arnheim
1987	Kurs Bewegen mit Schwangeren im Wasser, Stiftung Wissenschaft und Schulung, Amersfoort
1992	Orthomolekulare Ernährungslehre – Ortho-Institut, Baarn
1993	Ernährung und Sport, Ortho-Institut, Baarn
Seit 1997	Medizinstudium – Rijks Universiteit Groningen

Beruflicher Werdegang:

1978–1980	Physiotherapeutin, Pflegeheim Bloemendaal, Gouda
1980–1981	Physiotherapeutin, Praxis für Physiotherapie, Gouda
1980–1983	Lehrerin für Massagetherapie an der Akademie für Physiotherapie, Rotterdam
1985–1986	Assistentin in Manuelle Therapie Kursen (Kaltenborn/Evjenth-Konzept)
1986–1990	Lehrerin für Schwangerschaftsyoga, Gouda
1989–1990	Naturmedizinerin – Praxis für Naturmedizin, Vlist
1991–1994	Leiterin für die Kurse: Ernährung und Physiotherapie in Deutschland und Österreich
1992–1994	Naturmedizinerin – Praxis für Naturmedizin, Dieverbrug

3 Verdauungssystem

Ghislaine Heesen

Bei Krankheiten oder Veränderungen an Verdauungsorganen gibt es eine Reihe von Behandlungsmöglichkeiten: Symptomatische oder ursächliche Behandlung, herkömmliche oder alternative Therapien, östlich oder westlich ausgerichtete Medizin.

Der Zugang zum Problem des Patienten kann über den Körper (Physis), die Psyche, geistige Aspekte und/oder über den energetischen Körper gewählt werden. Die Wahl ist abhängig vom Patienten, der in Absprache mit dem Therapeuten die für ihn geeignete Therapie aussucht. Wir sollten also nicht von guten oder schlechten Behandlungsstrategien sprechen, sondern von der für diesen Patienten zum jetzigen Zeitpunkt besten Behandlung.

Zu den Auswahlkriterien für eine Behandlung gehören neben den Beschwerden des Patienten auch Faktoren wie Alter, Geschlecht, allgemeiner Gesundheitszustand, Konstitution, Charakter, momentane Lebensphase, soziale Umstände usw. Kurzum, der gesamte Mensch muss berücksichtigt werden. Daraus wird deutlich, dass dieses Kapitel keine individuellen Lösungen für einzelne Patienten bieten kann. Dennoch sollen verschiedene Möglichkeiten aufgezeigt werden, Patienten mit Beschwerden im Verdauungstrakt zu helfen, auch physiotherapeutisch.

3.1 Mundhöhle

In der Mundhöhle, *Cavum oris*, wird die Nahrung gekaut, zermahlen und es wird Speichel hinzugefügt. 3 großen Speicheldrüsen, *Glandula submandibularis*, *Glandula sublingualis* und *Glandula parotidea* verteilen den Speichel zusammen mit den im Mund vorhandenen Wangendrüsen, *Glandulae buccalis*. Im Mund beginnt die Verdauung der Kohlenhydrate.

Pathologische Veränderungen im Mund und in der Rachenhöhle können die Folge eines lokalen Prozesses sein, z.B. Trauma, Entzündung, Karies, anatomische Veränderung, aber auch Teil einer systemischen Krankheit z.B. Hypothyreoidie, Eisenmangel, Vitamin-B-12-Mangel, neurologische Veränderungen, Krebs usw. Weiter können Veränderungen auch von iatrogener Art sein, sowie das Entstehen eines Ulkus als Folge einer Chemotherapie.

Symptome lokaler Veränderungen können sein: Schmerzen, trockener Mund oder zuviel Speichelfluss, Schluck- und Kaubeschwerden. Da die Prozesse im Mund ein wichtiger Teil der gesamten Verdauung sind, können sich auch Symptome allgemeiner Art einstellen. Dazu gehören Müdigkeit, Magen- und Darmbeschwerden, Anorexieformen.

Probleme im Mundbereich entstehen auch durch den Gebrauch von körperfremden und oft giftigen Stoffen für die Instandhaltung des Gebisses, z.B. Amalgan. Dieses Material kann kontinuierlich Gift abgeben. Weiter können elektrische Ladungsunterschiede zwischen unterschiedlichen Materialen Ursachen für Störungen sein. Da es energetische Verbindungen zwischen dem Gebiss und spezifischen Organen gibt, können Veränderungen am Gebiss Beschwerden an inneren Organen auslösen (Abb. 3.1).

3.1.1 Ernährungstipps

Die Aufgabe des Verdauungssystems ist es, die Nahrung so zu verdauen und zu bearbeiten, dass sie in ihrer kleinst möglichen Form vom Körper aufgenommen werden kann. Dieser Prozess beginnt schon durch die Stimulation der Speicheldrüsen beim Riechen, Sehen und Denken an Nahrung. Zu einer gepflegten Mahlzeit gehört also auch die Vorfreude auf das Essen.

Beim Kauen wird die Nahrung mit Speichel vermengt. Die Speicheldrüsen sind parasympathisch und sympathisch innerviert. Unter parasympathischem Einfluss wird die Sekretion aller Drüsen aktiviert, unter sympathischem Einfluss nur die Glandula submandibularis. Wird unter Stress gegessen, also unter sympathischem Einfluss, wird weniger Speichel freigesetzt. Seine Zusammensetzung ist dann zähflüssig und reich an Schleim. Für einen guten Start der Verdauung ist es wichtig, die Nahrung ruhig und konzentriert aufzunehmen und sie lange zu kauen. So erhalten die Speicheldrüsen die Möglichkeit genügend Speichel in der richtigen Zusammensetzung auszuscheiden.

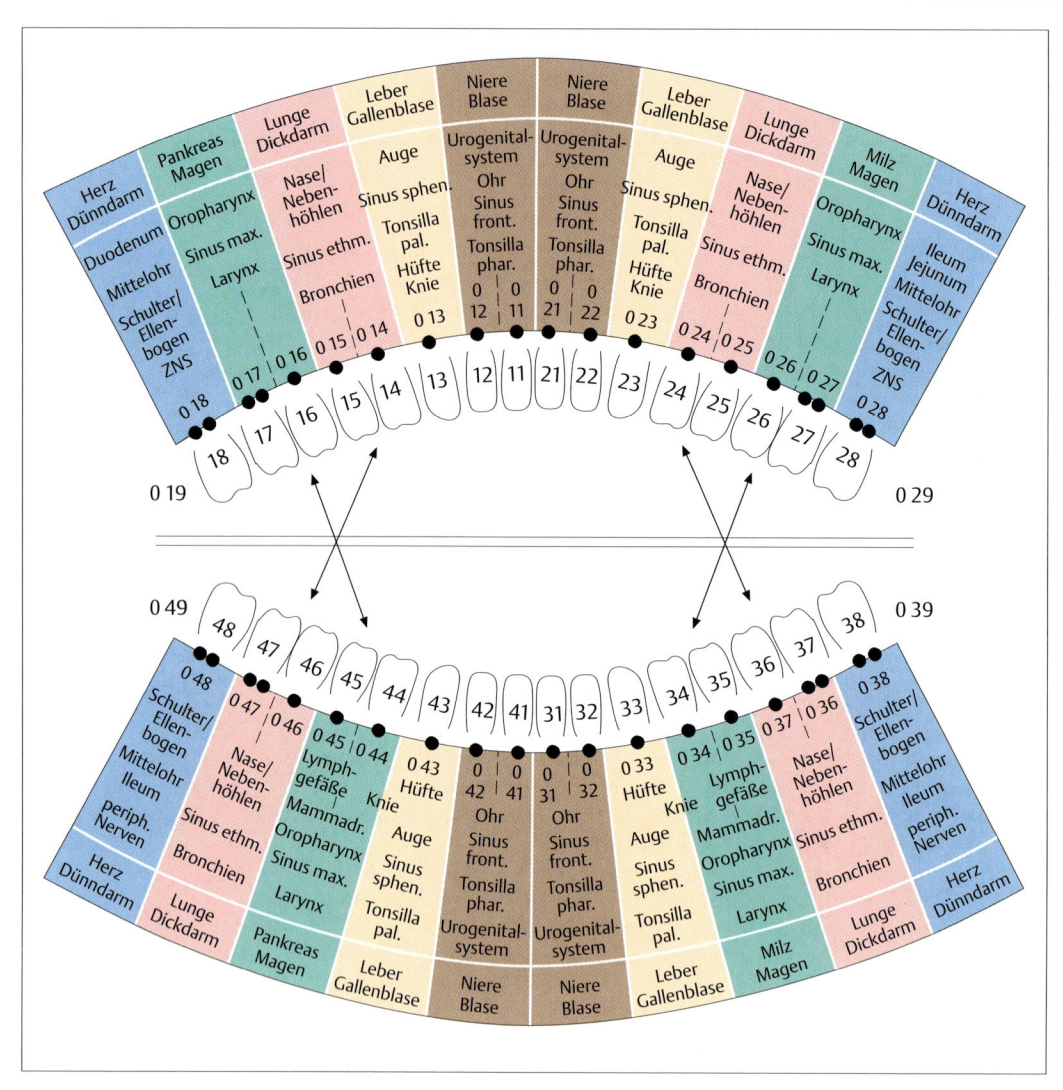

Abb. 3.1 Reflexzonen

Erst wenn sich die Nahrung mit dem Speichel zu einer breiartigen Masse vermischt hat, soll sie durch Schlucken in die Speiseröhre befördert werden. Eigentlich sollte während einer Mahlzeit nicht getrunken werden. Es besteht sonst die Gefahr, dass große Nahrungsstücke schlecht vorverdaut weggespült werden und der Mageninhalt mit der Flüssigkeit verdünnt wird, wodurch die spätere Enzymarbeit gestört wird.

Grundsätzlich gilt, dass Ursachen für Irritationen oder Schmerzen im Mund so schnell wie möglich beseitigt werden müssen. Das Spülen und Trinken von Kamillentee kann bereits helfen, Beschwerden zu lindern.

3.2 Speiseröhre

Die Speiseröhre, *Ösophagus*, ist eine röhrenförmige Verbindung zwischen Kehlkopf und Mageneingang. Topografisch gesehen liegt sie eng an der Wirbelsäule (C6 – TH12), nah beim Diaphragma, der Aorta, der Trachea und den Lungen. Ihre wichtigste Aufgabe ist der Nahrungstransport. Feste Nahrung wird mit Hilfe peristaltischer Bewegungen transportiert, flüssige Nahrung durch die Schwerkraft.

Veränderungen der Speiseröhre können lokale Ursachen haben, z. B. Infektion, Tumor, Refluxösophagitis, Divertikel oder durch systemische Prozesse bedingt sein (z. B. bei neurologischen Erkrankungen, Krebs, Diabetes mellitus). Auch eine Einengung oder Druck von außen, z. B. bei einem Tumor im Mediastinum, kann Beschwerden verursachen. Schließlich können auch psychische Ursachen (z. B. Globussyndrom) Beschwerden im Ösophagus auslösen. Typische Symptome sind Schwierigkeiten während des Schluckens, *Dysphagie*, Schmerzen während des Schluckens, Odynophagie, Sodbrennen, Aufstoßen, *Regurgitation*, Erbrechen, Anorexie, gastrointestinale Blutungen, aber auch retrosternale Schmerzen, Nackenbeschwerden und Beschwerden der Brustwirbelsäule.

Der Ösophagus kann sowohl am Übergang zum Pharynx als auch zur Cardia belastet werden. Wenn ungenügend gekaute Nahrung den Ösophagus passiert oder wenn der Eingang der Speiseröhre zu eng ist, besteht die Gefahr einer Beschädigung der Schleimhaut der Ösophaguswand. Auch beim gastroösophagaler Reflux kann die Wand durch die Magensäfte gereizt und schließlich geschädigt werden. Beim Barettsyndrom entsteht als Folge einer gestörten Cardiafunktion ein Refluxösophagus mit Ulkusbildung und Epithelveränderungen.

3.2.1 Ernährungstipps

Was wir essen und trinken, bildet die Energie für unseren Körper und die Bausteine, woraus jedes einzelne Organ aufgebaut ist. Dies gilt auch für unsere Verdauungsorgane. Hier müssen wir jedoch zusätzlich beachten, dass Nahrung sogar manchmal eine Belastung sein kann.

Ernährungsberatung verfolgt deshalb stets zwei Ziele: Zum einen müssen wir so essen, dass das betreffende Organ nicht belastet wird (z. B. keine heißen Getränke bei Beschwerden im Bereich des Mundes, der Speiseröhre oder des Magens). Andererseits müssen wir mit der Nahrung Bausteine für die Genesung der Organe aufnehmen.

Leider stellen die heutigen westlichen Essgewohnheiten eine große Belastung für unser Wohlbefinden dar. Es wird nicht nur zuviel, sondern auch einseitig gegessen. Vieles von unserer Nahrung ist durch die Ver- und Aufarbeitung arm an Vitaminen, Mineralien und Ballaststoffen. Außerdem enthält die Nahrung viele chemische, sogar giftige Stoffe.

Jede Funktion und damit jedes Organ stellt spezifische Forderungen an die Nahrung. Ein Bauarbeiter hat andere Essgewohnheiten als ein Verwaltungsangestellter. Ein Wettkampfläufer benötigt andere Nahrung als ein Schachspieler. An freien Tagen ernähren wir uns anders als an Arbeitstagen. Diese unterschiedlichen Anforderungen machen deutlich, dass es nicht die „gesunde Diät" gibt. Eine individuelle Anpassung ist notwendig.

Grundsätzlich gilt aber Folgendes: Unsere Nahrung besteht aus Kohlenhydraten, Eiweißen, und Fetten. Obst und Gemüse sollten Hauptbestandteile sein. Eine ausreichende Menge an Flüssigkeit ist notwendig, um die Abfallstoffe abzuführen. Chemische Zusätze wie Farb-, Duft-, Geschmacks- und Konservierungsstoffe stellen eine große Belastung dar, ebenso Pflanzenschutzmittel, Hormone und Antibiotika. Auch Kaffee, schwarzer Tee und Rauchen belasten unseren Körper.

Die meisten Menschen reagieren auf Beschwerden, indem sie weniger essen. Und in der Tat ist es manchmal besser, Mahlzeiten zu überspringen und erst dann zu essen, wenn genügend Zeit, Ruhe und die Möglichkeit zur Entspannung und Konzentration auf das Essen besteht.

Die Speiseröhre kann durch folgende Maßnahmen geschont werden:

- Adipositas vorbeugen: Ein Übermaß an Fettgewebe im Bauch und ein durch das viele Essen vergrößerter Magen, fördern das Zurückfließen von Mageninhalt und Magensäure.
- Kleine Mahlzeiten zu sich nehmen und die Nahrung dabei gut kauen.
- Scharfe Speisen, Alkohol, Kaffee und schwarzen Tee vermeiden.
- Keine zu heißen oder zu kalten Speisen zu sich nehmen.
- Nicht rauchen.
- Erst nach Beendigung der Mahlzeit etwas Wasser trinken.
- Nach dem Essen mit leicht erhöhtem Oberkörper etwas ausruhen. Die Schwerkraft hilft dann, den Ösophagussphinkter zu verschließen.
- Bei nächtlichen Beschwerden, flaches Liegen vermeiden.

■ Vitamine und Minerale

Die folgende Tabelle 3.1 gibt einen Überblick über die wichtigsten Vitamine und Mineralstoffe, deren Funktionen, Vorkommen und über die Wechselwirkungen der Stoffe untereinander.

Nahrung, die zur Genesung der Speiseröhre beiträgt, muss reich an folgende Stoffe sein:

- *Vitamin A* ist ein starkes Antioxidans, wirkt als Koenzym bei der Synthese von Glykoproteinen (wichtig für den Aufbau der Schleimhaut) und ist wichtig für die Zellteilung und Zelldifferenzierung.

Tabelle 3.1 Vitamine und Mineralien: Funktionen, Vorkommen, Wechselwirkungen

Vitamine und Mineralien	Funktion	Vorkommen	Wechselwirkung mit
Vitamin A	Antioxidans Koenzym bei der Synthese von Glykoproteinen (wichtig für den Aufbau der Schleimhaut) Wichtig für die Zellteilung und –differenzierung	Aprikosen, Krauskohl, Löwenzahn, Wurzeln, Algen, Ampfer, Leber, Fisch, Lebertran, Milchprodukte	Zink, Vitamin C, Vitamin E
Provitamin A	Ungiftiges Vorprodukt von Vitamin A, nach Umsetzung hat es die gleiche Funktion wie Vitamin A	Wurzeln, Blattgemüse, rotes und oranges Obst und Gemüse wie Apfelsinen, Grapefruit, Rotkohl usw..	Zink, Vitamin C, Vitamin E
Vitamin B5	Fördert die Synthese von Cholesterol durch die Nebenniere, einem Teil der Zellwand	Buchweizen, Weizenkörner, Vollkorngetreideprodukte, Reis, Sonnenblumenkerne, Hülsenfrüchte, Hefe, frisches grünes Obst, Eier, Niere, Leber	Alle Vitamin B, Chrom, Vanadium, Zink, Magnesium, Vitamin C
Vitamin B6	Fördert die Synthese von RNA und DNA	Weizenkeime, Vollkorngetreideprodukte, Rübe, Zitrone, Kohl, Apfelsine, Fleisch (besonders Leber), Eier, Milch	Alle Vitamin B, Chrom, Vanadium, Zink
Folsäure	Wird für die Synthese von Nukleinsäure der DNA benötigt	Hülsenfrüchte, rohes grünes Blattgemüse, Obst, Nüsse, Weizenkeime, Hefe, Leber	Alle Vitamin B, Chrom, Vanadium, Zink, Magnesium, Vitamin C
Vitamin B12	Fördert die Synthese von Nukleinsäure der DNA	Rosenkohl, Keimlinge (z. B. Alfalfa, Bambussprossen), Körner (z. B. Sonnenblumenkerne), Nüsse (z. B. Mandeln), Unterwasserpflanzen (z. B. Algen), Erbsen, Fleisch, Leber, Nieren, Milchprodukte	Alle Vitamin B, Chrom, Vanadium, Zink, Magnesium, Vitamin C
Vitamin C	Antioxidans, wichtig für die Kollagensynthese, fördert die Absorption von Mineralien	Frisches Obst (besonders Zitrusfrüchte, Erdbeeren, schwarze Johannisbeeren, Acerollakirsche, Kiwis etc.), frisches, am besten rohes Gemüse (Petersilie, Paprika, Tomaten, Gurken etc.)	Vitamin A, Vitamin E, Vitamin B, Zink Selen
Vitamin E	Antioxidans, verhindert Oxidation von ungesättigten Fettsäuren	Pflanzliche Öle (kaltgepresst und nicht erhitzt), Nüsse (besonders Wal- und Haselnüsse) Hefe, Broccoli, Blattgemüse (Spinat), Körner (Sonnenblumenkerne), Obst (Birnen), Reis, Buchweizen, Hafer, Butter, Eiern	Selen, Vitamin A, Vitamin C, Magnesium
Selen	Teil des Enzyms Glutationsperoxidase und wirkt somit als Antioxidans	Getreideprodukte, Nüsse, Hefe, Broccoli, Knoblauch, Zwiebel, Fleisch, Eier.	Jod, Vitamin E, Vitamin C
Zink	Ist Teil des SOD und somit ein wichtiger Antioxidans, Stabilisator von Membranen, wichtig für die DNA- und RNA-Synthese	Körner, Nüsse, äußerste Schale von Getreide und Reis, Spinat, Tofu, Fisch, Schalentiere	Vitamin B6, Vitamin A, Mangan, Taurin
Vitamin D	Erhöht den Kalziumspiegel im Blut, wichtig für Knochen, Gebiss und Nervensystem	Sonnenlicht, Alfalfa, Hagebutte, rote Himbeeren, Fisch, Milchprodukte.	Kalzium, Magnesium, Phosphor
Vitamin K	Wichtig für die Synthese der Gerinnungsfaktoren	Blattgemüsen, Alfalfa, Soja, Distelöl, Yoghurt, Eier, Fischleber	

Tabelle 3.1 (Fortsetzung)

Vitamine und Mineralien	Funktion	Vorkommen	Wechselwirkung mit
Kalzium	Knochenaufbau, Übertragung von Nervenimpulsen, Muskelkontraktion	Nüsse (besonders Mandeln), Gemüse (besonders Rüben, Broccoli, Brunnenkresse, Seetang), Sesamsamen, Feigen, Soja, Volkornprodukte, Eier, Milchprodukte	Magnesium, Phosphor, Vitamin D
Magnesium	Eiweißmetabolismus, Übertragung von Nervenimpulsen	Weizen, Hirse, Roggen, Reis, Nüsse, Hefe, Sojabohnen, grünes Gemüse, Hülsenfrüchte	Kalzium, Phosphor, Vitamin D
Vitamin B1	Verbrennung von Kohlenhydraten	Weizenkeime, Getreide, Nüsse, Körner, Avocados, Hülsenfrüchte, Hefe, Leber, Fisch, Fleisch	Alle Vitamin B
Vitamin B2	Energieproduktion	Weizenkeime, Hefe, Getreide, Gemüse, Reis, Eier, Fleisch, Fisch	Alle Vitamin B
Vitamin B3	Energieproduktion	Volkornprodukte, Hefe, Hülsenfrüchte, Reis, Fisch, Leber, Niere	Alle Vitamin B
Cholin	Teil der Zellmembran, Abbau von Fett und Cholesterol	Grünes Blattgemüse, Hefe, Weizenkeime, Algen, Nüsse, Soja	Alle Vitamin B
Inositil	Abbau von Fett und Cholesterol	Vollkornprodukte, Weizenkeime, Grapefruit, Rosinen, Nüsse, Kohl, Leber	Alle Vitamin B
PABA (Para-Amino-Benzosäure)	Teil der Folsäure	Getreide, Reis, Weizenkeime, Leber, Niere	Alle Vitamin B
Biotine	Metabolismus von Eiweißen und Fetten	Nüsse, Obst, Reis, Leber, Eier, Milch, Niere	Alle Vitamin B
Eisen	Sauertransport, Energieproduktion	Seetang, Reis, Weizen, Hülsenfrüchten, Soja, Aprikosen, Fleisch, Eier	Vitamin C, Kupfer
Chrom	Wichtig für den Kohlenhydratstoffwechsel, erhöht HDL, senkt LDL	Vollkorngetreideprodukte, Hefe, Kartoffeln, Naturreis, Champignons	Vitamin B3

- *Vitamin B5*: Die Synthese von Cholesterol wird durch Vitamin B5 gefördert. Cholesterol ist ein wichtiger Teil der Zellwand und muss deshalb in ausreichender Menge für den Zellauf- und -abbau vorhanden sein.
- *Vitamin B6* fördert die RNA- und DNA-Synthese. Eine richtige Synthese der RNA und DNA ist notwendig für die Bildung vollwertiger Zellen.
- *Folsäure* wird für die Synthese von Nukleinsäure der DNA benötigt. Diese ist an der Regeneration bei (Organ-)Defekten beteiligt.
- *Vitamin B12* wird zusammen mit Folsäure für die Synthese der Nukleinsäuren, vor allem der DNA, benötigt. Diese Funktion ist vor allem für sich teilende Zellen wichtig.
- *Vitamin C*: Nicht nur wegen der starken antioxidierenden Wirkung, sondern auch wegen der Bedeutung bei der Kollagensynthese, sollte Vitamin C, im Falle einer Ösophaguspathologie, einen wichtigen Teil der Ernährung einnehmen. Es simuliert die Absorption vieler Mineralstoffe im Magen-Darm-Trakt. Es muss immer versucht werden, Nährstoffe zu verwenden, die so wenig wie möglich mit Pflanzenschutzmitteln gespritzt und aufgearbeitet sind. Nur bei einer begrenzten Anzahl an Giftsorten ist bekannt, welche Wirkungen sie in kleinen Mengen auf den Menschen haben. Was passiert, wenn sie in großen Mengen zugeführt werden, ist nicht bekannt. Hier könnte eine reelle Gefahr für Menschen, die viel Obst und Gemüse essen, bestehen. Auch die Schädlichkeit bezüglich der Wechselwirkung mit den verschiedenen Stoffen (da unser Nahrung eine Zusammenstellung aus verschiedenen Produkten ist, kommt es stets zu Wechselwirkungen) ist nichts bekannt. Auch die

Tabelle 3.2   Homöopathische Medikamente bei Beschwerden der Speiseröhre

	Chrarakteristik	Psyche	Verbesserung	Verschlechterung
Arsenicum album	Obstruktion durch Nahrung (Patient hat das Gefühl, das Essen bleibt stecken), Entzündung des Oesophagus	Lebendig, beweglich, Gefühlsmensch	Nachts, Kälte, Entspannung, auf der Seite liegen	Wärme, an der frischen Luft spazieren gehen
Hydrastis canadensis	Obstruktion durch Nahrung		Körperbewegung, Wärme, nachts	Ruhe, fester Druck auf den Magen
Ignatia	Krämpfe des Oesophagus	Überempfindlich, traurig, etwas hysterisch	Kaffee, Nikotin, Kälte, zarte Berührung, morgens früh	Kräftige Berührung, Wärme, umherwandern
Gelsemium	Krämpfe des Oesophagus	Nervös, überempfindlich, rot aufgedunsenes Gesicht	Rauchen, Sonne, nachts	Frische Luft, urinieren
Belladonna	Entzündung des Oesophagus	Dick, lebendig, rote Wangen, heftiges Gestikulieren	Abends, nachts, Kälte, zug, Aufregung	Halb erhöht liegen, Rückwärtsbeugen des Rumpfes, Ruhe

langfristige Wirkung chemischer Stoffe ist nicht geklärt.
- *Vitamin E* ist ein starker Antioxidans, das die Oxidation ungesättigter Fettsäuren verhindert. Auf diese Weise fördert es die Instandhaltung der Zellmembran.
- *Selen*: Als Teil des Enzyms Glutationsperoxidase ist Selen wichtig für den Schutz gegen die schädlichen Wirkung freier Radikale, die in jedem Abbauprozess entstehen.
- *Zink* ist ein Antioxidans, dass vor den zerstörenden, freien Radikalen schützt. Zink ist ein Teil der SOD (Superoxidasemutase), einem wichtigen Antioxidans. Außerdem wirkt Zink als Stabilisator von Membranen und ist wichtig für die Synthese von DNA und RNA.

3.2.2 Wirkung von Medikamenten

■ **Homöopathische Medikamente**

Homöopathische Medikamente wirken am besten, wenn sie auf den Menschen individuell abgestimmt sind. In Tabelle 3.2 ist eine Auswahl homöopathischer Medikamente mit Wirkung auf den Ösophagus zusammengestellt.

■ **Herkömmliche Medikamente**

In der herkömmlichen Medizin werden besonders Antazida eingesetzt. Antazida beeinflussen durch partielle Neutralisation den Säuregrad der Magensäure. Sie bringen rasch Erleichterung und werden darum meistens erst beim Auftreten von Beschwerden eingenommen.

Angesichts der Nebenwirkungen (Übelkeit, Brechen, Verstopfung, Durchfall, Osteomalazie, Hypophosphatämie) sind Antazida besonders bei kurzzeitigen Beschwerden indiziert.

Bei längeranhaltenden Beschwerden oder wenn die Ursache nicht behoben werden kann, werden besser H_2-Rezeptorantagonisten eingenommen. Diese blockieren die H_2-Rezeptoren in der Magenschleimhaut, wodurch nicht nur die Produktion der Salzsäure abnimmt, sondern auch die Produktion der Pepsine gestoppt wird. Besonders am Anfang kann die Einnahme der Medikamente zu Kopfschmerzen, Muskelschmerzen und Ermüdung führen.

Als Folge der geringeren Absorption haben sowohl die Antazida als auch die H_2-Rezeptorantagonisten eine Wechselwirkung mit Vitamin A, E, Eiweißen und Mineralien, so dass eine Ergänzung dieser Stoffe nötig sein kann. Außerdem muss der Patient bei der Gabe beider Mittel aufmerksam beobachtet werden, da sie ein Magenkarzinom maskieren können.

3.2.3 Physiotherapie

Angesichts der anatomischen Nähe zur Wirbelsäule können Beschwerden im Bereich von C6 – Th12 möglicherweise Folge einer Speiseröhrenproblematik sein. Eine adäquate Untersuchung dieser Segmente mit richtiger Diagnosenstellung kann hier von essentieller Bedeutung sein. In vielen ergänzenden Behandlungen wird der Ösophagus als Einheit mit dem Magen gesehen. Es gelten deshalb im Wesentlichen die Behandlungsvorschläge bei Magenbeschwerden (siehe unten).

3.3 Magen

Der Magen liegt dorsal, kaudal des Brustbeins und des linken Rippenbogens. Die Größe des Magens kann stark variieren. Im Magen wird die Verdauung der Kohlenhydrate fortgesetzt und mit der Verdauung der Eiweiße begonnen. Die Magensäure (pH 0,9–2,0), das Pepsin, das Gastrin und der Intrinsic-Faktor sind wichtige Stoffe der Verdauung. Der Intrinsic-Faktor wird in der Magenwand produziert und ist für die Aufnahme von Vitamin B12 notwendig.

Der Mageneingang wird durch den Sphincter cardiacus, der auf Reize aus Mund und Ösophagus reagiert, abgeschlossen. Der Magenausgang wird vom Pylorus gebildet, der hauptsächlich auf Reize des Antrums reagiert. Neben der Verdauung der Nahrungsstoffe und der Produktion des Intrinsic-Faktors hat der Magen auch eine Funktion im Rahmen des Abwehrsystems. Durch die Magensäure werden durch den Mund aufgenommene Bakterien abgetötet.

Die häufigsten Ursachen von Magenbeschwerden sind Gastritis und Magenulkus. In den meisten Fällen spielt das Bakterium Heliobacter pylori eine bedeutende Rolle. Auch der Gebrauch von NSAIDs und Aspirin, Rauchen und Alkohol können hier bedeutsam sein (Tabelle 3.3). Obwohl Magenblutungen seltener vorkommen, können diese akut lebensbedrohlich sein und einen operativen Eingriff notwendig machen. Der häufigste vorkommende, bösartige Magentumor ist das Adenokarzinom. Weniger häufig, aber mit einer besseren Prognose ist das Magenlymphom.

Typische Symptome bei Störungen im Bereich des Magens sind Schmerzen oder Unwohlsein im Oberbauch und/oder Rücken, Schmerzen oder Unwohlsein in Verbindung mit einer Mahlzeit, Übelkeit und Erbrechen, Hämatemesis und Melaena (Bluterbrechen und Blutstuhl als Folge von Magenblutungen), Anorexie (als Folge eines verringerten Hungergefühls), evtl. Gewichtsabnahme, Sodbrennen (als Folge erhöhter Säureproduktion) und Völlegefühl.

3.3.1 Ernährungstipps

Für eine gute Ernährung bei Magenbeschwerden gilt prinzipiell das Gleiche wie für die Ernährung bei Beschwerden der Speiseröhre. Zusätzlich scheint es bei Magenbeschwerden oft vernünftig, einzelne Nahrungsmittel zu trennen, so dass die Mahlzeit weniger schwer verdaulich wird. Hierfür gelten folgende Regeln:

Wenn Obst gegessen wird, dürfen zur gleichen Mahlzeit keine anderen Nahrungsmittel aufgenommen werden. Der Verzehr von Obst eignet sich vor allem morgens (z. B. Obstsalat mit Obstsaft als Frühstück). Obst hat eine entschlackende Wirkung. Der Körper ist morgens von Abfallstoffen des vorherigen Abends und der Nacht, die bei der Verdauung entstanden sind, befreit. Bis zu einer halben Stunde nach der Obstmahlzeit soll nichts anderes gegessen werden.

Kohlenhydrate können in Kombination mit Gemüse gegessen werden. Bei der Zubereitung kön-

Tabelle 3.3 Ursachen eines Magen- und eines Zwölffingerdarmulkus

Ursache	Magenulkus	Zwölffingerdarmulkus
Heliobacter pylori	in 75 % der Fälle anwesend	in 90 % der Fälle anwesend
NSAID uns Aspirin	wichtige Ursache	Wichtige Ursache
Kortikosteroide	Spielen eine kleine Rolle	Spielen eine kleine Rolle
Säure	Entsteht bei normaler oder zu niedriger Säureproduktion	Entsteht bei normaler oder zu hoher Säureproduktion
Rauchen, Alkohol	Spielen eine wichtige Rolle	Spielen eine wichtige Rolle
Stress	Obwohl allgemein angenommen wird, dass dies nur für Stress nach Kopfverletzungen und Brandwunden gilt	Siehe Magenulkus
Familiäre Komponenten	selten	Oft

nen pflanzliche Öle verwendet werden. Eine Mahlzeit aus Kohlenhydraten und Gemüse eignet sich vor allem mittags oder am frühen Abend (z. B. Brot, Nudeln oder Reis mit Gemüse). Während der folgenden 2 Std. nach einer kohlenhydratreichen Mahlzeit wird nichts gegessen. Getrunken werden kann Kräutertee, Getreidekaffee und Wasser.

Eiweiße können in Kombination mit Gemüse verzehrt werden (z. B. Gemüse mit Soja oder Gemüse mit Fisch). Vor allem tierische Eiweiße sind schwerer verdaulich und sollen am besten mittags gegessen werden. Abends würden sie beim nächtlichen trägen Stoffwechsel die Nachtruhe stören. Auch nach einer eiweißreichen Mahlzeit ist es besser in den folgenden 2 Stunden nichts zu essen.

Die Wahl der Fette fällt hauptsächlich auf pflanzliche Fette (Öle). Fette können mit Gemüse und später auch mit Kohlenhydraten kombiniert werden. Nach der Mahlzeit wird 2 Stunden lang nichts gegessen. Manchmal jedoch sind 2 Stunden zu kurz. Der Patient merkt das an der Tatsache, dass er sich nach der Mahlzeit noch voll fühlt und er beim Aufstoßen noch den Geschmack der Mahlzeit schmeckt. In diesem Falle muss die Zeit, in der nichts gegessen wird, verlängert, die Menge an Fetten verringert oder zeitweise das Fett ganz aus der Nahrung gelassen werden.

Das Trinken von Kamillen- oder Süßholztee wirkt beruhigend auf den Magen. Dies gilt auch für das Essen von zu Brei gekochten oder eingeweichten Haferflocken. Magenbeschwerden, die vor allem morgens auftreten, reagieren oft gut auf frisch gepressten Saft einer rohen Kartoffel, der in kleinen Schlucken und geringen Mengen getrunken wird. Die übrig gebliebene Kartoffelschale kann, in eine warme Baumwolldecke gewickelt, als Kompresse für die schmerzende Stelle über dem Magen dienen.

■ Vitamine und Mineralien

Vitamin A, B5, B6, C, E sowie Foliumsäure, Selenium und Zink. Vitamin B12: Bei Magenkrankheiten, bei denen kein Intrinsic-Faktor gebildet wird, ist es sinnlos, oral Vitamin B12 einzunehmen. Der Körper ist dann nicht im Stand die Vitamine auf zu nehmen, auch nicht bei hohen Dosierungen. In diesem Falle sind intramuskuläre Injektionen indiziert (Tabelle 3.1).

3.3.2 Medikamente

■ Homöopathische Medikamente

Die wichtigsten Medikamente sind in Tabelle 3.4 zusammengefasst.

■ Herkömmliche Medikamente

Bei Magenbeschwerden kann zwischen folgenden Medikamenten gewählt werden: Antazida, H_2-Rezeptorantagonisten und Protonenpumpenhemmer. Die letzt genannten verringern durch Beeinflussung des Enzyms H/K-ATPase die Säuresekretion der Parietalzellen. Obwohl Protonenpumpenhemmer eigentlich für Patienten mit langanhaltenden Beschwerden gedacht sind, besteht die Gefahr, dass mit der Zeit eine starke Vermehrung der Bakterien entsteht. Werden die Beschwerden durch die Anwesenheit des Heliobacter pylori verstärkt, wird eine Tripple-Therapie gemacht, bestehend aus einem Protonenpumpenhemmern mit 2 verschiedenen Sorten Antibiotika (z. B. Penicillin mit Macrolid).

3.3.3 Physiotherapie

Entspannungsübungen und Konzentrationsübungen können wohltuend wirken. Ebenso wie Übungen für das 3. Chakra. Dazu zählt Magen, Dünndarm, Leber, Gallenblase, Nieren und Bauchspeicheldrüse. Jeder Mensch besitzt 7 Chakren (Kraftchakren), Energiebündel, die auf der Medianlinie liegen (Abb. 3.2). Störungen oder Blockaden können zu Beschwerden oder Krankheiten führen. Die Chakren sind nicht nur mit dem physischen Teil des Körpers verbunden, sondern stehen in Verbindung mit dem gesamten Menschen. Eine Anzahl von Eigenschaften des 3. Chakras werden in Tabelle 3.5 wiedergegeben. Schließlich wird nach einem Gleichgewicht zwischen allen Chakren gestrebt, so dass auf keinem einzigen Niveau Blockaden bestehen, sondern die Energie in jedem Chakra-Niveau verstärkt wird. Übungen für den Magenmeridian, wobei die Übung auf den anatomischen Verlauf gerichtet ist.

Bei jeder Behandlung des Magens ist seine Maximalzeit zu beachten. Sie ist morgens zwischen 7.00 und 9.00 Uhr. Während dieser Zeit ist der Magen am empfindlichsten für eine sedierende Behandlung. Eine tonisierende Behandlung sollte besser nach dieser Zeit stattfinden.

Tabelle 3.4 Homöopathische Medikamente bei Magenbeschwerden

	Charakteristik	Psyche	Verschlechterung	Besserung
Nux vomica	Aufstoßen, Brechen, Blähungen, Alkoholmissbrauch, Tabakmissbrauch	Gestresste, reizbare Geschäftsmenschen	morgens früh, kaltes/trockenes Wetter, Alkohol, Tabak, mentale Arbeit, nach dem Essen	Mildes, regnerisches Wetter, abends, Druck auf dem Bauch, Flüssigkeit
Ipecacuanha	Übelkeit, Brechreiz	reizbar	bewegen, abends nach dem Essen von Fett, Obst, Eis	liegen
Bryonia	akute Beschwerden, Schmerzen, Brechreiz	verschlossen, unerwartet explodierend, schlecht gelaunt	bewegen, Wärme	Ruhe, Kälte, Druck auf der schmerzenden Stelle, liegen auf der schmerzenden Seite, essen und trinken kalter Getränken und Speisen
Arsenicum album	Magenschmerzen, Magenulkus	lebendige, bewegte Gefühlsmenschen	nachts, Kälte, Anspannung, auf der Seite liegen	Wärme, wandern an der frischen Luft
Belladonna	Magenschmerzen, Magenulkus	dicke, lebhafte Personen mit roten Wangen und stressigen Gebären	Abends, nachts, Kälte, Feuchtigkeit, Erregung	halb aufrecht sitzen, nach hinten beugen mit dem Rumpf, Ruhe
Ignatia	nervöse Magenbeschwerden, die bei Spannung, Stress oder Nervosität entstehen,	überempfindlich, traurig, etwas hysterisch	Kaffee, Nikotin, Kälte, zärtliche Berührung, morgens früh	kräftige Berührung, Wärme, rastlos auf- und abgehen
Chamomilla	Übelkeit, Brechreiz	überempfindlich, ungeduldig, unerwachsen, jammernde Unruhe	Wärme nachts, essen und trinken warmer Speisen	kaltes Wasser trinken
Argentum nitricium	Schmerzen, Rülpsen, Pupsen	Faul, schwache Nerven, schlechtes Gedächtnis	In kleinen Räumen, Süssigkeiten essen, auf der linken Seite liegen, nachts, morgens, Wärme	Auf der rechten Seite liegen, nachts, morgens, Wärme

Tabelle 3.5 3. Chakra

Lokalisation	Zwischen dem Unterrand des Brustbeins und des Nabels, in Höhe des Solarplexus
Dazugehörende Organe	Leber, Gallenblase, Milz, Pankreas, Magen, Dünndarm
Positive Eigenschaften	große Ausstrahlung, starker Wille, Selbstvertrauen
Psychische Störungen	Machtlosigkeit, Apathie, Zweifel, Wut, Schuldgefühle, urteilend
Farbe	Gelb
Angst	Angst, nichts wert zu sein oder nicht nett gefunden zu werden, Angst vor Abweisung

■ Entspannungsübungen

Um zu einer guten Entspannung zu gelangen, ist es wichtig ein ruhiges Umfeld zu wählen. Die Kleidung darf nicht einengend sein. Die Haltung darf keine überflüssige Muskelspannung hervorrufen, wie z. B. in Rückenlage mit höher gelegenem Rumpf und Kopf. Außerdem sollte sich auf den Effekt und das Ziel der Übung konzentriert werden. Es gibt viele Entspannungsmöglichkeiten. Hierzu ein Beispiel:

„Grenze dich von der Umgebung ab. Dies kann geschehen, durch einen Kreis, den du um dich herum ziehst. Die Außenwelt bleibt außerhalb dieses Kreises. Versuche, alle Muskeln bewusst zu entspannen. Beginne bei den Zehenspitzen und ende

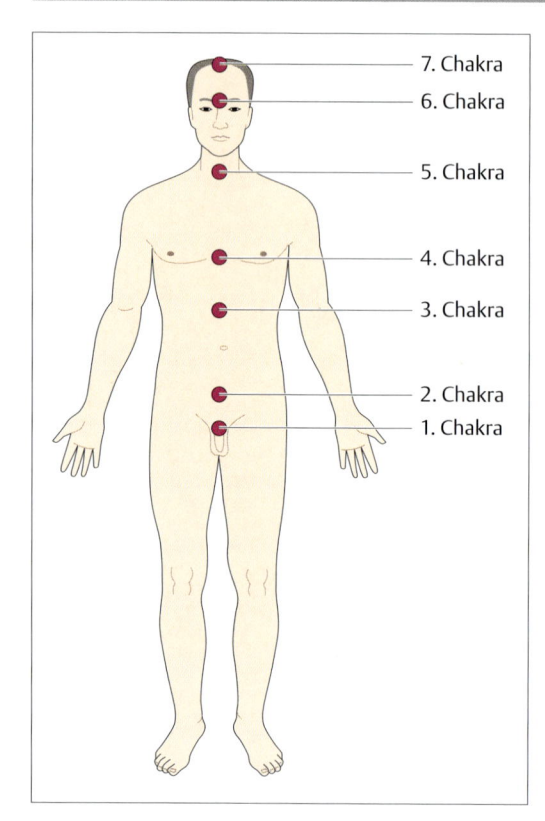

Abb. 3.2 Die sieben Chakren.

- 7. Chakra
- 6. Chakra
- 5. Chakra
- 4. Chakra
- 3. Chakra
- 2. Chakra
- 1. Chakra

bei der Schädeldecke. Versuche alle Gedanken los zu lassen."

Für Magenpatienten ist das Beenden eines Gedankenganges meistens sehr schwierig. Am Anfang die Gedanken loslassen zu können, ist schon ein gutes Ergebnis.

„Versuche die Gedanken zu betrachten ohne dich mit ihnen zu verbinden, so wie Wolken, die vorbei ziehen oder ein Blatt, das im Strom eines Flusses fließt. Richte nun deine Aufmerksamkeit auf deine Atmung. Ohne einzugreifen, zu beurteilen oder zu lenken wird die eigene Atmung beobachtet."

Im Laufe des Genesungsprozesses wird der Patient merken, dass sich auch seine Atmung verändert.

„Versuche für eine kurze Zeit in diesem Zustand zu verweilen, einem Zustand von loslassen und fliehen und probiere, das Gefühl zu genießen, dass dabei entsteht."

■ Konzentrationsübungen

In einem späteren Stadium können Konzentrationsübungen folgen. Auch hier gibt es viele Variationen. Beispielsweise kann aus der oben beschriebenen tiefen Entspannung, nun die Aufmerksamkeit auf den Magenbereich gelenkt werden.

„Lasse ein inneres Bild des jetzigen Zustands dieses Gebietes entstehen, ein Bild über die Größe und Form, über die Lage, über die Temperatur, die Farbe, welches Gefühl dazu gehört, welche Musik … Das Bild kann durch alle unsere Sinnesorgane gebildet werden, aber vergesse vor allem nicht das passende Gefühl dazu. Sei zufrieden mit dem entstandenen Bild."

Nach Entspannungs- und Konzentrationsübungen ist aktives Üben sinnvoll.

■ Übungen für das 3. Chakra

„Lege dich auf den Bauch mit den Händen flach auf dem Magenbereich. Atme ruhig gegen deine Hände. Spüre während der Einatmung die Wärme und den Druck deiner Hände als Massage. Versuche bei der Ausatmung alle überflüssige Muskelspannung und Schmerzen wegfließen zu lassen. Warte bis zur folgenden Einatmung und wiederhole die Übung" (Abb. 3.3a).

Eine weitere Möglichkeit ist:

„Setze dich auf die Knie, lege die Füße etwas übereinander und die Hände entspannt auf die Knie. Strecke bei jeder Einatmung den Rücken und Nacken so gut es geht aus und sacke während jeder Ausatmung so weit wie möglich ein. Warte bis zur neuen Einatmung und wiederhole die Übung. Versuche den Rhythmus der Übung durch den Atemrhythmus zu bestimmen und nicht anders herum" (Abb. 3.3b).

■ Übungen für den Magenmeridian

Die Übung des Magenmeridians verläuft in Richtung des Meridians (Abb. 3.4):

„Setze dich auf deine Knie, lege die Füße etwas übereinander und lege die Hände entspannt auf die Knie. Strecke dich während der Einatmung gut aus und beuge dich während der Ausatmung nach vorne. Drücke dabei mit Daumen und Fingern auf die Magenpunkte und atme ganz aus. Warte bis zur folgenden Einatmung und komm während dieser hoch und strecke dich ganz aus. Wiederhole diese Übung."

Magen **339**

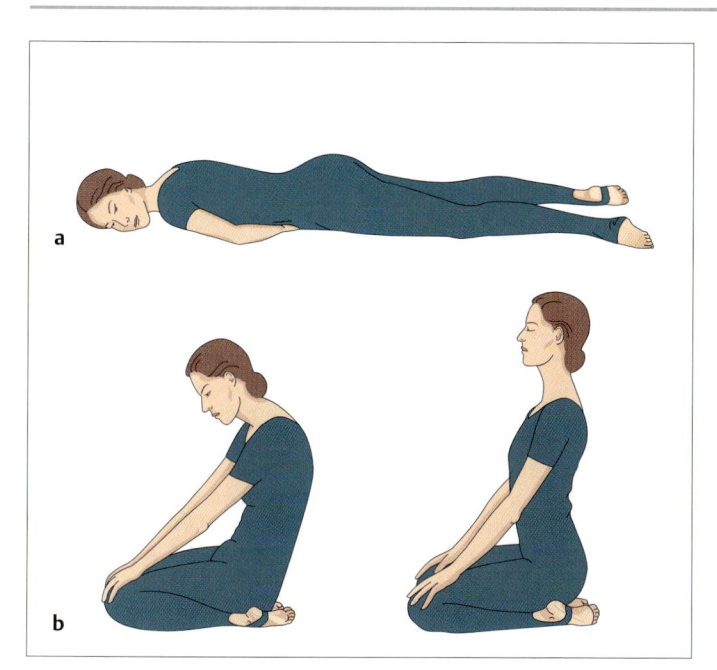

Abb. 3.**3a** u. **b** Übung für 3. Chakra.

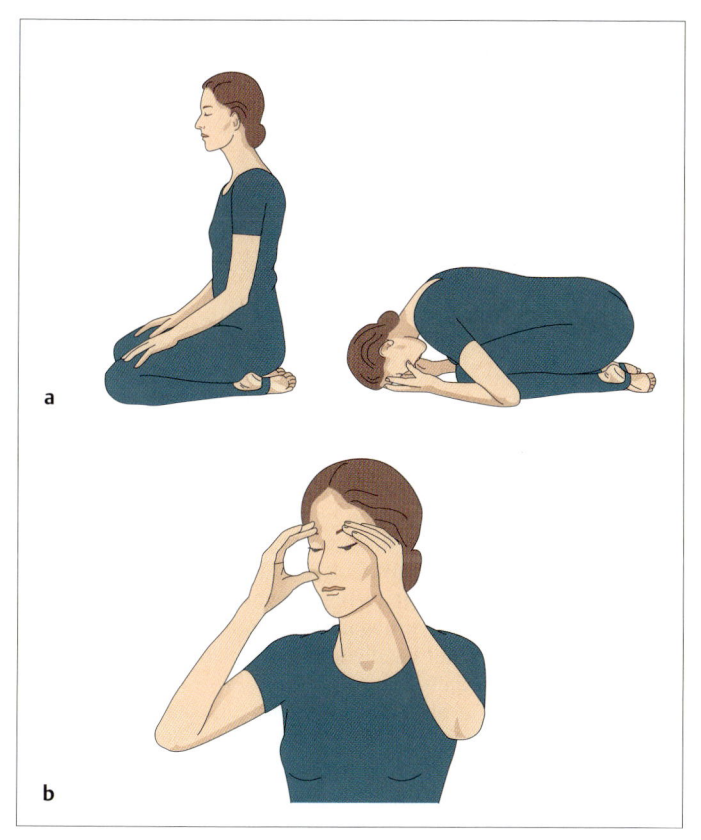

Abb. 3.**4a** u. **b** **a** Übung für den Magen-Meridian.
b Konzentrationsphase.

Die Übungsserie wird am besten mit einer Konzentrationsübung abgeschlossen. Der Patient vergleicht dabei das neu entstandene Bild des Übungsgebiets mit dem Bild, das er vor den Übung hatte. Auf diese Art und Weise können die Fortschritte genau verfolgt werden.

Wichtig ist es, ein reales Ziel zu formulieren und mit den Ergebnissen zufrieden zu sein.

■ Massage

Für die Massagebehandlung bei Beschwerden des Verdauungstraktes gibt es viele Angriffspunkte. So können die betreffenden Akupressurpunkte des Magens, die Maximalpunkte, das lumbosakrale Gebiet des Rückens, die Fußreflexzonen, die Reflexzonen des Gesichts, die dazugehörigen Gelenke und Muskeln etc. behandelt werden. Eine gründliche Untersuchung ist notwendig, um fest zu stellen, ob die oben genannten Gebiete Veränderungen zeigen, die eine Behandlung indizieren.

Es ist wichtig, nach der Massage kurze Zeit zu ruhen, so dass der Patient sich an das neu erreichte Gleichgewicht gewöhnen kann. Diese Ruhe kann durch eine warme Packung mit Kräutern oder Ölen unterstützt werden. Bei Magenbeschwerden ist Johannisöl zu empfehlen. Es hat eine beruhigende, wärmende Wirkung. Vom Nabel aus wird die Haut des Bauchs kreisförmig, ruhig und rhythmisch mit Öl massiert. Die Kreise werden stets größer, bis das der gesamte Bauch einbezogen ist. Danach wird ein warmes Flanelltuch um den Unterleib gewickelt, darüber ein zweites Woll- oder Flanelltuch. Der Patient wird zugedeckt oder in eine größere Decke gewickelt, nur das Gesicht bleibt frei. Zusätzlich gut eingepackte Füße bieten zusätzliche Wärme.

Wenn Kräuter für eine Packung verwendet werden, sollte Kamille gewählt werden. Das unterste Tuch wird in einen Kamilleaufguss getaucht, ausgewrungen und um Bauch und Unterleib gewickelt. Auch danach folgt ein zweites Tuch und der Patient wird wieder ganz zugedeckt.

Während der Ruhephase kann der Patient ganz zu sich selbst finden und abschalten.

■ Akupressur

Über die Akupressurpunkte (Abb. 3.**5**) kann der Magen beruhigt oder aktiviert werden. Tonussteigernde Punkte werden *Aktivierungspunkte* genannt. Eine Behandlung führt zu einer Steigerung der Energie und der Aktivität der Organe. Tonussenkende oder *Beruhigungspunkte* werden bei einer ungewöhnlich hohen Aktivität des Organs behandelt. *Energiepunkte* strömen Energie aus oder können zur Energiegewinnung angeregt werden. Sie werden in Kombination mit beruhigenden oder tonisierenden Punkten behandelt. *Alarmpunkte* reagieren oft stark und direkt bei der Behandlung. Es ist wichtig, den Schmerz bei dieser Behandlung als Leitfaden zu nutzen. Vor allem bei akuten Beschwerden hat die Behandlung dieser Punkte einen therapeutischen Effekt. Aber auch bei chronischen Krankheiten kann eine Linderung der Beschwerden erreicht werden.

Bei Magenbeschwerden können die folgende Punkte mit Hilfe der Akupressur behandelt werden. Je nach Bedarf wird eine Beruhigung oder eine Aktivierung gewählt, also ein Tonisierungs- bzw. ein Beruhigungspunkt. Abb. 3.5 zeigt die Punkte des Magenmeridans. Die *Harmonisierungspunkte* sind per Definition der erste und letzte Punkt des Meridians, in diesem Fall also Ma 1 und Ma 45. Ma1 liegt am untersten Augenhöhlenrand, senkrecht unter der Pupille, Ma 45 an der fibularen Nagelecke des zweiten Zehs. Der *Tonisierungspunkt*, Ma 41, liegt in der Mitte des vorderen Sprunggelenks zwischen den Sehnen des M. extensor hallucis longus und M. extensor digitorum longus. Der *Beruhigungspunkt* ist der gleiche wie der Harmonisierungspunkt bei Ma 45. Der *Energiepunkt*, Ma 42, liegt im Verlauf des Magenmeridians auf dem höchsten Punkt des Fußrückens. Der *Alarmpunkt* ist der zwölfte Punkt des Konzeptionsmeridian, JM 12, und liegt mittig zwischen Nabel und Brustbein (Abb. 3.**6**).

■ Fußreflexzonenmassage

Bearbeitet werden die Reflexzonen am Fuß (Abb. 3.7). Das Gebiet des Magens befindet sich am linken Fuß. Dies bedeutet nicht, dass der rechter Fuß nicht behandelt wird. Jede Behandlung beginnt mit einer allgemeinen, entspannenden Massage beider Füße, so dass der Patient sich an die Hände des Therapeuten und der Therapeut sich an die Füße des Patienten gewöhnen kann. Warme Hände und warme Füße sind Grundvoraussetzungen, die vor der Behandlung z. B. durch ein warme Packungen erreicht werden können. Schmerzen müssen soweit wie möglich vermieden werden, manchmal ist es notwendig, mit einer niedrigen Intensität zu beginnen.

Vor der Therapie erfolgt eine ausführlichen Untersuchung der verschiedenen Zonen beider Füße. Die Veränderungen der verschiedenen Zonen werden auf einer Karte mit vorgefertigten Abbildungen der Füße vermerkt. So kann auch der Behandlungsfortschritt überprüft werden.

Magen **341**

Magenmeridian

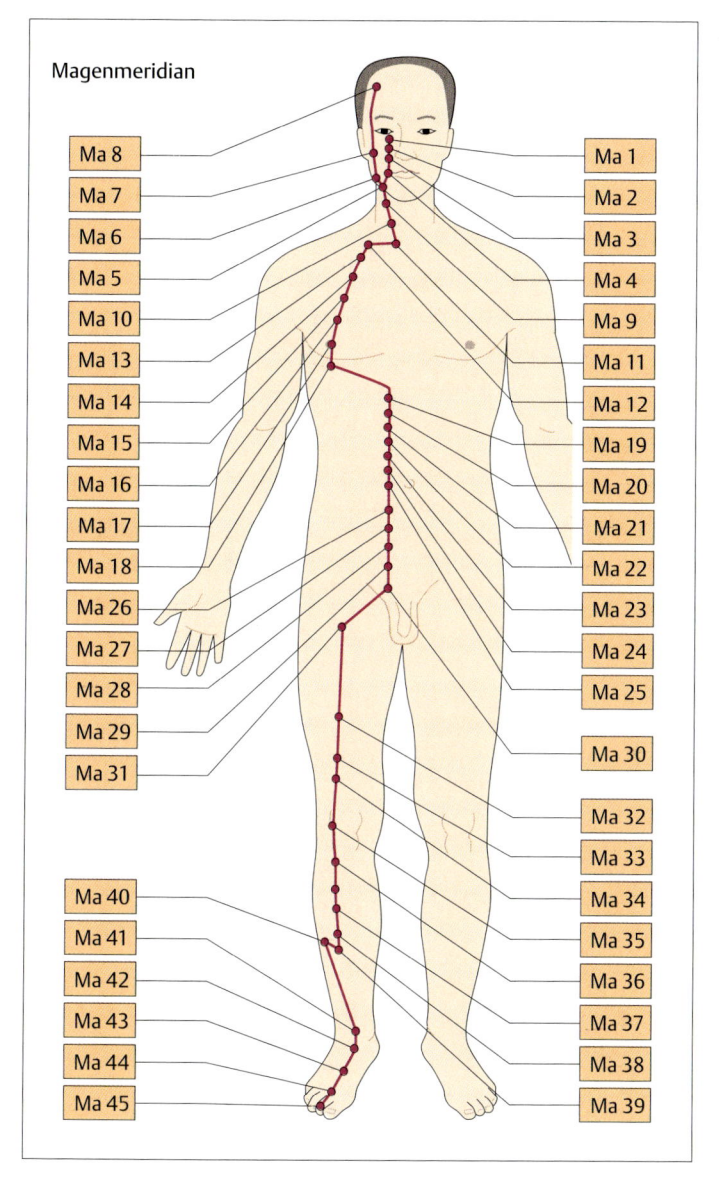

Ma 8
Ma 7
Ma 6
Ma 5
Ma 10
Ma 13
Ma 14
Ma 15
Ma 16
Ma 17
Ma 18
Ma 26
Ma 27
Ma 28
Ma 29
Ma 31
Ma 40
Ma 41
Ma 42
Ma 43
Ma 44
Ma 45

Ma 1
Ma 2
Ma 3
Ma 4
Ma 9
Ma 11
Ma 12
Ma 19
Ma 20
Ma 21
Ma 22
Ma 23
Ma 24
Ma 25
Ma 30
Ma 32
Ma 33
Ma 34
Ma 35
Ma 36
Ma 37
Ma 38
Ma 39

Abb. 3.**5** Magen-Meridian.

Die Veränderungen des Verdauungskanals werden immer als ein Ganzes behandelt und die Massage erfolgt in der Richtung der Nahrung, also Mund, Ösophagus, Kardia, Magen, Pylorus etc.. Es kann entweder mit einer Druckmassage oder in einer Kombination mit einer Drehbewegung behandelt werden. Die Drehbewegung nach rechts hat dabei eine aktivierende und die nach links eine beruhigende Wirkung. Die Behandlung wird mit einer entspannenden Massage und einer Ruhepause beendet, so dass der Patient die Möglichkeit hat, sich auf das neue Gleichgewicht einzustellen.

■ **Muskelbehandlung**

Veränderungen der Energie in den Organsystemen können sich in den Muskeln, die den Organen zugeordnet werden, durch Abschwächung, Verkürzung und/oder Hypo-/Hypertonie äußern. Manchmal wird spontaner Schmerz angegeben. Je nach Befund werden muskelkräftige Techniken, Entspannungs- oder Dehnungstechniken angewandt.

Muskeln, die energetisch mit dem Magen in Verbindung stehen:

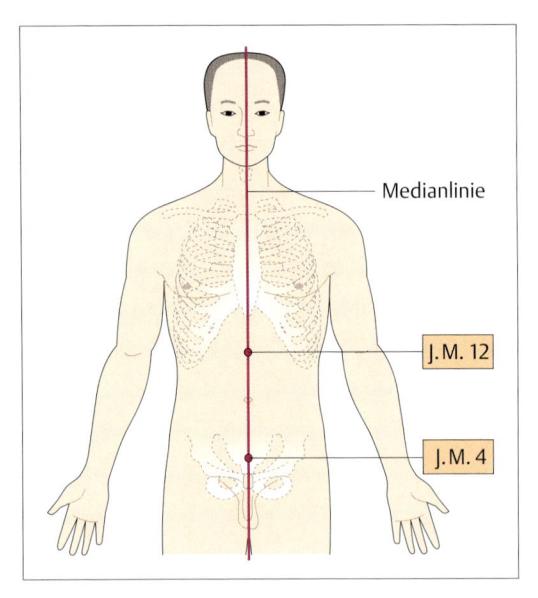

Abb. 3.6 Alarmpunkte für den Magen.

(Bildbeschriftung: Medianlinie, J.M. 12, J.M. 4)

- M. pectoralis major clavicularis
  - Funktion: Flexion, Adduktion und Innenrotation des Arms im Schultergelenk, Heben der Rippen bei fixiertem Arm, Depression des Schultergürtels.

- Dehnen ist in verschiedenen Ausgangspositionen zwischen 0 und 90° Abduktion bei gleichzeitiger maximaler Außenrotation möglich.
- M. sternocleidomastoideus
  - Funktion: Lateralflexion und Rotation zur entgegengesetzten Seite, bei einseitiger Aktivierung, Flexion der Halswirbelsäule bei beidseitiger Aktivierung und Heben des Sternums (Atemhilfsmuskel) und der Klavikula.
  Der Muskel wird gedehnt.
- M. levator scapulae
  - Funktion: Elevation und Medialrotation der Skapula, Lateralflexion der Halswirbelsäule zur gleichen Seite bei einseitiger Aktivierung, Extension der Halswirbelsäule bei beidseitiger Aktivierung.
  Der Muskel wird gedehnt.
- M. brachioradialis
  - Funktion: Flexion im Ellbogengelenk, Pronation und Supination bis zur Nullstellung
  Der Muskel wird gedehnt.

■ Haut- und Bindegewebsmassage

Die Bindegewebszonen des Magens liegen als ca. 3 cm großer Fleck über der linken Skapula und als bandförmiger Streifen über dem linken Thorax

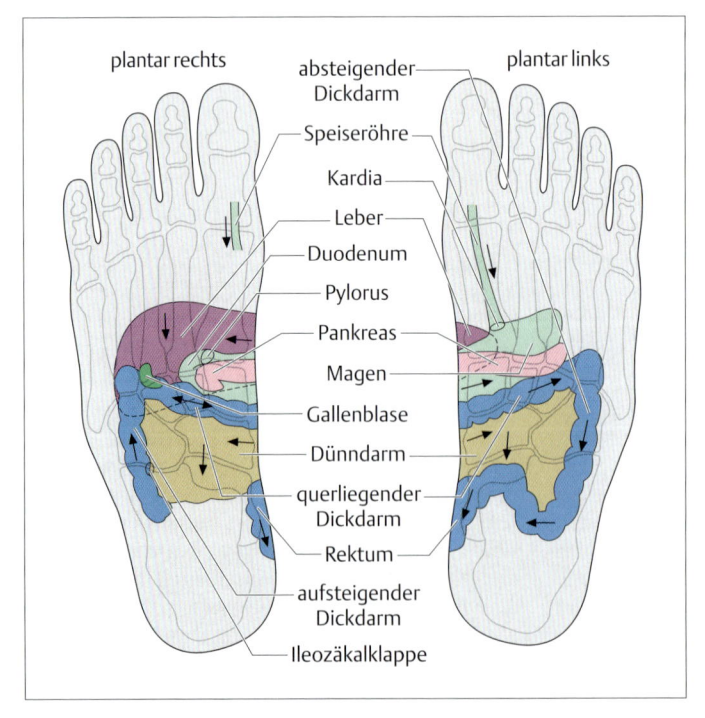

Abb. 3.7 Fußreflexzonen.

(Bildbeschriftung: plantar rechts, plantar links, absteigender Dickdarm, Speiseröhre, Kardia, Leber, Duodenum, Pylorus, Pankreas, Magen, Gallenblase, Dünndarm, querliegender Dickdarm, Rektum, aufsteigender Dickdarm, Ileozäkalklappe)

3.4 Dünndarm

Der Dünndarm besteht aus Duodenum, Jejunum und Ileum. Der Ductus pancreaticus und der Ductus choldochus münden auf der Höhe der Papilla Vateri in den Duodenum pars descendens. Im ersten Teil des Dünndarms erfolgt vor allem die weitere Verdauung der Kohlenhydrate, Eiweiße und Fette, der letzte Teil des Dünndarms ist eher für die Resorption verantwortlich. Durch die oberflächenvergrößernden Strukturen (Plicae circulares, Villi interstinalis und Microvilli) ist die funktionelle Oberfläche des Dünndarms viel größer als seine Länge (5 m) vermuten lässt.

Der Dünndarm spielt eine wesentlichen Rolle im Immunsystem. Unter der Schleimhaut des Jejunum finden sich die Folliculi lymphatici solitarii. Im Ileum liegen diese in Gruppen beieinander und bilden die Folliculi lymphatici aggregatii oder Peyer-Plaques. Im Duodenum wird die Nahrung aus dem Magen mit den Säften aus Pankreas und Galle vermischt. Veränderungen der Galle oder des Pankreas können deshalb eine Fehlfunktion des Dünndarms zur Folge haben.

Das wichtigste Problem des Dünndarm ist die *Malabsorption.* Die Ursachen der Malabsorption, die im Dünndarm liegen, sind sehr unterschiedlich. Beispiele sind in Tabelle 3.6 aufgelistet.

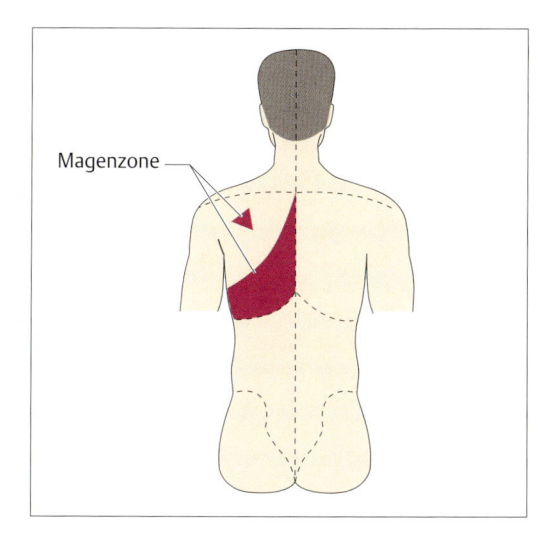

Abb. 3.8 Bindegewebszone des Magens.

(Abb. 3.8). Bindegewebsmassage kann vor allem für vegetativ labile Menschen eine belastende Behandlung sein. Die Untersuchung der Bindegewebszonen muss peinlich genau geschehen. Der gesamte Rücken wird untersucht. Werden Zonen gefunden, muss dessen ungeachtet immer mit einer einleitenden Gewebsmassage begonnen werden. Damit werden die Voraussetzungen für die tieferen Techniken geschaffen. Weiter lernt der Therapeut dadurch die Art und Weise des Patienten zu reagieren kennen. Wenn es möglich ist, wird gleich im Anschluss an die Massage mit den tiefen Bindegewebstechniken, Anhak- und/oder Verbindungstechnik, speziell auf die betreffenden Zonen gerichtet, behandelt. Prinzipiell werden zuerst die kaudal gelegenen Zonen behandelt und der Rücken vor dem Bauch.

■ Gelenkbehandlung

Der Magen ist über den Meridian dem Sprung-, Knie- und Hüftgelenk, mit den Rippen, dem Sternoklavikular- und dem Kiefergelenk verbunden. Außerdem hat er eine energetische Verbindung zum thorakolumbalen Übergang. Eine Untersuchung dieser Gelenke kann einen Einstieg für die weitere Behandlung sein. Abhängig von der vorliegenden Störung werden diese Gelenke behandelt.

Es ist wichtig, den Patienten auf eventuelle Haltungs- oder Bewegungsstörungen hinzuweisen, die durch die Magenbeschwerden entstehen können bzw. diese fördern.

Tabelle 3.6 Ursachen der Malabsorption

	Ursachen
Sekretorische Diarrhöe	Brush border Enzymmangel; z. B. Disaccharid-Mangel, Magnesiumsalze
Osmotische Diarrhöe	Hormonal, z. B. VIP Infektion, z. B. Cholera
Zu schneller Transport	Thyrotoxicose Postgastrectomie
Verkleinerte Oberfläche	Operationen Fistel
Induzierte Medikamente	Neomycin Methyldopa
Krankhafte Veränderungen des oberen Anteils des Dünndarms	Zöliakie Giardia intestinalis
Krankhafte Veränderungen des unteren Anteils des Dünndarms	Morbus Crohn Terminale Iliumresektion

3.4.1 Ernährungstipps

Das gute Kauen der Nahrung ist auch bei Dünndarmbeschwerden sehr wichtig. Die Nahrung muss in optimaler Form im Dünndarm ankommen. Mehrere, kleine Mahlzeiten sind besser als unregelmäßige große Mengen, die als Stoßbelastungen im Dünndarm wirken. Bei akuten Beschwerden besteht meist kein Verlangen nach Essen und der Patient sollte auch nicht dazu gezwungen werden. Wichtig ist, genügend zu trinken. Besonders bei Kindern und älteren Menschen besteht die Gefahr der Austrocknung. Kaffee und schwarzer Tee sind wegen der abführenden Wirkung nicht ratsam. Statt dessen sind grüner Tee oder Kräutertee empfehlenswert. Tee von Süßholz, Fenchel und Anis lindern krampfartige Beschwerden, Kamillentee wirkt beruhigend und besänftigt. Dill, Koreander, Kümmel und Liebstöckel vermindern die Bildung von Gasen. Alkohol und scharfe Kräuter sollen ihrer reizenden Wirkung wegen vermieden werden.

Eiweiße, besonders die tierischen, sind schwer verdaulich. Bei einer veränderten Funktion des Dünndarms können ungenügend verdaute Eiweiße zu Fäulnisprozessen führen, was wiederum die Funktion des Darms stört. Tierische Eiweiße sollten daher besser vermieden werden, pflanzliche Eiweiße sind, abhängig vom Stadium des Krankheitsprozesses, mäßig erlaubt. *Kohlenhydrate* dienen bei Dünndarmbeschwerden als gute Energiequelle. Vor allem langkettige Kohlenhydrate kommen in Betracht. So hat Reis z.B. eine beruhigende Wirkung auf den Darm. Bei akuten Beschwerden kann Reiswasser hilfreich sein. Auch eingeweichte und gekochte Haferflocken oder Gerste wirken beruhigend.

Knoblauch, Zwiebel und Porree haben eine antibiotische Wirkung auf den Darm, jedoch führt das Essen dieser Nahrungsmittel bei vielen Darmkrankheiten zu Gasbildung und Schmerzen. In den meisten Fällen müssen sie aus diesem Grund gemieden werden. Auch Brunnenkresse und Gartenkresse haben ein antibiotische Wirkung. Ihr Verzehr führt selten zu Gasbildung. Bei akuten Beschwerden sind kurz gedämpfte Gemüse, geriebene Äpfel und zu Brei gekochter Reis oder Flocken die ersten Nahrungsmittel, die in Frage kommen, wenn der Patient wieder Appetit bekommt. Nach der akuten und in der chronischen Phase wirkt das Trinken von Molke reinigend und fördert die Regeneration der Darmflora. Molke muss verdünnt werden, 1 Eßlöffel auf 1 Glas Wasser, sie kann nach oder zwischen den Mahlzeiten getrunken werden.

Nahrungsmittelallergien deren Ursache in einer Darmpathologie liegt, treten immer häufiger auf. Beispiele sind die *Kuhmilchallergie*, die sich hauptsächlich im Kindesalter manifestiert, und die *Glutenallergie*, die auch bei Erwachsenen vorkommt. In beiden Fällen ist neben der ursächlichen Behandlung darauf zu achten, Kuhmilch bzw. Gluten zu meiden, bis die Ursache behoben ist.

Die Symptome einer Nahrungsmittelintoleranz sind weniger spezifisch und treten selten direkt nach dem Verzehr des Nahrungsmittels auf. Die Symptome variieren und ihre Intensität wechselt. Beispiele sind Unwohlsein, Kopfschmerzen, Angst, Ermüdung, Muskelschmerzen, Veränderungen des Appetits, Stimmungsschwankungen. Mit Hilfe energetischer Testmethoden (Elektroakupunktur, Kinesiologie etc.) können Nahrungsmittelintoleranzen gut erkannt werden. Das Eliminieren bestimmter Nahrungen ist solange notwendig bis die Ursache der Nahrungsmittelintoleranz festgestellt und behandelt ist.

Bei Darmbeschwerden ist es wichtig, die verschiedenen Nahrungsstoffe zu trennen, so wie es bei dem Magen beschrieben ist (siehe dort).

■ Vitamine und Mineralien

Bei Störungen des Dünndarms muss an Malabsorption gedacht werden. Nahrungsstoffe, Vitamine und Mineralien könnten ungenügend absorbiert werden. Einige Substanzen sind besonders empfindlich (Abb. 3.**9**, Tabelle 3.1). Besonders der Transport fettlöslicher Vitamine ist gefährdet, was zu einem Vitamin-A-, -D-, -E- und -K-Mangel führen kann. Da die Kalziumaufnahme abhängig von Vitamin D ist, muss auch auf eine ausreichende Kalziumzufuhr geachtet werden. Beim Gleichgewicht zwischen Vitamin D und Kalzium spielen auch Magnesium und Phosphor eine wichtige Rolle.

Vitamin A und *E*: siehe S. 332.

Vitamin D erhöht durch die gesteigerte Resorption von Kalzium aus dem Darm den Kalziumspiegel im Blut und bremst die Ausscheidung von Kalzium über die Niere. Außerdem besteht ein bedeutsames Gleichgewicht zwischen Vitamin D, Kalzium und Phosphor. Dies ist wichtig für den Knochenaufbau, ein gesundes Gebiss und ein gut funktionierendes Nervensystem.

Vitamin K hat eine wichtige Funktion bei der Synthese der Gerinnungsfaktoren und beugt damit Blutungen vor. Ein gesunder Darm kann diese Vitamine selbst synthetisieren.

Kalzium ist zu 99% in den Knochen gebunden. Der Rest hat eine wichtige Aufgabe bei der Übertragung von Nervenimpulsen, bei der Muskelkontraktion und Blutgerinnung. Nur eine geringen Menge

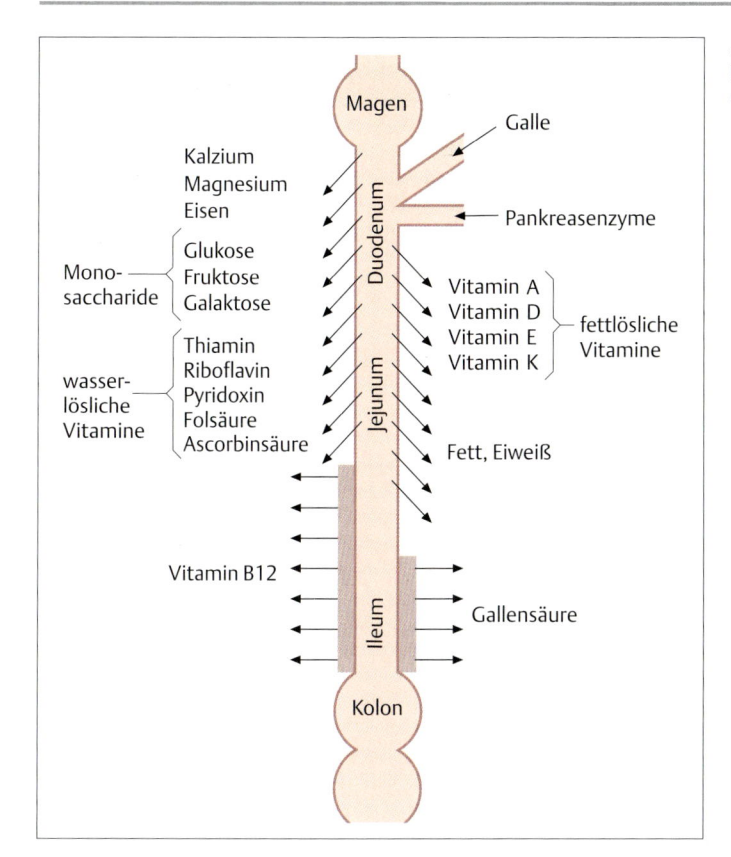

Abb. 3.9 Aufnahme der Nährstoffe in den Dünndarm (nach den Ottolonder).

des Kalziums wird aus dem Magen-Darm-Kanal resorbiert. 70–80 % wird mit dem Stuhl ausgeschieden. Kalzium kommt in pflanzlichen, aber auch in Molkereiprodukten in großen Mengen vor. Wahrscheinlich ist dieses Kalzium für den Menschen nur aus sauren Milchprodukten (Molke, Joghurt, Buttermilch) aufzunehmen. Kaffee, Tee und Schokolade erhöhen die Kalziumausscheidung.

Magnesium spielt eine große Rolle im Eiweißmetabolismus und ist wichtig für die Reizübertragung in Muskeln und Nerven. Im Gleichgewicht mit Kalzium und Phosphor unterstützt Magnesium den Knochenaufbau.

Phosphor ist zusammen mit Magnesium und Vitamin D wichtig für den Aufbau der Knochen und des Gebisses. Bei Phosphor besteht eher die Gefahr einer Erhöhung als die eines Mangels. Süße kohlensäurehaltige Getränke, Fleisch und Wurst enthalten oft einen Übermaß an Phosphor, das das Gleichgewicht mit Kalzium und Magnesium stört.

3.4.2 Medikamente

■ **Homöopathische Medikamente**

Entsprechend der vielfältigen Symptome können auch viele homöopathische Mittel eingesetzt werden (Tabelle 3.**7**).

■ **Herkömmliche Medikamente**

Allergie- oder Intoleranzbeschwerden müssen eigentlich nicht mit herkömmlichen Medikamenten behandelt werden. Akute Diarrhöebeschwerden sind im Allgemeinen vorrübergehend, auch hier sind herkömmliche Medizin nicht indiziert.

Bei akuten Beschwerden mit der Gefahr der Austrocknung werden orale rehydrative Flüssigkeiten, Lösungen aus Zucker und Salz verwendet. Bakteriell verursachte Beschwerden werden mit Antibiotika behandelt. Bei schwerwiegender Diarrhöe, deren Ursache nicht behoben werden kann, werden Loperamide verschrieben. Zur Vermeidung von Verstopfung müssen diese sofort bei Besserung der Diar-

Tabelle 3.7 Homöopathische Medikamente bei Malabsorption

	Psyche	Verschlechterung	Besserung	Anwendung
Bryonia	schlecht gelaunt verschlossen, unerwartet explodierend	Bewegung, Wärme	liegen auf der schmerzhaften Seite, starker Druck, essen und trinken kalter Speisen und Getränke	bei schmerzhafter, bräunlicher Diarrhöe
Colocynthis	gleichgültig, in sich gekehrt, schweigsam	Kummer, Entrüstung, Kälte	warmer Umschlag, Druck auf den Bauch, nach vorn gebeugt sitzen	bei Diarrhöe mit kolikartigem Schmerz und aufgeblähtem Bauch
Ipecacuanha	Reizbar	abends, bewegen, nach dem Essen von Fett, Obst, Eis	liegen	bei gelblicher Diarrhöe mit Übelkeit und Brechreiz
Verratum album	melancholisch	nachts, feuchtkaltes Wetter, nach dem Verzehr von Gemüse, Früchten	Wärme, Wanderung	bei wässriger Diarrhöe mit Brechreiz, kaltem Schweiß, großer Schwäche und Schmerzen, die zu den Beinen ausstrahlen
Nux vomica	Gestresster, reizbarer Geschäftsmann	nach dem Essen, trockenes, kaltes Wetter, morgens früh, mentaler Arbeit, Kaffee, Alkohol	abends, Feuchtigkeit, Druck auf den Bauch, mildes, regnerisches Wetter	bei Diarrhöe mit Krämpfen
Aconitum	Ängstlich	bewegen	nach dem Stuhlgang, Kälte	vor allem bei akuten Beschwerden, bei denen der Schmerz mit Angst verbunden ist und die Beschwerden nach dem Stuhlgang des Patienten zunehmen

rhöe wieder abgesetzt werden. In Anbetracht der Nebenwirkungen (Verstopfung, Ileus, zentrale Nebenwirkungen) ist Vorsicht geboten.

3.4.3 Physiotherapie

Grundsätzlich werden alle Übungen wirksamer und wertvoller, wenn sie entspannt und konzentriert ausgeführt werden. Ein Beispiel einer vorbereiteten Entspannungsübung finden Sie auf Seite 337. Die Maximalzeit des Dünndarms liegt zwischen 13.00 und 15.00 Uhr. Während dieser Zeit sind die Dünndarmbeschwerden besonders empfänglich für eine Therapie.

■ Konzentrationsübungen

Bei Konzentrationsübungen ist darauf zu achten, dass das Gebiet des Dünndarms groß ist und der Patient dafür sensibilisiert werden muss, das gesamte Gebiet in Gedanken abzutasten. Manchen Patienten hilft es, vorab ein anatomisches Bild mit dem Verlauf des Dünndarms zu sehen. Andere vertrauen vollkommen auf ihr Gefühl und ihre Intuition.

■ Übungen für das 3. Chakra

Der Dünndarm gehört genau wie der Magen zum 3. Chakra (siehe Tabelle 3.5). Übungsbeispiele für das 3. Chakra sind auf Seite 338 zu finden.

■ Übungen für den Dünndarmmeridian

Der Dünndarm beginnt an der ulnaren Ecke des Kleinfingernagels, läuft entlang der ulnaren Seite des Unterarms und der dorsalen Seite des Oberarms über die Skapula zum Ohr (Abb. 3.**10**).
Um den Dünndarmmeridian zu harmonisieren, bietet sich folgende Übung an (Abb. 3.**11**):

Dünndarm **347**

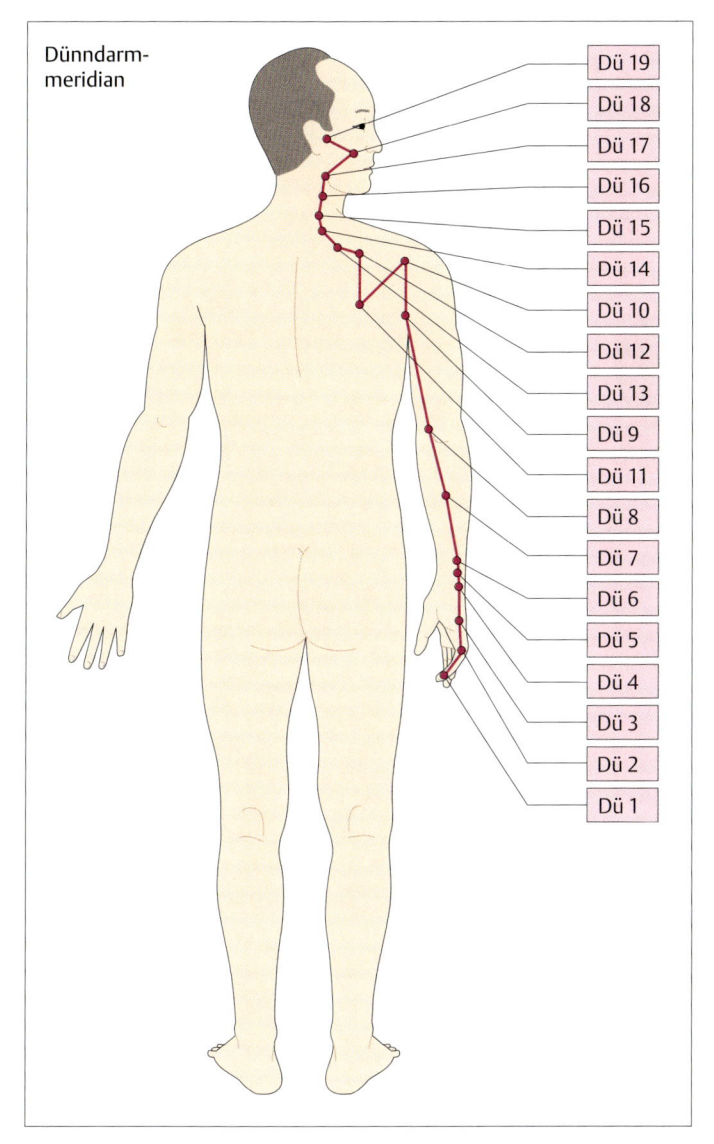

Abb. 3.**10** Dünndarm-Meridian.

„Setze dich auf deine Knie, beuge dich soweit nach vorne, dass die Stirn den Boden berührt. Fasse die Hände hinter dem Rücken. Bewege während der Einatmung die Hände soweit wie möglich nach oben. Atme ruhig und bleibe kurz in dieser Stellung, fühle wie die Spannung langsam abnimmt. Bewege danach die Arme während der Einatmung wenn möglich noch etwas weiter. Atme tief aus und lasse die Arme entspannt neben dem Körper hängen. Versuche zu fühlen, welche Veränderungen die Übung gebracht hat. Wiederhole wenn möglich noch einige Male."

Diese Übung sollte mit einer kurzen entspannenden Konzentrationsübung beendet werden. „Stelle fest, was die Übung verändert hat. Dann bestimme ein neues, zu erreichendes Ziel für die folgende Übungsserie und sei zufrieden mit dem erreichten Ergebnis."

■ Massage

Bei jeder Art der Massage ist eine Ruhepause am Ende der Behandlung für den Patienten angenehm. Auch Wickel oder Packungen können gewählt wer-

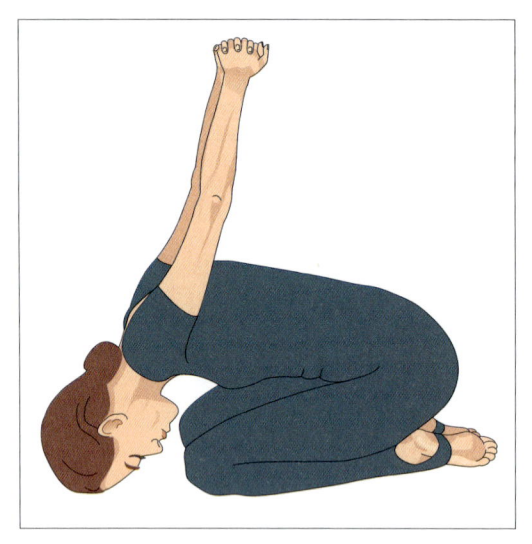

Abb. 3.11 Übung für den Dünndarm-Meridian.

den. Manchmal hat der Patienten auch nur das Verlangen, kurz allein gelassen zu werden. Für jeden Patienten lässt sich etwas finden.

■ Akupressur

Abhängig vom Zustand des Patienten wird einer der folgenden Punkte ausgewählt, wobei die nach rechtsdrehenden (stimulierende) oder linksdrehenden (beruhigende) Punkte unter leichtem Druck massiert werden (Abb. 3.10).

Der *Harmonisierungspunkt* Du1 und Du19: Der 1. Punkt des Meridians (Du 1) liegt proximal und ulnar der Ecke des Kleinfingernagels. Der letzte Punkt (Du 19) liegt in dem Grübchen vor dem Tragus des Ohres. Dies ist am einfachsten bei offenem Mund zu fühlen. Der *Tonisierungspunkt*: Du 3 liegt an der ulnaren Seite der Hand, proximal des Articulation carpometacarpale V, am Ende der Beugefalte. Der *Sedierungspunkt* Du 8 liegt zwischen dem Processus coracoideus und dem Olekranon. Der *Energiepunkt* Du 4 liegt an der ulnaren Seite der Hand zwischen Os hamatum und Os Metacarpale V. Der *Alarmpunkt* ist der 4. Punkt des Konzeptionsmeridians (J.M.4) und liegt in den untersten $2/5$ zwischen Nabel und Symphyse.

■ Fußreflexzonenbehandlung

Die Zone des Dünndarms füllt einen großen Teil des Fußgewölbes aus (Abb. 3.7). Unter dem linken Fuß ist der Teil des Dünndarms zu finden, der im Bauch auch links liegt; unter dem rechten Fuß der, der im Bauch rechts liegt. Durch eine sorgfältige Untersuchung wird die am meisten betroffene Zone gefunden. Die Behandlung konzentriert sich jedoch nicht nur auf dieses Gebiet. Es ist wichtig, die Aufmerksamkeit auch auf den Dünndarm als Ganzes und als Teil des gesamten Verdauungstraktes zu richten.

■ Muskelbehandlung

Der Dünndarm ist energetisch mit folgenden Muskeln verbunden:

– M. rectus abdominis
  – Funktion: Flexion der Wirbelsäule, Bewegen der Rippen nach kaudal
  – Dehnen: Streckung der Wirbelsäule und einatmen
– M. quadriceps femoris
  – Funktion: Flexion im Hüftgelenk (M. rectus femoris), Extension im Kniegelenk
  – Dehnen: Extension im Hüftgelenk und Flexion im Kniegelenk

Abhängig von Kraft, Länge und Tonus der Muskulatur kann zwischen entspannenden, muskelkräftigenden oder dehnenden Techniken gewählt werden.

■ Haut- und Bindegewebsmassage

Die Bindegewebszonen des Dünndarms befinden sich auf dem Sakrum und medial der rechten Skapula (Abb. 3.**12**). Die Zonen können durch Schwellung, Einziehungen, Veränderungen der Farbe oder des Tonus der Haut charakterisiert sein.

■ Gelenkbehandlung

Die Gelenke, die bei einer Dünndarmproblematik betroffen sein können, sind:

Schulter-, Ellbogen- und Handgelenk sowie die ulnare Seite der Hand, weiter das Kiefergelenk und Gelenke der Halswirbelsäule. Außerdem gehört die Halswirbelsäule zu dem Bereich des Dünndarmmeridians. Je nach Veränderung wird das Gelenk mit verschiedenen Techniken behandelt.

Dünndarmzone

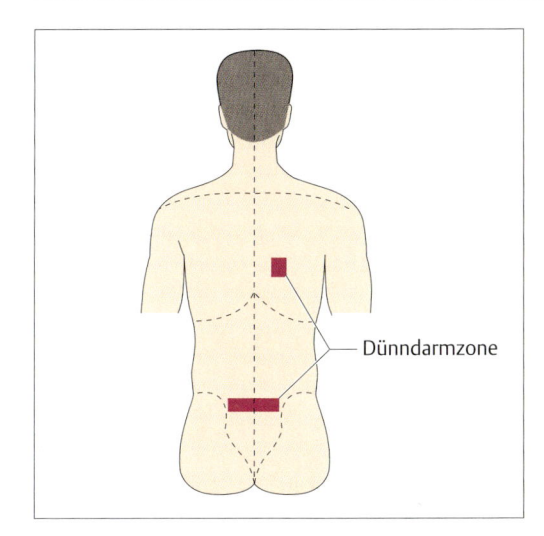

Abb. 3.12 Bindegewebszone des Dünndarms.

3.5 Dickdarm

Der Dickdarm liegt am Rand der Bauchhöhle. In ihm findet der letzte Teil der Verdauung statt. Es besteht noch eine letzte, begrenzte Möglichkeit Nahrungsstoffe aufzunehmen. Auch die letzten Vitamine (K, C und B) können noch aufgenommen werden. Durch die Zusammenarbeit verschiedener Mikroorganismen und die anwesenden Lymphfollikel spielt auch dieser Teil des Verdauungstrakts eine Rolle im Immunsystem. Außerdem findet ein Eindickungsprozess statt. Durchschnittlich 1.500 ml flüssiges Material, dass pro Tag die ileozaekale Klappe passiert, wird zu 50–200 g Stuhl eingedickt, mit Hilfe gastrokolischer Reflexe zum Anus transportiert und dort ausgeschieden.

Die Ursache einer *Verstopfung* kann sowohl innerhalb als auch außerhalb des Darms liegen (Tabelle 3.**8**). Bei *Collitis ulcerosa*, einer Entzündung der Schleimhaut eines Teils oder des gesamten Kolons, handelt es sich um ein rezidivierendes, progressives Bild mit Schmerzen, Blutverlust und Diarrhöe. Über die Ursache wird diskutiert. Psychische Faktoren, Umwelteinflüsse, Nahrungsmittelallergien und Autoimmunreaktionen könnten eine Rolle spielen. Bei einer unkomplizierten *Divertikulosis* muss Verstopfung nicht im Vordergrund stehen. Das Stuhlentleerungsproblem kann von wechselnder Art sein, wobei ein vager Schmerz im Unterbauch nach Defäkation und Flatulenz verschwindet. Obwohl Verstopfung bei dem *irritablen Bowel Syndrom* (IBS) meistens das Leitsymptom ist, kann auch hier ein wechselndes Bild entstehen, Verstopfung und Diarrhöe lösen sich ab. Außerdem können Schmerzen, Übelkeit, aufgeblähter Bauch, Aufstoßen, Flatulenz und Dyspepsie auftreten. *Dysbiose* kann zu einem variierenden Bild von Darmbeschwerden führen. Manchmal stehen nur Schmerzen und Gasbildung im Vordergrund, manchmal Verstopfung, Diarrhöe oder Juckreiz. Die Beschwerden können sehr wechselnd sein. Die Dysbiose kann sowohl Ursache als auch Folge von Darmerkrankungen sein.

Symptome bei Dickdarmerkrankungen: Das wichtigste Symptom ist ein von der Regel abweichender Stuhlgang. Die normale Defäkationfrequenz variiert. Sie kann zwischen 2–3-mal täglich und alle 2–3 Tage liegen. Von Verstopfung, *Obstipation*, wird gesprochen, wenn die Defäkationfrequenz 2 × pro Woche oder seltener ist. Obstipation kommt in den westlichen Ländern häufig vor und ist ein Risikofaktor für karzinogene Erkrankungen und Herz- und Gefäßerkrankungen. *Diarrhöe* kann entstehen, wenn der Darm (oder Teile des Darms) seine Eindickungsfunktion verloren hat. *Blut im Stuhl* ist ein Zeichen von Blutverlust im 2. Teil des Verdauungstraktes. Je rötlicher die Farbe des Blutes, desto kürzer ist die Zeit, die das Blut im Verdauungskanal verbracht hat. „Altes" Blut ist von schwarzer Farbe. Darum muss nicht nur rot gefärbter Stuhl auf Blut untersucht werden. Auch schwarzer Stuhl kann Blut enthalten. *Tenemus* ist ein schmerzhafter Stuhldrang mit Krämpfen des Sphinkter ani und erschwerter Entleerung. Immer wenn der Stuhlgang von der Regel abweicht, müssen Beschwerden ernst genommen und tiefer nach Ursachen gesucht werden. Weiter können ungewöhnliche Schwellungen, Bauchschmerzen, übermäßige Gasbildung, ein aufgeblähter Bauch, Schmerzen, Juckreiz oder Verletzungen des Anus Symptome von Dickdarmpathologien sein.

3.5.1 Ernährungstipps

Die Ernährungsratschläge für Dickdarmbeschwerden basieren auf verschiedenen Pfeilern.

Flüssigkeit: Morgens nach dem Aufstehen wirkt ein Glas lauwarmes Wasser wie eine Dusche für den Darm. Unser Körper hat einen großen Bedarf an Wasser, um sich von Abfallstoffen zu befreien. Im Darm ist genügend Flüssigkeit ein Reiz für optimale Bewegung. Für Erwachsene sind 1,5–2 l Flüssigkeit pro Tag eine Notwendigkeit. Für diese Menge kommen nur Wasser; aber auch Kräutertees (Senna, Ackerschachtelhalm), Fruchtsäfte (grob gepresst, damit die Fasern erhalten bleiben) und Gemüsesäfte (Rüben, Wurzeln) in Frage. Molke gemischt mit

Tabelle 3.8 Ursachen von Verstopfung

Ursache im Kolon	Kolonverstopfung	Tumoren Hernia Incarceratie Volvulus Ileus
	Ungewöhnliche Muskelfunktion	ältere Leute Irritables Bowel Syndrom Divertikulose Morbus Crohn Kollitis ulzerosa Hirschsprung-Krankheit
	Anorektale Probleme	Ulzerative Proktitis Analfissuren Thrombosierte Hämorrhoiden
Ursache liegt außerhalb des Kolons	Neuro-psychiatrische Erkrankungen	Depression Rückenmarksverletzungen Verletzungen der Cauda equina Multiple Sklerose Morbus Parkinson Gehirntumor Zerebrovaskuläre Erkrankungen Anorexia nervosa
	Medikamente	Anticholinergika Antidepressiva Antikonvulsiva Diuretika Laxativa Opiate Eisen
	Metabole und endokrine Probleme	Diabetes Hypothyroidie Hyperkalziämie Schwangerschaft Urämie Fieber Hyperkaliämie
	Proximale gastrointestinale Erkrankungen	Magenkarzinom Dünndarmverstopfung

Wasser fördert das bakterielle Gleichgewicht im Darm.

Fasern: Die unverdaulichen Bestandteile der Fasern stimulieren den Darm. Bei Beschädigung des Darms (z. B. Ulkus), bei Darmverstopfung, bei Tumoren oder einem Ileus, können ein Übermaß an Fasern die Beschwerden verstärken. Es ist ratsam, das Einnehmen von Fasern langsam aufzubauen, um Krämpfen und einer reaktiven Obstruktion vorzubeugen. Fasern können durch Yoghurts oder Fruchtsäfte zugefügt werden. Dabei ist stets für eine ausreichende Flüssigkeitsaufnahme zu sorgen. Es muss verhindert werden, dass die Fasern dem Darm die notwendige Feuchtigkeit entziehen. Fasern befinden sich von Natur aus in unbehandelten pflanzlichen Produkten wie Getreide, Vollkornprodukten, (ungeschältem) Obst, rohem Gemüse, ungebrannten Nüssen und Hülsenfrüchten. In raffinierten und in behandelten Produkten, wie gekochtem Gemüse und Obst, sind wenig oder gar keine Fasern mehr vorhanden.

Samen: Lein- und Sesamsamen fördern die Darmbewegung.

Leicht verdauliche Nahrung ist nur bei aktiven Entzündungsprozessen und partieller Obstruktion indiziert. Gleichzeitig muss versucht werden, die Ursache dieser Entzündungen zu beseitigen.

Fasten: Fastenkuren haben den Sinn, ein überlastetes System zu entlasten oder eine Änderung schlechter Essgewohnheiten zu erreichen. Es gibt viele Möglichkeiten des Fastens. Die Wahl und Dauer hängen vom Ziel, von der Energie des Patienten und von den vorliegenden Beschwerden ab. Es gibt u. a.:

- Saftkuren, wobei nur Frucht- oder Gemüsesaft (nicht beide in einer Kur) zusammen mit Wasser und Kräutertee getrunken werden.
- Monotherapie, wobei nur ein Nahrungsmittel gegessen wird, z.B. nur Obst, nur Gemüse oder nur Yoghurt.
- Energie begrenztes Fasten, wobei die Menge wechselnder Nahrung zur Hälfte reduziert wird.

Der Patient sollte vor der Kur einen Fastenplan haben, in dem Schritt für Schritt festgelegt ist, wie die Kur verlaufen soll. Dies ist eine große Hilfe und gibt Klarheit bei der Auswertung. Das Führen eines Tagebuchs während der Fasttage ist eine gute Ergänzung des Fastenplans. Durchschnittlich dauern Fastenkuren zwischen 3 Tagen und 2 Wochen.

Eiweiße: Bei Darmbeschwerden wird von tierischen Eiweißen abgeraten. Tierische Produkte sind im Allgemeinen schlechter verdaulich als pflanzliche. Wenn nicht vollständig verdaute Eiweiße lange im Darm bleiben, entsteht die Gefahr von Gärung und der Bildung freier Radikale. Weil dies wiederum eine Möglichkeit der Schädigung bietet, kann sich eine negative Kettenreaktion entwickeln. Saure Milchprodukte bilden hier eine Ausnahme. Biologische Produkte, z.B. Buttermilch und Kefir, sind Milchprodukte, bei deren Verzehr diese Gefahr geringer ist. Aber auch bei pflanzlichen Eiweißen ist Vorsicht geboten, vor allem bei schwer verdaulichen Eiweißen, z.B. in Sojabohnen oder Hülsenfrüchten. Wenn möglich, sollten deren Wirkungen vorher getestet werden, z. B. mit EAV oder kinesiologischen Tests. *Kohlenhydrate* sind bei Darmbeschwerden eine wichtige Energiequelle. Wichtig ist, langkettige Kohlenhydrate zu wählen (z.B. Stärke), wodurch eine geregelte Abgabe entsteht. Auch Kohlenhydrate können im Übermaß zur Gärung führen. Dies gilt besonders für kurzkettige Kohlenhydrate (z.B. Glukose und Fruktose). *Fette* sollten vor allem als pflanzliche, kalt gepresste Öle zugeführt werden. Bei guter Verträglichkeit sind auch Fette und Öle aus Fisch wertvoll.

■ **Vitamine und Mineralien**

Im Dickdarm besteht noch eine begrenzte Möglichkeit zur Aufnahme von Vitamin C, B und K. Bei Erkrankungen des Dickdarms verdienen diese Vitamine also zusätzliche Aufmerksamkeit. Durch Blutverlust, oft Okkult, droht ein Eisenmangel. Dies kann zu einer Anämie führen. Wenn der Stuhl lange im Darm bleibt, ist die Gefahr der Bildung freier Radikaler größer. Vitamine und Mineralien mit antioxidierender Wirkung kommen also hier in Betracht (Tabelle 3.1).

Vitamin C, K, B 5, B 6 und *B 12:* siehe S. 332 u. 333.

Vitamin B1 (Thiamine) ist zuständig für die Verbrennung der Kohlenhydrate. Das Gehirn ist vollkommen abhängig von einem konstanten Angebot an Glukose, so dass bei einem Defizit von Vitamin B1 Probleme zu erwarten sind. *Vitamin B2* (Riboflavin) ist als Teil von zahlreichen Enzymen an der Energieproduktion beteiligt. Risse in den Lippen und eingerissene Mundecken deuten auf ein Defizit. Vitamin B2 färbt den Urin gelb. *Vitamin B3* (Nikotinsäure) wird im Körper umgesetzt zu Nikotinamid und ist somit zuständig für die Energieproduktion. Eine feuerrote Zunge kann ein Zeichen eines Mangels sein. *Folsäure:* Cholin und Inositol werden auch zu Vitamin B gezählt. Beide helfen (zusammen mit Methionin und Vitamin B6) beim Fett- und Cholesterolabbau. Cholin ist außerdem Teil der Zellmembran und ein Vorläufer des Acetylcholins. *PABA* (para-Aminobenzosäure) zählt auch zum B-Komplex und ist Teil der Folsäure. Biotin ist für den Eiweiß- und Fettstoffwechsel nötig.

Eisen ist hauptsächlich zuständig für den Sauerstofftransport im Blut. Im Körper ist etwa 3 – 5 g Eisen vorhanden. Nur 5 – 10% der totalen Eiseneinnahme wird resorbiert. Die Absorption kann durch Vitamin C gesteigert werden. Blasse Schleimhäute und ein blauer Schleier über dem Augenweiß ist ein Mangelzeichen für Eisen.

3.5.2 Medikamente

■ **Homöopathische Medikamente**

Die in Tabelle 3.**9** genannten homöopathischen Medikamente sind hauptsächlich bei Darmbeschwerden mit Verstopfung indiziert. Ist die Diarrhöe das Hauptsymptom, dann sind in Tabelle 3.7 eine Anzahl an Beispielen gegeben.

■ **Herkömmliche Medikamente**

Bei gelegentlicher und kurzzeitiger Verstopfung kann Microlax verwendet werden. Es sorgt für eine Neuverteilung des an den Stuhl gebundenen Wassers. Bisacodyl beeinflusst die Resorption und Sekretion von Wasser und Salzen. Beide Medikamente wirken innerhalb von 5 – 20 Min. Von längerem oder häufigem Gebrauch ist wegen der großen Gefahr der Gewöhnung abzuraten.

Tabelle 3.9 Homöopathische Medikamente bei Verstopfung

	Charakteristik	Psyche	Besserung	Verschlechterung
Rhus toxicodendron	Allgemeine und lokale Entzündungserscheinungen und Schwellung der Lymphdrüsen	Unruhe, Angst, vor allem nachts	Wärme, Bauchlage, Bewegung, Ausziehen	Kälte, Feuchtigkeit, Ruhe, nachts
Silicea	Verstopfung im Zusammenhang mit Menstruation	Reizbar, nervös, überempfindlich	Wärme, warme Umschläge im Sommer	morgens, kalt waschen, Neumond, Kälte
Lycopodium	Gasbildung und schmerzhaft aufgeblähter Bauch, Stuhl besteht aus steinharten Kugeln	Reizbar und besonders empfindlich, morgens, Mangel an Selbstvertrauen	Bewegung, frische Luft, leichte Bekleidung im Bett, kalte, warme Getränke	16.00–20.00 Uhr Wärme, Druck durch Kleidung
Alumina	Patient hat das Gefühl, das stets Stuhl zurückbleibt	unerträglicher Tatendrang, verwirrt, ängstlich	liegen Wärme	lang stehen, Kälte, nach dem Essen von Kartoffeln
Plumbum aceticum	Kolikschmerzen, Stuhl ist kotförmig, während der Anfälle extremer Bewegungsdrang sonst wird Stillliegen bevorzugt	melancholisch, Wortfindungsstörungen	starker Druck, bewegen während der Koliken	sanftes Berühren, bewegen zwischen den Anfälle

Bei langanhaltender Verstopfung sind Lactulose oder Psylliumfasern indiziert, diese fördern die Peristaltik.

3.5.3 Physiotherapie

Entspannungsübungen dienen als Basis für eine Übungseinheit und sind vor allem auf die totale Entspannung gerichtet, wobei zusätzliche Aufmerksamkeit dem Bauch zukommt. Die Maximalzeit des Dickdarms ist morgens von 5.00 bis 7.00 Uhr. Während dieser Zeit ist der Dickdarm am empfänglichsten für eine sedierende Behandlung. Die tonisierende Behandlung ist geschickter nach dieser Zeit.

■ **Konzentrationsübungen**

Sie können auf alle Aspekte des Dickdarms gerichtet sein. Bei Verstopfungsbeschwerden muss vor allem die Funktion des Darmes zum Ausdruck kommen, z. B. kann die Bewegung des Darms visualisiert werden.

■ **Übungen für das 1. Chakra**

„Setze dich in den Langsitz und stützte mit den Armen hinter dem Rücken auf. Hebe bei der Einatmung das Becken vom Boden. Lasse während der Ausatmung das Becken auf den Boden zurückfallen." (Abb. 3.**13**, Tabelle 3.**10**).

Eine zweite Übung für das 1. Chakra beginnt auch aus dem Langsitz: „Setze dich in den Langsitz, beuge das rechte Bein und setze dich auf den rechten Fuß.

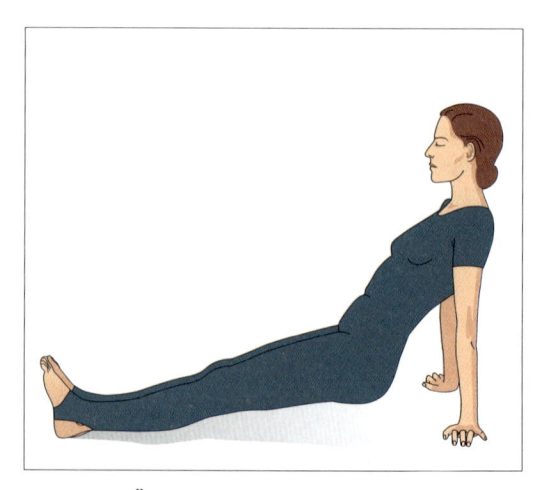

Abb. 3.**13** Übung für das 1. Chakra.

Tabelle 3.10 1. Chakra

Lokalisation	Unterster Punkt des Rückens, auf Höhe des Os coxygis, des Sakrums und des Plexus sacralis
Dazugehörende Organe	Dickdarm, Rektum, männliche Geschlechtsorgane, Prostata
Positive Eigenschaften	Sicherheit, Stabilität, Selbstvertrauen, Standfestigkeit
Psychische Störungen	Selbstmitleid, Unsicherheit, Niedergeschlagen, Depression
Farbe	Rot
Angst	Angst vor Veränderung und Abweisung

Packe das linke Bein so weit unten wie möglich. Atme ein und strecke dabei den Rücken so weit wie möglich durch. Beuge während der Ausatmung den Kopf und ziehe mit den Armen den Oberkörper so weit wie möglich in die Richtung der Knie. Führe die Übung auch mit dem anderen Bein aus." (Abb. 3.**14**)

■ Übungen für den Dickdarmmeridian

Der Verlauf des Dickdarmmeridians (Abb. 3.**15**) ist die Grundlage der folgenden Übung.

„Setze dich in den Knie-Fersensitz. Beuge dich während der Einatmung nach vorne und lege die Hände in die Kniekehle. Die Handflächen zeigen nach oben und liegen auf den Oberschenkeln. Die Finger sind gespreizt und der Daumen zeigt nach außen. Komme während der Ausatmung wieder zurück in den Knie-Fersensitz und lasse dabei die Hände in der Kniekehle liegen." (Abb. 3.**16**)

Diese Übung ist während einer Schwangerschaft kontraindiziert, da sie Wehen auslösen kann.

■ Bauchmassage

Bei Erkrankungen des Dickdarms, vor allem bei Verstopfung, kann eine Massage des Bauchs Linderung geben. Während der Massage liegt der Patient mit gebeugten Knien in Rückenlage. So wird eine bestmögliche Entspannung der Bauchmuskeln erreicht. Der Bauch wird nach einer einleitenden, entspannenden Massage spezifisch im Verlauf des Dickdarms massiert. Im rechten Unterbauch (in Höhe der Iliozoekalklappe) wird mit einer leicht drückenden Streichung begonnen oder mit nach vorne bewegenden Petrisages in Richtung des Colon ascendens, Colon transversum, Colon descendens zum linken Unterbauch. Von hier aus wird zum niedrigst erreichbaren Punkt in der Mitte des Bauchs massiert. Meistens ist durch Ansammlung von Fäkalien ein großer Teil dieser Strecke ertastbar. Während der Massage wird der Patient gebeten, sich zu entspannen und das Fortbewegen der Fäkalien zu visualisieren.

■ Akupressur

Bei der Akupressur können wir folgende Punkte ansprechen (Abb. 3.15): *Harmonisierungspunkte*: Di 1, an der radialen Ecke des Zeigefingernagels und Di 20, neben dem Nasenflügel in der nasolabialen Falte; *Tonisierungspunkt*: Di 11, am Ende der lateralen Ellenbogenfalte; *Sedierungspunkt*: Di 2, an der radialen Seite des Zeigefingers, distal des Metakarpophalangeal-Gelenks. *Energiepunkt*: Di 4, in der Ecke, die durch den proximalen Teil der Ossa metacarpalia 1 und 2 gebildet wird, also in der proximalsten Ecke der Tabatière anatomique. Eine Behandlung diesen Punkts ist während der Schwangerschaft kontraindiziert, da sie Wehen auslösen kann. *Alarmpunkt*: Ma 25, 2 cm lateral des Nabels (Abb. 3.5).

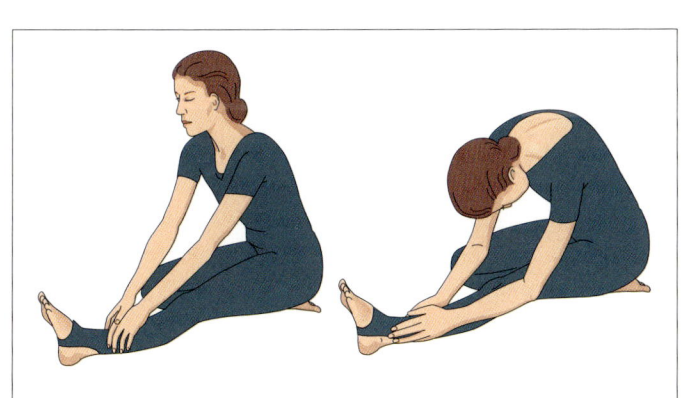

Abb. 3.**14** Alternative Übung für das 1. Chakra.

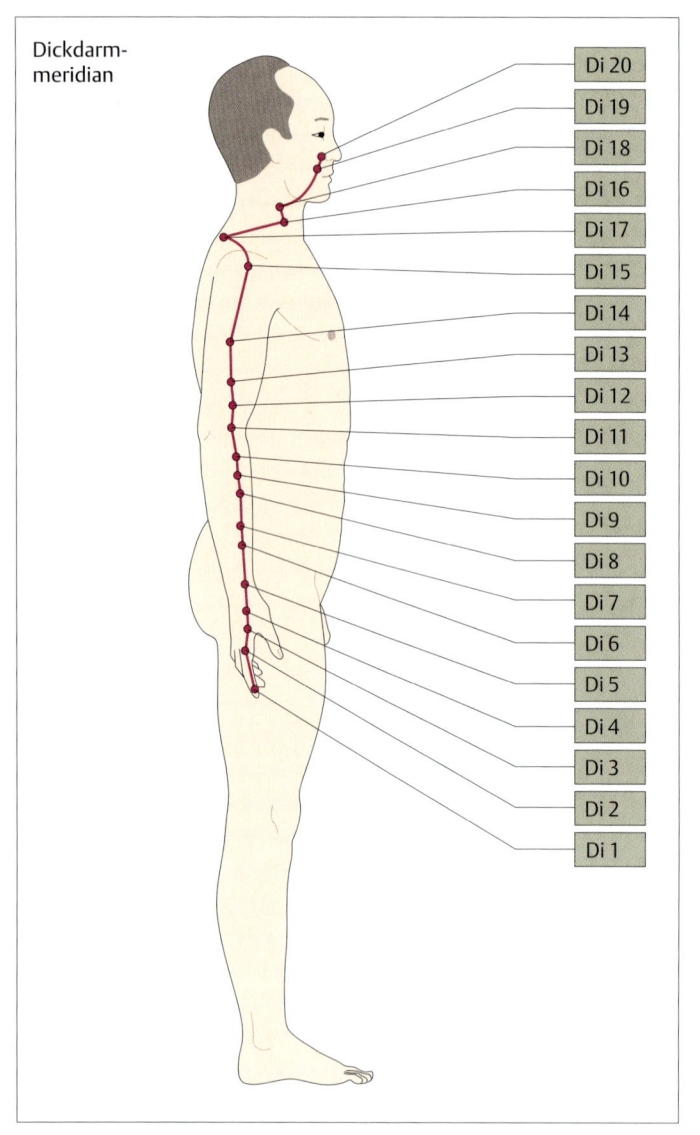

Abb. 3.15 Dickdarm-Meridian.

Dickdarm-meridian

Di 20
Di 19
Di 18
Di 16
Di 17
Di 15
Di 14
Di 13
Di 12
Di 11
Di 10
Di 9
Di 8
Di 7
Di 6
Di 5
Di 4
Di 3
Di 2
Di 1

■ Fußreflexzonenbehandlung

Die Dickdarmzone ist auf der Fußsohle im Allgemeinen gut tastbar. Besonders bei Verstopfungsbeschwerden ist ein deutlicher, oft druckempfindlicher Strang fühlbar.

Die Teile des Dickdarms, der rechts im Bauchraum liegt: Ileozoekalklappe, Pars ascendens und ein Teil des Pars transversa sind auf dem rechten Fuß palpierbar. Der linke Teil des Dickdarms ist auf dem linken Fuß tastbar. Auch bei der Behandlung muss hierauf geachtet werden (Abb. 3.7).

■ Muskelbehandlung

Die Muskeln, die energetisch mit dem Dickdarm verbunden sind:

– M. quadratus lumborum
  – Funktion: Lateralflexion der Lendenwirbelsäule, Depression der 12. Rippe, Fixation dieser Rippe bei kräftiger Ausatmung
  – Dehnen: Lateralflexion zur gegenüberliegenden Seite
– M. biceps femoris

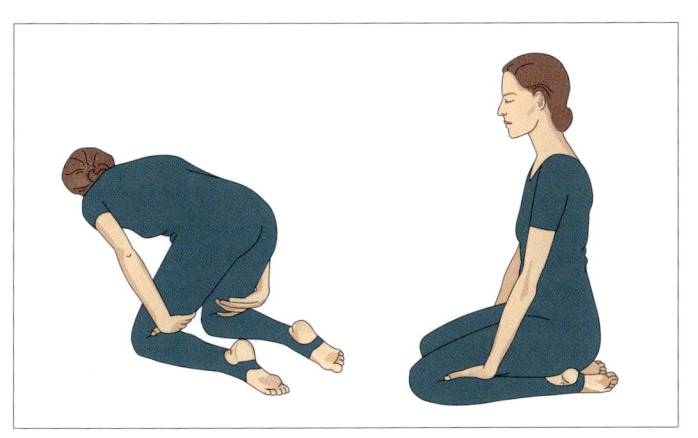

Abb. 3.**16** Übung für den Dickdarm-Meridian.

- Funktion: Flexion und Außenrotation im Kniegelenk (langer und kurzer Kopf), Extension und Außenrotation Im Hüftgelenk (langer Kopf)
- Dehnen: Flexion im Hüftgelenk und Extension im Kniegelenk
- M. tensor fasciae latae
  - Funktion: Flexion, Innenrotation und Abduktion im Hüftgelenk
  - Dehnen: Adduktion, Extension und Außenrotation im Hüftgelenk

Diese Muskeln neigen oft zu Verkürzungen. Es ist wichtig, vor dem Dehnen für eine gute Durchblutung zu sorgen, da eine große Neigung zu Krämpfen besteht.

■ Haut- und Bindegewebsmassage

Die Bindegewebszonen des Dickdarms liegen dorsal als ein schräges Band über dem Beckenbereich und außerdem in einem Rechteck auf der Wirbelsäule in Höhe L3/L4 (Abb. 3.17). Obwohl Schwangerschaft keine absolute Kontraindikation für eine Behandlung ist, muss doch sehr gut auf die Reaktionen geachtet werden. Zu intensive Stimulation dieser Zonen könnte Einfluss auf den Uterus haben und die Wehen auslösen.

■ Gelenkbehandlung

Der Verlauf des Meridians steht in Verbindung mit den folgenden Gelenken:
Gelenke des Zeigefingers und der radialen Seite der Hand, Daumengrundgelenk, Ellenbogen-, Akromioklavikular- und Skapulothorakalgelenk, Gelenke der Halswirbelsäule und Kiefergelenk (Abb. 3.15).

Durch die mit dem Dickdarm in Verbindung stehenden Muskeln und die Lage der Bindegewebszonen, können das Sacroiliakalgelenk und L3/L4 auch bei einer energetische Störung mitbetroffen sein.

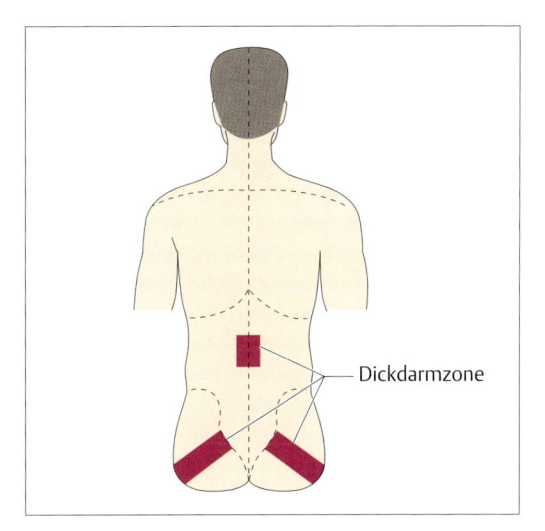

Abb. 3.**17** Bindegewebszone des Dickdarms.

3.6 Leber

Die Leber ist die größte Drüse in unserem Körper. Sie liegt im rechten Oberbauch und wird zum größten Teil durch die Rippen geschützt. Die Blutversorgung der Leber besteht aus zwei Systemen. Das Pfortadersystem sorgt für 75 % des Blutvolumens, das arterielle System für die restlichen 25 %.

Die Leber ist aus zahllosen Lobuli aufgebaut. An den Winkelpunkten liegen die *Kiernan-Dreiecke*, die eine Abzweigung der A. hepatica, der V. portae, einen Gallengang und eine Abzweigung des N. vagus enthalten. Oft verläuft hier auch ein Lymphgefäß. Heute wird der Leberazinus als funktionelle Einheit betrachtet. Die Leber ist an zahlreichen Prozessen im Körper beteiligt. Die Wichtigsten sind Kohlenhydrat-, Eiweiß- und Fettstoffwechsel, Speicherung von Vitaminen, Inaktivierung von Hormonen, Entgiftung und Inaktivierung von Giftstoffen, Regeneration von Leberzellen und Gallenproduktion.

Bei den Pathologien der Leber ist die *Hepatitis* eine häufig vorkommende Erkrankung. Sie kann die Folge einer Virusinfektion sein (Hepatitis A, B, C, D). Andere Hepatitisformen entstehen durch das Epstein-Barr Virus, das Zytomegalievirus und das Herpes simplex Virus. Neben Viren können auch Medikamente Hepatitis auslösen (Tabelle 3.**12**). Weiter gibt es viele giftige Stoffe, die zu Hepatitis führen können. Auch Alkohol gehört dazu. Stoffwechselerkrankungen, wie z. B. Morbus Wilson und Haemochromatosis können Hepatitis auslösen, und schließlich auch Autoimmunkrankheiten. Nicht jede Hepatits führt zu einer chronischen Form, zur *Fibrose* oder *Zirrhose*. Es gibt jedoch eine Anzahl von Ursachen, bei denen die Wahrscheinlichkeit dazu höher ist (Tabelle 3.**11** und Tabelle 3.**12**). Einer *Leberzirrhose* geht nicht in allen Fällen eine akute Hepatitis voraus. Bei der zystischen Fibrose z. B. entsteht die Zirrhose, weil die abführende Gänge durch zähen Schleim verstopft werden. Das *hepatozelluläre Karzinom* kommt besonders in der zirrhotischen Leber vor.

Bei vielen Systemerkrankungen ist die Leber betroffen, wie z. B. bei rheumatoider Arthritis, systemischem Lupus erythematodus, Polyarthritis nodosa, Sklerodema, Amyloidosis und Granulomatöse Erkrankungen.

Tabelle 3.11 Ursachen einer Hepatitis mit chronischem Verlauf

Autoimmunkrankheiten	
Virusinfektion	Hepatitis B Hepatitis C Hepatitis D
Medikamente	Methyldopa Antibiotika
Metabol	Morbus Wilson Haemochromatosis Alkohol

Tabelle 3.12 Medikamente, die Hepatitis verursachen können

Analgetika	Paracetamol Aspirin NSAID
Anästhetika	Halothane
Antituberkulose Medikamente	Paraaminosalizylsäure (PAS) Isoniazide Rifampicine Pyrazinamide Etionamide
Antibiotika	Tetrazykline Sulfonamide (inkl. Cotrimoxazol) Erythromyzine Ketoconazol Nitrofurantoine
Kardiovaskuläre Medikamente	Metyldopa Perhexilen Thiazide, Diuretika
Immunsuppressiva	Azathioprine Methotrexat Kortikosteroide
Orale Hypoglykämie Medikamente	Chlorpropamide
Psychotrophische Medikamente	Monamine Oxydase Hemmstoffe (MAO Hemmstoffe) Phenothiazine Trizyklische Antidepressiva
Steroide und Hormone	17-Alkyl/Ethynel ersetzende Steroide (inkl. Antikonzeptionspille)

Symptome bei Lebererkrankungen: Gelbsucht ist ein wichtiges Symptom. Sie kann als Folge prehepatischer (z. B. Hämolyse), intrahepatischer (z. B. Hepatitis, chronische Leberkrankheiten, intrahepatische Verstopfung) oder posthepatischer Erkrankungen (z. B. extrahepatische Verstopfung) auftreten. Milde bis ernsthafte Beschwerden, möglicherweise kombiniert mit Fieber, können bei den verschiedenen Formen der Hepatitis auftreten. Weitere Symptome sind Müdigkeit, klinische Zeichen von Stoffwechselstörungen, Vitaminmangel und Vergiftungen.

3.6.1 Ernährungstipps

Die Ernährung muss die Leber entlasten. Unnötige Giftstoffe in der Nahrung sollen vermieden werden. Biologisch erzeugte Lebensmittel ohne chemische

Zusätze, wie Farb-, Geruchs-, Geschmacksstoffe und Konservierungsmittel sind raffinierten und bearbeiteten Nahrungsmittel vorzuziehen. Gemüse sollte einen großen Teil des Essens ausmachen. Für Leber und Galle sind bittere Gemüsesorten wie Chicorée, Artischocken, Rettich, Spinat und bitterer Salat von Vorteil. Empfehlenswert sind auch Gemüsesäfte. Fruchtsäfte sollten mäßig und am besten verdünnt getrunken werden. Hoch konzentrierte Mengen Fruchtsaft können große Schwankungen des Blutzuckerspiegels bewirken.

Obst sollte nur in Maßen gegessen werden und keine süßen Früchte. Kräutertees mit entschlackender Wirkung und Molke können unbegrenzt getrunken werden. Kaffee und Alkohol sind nicht erlaubt. Getreidekaffee ist wegen seines bitteren Geschmacks eine gute Alternative. Bittere Kräuter (z.B. Bärlauch) sind erlaubt, scharfe Kräuter (z.B. Pfeffer und Curry) nicht.

Kohlenhydrate sind in Form langkettiger Kohlenhydrate erlaubt, kurzkettige Kohlenhydrate nur mäßig, da sie den Blutzuckerspiegel zuviel belasten. *Eiweiße* sind in Maßen erlaubt, tierische Eiweiße nur, wenn sie vertragen werden. Am wenigsten belastend sind saure Milchprodukte, junger Käse wird manchmal vertragen. Fleisch und Wurst sind zu meiden, auch wenn es biologisch erzeugte Produkte sind. Fisch kann wertvoll sein. *Fette* sind nur in geringem Maße erlaubt, bevorzugt pflanzliche Fette und Öle.

■ Vitamine und Mineralien

Die Leber spielt eine wichtige Funktion bei der Speicherung der fettlöslichen Vitamine A, D, E und K. Sie müssen also in ausreichenden Mengen über die Nahrung zugeführt werden. Eine verminderte Leberfunktion führt auch zu einer geringeren Entgiftung, deshalb muss die Bildung freier Radikale so gut wie möglich verhindert werden. Dazu sind Mineralien und Vitamine mit einer antioxidativen Wirkung wichtig. Von Zink ist bekannt, dass es die Alkoholentgiftung unterstützt und beschleunigt. Vitamin B Mangel ist oft die Folge von Alkoholmissbrauch (Tabelle 3.1).

3.6.2 Medikamente

■ Homöopathische Medikamente

In Tabelle 3.**13** sind eine Anzahl homöopathischer Medikamente aufgezählt, die bei Lebererkrankungen gebraucht werden können.

■ Herkömmliche Medikamente

Medikamente, die bei Leberbeschwerden verwendet werden, sind sehr spezifisch auf die jeweilige Ursache der Erkrankung ausgerichtet. Im Falle einer *Aszitis* wird beispielsweise im Allgemeinen ein Di-

Tabelle 3.**13** Homöopathische Medikamente bei Leberbeschwerden

	Charakteristik	Psyche	Besserung	Verschlechterung
Lycopodium	Verstopfung, Gelbsucht, Beschwerden hauptsächlich rechts im Körper	besonders reizbar, morgens, Hypochonder Mangel an Selbstvertrauen	Kalte, warme Getränke, Bewegung, frische Luft, leichte (luftige) Decke im Bett	Wärme, schlafen, Druck durch Kleidung, 16.00–20.00 Uhr
Carduus marianus	Übelkeit, gelber Stuhl, gelb/grüner Auswurf	reizbar, schnell heulen		
Chelidonium	Verstopfung abwechselnd mit Durchfall, kalte Hände und Füße, bitterer Geschmack	Apathie, schläfrig über Tag, Abneigung gegenüber Stress	Während und kurz nach dem Essen, warme Speisen und Getränke	Bewegung, Wetterveränderung, morgens früh
Hepar sulfuris	Neigung zu Furunkeln und Abszessen, sauerriechender und unverdauter Stuhl	Reizbar, ängstlich, schikanös, redet heftig	feuchtes Wetter, Wärme	kalte, trockene Luft und Wind, Zugluft, berühren
Sulfur	Hautausschlag, warme Füße, stinkender Schweiß, Schlaflosigkeit	Lustlos, melancholisch	Trockenheit im Sommer	warmes Bett, nach Anstrengung, morgens

uretikum gegeben. Besonders die Lisdiuretika kommen hierfür in Betracht. Lisdiuretika verhindern die Rückresorption von Natrium und Chlorid im aszendierenden Teil der Henle-Schleife. Hierdurch vermindert sich die Rückresorption von Wasser, was zu einer vermehrten Diurese führt. Nebenwirkungen sind Hypokaliämie, Hyponatriämie und Hypomagnesiämie. Außerdem muss bei älteren Menschen und bei Diarrhöe und Brechen die Dosis angepasst werden, da die Gefahr einer Austrocknung droht.

3.6.3 Physiotherapie

Entspannungübungen, die auf die totale Entspannung von Körper und Geist gerichtet sind, sind auch hier Grundlage der Behandlung. Wenn die Leberbeschwerden kombiniert mit Stauung und/oder Aszitis auftreten, ist die Rückenlage keine angenehme Lage für den Patienten. Es ist wichtig, zusammen nach einer besseren Ausgangsstellung zu suchen, möglicherweise hilft das erhöhte Lagern des Oberkörpers. Die Maximalzeit der Leber liegt zwischen 1.00 und 3.00 Uhr. Dies ist der Zeitpunkt mit der größten Empfindlichkeit für eine sedierende Behandlung, Tonisierung besser nach dieser Zeit.

■ Konzentrationsübungen

Sie richten sich auf den gesamten Aspekt der Leber. Es ist nicht immer leicht für die Patienten, sich die Funktion der Leber vorzustellen. Mögliche Bilder können sich je nach Krankheitsbild auf das Reinigen des Blutes (prächtige Kieselsteine im Verlauf eines Flusses), die Bildung der Abwehrstoffe (friedfertige Soldaten) etc. beziehen.

■ Übungen für das 3. Chakra

siehe S. 338

■ Übungen für den Lebermeridian

Der Verlauf des Meridians ist in Abbildung 3.**18** gezeigt.
„Lege dich auf den Rücken, beuge beide Knie und setze die Füße flach auf den Boden. Umfasse die Unterschenkel so nah wie möglich an den Füßen. Atme ein und hebe das Becken vom Boden. Lasse beim Ausatmen das Becken wieder ruhig auf den Boden zurückkommen."

■ Massage

Eine direkte Massage der Leber ist der Rippen wegen nicht möglich. Bei einer vergrößerten Leber, bei der Teile sogar tastbar sind, ist Massage zu schmerzhaft. Die Haut über dem Lebergebiet kann vorsichtig gelockert werden. Dabei muss die Schmerzensgrenze des Patienten respektiert werden. Kompressen (z. B. mit Rosmarin) oder Wärmeanwendungen wie eine heiße Rolle sind wohltuend.

■ Akupressur

Meistens ist der Alarmpunkt eines Organs auf dem Meridian eines anderen Organs zu finden. Anders beim Lebermeridian. Hier ist der Alarmpunkt ein Teil des Lebermeridians. Der *Harmonisierungspunkt*, Le 1, liegt an der lateralen Nagelecke des großen Zehs, und Le 14, liegt auf der Mamillarlinie des 6. Interkostalraums. Le 14 ist auch der *Alarmpunkt* der Leber. Der *Tonisierungspunkt*, Le 8, befindet am Ende der Kniekehle der medialen Knieseite, zwischen den Sehnen des M. sartorius und des M. semimembranosus. Der *Sedierungspunkt*, Le 2, liegt an der lateralen Seite des Articulatio tarsometatarsale des großen Zehs. Der *Energiepunkt*, Le 3, befindet sich in der proximalen Ecke zwischen den Ossa metacarpalia I und II.

■ Fußreflexzonenbehandlung

Die Leber ist zum größten Teil auf dem rechten Fuß repräsentiert. Ein kleines Stück befindet sich auf dem linken Fuß (Abb. 3.7). Die Lage der Reflexzonen entspricht der Lage der Leber im Oberbauch. Bei einer Vergrößerung der Leber müssen die Zonen sehr vorsichtig behandelt werden. Die Leber kann sich sowohl in kaudal/kranialer Richtung vergrößern als auch in lateraler. Besondere Aufmerksamkeit muss der Gallen-, Dünndarm- und Dickdarmzone geschenkt werden. Wie immer wird auch nach anderen diagnostisch wichtigen Zonen gesucht.

■ Muskelbehandlung

Die Mm. rhomboidei sind die wichtigsten zur Leber gehörenden Muskeln. Sie neigen bei Lebererkrankungen zu Kraftverlust. Dies führt zu Veränderungen in der Statik und im Bewegungsverhalten. Beispiele sind eine Scapula alata, eine thorakale Kyphose und eine Protraktion des Schultergürtels.

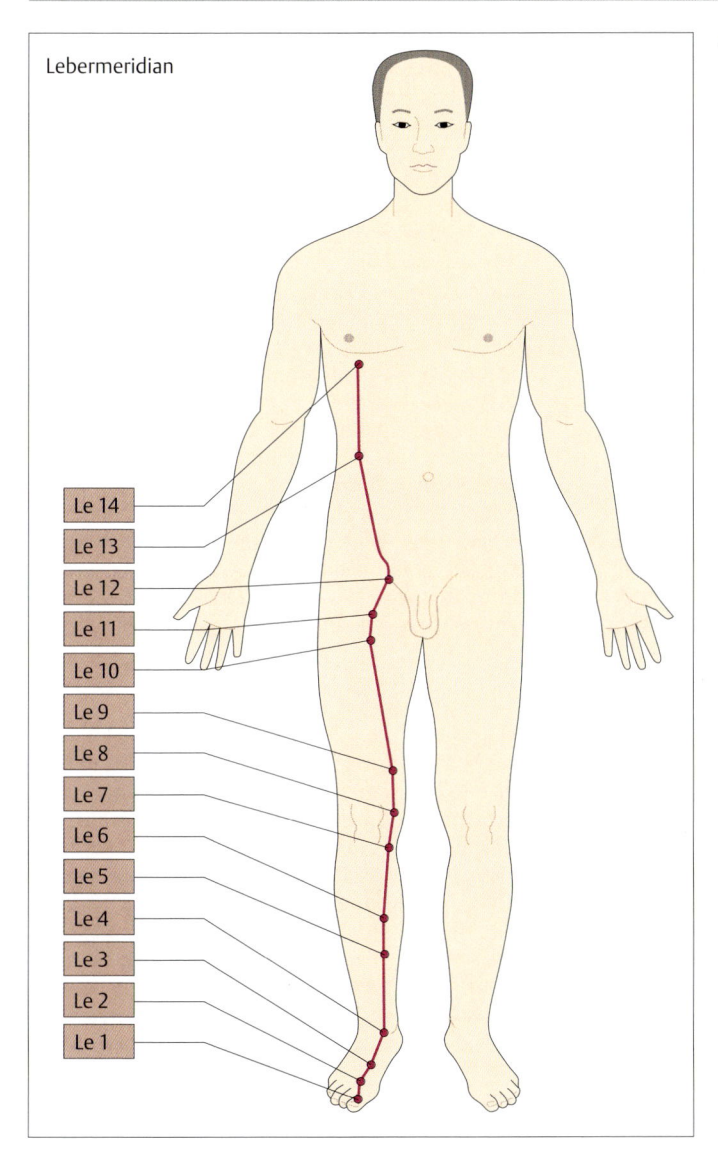

Abb. 3.18 Leber-Meridian.

Auch der M. pectoralis major hat, besonders im sternokostalen Teil, eine energetische Verbindung mit der Leber. Dieser Muskel hat auch eine energetische Verbindung mit dem Magen (Pars clavicularis), was oft die Interpretation erschwert. Der M. pectoralis major neigt zur Verkürzung, was die Haltungsabweichung noch fördert.

- Mm. rhomboidei
  - Funktion: Retraktion und Elevation des Schultergürtels, Medialrotation der Skapula
  - Dehnen: Depression, Protraktion und Lateralrotation
- M. pectoralis major
  - Funktion: Protraktion, Innenrotation, horizontale Adduktion des Oberarms; Atemhilfsmuskel
  - Dehnen: in verschiedenen Ausgangspositionen zwischen 90° und maximaler Abduktion mit gleichzeitiger maximaler Außenrotation

■ **Haut- und Bindegewebsmassage**

In den Haut- und Bindegewebszonen ist es schwierig, einen Unterschied zwischen der Leber- und der

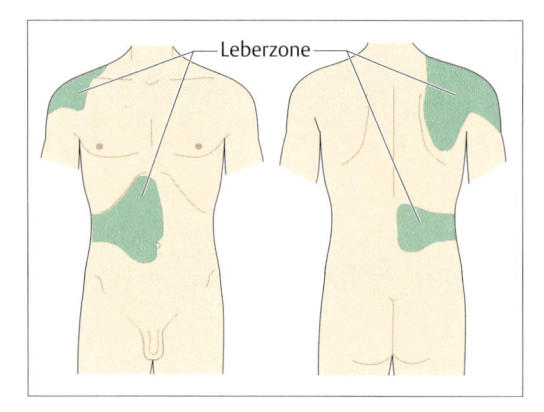

Abb. 3.19 Bindesgewebszonen der Leber und der Galle.

Gallenzone zu machen (Abb. 3.19). Wir kennen 2 Zonen. Die kaudale Zone verläuft wie ein Band von ventral nach dorsal über dem untersten Rippenbogen. Die kraniale Zone liegt über der rechten Schulter.

■ **Gelenkbehandlung**

Folgende Gelenke stehen mit dem Verlauf des Meridians in Verbindung:

Gelenke des großen Zehs, mediale Fußgelenke, Knie- und Hüftgelenk, Interkostalgelenke der unteren Rippen. Weiter sind die Schulter und der thorakolumbale Übergang durch die Lage der Haut- und Bindegewebszonen energetisch mit der Leber (und auch mit der Galle) verbunden.

3.7 Gallenblase

Die birnenförmige Gallenblase liegt dorsal und kaudal der Leber. Die Galle, die vorwiegend aus Cholesterol, Bilirubin und Gallensäure-Salzen besteht, erreicht die Gallenblase über den Ductus hepaticus sinister und den Ductus cysticus. Das Hormon Cholezystokinin, das während des Essens freigesetzt wird, sorgt dafür, dass die Galle über den Ductus choledochus abgeführt wird. Sie erreicht auf der Höhe der Papilla Vateri den Dünndarm. Die Zirkulation der Galle erfolgt mehr oder weniger in einem geschlossenen System. Nachdem die Galle Fettteilchen transportiert hat, kehrt sie wieder zurück in die Gallenblase. Nur 10 % wird mit dem Stuhl ausgeschieden. Dies gilt auch für das Cholesterol. Der Teil, der mit dem Stuhl ausgeschieden oder für die Zellmembranen, Myelinscheiden, Hormone oder Vitamine benötigt wird, wird durch den Körper selbst wieder produziert.

Die häufigste Pathologie der Gallenblase sind *Gallensteine*. Solange die Steine in der Gallenblase bleiben, sind sie klinisch asymptomatisch. Probleme entstehen, wenn ein Stein in die Gallenwege wandert und dort stecken bleibt. Es entstehen Spasmen, die den Stein austreiben sollen und dadurch kolikartige Schmerzen. Rezidivierende Gallensteine können zu einer *Cholelithiasis* führen, ein Risikofaktor für das Entstehen eines Gallenblasenkarzinoms. *Akute Cholezystitis* entsteht vor allem nach Verschluss des Gallenblasenhalses oder des Ductus cysticus, was zu einer Entzündungsreaktion führt. Eine bakterielle Infektion ist meistens sekundär. Symptome sind Müdigkeit, Kopfschmerzen, Unverträglichkeit von fettiger Nahrung, Schmerzen im rechten Oberbauch, der zum Rücken, rechten Schulterblatt und rechter Schulter ausstrahlt, Koliken, Übelkeit und Brechreiz, farbloser Stuhl, dunkler Urin, allgemeine Krankheitszeichen mit Fieber und Schüttelfrost, Ikterus.

3.7.1 Ernährungstipps

Die Ernährungsratschläge bei Beschwerden der Leber und der Galle sind im Großen und Ganzen die gleichen. Bei Gallenbeschwerden kann zusätzlich faserreiche Nahrung empfohlen werden. Der enterohepatische Kreislauf ist zum Teil abhängig von einem gut funktionierendem Darmsystem. So kann z. B. regelmäßig Silberschalenreis auf dem Speiseplan stehen. Genau wie bei Leberbeschwerden sind bittere Gemüsesorten ratsam, besonders Rettich und Rettichsaft. Dieser Saft hat eine starke Wirkung. 3 Eßlöffel Saft verteilt über den ganzen Tag sind als maximale Menge ausreichend.

Äpfel, mit Schale gegessen, und Apfelsaft wirken der Bildung von Gallensteinen gegen.

Das Austreiben von Gallensteine wird gefördert durch das Trinken von 1 l Apfelsaft pro Tag über eine Woche hin, danach durch eine Tasse Olivenöl täglich vor dem Schlafengehen, ebenfalls eine Woche lang. Nach dem Trinken des Öls soll sich der Patient auf die linke Seite legen und schlafen. Das fördert die Wirkung des Öls. Es ist wichtig, während dieser Tage zusätzlich Vitamin C zu sich zu nehmen, da dies dem Eindicken der Galle entgegenwirkt.

■ **Vitamine und Mineralien**

Die Galle hat ihre Funktion im Fettstoffwechsel. Daher sind die Vitamine A, D, E, K besonders wichtig.

Oft besteht ein Mangel an Mineralien, z. B. Magnesium und Kalzium, wahrscheinlich als Folge der Reaktionen zwischen diesen Mineralien und Vitamin E. Die Bildung der Gallensteine wird durch Ergänzung von Vitamin C verhindert. Durch die Verstopfungen mit Gallensteinen kommt es zu Entzündungsreaktionen und es werden freie Radikale gebildet. Deswegen sind Antioxidanten anzuraten (Tabelle 3.**1**).

Chrom erhöht das HDL-Cholesterol und erniedrigt das LDL-Cholesterol. Dadurch nimmt nicht nur die Gefahr der Atherosklerose ab, sondern auch die Sättigung der Galle mit Cholesterol.

3.7.2 Medikamente

■ Homöopathische Medikamente

Sie können sowohl zur Vorbeugung von Koliken als auch zur Stimulierung des Ausstoßes der Gallensteine verwendet werden. Selbst bei Kolikanfällen kann versucht werden mit homöopathischen Medikamenten einzugreifen. Die Medikamente, werden dabei in Intervallen von 5 – 10 Min. verabreicht. Beispiele dafür sind Belladonna, Atropinum Sulfurikum, das eventuell mit Arsenicum album abgewechselt werden kann, wenn der Anfall zusammen mit Todesangst und extremer Unruhe auftritt. Podophyllum stimuliert das Ausstoßen der Gallensteine. Carduus Marianus und Lycopodium beugt neuen Anfällen vor (Tabelle 3.**14**).

■ Herkömmliche Medikamente

Bei Gallensteinen werden Lithiasiamittel, die die Übersättigung der Galle mit Cholesterol verhindern und dadurch Gallensteinen vorbeugen, verwendet. Durch die lange Therapie, die hohe Rezidivchance nach Beendigung der Therapie und die oft geringe Wirkung, haben diese Stoffe eine begrenzte therapeutische Potenz.

3.7.3 Physiotherapie

■ Entspannungsübungen

Während einer Kolik kann der Patient selbstverständlich nicht ruhig liegen und sich entspannen. Schmerzen und Angst sind zu groß. Lohnend ist allerdings der Versuch, nach und zwischen den Kolikanfällen Entspannung und/oder Visualisierung zu üben. Geeignet ist z. B. das Bild von einem Stein, der sich durch den Gang zum Ausgang hin bewegt. Das kann einen positiven Einfluss auf diesen Prozess haben. Entspannungsübungen sollen sich auf den gesamten Körper und Geist und spezifisch auf das Gebiet der Galle beziehen. Bei den Konzentrations-

Tabelle 3.**14** Homöopathische Medikamente bei Gallenbeschwerden

	Charakteristik	Psyche	Besserung	Verschlechterung
Atropinum sulfuricum	Kolikanfälle mit starken Kopfschmerzen			
Belladonna	Kolikanfälle	dicke, lebendige Menschen mit roten Wangen und hektischen Bewegungen	halbsitzende Haltung	Mittags Nachts
Arsenicum album	Kolikanfälle mit Todesangst und extremer Unruhe	lebendige, bewegte Gefühlsmenschen	Wärme, wandern an der frischen Luft	Nachts, Kälte, Anspannung, auf der Seite liegen
Carduus marianus	Vorbeugen neue Anfälle, Übelkeit, gelber Stuhl, gelbes/grünes Erbrochenes	Reizbar, schnell heulen		
Lycopodium	Vorbeugen neuer Anfälle Verstopfung, Gelbsucht, Beschwerden besonders rechts im Körper	Reizbar, empfindlich, besonders morgens, Hypochonder, Mangel an Selbstvertrauen	kalte, warme Getränke, Bewegung, frische Luft, leichte Bekleidung im Bett	Wärme, schlafen, Druck von Kleidung, 16.00 – 20.00 Uhr
Podophyllum	aufgeschwemmte Leber dünner Stuhlgang Schmerzen an der Stirn		warme Kompressen auf dem Bauch schlafen	morgens von 3.00 – 11.00 Uhr

übungen kann die Visualisierung der Gallenblasenfunktion sehr heilsam wirken. Die Maximalzeit der Gallenblase liegt zwischen 23.00 und 1.00 Uhr. Sedieren kann man am besten in dieser Zeit, tonisieren danach.

■ **Übungen für das 3. Chakra**

siehe S. 338

■ **Übungen für den Gallenmeridian**

Sie gehen von dem Verlauf des Meridians aus (Abb. 3.**20**).

„Lege dich auf den Rücken mit gebeugten Beinen, die Füße sind flach auf dem Boden. Lege die Hände unter den Kopf, die Daumen liegen auf dem Rand deines Hinterhaupts (in Höhe von Gb 20). Atme in dieser Position tief ein. Drehe während der Ausatmung die Knie soweit wie möglich nach rechts. Atme auch in dieser Position einige Male ruhig ein und aus und versuche, die Dehnung und Spannung

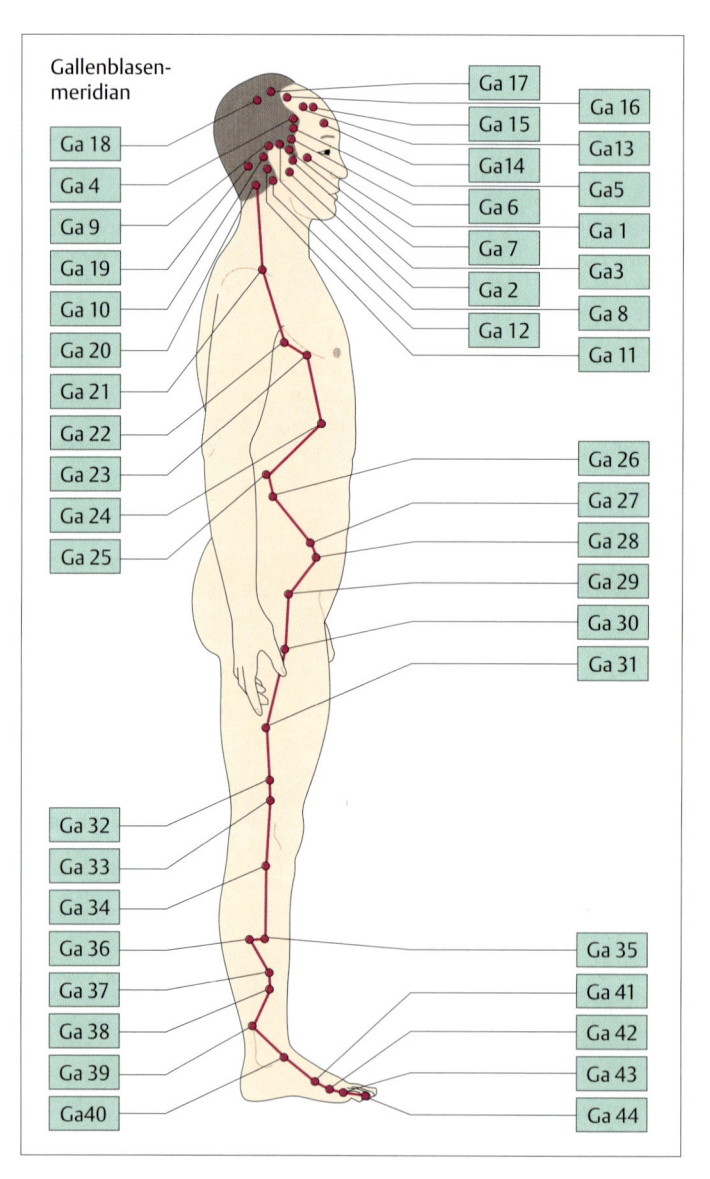

Abb. 3.**20** Gallenblasen-Meridian.

Gallenblasen-meridian

Ga 17
Ga 16
Ga 15
Ga 18
Ga 13
Ga 14
Ga 4
Ga 5
Ga 6
Ga 9
Ga 1
Ga 7
Ga 19
Ga 3
Ga 2
Ga 10
Ga 8
Ga 12
Ga 20
Ga 11
Ga 21
Ga 22
Ga 23
Ga 26
Ga 24
Ga 27
Ga 25
Ga 28
Ga 29
Ga 30
Ga 31
Ga 32
Ga 33
Ga 34
Ga 36
Ga 35
Ga 37
Ga 41
Ga 38
Ga 42
Ga 39
Ga 43
Ga 40
Ga 44

der linken Seite bewusst wahr zu nehmen. Bringe während der Einatmung die Knie in die Mittelstellung. Drehe während der Ausatmung die Knie soweit wie möglich nach links. Wiederhole diese Übung einige Male." (Abb. 3.21)

▪ Massage

Eine direkte Massage der Gallenblase ist durch ihre Lage nicht möglich. Kompressen und Umschläge können zur Anwendung kommen. Bei Kolikanfällen können warme Leinsamenkompressen Linderung geben.

▪ Akupressur

Harmonisierungspunkte, Ga 1, genau lateral der lateralen Augenecke und Ga 44, die laterale Nagelecke des 4. Zehs. *Tonisierungspunkt* Ga 43 liegt zwischen den proximalen Enden von Metatarsale IV und V. *Sedierungspunkt* Ga 38 befindet sich ungefähr 5 cm über dem lateralen Malleolus auf der Fibula. Ener-

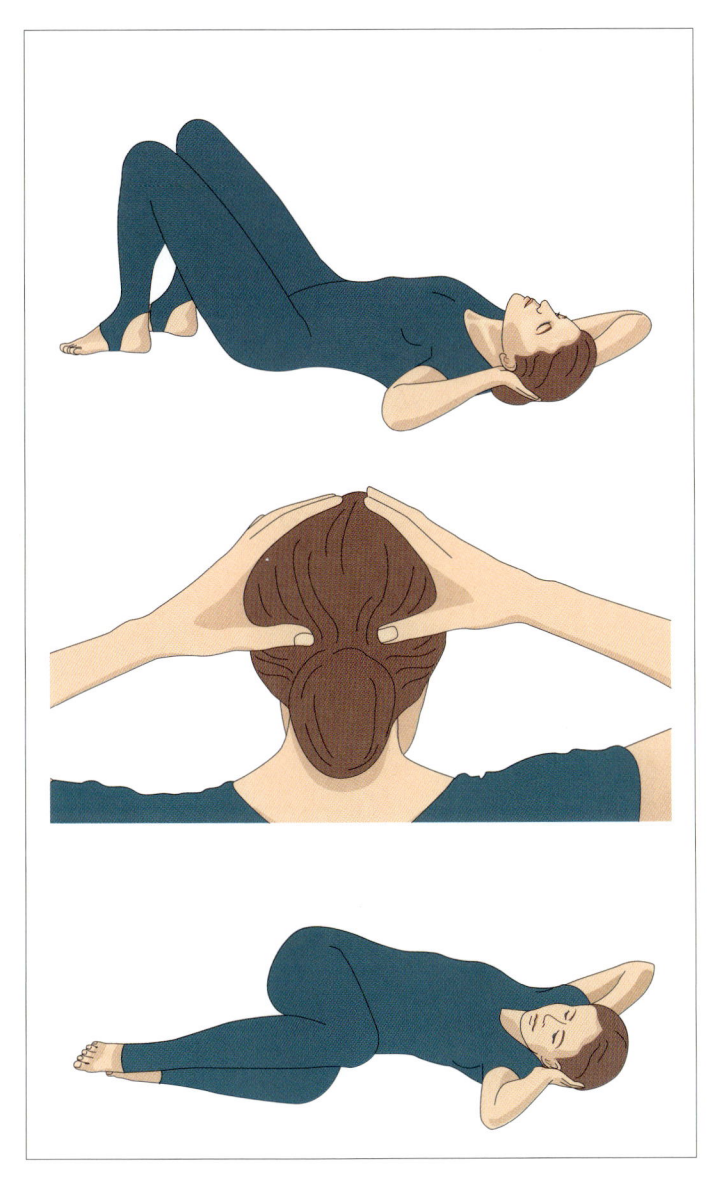

Abb. 3.21 Übung für den Gallenblasen-Meridian.

giepunkt: Ga 40 liegt in der Gelenkspalte zwischen Os Cuniforme und Talus. *Alarmpunkt*: 2 Alarmpunkte sind von dem Gallenblasenmeridian bekannt: Ga 23 (4. Interkostalraum in der vordersten Axillalinie) und Ga 24 (unter dem Rippenknorpel der 9. Rippe).

■ Fußreflexzonenbehandlung

Bei Gallensteinbeschwerden können die Fußzonen extrem schmerzhaft sein. Die Dosierung muss entsprechend angepasst werden. Die Reflexzone der Gallenblase ist sowohl auf der Fußsohle, als auch auf dem Fußrücken zu finden (Abb. 3.22). Die Zonen können nicht ohne Mitbehandeln der Leber und des Darms als Teil des enterohepatischen Kreislaufs behandelt werden.

■ Muskelbehandlung

Der M. deltoideus, pars anterior, und der M. popliteus sind am stärksten energetisch mit der Gallenblase verbunden.

- M. deltoideus pars anterior
  - Funktion: Innenrotation, Flexion und Unterstützung bei der Abduktion des Oberarms
  - Dehnen: Außenrotation, Extension, Adduktion
- M. popliteus
  - Funktion: Flexion im Kniegelenk, Innenrotation des Unterschenkels
  - Dehnen: Extension, Außenrotation

■ Haut- und Bindegewebsmassage

In der Bindegewebsmassage wird die Gallenblasenzone als eine Einheit mit der Leberzone betrachtet (siehe S. 360 und Abb. 3.19).

■ Gelenkbehandlung

Wird der Verlauf des Gallenblasenmeridians (Abb. 3.20) betrachtet, so ist er mit folgenden Gelenken verbunden: Gelenke des 4. und 5. Zehs, laterale Fußgelenke, Sprung-, Knie- und Hüftgelenk, 4. bis 12. Kostalgelenke, Schultergelenk, Gelenke der Halswirbelsäule, Kiefergelenk und Gelenke des Schädels. Energetisch gibt es eine Verbindung zum thorakolumbalen Übergang.

3.8 Pankreas

Das Pankreas liegt im linken Oberbauch und wird durch Teile des Magens, des Dünndarms und des

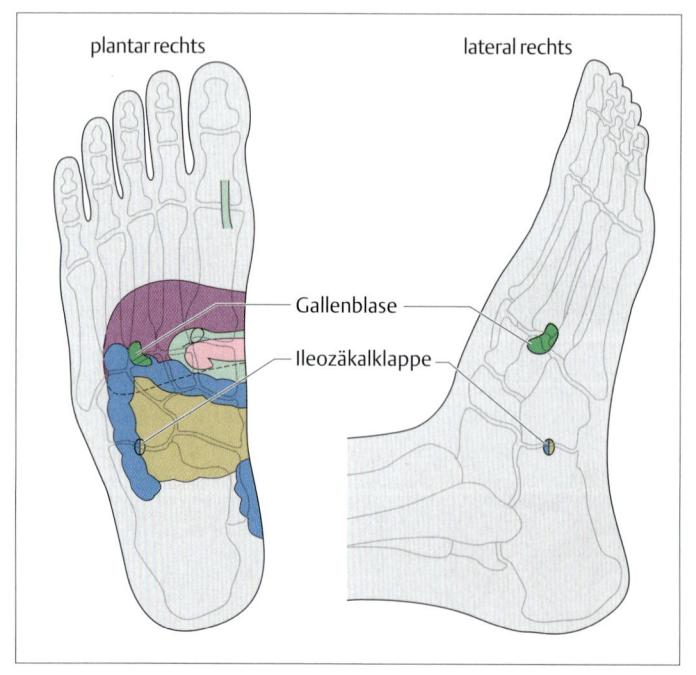

Abb. 3.22 Fußreflexzonen der Gallenblase.

Dickdarms bedeckt. Es ist eine Drüse mit exokrinen und endokrinen Funktionen. Die exokrine Funktion ist die Produktion der Verdauungssäfte Natriumbikarbonat, Pankreaslipase und Trypsine, die endokrine Funktion die Produktion der Hormone Glukagon, Insulin und Somatostatin. Das Aufrechterhalten eines zweckmäßigen und gleichmäßigen Blutzuckerspiegels ist ein wichtiger Teil der endokrinen Funktion.

Abhängig von Art und Ort der Erkrankung können Störungen des Pankreas sowohl Verdauungsbeschwerden als auch hormonale Probleme zur Folge haben. Die häufigste vorkommende Pathologie des Pankreas wird durch *Diabetes mellitus* verursacht. Besonders Typ II (NIDDM) ist der letzten Zeit stets öfter festgestellt worden. Außerdem tritt er stets bei jüngeren Menschen auf. Auch das Vorkommen von Typ I (IDDM) hat zugenommen, sei es auch nicht so explosiv wie Typ II. Die Ursache dieser Zunahme wird vor allem in der westlichen Lebensweise und deren verarmten Ernährungsgewohnheiten gesucht. Neben dem primären Diabetes mellitus (Typ I und II) wird noch eine kleine Gruppe durch den sekundären Diabetes gebildet (Tabelle 3.15). Auch *Hypoglykämie* (besser ist „wechselnde Blutzucker") ist eine häufig vorkommende Erkrankung der Bauchspeicheldrüse. Es ist wichtig, den Blutzuckerwert so konstant wie möglich zu halten und Schwankungen zu vermeiden, um Komplikationen (Retinopathie, Nephropathie, Neuropathie, Atherosklerose) auf lange Sicht vorzubeugen. Auf der Rangliste des Sterbens an Krebs nimmt der Pankreastumor den 5. Platz ein.

Symptome bei Pankreaserkrankungen sind Polyuria, Polydipsia, Polyphagia, Gewichtsverlust, keton-(oder azeton-)artiger Körpergeruch, Juckreiz (vor allem vaginal), Konzentrationsverlust, Vergesslichkeit, Müdigkeit, Unruhe, Nervosität und Muskelschmerzen. Bei schwankendem Blutzuckerspiegel, z.B. bei Hypoglykämie, kann eine Reihe vager Beschwerden entstehen, die den Patienten und seine Umgebung verunsichern.

3.8.1 Ernährungstipps

Unabhängig von der Tatsache, ob Patienten nun Insulin oder andere Medikamente benutzen oder nicht, ist für alle Patienten mit einer auf irgendeine Weise belasteten Pankreas eine gesunde Ernährung von Bedeutung. Salz, geräucherte Nahrung und das Trinken von mehr als 5 Tassen grünen Tees haben einen positiven Einfluss auf Pankreaskrebs. Von Kaffee und Alkohol wird abgeraten. Schwarzer oder grüner Tee sollten besser durch Kräutertees wie z.B. Heidelbeere, Tausendgüldenkraut, Salbei oder Wacholderbeere ersetzt werden.

Lange Zeit war Zucker für alle Diabetespatienten verboten. An Stelle dessen waren künstlich gesüßte Nahrungsmittel erlaubt. Heute wird darüber anders gedacht. Für Diabetespatienten wird eine gesunde Ernährung empfohlen, faserreiche Nahrung, Gemüse und Obst. Obwohl Zucker hier nicht verboten ist, wäre es unvernünftig raffinierte Zucker (Rohrzucker, Rübenzucker) zu verwenden, da dies „leere" Nahrungsmittel sind, denen es an wertvollen Stoffen fehlt. Empfehlenswerten sind vollwertige Zucker, z.B. Malzzucker, Honig, Fruchtzucker usw. Diese Zucker können mäßig verwendet werden, da ihnen keine wertvollen Vitamine und Mineralien entzogen worden sind.

Dessen ungeachtet gehören alle erwähnten Zucker zu den kurzkettigen *Kohlenhydraten*. Diese können für das Pankreas belastend sein, wenn sie zu schnell und zu reichhaltig ins Blut aufgenommen werden. Dadurch steigt der Blutzuckerspiegel und der Pankreas müsst schnell reagieren. Mäßigung ist also geboten! Langkettige Kohlenhydrate, wie in Brot, Nudeln, Reis, Getreide etc. sind wichtigere Nahrungsmittel. Die Glukoseabgabe an das Blut verläuft gleichmäßiger und über einen längeren Zeitraum. Pflanzliche und tierische *Eiweiße* sind erlaubt. Da das Pankreas beim Aufrechterhalten des Blutzuckerspiegels mit der Leber zusammenarbeitet, ist es wichtig, die Leber zu entlasten. Das bedeutet, so wenig chemische und giftige Stoffe wie möglich zu verwenden. Es ist ratsam, biologische Produkte zu verwenden. Das beugt auch der Aufnahme von Hormonen aus tierischen Produkten vor, die das hormonelle Gleichgewicht im Körper stören, was wiederum Reaktionen der endokrinen Drüse Pankreas verlangen würde. *Fette* sind erlaubt. Betrachtet man jedoch die erhöhte Anfälligkeit der Pankreaspatienten für Artheriosklerose, ist von tierischen Fetten abzuraten. Es ist besser Omega–3-

Tabelle 3.15 Klassifikation des Diabetes Mellitus

Primärer Diabetes mellitus	IDDM, NIDDM
Sekundärer Diabetes mellitus	Diabetes als Folge von Malnutrition Erkrankungen des Pankreas (z.B. Tumore) Diabetes als Folge endokriner Krankheiten Schwangerschaftsdiabetes Diabetes als Folge von Medikamenten und Giften

Fettsäuren, wie sie in Fischöl enthalten sind, zu nehmen.

■ Vitamine und Mineralien

Vitamin B ist zur Unterstützung der Funktion des Pankreas und der Regeneration der Pankreaszellen wichtig. Besonders Vitamin B2, B6, und B12 spielen hier eine wesentliche Rolle. Weil die B-Vitamine ein großes Maß an Interaktionen miteinander haben, ist es nicht sinnvoll, diese Vitamine separat zu supplementieren. Eine Ausnahme liegt vor, wenn während der Untersuchung ein deutliches Defizit nur eines dieser Vitamine festgestellt wurde.

Antioxidantien: Bei einem zu niedrigen und in geringem Maße auch bei einem zu hohen Blutzuckerspiegel, bilden sich freie Radikale. Es ist wichtig, dass dann ausreichend Antioxidanten vorhanden sind, die freien Radikalen binden und einem Schaden vorbeugen. *Zink* ist in vielen Enzymsystemen vorhanden. Es erfüllt wichtige Aufgaben im Immunsystem und bei der Produktion von Insulin im Pankreas. Bei Erkrankungen des Pankreas entsteht ein erhöhtes Bedürfnis nach Zink (S. 332). *Chrom* hat eine wichtige Funktion im Zuckerstoffwechsel. Es unterstützt Insulin auf dem Weg in die Zelle und kann wahrscheinlich auch noch auf andere, noch nicht ganz geklärte Weisen den Blutzuckerspiegel im Gleichgewicht halten. In Ergänzungsform wird Chrom häufig an Hefe gebunden und ist dann unter dem Namen GTF-Chrom bekannt (Tabelle 3.**1**).

3.8.2 Medikamente

■ Homöopathische Medikamente

Für Patienten mit Pankreasbeschwerden ist es von Bedeutung, dass der Zuckerspiegel so wenig wie möglich gestört wird. Sowohl das Einstellen mit herkömmlicher Medizin als auch mit homöopathischen Medikamenten muss unter ständiger Kontrolle des Zuckerspiegels erfolgen. Eine Anzahl an homöopathischen Medikamenten, die bei Pankreasbeschwerden verwendet werden können sind Tabelle 3.**16** zu entnehmen. Wird das Pankreas auch im Zusammenhang mit Störungen anderer Organe betrachtet, so stellen die in Tabelle 3.16 genannten Medikamente nur eine sehr begrenzte Auswahl dar.

■ Herkömmliche Medikamente

IDDM, Typ I Diabetes, wird mit Insulin behandelt. Die Selbstkontrolle des Patienten ist Voraussetzung für eine genaue Einstellung des Zuckerspiegels. Leichte Hypoglykämie wird durch die orale Gabe von Glukose behoben. Bei größeren Abweichungen muss Glukagon parenteral oral oder sogar Glukose intravenös verabreicht werden.

Bei NIDDM, Typ II Diabetes, gibt es keine detaillierten Maßnahmen. Dem Patienten wird geraten, sein Gewicht zu reduzieren. Ist nach 6 Monaten kein oder eine nur ungenügender Effekt sichtbar, kann zur Gabe von Sulfonylureumderivaten übergegangen werden. Diese stimulieren durch das Erhöhen der Empfindlichkeit der β-Zellen in den Langerhans-Inseln, die Abgabe von Insulin. Kommt es dennoch zur Gewichtsabnahme, können Biguaniden verabreicht werden. Diese hemmen die Gluko-

Tabelle 3.**16** Homöopathische Medikamente bei Erkrankungen des Pankreas

	Charakteristiken	Psyche	Besserung	Verschlechterung
Kalzium fluoratum	Azidose, trockener Mund, Hypermobilität			
Secale cornutum	Gewichtsverlust Gangrän, Hunger, Durst	unruhiges, kribbelndes Gefühl im Körper und Geist	Kälte	Wärme, bewegen
Kresotum	Juckreiz, große Mengen trüber, übelriechender Urin, drohende Wunden	heulen schnell, viel fordernd	Wärme, im Auto hinten sitzen	liegen Menstruation, langsam machen
Silicea	schlecht heilende Wunden, vaginaler Juckreiz und Wunden	wenig Selbstvertrauen, Fallangst, sehr empfindlich für Kritik	Wärme, nach dem Stuhlgang	Kälte, Vollmond, Licht, laute Geräusche

neogenese in der Leber. Bei diesen Medikamenten besteht die Gefahr einer Laktatazidose und sie sind bei Patienten mit einer Nierenfunktionsstörung oder kardiovaskulären Komplikationen nicht indiziert. Biguaniden können als Medikamente der ersten Wahl bei starker Fettleibigkeit gesehen werden.

3.8.3 Physiotherapie

Die Entspannung bezieht sich auf den gesamten Körper und Geist. Die Maximalzeit des Pankreas liegt morgens zwischen 9.00 und 11.00 Uhr. Während dieser Zeit haben sedierende Therapien den größten Effekt, tonisierende Therapien eignen sich besser für die Zeit danach.

■ **Konzentrationsübungen**

Sie können sich auf das Pankreas richten. Jedoch ist auch wichtig, dass der Patient sich auf die Reaktionen des Körpers und Geistes bezieht, so dass ein gutes Gefühl entsteht. Er soll dieses „gute Gefühl" von dem unterscheiden lernen, was er bei einer drohenden Hypo- oder Hyperglykämie erlebt. Er muss diese unterschiedlichen Wahrnehmungen gut kennen, weil er so drohende Blutzuckerentgleisungen frühzeitig erkennen und entsprechend handeln kann. Es ist bekannt, dass Patienten nach einiger Zeit das Gefühl dafür, die Phasen zu unterscheiden, verlieren. Mit Konzentrationsübungen wird versucht, dem vorzubeugen.

■ **Übungen für das 3. Chakra**

Das Pankreas gehört zum 3. Chakra (siehe Tabelle 3.5). Die Übungen sind auf Seite 338 beschrieben.

■ **Übungen für den Pankreasmeridian**

Der Pankreasmeridian verläuft an der ventralen Seite des Rumpfs und der vetro-medialen Seite des Beins (Abb. 3.**23**).
„Lege dich auf den Bauch und die geballten Fäuste unter die Leisten. Hebe bei der Einatmung die Beine und lege sie bei der Ausatmung wieder zurück. Wiederhole diese Übung einige Male."
Nach einiger Zeit kann versucht werden, die Beine etwas länger zu heben und während des Haltens einige Male ruhig durch zu atmen.

■ **Massage**

Das Pankreas ist von außen nicht direkt erreichbar. Es ist jedoch möglich, die Haut über dem Pankreasgebiet vorsichtig zu entspannen oder mit Hilfe von Kompressen einzuwirken.

■ **Akupressur**

Die *Harmonisierungspunkte*, MP1, mediale Nagelecke des großen Zehs und MP 20, 2. Interkostalraum der Mittelklavikulären Linie. Der *Tonisierungspunkt*: MP 2 liegt an der medialen Seite der Basis des proximalen Phalanx des großen Zehs. Der Sedierungspunkt MP 5 befindet sich auf der Mitte der Verbindungslinie des Malleolus internus und der Tuberiositas des Os naviculare. Der Energiepunkt MP 3 liegt am medialen Fußrand, gerade proximal des Articulatio metatarsophalangeale. Der Alarmpunkt Le 13 befindet sich am freien Ende der 11. Rippe.

■ **Fußreflexzonenbehandlung**

Die Pankreaszone (Abb. 3.**7**) liegt plantar am Übergang von Metarsale I und Os cuneiforme. Bei der Untersuchung und Behandlung der Pankreaszone ist es wichtig, auch den Zonen der anderen endokrinen Organe und denen der anderen Verdauungsorgane Aufmerksamkeit zu schenken.

■ **Muskelbehandlung**

Das Pankreas ist energetisch verbunden mit:
– M. latissimus dorsi
  – Funktion: Innenrotation, Adduktion, Extension des Arms im Schultergelenk, Depression und Retraktion des Schultergürtels, Lateralflexion des Rumpfs, Kippen des Beckens nach vorne und seitwärts, Hyperextension der Wirbelsäule, Atemhilfsmuskel
  – Dehnen: Flexion, Abduktion, Außenrotation im Schultergelenk
– M. trapezius ascendens
  – Funktion: Die einzelnen Teile des M. trapezius arbeiten bei den meisten Bewegungen zusammen. Adduktion der Skapula (besonders mittlerer Anteil), Lateralrotation der Skapula (besonders oberer und unterer Anteil), Elevation der Skapula (oberer Anteil), Depression der Skapula (unterer Anteil), Extension, Lateralflexion und Rotation der Halswirbelsäule

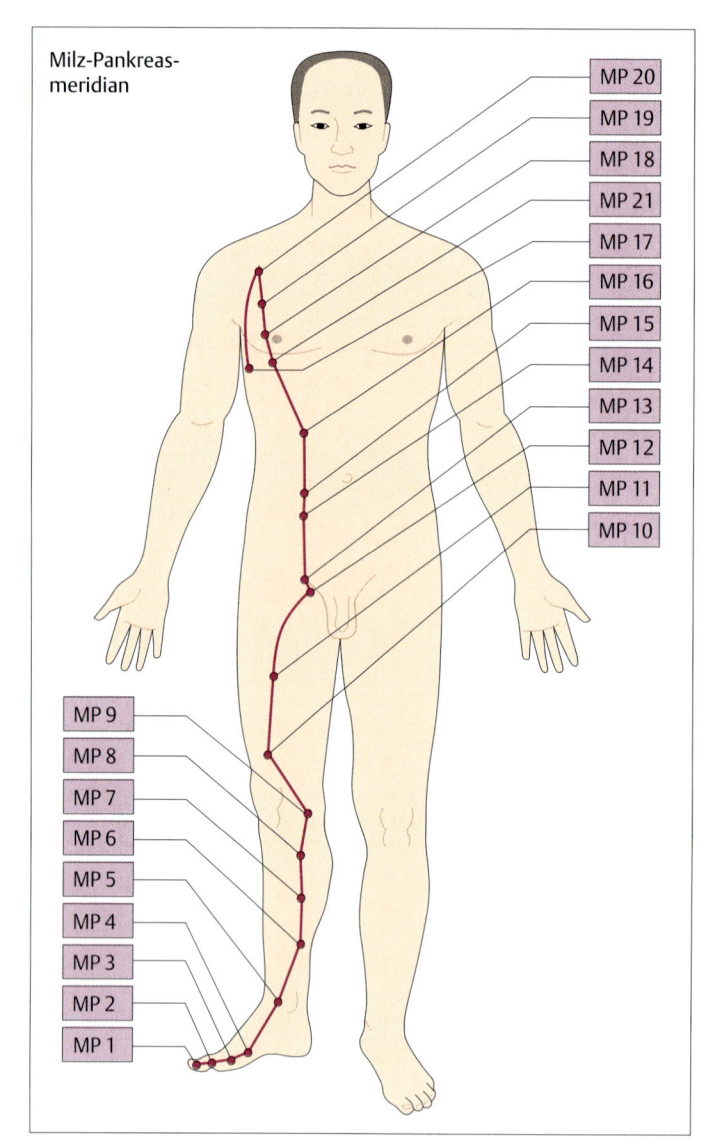

Abb. 3.23 Pankreas- und Milz-Meridian.

Milz-Pankreasmeridian

- Dehnen: Flexion, Lateralflexion und Rotation der Halswirbelsäule
- M. opponens pollicis
  - Funktion: Flexion und Opposition im Daumensattelgelenk
  - Dehnen: Extension, Abduktion
- M. triceps brachii
  - Funktion: Adduktion und Extension des Oberarms im Schultergelenk (langer Kopf), und Extension im Ellenbogengelenk
  - Dehnen: Flexion im Ellenbogen- und Flexion im Schultergelenk

Bindegewebsmassage

Bindegewebszonen des Pankreas befinden sich sowohl ventral als auch dorsal auf dem Rücken (Abb. 3.24). In der Behandlung stets zuerst die Rückenzonen, dann die Bauchzonen bearbeitet. Bei nicht beachten dieser Regel, kann es zu heftigen Reaktion kommen.

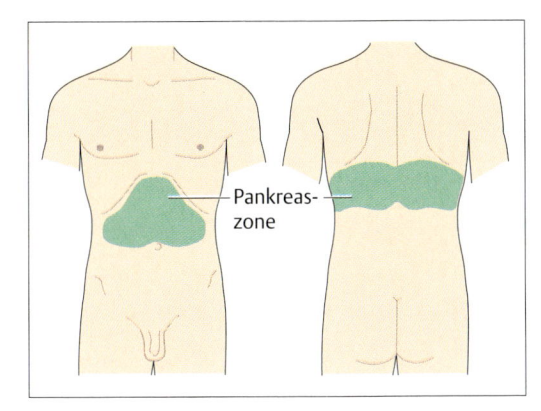

Abb. 3.24 Bindegewebszone des Pankreas.

■ **Gelenkbehandlung**

Entsprechend des Verlaufs des Meridians (Abb. 3.23) können folgende Gelenke betroffen sein: Gelenke des großen Zehs, der medialen Fußseite, Sprung-, Knie- und Hüftgelenk, Rippengelenke.

Energetisch besteht eine Verbindung mit dem thorakolumbalen Übergang.

Literatur

van den Berg F. Angewandte Physiologie: Stuttgart: Thieme; 1999.
Brennan BA. Hands of Light. New Yortk: Bantam Books; 1988.
Centrale Medisch Pharmaceutische Commissie van de Ziekenfondsraad. Farmacotherapeutische Kompas. Utrecht: Roto Smeets; 1999.
Committee on Diet and Health Food an Nutrition Board Commission on Life Schiences National Research Council. Diet and Health. Washington: National Academy Press; 1989.
Diamond M. The American vegetarian cookbook: from the fit for life kitchen. New York: Warner Books; 1990.
Evjenth O, en Hamber J. Muskeldehnung, warum und wie? ((Ort)) u: Remed; 1981.
Gach M. Aku-yoga. München: Kösel; 1981.
Gleditsch Jochen M. Reflexzonen und Somatotopien. Schorndorf: WBV Biologisch-Medizinische Verlagsges.; 1983.
Kendall HO, et al. Muscles, testing and function. Baltimore: Williams & Wilkins; 1977.
Lohman AHM. Vorm en beweging. Utrecht: A. Oosthoek's Uitgeversmaatsschappij. 1972.
Maas HPJA, Dorren I. Homeopathisch Vademecum. Zwolle: La Riviere en Voorhoeve; u.
Marquardt H. Reflexzonentherapie am Fuß. Stuttgart: Hippokrates: 1993.
van der Molen C. Acupunctuur. Lochem: Uitgeversmaatschappij de tijdstroom. 1979.
Ottolander DJH. Interne geneeskunde. Bohn Scheltema en Holkema. u; 1980.
van den Poort R. Suiker, Amalgaan en hun invloed op uw gezondheid. Deventer: Uitg Ankh-Hermes; 1986.
Roy M. Emotioneel evenwicht. Andromeda. Blaricum. u; 1999.
Schuitemaker GE. Het gouden boekje voor de gezondheid. Baarn: Trion; 1994.
Serizawa K. Drukpunt massage. Deventer: Ankh Hermes; 1976.
Souhami RL, Moxham J. Textbook of medicine. New York: Churchill Livingstone; 1997.
Stichting Farmaceutische Dienstverlening Groningen. Groninger Formularium. u; 1998.
Thie JF. Toets van gezondheid. Deventer: Ankh-Hermes; 1981.
Ulrich W. Schmerzfrei durch Akupressur und Akupunktur: Düsseldorf: Econ; u.
Voegeli A. Homöopathische Therapie der Kinderkrankheiten. Heidelberg: K. F. Haug; u.
Vogel A. De kleine Dokter. u: Bioforce; u.
Voorhoeve J. Homoeopathie in de praktijk. Zwolle: La Riviere en Voorhoeve; 1983.

Marijke Van Kampen

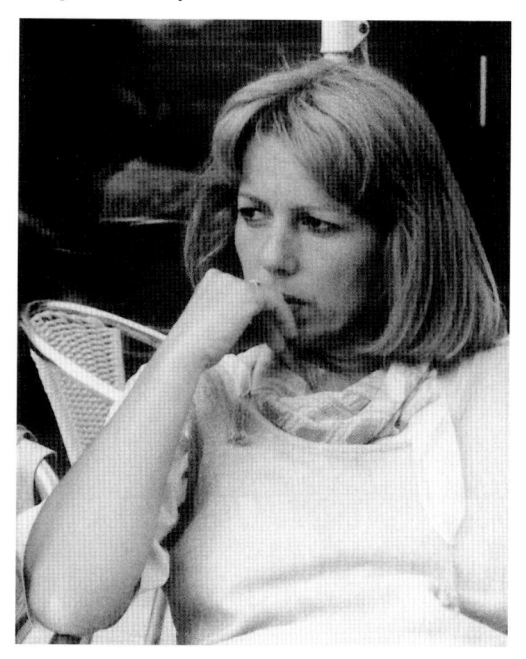

Marijke Van Kampen, am 25. Januar 1955 in Mortsel, Belgien geboren, ist verheiratet mit Herman Mertens und hat drei Kinder: Jeroen, Bram und Dries. Sie arbeitet als Physiotherapeutin an der Universitätsklinik der Katholischen Universität Leuven und ist seit 2000 Professorin an der Katholischen Universität Leuven.

Ausbildung und berufliche Laufbahn:

1978	Master of Science in Physiotherapie an der Fakultät für Physical Education and Physiotherapy der Katholischen Universität Leuven
Seit 1978	Physiotherapeutin in der Physiotherapieabteilung der Universitätsklinik der Katholischen Universität Leuven
1992	Autorin des Buches 'Urine-incontinentie. Bekkenbodemrëeducatie' (Leuven: Acco 1992; 2. Auflage 1994; 3. Auflage 1996)
1996	Freie wissenschaftliche Mitarbeiterin der Abteilung für Rehabilitationswissenschaften an der Fakultät für Physical Education and Physiotherapy der Katholischen Universität Leuven
1996–1997	Forschungsstipendium des Fund for Scientific Research, Flandern, für klinische Forschung zum Training des Beckenbodens nach Prostatektomie
1998	Dissertation zum Thema 'Male Incontinence and Impotence. A Physiotherapeutic Approach'
2000	Professorin an der Katholischen Universität Leuven

4 Beckenbodenrehabilitation

Marijke Van Kampen

Physiotherapeuten spezialisieren sich in zunehmendem Maße auf ein bestimmtes Gebiet. Eines dieser Spezialgebiete ist die Beckenbodenrehabilitation, die den Therapeuten mit Menschen konfrontiert, die inkontinent sind oder andere Beckenbodendysfunktionen aufweisen.

Die Beckenbodenrehabilitation umfasst verschiedene physiotherapeutische Maßnahmen, u. a. Übungen für die Beckenbodenmuskulatur, Elektrostimulation, Biofeedback und Blasentraining.

1948 beschrieb der Gynäkologe A. Kegel Übungen für die Beckenbodenmuskulatur. Er stellte fest, dass nach Operationen von Stressinkontinenz sehr schnell Rezidive auftraten. Kräftigung der *Beckenbodenmuskeln* führte zu besseren Resultaten. Das Wort Kegel-Übung wird noch immer als Synonym für Übungen der Beckenbodenmuskulatur benutzt. Eine Kräftigung der Beckenbodenmuskeln führt zu einer verbesserten Schließfunktion der Urethra und damit zu einer Verminderung der Inkontinenz. Patienten, die keine oder nur eine schwache Kontraktion der Beckenbodenmuskeln ausführen können, Patienten mit starkem Miktionsdrang, Dranginkontinenz, mit perinealen Schmerzen oder Hypertonie sollten neben Übungen auch *Elektrostimulation* der Beckenbodenmuskulatur erhalten. Im Gegensatz zu den Übungen, die aktive Muskelarbeit erfordern, ist die Elektrostimulation eine passive Technik. Der Einsatz von Hilfsmitteln während der Übungen verbessert bei den meisten Patienten die Motivation. Der Patient erhält ein visuelles, akustisches oder taktiles Signal, damit er selbst sehen, hören oder fühlen kann, ob die Übungen richtig ausgeführt werden. Es wird hier von *Biofeedbacktraining* gesprochen. Patienten mit häufigem Miktionsdrang oder Patienten, die zu viel, zu wenig oder falsch urinieren, sollten neben Übungen auch ein *Blasentraining* durchführen, um das Miktionsverhalten zu verbessern sowie die Blasenkapazität und die Anzahl der Miktionen zu normalisieren. Beckenbodenrehabilitation fordert auch einen *psychologischen* Ansatz. Der Patient rechnet mit Unterstützung und Vertrauen bei dieser intimen Therapie.

Der Erfolg der Therapie ist abhängig von der Schwere und der Art der Pathologie, der Stärke der Kontraktion des Beckenbodens und dem Alter. Die Behandlung kann nur gelingen, wenn der Patient ausreichend motiviert ist, er muss die Übungen verstehen und über ein gewisses Maß an Intelligenz verfügen. Die Aufgabe des Therapeuten besteht darin, den Patienten so gut wie möglich zu motivieren, Enthusiasmus spielt eine wichtige Rolle. Motivation erhöht die Compliance. Eine gute Compliance erhöht den Behandlungserfolg auch auf lange Sicht. Zugleich nimmt der Therapeut am besten an einer *speziellen Fortbildung* teil, um ausreichendes Fachwissen über die Behandlung der verschiedenen Indikationen zu erhalten.

Eine Behandlung kann aus folgenden Teilen bestehen:

- Übungen für die Beckenbodenmuskulatur:
  - Informatives Gespräch
  - Klinische Untersuchung
  - Anfangsphase
  - Gezielte Übungen für die Beckenbodenmuskulatur
  - Funktionelle Übungen
- Abhängig von der Pathologie und der Kraft der Beckenbodenmuskeln werden neben den Übungen auch Elektrostimulation und Blasentraining angeboten.
- Übungen können mit Biofeedbacktraining kombiniert werden, so dass der Patient sieht, fühlt oder hört, ob die Übungen korrekt ausgeführt werden.

Atmung, Haltung und Bewegung beeinflussen die Funktion der Beckenbodenmuskeln.

4.1 Indikationen für Beckenbodenrehabilitation

Diese Therapie ist für ältere Patienten, Männer, Frauen und Kinder geeignet. Die Beckenbodenrehabilitation besitzt sowohl präventiven als auch therapeutischen Wert. Der Vorbeugung von Beckenbodeninsuffizienz wird mehr und mehr Aufmerksamkeit geschenkt. Es wird zwischen intrinsischen und extrinsischen Risikofaktoren unterschieden. Eine

Tabelle 4.1 Indikationen der Beckenbodenrehabilitation

Urologische Indikationen	Gynäkologische Indikationen	Gastrointestinale Indikationen	Sexuelle Indikationen
– Urin-Inkontinenz: Stress-, Drang- und gemischte Inkontinenz – Vor und nach Operationen im Beckenbereich, z. B.: Prostataoperationen, Kolpopexie (Scheidenanheftung) – Zystozele – Urethrales Syndrom – Enuresis nocturna – Fehlerhaftes Miktionsverhalten – Schmerzen	– Urin-Inkontinenz: Stress-, Drang- und gemischte Inkontinenz – Vor und nach Operationen im Beckenbereich, z. B.: Hysterektomie, Kolpopexie – Uterusprolaps (leichtere Fälle) – Schwangerschafts- und Rückbildungsgymnastik – Schmerzen	– Fäkale Inkontinenz – Rektozele – Spastischer Beckenboden – Funktionelle Obstipation – Schmerzen	– Vaginismus, Dyspareunie – Erektionsstörungen, Ejakulationsstörungen – Schmerzen

genetische Anlage und eine Überbeweglichkeit der Gelenke einerseits sowie Schwangerschaft und Gebären, häufiges Heben und wiederholtes Pressen andererseits können zu einer Beckenbodendysfunktion führen. Die größte Gruppe der überwiesenen Patienten besteht aus Frauen mit Stress- und Dranginkontinenz. Übungen können Blasen-, Darm- oder Gebärmutterabsenkungen verbessern. Aber auch Männer, hauptsächlich nach einer Prostataoperation, profitieren von den Übungen. Defizite des Aufhängungssystems können aktiv kompensiert werden. Bei einem schweren Prolaps ist eine Operation notwendig. In den meisten Fällen kann Beckenbodenrehabilitation einen chirurgischen Eingriff hinausschieben oder vermeiden.

Auf sexueller Ebene können Erektionsstörungen, vorzeitige Ejakulation, Vaginismus und Dyspareunie durch perineale Rehabilitation verbessert werden. Für Patienten mit Dysurie (Schwierigkeiten beim Wasserlassen) und hypertonem Beckenboden kommt Relaxationstherapie und Blasentraining in Frage. Neben dem Abgang von Urin kann auch der Abgang von Stuhl positiv durch die Übungen beeinflusst werden. Schmerzen im Beckenbereich können sich durch die Übungen verbessern (Tabelle 4.1).

4.2 Informatives Gespräch und klinische Untersuchung

4.2.1 Informatives Gespräch

Jede Behandlung beginnt mit einem Gespräch. Der Patient berichtet über sein/ihr Problem. Der Therapeut informiert über die Funktionsweise von Blase, Harnröhre und den Beckenboden und erläutert die Behandlung. Der Patient sieht den Nutzen der Übungen ein und die Chance auf ein gutes Behandlungsresultat vergrößert sich. Unzureichende Information kann zum Scheitern der Therapie führen. Über den Beckenboden besteht ein Mangel an Wissen und Bewusstsein. Außerdem wissen viele Patienten nicht, was die Behandlung beinhaltet. Es kann ein anschaulicher Sagittalschnitt durch das weibliche oder männliche Becken verwendet werden (Abb. 4.1 u. 4.2).

Enorm wichtige Aspekte dieser Behandlung sind, Vertrauen zu erzeugen und zu beruhigen. Die Patienten dürfen die Therapie nicht als Eingriff in ihre Intimsphäre auffassen.

4.2.2 Klinische Untersuchung

Zu Beginn der Behandlung können wir den Zustand unseres Patienten anhand verschiedener Kriterien beurteilen. So besteht die Möglichkeit, Vergleiche vor und nach der Behandlung durchzuführen und unsere Therapie zu optimieren. Das Ermitteln von Fortschritten motiviert die Patienten und Motivation führt zu besseren Behandlungsresultaten.

Die klinische Untersuchung umfasst:
- anatomische Beurteilung
- Beurteilung des Urinabgangs
- Beurteilung vom Tonus der Beckenbodenmuskeln
- Beurteilung von Kraft, Ausdauer und Ermüdbarkeit
- Tagebuch/Miktionskalender

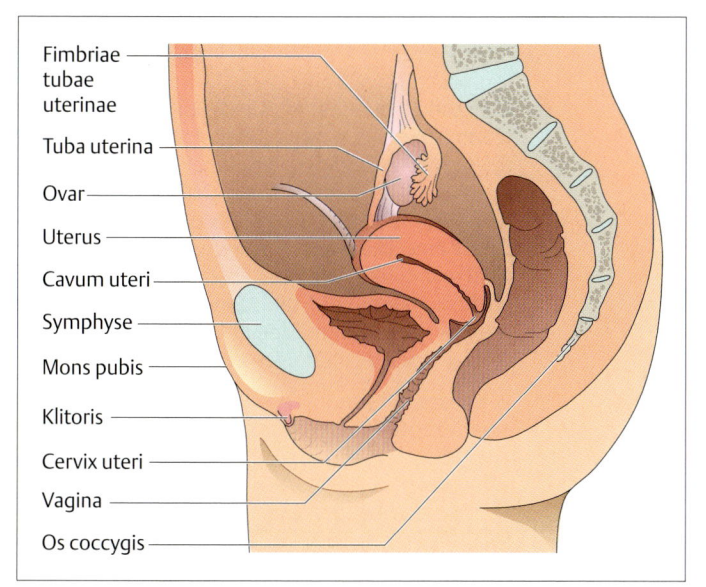

Abb. 4.1 Sagittalschnitt durch das weibliche Becken.

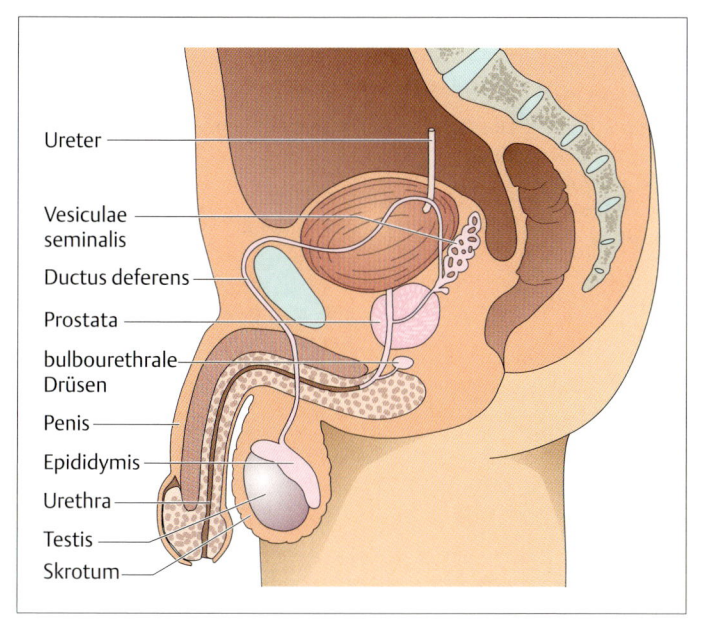

- Fimbriae tubae uterinae
- Tuba uterina
- Ovar
- Uterus
- Cavum uteri
- Symphyse
- Mons pubis
- Klitoris
- Cervix uteri
- Vagina
- Os coccygis

Abb. 4.2 Sagittalschnitt durch das männliche Becken.

- Ureter
- Vesiculae seminalis
- Ductus deferens
- Prostata
- bulbourethrale Drüsen
- Penis
- Epididymis
- Urethra
- Testis
- Skrotum

Anatomische Beurteilung

Der Patient liegt in gynäkologischer Haltung oder in Rückenlage mit gebeugten und gespreizten Knien. Der Therapeut zieht Handschuhe an und beurteilt die äußeren Genitalien. Die Sensibilität wird untersucht, nach möglichen Narben wird geschaut, Zeichen einer Infektion oder dermatologische Probleme werden dem Arzt mitgeteilt. Der Patient wird aufgefordert zu husten und es wird beobachtet, ob sich der Beckenboden dabei nach innen oder nach außen bewegt. Der Grad des Prolaps wird in Ruhe und während des Hustens beurteilt (Abb. 4.3).

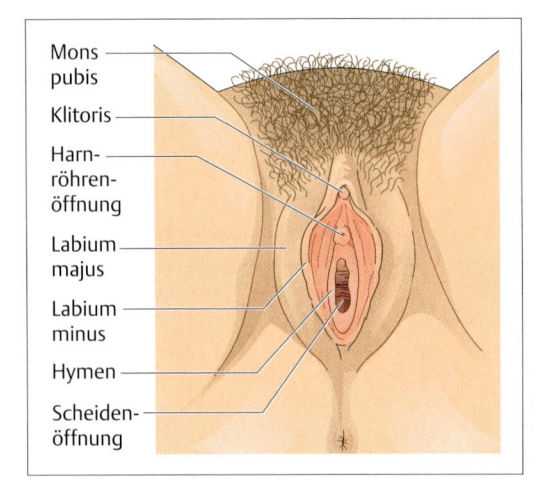

Abb. 4.3 Anatomie der weiblichen Geschlechtsorgane.

Labels: Mons pubis, Klitoris, Harnröhrenöffnung, Labium majus, Labium minus, Hymen, Scheidenöffnung

Beurteilung des Urinabgangs

Der Urinabgang kann subjektiv beurteilt werden. Ein Fragenbogen gibt Aufschluss über die Häufigkeit der Abgänge, die Menge an Einlagen, den Zeitpunkt und die Umstände des Urinabgangs und die Folgen für den Alltag. Der Urinabgang kann auf einer visuellen, analogen Skala als Ziffer angegeben werden: 0 ist vollständig trocken und 10 ist vollständig nass. Am Ende der Behandlung bewertet der Patient den Behandlungserfolg subjektiv. Er kann dabei zwischen: geheilt, deutlich verbessert, mäßig verbessert, gleich geblieben und verschlechtert wählen.

In zunehmendem Maß werden objektive Beurteilungsmethoden verwendet. Eine einfache Methode zur Bestimmung des Urinabgangs ist ein *Einlagen-Test*. Der Patient trägt eine bestimmte Zeit lang absorbierendes Inkontinenzmaterial und führt damit eine Reihe von Übungen aus. Das Material wird vor und nach dem Test gewogen. Die Gewichtszunahme gibt die Menge des Urinabgangs wieder. Die International Continence Society schlägt einen einstündigen Einlagen-Test vor:

- Einlage wiegen
  - 500 ml Wasser trinken (innerhalb von 20 Min.)
  - sitzen
  - gehen (30 Min. lang)
  - 1½ Etagen Treppen steigen
  - 10-mal vom Sitz zum Stand
  - 10-mal husten
  - 1 Min. auf der Stelle hüpfen
  - 10-mal etwas aufheben
  - 1 Min. Hände waschen
- Einlage erneut wiegen

Die Ergebnisse werden folgendermaßen interpretiert:

- < 1 g keine Inkontinenz
- 1–10 g leichter bis mäßiger Urinabgang

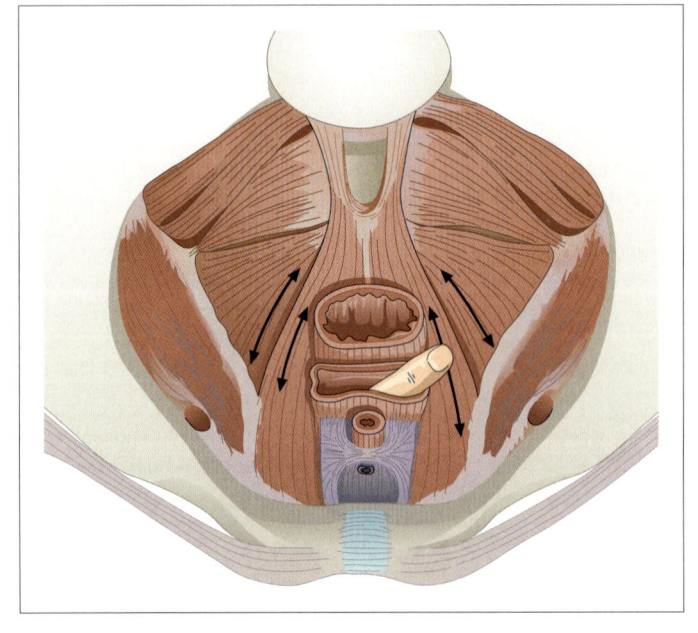

Abb. 4.4 Prüfung des vaginalen Tonus.

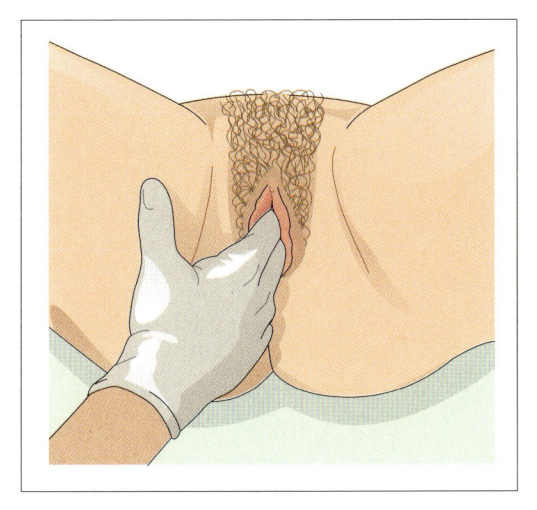

Informatives Gespräch und klinische Untersuchung 377

Abb. 4.5 Vaginale Kontrolle.

- 10–50 g: schwerer Urinabgang
- >50 g sehr schwerer Urinabgang

Untersuchungen und Erfahrungen haben gezeigt, dass durch den einstündigen Einlagen-Test nicht alle Fälle von Inkontinenz ermittelt werden können. Für Personen mit leichtem oder intermittierendem Urinabgang reicht der einstündige Band-Test nicht aus. Als zusätzlicher Test vermittelt er ein Bild vom Ausmaß des Urinabgangs. Ein 24-stündiger oder 48-stündiger Einlagen-Test liefert ein genaueres Bild des Urinabgangs.

Tonus der Beckenbodenmuskeln

Zur Bestimmung des Tonus oder der Kraft wird die gynäkologische Haltung eingenommen. Durch vaginale oder anale Palpation kann der Muskeltonus ermittelt werden: hypoton, normoton oder hyperton (Abb. 4.4). Die Bestimmung des Tonus erfordert Erfahrung. Der Patient führt keine Kontraktion aus, es wird die Schlaffheit oder der Spannungszustand der Muskeln beurteilt.

Kraft, Ausdauer und Ermüdbarkeit

Der Patient wird aufgefordert, die Beckenbodenmuskeln kräftig anzuspannen, während der Therapeut die Kraft kontrolliert, indem er Mittel- und Zeigefinger ungefähr 5 cm in die Vagina einführt und auf die hintere Wand stützt. Die Finger sind leicht gespreizt (Abb. 4.5).

Bei Männern findet eine anale Kontrolle mit dem Zeigefinger statt (Abb. 4.6). Die *Muskelkraft* wird anhand einer 6-Punkte-Skala beurteilt:

- 0: keine sicht- oder fühlbare Kontraktion
- 1: zweifelhafte oder sehr schwache Kontraktion
- 2: schwache Kontraktion, aber zweifelsfrei wahrnehmbar
- 3: gut tastbare Kontraktion, die keinen Widerstand überwinden kann
- 4: kräftige Kontraktion bei mäßigem Widerstand
- 5: maximale Kontraktion bei starkem Widerstand

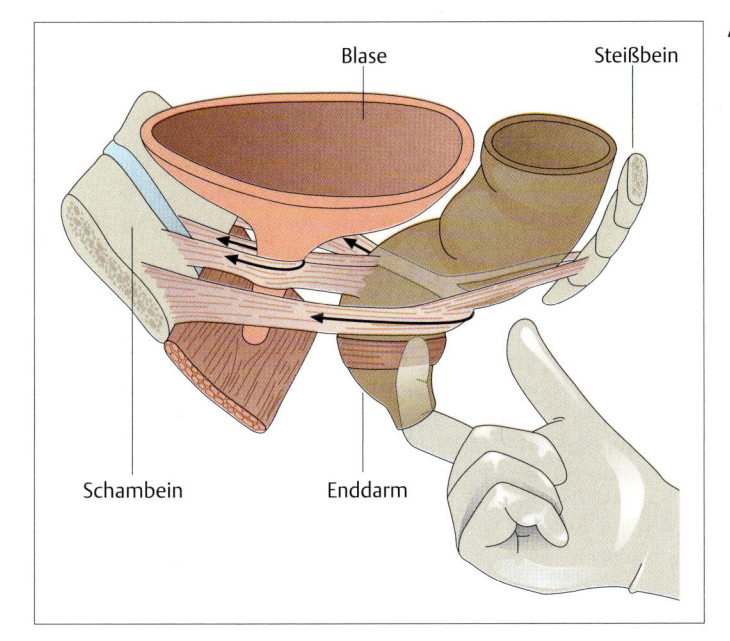

Abb. 4.6 Anale Kontrolle.

Für die Bewertung der *Ausdauer* muss der Patient die Kontraktion 10 Sek. halten. Kann er sie beispielsweise nur 3 Sek. halten, bekommt er eine 3 als Wert für die Ausdauer. Die *Ermüdbarkeit* wird bewertet, indem der Patient 5-mal mit gleicher Intensität kontrahiert.

Tagebuch oder Miktionskalender

Der Patient notiert rund um die Uhr die Anzahl der Miktionen, die Urinmenge sowie die Trinkmenge. Jeder Patient notiert die Werte mindestens 3 Tage, am Besten jedoch eine ganze Woche lang. Dem Patienten wird auf diese Weise das Miktionsverhalten bewusster (siehe auch Kap. 4.6.3).

4.3 Übungen für die Beckenbodenmuskulatur

4.3.1 Anfangsphase: Anspannen und Entspannen

Die Basisübungen zielen darauf ab, die Beherrschung der Beckenbodenmuskeln zu erlernen. Zuerst lernt der Patient, den Beckenboden anzuspannen und zu entspannen. Die Bewegung der Muskeln nach innen ist kombiniert mit einer Schließbewegung. Danach wird der Patient aufgefordert zu pressen, um den Unterschied zur Anspannung des Beckenbodens wahrzunehmen. Hierbei bewegen sich die Muskeln nach außen.

Die gebräuchlichste Ausgangsstellung der Anfangsphase ist die Rückenlage mit angewinkelten Beinen oder die Seitlage. In beiden Positionen übt die Schwerkraft keinen Einfluss auf den Beckenboden aus, so dass der Beckeninhalt nur minimal auf die Beckenbodenmuskeln drückt. Die Übung wird noch leichter, wenn das Becken höher gelagert ist als der Rumpf. Zur Kontrolle kann das Steißbein palpiert weren, dass sich bei einer Kontraktion einige mm nach innen bewegt. Anatomische Orientierungspunkte wie Schambein, Steißbein und Sitzbeinhöcker soll der Patient selbst ertasten. Der Therapeut kontrolliert anal, vaginal oder in Höhe des Centrum tendineums. Die oberflächlichen Muskeln können äußerlich palpiert werden.

Bei der *vaginalen Kontrolle* werden Mittel- und Zeigefinger ungefähr zwei Fingerglieder tief in die Vagina eingeführt. Die Vagina und die Harnröhre verändern während der Kontraktion ihre Lage. Werden die Finger an die Rückseite der Vagina gelegt, so ist eine Bewegung nach oben, nach innen sowie eine Schließbewegung zu fühlen. Wird die Harnröhre palpiert, so lässt sich bei Kontraktion eine Bewegung nach innen und nach vorn wahrnehmen (Abb. 4.7). Bei der *analen Kontrolle* wird nur der Zeigefinger erst ein Fingerglied tief zur Palpation der oberflächlichen Muskeln eingeführt, und danach zwei Fingerglieder tief um die tiefen Muskeln zu palpieren. Führt der Patient eine Kontraktion aus, ist eine Bewegung des Enddarms nach vorn zu fühlen, der ano-rektale Winkel wird spitzer. Presst der Patient, wird dieser Winkel dagegen größer.

Die Propriozeption wird durch den Gebrauch eines Spiegels verbessert oder indem sich der Patient selbst anal oder vaginal kontrolliert. Sowohl die Anspannung als auch die Entspannung müssen gut wahrgenommen werden (Abb. 4.**8** u. 4.**9**).

Zu Beginn der Übungen beobachtet der Therapeut die Atmung des Patienten. Oft wird die Luft beim Zusammenziehen der Beckenbodenmuskeln angehalten. Beim Ausatmen werden die Beckenbodenmuskeln dann locker gelassen.

Die meisten Patienten haben mit der Anfangsphase keine Probleme und es gelingt ihnen, in der ersten Sitzung die Beckenbodenmuskeln anzuspannen. Gelingt dies nicht, werden die Beckenbodenmuskeln fazilitiert. Die Kontraktion der Beckenbodenmuskeln kann durch einen Stretch, leichte Klopfungen, die Methode von Kabath, Elektrostimulation oder Biofeedback erleichtert werden. Die Muskeln können langsam in Vorspannung gebracht werden, indem sie nach hinten und kaudalwärts geschoben oder nach seitwärts gedehnt werden. Der

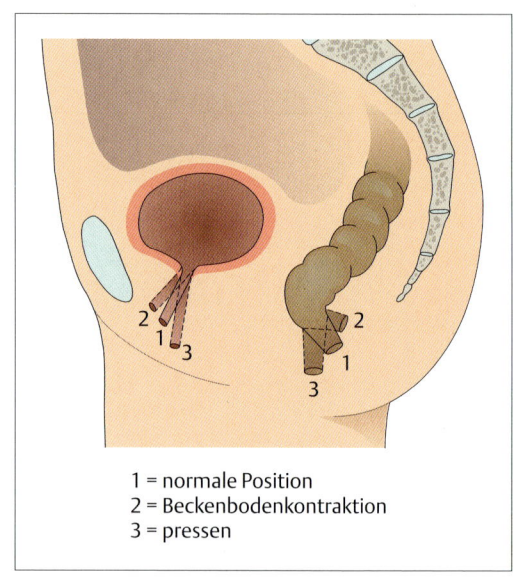

1 = normale Position
2 = Beckenbodenkontraktion
3 = pressen

Abb. 4.**7** Einfluss der Kontraktion und des Pressens auf Harnröhre und Enddarm.

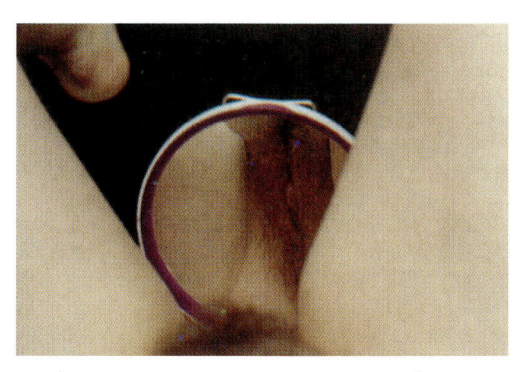

Abb. 4.8 Gebrauch eines Spiegels bei den Übungen.

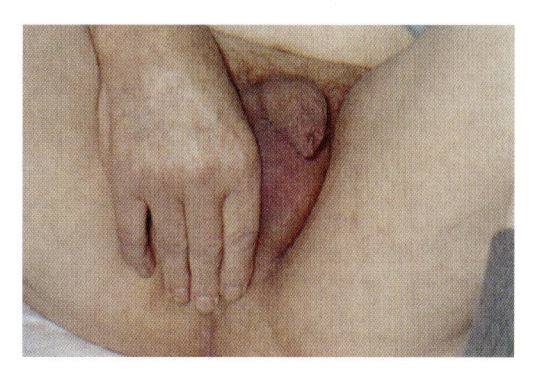

Abb. 4.9 Selbstkontrolle auf dem Centrum tendineum.

Patient wird dann aufgefordert zu kontrahieren. Eine kurze und intensive Dehnung der Beckenbodenmuskeln kann eine reflexartige Muskelkontraktion auslösen. Die Methode von Kabath macht sich kräftige Muskeln zunutze, um einen Overflow entstehen zu lassen. Einige arbeiten mit den Abduktoren und Außenrotatoren, andere mit den Adduktoren und Innenrotatoren. Biofeedback und Elektrostimulation sind Hilfsmittel, um eine Kontraktion auszulösen (siehe auch Kap. 4.4 und 4.5).

Wenn der Patient eine gute Propriozeption hat, und den Beckenboden bewusst anspannt und entspannt, kann mit gezielten Übungen für die Beckenbodenmuskeln begonnen werden.

> **Zusammenfassung: Anfangsphase**
>
> Die Basisübungen beinhalten das Erlernen von An- und Entspannung des Beckenbodens in Rückenlage mit gebeugten Beinen oder in Seitlage. Die meisten haben in der Anfangsphase keine Probleme. Treten Schwierigkeiten auf, so kann ein Stretch, leichte Klopfungen, die Methode von Kabath, Elektrostimulation oder Biofeedback verwendet werden, um das Anspannen der Beckenbodenmuskeln zu erleichtern.

4.3.2 Gezielte Übungen für die Beckenbodenmuskulatur

Es werden unterschiedliche Arten von Übungen für die Beckenbodenmuskeln beschrieben. Einerseits wird versucht, die Kraft der Muskeln zu vergrößern, andererseits kann die Ausdauer der Muskeln verbessert werden. Krafttraining legt den Schwerpunkt auf die Intensität der Kontraktion, sie muss möglichst groß sein. Beim Ausdauertraining liegt der Akzent auf der Wiederholung der Anspannung. Zu Beginn der Therapie ist individuelle Begleitung eines jeden Patienten notwendig. Die Effektivität der verschiedenen Übungen wurde wenig untersucht. Die Übungsvarianten werden hier schematisch wiedergegeben.

Kurze, schnelle Kontraktionen und lange Kontraktionen

Der Patient spannt die Beckenbodenmuskeln 1 Sek. maximal an. Kurze, schnelle Kontraktionen fördern die Schnellkraft. Diese Übungen sind für Patienten von Nutzen, die bei plötzlichem Husten oder Niesen Urinabgang haben. Eine schnelle Reaktion der Muskeln kann hier Urinabgang vermeiden. Daraufhin wird der Patient aufgefordert, lange Kontraktionen auszuführen, z. B. soll er die Beckenbodenmuskeln 10 Sek. lang anspannen. Gelingt dies beispielsweise nur 4 Sek., wird versucht, die Dauer der Anspannung stufenweise zu erhöhen. Eine Verbesserung der Ausdauer erfordert Training.

Die Beckenbodenmuskeln bestehen aus schnellen (Typ 1) und langsamen (Typ 2) Fasern. Die Muskeln können einerseits lange Zeit einen bestimmten Tonus aufrechterhalten und können somit den Beckeninhalt aktiv unterstützen, andererseits müssen sie bei plötzlichem Husten oder Niesen innerhalb kurzer Zeit eine maximale Kraft entwickeln.

Differenzierte Muskelanspannung

Der Patient erhält ein besseres Bewusstsein seiner Beckenbodenmuskeln, wenn die verschiedenen Aspekte einer Beckenbodenkontraktion einzeln vermittelt werden. Oft wird mit dem analen Bereich begonnen. Es kann mit der Vorstellung gearbeitet werden, den Abgang von Luft zu unterdrücken. Danach folgt der urogenitale Bereich. Es kann suggeriert werden, das Wasserlassen zu unterdrücken. Dann wird der Unterschied zwischen Schließen, Hochziehen und Loslassen des Beckenbodens verdeutlicht. Die *Lift-Übung* erfordert eine Aufwärtsbewegung der Muskeln. Der Beckenboden bewegt sich in drei Stufen zunehmender Spannung nach innen. Danach entspannt der Patient in drei Stufen. Diese Bewegung nach innen lässt sich beobachten. Bei der Schließübung wird versucht, linken und rechten Teil des Beckenbodens zueinander zu ziehen, ohne dass es zu einer Aufwärtsbewegung kommt. Als Drittes wird zwischen oberflächlichen und tiefen Muskeln unterschieden. Die differenzierte Muskelarbeit erfordert Konzentration. Palpation der betreffenden Bereiche kann die Übungen erleichtern. Befindet sich das Becken in Retroversion, können die meisten Patienten den analen Bereich besser wahrnehmen. In Anteversion im Sitzen wird durch Druck auf den vordersten Abschnitt des Beckenbodens dieser Bereich besser wahrgenommen. Ein großer Ball ist bei einigen Patienten ein geeignetes Hilfsmittel. Es gibt Patienten, denen das differenzierte Anspannen nicht gelingt.

Koordinationsübungen

Übungen für die Beckenbodenmuskeln können mit Übungen für andere Muskelgruppen kombiniert werden. Zu Beginn sind die kombinierten Bewegungen klein und einfach wie ein Bein anziehen und gleichzeitig die Beckenbodenmuskeln anspannen. Danach folgen komplexere Bewegungen, z.B. beide Beine in Außenrotation und Abduktion bringen. Diese Übungen lassen sich stark variieren.

Übungen mit Veränderung der Ausgangsstellung

Die Übungen werden schwieriger, wenn die Ausgangsstellung verändert wird und die Schwerkraft stärker auf den Beckenboden einwirken kann. Mögliche Steigerungen sind Rückenlage, Seitlage, Vierfüßlerstand, Sitz, Kniestand und Stand. Statische Veränderungen können Beckenbodenprobleme verursachen. Einige Patienten haben einen stärkeren Urinabgang, wenn sie hochhackige Schuhe tragen oder wenn sie über eine schräge Ebene laufen. Eine Hyperlordose kann den abdominalen Druck auf das Urogenitalgebiet erhöhen. Übungen zur Haltungskorrektur bringen das Becken wieder in Balance, die Traktionswinkel verändern sich und die Aufhängung wird verbessert.

Übungen in Verbindung mit Atemübungen

– Einatmen, ausatmen, Beckenbodenmuskulatur anspannen
– Einatmen, ausatmen, Beckenbodenmuskulatur anspannen und bei erneuter Einatmung halten
– Beckenbodenmuskulatur anspannen, ein- und ausatmen

Das Zwerchfell senkt sich bei der Einatmung, der Druck auf den Bauchinhalt steigt und der Druck auf den Beckenboden nimmt zu. Bei der Exspiration sinkt der abdominale Druck. Hierdurch verringert sich der Druck auf den Beckenboden (Abb. 4.10).

Die Atmung kann fazilitierend wirken. Die Beckenbodenmuskeln werden während der Inspiration durch den Druckanstieg im Bauchraum passiv

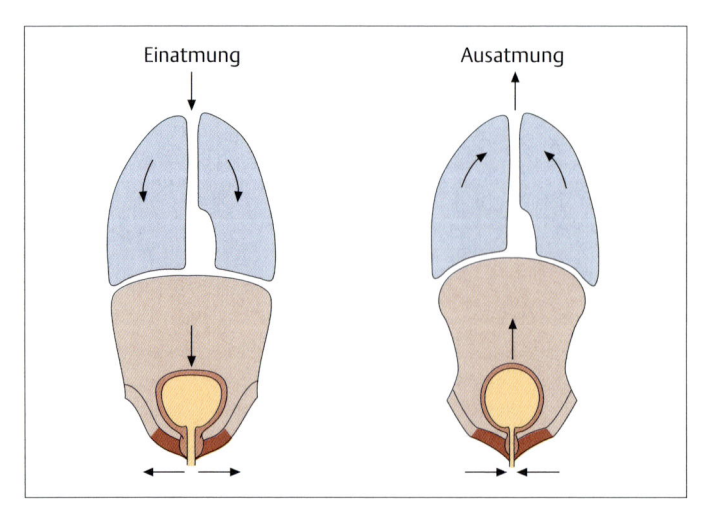

Abb. 4.10 Einfluss der Atembewegung auf den Beckenboden.

gedehnt. Während der Exspiration wird die Beckenbodenkontraktion fazilitiert. Beim Husten oder Niesen wird die Luft mit Kraft aus der Lunge gepresst. Bauchmuskeln und Interkostalmuskeln ziehen sich zusammen. Normalerweise spannen sich auch die Beckenbodenmuskeln an. Sind sie zu schwach, bewegen sie sich durch den erhöhten abdominalen Druck nach außen. Hier soll der Patient lernen, eine bewusste, aktive Kontraktion des Beckenbodens vor jedem Husten, Niesen oder Lachen durchzuführen. Automatismus kann durch wiederholtes Üben entstehen. Die Übung wird regelmäßig während der Behandlung kontrolliert.

Übungen gegen Widerstand

Manueller Widerstand kann anal oder vaginal und in verschiedenen Richtungen gegeben werden. Hilfsmittel können verwendet werden (siehe auch Kap. 4.4). Bauchmuskelübungen oder Husten sind Widerstandsübungen, da sich der Druck auf den Beckenboden dabei erhöht (Abb. 4.11).

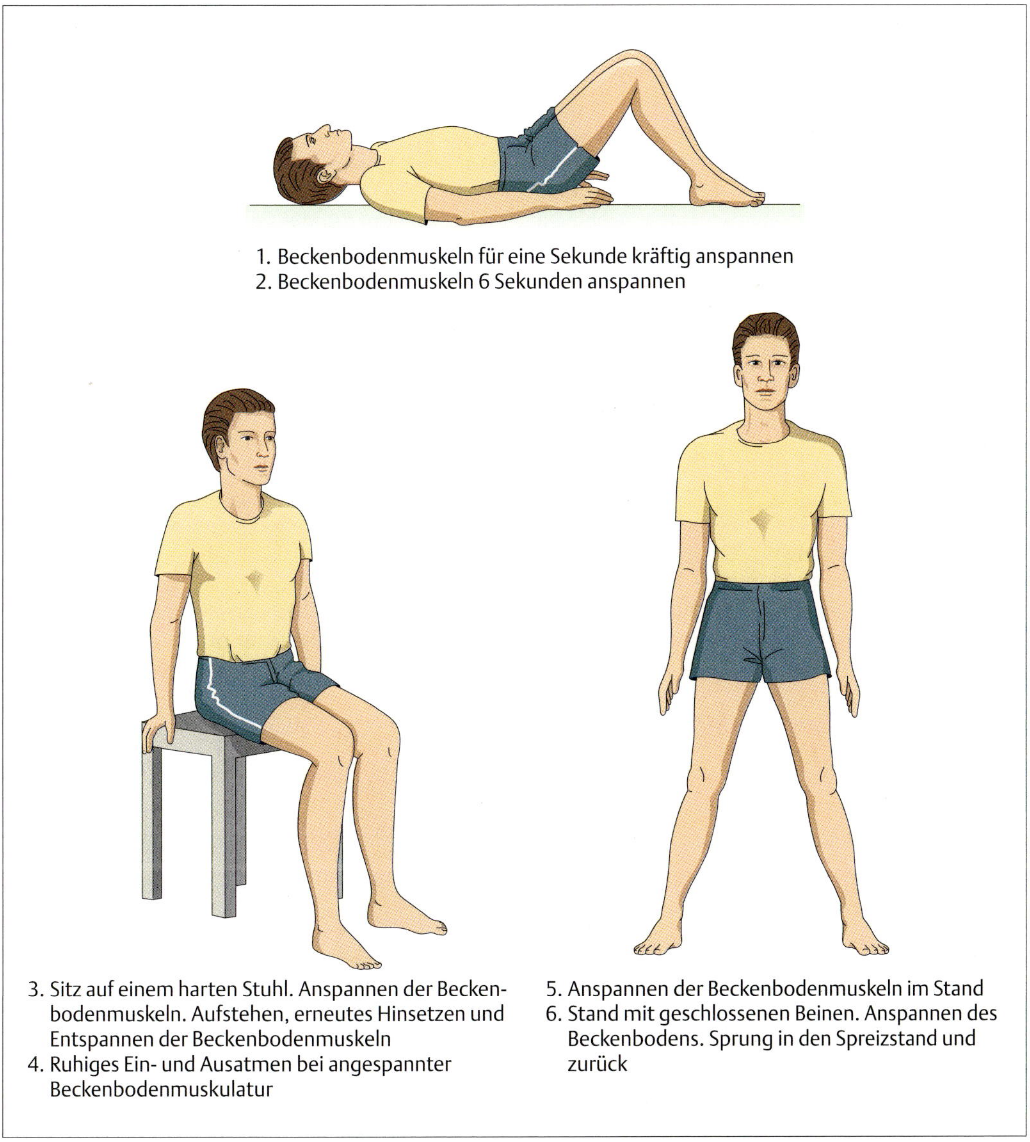

1. Beckenbodenmuskeln für eine Sekunde kräftig anspannen
2. Beckenbodenmuskeln 6 Sekunden anspannen
3. Sitz auf einem harten Stuhl. Anspannen der Beckenbodenmuskeln. Aufstehen, erneutes Hinsetzen und Entspannen der Beckenbodenmuskeln
4. Ruhiges Ein- und Ausatmen bei angespannter Beckenbodenmuskulatur
5. Anspannen der Beckenbodenmuskeln im Stand
6. Stand mit geschlossenen Beinen. Anspannen des Beckenbodens. Sprung in den Spreizstand und zurück

Abb. 4.11 Übungsbeispiele.

> **Zusammenfassung: Gezielte Beckenboden-übungen**
>
> Mit gezielten Übungen für die Beckenbodenmuskeln können unterschiedliche Ziele verfolgt werden. Einerseits können sie kräftigen, andererseits entspannen. Sie können die Muskelkraft, aber auch die Ausdauer verbessern. Die Übungen können mit Veränderung der Ausgangsstellung, differenziertem Anspannen oder in Kombination mit anderen Übungen ausgeführt werden.

4.3.3 Funktionelle Übungen

Die Übungen werden in das alltägliche Leben integriert. Der Patient lernt, den Beckenboden während bestimmter Tätigkeiten wie Treppensteigen, Autofahren, In-die-Hocke-Gehen, Fernsehen, Laufen, Stehen und Sitzen anzuspannen. Diese Übungen können jederzeit durchgeführt werden. Menschen mit wenig Zeit haben also keinen Grund, nicht zu üben. Die Chance erhöht sich, dass das Üben auch später fortgesetzt wird. Automatismus kann durch langes, wiederholtes Üben entstehen.

Patienten mit schweren Absenkungen ist von Aktivitäten wie Hüpfen, Springen und Rennen abzuraten.

Programm für zu Hause

Die Patienten werden angehalten, die Übungen zu Hause regelmäßig zu wiederholen. Die Anzahl geforderter Kontraktionen variiert von Therapeut zu Therapeut. Einige verlangen 300, während Andere 30 Kontraktionen verlangen.

4.4 Biofeedback

Biofeedbacktraining bedeutet, dass dem Patienten ein physiologischer Prozess mit Hilfe eines visuellen Bildes, eines Geräuschs oder eines taktilen Signals verdeutlicht wird. Die Effektivität dieser Methode konnte bereits für verschiedene medizinische Gebiete nachgewiesen werden und wird oft bei der Behandlung von Inkontinenz verwendet. Die Methode hat Vorteile: der Patient lernt, die Muskeln richtig zu gebrauchen und bekommt fortwährend eine Rückmeldung, was die Motivation vergrößert. Die einfachste Form ist verbales Feedback. Der Therapeut kontrolliert vaginal oder anal und beurteilt jede Kontraktion. Ermutigung und Korrektur stimulieren den Patienten.

Der Patient kann sich selbst vaginal oder anal kontrollieren, wodurch er/sie ein taktiles Signal erhält. Viele Therapeuten empfehlen ihren Patienten, so zu Hause in sitzender Position zu üben.

Neben dem am meisten verwendeten *muskulären Biofeedback* kann auch *vesikales Biofeedback* angewandt werden. Hierfür ist eine Spezialapparatur erforderlich (siehe Kap. 4.6.3).

4.4.1 Vaginalkegel

Es können Hilfsmittel verwendet werden, die ein taktiles Signal liefern. Durch das Gefühl, das Hilfsmittel zu verlieren, entsteht ein *sensibles Feedback*, wodurch der Patient besser anspannen kann.

Für Frauen wurden Vaginalkegel entwickelt. Ein Set von 5 Kegeln von 20–70 g bietet die Möglichkeit, die Beckenbodenmuskeln gegen Widerstand zu trainieren. Die Übungen können in unterschiedlichen Ausgangsstellungen ausgeführt werden

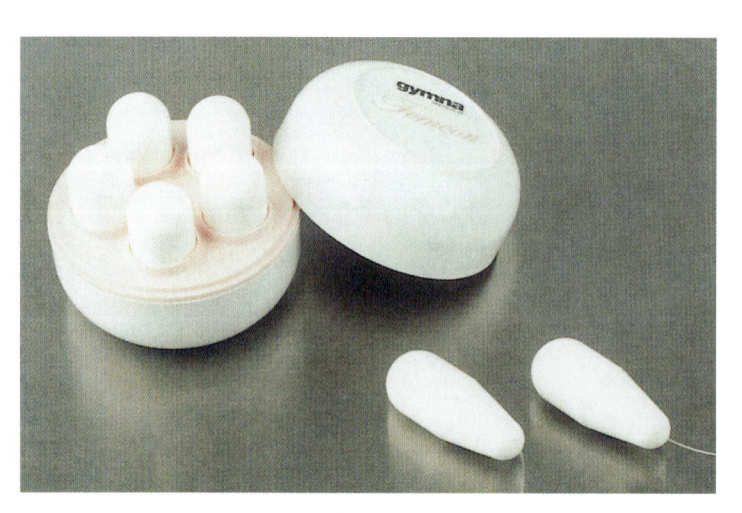

Abb. 4.12 Vaginalkegel.

(Abb. 4.12). Einige Patienten beherrschen ihren Beckenboden im Liegen gut, haben aber im Sitz oder Stand weniger Kontrolle darüber. Außerdem werden die Patienten angespornt, da sie Fortschritte verbuchen können. Vaginalkegel haben auch Nachteile, sie können nicht bei jeder Patientin verwendet werden. Einige wollen, andere können damit nicht üben. Die Kegel sind für Frauen mit zu enger oder zu breiter Vagina ungeeignet. Bei einer Senkung wird der Vaginalkegel manchmal herausgeschoben. Oder durch den Prolaps entsteht ein Widerstand, der verhindert, dass der Kegel nach außen kommt. Einige Patienten können selbst den leichtesten Vaginalkegel nicht halten, für andere ist das Halten des schwersten Kegels noch zu einfach.

4.4.2 Perineometer

Schon 1951 benutzte A. Kegel, der Pionier des Beckenbodentrainings, ein Perineometer. Das Perineometer ist ein einfaches Gerät, das aus einer luftgefüllten Sonde besteht, die mit einem Druckmesser verbunden ist. Ein Kondom wird über die Sonde gestülpt und in die Vagina oder den Anus eingebracht (Abb. 4.13). Der Patient spannt den Beckenboden an und kontrolliert dies mittels eines Manometers. Diese Methode schafft die Möglichkeit, gezielter die Kraft und Ausdauer der Beckenbodenmuskeln zu verbessern.

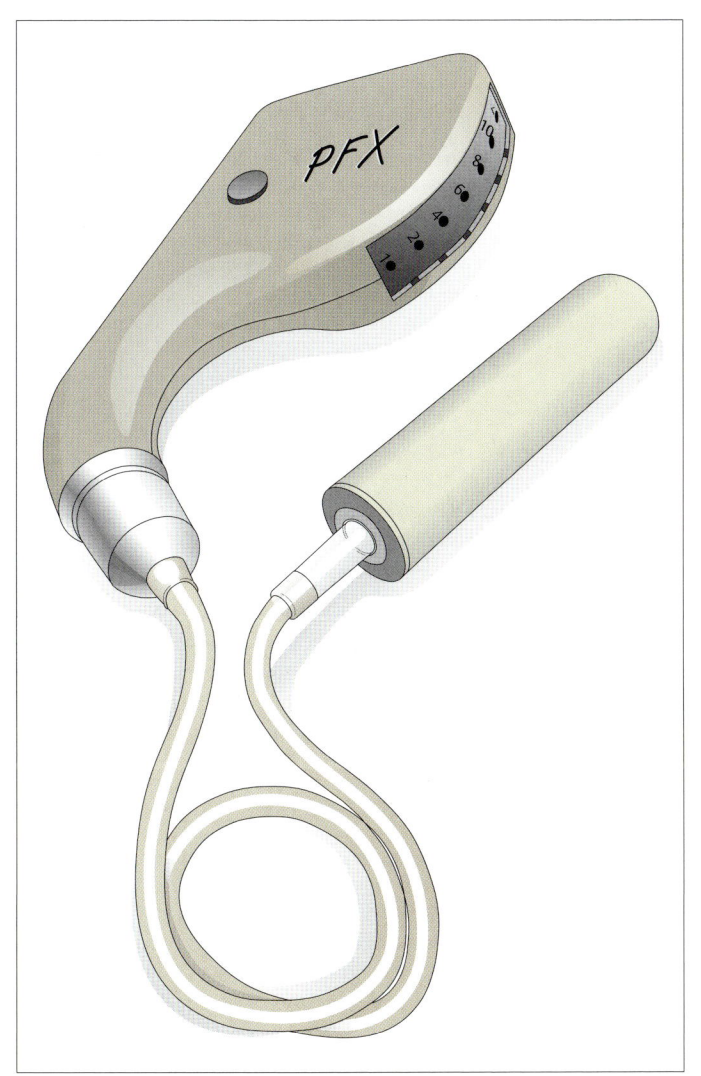

Abb. 4.13 Perineometer.

4.4.3 Biofeedbackgerät

In zunehmendem Maße werden Biofeedbackgeräte entwickelt, die an einen Computer angeschlossen werden und die Beckenbodenkontraktion als Geräusch oder Lichtsignal wiedergeben. Die meisten dieser Geräte verwenden eine vaginale oder anale Sonde, Hautelektroden, eine Referanzelektrode, ein visuelles oder akustisches Signal und 1 oder 2 Kanäle. Es kann mit EMG-Elektroden gearbeitet werden, wobei das elektrische Potential der Muskeln registriert und in ein Licht- oder Akustiksignal umgesetzt wird (Abb. 4.14). Die Refernezelektrode wird in Höhe des Sakrums oder am Unterschenkel angebracht. Eine andere Methode ist die Verwendung einer vaginalen oder analen Drucksonde, wobei die Muskelarbeit in mechanischen Druck umgesetzt und in mmHg oder cmH$_2$O ausgedrückt wird. Ein Gleitmittel erleichtert das Einführen der Sonde. Die Kontraktionsdauer und die Pausendauer wird den Möglichkeiten des Patienten angepasst. Nach Gebrauch wird die Sonde gut desinfiziert. Es sind auch Einwegsonden auf dem Markt.

Biofeedbacktraining bietet Vorteile: jede Beckenbodenkontraktion und jede Entspannung wird kontinuierlich wiedergegeben. Die Information ist deutlich: wird der Beckenboden in 3 Stufen angespannt, wird auch das Signal entsprechend stärker. Biofeedback ist genauer als verbales Feedback, bei dem die Rückmeldung immer später erfolgt. Biofeedbacktraining kann auch zum Erlernen der Entspannung hilfreich sein. Dem Patienten wird ein visuelles Bild des Spannungszustands der Beckenbodenmuskeln geliefert und er lernt, diese Muskeln durch wechselndes Anspannen und Entspannen besser zu entspannen.

Biofeedback ist eine effiziente Ergänzung zu den Beckenbodenübungen und erfordert eine aktive Mitarbeit sowohl auf körperlicher als auch mentaler Ebene. Meist reagieren die Patienten positiv auf Biofeedbacktraing, viele wünschen diese Ergänzung sogar. Biofeedback darf jedoch nicht als Ersatz für vaginal oder anal kontrollierte Anspannung angesehen werden.

> **Zusammenfassung: Biofeedback**
>
> Durch Sehen, Hören oder Fühlen wird dem Patienten beim Biofeedbacktraining ein physiologischer Prozess verdeutlicht. Bei der Beckenbodenrehabilitation können Hilfsmittel wie Vaginalkegel, Perineometer oder ein Biofeedbackgerät den Patienten zum Üben motivieren. Die Propriozeption wird verbessert. Die Muskulatur kann gekräftigt oder entspannt werden.

4.5 Elektrostimulation

Die Elektrostimulation ist bei bestimmten Indikationen ein wichtiger Bestandteil der Beckenbodenrehabilitation.

4.5.1 Wirkung der Elektrotherapie auf die unteren Harnwege

Die Elektrostimulation hat verschiedene Wirkungen auf die unteren Harnwege:

– Sie wird als neuromuskuläre Fazilitationstechnik eingesetzt, da sie eine willkürliche Kontraktion erleichtert und somit die Propriozeption verbessert.
– Sie kräftigt die Beckenbodenmuskulatur.
– Sie entspannt die Blase, indem sie sich den Perineodetrusor-Inhibitionsreflex zunutze macht. Der Blasendruck sinkt und die Blasenkapazität nimmt zu.
– Sie kann schmerzstillend wirken.

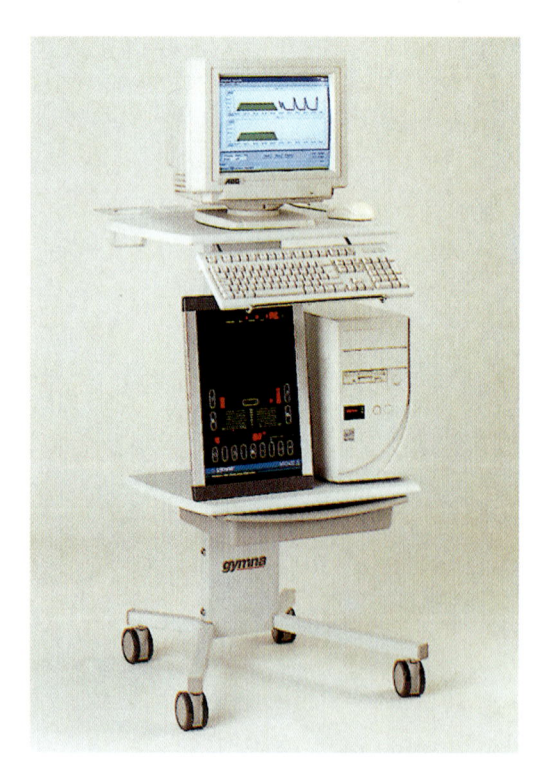

Abb. 4.14 Biofeedbackgerät.

- Sie erhöht die Vaskularisierung.
- Einige günstige Effekte wurden bei der Behandlung von Erektionsstörungen erzielt.
- Sie wird bei der Behandlung neurologischer Läsionen verwendet.

Die Elektrostimulation ist im Gegensatz zu den Beckenbodenübungen eine passive Technik. Bei der Behandlung von Inkontinenz wird eine Stromform verwendet, die gut vertragen wird. Es wird bevorzugt eine biphasische, niederfrequente Stromform verwendet.

Die Elektrostimulation kann als einzige Therapie oder in Kombination mit aktiven Übungen stattfinden. Bei Stressinkontinenz bestimmt die Kraft der Beckenbodenmuskeln, ob Elektrostimulation verwendet wird. Patienten mit schwachen Beckenbodenmuskeln (Wert: 0–2) sollten Elektrotherapie zur Verbesserung der Propriozeption erhalten. Bei Dranginkontinenz ist neben Übungen immer Blasentraining und Elektrotherapie indiziert.

4.5.2 Elektrische Parameter

Es werden fünf Parameter eingestellt: Frequenz, Impulsdauer, Dauer der Behandlung, Arbeitszeit der Muskulatur und Pausendauer.

- Die Frequenz wird in Hz ausgedrückt und variiert in Abhängigkeit zur behandelten Pathologie:
  - 5–10 Hz zur Blaseninhibition und Tonuserhöhung.
  - 33–100 Hz zur Verbesserung der Propriozeption und bei Sphinkterinsuffizienz.
- Die Impulsdauer wird in Mikro- oder Millisekunden ausgedrückt und variiert von 20 Mikrosekunden – 5 Millisekunden. Je niedriger die Impulsdauer, desto angenehmer für den Patienten. Wir empfehlen eine Impulsdauer von 200–600 Mikrosekunden.
- Die Pausendauer ist doppelt so lang wie die Arbeitszeit des Muskels. Meist wird eine Arbeitszeit von 6 Sek. eingestellt.
- Die Behandlungsdauer beträgt 10–15 Min..
- Sind die Parameter festgelegt, kann die Behandlung beginnen. Die Intensität wird während der Arbeitszeit erhöht.
- Die Intensität ist individuell zu regulieren. Zu Beginn der Behandlung kann Elektrotherapie als unangenehm empfunden werden. Die Intensität wird darum langsam erhöht, ohne die Schmerzgrenze zu überschreiten.

Es gibt verschiedene Methoden, um günstig auf die unteren Harnwege einzuwirken. Im akuten Stadium kann maximal stimuliert werden, im chronischen Stadium mit einer geringeren Intensität. Die Reizung kann äußerlich oder innerlich, nämlich vesikal, vaginal oder anal erfolgen.

4.5.3 Arten von neuromuskulärer Elektrostimulation

Äußere Stimulation mit analer oder vaginaler Sonde

Die am Häufigsten verwendete Technik ist die äußere Stimulation mit analer oder vaginaler Sonde (Abb. 4.15). Meist werden anale oder vaginale Sonden mit Ringelektroden verwendet. Eine Punktelektrode ermöglicht lokal begrenztes Arbeiten. Es wird mit biphasischem, niederfrequentem Strom gearbeitet, um Gewebeschäden zu vermeiden. Asymmetrische Stromformen werden zur Schmerzlinderung verabreicht, sonst wird eine symmetrische, biphasische Stromform gewählt.

Besteht keine neurologische Läsion, soll die Reizung keine direkte Aktivierung der glatten Muskulatur bewirken, sondern der N. pudendus soll einen Reflexbogen auslösen, der die Schließung der Urethra beeinflusst und die Blase inhibiert.

Besitzt der Patient ein gutes Bewusstsein über Spannung und Entspannung, kann die Elektrostimulation mit aktiver Muskelarbeit kombiniert werden. Der Patient entspannt bewusst in den Pausen. Elektrostimulation und Biofeedback können auch

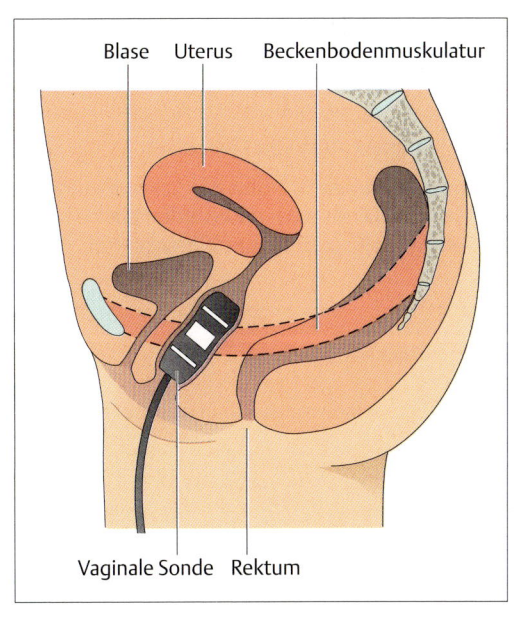

Abb. 4.15 Äußere Stimulation mit vaginaler Sonde.

zusammen angewendet werden. Elektrische Impulse und freiwillige Kontraktionen, die auf dem Biofeedbackgerät sichtbar sind, wechseln sich ab. So wird die korrekte Ausführung der Kontraktion erleichtert.

Äußere Stimulation mit perinealen Oberflächen-Elektroden

Neben einer analen oder vaginalen Sonde können perineale Oberflächen-Elektroden benutzt werden. Reizung der perinealen Haut löst eine reflektorische Kontraktion der Beckenbodenmuskeln aus und inhibiert die Detrusoraktivität.

Interferenzstromtherapie

Eine weitere Form der Elektrotherapie ist die Interferenzstromtherapie. Sie wird in den letzten Jahren immer seltener verwendet. Interferenzstrom setzt sich zusammen aus Mittelfrequenzströmen und Niederfrequenzstrom. Die eingestellten Parameter entsprechen der äußeren Stimulation mit analer oder vaginaler Sonde. Es kann mit zwei oder mit vier Polen gereizt werden. Beim zweipoligen Arbeiten werden entweder beide Elektroden unter den Sitzbeinhöckern platziert oder eine unter den Sitzbeinhöckern und eine distal des Schambeins. Beim vierpoligen Arbeiten werden 2 Elektroden auf dem Bauch und 2 an der Innenseite der Oberschenkel angebracht. Eine Basisfrequenz von 2.000 Hz wird gegenüber einer Basisfrequenz von 4.000 Hz bevorzugt. Der Vorteil dieser Methode ist, dass keine Sonde verwendet wird. Nachteilig ist, dass eine Kontraktion schwer auszulösen ist.

Implantation von Elektroden

Elektroden können in Höhe des Sakrums implantiert werden. Diese Methode erfordert einen chirurgischen Eingriff, kann aber erfolgreich sein.

4.5.4 Kontraindikationen für Elektrostimulation

Kontraindikationen für die Elektrostimulation sind:

- Blutverlust
- Patienten mit Schrittmachern
- Starkes Harnverhalten
- Pathologien der oberen Harnwege
- Obstruktion der Urethra
- Schwangerschaft
- Vollständige Denervierung der Muskeln

Relative Kontraindikationen sind:

- Menstruation
- Harnwegsinfekt

> **Zusammenfassung: Elektrostimulation**
>
> Elektrostimulation verbessert Kraft und Ausdauer der Beckenbodenmuskulatur und der Harndrang nimmt ab. Die antrainierte Muskelkraft verschlechtert sich schnell wieder, wenn die Muskeln im Alltag nicht eingesetzt werden. Eine Kombination von aktiver Muskelarbeit und Elektrostimulation ist empfehlenswert. Die Stimulation kann äußerlich mit vaginaler oder analer Sonde oder Hautelektroden erfolgen, oder es können Elektroden implantiert werden.

4.6 Blasentraining

Blasentraining ist für Menschen geeignet, die oft auf die Toilette müssen, jedes Mal kleine Mengen Urin lassen, inkontinent sind oder ein fehlerhaftes Miktionsverhalten aufweisen, aber auch für diejenigen, die zu wenig urinieren. Das Blasentraining empfiehlt sich bei verschiedenen Formen von Inkontinenz, Miktionsdrang und fehlerhaftem Miktionsverhalten. Die Ursache der Pathologie muss bekannt sein, bevor mit dem Blasentraining begonnen werden kann. In bestimmten Fällen wie bei einer Blaseninfektion, einer Obstruktion oder bei Einnahme von bestimmten Medikamenten müssen andere Therapien erfolgen.

Ziele des Blasentrainings sind:

- Trinkgewohnheiten anzupassen,
- Anzahl der Miktionen zu normalisieren,
- Blasenkapazität zu erhöhen oder zu vermindern,
- Miktionsverhalten zu verbessern.

Ein gutes Blasentraining kann sich positiv auf die Inkontinenz auswirken oder einer Inkontinenz vorbeugen. Oft werden zur Unterstützung Medikamente verschrieben. Blasentraining kann auf verschiedene Weisen gestaltet werden.

4.6.1 Trinkgewohnheiten

Die Anzahl der *Miktionen* wird durch die aufgenommene Flüssigkeitsmenge beeinflusst. Viele inkontinente Patienten nehmen darum weniger Flüssigkeit zu sich. Wir empfehlen trotzdem jedem, 1,5 Liter pro Tag zu trinken. Zu viel Kaffee, Tee und Alkohol müssen vermieden werden, da sie diuretisch wirken.

4.6.2 Toilettenbesuch

Ein regelmäßiger Toilettenbesuch ist notwendig. Als normal können 4–8 *Blasenentleerungen* pro Tag angesehen werden. Als problematisch gilt das Überschreiten von 10–12 Miktionen täglich. Häufiger Toilettenbesuch kann aus Angst vor Urinabgang, aus Gewohnheit, aus Langeweile oder aus Angst vor Verschlechterung einer bestehenden Blasenabsenkung resultieren.

4.6.3 Blasentraining

Blasentraining zielt darauf ab, die Blasenkapazität zu normalisieren. Die *Urinmenge* pro Miktion sollte größer als 150 ml und kleiner als 600 ml sein. Menschen, die jedes Mal nur 50–75 ml urinieren, ärgern sich über ihre häufigen Toilettenbesuche.

Miktionskalender

Die einfachste Methode ist die Verwendung eines Miktionskalenders oder eines Miktionstagebuchs (Abb. 4.16). Sowohl nachts als auch tagsüber werden die Miktionszeiten notiert und die Urinmengen mit Hilfe eines Messbechers ermittelt. Es wird festgehalten, was und wie viel getrunken wird. Miktio-

	Montag			Dienstag		
	Urin	Flüssigkeitsaufnahme	Urinabgang	Urin	Flüssigkeitsaufnahme	Urinabgang
1:00						
2:00						
3:00						
4:00						
5:00						
6:00						
7:00						
8:00						
9:00						
10:00						
11:00						
12:00						
13:00						
14:00						
15:00						
16:00						
17:00						
18:00						
19:00						
20:00						
21:00						
22:00						
23:00						
24:00						
	Menge an Einlagen			Menge an Einlagen		

Abb. 4.16 Miktionskalender.

nen und Trinkgewohnheiten werden mindestens 3 Tage lang notiert.

Der Miktionskalender besitzt zwei wichtige Funktionen: einerseits liefert er essentielle diagnostische Informationen, andererseits spielt er bei der Behandlung eine wichtige Rolle. Sind Defizite ersichtlich, so werden sie besprochen und ein Blasentraining durchgeführt. In jeder Sitzung werden die Fortschritte analysiert. Objektive Kriterien dabei sind eine Verminderung der Anzahl der Miktionen und eine Verbesserung der Blasenkapazität.

- Es kann von den Miktionsgewohnheiten des Patienten ausgegangen werden, um allmählich die Miktionsfrequenz und die Blasenkapazität zu normalisieren.
- Es kann auch von einem festen Schema ausgegangen werden, bei dem der Patient zu festgesetzten Zeitpunkten trinkt und uriniert. Diese Methode wird bei Kindern und Patienten mit nachlassender mentaler Fähigkeit angewendet. Die Zielsetzung ist identisch.
- Es kann andererseits von der Länge der Zeit ausgegangen werden, die der Patient trocken ist. Ist ein Patient beispielsweise 1 Stunde trocken, soll er jede Stunde urinieren. Die Abstände zwischen den Miktionen werden wöchentlich verlängert, es darf jedoch kein Urin abgehen.

Zur Kontrolle kann ein Uroflow die Miktion graphisch wiedergeben.

Um das Gefühl von Harndrang zu vermindern, wird das Blasentraining mit Übungen für die Beckenbodenmuskeln kombiniert. Durch die Übungen sollen ja die Blasenkontraktion über den Perineodetrusor-Inhibitionsreflex inhibiert werden. Auf diese Weise bilden die Übungen eine Hilfe, um das Wasserlassen hinauszuschieben.

Intravesikales Feedback

Blasentraining kann auch durch intravesikales Feedback gegeben werden. Diese Methode wird nur gewählt, wenn die vorige Methode zu unbefriedigenden Ergebnissen führte. Es wird dazu eine urodynamische oder vereinfachte Apparatur benötigt. Die Blase wird langsam durch einen Katheter gefüllt. Tritt Harndrang auf, versucht der Patient dieses Gefühl durch Beckenbodenübungen zu unterdrücken und bekommt ein visuelles Bild der unwillkürlichen Blasenkontraktion geliefert. In jeder Sitzung wird versucht, die Blasenkapazität zu vergrößern. Diese Methode wird nur in Krankenhäusern verwendet.

4.6.4 Miktionsverhalten

Schon Kinder können ein fehlerhaftes *Miktionsverhalten* entwickeln. Es kann entstehen, wenn Schmerzen beim Wasserlassen auftreten, das Kind sich keine Zeit für die Miktion lässt, es so schnell wie möglich fertig sein will, weil die Toilette eklig ist oder das Kind ganz in seinem Spiel aufgeht. In der Behandlung wird das Kind oder der Erwachsene zunächst ausreichend über die Miktion informiert. Eine gute Sitzhaltung und genügend eingeplante Zeit bei der Miktion sind essentiell (Abb. 4.17). Die Therapie beinhaltet Entspannungsübungen für die Beckenbodenmuskeln. Ist der Patient insgesamt sehr angespannt, sollten allgemeine Entspannungsübungen das Blasentraining unterstützen. Bei einer richtigen Blasenentleerung wird nicht gepresst, der Urinstrahl wird nicht unterbrochen und die gesamte Blase soll entleert werden. Letzteres wird kontrolliert, indem der Patient nach dem Urinieren die aufrechte Position einnimmt, sich dann wieder hinsetzt und erneut versucht zu urinieren, es sollte kein weiterer Urin abgegeben werden können. Kinder bekommen eine Fußbank, damit die Füße während der Entleerung gut unterstützt sind. Mit einer Sanduhr kann das Kind ansport werden, 1 Min. auf

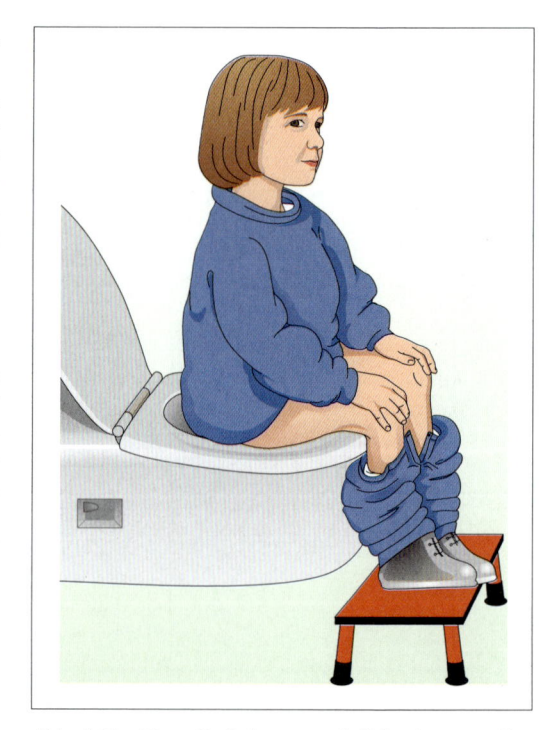

Abb. 4.17 Diese Sitzhaltung ermöglicht eine gute Blasenentleerung.

der Toilette sitzen zu bleiben. Die Verwendung eines Miktionsstuhls oder eines Uroflows kann die Vorstellung von einem richtigen Miktionsverhalten vermitteln. Die Erfahrung lehrt uns, dass Blasentraining ausreichend lange begleitet werden muss, da es oft zu Rückfällen kommt.

> **Zusammenfassung: Blasentraining**
>
> Die Ziele des Blasentrainings sind:
> - Trinkgewohnheiten anzupassen, wobei eine Trinkmenge von 1,5 l pro Tag empfohlen wird.
> - Anzahl der Miktionen zu normalisieren, wobei von einer Norm von 4–8 *Harnentleerungen* pro Tag ausgegangen wird.
> - Blasenkapazität zu vergrößern oder zu verkleinern, die *Urinmenge* pro Miktion sollte mehr als 150 ml betragen, aber einen Wert von 600 ml nicht überschreiten.
> - Miktionsverhalten zu verbessern, es soll nicht gepresst werden, der Harnstrahl soll nicht unterbrochen werden und es soll alles ausgeschieden werden.

4.7 Unwillkürliches Harnlassen bei Kindern

Es soll hier eine Beschränkung auf die physiotherapeutische Behandlung von Kindern mit Enuresis nocturna und Kindern mit fehlerhaftem Miktionsverhalten erfolgen.

4.7.1 Enuresis nocturna

Bettnässen oder Enuresis nocturna wird definiert als unwillkürliche Blasenentleerung während des Schlafes nach dem Muster der normalen Miktion in einem Alter, in dem Blasenkontrolle und Reinlichkeit erwartet werden.

Behandlung

Die Behandlung muss immer in einer positiven Atmosphäre stattfinden. Verständnis, Motivation, Wiedererlangung von Selbstvertrauen und eine entspannte Atmosphäre sind notwendige Elemente dieser Therapie. Ein motiviertes Kind und motivierte Eltern erhöhen die Erfolgsaussichten.

Die Therapie beginnt mit einem Gespräch, in dem über das Einnässen informiert wird.

- Tritt der Urinabgang tagsüber/nachts auf?
- Gab es schon immer einen Abgang von Urin oder gab es zwischendurch eine Phase der Kontinenz?
- Treten Blasenentzündungen häufig auf?
- Wie ist das Miktionsverhalten?
  - Lässt sich das Kind Zeit für die Miktion?
  - Negiert das Kind den Miktionsdrang?
  - Unterbricht das Kind den Urinstrahl?
  - Tritt häufig Harndrang auf?
- Tritt der Urinabgang unter Belastung auf?
- Gibt es Probleme mit dem Stuhlgang?
- Wie viel Urin geht ab: einzelne Tropfen oder kommt es zu einer vollständigen Entleerung?
- Um ein genaues Bild von der Anzahl täglicher Miktionen, dem Miktionsvolumen und den Trinkgewohnheiten zu gewinnen, wird ein Miktionsprotokoll mitgegeben.

Es wird noch kontrovers über die Behandlungsstrategie bei bettnässenden Kindern diskutiert. Hier sollen die verschiedenen Methoden vorgestellt werden.

Training mit einer Klingelhose

Bei den meisten Kindern führt die Benutzung eines Klingelhöschens mit Detektor, der den Urinabgang sofort signalisiert, zur Behebung des Problems (Abb. 4.**18**). Manche Therapeuten empfehlen diese Behandlung ab einem Lebensalter von 8 Jahren. Gute Resultate können jedoch schon bei jüngeren Kindern erzielt werden. Die Erfolgsrate schwankt zwischen 75 und 92 % bei einer durchschnittlichen Benutzungsdauer von 2–4 Monaten. Es ist dafür zu sorgen, dass die Klingelhose auch schon bei den kleinsten Tropfen Urin reagiert. Mit einer Klingelhose lernt das Kind, auf eine volle Blase zu reagieren. Diese Behandlung fordert gutes Engagement von Seiten des Kindes und der Eltern.

Eine Kombination der Klingelhose mit den drei nachfolgenden Methoden, dem Miktionskalender und Blasentraining, Übungen für die Beckenbodenmuskeln und Belohnungen führt zu schnellerem Erfolg und senkt die Rückfallquote.

Miktionskalender und Blasentraining

Das Kind bekommt ein Arbeitsbuch, in dem es notiert, wie viel es trinkt, wie viel es uriniert und in welchen Nächten es trocken bzw. nass war. Nachts können folgende Situationen eintreten:

- Vollständig trocken
- Quasi trocken, nur einzelne Tropfen haben das Detektorsignal ausgelöst
- Nass

de Formel kommt dabei zur Anwendung: (Alter des Kindes +2) x 30 ml. Eine zu kleine Blase wird vergrößert, indem tagsüber die Harnentleerung hinausgezögert wird. Zur Unterstützung kann eine Medikamentengabe erfolgen. Einige Zentren warten mit dem Einsatz der Klingelhose, bis die Blase eine normale Kapazität erreicht hat, während andere Zentren die Blase vergrößern und gleichzeitig die Klingelhose verwenden. Als Richtlinien gelten 7 Miktionen pro Tag bei einer Flüssigkeitsaufnahme von 2 Gläsern während der Mahlzeit und 1 Glas um 10 und um 15 Uhr. Die Eltern kontrollieren die entspannte Sitzhaltung ihres Kindes während der Miktion und achten darauf, dass das Kind das Wasserlassen nicht unterbricht.

Wenn das Kind 14 Nächte trocken war, kann es in der ersten Woche vor dem Schlafengehen 1 Glas, in der folgenden Woche 2 Gläser Wasser erhalten. Die Klingelhose wird benutzt, bis das Kind weitere 14 Nächte trocken war. Dieses spezielle Training senkt die Rückfallquote. Bei den meisten Kindern geht die Klingelhose in 1–3 Nächten des Spezialtrainings an.

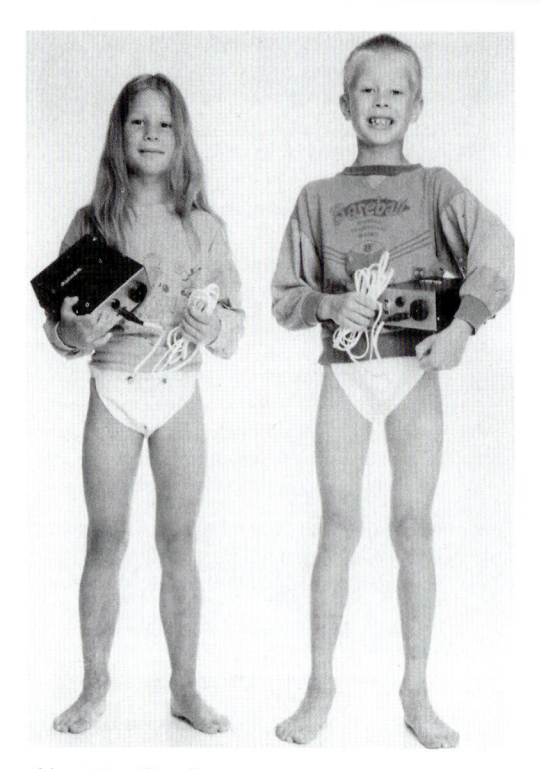

Abb. 4.18 Klingelhose.

Dieses Büchlein wird geführt, bis das Kind 14 Nächte lang vollständig trocken war (Abb. 4.19).

Das Blasentraining beinhaltet Richtlinien für die Miktion, die Flüssigkeitsaufnahme und das Miktionsverhalten. Die Größe der Blase wird untersucht und mit dem errechneten Wert verglichen. Folgen-

Übungen für die Beckenbodenmuskeln

Neben dem Blasentraining lernt das Kind, wie es durch Anspannen der Beckenbodenmuskeln Einnässen verhindern kann. Kinder mit einem zu kleinen Blasenvolumen erlernen die Übungen, um das Wasserlassen hinauszuzögern. Gezielteres Arbeiten ermöglicht das Biofeedbacktraining, wobei die Hautelektroden auf dem Centrum tendineum angebracht werden. Einige Zentren verwenden anstelle der Hautelektroden eine anale Sonde. Über den

	Montag	Dienstag	Mittwoch	Donnerstag	Freitag	Samstag	Sontag
Woche 1 ....bis....							
Woche 2 ....bis....							
Woche 3 ....bis....							
Woche 4 ....bis....							
Woche 5 ....bis....							

Prima! Wecker nicht angegangen, trocken

Gut! Wecker angegangen aber trocken

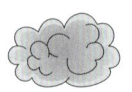

Schade! Nächstes Mal besser

Abb. 4.19 Kalendermethode.

Nutzen der Beckenbodenübungen für bettnässende Kinder wird noch diskutiert.

Belohnung

Das Kind kann belohnt werden, wenn es keinen oder nur einige Tropfen Urinabgang hatte. So wird die Motivation gesteigert. Eine direkte Belohnung, am Besten nachts, führt zu schnellerem Erfolg. Die Belohnung liegt jedes Mal an einer neuen Stelle, damit das Kind wach genug ist. Die Stelle wird zusammen mit dem Kind am Abend vorher festgelegt. Es hat sich gezeigt, dass die Verwendung von Pfennigen als Belohnung die Motivation erhöht. Eine bestimmte Anzahl trockener Nächte hintereinander gibt Anspruch auf eine größere Belohnung. Nach jeder Behandlung beim Therapeuten darf das Kind selbst wählen, was es die letzten 5 Min. am Liebsten tun möchte, z.B. Trampolin springen, Laufband, Übungen mit dem großen Ball. Erzielt das Kind gute Fortschritte, öffnet sich regelmäßig die Überraschungsdose mit kleinen Spielsachen. Die Therapie muss das Kind ansprechen.

Medikamente

Bei der Behandlung von kindlichem Bettnässen werden oft Medikamente verschrieben, entweder als einzige Therapie oder in Kombination mit anderen Behandlungsmethoden. Desmopressin (Minirin Spray) drosselt die nächtliche Urinproduktion. Oxybutin (Ditropan) ist ein Anticholinergikum, das den Miktionsdrang senkt und die Blasenkapazität erhöht. Trizyklisches Antidepressivum (Tofranil) besitzt eine anticholinerge Wirkung und erhöht den Tonus des Blasenhalses.

Nächtliches zur Toilette bringen

Das Nächtliche zur Toilette bringen des Kindes ist eine einfache Möglichkeit, um Bettnässen zu vermeiden. Einige Therapeuten lehnen diese Methode ab, da das Kind nicht lernt, auf eine volle Blase zu reagieren. Andere erzielen damit zumindest bei jüngeren Kindern gute Resultate. Das Kind muss ausreichend wach sein und die Blase vollständig entleeren. Ein vereinbartes Losungswort garantiert, dass das Kind wirklich wach ist. Das Wecken sollte auf ein Mal pro Nacht begrenzt bleiben.

Bett-Trocken-Training

Diese durch Azrin entwickelte Methode kommt zur Anwendung, wenn alle anderen Methoden versagt haben. Es handelt sich hierbei um ein kurzes, intensives Training, bei dem das Kind eine Nacht lang jede Stunde geweckt wird und auf die Toilette geht. Das Kind bekommt vor dem Schlafengehen und nach jedem Wasserlassen viel zu Trinken. Nach dieser intensiven Nacht folgen eine Anzahl Nächte, in denen die Zeitspanne zwischen jedem Wecken verlängert wird. Eine Erklärung für den Erfolg dieser Methode ist, dass das Kind lernt, nachts schneller wach zu werden. Laut Untersuchungen führt diese Methode nicht immer dazu, dass Kinder mit Enuresis nocturna schneller trocken werden.

Weitere Behandlungsmethoden

Hypnose, Akupunktur, Homöopathie, Psychotherapie und Reflexzonentherapie werden verwendet. Auch hier werden günstige Behandlungsresultate beschrieben, die wissenschaftliche Evidenz ist jedoch noch nicht nachgewiesen.

Manchmal muss das Kind in eine Klinik aufgenommen werden, wo ein Team aus Ärzten, Schwestern, Therapeuten und evtl. Psychologen zusammen mit den Eltern versucht, dem Kind zu helfen. Oft wird das Kind zusammen mit anderen Kindern aufgenommen, die sich gegenseitig anzuspornen und die Motivation vergrößern. Es werden sogar Gruppenlager organisiert, um eine gemeinsame Aufklärung und Behandlung zu ermöglichen.

Der Therapeut sollte bei der Behandlung des Bettnässens einige Gesichtspunkte beachten. Es wird eine Behandlungsstrategie gewählt und beibehalten. Nach spätestens 6 Monaten soll das Ziel erreicht sein. Sowohl das Kind als auch die Eltern müssen gut motiviert werden. Rezidive können auftreten, die Behandlung muss dann erneut aufgenommen werden. Ist das Kind nach wiederholten Behandlungsversuchen von Ärzten, Therapeuten und Eltern nicht motiviert, empfiehlt es sich, das Kind noch für einige Monate mit Einlagen schlafen zu lassen, bis es von selbst nach erneuter Behandlung fragt.

Zusammenfassung: Enuresis nocturna

Bettnässen oder Enuresis nocturna wird definiert als unwillkürliches Harnlassen während des Schlafes nach dem Muster der normalen Miktion in einem Alter, in dem eine Blasenkontrolle und Reinlichkeit erwartet werden. Die Behandlung kann aus verschiedenen Methoden bestehen: Weckapparat, nächtliches zur Toilette bringen, Miktionskalender, Blasentraining, Belohnung, Medikamente, Übungen für die Beckenbodenmuskeln und Bett-Training.

4.7.2 Fehlerhaftes Miktionsverhalten

Beim Wasserlassen zieht sich der Blasenmuskel zusammen und die Beckenbodenmuskulatur ist vollständig entspannt. Bei einem fehlerhaften Miktionsverhalten spannt sich der Sphinkter beim Urinieren an.

Harnwegsinfekte können ein fehlerhaftes Miktionsverhalten verursachen. Schmerzen beim Wasserlassen können ein unkoordiniertes Miktionsmuster erzeugen, es kommt nämlich zur Anspannung und nicht zur Entspannung der Beckenbodenmuskeln. Da sich der Blasenmuskel gegen Widerstand zusammenziehen muss, kann eine hypertrophischen Blase entstehen. Es wird von einer nicht-neurogenen Blase oder Hinman-Syndrom gesprochen. Aus Angst vor Schmerzen beim Urinieren wird die Miktion hinausgeschoben. Dabei nimmt das Kind eine typische Haltung ein. Ein fehlerhaftes Miktionsverhalten kann auch zu Harnwegsinfekten führen. Eine unvollständige Miktion und ständiger Restharn in der Blase vergrößert das Infektionsrisiko. Auch Pressen während der Miktion kann zum Anspannen des Beckenbodens führen und ein fehlerhaftes Miktionsverhalten erzeugen.

Obstipation und fehlerhaftes Miktionsverhalten können zusammen auftreten. In diesem Fall sollte die Obstipation zuerst behandelt werden. Manchmal löst sich das Problem des fehlerhaften Miktionsverhalten dann von selbst.

Behandlung

Blasentraining

Blasentraining ist bei Kindern mit fehlerhaftem Miktionsverhalten die geeignetste Therapie. Mit der Behandlung wird meist ab einem Alter von 5 Jahren begonnen. Manchmal werden auch jüngere Kinder überwiesen. Hier kann die Therapie erfolgreich sein, wenn das Kind ausreichend motiviert ist und die Behandlung begreift. Wie bei Kindern mit Enuresis wird auch hier empfohlen, zu festen Zeitpunkten zu urinieren. Als Richtlinien gelten 7 Miktionen pro Tag bei einer Flüssigkeitsaufnahme von 2 Gläsern pro Mahlzeit und 1 Glas um 10 und um 15 Uhr. Für Kinder mit einer kleinen Blase sind diese Richtwerte am Anfang zu hoch.

Die Eltern kontrollieren die entspannte Sitzhaltung während der Miktion und erinnern daran, das Wasserlassen nicht zu unterbrechen und nicht zu Pressen. Das Kind muss sich für die Miktion genügend Zeit lassen, eine Sanduhr könnte die Dauer vorgeben. Wir empfehlen 1 Min.. Die Füße sind während der Miktion unterstützt. Das Kind muss ruhig und ungestört sitzen können. Eine gute Hygiene und ein einladender Toilettenraum tragen zu einer entspannten Atmosphäre bei. Die Kinder führen einen Miktionskalender. Therapeuten, die in einem Krankenhaus arbeiten, können einen Uroflow verwenden, um dem Kind richtiges Urinieren beizubringen.

Übungen für die Beckenbodenmuskeln

Neben dem Blasentraining lernt das Kind, die Beckenbodenmuskeln zu entspannen und den Unterschied zwischen Spannung und Entspannung wahrzunehmen. Kinder mit kleinem Blasenvolumen oder einer instabilen Blasenkontraktion lernen, die Miktion hinauszuzögern. Es kann auch Biofeedbacktraining verwendet werden.

Medikamente und die Chirurgie spielen eine begrenzte Rolle bei der Behandlung von fehlerhaftem Miktionsverhalten. Anticholinergika bei Kindern mit starkem Miktionsdrang, kleiner Blasenkapazität oder Inkontinenz haben als zusätzliche Therapie ihren Nutzen bewiesen. Antibiotika in niedrigen Dosen werden bei einer Infektion gegeben. Ein chirurgischer Eingriff erfolgt, wenn eine anatomische Abweichung Ursache für ein fehlerhaftes Miktionsverhalten ist.

> **Zusammenfassung: Fehlerhaftes Miktionsverhalten**
>
> Bei fehlerhaftem Miktionsverhalten spannt sich der Sphinkter beim Wasserlassen an. Blasentraining ist hier die am häufigsten verwendete Therapie. Die Kinder werden ermutigt, zu festgesetzten Zeiten zu urinieren, eine entspannte Haltung während der Miktion einzunehmen, die Entleerung nicht zu unterbrechen und nicht zu pressen. Das Kind lernt, die Beckenbodenmuskeln während der Miktion zu entspannen.

4.8 Inkontinenz beim Mann

Die Anzahl junger Männer mit Inkontinenz ist gering. Männer besitzen einen guten Schließmechanismus der Blase. Trotzdem können verschiedene Ursachen zu Inkontinenz beim Mann führen. Inkontinenz kommt hauptsächlich bei alten Männern vor (siehe Abschnitt 9). Bei jüngeren Männern tritt sie meist in Verbindung mit neurologischen Problemen auf. Inkontinenz wird bei multipler Sklerose, nach Operationen der Prostata, nach Erhalt einer Ersatzblase und bei älteren Patienten physiotherapeutisch behandelt.

4.8.1 Inkontinenz nach Operation der Prostata

Eine Operation der Prostata kann zu Stressinkontinenz, Dranginkontinenz, gemischter Inkontinenz und selten zu Überlauf-Inkontinenz führen. Andere mögliche Komplikationen sind eine Urethrastenose, Blutungen, Lymphorrhö, Harnfisteln und Impotenz. Die Therapie setzt sich zusammen aus Übungen für die Beckenbodenmuskeln, Biofeedback und Blasentraining. Ziel der Therapie ist, den Genesungsprozess zu beschleunigen.

Information und Beurteilung

Nach Entfernung der Blasensonde wird jeder Patient über die Therapie aufgeklärt. Funktion und Lage der Beckenbodenmuskeln wird erläutert. Jeder Patient erhält ein Miktionsprotokoll, in dem er die Miktionszeiten, die ausgeschiedene Urinmenge und die Menge an abgegangenem Urin notiert. Das Pflegepersonal informiert über die verschiedenen Sorten Inkontinenzmaterial.

Anspannen und Entspannen

Am ersten Tag lernt der Patient, die Beckenbodenmuskeln anzuspannen und zu entspannen. Der Therapeut kontrolliert die Kontraktion äußerlich auf Höhe des Centrum tendineums, das heißt auf der vor dem Anus gelegenen sehnigen Struktur. Nach einer totalen Prostatektomie wird bis einen Monat nach Entfernung der Blasensonde keine anale Kontrolle durchgeführt und keine anale Sonde für Biofeedback benutzt. Nur selten gelingt es dem Patienten nicht, die Beckenbodenmuskeln zu beherrschen.

Gezielte Beckenbodenübungen

Kann der Patient seine Beckenbodenmuskeln entspannen, werden die Übungen gezielter.

Zunächst finden sie in Rückenlage statt. Einerseits geht es um kurze, schnelle und sehr kräftige Kontraktionen, andererseits um lange Kontraktionen. Erstere fördern die Schnellkraft, damit die Muskulatur bei Husten, Niesen oder plötzlichen Bewegungen reagieren kann, Letztere verbessern die Ausdauer.

Der Patient lernt, die Beckenbodenmuskeln differenziert anzuspannen. Es wird mit dem analen Bereich begonnen, danach folgt eine Kontraktion der vorderen Muskelpartien. Der Unterschied zwischen einer Schließbewegung und dem Hochziehen des Beckenbodens wird verdeutlicht.

Die folgenden Behandlungseinheiten kombinieren Übungen für die Beckenbodenmuskeln mit Übungen für andere Muskelgruppen. Die Übungen nehmen an Schwierigkeit zu, wenn die Ausgangsstellung verändert wird und die Schwerkraft stärker auf den Beckenboden einwirken kann.

Funktionelle Übungen

Der Patient lernt, Aktivitäten wie Sitzen, Aufrichten, In-die-Hocke-Gehen, Treppensteigen oder Aufrichten aus dem Liegen mit Beckenbodenübungen zu kombinieren. Tätigkeiten wie das Heben schwerer Gegenstände, Radfahren, Schwimmen und Joggen sollen die ersten 6 Wochen vermieden werden, bis die Wundheilung vollständig abgeschlossen ist.

Hausprogramm

Der Patient soll jeden Tag zu Hause üben, sobald er die Beckenbodenkontraktion richtig ausführen kann. Erfahrungsgemäß führen 60 Kontraktionen pro Tag zu guten Ergebnissen.

Nach transurethraler und transvesikaler Resektion der Prostata ist die Inkontinenz-Inzidenz niedrig. Nach totaler Prostatektomie sind 9 von 10 Männern am ersten Tag nach Entfernung der Blasensonde inkontinent. Der Urinabgang tritt hauptsächlich bei Haltungsveränderungen und plötzlichen Bewegungen auf. Die Mehrzahl der Männer leidet an Stressinkontinenz. Das Miktionsvolumen normalisiert sich meist innerhalb der ersten Woche. Die besten Behandlungsresultate werden bei jungen, motivierten und aktiven Patienten erzielt. Je kleiner der postoperative Urinabgang, desto schneller die Genesung. Jeder Patient empfindet die Tatsache, dass er den Urinabgang durch Übungen vermeiden kann, als positiv. So vermindert sich der psychische Druck, der durch den unerwünschten Urinabgang entsteht.

4.8.2 Inkontinenz nach Erhalt einer Ersatzblase

In bestimmten Fällen, meist nach einem Blasentumor, muss die Blase entfernt werden. Eine Ersatzblase kann aus Darmsegmenten hergestellt werden. Die Ersatzblase wird mit der Urethra verbunden. Nach Entfernung der Blasensonde beginnt die Physiotherapie. Der Patient soll lernen, mit Hilfe der Bauchpresse zu urinieren. Es werden Entspannungsübungen für die Beckenbodenmuskeln und Blasentraining vermittelt. Viele Patienten leiden in der ersten Zeit nach der Operation an Stressinkontinenz und üben hauptsächlich funktionell, um Urinabgang zu vermeiden. Der Urinabgang am Tage verschwindet erfahrungsgemäß schnell wieder, der nächtliche Urinabgang bleibt für einige Patienten jedoch als Problem bestehen. Das Stellen eines Weckers ist nicht für jeden dieser Patienten eine Lösung. Blasentraining ist nötig, da nicht jeder fühlen kann, wann die Blase voll ist. Einige empfinden einen Druck im Unterbauch, andere verlieren einige Tropfen, während wieder andere Patienten gar nichts merken. Die letztere Gruppe erhält Blasentraining mit festgesetzten Zeiten.

4.8.3 Nachtröpfeln

Obwohl Nachtröpfeln bedeutet, dass nur ein minimaler Urinabgang nach dem Wasserlassen auftritt, kann es von Männern doch als unangenehm empfunden werden. Untersuchungen haben ergeben, dass Übungen für die Beckenbodenmuskulatur sowie eine bulbäre Massage (Massage hinter dem Skrotum) das Nachtröpfeln erheblich vermindern können. Dem Mann wird empfohlen, das Becken nach dem Wasserlassen wiederholt nach vorn zu kippen, bis kein Urin mehr abgeht.

> **Zusammenfassung: Inkontinenz bei Männern**
>
> Physiotherapie zur Behandlung von Inkontinenz findet bei multipler Sklerose, nach Prostataoperationen, nach Erhalt einer Ersatzblase und bei älteren Patienten statt. Eine Operation der Prostata kann zu Stressinkontinenz, Dranginkontinenz, gemischter Inkontinenz und selten zu Überlaufinkontinenz führen. Die Inkontinenztherapie beinhaltet Übungen für die Beckenbodenmuskeln, Biofeedback und Blasentraining. Ziel der Therapie ist eine Beschleunigung des Heilungsprozesses. Inkontinente Patienten mit einer Ersatzblase erhalten Physiotherapie. Der Patient erlernt das Urinieren mit Hilfe der Bauchpresse, Entspannungsübungen für die Beckenbodenmuskeln und Blasentraining. Patienten mit Stressinkontinenz führen vorwiegend funktionelle Übungen aus, um Urinabgang zu vermeiden. Das Nachtröpfeln kann erheblich durch Übungen für die Beckenbodenmuskeln, bulbäre Massage und durch Kippen des Beckens nach vorn vermindert werden.

4.9 Inkontinenz bei älteren Patienten

Urin-Inkontinenz ist ein häufiges Problem im Alter, sie darf aber nicht als eine normale Alterserscheinung angesehen werden. Die erhöhte Inkontinenz-Prävalenz bei steigendem Alter deutet auf eine Verminderung der kognitiven oder motorischen Fähigkeiten oder auf Desorientiertheit. Andere Faktoren wie der allgemeine Gesundheitszustand und Medikamente (Diuretika, Sedativa und Antidepressiva) können Inkontinenz verursachen. Risikofaktoren für Inkontinenz sind: Alter über 75 Jahre, Verminderung der täglichen Aktivität oder Immobilität, CVA, Demenz und keine Teilnahme an sozialen Aktivitäten. Ältere, kontinente Patienten leben länger als inkontinente u. a., weil Inkontinenz zur Aufnahme in ein Altersheim führen und dort in Depression und Desorientiertheit münden kann.

Das Wissen der älteren Patienten über Vorbeugung und Behandlung von Urin-Inkontinenz ist unzureichend. Untersuchungen haben ergeben, dass nur 20–30% der älteren, inkontinenten Patienten von sich aus Hilfe aufsucht. Hausärzten und Pflegekräften spielen eine entscheidende Rolle beim Aufspüren und Behandeln von Inkontinenz und beim Verbessern der Lebensqualität von inkontinenten älteren Patienten.

4.9.1 Diagnosestellung bei Inkontinenz

Die Beurteilung des Urinabgangs beschränkt sich meist auf Anamnese, klinische Untersuchung, Urinanalyse, um Infektionen auszuschließen, und Messen des Residualvolumens. Eine gründliche Anamnese der eingenommenen Medikamente ist wichtig, da Nebenwirkungen bestimmter Medikamente eine Inkontinenz verursachen können.

Die Fähigkeiten des Patienten bestimmen die Behandlungsstrategie (Abb. 4.**20**):

– Kann der Patient allein auf die Toilette gehen?
– Ist Begleitung notwendig oder reicht ein Hilfsmittel? Ist ein WC-Stuhl nötig?
– Ist der Patient bettlägerig? Kann er/sie noch mithelfen? Könnte eine Bettpfanne eine Lösung bieten?
– Muss absorbierendes Inkontinenzmaterial benutzt werden?

Stressinkontinenz kommt meist in der Gruppe jüngerer Patienten vor. Dranginkontinenz ist die häufigste Inkontinenzform unter der älteren Bevölkerung. Jede Inkontinenzform wird auf eine spezielle Weise behandelt. Scheitert die Behandlung, werden zusätzliche Spezialuntersuchungen durchgeführt.

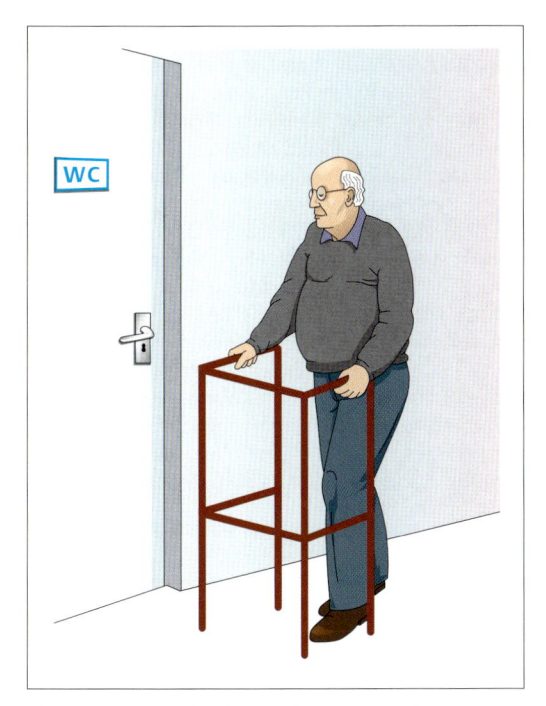

Abb. 4.20 Die Fähigkeiten des älteren inkontinenten Patienten müssen in Behandlung integriert werden.

Eine urologische Konsultation und urodynamische Untersuchungen sind dann nötig.

4.9.2 Behandlung

Die Behandlung der Inkontinenz ist abhängig von

- Diagnose
- Allgemeinem Gesundheitszustand des Patienten
- Kognitiven Fähigkeiten
- Motivation

Stressinkontinenz wird am Besten durch Beckenbodenrehabilitation behandelt, die evtl. mit Elektrotherapie und Biofeedbacktraining kombiniert wird, wenn der Patient die Übungen begreift und motiviert ist. Untersuchungen ergaben, dass Übungen für die Beckenbodenmuskeln nicht nur bei jüngeren, sondern auch bei älteren Patienten (> 65 Jahre) positive Wirkungen haben. Die Rehabilitation ist für die meisten Patienten die erste Option. Sie ist billig, schmerzfrei und ohne Nebenwirkungen. In 30% der Fälle tritt Heilung auf, in 30–50% der Fälle eine Verbesserung. Wichtige Faktoren für das Gelingen der Therapie sind die Kraft der Beckenbodenmuskulatur, die Motivation und die Erziehung.

Ein chirurgischer Eingriff erfolgt selten bei Stressinkontinenz. Die Erfolgsquote des Beckenbodentrainings liegt hier mit 80% Heilung deutlich höher.

Bei *Dranginkontinenz* wird das Blasentraining am Besten mit Übungen für die Beckenbodenmuskeln und Medikamentengabe kombiniert. Das Hauptaugenmerk bei der Behandlung von inkontinenten älteren Patienten liegt auf dem Toilettentraining und den Trinkgewohnheiten. Feste Miktionszeiten reduzieren in vielen Fällen den Urinabgang. Diese Methode ist auch bei der Behandlung von inkontinenten, dementen Patienten erfolgsversprechend.

Sogar nächtlicher Urinabgang kann behoben werden, indem der Patient nachts auf die Toilette begleitet wird und die Flüssigkeitsaufnahme abends begrenzt wird. Es wird eine tägliche Flüssigkeitsaufnahme von 1,5 l/Tag empfohlen, wobei die Aufnahme koffeinhaltiger Getränke und Alkohol begrenzt sein sollte.

Die *Überlaufinkontinenz* erfordert eine spezielle, auf die Ursache abgestimmte urologische Behandlung. Medikamente und Operationen können in den meisten Fällen günstig auf die Ursache einwirken oder sie beheben. Nebenwirkungen von Medikamenten müssen natürlich kontrolliert werden. Bei einer Prostatahypertrophie kann unter lokaler Narkose eine Prostatektomie mit minimalem operativem Risiko ausgeführt werden. Das Alter an und für sich ist hierbei keine Kontraindikation.

Die Behandlung inkontinenter, älterer Patienten kann zu einer Heilung und in der Mehrzahl der Fälle zu einer signifikanten Verbesserung führen. Mögliche Therapien sind Blasentraining, Beckenbodenrehabilitation, Chirurgie, Medikamente, Katheterisierung und die Benutzung von absorbierendem Inkontinenzmaterial. Eine erfolgreiche Behandlung verbessert die Lebensqualität des Patienten. Eine begrenzte Gruppe Patienten ist auf absorbierendes Inkontinenzmaterial als vorübergehende oder dauerhafte Lösung angewiesen. Trotz des guten Angebots und der guten Erfolgsaussichten der Therapie wird Inkontinenz bei älteren Patienten zu wenig diagnostiziert und noch ungenügend behandelt.

> **Zusammenfassung: Inkontinenz bei älteren Patienten**
>
> Die Behandlung älterer Patienten mit Inkontinenz hängt von Diagnose, allgemeinem Gesundheitszustand, kognitiven Fähigkeiten und Motivation ab. *Stressinkontinenz* wird am Besten durch Beckenbodenrehabilitation. behandelt, die evtl. mit Elektrotherapie und Biofeedbacktraining kombiniert wird, wenn der Patient die Übungen begreift und moti-

viert ist. Bei *Dranginkontinenz* wird Blasentraining am Besten mit Übungen für die Beckenbodenmuskeln und Medikamentengabe kombiniert. Die Behandlung inkontinenter, älterer Patienten kann zu einer Heilung und in der Mehrzahl der Fälle zu einer signifikanten Verbesserung führen. Die Inkontinenz wird noch zu selten diagnostiziert und ungenügend behandelt.

4.10 Physiotherapeutische Behandlung von sexuellen Dysfunktionen

Sexuelle Dysfunktion bei Männern umfasst Störungen der Libido, Erektionsstörungen, Ejakulationsstörungen und einen verminderten oder ausbleibenden Orgasmus. Als Ejakulationsstörung wird eine vorzeitige oder verzögerte Ejakulation (ejaculatio praecox bzw. retarda) und eine trockene, schmerzhafte oder ausbleibende Ejakulation bezeichnet.

Bei Frauen können folgende sexuelle Dysfunktionen auftreten: Störung der Libido, Erregungs- oder Orgasmusstörungen, Vaginismus, Dyspareunie und Schmerzen im Beckenbereich.

4.10.1 Sexuelle Dysfunktion beim Mann

Die Effektivität von Physiotherapie in der Behandlung von gestörter Libido, vorzeitiger Ejakulation und Anorgasmie ist erst ungenügend untersucht. Es scheint, dass Beckenbodenrehabilitation in der Behandlung von Erektionsstörungen die Steifheit und Dauer der Erektion verbessern kann, es müssen allerdings noch Kriterien für die Auswahl der Patienten entwickelt werden, damit sich die Erfolgsquote erhöhen kann.

Erektionsstörung bedeutet, dass auf natürliche Weise keine oder eine unzureichende Erektion erlangt oder aufrecht erhalten werden kann, die für Geschlechtsverkehr nicht ausreicht. Es wird zwischen partieller und totaler Erektionsstörung unterschieden. Erektionsstörungen hängen stark mit dem Alter und bestimmten Gesundheitsproblemen zusammen.

Erektion des Penis

Sexuelle Stimulation wird über das Gehirn, das Rückenmark und die Nerven übertragen und setzt bestimmte Neurotransmitter im Schwellkörper des Penis frei. Infolge der neuralen Stimulation relaxieren die glatten arteriellen Muskeln. Der Widerstand der Blutgefäße nimmt ab, es kommt zu einer Vasodilatation, das Blut strömt in großen Mengen über die A. pudenda in den Penis ein und lässt ihn in Länge und Breite anschwellen. Die Strömungsgeschwindigkeit des Blutes ist 20-mal größer als normal. Durch die Anschwellung, *Tumeszenz*, und durch die Versteifung, *Rigidität*, wird der Abfluss des Blutes gehemmt. Ein geringer Blutabfluss findet ständig statt, um eine Trombosebildung zu verhindern. Mit Hilfe der Muskulatur um die Peniswurzel herum, M. ischiocavernosus und bulbospongiosus, vergrößert sich die Steifheit noch mehr. Der Druck in den Schwellkörpern übersteigt den systolischen Druck. Nach der Ejakulation kommt es zur *Detumeszenz*. Der orthosympathische Tonus dominiert wieder, Druck und arterieller Flow nehmen ab, das Blut kann über die Venen abfließen und die Erektion verschwindet.

Ursachen für Erektionsstörungen

Sowohl psychische als auch organische Störungen können zu Erektionsproblemen führen. Die Ursachen für Erektionsstörungen sind unterschiedlich und oft multifaktoriell.

Psychische Ursachen können religiöse Bedenken, Beziehungsprobleme, Depression, Angst, Überdominanz der Eltern sein.

Bei den *organischen Ursachen* werden vaskuläre, hormonelle und neurologische sowie anatomische Störungen unterschieden. *Vaskuläre Störungen* (arteriell und venös) sind die häufigsten Ursachen für Erektionsstörungen. Beispiele hierfür sind: Arteriosklorose, die die Blutgefäße verengt, ein Trauma im Beckenbereich, zunehmendes Alter, Rauchen, venöse Leckage, Operationen im Unterbauchbereich, Zuckerkrankheit. *Hormonelle Störungen* sind die seltensten Ursache für Erektionsstörungen, sie führen eher zu einer Abnahme der Libido. Beispiele hierfür sind ein Testosteron- oder Östrogenmangel oder ein Überschuss an Prolaktin im Blut. *Neurologische Störungen* können im Bereich des Gehirns, des Rückenmarks, der Nerven, der Corpora cavernosa oder des N. pudendus zu Erektionsstörungen führen. Es werden Verletzungen der Nerven zwischen Gehirn und erstem Ganglion im Rückenmark (upper motor neuron) und Verletzungen der Nerven zwischen erstem Ganglion im Rückenmark und der Peripherie (lower motor neuron) unterschieden. Beispielsweise lässt nach einem zerebrovaskulären Insult oder bei Alzheimer die Erektionsfähigkeit hauptsächlich auf Grund eines verminderten sexuellen Interesses nach. Bei Spina bifida, Multipler Sklerose, Querschnittlähmung und nach totaler Prostatektomie können die Nervenbahnen zum Penis betroffen sein. Darüberhinaus kann die Störung auch am Penis selbst liegen. Beispielsweise kommt es bei *Peyronie* zu einem Schiefstand des Penis während der Erektion, *Priapismus* ist eine seltene Krankheit, die zu einer lang anhaltenden und schmerzhaften Erektion führt.

Anamnese und klinische Untersuchung

Eine verlässliche und gute Diagnose ist notwendig, um die passende Therapie zu finden. Was sind die Beschwerden, was sind die Ursachen, was erwartet der Patient und welche Behandlungsmethoden können angewendet werden? Das erste Gespräch wird am Besten in Anwesenheit des Partners geführt. Ein international standardisierter Fragebogen für Patienten mit Erektionsstörungen findet bei der Anamnese Verwendung. Die klinische Untersuchung beinhaltet eine körperliche, vaskuläre und neurologische Untersuchung des Penis und der Testis sowie eine Blutuntersuchung. Manchmal sind weiterreichende Untersuchungen notwendig. Eine Untersuchung der Erektionen während des Schlafs mit Hilfe des Rigiscans ist wichtig, um zwischen organischen und psychischen Erektionsstörungen differenzieren zu können. Jeder gesunde Mann hat pro Nacht während des REM-Schlafs (Rapid Eye Movement) 3–5 ca. 20-minütige Erektionen. Der Rigiscan misst Umfang und Rigität des Penis mit Hilfe von 2 Messfühlern, die an der Spitze und der Wurzel des Penis angebracht werden. Die Messungen finden an 3 aufeinander folgenden Nächten statt. Sind die nächtlichen Erektionen normal, kann eine organische Ursache ausgeschlossen werden. Die Vaskularisierung des Penis wird mit einem dynamischen penialen Duplex gemessen.

Physiotherapeutische Behandlung

Die Physiotherapie ist als Behandlungsmethode von Erektionsstörungen noch sehr unbekannt. In der Literatur der Tierheilkunde wurde bereits früher beschrieben, dass die Beckenbodenmuskulatur bei der Erektion eine Rolle spielt. Untersuchungen am Menschen haben ergeben, dass Beckenbodentraining eine gute Alternative bei der Behandlung von Erektionsstörungen darstellt.

Ziel ist, Männern mit Erektionsstörungen eine nicht-invasive Therapie anzubieten, die auf der Hypothese basiert, dass die Beckenbodenmuskulatur eine wichtige Rolle bei der Erektion spielt. Inspiriert durch die Erfolge der Behandlung von Frauen mit Inkontinenz wurde für Männer mit Erektionsstörungen ein analoges Übungsprogramm entwickelt. Eine wichtige Voraussetzung für die Behandlung ist das Schaffen einer vertrauten und entspannten Atmosphäre, in der über dieses schwierige Thema gesprochen werden kann. Erektionsprobleme betreffen den Menschen als Ganzes. Erfahrungsgemäß ist ein gutes, informatives Gespräch, am Besten zusammen mit dem Partner, sehr wichtig und senkt die Zahl der Therapieabbrecher.

Die Behandlung setzt sich wie folgt zusammen:

– Informatives Gespräch: Dem Patienten wird verdeutlicht, wie die Erektion abläuft, was mögliche Ursachen für seine Erektionsstörung sind und welche Rolle die Beckenbodenmuskeln spielen.
– Klinische Untersuchung: Es wird Kraft, Ausdauer und Ermüdbarkeit der Muskeln ermittelt (Abb. 4.**21**).
– Elektrostimulation: mit symmetrischen, biphasischen, niederfrequenten Stromformen bei einer Frequenz von 50 Hz, einer Impulsdauer von 200 µsec, 6 Sek. Arbeitszeit, 12 Sek. Pausendauer und einer möglichst hohen Intensität, die jedoch unter der Schmerzgrenze liegt.
– Kräftigende Übungen für den Beckenboden und Biofeedback.
– Hausprogramm: 90 Kontraktionen/Tag.

Alle Patienten werden 4 Monate lang behandelt. Das Ergebnis wird folgendermaßen bewertet: 1. Vollständige Reaktion; 2. Teilweise Reaktion; 3. Misserfolg = keine nennenswerte Verbesserung.

Im Allgemeinen sind 50% der Patienten sehr zufrieden mit der Behandlung, während $1/4$ der Patienten eine deutliche Verbesserung erfahren. Die Erfolgsquote kann noch erhöht werden, indem eine bessere Selektion der Patienten stattfindet. Die größten Erfolge werden innerhalb der ersten 6 Wochen der Therapie verbucht. Innerhalb eines Jahres nach der Behandlung verschlechtern sich die Ergebnisse leicht.

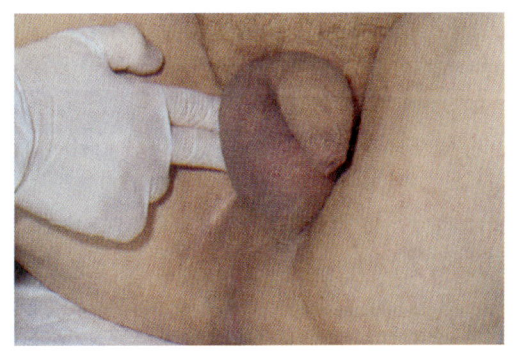

Abb. 4.**21** Palpation des M. ischicavernosus.

Vorteile der Therapie

Die Therapie bietet den Vorteil, dass keine Nebenwirkungen oder Komplikationen auftreten können, sie schmerzfrei ist, es auf eine natürliche Weise zu einer Erektion kommt und die Therapie sehr kostengünstig ist. Die Therapie ist nicht-invasiv. Voraussetzung für den Erfolg der Therapie ist, dass der Patient die Übungen begreift und sich motiviert und aktiv dafür einsetzt.

> **Zusammenfassung: Sexuelle Dysfunktion beim Mann**
>
> Unter sexuelle Dysfunktionen beim Mann fallen Störungen der Libido, Erektionsstörungen, Ejakulationsstörungen und ein verminderter oder Anorgasmus. Mögliche Ejakulationsstörungen sind eine vorzeitige oder verzögerte Ejakulation (ejaculatio praecox bzw. retarda) sowie eine trockene, schmerzhafte oder ausbleibende Ejakulation. Untersuchungen über Beckenbodenrehabilitation in Verbindung mit Erektionsstörungen haben ergeben, dass diese Therapie die Steifheit und Dauer der Erektion verbessern kann.

4.10.2 Sexuelle Dysfunktion bei der Frau

Frauen mit sexueller Dysfunktion, die an den Physiotherapeuten überwiesen werden, leiden meist unter Dyspareunie oder Vaginismus. *Vaginismus* ist ein unwillkürlicher Krampf der vaginalen Muskulatur und tritt beim Versuch auf, etwas in die Vagina einzuführen. Der Vaginismus kann sowohl beim tatsächlichen wie beim vorgestellten Einführen oder direkt vor dem eigentlichen Einführen auftreten. Oft kommt es zu einer gleichzeitigen Kontraktion der umliegenden Muskulatur wie den Adduktoren, den Bauch- oder den Rückenmuskeln. Über die Prävalenz des Vaginismus ist wenig bekannt. Unter 1.000 Frauen leiden ungefähr 1–2 Frauen unter Vaginismus. Bei der *Dyspareunie* treten Schmerzen vor, während oder nach dem Beischlaf auf.

Eine mutidisziplinäre Behandlung durch den Arzt, den Sexualtherapeuten und in wenigen Fällen den Physiotherapeuten ist empfehlenswert. Medikamentöse Behandlungen oder chirurgische Eingriffe beschränken sich auf die Behandlung des Vaginismus.

Rolle des Physiotherapeuten

Jede Behandlung beginnt mit einer Anamnese. Ein Vertrauensverhältnis wird aufgebaut, was für den weiteren Verlauf der Therapie wichtig ist. Die Frau erfährt, was die Therapie beinhaltet. Es wird erläutert, was Vaginismus oder Dyspareunie bedeutet, wo die Beckenbodenmuskeln liegen und es wird das Behandlungsziel zusammen mit der Patientin festgelegt. Auch dem Partner kommt im Behandlungsprozess eine Rolle zu und er wird aufgefordert, einige Male mitzukommen. Der nächste Schritt ist die Entspannung des gesamten Körpers und speziell des Beckenbodens. Der Therapeut führt nach Rücksprache mit der Frau eine vaginale Kontrolle mit einem oder wenn möglich mit zwei Fingern durch. Die Frau lernt, die vaginale Kontrolle selbst durchzuführen und den Unterschied zwischen Anspannung und Entspannung des Beckenbodens wahrzunehmen. Auch der Partner führt die Kontrolle der Muskeln aus. Weiterhin können Hilfsmittel wie Dilatatoren bzw. Kunststoffstäbe mit zunehmendem Durchmesser verwendet werden. Es wird in dem Zusammenhang von *Desensibilisierungstraining* gesprochen. Die allmähliche Desensibilisierung mit dem Dilatator kann durch den Therapeuten vermittelt werden und zu Hause gemeinsam mit dem Partner durchgeführt werden. Die schnelle Desensibilisierung erfordert einen kurzen Klinikaufenthalt, wobei unter Anästhesie ein Stab von ca. 30 mm in die Vagina eingeführt wird und dort einige Zeit verbleibt. Der Stab wird durch die Frau selbst entfernt und nachfolgend 3 mal pro Tag eingeführt. Einige Therapeuten verwenden nach Rücksprache mit den Patienten Biofeedbacktraining, um die Entspannung anzulernen.

Die Behandlung von sexueller Dysfunktion bei der Frau erfordert eine psychologische Herangehensweise. Im Laufe der Behandlung lernt die Frau ihren Körper besser kennen. Hierdurch wächst ihr Selbstbewusstsein. Die Wirkung der Physiotherapie ist noch nicht wissenschaftlich untersucht. Die Erfahrung zeigt jedoch, dass der direkte Kontakt des Physiotherapeuten mit der Patientin und ihrem Beckenboden zu einer Verbesserung der Entspannungsfähigkeit und schnellerer Behebung des Problems führt.

Ein seltenes aber unangenehmes Problem bei Frauen ist der unwillkürliche Urinabgang während des Orgasmus. Eine Kräftigung der Beckenbodenmuskeln führt zu mäßigem Erfolg. Liegen die Ursachen im limbischen System oder kann dieses Problem mit der Inkontinenz, die beim Lachen auftritt, verglichen werden? Auf diese Fragen gibt es noch keine Antworten. In letzterem Fall konnte nachgewiesen werden, dass Medikamente, nämlich Methylphenidat, zu einer Besserung führen.

> **Zusammenfassung: Sexuelle Dysfunktion bei der Frau**
>
> Bei Frauen können folgende sexuelle Dysfunktionen auftreten: Störung der Libido, Erregungs- und Orgasmusstörungen, Vaginismus, Dyspareunie und Schmerzen im Beckenbereich. Frauen, die auf Grund sexueller Dysfunktionen an den Physiotherapeuten überwiesen werden, leiden meist unter Dyspareunie oder Vaginismus. Im Laufe der Behandlung, die sich aus Entspannungsübungen für den gesamten Körper und speziell für die Beckenbodenmuskeln zusammensetzt, lernt die Frau ihren Körper besser kennen. Hierdurch steigt ihr Selbstbewusstsein. Die Erfahrung hat gezeigt, dass der direkte Kontakt zwischen Therapeut, Patientin und dem Beckenboden der Patientin zu einer verbesserten Entspannungsfähigkeit und schnelleren Besserung führt.

4.11 Physiotherapeutische Behandlung von Schmerzen im Beckenbereich

Laut Definition ist Schmerz eine unangenehme sensorische und emotionale Wahrnehmung, die mit einer tatsächlichen oder möglichen Gewebeschädigung einhergeht. Es wird zwischen akutem und chronischem Schmerz unterschieden, Letzterer tritt kontinuierlich oder wechselnd mindestens 6 Monate auf. Schmerzen im Beckenbereich sind im unteren Abdomen und dem Becken lokalisiert.

4.11.1 Ursachen

Schmerzen im Beckenbereich können viele Ursachen haben. Die Ursache kann organisch, psychisch oder beides sein. Bei organischen Ursachen wird in Abhängigkeit zum Ort des Geschehens zwischen einer urologischen, gynäkologischen oder gastrointestinalen Ursache oder einer Störung der Knochen, Gelenke, Nerven, Muskeln oder Organe unterschieden. Ein Trauma, Verwachsungen, Entzündungen, ein Tumor, Schwangerschaft und Entbindung, Hämorrhoiden oder ein Eingriff können zu Schmerzen führen.

Eine Schmerzerfahrung, zumindest wenn sie chronisch ist, hat psychologische Auswirkungen. Wird keine organische Ursache gefunden, darf nicht davon ausgegangen werden, dass der Schmerz eingebildet ist (siehe dazu Bd. 2, Kap. 10 und Bd. 3 Kap. 8). Sexueller Missbrauch kann die Ursache für Schmerzen im Beckenbereich sein.

Schmerzen im Beckenbereich kommen bei Frauen häufiger als bei Männern vor. Es gibt Beschreibungen, dass 14–39% der Frauen an chronischen Schmerzen im Beckenbereich leiden. Die Beschwerden haben Folgen für die Lebensqualität des Patienten. Der Partner und das Umfeld sind meist indirekt betroffen.

4.11.2 Diagnose und klinische Untersuchung

Es ist schwierig, eine gute Diagnose zu stellen und die Ursachen für die Schmerzen im Beckenbereich aufzuspüren. Neben der ärztlichen und manchmal auch der psychologischen Untersuchung führt auch der Therapeut eine Untersuchung durch. Eine gründliche Anamnese ist wichtig. Es geht um Dauer, Art und Entwicklung des Schmerzes, den Zeitpunkt, die Haltung und die Faktoren, die den Schmerz auslösen. Die klinische Untersuchung beinhaltet eine äußerliche Untersuchung des Abdomens, eine anale und bei der Frau auch eine vaginale Untersuchung.

4.11.3 Behandlung

In den meisten Fällen ist ein multidisziplinärer Ansatz nötig. Ziel der Behandlung ist eine Verminderung der Symptome und eine Verbesserung der Lebensqualität. Schmerzmedikamente, Nervenblockaden, Akupunktur, Osteopathie, Massage, manuelle Therapie, schmerzstillende Elektrotherapie, allgemeine Entspannung und spezielle Entspannung für den Beckenboden evtl. in Kombination mit Biofeedbacktraining, Wärme, psychologischer Unterstützung und manchmal ein chirurgischer Eingriff gehören zu den verschiedenen Behandlungsstrategien. Es soll hier eine Beschränkung auf die schmerzstillende Elektrotherapie sattfinden. Entspannungsübungen für den gesamten Körper mit besonderer Aufmerksamkeit für den Beckenbereich werden empfohlen.

Analgetische Elektrotherapie in Kombination mit allgemeinen Entspannungsübungen und speziellen Entspannungsübungen für den Beckenbereich führen oft zu guten Resultaten. Ein Besuch beim Manualtherapeuten empfiehlt sich, wenn Beckeninstabilität oder Kokzygodynie besteht. Zur Schmerzlinderung wird eine biphasische, assymetrische Stromform verwendet. Bei akutem und chronischem Schmerz sollen die Afferenzen für Berührung und

Druck, die Aβ-Nervenfasern, gereizt werden, um auf spinalem Niveau die schmerzleitenden Fasern zu blockieren. Dieses wird als das Prinzip von Wall und Melzack bezeichnet. Bei Reizung der Aβ-Fasern ist die Intensität niedrig und wird so eingestellt, dass ein Prickeln zu spüren ist. Die Impulsdauer beträgt 100 μsec, die Frequenz 100–150 Hz bei einer Behandlungsdauer von 10 Min. Die Wirkung der Therapie tritt direkt auf, ist aber nur von kurzer Dauer.

Bei chronischem Schmerz werden die Aδ-Fasern gereizt, wodurch es zu einer Freisetzung von Endorphin auf supraspinalem Niveau kommt. Aδ-Fasern werden mit einer höheren Intensität gereizt, die so eingestellt wird, dass ein Druck spürbar ist. Die Frequenz ist niedrig und liegt bei 2–4 Hz, die Impulsdauer beträgt 250 μsec. und die Behandlung dauert mindestens 20 Min. Die Wirkung tritt nicht sofort auf, hält dafür aber länger an. Erfahrung hat gezeigt, dass eine Kombination von Methoden, die zuerst den Mechanismus des Endorphin-Release und dann den Gate-Control-Mechanismus ausnutzen, zu guten Ergebnissen bei der Behandlung von chronischem Schmerz führt.

Es ist und bleibt eine schwierige Aufgabe, Menschen mit perinealem Schmerz zu helfen. Es gibt wenig Literatur über Behandlungsergebnisse. In den meisten Fällen kann Schmerzlinderung oder Auslöschung erzielt werden, indem alle Methoden angeboten werden, um dann die individuell wirkungsvollste Therapiemöglichkeit auszusuchen.

> **Zusammenfassung: Schmerzen im Beckenbereich**
>
> Schmerzen im Beckenbereich können viele Ursachen haben. Die Behandlung ist meist multidisziplinär. Ziel der Therapie ist eine Verminderung der Symptome, aber auch eine Verbesserung der Lebensqualität. Schmerzmedikamente, Nervenblockaden, Akupunktur, Osteopathie, Massage, manuelle Therapie, schmerzstillende Elektrotherapie, allgemeine Entspannung und spezielle Entspannung für den Beckenboden evtl. in Kombination mit Biofeedbacktraining, Wärme, psychologischer Unterstützung und manchmal ein chirurgischer Eingriff gehören zu den verschiedenen Behandlungsstrategien.

Nachwort

Die Urin-Inkontinenz ist ein Problem bei Jüngeren und Älteren sowie bei Männern und Frauen. Trotzdem ist dieses Thema mit vielen Tabus besetzt, die nur langsam durchbrochen werden. Wenn die Ursache für die Inkontinenz bekannt ist, kann eine angepasste, individuelle Behandlung zu Besserung oder Heilung führen. Die Behandlungsresultate sind oft günstig und ersparen der betroffenen Person und ihrem direkten Umfeld viel Leid. Die Beckenbodenmuskulatur spielt eine wichtige Rolle im Mechanismus der Kontinenz und die Beckenbodenrehabilitation wird mehr und mehr anerkannt. Die Beckenbodenrehabilitation entwickelt sich seit 10 Jahren stark weiter.

Die kurzfristigen Erfolge der Beckenbodenrehabilitation bei Frauen mit Stress- und Dranginkontinenz variieren zwischen 60–80 % Heilung und Besserung. Auf lange Sicht fällt diese Quote auf 50–60 %. Untersuchungen über die Rolle von Übungstherapie bei Prolaps-Patienten ergaben nur subjektive Verbesserungen. Auswirkungen der Beckenbodenrehabilitation auf Männer mit Inkontinenz wurde wenig untersucht. Die meisten Männer kommen nach einer Prostataoperation zum Physiotherapeuten. Beckenbodenrehabilitation soll hier die Dauer und das Ausmaß der Inkontinenz vermindern. Auch bei älteren Männern und Männern mit Multipler Sklerose werden günstige Resultate der Beckenbodentherapie beschrieben.

Die Therapie bietet Vorteile: es treten keine Nebenwirkungen auf, die Behandlung ist kostengünstig, einfach, schmerzlos und nicht-invasiv. Sie erfordert jedoch das Engagement des Patienten. Beckenbodenrehabilitation ist eine Spezialrichtung der Physiotherapie, die früher einen kleinen Stellenwert einnahm, sich aber momentan voll entfaltet. Wissenschaftliche Untersuchungen haben zu einer enormen Entwicklung auf diesem Gebiet geführt. Es besteht noch kein Konsens über das effektivste Übungsprogramm und über die Faktoren, die das Behandlungsresultat beeinflussen. Auch die richtige Selektion der Patienten, die diese Therapie erhalten sollen, wird noch diskutiert.

Selbsthilfegruppen zum Thema Inkontinenz entstehen. Neue Tendenzen und Weiterentwicklungen werden die Möglichkeiten dieser Behandlungsform noch ausweiten.

Literatur

Abrams P, Khowy S, Wein: Incontinence. 2000; pp 980.

Azrin NH, Sneed TJ, Fox RM: Dry-bed training: rapid elimination of childhood enuresis. Beh Res Ther 1974; 12: 147–156.

Berghmans LCM, Frederiks CMA, de Bie RA, Weil EHJ, Smeets LWH, van Waalwijk van Doorn ESC, Janknegt RA: Efficacy of biofeedback, when included with pelvic floor muscle exercise treatment, for genuine stress incontinence. Neurourol Urodyn 1996; 15: 37 –52.

Blaivas JG: Urinary incontinence after radical prostatectomy. Cancer 1995; 75: 1978–1982.

Blowman C, Pickles C, Emery S, Creates V, Towell L, Blackburn N, Doyle N, Walkden B: Prospective double blind controlled trial of intensive physiotherapy with and without stimulation of the pelvic floor in treatment of genuine stress incontinence. Physiotherapy 1991; 77: 661–664.

Bo K: Effect of electrical stimulation on stress and urge urinary incontinence. A Obst Gyn Scan 1998; 166: 3–11.

Bo K, Talseth T : Long-term effect of pelvic floor muscle exercise 5 years after cessation of organized training. Obstet Gynecol 1996; 87: 261–265.

Boccon-Gibod L: Urinary incontinence after radical prostatectomy. Eur Urol 1997; 6: 112–116.

Bourcier A, Dentz J . La statique pelvienne. Kinésith Scient 1992; 315: 9–45.

Burgio KL, Stutzman RE, Engel BT. Behavioral training for post-prostatectomy urinary incontinence. J Urol 1989; 141: 303–306.

Cammu H, Van Nylen M. Pelvic floor muscle exercises: 5 years later. Urology 1995; 45: 113–118.

Claes H, Van Kampen M, Lysens R, Baert L. Pelvic floor exercise in the treatment of impotence. Eur J Phys Med Rehabil 1995; 5: 135–140.

Frewen W. Role of bladder training in the treatment of the unstable bladder in the female. Urol Clin North Am 1979; 6: 273–277.

Haab F, Yamaguchi R, Leach GE. Postprostatectomy incontinence. Urol Cl North Am 1996; 23: 447–457.

Hahn I, Milsom I, Fall M, Ekuland P. Long-term results of pelvic floor training in female stress incontinence. Br J Urol 1993; 72: 421–427.

Henalla SM, Hutchins CJ. Non-operative methods in the treatment of female genuine stress incontinence of urine. J Obstét Gynécol 1989; 9: 222–225.

Hendriks HJM et al. Effectiviteit van fysiotherapie bij vrouwen met stress-incontinentie: een systematisch overzicht van gerandomiseerde studies. Ned T Fysiother 1998; 208: 103–112.

Henriksen E. The nonsurgical management of urinary incontinence. Obstét Gynécol 1962; 20: 887–894.

Jeyasseelan SM, Oldham JA, Roe BH. The use of perineal pad testing to assess urinary incontinence. Clin Gerontol 1997; 7: 83–92.

Kegel AH. Physiologic therapy for urinary stress incontinence. JAMA 1951; 146: 915–917.

Kirby RS. Impotence: diagnosis and management of male erectile dysfunction. BMJ 1994; 308: 957–961.

Klarskov P, Belving D. Pelvic floor exercise versus surgery for female urinary stress incontinence. Urol Int 1985; 41: 129–132.

Lagro-Janssen ALM, Debruyne FMJ, Smits AJA, Van Weel C. The effects of treatment of urinary incontinence in general practice. Fam Practice 1992; 9: 284–289.

Millard RJ. Management of incontinence: a urological approach. Aust Fam Physician 1989; 18: 958–965.

Mouritsen L, Frimodt-Moller C, Moller M. Long-term effect of pelvic floor exercises on female urinary incontinence. Br J Urol 1991; 68: 32–37.

Myers RP. Male urethral sphincteric anatomy and radical prostatectomy. Urol Clin North Am 1991; 18: 211–227.

O'Donnell PD. Geriatric Urology. Little Brown and Co, Boston 1994; pp502.

Peattie AB, Plevnik S, Stanton SL. Vaginal cones: a conservative method of treating genuine stress incontinence. Br J Obstet Gynaecol 1988; 95: 1049–1053.

Petrovich Z, Baert L, Brady LW(eds). Carcinoma of the prostate. Berlin: Springer-Verlag 1996; pp.362.

Schulman C, Claes H, Matthijs. Urinary incontinence in Belgium: a population-based epidemiological survey. Eur Urol 1997; 32: 315–320.

Schüssler B, Laycock J, Norton B, Stanton S.

Pelvic Floor Re-education. Principles and practice. London: Springer-Verlag 1994; 39–48.

Swami SK, Abrams P. Urge incontinence. Urol Cl North Am 1996; 23: 417–425.

Tanagho EA, McAninch JW. Smith's General Urology. East Norwalk Connecticut: Prentice-Hall International Inc 1992; 10–11, 394–396.

Van Kampen M, De Weerdt W, Van Poppel H, De Ridder D, Feys H, Baert. Te effect of pelvic floor re-education on the duration and the degree of incontinence after radical prostatectomy: a randomised controlled trial. The Lancet 2000, 355, 98–102.

Van Kerrebroeck P, Mattelaer J. Incontinentie bij de man. Med Trends 1986; 5 : 60–65.

Van Poppel H, Ameye F, Oeyen R, Van de Voorde W, Baert L. Radical prostatectomy for localized prostate cancer. Eur J Surg Oncol 1992; 18: 456–462.

Van Poppel H, De Ridder D, Baert L. Diagnostische en therapeutische aanpak van het lokaal beperkte prostaatcarcinoom. Tijdschr Geneeskd 1992; 48: 1567–1574.

Walker J, MacGillivray I, Macnaughton M. Combined Textbook of Obstetrics and Gynaecology. Edinburgh London and New York: Churchill Livingstone 1976; pp 862.

Walsh PC, Gittes RE, Perlmutter AD, Stamey TA (eds), Campbell's Urology, 5th ed, Philadelphia: WB Saunders 1986; pp2658–2679.

Walsh PC, Partin AW, Epstein JI. Cancer control and quality of life following anatomical radical retropubic prostatectomy: results at 10 years. J Urol 1994; 152: 1831–1836.

Wilson PD. Conservative management of urethral sphincter incompetence. Clin Obstet Gynecol 1990; 33: 330–340.

Renata Horst

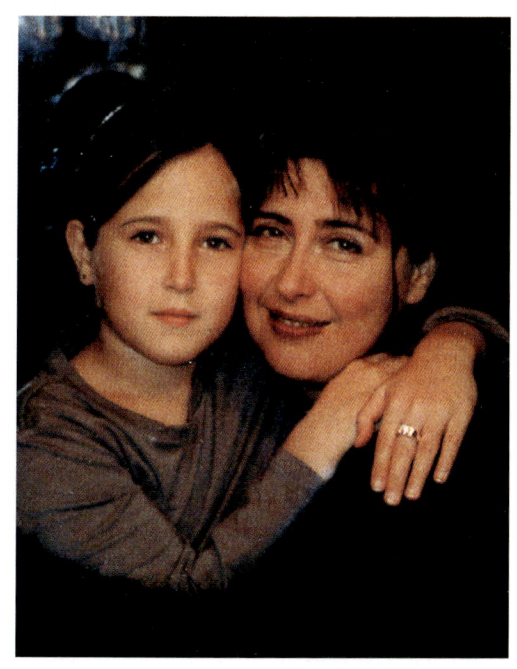

Renata Horst wurde am 24. 04. 1960 in Hamburg geboren. Schon mit 6 Monaten überquerte sie den Atlantik und wuchs in den USA auf. Mit 18 kehrte sie nach Deutschland zurück. Zunächst um die deutsche Sprache zu erlernen. Seit Abschluss der Physiotherapie-Ausbildung in Koblenz arbeitet sie als Physiotherapeutin und lebt seit 1991 mit ihrem Mann Michael und ihrer Tochter, Katherina, im Weinort Ebringen bei Freiburg.

Ausbildung:

1983 – 1985	Ausbildung an der Physiotherapie-Schule Koblenz am Brüderkrankenhaus
1985 – 1988	Kurse in Manueller Therapie nach dem Kaltenborn-Evjenth-Konzept, Examen 1988
Seit 1988	Assistentin in Manueller Therapie im DFZ Mainz
1988 – 1990	Kurse in Propriozeptiver Neuromuskulärer Fazilitation nach dem Maggie Knott Konzept
Seit 1990	Assistentin der Internationalen PNF Assoziation
1993	Internationaler Manipulationskurs bei David Lamb in Delft, Holland
1994, 1997	Motorisches Lernen bei Prof. Gentile in Bad Ragaz, Schweiz
1995	Abschluss als IPNFA-Instruktorin
1998	Motorisches Lernen bei Prof. Theo Mulder und Jaqueline Hochstenbach in Bad Ragaz, Schweiz
1999	Abschluss in Orthopädischer Manueller Therapie, OMT

Beruflicher Werdegang:

1986 – 1988	Lehrkraft an der Rehabilitationsklinik Karlsbad-Langensteinbach, Fächer: Physikalische Therapie, Manuelle Therapie, PNF, KG-Chirurgie Praktische Tätigkeit in freier Praxis
1988 – 1991	Lehrkraft an der Physiotherapie-Schule der Universitätsklinik Freiburg, Fächer: KG-Chirurgie, PNF und Manuelle Therapie Praktische Tätigkeit in freier Praxis
1991 – 1995	Eigene Praxis für Physiotherapie in Freiburg
Seit 1996	Advanced Instruktor der IPNFA und freie Mitarbeiterin in der Praxis für Physiotherapie und Osteopathie am Lammplatz bei Elisabeth Nagelin in Bad Krozingen
Seit 1999	Eintragung des eigenen Therapiekonzeptes NAP (Neuromuskuläre Arthro-ossäre Plastizität)

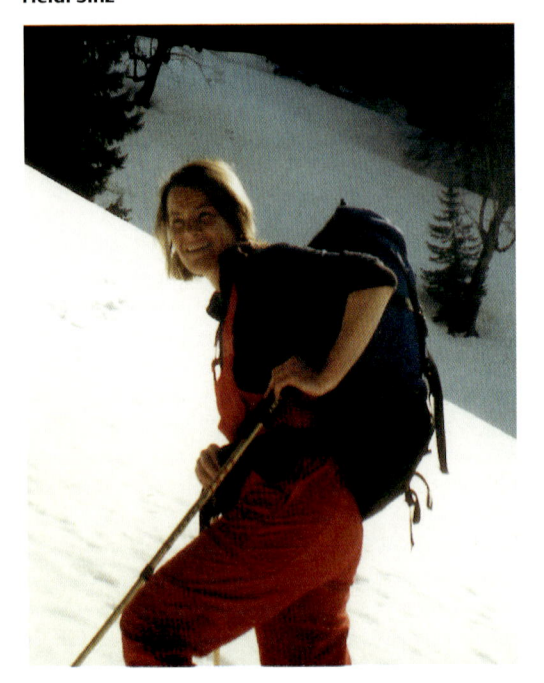

Heidi Sinz

Heidi Sinz wurde am 01. 11. 1957 in Scheidegg im Allgäu geboren, wo sie nach 20 Jahren „on the road" wieder zu Hause ist. Ihre Freizeit genießt sie auf dem Land und in den Bergen. Als Physiotherapeutin hat sie vom ersten Tag an immer die Parallelen zwischen Orthopädie und Neurologie gezogen. Nach einigen Jahren verschmolz die Physiotherapie in beiden Gebieten zu einem Konzept.

Ausbildung:

1975 – 1977	Ausbildung zur Physiotherapeutin am Brüderkrankenhaus in Trier
1977 – 1978	Praktika an der Unfallklinik Murnau, Sportklinik Köln und Kardiologische Rehaklinik Höhenried
1977 – 1980	Kurse in Manueller Therapie, Kaltenborn Konzept, FAC Hamm
1980 – 1981	Kurse und Zertifikat in Manueller Therapie, MWE Isny
1986 – 1991	Kurse in der Bobaththerapie für Hemiplegie, MS, SHT, FOT
1990	Abschlussexamen Orthopädische Manuelle Therapie OMT Kaltenborn/Evjenth Konzept
1991	Abschlussexamen Bobath Instruktor IBITA

Beruflicher Werdegang:

1979 – 1980	Neurologische Kliniken Schmieder, Gailingen
1980 – 1981	Leitende Physiotherapeutin an der Orthopädischen Rehaklinik Neutrauchburg und Lehrerin für Manuelle Therapie, Isny
1982 – 1984	Querschnittzentrum BG-Unfallklinik, Murnau
1985	Neurologisches Rehazentrum Stephanuswerk, Isny
1986 – 1992	Teamleitung in der neurologischen Fachklinik Enzensberg, Hopfen am See
Seit 1992	Bobathkurse für die Behandlung von Patienten mit Hemiplegie, Mutipler Sklerose und Schädelhirntraumata
1992	Instruktorin Orthopädische Manuelle Therapie des OMT Kaltenborn/Evjenth Konzepts
1992 – 1994	Leitende Physiotherapeutin an der Klinik Bavaria, Schaufling
1992 – 1999	Gastlehrerin an der Oakland University, USA, für Manuelle Therapie, Kurse für Manuelle Therapie in Österreich, Griechenland, Japan und auf Teneriffa
Seit 1995	Senior-Instruktorin Orthopädische Manuelle Therapie des OMT Kaltenborn/Evjenth Konzepts Bobath Instruktorin IBITA
Seit 1997	Supervisorin im Klinikum am Europakanal, Abt. Neurologie
Seit 1999	Supervisorin in der Neurologischen Fachklinik Wangen Freie Mitarbeiterin in einer Praxis für Physiotherapie/Osteopathie, Lindenberg

5 Zentrales Nervensystem

5.1 Motorisches Lernen und die Umsetzung in die Therapie

Renata Horst

5.1.1 Erarbeitung des Therapieziels

Die wesentliche Frage in der Therapie von Störungen des ZNS ist, ob das ZNS regenerationsfähig ist. Ist das ZNS nicht regenerationsfähig, dann besteht das Therapieziel darin, mit dem Patienten und eventuell seinen Angehörigen Kompensationsstrategien zu entwickeln, damit Alltagsfunktionen so selbstständig wie möglich durchgeführt werden können. Ist eine Regeneration möglich, dann ist das Therapieziel, Kompensationsstrategien zu unterbinden und den Patienten sogar dazu zu „zwingen" seine betroffene Körperseite zu nutzen (forced use, siehe Bd. 2), sodass er verloren gegangene Funktionen wiedererlangt. Hier ist die Motivation des Patienten entscheidend. Wenn er durch Kompensationsmechanismen Alltagsfunktionen erfolgreich bewältigt hat, dann besteht für ihn keine Notwendigkeit mehr, qualitativ bessere Strategien zu erarbeiten. Das Therapieziel sollte mit dem des Patienten übereinstimmen und in einem für ihn relevanten Kontext stehen (Hochstenbach 1999). Die Potentiale des Patienten müssen gesucht und kreativ verknüpft werden, sodass der Patient einen Sinn für sich erkennen kann. Ansonsten können die in der Therapie erarbeiteten Fortschritte nicht ins Langzeitgedächtnis übernommen werden und erlangen somit keine funktionelle Relevanz für den Patienten.

Um festzustellen, welchen Weg die Therapie beschreiten soll, ist es notwendig, einen Befund vor, während und nach der jeweiligen Behandlung, sowohl auf der funktionellen als auch auf der strukturellen Ebene, zu erstellen und die Ergebnisse im Verlauf der Behandlungen zu dokumentieren. Am wichtigsten ist das quantitative funktionelle Ziel, Selbstständigkeit des Patienten im Alltag zu erreichen. Ob ein (Bewegungs-)Verhalten sinnvoll und adäquat ist, kann nur im Kontext, d.h. in der realen Situationen beurteilt werden (Damasio 1999). Funktionsindexe wie z.B. die FIM-Skala oder der Barthel-Index (Tabelle 5.1 und 5.2) ermöglichen eine quantitative Dokumentation über die Selbstständigkeit des Patienten bei Alltagshandlungen. Die qualitative Beurteilung der funktionellen Defizite ist schwieriger zu objektivieren. Videoaufnahmen können für die Dokumentation hilfreich sein. Neben technischen Beurteilungsmöglichkeiten ist eine gute Beobachtungsfähigkeit eines der wesentlichen Werkzeuge für die Analyse des Verhaltens (Damasio 1999).

Wenn definiert worden ist, welche alltagsbezogenen funktionellen Defizite beeinflusst werden sollen, entwickelt der Physiotherapeut eine Hypothese über die Ursachen dieser Defizite. Das Krankheitsbild des Patienten gibt keine spezifischen Auskünfte über die Ursachen dieser Defizite oder über die Gestaltung des Therapieplans. Die Veränderungen, die infolge der Pathologie des Patienten entstanden sind, müssen anhand objektivierbarer, vergleichbarer Parameter (Tests) festgestellt werden, um die physiotherapeutischen Hypothesen zu verifizieren. Im Folgenden werden 4 mögliche Hypothesen genannt, zu denen der Therapeut kommen kann:

- Wird festgestellt, dass die Voraussetzungen für eine Funktion nicht vorhanden sind, muss das Ziel der Therapie sein, diese Voraussetzungen zu erarbeiten und funktionell umzusetzen. Voraussetzungen und Parameter sind festzulegen, z.B. im Bereich der Gelenkbeweglichkeit, muskulären Elastizität, neuromuskulären Aktivierung und Koordination, Ausdauer, neuralen Beweglichkeit, kognitiven Fähigkeiten und Motivation des Patienten.
- Sind die Voraussetzungen für eine Funktion vorhanden, werden jedoch nicht umgesetzt, kann die Ursache hierfür sein, dass Kompensationsstrategien oder Schutzmechanismen im Langzeitgedächtnis gespeichert sind bzw. bereits automatisiert sind. In diesem Fall ist das Ziel der Therapie, die erforderlichen Alltagsfunktionen

Tabelle 5.1 Functional Independence measure (FIM).

Funktionaler Selbstständigkeitsindex (FIM)	Völlig unselbstständig <25%	Völlig unselbstständig 25–49%	Eingeschränkt unselbstständig 50–74%	Eingeschränkt unselbstständig 75–99%	Eingeschränkt unselbstständig/ Supervision	Eingeschränkte Selbstständigkeit	Völlige Selbstständigkeit
Selbstversorgung	1	2	3	4	5	6	7
A. Essen/Trinken	☐	☐	☐	☐	☐	☐	☐
B. Körperpflege	☐	☐	☐	☐	☐	☐	☐
C. Baden/Duschen/Waschen	☐	☐	☐	☐	☐	☐	☐
D. Ankleiden oben	☐	☐	☐	☐	☐	☐	☐
E. Ankleiden unten	☐	☐	☐	☐	☐	☐	☐
F. Intimhygiene	☐	☐	☐	☐	☐	☐	☐
Kontinenz							
G. Blasenkontrolle	☐	☐	☐	☐	☐	☐	☐
H. Darmkontrolle	☐	☐	☐	☐	☐	☐	☐
Transfers							
I. Stuhl/Bett/Rollstuhl	☐	☐	☐	☐	☐	☐	☐
J. Toilettensitz	☐	☐	☐	☐	☐	☐	☐
K. Dusche/Badewanne	☐	☐	☐	☐	☐	☐	☐
Fortbewegung							
L. Gehen/Rollstuhl*	☐	☐	☐	☐	☐	☐	☐
M. Treppensteigen	☐	☐	☐	☐	☐	☐	☐
Kommunikation							
N. Verstehen akustisch/visuell*	☐	☐	☐	☐	☐	☐	☐
O. Ausdruck verbal/nonverbal*	☐	☐	☐	☐	☐	☐	☐
Kognitive Fähigkeiten							
P. Soziales Verhalten	☐	☐	☐	☐	☐	☐	☐
Q. Problemlösung	☐	☐	☐	☐	☐	☐	☐
R. Gedächtnis	☐	☐	☐	☐	☐	☐	☐

* Nicht Zutreffendes bitte streichen

- direkt und zielorientiert zu beüben, sodass die neu gelernten Bewegungsstrategien automatisiert werden können.
- Da die Selbstständigkeit des Patienten das vorrangige Ziel ist, kann es sein, dass, wenn keine der oben genannten Hypothesen zutrifft, Kompensationsstrategien erarbeitet werden müssen.
- Sind keine quantitativen funktionellen Defizite festzustellen, sondern nur qualitative, kann das Therapieziel darin bestehen, die Qualität der Funktion zu optimieren. Hier ist eine mögliche Hypothese, dass es durch fehlende Optimierung der Funktionsqualität im Sinne der Ökonomisierung zu Sekundärschäden durch Fehlbelastungen kommen kann oder die vorhandene Selbstständigkeit des Patienten nicht erhalten bleibt.

Es gibt viele Möglichkeiten, die Plastizität des zentralen Nervensystems zu fördern. Therapie ist ein kommunikativer Prozess, in der der Therapeut heraushören muss, was für den Patienten wichtig ist.

Tabelle 5.2 Barthel-Index.

Barthel ADL Index	
Bowels 0 = incontinent (or needs to be given enemata) 1 = occasional accident (once a week) 2 = continent	**Defäkation** 0 = inkontinent 1 = gelegentliche „Unfälle" (1 ×/Woche) 2 = kontinent
Bladder 0 = incontinent, or catheterized and unable to manage alone 1 = occasional accident (maximum once per 24 hours) 2 = continent	**Blase** 0 = inkontinent oder katheterisiert und nicht in der Lage, es allein zu regeln 1 = gelegentliche „Unfälle" (<1/24 h) 2 = kontinent
Grooming 0 = needs help with personal care 1 = independent face/hair/teeth/shaving (implements provided)	**Körperpflege** 0 = braucht Hilfe bei der Körperpflege 1 = unabhängig Gesicht/Haare/Zähne/rasieren (mit entsprechenden Hilfsmitteln)
Toilet use 0 = dependent 1 = needs some help, but can do something alone 2 = independent (on and off, dressing, wiping)	**Toilettenbenutzung** 0 = abhängig 1 = braucht etwas Hilfe, kann das meiste allein 2 = unabhängig (setzen, aufstehen, anziehen, abputzen)
Feeding 0 = unable 1 = needs help cutting, spreading butter, etc. 2 = independent	**Essen** 0 = nicht möglich 1 = Hilfe beim Schneiden, Butterschmieren etc. nötig 2 = unabhängig
Transfer (bed to chair and back) 0 = unable, no sitting balance 1 = major help (one or two people, physical), can sit 2 = minor help (verbal or physical) 3 = independent	**Transfer (Bett zum Stuhl und zurück)** 0 = nicht möglich, keine Sitzbalance 1 = viel Hilfe (1 od. 2 Personen mit Kraft) kann allein sitzen 2 = wenig Hilfe (verbal oder körperlich) 3 = unabhängig
Mobility 0 = immobile 1 = wheelchair independent, including corners 2 = walks with help of one person (verbal or physical) 3 = independent (but may use any aid; for example, stick)	**Mobilität** 0 = immobil 1 = Rollstuhl 2 = läuft mit Hilfe 1 Person (verbal oder körperlich) 3 = unabhängig (evtl. Hilfsmittel)
Dressing 0 = dependent 1 = needs help but can do about half unaided 2 = independent (including buttons, zip, laces, etc.)	**Anziehen** 0 = abhängig 1 = halb allein, halb mit Hilfe 2 = unabhängig (auch Knöpfe, Reißverschluss, Bänder etc.)
Stairs 0 = unable 1 = needs help (verbal, physical, carrying aid) 2 = independent	**Treppen** 0 = nicht möglich 1 = braucht Hilfe (verbal, körperlich, Hilfsmittel) 2 = unabhängig
Bathing 0 = dependent 1 = independent (or in shower)	**Baden** 0 = abhängig 1 = unabhängig (oder Duschen)
Total 0 – 20	**Insgesamt 0 – 20 Pkte**

5.1.2 Regenerationsmöglichkeiten des Zentralnervensystems

Ist die Hypothese über die Ursachen der funktionellen Defizite erstellt, müssen die Potentiale des Patienten, die in der Therapie genutzt werden können, abgeschätzt werden. Solche Potentiale können im Bereich der Motivation liegen oder in der Regenerationsfähigkeit bestimmter Hirn- und Körperareale.

Der Therapeut analysiert die funktionsfähigen Strukturen und kann dann nach dem Grundsatz verfahren: *cells that fire together, wire together* (Zellen, die gemeinsam feuern, bilden Synapsen miteinander; Merzenich in Kandel, Schwartz, Jessell 1996; siehe auch Bd. 1, S. 232 ff.). Grundlage hierfür ist die neuronale Plastizität. Es gibt sehr viele Hinweise, die dafür sprechen, dass Regeneration im ZNS stattfindet. Heute ist bekannt, dass es 2 verschiedene Arten neuronaler Sprossung oder Synaptogenesis gibt (Cotman 1985, Held 1987, Dudel et al. 1996, Kandel et al. 1996):

- Kollaterale Sprossung
- Regenerative Sprossung

Bei der kollateralen Sprossung kommt es innerhalb von 4–5 Tagen nach einer Verletzung zu einer Aussprossung von in der Nachbarschaft liegenden Axonen. Es entstehen neue synaptische Verbindungen, die zerstörte Verbindungen ersetzen.

Bei der regenerativen Sprossung wachsen gleichzeitig mehrere Sprosse der zerstörten Axone aus. Das Wachstum erfolgt über längere Strecken. Narbengewebe verhindert jedoch die Ausbreitung der regenerativen Sprossung, was zum Absterben oder zum Entstehen von inadäquaten Synapsen führen kann (Cotman 1985). Dann ist eine therapeutische Unterstützung notwendig, um ein weiteres Absterben von Neuronen zu verhindern und die kollaterale und regenerative Sprossung von Neuronen zu unterstützen und zu lenken. Zerstörte Neurone müssen durch Reorganisation von funktionellen Verknüpfungen ersetzt und Axonwachstum unterstützt werden, sodass Verbindungen über Narbengewebe hinweg entstehen können.

Demzufolge sind nach Verletzungen des ZNS die wesentlichen Therapieziele:

- Synaptische Effizienz fördern
- Reorganisation neuronaler Verbindungen unterstützen

■ Synaptische Effizienz fördern

Neurone, die direkt verletzt worden sind, zeigen einen Verlust an synaptischer Effizienz. Selbst wenn Neurone nicht direkt betroffen sind, kommt es bei Läsionen in der Nachbarschaft von Nervengewebe zu Ödembildung, die zur Beeinträchtigung der Reizübertragung führt. Hier ist das Ziel, die Ödemresorption zu fördern (Butler 1991, Shumway-Cook u. Woollacott 1995).

Durch das Summieren von zeitlich aufeinander folgenden Reizen und/oder das Summieren von gleichzeitigen aber unterschiedlichen Reizen kommt es zu Veränderungen der Stärke der synaptischen Verbindungen. Es gibt verschiedene Lernformen, die auf dieser neurowissenschaftlichen Grundlage basieren (siehe Bd. 2, Kap. 6).

> **Beispiel: Konditionierung in der Therapie**
>
> Auch wenn ein Patient seine Hand, die ein Glas hält, nicht willkürlich öffnen kann, wird er sobald er wahrnimmt, dass er etwas Heißes eingießt, seine Hand spontan öffnen. Das bedeutet nicht, dass er sich diese kurzfristige funktionelle Veränderung beim nächsten aktiven Versuch zu Nutze machen kann. Sobald Kaltes eingegossen wird, bleibt die Reaktion aus. Eine therapeutische Möglichkeit wäre, ihm abwechselnd ein Glas mit heißer und kalter Flüssigkeit zu geben, wobei die Handöffnung bei Bedarf vom Therapeuten fazilitiert wird, bis die Konditionierung erfolgt.

■ Reorganisation neuronaler Verbindungen unterstützen

Auf zellulärer Ebene führen kurzfristige Veränderungen der synaptischen Effizienz zu langfristigen strukturellen Veränderungen. Dies beruht auf der Synthese neuer Proteine und der Ausbildung neuer synaptischer Verbindungen. Dieser Vorgang liegt auch der Langzeitpotenzierung zugrunde (Dudel et al. 1996, Kandel et al. 1996; siehe auch Bd. 2, Kap. 6).

Wichtig für die Reorganisation neuronaler Verbindungen ist eine aufgabenspezifische Organisation der Verbindungen am besten bevor die eigentliche Handlung ausgeführt wird. Primär verantwortlich ist hierfür das supplementär motorische Areal (SMA). Insbesondere die bei Greifbewegungen notwendige Haltungskontrolle wird vorher organisiert (Blickhan 1996). Heute kann die Aktivität der verschiedenen Hirnareale bei der Durchführung unterschiedlicher Aufgaben anhand von PET-

und MRI-Aufnahmen dargestellt werden (Dudel et al. 1996, Kandel et al. 1996).

■ Mentales Training

Es konnte gezeigt werden, dass das SMA sogar bei gedachten Bewegungsabläufen aktiv ist (Blickham 1996). Dies ist die Grundlage für das bei vielen Sportarten praktizierte mentale Training. Eine grundlegende Hypothese für den Erfolg des mentalen Trainings ist die Annahme, dass die neuralen Verbindungen, die dem motorischen Programm entspringen, tatsächlich aktiviert werden, auch ohne das letztendliche Auslösen der Bewegung selbst. Mentales Training und visuelle Darstellungen lösen die gleichen Musteraktivitäten in prämotorischen Arealen und hinteren Bereichen des Parietallappens aus wie das Ausführen der Bewegung selbst (Krakauer u. Ghez 2000).

Rawlings et al. (1972) haben in einer Studie gezeigt, dass Personen, die zuvor eine bestimmte Aufgabe geübt hatten und danach nur noch mental trainierten, im Vergleich zu Personen, die danach weiterhin physisch trainierten, vergleichbare Fortschritte machten. Eine Kontrollgruppe hatte nach der Vorübung keinerlei weitere Übungen mehr durchgeführt und zeigte keine wesentlichen Fortschritte. Für die klinische Situation kann es also eine große Hilfe für den Patienten sein, Bewegungsabläufe, die er lernen soll, zuerst bei anderen zu beobachten und sie dann mental zu üben, bevor er sie tatsächlich ausführt.

5.1.3 Grundsätzliche Therapiestrategien

■ Primär- oder Reflexsynergien

Primärsynergien oder Reflexsynergien bilden die Basis für viele neurophysiologische Fazilitationskonzepte, z. B. Bobath, PNF, Vojta. Die theoretische Grundlage hierfür wurde von der Mitte des 19. bis Anfang des 20. Jahrhunderts geschaffen. Es wird davon ausgegangen, dass auf einen Stimulus hin eine spezifische Muskelkette aktiviert wird (*patterned response*; Umphred 1996). Die Bewegungsmuster, die von Knott und Kabat beschrieben wurden (Adler et al. 2000), bieten beispielsweise die Möglichkeit, über das *Summationsprinzip* Motoneurone zu rekrutieren und somit neuromuskuläre Aktivität in diesen Synergien zu fördern. Durch Anlegen eines Widerstandes wird eine erhöhte Rekrutierung von Motoneuronen erreicht. Bei statisch arbeitender Muskulatur ist der Fazilitationseffekt noch größer (Umphred 1996). Es kommt zu einer Potenzierung der synaptischen Reizübertragung durch Summation von exzitatorischen post-synaptischen Potentialen (EPSP), sodass auch durch einen Stimulus, der weiter vom Ort entfernt ist (z. B. einen Haltewiderstand), Aktivität innerhalb dieser Synergien entsteht. Diese Reizübertragung wurde von Knott und Kabat als *Irradiation* oder *Overflow* bezeichnet (Buck et al. 1994). Bobath und Vojta verwenden in diesem Zusammenhang den Begriff der *Bahnung* (Vojta 1976).

> **Beispiel: Aktivierung durch Reflexsynergie**
>
> Für die Aktivierung wird ein von außen applizierter Stimulus benötigt (z. B. therapeutischer Haltewiderstand). Eine Handöffnung kann beispielsweise auch durch Anlegen eines Haltewiderstands für die Außenrotation der Schulter- und Ellbogenextension erzielt werden. Wenn in diesen Aktivitäten Potentiale vorhanden sind, kommt es über die zeitliche Summation zu einer Aktivierung der Dorsalflexoren der Hand. Auch hier bedeutet der kurzfristige funktionelle Erfolg nicht, dass beim nächsten aktiven Versuch die Handöffnung willkürlich gesteuert werden kann. Willkürbewegungen sind nicht ausschließlich reflexgesteuert.

Der Fluchtreflex setzt bei intakter Sensibilität gewöhnlich ein, wenn wir mit etwas Schmerzhaftem in Berührung kommen. Wenn jedoch eine akute Gefahr droht, wird dieser Reflex kortikal unterdrückt (siehe auch Bd. 2, Kap. 10). Zuvor haben wir gesehen, dass Reflexantworten konditioniert werden können. Selbst konditionierte Reflexantworten sind der Situation angepasst. Würde der Handrücken auf der Herdplatte liegen, würden die Volarflexoren anstatt der Dorsalflexoren aktiviert werden. Kandel et al. (1986) sprechen hier vom *adaptiven Reflex*.

Die Vorgehensweise der Irradiation oder Bahnung bietet eine Möglichkeit, die synaptische Effizienz zu fördern und somit die Voraussetzungen für bestimmte Funktionen zu schaffen. Die Funktion selbst wird hiermit jedoch noch nicht erreicht. Zur Förderung der Willkürmotorik wird zusätzlich eine funktionelle Situation benötigt, in die diese Aktivität integriert werden kann.

■ Funktionelle oder Willkürsynergie

Bei zielorientierten Handlungen steht das Individuum im ständigen Austausch mit seiner Umwelt. Deswegen bedürfen Willkürbewegungen einer großen Variabilität in Bezug auf Modifikationen und Adaptionsfähigkeit. Je nach Situation werden unterschiedliche biomechanische Anforderungen an das Individuum gestellt und dies wiederum erfordert eine jeweils andere neuromuskuläre Steuerung. Newell (1991) beschreibt, dass die Interaktion zwischen Perzeptions- und Aktionssystemen es ermöglicht, eine adäquate Lösung für die jeweilige Aufgabe zu finden. Somit ist die Organisation der funktionellen Synergie abhängig von der jeweiligen Aufgabe und Umweltsituation, in der sich der Mensch befindet.

> **Beispiel: Abhängigkeit der Synergien von der Umweltsituation**
>
> Steht ein Glas auf dem Kopf und es soll etwas zu Trinken eingeschenkt werden, dann wird das Glas in der Regel mit einer Pronation im Unterarm und Volarflexion der Hand ergriffen. Steht es jedoch mit der Öffnung nach oben, dann wird es mit einer Supination und Dorsalflexion gegriffen (Abb. 5.1 a u. b). Beide Bewegungsabläufe sind normal. Würde jemand ein Glas, das mit der Öffnung nach oben steht, mit einer Pronation und Volarflexion greifen, dann wäre diese Handlung der Situation nicht angepasst oder unnormal. Unterschiedliche Ursachen können hierfür in Betracht kommen, z. B. Hyperreflexie der Beugersynergie, Schwäche der Strecksynergie und/oder kognitive Wahrnehmungsstörungen.

Dass unterschiedliche Unterstützungflächen zur Aktivierung unterschiedlicher Synergien führen, haben Horak und Nashner (1986) gezeigt. Steht eine Person auf einer breiten Unterstützungsfläche, die nach hinten weggezogen wird, reagiert die dorsale Muskelkette vom Fuß aufwärts. Steht dieselbe Person auf einem schmalen Balken, der ebenfalls nach hinten gezogen wird, reagiert die ventrale Muskelkette, und zwar von proximal nach distal.

Bernstein (1967) beschreibt Synergien als notwendige Einrichtung, um die vielfältigen Freiheitsgrade einer Bewegung zu kontrollieren. Wenn Bewegungen über zwei oder mehrere Gelenke durch Muskelgruppen gekoppelt werden, entsteht eine funktionelle Einheit mit nur einem Freiheitsgrad.

Abb. 5.1 a u. b Zielorientiertes Greifen eines Glases mit der Absicht etwas hineinzugießen erfordert die Wahrnehmung, ob das Glas auf dem Kopf oder mit der Öffnung nach oben steht.

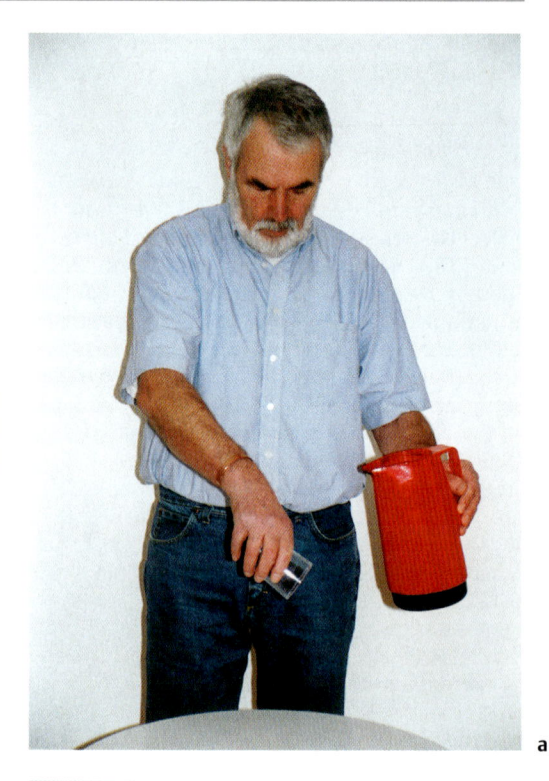

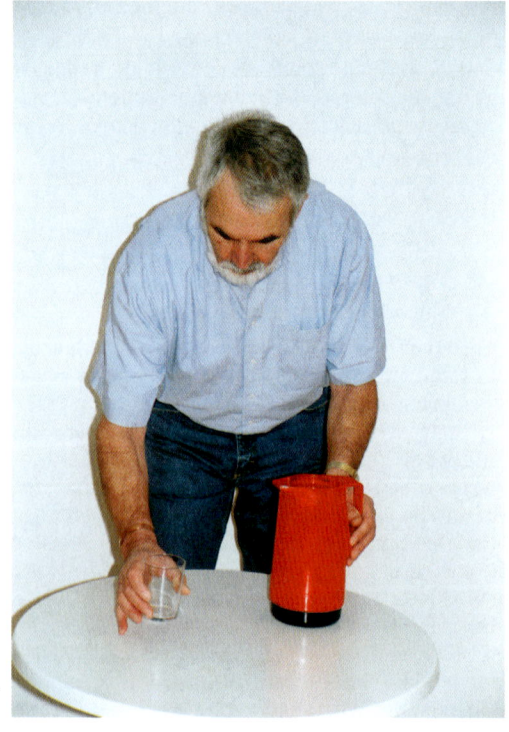

Eine weitere Betrachtung von Synergien ist in der Definition von Blickhan (1996) zu finden: „Synergisten erzeugen gleichgerichtete Drehmomente um ein Gelenk oder einen Drehpunkt. In der Regel überspannen mehrere Muskeln mit unterschiedlichen Eigenschaften die Gelenke parallel. Je nach Aufgabe werden dann optimal arbeitende Gruppierungen aktiviert. Vor allem bei Muskelgruppen, die für die Feineinstellung vielfältiger Bewegungsmuster verantwortlich sind (Arm, Hand), wird eine variable, aufgabenspezifische Rekrutierung abgrenzbarer Fasergruppen gefunden."

Dies verdeutlicht die Notwendigkeit, in der Therapie einen sinnvollen Kontext herzustellen, der eine Variationsbreite alltagsrelevanter Übungen enthält. Nur so können Patienten motorische Aufgaben langfristig lernen und funktionell selbstständig werden.

Retentionsfähigkeit und Transfer

Die wesentliche Frage des Therapeuten ist, ob der Patient das Gelernte behalten und auf andere Situationen übertragen wird. Gerade die Merkfähigkeit und der Transfer auf andere Situationen wird durch das Üben unter variablen Bedingungen unterstützt. Die Wiederholung von ein und derselben Situation fördert zwar die Geschicklichkeit bei der geübten Funktion (siehe Repetitives Lernen), führt jedoch nicht zum gleichen Lerneffekt. Entscheidend für den langfristigen Lernprozess ist die Fähigkeit, adäquate Bewegungspläne in neuen Situationen entwickeln zu können. Die *Transferleistung* ist abhängig von der Ähnlichkeit der Übungssituation mit der realen Umweltsituation. Das heißt, wenn ein Patient z.B. das Gehen lernen soll, muss er gehen. Wenn der Patient hierzu Hilfe benötigt, dann muss er so viel Unterstützung bekommen wie nötig, sodass er gehen kann. Teilkomponenten des Gehens, wie Übungen zur Förderung der Hüftextensionsbeweglichkeit oder der Gewichtsverlagerung helfen ihm nicht, das Gehen zu lernen.

Hüftextensionsaktivität ist entscheidend, um das Gehprogramm zu aktivieren. Erst durch Extension des Standbeins wird die Flexion des selben Spielbeins aktiviert. Ferner wird die Aktivität des Standbeins über den Golgi-Apparat aufrechterhalten, solange das Gewicht auf dem Bein lastet. Erst wenn das kollaterale Bein eine Last übernimmt, hört der Golgi-Apparat auf zu feuern, und das Bein kann nachrollen (Pearson u. Gordon 2000). Dieser komplexe Vorgang kann nur in der Funktion selbst gesteuert werden, das heißt, dass beide Beine gleichzeitig fazilitiert werden müssen (Abb. 5.2a). Was hier für den Patienten zu schwer ist, muss direkt beübt werden. Das Üben unter erschwerten Bedingungen (Abb. 5.2b) fördert zudem die Retentionsfähigkeit (Schmidt 1999).

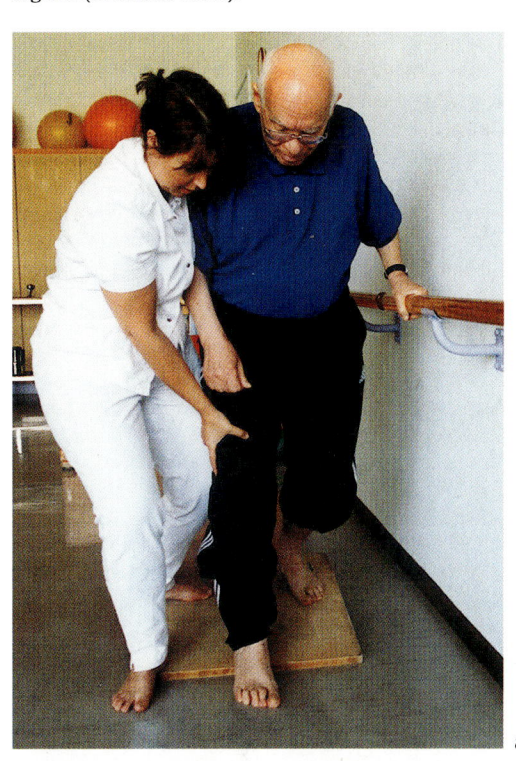

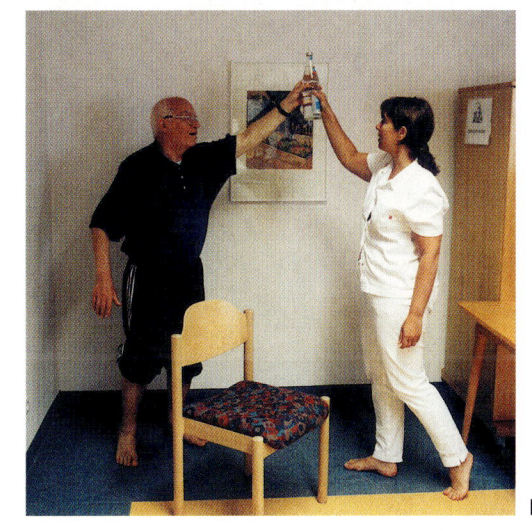

Abb. 5.2 a u. b
a Durch die Gewichtsübernahme auf das vordere Bein wird das Abrollen des hinteren Beins ermöglicht.
b Die Gewichtsübernahme wird automatisiert durch das Üben unter variablen Bedingungen.

So genannte einfachere Übungen, wie Hüftextensionsaktivität in anderen Ausgangsstellungen, können je nach Befund des Patienten nützlich sein, um strukturelle Voraussetzungen zu schaffen. Wenn ein Hüftstreckdefizit vorliegt, muss der Therapeut feststellen, woran es liegt und verantwortliche Strukturen entsprechend beeinflussen, wie z. B. das Gelenk zuerst mobilisieren und die Hüftflexoren und neuralen Strukturen beweglicher machen. Die neuromuskuläre Koordination kann nur in der Funktion selbst gefördert werden. Das bloße Abrufen von bereits durchgeführten Bewegungsabläufen führt zum Erfolg beim Nachahmen, nicht aber bei der Entwicklung neuer Strategien (Lee et al. 1991).

Gangtrainer

Zur Unterstützung des Gehens wurde bisher häufig das Laufband eingesetzt (Abb. 5.3). Hierbei mussten mindestens zwei Therapeuten die Beinbewegungen und die Rumpfkontrolle des Patienten unterstützen. Eine neue Entwicklung ist ein mechanischer Gangtrainer mit Steuerung des Massenschwerpunktes (Hesse et al. 1999). Bei diesem Gerät werden gangtypische Bewegungen mit Hilfe eines Therapeuten fazilitiert. Hierbei wird der normale Gangrhythmus von 60% Standbeinaktivität und 40% Spielbeinaktivität berücksichtigt. Das Spielbein wird angehoben, ohne dass ein Therapeut dies tun muss. Laut EMG-Messungen ist die Fußmuskelaktivität, insbesondere die der Plantarflexoren, normal; im Gegensatz zu Messungen auf dem Laufband, bei denen die Plantarflexoren klonusähnliche Aktivitäten aufweisen.

Stadien des motorischen Lernens

Entscheidend für die Therapie ist die Frage, in welcher motorischen Lernphase der Mensch sich befindet. Fitts und Posner (1967) haben 3 Stadien des motorischen Lernens beschrieben:

Die erste Phase ist die *kognitive Phase*. In dieser Phase ist das Lernen deklarativ oder verbal. Der Lernende spricht oftmals mit sich, um sich die einzelnen Schritte zu verdeutlichen. Wissen kann ebenso visuell und taktil erlangt werden. Für eine Greiffunktion beispielsweise muss der Patient wissen, wo sich ein Objekt befindet und wie es beschaffen ist, d. h. die intrinsischen und extrinsischen Eigenschaften kennen. Das langsame Anheben leichter Gegenstände stellt eine ganz andere Anforderung an die posturale Kontrolle, als das schnelle Anheben schwerer Gegenstände. In dieser Phase sollte der Patient nicht kognitiv überfordert werden, d. h. er muss sich auf einzelne Aufgaben konzentrieren können. Wenn er lernen soll zu „begreifen", dann sind gleichzeitige verbale Anweisungen zu viel. Der Therapeut ist in dieser Phase eine Hilfsperson, die den Patienten unterstützt, Information über seine Umwelt und die Aufgaben, die darin zu lösen sind, zu gewinnen. Die Förderung der Wahrnehmung steht hier im Vordergrund.

Die zweite Phase ist die *assoziative Phase*. Hier macht der Lernende viele Versuche und Fehlversuche (trial and error), um die beste Strategie zur Lösung der Aufgabe zu entwickeln. Der Patient darf Fehler machen, damit er sie als solche erkennen kann. Wenn der Therapeut ihm zu schnell einen Weg zum Ziel zeigt, dann hat der Patient keine Möglichkeit, eigene Strategien zu entwickeln. Wie lange diese Lernphase dauert, ist abhängig von der Person und wie oft sie übt. Sie muss lernen, Fehler und deren Ursache zu erkennen. Hier ist der Therapeut ein Begleiter, der nicht nur für Sicherheit in verschiedenen Übungssituationen sorgt. Er gibt den Patienten eine Rückkopplung über das Resultat seiner Handlungen und gibt Anregungen zur Nutzung unterschiedlicher Strategien. Hierbei sollte der

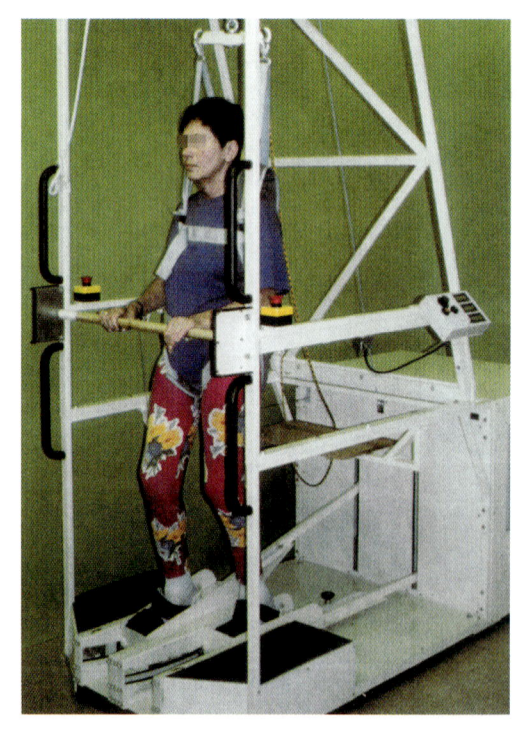

Abb. 5.3 Gangtrainer (mit freundlicher Genehmigung der Klinik Berlin, PD Dr Hesse).

Therapeut so viel Hilfe geben wie nötig, jedoch so wenig wie möglich.

Die dritte Phase ist die *autonome Phase*. Jetzt kann der Lernende mühelos seine Aufmerksamkeit auf mehrere Vorgänge gleichzeitig richten. Er hat gelernt, die wichtigen Informationen von den unwichtigen zu trennen und nimmt selektiv wahr. Der Therapeut ist hier gefordert, unterschiedliche adäquate Übungssituationen unter variablen Umweltsituationen zu schaffen. Zum Teil entwickeln sich diese Situationen und Aufgaben aus den Lebenssituationen des Patienten. Kenntnisse in der funktionellen Anatomie und Biomechanik sind notwendig, um die entsprechende neuromuskuläre Koordination zu fördern.

Taktil-kinästhetische Wahrnehmung

In der ersten Phase des motorischen Lernens (nach Fitts u. Posner) müssen die extrinsischen und intrinsischen Eigenschaften eines Gegenstands zur Durchführung einer Greiffunktion bekannt sein. Um den Gegenstand besser kennen zu lernen, kann die Replikation eingesetzt werden. *Replikation* ist ein Behandlungsverfahren zur Förderung der taktil-kinästhetischen Wahrnehmung (Adler et al. 2000). Die zum Erreichen des Ziels benötigte neuromuskuläre Aktivierung wird dem Patienten taktil vermittelt, indem er vom Therapeuten am Ziel präpositioniert wird und einen zum Halten dieser Position adäquaten Haltewiderstand bekommt (Abb. 5.**4a**).

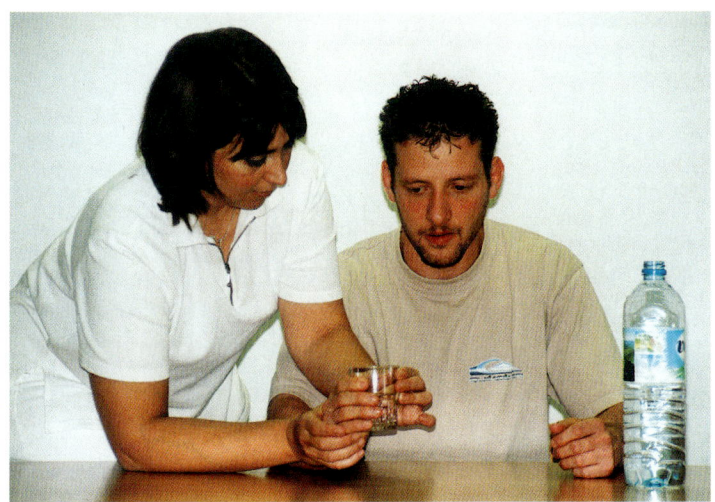

Abb. 5.**4a** u. **b** Replikation: Eigenschaften des Objekts werden taktil erfasst.

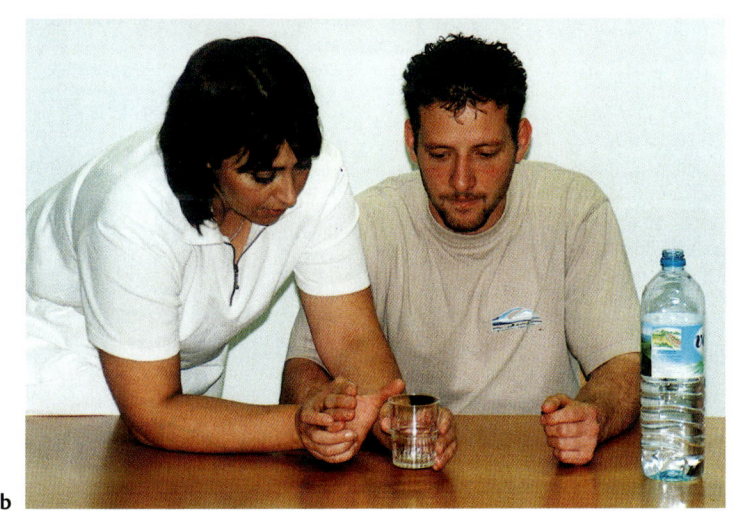

Feedback kann sich der Patient selbst geben, indem er lernt zu beobachten, ob die Aktivität, die er aufbringt, adäquat ist. Wenn ein Patient z. B. verschieden schwere Gegenstände mit der gleichen Kraft greift, muss er lernen, seine Kraft dem Gegenstand entsprechend zu dosieren. Wenn er einen Pappbecher mit der gleichen Kraft wie eine schwere Dose greift, wird der Pappbrecher zerdrückt werden. Beim Greifen eines Glases kann er seine Fingerkuppen beobachten und lernen, seine Kraft visuell zu kontrollieren, indem er darauf achtet, dass die Fingerkuppen durchblutet bleiben und sich bei zu großer Anstrengung nicht weiß verfärben. Bei geschlossenen Augen kann er dann versuchen, seinen Kraftaufwand zu spüren. Danach fordert der Therapeut den Patienten auf, den Gegenstand loszulassen. Hierdurch erfolgt bereits eine Beurteilung der Fähigkeit, die Hand zu öffnen. Der Patient wird vom Ziel zurückbewegt und dann dazu aufgefordert, den Gegenstand nochmals selbstständig zu greifen und anzuheben (Abb. 5.4b). Das Anheben des Gegenstandes ist wichtig, ansonsten kann der Patient Eigenschaften wie Gewicht nicht erfassen und somit würde ihm die Information zur adäquaten Kraftdosierung fehlen. Hier beurteilt der Therapeut, ob der Patient das Ziel erreichen kann (*quantitative Beurteilung*) und wie er es erreicht (*qualitative Beurteilung*), d. h., ob die neuromuskuläre Aktivierungsfolge der Situation angepasst ist oder anders gesagt das Timing adäquat ist.

Timing

Das Timing oder die zeitliche Reihenfolge der Bewegung wird zielorientiert und aufgabenspezifisch geplant. Es wird angenommen, dass das zentrale Nervensystem zielgerichtete Bewegungen in Bezug zur Endpunktkoordinate plant (Morasso 1981, Gentile 1987). Dabei wird die Zeit berechnet, die die distale Komponente benötigen wird, um das Ziel zu erreichen. So werden Faktoren wie Rekrutierungsreihenfolge und Beschleunigung vorher festgelegt (Gentile 1987). Dieses Vorgehen wird auch an der somatotopischen Repräsentation der verschiedenen Körperteile auf dem Kortex (Homunkulus) deutlich, denn die distalen Komponenten (Fuß und Hand) sind dominant. Die Aktivierungsreihenfolge ist situationsabhängig.

Die Planung der Bewegung erfolgt also von distal nach proximal, die Bewegungsausführung ist situationsabhängig und die notwendige posturale Kontrolle wird vorher aktiviert. Zusammenfassend kann gesagt werden, dass distale Muskeln über eine lange kortikale Schleife kontrolliert werden und proximale Muskeln eher subkortikalen Reflexmechanismen unterliegen. Die meisten Willkürbewegungen brauchen eine genaue Kontrolle der distalen Körperteile. Dagegen werden automatische Funktionen wie Haltungskontrolle von spinalen Reflexmechanismen kontrolliert (Pearson u. Gordon 2000). Das Timing erfolgt somit nicht pauschal von distal nach proximal oder von proximal nach distal.

Für die Therapie muss nicht nur berücksichtigt werden, dass der Patient ein Ziel vor Augen hat, das er erreichen will, sondern auch, dass die fehlende posturale Kontrolle nicht isoliert, sondern in der Gesamthandlung beübt werden sollte. Denn, wenn sie beim Gesunden bereits bei der Bewegungsplanung aktiviert wird und abhängig von der Bewegung der Peripherie ist, dann müssen Stabilität und Mobilität gleichzeitig beübt werden.

> **Beispiel: Schulung des Timings**
>
> Ist das Timing der Bewegungsfolge nicht adäquat, kann der Therapeut die fehlende Aktivität fördern. Können z. B. während der Greiffunktion die Skapula nicht stabilisiert und das Humeroskapulargelenk nicht zentriert werden, wird während der Greifaktivität der Humeruskopf vom Therapeuten außenrotatorisch positioniert und stabilisiert (Abb. 5.5a). Sobald Eigenaktivität des Patienten erkennbar ist, werden taktile Hilfen abgebaut. Fehlt die Mobilität des Handgelenks in Dorsalflexion und Radialduktion kann diese Bewegung vom Therapeuten unterstützt werden, während die übrigen Komponenten das Punktum fixum bieten (Abb. 5.5b).

> **Beispiel: Rhythmische Bewegungseinleitung zur Automatisierung der Bewegung**
>
> Bei extremer Schwäche der Dorsalflexoren führt der Therapeut mit Hilfe der rhythmischen Bewegungseinleitung (Technik des PNF-Konzepts nach M. Knott) das Handgelenk zuerst passiv, dann assistiv und wenn möglich gegen Führungswiderstand, um letztendlich den Patienten dazu aufzufordern, die Bewegung aktiv auszuführen. Die Automatisierung der fehlenden Bewegungskomponente ist hier das Ziel. Schließlich wird der gesamte Bewegungsablauf rhythmisch eingeleitet. Die Steigerung erfolgt nun, wenn mehrere Wege zum Ziel eingeschliffen werden, d. h. die Ausgangsposition der Hand im Verhältnis zum Ziel und das Greifobjekt selbst verändert wird.

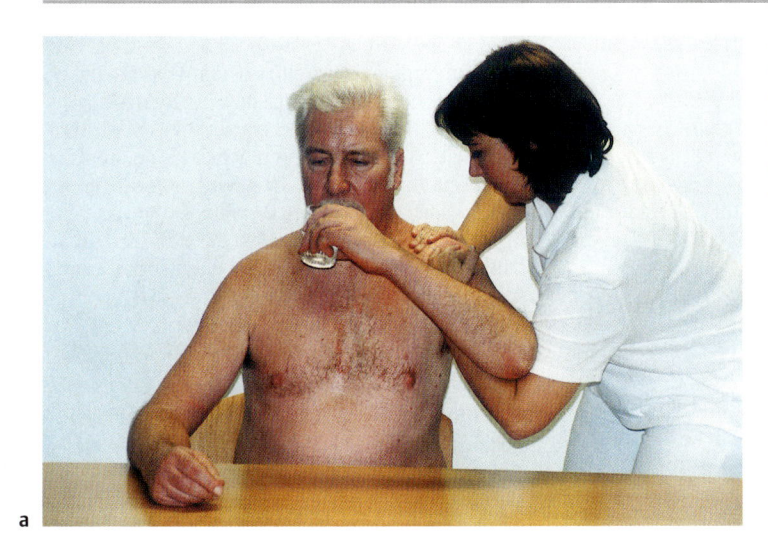

Abb. 5.5a u. b Timing während der Greiffunktion: Außenrotatorische Stabilität der Schulter wird durch taktile Stimulation des Therapeuten gewährleistet, während die Mobilität der Hand fazilitiert wird.

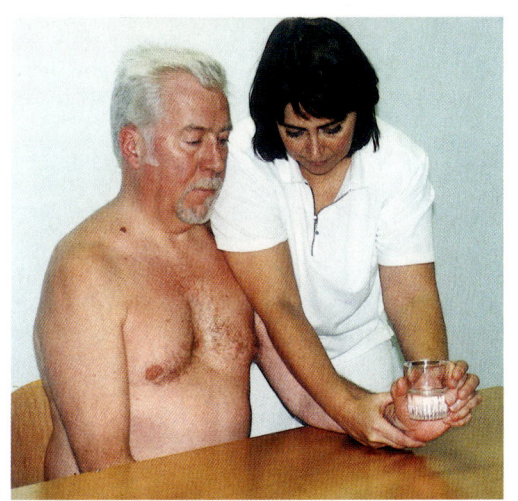

Repetitive Motoprogramme werden auf spinaler und Hirnstammebene gesteuert. Diese Programme werden gewöhnlich ausgelöst durch periphere Stimuli und beinhalten Aktivitäten wie Kauen, Schlucken, Kratzbewegungen und alternierende Flexoren- und Extensorenaktivitäten der Extremitäten beim Krabbeln (Ghez u. Krakauer 2000).

Feedforward

Die Propriozeptoren geben dem Menschen ständig Feedback über die Position des Körpers im Raum und die Spannungszustände seiner Muskulatur. Sie können somit als Input-System betrachtet werden und nehmen direkten Einfluss auf spinale Motorprogramme. Durch ihre Verbindungen mit dem Kortex und dem Kleinhirn können sie ebenfalls auf umweltbedingte Veränderungen ständig Einfluss nehmen.

Im Gegensatz zu Reflexen werden Willkürbewegungen initiiert, um ein bestimmtes Ziel zu erreichen. Bei mehrfachen Wiederholungen von Willkürbewegungen lernt der Patient, mögliche Hindernisse vorauszusehen. Notwendige Korrekturen werden vom Nervensystem auf zwei verschiedene Arten vorgenommen. Erstens wird die Bewegung durch sensorische Informationen während der Ausführung ständig angepasst. Dieser Mechanismus heißt *Feedback*. Zweitens werden Sinneswahrnehmungen genutzt, bevor die Bewegung beginnt, um entsprechende Strategien zu entwickeln. Dieser Mechanismus heißt *Feedforward* und beruht auf Erfahrung. Bei schnellen Bewegungen ist es nicht möglich, auf Feedbackmechanismen für die Bewegungskontrolle zurückzugreifen. Auch für die Initiierung von Bewegungen sind die Propriozeptoren

> **Beispiel: Repetitives Training**
>
> Hummelsheim (1998) beschreibt, dass die Motorik, insbesondere die der Hand und Finger, infolge wiederholter Übungen auch repetitives Training genannt, deutlich verbessert werden kann. Hierbei werden Bewegungen, die der Patient selbst ausführen kann, immer wiederholt. Eine Übungszeit für dieselbe Bewegung zweimal täglich von 5–15 Min. hat zu einer größeren Bewegungsamplitude und meistens auch zu einer höheren Bewegungsgeschwindigkeit geführt. Wenn der Patient die Bewegung wegen zu großer Schwäche nicht aktiv ausführen kann, unterstützt der Therapeut die Bewegung (assistiv). Allmählich soll der Patient gegen die Schwerkraft (aktiv) bewegen und schließlich auch gegen Widerstand (resistiv).

nicht von Bedeutung. Hier spielen Feedforwardmechanismen die übergeordnete Rolle.

Beim Greifen eines stationären Objektes, z. B. einer Tasse die auf einem Tisch steht, kann der Patient bestimmen, mit welchem Tempo er greift, das heißt, wann er die Bewegung beginnt und wie schnell er sie ausführt. Gentile (1987) beschreibt diese Situation als *geschlossene Aufgabe.* Dagegen werden bei *offenen Aufgaben* die zeitlichen und räumlichen Charakteristika durch die Umwelt bestimmt, z. B. wenn jemand einem anderen eine Tasse Tee reicht. Das ZNS braucht Zeit für die Verarbeitung und Steuerung neuromotorischer Prozesse. Biomechanische Faktoren der Muskulatur und knöcherne Strukturen kommen hinzu, sodass diese Zeitverzögerungen durch Feedforward kompensiert werden können (Gentile 1987). Somit dient Feedforward der zeitlichen und räumlichen Organisation von Bewegungen.

■ **Feedforward und das visuelle System**

Visuelle Information ist sehr wichtig für die Aktivierung von Feedforward-Mechanismen. Das visuelle System gibt uns Informationen über die Position des Körpers im Verhältnis zur Umwelt (Umphred 1996). Es gibt zwei parallel verlaufende Bahnen für die Übertragung visueller Informationen bei zielorientierten Greiffunktionen. Eine Bahn verläuft vom visuellen Kortex zum Temporallappen und ist für die Erkennung des Objekts zuständig. Die andere ist für die Lokalisation des Objekts im Raum zuständig und verläuft vom visuellen Kortex zum Parietallappen (Shumway-Cook u. Woollacott 1995).

Dass bei Menschen das visuelle System dominiert, konnte in einer Untersuchung von Lee gezeigt werden. Er beobachtete, wie Personen, die in einem abgedunkeltem Raum standen, den Bewegungen eines beleuchteten Stabes folgten anstatt sich auf ihre vestibulären und propriozeptiven Informationen zu verlassen, um gerade stehen zu bleiben (Lee 1975).

Bei einem Experiment von Dietz und Noth (1978) konnte gezeigt werden, dass der Zeitpunkt der Muskelaktivierung vom visuellen Stimulus abhängig ist. Sie forderten Personen dazu auf, sich aus dem Stand auf ein Brett fallen zu lassen und sich abzustützen. Das Brett wurde dabei in unterschiedlichen Winkeln eingestellt. Der Zeitpunkt, wann der M. triceps aktiviert wurde, war konstant in Bezug auf den Abstand der Hand zum Brett. Dagegen war bei geschlossenen Augen der Zeitpunkt immer konstant im Bezug zur verbalen Aufforderung sich zu bewegen (Carr u. Shepherd 1987, Rosenbaum 1991).

Wenn die posturale Kontrolle also vorher aktiviert wird und vom exterozeptiven Input abhängig ist, muss der Schwerpunkt der Therapie hier liegen.

Soll Rumpfstabilität und proximale Gelenkstabilität erreicht werden, dann macht es Sinn, dem Patienten einen dynamischen Bewegungsauftrag für seine distalen Körperteile zu geben. Durch die Betonung des distalen Timings wird dann die proximale Stabilität über Feedforwardmechanismen unterstützt.

> **Beispiel: Schulterinstabilität**
>
> Der Therapeut kann bei einer Schulterinstabilität, bedingt durch primäre Schwäche der Außenrotatoren, den Patienten auffordern (verbaler Input), die Hand nach einem Gegenstand (visueller Input) zu strecken, während die Schulter außenrotatorisch stabilisiert wird. Da das zentrale Nervensystem Bewegungsabläufe im Verhältnis zum Endziel zu planen scheint, wird die proximale Stabilität über Feedforwardmechanismen organisiert.

■ **Feedforward und inter- und intramuskuläre Koordination**

In den Studien von Horak und Nashner (1986) wurde gezeigt, dass die Organisation der funktionellen Synergie und somit die intermuskuläre Koordination von der Umweltsituation und von der Aufgabe in der jeweiligen Situation abhängig ist. Genauso verhält es sich mit der intramuskulären Koordination. Wenn der Patient verbal dazu aufgefordert wird, die Hand zu strecken und dann gegen einen vom Therapeuten applizierten Widerstand zu halten, werden zuerst phasische Muskelfaseranteile rekrutiert und dann tonische. Wird er hingegen aufgefordert, die Hand in einer bestimmten Position gegen Widerstand zu halten, dann werden zuerst tonische Muskelfaseranteile rekrutiert. Je länger er diese Position halten soll, umso mehr phasische Muskelfaseranteile werden benötigt, um der Ermüdung entgegenzuwirken. Somit stellt der Therapeut durch seine verbalen Anweisungen unterschiedliche Aufgaben an den Patienten. Durch das Applizieren seines Widerstandes bildet er einen Teil der Umwelt des Patienten und hat die Möglichkeit, die Rekrutierungsreihenfolge variabel zu beeinflussen. Da diese umwelt- und aufgabenabhängig ist (Rothwell 1994), bietet diese Vorgehensweise eine sinnvolle Therapiemöglichkeit.

Der Therapeut muss wissen, welche Einflüsse die Umwelt auf die Aufgabe haben könnte. Ferner muss er den Patienten in der Wahrnehmung relevanter Umwelteinflüsse, insbesondere visueller Informationen, unterstützen, um adäquate Aktionsstrategien zu erarbeiten. Das bloße Reagieren auf bestimmte propriozeptive Stimuli ist keine adäquate Vorbereitung für das wirkliche Leben.

Gibson (1986) hat beschrieben, dass Menschen aktive Beobachter sind. Sie suchen selektiv die Information, die für die Ausführung der Aufgabe nützlich ist. Wenn z. B. jemand besser zuhören möchte, richtet er seinen Körper entsprechend aus; oder wenn er vom längeren Stehen ermüdet, sucht er nach Möglichkeiten sich aufzustützen. Dies setzt voraus, dass er die Eigenschaften des Gegenstandes, auf die er sich stützt, kennt.

In der Therapie ist die Schulung der Wahrnehmung nicht von der Schulung motorischer Fähigkeiten zu trennen, da die Wahrnehmung und die Entwicklung möglicher Bewegungsstrategien ein gemeinsamer Prozess ist.

▬ Feedback

Wenn bestimmte Bewegungen vom Patienten nicht aktiv durchgeführt werden können, sind Hilfestellungen notwendig. Diese können visuell, verbal bzw. akustisch und/oder taktil sein. Das Erleichtern oder Fazilitieren von Bewegungen verhilft dem Patienten zu einem Erfolgserlebnis und gibt ihm Information darüber, wie die Bewegung gelingen kann. Das Wissen darüber, ob und wie das Ziel erreicht wurde, hilft ihm, zukünftige Strategien zu planen (knowledge of results, knowledge of performance; Schmidt u. Lee 1999). Zudem fördert das positive Erlebnis seine Bereitschaft, den Vorgang zu wiederholen, und dadurch die Speicherung im Langzeitgedächtnis (Umphred 1996). Im Sinne des assoziativen Lernens verknüpft der Patient seine Handlung mit Erfolg und erfährt somit eine Konditionierung (siehe Bd. 2, Kap. 6: Klassische Konditionierung)

Abhängig von den Potentialen und Defiziten des einzelnen Patienten kann das Wissen über die Bewegungsausführung unterschiedlich vermittelt werden:

– Taktiles Feedback
– Verbales/akustisches Feedback
– Visuelles Feedback

■ Taktiles Feedback

Bei mangelnder exzentrischer Kontrolle oder Elastizität, kann die antagonistische Muskulatur durch taktile Informationen (manuellen Längszug) während der aktiven Bewegungsausführung lernen, die entsprechende Funktion durchzuführen. Muskeln können sich in ihrer Aktivität nur zusammenziehen. Somit ist die exzentrische Muskelarbeit nicht willentlich steuerbar und lässt sich folglich weder verbal noch visuell vermitteln. Sie entsteht vielmehr als Reaktion auf eine Gewichtsübernahme, oder wenn die Schwerkraft auf die Muskulatur einwirkt. Deshalb ist diese Art der Muskelaktivität nur über das Einnehmen einer adäquaten Ausgangsstellung, in der die Schwerkraft auf die arbeitende Muskulatur einwirkt, zu erlernen. Taktile Unterstützung des Therapeuten vermittelt die notwendige propriozeptive Information während der zielorientierten Bewegungsausführung und hilft dem Patienten seine Muskelaktivität wahrzunehmen. Verbale und visuelle Stimuli sind hierfür nicht geeignet. Wenn beispielsweise ein Glas wegen mangelnder exzentrischer Kontrolle des M. biceps brachii nicht auf dem Tisch abgestellt werden kann, kann der Therapeut während der aktiven Bewegungsausführung diese Struktur taktil bearbeiten (Abb. 5.**6**). Entscheidend ist, dass der Patient ein Ziel hat, auch wenn er es aktiv nicht erreichen kann. Allein die bewusste Mitarbeit des Patienten lässt ihn die funktionelle Synergie organisieren und fördert die für die Zielbewegung adäquate reziproke Innervation.

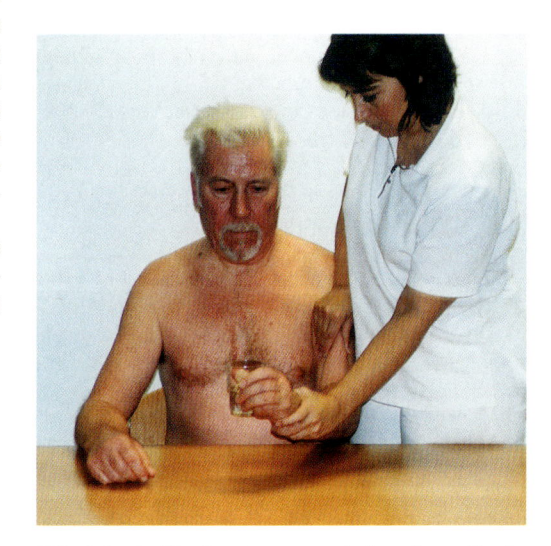

Abb. 5.**6** Fazilitation der exzentrischen Kontrolle des M. biceps brachii.

Verbales Feedback

Exterozeptive Stimuli können ebenfalls als Feedback eingesetzt werden. Verbale Anweisungen sollten jedoch zunächst das Ziel als Präparationskommando vermitteln, sodass der Patient seine eigene Bewegungsstrategie planen kann. Zu viel Information über die Teilschritte, die zum Ziel führen sollen, sind eher verwirrend und überfordern häufig den Patienten.

Während der Bewegungsausführung sollte das Aktionskommando wenig oder gar keine Information enthalten. Gerade wenn propriozeptive Informationen während der Bewegungsausführung wahrgenommen werden sollen, ist es wichtig, mit verbalen Informationen zurückhaltend zu sein.

Nach der Bewegungsausführung sollte der Patient ehrliches Feedback über den Erfolg oder Misserfolg erhalten. Dieses Korrektionskommando kann und sollte durchaus positiv vermittelt werden. Dies bedeutet jedoch nicht, dass ein falsches Lob ausgesprochen werden sollte. Wird eine ungewollte Aktivität verbal durch unangebrachtes Lob unterstützt, wird der Patient genau diese Aktivität lernen, da er sie mit etwas Positivem (verbale Belohnung) verbindet.

Der Zeitpunkt, wann verbales Feedback gegeben werden soll, ist kritisch. Dem Patienten muss die Möglichkeit gegeben werden, selbst zu reflektieren, um lernen zu können, warum etwas schief gegangen ist. Bekommt er vom Therapeuten eine Flut von Informationen, wird er auf dieses extrinsische Feedback angewiesen sein. Er muss lernen, aus sich heraus (intrinsisches Feedback) zu erkennen, dass ein Fehler gemacht wurde (knowledge of results) und warum er ihn gemacht hat (knowledge of performance). Nur so kann er neue Strategien entwickeln, wie die Aufgabe beim nächsten Versuch besser gelöst werden kann.

Visuelles Feedback

Visuelles Feedback bietet eine gute Möglichkeit, das intrinsische Feedback zu unterstützen. Bewegungsabläufe des Patienten können gefilmt und anschließend gemeinsam mit dem Patienten beurteilt werden. Er lernt mehr aus seinen Fehlern, wenn er sie selber sieht, als wenn der Therapeut versucht, ihm seine Fehler verbal zu vermitteln. Auch durch das Beobachten anderer Personen, mit ähnlichen Schwierigkeiten, wird die Fähigkeit, die eigenen Fehler zu erkennen und zu korrigieren, unterstützt.

Dual task

Häufig haben Patienten Schwierigkeiten, motorische Aufgaben und kognitive Leistungen gleichzeitig zu bewältigen. Unsichere Patienten haben beispielsweise Schwierigkeiten, gleichzeitig zu gehen und zu sprechen. Sie bleiben oft stehen, wenn sie angesprochen werden. Dies kann durch den von Theo Mulder (1996) modifizierten *Stroop-Test* beurteilt werden: Amputationspatienten wurden dazu aufgefordert, mehrere Wörter, die in Zeilen vor ihnen projiziert wurden, vorzulesen. Damit sie nicht nur visuell abgelenkt waren, sondern auch kognitiv, mussten sie bei Wörtern von Farben, die jedoch in anderen Farben geschrieben waren, die Farbe benennen und nicht den Wortlaut. Zum Beispiel, wenn das Wort „blau" in roter Schrift geschrieben war, mussten sie, rot, sagen und nicht blau. Dabei wurde die Fußmuskelaktivität gemessen, um festzustellen, wie schwer es für den Patienten war, das Gleichgewicht zu halten. Im Vergleich zu Kontrollpersonen hatten die Patienten mit einer Unterschenkelamputation schlechtere posturale Kontrolle und Gleichgewicht, wenn sie ihre Aufmerksamkeit gleichzeitig auf andere Aktivitäten richten mussten. Im Verlauf der Rehabilitation unter Übung von geteilter Aufmerksamkeit haben alle Patienten Fortschritte gemacht. Alltagsaktivitäten, wie z.B. der Umgang mit Prothese und Gehhilfen, das Gehen drinnen wie draußen, die Handhabung des Rollstuhls, das Treppensteigen und Haushaltstätigkeiten sowie Arbeitsfähigkeit, wurden beurteilt.

Wenn Übungssituationen nicht variabel genug gestaltet werden, kann der Patient nicht lernen, mit visuellen, akustischen und kognitiven Ablenkungen umzugehen. Diese Patienten bleiben häufig immobil, obwohl sie in der Therapiesituation gute Gleichgewichtsreaktionen zeigen. Wenn diese jedoch wenig mit der realen Umwelt zu tun haben, in der sie leben, werden sie dem Patienten nicht viel nützen. Die Gleichgewichtsreaktionen, die ein Patient lernt, wenn er auf einem Pezziball sitzt, sind nicht die, die er braucht, wenn er auf der Straße geht und ein Passant ihn anstößt oder wenn der Boden, auf dem er geht, plötzlich uneben ist.

Gentile (1987) unterscheidet geschlossene und offene Umweltsituationen. Eine *geschlossene Umweltsituation* ist vorhanden, wenn z.B. eine Person sich in einem Raum fortbewegt, der sich nicht verändert. Dagegen ist eine *offene Umweltsituation* vorhanden, wenn andere Personen in diesem Raum ebenfalls hin- und hergehen. Ein Patient, der nicht gelernt hat, sich in offenen Umweltsituationen fortzubewegen, wird sich unsicher fühlen und diese vermeiden. Bei einer Konfrontation mit solchen of-

Greiffunktion

Beim Gehen oder Stehen gehört die obere Extremität zum posturalen System, d.h. sie ist an der Haltungskontrolle beteiligt. Wenn jedoch die Hände gleichzeitig nach etwas greifen, wird eine andere Anforderung an die Haltungskontrolle gestellt und diese muss auf die Bewegungskontrolle der oberen Extremität abgestimmt sein.

Posturale Kontrolle bei der Greiffunktion

Zur Einschätzung der posturalen Kontrolle bei einer Greifaktion hat sich der *Functional-reach-Test* bewährt. Der Patient steht seitlich vor einer Wand und hebt den Arm in 90° Flexion. Dann streckt er sich so weit wie möglich nach vorne, ohne das Gleichgewicht zu verlieren (Abb. 5.8). Normwerte für die Reichweite wurden für verschiedene Altersgruppen ermittelt. Es hat sich gezeigt, dass die Wahr-

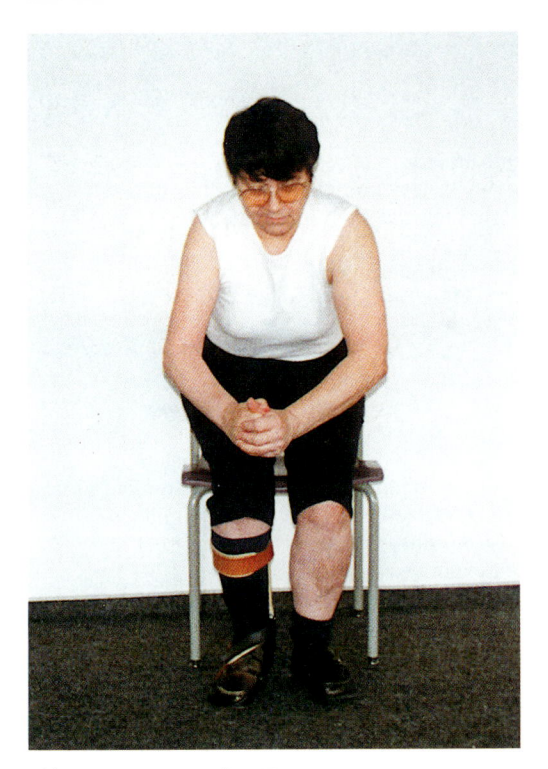

Abb. 5.7 Get-up-and-go-Test.

fenen Situationen ist eine Sturzgefahr mit Folgeschäden gegeben. Deshalb müssen diese Situationen in der Therapie geübt werden, wenn die Pathologie des Patienten dies zulässt. Patienten mit starken kognitiven Einschränkungen und Gedächtnisstörungen müssen zunächst lernen, in geschlossenen Situationen zurecht zu kommen. Wenn jedoch erwartet wird, dass der Patient auch in offenen Situationen zurecht kommen kann, muss er auch hierauf vorbereitet werden.

Ein weiterer standardisierter Test für die Einschätzung der posturalen Kontrolle ist der (erweiterte) *Get-up-and-go-Test* (Abb. 5.7; Umphred 1996). Der Patient wird aufgefordert, von einem Stuhl aufzustehen, 3 Meter zu laufen, sich umzudrehen und sich wieder hinzusetzten. Die Zeit, die bei ungeschädigten Personen benötigt wird, beträgt weniger als 10 Sek. Patienten, die mehr als 30 Sek. brauchen, sind in Korrelation zum Barthel-Index in den meisten Alltagsaktivitäten unselbstständig (Shumway-Cook u. Woollacott 1995).

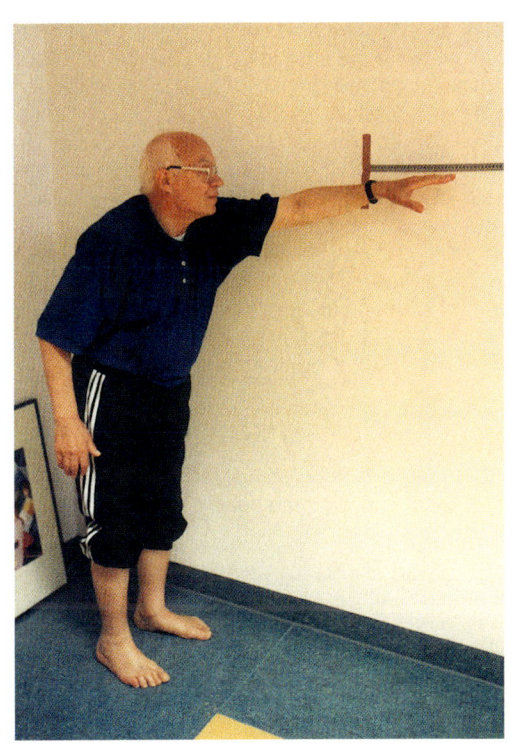

Abb. 5.8 Functional-reach-Test. Dieser Apoplex-Patient erreicht 22 cm beim Nach-vorne-Strecken. Die Norm für die Altersgruppe liegt bei 37 cm. Dies lässt darauf schließen, dass er noch sturzgefährdet ist. (Duncan et al. 1990). Nach den unter Abb. 5.2 a u. b dargestellten Übungen erreichte der Patient 33 cm.

scheinlichkeit eines Sturzes erhöht ist, wenn diese Werte unter der Norm liegen (Shumway-Cook u. Woollacott 1995).

Für die Beurteilung der Greiffunktion selbst wird nochmals auf die zentrale Planung von komplexen Armbewegungen hingewiesen. Beradelli et al. (1996) haben mit EMG-Untersuchungen gezeigt, dass es bei schnellen zielgerichteten Willkürbewegungen zu einer zentral gesteuerten *triphasischen Muskelaktivierung* kommt. Zuerst feuern die Agonisten, um die Extremität zu beschleunigen. Kurz vor dem Erreichen des Ziels feuern die Antagonisten, um abzubremsen. Für die Zielgenauigkeit feuern die Agonisten nochmals, um Stabilität zu gewährleisten. Diese Aktivierungsfolge bleibt bei langsamen Bewegungen aus. Auch bei passiven Bewegungen und solchen, die von äußeren Einflüssen gestoppt werden, kommt es nicht zu dieser zentral gesteuerten Aktivierungsfolge.

Weitere Studien (Morasso 1981) haben gezeigt, dass sich die Hand immer direkt in einer geraden Linie zum Ziel bewegt. Die anderen Gelenke passen sich dementsprechend an. Wie bereits erwähnt, plant das ZNS mit hoher Wahrscheinlichkeit Bewegungen im Bezug zum Endziel. Deshalb ist es zur Beurteilung der Greiffunktion sehr wichtig, die Augen- und Kopfkoordination zu beurteilen (Shumway-Cook u. Woollacott 1995). Standardisierte Tests wie der *TIME-Test nach Exner* oder der *Test nach Jebsen* ermöglichen es dem Therapeuten, vergleichbare Parameter zur Beurteilung des Patienten zu erstellen und zu dokumentieren. Die Beurteilung der *Zwei-Punkte-Diskrimination* an den Fingerkuppen ist wichtig, um eine Prognose zu erstellen, ob Feinmotorik wiedererlangt werden kann oder nicht (Shumway-Cook u. Woollacott 1995).

Time-Test nach Exner

Die In-Hand-Manipulationsgeschicklichkeit wird nach Exner wie folgt unterteilt:

- *Translation*: Ein Objekt, wie z.B. eine Münze, wird von der Handinnenfläche zu den Fingerkuppen und zurück bewegt.
- *Shift*: Ein Objekt wird zwischen den Fingerkuppen und dem opponierten Daumen gehalten und weiter nach distal bewegt, um beispielsweise einen Kugelschreiber für das Schreiben besser halten zu können.
- *Rotation*: Ein Objekt wird gedreht und dann stabilisiert, wie z.B. ein Bleistift umdrehen, sodass der Radiergummi zum Ausradieren nach unten zeigt.

Test nach Jebsen

Die nicht dominante Hand wird zuerst getestet. Der Test wird in 7 Tests unterteilt:

- Schreiben
- Spielkarten umdrehen
- Aufheben kleiner Gegenstände
- Essen
- Spielsteine stapeln
- Anheben leichter Dosen
- Anheben schwerer Dosen

■ Summationsreize zur Therapie verwandter Funktionen

Zum Verständnis wie über örtliche Summationsreize unterschiedliche verwandte Funktionen genutzt werden können, ist eine Betrachtung der Neuroanatomie notwendig. Die Feinmotorik der Finger wird im gleichen Hirnareal wie die Feinmotorik der Zunge und die mimische Muskulatur gesteuert (Sulcus lateralis zu beiden Seiten der Sylvi-Furche; Calvin 1998).

Ferner beschreibt Leroi-Gourhan, dass in der Evolution die Entwicklung der Sprache zum gleichen Zeitpunkt stattfand wie die Entwicklung der Greiffunktion der Hände. Zuvor, als Vierfüßler, wurde diese Funktion vom Mund ausgeübt. Die enge Beziehung zwischen Hand- und Mundfunktionen lässt sich aufgrund der unmittelbaren Nachbarschaft dieser Körperareale im Homunkulus leicht nachvollziehen. Merzenich (1984) hat gezeigt, dass sich bei Handamputationspatienten die kortikalen Repräsentationsfelder plastisch verändern und die Repräsentation der einzelnen Finger in den Bereich des Gesichts verlagert werden. Patienten konnten beim Berühren bestimmter Stellen des Gesichts einzelne Finger spüren (Kandel et al. 1996). Dies bedeutet, wenn bestimmte Körperabschnitte nicht genutzt werden, verschwinden sie in den entsprechenden Repäsentationsfeldern, nach dem Motto: If you don't use it, you lose it. Deshalb ist es so wichtig, sinnvolle Kontexte in den Übungssituationen zu gestalten. So können diese verloren gegangenen Körperabschnitte in Alltagsaktivitäten wieder integriert werden.

■ Forced Use

Taub et al. (1993) haben in ihrer Forced-use-Studie gezeigt, dass Tiere ihre Extremitäten nicht benutzen, wenn das Hinterhorn auf einer Seite reseziert wird. Sie gebrauchen ausschließlich die intakte Seite. Wenn das Hinterhorn der anderen Seite ebenfalls reseziert wird, benutzen sie wieder beide Extremitäten. Diese Information wurde auf hemiplegische Patienten übertragen. Alle Patienten, die an der Studie teilnahmen, hatten 1–5 Jahre zuvor einen Schlaganfall erlitten. Sie wurden dazu aufgefordert, 14 Tage lang ihren nicht-betroffenen Arm tagsüber in einer Schlinge zu tragen. Sie haben in dieser Zeit 6–7 Std. täglich Aktivitäten der oberen Extremitäten geübt (Essen, Schreiben und Ball werfen). Nach 14 Tagen waren diese Alltagsaktivitäten erheblich verbessert. In einer Folgestudie 2 Jahre später konnte gezeigt werden, dass dieselben Aktivitäten immer noch besser waren, das heißt die Retentionsfähigkeit war vorhanden. Hierdurch wird deutlich, dass bei chronisch beeinträchtigten Patienten, auch bei 1–5 Jahren und evtl. sogar noch länger zurückliegenden Verletzungen immer noch Veränderungen erzielt werden können.

Sinnvolle Kontexte für das Üben der Greiffunktion können in der Verbindung mit Essen oder Schreiben geschaffen werden. Gestörte Zungenmotorik kann sowohl in der Verknüpfung mit Essfunktion als auch mit der Lautbildung gefördert werden. Laute wiederum beeinflussen die mimische Muskulatur und umgekehrt. Gerade die mimische Muskulatur wird emotional gesteuert. Wenn ein Patient lernen soll, die Augenbrauen hochzuziehen, ist es wesentlich einfacher und „natürlicher" ihm die Bewegung zu vermitteln, wenn er sich etwas Erstaunliches vorstellt. Wenn er auch gleichzeitig „Oh" sagt, entsteht eine sinnvolle Verknüpfung. Somit gehören zur Schulung der Motorik zwangsläufig die Schulung der Sprache und des funktionellen Esstrainings. Eine therapeutische Trennung ergibt keinen Sinn und wird zu keinen langfristigen strukturellen Veränderungen führen. Funktionelles Neurotraining wird deshalb zukünftig mehr interdisziplinäres Arbeiten der verschiedenen Berufszweige erfordern.

In der Pathologie sehen wir häufig eine gestörte reziproke Innervation oder intermuskuläre Koordination bei der Greiffunktion. Parkinson-Patienten zeigen z. B. oft Tremorbewegungen.

> **Beispiel: Parkinson und Greiffunktion**
>
> Die Ursache des Tremors bei der Greiffunktion von Parkinson-Patienten ist nicht speziell auf eine Störung der intermuskulären Koordination oder reziproken Innervation zurückzuführen. Die Dopaminproduktion ist bei diesen Patienten durch den Verlust von Dopamin produzierenden Neuronen gestört (Kandel et al. 1996). Da Dopamin ein wichtiger Transmitterstoff für die Funktion der Basalganglien ist, sind die Bewegungsstörungen dieser Patienten auf andere Ursachen zurückzuführen. Die Basalganglien sind an dem Planen und Organisieren von Willkürbewegungen sowie der Organisation der damit verbundenen Haltungskontrolle beteiligt (Marsden 1982). Die Einschätzung der Zeit, die benötigt wird, ein Ziel zu erreichen (time to contact), ist beeinträchtigt (Lee 1985). Durch die Verbindung der Basalganglien zum supplementär motorischen Areal (SMA) ist die zeitliche Sequenzierung oder das Timing von zielgerichteten Bewegungen gestört. Deshalb müssen diese Patienten langsamer werden, um Zielgenauigkeit zu erreichen.

Schmerz in der Therapie

Das zentrale Nervensystem spielt auch eine wichtige Rolle bei der Verarbeitung von Schmerzen. Schmerzen stellen eine emotionale Erfahrung für das Individuum dar. Sie werden über das limbische System gefiltert und gespeichert. Die schnelle Schleife, die den emotionalen Stimulus über den sensorischen Thalamus zum Mandelkern (Amygdala) weiterleitet, löst eine Reihe von automatischen über das vegetative Nervensystem gesteuerten Reaktionen aus, die dem Schutz des Organismus dienen. Die langsamere kortikale Schleife lässt uns bewusst auf unsere emotionalen Reaktionen einwirken (Le Doux 1996). Diese kognitive Kontrolle kann für die Therapie sehr nützlich sein. Wenn ein Patient Angst hat, sein Bein zu belasten, dann entwickelt er automatische Kompensationsmechanismen, um diesem Schmerz auszuweichen. Sind jedoch strukturelle Voraussetzungen für Belastung gegeben und kann der Patient schmerzfrei belasten, dann muss er diese Erfahrung machen. Muskeln in nicht belastenden Positionen zu trainieren, bedeutet also nicht, dass die entsprechende Muskulatur in belastenden Positionen aktiviert werden kann. Der Organismus weiß z. B. nach einer vorderen Kreuzbandruptur, dass beim Anspannen des M. quadriceps die vordere Schublade ausgelöst werden wird, da der strukturelle Schutz fehlt. Selbst der operative Ersatz ändert dieses „Wissen" zunächst nicht. Deshalb spannt sich der Muskel bei der Belastung nicht an. Der Patient muss erst die Erfahrung machen, dass es ungefährlich ist, diese Muskulatur zu aktivieren. Der Therapeut kann Hilfestellungen bieten, indem er dies dem Patienten bewusst macht. In der Belastung müssen entsprechende taktile Stimuli dafür sorgen, dass die achsengerechte Ausrichtung der Gelenke gewährleistet ist, damit die entsprechende Muskulatur aktiviert werden kann (Abb. 5.9). Der Therapeut kann den Patienten fragen, ob er seine Muskelaktivität spürt und ob er dabei Schmerzen hat. Erst wenn der Patient seine Muskelaktivität in der Situation, in der er sie braucht, spürt und dabei keine Schmerzen auftreten, wird er dieses als Erfolgserlebnis speichern. Damit ist die Bereitschaft oder Motivation gegeben diese Muskulatur erneut einzusetzen. Wir haben gesehen, dass die Basalganglien für die Planung komplexer Bewegungen zuständig sind. Sie sind mit dem limbischen System verknüpft. Wenn ein Mensch eine Bewegung nicht machen will oder Angst davor hat, sie zu machen, dann wird er diese Bewegung vermeiden, indem er sie nicht plant. Da das limbische System auch direkt mit dem primär motorischen Kortex verbunden ist, werden entsprechende Muskelsynergien aktiviert, die eine Kompensation ermöglichen (Umphred 1995).

Es ist für den Therapeuten oft sehr schwierig zu beurteilen, ob erhöhter Tonus die Ursache für unkoordinierte Bewegungsabläufe ist oder ob *Schutzsynergien* für das muskuläre Ungleichgewicht verantwortlich sind. Hinzu kommt die Annahme, dass Verzögerungen in der Planung und Organisation von Willkürbewegungen eher das Problem sind als der Hypertonus der Antagonisten. Landau (1980) konnte zeigen, dass es trotz medikamentöser Hemmung der Spastizität zu keiner Verbesserung des motorischen Verhaltens kommt. Ibrahim et al. (1993) haben zudem festgestellt, dass zahlreiche Patienten, die im klinischen Befund als hyperton eingestuft wurden, es laut EMG-Untersuchung nicht waren. Somit gibt es womöglich zwei Definitionen für Hypertonus. Zum einen die experimentelle Definition, die eine erhöhte EMG-Aktivität nach sich zieht, und zum anderen die klinische Definition, die zunächst mit Steifigkeit (Brooks 1986, Dietz 1991) zu erklären ist.

Patienten die ängstlich sind oder Schmerzerfahrung haben, reagieren auf passive Bewegung mit Abwehrspannung; auch wahrnehmungsgestörte Patienten reagieren so (Umphred 1996). O'Dwyer et al. (1996) haben gezeigt, dass sich der Tonus bei passiven Bewegungen erhöht. Dagegen wird er bei Willkürbewegungen herabgesetzt. Das eröffnet ganz neue Möglichkeiten für die Therapie. Die periphere Behandlung zum Entgegenwirken der Steifigkeit ist essentiell. Rothwell (1994) konnte anhand einer EMG-Untersuchung beim Auslösen des Patellarsehnen-Reflexes zeigen, dass wenn der M. rectus femoris zuvor in maximal verlängerter Position maximal kontrahiert, es anschließend zu einer Abnahme der Reflexaktivität kommt. Dies führt er auf eine Reorganisation der Aktin- und Myosinverbindungen zurück.

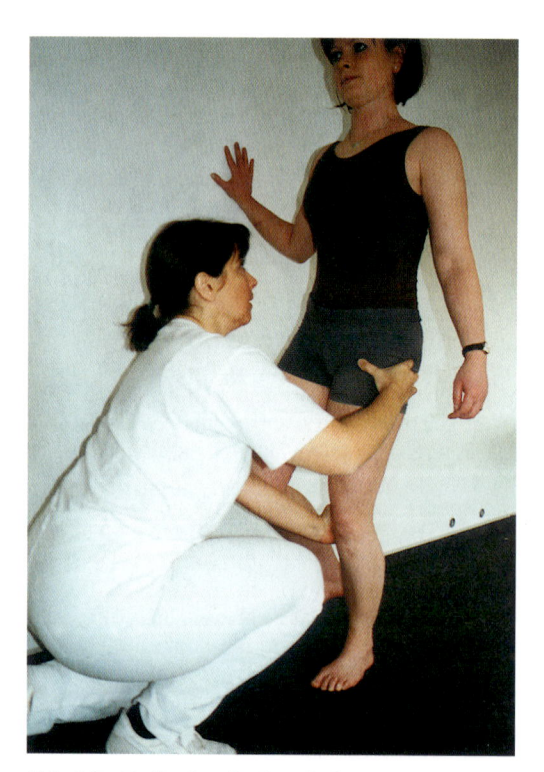

Abb. 5.9 Fazilitation des Standbeins.

> **Beispiel: Hypertonus/Steifigkeit der Volarflexoren**
>
> Wenn z. B. bei einer Greiffunktion die Volarflexoren die Dorsalflexion der Hand nicht zulassen, kann der Patient aufgefordert werden, das Handgelenk gegen Widerstand zu beugen (Abb. 5.10). Bei Ermüdung der Muskulatur unter Beibehaltung des therapeutischen Widerstandes entsteht dann exzentrische Muskelaktivität. Wenn die notwendige Dorsalflexion erreicht worden ist, wird der Patient dazu aufgefordert, sein Handgelenk zu strecken, zur Förderung der normalen reziproken Innervation am besten zielgerichtet (Abb. 5.11; Kabat. Vortrag b. IPNFA-Treffen in Vallejo, Kalifornien 1993). Diese Vorgehensweise, einen steifen Muskel wiederholt exzentrisch zu aktivieren, führt zu einer Abnahme der Steifigkeit. Ein langfristiger Effekt kann durch das Wiederholen über mehrere Wochen erzielt werden (Hoessly 1991).
> Die Aktivierung der schwachen Agonisten ist nach erreichter Gelenk- und Muskelbeweglichkeit das

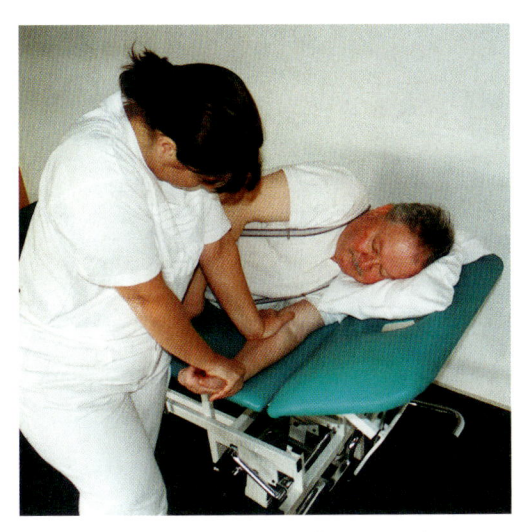

Abb. 5.10 Ermüdung der Volarflexoren nach maximaler Anspannung.

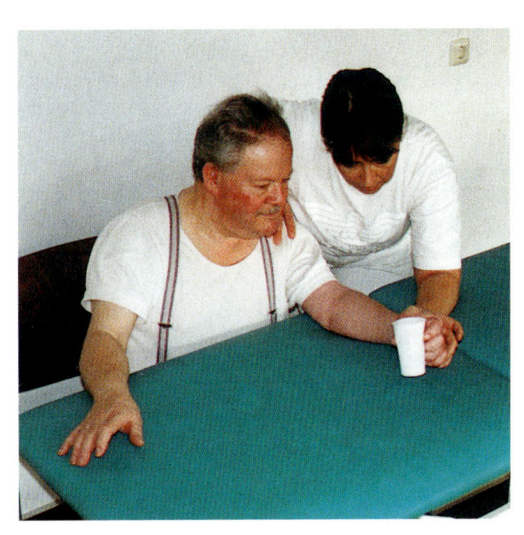

Abb. 5.11 Aktivierung der Zielbewegung.

vorrangige Therapieziel. Miller et al. haben 1996 in einer Studie die bisher kontrovers diskutierte klinische Annahme, dass Übungen gegen Widerstand Kokontraktion fördern und somit Koordination mindern, widerlegt. Bisher haben einige Therapiekonzepte die Meinung vertreten, dass das Üben gegen Widerstand die Spastizität erhöht. In dieser Studie konnte jedoch gezeigt werden, dass das Gegenteil der Fall ist. Nach resistivem Training wurde weniger Kontraktion nachgewiesen als zuvor vorhanden war. Zudem hatte die Patientin, die vor dem Üben die höchste Spastizität aufwies, nach dem resistiven Training die größte Abnahme der Spastizität. Es ist also durchaus sinnvoll, resistives Training integriert in zielgerichtete Handlungen durchzuführen. So kann der Patient lernen, Bewegungen zu planen und zu organisieren und die hierfür erforderliche Kraft aufzubringen.

5.1.4 Klinische Beispiele

■ **Morbus Parkinson**

Ein 62-jähriger Patient mit Morbus Parkinson weist folgende *funktionelle Defizite* auf: Die Schrift des Patienten wird nach 6 Wörtern kleiner (Mikrographie). Nach 13 Worten wird, laut Angaben des Patienten, wegen Konzentrationsschwäche, abgebrochen. Zusätzlich ist die Armhebung bei 80° Flexion schmerzhaft (Borg Skala 7).

Die *physiotherapeutische Hypothese* ist, dass die primäre Pathologie im Bereich der Basalganglien liegt. Es sind Potentiale im nicht vom Parkinson betroffenen Hirnareal, in dem die Feinmotorik der Finger, der Zunge und der mimischen Muskulatur gesteuert werden, vorhanden. Die Elastizität der supra- und infrahyoidalen Muskulatur, insbesondere des M. omohyoideus führt zum gestörten humeroskapulären Rhythmus.

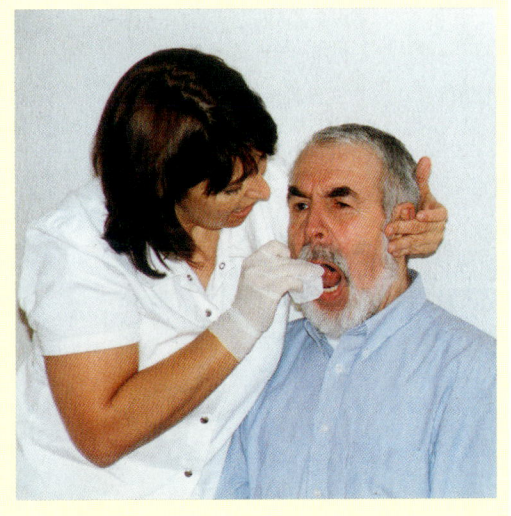

Abb. 5.12 Fazilitation der Zungenmotorik für Lautbildungen.

Um den Therapieerfolg zu messen, wird ein quantitativer und qualitativer Vergleich der Handschrift vorher und nachher sowie die Armhebung mit subjektiver Schmerzangabe des Patienten herangezogen.

In der *Probebehandlung* wurden verschiedene Laute unter Fazilitation der Zunge gebildet (Abb. 5.12). Anschließend wird die mimische Muskulatur mittels Lautbildungen und die Vorstellung von verschiedenen emotionalen Situationen fazilitiert (Abb. 5.13). Nach der Therapie konnten 29 Wörter ohne Veränderung der Schriftgröße geschrieben werden. Qualitativ waren die Schreibbewegungen flüssiger und weniger ver-

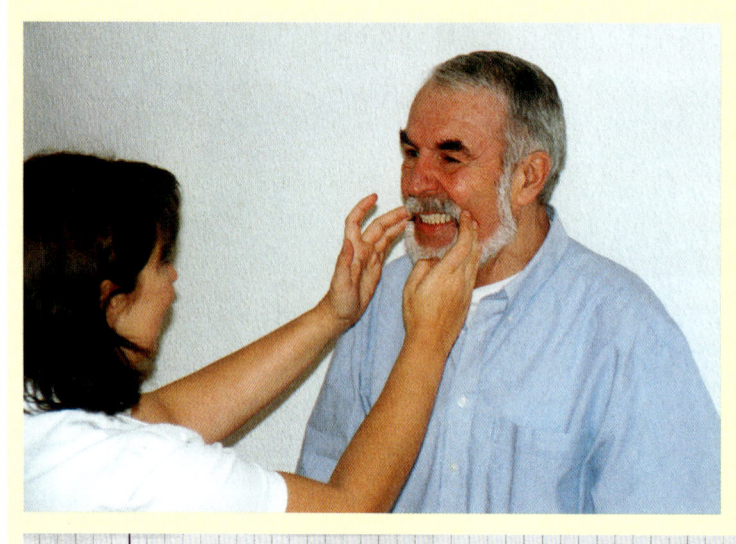

Abb. 5.13 Fazilitation der mimischen Muskulatur über emotionale Stimuli und Lautbildung.

Abb. 5.14 a u. b Schreibproben eines Parkinsonpatienten.

krampft. Die Armhebung war bis 180° möglich bei leichtem Schmerz (Borg Skala 1–2). Am nächsten Tag konnte vor Beginn der Behandlung ein kompletter Absatz von mehreren Wörtern geschrieben werden (Abb. 5.**14**).

Kleinhirnstörungen

Bei Kleinhirnstörungen ist in der Pathologie die antagonistische Aktivierungsfolge abgeschwächt oder bleibt aus (Beradelli et al. 1996). Die therapeutische Frage stellt sich, ob der Patient Kompensationsstrategien zum Erreichen der Funktion benötigt oder ob eine Veränderung auf der strukturellen Ebene erreicht werden kann. Als Probebehandlung können antagonistische Umkehrtechniken (Buck et al. 1996, Hedin-Anden 1994) zur Förderung der reziproken Innervation angewandt werden. Entscheidend ist, dass die antagonistische Aktivität kurz vor dem Erreichen des Ziels fazilitiert wird.

Kleinhirnabszess

Eine 28-jährige Patientin mit einem Kleinhirnabszess weist folgende *funktionelle Defizite* auf: Sie kann mit ihrer dominanten Hand (links) nicht mehr schreiben (z. B. nur die ersten zwei Buchstaben ihres Vornamens) und übt auf Anweisung eines Therapeuten seit einem Jahr, mit der rechten Hand zu schreiben. Trotzdem hat sie den Wunsch, mit ihrer dominanten Hand Funktionsverbesserung zu erzielen. Schminken ist nach wie vor nur mit der dominanten Hand möglich, wenn auch mit sehr viel Mühe. Sie hat bei sämtlichen Greifbewegungen einen Zieltremor.

Die *physiotherapeutische Hypothese* ist, dass die intermuskuläre Koordination aufgrund der Schwäche der Antagonisten (besonders der Skapulafixatoren) gestört ist. Der Parameter zur Ergebniskontrolle ist die Qualität der Handschrift.

Bei der *Probebehandlung* wird zunächst die Skapulamuskulatur im Vierfüßlerstand aktiviert. Die Außenrotatoren sollen das Humeroskapulargelenk stabilisieren. Danach fordert der Therapeut die Patientin auf, verschiedene zielorientierte Greiffunktionen durchzuführen. Zunächst wird gegen die Streckaktivität des Armes approximiert. Kurz vor Erreichen des Ziels wird Zug gegeben, um die Antagonisten zu aktivieren. Schließlich wird wieder approximiert, um das Ziel zu erreichen. Nach einer Behandlungseinheit kann die Patientin ihren Vor- und Zunamen leserlich mit der linken Hand schreiben. Nach drei Behandlungseinheiten kann sie ihre Unterschrift mehrmals hintereinander fließend und leserlich leisten (Abb. 5.**15**).

Progrediente Kleinhirnatrophie

Bei einer 48-jährigen Patientin mit progredienter Kleinhirnatrophie unklarer Genese werden folgende *funktionelle Defizite* festgestellt: Sämtliche Funktionen des Alltags (Essen zum Mund führen, Haare kämmen, Gehen ohne Hilfsmittel etc.) sind wegen des starken Initial-, Ruhe- und Zieltremors nicht selbstständig zu bewältigen. Der Wunsch der Patientin ist, alleine ein Buch lesen zu können, d. h. die Seiten des Buchs auch selbstständig umblättern zu können.

Die *physiotherapeutische Hypothese* besagt, dass die Patientin Kompensationsstrategien benötigt, um ein Buch selbstständig lesen zu können. Beim Versuch hat sie die Blätter ausgerissen. Da die zentral gesteuerte triphasische Muskelaktivierung bei passiven Bewegungen und bei Bewegungen, die von außen gestoppt werden, ausbleibt, können hier Kompensationsmöglichkeiten gefunden werden. Die Patientin passiv zu führen, würde ihre Selbstständigkeit nicht fördern. Wenn jedoch bewusste Stopps eingebaut werden, könnte sie die Seiten umblättern, ohne sie dabei auszureißen. Für die Erfolgskontrolle wird der Parameter selbstständiges Umblättern der Buchseiten gewählt.

Bei der *Probebehandlung* wird die Patientin so positioniert, dass viel Unterstützung von außen gegeben wird. Kissen sorgen für die notwendige Unterstützung des Kopfes und der Arme. Die Füße werden aufgestellt, sodass die Beine eng am Rumpf anliegen. Bevor das einzelne Blatt gegriffen wird, lässt die Patientin ihren Arm bewusst auf die Buchseite herunterfallen oder abstoppen. So wird nicht nur das Buch zum Lesen stabilisiert, sondern sie hat zunächst das Ziel, ihre Hand auf das Blatt fallen zu lassen anstatt das Blatt anzuheben und umzublättern. Somit wird die gestörte triphasische Muskelaktivierung nicht benötigt. Die Patientin ist mit Hilfe dieser Kompensationsstrategie in der Lage, alleine zu lesen.

Für jedes funktionelle Ziel muss wieder von neuem analysiert werden, ob externe Hilfen benötigt werden, oder ob Kompensationsstrategien entwickelt werden können.

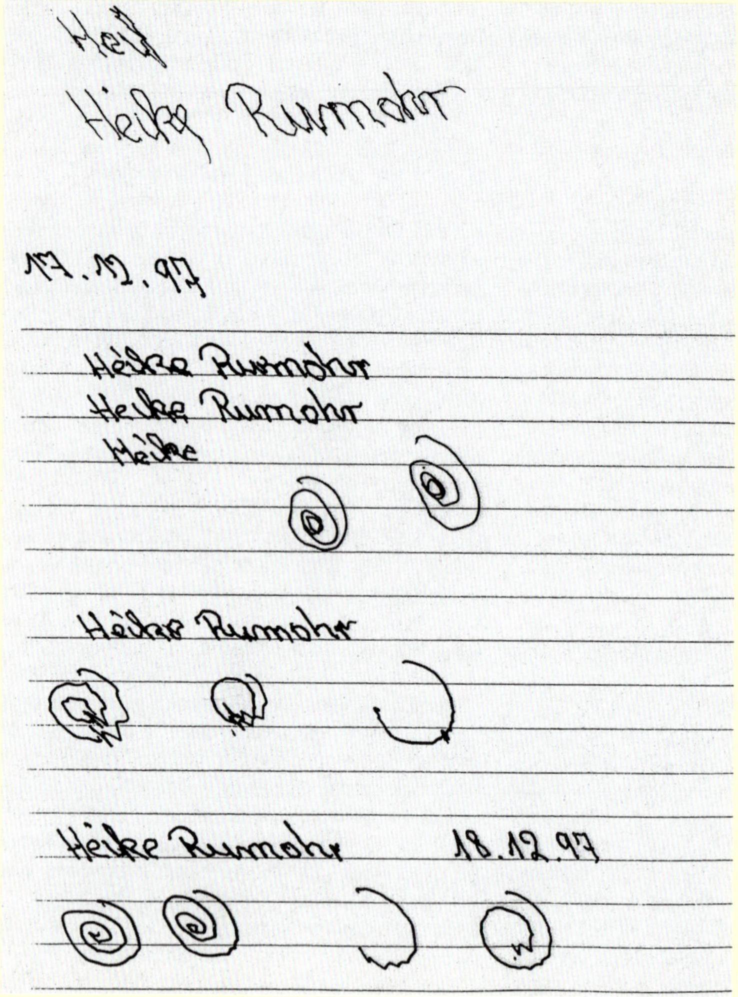

Abb. 5.15 Handschrift einer Ataxie-Patientin vor und im Verlauf der nachfolgenden Therapietage.

▬ Apoplex

Patienten nach Apoplex weisen eine normale triphasische Aktivierungsfolge auf (Beradelli et al. 1996). Die erste agonistische Kontraktion kann jedoch nicht gesteuert werden, weil die Motoneuronrekrutierung beeinträchtigt ist. Deswegen kann der Geschwindigkeitsfaktor nicht kalkuliert werden.

Eine 65-jährige Patientin mit Apoplex und Hemiplegie rechts weist folgende *funktionelle Defizite* auf: Die Patientin kann ohne Hilfsmittel selbstständig gehen, ist jedoch unsicher, wenn sie abgelenkt wird. Das Becken wird im Stand nicht zentriert, sodass die Gewichtsübernahme nur über Kompensationsmechanismen (Genu recurvatum) erfolgt. Die Feinmotorik der rechten Hand ist beeinträchtigt. Zielorientierte Greifbewegungen sind verlangsamt und ungenau.

Die *physiotherapeutische Hypothesen* dazu sind, dass die Feinmotorik der Zunge bei Lautbildungen genutzt werden kann, um die Feinmotorik der Hand zu fördern. Wenn der untere Rumpf stabiler ist, kann die Armhebung für die Greiffunktion koordiniert erfolgen. Und wenn zielgerichtete Armbewegungen gefordert werden, wird die posturale Kontrolle gefördert. Als Parameter für die Erfolgskontrolle dient die Zielgenauigkeit, mit der die Patientin Punkte so schnell wie möglich in zwei verschiedenen Kreisen malen kann. Da der Test im Stand erfolgt, wird die Gewichtsverlagerung ebenfalls beurteilt. Die Geschwindigkeit wird beurteilt sowie die Qualität der Punkte und ob diese sich im Kreis befinden. Vor der Behandlung wurden teilweise Striche statt Punkte gemacht. Einige Striche befanden sich nicht im Kreis. Die Bewegungsabläufe waren verlangsamt und stockend. Das Gewicht wurde nur zögerlich auf das rechte Standbein verlagert.

Bei der *Probebehandlung* wird die Patientin aufgefordert, im Stand Buchstaben ihres Namens, die auf einem Flippchart verteilt sind, mit ihrem betroffenen Zeigefinger nachzufahren, während sie diese laut ausspricht. Ihre linke Hand unterstützt ihre Armbewegungen. Der Therapeut führt den Zeigefinger (Abb. 5.**16**). Nach der Behandlung waren die Punkte deutlich zu erkennen (Abb. 5.**17**). Alle Punkte befanden sich im Kreis. Die Bewegungsabläufe waren flüssiger mit deutlich verbesserter Gewichtsübernahme auf das rechte Bein.

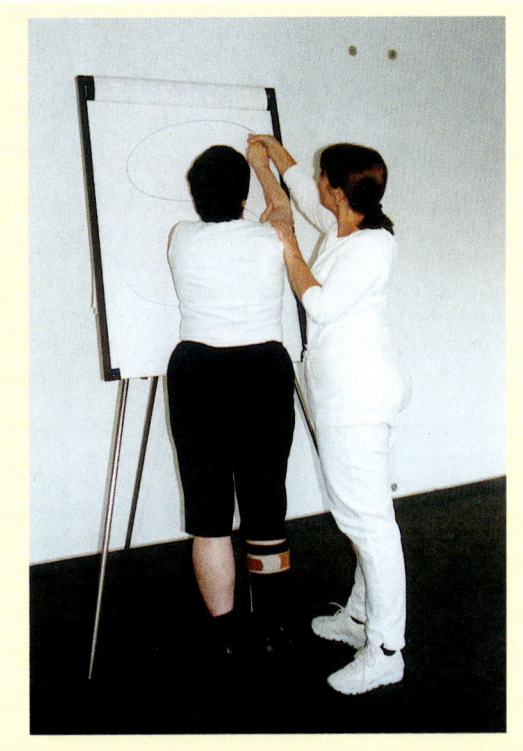

Abb. 5.**16** Buchstaben werden nachgefahren und gleichzeitig verbal artikuliert.

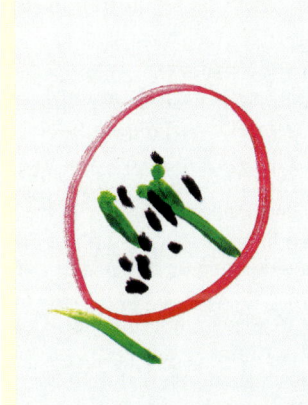

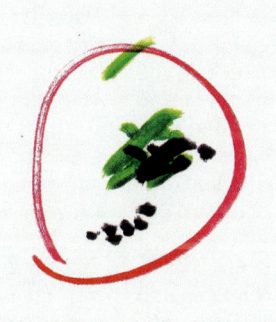

Abb. 5.**17** Vor der Behandlung können einige Punkte (grün) nicht im Kreis platziert werden und sind oftmals eher als Strich erkennbar. Nach der Behandlung war die Trefferquote höher und die Punkte waren deutlicher als solche zu erkennen (schwarz).

5.2 Problemanalyse und Therapieansätze

Heidi Sinz

Wer hat Recht?

Zu einem Weisen, der abgeschieden in der Wüste lebte, kamen vier Männer. Seit vielen Jahren schon lagen sie im ständigen Streit. Es ging darum, wer Recht hatte. Der weise Mann hörte sich die Anklagen eines Jeden an und schickte dann die vier Männer mit verbunden Augen in ein großes Zelt. Sie sollten erfühlen, was sie darin fanden, und es ihm mitteilen. Als die vier Männer nach einiger Zeit wieder aus dem Zelt heraustraten, fragte Sie der weise Mann, was sie im Dunkeln ertastet hatten.

Es ist rund mit großem Durchmesser, wie eine Säule, warm und mit einer rauen Oberfläche, so sagte der Erste. Der Zweite schaute missmutig und erklärte, es sei kurz, biegsam und sehr dünn. Alles falsch schrie der Dritte, es habe eine konisch verlaufende Form, sei sehr hart und fühle sich kalt an. Der Vierte strafte alle drei vorherigen Sprecher der Lügen und erklärte, es ist ein langes Rohr, beweglich und warm. Kaum hatte der Letzte ausgesprochen fielen sie übereinander her und beschimpften sich gegenseitig der Lügen. Der Weise saß einfach nur da und schaute die vier streitwütigen Besucher an. Nach einer Weile sagte einer der Vier: „Sage uns nun weiser Mann, wer von uns hat Recht?"

Der alte Mann schaute der Reihe nach Einen nach dem Anderen an und sagte dann ganz ruhig: „Jeder hat Recht."

Völlig erstaunt und verständnislos schauten die vier Streithähne erst den Weisen und dann sich gegenseitig an, denn sie verstanden seine Antwort nicht. Der weise Mann ging langsam zum Zelt und öffnete den Eingang. Ein großer Elefant mit langen Stoßzähnen stand in der Mitte des Zeltes und blinzelte die vier Männer an. Alle vier Männer hatten den Elefanten betastet, befühlt und erkundet. Der Erste jedoch am Bein, der Zweite am Schwanz, der Dritte am Stoßzahn und der Vierte am Rüssel.

Diese arabische Parabel sollte uns in der Physiotherapie mit ihren vielen Konzepten, Ansätzen und Denkmodellen immer gegenwärtig sein. Denn auch wir palpieren und therapieren alle am gleichen Modell: am Menschen.

5.2.1 Einleitung

Die Rehabilitation von Patienten mit einer Schädigung des ZNS ist eine umfassende Aufgabe für die Physiotherapie. Der Mensch als multifunktionale Einheit, setzt mit seinem Körper seine Gedanken und Gefühle in Bewegung um. Im normalen Alltagsgeschehen benötigen wir keine besondere Konzentration für die Aktivitäten, die uns ans Ziel bringen. Der Kopf entscheidet, was er will, und der Körper macht es. Solange der Körper die Wünsche problemlos, schmerzfrei und erfolgreich erfüllt, machen wir uns keine Gedanken darüber, wie er es anstellt. Erst wenn einzelne Teile auf einen Reiz nicht mehr adäquat reagieren, wenn wir Schmerzen verspüren oder eine Extremität nicht mehr gehorcht, dann wird uns der Körper als Bewegungsorgan bewusst und wir erfahren Grenzen.

Patienten mit einer Störung des ZNS zeigen uns sehr deutlich, wie komplex das Bewegungssystem arbeitet. Wie viele Informationen, deren Weiterleitung und Verarbeitung nötig sind, um eine einfache Alltagsfunktion durchzuführen. Der Mensch als ein Netzverbund von Subsystemen, muss daher auch in der Therapie unter Berücksichtigung aller Systeme behandelt werden. Die Rehabilitation von Patienten mit Störungen des ZNS erfordert die Beachtung vieler verschiedener Gesichtspunkte. Die Vielfalt der therapeutischen Konzepte verschmilzt optimalerweise im *ganzheitlichen Konzept*:

– Der Patient – mit seiner Abweichung von der Norm
– Die Therapie – als Ansatz der Reintegration zum Normalen

Dabei ist die Aufgabe der Physiotherapeutin nicht der Umgang mit und das Management der Pathologie, sondern die Analyse der Ursachen, die die Norm verhindern.

So ist die Physiotherapie auch im Bobath-Konzept ein Ansatz zur Problemlösung in der Befundaufnahme und Behandlung von Personen mit Störungen von *Tonus, Bewegung* und *Funktion*, die durch eine Läsion im ZNS verursacht werden. Das Ziel der Behandlung ist die Optimierung der Funktion über die Verbesserung der Haltungskontrolle und selektiven Bewegungen durch Fazilitation.

Wenn wir beginnen, uns mit der individuellen Bewegungsnorm zu beschäftigen, dann wächst unsere Ehrfurcht vor dem, was wir verallgemeinert normale Bewegung nennen. Wir reden nicht mehr von dem Gelenk, dem Muskel, dem Gewebe, dem einzelnen Nerv, der Sensorik oder der Wahrnehmung. Wir erkennen die gegenseitige Abhängigkeit, die gegenseitige Stimulation und das perfekte Zusammenspiel aller Systeme im Körper in der persönlichen Interaktion mit der Umwelt.

Wir engagieren uns, die Persönlichkeit des Patienten zu berücksichtigen, und haben so einen Anteil an der erfolgreichen Rehabilitation. Die Aufgabe der Physiotherapeutin besteht darin, den Patienten auf seiner motorischen und sensorischen Wahrnehmungsstufe abzuholen, ihn auf dem Niveau anzusprechen, auf dem er spüren, wahrnehmen und agieren kann und ihm damit eine Grundlage anzubieten, auf der er aufbauen kann. Diese Grundlage wird zum Fundament, auf dem einzelne, selektive Bewegungen später zu einer normalen, erfolgreichen Funktion führen.

Auf die Motivation des Patienten, dem Bett, dem Rollstuhl und der Abhängigkeit von Anderen zu entfliehen, können wir uns in den überwiegenden Fällen verlassen (Ausnahme sind Patienten mit Schädigungen, die eine Motivation nicht mehr ermöglichen). Unsere Aufgabe ist es, diese Motivation zu lenken, damit sie in Richtung normale Bewegung genutzt wird. M. Runge sagte dazu: „Entscheidend sind nicht die Leistungen des Patienten in der Therapieeinheit, sondern die Übernahme des neu Gelernten in die alltäglichen Abläufe. Dieser Prozess ist nicht zuerst ein motorisch-funktionales Geschehen, sondern ein psychodynamischer Prozess. Das neu Angebotene muss innerlich akzeptiert werden. Das ist genau die Stelle, an der funktionell übende Therapien scheitern. Man erzeugt Trainingsweltmeister, die in der Arena des Alltags unverändert bleiben." (Runge 2000)

Physiotherapie gestern und heute

Schon seit Beginn der zweiten Hälfte des 20. Jahrhunderts gibt es physiotherapeutische Behandlungskonzepte, die sich mit der Therapie von Patienten mit Störungen des Zentralnervensystems beschäftigen (Bobath, PNF, Vojta). Die neurophysiologische Grundlage dieser Techniken stützte sich auf die Arbeiten von Sherrington, Magnus und Jackson. Diese Techniken waren darauf ausgelegt, Einfluss auf die Entwicklung und die Verarbeitung im ZNS zu nehmen. Für die Behandlung erwachsener Patienten wurden die Kenntnisse der kindlichen Entwicklungsstufen eingesetzt. Beginnend mit Drehen und Aufsetzen als niedrige motorische Funktionen und Voraussetzung für die anschließende hohe Schule des Stehens und Gehens. Die Neurophysiologie ging damals von einer reflex-hierachischen Organisation des Gehirns aus. Das zugrunde liegende Denkmodell besagte, dass ein Verlust der kortikalen Kontrolle zu einer Enthemmung der tiefer gelegenen neuronalen Strukturen und damit zu einer Enthemmung der spinalen und supraspinalen Reflexmotorik führen würde. So entstand die Annahme, dass bei einer Dezerebration (also eine Schädigung der höher gelegenen Zentren) kaum oder nur über ein erneutes Lernen der kindlichen Entwicklungsstufen Funktionen wiedergewonnen werden können.

Heute wird das Konzept eines feststehenden und unveränderbaren Nervensystems immer mehr aufgegeben und ein responsives und dynamisches Neurouniversum zugrunde gelegt. Das ZNS wird als eine Organisation aus Subsystemen betrachtet, in dem die Zusammenhänge zwischen den somatosensiblen, vestibulären, visuellen und auch akustischen Afferenzen erkannt werden können. An der Planung, Durchführung und Kontrolle eines Bewegungsablaufes ist jedes System beteiligt. Welches System vorrangig benutzt wird, ist abhängig von Bewegungserfahrung, Automatisierung, Alter des Patienten und nicht zuletzt von seinen Umfeldbedingungen.

Das ZNS bekommt ein umfangreiches Angebot an Afferenzen, unter denen es diejenigen auswählt, welche unter den gegebenen Bedingungen die Zielerreichung ermöglichen. Hierbei wird das *Feedforward-* und *Feedback-System* zur Optimierung eingesetzt (siehe 5.1.3).

Die heutige Sichtweise des ZNS verlangt auch eine neue Vorgehensweise in der Physiotherapie. Die Einteilung in eine plegische und eine gesunde Seite, wie sie bei Hemiplegie-Patienten bisher vorgenommen wurde, wird dem heutigen Wissenstand nicht mehr gerecht. Die Verarbeitung in den Systemen spiegelt sich sowohl kontralateral als auch ipsilateral wider. Dass ein Mensch nicht in zwei Seiten eingeteilt werden, sondern nur als eine Einheit gesehen werden kann, zeigt sich am Beispiel des kortiko-retikulo-spinalen Systems, das nicht nur für die Aktivität der kontralateralen Seite, sondern gleichzeitig für die im Voraus gesicherte Rumpfstabilität auf der ipsilateralen Seite verantwortlich ist, oder des kortiko-vestibulären Systems, welches die Aufgabe hat, das Lot der Körpermitte über der Unterstützungsfläche zu halten, bei gleichbleibender Schwerkraft und einer sich ständig ändernden Unterstützungsfläche. Welche der beiden Seiten dabei reagiert, ist nicht von Bedeutung, da es immer auch zu einer Reaktion auf der kontralateralen Seite kommen muss.

Diese neuen Erkenntnisse über normale Bewegung, Motorlearning und Neurophysiologie/Neuroplastizität müssen zu einer Anpassung der Physiotherapie bei Patienten mit ZNS-Schädigungen führen.

5.2.2 Plastizität

„Das Gehirn neigt dazu, immer wieder die ausgetretenen Pfade zu gehen. Doch es ist erstaunlich, wie leicht man es in eine neue Richtung lenken kann, wenn man es erst einmal aus dem Schlendrian heraus hat." (Alexander 1998) Dabei bezieht sich Schlendrian sicher nicht auf erprobte, gelernte und automatisierte wertvolle Fähigkeiten und Funktionen.

Die Plastizität des ZNS macht es so leistungsfähig (siehe auch Bd. 2, Kap. 6). Eine wirkungsvolle Veränderung in der Umwelt oder durch die Umwelt wird immer von einer plastischen Anpassung in der Vernetzung des ZNS, im neuro-muskulären Apparat und in den spezifischen Rezeptoren für die propriozeptive Kontrolle begleitet.

Alle Zellen sind fähig, auf jeder Entwicklungsstufe jeden Aspekt ihres Phänotyps als Antwort auf eine (ab)normale Änderung ihres Zustands oder ihrer Umwelt zu verändern.

Die Plastizität erfordert einen intakten Stoffwechsel und ist abhängig vom Metabolismus des Körpers. Daher können wir nicht vom Alter des Menschen, sondern vom Zustand eines Körpers auf seine plastische Fähigkeit schließen.

Ein bereits in jungen Jahren belasteter Körper (Polytrauma, Diabetes mellitus, Alkoholabusus, hormonelle Störungen etc.) spiegelt sich in seiner Ermüdung: Die Fähigkeiten, mit einer erneuten Schädigung umzugehen, einen reparativen Prozess anzuregen oder eine Funktionsrestitution zu erarbeiten, sind eingeschränkt. Ein Körper, der älter ist, in diesen Jahren jedoch weniger belastet wurde, kann eine günstigere Beeinflussbarkeit zeigen.

Unser Leben prägt die Form und Funktion unseres Körpers. Ist die Form (z.B. durch ein Trauma) verändert, wird sich dies in einer veränderten Funktion zeigen. Wird wiederum durch eine geänderte Nachfrage die Funktion beeinflusst, so wird sich auch die Form ändern.

■ Physiotherapie und Plastizität

Wenn die Plastizität als Fähigkeit des ZNS bezeichnet wird, sich als Antwort auf eine geänderte Nachfrage der Umwelt oder eine Schädigung adaptieren, neu bilden und neu organisieren zu können, dann stellt sich für uns die Frage: Können wir durch eine Änderung der Informationen (Gelenk, Muskel, Position) und der Umwelt bzw. des Umfeldes (Zielvorgabe, alltagsrelevante Aktivitäten, Reizsetzung, sensorisch-optisch-visuelle-akustische Wahrnehmung) die plastischen Vorgänge so beeinflussen, dass eine physiologische Restitution erreicht werden kann, bzw. eine Wiederherstellung mit weniger pathologischer Kompensation stattfindet?

Wenn wir eine normale plastische Anpassung erreichen wollen, dann ist dies nur möglich, wenn wir dem Patienten seine Normalität in seinem bekannten Bewegungsspeicher anbieten. So könnten z.B. manche Übungen in der Therapie mit abstrakten alltagsfremden Aktivitäten, die im abgespeicherten Bewegungsprogramm nicht wiedererkannt werden, nicht zu einer normalen Reaktivierung führen.

Es wird jedoch auf jeden Fall eine plastische Anpassung stattfinden. Ob zum Vorteil oder zum Nachteil des Patienten. So wird sich eine Inaktivität in niedrigem Tonus widerspiegeln, eine unnatürliche Aktivität in Form einer Kompensation und eine gestörte Aktivität als assoziierte Reaktion. Eine effektive Änderung der Umwelt führt zu einer plastischen Anpassung des Systems. Die Anpassung ist immer zum Vorteil des neuronalen Systems, aber nicht immer zum Vorteil des Patienten. Plastizität ist ein Teil des Problems eines neurologischen Defizits, aber das Hauptproblem des gesamten Reparaturmechanismus (Lynch 1991). Die plastische Adaptation findet in folgenden Strukturen statt:

– In den Rezeptoren des Motoneurons
– Im Hinterhornganglion
– Bei der postsynaptischen Hemmung
– In der neuromuskulären Verbindung
– In den Muskelfasern

5.2.3 Pathologie

Kompensation ist die beste Möglichkeit des Patienten, sich mit seinem Defizit gegen die Schwerkraft zu halten, bzw. sich im Verhältnis zur Größe der Unterstützungsfläche mit der Schwerkraft zu bewegen. Das Wort Kompensation ist in unserem Sprachgebrauch fast immer negativ besetzt. Für den Menschen jedoch, der sich durch ein Ereignis im ZNS in einer komplett neuen und fremden Situation befindet, ist die Kompensation eine Chance, sich z.B. in seiner Umwelt zurecht zu finden.

Nicht nur die Funktionsfähigkeit des Körpers ist gestört, sondern auch die Aufnahmebereitschaft für Umweltinformationen. Für den Patienten ändert sich schlicht und einfach alles, die Welt um ihn herum jedoch ist die gleiche wie vor dem Ereignis. Der Druck der Schwerkraft lastet auf ihm und er kann sich nicht dagegen behaupten. Die Unterstützungsfläche wird ihm durch seine gestörten Afferenzen entweder gar nicht oder verändert mitgeteilt. Seine

Orientierung im Raum und sein Körperschema sind verloren gegangen, haben sich verändert und/oder kooperieren nicht mehr miteinander.

Motiviert durch den eigenen Antrieb, durch das medizinisch-therapeutische Team und die Angehörigen werden alle Weichen in Richtung Wiedererlernen von Bewegungen, Funktionen und Selbständigkeit gelenkt. Die Frage, die sich dabei stellt, ist: Womit soll der Patient sich bewegen? Seine gewohnten Programme verwehren ihren Dienst, seine Afferenzen geben ihm keine oder gestörte Informationen. Sein Körper gehorcht ihm nicht mehr.

Hyperaktivität

Die Hyperaktivität ist ein Problem, dass bereits in der Frühphase deutlich wird. Ein Patient mit Restfunktionen (z.B. bei Hemiplegie) wird sie sofort im Alltag einsetzen. Ob er im Bett nach oben rutschen will, sein Becken anheben oder sich umdrehen will, es bleibt ihm nur die Möglichkeit, dies mit den verbliebenen Funktionen zu erreichen. D.h. er muss sich enorm anstrengen, um durch Zug am Galgen oder am Bettrand seine hypotone Rumpfseite und die inaktiven Extremitäten mit zu bewegen.

Extremitätenaktivitäten verlangen nicht nur die Modulation der eigenen reziproken Inhibition, sondern auch die Bereitstellung der vorgeschalteten Rumpfkontrolle auf der kontralateralen und ipsilateralen Seite, mit dem Ziel, den Körper über seiner momentanen Unterstützungsfläche im Lot zu halten. (Dies wird vorwiegend vom kortiko-retikulospinalen System geleistet.)

Motivieren wir den Patient, sich im Rollstuhl fortzubewegen und alltagsrelevante Funktionen selbständig durchzuführen – Waschen, Essen und sich An- oder Ausziehen –, dann muss die noch funktionstüchtige Extremität die inaktive Rumpfseite sowie die hypotonen Extremitäten in eine neue Unterstützungsfläche mitziehen, sie dort halten und dabei noch funktionell erfolgreich sein.

Verfügt eine Rumpfseite (oder sogar beide) nicht über einen automatischen Haltungs-Kontroll-Mechanismus, dann werden die Extremitäten gezwungen, sich in sich selbst zu stabilisieren. In diesem Fall wird sehr schnell an der HWS und den proximalen Schlüsselpunkten eine deutliche Hyperaktivität zu beobachten sein. Denn hier liegen die direkten Aufhängepunkte der Extremitäten am Rumpf, die einen Ersatz bieten können. Der Schultergürtel sowie die Hüftflexoren sind daher ständig im doppelten Sinne aktiv. Sie müssen die Extremität am Rumpf anbinden und sollen gleichzeitig funktionell aktiviert werden. So kommt es zu einem Verlust der Exzentrizität, der Selektivität sowie der Freiheit, sich vom Rumpf weg zu bewegen.

Die Hyperaktivität der verbliebenen Bewegungseinheiten kann, wenn sie oft genug und erfolgreich zielorientierend eingesetzt wird, in ihrer Adaptation dem pathologischen Muster gleichen (z.B. Gastroknemiushypertonie mit Kloni). Neurophysiologisch wurde mit EMG-Messungen eine deutliche Veränderung der Muskelaktivität auf der gesunden Seite nachgewiesen. Patienten mit verbleibenden Restfunktionen nach einem Ereignis im ZNS werden in die Hyperaktivität gezwungen, wenn das adäquate Handling fehlt.

Kann der Patient einzelne verbliebene Funktionen im Alltag einsetzen, so muss ständig der automatische Haltungs-Kontroll-Mechanismus (Abb. 5.19), für diese Funktion, durch das richtige Handling, gewährleistet werden. Die Aufgabe der Physiotherapie, der Ergotherapie und der Pflege in der neurologischen Rehabilitation ist es daher, das Feedforward anzubieten. Wird die hypertone Rumpfseite mitgeführt und stabilisiert, erhält die kontralaterale Extremität nicht nur ihre Freiheit und Normalität zurück, sondern gleichzeitig wird durch das Angebot, eine Extremität an einem symmetrischen Rumpf anzuhängen, dem extensorisch-aktivierenden retikulären System die Chance geboten, sich seiner Aufgabe bewusst zu werden und sie wieder zu übernehmen.

Das primäre Problem des alten Bewegungsspeichers ist, mit dem Verlust der sensomotorischen Fähigkeiten umzugehen. Kommt jetzt noch eine neue, ungewohnte Hyperaktivität hinzu, haben wir ein zusätzliches sekundäres Problem.

Die Kompensation ist die einzige verbleibende Möglichkeit des Patienten, sich irgendwie zu bewegen. Will er ein Ziel erreichen, spielt für den geänderten Bewegungsspeicher die Qualität der Bewegung keine Rolle, sondern nur die Tatsache, ob das Ziel erreicht werden kann.

Bringt die Therapie den Patienten in eine Situation, in der er bereits mit assoziierten Reaktionen und/oder Hyperaktivität agieren muss, dann werden die daraus erfolgenden Bewegungen – auf der nicht normalen Ausgangsstellung aufbauend – ebenfalls nicht als normal erkannt werden können und der Zugang zu den altbekannten Bewegungsprogrammen ist verstellt.

Erlauben oder provozieren wir die Hyperaktivität durch inadäquates Handling, dann fördern wir die Entstehung eines neuen Bewegungsprogramms und erschweren uns und vor allem dem Patient den Weg in das alte, individuelle Programm, mit dem er sich seit vielen Jahren erfolgreich durchs Leben bewegt hat.

Assoziierte Reaktionen

Assoziierte Reaktionen sind eine pathologische und stereotype Antwort auf einen Stimulus, der die individuelle Hemmschwelle (die hemmende Kontrolle des Patienten) übersteigt. Sie sind dynamisch, anpassungsfähig und erlernt.

Das Auftreten von assoziierten Reaktionen zeigt uns, dass der Patient in seiner aktiven Phase einen pathologischen Hypertonus einsetzen muss, der durch den Verlust der reziproken Inhibition gekennzeichnet ist. Die in Mustern ablaufenden Reaktionen manifestieren sich als eine Abweichung vom *Hennemann-Prinzip*. Es besagt, dass die motorischen Einheiten mit kleinem Durchmesser (wenig Muskelfasern) beim gemeinsamen Antrieb schneller reagieren als die mit großem Durchmesser (viele Muskelfasern). Bei einer Bewegungs- und Krafterzeugung werden die kleinen Motoneurone vor den großen Motoneuronen angesprochen und rekrutiert. So erklärt sich die Entwicklung des notwendigen Haltungshintergrundes der jeder Bewegung vorrausgeht, da bei allen Muskelaktivitäten die tonischen vor den phasischen Einheiten rekrutiert werden. Durch den Einsatz der vom Hennemann-Prinzip abweichenden Reaktion über einen längeren Zeitraum entwickelt sie sich zunehmend in Richtung eines spastischen Musters. Das entspricht einer plastischen Anpassung auf Grund einer veränderten Neuroanatomie.

Assoziierte Reaktionen sind ein zuverlässiger und strenger Lehrer des Therapeuten. Gleichgültig, in welcher Form oder in welchem Ausmaß sie auftreten, sie zeigen uns immer an, dass die geforderte Aktivität oder das Einnehmen einer Stellung eine Überforderung darstellt. Das Postural Set, der Bewegungsauftrag, die Aktivität bzw. die Zielsetzung sind entweder zu wenig vorbereitet oder zu hoch gesteckt und damit nicht erfolgreich umsetzbar.

Der Patient wird immer versuchen, die Aufgaben, die an ihn gestellt werden, zu bewältigen. Ganz gleich, ob er dafür ein physiologisches oder pathologisches Bewegungsprogramm einsetzen muss. Das Gehirn kennt keine Muskeln und Gelenke, sondern nur das Programm, mit dem das Ziel erreicht werden kann, unabhängig von der Qualität der Bewegung.

Der Therapeut kann an den assoziierten Reaktionen den Gebrauch pathologischer Muster erkennen. Durch die Analyse der assoziierten Reaktionen kann ihre Ursache gefunden werden und sie werden so zum hilfreichen Lehrer.

Auftreten assoziierter Reaktionen

Assoziierte Reaktionen treten auf:

- Bei funktionellen Aktivitäten, die auf einem hypotonen Grundtonus ausgeführt werden
- Bei willkürlichen Anstrengungen
- Als Overflow von kompensatorischen Überaktivitäten der weniger betroffenen Körperabschnitte
- Bei Überempfindlichkeit der Rezeptorenfelder, z. B. Approximation, Stretch
- Bei einer Überforderung durch visuelle, akustische und verbale Reize
- Bei einem Verlust der prae- und postsynaptischen Kontrolle
- Bei einer bestehenden Fixation an irgendeiner Körperstelle

Das Auftreten der assoziierten Reaktionen ist ein erstes Zeichen, dass der Umbau der nervalen Einheiten begonnen hat, der sich in einer Veränderung der Muskelreaktionen zeigt. Das Zulassen bzw. Provozieren von assoziierten Reaktionen muss daher unbedingt vermieden werden. Auf Grund der Adaptation und der plastischen Anpassung läuft der Weg geradezu in die Manifestation eines spastischen Musters mit all seinen Konsequenzen. Vor allem das Akzeptieren assoziierter Reaktionen während einer funktionellen Aktivität, die als erfolgreich gespeichert wird, ist eine Einbahnstraße zur spastischen Entartung, mit immer geringeren Umkehrmöglichkeiten (Abb. 5.**18**).

Die Therapie im Anschluss an ein Ereignis im ZNS kann – besonders in den ersten 6 Wochen – auf die Umorganisation und den Reparaturprozess Einfluss nehmen. Therapie und Handling müssen deshalb darauf ausgerichtet sein, assoziierte Reaktionen zu vermeiden. Therapie heißt, der Entwicklung und Manifestation der Pathologie Einhalt zu bieten. Je fortgeschrittener die Entwicklung in Richtung des spastischen Musters ist, desto schwieriger wird es, eine normale Vernetzung im ZNS wiederherzustellen.

Therapieziele sind:

- Zurück zur individuellen-funktionellen Norm
- Lenken der neurophysiologischen Umbauprozesse
- Vermeiden der pathologischen Entwicklung

Beim Management geht es um:

- Umgang und Handling der pathologischen Muster
- Therapie von sekundären Problemen

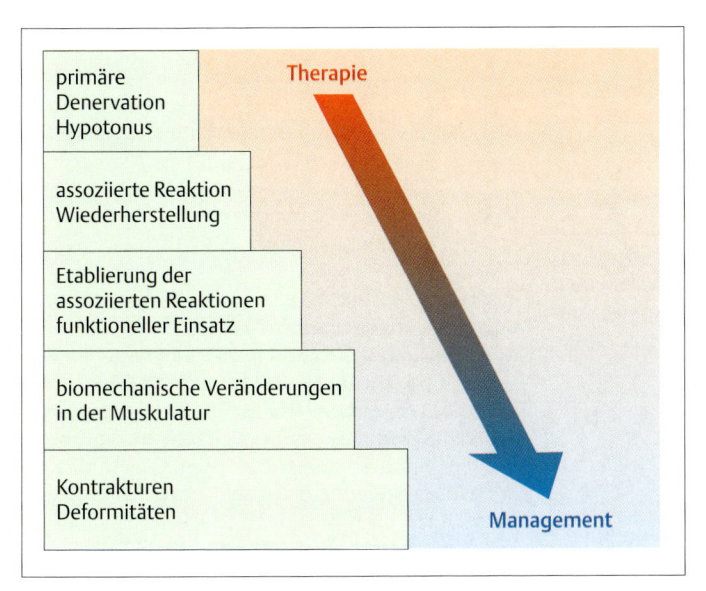

Abb. 5.18 Prozess der plastischen Adaptation von Nerv und Muskel. Je weiter der Prozess fortschreitet („bergab"), umso weniger ist eine Therapie möglich, bis zum Schluss nur noch das Problem gemanaged wird.

Stufen (von oben nach unten):
- primäre Denervation Hypotonus
- assoziierte Reaktion Wiederherstellung
- Etablierung der assoziierten Reaktionen funktioneller Einsatz
- biomechanische Veränderungen in der Muskulatur
- Kontrakturen Deformitäten

Pfeil von „Therapie" (oben) nach „Management" (unten).

Spastik

Spastizität ist der Verlust der hemmenden Kontrolle. Wie die assoziierten Reaktionen, ist die Spastik erlernt, indem assoziierte Reaktionen als Kompensation einer verloren gegangen Kontrolle durch eine Schädigung höher gelegener Zentren eingesetzt werden. Das Ergebnis dieses unspezifischen reparativen Prozesses innerhalb des Nervensystems führt zu einer Umorganisation auf zerebraler und spinaler Ebene und dadurch zur Entwicklung eines veränderten Phänotyps. Werden die assoziierten Reaktionen funktionell eingesetzt (z. B. Aufstehen von einem Stuhl mit gleichzeitigem Beugemuster im Arm, oder Gehen mit einem Extensionsmuster und Zirkumduktion des Beines), wird diese Pathologie etabliert. Dies führt langfristig zu einer plastischen Anpassung und manifestiert sich endgültig.

Der Übergang von der primären Denervation mit einem Hypotonus zum Einsatz kompensatorischer assoziierter Reaktionen, die sich in einen spastischen Zustand entwickeln, ist physiologisch, aber nicht chronologisch vorbestimmt. So können die zeitlichen Abläufe nicht vorausberechnet werden, denn die Regeneration des ZNS ist von mehreren Faktoren abhängig. Das ZNS reagiert entsprechend seines Entwicklungsstandes, zum Zeitpunkt des aktuellen Ereignisses. Entscheidend sind hierbei die Eigenschaften der Schädigung: Langsames Wachstum oder plötzliches Trauma, Dauer, Art, Größe und Lokalisation; sowie Alter, Allgemeinzustand und gesellschaftliche Stellung des Patienten und Art und Qualität der Therapie.

Die Etablierung eines spastischen Zustandes kann sehr schnell eintreten. Es ist auch möglich, dass Patienten immer nur eine hypertone, pathologische assoziierte Reaktion benutzen, um sich im Alltag zu bewegen, ohne jemals eine spastische Muskelveränderung zu haben. Für die Therapie ist die Veränderung der Muskulatur in einen spastischen Zustand immer mit einem absolut veränderten Haltungs- und Bewegungstonus durch veränderte Kontrolle verbunden.

Bei der Spastik treten *primäre Veränderungen* im neuronalen Feld auf:

– Einschränkung des axoplasmatischen Flusses
– Verringerung der α-Motoneurone (Verlust der Selektivität)
– Verminderte Aktivierbarkeit der Typ-II-Nervenfasern (Verlust von schnellen Bewegungen)
– Umbau der Typ-II-(phasisch) in Typ-I-(tonisch)-Nervenfasern

Dazu kommen *sekundäre sichtbare Veränderungen* in der Muskulatur:

– Verlust der Elastizität durch den Abbau der Sakomere
– Veränderung der viskoelastischen Eigenschaften
– Verminderung der Durchblutung
– Umbau der Muskelfasern
– Einschränkung der Wahrnehmung
– Hypersensibilität der Sehnen und Muskelspindeln, sowie der Gelenk- und Hautrezeptoren

Dies führt zu Funktionsstörungen in der Aufnahmebereitschaft und Verarbeitung der afferenten Signale aus der Peripherie.

Der Übergang der assoziierten Reaktionen in ein spastisches Muster bedeutet für die Therapie nicht das Aus. Die Ziele müssen jedoch deutlich niedriger gesteckt werden. Die sekundären Probleme, die durch die veränderte Muskulatur auftreten, müssen vorbereitend angegangen werden, bevor am eigentlichen primären Problem gearbeitet werden kann. Solange pathologische Muskel- und Gelenksituationen vorherrschen, ist die Abfrage normaler Muskelaktivitäten indiskutabel. Je spastischer wir einen Patienten werden lassen, desto schwieriger und länger wird für uns der Weg in die Funktionsrestitution.

5.2.4 Normale Bewegung

„Der Mensch vermag dadurch zu wirken, dass er sich bewegt und das bedarf immer einer Muskelaktivität, ganz gleich, ob er eine Silbe flüstert oder einen Baum fällt."

Sensomotorisches Lernen, Erstellen von Bewegungsprogrammen

Normale Bewegung ermöglicht die koordinierte und angepasste Antwort des Nervensystems auf verschiedenste Reize und Impulse, um ein Ziel zu erreichen. Zur normalen Bewegung gehören:

– Normaler Haltungs- und Bewegungstonus
– Reziproke Inhibition
– Biomechanische Voraussetzungen der Muskulatur und der Gelenke (siehe 5.2.5 u. 5.2.6)
– Balancereaktionen
– Bewegungsmuster, Bewegungssequenz
– Afferenter Input mit ganzheitlichem Ziel

Die Grundlage der normalen Bewegung ist der zentrale Haltungs-Kontroll-Mechanismus (Abb. 5.**19**).

Normaler Haltungs- und Bewegungstonus

Tonus ist ein Zustand von variabler Aktivität und/oder der Bereitschaft zur Aktivität, innerhalb eines Muskels. Dabei hängt seine Anpassungsfähigkeit von der propriozeptiven Kontrolle ab. Diese sorgt dafür, dass der Tonus *hoch genug* ist, um gegen die Schwerkraft arbeiten zu können und um eine dynamische Stabilität zu gewährleisten. Gleichzeitig jedoch muss er *niedrig genug* sein, um eine Bewegung zu erlauben, die Mobilität zu gewährleisten und den Energieverbrauch angemessen zu halten.

Propriozeptive Kontrolle erlaubt uns, selektiv in der Umwelt und durch die Umwelt Informationen aufzunehmen, diese zu integrieren und zu beantworten. Die Propriozeptoren sind Informanten eines Meldesystems, dass dem ZNS ermöglicht, den Tonus zwischen gleich bleibender Schwerkraft und der sich ständig verändernden Unterstützungsfläche zu variieren. Dabei verarbeitet das System der *extrinsischen Rezeptoren* die Informationen des Umfeldes und der Umwelt, in der wir leben, der externen Welt. Die *intrinsischen Rezeptoren* dagegen verarbeiten die Informationen der Welt in uns selbst, der internen Welt.

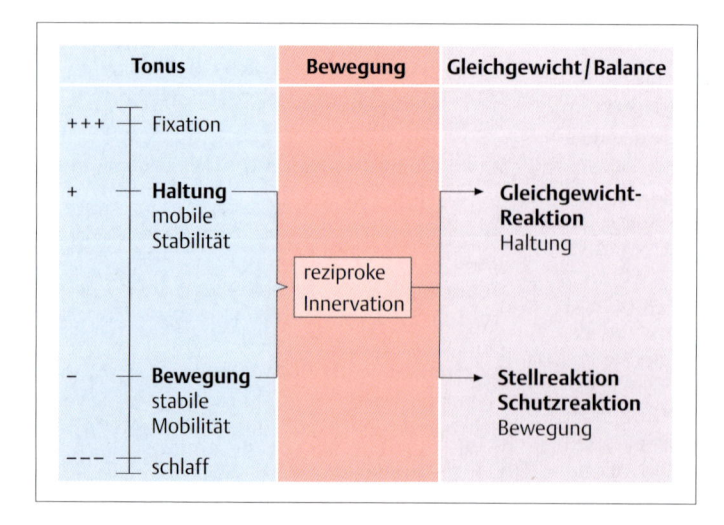

Abb. 5.**19** Zentraler Haltungs-Kontroll-Mechanismus.

■ Reziproke Inhibition und Innervation

Reziproke Inhibition ist die Modulation von Erregung und Hemmung im Zentralnervensystem, welche zum harmonischen Zusammenspiel von Muskelaktivitäten in Mustern von selektiver Haltung und Bewegung führt (British Bobath Tutors Association 1993). Die ineinander übergehende abgestufte Interaktion der Agonisten und Antagonisten mit der ergänzenden Kontrolle der Synergisten dient der zeitlich richtigen Abstimmung und der Bewegungsrichtung. Daher ist die reziproke Inhibition nicht konstant, sondern ein ständig wechselnder Zustand der Hemmung, um eine Bewegung zuzulassen und zu ermöglichen.

■ Balancereaktionen

Das Halten des Gleichgewichts, die *Balance*, geschieht vollständig automatisch. Sie ist eine Reaktion auf einen propriozeptiven Input und benötigt keine kortikalen Strukturen. Sie ist der physikalische Ausdruck der Fähigkeit, sich gegen und mit der Schwerkraft bewegen zu können. Dabei erlaubt sie uns die gleichzeitige Aktivität auf beiden Körperseiten. Sie dient als Grundlage für:

- Adaptation des Haltungstonus beim Wirken der Schwerkraft auf die Unterstützungfläche
- Halten einer Position durch selektive Tonusanpassung ohne Bewegung
- Mobilität während der Aktivität gegen die Schwerkraft
- Bewegung von einer Stellung in eine andere
- Hintergrund für selektive Bewegungen
- Automatische und funktionelle Geschicklichkeit

Die Balance ist ein Ergebnis der Stell- und Gleichgewichtsreaktionen.

Die *Stellreaktionen* sind von Geburt an vorhanden und ein Ausdruck veränderter reziproker Inhibition. Dazu gehören:

- Labyrinthstellreaktionen
- Kopfstellreaktionen
- Körperstellreaktionen
- Optische Stellreaktionen
- Schutzschrittreaktionen
- Schutz- und Stützreaktionen der Arme

Bei den *Gleichgewichtsreaktionen* handelt es sich um automatische Anpassungen der Haltungskontrolle zur Schwerkraft und zur Veränderung der Unterstützungsfläche. Sie können nicht willkürlich abgefragt oder unterdrückt werden. Ihre fein dosierten selektiven Bewegungen laufen auf der Ebene der reziproken Inhibition ab mit einem hohen Grad an hemmender Kontrolle. Sie haben das Ziel, die Balance während aller Aktivitäten aufrecht zu erhalten oder wieder herzustellen, und dienen der Haltungsbewahrung als Voraussetzung für freie, selektive Bewegungen der Extremitäten.

Wir denken nie an die Balance, wenn wir sie haben, aber wir denken ständig daran, wenn wir sie verloren haben.

■ Bewegungsmuster, Bewegungssequenz

Fast jedes Bewegungsmuster mit seinen mannigfaltigen Variationen und Selektionen ist bewusst gelernt worden, bevor es automatisiert wurde. Jede gelernte Bewegung, die sich automatisiert hat, schafft Raum für das Erlernen einer neuen Bewegung. Dabei gilt jedoch der Leitsatz „learning by doing". Wir können noch so viele Bücher über das Radfahren lesen, lernen werden wir es erst, wenn wir Rad fahren. Die Grundlagen der normalen Bewegung sind mit ca. 7 Jahren erlernt und automatisiert. Das breite Spektrum verschiedenster Bewegungsmuster, das uns zur Verfügung steht, erklärt sich aus den Variationen der Nachfrage.

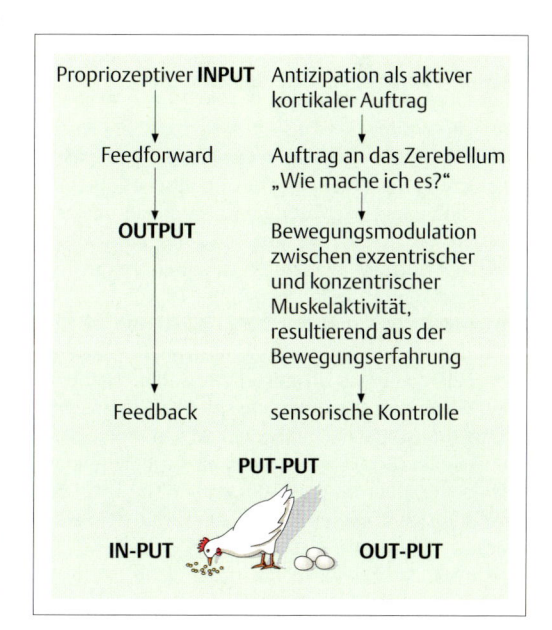

Abb. 5.**20** Feedforward und Feedback.

Sensomotorisches Feedforward- und Feedbacksystem

Haltungen und Bewegungen sind eine Mischung aus Programmen, die durch sensorische Feedbacks reguliert werden, da die Berechnungen, die im Voraus im ZNS gemacht worden sind, immer an die Realität angepasst und korrigiert werden müssen. D.h., dass die zentralen und peripheren Systeme interagieren und sehr intensiv während der Erstellung der motorischen Planung mitarbeiten, die von vorherigen, erfolgreichen Ausführungen erlernt worden sind (Brooks 1986); (Abb. 5.**20**).

Feedback

Das Zentralnervensystem wird während einer Bewegung ständig durch Rezeptoren informiert. Diese Kontrolle ermöglicht dem Zentralnervensystem, die während einer Bewegung notwendigen Veränderungen und Korrekturen durchführen zu können.

Feedforward

Die *Schaltungsregel nach Magnus* besagt: Das ZNS spiegelt zu jedem Zeitpunkt den Status der Körpermuskulatur wider (Magnus 1924). Damit wird jede Veränderung, die die Rezeptoren erfahren, an das Zentralnervensystem weitergeleitet. Diese Information ist die Grundlage des Zentralnervensystems für die Initiierung einer Haltungsänderung und Bewegung.

> **Beispiel: Reaktion auf Telefonklingeln**
>
> Das Läuten des Telefons ist ein *sensorisch-akustischer Input*. Die kortikale Verarbeitung ermöglicht die Ortung und Erkennung des Geräusches und die Entscheidung, ob ich an diesem Telefonanruf interessiert bin. Wenn die Entscheidung positiv ist, wird der Auftrag, ans Telefon zu gehen, an die Bewegungszentren weiter gegeben.
> Die *motorische Ausführung* hängt nun davon ab, wo sich das Telefon befindet und aus welcher aktuellen Stellung heraus ich starten muss. Jede Haltung und Bewegung des Menschen spiegelt sich im ZNS (Schaltungsregel nach Magnus). Meine momentane Position (Postural Set) dient als Grundlage, um das richtige Bewegungsprogramm zu finden, mit welchem ich erfolgreich, effizient und auf dem einfachsten Weg zum Telefon komme.
> Habe ich das Telefon dann in der Hand, so wird durch die *sensorische Kontrolle* der Auftrag als erfolgreich verbucht.

Die Erfolgsmeldung an die Bewegungszentren, mit der ein Auftrag abgeschlossen wird, ist hierbei der springende Punkt. Denn nur ein erfolgreich ausgeführter Auftrag wird auch als solcher gespeichert. Misserfolge, schmerzhafte Bewegungen oder unkoordinierte und Ausweichbewegungen werden auch als solche im Bewegungsspeicher wahrgenommen und führen im positiven Fall zu neuem Lernen und Programmänderungen und im negativen Fall zu Manifestationen, Negationen und Frustrationen.

Afferenter Input mit ganzheitlichem Ziel

In der Regel ist ein Reiz der Grund für einen Menschen sich zu bewegen. D.h. die bewusste oder unbewusste Bewegung ist immer eine Reaktion auf einen Input. Visuelle und akustische Reize sind dabei die wohl häufigsten Reize, die den Menschen zu einer Bewegung veranlassen, z.B. der morgendliche Wecker, das Getränk auf dem Tisch, das klingelnde Telefon, die Türschwelle. Aber auch den sensorischen Reizen folgt eine Bewegung, z.B. führt eine volle Blase zum Toilettengang, eine Sockenfalte zum Hochziehen. Die Erarbeitung einer Knieextension für die Standbeinphase hat eher Erfolg, wenn der Patient direkt vor einer Stufe steht, als wenn eine abstrakte Knieextensionübung ohne Bezug zu einer funktionellen Aktivität durchgeführt wird (Abb. 5.**21**).

Schlüsselregionen

Schlüsselregionen, auch *Key-points* genannt, sind Kontrollpunkte innerhalb des Körpers, von denen aus der Haltungstonus in der Auseinandersetzung mit der Schwerkraft, der Unterstützungsfläche und dem sensomotorischen Ziel geändert und gewechselt werden kann (Abb. 5.**22**).

Zentrale Schlüsselregion

Die *zentrale Schlüsselregion* liegt auf Höhe von Th5–8 und dem unteren Anteil des Sternums. Sie entspricht dem Körperlot, welches stets innerhalb der Unterstützungsfläche gehalten werden muss. Die Balance, die reziproke Inhibition und der stabile Background (Haltungs-Kontroll-Mechanismus) für die Aktivitäten der Extremitäten werden durch sie primär bestimmt. Er ist der stabile Pol, um den herum sich zwei Körperseiten und vier Extremitäten unabhängig voneinander bewegen.

Problemanalyse und Therapieansätze **437**

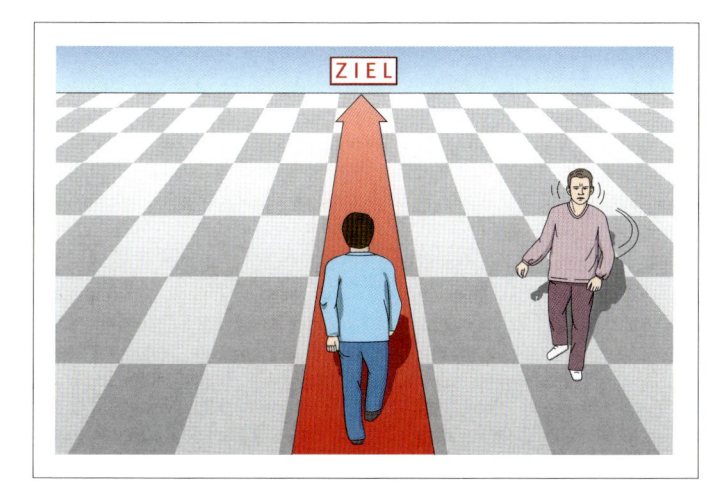

Abb. 5.**21** Nur wer sein Ziel kennt, findet den Weg.

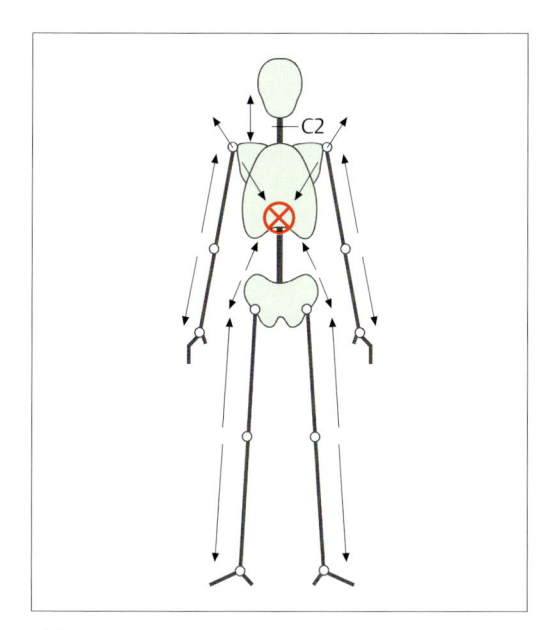

Abb. 5.**22** Schlüsselregionen.

bunden. Die Schultergürtel können unabhängig voneinander bewegt werden. Der ZSP steht mit beiden PSP der Schultergürtel in nachbarschaftlicher Beziehung. Die Bewegung des Schultergürtels hat einen Einfluss auf den ZSP, die Bewegung des ZSP einen direkten Einfluss auf beide PSP.

Der Schultergürtel hat durch seine Einzelaufhängung in einem mehrgelenkigen System eine sehr große Mobilität. Gleichzeitig liegt seine Aufgabe darin, für eine stabile Aufhängung der oberen Extremität zu sorgen.

Die untere Basis des Rumpfes hat vor allem die Aufgabe, die mobile Stabilität der beiden Körperseiten und deren Gewichtstransfer zu übernehmen. Da beide Beine gemeinsam an nur einem *Becken* aufgehängt sind, ist ihre gegenseitige Beeinflussung und der Einfluss auf die Stellung des Beckens zum Rumpf sehr groß. Die Stellung des Beckens zur LWS bestimmt die weiterlaufenden Gleichgewichts- und Stellreaktionen, die für das Ausbalancieren des Rumpfes auf der Basis sorgen.

■ Distale Schlüsselregionen

Die *distalen Schlüsselregionen*, sind

– Hände und
– Füße.

Das wohl großartigste Instrument in Bezug auf Mobilität, Selektivität und Sensorik sind die *Hände*. Wir leben nicht nur von der Hand in den Mund, sondern im Sein und Handeln sind uns unsere Hände am meisten bewusst. Ihre Afferenzen haben einen großen Einfluss auf die gesamte obere Extremität und den Rumpf.

■ Proximale Schlüsselregionen

Die *proximalen Schlüsselregionen*, sind

– Schultergürtel und
– Becken.

Das Schultergelenk mit dem Schulterblatt und Schlüsselbein steht in engem Kontakt mit dem Rumpf. Die beiden *Schultergürtel* hängen direkt an der oberen Rumpfapertur und sind durch die Mm. latissimus dorsi gleichzeitig mit dem Becken ver-

Wenn wir uns aufrecht bewegen, dann lebt unser Gleichgewicht von den Afferenzen der *Füße*. Die Information der Druckrezeptoren (Merkelzellen, Ruffini-, Meißner- und Pacinikörper) der Fußsohle, der Muskel- und Sehnenspindeln und der Mechanorezeptoren der Fußmuskulatur werden von schnell leitenden Nervenfasern zum Kleinhirn und von dort weiter zu den Vestibulariskernen geleitet. Auch wenn der Fuß nach außen hin stabil wirkt, so spricht die Biomechanik für eine enorme Mobilität.

■ Kopf

Für die Zuordnung des Kopfes (Occiput) zu den Schlüsselregionen betrachtet man ihn aus mechanischer Sicht. Er bildet den kranialen Abschluss der HWS. Die HWS wird in einen oberen und unteren Abschnitt eingeteilt. Die obere HWS mit ihrer eigenen speziellen Mechanik unterscheidet sich von der restlichen Wirbelsäule. Sie unterliegt in ihren Reaktionen den visuellen, akustischen und vestibulären Stellreaktionen und wird sich immer so einstellen, dass der Mensch seinen Blick in der Horizontalen hat. Somit kann die *obere HWS als eine distale Schlüsselregion* betrachtet werden.

Die untere HWS bis C7 (anatomisch) und bis Th3–4 (funktionell) ist ein direkter Übergang zum Rumpf und somit kann die *untere HWS als eine proximale Schlüsselregion* gesehen werden.

■ Schlüsselregionen und ihr Einfluss auf die zerebralen Systeme

Kortikoretikulospinales System

Das kortikospinale System ist ein Netz von Axonen, das im Hirnstamm liegt und über das ARAS den gesamten Kortex aktiviert. Als Rhythmuszentrum wirkt es auf den Schlaf-/Wach-, den Herz- und den Atemrhythmus. Es filtert Informationen (Konzentrationsfähigkeit) und spielt eine große Rolle für das Lernen. Sein medialer Anteil entspringt aus der Pons und ist für die ipsilaterale Haltungskontrolle des Rumpfs verantwortlich, während sein lateraler Anteil aus der Medulla kommt und für die kontralaterale Extensoren der oberen Extremität und der Extensoren/Flexoren der unteren Extremität zuständig ist. Das kortikospinale System kann so die angeborenen Lokomotionsgeneratoren ein- und ausschalten. Zusammen mit dem vestibulären System bildet es die größte Anzahl an spinalen Bahnen für die posturale Kontrolle.

Vestibulospinales System

Das vestibulospinale System ist das schnellste Informationssystem des ZNS, da es keine direkte Verbindung zum Kortex hat. Vielmehr steht es in direkter Verbindung mit dem Zerebellum und reagiert bei jeder Bewegungsänderung (Displacement) voll automatisiert. Seine Informationen erhält es über die 8 Vestibulariskerne (4 je Hirnhälfte), die ipsilateral verlaufen. Dazu gehören Bahnen

– vom vestibulär-optischen Reflex (Augenstellreaktionen / obere HWS),
– aus dem Labyrinthsystem (Dreh- und Linearbewegung durch die Kupula und die Otolithenmembran),
– des Stellungssinns der LWS und HWS sowie
– der Propriozeption der Körperteile zur Unterstützungsfläche.

Es kontrolliert gemeinsam mit dem kortikoretikulospinalen System die Auf- und Ausrichtung der Wirbelsäule sowie die der unteren Extremitäten, für die automatische Stehbalance. Es ist daher mitverantwortlich für die posturale Kontrolle und ermöglicht freie Kopf- und Armbewegungen, ohne Verlust des Gleichgewichts.

Kortikospinales System

Das kortikospinale System spricht vor allem die willkürlichen Bewegungen von Gesicht, Händen und Füßen an. Es entspringt aus dem primär-motorischen, dem praemotorischen und dem sensorischen Kortex und kreuzt zur anderen Seite. Es moduliert besonders die kleinen Muskeln für die Manipulationsfähigkeit der Hand (Feinmotorik) der selektiven Bewegungen des Fußes und der Mund- und Gesichtsmuskeln für die Artikulation. Hände, Füße und Kopf sind unsere distalsten Körperregionen und mit der größten Dichte an Rezeptoren versehen. Sie leben von der Vielfalt der sensorischen Informationen als Feed-in für die Initiierung von Bewegungsmustern. Daher spielen sie im Körperschema die wichtigste Rolle als Referenzpunkte für die Repräsentation des Körpers in sich selbst und weiterlaufend für die räumliche Orientierung. *„Nur wer die Grenzen kennt, weiß wo die Mitte ist"*

■ Alignment und Malalignment

Das *Alignment* bzw. die Ausrichtung einer Schlüsselregion bedeutet, dass alle Anteile eines Gelenks (intra- und extraartikulär) während jedes Moments einer Haltung oder Bewegungssequenz in einer bestimmten, exakten Ausrichtung zueinander stehen müssen, um einen geschmeidigen und effizienten Bewegungsablauf zu gewährleisten.

Das Zusammenspiel der Schlüsselregion kann auf mannigfaltige Weise geschehen und ergibt daher immer wieder andere Bewegungssequenzen, die je nach Bedarf abgerufen und eingesetzt werden.

Das *Malalignment* beschreibt die biomechanische und/oder funktionelle Fehlstellung einer Schlüsselregion.

Postural Set

Das *Postural Set* ist abhängig von der Stellung der Schlüsselregion zueinander. Die Anordnung der zentralen Schlüsselregion zwischen den proximalen Schlüsselregionen bestimmt den Einfluss auf den Haltungstonus. Dadurch ergibt sich, ob der Mensch sich in einer Stellung oder Haltung befindet, aus der er zu einer neuen Bewegung startet, oder ob er eine Bewegung angehalten hat. Die harmonisch ausgerichtete Stellung oder Haltung der Schlüsselregionen, von der die Bewegungen einer gesunden Person ausgeht, ist:

- entweder *nach oben* gerichtet, gegen die Schwerkraft als agonistische Aktivität oder
- *nach unten* gerichtet, als „Loslassen" von agonistischer Aktivität mit der Schwerkraft.

Innerhalb dieser Stellungen werden selektive Bewegungen durchgeführt, um das sensomotorische Ziel zu erreichen.

„Das Postural Set ist eine, durch die Schlüsselregionstellung vom ZNS vorausberechnete und vorgegebene Tonusanpassung für eine nachfolgende Haltung oder Bewegung. D.h. die Stellung der Schlüsselregionen zueinander im Schwerkraftfeld und in Bezug zur Unterstützungsfläche bestimmt die Tonuseinstellung für den Beginn jeder geplanten oder folgenden Bewegung" (Bobath 1990).

Nachdem das primäre Problem (Ursache) und die sekundären Probleme (Überaktivität, Kompensationen) des Patienten analysiert wurden, ist die Wahl des Postural Set für die Therapie ausschlaggebend.

Das Postural Set muss so gewählt werden, dass es

- dem Leistungslevel des Patienten angepasst ist,
- den Patienten nicht in eine Pathologie und/oder Kompensation zwingt,
- den pathologischen Tonus nicht bestätigt und fördert sowie
- dass der Patient sich aus dieser Stellung heraus mit Hilfe von Fazilitation (siehe unten) normal bewegen kann.

Jedes Postural Set kann auf viele verschiedene Arten den Bedürfnissen des Patienten angepasst werden, indem die Stellung einer oder mehrerer Schlüsselregionen verändert wird. Kann ein Patient die angebotene Unterstützungsfläche nicht annehmen, so muss ihm eine Unterstützungsfläche angeboten werden, d.h. mit Hilfe von festen Kissen kann eine individuelle Unterlage geschaffen werden, auf der der Patient im Rahmen seiner Möglichkeiten loslassen kann.

Ein komatöser, bzw. inaktiver-hypotoner Patient, der über lange Zeit in ein und demselben Postural Set verharren muss, entwickelt dem vorgegebenen Haltungstonus entsprechend, z.B. flache Rückenlage mit hyperextentierter HWS, ein Massenmuster mit abgeflachtem Brustkorb, oberflächlicher Atmung und abnormaler Kieferstellung.

Wird der Patient in eine Position gebracht, in der er bereits die Pathologie benötigt, um diese zu halten, so werden alle, noch so schönen, funktionellen Aktivitäten auf der Basis der Pathologie gelernt. D.h. das Ergebnis ist ein noch effektiverer Umgang mit der Pathologie und/oder der Kompensation.

Fazilitation

Fazilitation ist ein Lernprozess, der in der Interaktion zwischen Patient und Therapeut stattfindet und die Durchführung einer Funktion möglich und leichter macht (Definition IBITA 1997). Fazilitation muss aktiv erfolgen, um ein selbstständiges und effizientes Problemlöseverhalten des Individuums zu erreichen. Sie findet auf drei Ebenen statt:

- taktil/kinästhetisch – *„Mach' es möglich!"*,
- visuell – *„Mach' es nötig!"* und
- auditiv – *„Lass' es geschehen!"*.

Die taktile Ebene („Mach' es möglich!") beinhaltet das Arbeiten auf der Strukturebene, um die kleinsten Einheiten einer Bewegungskomponente zu beeinflussen und ist somit „hands-on". Wirkungsorte sind hierbei, z.B: das Gelenk, das neuromuskuläre System, das periphere Nervensystem etc. Es sind die Hände, die mobilisierend, stabilisierend, korrigierend und manipulierend auf die Strukturen einwirken. Die Wahl der Unterstützungsfläche, das Angebot der Hilfsmittel und das Therapiematerial beeinflussen grundlegend die Fazilitation, um die gewünschte kleinste Einheit einer Aktivität zu erleichtern oder sie zu ermöglichen.

Die visuelle Ebene („Mach' es nötig!") beinhaltet das Arbeiten durch die zielorientierte Aufgabenstellung, der Zusammensetzung von Bewegungskomponenten in ein Bewegungsmuster. Fazilitiert wird hierbei über die räumliche Orientierung, die optische Aufforderung, sowie das mentale imaginäre Training. Die Variationen eines Bewegungsmusters werden durch die Veränderung des Tempos, der Bewegungsrichtung und der Veränderung des posturalen Sets erreicht („repitition without repitition"). Das Wechselspiel zwischen „hands-on und hands-off" beginnt.

Die auditive Ebene („Lass' es geschehen") beinhaltet die bedarfsorientierte Aktivität also die Förderung der Belastungsgrenze (Shaping). Der Patient muss hierbei eigenaktiv handeln, mit seinem Bewegungsgefühl experimentieren und so Erfahrungen sammeln. Das Stadium von „hands off" ist erreicht.

„Nur da, wo der Patient selbst aktiv ist, lernt er seine Bewegungsmöglichkeiten zu nutzen und im sinnvollen Kontext wieder abzurufen. Die Kunst ist nicht die Hand an der richtigen Stelle des Patienten zu haben, sondern sie im richtigen Moment weg zu nehmen." Berta Bobath

■ **Therapeutischer Einsatz des Postural Set**

Bauchlage, ohne Unterlagerung

Der vorgegebene Haltungstonus ist die Flexion. Der Patient muss die Fähigkeit haben, die Extension exzentrisch nachzulassen, um die Unterstützungsfläche annehmen zu können. Um sich aus der Bauchlage heraus bewegen zu können, wird als einleitende Bewegung eine selektive Extension vom Schultergürtel bzw. Becken notwendig. Die Bauchlage als eine große Unterstützungsfläche gibt sehr viel Informationen im Sinne des Nachlassens einer Spannung, erschwert aber dem hypotonen Patienten die Aktivität.

Rückenlage, ohne Unterlagerung

Der vorgegebene Haltungstonus ist die Extension. Der Patient muss die Flexion nachlassen können, um die Unterstützungsfläche anzunehmen. Liegen Kopf und Oberkörper flach auf der Unterlage, so können visuelle und akustisch Reize nicht aufgenommen werden. Dem Patienten bleibt nur der starre Blick zur Decke. Die große Unterstützungsfläche lädt ein zum Loslassen von Überaktivitäten, erschwert jedoch bei sehr hypotonen Patienten die Aktivierung. Ist der Patient bereits mobiler, können Rumpfrotationen vom Schultergürtel und Becken angebahnt, die wiederkehrende Armfunktion um 90°, eine selektive Hüftextension sowie das Placing der unteren Extremität erarbeitet werden.

Sitz, ohne Unterstützung der Füße

Der Sitz ist eine Position, aus welcher das exzentrische Nachlassen in Richtung Rückenlage, die Aktivitäten innerhalb des Sitzes und die Vorbereitung zum Stand erarbeitet werden können. Die große Auswahl unterschiedlicher Beckenstellungen kann sowohl zum Loslassen der fixierten Beckenextension in den angelehnten Sitz, zur Anbahnung der selektiven Beckenextension übergehend in eine Rumpfextension, als auch für die Gewichtsübernahme auf eine Beckenseite verwendet werden. Im angelehnten Sitz ist der Zugang zum Schultergürtel sehr günstig. Der Sitz verlangt die Bewegungsfreiheit zwischen den Hüften und dem Becken, dem Becken zur LWS und weiterlaufend in den ganzen Rumpf. Diese können selektiv erarbeitet und dann im Zusammenspiel der einzelnen Körperabschnitte mehr und mehr zu einer Bewegungssequenz zusammengefügt werden.

Sitz, mit aufgestellten Füßen

Die aufgestellten Füße an einem extendierten Becken sind ein Sprungbrett in Richtung Stand. Die Gewichtsverlagerung des Rumpfes über das Becken verlangt gleichzeitig eine adäquate Reaktion der unteren Extremitäten. Wenn die unteren Extremitäten die Gewichtsübernahme nicht adaptieren können, wirkt sich dies jedoch auch negativ auf das Becken und weiter nach kranial aus.

Mit einem Tisch oder einer zweiten Behandlungbank vor dem Patienten wird nicht nur die räumliche Orientierung erleichtert und die Angst vor dem Fallen gemindert, es besteht auch die Möglichkeit, den Patienten nach vorne abzulegen, um das Rumpfgewicht zu vermindern.

Je näher wir uns in Richtung Stand bewegen, desto *stützbereiter* müssen die Arme sein. Sind die oberen Extremitäten durch eine spastische Fixation an den Körper geheftet, führt dies zum Verlust der freien Rumpf- und Beckenbeweglichkeit.

Stand

Im Stand bewegen wir uns am aktivsten. Die Approximation in den Gelenken der unteren Extremität und der WS-Facetten geben uns den Reiz für einen Extensionstonus und erhöhen dadurch die gesamte Vigilanz. An einem aktiven Rumpf können die Arme ihren Freiheitsgrad voll ausschöpfen. Der Druck auf die Gelenke, die Aktivierung der gesamten Extension, das Abrufen aller Gleichgewichts- und Stellreaktionen und die visuelle Orientierung der Vertikalen ist der beste Weg, ein geschädigtes ZNS zu reaktivieren. Der Stand unterscheidet uns Menschen von anderen Lebewesen und lässt uns alle unsere Fähigkeiten ausschöpfen.

Ein Patient muss keine Willkürmotorik haben, damit er hingestellt werden kann. Gerade sehr hypotone, spastische und sogar komatöse Patienten müssen in die Senkrechte, um eine Vielfalt von Informationen zu erhalten, die sie an Bewegung erinnert. Der Stand mit seiner kleinen Unterstützungsfläche ist häufig ein Start in der Therapie, um dann in die größeren Unterstützungsflächen überzugehen.

Der Patient kann auf unterschiedliche Weise in die Senkrechte gelangen, z. B.:

- Zwischen zwei Bänken, vorne und hinten mit abgelegten Armen auf 90°
- Zwischen zwei Bänken rechts und links für die Gewichtsverlagerung
- Angelehnt an einer Bank vorne oder hinten
- Mit über die Hüftflexion nach vorne auf eine Bank abgelegtem Oberkörper

Die gesamte Vigilanz des Patienten ist im Stand am größten. In dieser Position ist seine Aufmerksamkeit in Bezug auf Gegenstände zum Spielen oder Greifen am größten. Der Stand vor einem Bett, vor einem Waschbecken oder vor einem Spülbecken und das (geführte) Hantieren mit den jeweiligen Utensilien wird es dem ZNS zusätzlich erleichtern, zu erkennen und damit seine Arbeit wieder aufzunehmen.

Die Senkrechte des Körpers kann dazu benutzt werden, sich fortzubewegen oder den Bewegungsübergang zum Sitzen einzuleiten. Dabei ist zu beachten, dass der Patient genügend Hilfestellung von Seiten des Therapeuten oder räumliche Begrenzungen bekommt, da er im Stand mit allen Schlüsselregionen kompensieren kann bzw. muss, wenn er überfordert wird.

Bauchlagestand

Der Bauchlagestand ist hinsichtlich vieler therapeutischer Aspekte einsetzbar. Der Patient steht vor einer Behandlungsbank und wird mit dem Oberkörper auf der Bank abgelegt. Dabei muss die Bank genau in Höhe der Hüftgelenke stehen, so dass der Patient durch eine Hüftflexion seinen Oberkörper nach vorne ablegen kann. Das Ilium muss dabei in einer posterioren Rotation stehen, damit ein Loslassen der LWS-Extension möglich ist. Die Arme liegen dabei seitlich neben dem Körper, oder in Elevation vor/unter dem Kopf. Entscheidend ist die Mobilität des Schultergürtels und der Brustwirbelsäule. So wird auch die Stellung des Kopfes durch die Mobilität der HWS und die Reaktion auf den ganzen Rumpf bestimmt.

Die große Unterstützungsfläche für den gesamten Rumpf ist sehr geeignet für die inhibitorische Mobilisation sowohl am Schultergürtel, der Rückenstrecker, als auch der Taillenmuskulatur. Für die Mobilisation der Rippen- und Facettengelenke ist diese Position ebenfalls geeignet. An der unteren Extremität kann sehr spezifisch inhibitorisch gearbeitet werden (Mm. ischiocrurales, Adduktoren, Abduktoren, Mm. gastrocnemii etc.) und es lässt sich auch eine Funktionsanbahnung für Hüfte, Knie und Fuß erarbeiten, da die Gewichtsverlagerung ihrer gewohnten Alltagsfunktion entspricht. Das Erarbeiten der selektiven Funktionen beider Beine – die Freiheit beide Beine unabhängig voneinander unter dem Becken zu bewegen – kann in dieser Stellung begonnen werden.

Der Bauchlagestand ist ein sehr wichtiges Postural Set zur Anbahnung der Aktivitäten der unteren Extremitäten ohne das Gewicht des Rumpfes. Viele Patienten wären damit überfordert, einen noch nicht aktivierten und symmetrischen Rumpf auf zwei ebenso nicht funktionellen Beinen auszubalancieren.

5.2.5 Gelenkmechanik

In der Therapie von Patienten mit einer Schädigung des ZNS muss beachtet werden, dass es die muskelfremden Organe wie Gelenke, Bänder, Haut und höheren Sinnesorgane und nicht die Muskelspindeln sind, deren afferente Neurone ihre Information gleichzeitig zum sensorischen Kortex weitergeben.

Die Entwicklung des Menschen in die Senkrechte, in die Aufrichtung gegen die Schwerkraft, geht immer mit der modulierenden Zunahme von Extensorentonus und dem Übereinanderstellen von Gelenken mit Gelenkapproximation, mit dem Ziel der posturalen Kontrolle einher. Je mehr Gelenke in den unteren Extremitäten und den Wirbelsäulenfacetten mit Druckbelastung übereinander gestellt werden, umso mehr wird der Körper an die Senkrechte erinnert und die Aktivierung von Muskelketten, Kokontraktion und einem ablaufenden Haltungs-Kontroll-Mechanismus angeregt. Das Zusammenspiel zwischen Muskulatur und Gelenken geht nahtlos ineinander über. Ihre gegenseitige Beeinflussung kann sowohl tonusenkend als auch tonuserhöhend wirken.

In der Gelenkkapsel und deren Ligamenten sind 4 Rezeptortypen für die Meldung von Bewegung und Position beschrieben (siehe Bd. 2, S. 427 ff.). Um die verschiedenen Rezeptoren zu erreichen, muss zwischen dosierten und angehaltenen Bewegungen im Wechsel in verschiedenen Positionen gearbeitet werden. Dabei müssen die Schlüsselregionen sowohl *zueinander* als auch *in sich selbst* mobil und aktiv sein.

Die Zuordnung der Gelenke zu einer Funktion ergibt sich aus dem Alltag. Die Gelenke der unteren Extremität müssen über den Stand angesprochen werden. Sie benötigen die axiale Belastung und eine mobile Gewichtsübernahme, *Displacement*, um an ihre Funktion erinnert zu werden. Die Beine und Füße tragen uns durchs Leben. Sie sind unser individuelles Transportmittel.

Im Gegensatz dazu wird die obere Extremität nur sehr selten und dann nur sehr kurz mit viel Gewichtsübernahme belastet, z. B. durch eine kurze Stützreaktion. Hier ist vor allem die große Mobilität und das Zusammenspiel vieler kleiner Gelenkeinheiten zu beachten. Die Arme und Hände lassen uns handeln.

Die Gelenke der Wirbelsäule sind als eine in sich geschlossene Gliederkette zu betrachten. Diese Kettenglieder bzw. Bewegungssegmente sind jeweils aus vielen Komponenten zusammengesetzt. Gerade an der Wirbelsäule wird das Zusammenspiel zwischen Gelenken (2 Wirbelkörper mit 4 Facetten) und umliegenden Strukturen (Bandscheibe, Bänder, Kapsel, neurale Strukturen) deutlich. Weiterhin ist der Einfluss der Wirbelsäulenmobilität auf das sympathiko-parasymapatikotone System sehr groß. Eine physiologische Stellung aller Wirbelkörper sollte der individuellen Kurvatur entsprechen. D.h., die Schwingungen der LWS, der BWS und der HWS dürfen nirgends zu einem Facettenschluss führen. Dabei ist auch die neutrale Zone eines Gelenks entscheidend (siehe Kapitel 1.1.4).

Biomechanik

Die Biomechanik der Gelenke wird durch die jeweilige Form und die Anzahl der Bewegungsachsen bestimmt. Das Bewegungsausmaß wird jedoch durch die extraartikulären Strukturen beeinflusst, z.B. ist das Daumensattelgelenk ein zweiachsiges Sattelgelenk, welches sich durch eine sehr schlaffe Kapsel in seiner Bewegungsfreiheit wie ein dreiachsiges Gelenk bewegen kann. Dadurch erhält der Daumen große Mobilität. Das Hüftgelenk dagegen ist anatomisch-mechanisch ein klassisches dreiachsiges Gelenk, welches durch die ossäre Vorgabe der Hüftpfanne und die straffen Kapsel-Band-Strukturen eine mobile Stabilität zeigt.

Die Osteokinematik (Bewegungen des Knochens im Raum) und die Arthrokinematik (Bewegungen im Gelenk) müssen deutlich voneinander unterschieden werden. Eine funktionierende Arthrokinematik ist die Voraussetzung für die Osteokinematik und wird durch die konvexe bzw. konkave Form des Gelenkpartners bestimmt. In jedem Gelenk muss daher eine Traktions-, Kompressions- und Gleitbewegung vorhanden sein, um eine physiologische Arthrokinematik zu ermöglichen.

> **Beispiel: Subluxierte Schulter**
>
> Ist der Humeruskopf durch die fehlende muskuläre Zentrierung nach vorn und unten subluxiert (Stellungsdiagnose), so kommt es zu einer Verschiebung der Druckverhältnisse. Kranial erlebt das Gewebe vermehrten Zug und kaudal erhöht sich die Kompression des Humeruskopfes auf das umliegende Gewebe. Das Gelenkspiel ist nach kranial und dorsal vergrößert, nach kaudal und ventral verkleinert.
> Daher erklärt sich die Notwendigkeit, den Humeruskopf vor jeder aktiven oder passiven Bewegung in die Gelenkpfanne zu zentrieren und bei der Anbahnung von Aktivitäten seine Stellung zu kontrollieren bzw. zu stabilisieren.

Sekundärprobleme

Während der aktiven und passiven Behandlung kontraktiler Strukturen, mit und ohne Gelenkbewegungen, muss die Mechanik der darunter liegenden Gelenke gleichzeitig berücksichtigt werden. Dabei können Gelenke durch einen *Hypotonus* ihre Zentrierung verloren haben oder durch einen *Hypertonus* in einer Stellung fixiert werden. Werden die Gelenke trotz ihrer Fehlstellung bewegt, so kann dies zu einer Schädigung der intraartikulären Strukturen führen. Weiterhin wird die Aktivierung der gewünschten Muskulatur verhindert.

> **Beispiel: Gelenkfehlstellung und Tonusabweichung**
>
> Ist der Femurkopf auf Grund eines Hypotonus nicht zentriert, wird eine Aktivierung der Beckenextensoren nicht möglich sein (Abb. 5.**23**).
> Ein Verlust der Gleitfähigkeit des Kalkaneus nach distal bzw. lateral führt zu einer weiterlaufenden Fehlstellung der Fußachse (Abb. 5.**24**).
> Steht das Os metatarsale I zu weit kranial, begrenzt es die Mobilität des gesamten Mittel- und Vorfußes (Abb. 5.**25**).
> Eine Einschränkung des Radius im proximalen und/oder distalen Radioulnargelenk behindert Pro- und Supination des Unterarms und wirkt sich negativ auf die Beweglichkeit des Handgelenks aus.
> Die 8 Handwurzelknochen haben trotz ihrer räumlichen Enge eine enorme Beweglichkeit. Tritt hier eine Fehlstellung zueinander auf, ist die gesamte Handfunktion beeinträchtigt, und es können Symptome einer Gelenkentzündung auftreten, wenn das Handgelenk ohne vorherige Stellungskorrektur bewegt oder gar belastet wird (Abb. 5.**26** u. **27**).

Problemanalyse und Therapieansätze

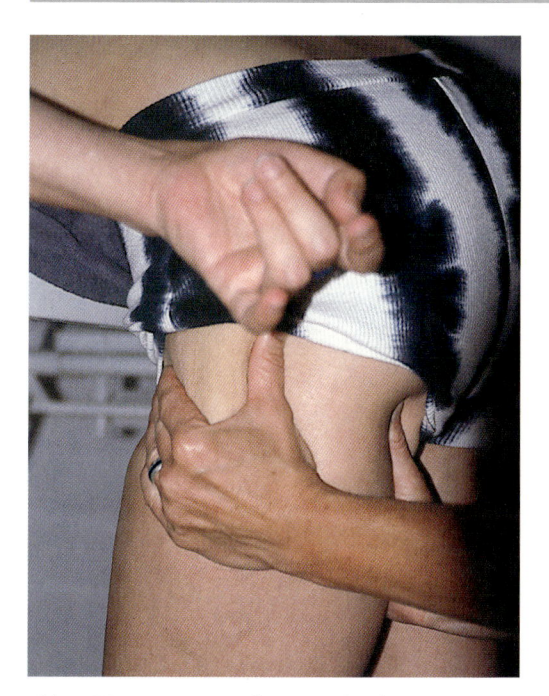

Abb. 5.23 Zentrierung des Femurkopfes.

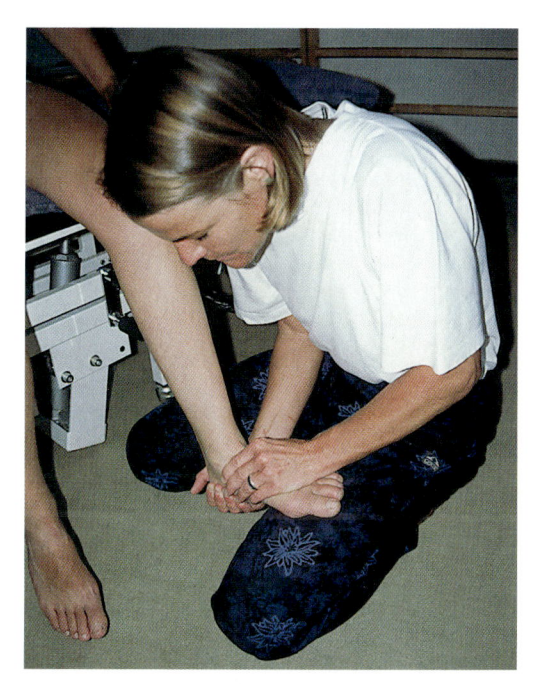

Abb. 5.24 Mobilisation des Os calcaneus in Eversion, bei gleichzeitiger Stabilisation des Talus.

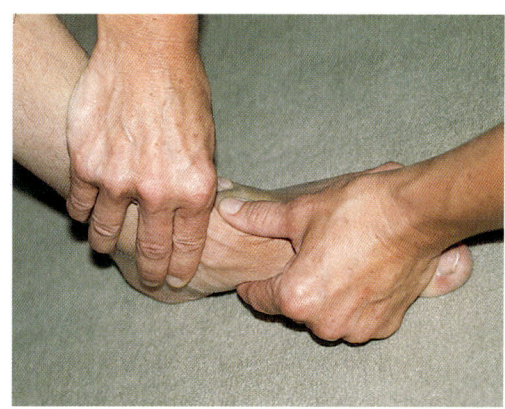

Abb. 5.25 Durch einen ständigen Zug des M. tibialis anterior steht das Os metatarsale zu weit dorsal. Spezifische Mobilisation nach plantar.

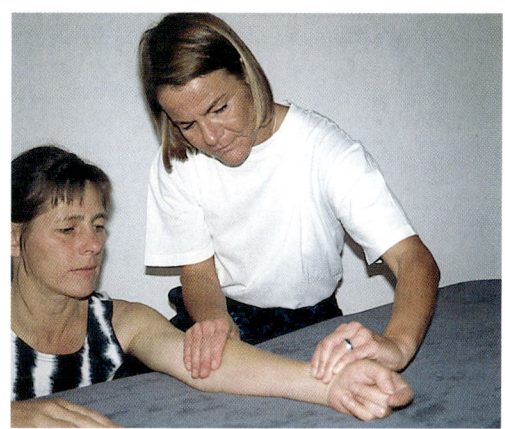

Abb. 5.26 Die Gleitrichtung des proximalen und distalen Radioulnargelenks wird bei der aktiven und inhibitorischen Bewegung gelenknah mitberücksichtigt.

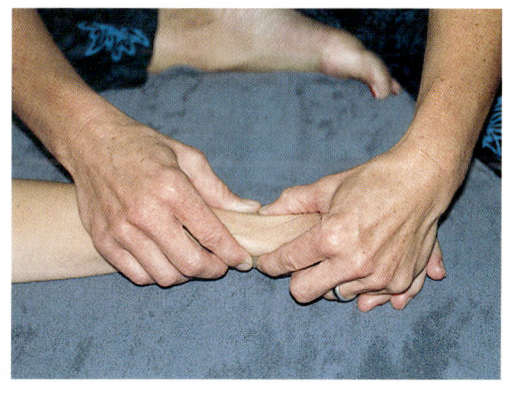

Abb. 5.27 Korrektur und Stabilisation der einzelnen Handwurzelknochen, vor jeder passiven und aktiven Bewegung.

> Hypomobile Wirbelsäulenfacetten sowie Rippenwirbelgelenke können die Statik und die muskuläre Aktivität negativ beeinflussen und ebenso die Atmung, das Vegetativum und die viszeralen Strukturen.

5.2.6 Muskulatur und Haut

Die Körpermuskulatur ist letztlich als ausführendes Organ für die motorische Antwort auf erregende und hemmende Prozesse innerhalb des ZNS zuständig. Wir können die Muskulatur aber nicht direkt ansprechen. Sie hat keine Ohren für verbale Kommandos. Deshalb müssen wir in der Therapie die spezifischen Rezeptoren benutzen, um klare Informationen oder Feedforward zu geben. So wird der Zugang zu den Bewegungsengrammen bzw. den neuronalen Sets geschaffen. Die spezifischen Rezeptoren werden in intrinsische und extrinsische Rezeptoren eingeteilt (siehe auch Bd. 2, S. 421 ff.).

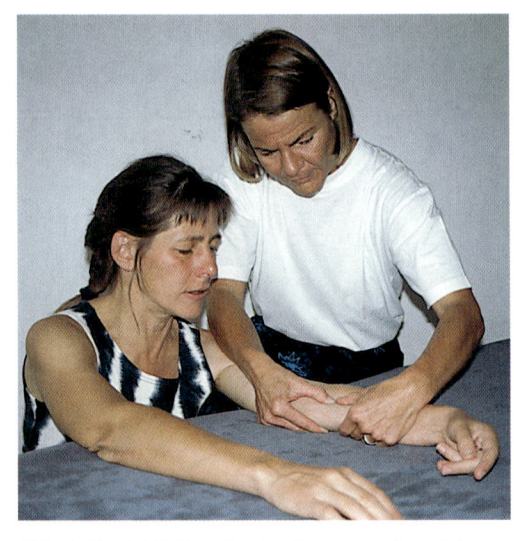

Abb. 5.28 Inhibition durch Längs- und Querdehnung der Unterarm- und Fingerflexoren, sowie des M. flexor brachialis.

Intrinsische Rezeptoren oder Propriozeptoren

Die *Sehnenspindel*, *Golgi-Organ*, misst die Spannungserhöhungen über ein präsynaptisches Interneuron, das mit den Muskelfasern in Serie geschaltet ist. Durch dosierten Druck, Querdehnung oder Zug in Längsrichtung (Abb. 5.28) kann über den Regelkreis dieser Rezeptoren der Tonus deutlich herabgesetzt werden.

Die *Kernsack-* und *Kernkettenfasern* der *Muskelspindeln* sind für die Messung der Muskellänge und der Veränderungsgeschwindigkeit der Länge ver-

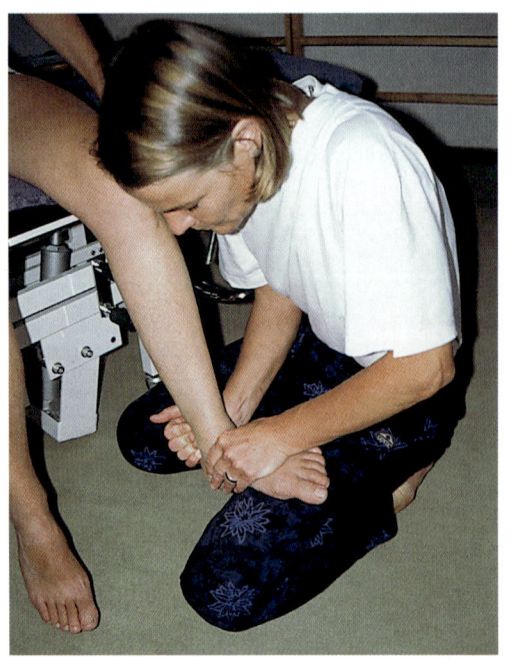

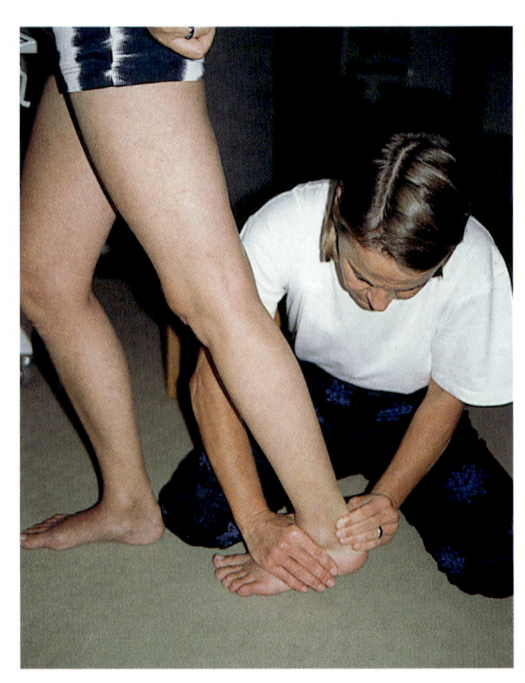

Abb. 5.29a–c Quer- und Längsdehnung und dadurch Inhibition der Wadenmuskulatur als Vorbereitung für eine selektive Aktivität der Dorsalextension.

Problemanalyse und Therapieansätze **445**

- die rezeptive Wahrnehmung verbessert,
- die Hypersensibilität der Muskel-Sehnen-Einheit, des Gelenks und der Hautrezeptoren abgebaut,
- die Längen- und Spannungsverhältnisse normalisiert,
- der axoplasmatische Fluss verbessert und
- dem Sarkomerabbau entgegengewirkt werden (Abb. 5.**30** – 5.**32**).

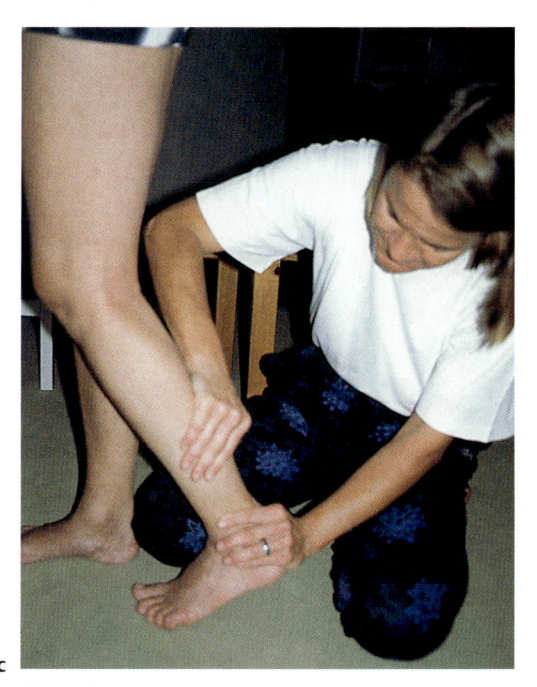

Abb. 5.**29 c**

antwortlich. Durch langsame vorsichtige Dehnung der Muskulatur kann eine bestehende Reizschwellenminderung der Muskulatur reduziert werden (Abb. 5.**29**).

Bei der *spezifischen, inhibitorischen Mobilisation* werden Druck und Zug auf einen Muskelbauch oder Sehnenabschnitt gleichzeitig mit einer rotatorischen Gelenkbewegung in Richtung der exzentrischen Kontraktion verbunden. Dadurch wird die inhibitorische Wirkung deutlich effektiver. Durch Verbesserung der viskoelastischen Eigenschaften kann

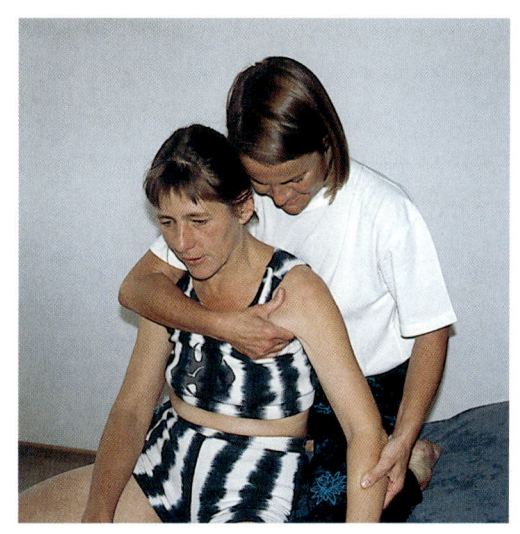

Abb. 5.**31** Inhibition des M. pectoralis major mit anschließender Anbahnung der Schulteraktivität.

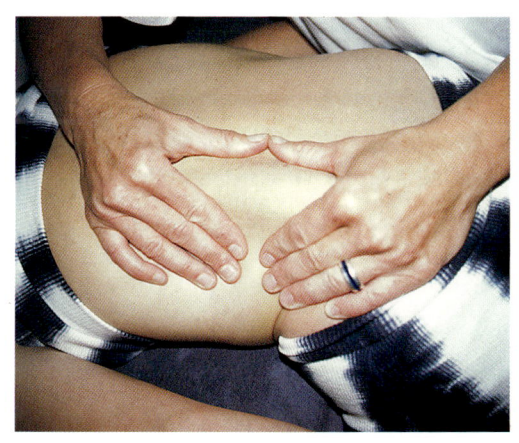

Abb. 5.**30** Dehnung des linken Rückenstreckers und M. quadratus lumborum.

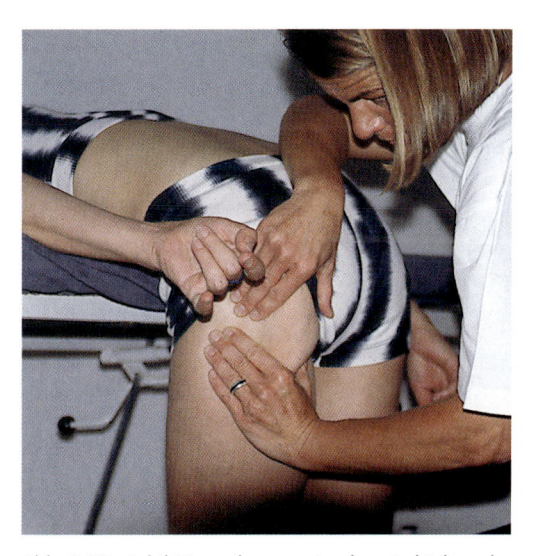

Abb. 5.**32** Inhibition der proximalen ischiokruralen Muskulatur zur Anbahnung eines freien Spielbeins.

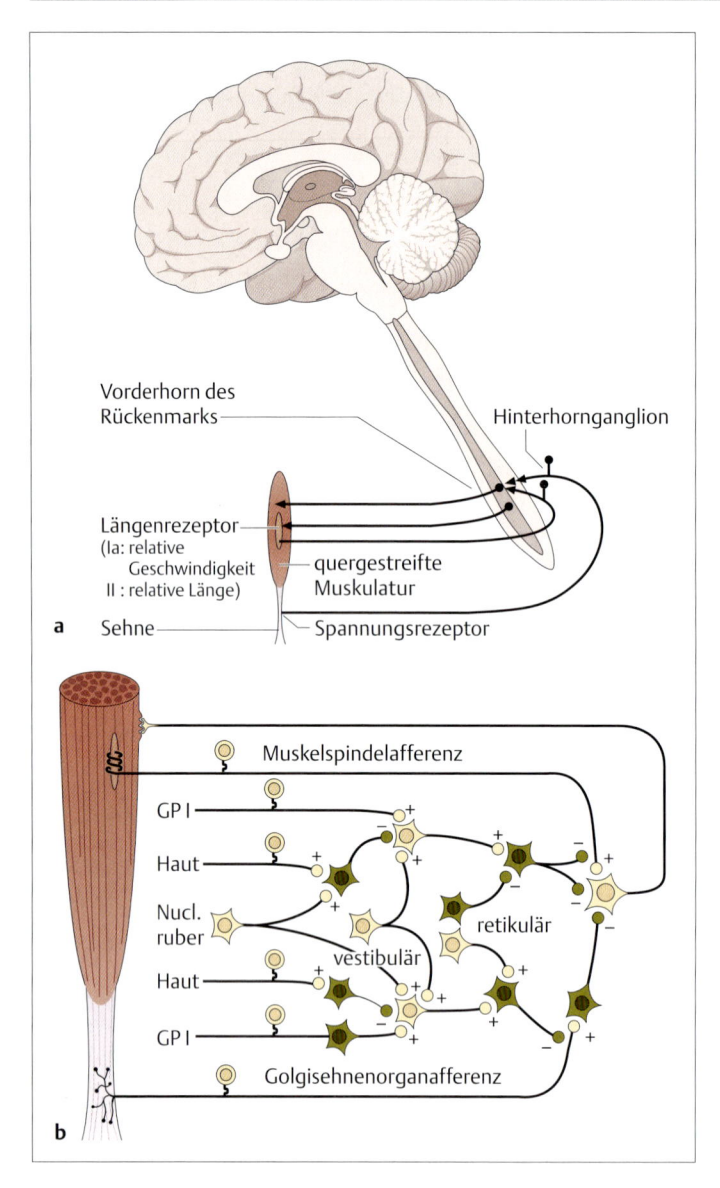

Abb. 5.33a u. b Kontrolle der muskulären Steifheit.
a Bahnen.
b Schaltungen.

Erst durch die Inhibition eines hypertonen Muskels (z. B. Handgelenksflexoren) und der gleichzeitigen Approximation des darunter liegenden Gelenks (Handgelenk) können die Antagonisten (Handgelenksextensoren) aktiviert werden. Die reziproke Inhibition kann als Fähigkeit des Loslassens verstanden werden. D.h. die Konzentrik eines Muskels baut sich auf der Exzentrik des Antagonisten auf. Der Auftrag für eine Streckung beginnt mit dem Auftrag „Hör' auf zu beugen!" (Abb. 5.33).

Werden assoziierte Reaktionen vermehrt eingesetzt, so kommt es über kurz oder lang zu einem biochemischen Umbau der Muskulatur (siehe 5.2.3 Spastik). Durch die permanent einseitig veränderte Muskelaktivität kommt es zwangsläufig zu einer biomechanischen Fehlstellung im Gelenk (siehe 5.2.5), die wiederum zu einem speziellen Muster der muskulären Aktivierung beiträgt, und der Teufelskreis beginnt.

Extrinsische Exterozeptoren

Sie sind wie die Gelenk-, Muskel- und Sehnenrezeptoren ein Sprachrohr für den Therapeuten. Zu den

Exterozeptoren gehören auch die Rezeptoren der Sinnesorgane, auf die an dieser Stelle nicht eingegangen werden soll (siehe Bd. 2, Kap. 9). Hierbei unterscheiden sich die langsam adaptierenden (SA, slow adapting) von den schnell adaptierenden (FA, fast adapting) Rezeptoren. Zu den SA-Rezeptoren gehören die Merkelzellen, die einen senkrecht auf die Haut treffenden Reiz wahrnehmen, und die Ruffinikörper, deren adäquater Reiz eine laterale Verschiebung der Haut ist. Zu den FA-Rezeptoren zählen die Meissnerkörperchen, die die Geschwindigkeit des Drucks auf die Haut, und die Paccinikörperchen, die die Geschwindigkeit der Muskelverlängerung messen.

Durch dosierten, langsamen Druck und Zug auf der Haut kann tonussenkend und hemmend eingewirkt werden. Durch schnelles Klopfen oder Reiben wird der Tonus erhöht und kann anschließend für das Anbahnen einer Aktivität genutzt werden.

Die Veränderung des Muskeltonus in Richtung Hyper- bzw. Hypotonie führt zu einer Veränderung der Gelenkmechanik und zu einer Veränderung der Haut- und Faszienmobilität. Tonuserhöhung in der Muskulatur führt gleichzeitig zu einer Tonuserhöhung in den Hautschichten. Verklebungen zwischen den Gleitlagern der Haut und der darunter liegenden Faszien und Muskeln führen zu enormen Störungen der Reizaufnahme und Weiterleitung (Abb. 5.34 – 5.36).

Besonders an den Schlüsselpunkten sind wichtige Rezeptoren in hoher Dichte zu finden. Somit be-

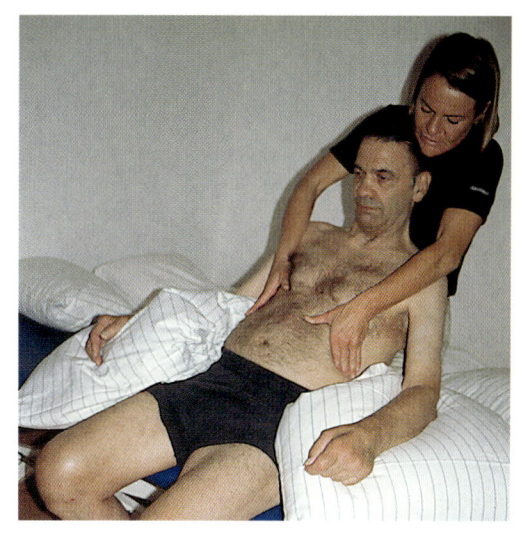

Abb. 5.34 Inhibition der oberen hypertonen Bauchmuskeln im angelehnten Sitz.

steht gerade dort die Möglichkeit, dem ZNS präzise Informationen zur Verarbeitung zukommen zu lassen. Gerade die distalen Schlüsselpunkte Hände und Füße wirken häufig wie „Mienenfelder". Schon bei geringer Berührung, Druck oder Zug reagieren sie überschießend mit Tonuserhöhung bis hin zur Auslösung einer assoziierten Reaktion. Erst durch das Lösen von Verklebungen in der Haut, den Fas-

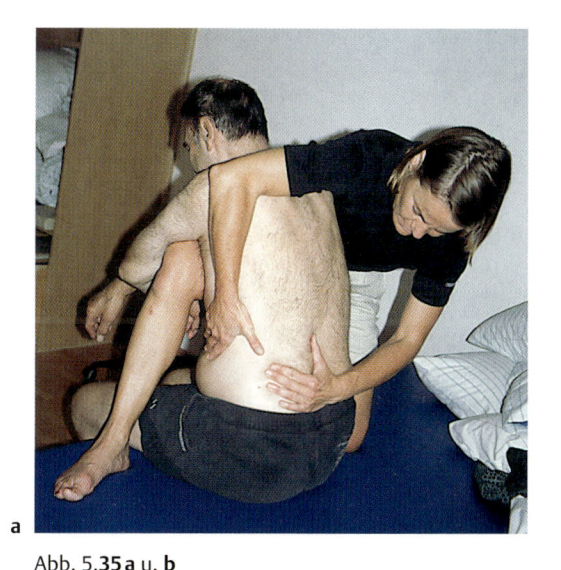

Abb. 5.35 a u. b
a Inhibition des linken Rückenstreckers und des M. quadratus lumborum.

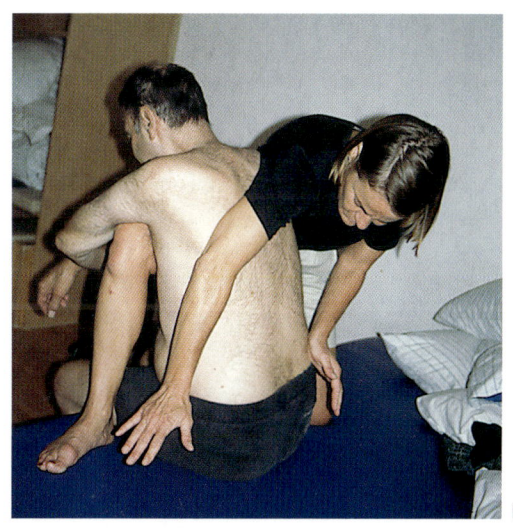

b Bahnung einer selektiven Becken- und LWS-Extension, initiiert aus dem Sakrum.

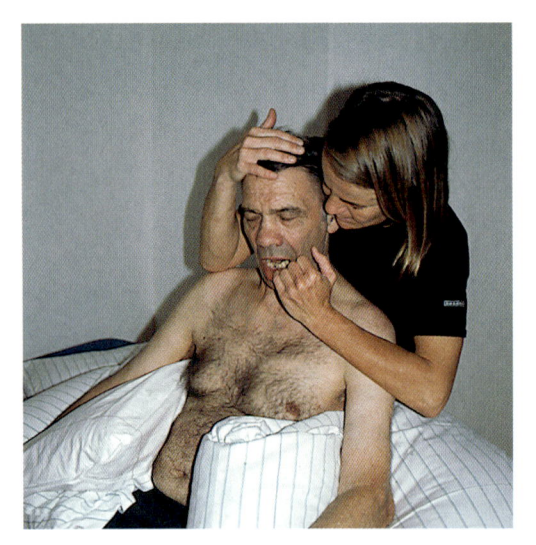

Abb. 5.36 (De-)Sensibilisierung und Inhibition des Fazio-oralen-Trakts.

zien und der Muskulatur und damit dem Wiederherstellen der Mobilität wird die sensorische Wahrnehmung und die afferente Informationsleitung ermöglicht (Abb. 5.37). Dies sind die Grundlagen, um die Engramme der Bewegungsmuster zu erreichen, auf denen weiter aufgebaut werden kann (Abb. 5.38 – 5.40).

5.2.7 Positionierung, Lagerung

Die Fähigkeit des ZNS, alle internen und externen Reize aufzunehmen, sich ihnen anzupassen und sich letzlich in einer plastischen Adaptation zu manifestieren, beschränkt sich nicht auf die Therapieeinheiten. Dies ist ein Vorgang, der sich 24 Std. vollzieht (Schaltungsregelung nach Magnus; siehe auch: Feedforward, Feedback).

Der Patient in seiner Frühphase, bzw. der komatöse Patient verbringt seine Zeit ausschließlich im Bett. Liegt der Patient dabei über mehrere Tage, viele Wochen oder sogar Monate vorwiegend in ein und derselben Stellung, so sind seine Informationen stets die selben. Die plastische Adaptation kann daher für die Muskulatur, die Gelenke, das neurale System und das Gewebe nur im Sinne der einseitigen Fixation stattfinden. Der Verlust der reziproken Inhibition, der Selektivität und der daraus resultierende Verlust der Balance ist vorprogrammiert.

Selbst bei zunehmender Selbstständigkeit des Patienten ist der zeitlich Anteil, den der Patient im Bett verbringt, immer noch sehr hoch. 8 Std. Schlaf, ob im Krankenhaus oder zu Hause, bedeutet für das ZNS, 8 Std. Informationsaufnahme, Verarbeitung und Adaptation. Vor allem in der komatösen bzw. Frühphase ist die regelmäßige Lageveränderung, alle 2 – 3 Std., von größter Bedeutung. Die Veränderung der Gelenkstellungen, die unterschiedlichen

a

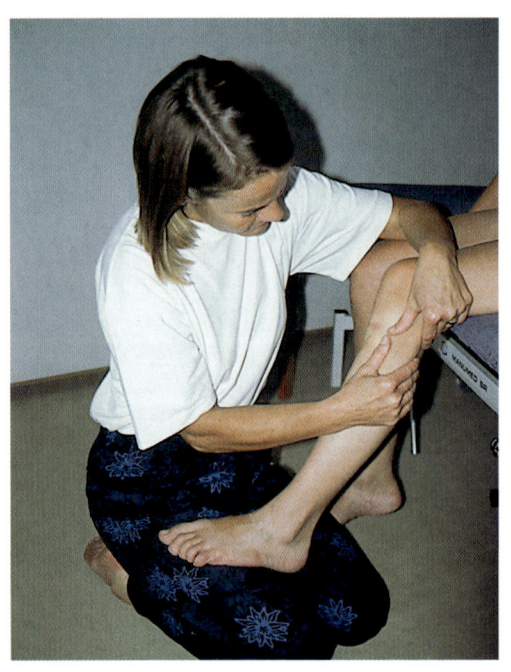

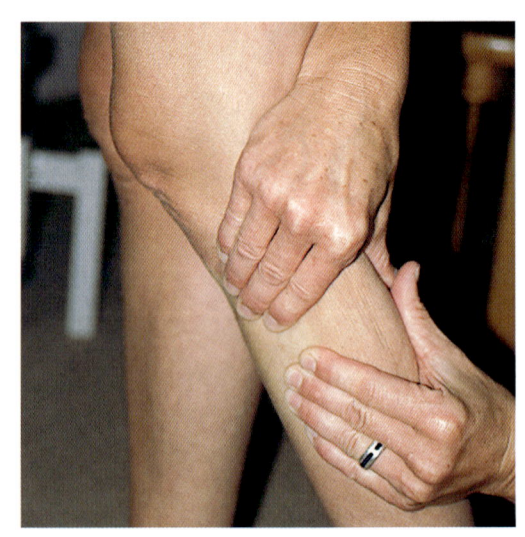

b

Abb. 5.37 Lösung der Tibiafaszie und Inhibition der Mm. Tibiales anterior für die Anbahnung einer Sprunggelenksselektion.

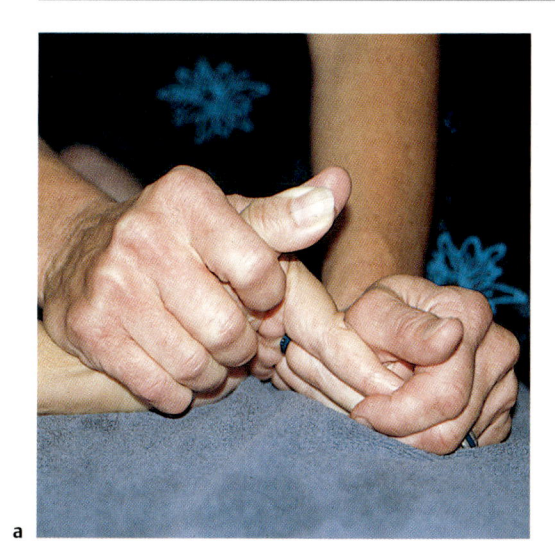

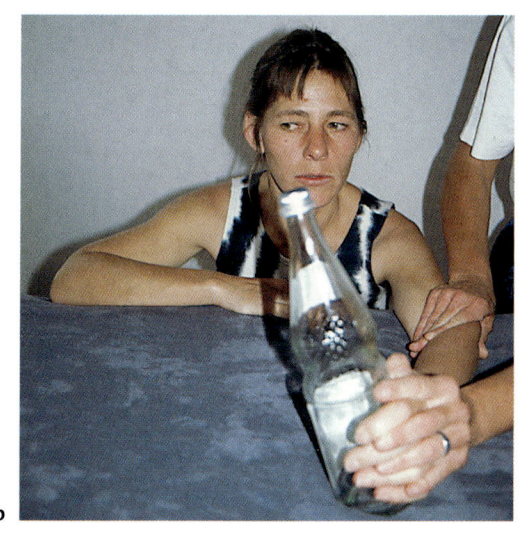

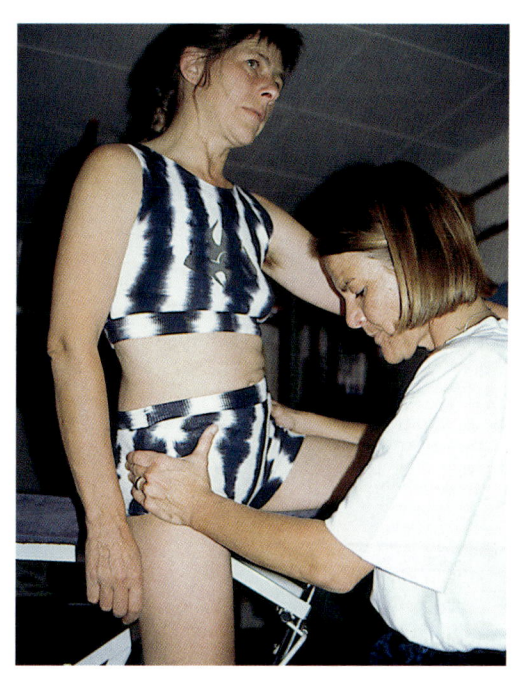

Abb. 5.39 Aktivierung der Hüftextensoren für ein stabiles Standbein.

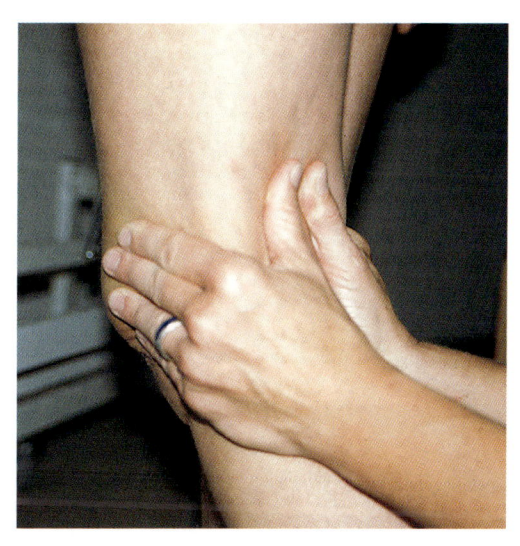

Abb. 5.38 a u. b
a Inhibition und Modulation der kompletten Handmuskeln in die Funktionen.
b Anbahnung einer Finger-Hand-Unterarmfunktion mittels Fazilitation.

Abb. 5.40 Inhibition und Alignmentkorrektur der distalen ischiokruralen Muskulatur zur Anbahnung einer Sprunggelenksselektion.

muskulären Längenverhältnisse und die geänderten Druckeinwirkungen auf die verschiedenen Körperflächen, führen zu physiologischem Stress des ZNS. Der Gefahr einer einseitigen Gelenk-, Muskel- und Tonusfixation wird damit entgegengewirkt.

Wird der Positionswechsel dann noch durch ein Aneinanderreihen von selektiven Bewegungen durchgeführt, stellt dies bereits die erste Therapie dar, die dem ganzen Nervensystem hilft, seine Wachheit (Vigilanz) zu erlangen und seine multi-

funktionalen Fähigkeiten wieder zu erkennen. Einer Störung der Afferenzen, der räumlichen Orientierung und dem veränderten Körperbild kann durch den Einsatz von festen Federkissen entgegengewirkt werden. Sie geben dem Patienten durch einen taktilen Reiz mehr Orientierung am eigenen Körper und Sicherheit.

Rückenlage

Die Rückenlage sollte – wenn möglich – vermieden bzw. nur sehr kurz als Lagerungsposition verwendet werden, denn sie birgt vom ersten Moment an viele Gefahren für den Patienten: Das Postural Set der Rückenlage führt zu einer Erhöhung des Extensionstonus in Nacken und Rumpf. Dieser zeigt sich in einer Fixation der HWS, des Rumpfes und der Beckenstellung und setzt sich im spastischen Streckmuster der Beine fort, auch wenn die Arme häufig in die Beugung ziehen (Abb. 5.**41**).

Die Komplikationen der hyperextendierten Kopfstellung zeigen sich

- im Verlust des Mundschlusses,
- beim Essen und Trinken,
- beim Atmen und Sprechen und
- beim Verlust der Kopfstellreaktionen und in den Problemen der Balance in allen Stellungen.

In der Brustwirbelsäule führt die Rückenlage

- zur Hypomobilität der Facettengelenke,
- zur Verminderung der vegetativen Regulation,
- zur Abflachung der gesamten Thoraxapertur,
- zur Fixation der Kostotransversalgelenke in einer abnormen Stellung,
- zur Einschränkung der Atemfunktion und damit zur erhöhten Gefahr der Pneumonie,
- häufig zur Skapulafixation in retrahierter Stellung,
- zum Verlust der skapulohumeralen Freiheit,
- zu erhöhter Dekubitusgefahr am Angulus inferior des Schulterblattes und über dem Kreuzbein sowie

- weiterlaufend zu einer teilweisen asymmetrischen Beckenfixation.

Seitenlage

Das Wechseln zwischen den Seitenlagen führt nicht nur zu einem Wechsel aller Gelenkstellungen und somit zu einer Veränderung aller Muskellängenverhältnisse, sondern dient gleichzeitig der Druckminderung auf das Gewebe und damit der Dekubitusprophylaxe. Sie zeigt auch ihre Wirkung auf die Drainage von Sekreten, besonders bei Patient mit Tracheotomie. Die verbesserte Durchlüftung verschiedener Lungenabschnitte beugt einer Lungendysfunktion vor und wirkt gleichzeitig mobilisierend auf die Kostotransversagelenke.

Die Lage auf der stärker betroffenen Seite kann jedoch zu einer Schulterfehlstellung und der Entwicklung von Schulterschmerzen führen. Daher ist besonders auf die Stellung der HWS, des Schultergürtels und des Schultergelenks zu achten (Abb. 5.**42**).

Bauchlage

Die tägliche Lagerung auf dem Bauch ist für den Patient von größtem Nutzen. Lediglich bei beatmeten Patienten und bei Vorhandensein instabiler Frakturen kann sie kontraindiziert sein. Einem Tracheostoma wird durch eine Unterlagerung an der Stirn genügend Freiraum geboten. Vorteile liegen in der erleichterten Atmung, der Ventilation der dorsalen Lungenpartie und einer Sekretdrainage. Ist die Blase katheterisiert, wird ein Kissen unter den Rumpf des Patienten gelegt, damit der Urin frei fließen kann.

Eine flache Bauchlage, mit frei hängenden Füßen, ist anzustreben. Kann der Patient jedoch durch Gelenkkontrakturen oder verkürzte Muskeln die Un-

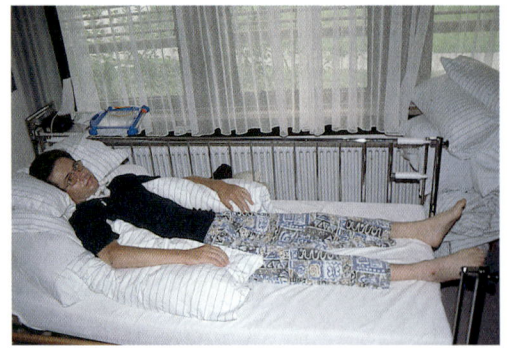

Abb. 5.41   Modifizierte Rückenlage, mit Inhibition der HWS und Schultergürtelhyperextension.

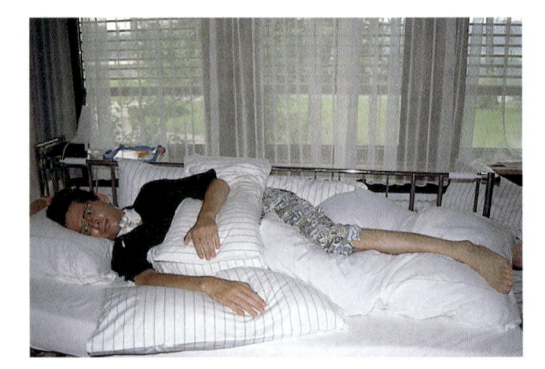

Abb. 5.42   Seitlage.

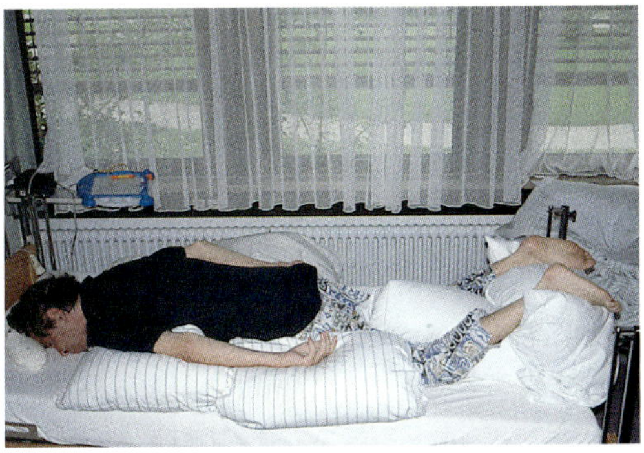

Abb. 5.43 a u. **b**
a Bauchlage mit Lagerung bei Hypertonen Knieflexoren.
b Unterlagerung der Stirn zur Entlastung der Tracheokanüle.

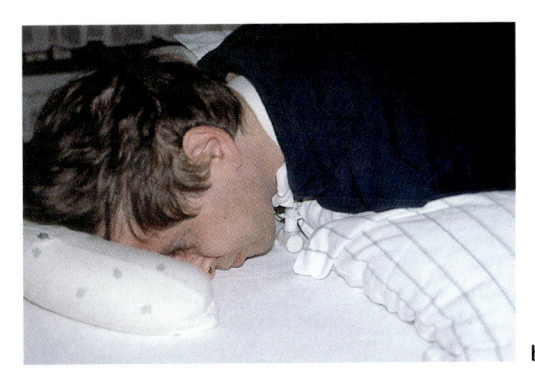

terstützungsfläche nicht in allen Gelenken annehmen, so müssen diese Hohlräume durch feste Kissen oder Lagerungspolster ausgeglichen werden.

Die Stellung des Kopfes sollte zwischen beiden Richtungen gewechselt werden, wenn keine biomechanisch-muskulären Einschränkungen bestehen (Abb. 5.**43**).

Aufrechter Sitz im Bett

Die Aktivierung des Patienten kann durch ein aufrechtes Sitzen im Bett erweitert werden. Hierbei muss jedoch die Rückenlehne senkrecht stehen, damit die Rumpfhaltung, die Kopfstellreaktionen und die visuelle Orientierung im Raum dem aktiven Sitz entspricht. Ein möglichst anterior rotiertes Becken ist hierbei die Voraussetzung damit der Rumpf sich auf dieser Basis senkrecht aufbauen kann. Der Kopf sollte seitlich durch Kissen gestützt werden, um ein Wegkippen zu verhindern. Die Arme sollten ebenfalls gelagert werden (Kissen oder Betttisch), um die Schultergürtel und die Schultergelenke keiner Zugbelastung auszusetzen. Der Muskeltonus in den unteren Extremitäten entscheidet, ob die Kniegelenke unterlagert werden müssen oder nicht. Wichtig ist hierbei, dass die gesamte Extremität in einer entspannten Stellung positioniert wird. Die Füße sollen einen Korrespondenzpunkt unter der ganzen Sohle haben, dürfen jedoch auf keinen Fall passiv mit Druck korrigiert werden (keine Bettkiste!). Weitere Reize sollten die Aufmerksamkeit und das Interesse des Patient erhöhen. Beispielsweise sollte das Bett so gestellt werden, dass ein Blick aus dem Fenster möglich ist (Abb. 5.**44**).

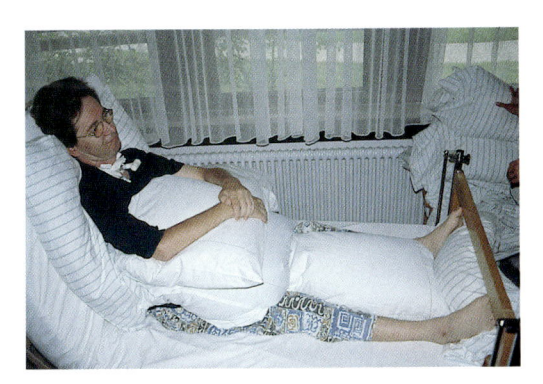

Korrekte Sitzposition im Rollstuhl

Die Aktivierung des Patient zum Rollstuhlgebrauch sollte so früh wie möglich begonnen werden. Beginnend mit kurzen Sitzintervallen werden diese zeitlich langsam intensiviert. Das Sitzen im Rollstuhl ist die erste normale, aktive, alltagsrelevante Position. Das Umfeld, die visuelle Informationsaufnahme, das Teilnehmen am Geschehen um sich herum sowie das Essen und Waschen sind für den Patient der erste Schritt ins normale Leben. Daher ist es von größter Bedeutung, dass der Patient in einer aufrechten Stellung sitzt, in der der Rumpf gesichert gehalten wird und das Becken in einer physiologischen anterioren Rotation auf dem Tuber ossis ischii belastet wird. Die beiden Oberschenkel ruhen auf der Sitzfläche und die Unterschenkel stehen rechtwinklig zum Oberschenkel auf den Fußstützen. Die Arme sollten auf einem Rollstuhltisch gelagert sein. Bei Bedarf muss der Rumpf seitlich durch feste Kissen in einer Symmetrie gehalten werden. Rutscht der Patient mit seinem Gesäß ständig nach vorne und verliert so die optimale Becken-, Rumpf- und

Abb. 5.44 Aufrechter Sitz im Bett.

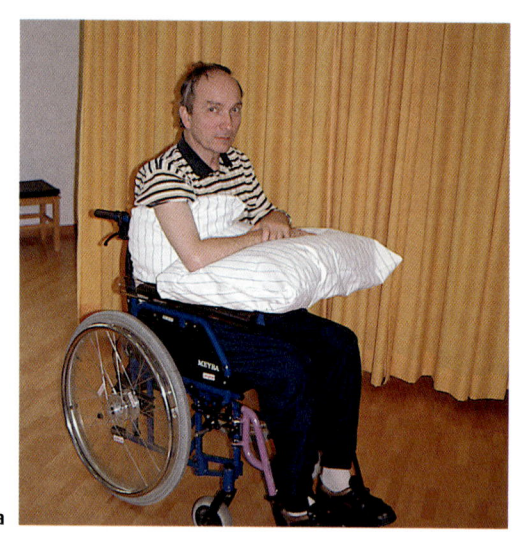

Abb. 5.45
a Inaktiver Patient mit seitlicher und ventraler Rumpfstabilisation und Sitzhose zur Beckenstabilisation.
b Aktiver und selbstständiger Patient. Die Sitzhose hält die Beckenstellung und gibt Stabilität und Sicherheit. Sie kann vom Patienten selbstständig geöffnet werden.

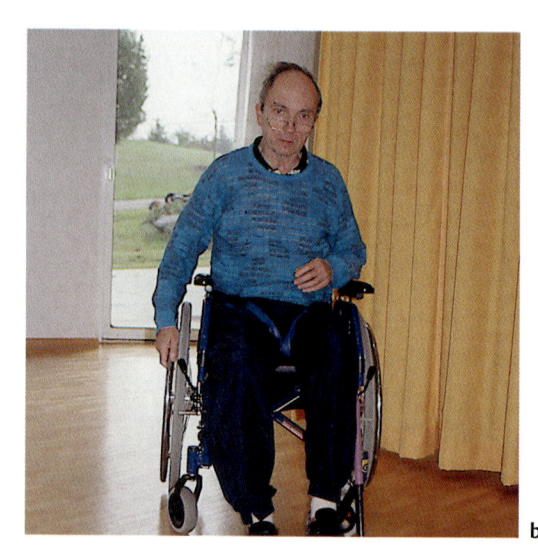

HWS-Position, bietet sich eine Sitzhose an, die das Becken in einer korrekten Stellung hält.

Durch unkorrektes Sitzen im Rollstuhl können folgende Komplikationen auftreten:

- Der Rumpf hängt in einer passiven asymmetrischen Stellung.
- Der Kopf ist entweder hyperextentiert oder hängt schlaff in Flexion.
- Das Becken ist posterior rotiert und führt zu einer LWS-Flexion und zu einer Hüftgelenksextensionstellung. Die Oberschenkel fallen je nach Beckenbelastung in eine Adduktion-Innenrotations- oder Abduktions- Außenrotationsstellung.
- Die Arme hängen mit ihrem Eigengewicht am Schultergürtel und rutschen von den Seitenteilen nach medial oder lateral herunter.

Ist der Patient bereits aktiv, so führt der Gebrauch des weniger betroffenen Arms zu einer vermehrten Rumpfasymmetrie und zu einer Hyperaktivität. Das Fortbewegen im Rollstuhl mittels Ziehen mit einem Bein und Anschieben des Reifens mit einem Arm trainiert die Überaktivität auf der weniger betroffenen Seite und die Entwicklung im Sinne einer assoziierten Reaktion auf der mehr betroffenen Seite (Abb. 5.**45**).

Ruhelagerung im Rollstuhl

Sitzt der Patient über einen längeren Zeitraum im Rollstuhl oder später auch den ganzen Tag, so erkennen wir bei sorgfältiger Beobachtung, wie seine Müdigkeit ihn mehr und mehr passiv zusammensinken lässt. Aktive Patienten werden durch den Gebrauch kompensatorischer Überaktivitäten oder assoziierter Muster ihre Asymmetrie verstärken. In beiden Fällen kommt es zu einer Verschlechterung der Haltung. Die Motivation, die Aufnahmebereitschaft und das Erreichen eines Zieles werden erschwert oder eingeschränkt. Die Frustration über die Unfähigkeit, nicht das tun zu können, was man sich vorstellt, nimmt zu. Regelmäßige Ruhepausen ohne großen Aufwand bietet die Lagerung im Rollstuhl.

Ein passives Ablegen des Rumpfes in einer Symmetrie, Gewichtsverlagerung auf einem anterior rotierten Becken verändert die Druckeinwirkung auf das Kreuzbein. Die Lagerung der oberen Extremität und des Kopfes sorgen für einen Abbau der Überaktivität und eine Erholung der passiv gedehnten Strukturen (Abb. 5.**46**).

5.2.8 Hilfsmittel

Die Hilfsmittelversorgung gehört wohl zu den schwierigsten Aufgaben in der neurologischen Re-

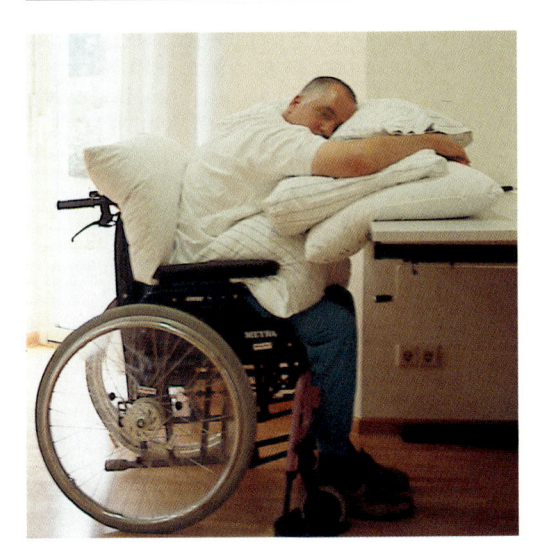

Abb. 5.46 Ruhelagerung im Rollstuhl. Der Rumpf, Schultergürtel und Kopf werden so gelagert, dass Hyperaktivität, assoziierte Reaktionen und Asymmetrien gehemmt werden. Die Gleichgewichtsverlagerung nach vorn entlastet Tuber und Sakrum.

habilitation. Auch hier gibt es keine Gesetzmäßigkeit in der Versorgung analog zum Ereignis. Wir müssen uns ständig an die Fortschritte und das Potential des Patienten anpassen und seine Entwicklung beobachten.

Der aktuelle Zustand des Patienten entscheidet über den Einsatz und die Verwendung von Hilfsmitteln. Was heute für den Patient eine große Hilfe ist, kann schon morgen eine Behinderung sein.

> **Beispiel: Hilfsmittelversorgung in unterschiedlichen Rehabilitationsphasen**
>
> Ein Patient mit Hypotonus, fehlender, bzw. mangelnder Rumpf- und Kopfkontrolle sowie einer verminderten Körperschemawahrnehmung in der Frühphase wird im Rollstuhl durch Kissen und Rollstuhltisch positioniert, gesichert und in einem optimalen Alignment gehalten.
> Wird der Patient dann aktiver, interagiert mit der Umwelt und hat nun vermehrt das Bedürfniss seine Haltung im Rollstuhl zu verändern, dann wird er durch zu viel Begrenzung limitiert und an der Bewegungserfahrung gehindert. Die ehemals positive Positionierung geht dann in eine Fixierung über.

Rollstuhlversorgung

Da der Patient im Rollstuhl eine sitzende Position einnimmt, ist die Stellung des Beckens ausschlaggebend, denn sie beeinflusst weiterlaufend die Stellung von Rumpf, Kopf und Beinen. Körperteile, die durch einen Hypotonus aus dem Alignment herausfallen, sollten durch Kissen, Handtücher oder Pelotten korrigiert werden (Abb. 5.**47a**).

Sobald ein Patient aktiver wird, stehen wir vor dem Problem der selbständigen Fortbewegung mit dem Rollstuhl. Egal, ob ein Rollstuhl einseitig von einem Arm/einem Bein oder durch zwei Beine angetrieben wird, es entspricht in keinem Fall einem bekannten und vorbestehenden Fortbewegungsengramm. Das Fortbewegen im Rollstuhl kann nur über ein Flexionsmuster erreicht werden. Hinzu kommt eine deutliche Asymmetrie der Beine, des Rumpfes sowie des Schultergürtels und des Kopfes. Zusätzlich wird eine Überaktivität der aktiven Extremitäten provoziert.

Flexion ist ein Muster, welches keine funktionelle Integrität zwischen den Schlüsselpunkten, der posturalen Kontrolle und der Balance gestattet und so die Aufrichtung erschwert. Daher ist von Beginn an eine vermehrte Aufmerksamkeit auf die Entwicklung eines Anti-Schwerkraft-Musters zu legen, welches dem Patienten die Senkrechte und den funktionellen Umgang mit ihr ermöglicht.

Hat ein Patient keine Störungen in der räumlichen Orientierung, bzw. in seiner kognitiven Verarbeitung, so ist ein Elektrorollstuhl die optimale Versorgung. Mit ihm kann ein Patient absolute Freiheiten genießen und ausnutzen, ohne seiner sensomotorischen Rehabilitation entgegen zu arbeiten (Abb. 5.**47b**).

Einsatz von Stöcken

Die häufigste Aussage aller Patienten ist: „Ich will wieder Gehen können!", wobei zwischen dem automatischen subkortikalen Gehen, dem visuell kognitiven Gang und einem mühsamen Dahinschleppen sehr große Unterschiede bestehen. *Ob* ein Patient auf die Beine kommt, ist nicht die primäre Frage, sondern *wie*.

Mit Hilfe von kurzen Stöcken, Unterarmstützen, 4-Punkte-Stöcken oder Delta rädern können Hyperaktivitäten, Flexionsmuster und Fixationsmechanismen hervorgerufen werden mit dem Ergebnis, dass der Patient irgendwie hochkommt, irgendwie steht und sich irgendwie vorwärts bewegt, ohne auch nur einen Aspekt des normale Gehens zu verwenden. Diese neuen Fortbewegungsmuster haben keine Ähnlichkeit mit den altbewährten und erfolgreichen Programmen. Werden die neuen Muster im Alltag vermehrt eingesetzt und funktionell umgesetzt, dann erschweren sie dem Patienten und der Therapie das Wiederfinden und Erarbeiten der Originalmuster:

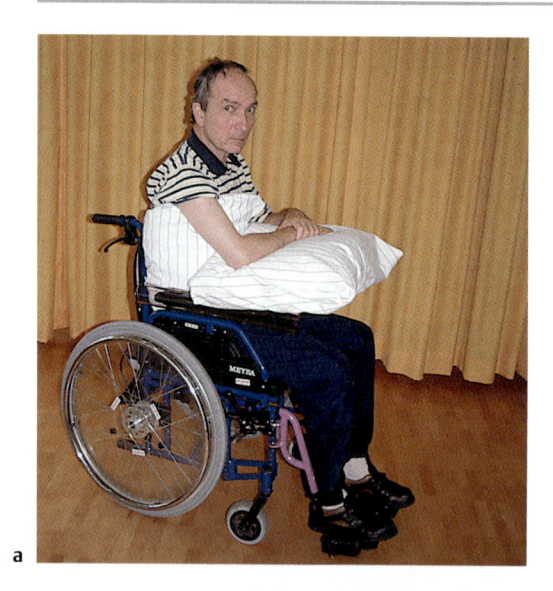

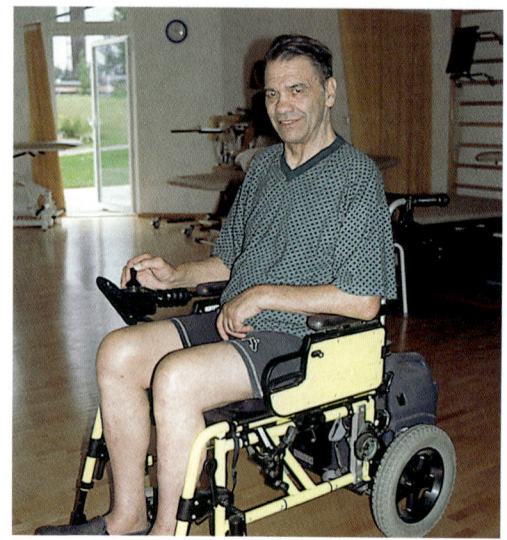

- Gehen als Verlieren und Wiederfinden von Balance
- Gehen als Ausdruck der normalen funktionellen Integrität aller Körperabschnitte
- Gehen ohne visuelle Kontrolle
- Gehen ohne Einschränkung der kognitiven Leistungen
- Gehen als automatische Interaktion mit und in der Umwelt

Hilfsmittel wie der 4-Punkte-Stock sind nicht nur ein ideales Fixationselement in Flexion, sondern ein zusätzliches Gewichtsproblem, addiert zu einen hypotonen oder spastischen Körperteil, welche der Patient mit sich herumschleppen muss. Ein Stock soll einem Patienten das Gehen erleichtern, jedoch nicht ermöglichen. Hier bietet sich der hohe Stock an.

Der Umgang mit der Senkrechten, das Übereinanderstellen von Gelenken wird innerhalb der Therapie erarbeitet. Von der Behandlungsbank losgelöst wird ein hoher Stock als Orientierung und Hilfestellung für den Erhalt der Extension eingesetzt. D.h. der Einsatz und das Gehen mit einem hohen Stock muss mit dem Patienten therapeutisch erarbeitet werden (Abb. 5.**48**).

Schienenversorgung für die Füße

Die Füße als dominante Afferenz und Basis für die Aufrichtung des Körpers haben durch ihre direkte Verbindung mit dem kortikovestibulären System eine tragende Aufgabe. Ist die Grundmauer eines Hauses instabil oder schief, wie können dann die Stockwerke, das Dach und der Schornstein darüber im Lot sein?

Wird ein Patient mit einem schlaffen Fuß gezwungen zu gehen, dann bleibt ihm nur die Möglichkeit, über Bein-Becken-LWS und Rumpf zu kompensieren. Hier bietet sich vorübergehend das einfache Hochwickeln mit einer elastischen Binde an. Der Einsatz einer Aircast-Schiene (Abb. 5.**49**) während der Therapie und häufig auch im Alltag ist von großer Hilfe. Durch den taktilen Reiz um das obere Sprunggelenk erhält das Gelenk einen stabilisierenden Input, welcher den Zugang zum retikulären System als Basis der posturalen Kontrolle ermöglicht.

Abb. 5.**47**
a Inaktiver Patient in der Frühphase. Bei Bedarf müssen Beine und Kopfstellung zusätzlich korrigiert und stabilisiert werden.
b Aktiver Patient ohne kognitive Störungen im Elektrorollstuhl. Selbstständigkeit, die nicht zur Überaktivität und assoziierten Reaktionen führt.

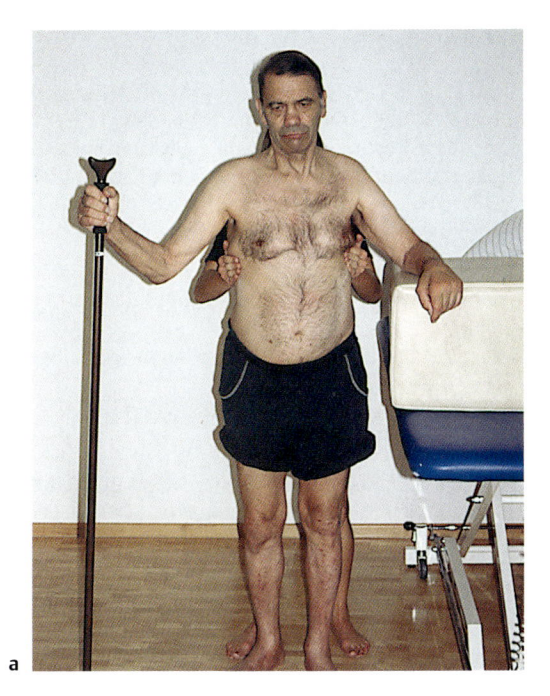

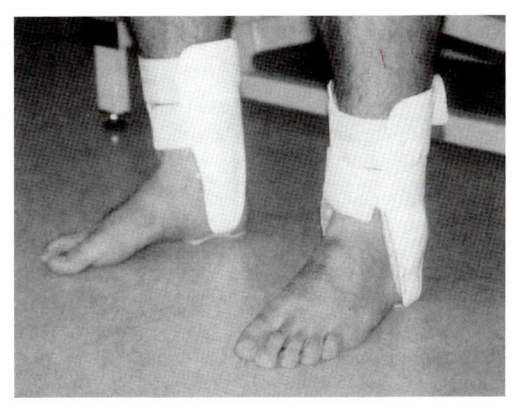

Abb. 5.49 Versorgung mit Aircast-Schiene während der Therapie; beidseitig: symmetrischer Input und Stabilität, einseitig: als ständiges Hilfsmittel.

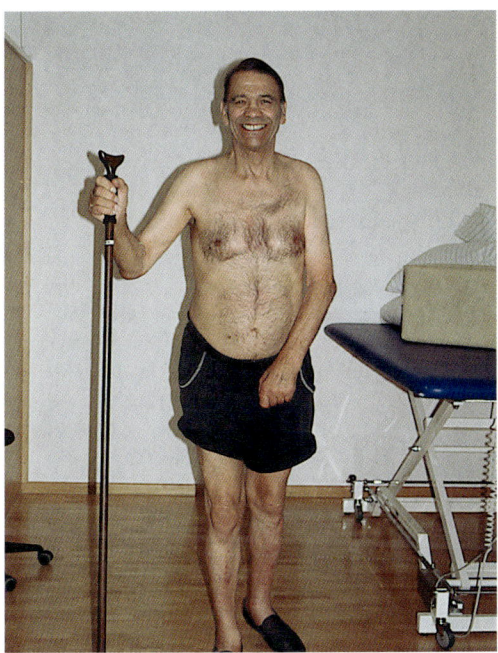

Das Angebot von Fußschienen ist mannigfaltig. Es gibt nicht „die Schiene" oder „den Schuh" für die Versorgung eines Patienten. Die Schienen müssen das Eigenleben des Fußes zulassen, ihm Führung, Orientierung und mobile Stabilität geben.

Schienen, die direkt am Schuh fixiert sind, verwaschen häufig den Eindruck. Nach außen hin sieht der Fuß, genau genommen der Schuh, sehr gut aus. Was jedoch der Fuß im Schuh erleidet, wird häufig erst nach längerer Zeit ersichtlich, wenn der Schuh sich dem Fuß anpasst. Das Leder, die Sohle und die gesamte Form des Schuhs zeigen, wie sehr der Fuß im Schuh mit der Spastizität kämpft. Sekundärprobleme wie offene Stellen, Hühneraugen etc. verhindern die Gewichtsübernahme dann zusätzlich. Orthopädische Schuhe sind für den Patienten wie ein Fußgefängnis. Sie haben ein enormes Eigengewicht und erschweren darüberhinaus das Gehen zusätzlich; sozusagen ein Gehen mit einer Gefängniskugel. Damit soll der Wert orthopädischer Schuhe bei angeborenen oder erworbenen Deformitäten in keiner Weise gemindert werden.

Patienten, bei denen das Ereignis schon länger zurückliegt, erhalten häufig eine Schuheinlage verordnet. Dabei muss beachtet werden, dass die eingearbeitete Erhöhung sich für das Quergewölbe tonuserhöhend auswirken kann. Da die Fußsohle den Reiz nicht adaptieren kann, reagiert sie durch den punktuellen Dehnungsreiz mit Zunahme des Flexionstonus.

Abb. 5.48
a Der Einsatz eines hohen Stocks muss therapeutisch erarbeitet werden.
b Patient geht selbstständig.

■ **Schienenversorgung für Handgelenk und Finger**

Im Stadium der schlaffen Parese ist eine kleine Unterarmschiene, die das Handgelenk vor der ständigen Volarflexion schützt, von großer Hilfe. Dabei muss jedoch die Mittelhand-, Daumen- und Fingerfunktion ermöglicht bleiben. Die Schiene soll nur verhindern, dass durch einen z. B. sensomotorischen Funktionsverlust oder einer Wahrnehmungsstörung (z. B. Neglekt) das Handgelenk unphysiologisch gestresst wird. Das Augenmerk liegt dabei auf der Stellung des Handgelenks und des Daumensattelgelenks. Beide dürfen nicht in Endstellungen gebracht werden, sondern müssen in einer Ruhestellung stabilisert werden.

Die Stellung und Funktion des Handgelenks, als Träger der Hand und als stabiler Background für die Finger und Daumenfunktion, entscheidet über die Entwicklung der distal gelegenen Partner. Korrekturschienen, die ein Handgelenk und die Finger aus dem spastischen Muster zwingen, sind häufig die Ursache für Tonuserhöhung. Auch hier sehen wir Druckstellen und Hornhautbildungen, die durch den Kampf gegen die Schiene entstehen und weiterlaufend die ganze Extremität und den Rumpf negativ beeinflussen können.

■ **Hilfsmittel bei einer subluxierten Schulter**

Die fehlende Zentrierung des Schultergelenks entsteht auf Grund des Verlusts der muskulären Kokontraktion. Das Ziel in der Therapie ist daher ein möglichst schnelles Wiedererlangen der muskulären Aktivität. Durch Korrektur der Schultergürtelgelenke im Liegen, im Sitzen und während des Gehens kann der Entwicklung einer schmerzhaften Schulter entgegengewirkt werden.

In Ausnahmefällen muss zu einem zusätzlichen Hilfsmittel gegriffen werden, welches den Oberarmkopf passiv in der Gelenkpfanne stabilisiert. Dabei ist jedoch zu beachten, dass ein Hilfsmittel dieser Art die Aufmerksamkeit und die Verantwortung für diese Extremität vermindert. Gleichfalls wird durch die Fixation des Arms an den Rumpf dessen Mobilität eingeschränkt und das Wiedererlangen der posturalen Kontrolle verhindert. Die Aufgabe der Arme ist, sich vom Körper wegzubewegen, nicht an ihm zu kleben. Daher ist die Verwendung eines Hilfsmittels nur in äußersten Fällen indiziert und muss zeitlich limitiert werden.

■ **Hilfsmittel für den Alltag**

In unzähligen Katalogen werden für die Patienten Hilfsmittel angeboten, die Ihnen den Alltag erleichtern sollen. Das korrekt gewählte Hilfsmittel kann jedoch nur beurteilt werden, wenn der Patient dieses über einen längeren Zeitraum erprobt. Einige Beurteilungskritierien für den Patienten hierbei sind:

– Das Hilfsmittel muss vom Patient akzeptiert werden.
– Es muss die Funktion erleichtern, verbessern und oder unterstützen.
– Der Patient sollte mit dem Hilfsmittel selbständig umgehen können.

Hilfsmittel, die für die Pflege eines Patient durch die Angehörigen bestellt werden, müssen frühzeitig erprobt werden. Der Hausbesuch mit dem Betroffenen ist die beste Möglichkeit, sich ein Bild über die häusliche Situation zu machen. Die Entscheidung über die Versorgung sollte bzw. muss in einem Team von Physio- und Ergotherapeutin, Sozialarbeitern und dem Hilfsmittelfachmann vorgenommen werden, unter den Kriterien:

– Die Pflege muss ermöglicht und erleichtert werden.
– Die Hilfsmittel müssen einfach und kraftschonend zu bedienen sein.
– Sie müssen den häuslichen Anforderungen entsprechen.

Ein Hilfsmittel darf nicht eine kosmetische Veränderung erzeugen, sondern muss individuell für und auf den Patienten zugeschnitten sein und seine Lebensqualität verbessern.

Ist die Primärversorgung abgeschlossen, muss eine ständige Überprüfung gewährleistet sein. Die Patienten verändern, nachdem sie einige Zeit zu Hause sind, meistens ihr funktionelles Bild. In den ambulanten Therapien, den teilstationären Aufenthalten oder während einer Rehamaßnahme müssen die Hilfsmittel überprüft, korrigiert und evtl. erneuert werden. Im Zeitalter der Gesundheitsreform spielt die Kostenfrage leider eine sehr große Rolle. Damit wir für alle Patienten eine Versorgung gewährleisten können, muss von Seiten der Therapie sehr behutsam mit dem Hilfsmittel-Budget umgegangen werden. Luxushilfsmittel belasten das Budget unnötig.

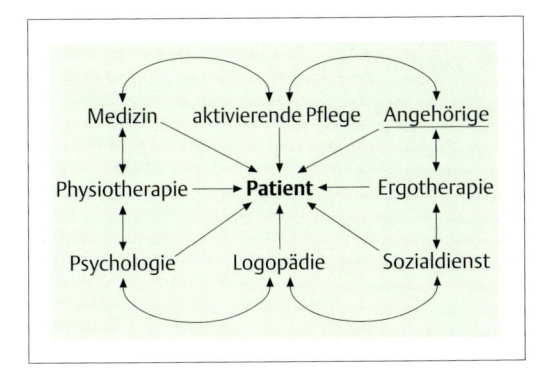

Abb. 5.**50** Interaktion mit Patienten.

5.2.9 Interdisziplinäre Zusammenarbeit

Arbeiten im Team

Die neurologische Rehabilitation ist immer Teamarbeit, beginnend im Akuthaus bis zur weiterführenden stationären Rehabilitation und der späteren ambulanten Betreuung. Im Mittelpunkt steht hierbei der Patient, um den sich alles dreht (Abb. 5.**50**). Die Station wird für den Patienten sein vorübergehendes neues Zuhause. Hier steht sein Bett, hier nimmt er seine Nahrung zu sich und hier findet die tägliche Körperpflege statt. Die jeweiligen Therapieeinheiten sind gleichzusetzen mit einer Trainingseinheit.

Zu Beginn kommt die Therapie zum Patienten auf Station. Je mehr sein Zustand sich stabilisiert und er an motorischen und kognitiven Freiheiten dazu gewinnt, desto mehr wächst seine Selbstständigkeit, und er kommt selber zur Therapie.

Ob physiotherapeutisch, ergotherapeutisch, psychologisch oder logopädisch behandelt wird, der Patient verlässt sein Zuhause und begibt sich in die jeweiligen Therapieräume. Die Vigilanz, die kognitiven und senso-motorischen Leistungen können hierbei von den zuständigen Therapeuten sehr unterschiedlich beschrieben werden. Es sind Tagesschwankungen zu erkennen, darüber hinaus sind im Tagesablauf unterschiedliche Stimmungsschwankungen zu beobachten. Nur durch den Austausch der Patientenbeobachtung insbesondere im Rahmen der regelmäßigen interdisziplinären Teamsitzungen, kann der Patient mit seinen verschiedenen Facetten im Ganzen gesehen werden. Die Summation aller therapeutischen Darstellungen macht die Festlegung des individuellen Therapiekonzeptes erst möglich. Dies muss in der Dokumentation festgelegt und die Ziele müssen definiert werden. Jedem Patienten sollte ein Casemanager zugeordnet werden, der für die Durchführung und die Kontrolle von Teambeschlüssen verantwortlich zeichnet. Die regelmäßige Patientenkonferenz verhindert, dass die Therapeuten ein Einzelkämpferdasein bestreiten und jeder in seiner Ecke sein Bestes versucht.

Beispiele:

- Patienten sitzen während den psychologischen oder logopädischen Therapien in ihrem pathologischen Muster im Rollstuhl. Dies hat nicht nur einen negativen Einfluss auf die plastische Anpassung, sondern auch auf die kognitive Leistungsfähigkeit.
- In der Physio- und Ergotherapie werden zu hohe Anforderungen an den Patient gestellt, z. B. hinsichtlich seines Sprachverständnisses und/oder seinen kognitiven Leistungsfähigkeiten, z. B.: Konzentration, Planung, Sprachverständnis.

Die in den Therapien erreichten Ziele sind als Therapieerfolge anzusehen, dürfen jedoch nicht selbstverständlich im Alltag abverlangt werden. Die therapeutischen Sitzungen und das Alltagsleben auf der Station können sich stark voneinander unterscheiden. Die Leistungen, die der Patient innerhalb der Therapie durch die vorgegebenen Strukturen, das adäquate Handling und die spezifische Abfrage nur eines Defizits erreichen kann, ist nicht mit dem Alltag zu vergleichen. Das „normale Leben" im Alltag des Patienten findet zunächst ausschließlich auf der Station statt. Hier werden immer alle sensomotorischen, kognitiven und sprachlichen Leistungen gleichzeitig abgefragt. Was in der jeweiligen Einzeltherapie so gut funktioniert hat, kann plötzlich auf der Station nur noch mit Hilfe durchgeführt werden; eine Feststellung, die für den Patienten, das Pflegepersonal und die Therapeuten oft Anlass zu Diskussionen und Missverständnissen gibt. Teilerfolge in der Physiotherapie werden Schritt für Schritt erweitert, bis eine vollständige Funktion erreicht ist. Die Bahnung von Bewegungsmustern durch die Erarbeitung der reziproken Inhibition und der Automatisierung von Haltungs-Kontroll-Mechanismen zeigt sich durch das Carry over. Erst wenn der Patient seine Therapieerfolge spontan, unbewusst und automatisch im Alltag einsetzen kann, können wir von Wiedergewinn einer normalen Funktion sprechen. Je weniger Hilfestellung, je weniger assoziierte Reaktionen, je weniger Konzentration und Anstrengung der Patient beim Aufstehen, Waschen, An- und Ausziehen und bei der Fortbewegung benötigt, desto mehr bewegen wir uns in Richtung erfolgreicher Rehabilitation. D.h., nicht die momentane Therapie, sondern das Feedback von der Station zeigt uns das Leistungsniveau, auf dem der Patient sich befindet.

Abb. 5.**51**

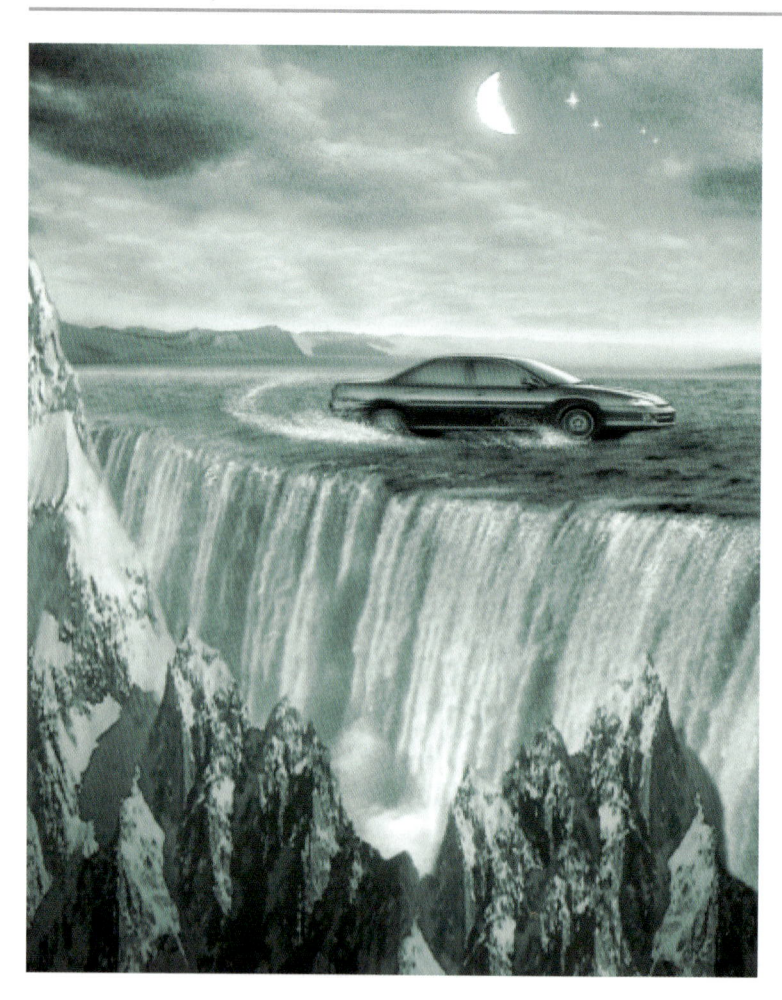

Angehörigenarbeit

Die nahen Angehörigen, Ehepartner und Kinder sowie sehr gute Freunde sind die einzigen Menschen, die den Patienten an sein vorheriges normales Leben erinnern. Sie bilden die Brücke, die Verbindung zwischen der neuen und fremden Welt des Krankenhauses und der bekannten und alten Welt, in der er zu Hause war.

Nicht nur den Patienten hat der Schlag getroffen oder ein Schädel-Hirn-Trauma (SHT), sondern die ganze Familie trifft der Schlag! Das Unfassbare, das Nie-Erwartete ist eingetroffen. Die häusliche Situation im gewohnten Familienverbund ist völlig aus den Fugen geraten. Die neuen Worte, wie Krankenhaus, Rollstuhl und vor allem Behinderung, sind Anlass zu Ängsten, Hilflosigkeit, Panik oder auch zum Nicht-wahrhaben-Wollen und zur Verdrängung. Die Tatsache, dass der Angehörige gefüttert werden muss, nicht mehr sprechen kann, mit Windeln oder Katheder versorgt ist oder sein Umfeld nicht mehr erkennt, ist für alle Familienmitglieder ein Schock. Etwas, womit sie nie gerechnet haben, worüber sie sich noch nie Gedanken gemacht haben. Etwas, was absolut nicht in den gewohnten normalen Alltag passt.

Das Mitleid für den Betroffenen, die Motivation, die Hoffnung nicht aufzugeben wird meistens durch Äußerungen wie: Das wird schon wieder; Du musst nur wollen; Du musst dich mehr anstrengen; oder Du kannst es schon, wenn du nur willst, verbalisiert. Dies sind immer gut gemeinte Ratschläge, Versuche positiv einzuwirken und helfen zu wollen. Dass solche Äußerungen leider auch das Gegenteil bewirken können, ist den Angehörigen nicht klar. Unbewusst wird dem Patient unterstellt, er wolle nicht, er gäbe sich zu wenig Mühe, er strenge sich nicht genügend an. So ist es aber nicht, der Patient würde ja gerne, aber es geht nicht!

Nicht Mitleid wird dem Betroffenen helfen, sondern das Verständnis, warum er nicht kann, oder warum er es nur auf eine spezielle Weise kann und warum er Hilfe benötigt. Die Aufklärung, das Miteinbeziehen der Angehörigen in diese neue ungewohnte und fremde Situation ist von äußerster Relevanz. Die Therapie von Seiten der Psychologie darf nicht nur dem Patienten dienen, sondern im gleichen Maße den Angehörigen. Die Konzentration auf den Patienten verleitet uns zu oft dazu, die Angehörigen zu überfordern und von ihnen zu erwarten, dass sie außer Ehepartner auch gleichzeitig Pflege-, Physio- und Ergotherapeut werden sollen. Die Fragen, die sich dadurch stellen sind:

– Wie weit muss, soll und darf ein Partner zum Therapeuten werden?
– Wie viel Hilfe benötigen die Angehörigen?
– Wie lange, nach der Entlassung aus der Klinik kümmern wir uns noch um die Familie?

Literatur

zu Kap. 5.1

Beradelli AM, Hallett JC, Rothwell R, Agostino M, Manfredi PD, Thompson CD, Marsden CD. Single-joint rapid arm movements in normal subjects and in patients with motor disorders. Brain. 1996;119:661–664.
Bernstein A. The Coordination and Regulation of Movement. New York: Pergamon Press; 1967.
Blickhan R. Motorische Systeme bei Vertebraten. In: Dudel, Menzel, Schmidt. Neurowissenschaften. Heidelberg: Springer Verlag; 1996.
Brooks VB. The Neural Basis of Motor Control, Oxford: Oxford University Press; 1986.
Buck M, Beckers D, Adler S. PNF in Practice. Berlin, Heidelberg: Springer Verlag; 2000.
Butler D. Mobilisation of the nervous System. New York: Churchill Livingstone; 1991.
Calvin WH. Wie das Gehirn denkt. Heidelberg, Berlin: Spektrum Akademischer Verlag; 1998.
Cotman CW. Synaptic Plasticity. New York: Guilford Press; 1985.
Damasio A. The Feeling of What Happens. New York, San Diego, London: Harcourt Brace and Company; 1999.
Dietz V et al. Reflex activity and muscle tone during elbow movements in patients with spastic paresis. Annals of Neurology. 1991;30:767–779.
Dietz V, Noth J. Preinnervation and stretch responses of triceps brachii in man falling with and without visual control. Brain Res. 1978;142:576–579.
Dudel JR, Menzel R, Schmidt RF. Neurowissenschaft. Heidelberg: Springer Verlag; 1996.
Duncan PU, Weiner DK, Chandler J, Studenski S. Functional reach: a new clinical measure of balance. J Gerontol 1990; 45:11–195.
Exner CE. Development of hand functions. In: Pratt PN, Allen AS (Eds). Occupational therapy for children. St. Louis: CV Mosby, 1989.
Fitts PM, Posner MI. Human Performance. Brooks/Cole; 1967.
Gentile AM. Skill Acquisition: Action, movement and neuromotor processes. In: Carr JH.,Shepherd RB. Movement Sciences: Foundations for Physical Therapy in Rehabilitation. Gaithersburg MD: Aspen Press; 1987.
Ghez C, Krakauer J. The Organisation of movement. In: Kandel, Schwartz, Jessel, eds. Principals of neuroscience. New York: McGraw-Hill, 2000.
Ghez C, Krakauer J. Voluntary movement. In: Kandel, Schwartz, Jessel, eds. Principals of neuroscience. New York: McGraw-Hill, 2000.
Gibson JJ. The Ecological Approach to Visual Perception. New Jersey: Lawrence Erlbaum and Associates; 1986.
Hedin-Anden S. PNF-Grundverfahren und funktionelles Training. Stuttgart: Fischer Verlag; 1994.
Held JM. Recovery of Function after Brain Damage: Theoretical Implications for Therapeutic Intervention. In: Carr JH, Shepher, RB. Movement Sciences: Foundations for Physical Therapy in Rehabilitation. Gaithersburg MD: Aspen Press; 1987.
Hesse S, Sarkodie-Gyan T, Uhlenbrock D. Development of an advanced mechanised gait trainer, controlling movement of the center of mass, for restoring gait in non ambulant subjects. Sonderdruck aus Biomedizinische Technik. 1999 (7–8): 194–201.
Hesse S et al. Laufband mit partieller Körpergewichtentlastung und Gangtrainer. Zeitschrift für Physiotherapeuten. 2000;6:978.
Hochstenbach J. The Cognitive, Emotional and Behavioral Consequences of Stroke. Den Haag: CIP-gegevens Koninklijke Bibliothek; 1999.
Hoessly M. Use of eccentric contraction of muscle to increase range of movement in the uppre motor neurone syndrome. Physiotherapy Theory and Practice. 1991 (7);91–101.
Horak F, Nashner L. Central programming of postural movements. Journal of Neurophysiology. 1986;55:1369–1381.
Hummelsheim H. Neurologische Rehabilitation. Berlin, Heidelberg: Springer Verlag; 1998.
Ibrahim IK, Berger W, Trippel M, Dietz V. Stretch-induced electromyographic activity and torque in spastic elbow muscles. Brain. 1993;116:971–989.
Jebsen RH, Taylor N, Trieschmann RB, Trotter MJ, Howard L. An objective and standard test of hand function. Arch Phys Med 1969: 50:311–319.
Kandel ER, Schwartz JH, Jessell TM. Neurowissenschaften. Heidelberg, Berlin, Oxford: Spektrum Akademischer Verlag; 1996.
Kandel ER, Schwartz JH, Jessell TM. Principles of Neural Science 4th Ed., Mc-Graw Hill, New York, St. Louis, San Francisco, 2000.
Keith RA, Granger CV, Hamilton BB, Sherwin FS. The functional independence measure: a new tool for rehabilitation. In: Eistenberg MG, Grzesiak RC (eds). Advances in clinical rehabilitation, vol. 1. New York: Springer Verlag. 1987:6–18.
Landau WM. Spasticity: What is it? What is it not? In: Feldman RG, Young RR, Koella WP (eds). Spasticity, disordered motor control. Chicago: Yearbook medical publications. 1980:17–24.
Le Doux J. The Emotional Brain. New York: Touchstone; 1996.
Lee DN, Lishmann JR. Visual proprioceptive control of stance. Journal Human Movement Stud. 1975;1: 87–95.
Lee DN, Young DS. Visual timimg in interseptive actions. In: Ingle DJ et al. Brain Mechanisms and Spatial Vision. Dordrecht: Martinus Nijhoff; 1985.
Lee TD, Swanson LR, Hall AL. What is Repeated in a Repetition? Effects of practice Conditions on Motor Skill Acquisition. Physical Therapy. 1991;71:150–156.
Leroi-Gourhan A. Hand und Wort. Frankfurt: Suhrkamp; 1995.

Mahoney RI, Barthel DW. Functional Evaluation: The Barthel Index. Md Med J 1965; 14:61–65.

Marsden CD. The Mysterious Motor Function of the Basal Ganglia: The Robert Wartenberg Lecture. Neurology 1982;32:514–539.

Merzenich MM, Nelson RJ, Stryker MP, Shoppmann A, Zook JM. Somatosensory cortical map changes following digital amputation in adult monkey. Journal comp. Neurology. 1984;224:591–605.

Miller GT, Light KE, Kellog R. Comparison of isometric-force control measurees in spastic muscle of poststroke individuals before and after graded resistive exercise. Neurology Report. Vol. 20. 1996:92–93.

Morasso P. Spatial control of arm movements. Exp. Brain Res. 1981;42:223–227.

Mulder T, Nienhuis B, Pauwels J. The Assessment of Motor Recovery: A New Look at an Old Problem, Journal Electromyogr. Kinesiol. 1996;Vol. 6. No. 2:137–145.

Newell KM. Motor Skill Acquisition. Annual Rev. Psychology. 1991;42:213–237.

O'Dwyer NJ et al. Spasticity and muscle contracture following stroke. Brain. 1996;119: 1737–1749.

Pearson K, Gordon J. Spinal reflexes. In: Kandel, Schwartz, Jessel, eds. Principals of neuroscience. New York: McGraw-Hill, 2000.

Pearson K, Gordon J. Locomotion. In: Kandal, Schwartz, Jessell, eds. Principals of neuroscience. New York: McGraw-Hill, 2000.

Rawlings EI, Rawlings IL, Chen CS, Yilk MD. The facilitating effects of mental rehearsal in the aquisition of rotary pursuit tracking. Psychonomic Science 1972; 26:71–73.

Rosenbaum DA. Human Motor Control. San Diego CA: Academic Press; 1991.

Rothwell J. Control of Human Voluntary Movement. London: Chapman and Hall; 1994.

Schmidt RA, Lee TD. Motor Control and Learning: A Behavioral Emphasis. Champaign IL: Human Kinetics; 1999.

Shumway-Cook A, Woollacott M. Motor Control: Theory and Practical Applications. Baltimore MD: Williams and Wilkins; 1995.

Taub E, Miller NE, Novack TA, Cook EW, Fleming WC, Nepomuceno CS, Connell JS, Crago JE. Technique to improve chronic motor deficit after stroke. Arch Phys Med Rehab. Vol 74. 1993:347–354.

Umphred DA. Neurological Rehabilitation. St. Louis, Missouri: Mosby; 1995.

Vojta V. Die cerebrale Bewegungsstörung im Säuglingsalter. Stuttgart: Enke; 1976.

zu Kap. 5.2

Alexander FM. Gehstörungen, Stürze, Hüftfrakturen. Steinkopff; 1998.

Affolter I. Wahrnehmung, Wirklichkeit und Sprache. Villingen-Schwenningen: Neckar; 1987.

Basmajian JV. Muscles Alive. Baltimore: Williams and Wilkins; 1979.

Bobath B. Adult Hemiplegie Evaluation and treatment. Heinemann Medical books; 1990.

Bobath B. Die Hemiplegie Erwachsener. Stuttgart: Thieme;

Brooks VB. The Neural Basis of Motor Control. New York: Oxford University Press; 1986.

Davies P. Hemiplegie. Heidelberg: Springer; 1985.

Davies P. Im Mittelpunkt. Heidelberg: Springer; 1990.

Davies P. Wieder Aufstehen. Heidelberg: Springer; 1995.

Deetjen, Speckmann. Physiologie. München: Urban & Fischer; 1999.

Dietz V, Berger W. Pathophysiologische Grundlagen der spastischen Bewegungsstörungen. In: Jahrbuch der Neurologie. Biermann; 1988.

Dietz V, Noth V. Pre-innervation and stretch response of triceps brachii in man falling with and without visual vontrol. Brain Res. 1978; 576.

Dudel J, Menzel R, Schmidt R. Neurowissenschaft. Vom Molekül zur Kognition. Heidelberg: Springer;

Edwards S. Neurological Physiotherapie.

Forssberg H, Hirschfeld H. Movement Disorders in children. Karger: 1992.

Freivogel S. Motorische Rehabilitation nach Schädelhirntrauma. Pflaum; 1997.

Gschwend G. Neurophysiologische Grundlagen der Hirnleistungsstörungen. Karger; 1998.

Hirschfeld H. Theories of motor control. In: Freis W, Hrsg. Ambulante und teilstationäre Rehabilitation von Hirnverletzten. Zuckschwerdet; 1996.

Jackson JH. On the anatomicla ans physiological localisation of movement in the brain. New York: Selected writings of John Hughlings Jackson Basic Books.

Kaltenborn FM. Manuelle Therapie nach Kaltenborn. Olaf Norlis Bokhandel; 1999.

Kandel E, Schwartz J, Jessel Th. Neurowissenschaften. Spektrum; 1995.

Kapandji IA. Funktionelle Anatomie der Gelenke. Bd. 1–3. Stuttgart: Enke;

Kidd G, Lawes N, Musa I. Understanding of neuromuscular Plasticity. Eduard Arnolg; 1992.

Lance JW, McLeod JD. Disorderd muscle tone. Physiological Approach to Clinical Neurology. Boston: Butterworth; 1981.

Lynch M, Grisogono V. Strockes and Head injuries. John Murray; 1991.

Magnus R, de Klen A. Die Abhängigkeit des Tonus der Extremitätenmuskeln von der Kopfstellung. Pflügers Arch ges. Physiol. 1992; 145: 455.

Mennell J. The Sciensce and Art of Joint Manipulation. Vol. I und II. J. & A. Churchill Ltd. 1949; 1952.

Pause M, Kern E, Haller M, Hömberg V. Einfluss eines somatosensiblen Schwellentrainings auf die Handmotorik bei normalen Versuchspersonen und bei Patienten mit Hemiparese. Dt. Ges. f. Neuro Rehab. 1990; 19.

Peinert D, Esan S. Aus dem Gleichgewicht. Mabuse; 1998.

Prosiegel M. Neuropsychologische Störungen. Pflaum; 1991.

Runge M. Die universelle Konstante im Leben. Karger; 2000.

Schaich F. Schluckstörungen und Gesichtslähmung. Gustav Fischer; 1989.

Schmidt RA. Motor learning an performanca. From principles to pracitce. Champion, IL, Human Books; 1991.

Schmidt RA. Motor control and learning. A behaviorial Emphasis. Champion, IL, Human Kinetics Books; 1988.

Schütz R-M, Meier-Baumgartner HP. Der Schlaganfall-Patient. Bern: Hans Huber; 1995.

Schupp W, Jund R. Spastische Bewegungsstörungen: nichtmedikamentöse Therapie auf neurophysiologischer Grundlage. Nervenarzt. 1991; 62:711.

Sherrington ?. The integrative action of the nervous system. New Haven: Yale University Press.

Shumway-Cook A, Woolacott M. Motor Controls. Williams and Wilkins;

Urbas L. Die Pflege des Hemiplegikers nach dem Bobath-Konzept. Stuttgart: Thieme; 1994.

Viebrock H, Brandl U. Neurophysiologie cerebraler Bewegungsstörungen und Bobath-Therapie. Kongreßband. Prodserv GmbH; 1997.

Wagenaar RC, Meijer OG. Effects of Stroke Rehabilitation (1). Journal of rehabilitation scienses.1991; 4 nr 3.

Robert L. Elvey

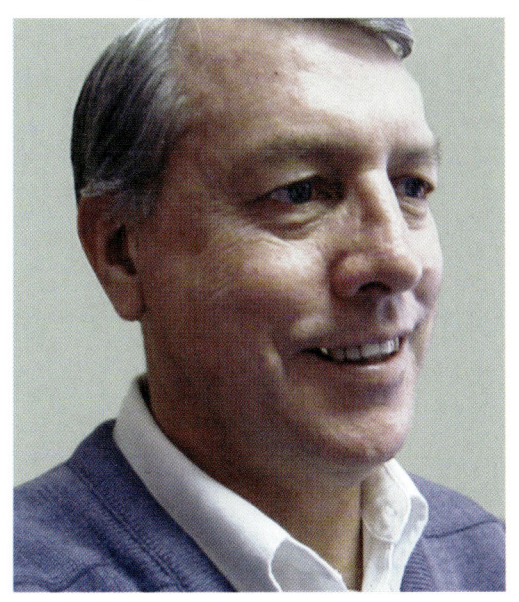

Bob Elvey wurde in der östlichen Region der Goldfelder Westaustraliens geboren. Diese Gebiet liegt ca. 675 Kilometer von Perth entfernt, in Richtung der Wüstengebiete – Central Desert of Australia. Hier werden die meisten Bodenschätze Australiens gefördert.

Ausbildung:

1964	Diploma Physiotherapy, School of Physiotherapy, Perth/Western Australia
1974	Postgraduate Diploma in Manipulative Therapy, Curtin University of Technology, Perth/Western Australia
1976	Degree Bachelor of Science (Physiotherapy), Curtin University of Technology, Perth/Western Australia

Beruflicher Werdegang:

Manualtherapeut in eigener Praxis

Senior Lecturer and Clinical Practice Unit Co-ordinator, Masters of Manipulative Therapy, Curtin University of Technology

1981 – 1983 Past President, Manipulative Physiotherapists Association of Australia

1984 – 1992 Past President, International Federation of Orthopaedic Manipulative Therapists

Berufliche Aktivitäten:

Australian Physiotherapists Association, Mitglied

Australian Physiotherapists Association of Australia, Aktives Mitglied

Deutscher Verband der Manuelle Therapie e.V., Ehrenmitglied

Professional Services Review Committee, Mitglied

Seit 1990 führt er regelmäßig Manuelle Therapie Kurse durch in: USA, UK, Deutschland, Niederlande, Belgien, Indien, Südafrika und Schweden

6 Peripheres Nervensystem

Bob Elvey

6.1 Einleitung

In den prägenden Jahren der Entwicklung der Manualtherapie stand die Untersuchung und Behandlung des artikulären Systems im Vordergrund (McKenzie 1981, Maitland 1986, Kaltenborn 1993). Dies geschah ebenso in der Orthopädie und den chiropraktischen und osteopathischen Berufen (Cyriax 1983, Stoddard 1958, Gitelman 1979). Dem muskulären System galt in der Manualtherapie zwar einige, dem neuralen System hingegen nur vergleichsweise geringe Aufmerksamkeit. Die Betrachtung des Nervensystems beschränkte sich dabei weitgehend, wenn nicht ausschließlich, auf spinale Nervenwurzeln. Gelegentlich wurden periphere Nervenstämme und das sympathische Nervensystem in den Befunderhebungsprozess einbezogen. Die Untersuchung der Nervenwurzeln bezog sich auf Symptome von Parästhesie, verändertem Reflexverhalten, Veränderungen der Muskelkraft sowie der oberflächlichen Empfindungen. Dabei kamen der Straight-Leg-Raise-Test (SLR), der Test der passiven Kniebeuge in Bauchlage (Prone Knee Bend test, PKB) und der Slump-Test zur Anwendung. Hinsichtlich der oberen Extremität wurden ab und zu körperliche Tests zur Abklärung eines Engpass-Syndroms (Thoracic-outlet-Syndrom) dokumentiert. Die frühe medizinische Literatur beschrieb zwar eine Dehnung von Nerven, aber orthopädische und manualtherapeutische Behandlung bei Beteiligung von Nervenwurzeln bestand aus spinaler manipulativer Therapie und spinaler Traktion (Cyriax 1983, Maitland 1986). Die Betonung der Gelenke hängt wohl mit dem mangelnden Verständnis der möglichen Rolle neuralen Gewebes bei spezifischen oder besonderen schmerzhaften Störungen zusammen.

Im vergangenen Jahrzehnt hat sich die Manualtherapie sehr stark für die körperliche Untersuchung von Schmerzen neuralen Ursprungs und ihre physiotherapeutische Behandlung interessiert (Wright 1998). Dieses Interesse erwuchs aus der Erkenntnis, dass bei schmerzhaften Störungen die Quelle des Schmerzes im peripheren Nervensystem liegen kann. Das heißt, häufig anzutreffende Erkrankungen mit Schmerz und Dysfunktion lassen sich in manchen Fällen vielleicht direkt auf periphere Nerven und ihre Nervenwurzeln zurückführen (Murphy 1977, Ashbury und Fields 1984, Bove 1997). Es kann jedoch sein, dass bei Schmerzzuständen neuralen Ursprungs keine Veränderungen der Wahrnehmung, der Muskelreflexe oder Muskelkraft auftreten. Im letzten Jahrzehnt hat unser klinisches Wissen in den Bereichen der Schmerzphysiologie, der Schmerzmechanismen und der klinischen manualtherapeutischen Forschung wesentlich zugenommen und damit bessere Grundlagen für körperliche Untersuchung und Behandlung peripher neurogener Schmerzen geliefert (Wright 1998, Butler 1992). Bove (1997) verdanken wir entscheidende Kenntnisse auf dem Gebiet neural bedingter Schmerzen durch seine Erforschung der Nn. nervorum, der sensiblen Mechanismen peripherer Nerven, welche Schmerz mit Ursprung im peripheren Nervensystem übermitteln können.

Schon bei geringen Kenntnissen der Schmerzphysiologie wird deutlich, dass jedes periphere afferente Ereignis, etwa Schmerz, zu einer Vielfalt zentralnervöser Reaktionen führt. Das Zentralnervensystem darf deswegen nicht ausgeklammert werden, wenn Erkrankungen mit peripherem Schmerz klinisch verstanden und eingeschätzt werden sollen (Gifford 1998; siehe auch Bd. 2, Kap. 10). Bei bestimmten Schmerzzuständen kann sogar eine nicht nozizeptive afferente Entladung, welche das Zentralnervensystem erreicht, als nozizeptiv verarbeitet werden (Beric 1993, Kramis 1996). Wie wichtig dies ist, wird sofort klar bei der kritischen Einschätzung neural bedingten Schmerzes und der anschließenden Frage, ob eine manualtherapeutische Behandlung indiziert oder kontraindiziert ist. Für die Verordnung von Übungen für Patienten, die unter neurogenen Schmerzen leiden, ist dies von immenser Bedeutung, und zwar in solchem Maße, dass wohlmeinend verordnete Übungen zu einer Verschlechterung des Problems mit stärkeren Schmerzen und verschlechterter Funktion führen können.

Bei schmerzhaften Störungen mit Beteiligung von Stamm oder Wurzel eines peripheren Nervs kann es zu einer veränderten zentralnervösen Verarbeitung nozizeptiver und nicht nozizeptiver afferenter Entladungen kommen (Cousins 1995). Als Folge erhöhter pathologischer afferenter Entladung können zentral aufrechterhaltener Schmerz, sympathisch aufrechterhaltener Schmerz, periphere trophische Veränderungen, Dysästhesie, Hyperästhesie, Hyperpathien, Allodynie, Parästhesie, propriozeptive Allodynie und schmerzhafte Bewegungsstörungen auftreten (Cousins 1995, Kramis 1996). Auf Grund des überschießenden afferenten Einflusses dieser pathologischen Zustände auf das Zentralnervensystem kann die Manuelle Therapie hier nicht die Methode der Wahl sein. Bei einer schmerzhaften Störung ohne solche pathologischen Veränderungen zentralnervöser Verarbeitung kann eine manualtherapeutische Behandlung mit dem ausdrücklichen Ziel der Verringerung peripheren noziozeptiven Inputs hingegen sehr wohl indiziert und wirksam sein (Wall 1995).

Die körperlichen Auswirkungen einer manualtherapeutischen Behandlung bei schmerzhaften Störungen mit Ursprung im peripheren Nervensystem sollen die pathologische extraneurale Umgebung günstig beeinflussen, welche zur Sensibilisierung neuralen Gewebes beiträgt und diese verursacht (Elvey und Hall 1997). Die Manuelle Therapie beeinflusst also nicht direkt das Nervengewebe oder die plastischen Veränderungen des Zentralnervensystems. Daher wird sich die folgende Diskussion einer körperlichen Befunderhebung und Behandlung des peripheren Nervensystems mit schmerzhaften Störungen befassen, deren Ursprung im peripheren Nervensystem liegt und die keine massiven Zeichen einer pathologischen zentralnervösen Beteiligung aufweisen.

Schmerzen neuralen Ursprungs lassen sich verschieden klassifizieren. Eine grundlegende Klassifikation unterscheidet zwischen Schmerz bei einer Nervenverletzung und Schmerz ohne erkennbare Verletzung des Nervs. Üblicherweise wird jede schmerzhafte Störung mit Ursprung im peripheren Nervensystem als *neuropathischer Schmerz* bezeichnet. Für die hier dargestellten Überlegungen im Hinblick auf eine manualtherapeutische Behandlung ist dies aber nicht günstig. Es wird eine Unterscheidung der neural bedingten Schmerzen in *neurogene* und *neuropathische Schmerzen* erforderlich; eine Behandlung lässt sich nur bei neurogenen Schmerzen erfolgreich verordnen. Neurogener Schmerz umfasst in der vorliegenden Erörterung von Befund und Behandlung des peripheren Nervensystems nicht nur Schmerzen mit Ursprung in peripheren Nervenstämmen, sondern auch solche mit Ursprung in Nervenwurzeln und Spinalnerven. Hier wird vor allem der radikuläre Schmerz, auch Schmerz der Nervenwurzel genannt, inklusive des Spinalganglions besprochen. Die Untersuchung und Behandlung bezieht sich nur auf radikulären Schmerz bzw. Radikulopathie. Es wird exemplarisch nur die obere Extremität dargestellt.

6.1.1 Neurogener und neuropathischer Schmerz

Nach der Definition der Task Force on Taxonomy der International Association for the Study of Pain (IASP; Merskey und Bogduk 1994) unterscheiden sich neurogener und neuropathischer Schmerz nur geringfügig:

Neurogener Schmerz ist Schmerz, der durch eine primäre Verletzung, Dysfunktion oder vorübergehende Störung im peripheren oder zentralen Nervensystem ausgelöst oder verursacht wird. *Neuropathischer Schmerz* ist Schmerz, der durch eine primäre Verletzung oder Dysfunktion im Nervensystem in Gang gesetzt oder verursacht wird.

Beide Begriffe scheinen sich austauschbar benutzen zu lassen, um Schmerz neuralen Ursprungs zu bezeichnen. Der Begriff *neuropathisch* beinhaltet aber eine veränderte Verarbeitung im zentralen Nervensystem, denn zum Schmerz hinzukommende weitere Symptome sind ein wesentliches Begleitmerkmal. Neurogene Schmerzen sind vorübergehende Störungen. So kann die Manuelle Therapie bei neurogenem Schmerz erfolgreich sein, bei neuropathischem Schmerz hingegen nicht.

Eine veränderte axonale Leitung wird in der Terminologie der Task Force on Taxonomy der IASP im Zusammenhang mit neurogenem und neuropathischem Schmerz nicht erwähnt. Im Folgenden wird jedoch nur neurogener Schmerz betrachtet, der sich aus einer vorübergehenden Störung des peripheren Nervensystems ergibt, bei der keine klinischen Anzeichen anomaler axonaler Leitung oder pathologischer zentraler Verarbeitung vorliegen.

Bei einer vorübergehenden Störung hat die Erkrankung nicht das Stadium einer irreversiblen pathologischen Veränderung erreicht. Die den Schmerz hervorrufende gesteigerte neurale Mechanosensibilität ist also nicht die Folge einer morphologischen Veränderung des Nervengewebes, sondern Ausdruck eines extraneuralen pathologischen Ereignisses, das wahrscheinlich vollständig oder teilweise reversibel ist. Beispielsweise könnte es sich dabei um eine durch die Bandscheiben bedingte extraneurale allogene Reaktion handeln, die zur Sensibilisierung einer Nervenwurzel führt, oder um ein extraneurales Ödem im Karpaltunnel, welches eine ischämische Reaktion des N. medianus auslöst.

(Bei Schmerz neuralen Ursprungs als Folge einer diabetischen Neuropathie hingegen ist eine physiotherapeutische Behandlung nicht indiziert, weil diese die intraneuralen Auswirkungen von Diabetes nicht ändern kann.)

Die Ursache einer schmerzhaften neurogenen Störung kann sich im natürlichen Verlauf der Krankheit zurückbilden. Diese natürliche Reversibilität kann jedoch so sehr hinausgezögert sein, dass es scheint, es werde keine Genesung geben. Diese Reversibilität kann durch Physiotherapie günstig beeinflusst werden, wie sich im klinischen Alltag gezeigt hat. Eine veränderte zentrale Verarbeitung spricht nur dann auf Physiotherapie an, wenn keine intraneurale morphologische Veränderung vorliegt. Dabei werden die afferenten Impulse reduziert. Auch für eine Prognose ist die Unterscheidung der Schmerzen in neurogene und neuropathische wichtig, da neuropathischer Schmerz sich als unzugänglich erweisen kann, nicht nur gegenüber einer manualtherapeutischen, sondern gegenüber jeglicher Behandlung.

Bei schmerzhaften Störungen, deren Ursprung in Wurzel oder Stamm eines peripheren Nervs vermutet wird, ist bei der Untersuchung vor einer physiotherapeutischen Behandlung notwendig festzustellen, ob der Schmerz neurogen oder neuropathisch ist. Beide Arten von Nervenerkrankungen erzeugen regionale Schmerzen, die dem peripheren Verlauf eines Nervs folgen oder im anatomischen Bereich einer Nervenwurzel oder eines Nervenstamms auftreten. Ist ein Nervenstamm in der Peripherie betroffen, so kann der Schmerz ebenso einem proximalen Verlauf folgen. Es mag auch Bereiche sekundärer Hyperalgesie über den anatomischen Bereich des betroffenen Nervengewebes hinaus geben. Dies kann bei einer Differenzialdiagnose zu Verwirrung führen. Speziell für die Zwecke der vorliegenden Untersuchung werden die in Tabelle 6.1 aufgeführten allgemeinen Annahmen über klinische Merkmale zur Unterscheidung von neurogenem und neuropathischem Schmerz getroffen.

Mechanisches und nicht mechanisches Schmerzverhalten

Um für oder gegen eine Behandlungstechnik entscheiden zu können, werden Störungen des Bewegungsapparates üblicherweise in mechanische und nicht mechanische eingeteilt (McKenzie 1981). Eine schmerzhafte Bewegungsbeeinträchtigung auf Grund einer Gelenkverstauchung kann beispielsweise als mechanisch eingestuft werden und eine Gelenkentzündung als nicht mechanisch. Die Klassifikation stützt sich auf Befunde einer körperlichen Untersuchung, die Krankheitsgeschichte, weitere Untersuchungsergebnisse und Ausschlusskriterien. Bei einer mechanischen Störung kann Manualtherapie oder Physiotherapie verordnet werden, bei einer nicht mechanischen Störung hingegen beispielsweise eine entzündungshemmende Behand-

Tabelle 6.1 Klinische Merkmale zur Unterscheidung von neurogenem und neuropathischem Schmerz

	Neurogener Schmerz	**Neuropathischer Schmerz**
Krankheitsgeschichte	Neurogener Schmerz entwickelt sich im Allgemeinen nach dem Einsetzen eines lokalen Schmerzes, infolge extraneuraler pathologischer Reaktionen auf Grund von Trauma, Überbeanspruchung oder anhaltend eingenommener Stellungen	Neuropathischer Schmerz entwickelt sich nach einem direkten Nerventrauma, infolge metabolischer oder toxischer Reaktionen und infolge einer Bestrahlungstherapie. Eine direkte Nervenverletzung wird im Allgemeinen durch einen heftigen, intensiven ausstrahlenden Schmerz angezeigt, der in der Folge neuropathisch werden kann
Begleitsymptome	Neurogener Schmerz kann von einer Parästhesie begleitet sein, die als distales Kribbeln oder Nadelstiche empfunden wird.	Neuropathischer Schmerz kann von denselben Merkmalen begleitet sein wie neurogener Schmerz, geht aber darüber hinaus mit Symptomen wie Dysästhesie, Hyperpathien und Allodynie einher.
Symptomverhalten	Neurogener Schmerz hängt zusammen mit aktiven Bewegungen und Schmerz provozierenden Stellungen. Er wird erleichtert bei Ruhe in Stellungen, die das Nervengewebe nicht mechanisch reizen.	Neuropathischer Schmerz hängt ebenfalls mit Bewegungen und Schmerz provozierenden Positionen zusammen. Aber infolge autonomer axonaler Entladung tritt er auch in Ruhe auf. Es ist schwierig, Stellungen zu finden, bei denen neuropathischer Schmerz erleichtert wird.

lung; im einen Falle also eine mechanische körperliche Behandlung, im andern eine nicht mechanische medikamentöse Behandlung. Verordnet wird die entsprechende Behandlung direkt auf Grund der Klassifizierung der Erkrankung mithilfe von Clinical Reasoning. Bei der manualtherapeutischen Befunderhebung im Rahmen des Clinical Reasoning und der Klassifikation eines Schmerzes als mechanisch ist die körperliche Untersuchung wesentlich. Schmerzen mit Ursprung im peripheren Nervensystem sollten, selbst wenn sie mit einer schmerzhaften Bewegungsstörung oder -beeinträchtigung einhergehen, nicht als mechanisch klassifiziert werden, da es sich hierbei um ein komplexes Geschehen handelt, an dem das zentrale Nervensystem und möglicherweise das sympathische Nervensystem beteiligt sind. Wird das Wesen einer schmerzhaften Erkrankung des peripheren Nervensystems verkannt und die Störung als mechanisch klassifiziert, so führt das zur irrtümlichen Verordnung mechanischer Behandlung und einer Verstärkung der Beschwerden.

Bewegungseinschränkung und -beeinträchtigung

Schmerzhafte neurogene Störungen der oberen Extremität gehen üblicherweise mit einer schmerzhaften Bewegungseinschränkung oder -beeinträchtigung einher (Elvey und Hall 1997), die mit den jeweils betroffenen peripheren Nervenstämmen korrespondiert. Bei einer Störung auf der Höhe C5 bis Th1 sind der Plexus brachialis und die großen peripheren Nervenstämme, die an einer Schulterbewegung beteiligt sind, beeinträchtigt. Deutlich sollte sich dies bei aktiver und passiver Schulterabduktion und -lateralrotation zeigen. Grund dafür ist der mechanische Reiz, welcher durch die Bewegung an die Nervenbahnen weitergegeben wird. Schulterabduktion mit Lateralrotation vergrößert die anatomische Verlaufsstrecke der peripheren Nervenbahnen von der Wirbelsäule zum Schultergürtel, über die Schulter und in den Arm bis zur Hand. Im gesunden Zustand passen sich die peripheren Nervenstämme dieser größeren Strecke auf natürliche Weise an. Ist jedoch Nervengewebe im oberen Quadranten an einer beliebigen Stelle seines Verlaufs sensibilisiert, so findet diese Anpassung bei einer Schulterabduktion mit Lateralrotation auf Grund des Schmerzes nicht mehr statt. Schmerz inhibiert die Bewegung, und so kommt es zu einer Bewegungsbeeinträchtigung. Eine passive Bewegung verlängert den anatomischen Verlauf einer Nervenbahn ebenso wie eine aktive Bewegung, also sollte die Bewegungseinschränkung in beiden Fällen gleich sein.

Da Schulterbewegungen im oberen Quadranten durch eine Sensibilisierung von Nervenbahnen ungünstig beeinflusst werden können, muss bei jeder schmerzhaften Störung von Schulterbewegungen das periphere Nervensystem entsprechend evaluiert werden. Dabei sollte auf die physiologische Richtung einer eingeschränkten Bewegung geachtet werden. Eine Schulterabduktion mit Lateralrotation hat auf betroffene Nervenbahnen einen viel größeren Einfluss als Bewegungen in anderen physiologischen Richtungen. Daher sollte sich, falls Nervenbahnen involviert sind, bei einem Versuch, den Arm durch Abduktion mit lateraler Rotation der Schulter in Frontalebene zu heben, eine Bewegungseinschränkung zeigen. Eine Schulterflexion in der Sagittalebene führt zu einer Verkürzung der entsprechenden Nervenbahnen. Diese Bewegung sollte also nicht beeinträchtigt sein. Zeigt ein Patient bei Abduktion mit lateraler Rotation eine schmerzhafte Einschränkung und bei andern physiologischen Bewegungsrichtungen, etwa bei Flexion, ein recht gutes Bewegungsausmaß, so kann die Bewegungseinschränkung auf einen primären pathologischen Prozess der Schulter zurückgehen oder auf einen Schmerz neuralen Ursprungs. Hat ein Patient bei Abduktion mit lateraler Rotation keine Probleme, aber eine Flexion ist schmerzhaft eingeschränkt, so ist ein primär pathologischer Prozess in der Schulter zu erwarten, aber nicht eine schmerzhafte Störung neuralen Ursprungs. Ist eine aktive Schulterabduktion mit lateraler Rotation schmerzhaft und eingeschränkt, aber eine passive Bewegung in denselben physiologischen Richtungen hat ein größeres Bewegungsausmaß, so lässt dies nicht auf einen Schmerz mit Ursprung im peripheren Nervensystem als Ursache schließen, besonders nicht bei vollem passivem Bewegungsausschlag. In diesem Fall sollte zuerst an einen pathologischen Prozess im Schultergelenk gedacht werden.

Bei neurogenem Schmerz in der oberen Extremität sind Schonhaltungen zu beobachten (Elvey und Hall 1997). Sie verkürzen die anatomische Verlaufsstrecke betroffener Nerven, so dass die schmerzhaften Wirkungen mechanischer Reize verringert werden. Üblich ist eine Schonhaltung von Elevation und Protraktion des Schultergürtels, Adduktion und Innenrotation der Schulter und Flexion des Ellenbogens. Unterschiede im Ausmaß dieser Haltungen hängen vom Schweregrad des Schmerzes ab. Je intensiver der Schmerz, umso ausgeprägter die Schonhaltung.

Betrachten wir nun Schonhaltungen im Hinblick auf phasische Wegziehreflexe. Ist ein neurogener

Schmerz unablässig spürbar, so können hochschwellige phasische Reflexe sich in niederschwellige tonische Reflexe wandeln. Dies geschieht z. B. bei manchen schmerzhaften neurogenen Störungen der oberen Extremität, die als *Frozen Shoulder* bezeichnet werden.

> **Zusammenfassung: Bewegungseinschränkungen und -beeinträchtigungen**
>
> Bei der Differenzialdiagnostik einer neurogenen Ursache von Schmerz in der oberen Extremität sind zunächst einmal Haltungsposition im oberen Quadranten der betroffenen Seite, aktive Lateralflexion der Halswirbelsäule zur nicht betroffenen Seite und aktive und passive Abduktion der betroffenen Schulter äußerst wichtig. Provokationstests für neurales Gewebe haben zur Bestimmung neurogenen Schmerzes nur dann Gültigkeit, wenn die schmerzabwehrenden Merkmale bei Haltung, aktiver und passiver Bewegung vorliegen.

6.2 Provokationstests für neurales Gewebe

Provokationstests für neurales Gewebe (neural tissue provocation tests, NTPT) werden bei schmerzhaften Störungen des neuromuskuloskelettalen Systems zur Evaluation von Mechanosensibilität, Hyperalgesie oder mechanischer Allodynie der Stämme und Wurzeln peripherer Nerven eingesetzt (Elvey u. Hall 1997, Butler 1991). Mit diesen Tests lässt sich überprüfen, ob eine gesteigerte Sensibilität neuralen Gewebes oder – mit anderen Worten – eine gesteigerte Mechanosensibilität vorliegt. Zur Differenzierung zwischen neurogenem und neuropathischem Schmerz lassen sie sich nicht verwenden. Die Tests benutzen Verfahren, mit denen Nerven in ihrer Längsausdehnung oder durch Palpation mechanisch gereizt werden. Mechanische Reizung der Längsausdehnung wird zur Untersuchung von Stämmen und Wurzeln peripherer Nerven verwendet, Reizung durch Palpation lässt sich nur zur Untersuchung peripherer Nervenstämme einsetzen. Sollen diese beiden Verfahren verwendet werden, um eine Hypothese über Schmerz neuralen Ursprungs zu untermauern, so müssen die Ergebnisse und Interpretationen beider Tests korrelieren und sich gegenseitig bekräftigen. Darüber hinaus müssen, falls es Anzeichen einer erhöhten neuralen Mechanosensibilität gibt, bei der Untersuchung des Patienten eine Reihe weiterer Faktoren bestimmt werden, die mit diesem Ergebnis übereinstimmen und es bestätigen sollten. Anschließend sollte zwischen neurogenem und neuropathischem Schmerz differenziert werden.

6.2.1 Testreize durch Längsausdehnung

Provokationstests mit Längsausdehnung von Nervengewebe im oberen Quadranten lassen sich mit dem Straight-Leg-Raise-Test (SLR) im unteren Quadranten vergleichen (Kenneally et al. 1986). Beide Tests untersuchen das periphere Nervensystem, indem sie die Längenanpassungsfähigkeit von Nervenstämmen prüfen. Sie ergänzen daher klinische Tests der physiologischen Funktion des peripheren Nervensystems, in denen durch Untersuchung der Muskelkraft, der Muskelreflexe und der Oberflächensensibilität axonale Leitfähigkeit beurteilt wird. Sie untersuchen peripheres Nervengewebe darauf, ob sich durch Setzen eines Reizes, welcher die anatomische Verlaufsstrecke der wichtigsten Stämme peripherer Nerven verlängert, Schmerzen provozieren und Symptome reproduzieren lassen.

NTPT und SLR sind Testverfahren, die periphere Nervenstämme und spinale Nervenwurzeln längenorientierten mechanischen Reizen aussetzen (Elvey u. Hall 1997). Solche Reize auf einen spezifischen peripheren Nervenstamm in einer Extremität werden durch eine bestimmte passive Bewegung der Extremität ausgelöst. Die dazu ausgewählte Bewegung muss die anatomische Verlaufsstrecke des Nervenstamms verlängern. Periphere Nervenstämme passen sich bei aktiver oder passiver Bewegung eines Gliedes einer Verlängerung ihrer anatomischen Verlaufsstrecke leicht an. Bei erhöhter Mechanosensibilität eines Nervenstamms wird bei einer Verlängerung der Verlaufsstrecke Schmerz hervorgerufen. Die Schmerzprovokation führt zu Reaktionen, die dann von Therapeut und Patient als normal oder pathologisch interpretiert werden.

Zunächst bewertet der Therapeut, ob eine ungünstige, anomale oder pathologische Reaktion auf einen längenorientierten Reiz vorliegt, indem er die einsetzende schützende muskuläre Reaktion interpretiert. Dazu beurteilt er den Anstieg des Muskeltonus oder den Beginn muskulärer Aktivität auf den Reiz hin. Es wurde bewiesen, dass der Anstieg des Muskeltonus sich direkt aus dem Schmerz oder drohenden Schmerz ergibt (Hall 1996). An subtilen Veränderungen im Muskeltonus oder dem Einsetzen muskulärer Aktivität bei den Antagonisten der im Test passiv bewegten Muskeln spürt der Therapeut, dass der Patient bevorstehenden Schmerz wahrnimmt. Hierbei handelt es sich um Gruppen von Flexoren, dies legt einen zugrunde liegenden flexorischen Wegziehreflex nahe.

Nicht nur der Therapeut interpretiert eine ungünstige Reaktion auf den Test, auch die Interpretation des Testausgangs durch den Patienten ist gefragt. Gibt dieser an, dass der Test die Symptome reproduziert, so bedeutet das eine positive pathologische Reaktion. Gibt er an, dass Schmerz im selben Bereich auftritt wie die Symptome, aber von anderer Art, dann lässt sich dies als positiv pathologisch interpretieren, wenn eine solche Einschätzung mit der Interpretation des Therapeuten übereinstimmt und durch die Befunderhebung insgesamt gestützt wird. Für die Interpretation der Testergebnisse ist es wichtig, zu verstehen, dass eine Schmerzreaktion auf die Verlängerung peripherer Nervenstämme normal sein kann. Kenneally et al. (1993) haben mit 100 symptomfreien Personen eine Untersuchung durchgeführt, die die Reaktion auf NTPT der oberen Gliedmaßen mit Verlängerung des N. medianus erforschte. Das verwendete Testverfahren wird dort als Spannungstest für die obere Extremität (Upper Limb Tension Test, ULTT) bezeichnet; die Studie ergab, dass die meisten Testpersonen in den Bereichen von Ellenbogen und Unterarm über dem N. medianus und im vorderen Schulterbereich Schmerz oder ein unangenehmes Gefühl empfanden. Bei dem Test wurde den Testpersonen bei abduzierter und lateral rotierter Schulter der Ellenbogen passiv extendiert, so dass der N. medianus einen längeren Verlauf hatte. Es zeigte sich, dass die normal auftretende Reaktion auf eine Ellenbogenextension verstärkt wurde, wenn auch Handgelenk und Finger extendiert wurden und wenn die Halswirbelsäule in kontralaterale Lateralflexion eingestellt wurde. Beide Manöver intensivieren wohl die normal auftretende Reaktion durch eine noch größere mechanische Reizwirkung auf den N. medianus und mit ihm zusammenhängende Nervengewebe im Plexus brachialis infolge noch weiterer Verlängerung der Verlaufsstrecke der entsprechenden Nerven. Eine normale Reaktion könnte vielleicht die Folge direkter axonaler Stimulation sein oder vielleicht das Ergebnis einer Stimulation der Nn. nervorum. Sie kann sich auch aus einer ischämischen Reaktion ergeben, insbesondere bei anhaltender Verlängerung des Nervengewebes.

Daher muss ein Therapeut die Reaktionen auf diesen NTPT mit Vorsicht interpretieren. Es ist wesentlich, zu gewährleisten, dass eine genügende Anzahl von Messergebnissen ein übereinstimmendes Bild ergeben und dass die Befunderhebung insgesamt, einschließlich Krankengeschichte und Untersuchungsergebnissen, die Interpretation einer pathologischen Reaktion untermauert.

Testtechnik

Eine anomale oder pathologische Reaktion auf den Test wird anhand der folgenden Eigenschaften identifiziert:

- Intensivere Aktivität jener Muskeln, die der Richtung des Testmanövers bzw. der Verlängerung der Nervenstrecke entgegenarbeiten,
- eine durch verstärkte Muskelaktivität verursachte Einschränkung des passiven Bewegungsausmaßes bei dem Testmanöver,
- eine Reproduktion der Symptome und/oder
- eine im Sinne der vorherigen Ausführungen als positiv zu betrachtende Schmerzreaktion.

Schützende Muskelaktivität erkennt der Therapeut, indem er mit beiden Händen sorgfältig jeden Widerstand gegenüber der Bewegung und jede subtile Elevation des Schultergürtels erspürt. Die Position der Hände wird in den Abbildungen 6.1 bis 6.6 gezeigt.

Von peripher nach zentral

N. medianus (Abb. 6.1)

1. Schulterabduktion mit lateraler Rotation in der Frontalebene, wobei der Schultergürtel leicht eleviert sein darf, wie dies bei Rückenlage natürlich ist
2. Ellenbogenextension
3. Extension von Handgelenk und Fingern, mit Betonung der Extension von Daumen und Zeigefinger.

Zur Steigerung der provozierenden Wirkung wird die Testsequenz bei

- Depression des Schultergürtels,
- kontralateraler Lateralflexion der Halswirbelsäule,
- Platzierung des Arms hinter der Frontalebene oder
- einer Kombination aus den vorangehenden Punkten ausgeführt.

Die Reaktion wird durch klinische Interpretation jeglicher erfolgter Tonussteigerung oder muskulärer Aktivität der Elevatoren des Schultergürtels, der Flexoren des Ellenbogens und der Flexoren des Unterarms eingestuft. Der Patient soll einschätzen, ob irgendwelche Symptome reproduziert wurden oder ob im Bereich über dem N. medianus irgendein Schmerz hervorgerufen wurde.

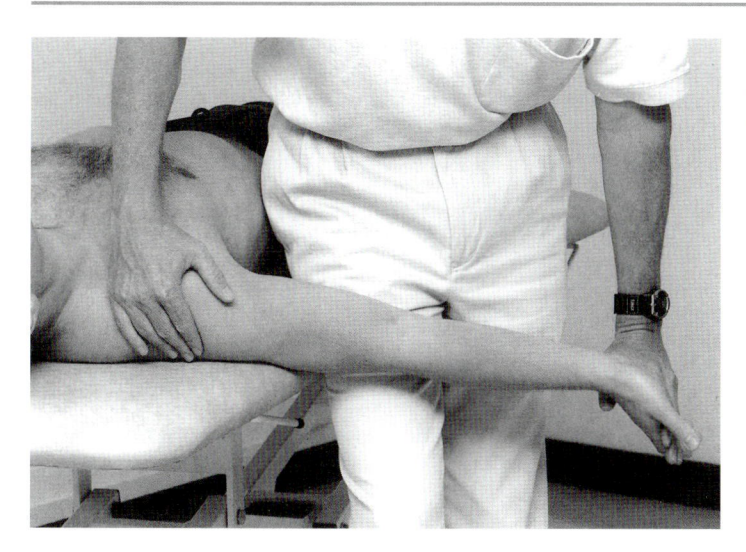

Abb. 6.1 Mechanische Reizung des N. medianus durch Einwirkung auf seine Längsausdehnung.

N. ulnaris (Abb. 6.2)

1. Schulterabduktion mit lateraler Rotation in der Frontalebene
2. Ellenbogenflexion
3. Extension von Handgelenk und Fingern, mit Betonung der Extension von ulnarer Seite des Handgelenks und kleinem Finger. Die Abfolge von 2 und 3 kann auch vertauscht werden.

Zur Steigerung der provozierenden Wirkung wird die Testsequenz bei

- Depression des Schultergürtels,
- kontralateraler Lateralflexion der Halswirbelsäule,
- Platzierung des Arms hinter der Frontalebene oder
- einer Kombination aus den vorangehenden Punkten ausgeführt.

Die Reaktion wird durch klinische Interpretation jeglicher erfolgten muskulären Aktivität der Elevatoren des Schultergürtels und der Flexoren des Unterarms eingestuft. Die Ellenbogenextensoren können wahrscheinlich nicht bezüglich ihrer muskulären Aktivität evaluiert werden. Der Patient soll einschätzen, ob irgendwelche Symptome reproduziert wurden oder ob im Bereich über dem N. ulnaris irgendein Schmerz hervorgerufen wurde.

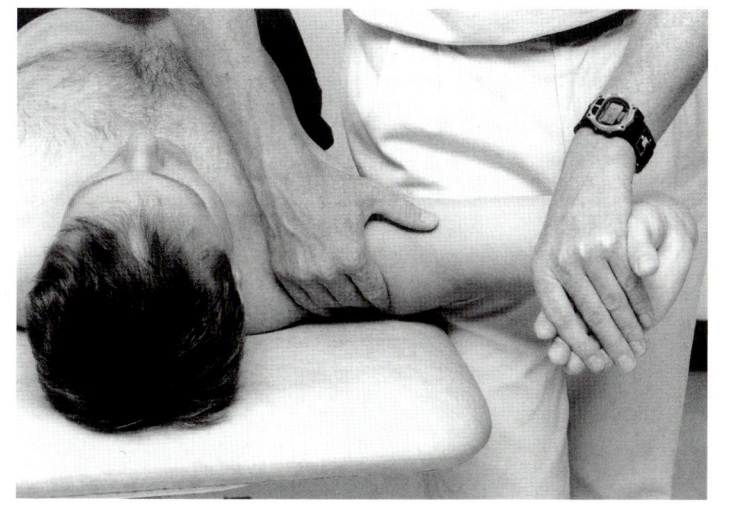

Abb. 6.2 Mechanische Reizung des N. ulnaris durch Einwirkung auf seine Längsausdehnung.

N. radialis (Abb. 6.3)

1. Schulterabduktion mit medialer Rotation in der Frontalebene
2. Depression des Schultergürtels zur Kompensation der infolge medialer Rotation weniger weit reichenden Schulterabduktion
3. Flexion von Handgelenk, Daumen und Fingern
4. Ellenbogenextension.

Die Abfolge von 3 und 4 kann vertauscht werden.
Zur Steigerung der provozierenden Wirkung wird die Testsequenz bei

- kontralateraler Lateralflexion der Halswirbelsäule,
- stärkerer Depression des Schultergürtels,
- Platzierung des Arms hinter der Frontalebene oder
- einer Kombination aus den vorangehenden Punkten ausgeführt.

Die Reaktion wird durch klinische Interpretation jeglicher erfolgten Tonussteigerung oder muskulären Aktivität der Elevatoren des Schultergürtels und der Flexoren des Ellenbogens eingestuft. Es ist unwahrscheinlich, dass die Extensoren des Unterarms daran beteiligt sein werden, eine Flexion des Handgelenks zu verhindern. Der Patient soll einschätzen, ob irgendwelche Symptome reproduziert wurden oder ob im Bereich über dem N. radialis irgendein Schmerz hervorgerufen wurde.

Von zentral nach peripher

N. medianus (Abb. 6.4)

1. Schulterabduktion mit lateraler Rotation in der Frontalebene, wobei der Schultergürtel leicht eleviert sein darf, wie dies bei Rückenlage natürlich ist und
2. kontralaterale Lateralflexion der Halswirbelsäule.

Zur Steigerung der provozierenden Wirkung wird die kontralaterale Lateralflexion bei

- Depression des Schultergürtels,
- Platzierung des Arms hinter der Frontalebene,
- einer Kombination aus den vorangehenden Punkten ausgeführt.

Eine klinische Auswertung bezieht sich auf jegliche sich ergebende muskuläre Aktivität der ipsilateralen Lateralflexoren der Halswirbelsäule und der ipsilateralen Elevatoren des Schultergürtels.

N. ulnaris (Abb. 6.5)

1. Schulterabduktion mit lateraler Rotation in der Frontalebene
2. Ellenbogenflexion
3. Extension von Handgelenk und Fingern, mit besonderer Betonung der Extension der ulnaren Seite des Handgelenks und des kleinen Fingers
4. Depression des Schultergürtels
5. Kontralaterale Lateralflexion der Halswirbelsäule.

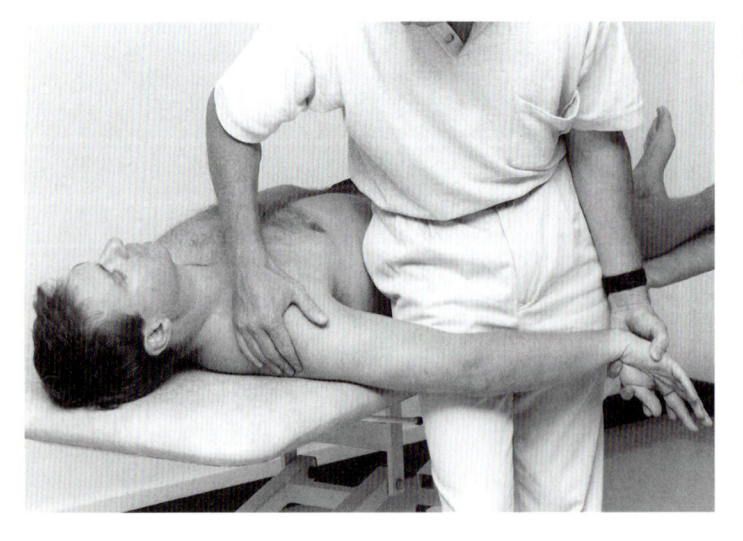

Abb. 6.3 Mechanische Reizung des N. radialis durch Einwirkung auf seine Längsausdehnung.

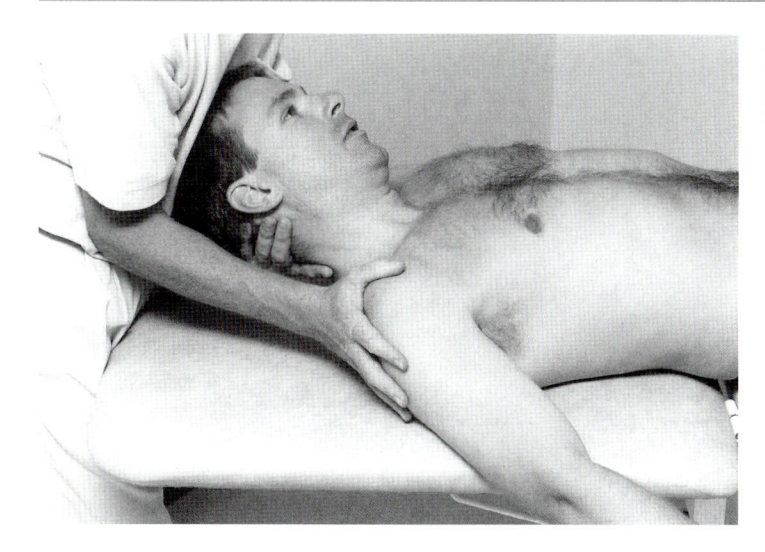

Abb. 6.4 Mechanische Reizung des Plexus brachialis und des N. medianus durch Einwirkung auf ihre Längsausdehnung.

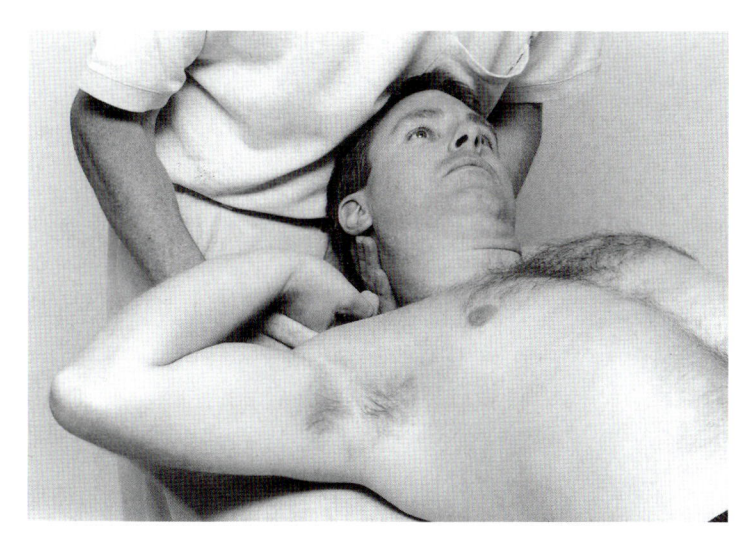

Abb. 6.5 Mechanische Reizung des Plexus brachialis und des N. ulnaris durch Einwirkung auf ihre Längsausdehnung.

Zur Steigerung der provozierenden Wirkung wird die kontralaterale Lateralflexion bei

- stärkerer Depression des Schultergürtels,
- Platzierung des Arms hinter der Frontalebene,
- einer Kombination aus den vorangehenden Punkten ausgeführt.

Eine klinische Auswertung bezieht sich auf jegliche sich ergebende Tonussteigerung oder muskuläre Aktivität der ipsilateralen Lateralflexoren der Halswirbelsäule und der ipsilateralen Elevatoren des Schultergürtels. Der Patient soll einschätzen, ob irgendwelche Symptome reproduziert wurden oder ob im Bereich über dem N. ulnaris irgendein Schmerz hervorgerufen wurde.

■ **N. radialis** (Abb. 6.**6** und 6.**7**)

1. Schulterabduktion mit medialer Rotation in der Frontalebene
2. Handgelenk und Finger dürfen eine entspannte flektierte Haltung einnehmen
3. Depression des Schultergürtels zur Kompensation der infolge medialer Rotation weniger weit reichenden Schulterabduktion
4. Kontralaterale Lateralflexion der Halswirbelsäule.

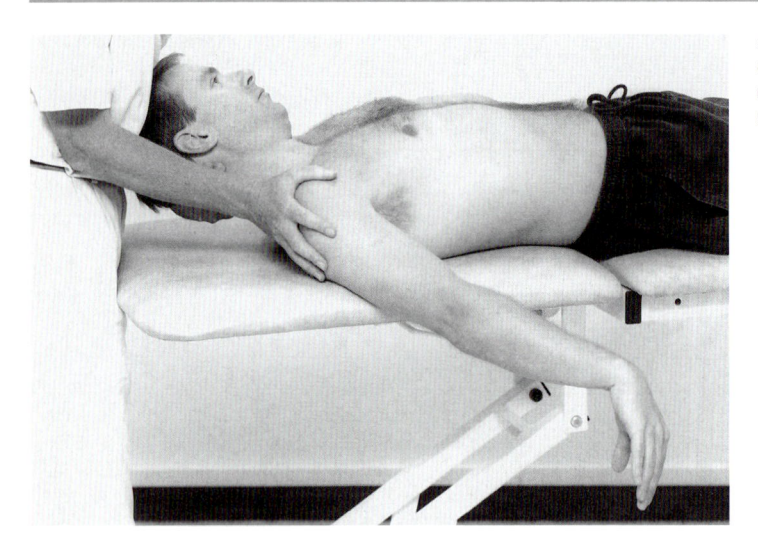

Abb. 6.6 Mechanische Reizung des Plexus brachialis und des N. radialis durch Einwirkung auf ihre Längsausdehnung.

Zur Steigerung der provozierenden Wirkung wird die kontralaterale Lateralflexion bei

- stärkerer Depression des Schultergürtels,
- Platzierung des Arms hinter der Frontalebene,
- einer Kombination aus den vorangehenden Punkten ausgeführt.

Eine klinische Auswertung bezieht sich auf jegliche sich ergebende muskuläre Aktivität der ipsilateralen Lateralflexoren der Halswirbelsäule und der ipsilateralen Elevatoren des Schultergürtels. Eine Beobachtung der Ellenbogenflexion kann klinisch hilfreich sein. Der Patient soll einschätzen, ob irgendwelche Symptome reproduziert wurden oder ob im Bereich über dem N. radialis irgendein Schmerz hervorgerufen wurde.

6.2.2 Testreize durch Palpation

Techniken der Palpation von Nervenstämmen sind bei der Evaluation und Differenzialdiagnose von schmerzhaften neurogenen Störungen äußerst wichtig. Bei einem auf die Längsausdehnung von Nervengewebe wirkenden Reiz beurteilen sowohl Therapeut als auch Patient jede Reaktion, bei Palpation des Nervenstamms hingegen kann der Patient allein jede Reaktion interpretieren. Der Therapeut könnte darüber hinaus vielleicht noch ein Zucken einer Muskelfaser als Reaktion wahrnehmen, wenn dickes Muskelgewebe über einem hyperalgetischen Nervenstamm liegt. Wie es bei den bisher diskutierten körperlichen Tests normale oder physiologische Schmerzreaktionen geben kann, so klagen auch manche Personen bei Palpation symptomfrei-

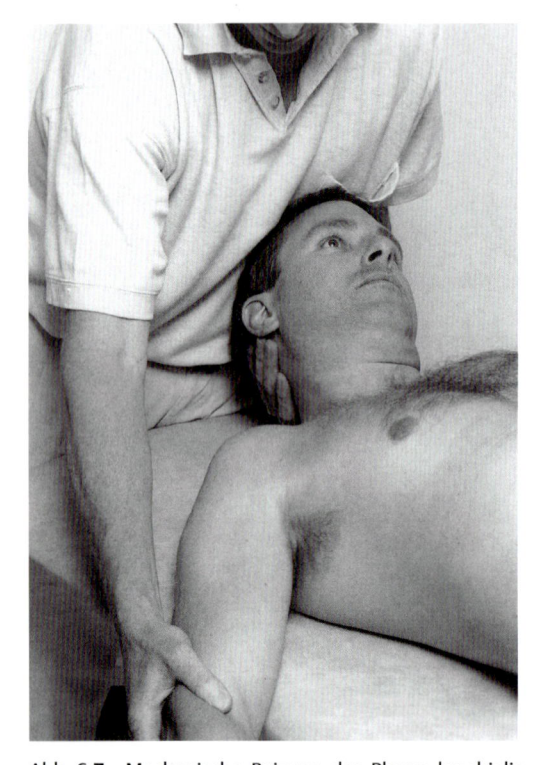

Abb. 6.7 Mechanische Reizung des Plexus brachialis und des N. radialis durch Einwirkung auf ihre Längsausdehnung. In diesem Beispiel nimmt der Therapeut den Arm des Patienten, um den Schultergürtel niederzudrücken, ohne die Schulter zu berühren. Dies ermöglicht eine genauere Differenzierung der Diagnose zwischen Schultererkrankung und neurogener schmerzhafter Störung.

er Nervenstämme über Schmerzen. Zur Interpretation muss der Therapeut daher die Reaktion auf Palpation mit der Palpationsreaktion desselben Nervenstamms in dem nicht oder weniger betroffenen Glied und mit Reaktionen anderer Nervenstämme vergleichen. Demgemäß sollte der Therapeut entweder eine Schmerzreaktion auf Palpation eines Nervenstamms suchen, wenn die zu vergleichende Palpation eines Nervenstamms schmerzlos ist, oder eine hyperalgetische Reaktion, wenn der Patient auf die zu vergleichende Palpation hin normalen Schmerz empfindet. Die Unterschiede zwischen normalen oder physiologischen und anomalen oder pathologischen Reaktionen auf Palpation müssen bei der Abklärung klar definiert sein. Der Versuch, symptomatischen Schmerz zu reproduzieren oder eine Schmerzreaktion im Bereich des symptomatischen Schmerzes hervorzurufen, ist vielleicht hilfreich, aber wegen der Kraft, die dazu nötig sein kann, ist es nicht immer klug, dies zu probieren.

Die Palpationsreaktion eines Nervenstamms variiert je nach der Kraft, mit der die Palpationstechnik angewendet wird, je nachdem, ob der Nerv einer Verlängerung ausgesetzt oder entspannt ist, und je nachdem, ob der Nerv über Knochengewebe oder über Weichteilen palpiert wird. Demgemäß sollte der Therapeut die Palpation mit dem Schweregrad des vom Patienten angegebenen Schmerzes abstimmen. Eine schmerzhafte neurogene Störung kann durch schlecht ausgeführte Provokationstests für Nervengewebe leicht verstärkt werden.

Das *Tinel-Zeichen* ist ein klinischer Indikator für eine Nervenstammerkrankung. Ursprünglich wurde es im Rahmen eines Tests zur Bestimmung eines Nervenstammneuroms oder der Regeneration eines Nervenstamms beschrieben. Dazu wird der Nervenstamm beklopft, um distal, entlang des Nervenverlaufs, Schmerz hervorzurufen. Der Tinel-Test wird oft, etwa beim Karpaltunnelsyndrom, als Palpation des Nervenstamms beschrieben. Bei neurogenen Schmerzen kann aber das Beklopfen eines betroffenen Nervenstamms eine solche Verschlechterung verursachen, dass die Störung insgesamt sich verstärkt. Die Palpation eines Nervenstamms sollte mit minimal provozierender Kraft beginnen und nur falls nötig sollte das Ausmaß der Provokation vorsichtig gesteigert werden. Wird der Nerv in einer verlängerten Stellung oder über Knochengewebe palpiert, so verstärkt das die Reaktion. Beide Möglichkeiten lassen sich nutzen, um symptomatischen Schmerz zu reproduzieren oder eine distale Schmerzreaktion im Gebiet des symptomatischen Schmerzes hervorzurufen.

Die vorher beschriebenen Provokationstests zur mechanischen Reizung der Längsausdehnung von Nervengewebe betreffen außer Nervenstämmen viele Gewebe und Gelenke. Daher müssen ihre Befunde, falls sie auf einen neurogenen Schmerz hindeuten, mit Ergebnissen einer Palpation des Nervenstamms in Bezug gesetzt werden. Werden bei einem Test der Schulterabduktion mit lateraler Rotation, Flexion des Ellenbogens und Extension des Handgelenks Schmerzanzeichen mit Ursprung im N. ulnaris beobachtet, so sollte der Nerv schmerzempfindlich oder hyperalgetisch auf Palpation reagieren. Oder bei einer schmerzhaften neurogenen Störung, die auf ein Wurzelsyndrom des Spinalnervs C6 hindeutet, sollte eine Palpation der zugänglichen mit C6 verbundenen peripheren Nervenstämme Schmerz oder eine hyperalgetische Reaktion hervorrufen. Zu diesen gehören der N. suprascapularis, der N. thoracicus longus, der N. radialis und der N. medianus. Der N. ulnaris sollte in diesem Fall nicht schmerzempfindlich oder hyperalgetisch auf Palpation reagieren, da der Spinalnerv C6 nicht an seinem Aufbau beteiligt ist. Wie bei allen Tests zur körperlichen Befunderhebung ist es auch bei Palpationen von Nervenstämmen äußerst wichtig, korrelierende Befunde zu haben, bevor diese interpretiert werden können. Übereinstimmung der Befunde trägt auch zur Akzeptanz diagnostischer Schlussfolgerungen bei, solange Palpation von Nervenstämmen als medizinische Untersuchung noch nicht anerkannt ist. Es genügt beispielsweise nicht, an nur einem anatomischen Ort eine schmerzempfindliche oder hyperalgetische Reaktion auf die Palpation eines Nervenstamms festzustellen, es sei denn, dadurch werden Symptome reproduziert, die sich auf eine Nervenstörung zurückführen lassen. Wenn keine Symptome reproduziert werden, dann müsste bei demselben Nervenstamm auch an anderen Orten Zeichen einer adversen Palpationsreaktion zu finden sein.

Es gibt eine Reihe peripherer Nervenstämme, die einer Palpation zugänglich sind und so eine Befunderhebung ermöglichen, die für die Diagnose eines peripheren neurogenen Schmerzsyndroms oder eines neurogenen Schmerzsyndroms spinalen Ursprungs (Wurzelschmerzsyndrom) hilfreich ist. Dies ist u.a. deswegen günstig, weil die Palpation von Nervenwurzeln nicht möglich ist. Außerdem hilft eine selektive Palpation peripherer Nervenstämme, die Rückenmarksebene zu bestimmen, in der das Wurzelschmerzsyndrom seinen Ursprung hat.

Bei Palpation sollte auch auf Gewebsveränderungen im Zusammenhang mit einer schmerzhaften neurogenen Störung geachtet werden. Anatomische Strukturen im Gebiet des peripheren Nervenstamms und entlang seines Verlaufs sollten palpiert werden. Dies gilt insbesondere für das hintere Halsdreieck, das Gebiet der Thoraxapertur, den Bereich unter dem Schlüsselbein und die Achselhöhle, die nach Zeichen einer Tumormasse abzutasten sind.

Testtechnik

Wir benötigen die genauen Kenntnisse des anatomischen Verlaufs aller peripheren Nervenstämme und der anatomischen Landmarken, an denen sich der Palpationsdruck direkt oder indirekt (über ein anderes Gewebe) auf einen bestimmten Nervenstamm ausüben lässt. Dabei muss berücksichtigt werden, dass es anatomische Varianten gibt und nicht alle Nervenstämme der Palpation zugänglich sind.

In den nachfolgenden Beschreibungen von Nervenstamm-Palpation wird zur Steigerung der Wirksamkeit genau angegeben, wie Daumen und Finger eingesetzt werden können.

Trunci plexus brachialis

Die Nervenstämme des Plexus brachialis werden im hinteren Halsdreieck palpiert, das vom Schlüsselbein als Basis, vom M. sternocleidomastoideus und vom M. trapezius begrenzt wird. Innerhalb des Dreiecks lässt sich der seitliche Rand des M. scalenus anterior identifizieren. Die Nervenstämme des Plexus brachialis entspringen zwischen den Mm. scalenus anterior und scalenus medius. Der obere Nervenstamm, der aus den Spinalnerven C5 und C6 entsteht, nimmt nach seinem Beginn einen sehr schrägen Verlauf zum Schlüsselbein hin, während der mittlere Stamm, der aus C7 entsteht, einen weniger schrägen Verlauf zum Schlüsselbein hin hat. Der untere Stamm, entstehend aus C8 und Th1, verläuft auf der Höhe der 1. Rippe horizontal und liegt über der 1. Rippe hinter der A. subclavia.

Um die Trunci plexus brachialis zu palpieren, steht der Therapeut am Kopfende des Patienten, stützt dessen Kopf und Hals mit einer Hand und palpiert die Nervenstämme mit dem Daumen der andern Hand. Die Stützhand dient dazu, Kopf und Hals so zu bewegen, dass das weiche Gewebe sich entspannen kann und eine genaue Palpation möglich wird. Der palpierende Daumen gleitet vom Tuberculum anterius des Proc. transversus C3 kaudal entlang des lateralen Randes des M. scalenus anterior zum oberen Nervenstamm, der sich bei den meisten Menschen als eine schräg gerichtete strangartige Struktur identifizieren lässt. Von dort gleitet der Daumen etwas weiter kaudalwärts, zum mittleren Nervenstamm, der sich bei manchen Menschen von bestimmtem körperlichem Typus gelegentlich als Struktur identifizieren lässt. Der untere Stamm lässt sich nicht als Struktur identifizieren. Er lässt sich jedoch palpieren, indem der Bereich der 1. Rippe hinter dem Tuberculum m. scaleni anterioris oder der Puls der A. subclavia identifiziert wird. Wurde die 1. Rippe aufgesucht, muss ein generalisierter Palpationsdruck ausgeübt werden. Ansonsten wird ein Palpationsdruck hinter der A. subclavia appliziert. Sollen Schmerzen im Arm reproduziert werden, so wird die Palpation bei abduzierter und lateral rotierter Schulter ausgeführt, wodurch die peripheren Nervenstämme verlängert werden und eine Gewebespannung erzeugt wird.

Mithilfe der Palpation kann geprüft werden, ob die unterhalb des M. pectoralis minor verlaufenden Abschnitte des Plexus brachialis zu adversen Schmerzreaktionen führen. Die einzelnen Abschnitte des Plexus lassen sich palpatorisch nicht als Strukturen identifizieren. Die Spitze des Proc. coracoideus wird als anatomische Landmarke genommen. Der Therapeut steht am Kopfende des Patienten und palpiert, indem er mit den Daumen Druck durch den M. pectoralis minor hindurch in die Fossa deltoideapectorale ausübt, leicht seitlich vom Proc. coracoideus und unten am Schlüsselbein. Lässt sich in diesem Gebiet der Puls der A. subclavia feststellen, so wird abwärts in Richtung auf die Arterie palpiert. Die Abschnitte des Plexus brachialis sind mit der Schlüsselbeinarterie durch eine fibröse Scheide unterhalb des M. pectoralis minor eng verbunden. Abschnitte von rechtem und linkem Plexus brachialis lassen sich gleichzeitig palpieren, und so kann der Patient leicht Unterschiede zwischen betroffener und nicht betroffener Seite feststellen. Anatomisch genau lässt sich die betroffene Rückenmarksebene bei neurogenem Schmerz in diesem Körperbereich nicht bestimmen, da alle Ebenen in einem Bündel vertreten sind.

N. thoracicus longus

Der Therapeut steht an der Seite des Patienten, dessen Schulter abduziert ist, und palpiert mit Zeige- und Mittelfingern den N. thoracicus longus (C5, C6 und C7) in der Achselhöhle, wo er entlang des Brustkorbs nach kaudal verläuft. Der Nerv lässt sich nicht identifizieren, und es gibt keine spezifischen anatomischen Landmarken für eine genaue Palpation. Über die Beteiligung des Nervs an einer schmerzhaften neurogenen Störung wird vielmehr anhand der Reaktion auf die Palpation befunden. Der Nerv verläuft hier über Knochen, so dass auch bei symptomfreien Personen Schmerzreaktionen vorkommen. Deswegen sollte zuerst die nicht oder weniger betroffene Seite palpiert werden. So hat der Patient bei seiner Entscheidung, ob die betroffene Seite eine pathologische Reaktion zeigt, eine Vergleichsmöglichkeit.

■ N. medianus und N. ulnaris

Der Therapeut steht an der Seite des Patienten, dessen Schulter abduziert und lateral rotiert ist, und kann so mit Zeige- und Mittelfingern die Nn. medianus und ulnaris bei ihrem Austritt aus der Achselhöhle auf ihrer Bahn kaudalwärts in den Oberarm als strangartige Strukturen identifizieren und palpieren. Der Proc. coracoideus dient als Orientierungspunkt, von dem aus sich der M. coracobrachialis und der kurze Bizepskopf identifizieren lassen. Der N. medianus kann als strangartige Struktur unmittelbar unterhalb des M. coracobrachialis getastet werden. Der N. ulnaris liegt unmittelbar unterhalb des N. medianus. Zwischen beiden liegt die A. brachialis; zur genauen Lokalisation der beiden Nerven hilft es, ihren Puls zu erspüren. Je nach körperlichem Typus lassen sich beide Nerven auf ihrem Weg kaudalwärts zum Ellenbogen palpieren. Der N. medianus verläuft zur Fossa cubitalis und der N. ulnaris zum Septum intermusculare, durch welches er hindurchzieht und dann hinter dem Ellenbogen liegt. Der N. ulnaris lässt sich im Sulcus nervi ulnaris (ulnare Rinne) hinter dem medialen Epikondylus des Ellenbogens palpieren. Auch ein bisschen weiter kaudal oder kranial von seiner Position in der posterioren epikondylären Rinne lässt er sich palpieren; das ihn umgebende schützende epineurale Gewebe ist dort weniger üppig, was eine Palpation provozierender macht.

Beim Handgelenk lässt sich der N. medianus mit dem Daumen zwischen den Sehnen von M. palmaris longus und M. flexor carpi radialis palpieren und der N. ulnaris, ebenfalls mit dem Daumen, zwischen Os pisiforme und Hakenfortsatz des Os hamatum. Der N. radialis wird mit den Fingern in einem breiten Bereich des posterolateralen unteren Teils des Radius und zwischen 1. und 2. Mittelhandknochen palpiert. Diese Stellen werden gewählt, weil sich beim Handgelenk periphere Nervenstämme als Strukturen nicht mehr identifizieren lassen und es daher für die Palpation äußerst wichtig ist, sich genau an anatomischen Punkten zu orientieren.

■ N. radialis

Der Therapeut steht wieder seitlich vom Patienten und flektiert und adduziert dessen Schulter, sodass der Arm über Brust oder Bauch liegt. Bei dieser Armstellung kann der N. radialis mit dem Mittelfinger in der Radiusrinne des Humerus palpiert werden. Er lässt sich selten als Struktur identifizieren. Er liegt zwischen medialem und lateralem Trizepskopf, leicht kaudal der Tuberositas deltoidea, am posterolateralen Teil des Humerus. Mit dem Daumen lässt sich der N. radialis auch am Septum intermusculare palpieren, wo er von einer posterioren zu einer anterioren Lage am Oberarm übergeht. Diese Stelle seitlich am Arm wird oft von Patienten mit differenzialdiagnostisch noch unbestimmten Hals-, Schulter- und Armschmerzen erwähnt.

Obwohl auch hier nicht als Struktur erkennbar, lässt sich der N. radialis mit Daumen oder Fingern auch im oberen Teil des Unterarms, zwischen dem M. extensor carpi, den Mm. radialis longus und brevis und über dem M. supinator palpieren. Diese Stelle ist wichtig für Nervenstamm-Palpation bei Schmerzzuständen am lateralen Ellenbogen, wenn zwischen Epikondylalgie und Epikondylitis unterschieden werden soll. Da eine Palpation in diesem Bereich normalerweise schmerzhaft ist, muss zwischen einer physiologischen und einer pathologischen Schmerzreaktion sorgfältig entschieden werden. Betroffene und nicht betroffene Seite müssen verglichen werden, und um auf eine schmerzhafte neurogene Störung schließen zu können, werden weitere bekräftigende Befunde aus einer Palpation des N. radialis im Oberarm und aus andern Tests benötigt.

■ N. suprascapularis, N. axillaris und N. dorsalis scapulae

Eine körperliche Befunderhebung mithilfe von Palpation der Nn. suprascapularis, axillaris und dorsalis scapulae ist sehr wichtig zur Differenzialdiagnose von Schmerz im Bereich von Schulter, Schultergürtel und Arm. Dies gilt insbesondere, wenn das Problem mit einer schmerzhaften Bewegungsstörung der Schulter verbunden ist und bei nicht erkennbarer Ursache die Erscheinungsform eines Impingement-Syndroms oder einer „Frozen Shoulder" annimmt. Dann werden die Gewebe und Strukturen des Schultergelenks, vor allem der korakoakromiale Bogen, der anterolaterale Rand des Akromions und die Bursa subdeltoidea, mit Palpation auf pathologische Reaktionen untersucht. Darauf sollte zum Vergleich eine Palpationsuntersuchung der Nervenstämme stattfinden. Sollte sich eine pathologische Reaktion bei der Palpation der Nervenstämme von N. suprascapularis und N. axillaris zeigen, dann hieße das, dass im Falle einer Störung, die den Spinalnerv C6 betrifft, auch der N. radialis und der N. medianus pathologisch auf Palpation reagieren. Im Falle einer Störung, die den Spinalnerv C5 betrifft, sollte sich bei Palpation von N. suprascapularis, N. axillaris und N. dorsalis scapulae eine pathologische Reaktion ergeben. Wie im Folgenden beschrieben wird, gehört dazu eine Palpation an fünf verschiedenen anatomischen Orten. Wenn an allen diesen Orten eine pathologische Reaktion auftritt, dann ist bei Erkrankungen mit schmerzhafter Einschränkung von Schulterbewegungen eine Diagnose von neurogenem Schmerz gerechtfertigt.

Die Nn. suprascapularis, axillaris und dorsalis scapulae werden in Bauchlage palpiert. Die entsprechenden Nervenstämme lassen sich nicht als Strukturen identifizieren, und die Genauigkeit der Palpation hängt von einer sorgfältigen Berücksichtigung anatomischer Orientierungspunkte ab.

Der Therapeut steht am Kopfende des Patienten und palpiert den N. suprascapularis da, wo er durch die Incisura scapulae in die Fossa supraspinata eintritt. Mit beiden Daumen palpiert er den medialen Teil des oberen Randes des Schulterblatts, welcher im Allgemeinen identifizierbar ist. Von dieser Stelle aus bewegt er die Daumen seitwärts, so weit es das Schlüsselbein erlaubt. Oberhalb der Incisura scapulae wird mit festem Druck palpiert. Dann geht der Therapeut an die Seite des Patienten und ertastet einen Bereich in der Mitte der Fossa infraspinata. Mit den Daumen übt er durch den M. infraspinatus Druck auf den N. suprascapularis aus. Vielleicht muss er die Daumen im Bereich der Fossa infraspinata etwas hin- und herbewegen, um die genaue Stelle eines Kontaktes mit dem N. suprascapularis zu bestimmen.

Der Therapeut steht an der Seite des Patienten und palpiert mit seinen Daumen durch den posterioren Teil des M. deltoideus den N. axillaris da, wo er von der viereckigen (lateralen) Achsellücke her seitwärts in den hinteren Anteil des M. deltoideus verläuft. Die Begrenzungen der lateralen Achsellücke, bestehend aus Trizepssehne, Humerushals und M. teres major, muss für eine genaue Palpation bekannt sein. Evtl. muss die Kontaktstelle der Daumen auf dem hinteren Anteil des M. deltoideus variiert werden. Palpation in diesem Bereich ist normalerweise schmerzhaft, und eine Reaktion sollte nur mit Vorsicht als pathologisch interpretiert werden.

Weiterhin wird der N. axillaris durch Palpation über dem lateralen Rand des Schulterblatts geprüft, wo sein mittlerer Ast in den M. teres minor hineingeht. Dazu muss der laterale Rand des Schulterblatts identifiziert und mit den Daumen ein Palpationskontakt leicht kaudal von der Spina scapulae hergestellt werden. Der Nervenstamm lässt sich nicht als Struktur identifizieren. Die Befunde bezüglich beider Äste des N. axillaris sollten miteinander korrelieren.

Zur Palpation des N. dorsalis scapulae mit Zeige- und Mittelfingern steht der Therapeut am Kopfende des Patienten. Er platziert den Arm des Patienten an die Seite, so dass sich die Mm. rhomboidei entspannen. Dann versucht er, ohne genaue anatomische Leitlinien, die Kontaktstelle für Palpation zu finden. Sie liegt variabel zwischen den thorakalen Dornfortsätzen und dem Margo medialis scapulae in einem Bereich zwischen mittlerem und unterem Drittel des Schulterblattrandes.

Palpation von Nervenstämmen des N. radialis unter dem M. triceps und den Extensoren des Unterarms, des N. suprascapularis unter dem M. infraspinatus, des N. axillaris unter dem hinteren Anteil des M. deltoideus und des N. dorsalis scapulae unter den Mm. rhomboidei kann zu Zuckreaktionen der Muskeln führen. Sie kann auch Schmerz auslösen, der in Arm oder Hals ausstrahlt. Der Therapeut muss diese Reaktionen sorgfältig interpretieren und die jeweiligen Triggerpunkte, bei deren Palpation es zu einer Zuckreaktion oder ausstrahlendem Schmerz kommt, dokumentieren. Wie in diesem Kapitel schon ausgiebig erörtert, sollte ein diagnostischer Schluss auf neurogene Schmerzen erst gezogen werden, wenn alle Merkmale einer schmerzhaften neurogenen Störung vorliegen. Und ebenso sollte bei der Bestimmung von Triggerpunkten in einer klinischen Untersuchung eine umfassendere körperliche Untersuchung zu differenzialdiagnostischen Zwecken erwogen werden.

6.3 Untersuchung des Bewegungsapparates

Zur Bestimmung der Ursache von neurogenem Schmerz muss der Bewegungsapparat umfassend untersucht werden. Dabei muss auch die Krankheitsgeschichte, die zeitbedingte Entwicklung sowie die Veränderung subjektiver Symptome und die Erkrankung insgesamt berücksichtigt werden. Zusätzlich müssen mögliche systemische Ursachen der schmerzhaften neurogenen Störung erwogen werden. Metabolische Störungen wie Diabetes, rheumatoide Arthritis und andere entzündliche Gelenkerkrankungen, Infektionen nach Herpes und Zustände nach Bestrahlungstherapien sind bei einer differenzialdiagnostischen Bestimmung der Ursachen neurogenen Schmerzes äußerst wichtig. Jede Ursache außerhalb des Bewegungsapparates muss ausgeschlossen werden (siehe unten).

Zur routinemäßigen orthopädischen Befunderhebung am Bewegungsapparat sollten spezifische Palpationen der segmentalen spinalen Beweglichkeit sowie die segmentweise Palpation der Wirbelsäule zur Identifikation von Schmerz und der Einschränkung assoziierter Bewegungen gehören. Jeder Befund von beeinträchtigter passiver segmentaler Bewegung sollte mit den Befunden segmentaler Palpation übereinstimmen. Die Ergebnisse beider Untersuchungen sollten mit der Krankheitsgeschichte und der Einschränkung aktiver Bewegung übereinstimmen. Untersuchungen mit bildgebenden Verfahren müssen erwogen und hinsichtlich ihrer Übereinstimmung mit den Testergebnissen nach passiver Bewegung und Palpation interpretiert werden. Interpretation pathologischer Merkmale, die mit bildgebenden Verfahren gefunden werden, und ihre Korrelation mit andern Befunden ist sehr wichtig.

6.4 Therapie: Ein theoretisches Konzept

Periphere Nervenstämme können infolge eines Traumas verletzt werden; für die Läsionen unterschiedlichen Grades gibt es ein Klassifizierungssystem (Sunderland 1990). Läsionen peripherer Nerven können zu unterschiedlich starkem Verlust axonaler Leitung mit oder ohne begleitenden Schmerz im Nervenstamm führen. Die Kompression eines peripheren Nervenstamms, welche zu einem Verlust der axonalen Leitung führt, kann schmerzfrei sein. Schmerz mit Ursprung im peripheren Nervenstamm kann viele Ursachen haben. Er kann mit der Bildung eines Neuroms zusammenhängen oder mit einem ephaptischen Ort im Nervenstamm (Stelle, an der das Aktionspotential von einem Axon auf ein anderes überspringt). Er kann auch aus metabolischen Störungen des Nervs oder von einer Bestrahlungstherapie herrühren. Bei diesen Erkrankungen kann es Anzeichen eines Verlustes axonaler Leitung geben oder nicht. Bei manchen schmerzhaften Erkrankungen von Nervenstämmen ist es vielleicht nicht möglich, eine klar umrissene Läsion zu bestimmen. Auch hier kann die axonale Leitung wieder normal sein. Es liegt vielleicht gar keine klar umrissene Nervenläsion vor. Vielleicht ist das Nervengewebe infolge einer extraneuralen pathologischen Veränderung sensibilisiert. Die Mechanosensibilität des Nervenstamms ist gesteigert, was zu einer anomalen Reaktion auf mechanische Reizungen des Nervenstamms führt. Wie in der Einleitung diskutiert, werden außer traumatischen Nervenläsionen auch schmerzhafte Störungen bei Nervenstämmen klassifiziert. Von besonderem Interesse für Überlegungen zur Angemessenheit physiotherapeutischer Behandlung ist die Unterscheidung in neurogenen und neuropathischen Schmerz.

Betrachten wir einen als neurogen klassifizierten Schmerz mit Ursprung im Nervenstamm, bei dem die axonale Leitung normal ist. Nun ist nach seiner Ursache zu fragen. Das heißt, um zu entscheiden, ob eine physiotherapeutische Behandlung indiziert ist, muss die Ursache der erhöhten Mechanosensibilität eines Nervenstamms ausfindig gemacht werden. Wurde die erhöhte Mechanosensibilität beispielsweise durch einen toxischen Wirkstoff verursacht, oder gibt es einen metabolischen Grund, so kann eine physiotherapeutische Behandlung nicht als wirksame Behandlungsform angesehen werden. Bei schmerzhaften Störungen neuralen Usprungs dieses Typs ist eine physiotherapeutische Behandlung kontraindiziert. Sie ist nicht schädlich, aber sie kann keine der beiden genannten Ursachen günstig beeinflussen. Wichtig ist, dass sie in diesen beiden Fällen auch kontraindiziert ist, weil eine medikamentöse Behandlung indiziert ist.

Wird eine manualtherapeutische Behandlung der Schmerzen neuralen Ursprungs erwägt, so muss sich die Entscheidung für oder gegen eine physiotherapeutische Behandlung auf die Klassifikation des Schmerzes und seine Ursache stützen. Bei der Mehrzahl von Erkrankungen peripherer Nerven sind Klassifikation und Ursache derart, dass physiotherapeutische Behandlung und Manualtherapie keine therapeutische bzw. günstige Auswirkung haben, sie sind also kontraindiziert. Das heißt nicht, dass Manualtherapie oder Physiotherapie beim allgemeinen Umgang des Patienten mit den Wirkungen solcher Erkrankungen keine Rolle spielen könnten. Sie sind kontraindiziert im Hinblick auf die Behebung der Ursachen. Daher muss klar unterschieden werden, ob Manualtherapie verordnet wird, um eine Erkrankung des peripheren Nervensystems zu behandeln oder um deren Wirkungen zu handhaben. Die folgende Diskussion bezieht sich auf manualtherapeutische Behandlung von Ursachen eines Schmerzes mit Ursprung im peripheren Nervensystem. Insofern ist die anschließende Erörterung also nur für einen sehr spezifischen Typus von Ursachen neurogener Schmerzen relevant.

Bei einer schmerzhaften neurogenen Störung lässt sich eine physiotherapeutische Behandlung nur dann erwägen, wenn die Ursache potenziell reversibel ist. Vorausgesetzt, dass es sich bei der betreffenden Ursache eher um eine Sensibilisierung als um eine Läsion des Nervengewebes handeln muss, also um eine extraneurale Ursache. Es legt nahe, dass es auf Grund eines extraneuralen Vorkommnisses infolge einer allogenen Reaktion auf beispielsweise eine Bandscheibenverletzung, eine Erkrankung der Zwischenwirbelgelenke, einen venösen Stau oder eine ischämische Reaktion zu einer Sensibilisierung neuralen Gewebes gekommen sein muss. Weiterhin ist eine physiotherapeutische Behandlung dann fehl am Platze, wenn es zu intraneuralen morphologischen Veränderungen gekommen ist, weil sie solche Veränderungen nicht revidieren kann. Der reversible und damit den Auswirkungen einer Manualtherapie zugängliche Charakter einer Störung wird nach bestmöglicher klinischer Beurteilung folgender Punkte bestimmt:

- Krankheitsgeschichte im Hinblick auf die Ausgangsursache des Problems,
- Krankheitsgeschichte im Hinblick auf das Einsetzen neurogener Symptome,
- Schmerzhaft eingeschränktes Ausmaß aktiver Bewegung, wobei die Schmerzhaftigkeit passiver Bewegungen mit der Richtung der aktiven Bewegungsbeeinträchtigung korrellieren muss.
- Bei bildgebenden Verfahren keine Befunde, die auf eine irreversible pathologische Veränderung als Krankheitsursache hindeuten.

Das hier vorgestellte theoretische Konzept physiotherapeutischer Behandlung neurogenen Schmerzes bezieht sich auf eine Bewegungsstörung, die mit Hyperalgesie und Sensibilisierung neuralen Gewebes einhergeht und die durch deren Auswirkungen verursacht wird. Der Behandlungsverlauf wird von der Bewegung bestimmt. Dabei ist es aber absolut wesentlich, die Bewegungsstörung nicht als mechanisch aufzufassen. Vielmehr muss sie richtig als Bewegungseinschränkung infolge von Schmerz und Inhibition bei aktiven Bewegungen und infolge von Schmerz und schützender Muskelaktivität bei passiven Bewegungen verstanden werden. Wird die Bewegungsbeschränkung im Zusammenhang mit neurogenem Schmerz fälschlicherweise in mechanischen Begriffen aufgefasst, so wird auch die Behandlungstechnik in mechanischen Begriffen vorgesehen. Eine mechanische Behandlung neurogener Schmerzen führt unweigerlich zu einer markanten Verschlimmerung der Störung. Dann gibt der Therapeut die Hoffnung auf, je eine erfolgreiche Behandlung für das entsprechende Problem konzipieren zu können. Typischerweise führt bei neurogenen Störungen im oberen Quadranten eine mechanische Behandlung in Form von Dehnung, die die schmerzhafte Inhibition von Schulterabduktion oder Ellenbogenextension bei abduzierter und lateralrotierter Schulter verbessern soll, zu größerem Schmerz und zu noch stärker eingeschränkter aktiver und passiver Bewegung. Das liegt daran, dass diese Form mechanischer Behandlung einer neurogenen Störung auf das hypersensibilisierte periphere Nervengewebe einen schmerzhaften mechanischen Reiz ausübt. Der daraus folgende zusätzliche afferente Input zum Zentralnervensystem kann potenziell eine weitere Sensibilisierung des Zentralnervensystems hervorrufen, was zu weiterer peripherer Sensibilisierung und anomaler Verarbeitung peripherer afferenter Impulse führt. Die Behandlung einer schmerzhaften neurogenen Störung sollte nie die Form von Dehnung annehmen.

Das hier diskutierte theoretische Behandlungskonzept entwickelt sich rund um passive Bewegung des extraneuralen Gewebes am Ort der Sensibilisierung des Nervengewebes. Im Wesentlichen wird dazu das Nervengewebe in einem geschlossenen Kompartment betrachtet, in welchem es bei normalen aktiven Bewegungen gleiten würde. Bei Störungen mit sensibilisiertem Nervengewebe kommt es auf Grund der Inhibition aktiver Bewegungen infolge von Schmerz oder drohendem Schmerz nicht zum Gleiten des Nervenstamms. Außerdem ist wegen der Inhibition auch die aktive Bewegung des umliegenden Gewebes bzw. der angrenzenden Strukturen beeinträchtigt, wenn sie einen mechanischen Reiz auf das sensibilisierte Gewebe ausüben würde. Das Ergebnis insgesamt ist eine beeinträchtigte aktive Bewegung oder Dysfunktion. Im Falle eines zervikalen oder radikulären neurogenen Schmerzsyndroms, das zu supraskapulärem Schmerz oder Schmerz in Schulter und Arm führt, wären davon insbesondere Schulterabduktion mit lateraler Rotation und kontralaterale Lateralflexion der Halswirbelsäule betroffen.

Ausgehend von der Prämisse, dass aktive Bewegung und Übungen wohltuend und heilend wirken, kann man sagen, dass schmerzbedingte Unfähigkeit, eine bestimmte aktive Bewegung durchzuführen, sich nachteilig auf die Behebung des Problems auswirken wird. Bei einem neurogenen radikulären Schmerzsyndrom auf der Höhe von C5 bis Th1 beispielsweise lässt sich annehmen, die Unfähigkeit des Patienten, Hals und Schulter völlig frei zu bewegen, werde sich ungünstig auf eine Problemlösung auswirken. Weiter lässt sich vermuten, dass ein Übungsprogramm unergiebig sein wird, denn der Patient wird unbewusst Ausweichbewegungen machen, um Schmerz zu vermeiden. Agonistische Muskeln, deren Bewegung schmerzhaft wäre, werden inhibiert, und antagonistische Muskeln, die zur Verhinderung schmerzhafter Bewegung aktiviert werden können, werden fazilitiert. Es kommt zu einer Aktivierung von Muskeln nach dem Muster des flektorischen Wegziehreflexes. Im oberen Quadranten bedeutet das Elevation des Schultergürtels, Adduktion und mediale Rotation der Schulter und Flexion des Ellenbogens. Es scheint, als ob eine phasische flektorisch wegziehende Muskelaktivität nach einiger Zeit und abhängig von der Schwere der Störung tonisch wird. Schmerzhafte Bewegungen sind dann in solchem Maß inhibiert, dass der Patient die Übungen nicht wirksam durchführen kann. Oft kann beobachtet werden, dass Patienten den Schultergürtel extrem elevieren, um den Arm zu abduzieren. Die unter normalen physiologischen Bedingungen nützlichen Auswirkungen aktiver Bewegungen auf die Nervenwurzel können in so einem Fall nicht auftreten. Wegen fehlender physiologischer und damit therapeutischer Wirkungen normaler aktiver Bewegungen ist also eine Lösung des Problems verzögert oder verhindert. Diese Überlegung wirft ein Licht darauf, warum manche schmerzhaften neurogenen Störungen im oberen Quadranten, bei denen oberflächlich eine Frozen Shoulder oder ein Impingement angenommen wird, über viele Monate nicht heilen.

Daher ist eine Behandlung angezeigt, die die normalen physiologischen Wirkungen, welche bei einer aktiven Bewegung auftreten, günstig stimuliert, indem sie die normale aktive Bewegung oder deren Wirkung nachbildet. Es sei betont, dass bei diesem theoretischen Modell wichtig ist, dass neurales Gewebe und Nervenstämme in geschlossenen Kompartmenten liegen, etwa eine Nervenwurzel in einem Zwischenwirbelloch, oder der N. medianus im Karpaltunnel. Wenn das Nervengewebe in einem geschlossenen Kompartment nicht gleitet oder die ihn umgebenden Gewebe in dem Kompartment sich nicht bewegen, dann entsteht in dem geschlossenen Kompartment eine physiologische Stase.

> **Beispiel: Karpaltunnelsyndrom**
>
> Beim Medianusnerv im Karpaltunnel kann das zu venösem Stau, Ischämie, Hypoxie und Schmerz mit Ursprung im N. medianus führen (Lundborg 1958). Wenn jemand nachts mit Schmerzen oder auf ein Karpaltunnelsyndrom zurückzuführenden Symptomen erwacht, bewegt er instinktiv Finger und Handgelenk, um den Schmerz zu lindern. Anfangs haben solche Bewegungen wegen der inhibierenden Wirkung des Schmerzes auf aktive Bewegungen nur ein geringes Ausmaß. Wird aber der Schmerz infolge der Bewegung gelindert, so werden größere Bewegungsausschläge möglich, und die Symptome lassen schneller nach. Bei stärkeren Schmerzen ist eine aktive Bewegung der betroffenen Finger und des Handgelenks unter Umständen nicht möglich; dann muss der aktiven Bewegung eine passive Bewegung mit Hilfe der anderen Hand vorangehen. Ist das Handgelenk wieder völlig beweglich und der Schmerz hat sich gelegt, dann schläft der Patient gewöhnlich weiter, wird jedoch oft erneut von einem Handgelenk in flektierter statischer Stellung geweckt, das weitere aktive Bewegung zur Linderung der Schmerzen erfordert. Kann das Handgelenk in Neutralstellung gehalten werden, dann wird eine physiologische Stase im Karpaltunnel vermieden, und der Mensch erwacht nicht mit Schmerzen. Natürlich gelten diese Bemerkungen nicht für Karpaltunnel-Erkrankungen, bei denen sich eine Stenose rund um den N. medianus gebildet hat und bei denen das Lig. carpi transversum operativ gespalten werden muss. Sie gelten nur bei einer Stase im Tunnel, die durch passive und aktive Bewegung rückgängig gemacht werden kann.

Wir behaupten, dass es in einem Foramen intervertebrale auf Grund der inhibierenden Wirkungen des Schmerzes ebenfalls zu einer physiologischen Stase kommen kann, wenn das Nervengewebe im Foramen krankhaft sensibilisiert ist. Wir behaupten weiter, dass die mit einer Erkrankung der Bandscheibe oder des Intervertebralgelenks einhergehende chemische Reaktion zu einer allogenen Sensibilisierung der Nervenwurzel führen kann, welche ein Wurzelschmerzsyndrom bewirkt, das sich auf die Schulter und die Beweglichkeit im oberen Quadranten auswirkt. Diese Situation kann als neurogener Schmerz klassifiziert werden. Die beeinträchtigte aktive Bewegung kann durchaus zu einer physiologischen Stase führen, zu venösem Stau, Ischämie, Hypoxie und weiteren Schmerzen und Beeinträchtigungen. Andere pathologische Veränderungen infolge eines Traumas können einen venösen Stau im Foramen intervertebrale verursachen, Nervenwurzelschmerzen infolge Ischämie und eine Beeinträchtigung aktiver Hals- und Schulterbewegungen. Idealerweise würden solche schmerzhaften Störungen mit Beteiligung neuralen Gewebes im Zwischenwirbelkanal durch aktive Bewegung behandelt oder sogar durch die Förderung normaler Alltagsbewegungen. Dies würde übereinstimmen mit dem, was wir zur Behebung von Symptomen bestimmter Formen von Karpaltunnelsyndrom dargelegt haben. Aber Patienten mit schmerzhaften neurogenen Störungen radikulärer Natur können aktive Bewegungen schlicht nicht in dem ausreichendem Maß oder der spezifischen Form ausführen, in denen diese die postulierte Stase im Intervertebralkanal physiologisch günstig beeinflussen würden. So ist es erforderlich, dass der Therapeut in sehr vorsichtiger Weise passive Bewegungen in die Wege leitet, die die Wirkung von aktiven Bewegungen des Patienten nachahmen.

Weiterhin behaupten wir, dass sich die physiologischen Wirkungen von Bewegung für eine Behandlung nur nutzen lassen, wenn die Ursache der Sensibilisierung des Nervengewebes reversibel ist. Beispielsweise ließe sich dieses Behandlungskonzept bei einer Stenose des Intervertebralkanals und direkt auf die Stenose zurückzuführendem Wurzelschmerzsyndrom nicht einsetzen. Gleichermaßen kann eine physiotherapeutische Behandlung einen durch Bandscheibe oder Intervertebralgelenk verursachten radikulären Schmerz mit andauerndem chemischem und entzündlichem Prozess, der eine allogene Sensibilisierung des Nervengewebes verursacht, nicht beeinflussen. Ein chemischer oder entzündlicher Prozess ist den Wirkungen passiver und aktiver Bewegung unzugänglich. Legt sich aber die Entzündung mit der Zeit, dann kann eine physiotherapeutische Behandlung benutzt werden, um die sekundäre, sich aus der Entzündung ergebende Stase zu beeinflussen. Wir behaupten, eine physiotherapeutische Behandlung neurogenen Schmerzes in Form passiver und aktiver Bewegung könne zwar viele der primären Ursachen einer extraneuralen Stase in einem geschlossenen Kompartment nicht revidieren, sei aber nützlich, um die Wirkungen der Stase zu ändern. Die Ursachen verschwinden vielleicht mit der Zeit, oder sie erfordern Operationen, Injektionen oder medikamentöse Behandlung, vielleicht auch eine andere manualtherapeutische Behandlung.

lung normaler physiologischer Abläufe oder doch ihrer Verbesserung. Eine physiologische Stase, die von anderen pathologischen Faktoren, etwa einer Entzündung oder einer strukturellen Stenose nachteilig beeinflusst wird, lässt sich mit den genannten Behandlungstechniken nicht rückgängig machen. Offensichtlich kann nach diesem Modell Manualtherapie bei einer intraneuralen Pathologie keinerlei positive Rolle spielen. Jedenfalls lässt sich in diesem Modell keinerlei theoretische Begründung für eine solche Behandlung herleiten. Ähnlich scheint sich aus keiner theoretischen oder praktischen Argumentation herleiten zu lassen, dass eine physiotherapeutische Behandlung intraneurale physiologische Abläufe günstig beeinflussen könnte, beispielsweise den axonalen Transport von Protein und dem sogenannten *Nerve growth factor* (NGF). In dem hier vorgestellten theoretischen Behandlungsmodell wird nur deshalb therapeutisch eingegriffen, weil der Patient infolge der schmerzbedingten Inhibierung aktiver Bewegungen bestimmte wirksame Bewegungen nicht aktiv durchführen kann. Sowie eine Linderung des Schmerzes eintritt, muss sich der Patient mit aktiven Bewegungen beteiligen, vorausgesetzt, diese sind wirksam und nicht durch Schmerz inhibiert. Es muss für die Behandlung neurogenen Schmerzes betont werden, dass Bewegungen nicht schmerzhaft sein dürfen. Bei einer Behandlung darf kein Schmerz oder latenter Schmerz erzeugt werden. Ein leicht unbehagliches proximales Gefühl kann erlaubt sein. Mehr Schmerz führt zu mehr nozizeptivem afferentem Input in das Zentralnervensystem und zu einer Verstärkung des Leidens. Nie sollte während einer Behandlung eine erzwungene Bewegung oder eine Dehnung neuralen Gewebes vorkommen.

> **Zusammenfassung: Theoretisches Konzept der Untersuchung und Behandlung neuraler Schmerzen**
>
> Manualtherapie, so wird behauptet, kann als Behandlung schmerzhafter neurogener Störungen eine heilende Wirkung haben. Das entsprechende Behandlungskonzept orientiert sich an der Art, wie Bewegung einsetzende Schmerzen bei bestimmten Arten von Karpaltunnelsyndrom erleichtert, und zwar bei solchen mit reversibler Ursache. Schmerzen entstehen auf Grund einer physiologischen Stase bei extraneuralem Gewebe in einem Kompartment. Die Reversibilität der Ursache bedingt direkt die Möglichkeit einer Wiederherstel-

6.4.1 Therapieeinteilung

1. Behandlung durch den Therapeuten: Passive Behandlung mit dem Ziel, die aktiven Bewegungen des Patienten nachzuahmen, um so physiologische Abläufe zu verbessern oder zu normalisieren
2. Behandlung durch den Patienten: Aktive Behandlung, die die Behandlung des Therapeuten nachbilden soll, um so physiologische Abläufe zu verbessern oder zu normalisieren
3. Therapeutenspezifische Übungen: Spezifische aktive Übungen, die der Therapeut passiv anleitet, damit eine Inhibition aktiver Bewegungen überwunden wird

4. Patientenspezifische Übungen: Spezifische aktive Übungen, mit denen der Patient seine motorische Kontrolle verbessert
5. Funktionelle Übungen für den Patienten: Zur Wiederherstellung einer allgemein normalen Funktion.

Therapeutenübungen

Bei der Erwägung möglicher Wirkungen einer physiotherapeutischen Behandlung schmerzhafter neurogener Störungen muss der Therapeut die Bewegungsdysfunktion, die der Patient zeigt, genau definieren. Dann beginnt er mit der passiven Behandlung exakt da, wo die Inhibition aktiver Bewegungen einsetzt. Das heißt, er will die physiologischen Auswirkungen einer aktiven Bewegung, die der Patient nicht mehr ausführen kann, nachahmen. Betrachten wir ein übliches Beispiel: eine schmerzhafte neurogene Störung im oberen Quadranten, die mit einer Radikulopathie des Spinalnervs C6 zusammenhängt.

Beispielhafter Befund

Nehmen wir an, es gebe eine sekundäre schmerzhafte Einschränkung aktiver und passiver Schulterabduktion auf etwa 100°. Sehr wichtig ist es, zu verstehen, dass in diesem Fall das Wurzelsyndrom als neurogener Schmerz klassifiziert wird. Bei einer Radikulopathie mit Anzeichen gestörter axonaler Leitung und geringem Schmerz käme es nicht zu einem solchen Erscheinungsbild mit markanter Einschränkung der Schulterabduktion. Wenn nicht eine deutliche Muskelschwäche vorläge, gäbe es keine Einschränkung aktiver Bewegungen. Bei einer Beschränkung aktiver Bewegungen infolge Muskelschwäche hätte eine passive Bewegung den vollen Bewegungsausschlag. Die Beschränkung ließe sich also nicht als mechanisch einstufen. Bei einer schmerzhaften Radikulopathie, die als schmerzhafte neurogene Störung klassifiziert wird, hängt die Einschränkung aktiver und auch passiver Bewegung vom Schmerz und seiner Intensität ab. Bei gravierenderen schmerzhaften neurogenen Störungen im oberen Quadranten kann, je nach betroffenem neuralen Gewebe, die Schulterabduktion auf weniger als 90° begrenzt sein. In dem Beispiel einer schmerzhaften neurogenen Störung mit auf 100° begrenzter Schulterabduktion lässt sich dieser Bewegungsspielraum leicht durch bestimmte Positionen verringern, etwa durch kontralaterale Lateralflexion der Halswirbelsäule oder Extension im Handgelenk (Abb. 6.8a u. b). Auch in diesem Beispiel lässt sich die Begrenzung aktiver Schulterabduktion nicht als „mechanisch" auffassen. Fixiert man den Schultergürtel, um zu verhindern, dass bei einer Abduktion auch der Schultergürtel eleviert wird, so begrenzt das die Abduktion in jedem Fall. Bei Patienten mit schmerzhafter neurogener Störung im oberen Quadranten zeigt diese Einschränkung aber auf der betroffenen Seite ein pathologisches Ausmaß im Vergleich zur gesunden oder weniger betroffenen Seite. Die stärkere Reizung des betroffenen neuralen Gewebes steigert die schmerzhafte Bewegungsdysfunktion. Reizung entsteht dadurch, dass die Verlaufsstrecke des peripheren Nervenstamms bei aktiver Schulterabduktion mit gleichzeitiger Seitneigung der Halswirbelsäule zur nicht betroffenen Seite oder mit Handgelenksextension verlängert wird. Reizung entsteht auch durch die Fixierung des Schultergürtels, die zu einer Verlängerung der Verlaufsstrecke des peripheren Nervs auf der Höhe der Schulter führt. Außerdem wird dabei eine Verkürzung entlang des Plexus brachialis verhindert, die sich auf natürliche Weise bei Elevation des Schultergürtels und dessen Annäherung an die Halswirbelsäule einstellen würde.

Behandlungsansatz

In einem Fall neurogenen Schmerzes im oberen Quadranten wurde beispielsweise bei einer 20°-Seitneigung der Halswirbelsäule zur nicht betroffenen Seite eine auf nur 40° begrenzte Schulterabduktion festgestellt. Idealerweise würde eine Behandlung hier das Ausmaß der Schulterabduktion bei einer kontralateralen Seitneigung des Halses von 20° verbessern.

Sie müsste also die Toleranz des betroffenen neuralen Gewebes – in diesem Fall der Nervenwurzel C6 – gegenüber dem von einer Schulterabduktion verursachten mechanischen Reiz zu verbessern suchen. Der Behandlung läge die Überlegung zugrunde, dass die Begrenzung der Abduktion auf 40° bei einer bestimmten Seitneigung der Halswirbelsäule zur nicht betroffenen Seite auf eine Inhibition aktiver Bewegung und nicht auf eine mechanische Ursache zurückzuführen ist. Man würde eine Behandlungsposition auswählen, in der die Schulter des Patienten um 40° abduziert ist. Dann könnte man die Halswirbelsäule vorsichtig so weit in lateralflektierte Position bringen, dass der Patient keine Abduktion mehr ausführen kann. So hätte man also eine aktive Bewegung, die der Patient nicht ausführen kann, durch eine passive Behandlungstechnik nachgebildet, mit dem Ziel, das sensibilisierte neurale

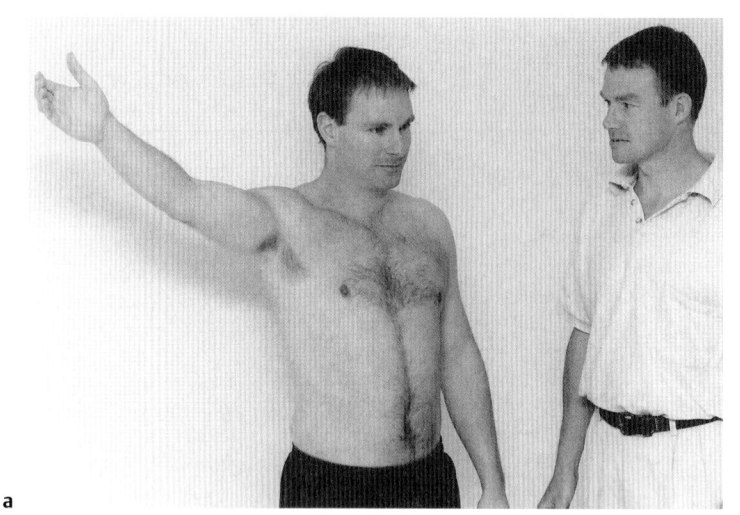

6 Peripheres Nervensystem

Abb. 6.8 a u. b
a Untersuchung des Ausmaßes einer aktiven Schulterabduktion, welches entweder durch eine Schultererkrankung oder durch eine neurogene schmerzhafte Störung eingeschränkt sein kann.
b Untersuchung des Ausmaßes einer aktiven Schulterabduktion. Die Halswirbelsäule des Patienten wird in kontralaterale Lateralflexion eingestellt, um die mechanische Reizung peripherer Nervengewebe zu vergrößern.

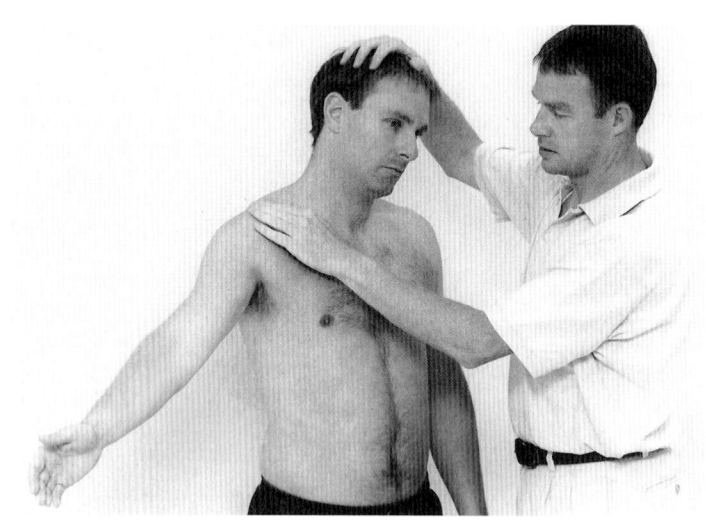

Gewebe mehr an diesen mechanischen Reiz zu gewöhnen. Messbar wäre eine solche Gewöhnung am verbesserten Ausmaß aktiver und passiver Schulterabduktion, mit oder ohne kontralateral flektierte Halswirbelsäule.

Unglücklicherweise verursacht dieser Behandlungsansatz unangemessene mechanische Reize. Er passt nicht zusammen mit dem, was zur Behandlungsmethodik beim Karpaltunnelsyndrom diskutiert wurde, und wird unweigerlich zu einer Verstärkung der Symptome, also zu mehr Schmerzen und verringertem Ausmaß der Schulterabduktion führen. Anstatt dass der Therapeut die aktive kontralaterale Lateralflexion des Patienten bei abduzierter Schulter nachbildet, kann er eine nicht schmerzprovozierende Technik des Lateralgleitens der Halswirbelsäule benutzen (Abb. 6.9). Der Arm des Patienten ist wieder in der bestimmten abduzierten Stellung eingestellt, und der Ellenbogen ist flektiert, so dass die Hand des Patienten auf seinem Bauch liegt. Diese Position dient dazu, die Länge der Verlaufsstrecke der peripheren Nervenstämme im Arm und damit jede mechanische Reizung des betroffenen neuralen Gewebes zu kontrollieren, so dass kein Schmerz provoziert wird. Auch ein laterales Gleiten der Halswirbelsäule ist im Unterschied zu Lateralflexion nicht schmerzprovozierend, wenn es korrekt ausgeführt wird, und stimmt besser mit dem Beispiel einer Symptomerleichterung bei Karpaltunnelsyndrom überein.

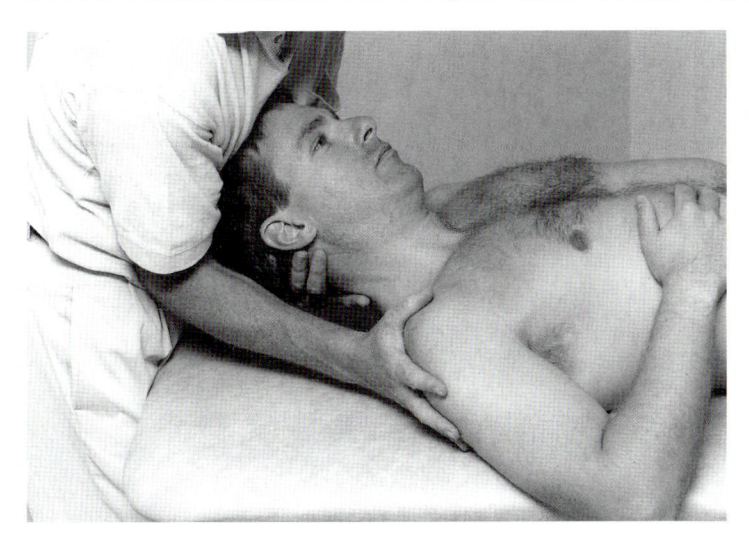

Abb. 6.9 Der Therapeut behandelt mit zervikalem lateralem Hin- und Hergleiten. Seine rechte Hand ruht bequem auf der Schulter des Patienten, um jegliche schmerzbezogene schützende Muskelaktivität aufzuspüren. Es ist äußerst wichtig, jede kaudale Depression der Schulter während des lateralen Hin- und Hergleitens zu vermeiden.

■ Lateralgleiten an der Halswirbelsäule

Ein laterales Gleiten der Halswirbelsäule bewegt tendenziell die Gewebe rings um den Nerv so über diesen hinweg, dass kein Schmerz provoziert wird. Kontralaterale Flexion hingegen erhöht, wie in Untersuchungen an Leichnamen gezeigt werden konnte, den Abstand zwischen Halswirbelsäule und Schulter und beeinflusst so die entsprechenden Nervenstämme auf schmerzerzeugende, provozierende Weise.

Die Behandlungstechnik des Lateralgleitens wird als eine passive Bewegung hin und her, etwa gleich lang wie passives artikuläres Gleiten ausführt. Der Bereich der Hin- und Herbewegung bestimmt sich anhand der Wahrnehmung des Therapeuten vom Einsetzen antagonistisch zur Richtung des Lateralgleitens verlaufender schützender Muskelaktivität. An der Stelle, an der diese entgegengerichtete Muskelaktivität einsetzt (oder kurz vorher) sollte die Bewegung umkehren. Wird das Einsetzen schützender und entgegengerichteter Muskelaktivität ignoriert, so führt das üblicherweise zu einer Verstärkung der Schmerzen. Kehrt die passive Hin- und Herbewegung andererseits bereits reichlich vor dem Einsetzen schützender Muskelaktivität um, so kommt es möglicherweise nicht zu einer Linderung des Schmerzes. Die Wirksamkeit der Technik sollte während ihrer Anwendung laufend überwacht werden, sodass passive Bewegung bis zu einem Punkt eingesetzt wird, der zugleich der Punkt ist, ab dem aktive Bewegung inhibiert wird.

Durchführung des Lateralgleitens

Zur Durchführung der Technik des Lateralgleitens stützt der Therapeut den Hals des Patienten mit einer Hand, während sein Unterarm den Kopf des Patienten stützt. Finger und Daumen der stützenden Hand müssen bequem an den Seiten des Halses anliegen und vermeiden, dass der Druck auf die peripheren Nervenstämme, da wo sie aus den Rinnen der Querfortsätze, den Sulci nervi spinalis, zwischen M. scalenus anterior und M. scalenus medius austreten, intensiviert wird. Die andere Hand des Therapeuten ruht über der Akromialregion des Patienten auf der schmerzhaften Seite. Die Schulter des Patienten ist in einem genau bestimmten Maß abduziert, und seine Hand ruht auf seinem Bauch, wie vorher beschrieben. Der Therapeut lässt mit seiner stützenden Hand Kopf und Hals des Patienten zur nicht betroffenen Seite gleiten. Seine auf dem Akromion ruhende Hand nutzt er zur Überwachung der Bewegung und achtet darauf, dass die Hand nicht durch Depression des Schultergürtels in irgendeiner Weise Schmerz provoziert. Zur Ausführung der passiven Bewegung stellt er sich vor, das Foramen intervertebrale auf der entsprechenden Höhe der Halswirbelsäule bewege sich vor und zurück über dem in ihm unbeweglich liegenden Nervengewebe.

Indikation des Lateralgleitens

Diese Technik ist bei einem radikulären Schmerzsyndrom passend. Wie vorher bei der theoretischen Diskussion über Wirksamkeit dargelegt, wird angenommen, die passive Hin- und Herbewegung von

Gewebe und Struktur rund um das Nervengewebe ahme eine normale Bewegung nach, welche wegen der inhibierenden Wirkung des Schmerzes nicht stattfindet, sodass deren wohltuenden physiologischen Auswirkungen fehlen.

Der Verlauf einer solchen Behandlung lässt sich mit der Art und Weise der Beseitigung gravierenderer Symptome beim Karpaltunnelsyndrom durch passive Bewegung des Handgelenks vergleichen. Dort geht man mit geringer werdenden Symptomen von passiver Bewegung des Handgelenks zu aktiver Bewegung von Handgelenk und Fingern über. Anfangs findet diese aktive Bewegung nur in einem kleinen Bereich statt und lässt sich nur entsprechend dem wachsenden Nachlassen der Symptome steigern. Bei diesem Typ von Karpaltunnelsyndrom mit reversibler Ursache können Finger und Handgelenk der betroffenen Hand erst extendiert werden, wenn die Heftigkeit der Symptome einigermaßen nachgelassen hat. In gleicher Weise muss auch die vom Therapeuten angewandte Behandlung neurogener Schmerzen gesteigert werden, wenn eine günstige Reaktion erkennbar ist.

Steigerung des Lateralgleitens

Sie wird dann gesteigert, wenn eine erneute Befundaufnahme dies angezeigt erscheinen lässt. Nun wird die lateralgleitende Hin- und Herbewegung bei extendiertem Ellenbogen und einem bestimmten Grad von Schulterabduktion durchgeführt. Der Grad der Schulterabduktion muss anhand des neuen Befunds sorgfältig bestimmt werden. Jede Verbesserung der Reichweite aktiver Abduktion ist ein wichtiger Indikator für die Einschätzung einer Steigerung der Behandlung. Ein Fortschritt ist sicher nicht in einer Sitzung möglich. Bei schmerzhaften neurogenen Störungen können viele Behandlungsstunden nötig sein, bevor an ein Fortschreiten bei der Behandlungstechnik zu denken ist.

Weitere Behandlungsaspekte

Zusätzlich zu einer therapeutischen Behandlung kann eine Linderung der Symptome erreicht werden, indem der Schultergürtel auf der betroffenen Seite mit Pflaster in passiver Elevation fixiert wird. Die lindernde Wirkung wird durch die Entspannung der Nervengewebe in diesem Gebiet verursacht, deren Verlaufsstrecke bei Elevation verkürzt ist. Die kürzere Strecke wiederum bedeutet geringere mechanische Reizung des Nervengewebes. Zum Fixieren des Schultergürtels in Elevation wird Pflaster von lateral bis zum Angulus inferior des Schulterblattes und über ihn hinweg zur gegenüberliegenden Schulterregion gelegt, so dass der nicht betroffene Schultergürtel die Belastung der passiven Elevation des betroffenen Schultergürtels trägt. Der Patient soll beraten werden, mit welchen Maßnahmen sich Schmerz vermeiden lässt. Dazu gehört ein Überblick über die nützlichen Wirkungen von Medikamenten und Angaben darüber, wann sie genommen werden sollten. Weiterhin gehört dazu eine Unterrichtung über Haltungen oder Stellungen, bei denen sich das betroffene Nervengewebe entspannt, weil seine Verlaufsstrecke verkürzt wird. Wesentlich bedeutet dies Schultergürtelelevation. Der Patient kann lernen, beim Sitzen ein genügend großes Kissen unter die Achsel zu platzieren, wodurch der Schultergürtel passiv eleviert wird. Beim Gehen wird dieselbe Wirkung erreicht, indem die Hand der betroffenen Seite in den Gürtel geschoben oder in die Tasche gesteckt wird.

Patientenübungen

Eine Selbstbehandlung des Patienten wird hinzugenommen, wenn der Therapeut sich darauf verlassen kann, dass seine Behandlungsweise angemessen und wirksam ist. Im Allgemeinen sollte ein Patient mit Selbstbehandlung beginnen, wenn er eine oder mehrere therapeutische Behandlungen mitgemacht hat und wenn eine erneute Befundaufnahme die Diagnose bekräftigt. Manchmal mag es nötig sein, schon beim ersten oder zweiten Patientenbesuch eine Selbstbehandlung zu verordnen, wenn der Patient nicht zur Therapie kommen kann. In diesen Fällen muss ein Termin für einen erneuten Befund gleich vereinbart werden, entweder bei einer zukünftigen Überprüfung oder durch telefonischen Kontakt. Für eine Selbstbehandlung des Patienten gelten dieselben Prinzipien wie für eine Behandlung durch den Therapeuten.

Durchführung Patientenübungen

Der Patient sitzt seitlich neben einem Tisch und lässt seinen betroffenen Arm bei abduzierter Schulter bequem auf dem Tisch ruhen (das Ausmaß der Abduktion wurde anhand der Untersuchung festgelegt). Die Behandlung besteht aus einer langsamen aktiven Seitneigung von Kopf und Hals zur nicht betroffenen Seite und zurück. Die Position des mit passiv abduzierter Schulter ruhenden Armes muss vielleicht noch korrigiert werden, sodass ein ausreichendes Maß an Seitneigung zur nicht betroffenen Seite möglich ist. Dies wird leicht durch ein gewisses Maß von Ellenbogenflexion oder durch Platzierung des Arms zur sagittalen Ebene hin erreicht.

Mit dieser Bewegung sollen, genau wie bei der Behandlung durch den Therapeuten, die Gewebe rund um die Nervengewebe bewegt werden. Natürlich besteht ein Unterschied insofern, als der Therapeut ein Lateralgleiten ausführen kann, was dem Patienten nicht befriedigend möglich ist. Angebracht und wirksam ist die Selbstbehandlung des Patienten aber, weil sie eine normale Bewegung bis zu genau dem Bewegungsausschlag fördert, ab dem die inhibierende Auswirkung von Schmerz eine allgemeine funktionelle Bewegung verhindert. Beispielsweise führt ein Patient, der die Schulter nicht mehr als 100° abduzieren kann – bei zur schmerzfreien Seite geneigten Halswirbelsäule reduziert sich diese Reichweite auf 80° – die Behandlung bei einer 80° abduzierten Schulter durch. Bei diesem Ausmaß von Abduktion muss der Ellenbogen vielleicht leicht flektiert sein, damit genügend kontralaterale Flexion für eine langsame Hin- und Herbewegung möglich ist. Die theoretischen Überlegungen zu diesem Ansatz sind die gleichen wie bei der Behandlung durch den Therapeuten. Vorausgesetzt, dass die Behandlungstechnik zu Recht verordnet wurde und sich die Gewebe und Strukturen des Foramen intervertebrale um das Nervengewebe herum bewegen, werden auf dieses keine schmerzerzeugenden Reize ausgeübt. Da das Nervengewebe selbst nicht gleitet, wie das bei normaler funktioneller Bewegung oder bei einer Übung der Fall wäre, wird kein Schmerz provoziert und daher eine aktive laterale Flexion innerhalb des festgelegten Bereiches nicht inhibiert. Die optimale Reichweite für eine aktive Seitneigung zur nicht betroffenen Seite wird anhand des Einsetzens eines gewissen unbehaglichen Gefühls in der supraskapularen Gegend der betroffenen Seite festgestellt. Sollte ein Schmerz in den Arm hinunter ausstrahlen, dann ist die Reichweite zu groß und sollte entsprechend reduziert werden. Dem Patienten sollte klar und sorgfältig erklärt werden, dass es sich um eine Behandlung, nicht um eine Dehnung und nicht um eine Übung handelt. Sie sollte mit langsamer Lateralflexion zur nicht betroffenen Seite und zurück ein- oder zweimal pro Tag mit etwa fünfmal wiederholter Bewegung durchgeführt werden. Wird sie übertrieben ausgeführt, so wird sich der Schmerz des Patienten vergrößern und das Problem womöglich verschlimmern. Im Allgemeinen kommt es nicht zu einer Verstärkung der Störung infolge zu starker Seitneigung, denn jede drohende Dehnung des Nervengewebes geht mit einer Inhibition der Bewegung einher.

Grenzen und Steigerungsmöglichkeiten der Selbstbehandlung

Aber manchmal führen Patienten doch zu weit ausschlagende Bewegungen aus, wodurch das Nervengewebe direkt betroffen ist, und berichten dann von stärkeren Schmerzen und einer Verstärkung ihres Problems. Wenn je ein erneuter Befund des Patienten eine Verschlechterung ergibt, sollte dem Patienten die Behandlung noch deutlicher erklärt werden, und manchmal kann es nötig sein, die Selbstbehandlung zeitweilig zu beenden.

Kann der Patient die Reichweite einer aktiven Abduktion auf etwa 90° verbessern, dann sollte die Selbstbehandlung gesteigert werden. Der Patient steht seitlich nahe einer Wand, abduziert die Schulter der betroffenen Seite so weit wie jetzt möglich und behält diese Stellung passiv bei, indem er die Hand an die Wand legt, entweder mit der Innenfläche oder als Faust, je nachdem, was für ihn bequemer ist. Tritt Schmerz auf, dann sollte die Position von Schulter und Arm entsprechend korrigiert werden. Wie bei der vorigen Behandlungsposition kann der Patient die Position der Schulter korrigieren, bis der Schmerz verschwindet; einfacher ist es aber, dass er sich der Wand etwas mehr nähert und so eine leichte Ellenbogenflexion ermöglicht. Dann führt er, wie in der ersten Phase, eine langsame Lateralflexion von Kopf und Hals zur nicht betroffenen Seite und zurück durch. Auch alle andern Anweisungen bleiben gleich. Bei Closed-Chain-Abduktion des Arms (Abduktion mit fixierter Hand), vor allem, wenn die Handfläche an der Wand liegt, können distaler Schmerz und Parästhesie auftreten. Jedes distale Symptom signalisiert aber eine mögliche Verschlechterung der Störung und sollte vermieden werden, indem die Position von Schulter oder Ellenbogen korrigiert oder anstatt der Handfläche die Faust an die Wand gelegt wird.

■ Spezifische Therapeutenübungen

Vom Therapeuten angeleitete Übungen werden eingesetzt, um dem Patienten die Möglichkeit zu motorischer Kontrolle zu geben, mit der er eine Fazilitation jener Muskeln, die antagonistisch zur schmerzhaften Schulterabduktion und lateralen Rotation operieren, überwinden und die motorische Aktivität jener Muskeln, die durch Schmerz inhibiert waren, anbahnen kann. Der Stellenwert solcher Übungen in einer manualtherapeutischen Behandlung variiert entsprechend der Zeitdauer, die seit dem Beginn der schmerzhaften Störung verstrichen ist, und entsprechend ihres Schweregrades.

Allgemein gilt, dass solche Übungen als Ergänzung der passiven Behandlung durch den Therapeuten umso wichtiger sind, je länger der Patient seinen Arm nicht abduzieren und lateral rotieren konnte. Ist eine schmerzhafte neurogene Störung nicht so gravierend oder lässt sich relativ schnell beheben, sind vom Therapeuten angeleitete Übungen unter Umständen weniger nötig. In diesen Fällen löst sich die Inhibition agonistischer und die Fazilitation antagonistischer Muskeln im Allgemeinen mit einem baldigen Verschwinden des Schmerzes.

Vom Therapeuten angeleitete Übungen haben die Form von Anspannung und Entspannung der agonistischen Muskeln für Abduktion und Lateralrotation. Damit soll die motorische Kontrolle aktiver Schulterbewegungen angeregt werden, indem die Abduktoren und Lateralrotatoren fazilitiert und die Adduktoren und medialen Rotatoren inhibiert werden. Diese Übungen zählen zu den muskelenergetischen oder neuromuskulären Übungen. Es geht dabei darum, motorische Kontrolle zu gewinnen, nicht etwa das Schultergelenk zu mobilisieren.

Durchführung der spezifischen Therapeutenübungen

Zur wirksamen Durchführung wird der Arm des Patienten in einer abduzierten und lateralrotierten Stellung von präzis bestimmter Reichweite, mit semiflektiertem Ellenbogen eingestellt. Diese Stellung lässt sich leicht durch passive Bewegung des Schultergelenks herausfinden, sie sollte genau jener Stelle entsprechen, an der eine aktive Abduktion mit Lateralrotation begrenzt ist. Ist die Schulter des Patienten geeignet eingestellt, stützt der Therapeut den Arm des Patienten, und dieser kontrahiert Abduktoren und Lateralrotatoren der Schulter isometrisch, gegen den Widerstand des Therapeuten, so dass sich die Schulter nicht bewegt. Sie sollte minimal sein, so dass ein Kontrahieren anderer Muskeln verhindert wird. Insbesondere sollten die Muskeln des Halses völlig entspannt bleiben. Die isometrische Kontraktion sollte etwa fünf Sekunden gehalten werden, woraufhin eine vollständige Entspannung und dann eine Wiederholung folgt. Nach einer Reihe von Wiederholungen wird die Schulter passiv und vorsichtig im Bewegungsbereich bewegt, anschließend werden die isometrischen Kontraktionsübungen bei einer veränderten Abduktions- und Lateralrotationsstellung der Schulter wieder aufgenommen. Die Änderung kann entweder eine Vergrößerung der Reichweite von Abduktion und Lateralrotation sein oder, bei gleicher Reichweite, eine veränderte Stellung in der Frontalebene.

Weitere Behandlungsaspekte

Zusätzlich zu isometrischer Kontraktion werden isotonische Halte- und Entspannungsübungen in Form propriozeptiver neuromuskulärer Fazilitation (PNF) eingesetzt, um eine funktionelle Wiederherstellung der Schulterbeweglichkeit zu fördern. Es ist wichtig, bei chronischen und schwereren schmerzhaften neurogenen Störungen an anomale zentralnervöse Prozesse zu denken, wenn mit isotonischen Übungen begonnen wird. Propriozeptive afferente Informationen werden bei manchen Schmerzzuständen fälschlicherweise als nozizeptiv verarbeitet. Klinisch gesehen scheint dies der mögliche Grund von Schmerzen zu sein, die oft nach sorgfältig konzipierten und gutgemeinten Übungen für Patienten auftreten. Nicht selten erlebt ein Patient mit einem neurogenen Schmerzsyndrom der oberen Extremität eine Verstärkung des Schmerzes nach einer sanften Schulterbewegung im Bewegungsbereich während der Hydrotherapie. Übungen nach PNF-Mustern sollten Techniken sein, die Abduktion und Lateralrotation beinhalten.

▬ Spezifische Patientenübungen

Die patientenspezifischen Übungen sollten die vom Therapeuten angeleiteten Übungen begleiten. Primär zielen sie auf eine motorische Kontrolle der Abduktoren und Lateralrotatoren der Schulter ab. Dazu ist es wichtig, die anomale Elevation des Schultergürtels bei neurogenen Störungen zu vermeiden, bei denen aktive Abduktion schmerzhaft ist oder zu sein droht. Elevation des Schultergürtels verringert die Verlaufsstrecke des Plexus brachialis von der Halswirbelsäule zur Schulterregion, vermindert also die mechanische Reizung der Nervenstämme bei Schulterbewegung. Bei schmerzhaften neurogenen Störungen der oberen Extremität kommt es bei aktiven Bewegungen zu einer extremen Elevation der Schulter.

Durchführung spezifischer Patientenübungen

Für die Patientenübung sitzt der Patient seitlich neben einem Tisch, und sein betroffener Arm ruht bequem auf einem Kissen auf dem Tisch, so weit abduziert, wie es schmerzfrei möglich ist. Der Ellenbogen ist um etwa 90° flektiert. Der Patient wird angewiesen, „das Gewicht des ganzen Arms vom Kissen zu übernehmen", ohne dabei die Schulter zu elevieren, und diese Stellung zu halten. Dabei sollte sich eine aktive Kontraktion des M. deltoideus beobachten lassen. Gewichtsübernahme des Unterarms und der Hand vom Kissen kann als nächste Übung folgen. Dabei kommt es zu einer Lateralrotation der Schulter. Die Positionen bei „Gewichtübernahme" werden für einige Sekunden isometrisch gehalten und dann losgelassen. Es folgt eine völlige Entspannung der Schulter und dann eine Wiederholung.

Funktionelle Patientenübungen

Funktionelle Übungen für den Patienten sind Übungen, die den Patienten und die Leistungsfähigkeit seiner betroffenen Schulter rehabilitieren. Funktionelle Übungen, die spezifisch die Schulter trainieren, sollten nicht unternommen werden, bevor ein korrektes motorisches Muster von Abduktion und Lateralrotation möglich ist. Es ist falsch, über Kopfhöhe auszuführende funktionelle Übungen und Schwimmen vorzusehen, wenn Schmerz eine normale motorische Kontrolle der Schulter verhindert. Zu früh verordnete funktionelle Übungen fördern eine Inhibition der Agonisten von Schulterabduktion und Lateralrotation und eine Fazilitation der Antagonisten. Die motorische Kontrolle aktiver Schulterbewegungen wird dadurch nachteilig beeinflusst. Außerdem sei noch einmal daran erinnert, dass afferente Propriozeption als nozizeptiv wahrgenommen werden kann und sich dadurch die schmerzhafte Störung verschlimmert. Ziel der funktionellen Übungen ist es, dem Patienten eine Rückkehr zu seinen normalen Tätigkeiten bei Arbeit, Sport und Freizeit zu ermöglichen.

6.4.2 Therapievalidität

Selvaratnam und andere (1994) haben die Validität von Provokationstests für Nervengewebe (NTPT) untersucht. Sie stellten fest, dass NTPT differenzialdiagnostisch zur Identifikation einer neurogenen Ursache von Schulter-Arm-Schmerzen nach Herzoperationen oder Verletzungen bei athletischen Wurfbewegungen einsetzbar sind. Die Studie bestätigt auch die – klinisch offensichtliche – Schlussfolgerung, dass neurogener Schmerz in der oberen Extremität zu einer Beeinträchtigung der Schulterbewegungen führt. Eine solche Schlussfolgerung ist die Grundlage des oben dargestellten Behandlungsansatzes. Der Behandlungsansatz wiederum wurde in drei klinischen Versuchsreihen getestet. Vicenzino et al. (1995) untersuchten bei symptomfreien Versuchspersonen, wie sich die im Abschnitt Therapeutenübungen, S. 481, beschriebene Technik des passiven Lateralgleitens auf Schwellenwerte für druck- und temperaturbedingten Schmerz im oberen Quadranten sowie auf die Aktivität des sympathischen Nervensystems auswirkt. Die Behandlungstechnik führte zu mechanischer Hypoalgesie in der lateralen Ellenbogengegend, veränderte aber die Nozizeption nicht. Die Autoren schlossen daraus, dass die Technik des Lateralgleitens in der oberen Extremität physiologische (nozizeptive und das sympathische Nervensystem betreffende) Veränderungen hervorruft, die über einen Plazeboeffekt hinausgehen.

Weiterhin wurde die Validität dieser Behandlung in zwei Studien untersucht, die an der Curtin University of Technology durchgeführt wurden. Hall et al. (1997) untersuchten die Behandlungswirkungen bei 8 Personen mit Schmerzsymptomen, welche sie aus 228 Personen auswählten, die sich auf eine Anzeige gemeldet hatten. In der Anzeige waren Personen, welche seit über 6 Monaten unter schmerzhaft eingeschränkter Schultermobilität litten, zur Teilnahme an der Studie gebeten worden. Die 8 Personen wurden ausgewählt nach Ein- und Ausschlusskriterien und nach den angegebenen Differenzierungskriterien zur Diagnose von schmerzhaften neurogenen Störungen, bei denen Manualtherapie hilfreich sein kann. Die Behandlung führte nach Angaben aller 8 Personen zu deutlichen Verbesserungen mit weniger Schmerzen und besserer Funktion. Interessant ist das Faktum, dass sich die Behandlung nicht als valide erwiesen hätte, wenn man sich nur an die Ein- und Ausschlusskriterien gehalten hätte. Jede Untersuchung über die Wirksamkeit manualtherapeutischer Behandlung muss bei Diagnose und Auswahl von Versuchspersonen darauf achten, dass diese genau der spezifischen untersuchten manualtherapeutischen Behandlung entsprechen.

Nagy und andere (1998) von der Curtis University erforschten die Auswirkungen von zwei Formen manualtherapeutischer Behandlung in einer randomisierten kontrollierten klinischen Versuchsreihe. Eine Behandlungsform bestand in der Technik des Lateralgleitens, die im Abschnitt Therapeutenübungen, S. 481, dargestellt ist, und die andere war eine sorgfältige Behandlung der erkrankten Schulter mit Verfahren wie jenen, die im Abschnitt Therapeutenspezifische Übungen, S. 485 f, beschrieben sind. Die Studie ergab, dass sich beide Behandlungsformen deutlich als wirksam zur Verbesserung der Parameter Schmerzintensität, Maße für Schmerzqualität und Niveaus funktioneller Behinderung erwiesen.

Die Validität von Behandlungen beruht auf Einschluss- und Ausschlusskriterien zur korrekten Auswahl der entsprechenden Störungen. Zentralnervöse Zeichen müssen bei der Entscheidung für eine bestimmte Art von Behandlung bei schmerzhaften neurogenen Störungen berücksichtigt werden (Elvey 1998).

6.5 Fallbeispiel

Im Mai 1999 stürzte Herr C., ein 47-jähriger Bauer, zwei Meter tief und landete sehr hart auf seiner linken Seite. Sofort spürte er einen in den linken Arm bis zur Hand ausstrahlenden Schmerz und Schmerz seitlich in der linken Brustseite. Einige Zeit später begann er auch Schmerzen in der linken supraskapularen Gegend und linken Schulter sowie ein Kribbeln in Ringfinger und kleinem Finger der linken Hand zu verspüren. Im Röntgenbild ließen sich Frakturen der 6., 7. und 8. Rippe und sonst keine weiteren Knochenverletzungen erkennen. Der Schmerz und das Kribbeln ließen während der folgenden vier Wochen nicht nach. Der Hausarzt überwies Herrn C. zur Physiotherapie. Behandlung und Übungen zur Verbesserung der aktiven Beweglichkeit der Schulter, insbesondere Übungen vom Dehnungstyp, verstärkten den Schmerz. Infolgedessen brach Herr C. die physiotherapeutische Behandlung nach zwei Wochen ab und konsultierte eine Reihe medizinischer Spezialisten. Eine Computertomographie ließ auf eine mögliche linksseitige paramediane Schwellung der Bandscheibe schließen auf der Höhe C7/Th1, und eine Knochenszintigraphie ergab einen deutlich gesteigerten Uptake (Aufnahme von Radionukliden, Zeichen für gesteigerten Metabolismus) im Wirbelkörper von C7. Eine Kernspintomographie der Halswirbelsäule und eine Ultraschalluntersuchung der linken Schulter zeigten beide normale Befunde. Ein Elektromyogramm der linken oberen Extremität fiel ebenfalls normal aus. Eine Diagnose wurde nicht gestellt, und weitere Behandlung wurde nicht vorgeschlagen, da sich die Störung mit der Zeit von selbst legen werde.

Eine Verbesserung trat aber während der folgenden Monate nicht ein, und Herr C. wurde an einen physiotherapeutischen Berater überwiesen. Dort stellte er sich am 15. Oktober vor, mit Schmerzen im supraskapulären Bereich, Schmerz in der linken Schulter, der den Arm hinab in die linke Hand ausstrahlte, und „kribbelndem" Schmerz in linkem Ringfinger und kleinem Finger. Er berichtete auch von übermäßig starkem Schwitzen der linken Handfläche. Die Behinderung war schwerwiegend, Herr C. konnte wegen einer extrem schmerzhaften Einschränkung der Bewegungen der linken Schulter nicht mehr arbeiten. Es wurde ein umfassender Befund seines muskuloskelettalen Systems erhoben. Schwerpunktmäßig ging es dabei um eine Differenzialdiagnose der schmerzhaft eingeschränkten aktiven Schulterbeweglichkeit. Eine Schonhaltung der linken Schulter mit Elevation, Adduktion, medialer Rotation und Ellenbogenflexion war beobachtbar. Herr C. ließ seinen linken Arm nur sehr widerstrebend an der Seite herabhängen. Die Farbe der linken Hand war verstärkt gerötet und fleckig. Es lag eine Hyperhidrose der linken Handfläche vor. Die Bewegung der Halswirbelsäule war im funktionellen Bereich möglich, mit Ausnahme einer Seitneigung nach rechts, die durch das Einsetzen supraskapulären Schmerzes auf der linken Seite begrenzt war. Die aktive Beweglichkeit der linken Schulter war in allen physiologischen Richtungen sehr eingeschränkt durch das Einsetzen von Schulterschmerz, der den Arm hinunter bis ins Handgelenk ausstrahlte. Im linken Ringfinger und kleinen Finger spürte Herr C. bei aktiven Bewegungen der Halswirbelsäule und bei Abduktion der linken Schulter ein Kribbeln.

> **Für eine Differenzialdiagnose relevante Befunde der körperlichen Untersuchung**

- Eine Untersuchung der Rotatorenmanschette der linken Schulter zeigte keinerlei Anomalität.
- Passive Abduktion war im selben Maße eingeschränkt wie aktive Abduktion.
- Die schmerzhafte Einschränkung einer aktiven Abduktion der linken Schulter war viel größer als die einer aktiven Flexion, was nicht auf ein Impingement-Syndrom schließen lässt.
- Die aktive Bewegung der linken Hand hinter den Rücken hatte den vollen Bewegungsausschlag, was gegen eine „Frozen Shoulder" spricht.
- Wurde der linke Arm aktiv abduziert, nachdem der Therapeut die Halswirbelsäule passiv in kontralaterale Lateralflexion gebracht hatte, war die Reichweite der Abduktion markant geringer, und Schmerz strahlte von der linken supraskapulären Region durch den Arm bis hin zum Handgelenk aus.
- Entsprechend war die Reichweite aktiver Abduktion auch bei passiv extendiertem Handgelenk deutlich geringer, und Schmerz strahlte von der Schulter bis zum Handgelenk aus.
- Provokationstests zur Reizung des linken N. medianus und N. ulnaris durch Palpation und Längenausdehnung reproduzierten den Schmerz in der linken Schultergegend und im linken Arm und das Kribbeln in Ringfinger und kleinem Finger.

- Tests segmentaler passiver Bewegung der Halswirbelsäule und Palpation zum Testen einer Schmerzreaktion ergaben eine schmerzhafte Dysfunktion von C6/C7 und C7/Th1.
- Es lag eine erkennbare Hypoalgesie der distalen Phalangen des Ringfingers und kleinen Fingers der linken Hand vor.

Nach der differenzierenden Auswertung wurde geschlossen, dass die Ursache der schmerzhaft eingeschränkten Beweglichkeit der linken Schulter als eine Folge (sekundär) des neurogenen Schmerzes aufgetreten sei. Mit Clinical Reasoning wurden dazu die aufgezählten relevanten Befunde abgewogen. Die Untersuchungsergebnisse der Computertomographie und Knochenszintigraphie, die Befunde, welche Ursachen von Schmerz und eingeschränkter Schulterbeweglichkeit aus- oder einschlossen, insbesondere Befunde, die eine primäre Erkrankung der Schulter ausschlossen, wurden als wichtig eingestuft. Die Resultate der Provokationstests für Nervengewebe wurden als sehr wichtig für eine Differenzialdiagnose und für das Clinical Reasoning betrachtet. Die Diagnose lautete: linkes zervikobrachiales Schmerzsyndrom mit zugrunde liegender Radikulopathie des Spinalnervs C8. Es wurde angenommen, die Nervenwurzel C8 oder der Spinalnerv seien infolge einer Verletzung vom Typ eines Schleudertraumas der Halswirbelsäule beim Aufschlag nach dem Sturz betroffen. Dafür boten die Ergebnisse von Computertomographie und Knochenszintigraphie einige Anhaltspunkte. Des Weiteren sei es infolge einer Verletzung der Halswirbelsäule auf der Höhe C7/Th1 zu einer sekundären allogenen Sensibilisierung von Nervengewebe gekommen. Daraus wiederum ergab sich eine Einschränkung aktiver Bewegungen der Schulter wegen des Schmerzes, den eine versuchte aktive Bewegung durch die mechanische Reizung des mechanosensibilisierten Nervengewebes von C8 auslöste. Aus denselben Gründen wurden passive Bewegungen für eingeschränkt gehalten. Während aktive Bewegung durch Inhibition beeinträchtigt war, war es passive Bewegung auf Grund der Fazilitation schützender antagonistischer Muskeln. Für diese Schlussfolgerung war die Tatsache wichtig, dass der Bewegungsausschlag einer aktiven Abduktion der linken Schulter bei kontralateral flektierter Halswirbelsäule oder bei extendiertem Handgelenk abnahm. Dies liegt an der stärkeren Reizung des Nervengewebes von C8 infolge der längeren Verlaufsstrecke des Plexus brachialis bei Lateralflexion und des N. medianus bei Handgelenksextension. Da sowohl der Plexus brachialis als auch der N. medianus Komponenten des Spinalnervs C8 enthalten, kommt es dann bei Schulterabduktion zu stärkeren Schmerzen. Diese Argumentation ist nicht nur für die Differenzialdiagnose wichtig, sondern auch für die Behandlung. Wesentlich ist – wie an früherer Stelle diskutiert – dass die Störung sich nicht als mechanisch klassifizieren lässt. Die Tatsache, dass sich die Reichweite der Schulterabduktion so leicht durch eine Änderung der Verlaufsstrecke des sensibilisierten Nervengewebes steigern und verringern ließ, zeigt, dass das Ausmaß der Einschränkung nicht konsistent war. Es war vielmehr variabel, es hing von der Intensität des mit der Bewegung verbundenen Schmerzes ab. Dies bedeutete, dass sich eine Behandlung nicht in mechanischen Begriffen konzipieren ließ. Es gab auch einen Hinweis dazu, wieso eine vorausgegangene Physiotherapie in Form mechanischer Dehnung und Übungen zur Verbesserung des Bewegungsausmaßes der Schulter das Problem verstärkt hatte (Beric 1993, Kramis 1996).

Herr C. bekam nun Manualtherapie zur Behandlung einer sekundären schmerzhaften Bewegungsstörung der Schulter nach neurogenem Schmerz mit Ursprung im Spinalnerv C8. Die Behandlung begann am 18. Oktober und fand dreimal pro Woche statt. Sie verlief nach den vorangehend beschriebenen Konzepten für die Behandlung einer schmerzhaften neurogenen Störung im oberen Quadranten. Herrn C. wurde genau der Charakter der Erkrankung sowie die vorgeschlagene Behandlung und der Umgang mit dem Problem erklärt. Hinsichtlich einer Prognose hielt man sich noch zurück, informierte Herrn C. aber, dass nach drei Wochen eine deutliche Verbesserung der Beweglichkeit der linken Schulter eingetreten sein sollte und nach 4–6 Wochen eine Abnahme der Schmerzen auf ein vertretbares Maß. Eine Prognose über eine Rückkehr zur Arbeit konnte zu Beginn der Behandlung nicht abgegeben werden.

1.–3. Behandlung

18., 20. und 22. Oktober: Behandlung durch den Therapeuten: vorsichtige lateral gleitende Hin- und Herbewegung der Halswirbelsäule nach rechts. Wegen der Intensität des Schmerzes und der Empfindlichkeit der Erkrankung gegenüber Bewegung war es anfangs nötig, bei der Behandlung den betroffenen Oberarm vor der Frontalebene einzustellen, indem er auf ein Kissen auf dem

Behandlungstisch abgelegt wurde. Die Reichweite einer aktiven Abduktion der linken Schulter wurde jeweils nach einer Behandlung erneut festgestellt. Außerdem wurde nach jeder Behandlung der linke Schultergürtel des Patienten mit Pflaster in passiv elevierter Stellung fixiert wie vorangehend beschrieben, um unnötige Auswirkungen einer Depression der Schulter auf das sensibilisierte Nervengewebe zu verringern. Herrn C. wurde genau instruiert, dass er es vermeiden müsse, den linken Arm nach etwas auszustrecken, extreme Stellungen von Hals und Kopf einzunehmen, in einem Sessel zu schlafen oder mit der linken Hand etwas zu tragen.

4. Behandlung

25. Oktober: Eine bescheidene Verbesserung führte dazu, dass sich die Behandlung durch den Therapeuten bequem bei auf dem Behandlungstisch ruhendem linkem Oberarm durchführen ließ. Sie ermutigte auch dazu, mit der Selbstbehandlung durch den Patienten zu beginnen. Dazu sollte Herr C. neben einem Tisch sitzen, den linken Arm in bequemer Abduktion auf ein Kissen auf dem Tisch gestützt, und den Kopf zur rechten Seite neigen. Er erhielt schriftliche Instruktionen, in denen täglich zwei Selbstbehandlungen mit fünf Bewegungen zur rechten Seite und zurück vorgesehen waren. Diese Seitneigungen sollten nur bis zum Einsetzen von Schmerz reichen oder kurz vorher stoppen.

5. und 6. Behandlung

27. und 29. Oktober: Keine weitere subjektive Linderung des Schmerzes. Eine leichte Verbesserung der Reichweite der Abduktion der linken Schulter war zu beobachten. Die Behandlung wurde fortgesetzt wie am 25. Oktober. Mit dem Fixieren der Schulter in elevierter Stellung wurde aufgehört.

7. Behandlung

1. November: Es war zu einer deutlichen Verstärkung der Schmerzen gekommen. Auf Befragung konnte der Patient keine erkennbare Ursache angeben. Die Reichweite der aktiven Abduktion der linken Schulter war gleich geblieben wie am 29. Oktober. Die Behandlung durch den Therapeuten wurde unverändert fortgesetzt. Das Fixieren des Schultergürtels wurde wieder aufgenommen, und die Selbstbehandlung durch den Patienten sollte weitergeführt werden. Es wurde noch einmal besprochen, wie sich Aktivitäten vermeiden lassen, die den Schmerz verstärken.

8. Behandlung

3. November: Der verstärkte Schmerz hatte sich gelegt. In der Behandlung durch den Therapeuten ging man nun zu vom Therapeuten unterstützten Übungen über. Sie bestanden in isometrischer gehaltener Anspannung und Entspannung der Abduktoren und Lateralrotatoren der linken Schulter in verschiedenen Positionen innerhalb des möglichen Abduktionsbereichs. Mit dem Fixieren des Schultergürtels in elevierter Stellung wurde aufgehört. Die Selbstbehandlung durch den Patienten ging weiter.

9. Behandlung

5. November: Die Reichweite aktiver Abduktion hatte sich deutlich verbessert. Der Schmerz war gleich geblieben. Die Behandlung durch den Therapeuten bestand weiterhin in Lateralgleiten. Die vom Therapeuten angeleiteten spezifischen Übungen gingen weiter mit PNF-Techniken zusätzlich zu den Halte- und Entspannungsübungen, dabei ging es vorwiegend um Abduktion und Lateralrotation. Dem Patienten wurden zusätzlich zu seiner Selbstbehandlung selbst durchzuführende Übungen verordnet, nämlich aktive Schulterabduktion und Lateralrotation ohne Elevation des Schultergürtels. Der Patient erhielt schriftliche Anweisungen und wurde gebeten, diese Übungen viele Male am Tag durchzuführen und außerdem mit der Selbstbehandlung weiter fortzufahren.

10. – 13. Behandlung

8. bis 17. November: Es fanden weiterhin drei Behandlungen pro Woche statt; die aktive Abduktion der Schulter verbesserte sich stetig, die allgemeine Funktion verbesserte sich, und der Schmerz nahm ab.

14. Behandlung

19. November: Die aktive Abduktion hatte den vollen Bewegungsausschlag erreicht und war schmerzfrei. Bei einer passiven Einstellung der Halswirbelsäule in kontralaterale Lateralflexion oder bei passiv extendiertem Handgelenk hatte sie eine Reichweite von 120°. Aufgrund dieser Ver-

besserung war keine Behandlung durch den Therapeuten mehr nötig; das Schwergewicht sollte von da an mehr auf einer aktiven Beteiligung des Patienten liegen. Vom Therapeuten angeleitete Übungen wurden fortgesetzt, und es wurden aktive Übungen mit einer 1 kg schweren Hantel nach einem PNF-Muster hinzugenommen. Der Therapeut gab Herrn C. die Hantel in die linke Hand, die dieser in einer elevierten Stellung über dem Kopf hielt. Dann senkte Herr C. die Hantel in einem exzentrischen Abduktions- und Lateralrotations-Muster zur rechten Hüfte hin. Mit der Selbstbehandlung des Patienten wurde aufgehört, und die selbst durchgeführten Übungen wurden gesteigert. Dazu wurde ein Theraband mit leichtem Widerstand eingesetzt. Herr C. sollte ein Ende des Therabandes mit dem rechten Fuß am Boden festhalten und das andere Ende von der rechten Hüfte aus mit der linken Hand extendieren, in einem isometrischen PNF-Muster von Abduktion und Lateralrotation.

Behandlungsende

22. bis 26. November: Es traten weiterhin deutliche Verbesserungen ein. Mit den vom Therapeuten angeleiteten Übungen wurde am 26. November aufgehört. Der Patient selbst setzte seine Übungen fort.

29. November: Die deutlichen Verbesserungen erwiesen sich als dauerhaft. Herr C. begann mit allgemeinen funktionellen Übungen. Er wurde sehr sorgfältig darüber informiert, wie er eine mögliche Verstärkung der Erkrankung verhindern könne. Dabei ging es vor allem um die Vermeidung von Aktivitäten oder Übungen der oberen Extremität mit langem Hebelarm und jeglichen Dehnungstechniken. Er wurde auch bezüglich einer richtigen Haltung von Kopf und Hals beim Sitzen, beim Üben und bei allen mit Heben verbundenen Aktivitäten beraten. In diesem Stadium hatte Herr C. eine gute Prognose; es wurde erwogen, dass er in zwei Wochen so weit sei, leichte Arbeit wieder aufzunehmen. Vor der Rückkehr zu leichter Arbeit sollte noch eine physiotherapeutische Überprüfung stattfinden.

6.6 Schlussfolgerungen

Mit dem Fallbeispiel sollte die Befunderhebung und Behandlung einer schmerzhaften neurogenen Störung veranschaulicht werden. Zur Zeit der Verfassung dieses Textes hatte der Patient sehr gut auf die Behandlung angesprochen, wohingegen eine frühere physiotherapeutische Behandlung zu verstärkten Schmerzen geführt hatte. Die für eine schmerzhafte neurogene Störung vorgesehene Behandlung erzielt Verbesserungen, weil sie die extraneurale Umgebung am Ort der Erkrankung günstig beeinflusst. In dem dargestellten Fall war dies das Bewegungssegment C7/Th1, genauer das Foramen intervertebrale auf dieser Höhe. Die passive Behandlung bildete die Bewegung extraneuralen Gewebes am Ort der Erkrankung nach, ohne dabei eine Schmerzreaktion des hyperalgetischen neuralen Gewebes hervorzurufen. Der Grund für die Verschlechterung durch die vorausgehende physiotherapeutische Behandlung lag auf der Hand: passive Mobilisation, Dehnung oder aktive Übungen der betroffenen Schulter hatten zu verstärkter Irritation des hyperalgetischen Nervengewebes geführt. Dieser Ansturm mechanischer Reize verursachte einen erhöhten afferenten Input ins ZNS. Die veränderte Verarbeitung infolge der Sensibilisierung des ZNS führte zur verstärkten Nozizeption. Wegen der veränderten Plastizität der zentralnervösen Verarbeitung, die mit der Sensibilisierung einherging, könnte die erhöhte Nozizeption durchaus nichtnoziziptive, in Fasern von großem Durchmesser übertragene Informationen, etwa propriozeptive Informationen, einbezogen haben. Daher gründete sich eine wirksame Behandlung auf nichtmechanische Methoden, mit denen die pathologischen Auswirkungen der Verletzung wieder rückgängig gemacht werden sollten. Bei schmerzhaften neurogenen Störungen führt eine mechanische Behandlung unweigerlich zu größeren Schmerzen, einer Verschlechterung der Erkrankung und zu Desillusionierung von Patient und Therapeut. Dies gilt auch für gut gemeinte funktionelle Übungen. In ihren anfänglichen subjektiven Berichten erklären Patienten ausnahmslos, dass es ihnen mit solchen Aktivitäten und Übungen schlechter gehe. Das ist doch eine klare klinische Botschaft.

Wir behaupten, eine Verbesserung hätte sich im dargestellten Fall nicht erzielen lassen, wenn der pathologische Prozess bei C7/Th1 progressiv gewesen wäre. Die Behandlung kann einen pathologischen Prozess wie den einer diskogenen chemischen Reaktion auf eine Verletzung nicht ändern. Sie wurde verordnet, weil sie einen physiologischen und somit heilenden Einfluss auf die Auswirkungen eines solchen pathologischen Prozesses hat. Diese

Auswirkungen waren eine schmerzhafte Bewegungsdysfunktion und physiologische Stase im Bereich der Erkrankung. Wir behaupten, dass passive Bewegung extraneuralen Gewebes in einem Gebiet der Stase rund um das betroffene Nervengewebe die normalen physiologischen Verhältnisse dort wiederherstellen kann. Die Normalisierung physiologischer Prozesse in der extraneuralen Umgebung wiederum führt zu einem Verschwinden von Hyperalgesie und Sensibilisierung des Nervengewebes. Das Beispiel des Karpaltunnelsyndroms wurde aufgeführt, um diese klinische Überlegung zur Behandlung neurogenen Schmerzes zu erläutern. Bleiben dagegen die primären Ursachen einer Stase der Umgebung unverändert, so nutzen physiotherapeutische oder manualtherapeutische Behandlung nichts. Im dargestellten Fall zeigte eine Knochenszintigraphie einen gesteigerten Uptake im Wirbelkörper des Wirbels C7, und die Computertomographie identifizierte eine paramediane Schwellung der Bandscheibe. Es wurde gefolgert, dass sich in diesen Merkmalen die pathologische Veränderung zeigte, was mit den subjektiven Angaben des Patienten und der körperlichen Untersuchung übereinstimmte. Es konnte angenommen werden, dass die pathologischen Veränderungen reaktiv waren, wie das Knochenszintigramm zeigte, und dass sie zweifellos zu einer allogenen Reaktion neuralen Gewebes in der unmittelbaren Umgebung geführt hatten. Die allogenen Wirkungen wiederum führten zu einer Hyperalgesie des Nervengewebes, zu einer Sensibilisierung gegenüber mechanischen Reizen und zu einer resultierenden physiologischen Stase infolge von Schmerz. Damit eine Behandlung diese physiologische Stase rückgängig machen konnte, musste der reaktive Charakter der Erkrankung entweder vor der Behandlung oder in ihrem Verlauf verschwinden. Hätten die reaktiven Auswirkungen der Erkrankung angedauert, so wäre es nicht zu einem guten Behandlungsausgang gekommen. Eine manualtherapeutische Behandlung kann nicht zur Behebung der chemischen Auswirkungen einer Erkrankung eingesetzt werden. Dies ist ein Grund, weshalb zur Verordnung einer Behandlung eine sehr sorgfältige klinische Befunderhebung im Hinblick auf deren Wirksamkeit und die Prognose erforderlich ist. Sie wird nicht nützen, bis sich die chemischen allogenen pathologischen Prozesse auf natürliche Weise gelegt haben. Eine Behandlung, die zuerst unwirksam war, kann also zu einem späteren Zeitpunkt nützlich sein.

> **Zusammenfassung: Therapie des peripheren Nervensystems**
>
> Zur Festlegung einer manuellen Therapie für eine Erkrankung ist eine Differenzialdiagnose bezüglich Ursache und Wirkung und eine klinische Diagnose wesentlich. Es ist unvertretbar, Erkrankungen mit schmerzhafter Dysfunktion einfach durch mechanische Therapie zu behandeln, es sei denn, es gäbe eine entsprechende Diagnose. Bei neurogenen Schmerzen führen passive Mobilisation am Ende des Bewegungsausschlags, Dehnung und Übungen zu vergrößerten Schmerzen und einer Verschlechterung der Erkrankung. Ein geläufiges Beispiel sind schmerzhafte Erkrankungen neuralen Ursprungs in der oberen Extremität, bei denen es zu einer Einschränkung der Ellenbogenextension kommt, wenn der betroffene Arm in eine Position mit abduzierter und lateralrotierter Schulter gebracht wird. Üblicherweise verstanden die Therapeuten nicht, warum die Ellenbogenextension eingeschränkt war. Dann wurde mechanisch behandelt, mit passiver Mobilisation des Ellenbogens, um einen größeren Bewegungsspielraum zu erreichen. Dem lag der Gedanke zugrunde, die Ursache sei ein Verlust an Extensibilität des Nervengewebes oder eine neurale Einschränkung. Stattdessen reizt aber ein solcher Behandlungsansatz einfach in unerwünschter mechanischer Weise das hyperalgetische und sensibilisierte Nervengewebe im erkrankten Gebiet und verstärkt die Schmerzen.
>
> Zur Behandlung von Störungen des neuromuskuloskelettalen Systems ist ein grundlegendes Verständnis der Schmerzphysiologie und eine umfassende Kenntnis funktioneller Anatomie erforderlich. Aufgrund solchen Wissens und Verständnisses kann klinisch über die Diagnose oder vorläufige Diagnose befunden und eine entsprechende Behandlung konzipiert werden. Physiotherapeutische Behandlung lässt sich nicht darauf aufbauen, dass in passiven klinischen Tests eine Einschränkung des muskuloskelettalen Bewegungsausmaßes oder Steifheit identifiziert wurde, solange deren Ursache nicht klar verstanden wurde. Diagnose und Differenzialdiagnose bilden die Basis einer Manualtherapie von Störungen des neuromuskuloskelettalen Systems. Bei schmerzhaften neurogenen Störungen ist das folgende Befunderhebungsschema für die Diagnose äußerst wichtig:
>
> - Krankheitsgeschichte und systematische Befragung,
> - Haltung,
> - aktive Bewegungen,

- passive Bewegungen,
- NTPT: Reizung von Nervengewebe durch Einwirkung auf seine Längsausdehnung und durch Palpation,
- klar erkennbare muskuloskelettale Ursache,
- Korrelation der Befunde mit anderen Untersuchungen.

Eine manualtherapeutische Behandlung schmerzhafter neurogener Störungen ist nur dann angezeigt, wenn diese sekundär sind im Verhältnis zu einer muskuloskelettalen Ursache mit reversiblen Auswirkungen. Neurogener Schmerz infolge von Diabetes oder einer früheren Bestrahlungstherapie beispielsweise lässt sich manualtherapeutisch nicht behandeln. Manualtherapie ist in diesen Fällen also kontraindiziert. Um über Art und Ursache einer schmerzhaften neurogenen Störung Klarheit zu gewinnen, ist eine umfassende körperliche Befunderhebung nötig. Ein einzelner Test kann dazu unmöglich ausreichen. In diesem Kontext sind die als *Upper Limb Tension Test* bekannten Tests neuralen Gewebes sehr irreführend. Ergebnisse von NTPT müssen durch weitere Befunde einer umfassenden körperlichen Untersuchung gestützt und mit Erwägungen zur Krankheitsgeschichte und zu allen systemischen Merkmalen in Zusammenhang gesetzt werden. Manuelle Therapie sollte nur dann verordnet werden, wenn alle Einschluss- und Ausschlusskriterien für ihre Indikation und Wirksamkeit erfüllt sind.

Literatur

Ashbury AK, Fields HL. Pain due to peripheral nerve damage: an hypothesis. Neurology. 1984;34:1587.

Beric A. Central pain: "New" syndromes and their evaluation. Muscle Nerve. 1993;16:1017–1024.

Bove G, Light A. The nervi nervorum: Missing link for neuropathic pain? Pain Forum. 1997; 6 (3): 181–190.

Butler D. Mobilisation of the Nervous System. Melbourne: Churchill Livingstone; 1991.

Cousins M. Neuropathic pain. In: Shacklock M (Ed). Moving in on Pain, Australia: Butterworth-Heinemann; 1995:185–193.

Cyriax J. Illustrated Manual of Orthopaedic Medicine. London: Butterworths; 1983.

Elvey R, Hall T. Neural tissue evaluation and treatment. In: Donatelli R (Ed). Physical Therapy of the Shoulder. 3rd Ed. New York: Churchill Livingstone; 1997:131–152.

Elvey R. Commentary -Treatment of arm pain associated with abnormal brachial tension. In: Maher C (Ed). Adverse Neural Tension reconsidered. Australian Journal of Physiotherapy. 1998; Monograph no. 3: 13–18.

Gifford L. The central mechanisms. In: Gifford L (Ed). Topical Issues in Pain. Falmouth, Adelaide: NOI Press; 1998.

Gitelman R. A chiropractic approach to biomechanical disorders of the lumbar spine and pelvis. In: Modern Developments in the Principles and Practice of Chiropractic. (Ed.) Haldeman S. New York: Appleton-Century-Crofts; 1979:297–330.

Hall T, Elvey R, Davies N, Dutton L, Moog M. Efficacy of manipulative physiotherapy for the treatment of cervicobrachial pain. In: Tenth Biennial Conference of the MPAA, Manipulative Physiotherapists Association of Australia. Melbourne: 1997.

Hall T, Quintner J. Responses to mechanical stimulation of the upper limb in painful cervical radiculopathy. Australian Journal of Physiotherapy. 1996; 42 (4):277–285.

Kaltenborn F. The Spine. Basic Evaluation and Mobilization Techniques. Oslo: Olaf Norlis Bokhandel; 1993.

Kenneally M, Rubenach H, Elvey RL. The upper limb tension test: the SLR of the arm. In: Grant M (Ed). Clinics in Physical Therapy, Physical Therapy of the cervical and thoracic spine. New York: Churchill Livingstone; 1993.

Kramis RC. Non-nociceptive aspects of persistent musculoskeletal pain. Journal of Orthopaedic and Sports Physical Therapy. 1996;24:No. 4.

Lundborg G. Intraneural microcirculation. Orthopaedic Clinics of North America. 1958;Vol. 19:No. 1.

Maitland GD. Vertebral Manipulation. London: Butterworths; 1986.

McKenzie R. The Lumbar Spine. Mechanical Diagnosis and Therapy. Wellington: Spinal Publications; 1981.

Merskey H, Bogduk N. Task Force on Taxonomy of the International Association for the Study of Pain. In: Merskey H, Bogduk N (Eds.). Classification of Chronic Pain. Seattle: IASP Press; 1994.

Murphy R. Nerve roots and spinal nerves in degenerative disk disease. Clinical Othopaedics and Related Research, No. 129, 1977.

Nagy B, Allison G, Hall T. Treatment of cervicobrachial pain. Unpublished Master of Science Thesis, Curtin University. Perth: 1998.

Selvaratnam PJ, Matyas TA, Glasgow EF. Noninvasive discrimination of brachial plexus involvement in upper limb pain. Spine. 1994;19:26.

Stoddard A. Manual of Osteopathic Technique. London: Hutchinson Medical Publications Ltd.; 1972.

Sunderland S. The anatomy and physiology of nerve injury. Muscle and Nerve. 1990; 13:771–784.

Vicenzino B. An investigation of the effects of spinal manual therapy on forequarter pressure and thermal pain thresholds and sympathetic nervous system activity in asymptomatic subjects; A preliminary report. In: Shacklock M (Ed). Moving in on Pain, Australia: Butterworth-Heinemann. 1995;185–193.

Wall PD. Neuropathic pain. In: Shacklock M (Ed). Moving in on Pain, Australia: Butterworth-Heinemann; 1995:13.

Wright A. A reappraisal of the "adverse neural tissue phenomenon". In: Maher C (Ed). "Adverse Neural Tension" reconsidered. Australian Journal of Physiotherapy. Monograph no. 3; 1998:1–4.

Helen Slater

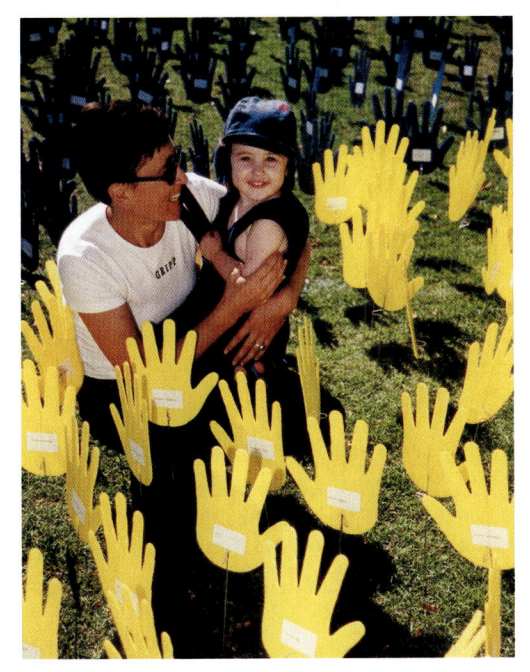

Helen Slater ist 1961 in Cooma, New South Wales, geboren, hat eine eigene Praxis als Physiotherapeutin und lehrt heute an der Schule für Physiotherapie der University of South Australia in North Terrace, Adelaide, und am Neuroorthopaedic Institute of Australia. Das Foto zeigt sie mit ihrer Tochter Sophia im „Sea of Hands".

Studium:

1982	Bachelor of Applied Science (Cumberland School of Health Sciences)
1989	Graduation in Advanced Manipulative Therapy (South Australian Institute of Technology)
1993	Master of Applied Science in Physiotherapy (University of South Australia)

Beruflicher Werdegang:

1983 – 1986	Arbeit in der Tasmanian Sports Clinic, Hobart, Tasmania
1986 – 1987	Arbeit in der Adelaide Sports Sciences Clinic, Hindmarsh, South Australia
1989 – 1990	Zusammenarbeit als Manualtherapeutin mit Janet Baines, Mark Kenneally, Helen Jones und Marion Milde in Adelaide
1990 – Feb. 1997	Manualtherapeutische Praxis Slater, Butler und Shacklock in Adelaide
1997 – 1998	Eigene physiotherapeutische Praxis in Adelaide
1989 – 1993	Lehrtätigkeit für Vor- und Nachdiplomstudium der Physiotherapie an der University of South Australia
Seit 1990	Freiberufliche Lehrtätigkeit zum Thema: Beziehungen zwischen Schmerz und klinischen Störungen in der Physiotherapie
Seit 1997	Lehrtätigkeit für den Studiengang „Manipulative, Sports and Orthopaedic Physiotherapy" an der Schule für Physiotherapie der University of South Australia; klinische Tätigkeit an der Postgraduate Physiotherapy Clinic dieser Schule

Forschung:

Diplomarbeit in „Advanced Manipulative Therapy" am South Australian Institute of Technology:

Die Auswirkungen einer Plantarflexion und Inversion des Sprunggelenks auf den SLR-Test (Straight Leg Raise)

2 Forschungsprojekte mit Stipendien der Physiotherapy Research Foundation und des University of Queensland New Staff Research Fund:

Die physiologischen Auswirkungen des „sympathetic slump" auf die Funktion des peripheren sympathischen Nervensystems bei symptomfreien Personen

Die physiologischen Auswirkungen des „sympathetic slump" auf die Funktion des peripheren sympathischen Nervensystems bei Patienten mit „frozen shoulder"

Zur Zeit Forschung mit einem Promotionsstipendium des Zentrums für sensomotorische Interaktion der International Doctoral School in Biomedical Science and Engineering der Universität Aalborg in Dänemark

Weitere berufliche Aktivitäten:

Ehemaliges Mitglied des Komitees zur Stipendienvergabe der Physiotherapy Research Foundation

1989–1992 Mitherausgeberin von „Hands On", dem offiziellen Verbandsorgan der Manipulative Physiotherapists Association of Australia

1989–1992 Lehrbeauftragte der Manipulative Physiotherapists Association of Australia

1994–1999 Mitherausgeberin der Zeitschrift „Sports, Exercise and Injury" der European Federation of National Associations of Sports Traumatology

1996–1997 Gutachterin von Diplomarbeiten in Physiotherapie an der University of Queensland

1996 Medizinische Gutachterin bei Churchill Livingstone (Harcourt Brace Inc.) für ein Lehrbuch der Sportmedizin

Wissenschaftliche Mitorganisatorin der Eröffnungskonferenz der Physiotherapy Research Foundation, Australia, zum Thema „Moving in on Pain"

Beraterin der Manipulative Physiotherapists Association, Australia, für neuromuskuloskeletale Störungen

Mitglied des Arbeitskreises zur Entwicklung klinischer Richtlinien für die physiotherapeutische Behandlung von Kreuzschmerz an der University of South Australia

Gutachterin physiotherapeutischer Diplomarbeiten an der University of South Australia

Mitglied der Australian Physiotherapy Association

Mitglied der Manipulative Physiotherapists Association of Australia

Mitglied der Gruppe Sport-Physiotherapie der Australian Physiotherapy Association

Mitglied der International Association for the Study of Pain

Mitglied der Special Interest Group on Pain and the Sympathetic Nervous System

7 Vegetatives Nervensystem

Helen Slater

Obgleich die meisten vom vegetativen Nervensystem (VNS) regulierten Funktionen nicht bewusst gesteuert werden, können somatosensorische und emotionale Faktoren das vegetative Nervensystem wesentlich beeinflussen. Das sympathische Nervensystem trägt zur Schmerzmodulation und Schmerzwahrnehmung bei (siehe auch Bd. 2, Kap. 8; differenziertere Ausführungen zu Schmerzmechanismen und Definitionen finden sich in Bd. 2, Kap. 10 und Bd. 3, Kap. 8). Das folgende Kapitel will Physiotherapeuten Tests der vegetativen Funktionen vorstellen, ihnen Strategien zur klinischen Evaluation der vegetativen Funktionen empfehlen und diesbezüglich anerkannte Therapien zur Rehabilitation von Patienten mit verschiedenen neuromuskuloskelettalen Störungen skizzieren. Die nachfolgenden Ausführungen konzentrieren sich auf das vegetative Nervensystem, aber es sei an dieser Stelle noch einmal betont, dass die Trennung des vegetativen Nervensystems vom zentralen und peripheren Nervensystem sowie vom endokrinen und Immunsystem völlig künstlich ist. Besonders die enge Verbindung des sympathischen Nervensystems mit dem neuroendokrinen und Immunsystem macht deutlich, wie Krankheit und Wohlbefinden durch das geistige Befinden beeinflusst werden können. Fühlen sich Patienten anders, verstehen sie ihr Problem anders und ändert sich ihre Fähigkeit, ein Problem positiv zu beeinflussen, so kann das nicht nur ihr Verhalten, sondern auch die Physiologie ihres vegetativen, neuroendokrinen und Immunsystems günstig verändern (siehe Bd. 2, Kap. 10). Einer optimalen Rehabilitation muss immer ein Ansatz zugrunde liegen, der unabhängig von der Krankheit und den vorherrschenden Schmerzmechanismen des jeweiligen Patienten die Interaktion aller Systeme berücksichtigt.

Es gibt zahlreiche Funktionstests für das vegetative Nervensystem. Einzelne Fachrichtungen haben fachspezifische Tests vegetativer Funktionen entwickelt, etwa Kardiologie, Urologie, Endokrinologie, Gastroenterologie und neuerdings Neurologie und das Fach Schmerzbewältigung (pain management). Viele dieser Tests lassen sich in der Praxis durchführen, ohne dass es dazu besonderer Ausrüstung bedarf. Schwierig ist jedoch die Auswahl eines geeigneten Tests und die Interpretation seiner Ergebnisse. Sensitivität und Spezifität vieler Tests sind nicht klar. Aus diesem Grund können sie nicht als einziger Indikator einer vegetativen Dysfunktion herangezogen werden.

Ein Physiotherapeut muss bei Befund und Therapie des Patienten nach dem Modell des Clinical Reasoning vorgehen und dazu kritische und offene Untersuchungsstrategien einsetzen. Wie Jones (1995) bemerkt, kann Physiotherapie leicht in die Irre gehen, da ein Großteil ihrer gegenwärtigen Praxis auf einer Kombination wissenschaftlicher und quasi-empirischer Ansätze beruht. Dies soll nicht heißen, klinische Beobachtungen und auf ihnen beruhende praktische Verfahren seien auszuklammern, solange wir noch auf ihre wissenschaftliche Untermauerung warten. Wissenschaftliche Kenntnisse und klinische Beobachtungen sollten aber in einem ausgewogenen Verhältnis zueinander stehen; und die Beziehungen zwischen dem, was wir sehen, der Frage, was dies bedeutet und der Frage, wie wir den Zustand eines Patienten positiv beeinflussen können, müssen wissenschaftlich erforscht werden. Angesichts der wachsenden Forderung nach einer auf beweisbaren Fakten beruhenden Medizin (wie sie etwa die Cochrane Collaboration ausdrückt) kann ein solcher Ansatz zu kritischen, aber kreativen klinischen Strategien führen. Er stellt den Rahmen dar, innerhalb dessen hier die klinische Befunderhebung der Funktion des vegetativen Nervensystems diskutiert wird.

7.1 Klinische Evaluation der vegetativen Funktionen

7.1.1 Clinical Reasoning und vegetatives Nervensystem

Der Prozess des Clinical Reasoning wird in Abb. 7.**1** illustriert. Clinical Reasoning wird als die Anwendung relevanten Wissens (Informationen, Untersu-

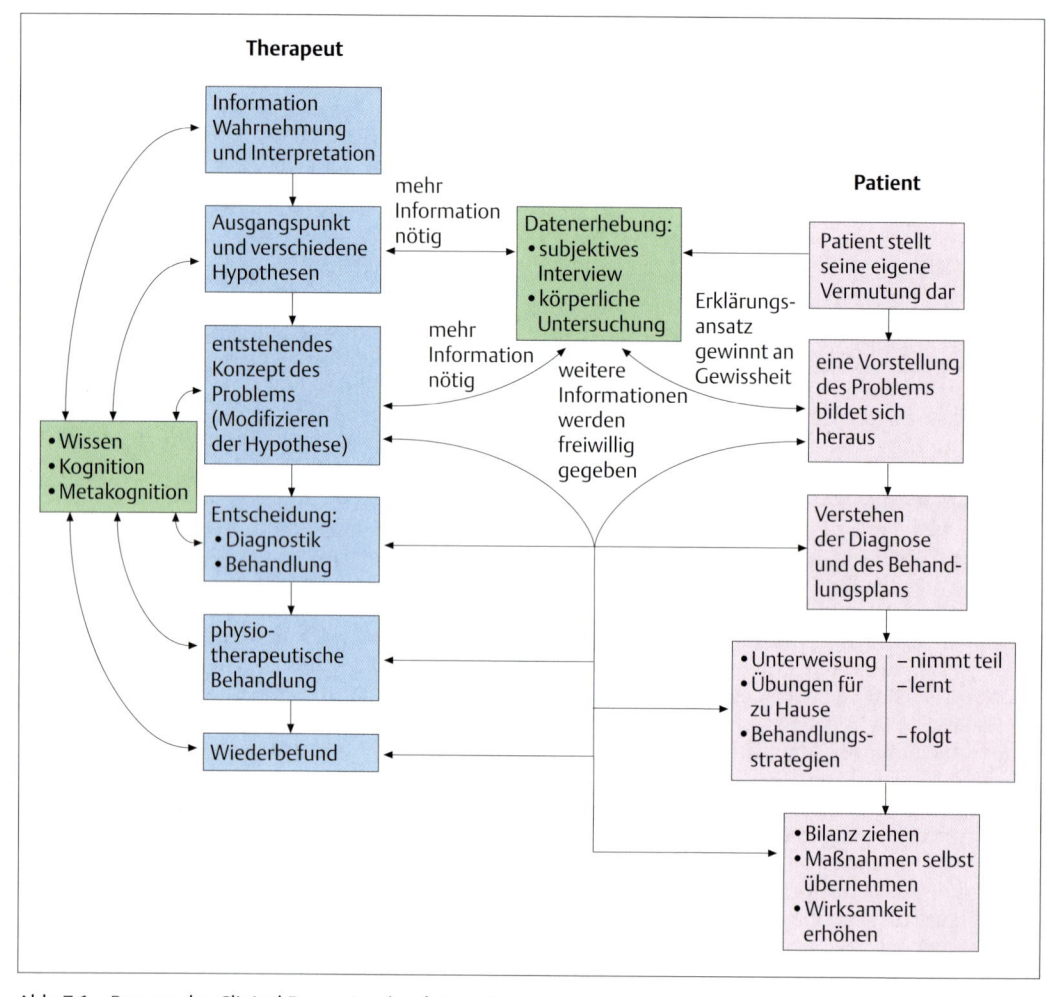

Abb. 7.1 Prozess des Clinical Reasoning (nach Jones).

chungen, Konzepte) und praktischer Fähigkeiten zur individuellen Behandlung des Patienten beschrieben (Jones 1995 a). Wenn ein Physiotherapeut so vorgeht, so bestärkt ihn das, „weise" zu handeln, d. h. die besten derzeit verfügbaren therapeutischen Verfahren mit dem besten heutigen wissenschaftlichen Wissen und dem bestmöglichen Beitrag des Patienten zu kombinieren (also mit Interaktion zwischen Therapeut und Patient, die eine effektive, deutliche und offene Kommunikation über alle relevanten Aspekte des Problems erlaubt).

Der Vorgang des Datensammelns, des Einordnens der nonverbalen Hinweise des Patienten, des Beobachtens seines Krankheitsverhaltens und der Interpretation dieser Informationen erleichtert es dem Physiotherapeuten, relevante Arbeitshypothesen aufzustellen. Zunächst mögen diese recht weit gespannt sein und erst einen Eindruck von der spezifischen physischen und psychischen Situation des Patienten vermitteln.

Zu den Faktoren, die für Physiotherapeuten bei ihrer Evaluation der Funktion des vegetativen Systems besonders wichtig sind, gehören detaillierte Angaben über

- Lokalisation, Verhalten und Vorgeschichte der Symptome,
- Wissen, Erfahrungen, Überzeugungen und kulturelle Umgebung des Patienten im Zusammenhang mit seinem Problem,
- die Art, wie der Patient frühere diesbezügliche medizinische und physiotherapeutische Behandlungen wahrgenommen hat,

- psychosoziale Faktoren (Faktoren, die das Risiko von Langzeit-Behinderung und Verlust des Arbeitsplatzes erhöhen; ACC and National Health Committee 1997) sowie
- funktionelle und strukturspezifische Tests des neuromuskuloskelettalen Systems.

Das Zusammentragen all dieser Informationen ermöglicht es dem Physiotherapeuten, vorher aufgestellte Arbeitshypothesen zu überprüfen und den klinischen Fall mit ähnlich gelagerten Fällen anderer Patienten zu vergleichen. Der Vorgang des Reasoning verläuft dynamisch; neue Informationen oder unerwartete Reaktionen des Patienten lösen einen Prozess der Metakognition oder des Überdenkens früherer Hypothesen aus. Kliniker sollten immer bedenken, welche Faktoren eine Hypothese stützen und welche sie widerlegen, um ihre Hypothese so im nötigen Maß abzusichern.

Clinical Reasoning ist ein Eckstein klinischer Praxis; es ist ein Werkzeug, mit dem Physiotherapeuten den relativen Beitrag des vegetativen Nervensystems zu den verschiedensten neuromuskuloskelettalen Störungen bemessen können. So gelangen sie – solange wissenschaftliche Bestätigung noch aussteht – zu *Arbeitshypothesen*. Diese müssen modifiziert werden, wenn der Patient neue Angaben macht, weitere Untersuchungsergebnisse anfallen (durch Tests der vegetativen Funktionen) oder die biomedizinische Forschung zu neuen Erkenntnissen kommt. Als detailliertere Darstellung von Clinical-Reasoning-Prozessen bei Physiotherapeuten sei dem Leser die Lektüre von Jones (1995 b) und Jones et al. (im Druck) sehr empfohlen.

7.1.2 Untersuchungsstrategien bei Patienten mit vegetativer Dysfunktion

Zusätzlich zu jenen Strategien, die bei der Untersuchung eines Patienten routinemäßig angewandt werden, werden zur Überprüfung einer hypothetischen vegetativen Dysfunktion die im Folgenden aufgeführten Screening-Fragen vorgeschlagen.

Körperdiagramm

Die Überprüfung folgender Screening-Kriterien wird empfohlen (siehe auch Tab. 7.**3**):

- Art des Schmerzes: Stellen Sie fest, ob irgendeine Form mechanischer oder thermaler Allodynie oder Hyperalgesie vorliegt. Beachten Sie, dass Patienten mit einem komplexen regionalen Schmerzsyndrom vom Typ I (complex regional pain syndrome type I, CRPS) dazu neigen, den Schmerz am heftigsten im distalen Teil der Extremität zu verspüren.
- Veränderungen der Temperatur (kalt/heiß), der Schweißproduktion (Anhidrose/Hyperhidrose) oder der Farbe des betroffenen Bereichs (zyanotisch/fleckig/rot).
- Trophische Veränderungen von Haaren, Nägeln oder Haut.
- Verminderte Hautfaltung.
- Subjektive Empfindungen von Schwellung oder Gefülltsein des betroffenen Bereichs (auch wenn keine objektiven Anzeichen eines Ödems vorliegen).

Das Körperdiagramm wird für den Wiederbefund eingesetzt, um festzustellen, ob sich der Schmerz ausbreitet und die Dysfunktion zunimmt.

Bisheriger Verlauf

Machen Sie sich ein Bild des neueren und des länger zurückliegenden Krankheitsverlaufs, und beachten Sie dabei insbesondere folgende Punkte:

- Art des auslösenden Ereignisses, des ursprünglichen Schmerzes und der funktionellen Reaktion darauf.
- Psychischer Zustand des Patienten zur Zeit der Verletzung und anschließend.
- Umstände der Verletzung (etwa Sportverletzung, Unfall mit einem motorisierten Fahrzeug oder Arbeitsunfall).
- Vorausgegangene Sensibilisierung des Nervensystems (physisches Trauma/physische Krankheit/physischer Raubbau, Erinnerungen an Schmerz, Angst-Vermeidungsverhalten).
- Krankheitsprozesse, die direkt das Nervensystem betreffen (z. B. Diabetes, Herpes Zoster, Radikulopathie).
- Metabolische Störungen, etwa Über- bzw. Unterfunktion der Schilddrüse.
- Vorausgegangene chirurgische Eingriffe und Reaktion darauf.
- Heilungsreaktion des Gewebes (heilt beschädigtes Gewebe innerhalb des erwarteten zeitlichen Rahmens).

Symptomverhalten

Achten Sie besonders darauf, wie Schmerz und Dysfunktion des Patienten auf folgende Faktoren reagieren:

- Stressoren, etwa labile emotionale Zustände, Ängste oder Furcht, und positive emotionale Zustände, z. B. Situationen, in denen der Patient entspannt und glücklich ist
- Belastende Umweltbedingungen wie Kälte, Hitze, Zugluft
- Kleidung und andere taktile Stimuli
- Medikation (siehe unten und Abb. 7.**3**)

Symptome können verstärkt werden durch:

- Bettruhe
- Nahrungsaufnahme
- Alkohol
- Fieber
- Sehr warmes Wetter
- Heißes Bad
- Überheizte Umgebung
- Übungen
- Hyperventilation

- Verstopfung
- Gewichtsverlust

Medikation

Eine subjektive Befragung sollte sich auch auf eventuell relevante Medikationen erstrecken. Im Hinblick auf das vegetative Nervensystem sollte nach folgenden Medikationen gefragt werden:

- Mineralokortikoide (9-α-Fludrocortison)
- Sympathikomimetische Wirkstoffe (Ephedrin, Pseudo-Ephedrin, Clonidin)
- Unspezifische Pressorsubstanzen (Ergotamin-Derivate, Koffein)
- β-Blocker (Propanolol)
- Prostaglandinsynthese-Hemmer (Indometacin, Ibuprofen, Naproxen)
- Dopamin blockierende Wirkstoffe
- Vasopressin
- Erythropoetin

Spezielle Fragen

Beachten Sie, dass sich die folgenden Fragen mit Screening-Fragen für andere Systeme überschneiden (etwa für eine Insuffizienz der Arteria vertebralis). Eine einzelne Angabe ist keine ausreichende Grundlage zur Diagnose einer vegetativen Dysfunktion. Die gesamte Liste der Fragen jedoch bietet einen ausgewogenen Überblick über alle eventuell relevanten Faktoren. Folgende Punkte schlagen wir als Schlüsselfragen beim Screening eines Patienten auf eine vegetative Komponente seiner Beschwerden vor:

- Orthostatische Hypotonie
- Benommenheit, Übelkeit, Schwindelgefühl, Schluckstörungen, Dysarthrie
- Verwirrtheit
- Sehstörungen, d. h. Schwierigkeiten, sich an Licht zu gewöhnen oder die Brennweite verschieden auf nahe und ferne Objekte einzustellen
- Präsynkope oder Synkope
- Angina pectoris nach Nahrungsaufnahme
- Herzklopfen
- Zittern
- Erröten
- Nächtliches Wasserlassen
- Veränderungen bei Blase und Darm (Patienten berichten etwa trotz gegenteiliger Fakten von dem Gefühl eines vollen Darms oder einer vollen Blase)
- Anorexie
- Diarrhoe
- Stuhldrang und Inkontinenz

7.1.3 Körperliche Untersuchung von Patienten mit vegetativer Dysfunktion

Ganz unabhängig von den krankhaften Veränderungen kann durch die geschickte Durchführung einer körperlichen Untersuchung die Phase vor der Untersuchung und die Untersuchung selbst für den Patienten so stressfrei wie möglich gestaltet werden. Eine einfache Erklärung, was Sie zu tun beabsichtigen und warum, kann die Angst des Patienten vor der körperlichen Untersuchung mildern. Besonders wichtig ist dies bei Patienten mit schmerzbestimmten Zuständen, bei denen Angst die Untersuchungsergebnisse und deren Auswertung stark beeinflussen kann.

Tabelle 7.**1** listet einige der Systeme auf, die zu überprüfen sind, wenn entschieden werden soll, ob das vegetative Nervensystem eines Patienten zum Krankheitsbild beiträgt. Zwar sind manche Tests eher medizinisch orientiert, aber der Physiotherapeut ist für den Patienten oft die erste Anlaufstelle. In diesem Fall oder in Fällen, bei denen Verdacht auf eine vegetative Komponente besteht und dies bisher nicht untersucht wurde, können manche dieser physischen Tests Klarheit schaffen. Spezifische physiotherapeutisch orientierte Untersuchungsmethoden werden in den Abschnitten 7.3.3 und 7.3.4 behandelt.

Tabelle 7.1 Screening verschiedener Systeme hinsichtlich vegetativer Dysfunktion (nach Robertson 1996)

Haut
Trockenheit
Verminderte Faltung der Haut an Händen und Füßen
Fehlende pilomotorische Reaktion

Augen
Beeinträchtigte motorische Funktion der Pupillen
Trockenheit der Augen (Rötung, Jucken)
Oberlidsenkung

Kardiovaskulär
Niedriger Blutdruck im Stehen
Beschleunigter/verlangsamter Puls
Unveränderter Puls im Stehen
Erhöhter Blutdruck in Rückenlage
Verlust der respiratorischen Arrhythmie

Gastrointestinal
Verringerte Speichelproduktion
Völlegefühl im Magen
Verringerte Zeit des Durchgangs von Nahrung durch den Verdauungstrakt
Beeinträchtigter analer Tonus

Urogenital
Beeinträchtigte morgendliche Erektion
Zurückgehende Ejakulation
Harndrang
Schließmuskelschwäche
Schlaffe Blase

Andere
Anomale Temperaturregulation
Verlangsamter Metabolismus

Nicht vegetative Zeichen bei Multisystem-Atrophie
Extrapyramidale Zeichen (Rigor stärker als Tremor)
Zerebelläre Zeichen
Gestörte Augenfunktionen
Undeutliche Sprache
Kehlkopflähmung
Allgemeiner Muskelschwund

7.1.4 Beispiel zum Clinical Reasoning

Dieser Abschnitt beschreibt den Clinical-Reasoning-Prozess bei einer 52-jährigen Patientin, bei der vermutlich eine vegetative Dysfunktion zum Krankheitsbild beiträgt. Die medizinische Diagnose lautete beidseitiger *Tennis-Ellbogen, Epicondylitis humeri lateralis* (Abb. 7.**2**).

Die Patientin nennt als ihre Hauptbeschwerden:

– Beidseitig schmerzende Ellbogen (rechts stärker als links) mit in die Unterarme ausstrahlendem Schmerz, wie das Körperdiagramm zeigt
– Diffuse Schmerzen in den Oberarmen (rechts mehr als links), einhergehend mit einer Steifheit (Patientensprache) der Schulterbewegungen
– Veränderliche Schwellung auf dem Rücken der Handgelenke und ein Gefühl geschwollener Hände (rechts gleich stark wie links), obgleich es keine sichtbaren Zeichen einer Schwellung gäbe
– Gelegentlich unbestimmte „dicke" Kopfschmerzen (rechts gleich stark wie links)
– Gelegentlich Schmerz und Steifheit in der Mitte des Brustkorbs, die die Patientin als für sich normal ansieht

Beachten Sie, dass keine erkennbaren Veränderungen von Temperatur, Farbe oder Schweißsekretion der oberen Gliedmaßen vorliegen.

Überlegungen des Clinical Reasoning

Möglicherweise passt die Diagnose Epicondylitis humeri lateralis nicht genau zum klinischen Erscheinungsbild. Vielleicht werden die Dysfunktionen und Schmerzmechanismen, die ihm zugrunde liegen, besser durch eine andere Arbeitshypothese dargestellt. Manche Merkmale des Erscheinungsbilds lassen sowohl peripher nozizeptive (von Gelenken, Muskeln, Faszien und Bändern ausgehende) als auch peripher neurogene (von peripheren Nerven ausgehende) Schmerzmechanismen vermuten. Es gibt auch Grund, eine vegetative Beteiligung an den Symptomen anzunehmen (Schwellung der Handgelenke und Gefühl geschwollener Hände, Kopfschmerz).

Die im Körperdiagramm notierten Merkmale passen zu bestimmten Syndromen: zum T4-Syndrom, zum Schulter-Arm-Syndrom oder zum Engpass-Syndrom (Thoracic-outlet-Syndrom). Um das gesamte klinische Bild zu berücksichtigen, muss die Diagnose Tennisellbogen erweitert oder verändert werden. Eine Behandlung, die sich ausschließlich auf die Ellbogen bezieht, wird wahrscheinlich nicht zu einem optimalen Ergebnis führen. Es folgt eine Zusammenstellung der subjektiven Angaben der Patientin, wobei alle Überlegungen des Clinical Reasoning – in kursiver Schreibweise – direkt in den Text eingefügt werden.

Verlauf in jüngster Zeit

Die Patientin berichtet, vor 6 Monaten sei als erstes Symptom ein Schmerz seitlich am rechten Ellbogen aufgetreten, nachdem sie bei der Arbeit eine Kreditkartenmaschine bedient hatte (*dies spricht für eine peripher nozizeptive/neurogene Ursache*). Die Symptome hätten sich allmählich in andere Teile des

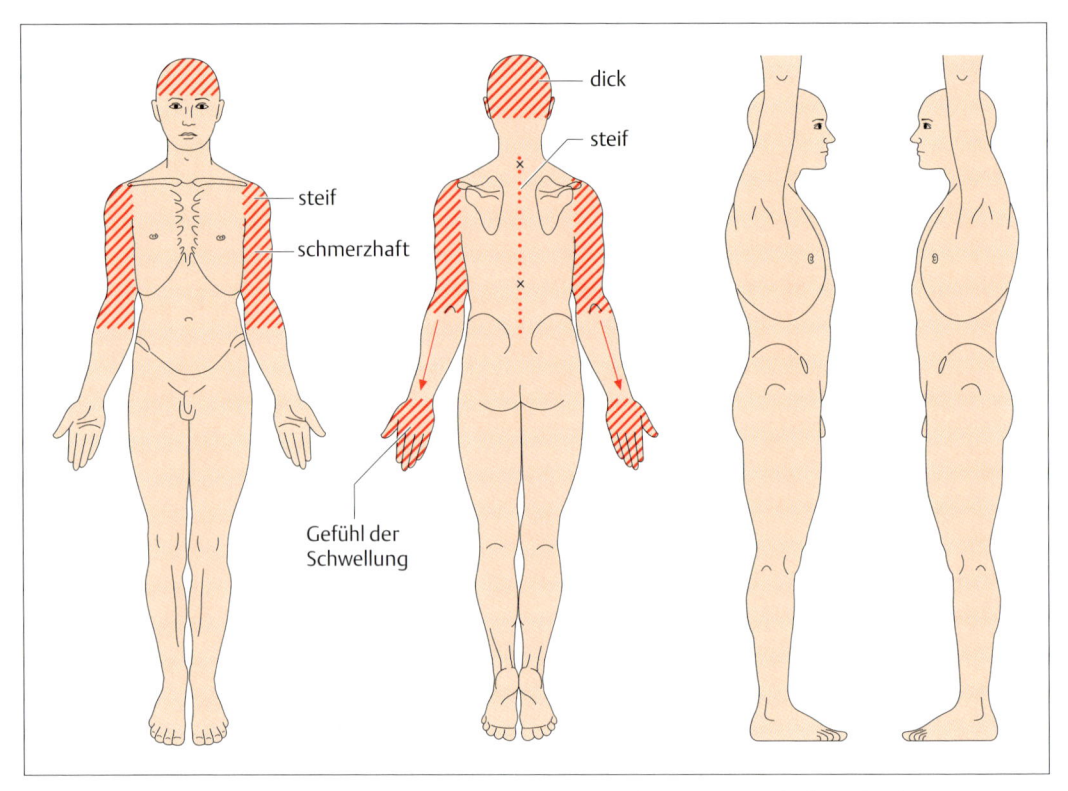

Abb. 7.2 Körperdiagramm eines Patienten mit Symptomen, die auf vegetative Dysfunktion hindeuten.

Arms und in den andern Arm ausgedehnt (*dies spricht für eine zentrale Sensibilisierung und die Möglichkeit mehrfacher Quetschung (Multiple-crush-Syndrom; siehe Bd. 2, Kap. 8)*. Die thorakalen Symptome und das „dicke" Kopfweh seien schon immer, allerdings nur zeitweilig, ein gewisses Problem gewesen, bis sich dann die Symptome in den oberen Gliedmaßen verschlimmerten (*vielleicht haben schon vorherige Veränderungen zur Entwicklung einer weitergehenden Dysfunktion beigetragen. Kommen Aspekte der Muskelkontrolle in Frage?*). Seit dieser Zeit seien die Symptome in beiden Bereichen häufiger und schwerer aufgetreten (*Symptombereiche sind in Verhalten und Verlauf untereinander verbunden, die Behandlung des einen Bereichs sollte den anderen beeinflussen*).

Früherer Verlauf

Kein Anzeichen eines (physischen oder emotionalen) Traumas. Die Patientin hat 18 Jahre lang problemlos am selben Arbeitsplatz gearbeitet, bis die neuen Kreditkartenmaschinen eingeführt wurden. Dies bedeutete mehr Arbeit mit höherem Tempo.

Die Patientin ist mit ihrer Arbeit zufrieden und wird von ihrem Arbeitgeber gut unterstützt (*ihre kognitive Einstellung ist nur minimal negativ, und sie ist gefühlsmäßig optimistisch bezüglich einer Behandlung, was sich günstig auf die Prognose auswirkt*).

Symptomverhalten

Die Symptome sind nicht irritabel und werden vorwiegend mechanisch hervorgerufen, wenn es auch bei der Schwellung des Handgelenksrückens und der Hände und bei der Steifheit der oberen Extremität eine Latenzzeit gibt (*dies spricht für ein peripher verursachtes Problem, obwohl auch manches auf eine zentrale Sensibilisierung hindeuten könnte. Was bedeutet die Latenz der Schwellung?*). Die Patientin berichtet auch, dass Kälte – entweder niedrige Temperaturen oder Zugluft – den Schmerz im seitlichen Ellbogen hervorruft (*dies ist eines der Kennzeichen des komplexen regionalen Schmerzsyndroms vom Typ I. Wirkt hier ein Mechanismus des sympathischen Nervensystems?*). Wenn die Symptome in den oberen Extremitäten auftreten, so löst dies den Schmerz im Brustkorb, die Steifheit und das „dicke"

Kopfweh aus (*Symptombereiche sind in Verhalten und Verlauf miteinander verbunden, die Behandlung des einen Bereichs sollte den anderen beeinflussen*).

Fragen zu Vorsichtsmaßnahmen

Hier konnte nichts Signifikantes festgestellt werden, da alle Screening-Fragen zum vegetativen Nervensystem negativ waren.

Faktoren, die eine Rolle spielen können

Es muss in diesem Zusammenhang auf ergonomische Faktoren und Haltungsfaktoren (dynamische Kontrolle, Muskelgleichgewicht) eingegangen werden.

Befunde der körperlichen Untersuchung

- Einschränkung (Schmerz und Steifheit) bei aktiven und passiven physiologischen und akzessorischen Bewegungen der Ellbogen und der Schultern, rechts stärker als links (*aber weniger deutlich, als für einen vorwiegend nozizeptiven Mechanismus angenommen wurde. Gibt es Veränderungen bei der zentralen Verarbeitung?*)
- Palpationsbefunde in der Thorakalregion zentral und bilateral passen zu den genannten thorakalen Symptomen, auch wenn zervikale Symptome nicht so massiv sind wie erwartet (*die zervikalen Symptome sind vielleicht sekundär im Verhältnis zu den thorakalen Zeichen*)
- Muskuläres Ungleichgewicht – gespannte obere zervikale Extensoren, M. trapezius und Mm. scalenii beidseits hyperton, mittlerer M. trapezius und Mm. rhomboidei schwach und verlängert (*Möglicherweise spielen Haltungsfaktoren eine signifikante Rolle.*)
- Statische Kontraktion der Extensoren des Unterarms (Mm. extensor carpi radialis longus et brevis) gegen Widerstand ist schmerzhaft, rechts mehr als links. Dehnung ebenfalls schmerzhaft, rechts mehr als links (*Dies deutet auf einen peripher nozizeptiven Mechanismus hin.*)
- Upper Limb Tension Tests (ULTT) 1 und 2 mit Radialisnervbetonung provozieren Schmerzen im lateralen Ellbogen und Unterarm, rechts stärker als links (*Dies spricht für einen peripher neurogenen Schmerzmechanismus.*)
- Palpation des lateralen Ellbogens (gemeinsamer Extensorensehnenansatz, N. interosseus posterior, Radiusköpfchen) ergibt beidseitige Empfindlichkeit, rechts stärker als links (*Möglicherweise liegt eine primäre und sekundäre Hyperalgesie vor.*

Dies lässt auf sowohl periphere als auch zentrale Sensibilisierung des Nervensystems schließen).
- 1. Rippe ausreichend beweglich, leichter Schmerz nur auf der rechten Seite (*Damit wird die Hypothese eines Engpass-Syndroms oder einer Beteiligung der ersten Rippe am Krankheitsbild unwahrscheinlicher.*)
- Keine neurologischen Zeichen (*ein wertvolles Kriterium, um bestimmte Hypothesen auszuschließen*)
- Keine vaskulären Zeichen (*Damit wird die Hypothese eines Engpass-Syndroms noch unwahrscheinlicher.*)
- Zu den Haltungsfaktoren gehören eine nach vorn verlagerte Kopfhaltung, ein deutlicher Witwenbuckel und eine stärkere Kyphose der Brustwirbelsäule (*Diese Befunde passen zur Krankengeschichte und zum jetzigem Erscheinungsbild, sie verlangsamen eventuell die Heilung und verschlechtern die Prognose.*)

Zusammenfassung der Überlegungen des Clinical Reasoning

Die körperlichen Befunde stärken die Hypothese, dass das vegetative Nervensystem zu den Symptomen beiträgt. Die thorakalen Haltungsfaktoren könnten sich durchaus auf die thorakale Verzweigung des Sympathikus in die oberen Extremitäten und den Kopf auswirken (Butler und Slater 1994). Funktioniert das parasympathische Nervensystem in funktioneller Weise oder verzögert/verlangsamt es die Geschwindigkeit einer Gewebsheilung?

Es gibt einen peripheren nozizeptiven Reiz von den lateralen Ellbogenstrukturen und von den thorakalen Strukturen her. Der N. radialis ist sensibilisiert (peripher neurogener Schmerz), und manche Befunde sprechen für Veränderungen der zentralen Verarbeitung (Bilateralität, weiträumige Verteilung der betroffenen Gewebe, was auf eine sekundäre Hyperalgesie schließen lässt, mögliche Latenz der Schwellung). Viele Strukturen sind betroffen und tragen zum klinischen Bild bei. Ergonomische Faktoren müssen so bald wie möglich angesprochen werden, da die Patientin immer noch arbeitet. Zu den Strategien, wie die Patientin selbst mit ihren Beschwerden umgehen kann, sollten dynamische Muskelkontrolle und thorakale Mobilisation gehören. Die Behandlung darf sich nicht allein auf die Ellbogen richten, sondern muss alle Strukturen mit einbeziehen (Gelenke, Weichteile und Nervengewebe), und zwar sowohl auf peripherer als auch auf spinaler Ebene. Diese Strukturen übertragen vielleicht Schmerz (somatische Übertragung) oder sind an der Dysfunktion beteiligt (Muskelungleichgewicht). Der Patientin muss in angemessener Weise erklärt werden, was nach Meinung des Physiotherapeuten passieren wird und wie sie den Ausgang positiv beeinflussen kann. Genauere Einzelheiten zur Behandlung finden sich in 7.4.

> **Zusammenfassung: Clinical Reasoning**
>
> Mit Clinical Reasoning, einem Eckstein klinischer Praxis, haben Physiotherapeuten ein Instrument, um die relative Beteiligung eines beliebigen Systems – in diesem Fall des vegetativen Nervensystems – an verschiedenen neuromuskuloskelettalen Störungen zu ermessen. Dieses Instrument erlaubt ihnen, eine Arbeitshypothese aufzustellen, welche dann durch die Interpretation subjektiver Angaben und Befunde der körperlichen Untersuchung sowie der Reaktionen auf die Behandlung untermauert oder widerlegt wird.

7.2 Medizinische Screening-Tests der vegetativen Funktionen

Zur Einschätzung der vegetativen Funktionen wurden eine ganze Reihe von medizinischen Screening-Tests entwickelt. Tabelle 7.2 gibt einen Überblick (nach Sandroni 1998).

7.2.1 Quantitativer sudomotorischer Axonreflex-Test

Der *quantitative sudomotorische Axonreflex-Test* (QSART) testet die Integrität des Axonreflexbogens und der Schweißdrüsen in der Dermis (Sandroni 1998). Postganglionäre sudomotorische Fasern in der Haut werden durch Iontophorese von Acetylcholin stimuliert. Der so entstehende Impuls läuft gegenläufig zur ersten Verzweigung, kehrt dann in normaler Richtung zur Haut zurück und aktiviert dort die Schweißdrüsen.

Zu den mit diesem Test identifizierten anomalen Reaktionen zählen:

– Zu geringe/keine Schweißsekretion, typisch für Neuropathien der kurzen Fasern
– Persistierende Schweißsekretion
– Sekretion hält auch nach Unterbrechung der Stimulation an, was eine Überaktivität der Schweißdrüsen anzeigt
– Exzessive Schweißsekretion in Ruhe, in Übereinstimmung mit einer Überfunktion der Schweißdrüsen
– Verkürzte Latenz der Schweißproduktion infolge eines übertrieben starken somatosympathischen Reflexes

Treten diese anomalen Reaktionen bei einer schmerzhaften Neuropathie auf, so spricht dies für eine übermäßige Aktivität der sympathischen Fasern. Einen Überblick über das vollständige Laborprotokoll für den QSART gibt Sandroni (1998).

7.2.2 Schweißsekretion in Ruhe

Für den Test der *Schweißsekretion in Ruhe (RSO)* wird kein Stimulus benötigt. Die Schweißproduktion wird gleichzeitig beidseits an bestimmten normierten Stellen gemessen (medialer distaler Unterarm, Hypothenar, oberhalb des medialen Malleolus

Tabelle 7.2 Tests der vegetativen Funktionen (nach Sandroni 1998)

Test	Untersuchte Funktion
Screening der vegetativen Reflexe (Autonomic Reflex Screen, ARS)	
Kipptisch-Test	Adrenerge vasomotorische Funktion
Tiefes Atmen	Kardio-vagal
Valsalva-Versuch	Kardio-vagal und adrenerg vasomotorisch
QSART	Postganglionär cholinerg sudomotorisch
Screening zu CRPS	
Temperaturmessungen	Index für sympathischen vasomotorischen Tonus
RSO* (Schweißsekretion in Ruhe)	Sudomotorisch und teilweise vasomotorisch
QSART* (quantitativer sudomotorischer Axonreflex-Test)	Postganglionär sudomotorisch (stimuliert)
TST (Test der thermoregulatorischen Schweißsekretion)	Thermoregulatorische sudomotorische Bahnen

* wird gleichzeitig beidseits symmetrisch ausgeführt

und Fußrücken). Die Messung erfolgt wie beim QSART.

7.2.3 Thermoregulatorischer Schweißtest

Mit dem *Thermoregulatorischen Schweißtest (TST)* wird die gesamte thermoregulatorische sudomotorische Nervenbahn getestet. Er wird für geeignet gehalten, zwischen präganglionären und postganglionären Störungen zu unterscheiden. Er misst den Anstieg der Schweißproduktion im Verhältnis zum Temperaturanstieg. Ein Temperaturanstieg wird im Hypothalamus erfasst, der dann die sudomotorischen sympathischen Nervenbahnen aktiviert. Die Haut des Patienten wird mit einem Puder (Alizarin) bestäubt, dessen Farbe sich, wenn es feucht wird, von orange zu purpur ändert. Dann wird der Patient in eine Kammer mit kontrollierter Feuchtigkeit und Temperatur eingeschlossen. Mit Infrarot-Heizelementen wird seine Kerntemperatur um 1 °C über die Grundlinie erhöht, und er wird fotografiert. Dann werden die Körperbereiche, in denen er schwitzt, abgebildet und als prozentualer Anteil an der Körperoberfläche ausgedrückt.

Sandroni (1998) listet folgende verschiedenen Muster anomaler Schweißproduktion auf:

Hypohidrose/Anhidrose

- *Distal*: (Beine, Zehen, Finger und in fortgeschrittenen Fällen unterer Teil des Unterleibs und Stirn) findet sich bei peripheren Neuropathien
- *Fokal*: gekennzeichnet durch ein Muster, das Dermatomen oder der Verteilung peripherer Nerven folgt
- *Segmental*: folgt der Verteilung sympathischer Nerven und bedeckt eine größere Fläche als ein fokales Muster
- *Regional*: weit verbreitete Anhidrose, aber bei weniger als 80 % des Körpers, mit Hypohidrose in den angrenzenden Körperbereichen
- *Global*: Anhidrose bei mehr als 80 % des Körpers, tritt beispielsweise bei Multisystem-Atrophie oder progressiver vegetativer Störung auf

Hyperhidrose

- Idiopathisch
- Kompensatorisch (im Zusammenhang mit vegetativer Hyperreflexie)

7.2.4 Vasomotorische Funktion

Kardio-vagale, kardio-sympathische und adrenerge vasomotorische Funktionen werden mit einer Kombination von Valsalva-Versuch, Kipptisch-Untersuchung und tiefem Atmen eingeschätzt. Bei Patienten mit komplexen regionalen Schmerzsyndromen werden diese Tests regelmäßig eingesetzt, da Asymmetrien abgeprüft werden. Die Tests eignen sich aber nicht für die Diagnose eines bilateralen Phänomens.

Eine Analyse der Ergebnisse dieser Tests gibt Auskunft über die Integrität der Reflexbahnen zwischen dem afferenten Regelkreis (aus Lungen, Herzkammern, Aorta und Arteria carotis), der ventrolateralen Medulla und dem efferenten Regelkreis (Veränderungen von Pulsschlag und Blutdruck).

Bei der *Laser-Doppler-Fluxmetrie*, die zur Untersuchung der vasomotorischen Funktion verwendet wird, ist leider eine hohe Sensitivität mit einer Tendenz zu Artefakten gekoppelt, so dass diese Art der Untersuchung häufig kritisiert wird. Es werden auch *Infrarot-Temperaturmessung* und *Telethermometrie* eingesetzt, aber deren Sensitivität und Spezifität werden nicht als zufrieden stellend erachtet (Sandroni 1998).

7.2.5 Testen der vegetativen Funktionen bei Schmerzpatienten

Die Mayo-Klinik benutzt für ein Screening der vegetativen Funktionen eine Testbatterie, zu der Kipptisch, tiefes Atmen und Valsalva-Manöver, kombiniert mit QSART gehören. Bei Patienten mit CRPS sind Temperaturmessungen, RSO und QSART indiziert, und auch der TST kann dazugehören. Für Patienten mit CRPS vom Typ I (siehe 7.3.1 und 7.3.3) wurden hohe Korrelationen zwischen den Ergebnissen dieser Tests und klinischen Befunden festgestellt. In einer prospektiven Studie haben Low et al. (1996) gezeigt, dass sich aus den verschiedenen Mustern anomaler QSART-Testergebnisse eine Voraussage über die Wirkung von Sympathikusblockaden bei Patienten mit CRPS vom Typ I ableiten lässt. Bei Patienten mit chronischen Schmerzen ließen sich keine spezifischen Muster vegetativer Dysfunktionen nachweisen.

Tabelle 7.**3** fasst die Indikationen für eine Untersuchung der vegetativen Funktionen bei Patienten mit einer Reihe verschiedener Schmerzsyndrome zusammen (nach Sandroni 1998).

Tabelle 7.3 Indikationen für eine Untersuchung der vegetativen Funktionen bei Patienten mit unterschiedlichen Schmerzsyndromen

Schmerzsyndrom	Befunde
Fibromyalgie	Lässt sich eine geringfügige Neuropathie oder eine verringerte orthostatische Toleranz feststellen?
Chronisches Müdigkeitssyndrom (chronic fatigue syndrome CFS)	Verringerte orthostatische Toleranz (z. B. lageabhängige Tachykardie)
Schmerzhafte Neuropathien	Inwieweit kommt es zu einem Kompromiss zwischen den Funktionen der kleinen Fasern und einer längenabhängigen Neuropathie?
CRPS	CRPS-Screening, um Asymmetrien oder Anomalitäten der Sympathikusfunktion aufzudecken

7.3 Sympathisches Nervensystem und Schmerz

Es ist wohl bekannt, dass zwischen Schmerz und sympathischem Nervensystem Zusammenhänge bestehen. Im Überblick werden solche Zusammenhänge in Bd. 2, Abb. 8.8, S. 405, dargestellt. Eines der meistverbreiteten Krankheitsbilder, denen Physiotherapeuten begegnen, die auf dem Gebiet der Orthopädie, der Pädiatrie oder der Neurologie arbeiten, ist das komplexe regionale Schmerzsyndrom.

7.3.1 Definition und Diagnose der komplexen regionalen Schmerzsyndrome

Heute wird nicht mehr von sympathischer Reflexdystrophie und Kausalgie, sondern stattdessen vom komplexen regionalen Schmerzsyndrom (complex regional pain syndrome, CRPS) vom Typ I und Typ II gesprochen. Zu Recht wird in diesen Begriffen das sympathische Nervensystem nicht mehr erwähnt und damit die mechanistische Implikation der früheren Terminologie beseitigt. Die neueren Begriffe sind rein deskriptiv und stellen das klinische Erscheinungsbild der betreffenden Syndrome dar (Janig 1996). Eine derartige Klassifikation erlaubt Modifikationen, wenn aus dem klinischen Bereich oder der Grundlagenforschung neue Erkenntnisse hinzukommen.

Tabelle 7.4 gibt einen Überblick über die diagnostischen Kriterien im Zusammenhang mit CRPS Typ I und II. Die externe Validität dieser von der International Association for the Study of Pain (IASP) formulierten Kriterien, also deren Eignung zur Unterscheidung zwischen CRPS und anderen neuropathischen Schmerzzuständen (etwa Post-Herpes-Neuralgie oder diabetische Neuropathie), wurde allerdings in Frage gestellt.

Tabelle 7.4 Diagnostische Kriterien für komplexe regionale Schmerzsyndrome vom Typ I und II (aus Stanton-Hicks et al. 1995)

CRPS I (früher sympathische Reflexdystrophie)	CRPS II (früher Kausalgie)
Das Syndrom vom Typ I entwickelt sich nach einem schädigenden Ausgangsereignis	Das Syndrom vom Typ II entwickelt sich nach einer Nervenläsion.
Es treten spontaner Schmerz bzw. Allodynie/Hyperalgesie auf, die nicht auf den Bereich eines einzelnen peripheren Nerven beschränkt und die, gemessen an dem auslösenden Ereignis, unverhältnismäßig sind	
Im Schmerzbereich finden oder fanden sich seit dem auslösenden Ereignis Ödeme, anomale Hautdurchblutung oder anomale sudomotorische Aktivität	
Die Diagnose trifft nur dann zu, wenn das Ausmaß von Schmerz und Dysfunktion nicht auf andere Bedingungen zurückzuführen ist	

Eine neuere Untersuchung (Bruehl et al. 1999) ergab, dass anhand dieser Kriterien und Entscheidungsregeln (etwa der Zeichen oder Symptome von Ödemen, Veränderungen der Farbe oder Veränderungen der Schweißsekretion) signifikant zwischen verschiedenen Gruppen unterschieden werden konnte. Aber trotz hoher Sensitivität (0,98) lag die Spezifität sehr niedrig (0,36), und eine positive Diagnose von CRPS war nur mit einer Wahrscheinlichkeit von 44% richtig. Mit einer Entscheidungsregel, die erforderte, dass für mindestens zwei Kategorien von Zeichen und vier Kategorien von Symptomen positive Befunde vorliegen müssen, ließ sich die diagnostische Wirksamkeit optimieren. Die Wahrscheinlichkeit einer richtigen Diagnose von CRPS wuchs dann auf 84 %, und von CRPS verschiedene neuropathische Schmerzen wurden mit einer Wahrscheinlichkeit von 88% richtig diagnostiziert.

Daraufhin wurde eine Modifikation der Untersuchungskriterien vorgeschlagen. Bis allerdings genügend derartige Kriterien verfügbar sind, wird empfohlen, mit den vorhandenen diagnostischen Kriterien weiterzuarbeiten. Revidierte CRPS-Kriterien werden schließlich zu verbesserter klinischer Diagnose beitragen.

Definitionen

Die folgenden Definitionen sind aus Merskey und Bogduk (1994) entnommen.

Komplexes regionales Schmerzsyndrom vom Typ I

Das komplexe regionale Schmerzsyndrom vom Typ I ist ein Syndrom, das sich üblicherweise nach einer anfänglichen Schädigung entwickelt, nicht auf den Einzugsbereich eines einzelnen peripheren Nerven beschränkt ist und im Vergleich zum auslösenden Ereignis unverhältnismäßig ist. An einem bestimmten Punkt zeigen sich im Schmerzbereich Ödeme, Veränderungen der Hautdurchblutung, anomale sudomotorische Aktivität oder Allodynie (Schmerzauslösung durch einen Reiz, der normalerweise keinen Schmerz verursacht) bzw. Hyperalgesie (Schmerzüberempfindlichkeit).

Komplexes regionales Schmerzsyndrom vom Typ II

Beim komplexen regionalen Schmerzsyndrom vom Typ II kommt es zu brennendem Schmerz, Allodynie und Hyperpathie, üblicherweise in Hand oder Fuß, nach partieller Verletzung eines Nervs oder größeren Nervenastes.

Bei Stanton-Hicks et al. (1995) werden die diagnostischen Kriterien für die verschiedenen CRPS-Typen auf der Grundlage der folgenden Definition aufgelistet (Tab. 7.4). Der Begriff *CRPS* beschreibt verschiedene Schmerzzustände nach Verletzungen, die folgende Merkmale aufweisen: Sie treten in bestimmten Körperregionen auf, ergeben abnorme Befunde vorwiegend an distalen Orten, übersteigen sowohl in ihrer Größenordnung als auch ihrer Dauer den nach dem Ausgangsereignis zu erwartenden klinischen Verlauf, führen oft zu einer deutlichen Beeinträchtigung der motorischen Funktion und zeigen einen progressiven Verlauf.

Sympathisch aufrechterhaltener Schmerz

Der sympathisch aufrechterhaltene Schmerz, *sympathetically maintained pain, SMP*, wird nicht als separates klinisches Phänomen aufgefasst, sondern als Begriff für eine Art Schmerz, der bei verschiedenen Schmerzzuständen auftreten kann (Baron et al. 1996).

7.3.2 Pathophysiologie der komplexen regionalen Schmerzsyndrome

Noch immer ist die Pathophysiologie des CRPS unklar. Im Wechsel der Bezeichnungen von sympathischer Reflexdystrophie und Kausalgie zu komplexem regionalem Schmerzsyndrom spiegelt sich ein Paradigmenwechsel. Der Begriff impliziert nicht mehr, dass das sympathische Nervensystem *ursächlich* an der Hervorrufung von Schmerzen beteiligt ist.

Nach Traumen in den Extremitäten kann – wie die folgenden klinischen Beobachtungen nahe legen – das sympathische Nervensystem an der Hervorrufung von Schmerz und damit verbundener Veränderungen beteiligt sein (Janig 1996):

– Manchmal wird Schmerz durch eine Sympathikusblockade gelindert (beispielsweise Stellatumblockade, regionales Guanethidin).
– Schmerz kann durch Anwendung von α-Adrenozeptor-Agonisten auf die betroffene Extremität verschärft werden oder wieder aufflammen.
– Bei Menschen kann eine Injektion von Adrenalin in der Nähe chronischer Neurome der Nervenenden Schmerz hervorrufen oder verschärfen.
– Wird Guanethidin intravenös in die betroffene Extremität injiziert, so ruft dies anfangs Schmerz hervor, welcher vermutlich durch das von den postganglionären Neuronen freigesetzte Noradrenalin erzeugt wird (siehe Bd. 2, Kap. 8).

Diese Beobachtungen stützen die Hypothese, dass das efferente sympathische Nervensystem an der Hervorrufung von Schmerz *beteiligt* ist. Sie beweisen *nicht*, dass es *ursächlich* für die Schmerzen und die damit zusammenhängenden vasomotorischen, sudomotorischen und trophischen Veränderungen verantwortlich ist.

Auf welche Weise kann das efferente sympathische Nervensystem in der Peripherie mit primären afferenten Neuronen gekoppelt sein, so dass es die verschiedenen bei Patienten beobachteten Schmerzkomponenten hervorbringt?

Janig (1996) meint, eine Kopplung müsse so aussehen, dass die primären afferenten Neurone sensibilisiert oder erregt würden, woraufhin die afferente Aktivität in die nozizeptiven Bahnen im zentralen Nervensystem gelange, oder aber vom sympathischen Nervensystem abhängige Aktivität in den primären afferenten nozizeptiven Neuronen Veränderungen (Sensibilisierungen) zentraler Neurone erzeuge. Tabelle 7.**5** gibt einen zusammenfassenden Überblick über gegenwärtig diskutierte pathophysiologische Hypothesen. (Umfassender lässt sich dies bei Janig 1996 nachlesen.)

Schmerz und damit verbundene Veränderungen vasomotorischer, sudomotorischer und trophischer Funktionen besagen nicht notwendigerweise, dass das sympathische Nervensystem *ursächlich* an der Erzeugung von Schmerz beteiligt ist.

7.3.3 Klinische Diagnose der komplexen regionalen Schmerzsyndrome

Die in Tabelle 7.4 aufgelisteten diagnostischen Kriterien lassen sich als integraler Teil der in 7.1.2 vorgeschlagenen subjektiven Untersuchungsstrategien nutzen. Es lassen sich aus dieser Tabelle direkt spezifische Fragen zum Körperdiagramm, zu Krankheitsverlauf, Symptomverhalten und Behandlung ableiten. Heute werden bei medizinischen Diagnosen Sympathikusblockaden nicht mehr als nützliches differenzialdiagnostisches Instrument angesehen (Wilson et al. 1996). Auch der Wert der 3-Phasen-Knochenszintigraphie muss neu überdacht werden, denn eine neuere Untersu-

Tabelle 7.**5** Hypothesen zur Pathophysiologie der komplexen regionalen Schmerzsyndrome (nach Janig 1996)

Hypothese	Pathophysiologische Mechanismen
Sensibilisierung nozizeptiver Fasern (und möglicherweise weiterer Fasern von geringem Durchmesser) durch initiales Trauma	• Geschädigte primäre Afferenzen erzeugen fortgesetzte Aktivität, Schwelle gegenüber mechanischer, chemischer und thermischer Stimulation ist herabgesetzt • Erzeugung ektopischer (ursprungsferner) Impulse seitens geschädigter primärer Afferenzen • Veränderte Verarbeitung nozizeptiver und nicht-nozizeptiver Informationen auf der Ebene des Rückenmarks • Veränderung der absteigenden Schmerzkontrolle von supraspinalen Systemen aus • Sind nozizeptive Afferenzen im tiefen Soma spontan aktiv? • Aktiviert ein mit geringer Frequenz ständig stattfindender Input sensibilisierte Neuronen im Hinterhorn?
Kopplung zwischen sympathischen postganglionären und afferenten Neuronen	• Noradrenerge postganglionäre Neurone werden gekoppelt mit primären afferenten (nozizeptiven und nicht-nozizeptiven) Neuronen, was zu einem anomalen afferenten Impulsfluss führt • Eine Kopplung kann über gesteigerte Regulation α-adrenerger Rezeptoren in primär afferenten Neuronen stattfinden, durch außergewöhnliches Auftreten des Adrenozeptors mRNA (Messenger-RNA), oder sie verläuft via Hinterhornganglion zu afferenten Neuronen, oder indirekt über das mikrovaskuläre Bett bzw. nicht-neurale Zellen nahe bei afferenten Rezeptoren, oder sie entsteht über eine postganglionäre noradrenerge Sensibilisierung primärer afferenter Neuronen infolge einer Entzündung. • Ephaptische Kopplung (Überspringen eines Aktionspotenzials von einem auf das andere – pathologisch veränderte – Axon) zwischen sympathischen und afferenten Fasern
Aktivität bei sympathischen Neuronen	• Veränderte sympathische Entladungsmuster als Reaktion auf eine Sensibilisierung primärer Afferenzen und Hinterhorn-Neuronen
Sympathische Effektororgane	• Nach Nervenläsionen eine mögliche Hyperreaktivität der Blutgefäße auf zirkulierende Katecholamine oder eine veränderte Regulierung der Blutgefäße (eine veränderte prä-/postkapilläre Steuerung durch afferente Neurone)
Somatomotorisches System	• Sensibilisierung spinaler Neuronen kann zu einem veränderten Entladungsmuster bei α- und γ-Motoneuronen führen, was zu einer Verringerung des aktiven Bewegungsausmaßes, der Muskelkraft und des physiologischen Tremors führt

chung zeigt, dass das Testergebnis bei diesem Verfahren nur für 53 % der CRPS-Patienten positiv war (Allen et al. 1999).

Prädiktoren, die voraussagen, ob es nach einem Trauma zu CRPS kommt, muss die klinische Forschung erst noch entwickeln, ebenso wie Kriterien, mit denen sich zwischen Patienten mit einer posttraumatischen Reaktion, die innerhalb eines erwarteten zeitlichen Rahmens für die Gewebeheilung verschwindet, und solchen, die unter CRPS leiden, unterscheiden lässt. Eine solche Differenzierung kann zu einem frühen Zeitpunkt schwierig sein, und da die Spezifität klinischer Untersuchungen unter Umständen sehr schwach ist (Field u. Atkin 1997, Bruehl et al. 1999), sind verbesserte diagnostische Kriterien wesentlich.

Beachten Sie, dass sowohl Kinder als auch sehr alte Menschen CRPS vom Typ I und II entwickeln können. Frauen entwickeln diese Syndrome eher als Männer.

Klinik: Clinical Reasoning und CRPS

Für Physiotherapeuten, die sich bei ihrer Diagnose im Unterschied zu spezialisierten Medizinern weniger auf Hochtechnologie verlassen können, ist der Prozess des Clinical Reasoning wesentlich, um bei bestimmten Patientengruppen (z. B. Patienten mit Radiusfraktur, Patienten nach Infarkt oder Patienten mit Angina) zu erkennen, ob sie potenziell CRPS entwickeln werden. In manchen Fällen wird sich daraus für den Therapeuten die Notwendigkeit ergeben, den Befund eines qualifizierten Mediziners einzuholen.

Strategien zur körperlichen Untersuchung

Noch ist nicht festgelegt, welche Tests ausschlaggebend für eine genaue Diagnose von CRPS sind. Im Folgenden werden einige der empfohlenen Tests aufgelistet, die Physiotherapeuten helfen, die klinische Diagnose CRPS zu untermauern.

Sensorische Tests

Evaluierung beeinträchtigter taktiler Sinneswahrnehmung durch leichte Berührung und Pieken mit einer Nadel. Dies sollte nicht nur an der betroffenen und nicht betroffenen Extremität, sondern auf der gesamten Körperoberfläche durchgeführt werden, denn es wurde nachgewiesen, dass in 33 % der Fälle eine hemisensorische Beeinträchtigung vorliegt (Rommel et al. 1999).

Dieselbe Untersuchung belegt ein häufigeres Auftreten sensorischer Anomalien bei Patienten mit linksseitiger CRPS (77 %) als bei Patienten mit rechtsseitiger CRPS (18 %). Auch mechanische Allodynie und mechanische Hyperalgesie wurden bei einem höheren Prozentsatz von Patienten mit hemisensorischem Defizit oder einer Beeinträchtigung im oberen Quadranten beobachtet (bei 92 %) als bei Patienten, bei denen ein sensorisches Defizit isoliert am betroffenen Glied auftrat (17 %). Beachten Sie, dass sensorische Anomalien als Hypoästhesien, als Hyperästhesien oder als Dysästhesien auftreten können.

Es kann auch ein Temperaturtest mit einem Metall-/Plastik-Gerät durchgeführt werden. Normalerweise wird die Metallseite kälter als die Plastikseite wahrgenommen, auch wenn kein nennenswerter Temperaturunterschied vorliegt. Weitere Tests der Toleranz/Wahrnehmung von Heiß (38 °C) und Kalt (22 °C) lassen sich mithilfe der standardisierten Reagenzgläser durchführen.

Desweiteren kann die Stereognose getestet werden. Dabei handelt es sich um die Einschätzung der Fähigkeit zur Identifizierung vertrauter Objekte, etwa Schlüssel oder Münzen. Ebenso kann die Zwei-Punkt-Unterscheidung und die Graphästhesie untersucht werden. Bei letzterer handelt es sich um das Erkennen verschiedener Zahlen, die bilateral auf Handrücken, Arme, Rumpf und Fußrücken geschrieben werden.

Der Vibrationssinn bei 256 Vibrationen pro Sekunde (an den Knöcheln beider Hände und Füße) wird mit einer Vibrationsgabel, die an der Spitze des Akromions angesetzt wird, beurteilt werden. Die Messung wird in Form des Verhältnisses n/8 notiert. 0/8 bedeutet, dass keine Vibration wahrgenommen wird, und 8/8, dass die Vibration bis zur letzten Schwingung wahrgenommen wird (Rommel et al. 1999).

Somatomotorische Tests

– Es lassen sich Messungen des aktiven Bewegungsausmaßes und der Muskelkraft (nach dem Muskel-Einstufungssystem von Kendall u. Kendall) oder, in geeigneten Situationen, Messungen mithilfe eines in der Hand gehaltenen Manometers vornehmen
– Beachten eventueller Kontrakturen
– Anzeichen von Ruhetremor oder physiologischem Tremor
– Anzeichen dystonischer Haltungen

- Routine-Reflextests dienen nicht unbedingt zur Differenzialdiagnose, aber bei manchen Patienten zeigen sie doch Unterschiede auf. Es wurde nachgewiesen, dass motorische Beeinträchtigungen bei Patienten mit generalisierten sensorischen Veränderungen häufiger vorkommen als bei Patienten mit räumlich beschränkten sensorischen Veränderungen (Rommel 1999)
- Es ist zu beachten, dass sich motorische Veränderungen proximal ausdehnen und die ipsilaterale Körperhälfte betreffen können

■ Untersuchung des Zielgewebes

Achten Sie darauf, ob es trophische Veränderungen von Haut, Haaren und Nägeln gibt, auch wenn bei einer vorhergehenden Untersuchung keine derartigen Veränderungen feststellbar waren. Wichtig ist auch, ob es irgendwelche Anzeichen einer andauernden neurogenen Entzündung gibt.

■ Palpation

Eine Routine-Palpation kann Temperaturunterschiede und eine Empfindlichkeit des Gewebes aufdecken (mechanische Allodynie und mechanische Hyperalgesie). Die Palpation sollte sich dabei nicht auf die symptomatische Region beschränken, sondern auch die diesem Bereich entsprechenden spinalen Zonen mit einbeziehen. Dadurch können mögliche Veränderungen der somatotopischen Organisation auf der Ebene des Rückenmarks als Reaktion auf die Verletzung identifiziert werden. Die Reaktionen können auch nach einem Muster auftreten, das eine Reorganisation auf supraspinaler Ebene nahe legt. In diesem Fall können Reaktionen in Bereichen erwartet werden, die vom Gebiet der Verletzung anatomisch getrennt sind; beispielsweise kann ein Streicheln des Gesichtes Schmerzen im Arm hervorrufen (Schultz u. Meltzack 1999).

■ Neurodynamische Tests

Die Spannungstests ULTT (Upper Limb Tension Test), SLR (Straight Leg Raising), Slump-Test und Slump-Test mit einseitiger Beanspruchung des sympathischen Grenzstrangs (Abb. 7.3) können ebenfalls nützliche Indikatoren für eine Sensibilisierung des peripheren und zentralen Nervensystems sein. Zwar ist ihre Spezifität und Sensitivität noch unbestimmt, aber im klinischen Zusammen-

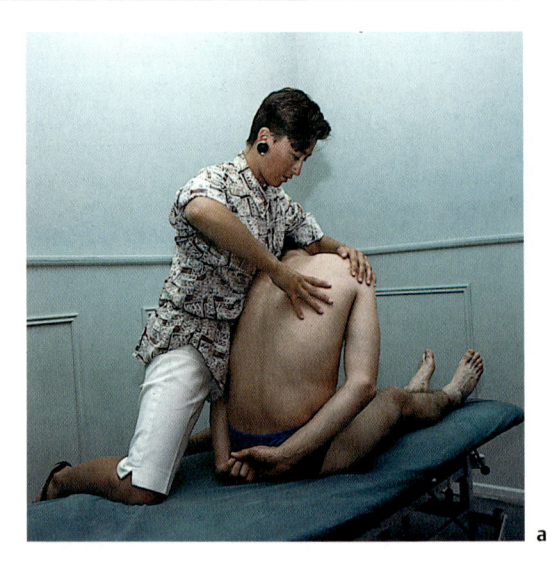

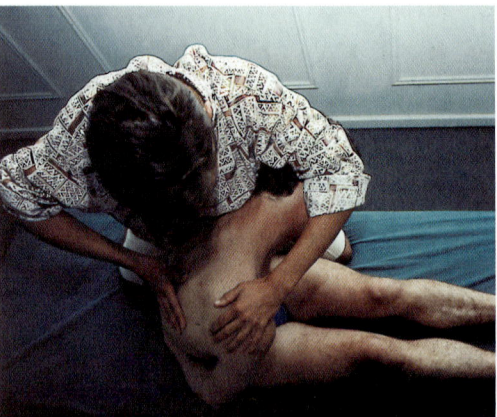

Abb. 7.3 Der Slump-Test mit einseitiger Beanspruchung des sympathischen Grenzstrangs (Butler u. Slater 1994).

hang können sie zur Bildung einer Arbeitshypothese als Teil des klinischen Bildes doch nützlich sein. Alle Befunde physischer Tests müssen im Kontext des veränderten Paradigmas bezüglich CRPS interpretiert werden. Ein Slump-Test mit einseitiger Beanspruchung des sympathischen Grenzstrangs, der Schmerzen in der Hand reproduziert, kann eine Empfindlichkeit des peripheren sympathischen Nervensystems als Reaktion auf ein sensibilisiertes Hinterhorn oder sensibilisierte Zielgewebe anzeigen (Abb. 7.3). Er impliziert nicht den Grenzstrang als *Ursache* des Schmerzes.

Bei Patienten mit kostovertebraler Osteoarthritis lässt sich die Auswirkung einer Distorsion des Grenzstrangs auf axonale Transportmechanismen und die damit zusammenhängende Empfindlichkeit von Zielgeweben als ein zum Krankheitsbild beitragender Faktor ansehen (Bd. 2, 8.2.1, S. 392 ff). Die physiologischen Wirkungen eines Slump-Tests mit einseitiger Beanspruchung des sympathischen Grenzstrangs auf das periphere sympathische Nervensystem wurden bei einer Testpopulation von symptomfreien Personen und solchen mit Beschwerden untersucht (Slater et al. 1994; Slater u. Wright 1995). Diese Untersuchungen werden an späterer Stelle diskutiert.

Palpation der Nerven kann ebenfalls nützlich sein, um die Sensibilität peripherer Nerven bei Patienten mit einer peripheren Neuropathie (etwa bei Diabetes) zu prüfen. Es ist möglich, Veränderungen peripherer Nerven zu palpieren, also Verdickungen, Schwellungen, Neurome, Neurofibrome oder auch bloß eine veränderte Empfindlichkeit gegen Berührungen. Eine detailliertere Darstellung der Techniken zur Palpation peripherer Nerven und der Auswertung ihrer Befunde findet der Leser bei Butler (1991).

> **Klinik: Körperliche Untersuchung bei CRPS**
>
> Bei Patienten mit vermuteter CRPS sollte eine körperliche Untersuchung darauf zielen, sowohl Faktoren aufzudecken, die diese Diagnose stützen, als auch solche, die ihr widersprechen. Ein solchermaßen ausgewogenes Vorgehen sollte das Risiko einer Fehldiagnose so gering wie möglich halten und Klinikern beim ersten Screening in einer frühen Phase nach der Verletzung helfen, die korrekte Diagnose nicht zu verfehlen.

7.3.4 Physiotherapeutische Behandlung der komplexen regionalen Schmerzsyndrome

Als beste Methode zur Behandlung von CRPS gilt heute ein multidisziplinäres Verfahren, bei dem die Sympathikusblockade eine möglichst geringe Rolle spielt (Stanton u. Hicks 1998). In Abb. 7.4 wird die heute von der IASP (International Association for the Study of Pain) vertretene Vorgehensweise bei CRPS dargestellt. Beachten Sie, welche zentrale Rolle dabei die Physiotherapie hat.

Manches spricht unmittelbar für diese von der IASP definierte Vorgehensweise zur Behandlung von CRPS-Patienten. Das Umfeld einer kombinierten Schmerzkontrolle, Psychotherapie und Physiotherapie sollte für die (physische und psychische) Rehabilitation des Patienten optimal sein. Es sei aber noch einmal betont, dass wir bisher noch keine klar umrissene Liste klinischer Prädiktoren/Indikatoren zur Diagnose von CRPS haben. Eine Behandlung ist daher immer von den Fortschritten der Wissenschaft und den klinischen Erkenntnissen abhängig. Es sei auch darauf hingewiesen, dass Patienten ein klinisches Erscheinungsbild zeigen können, das auf eine Vielzahl von Problemen schließen lässt und nicht allein auf CRPS. Also muss ein Rehabilitationsprogramm den Problemen ausgewogen begegnen und einen Zugang suchen, der Schmerzkontrolle erlaubt, aber gleichzeitig motorische Programme trainiert und Funktionen optimiert.

Physiotherapeuten, die in einem multidisziplinären Team arbeiten, befinden sich in einer günstigen Ausgangslage. In der privaten Praxis sieht die klinische Realität jedoch anders aus. Hier sind die Verbindungen zu anderen Fachrichtungen, die sich mit dem Patienten befassen, meist nicht gut entwickelt, die medizinische Behandlung des Patienten entspricht häufig nicht dem heutigen Stand. Der Patient ist oft nicht bereit, sich auf ein Programm einzulassen, das nicht von einem Arzt abgesegnet ist. Angesichts solcher Beschränkungen ist ein Physiotherapeut gut beraten, seine Überlegungen dem Arzt, falls nötig einem Psychologen und auf jeden Fall dem Patienten zu vermitteln. Es ist sicher das primäre Ziel jeglichen Behandlungsprogramms, ein Unterstützungsnetz für den Patienten aufzubauen. Dies kann schwierig sein, wenn die physiotherapeutische Praxis die erste Anlaufstelle ist, insbesondere wenn die Möglichkeit von CRPS übersehen wurde.

> **Klinik: Umgang mit CRPS-Patienten**
>
> Der Rahmen des Clinical Reasoning bietet dem Kliniker eine Möglichkeit, die Behandlung situationsgerecht und nicht rezeptorientiert zu konzipieren. Der IASP-Algorithmus sollte nicht als Behandlungsrezept verstanden werden. Die Umstände von Verletzung und Rehabilitation beeinflussen eine Behandlung ganz wesentlich. Es ist wichtig, dem Patienten in vereinfachter Form die vermuteten Mechanismen von CRPS zu erklären. Es kann ihm nützen, wenn man ihm zur Veranschaulichung mögliche Orte pathophysiologischer Prozesse in Diagramme einzeichnet. Gewinnt der Physiotherapeut sein Vertrauen, so kann die Angst vor Untersuchung und Behandlung so gering wie möglich gehalten werden.

7 Vegetatives Nervensystem

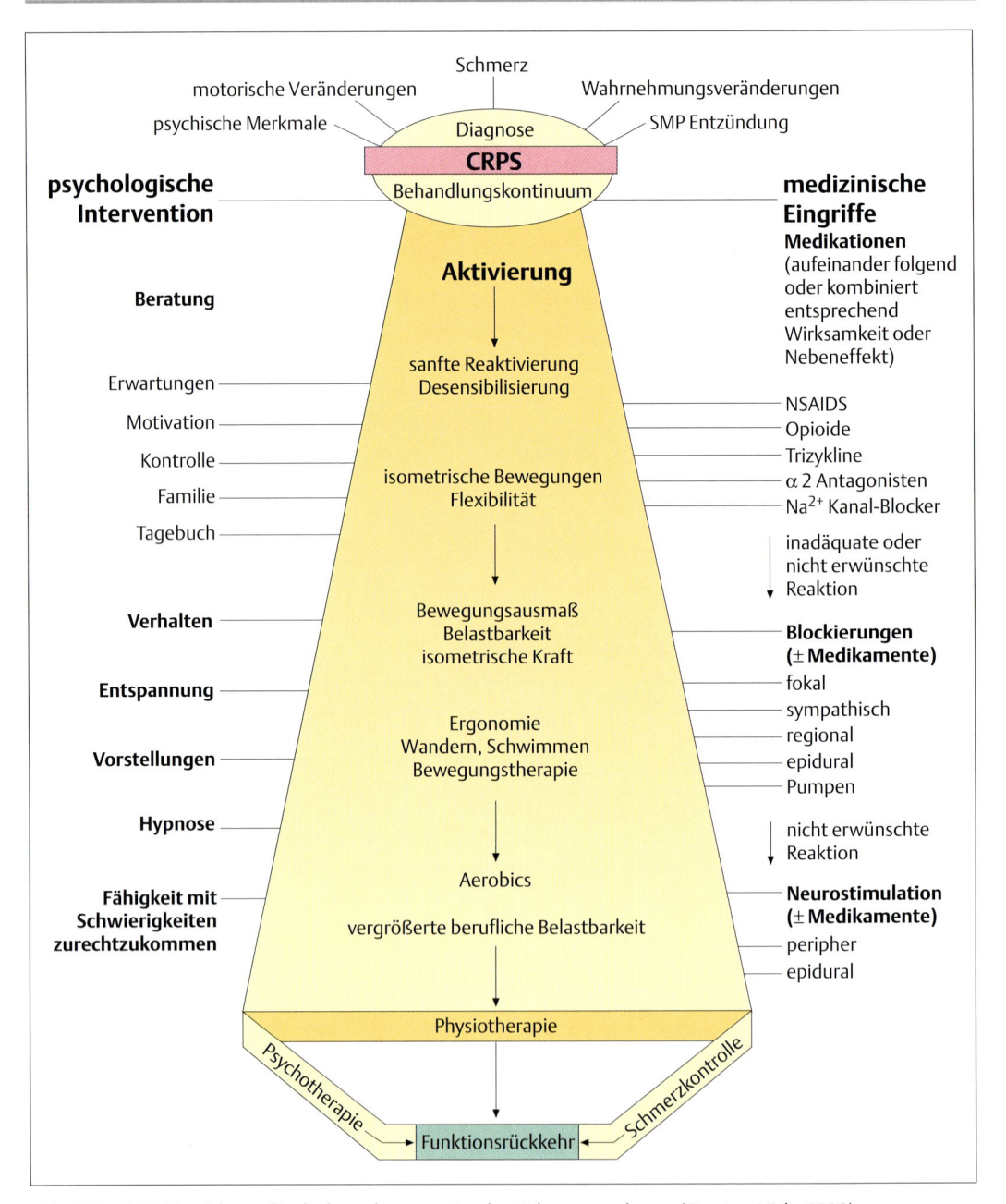

Abb. 7.4 IASP-Algorithmus für die komplexen regionalen Schmerzsyndrome (Stanton-Hicks 1998).

Richtlinien zur Behandlung von CRPS

Die folgenden Richtlinien beruhen auf dem IASP-Algorithmus, mit Modifikationen auf der Grundlage klinischer Erfahrungen und klinischen Wissens. Therapeuten wird empfohlen, sich an diesen Richtlinien im Rahmen eines Clinical-Reasoning-Prozesses zu orientieren (siehe oben). Es sei ihnen geraten, auf der Basis von Informationen seitens des Patienten und allenfalls seitens anderer Disziplinen kurz- und langfristige Ziele zu setzen. Falls indiziert, sollte eine geeignete Medikation helfen, den Schmerz während der Rehabilitation im Rahmen zu halten. Insbesondere sollte eine Kontrolle mechanischer Allodynie mittels oral verabreichter adrenerger Substanzen, Analgetika, lokal einsetzbarer α–2-Agonisten oder regionaler anästhetischer Blockaden den Zugang zu einer physiotherapeutischen Behandlung erleichtern. Manche Schmerzkliniken befürworten aber vielleicht auch nur eine minimale oder gar keine Schmerzkontrolle. Wenn ein Patient mit chronischen Schmerzen an einem kognitiv-verhaltenstherapeutischen Programm teilnimmt, kann es erforderlich sein, dass er sich vor Beginn des Programms einer Entgiftung unterzieht. Dies sollte bei der Zielsetzung für den Patienten berücksichtigt werden.

Der Zeitpunkt, um von einem Schritt des Algorithmus zum nächsten überzugehen, wird von Faktoren beeinflusst, die für jeden Patienten spezifisch sind (Irritabilität, Mechanismen und Art aller zusammenkommenden pathologischen Veränderungen, Arten des Umgangs mit den Beschwerden und Schmerzkontrolle). Allgemein ist es vernünftig, den Fortschritt von einem zum nächsten Schritt im Zeitraum von 2–4 Wochen zu erwarten. Auch irgendeine Form kognitiv-verhaltenstherapeutischer Behandlung wird erforderlich sein. Insbesondere gilt dies bei Kindern mit CRPS, bei denen eine verhaltenstherapeutische Behandlung sowohl für das Kind als auch für seine Eltern für einen sehr wesentlichen Faktor bei der Erarbeitung von Bewältigungsmechanismen gehalten wird. Physiotherapeuten, die im Rahmen einer privaten Praxis arbeiten, wird geraten, gesetzte Ziele mit informativer oder kooperativer Hilfe von geeigneter psychotherapeutischer Seite zu realisieren (Abb. 7.4).

Sanfte Reaktivierung/Desensibilisierung

- Erklären Sie dem Patienten, was er selbst gefahrlos tun kann,
- Klären Sie den Patienten auf über beeinträchtigende Stimulanzien des Nervensystems wie koffeinhaltige Getränke, Zigaretten,
- Erleichtern Sie dem Patienten das Lernen (benutzen Sie Diagramme, Literatur, die Besprechung anderer Fälle),
- Betonen Sie die Rolle der Stress-Reaktion des Gehirns bei der Genesung (positive Geistesverfassung fördert die Gewebeheilung),
- Fördern Sie Zwerchfellatmung anstatt flacher Atmung,
- Unter Umständen ist Entspannung mithilfe von Kassetten geeignet,
- Wechseln Sie Bäder mit thermalen Schmerzschwellen (8–10° kalt und 40–45°warm). Die Dauer variiert, je nach der Toleranzgrenze des Patienten. Beginnen Sie mit kalten Bädern von 30 Sekunden bis 2 Minuten Dauer und dazwischen warmen Bädern von 3–5 Minuten. Steigern Sie die Dauer kalter Bäder in dem Maß, wie das vertragen wird. Ein Zyklus sollte durchschnittlich 20–30 Minuten dauern. Dies kann der Patient leicht auch zu Hause durchführen,
- Ermutigen Sie den Patienten, mit Materialien verschiedener Beschaffenheit zu spielen (Teig, Knetmasse, Sand),
- Versuchen Sie sanfte Selbstmassage innnerhalb der von mechanischer Allodynie/Hyperalgesie gesetzten Grenzen.

Isometrische Bewegungen/Flexibilität

Aggressive Bewegungsausschläge der Gelenke sollten vermieden werden, um den propriozeptiven Input in ein bereits sensibilisiertes Hinterhorn zu minimieren. Als schmerzkontrollierende Maßnahme während Übungen kann versuchsweise transkutane elektrische Nervenstimulation eingesetzt werden. In einem frühen Behandlungsstadium kann Hydrotherapie nützlich sein, wenn Gewichtsbelastung noch zu provozierend ist. Dabei sollte die Wassertemperatur beachtet werden (vorzugsweise 28° C oder höher). Auch ein Trainingsfahrrad (mit verstellbarem Lenker und verstellbaren Pedalen) kann für die Rehabilitation der oberen und der unteren Extremität hilfreich sein. Konzentrieren Sie sich dabei auf die Aktivitäten, die für den Patienten erreichbar sind und ihm Spaß machen. Im weiteren Verlauf der Behandlung können Übungen notwendig werden, die für jeden Patienten spezifisch sind. Für Kinder, beispielsweise, ist vermutlich ein Therapieball eine vergnügliche Methode, die Belastung der Gelenke zu steigern und Balance und Rumpfkontrolle zu verbessern. Die Pilates-Methode von Übungen am Boden und auf dem Reformer-Tisch stellt eine andere Möglichkeit dar, das Programm fortzusetzen, besonders für Patienten, bei denen schlechte Muskelkontrolle zum Krankheitsbild gehört.

Richtlinien:

- Erklären Sie erneut die Pathophysiologie der Störung, und sprechen Sie wiederum die Bedeutung einer Stress-Reaktion des Gehirns für die Genesung an.
- Setzen Sie das sensorische Programm mit gesteigerten Zeiten und gesenkten Temperaturen fort, erforschen Sie weitere sensorische Aspekte, achten Sie beispielsweise auf die Möglichkeit einer Graphästhesie.

- Beginnen Sie zunächst mit nicht-gewichtstragenden Aktivitäten, die den betroffenen Bereich belasten.
- Gehen Sie dann über zu gewichtstragenden Aktivitäten, so weit diese toleriert werden, schieben Sie nicht-gewichtstragende Aktivitäten dazwischen, wie oben.
- Versuchen Sie, die kardiovaskuläre Fitness zu steigern, um so die Durchblutung der Extremitäten zu verbessern, Ödembildung zu kontrollieren und ganz allgemein Haltungstonus und psychisches Wohlbefinden zu verbessern.
- Yoga, Tai Chi oder andere Formen sanfter aktiver Gelenkbewegung können nützlich sein und lassen sich leicht und gefahrlos zu Hause durchführen.

■ Ergonomie/berufsbezogenes Training

Während der Patient im Rahmen des Behandlungs-Algorithmus Fortschritte macht, muss der geeignete Zeitpunkt gefunden werden, um das ergonomische und berufliche Training aufzunehmen. Dazu sollten der Patient und die beteiligten Fachleute aller medizinischen und verwandten Disziplinen zusammenarbeiten. Die Psychotherapie spielt hier eine wesentliche Rolle, denn Stress entsteht durch die Angst vor einer Rückkehr zur Arbeit, das Risiko einer erneuten Verletzung, den Anspruch, mit beruflichen Anforderungen zurechtzukommen oder mit einem neuen Arbeitsplatz und einer neuen Umgebung fertig werden zu müssen. Soweit möglich, sollten ergonomische Aspekte eingeschätzt und entsprechend angepasst werden. Bei Kindern kann es von großem Nutzen sein, sie in ihrer schulischen Situation zu sehen, um spezifische Maßnahmen zu ergreifen, die ihnen normales Spielen und Lernen ermöglichen.

Es sei empfohlen, den Anforderungen am Arbeitsplatz und zu Hause bei jedem Patienten individuell nachzugehen und dabei, wenn nötig, die Hilfe von Ergotherapeuten zu beanspruchen.

Richtlinien:
- Fahren Sie mit dem sensorischen Programm weiter fort.
- Steigern Sie die kardiovaskuläre Fitness noch mehr.
- Nehmen Sie geeignete weitere Übungsformen in die Behandlung auf (etwa Schwimmen, Aquarobics, Feldenkrais-Übungen etc.).
- Machen Sie einen Besuch am Arbeitsplatz, zu Hause oder in der Schule.
- Schlagen Sie ergonomische Anpassungen vor.

■ Passive Mobilisation bei Patienten mit CRPS

Sollen passive Bewegungen in einer physiotherapeutischen Behandlung von CRPS-Patienten eine Rolle spielen? Passive Mobilisation ist zwar kein spezifischer Teil des IASP-Algorithmus für CRPS, sie kann aber manchmal eine therapeutische Option sein. Sowohl die heutige Forschung als auch klinische Erfahrung legen nahe, dass manuelle Mobilisationstechniken in manchen Fällen hilfreich sein können. Trifft dies zu, so sollten sie nicht übertont, aber auch nicht weggelassen werden.

Clinical Reasoning kann für bestimmte Fälle zeigen, dass passive Mobilisation ein günstiges Ergebnis erwarten lässt. Zum Beispiel entwickelt ein Patient nach einer Radiusfraktur des Handgelenks ein komplexes regionales Schmerzsyndrom vom Typ I. Kombiniert mit den bereits besprochenen Behandlungsmaßnahmen kann hier die Mobilisation eines schmerzhaften oder steifen unteren Radioulnargelenks einen permanenten nozizeptiven Input von dieser Stelle her verringern. Der Bewegungsgrad orientiert sich an Schwere und Irritabilität der Störung (Maitland 1986) und setzt voraus, dass die mechanische Allodynie gut unter Kontrolle ist. Entsprechend kann auch zu einem bestimmten Behandlungszeitpunkt die Mobilisation des eingeklemmten Nervengewebes über einen Upper Limb Tension Test (ULTT) indiziert sein. Bei der Mobilisation sensibilisierten Nervengewebes muss sehr sorgfältig vorgegangen werden, denn die Gefahr einer Verschlimmerung der Symptome ist groß. Als Beispiel kann der Therapeut vielleicht den kontralateralen Arm oder ein Bein einsetzen, um Bewegung und Belastung des N. medianus am betroffenen Handgelenk sanft zu verringern oder zu steigern.

Wird eine solche Mobilisation zur richtigen Zeit und im Rahmen eines Clinical-Reasoning-Prozesses vorgenommen, so kann das den axonalen Transport zu den Handgelenksstrukturen verbessern, die Durchblutung fördern und zu einer Desensibilisierung der Zielgewebe um das Handgelenk herum beitragen. Derartige Veränderungen können letztlich helfen, eine periphere und zentrale Sensibilisierung zu dämpfen. Auch neurodynamische Tests können aktiv durchgeführt werden, eingebettet in eine Hydrotherapie oder ein Tai-Chi-Programm.

Ändert sich die Art, wie ein Patient sich fühlt, sein Problemverständnis und seine Fähigkeit, das Problem positiv zu beeinflussen, so kann sich dies nicht nur auf das Symptomverhalten, sondern auch auf die Physiologie des vegetativen, neuroendokrinen und Immunsystems günstig auswirken. Ein optimales Rehabilitationsprogramm für einen Patienten muss in seinem Ansatz das Zusammenspiel aller dieser Systeme widerspiegeln.

7.3.5 Komplexe regionale Schmerzsyndrome bei Kindern und Heranwachsenden

Komplexe regionale Schmerzsyndrome gibt es nicht nur bei Erwachsenen. Traurigerweise sind sowohl Kinder als auch Jugendliche davon betroffen. Stanton-Hicks (1998) ist der Meinung, CRPS bei Kindern sollte getrennt von der entsprechenden Krankheit bei Erwachsenen betrachtet werden.

Das epidemiologische Profil für Kinder und Jugendliche zeigt eine stärkere Betroffenheit weiblicher Personen, das Verhältnis wird auf etwa 4 : 1 geschätzt (Wilder 1996). Vorzugsweise sind die unteren Extremitäten betroffen, hier liegt das Verhältnis bei 5,3 : 1. Durchschnittlich beginnt die Krankheit im Alter von 12,5 Jahren; es sind jedoch sogar Fälle von 3-jährigen Kindern dokumentiert, die nach einer intraneuralen Injektion von Antibiotika in den Ischiasnerv CRPS vom Typ II entwickelten.

Auslösendes Ereignis kann ein Trauma sein (Fraktur, Verletzung bei Injektion), obwohl kein erkennbarer prädisponierender Faktor vorlag. Wenig spricht für eine vorrangig psychisch bedingte pathologische Entwicklung. Damit soll nicht der Einfluss externer Stressoren unterschätzt werden, etwa schulischer Druck oder familiäre Schwierigkeiten. Es ist bekannt, dass diese Faktoren sowohl die Symptome als auch die Reaktion der Familie auf das Problem des Kindes heftiger ausfallen lassen (Wilder 1996).

Bei Kindern und Jugendlichen mit CRPS konzentriert sich ein Rehabilitationsprogramm auf Physiotherapie; selten sind bei Kindern medizinische Eingriffe nötig. Sollte eine Blockade erforderlich sein, so ist bei Kindern eine günstige Reaktion wahrscheinlicher als bei Erwachsenen (Stanton-Hicks 1998). Der Beitrag der Physiotherapie zum IASP-Algorithmus für CRPS sollte dem jeweiligen Kind bestmöglich angepasst sein. Wie bei allen Schmerzpatienten, kann auch bei Kindern eine Medikation indiziert sein. Transkutane Nervenstimulation ist vielleicht während einer Übungsroutine ein wirksames Instrument zur Schmerzkontrolle. Ist das Kind sehr jung, sollte ein Spezialist befragt werden, falls eine Medikation für nötig gehalten wird. Psychologischer Rat wird in Fällen von Kindern für besonders wichtig gehalten; er sollte von Anfang an hinzugezogen werden und sich auf das Kind selbst und auf wichtige Personen in seiner Umgebung beziehen. Ein multidisziplinäres Vorgehen wirkt sich in jedem Fall günstig auf das Rehabilitationsprogramm aus.

Die physiotherapeutische Behandlung sollte für das Kind oder den Jugendlichen so erfreulich und sinnvoll wie möglich sein. Sehr junge Kinder dürfen mit den verschiedensten Spielsachen und unterschiedlichen Materialien spielen, um so die Normalisierung der Empfindungen zu fazilitieren. Für junge Kinder ist wahrscheinlich in einem frühen Stadium der Rehabilitation der Gebrauch eines Rollbretts ein wirksamer und vergnüglicher Weg zur Mobilisation ohne Belastung der unteren Extremität. Mit dem Therapieball lässt sich gut und genussvoll zunehmende Gewichtsübernahme der oberen und unteren Extremitäten trainieren. Auch Hydrotherapie lässt sich als alternative oder zusätzliche Behandlungsform einsetzen. Sie kann andere Familienmitglieder einbeziehen und in vertrauter Umgebung stattfinden, so dass das Kind sich wohler fühlt als in einer medizinischen Einrichtung.

Zusammenfassung: Komplexes Regionales Schmerzsyndrom

Die pathophysiologischen Vorgänge bei CRPS sind nach wie vor nicht ganz geklärt. Die Änderung der Terminologie von sympathischer Reflexdystrophie und Kausalgie zu komplexem regionalem Schmerzsyndrom spiegelt ein verändertes Paradigma wider. Der neue Begriff insinuiert nicht mehr eine *kausale* Beteiligung des sympathischen Nervensystems bei der Verursachung von Schmerz.

Bei einem Patienten mit CRPS können mehrere pathophysiologische Veränderungen oder Krankheitsprozesse zusammenkommen, was das klinische Bild und den Rehabilitationsablauf verkompliziert. In solchen Fällen ist es vielleicht erforderlich, langsamer im IASP-Algorithmus zur Behandlung von CRPS voranzuschreiten. Die Behandlung muss immer auf den einzelnen Patienten zugeschnitten und nicht einfach rezeptbestimmt sein. Es ist sehr wohl möglich, dass sich der Algorithmus mit neu gewonnenen Erkenntnissen zu CRPS verändern wird.

7.4 Ausgewählte Störungen

Behandlungsprinzip

Eine physiotherapeutische Behandlung von Störungen, an denen das vegetative Nervensystem beteiligt ist, ist nicht notwendigerweise durch das betroffene System bestimmt. Fehlt eine klar umrissene Krankheit, deren Folge die pathologischen Veränderungen sind, so muss ein klinisches Erscheinungsbild mit mutmaßlicher Beteiligung des vegetativen Nervensystems individuell eingeschätzt werden. Clinical Reasoning sollte hier die Grundlage eines ausgewogenen Untersuchungs- und Behandlungsansatzes sein. Die Gefahr von Fehlschlüssen infolge quasi-empirischer Ansätze oder bevorzugter Techniken sollte sich damit möglichst klein halten lassen.

Klinische Beobachtungen und klinische Praxis müssen mit den derzeitigen Kenntnissen der Schmerzwissenschaften verknüpft werden. Dabei ist zu beachten, dass die verschiedenen Systeme (sensorisches, motorisches, sympathisches, parasympathisches und Neuroimmunsystem) interagieren. Dies muss in die Untersuchungsstrategien, in die körperliche Untersuchung, die Behandlung und letztlich in die Prognose eingehen. So muss beispielsweise zur physiotherapeutischen Förderung aktiver Bewegung die Organisation des Zustroms sensorischer Informationen neu strukturiert werden. Dies geschieht, indem jenen sensorischen Daten Vorrang eingeräumt wird, die für die beabsichtigte Bewegung notwendig sind; es ist also eine Art der Mobilisation absteigender Kontroll-Schaltkreise (Wall 1995). So führt ein Ansetzen beim motorischen System zu einer Modulation des sensorischen Inputs und vermutlich auch der sympathischen Reflexe. (Für genauere Ausführungen über das Zusammenspiel von Systemen siehe Bd. 2, Kap. 8.)

Das Rehabilitationsergebnis ist somit eine Sammelwirkung aus der Behandlung der primären Dysfunktion und der Behandlung aller zur Dysfunktion beitragender Faktoren der relevanten Systeme. Es ist bekannt, dass bei manchen Krankheitsbildern eine kognitiv-verhaltenstherapeutische Intervention nötig sein kann. Therapeuten sollten bei einem solchen Vorgehen behilflich sein, wenn es Anhaltspunkte für psychosoziale Prädiktoren der Chronizität gibt.

Im Folgenden werden zu bestimmten Störungen mit Beteiligung des vegetativen Nervensystems Behandlungsbeispiele dargestellt, die im Rahmen von Clinical Reasoning entwickelt wurden. Die vorgestellten Behandlungsideen sollen wirklich als Ideen verstanden werden, nicht als Vorschriften. Wie bei der Mehrzahl der neuromuskuloskelettalen Störungen hat jeder Physiotherapeut wohl auch zu den hier besprochenen Fällen bevorzugte Techniken und Zugangsweisen. Darin sei er bestärkt, solange sie in ein schlussfolgerndes Vorgehen eingebettet sind und solange nicht irgendwelche medizinischen Fakten Gegenteiliges verlangen.

7.4.1 Th4-Syndrom

Kliniker, die auf den Gebieten der Manualtherapie und Orthopädie arbeiten, kennen das Th4-Syndrom seit langem. Seine Ätiologie ist noch unklar, aber sein klinisches Muster ist gut dokumentiert, wie Abb. 7.**5** zeigt. Es können die abgebildeten Bereiche betroffen sein oder auch Kombinationen von Bereichen. Die Symptome treten häufig, aber nicht immer beidseitig auf. Das klinische Erscheinungsbild lässt hier deutlich darauf schließen, dass das sympathische Nervensystem Teil des Problems ist. Das soll nicht heißen, dass der Schmerz auf Grund des sympathischen Nervensystems entsteht. Die sympathische Innervierung kommt für Kopf und Hals aus den Wirbelsäulensegmenten Th1–Th4, für die oberen Extremitäten von den Segmenten Th1–Th9. Bei Problemen im oberen Quadrant, bei denen sympathische Beteiligung vermutet wird, sollte unter anderem eine physische Untersuchung der Brustwirbelsäule stattfinden, um diese Vermutung zu bestätigen oder zu falsifizieren.

■ **Befund**

Wesentliche Merkmale des Körperdiagramms für das Th4-Syndrom sind:

- Haubenartiges Kopfweh
- Eine einseitig oder beidseitig handschuhförmig auftretende Parästhesie, vorwiegend am distalen Teil der oberen Extremität
- Einseitig oder beidseitig auftretender Schmerz, vorwiegend am distalen Teil der oberen Extremität
- Eventuell begleitende zervikale/thorakale Symptome

Symptomverhalten

- Die Symptome verhalten sich mechanisch
- Nächte können schlimmer sein als Tage; die Symptome an den Händen können einem Karpaltunnelsyndrom gleichen
- Morgens tritt typischerweise das haubenartige Kopfweh auf
- Posturale Ermüdung geht oft mit einer Verschlimmerung der Symptome einher
- Lange eingenommene Haltungen provozieren die Symptome

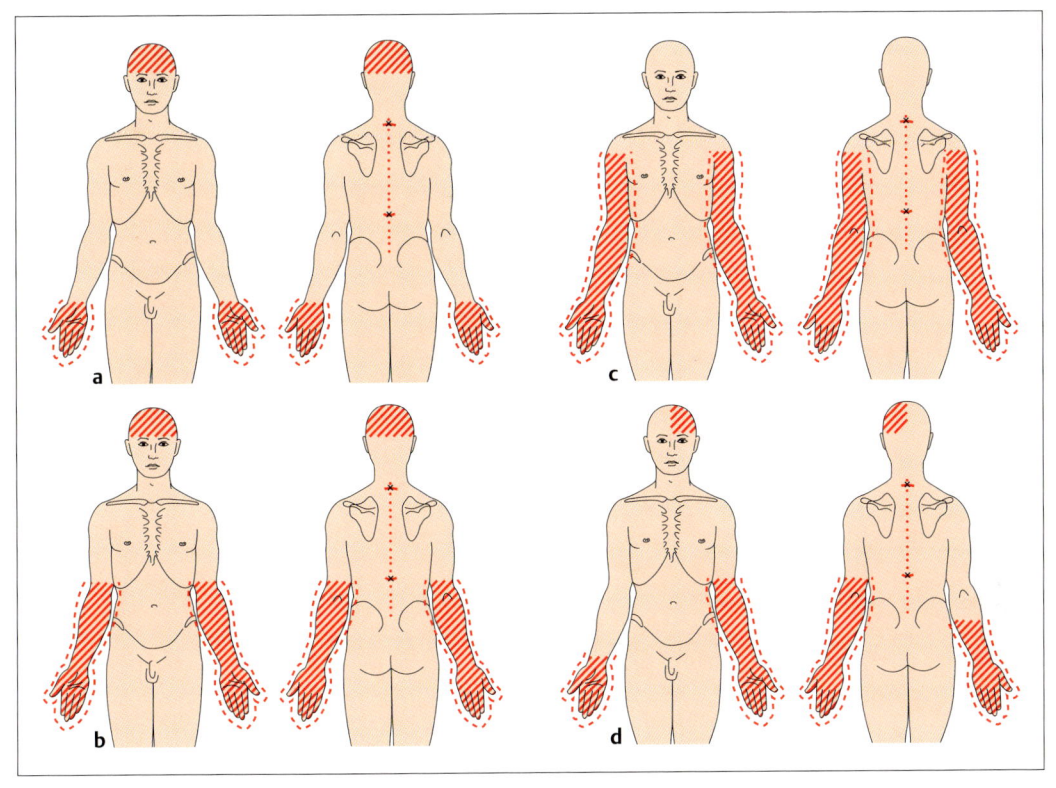

Abb. 7.5 a–d   Betroffene Körperzonen beim Th4-Syndrom (nach Grieve 1994).

Spezielle Fragen

- Schwere pathologische Veränderungen sollten ausgeschlossen werden
- Eine Medikation mit Panadol und nicht-steroidalen Antiphlogistika bringt unter Umständen keine spürbare Erleichterung

Psychische Faktoren

- Nichts von Bedeutung

Physische Befunde

- Keine neurologischen Symptome
- Deutliche Palpationsbefunde im Bereich der mittleren Brustwirbelsäule (etwa Empfindlichkeit und Steifheit, Depression, Prominenz, Rotation von Wirbeln)
- Die Untersuchung sollte auch tiefer reichen als Th4, denn die sympathische Innervierung von Kopf, Hals und oberer Extremität kommt von Segmenten bis hinunter zu Th9 her
- Neurodynamische Tests, etwa der ULTT, der Slump-Test im Langsitz oder der Slump-Test mit einseitiger Beanspruchung des sympathischen Grenzstrangs (bei einseitigen Symptomen) sind oft nur eingeschränkt durchführbar und provozieren Schmerz
- Faktoren wie eine schlechte Muskelkontrolle im Bereich der Brustwirbelsäule tragen zum Syndrom bei und können dazu prädisponieren
- Mm. pectoralis minor und major sollten auf Verspanntheit untersucht werden
- Auch die Kernstabilität sollte untersucht werden (Mm. transversus abdominis und multifidus)

■ Hypothesen des Clinical Reasoning

Zu diesen Hypothesen des Clinical Reasoning siehe auch Jones (1995a).

Überlegungen zu Symptomquellen

Hauptsächliche Quellen, die für primären Input in Frage kommen:

- Intervertebral-, Kostovertebral- und Kostotransversalgelenke im Thorakalbereich

- Weichteile im Thorakalbereich (verspannte, hypertonische Beweger, schwache interskapulare Stabilisatoren)
- Sind die Meningen beteiligt? (Slump-Test, ULTT)

Schmerzmechanismen

Bei Th4-Patienten sind die (hinsichtlich der Erzeugung von Schmerz) dominierenden Schmerzmechanismen peripher nozizeptiver Natur. Es gibt jedoch auch vegetative Schmerzmechanismen (möglicherweise bei der Erhaltung von Schmerz und der Erzeugung sympathischer Epiphänomene). Nur wenig spricht dafür, dass zentrale Schmerzmechanismen bestimmend sind. Die kognitiven und affektiven Einflüsse variieren von Patient zu Patient und müssen als beitragende Faktoren bedacht werden.

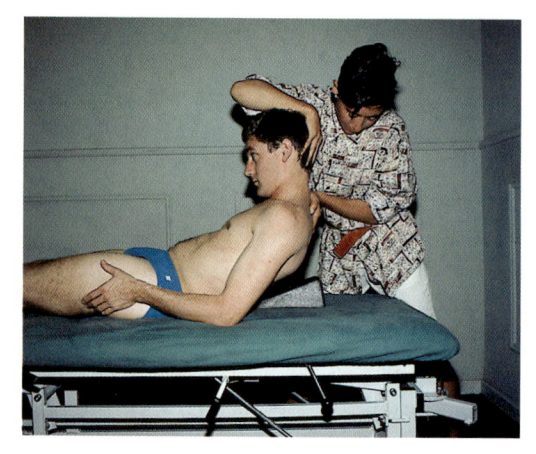

Abb. 7.6 Mobilisation der Brustwirbelsäule mit Hilfe eines Keils.

■ Behandlung

Die Behandlung eines Patienten mit Th4-Syndrom hängt von den vorherrschenden Zeichen und Symptomen, vom Grad der Irritabilität (siehe Maitland 1986), von eventuell mit dem Syndrom einhergehenden pathologischen Veränderungen (etwa Osteoporose) und vom Erfahrungshintergrund des Physiotherapeuten ab. Die Optionen, welche hier dargestellt werden, sollten als eine Art Richtlinie für die Behandlung dienen. Sie sollen nicht andere Behandlungen wie Elektrotherapie, Bindegewebsmassage oder Triggerpunkt-Therapie ausschließen, die zum Abbau von Schmerzen und zur Wiederherstellung von Funktionen ebenso wirksam sein können.

Wenn nicht kontraindiziert, kann eine mit hoher Geschwindigkeit ausgeführte Impulsbewegung (Manipulation) der betroffenen thorakalen Segmente (etwa T3 - T8) zu schneller und wirksamer Schmerzlinderung und Beseitigung der thorakalen Verspannung führen. Nach klinischer Erfahrung scheinen entweder ein longitudinaler Schub oder ein postero-anteriorer Schub die nützlichsten Techniken zu sein. Dieses Vorgehen hat den Vorteil, mit den sensibilisierten Wirbelsegmenten so kurz wie möglich in Kontakt zu kommen. Anschließend kann mobilisiert werden (passive akzessorische intervertebrale Bewegungen), um die generalisierte Steifheit und damit verbundene Schmerzen zu lindern, da die betroffenen Segmente jetzt weniger empfindlich gegen Palpation sind.

Ein Kaltenborn-Keil lässt sich verwenden, um die betroffenen thorakalen Segmente via Sternum oder Mandibula zu mobilisieren (Abb. 7.**6**). Dies kann mit neuraler Mobilisation kombiniert werden. Wenn beispielsweise der Slump-Test bei der körperlichen Untersuchung positiv war, können die Beine des Patienten aufwärts an die Wand gelehnt werden (in einer SLR-Position). Dann wird die antero-posteriore Mobilisation bei belastetem Nervensystem durchgeführt. Dies kann besonders nützlich sein, wenn das Kopfweh in der Slump-Position stärker wird. Entsprechend kann auch die ULTT-Position mit Mobilisation kombiniert werden. Ein solches Vorgehen eignet sich für Patienten, bei denen der ULTT Schmerz provozierte, wie bei der in 7.1.4 beschriebenen Patientin. Die Technik lässt sich als eine Fortsetzung thorakaler Mobilisation einsetzen oder als Strategie, via Sternum zu mobilisieren in Fällen, in denen postero-anteriore Mobilisation zu schmerzhaft ist. Bewegungsgrade und Ausmaß der Mobilisation orientieren sich dabei am Grad der Irritabilität und am Verhältnis von Schmerz und Steifheit (detaillierter wird dies bei Maitland 1986 beschrieben).

Der Patient kann zu Hause eine ähnliche Technik zur Mobilisation anwenden, indem er entweder ein aufgerolltes Handtuch, ein Polster, einen Chi-Ball oder einen Tennisball anstelle des Keils nimmt. In dieser Position wird Zwerchfellatmung angeregt, was wiederum ein Mittel zur Mobilisation kostovertebraler und kostotransversaler Gelenke ist. Das Verfahren lässt sich in der Position mit den Beinen gegen die Wand oder in der Standard-ULTT-Position durchführen.

Im Sinne einer langfristigen Prävention muss auf alle Faktoren eingegangen werden, die zum Krankheitsbild beitragen. Typischerweise kommt es zu einem teilweisen Verlust der dynamischen Muskelkontrolle im Thorakalbereich, mit einem Ungleichgewicht zwischen paarweise zusammengehörigen Stabilisatoren und Bewegern (mittlerer und unterer Teil des M. trapezius und Mm. rhomboidei sowie oberer Teil des M. trapezius, M. levator scapulae und M. latissimus dorsi). Dies lässt sich feststellen, indem statische und dynamische Kontrolle geprüft werden, beispielsweise während der Patient eine Position auf allen Vieren innehat oder Liegestütz macht oder eine andere funktionelle Aktivität ausführt. Während der funktionellen Bewegung lässt sich einschätzen, ob er eine gute skapulare Kontrolle und durch eine Aktivierung des M. transversus abdominis eine gute Kernstabilität behält. Die Befunde müssen zu den individuellen Alltagsanforderungen an den Patienten ins Verhältnis gesetzt werden.

Als wesentlicher Teil dieser Einschätzung der dynamischen Muskelkontrolle muss bestimmt werden, inwieweit Muskelverspannung oder Hypertonus von Bewegern zum T4-Syndrom beitragen. Soll dynamische Kontrolle neu trainiert werden, wird auf einem Niveau begonnen, das dem einzelnen Patienten entspricht. Zu den verschiedenen Ansätzen für eine solche Behandlung gehören propriozeptive neuromuskuläre Fazilitation (PNF), die Prinzipien dynamischer Kontrolle von Sarhmann und Vleming, der Einsatz von Therapiebällen und die Pilates-Übungen am Boden und mit Reformer-Ausrüstung. Eigene Erfahrungen und Ansätze von Klinikern sollten integriert werden.

7.4.2 Beispiel: Brustschmerzen, die sich als Herzkrankheit tarnen

Abb. 7.7 zeigt das Körperdiagramm eines 47-jährigen Patienten, der Symptome zeigt, die wie Symptome einer Herzkrankheit aussehen. Entsprechende Tests zur Identifizierung einer Herzkrankheit waren aber negativ. Kliniker sind mit eine Reihe von Erscheinungsbildern vertraut, die Erkrankungen der inneren Organe nachahmen. Dazu gehören üblicherweise Erkrankungen des Herzens oder der Gallenblase, Darmkrebs, Nierenkolik, Symptome an Skrotum und Ovarien. Bei der Arbeit mit Patienten, die nicht von einem Mediziner überwiesen wurden, muss folgender Vorbehalt beachtet werden: „Vor einer physiotherapeutischen Behandlung sollte immer eine Erkrankung der inneren Organe ausgeschlossen werden" (Grieve 1994).

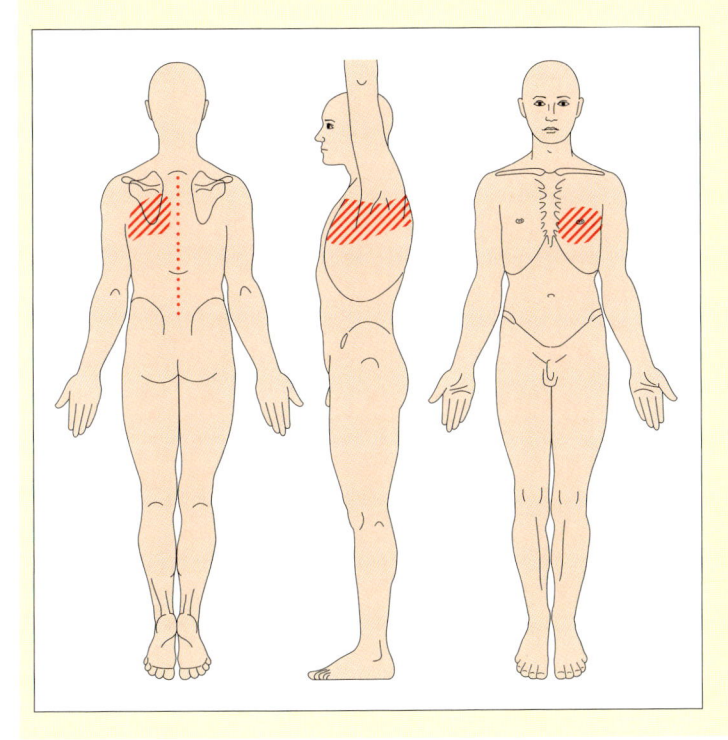

Abb. 7.7 Körperdiagramm eines Patienten mit Brustschmerzen, die sich als Herzkrankheit tarnen.

Umfassender werden solche klinischen Fälle beschrieben bei Grieve (1994) und bei Boissonault (1995). Beide Autoren listen auch ausschlaggebende Screening-Fragen und physische Tests für Störungen auf, die sich als neuromuskuloskelettal tarnen. Die physiologische Basis für derartigen übertragenen Schmerz wird bei Malliani (1994), Cervero (1995) und in Bd. 2, Kap. 8 diskutiert.

Vor einer physiotherapeutischen Behandlung sollte immer eine Erkrankung der inneren Organe ausgeschlossen werden. Dies ist besonders wichtig, wenn der Physiotherapeut die erste Anlaufstelle ist oder eine Behandlung nicht aufgrund ärztlicher Überweisung vorgenommen wird.

Nachdem eine Herzkrankheit als Symptomursache bei dem oben genannten Patienten ausgeschlossen worden war, wurde er auf eine neuromuskuloskelettale Quelle seiner Symptome untersucht. Folgende Befunde wurden erhoben:

■ Patientenprofil

47-jähriger Geschäftsmann, nicht übergewichtig, Nichtraucher, trinkt in Gesellschaft und trainiert regelmäßig (3–4-mal die Woche).

■ Begleitsymptome

Der Patient beschreibt den Schmerz in der linken Brustwand und Achselhöhle als intermittierend und beklemmend, der Schmerz strahlt entlang der Elle des linken Arms aus. Gleichzeitig ist auch ein Prickeln wie von Nadeln zu spüren, aber dies sei nicht immer der Fall. Der Schmerz in der Brustwand ist durch Anstrengung ausgelöst worden, er wurde von Atemnot und allgemeinem Schwitzen, Blässe, Herzklopfen und Übelkeit begleitet.

■ Symptomverhalten

Die Symptome traten nach Angaben des Patienten nur nach dem Tennis spielen auf, es gab keine anderen mechanischen Auslöser oder provozierenden Situationen aufgrund längerandauernd oder wiederholt eingenommener Haltungen von Hals- und Brustwirbelsäule oder Schultern. Der Patient verneinte, je zuvor Schmerzen im Brustkorb oder andere Symptome der oberen Extremität empfunden zu haben.

■ Bisheriger Verlauf

Die Symptome haben 3 Wochen vor der ersten Konsultation, nach einem anstrengenden Tennismatch begonnen. Der Tag war besonders heiß gewesen, und das Match habe in der Nachmittagshitze stattgefunden. Dies sei an sich nichts Ungewöhnliches. Der Patient berichtet, er habe im dritten Satz des Matchs einen Topspin-Lob geschlagen und plötzlich den Schmerz in der Brustwand und die Beschwerden im linken Arm verspürt. Er habe eine Pause gemacht, um wieder zu Atem zu kommen, es sei ihm aber übel gewesen, und der Schmerz in der Brustwand sei so intensiv gewesen, dass er beschloss, das Spiel zu beenden. Nach ca. 10–15 Minuten hätten sich die Symptome gelegt. Er habe seither mehrere solche Episoden erlebt, immer nur im Zusammenhang mit Tennis. Diese seien ebenso schwer gewesen wie die erste Episode.

■ Medizinischer Hintergrund

- Keine allgemeinen Gesundheitsbeschwerden
- Keine Herzkrankheiten in der Familie
- Keine Medikation
- Stabiles Gewicht
- Schnell genesend

■ Psychosoziale Faktoren

Nichts von Bedeutung

■ Weitere Untersuchungen

Eine Überprüfung auf Herzkrankheit fiel negativ aus.

■ Körperliche Untersuchung

Die wesentlichen Befunde sind in Tabelle 7.6 dargestellt. Die Tabelle zeigt, wie sich bei dem in Abb. 7.7 dargestellten Schmerzpatienten Tests so einsetzen lassen, dass sie Mutmaßungen über eine somatische Quelle, von der aus der Schmerz übertragen wird, bestätigen oder widerlegen. Dieses Konzept der bestätigenden/widerlegenden Tests ist eines der Instrumente des Clinical Reasoning zur Lösung klinischer Probleme. Mit seiner

Tabelle 7.6 Bestätigende und widerlegende Tests zu einer mutmaßlich thorakalen Quelle von Brustschmerzen, die sich als Herzkrankheit tarnen

Bestätigend	Widerlegend
• Tests auf Herzkrankheit mit negativem Ausgang • Vergleichende Palpation ergibt Steifheit und Prominenz beim posterioren Intervertebralgelenk C7/Th1, links stärker als rechts • Auf Höhe Th4 – Th7 deutliche Steifheit und Schmerz bei den posterioren Intervertebralgelenken und bei den Kostotransversalgelenken, zentral, und links stärker als rechts • Volle schmerzfreie Beweglichkeit des Glenohumeralgelenks • Keine neurologischen Zeichen in den oberen Extremitäten (Muskelkraft, Reflexe und Sinnesempfindungen normal) • Keine Zeichen von Thoraxapertur	• Linksseitiger ULTT löst die Symptome im linken Arm aus (Beweglichkeit bei Ellenbogenstreckung um 20° eingeschränkt) • Rechtsseitiger ULTT normal • Auf Höhe C4 – C7 zervikale Zeichen bei den posterioren Intervertebralgelenken, links stärker als rechts (beachten Sie aber, dass diese Segmente auch mit Brustschmerzen, die sich als Herzkrankheit tarnen, in Zusammenhang gebracht werden können (Grieve 1995)) • Keine *Reproduktion* von Symptomen auf thorakale Palpation hin (beachten Sie aber, dass die Symptome nur bei sportlicher Aktivität auftraten, es kann daher unter Umständen schwierig sein, sie im klinischen Umfeld zu reproduzieren) • 1. Rippe links bei Palpation steif/schmerzhaft (mögliche Quelle für den Schmerz im Arm)

Hilfe lässt sich die Gefahr einer Überdiagnostizierung oder Fehldiagnose von Störungen so gering wie möglich halten.

Hypothesen des Clinical Reasoning

■ **Überlegungen zu Symptomquellen**

Werden die aufgeführten körperlichen Befunde betrachtet, so sind die dominanten oder am stärksten symptomprovozierenden Zeichen die Palpationsbefunde am posterioren Intervertebralgelenk C7/Th1, links stärker als rechts, und die Palpationsbefunde zentral und links auf der Höhe Th4 – Th7. Aus den Symptomen Übelkeit, Schwitzen, Blässe und Atemnot im Zusammenhang mit dem Schmerz in der Brustwand lässt sich auf eine Beteiligung des sympathischen Nervensystems am Krankheitsbild schließen. Daher sind höchstwahrscheinlich die Wirbelsegmente Th4 – Th7 relevant.

■ **Schmerzmechanismen**

Wahrscheinlich treten bei diesem Patienten hauptsächlich peripher nozizeptive und peripher neurogene Schmerzmechanismen auf. Die sympathischen Epiphänomene hängen vielleicht nicht mit dem Schmerz zusammen, sondern könnten Ausdruck von Prozessen sein, die parallel im Zentralnervensystem und der Peripherie ablaufen. Die subjektiven Angaben und die Befunde der körperlichen Untersuchung sprechen wenig für einen dominanten zentralen Mechanismus. Die kognitiven und affektiven Umstände bestärken eine günstige Prognose. Der Patient hat eine positive Einstellung zur Behandlung, trotz einer gewissen Angst, dass ihm dabei wehgetan werden wird (es ist also darauf zu achten, ihm die Behandlung vorher zu erklären und Techniken zu wählen, die den Schmerz nicht zu sehr provozieren). Er war in letzter Zeit nicht krank, wird schnell gesund und ist im Übrigen in guter gesundheitlicher Verfassung (das heißt, die Stress-Reaktion seines Gehirns erscheint funktionell).

■ **Behandlung**

Dem Patienten werden die Untersuchungsergebnisse, deren Interpretation und der empfohlene Behandlungsansatz erklärt. Dies soll ihn einerseits informieren und andererseits seine Angst vor einer Behandlung verringern. Bei diesem Patienten ist es besonders wichtig, den Input zum und Beitrag vom sympathischen Nervensystem zu begrenzen.

1. Konsultation

Behandlung

Anfänglich konzentriert sich die Behandlung darauf, die fraglichen Wirbelsegmente zentral und die linken Kostotransversalgelenke zu mobilisieren. Mobilisiert wird in postero-anteriorer Richtung, um nicht so sehr den lokalen Schmerz als vielmehr die Steifheit zu ändern. Die Bewegungsgrade der Behandlung sind daher III und IV (Maitland 1986). Es könnte stattdessen anfangs auch Manipulation mit hoher Geschwindigkeit eingesetzt werden, aber eine Technik, die weniger Angst hervorruft, wird für die erste Behandlung als angemessener angesehen.

Erneute Untersuchung

- Unveränderte Zeichen am Gelenk C7/Th1
- Eine leichte Verbesserung beim linksseitigen ULTT1 (minimale Bewegungseinschränkung, immer noch schmerzhaft im Endbereich der Ellenbogenextension)
- Unveränderte Zeichen bei der ersten Rippe
- Leichte Verbesserung bei den Zeichen links an den posterioren Intervertebralgelenken auf Höhe C4 – C7

Der Patient wird aufgefordert, weiterhin Tennis zu spielen und dabei auf Veränderungen bei den Symptomen zu achten.

2. Konsultation

Beim zweiten Treffen berichtet der Patient, dass die Symptome in ihrer Heftigkeit um etwa 50% nachgelassen hätten. Sie seien während des Spiels später aufgetreten, hätten immer noch dieselben Bereiche betroffen wie vorher und seien mit den bereits erwähnten Merkmalen vegetativer Beteiligung einhergegangen

Überlegungen des Clinical Reasoning

Die Behandlung scheint auf der richtigen Spur zu sein. Eine 50%-ige Veränderung ist beachtlich. Die körperlichen Befunde sollten mit dem berichteten Ausmaß an Verbesserung übereinstimmen (das heißt, Palpation sollte deutliche Veränderungen erkennen lassen, auf Höhe Th4–Th7 stärker als auf Höhe C4–C7). Angesichts der Befunde nach der vorigen Behandlung gibt es wahrscheinlich bei der ersten Rippe und dem Gelenk C7/Th1 keine Veränderungen. Was bedeuten die Zeichen der ersten Rippe und des Gelenks C7/Th1?

Erneute Untersuchung

- Bei Bewegungen desselben Grades ergibt Palpation weniger Steifheit und weniger Schmerz auf Höhe Th4–Th7 links und zentral
- Nach wie vor lässt sich mit Palpation der Schmerz in der Brustwand nicht reproduzieren
- Palpationszeichen bei C7/Th1 unverändert
- 1. Rippe unverändert
- Beim ULTT Schmerz am Ende des Bewegungsausschlages bei Ellenbogenextension

Behandlung

Die Behandlung der ersten Konsultation wird wiederholt (Mobilisation von Th4–Th7 zentral und links), die Bewegungsgrade werden auf III+ und IV+ gesteigert.

Erneute Untersuchung

- 1. Rippe und C7/Th1 unverändert
- Verbesserung bei den posterioren Intervertebralgelenken auf Höhe C4–C7 links (jetzt minimale Zeichen. Steht die Steifheit vielleicht eher im Zusammenhang mit Veränderungen von Weichteilgewebe als mit Gelenksteifheit, und ist dies der Grund, weshalb Veränderungen so schnell stattgefunden haben und so bleibend sind?)
- ULTT ISQ

Überlegungen des Clinical Reasoning

1. Rippe und C7/Th1 sind unverändert: es muss also eine weitere Behandlungstechnik hinzugenommen werden. Es ist unwahrscheinlich, dass eine Impulsbewegung der vertebralen Segmente Th4–Th7 mit hoher Geschwindigkeit entscheidende Veränderungen bringen wird, denn die Bewegungsgrade der Mobilisation waren stark genug, um genügend Veränderung hervorzurufen.

Die Zeichen bei den linken zervikalen posterioren Intervertebralgelenken haben sich durch die thorakale Behandlung so verbessert, dass sie nicht mehr im Mittelpunkt der nächsten Behandlung stehen werden. Beim ULTT zeigen sich jetzt nur minimale Symptome, es ist daher wahrscheinlich, dass die Bewegungseinschränkung und der damit verbundene Schmerz mit der thorakalen Dysfunktion zusammenhängen.

Die nächste wahrscheinliche Quelle eines zum Herzen übertragenen Schmerzes ist das Segment C7/Th1, welches keine Veränderungen gezeigt hat. Auch die Zeichen bei der 1. Rippe hängen vielleicht damit zusammen.

■ Behandlung

- Thorakale Mobilisation wie in der 1. Konsultation wiederholen
- Zusätzlich posteriores Intervertebralgelenk C7/Th1 links bei Bewegungsgrad IV mobilisieren (das Bewegungsausmaß soll durch den Widerstand begrenzt werden)

■ Erneute Untersuchung

- 1. Rippe weniger schmerzhaft, immer noch steif
- Dem Patienten wird beigebracht, die thorakalen Segmente zu mobilisieren, indem er in Rückenlage auf einem Tennisball auf dem Boden liegt

■ 3. Konsultation

Der Patient berichtet, er fühle sich etwa 80% besser. Der Schmerz in der Brustwand trete immer noch auf, sei aber weniger heftig, entwickle sich viel später und nur nach einer Durchschwung-Bewegung beim Vorhand-Schlag im Tennis. Atemnot, veränderte Schweißproduktion und erkennbare Blässe seien nicht mehr aufgetreten. Übelkeit habe er im Zusammenhang mit dem Schmerz in der Brustwand noch vage verspürt. Schmerzen oder Parästhesien im Arm seien nicht mehr vorgekommen.

■ Körperliche Befunde

- C7/Th1 verbessert aufgrund voriger Behandlung
- Linksseitiger ULTT noch leicht schmerzhaft am Ende des Bewegungsausschlages
- 1. Rippe immer noch steif
- Th4 -Th7 besser (wozu Mobilisation zu Hause beiträgt)

■ Überlegungen des Clinical Reasoning

Die vorige Behandlung hat geholfen. C7/Th1 kann zu dem Schmerz im Arm beigetragen haben, war aber nicht die wichtigste Quelle somatischer Übertragung des Schmerzes in die Brustwand. Die Behandlung muss sich wieder auf die Segmente Th4 – Th7 konzentrieren, muss aber vielleicht provozierender sein, wenn sie deutliche Veränderungen bewirken will. Vielleicht ist eine andere Technik als die des postero-anterioren Drucks wirksamer, denn die vorige Behandlung hat hohe Bewegungsgrade eingesetzt, und in dieser Hinsicht ist keine große Steigerung mehr möglich. Hier könnten Techniken wie Slump im Langsitz mit Beanspruchung des rechten sympathischen Grenzstrangs, kombiniert mit einer Mobilisation der Kostotransversalgelenke und Rippen auf Höhe Th4 – Th7, nützlich sein. Diese Technik simuliert die linksseitige Rumpfrotation, die mit dem Durchschwung bei einem Tennis-Vorhandschlag ausgeführt wird. Die Technik muss dem Patienten gut erklärt werden, um eventuell auftretende Angst vor einem solchen Vorgehen zu minimieren.

■ Behandlung

- C7/Th1-Mobilisation wiederholen (erneute Untersuchung zeigt weniger Steifheit und Schmerz, ULTT und 1. Rippe ISQ)
- Zusätzlich Mobilisation der 1. Rippe bei Bewegungsgrad IV, gekoppelt mit Zwerchfellatmung (erneute Untersuchung zeigt weniger Steifheit der 1. Rippe, minimalen Schmerz in C7/Th1 bei Bewegungsgrad IV+, ULTT links und rechts gleich)
- Die thorakalen Gelenke scheinen noch weitere Mobilisation in funktionellen Stellungen zu benötigen, daher wird Slump im Langsitz hinzugenommen, mit Beanspruchung des rechten Grenzstrangs des Sympathikus (d.h. Seitneigung und Rotation des Rumpfs nach links). Die kostotransversalen Gelenke auf Höhe Th4 – Th7 und die Rippenwinkel 4 – 7 werden mit Bewegungen vom Grad IV mobilisiert. Der Patient kann eine Mobilisation vom Grad IV nur 30 Sekunden ertragen, denn sie ist schmerzhaft.

■ Übungen für zu Hause

- Weiterhin thorakale Mobilisation
- Zusätzlich Dehnung der mittleren Fasern der Skalenusmuskeln, die vielleicht zur Steifheit der 1. Rippe beitragen
- Langsitz mit aktiver Thoraxrotation und Seitneigung wird zum Aufwärmen vor dem Tennisspiel empfohlen

4. Konsultation

Der Patient berichtet, er habe während des Tennisspiels keine Symptome verspürt. Er habe sich an jenem Abend und am folgenden Tag im Bereich der Brustwand ein wenig steif gefühlt, aber dies habe sich gelegt, als er selbst thorakale Mobilisation in Rückenlage und Langsitz vorgenommen habe.

■ Körperliche Befunde

- Minimale Steifheit und minimaler Schmerz in C7/Th1 bei Bewegungsgrad IV+
- 1. Rippe geringfügig steif und schmerzhaft bei Bewegungsgrad IV+
- Mobilisation von Rippen und Kostotransversalgelenken im Langsitz provoziert immer noch Schmerz

■ Überlegungen des Clinical Reasoning

Es liegen nur noch geringfügige Zeichen oder Symptome vor. Dies wird die letzte Konsultation sein, wenn der Patient nicht einen Kontrollbesuch wünscht. Eine Selbstbehandlung sollte einen Rückfall verhindern. Dem Patienten wird erklärt, dass sich auch Herzprobleme nach dem Muster seiner Symptome zeigen können. Dies soll er überprüfen lassen, falls die Symptome wiederkehren oder sich verändern, und nicht einfach annehmen, es handele sich wieder um übertragenen Schmerz von den ursächlich selben Bereichen.

■ Behandlung

Die Behandlung erfolgt wie bei der 3. Konsultation, die Übungen werden noch einmal überprüft und einige Dehnungsübungen für die Skalenusmuskeln hinzugefügt, die die 1. Rippe und das Segment C7/Th1 mobilisieren helfen.

Zusammenfassung: Konzept des Clinical Reasoning in der Praxis

Die hier vorgestellten Überlegungen und Behandlungsideen zeigen dem Leser das Konzept des Clinical Reasoning als einen dynamischen, evolutionären Prozess. Der beschriebene Patient könnte auch auf viele andere ebenso brauchbare Arten behandelt werden. Unterschiedliche Herangehensweisen sind zu befürworten, es soll aber immer im Rahmen schlussfolgernder Überlegungen stattfinden.
Ziel der Rehabilitation oder Behandlung muss es sein, dem Patienten die Dysfunktion(en) zu erklären, Strategien zur Selbstbehandlung zu fördern, die auf die Wirksamkeit des Patienten selbst vertrauen, und Funktionen wiederherzustellen. Für einen Patienten mit akuten Schmerzen erfordert dies etwas Anderes als für den Patienten mit chronischen Schmerzen oder mit Schmerzen, zu denen das sympathische Nervensystem entscheidend beiträgt. Der Kontext von Verletzung und Genesung ist von Patient zu Patient verschieden. Der geistige Zustand des Patienten (die Stress-Reaktion des Gehirns) kann potenziell beeinflussen, wie gut der Patient sich gegen die Verletzung oder Krankheit wehrt oder sich davon erholt (siehe Bd. 2, Kap. 8). Um einen optimalen Heilungsprozess in die Wege zu leiten und optimales Wohlbefinden zu fördern, muss der Therapeut diese Unterschiede der Stress-Biologie und das damit zusammenhängende unterschiedliche Symptomverhalten beachten (siehe auch Bd. 2, Kap. 10).

7.5 Mobilisation, Wirkung auf das sympathische Nervensystem und Analgesie

Welche Beweise haben wir dafür, dass spinale Mobilisation bei gesunden Personen oder Patienten zu Hypoalgesie oder Analgesie führen kann? Klinische Beobachtungen sprechen dafür, dass spinale Mobilisation Patienten Schmerzlinderung verschaffen und zu verbesserten Funktionen verhelfen kann. Neuerdings hat die Forschung begonnen, die neurophysiologische Basis manipulationsinduzierter Analgesie (MIA) im Verhältnis zu bestimmten manualtherapeutischen Techniken zu untersuchen (Petersen et al. 1993; Slater et al. 1994; Vicenzino et al. 1994; Vicenzino et al. 1995; Chui u. Wright 1998; Vicenzino et al. 1998; Vicenzino et al. 1999). Es wird angenommen, dass die anfängliche hypoalgetische Wirkung einer MIA, die bei gesunden Personen auftritt, über absteigende Bahnen vom dorsalen zentralen Höhlengrau (dorsal periaqueductal gray, dPAG) über Kerne in der ventrolateralen Medulla oblongata zum Rückenmark vermittelt wird.

Die genannten Untersuchungen haben ergeben, dass bestimmte manualtherapeutische Techniken anfänglich (innerhalb von 15 Sekunden) eine sympathoexzitatorische Wirkung haben, die während der Behandlung höchst entscheidend ist. Es ließ sich zeigen, dass solche sympathoexzitatorischen Wirkungen technikspezifisch sind und über einen Plazebo-Effekt hinausgehen. Manche Ergebnisse (Vicenzino et al. 1995; Vicenzino et al. 1998; Vicenzino et al. 1999) bestätigen auch die Hypothese, dass einige manualtherapeutische Techniken eine relative Hypoalgesie gegenüber mechanischer nozizeptiver Stimulation erzeugen. Eine starke Korrelation zwischen einer Aktivierung des peripheren sympathischen Nervensystems und Analgesie ließ sich auch bei Patienten mit Epicondylitis humeri lateralis zeigen (Vicenzino et al. 1995).

Insgesamt legen die in diesen Untersuchungen gewonnenen Daten nahe, dass die anfänglichen sympathoexzitatorischen Wirkungen bestimmter manualtherapeutischer Techniken mit einer Mobilisation der absteigenden Schmerzkontrollsysteme zusammenhängen, insbesondere mit dem noradrenergen System. Die mit der Erregung des Sympathikus einhergehende hypoalgetische oder analgetische Wirkung wird wahrscheinlich über die absteigenden noradrenergen Bahnen vermittelt und kann daher als nicht-opioid klassifiziert werden (Wright u. Vicenzino 1995). In weiteren Studien werden gegenwärtig die analgetischen Wirkungen der spinalen Manualtherapie bei verschiedenen Patientenpopulationen untersucht. Die Faktoren, die möglicherweise zusammenspielen, um die schmerzlindernde Wirkung spinaler Manualtherapie zu erzeugen, werden in Abb. 7.**8** dargestellt.

7.6 Andere vegetative Störungen

In Tabelle 7.**7** werden medizinische Zustände, bei denen vegetative Dysfunktionen eine Rolle spielen, aufgelistet. Patienten mit solchen Syndromen bilden nur einen kleinen Teil der Physiotherapiepatienten, und bei ihnen sind spezialisierte medizinische Befunde und Behandlungen nötig. Die Tabelle gibt eine zusammenfassende Darstellung solcher Zustände. Eine knappe und aktuelle Übersicht über die Behandlung dieser Störungen findet der Leser bei Robertson et al. (1996).

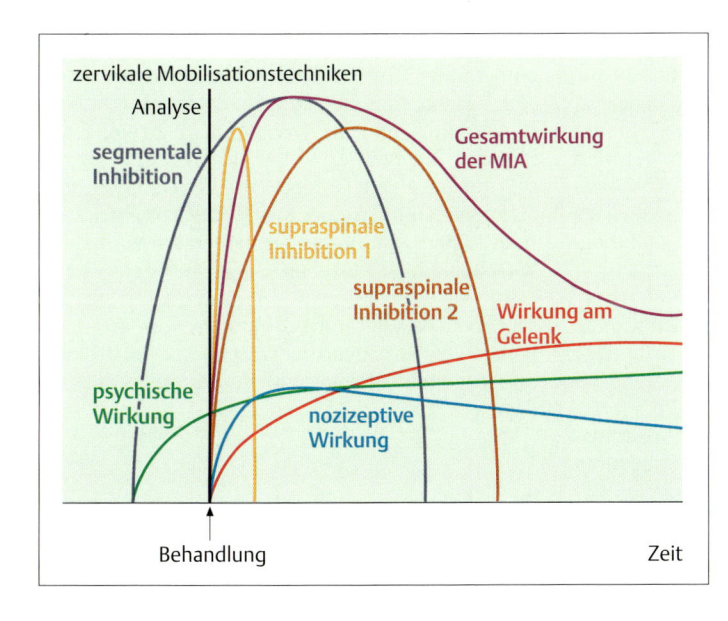

Abb. 7.**8** Ein Modell der interagierenden Faktoren, welche zu manipulationsinduzierter Analgesie (MIA) beitragen können. Beachten Sie die unterschiedlichen zeitlichen Verläufe in den verschiedenen Wirkungsbereichen (aus Wright u. Vincenzino 1995).

Tabelle 7.7 Weitere vegetative Störungen

Zentrale vegetative Störungen
Parkinsonsche Krankheit
Multisystem-Atrophie
Zentralnervöse Störungen
Vegetative Störungen bei Rückenmarks-
verletzungen

Periphere vegetative Störungen
Reine vegetative Fehlfunktion
Familiäre Dysautonomie (Riley-Day-Syndrom)
Erbliche vegetative Neuropathien
Amyloidotische vegetative Fehlfunktion
Paraneoplastische vegetative Dysfunktion
Guillain-Barré-Syndrom
Diabetische vegetative Fehlfunktion
Chagas-Krankheit (südamerikanische Trypano-
somiasis)
Andere periphere Neuropathien

Andere klinische Störungen
Störungen der Schweißproduktion
Impotenz
Schlafapnoe und vegetative Fehlfunktion
Nebennierenrindenunterfunktion
chirurgische Sympathektomie

Katecholaminstörungen

Orthostatisches Intoleranzsyndrom

7.7 Schlussfolgerungen

Physiotherapeuten, die auf dem Gebiet neuromuskuloskelettaler Dysfunktionen arbeiten, müssen einschätzen können, in welcher Form das vegetative Nervensystem zu Dysfunktion und Schmerz beiträgt. Ein potenzieller Fehler bei der Behandlung besteht darin, anzunehmen, es gebe ein Rezept zur Rehabilitation. Die Interaktionen zwischen vegetativem Nervensystem, zentralem und peripherem Nervensystem, Immunsystem und endokrinem System sind so komplex, dass es ein klinisches Spektrum von Störungen und eine zugehörige Bandbreite von Symptomverhalten gibt, innerhalb derer Kranksein und Wohlbefinden individuell erfahren werden.

Eine differenzierte klinische Untersuchung, eine ausgewogene Arbeitshypothese auf der Grundlage solider Kenntnisse über die Rolle aller Systeme bei Krankheit und Wohlbefinden und ein Wissen darum, wie stark unser Geist eine Heilung beeinflussen kann, sollten einem guten Physiotherapeuten ermöglichen, auf jeden Patienten mit einem individuell überlegten Ansatz zuzugehen. Behandlung ist also situationsspezifisch für jeden Patienten. Sie nimmt Rücksicht darauf, dass ein Patient mit akuten Schmerzen eine erhöhte Stress-Reaktion des Gehirns zeigt, die sich als Dysfunktion des Immunsystems (entzündliche Störung) oder als beeinträchtigte seelische Verfassung äußern oder in irgendeinem Ausmaß eine Kombination beider sein kann. Ein Patient mit akuten Schmerzen muss sehr sorgfältig und geschickt untersucht werden, und die Behandlung sollte sich auf Schmerzkontrolle konzentrieren und dabei darauf achten, dass nicht das sympathische Nervensystem „aufgeladen" wird, was den Schmerz vergrößern und die Heilung verzögern könnte. Der Therapeut sollte sich viel Mühe geben, solchen Patienten die Situation ausführlich zu erklären, ihnen Sicherheit und Unterstützung anzubieten und so eine Arbeitsbeziehung herzustellen, die es später erlaubt, an ihren Schmerz heranzukommen und eine aktivere Behandlung vorzunehmen.

Auch bei der Rehabilitation eines Patienten mit eher chronischer Störung bedarf es des Geschicks und der Fähigkeit des Physiotherapeuten zum Clinical Reasoning, damit er den relativen Beitrag jedes Systems zum Krankheitsbild bestimmen kann. In solchen Fällen kann der Beitrag des vegetativen Nervensystems als abgestumpfte oder als übermäßige Stress-Reaktion des Gehirns angesehen werden. Auch dies lässt sich sowohl subjektiv als auch mit körperlichen Tests einschätzen (siehe auch Bd. 2, Kap. 8). Eine Behandlung muss hier vor allem aktive Bewegung fördern, als eine Methode zur Mobilisation absteigender Schmerzkontrollen, zur Restruktion des die Haltung beeinflussenden sensorischen Inputs und zur Normalisierung sympathischer Reflexe. Die interagierenden (konvergenten) Wirkungen passiver Techniken müssen weiter untersucht werden, um herauszufinden, wie sie sich zum Nutzen des Patienten optimal einsetzen lassen. Patienten müssen unterrichtet werden, wie sie ihre Heilung und ihr Wohlbefinden beeinflussen können. Die Rolle des Physiotherapeuten eignet sich gut, um einem Patienten mit Verletzungen oder Schmerzen infolge eines Krankheitsprozesses während seines gesamten Rehabilitationsprozesses entscheidend beizustehen.

Die Leser seien auf die Web-Adressen im Anschluss an die Literaturliste verwiesen, wenn sie genauere Quellen oder Kontakte mit speziellen Interessengruppen im Zusammenhang mit CRPS suchen.

Literatur

ACC and the National Health Committee New Zealand Acute Low Back Pain Guide, Wellington, New Zealand; 1997.

Allen G, Galer BS, Schwartz L. Epidemiology of complex regional pain syndrome: a retrospective chart review of 134 patients. Pain: 1999;80:539–544.

Baron R, Blumberg H, Janig W. Clinical Characteristics of Patients with Complex Regional Pain Syndrome in Germany with special emphasis on vasomotor function. In: Janig W, Stanton-Hicks M (Eds). Reflex Sympathetic Dystrophy: A Reappraisal. Progress in Pain Research and Management. Vol 6. Seattle: IASP Press; 1996.

Boissonault WG. Examination in Physical Therapy Practice. Screening for medical disease. 2nd edition. Melbourne: Churchill Livingstone Inc.; 1995.

Bruehl S, Harden NR, Galer BS, Saltz S, Bertram M, Backonja M, Gayles R, Rudin N, Bhugra M, Stanton-Hicks M. External validation of IASP criteria for complex regional pain syndrome and proposed research diagnostic criteria. Pain. 1999;81:147–154.

Butler DS. Mobilisation of the nervous system. New York: Churchill Livingstone; 1991.

Butler DS, Slater H. Neural injury in the thoracic spine: a conceptual basis for manual therapy. In: Grant R (Ed). Physical Therapy of the Cervical and Thoracic Spine. New York: Churchill Livingstone; 1994.

Cervero F. Mechanisms of Visceral Pain. In: Gebhart GF (Ed). Progress in Pain Research and Management. Volume 5. Visceral Pain. Seattle: IASP Press; 1994.

Chiu TTW, Wright A. Comparing the effects of two cervical mobilisation techniques on sympathetic outflow to the upper limb in normal subjects. Hong Kong: Physiotherapy Journal 1998;16:13–18.

Field J, Atkins RM. Algodystrophy is an early complication of Colles' fracture – what are the implications? Journal of Hand Surgery. 1997;22 B:178–182.

Gifford LS. Critical issues in pain Physiotherapy. Pain Association yearbooks. NOI Press; 1998–1999.

Grieve GP. The autonomic nervous system in vertebral pain syndromes. In: Boyling JD, Palastanga N (Eds). Modern Manual Therapy: The Vertebral Column. 2nd ed. Edinburgh: Churchill Livingstone; 1994.

Janig W. The puzzle of "reflex sympathetic dystrophy": Mechanisms, hypotheses, open questions. In: Janig W, Stanton-Hicks M (Eds). Reflex Sympathetic Dystrophy: A Reappraisal. Progress in Pain Research and Management. Vol. 6. Seattle: IASP Press; 1996.

Jones MA. Clinical reasoning in manual therapy. Physical Therapy 1995 a;72:875–884.

Jones MA Clinical Reasoning and Pain. In: Shacklock MO (ed). Moving in on Pain. Melbourne: Butterworth-Heineman; 1995(b).

Jones MA, Jensen G, Rothstein J. Clinical reasoning in physiotherapy. In: Higgs J, Jones MA (Eds). Clinical reasoning in the health professions. 2nd Edition. Melbourne: Butterworth-Heinemann; 2000.

Low PA, Wilson PR, Sandroni P, Willner CL, Chelimsky TC. Clinical characteristics of patients with RSD (SMP) in the USA. In: Janig W, Stanton-Hicks M (Eds). Reflex Sympathetic Dystrophy: A Reappraisal. Progress in Pain Research Management. Vol. 6. Seattle: IASP Press. 1996:49–66.

Maitland GDM. Vertebral Manipulation. 5th ed. London: Butterworths; 1986.

Malliani A. The conceptualisation of cardiac pain as a nonspecific and unreliable alarm system. In: Gebhart GF (Ed). Progress in Pain Research and Management. Vol. 5. Visceral Pain. Seattle: IASP Press; 1994.

Merskey H, Bogduk N (Eds.). Classification of Chronic Pain: Descriptors of Chronic Pain Syndromes and Definition of Terms. 2nd ed. Seattle: IASP Press; 1994.

Petersen NP, Vicenzino GT, Wright A. The effects of a cervical mobilisation technique on sympathetic outflow to the upper limb in normal subjects. Physiotherapy Theory and Practice 1993;9:149–156.

Robertson D. Clinical assessment of autonomic failure. In: Robertson D, Low PA, Polinsky RJ. Primer on the Autonomic Nervous System. San Diego: Academic Press; 1996.

Rommel O, Gehling M, Dertwinkel R, Witscher K, Zenz M, Malin J-P, Janig W. Hemisensory testing in patients with complex regional pain syndromes. Pain. 1999;80:95–101.

Sandroni P. Testing the autonomic nervous system. International Association for the Study of Pain newsletter. November-December; 1998.

Schultz G, Melzack R. A case of referred pain evoked by remote light touch after partial nerve injury. Pain 1999;81:199–202.

Slater H, Vicenzino B, Wright A. Sympathetic Slump: the effects of a novel manual therapy technique on peripheral sympathetic nervous system function. Journal of Modern and Manipulative Therapy. Vol 2. 1994;4.

Slater H, Wright A. An investigation of the physiological effects of the sympathetic slump on peripheral sympathetic nervous system function in patients with frozen shoulders. In: Shacklock MO (Ed). Moving in on Pain. Melbourne: Butterworth-Heineman; 1995.

Stanton-Hicks M, Baron R, Boas R, Gordh T, Harden N, Hendler N, Koltzenberg M, Wilder R. Complex regional pain syndromes: Guidelines for therapy. The Clinical Journal of Pain 1998;14:155–166.

Stanton-Hicks M. Management of patients with complex regional pain syndromes. A Publication on Pain and the Sympathetic Nervous System. IASP; April 1998.

Stanton-Hicks M, Janig W, Hassenbusch S, Haddox JD, Boas R, Wilson P. Reflex sympathetic dystrophy: changes and taxonomy. Pain 1995;63:127–133.

Vicenzino B, Gutschlag F, Collins D, Wright A. An investigation of the effects of spinal manual therapy on forequarter pressure and thermal pain thresholds and sympathetic nervous system activity in asymptomatic subjects: a preliminary report. In: Shacklock MO (Ed). Moving in on Pain. Melbourne: Butterworth-Heineman; 1995.

Vicenzino B, Collins DM, Benson HAE, Wright A. The interrelationship between manipulation induced hypoalgesia and sympathoexcitation. Journal of Manipulative and Physiological Therapeutics 1998;7(12):448–453.

Vicenzino B, Cartwright T, Collins D, Wright A. An investigation of stress and pain perception during manual therapy in asymptomatic subjects. European Pain Journal. 1999;3:13–18.

Wilder RT. Reflex sympathetic dystrophy in children and adolescents: differences from adults. In: Janig W, Stanton-Hicks M (Eds). Reflex Sympathetic Dystrophy: A Reappraisal. Progress in Pain Research Management. Vol. 6. Seattle: IASP Press; 1996.

Wilson PR, Low PA, Bedder M, Covington EC, Rauck RL. Diagnostic algorithm for complex regional pain syndromes. In Janig W, Stanton-Hicks M (Eds). Reflex Sympathetic Dystrophy: A Reappraisal. Progress in Pain Research Management. Vol 6. Seattle: IASP Press; 1996.

Wright A, Vincenzino B. Cervical mobilisation techniques, sympathetic nervous system effects and their relationship to analgesia. In: Shacklock MO (Ed). Moving in on Pain. Melbourne: Butterworth-Heineman; 1995.

Nützliche Internet-Adressen

http://members.aol.com/dkega/hints.html
http://www.nlc.net.au/~austrsd/main.htm
http://www.cmne.com/rsd/
http://www.pain.com
http://www.cyboard.com/rsds/fact.html
http://www.ampainsoc.org/links/patient.htm
http://www.rsdhope.org/
http://www.eatonnhand.com/thr/thr001.htm
http://www.halcyon.com/iasp/
http://www.ipass.net/~rsteuart/rsounds.htm
http://ohrm.od.nih.gov/ose/spashots/
National Institutes of Health WWW site for information on emotions and disease

Michael A. Thacker

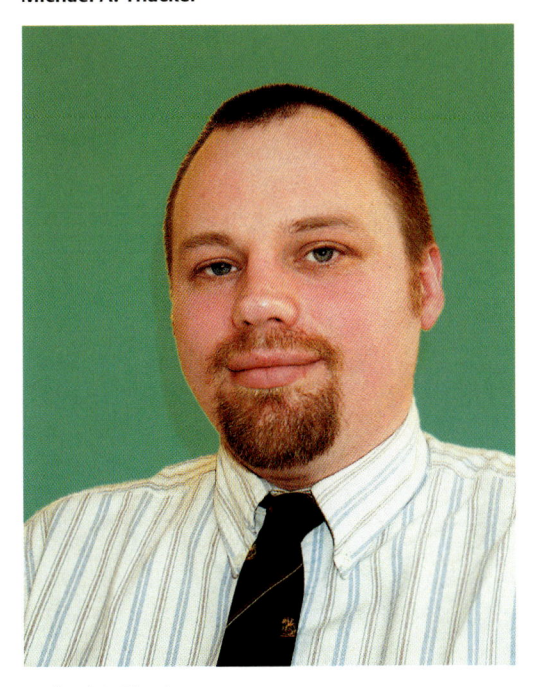

Michael A. Thacker

Ausbildung und beruflicher Werdegang:

1987	Abschluss der Ausbildung zum Physiotherapeuten an der Schule für Physiotherapie am West Middlesex University Hospital
1989 – 1991	Teilnahme am Kurs *Dysfunction of the Musculoskeletal System* der Manipulation Association of Chartered Physiotherapy, Abschluss mit Auszeichnung
1991 – 1994	Tätigkeit als Senior Specialist Physiotherapist in Musculoskeletal Medicine am Chelsea and Westminster Hospital, London
1998 – 2000	Dozent für Physiotherapie an der Faculty of Health Care and Social Sciences an der Kingston University und St. George's Medical School, London
Seit 1999	Forschungsstipendiat des Centre for Neuroscience, Abteilung für Sinnesphysiologie am King's College, London University. Ph. D., Dissertation zum Thema *Schmerzhafte neuroimmunologische Interaktionen nach Nervenverletzungen*
Seit 2000	Ausbildungsleiter Metis UK limited

8 Schmerzbehandlung – eine neue Perspektive für die Physiotherapie

Michael A. Thacker

Die Schmerzbehandlung in der Physiotherapie erfährt zurzeit einen unauffälligen, aber tief greifenden Wandel. Veraltete Ansätze aus der biomedizinisch orientierten Zeit werden allmählich von Strategien ersetzt, die auf dem neueren Konstrukt eines biopsychosozialen Modells beruhen. Obgleich diese neuen Behandlungsparadigmen noch einer genaueren Prüfung durch die Forschung bedürfen, haben sie schon viele Befürworter gewonnen, weil realisiert wird, dass sich Schmerz nicht mehr auf jene simple dualistische Weise angehen lässt, die den früheren Behandlungsmodellen zugrunde lag (Zusman 1997, Gifford 1998, Waddell 1998). Rationale Ansätze zu einer Schmerzbehandlung müssen alle Komponenten der Schmerzerfahrung des Individuums umfassen, von physischen über emotionale bis zu kognitiven Elementen.

Diese Revolution kann nicht irgendeiner einzelnen Person oder Bewegung zugeschrieben werden, aber es lässt sich doch sagen, dass sie mit der Entwicklung zusammenfällt, die physiotherapeutischen Maßnahmen zu überprüfen und die Behandlungspraxis zu hinterfragen. Diese Entwicklung wurde noch durch das Interesse außenstehender Organisationen verstärkt, also durch das Bemühen um eine Behandlungspraxis, die auf nachprüfbaren Daten beruht, und um eine Begrenzung der Gesundheitskosten. Auch dass der Berufsstand nun auf die Schmerzwissenschaften aufmerksam geworden ist, kann bedeutsam sein. Das wachsende Verständnis hat zu einer Neubewertung allgemein für gültig gehaltener Dogmen geführt.

In diesem Kapitel sollen jene Hypothesen diskutiert werden, auf die sich nach Meinung des Autors ein neuer und logischerer Ansatz stützen müsste. Es sollen Vorschläge angeboten werden, wie die Behandlung von Schmerz auf das gemeinsame und beste derzeit verfügbare Wissen aus Wissenschaft und klinischer Praxis gegründet werden kann. Der Autor hofft, zeigen zu können, wie diese bisher getrennten Bereiche endlich zusammenkommen, damit eine bessere und weisere Behandlungspraxis möglich wird.

8.1 Neues Schmerzmodell

Wenn es auch unmöglich ist, für den beschriebenen Perspektivenwechsel in der Physiotherapie eine einzelne Person oder Bewegung verantwortlich zu machen, so ist dies für Schmerzwissenschaft im weiteren Sinne nicht der Fall. Professor Patrick Wall hat das moderne Verständnis von Schmerz geändert. Zusammen mit Ronald Melzack hat er die inzwischen allseits akzeptierte Gate-Control-Theorie veröffentlicht (Melzack u. Wall 1965).

Obwohl diese Theorie bei ihrer ersten Veröffentlichung auf viel Kritik stieß, hat sie sich inzwischen bewährt und einen Großteil der Forschungsarbeit in den folgenden 35 Jahren sowohl angebahnt als auch integriert. Attraktiv ist sie für viele vor allem deshalb, weil sie Schmerz nicht bloß als ein Gefühl, sondern vielmehr als eine komplexe multidimensionale Erfahrung ansieht, die alle Aspekte des menschlichen Nervensystems umfasst. Eine genauere Darstellung der Theorie und ihrer Entwicklung kann bei Melzack und Wall (1996): *The Challenge of Pain* gefunden werden. Die Gate-Control-Theorie stellte direkt die fest verwurzelte dualistische Theorie von Schmerz und Leiden in Frage, welche sich seit den Zeiten Descartes' wenig geändert hatte (Melzack u. Wall 1996, Wall 1999).

In einer Art Domino-Effekt gerieten dadurch auch die Vorstellungen ins Wanken, wie Therapeuten mit Schmerz umzugehen hätten. Die neue Theorie wurde zur Grundlage neuer, bald darauf entwickelter Therapieformen, beispielsweise TENS (Melzack u. Wall 1996).

Sie wurde auch (in vielen Fällen unaufgefordert) benutzt, um die Wirksamkeit zahlreicher physiotherapeutischer Maßnahmen zu erklären (z. B. manuelle Therapie, Mobilisation, Massage, Akupunktur etc.).

In neuerer Zeit wurden weitere wichtige neurophysiologische und neuropsychologische Bereiche in die Theorie des Gate-Control-Mechanismus integriert. Dazu gehören das opioide System, das Zentralnervensystem, Plastizität und Stress-Physiologie (Woolf 1994, Melzack 1999).

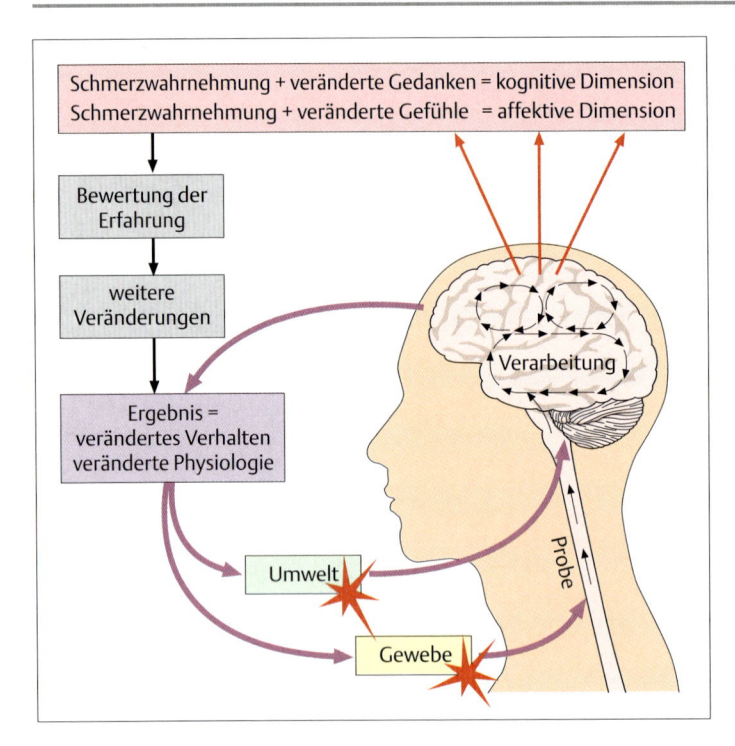

Abb. 8.1 Modell des reifen Organismus (nach Gifford).

Als Kritik an der heutigen Schmerzwissenschaft wird beklagt, dass es oft schwierig, wenn nicht sogar unmöglich ist, diese in der klinischen Praxis zu verwenden. Daher hat Louis Gifford ein neues Modell vorgeschlagen, das Modell des reifen Organismus (Mature Organism Model, MOM; siehe Bd. 2, Kap. 10, Abb. 8.1).

„Soll ein Verständnis von Schmerz klinisch nützlich sein, so ist es nötig, sich von der reduktionistischen Biologie zu entfernen, die nüchtern Schmerzzentren und Schmerzbahnen sowie beteiligte Neuronen und chemische Interaktionen beschreibt. Schmerz muss in einem größeren, vielschichtigen, vieldimensionalen und biologischen Kontext untersucht werden. Wird Schmerz auf solche Phänomene wie Biochemie, Aktivität von Neurotransmittern und An- und Abschalten von Genen reduziert, so nützt das dem Therapeuten nur wenig, der auf einen Patienten trifft, der unter bisher therapieresistenten, starken und dauernden Schmerzen und massiven körperlichen Behinderungen leidet. Im Interesse der Physiotherapie muss Schmerz im Kontext verstanden werden, im Zusammenhang mit der Familie und der Arbeit des Patienten, mit der Art seines Verhaltens, mit seiner persönlichen und emotionalen Situation, mit der Art, wie er Schmerz auffasst und was Schmerz ihm bedeutet, mit seinen anomalen Bewegungsmustern und seiner verminderten körperlichen Leistungsfähigkeit. Ebenso muss Schmerz auf forschende, diagnostische Art betrachtet werden, mit dem Ziel, dem Patienten adäquate Erklärungen geben zu können, eine adäquate Prognose zu stellen und die bestmögliche Grundlage für eine Behandlung zu erarbeiten. Das Geschick des Physiotherapeuten besteht in der Fähigkeit, vieldimensionale Informationen aus vielen Ebenen für seine Behandlung heranzuziehen."

Das Modell des reifen Organismus MOM (siehe auch Gifford 1998) wurde als ein Unterrichtsmittel entwickelt, um Therapeuten *und Patienten* zu einem erweiterten Verständnis von Schmerz zu verhelfen, ihnen zu ermöglichen, Schmerz in biologischem Zusammenhang zu sehen und letztendlich besser mit ihm umzugehen. Ein grundlegendes Merkmal des Modells liegt darin, dass es Schmerz in die Fachrichtung der Stressbiologie einordnet. Stressbiologie befasst sich mit den physiologischen Mechanismen und Verhaltensstrategien, die es dem Organismus ermöglichen, zu überleben bzw. seine Homöostase aufrechtzuerhalten (Weiner 1991). So kann Schmerz als einzelne, der Wahrnehmung zugängliche Komponente der Stressreaktion angesehen werden, deren primärer adaptiver Zweck darin besteht, den Organismus machtvoll zu einer Änderung seines Verhaltens zu motivieren und so zu Ge-

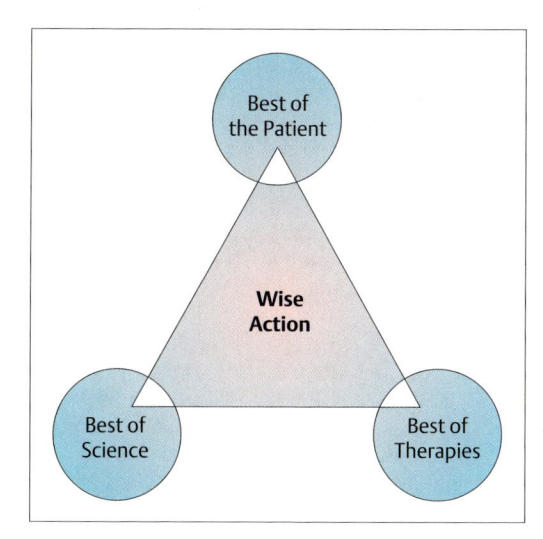

Abb. 8.2 Modell weisen Handelns (nach Butler).

nesung und Überleben beizutragen." (Gifford 2000 b)

Das MOM zeigt die dynamischen Wechselwirkungen zwischen Geweben und Nervensystem, zwischen peripherem und zentralem Nervensystem, zwischen Inputs und Outputs.

Im Wesentlichen gilt: was hereinkommt ändert was hinausgeht, hauptsächlich infolge der verarbeitenden (prüfenden) Zentren des Nervensystems und unter dem Einfluss nicht nur physischer, sondern auch psychischer und emotionaler Faktoren.

Es lässt sich leicht erkennen, dass dieses Modell sich von den begrenzten klassischen Vorstellungen entfernt und nicht nur die anerkannten Gebiete der Schmerz- und Stressphysiologie, sondern auch neuere Wissenschaften wie die Psychoneuroimmunologie einbezieht. Es stimmt auch mit dem Konzept der drei Dimensionen von Schmerz überein, das Melzack und Wall (1996) beschrieben haben:

- sensorisch-diskriminierend,
- kognitiv-evaluierend und
- affektiv-motivational.

Dieses Modell und der Ansatz, den es vorschlägt, befreien den Therapeuten aus der Begrenztheit des bisherigen Denkens und ermöglichen ihm, dem Patienten auf eine bewegliche und nicht nur auf einen einzelnen Schwerpunkt konzentrierte Weise zu begegnen.

Das Modell des reifen Organismus unterstützt diejenigen Behandlungsansätze, die variabel sind, aber gleichzeitig auf den Patienten konzentriert bleiben. Dies ist offensichtlich von Vorteil für den Therapeuten, denn damit ist er nicht mehr an einen rein gewebespezifischen Ansatz gebunden. Er ist allerdings herausgefordert, seine Wissensbasis zu vergrößern und neues Wissen in seine Behandlungspraxis zu integrieren (siehe auch Bd. 2, Kap.10).

David Butler (1999) hat auf Grund seiner Arbeit unter der gleichen Prämisse ein grundlegendes klinisches Modell vorgeschlagen, mit dem sich solch verbessertes Wissen umsetzen lässt, das Modell des weisen Handelns (Abb. 8.2).

8.2 Schmerz als klinisches Problem

Schmerz ist ein großes klinisches Problem. Statistiken und Zahlen über Arbeitsausfall, medizinische Kosten und Versicherungsansprüche werden in fast allen wichtigen Zeitschriften und Veröffentlichungen des Gesundheitswesens aufgeführt. Die Physiotherapeuten werden jedoch mit allen Auswirkungen von Schmerz auf einer Alltagsebene konfrontiert. Außer denjenigen, die in Spezialzentren arbeiten, müssen Therapeuten fast immer Patienten aus dem ganzen klinischen Spektrum behandeln, also sowohl akute als auch chronische Probleme. Die Gruppe der Patienten ist alles andere als homogen. Behandlungsansätze für die einen passen vermutlich nicht für andere mit anderem Erscheinungsbild. Daher müssen Therapeuten ihre Patienten bei der ersten Konsultation so einstufen können, dass sie die richtigen Befunderhebungs- und Behandlungsstrategien einsetzen.

Linton (1999 a, 1999 b, 1996, 1993) sieht das primäre Ziel aller mit der Behandlung muskuloskelettaler Schmerzen befassten Therapeuten darin, Risikopatienten zu identifizieren, bei denen chronische Funktionseinschränkungen oder gar Behinderungen verhindert werden müssen. So hebt er die Tatsache hervor, dass für viele Patienten, die mit akuten muskuloskelettalen Schmerzen zu einer Therapie kommen, das Risiko der Chronizität besteht. Zwar konzentrieren sich seine Forschungen stark auf Kreuzschmerz, es wird jedoch angenommen, dass seine Überlegungen für alle Arten von muskuloskelettalem Schmerz gelten.

Linton hat vorgeschlagen, unsere Behandlungsparadigmen zu ändern und uns an Konzepten sekundärer Prävention und Rehabilitation zu orientieren. Dieser Gedanke wurde von anderen im Hinblick auf seine direkte Anwendbarkeit für Physiotherapeuten, etwa von Gordon Waddell weiterverfolgt, der schrieb: „Physiotherapie hat eine Schlüsselrolle bei der Rehabilitation. Dies sollte sich in Überweisungen zur Physiotherapie, in Einrichtungen zur physiotherapeutischen Behandlung und in ihrer Organisation niederschlagen. Zurzeit wird Rehabilitation oft als eine tertiäre Dienstleistung angesehen, nachdem eine medizinische Behandlung abgeschlossen oder gescheitert ist. Bei Kreuzschmerzen sollte jede gesundheitliche Fürsorge die Rehabilitation betonen, und dies sollte schon vom akuten Stadium an bei der primären Versorgung beginnen. Um entsprechende Einrichtungen bereitzustellen, ist eine gründliche Reorganisation der Dienstleistungen mit einer Verschiebung von Ressourcen nötig." (Waddell 1998)

Werden Aussagen, die auf Untersuchungen spezifischer Körperbereiche oder spezifischer Bedingungen beruhen, übertragen oder verallgemeinert, ist Vorsicht geboten. Lintons Überlegungen werden von manchen Forschern auch für andere Zustände oder Körperbereiche vertreten, etwa von Spitzer et al. (1995) für die Behandlung von Schleudertraumen und von Feurstein et al. (1999) für die Behandlung von arbeitsbedingten Störungen der oberen Extremität.

Ein solcher Ansatz unterscheidet sich von der traditionellen Denkweise. Obwohl er der intensiven Untersuchung chronischer muskuloskelettaler Zustände entstammt, enthält er eine Botschaft an alle im Bereich der primären Gesundheitsfürsorge Tätigen: Wir haben die Verantwortung, ein Andauern von Problemen zu verhindern. Wir können uns nicht länger nur fragen, wie man Schmerz behandeln soll, sondern es ist unerlässlich, dass die Behandlung auch als eine präventive Angelegenheit gesehen wird.

8.2.1 Gewebespezifische Ansätze – Verfahren

Viele Verfahren, die gegenwärtig von Physiotherapeuten eingesetzt werden, sind auf ihre klinische Wirksamkeit geprüft worden. Das allgemeine Fazit einer an nachweisbaren Fakten messenden Prüfung war, dass wir viele Verfahren benutzen, für deren weiteren Einsatz keine messbaren Daten sprechen.

Beispielsweise haben entsprechende Studien für die meisten elektrotherapeutischen Verfahren schwache Ergebnisse erbracht, was klinische Schmerzlinderung anbetrifft. Aber diese Studien ergeben ein konfuses Bild, sie achten nur wenig auf eine auf den Patienten abgestimmte Dosierung, und ihre Konzeption ist oft so schlecht, dass sich dies auf die gemessenen klinischen Resultate auswirken kann (Peat 2000). Ihr Fazit steht auch oft in direktem Gegensatz zu der nichtklinischen Literatur, in der häufig positive Auswirkungen dieser Verfahren berichtet werden.

Ein Großteil der Daten kommt aus In-vitro-Untersuchungen. Klinisch stellt sich dabei die Frage, ob In-vitro-Veränderungen sich auch in vivo beobachten lassen und ob diese Veränderungen groß genug sind, um eine Auswirkung auf die Schmerzerfahrung einer Person zu haben. Es kann sein, dass wirksame Therapien unwirksam werden und umgekehrt, wenn sie im Kontext des Menschen gesehen werden, der Schmerzen hat.

Bezüglich der Validität manueller Therapie beginnt sich das Bild zu klären. Es gibt jetzt klare und überall akzeptierte Parameter für den Einsatz manueller Therapie unter spezifischen Umständen (CSAG 1994, Waddell et al. 1996, Koes 1996). Zusammengefasst besagen sie, dass diese Verfahren früh eingesetzt werden sollten.

Wright (1995) hat ein Modell zur Erklärung der beobachteten postmanipulativen Hypoalgesie vorgeschlagen. In dessen Zentrum stehen absteigende Systeme, die im zentralen Höhlengrau des Mittelhirns entspringen. Dieser Vorschlag ist zwar spannend, aber noch gibt es viele Probleme bei der Hintergrundforschung, die zu seinen Schlussfolgerungen führte. Selbst wenn weitere Arbeiten diese Hypothese stützen werden, ist es höchst unwahrscheinlich, dass nur ein oder zwei Mechanismen aktiv sind, um eine Schmerzlinderung zu bewirken.

Warum aber werden unwirksamen Therapien positive Auswirkungen zugeschrieben?

Bei der Betrachtung der meisten muskuloskelettalen Probleme stellen wir fest, dass sie sich, einfach infolge ihrer natürlichen Entwicklung, unterschiedlich verhalten, was von den Patienten in der Klinik oft als „gute und schlechte Tage" beschrieben wird. Insbesondere kommen Patienten mit lange währenden Problemen zur Physiotherapie in einer Phase der Schmerzen. Dann behandeln wir sie und es geht ihnen besser. Die beobachtete Verbesserung lässt sich leicht der therapeutischen Behandlung zuschreiben, aber in Wirklichkeit ist sie vielleicht nur ein natürliches Phänomen. Deyo (1998) beschreibt diesen Fehler bei der Behandlung von Kreuzschmerzen und hat ihn mit dem statistischen Phänomen der *Regression zum Mittelwert* (der Tatsache, dass auf extreme Werte wahrscheinlich wieder durchschnittlichere Werte folgen) verglichen (Abb. 8.**3**).

Auch andere unspezifische Wirkungen von Therapien müssen in Betracht gezogen werden, wenn der wahre Wert eines therapeutischen Eingriffs abgeschätzt werden soll. Ein solcher Faktor ist der *Hawthorne-Effekt* (Peat 2000). Er besagt, dass sich Menschen, die im Rahmen eines Forschungsprojekts beobachtet werden, anders benehmen als nor-

Schmerz als klinisches Problem

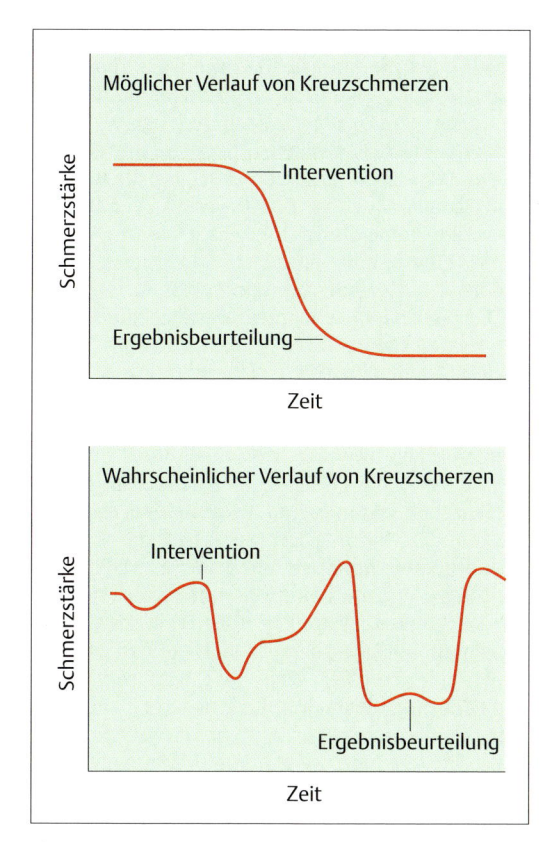

Abb. 8.3 Regression zum Mittelwert.

malerweise. Peat (2000) gibt zu bedenken, dass ähnliche Effekte auch in therapeutischer Umgebung auftreten.

Klaber-Moffett und Richardson (1997) haben darüber hinaus wertvolle Daten zusammengetragen, aus denen hervorgeht, dass eine nicht unbedeutende Wirkung auf das Ergebnis unserer Eingriffe von der Beziehung zwischen Therapeut und Patient ausgeht. Sie stellen fünf Schlüsselbereiche von Wirkungen heraus:

- Qualität der Kommunikation und der Bildungsgrad des Patienten
- Befolgung und Einhaltung der Therapie
- Eigene Wirksamkeit des Patienten bzw. seine Wahrnehmung von der eigenen Fähigkeit, zurechtzukommen
- Erwartungen des Patienten und die Begeisterung des Therapeuten für die Behandlung
- Prinzipien des operanten Konditionierens bei der Beeinflussung des Schmerzverhaltens

Diese Faktoren zusammengenommen können den Ausgang einer therapeutischen Intervention positiv beeinflussen. Sie haben das Potential, eine unwirksame Therapie wirksam zu machen. Fullers Diskussion und Integration dieser fünf Punkte in ein Behandlungsmodell werden später in diesem Kapitel erörtert werden.

Das wichtigste Fazit ist, dass die mechanistischen Aspekte der Physiotherapie nicht so wichtig sind, wie früher angenommen. Es bedarf noch weiterer Forschung, um zu zeigen, dass viele Therapien erst dann wirksam werden, wenn sie in der richtigen Umgebung und von einem fürsorglichen und unterstützenden Therapeuten angewendet werden. Hat eine erfolgreiche Behandlungspraxis in Wirklichkeit vielleicht mit jenen Personen zu tun, die gut kommunizieren, einfühlsam sind und zu Veränderungen motivieren können?

8.2.2 Plazeboeffekt

Im vorangehenden Abschnitt wurde diskutiert, was eine unwirksame Behandlung zu einer wirksamen machen könnte, die von klinischer Validität ist. Der Leser mag sich vielleicht gewundert haben, warum dabei nicht die Sprache auf Plazeboeffekte kam. Der Plazeboeffekt ist ein so starkes Phänomen, dass er gesondert diskutiert werden muss.

Bei Plazeboeffekten handelt es sich nicht um Betrug, bei dem Menschen überzeugt sind, wirksam therapiert zu werden, während dies gar nicht der Fall ist. Die Plazeboreaktion *ist* ein physiologisch wirksamer Mechanismus (Wall 1994, Fields u. Price 1997 a, b).

Die Plazeboreaktion gibt es auf allen medizinischen Gebieten, auch in der Physiotherapie. Pat Wall hat dieses Phänomen ausführlich erörtert, interessierte Leser seien auf seine Kapitel im *Textbook of Pain* verwiesen (Wall 1999). Dort hat er auch folgende Bemerkungen gemacht:

Plazebowirkungen sind unpopulär, denn

- Sie werden mit Scharlatanerie in Verbindung gebracht.
- Man hält sie für künstlich und meint, sie sollten aus der Reihe der echten therapeutischen Wirkungen entfernt werden.
- Sie sind unlogisch.
- Sie stellen die sinnliche Realität in Frage.

Dies hat zu Mythenbildung geführt:

- Plazebobehandlungen differenzieren zwischen psychischen und physischen Krankheiten.
- Plazebobehandlung ist gleichzusetzen mit Nichtstun.
- Menschen, die auf Plazebobehandlungen reagieren, haben eine eigenartige Mentalität.

- Plazebobehandlungen beeinflussen nicht den Schmerz, sondern Reaktionen auf Schmerz, wie Angst.

Alle vier Mythen sind falsch, denn:

- Patienten mit Schmerzen infolge einer afferenten Krankheit können sehr wohl auf Plazebobehandlung reagieren.
- Die Plazebowirkung ist ein Effekt in einem aktiven Prozess, der von einem Zustand des Gehirns ausgelöst wird (man beachte auch das Phänomen der Nozebo-Reaktion).
- Die Mythen beruhen auf dualistischem Denken.

Diese Punkte sind sicher für die Physiotherapie äußerst bedeutsam. In der Vergangenheit haben wir gemerkt, dass viel von dem, was wir erreichen, auf Plazebowirkungen zurückgeht, aber wir fürchteten die Kritik, die uns das eintragen würde. Dieses neue Verständnis von Plazebowirkungen sollte dazu beitragen, dass ihre Rolle in der Physiotherapie offen diskutiert werden kann.

Unter den vielen Mythen im Zusammenhang mit Plazebowirkungen ist vielleicht die verbreitetste die von der magischen 30%-Grenze. Oft wird gesagt, man könne bei 30% der Patienten eine Reaktion auf Plazebobehandlung erwarten, Behandlungserfolge, die über 30% hinausgingen, seien den aktiven Komponenten einer Therapie zuzuschreiben. Dieser Irrtum geht auf ein falsches Verständnis der bahnbrechenden Untersuchungsergebnisse von Beecher in den USA zurück. In Wirklichkeit besagen seine Studien, dass die durchschnittliche Reaktion auf Plazebobehandlung bei einer beliebigen Reihe von Untersuchungen 30% beträgt. Sie kann also in manchen Fällen bei 100% liegen und in andern bei 0%. Berechnungen darüber, wer wann reagieren wird, stecken noch in den Kinderschuhen. Wir wissen, dass die Plazebowirkung von vielen verschiedenen Variablen beeinflusst wird, welche wiederum von sich ändernden oder unterschiedlichen Trainingsabläufen abhängig sein können. Dies ist insofern interessant, als wir versuchen könnten, die Plazeboreaktionen bei unseren Patienten zu maximieren.

Das eben Gesagte enthält für Therapeuten eine sehr wichtige und befreiende Aussage: Plazebobehandlungen stellen veraltete Auffassungen von Schmerz (und seiner Behandlung) in Frage. Die Trennlinie zwischen physischen und psychischen Problemen beginnt zu verschwimmen.

Vielleicht denkt der Leser jetzt: „Na und? Was ist an dieser Aussage so wichtig?" Als erster Schritt einer Antwort soll eingeschätzt werden, wie der Plazeboeffekt gesteigert werden kann. Am entscheidendsten ist es für Therapeuten, sich klar zu werden, dass Interaktionen zwischen Patient und Therapeut dazu die stärkste Determinante sind. Dies veranlasste Butler (1998) zu schreiben: „Im Wesentlichen geht es um die positiven Aspekte in der ganzen Beziehung zwischen Therapeut und Patient. Das umfasst Begrüßung und Abschied, die Art, wie man Hände auflegt, das Ritualisierte an der Art, wie man eine Behandlung durchführt, wie man eine Verschreibung oder eine Liste von Übungen aushändigt." Butler beendet seinen Absatz mit einer Art Echo auf das, was schon im vorangehenden Text empfunden wurde:

„Es ist vielleicht unfair, solche Wirkungen unspezifisch zu nennen."

Wird das Gesagt akzeptiert, dann ist es offensichtlich, dass Therapie auf Grund ihrer dynamischen Interaktion zwischen Menschen weitgehend auf Plazeboeffekten beruht. Insbesondere ist zu bedenken, dass die meisten Menschen, die zu einer Physiotherapie kommen, ein gewisses Maß an Erwartungen und Vorstellungen mitbringen (sie sind, wie sich zeigen lässt, nicht unbedingt positiv voreingenommen), was beides Plazeboeffekte steigert (Fields u. Price 1997, Wall 1999). Wir sollten das nicht für eine Verunglimpfung unserer Glaubwürdigkeit halten, sondern vielmehr Plazeboeffekte als eine wichtige und berechtigte Komponente der Physiotherapie begrüßen.

„So gesehen gibt es keine wirksame Behandlung ohne Plazeboeffekt. Wenn wir alle dahin kommen, zu akzeptieren, dass Plazebo gleichbedeutend damit ist, bessere Umstände zu schaffen, in denen Mechanismen natürlicher Genesung beste Bedingungen haben, dann werden wir vielleicht etwas erreichen, und die Physiotherapie wird den Status bekommen, der ihr zu Recht zusteht." (Gifford 2000 b)

Um es noch einmal unmissverständlich zu sagen: Plazeboeffekte ändern die Pathophysiologie und können klinische Erscheinungsbilder drastisch verändern. Sie sind keine Methode, den Patienten von einer Veränderung zu überzeugen, sondern sie *sind* selbst Veränderung. Alle Therapeuten sollten diese Tatsache nicht nur akzeptieren, sondern sich auch sehr bemühen, solche Effekte als Teil ihrer Behandlungsstrategie zu maximieren.

8.2.3 Akuter und chronischer Schmerz

Die Differenzierung zwischen akutem und chronischem Schmerz ist ein wichtiger Schritt bei der Behandlung von Schmerzpatienten. Dem liegt wesentlich die Vorstellung zugrunde, dass akuter Schmerz der Situation angepasst (adaptiv) ist, und einem bekannten und nützlichen Zweck dient, während chronischer Schmerz der Situation schlecht angepasst (maladaptiv) ist und keinen wirklichen Sinn hat.

Chronischer Schmerz wird von verschiedenen Autoren unterschiedlich definiert. Die International Association for the Study of Pain (IASP) hat chronischen Schmerz als einen Schmerz, der entweder dauernd oder intermittierend schon 6 Monate lang aufgetreten ist, definiert. Nützlicher ist vielleicht der Vorschlag, den Begriff chronischer Schmerz auf jene Fälle zu begrenzen, in denen Schmerz über eine Periode von 6 Monaten andauert, nachdem ihn der normale Heilungsprozess hätte beseitigen sollen (Linton 1996). Diese Definition hat den Vorzug, das Konzept von Mechanismen der Gewebeheilung einzubeziehen. Dann werden Schmerzen bei Krankheiten wie rheumatoider Arthritis mit fortdauernden schmerzhaften pathologischen Prozessen nicht fälschlicherweise als chronische Schmerzen bezeichnet, die keinem erkennbaren Zweck dienen, denn diese Art von Schmerz kann exzessive Funktion begrenzen, welche pathologisiertes Gewebe weiter schädigen würde. Der Nachteil der Definition liegt darin, dass sie von vornherein davon ausgeht, Schmerz entstehe aus einer Gewebeschädigung; eine solche lässt sich aber bei einer namhaften Minderheit von Patienten nicht diagnostizieren.

Historisch wurde die Differenzierung in akuten und chronischen Schmerz benutzt, um unterschiedliche Behandlungsabläufe in die Wege zu leiten. Abgrenzungen werden aber heute viel ungewisser, und viele der traditionell zur Behandlung chronischer Schmerzen angewendeten Strategien werden heute zum Konditionieren in der akuten Phase eingesetzt.

Untersucht wird das beispielsweise in der bereits erwähnten Arbeit von Steve Linton. Aspekte des kognitiv-verhaltenstherapeutischen Ansatzes zur Schmerzbehandlung, die traditionell Fällen mit andauerndem Schmerz vorbehalten waren, werden nun verbreitet bei akuten Fällen eingesetzt, mit sehr spannenden ersten Resultaten (Harding 1998, Linton 1996).

Als vielleicht wichtigster klinisch relevanter Aspekt ermöglicht uns das Konzept akuten und chronischen Schmerzes, nicht an Therapien festzuhalten, die nicht länger als nützlich betrachtet werden können. Nutzlos ist z. B. der Versuch, Schmerzen zu lindern, indem passive Therapien wie Elektrotherapie Monate nach einer Verletzung zur Förderung der Heilung eingesetzt werden.

Dies mag als nebensächlicher Aspekt erscheinen, hat aber für den Patienten massive Rückwirkungen. Ein wiederholtes Scheitern von Therapien hat erwiesenermaßen langfristige negative Konsequenzen, bis an den Punkt, wo es einer Behinderung Vorschub leistet (Linton 1996). Erfolglose Therapien haben vermutlich auch markante Folgen für den Therapeuten. Fortgesetzt schlechte Resultate beeinträchtigen seine Moral, was zu erhöhtem Stress bei der Arbeit und zu einem Gefühl von Hoffnungslosigkeit führt. Eine solche Verfassung kann unbeabsichtigt auf den Patienten übertragen werden und dann zu einem Zusammenbruch der therapeutischen Beziehung führen.

Die Unterteilung in akuten und chronischen Schmerz führt uns noch zu weiteren Überlegungen: Manche Daten sprechen dafür, dass die psychosozialen Faktoren bei diesen beiden Schmerzstadien unterschiedlich sind. Beispielsweise geht akuter Schmerz in der Regel mit Gefühlen von Angst und Beklemmung einher, während chronischer Schmerz mit Ärger und in schweren Fällen mit Depression verbunden ist. Dies scheint zwar nicht zum Fachgebiet vieler Physiotherapeuten zu gehören, aber die Implikationen dieser psychischen Folgeerscheinungen sind von realer Bedeutung. Beispielsweise können klinisch identifizierbare Angstniveaus zu einer 50–200 %igen Steigerung der Katecholamin-Sekretion führen, was wiederum den Output des neuroendokrinen Systems steigert und somit das kardio-respiratorische System schwer belastet und Heilung verzögert (Williams 1996).

Die Situation von Patienten mit akuten Schmerzen scheint also alarmierend, aber wir sollten nicht vergessen, dass auch Patienten mit chronischen Schmerzen mit hoher Wahrscheinlichkeit in der Vergangenheit ähnliche Konsequenzen erlitten haben. Vielleicht wurde ihre Fähigkeit zur Genesung in der akuten Phase schwer beeinträchtigt.

Wir sollten einer Einteilung der Individuen in zwei große Kategorien gegenüber wachsam sein. Linton (1996) stellt fest, dass 70 % aller Patienten mit Kreuzschmerzen Gefahr laufen, chronische Schmerzen zu entwickeln. Da ist es gut, sich zu fragen: „Ist das, was sich hier als akuter Schmerz präsentiert, bereits ein entstehendes chronisches Problem?"

Anstelle einer strikten Unterteilung sollte eher ein klinisches Spektrum treten, innerhalb dessen manche Personen unglaublich schnell abrutschen können.

Heute wird allgemein akzeptiert, dass wir Physiotherapeuten ein besseres Verständnis der verschiedenen Auswirkungen der psychosozialen Phänomene haben müssen, die die Behandlung unserer Patienten beeinflussen können.

Vielleicht ist es immer schon so gewesen, dass unser Zugang zu Patienten eher mit dem Begriff der Krankheit im Sinne eines Nicht-wohl-Seins als mit Krankheit im rein medizinischen Sinne zu tun hatte. Krankheit in jenem ersteren Sinn ist das komplexe Zusammenspiel biologischer, psychologischer und sozialer Variablen (Turk 1996). Sie hängt ebenso mit Verhaltensweisen und Einstellungen zusammen wie mit pathologischen Veränderungen. Als Therapeuten versuchen wir selten, pathologische Prozesse direkt zu beeinflussen. Wir versuchen viel eher, ihre Auswirkungen zu minimieren. Wir befassen uns damit, Verhalten zu ändern, insbesondere durch eine Wiederherstellung von Bewegung.

Turk (1996) meint, Behandlungsstrategien sollten erkennen lassen, dass dieses Konzept verstanden wurde. Nur so ließe sich ein krankhafter Zustand als pathobiologisches Ganzes behandeln. Andere Ansätze, die nicht darauf einzugehen versuchten, auf welche Weise sich der Patient präsentiert, hätten niemals den nötigen Grad an Sensibilität, der es dem Therapeuten erlaube, verlässliche Schlüsse zu ziehen.

Anders gesagt: wenn nur an anatomisch-pathologische Fakten gedacht wird, dann werden auch nur pathologisch veränderte gewebsspezifische Umstände vorgefunden. Dies führt oft dazu, dass der Therapeut eine seiner Lieblingssituationen feststellt, die er dann auf seine bevorzugte Art und Weise behandeln kann.

Heute können in der Literatur zahlreiche Beispiele von Zuständen gefunden werden, denen gut untersuchte pathobiologische Veränderungen entsprechen und die sowohl kurz- als auch langfristig ohne Behandlung am Körper verbessert wurden.

Manche Beispiele, etwa Schleudertrauma, wurden aufgeführt, um das genaue Gegenteil zu zeigen. Einige Therapeuten meinen, in diesem Fall sei jede psychologische Intervention bedeutungslos angesichts detaillierter und komplexer physischer Eingriffe (Wallis et al. 1997). Solche Beispiele werden oft heiß diskutiert mit den jeweiligen Befürwortern, die ihrer Überzeugung auf Kosten anderer Geltung verschaffen wollen. An vielen Debatten dieser Art ist abzulesen, dass manchen Studien, die zum Beweis eines bestimmten Paradigmas durchgeführt werden, von Beginn an eine bestimmte Voreingenommenheit zugrunde liegt, was dann zu zweifelhaften Schlüssen führt.

Als Therapeuten müssen wir uns vor solcher Engstirnigkeit hüten. Wir haben es mit Menschen zu tun und nicht mit medizinischen Zuständen – menschliche Wandelbarkeit wirkt sich auf das Leben und auch auf klinische Gewissheiten aus. Einfühlsame und überlegte physische Eingriffe haben eine direkte Auswirkung auf den seelischen Zustand einer Person.

Turk (1996) und andere (Harding 1998, Hill 1998, Skevington 1995) haben zahlreiche Faktoren hervorgehoben, die sie für ein Verständnis der Schmerzerfahrung einer Person für wesentlich halten. Aus ihnen ergibt sich das Erscheinungsbild des Schmerzes einer Person. Eine gute Behandlungspraxis setzt ein Verständnis dieser Faktoren voraus, so dass sie in die Befunderhebung des behandelten Patienten eingehen können.

8.3 Nichtphysische Aspekte von Schmerz

8.3.1 Soziokulturelle und Lernfaktoren

Die Zugehörigkeit zu ethnischen Gruppen beeinflusst, wie Symptome wahrgenommen und benannt werden, wie auf sie reagiert wird und sie mitgeteilt werden sowie wer um Hilfe gebeten und welche Behandlung akzeptiert wird. Auch soziale Gruppen beeinflussen diese Haltungen, Überzeugungen und Verhaltensweisen. Es ist bekannt, dass soziale Gruppen die dynamischen Beziehungen zwischen schmerzgeplagten Menschen und ihren unmittelbaren sozialen Kontakten beeinflussen. So müssen wir versuchen, beim Umgang mit unseren Patienten für diese grundsätzlichen Verhältnisse Verständnis zu zeigen.

Mechanismen sozialen Lernens

Schmerzverhalten kann durch Prozesse beobachtenden Lernens oder Lernens am Modell gelernt oder beeinflusst werden. Menschen können also lernen, sich als Reaktion auf unterschiedliche Umstände verschieden zu verhalten. Auf diese Weise wird beeinflusst, wie sich Patienten in der klinischen Situation und in Reaktion auf die Therapie verhalten (siehe oben: Hawthorne-Effekt).

Es ist bekannt, dass solche Mechanismen bei Kindern und bei Menschen, die beobachten, wie andere unter Schmerzen leiden, sehr wirksam sind. Denken Sie nur an die kleinen Kinder, die hinfallen und dann zuerst ihre Eltern beobachten, bevor sie entscheiden, ob sie zu schreien anfangen sollen oder nicht. Solche Mechanismen können durchaus nützlich sein, solange ein der Situation angepasstes Verhalten beobachtet wird. Sie erlauben es, während der Heilungsperiode nützliche Aufmerksamkeit und Unterstützung zu gewinnen.

Wahrscheinlich können wir also die Reaktionen von Patienten auf ihre Situation direkt beeinflussen. Das Aussprechen von Fragen, mimische Reaktionen und Körpersprache können hier wichtig sein (Harding 1998).

▪ Mechanismen operanten Lernens

Die Theorie operanten Lernens ist eine aussagekräftige und wichtige Theorie aus jüngerer Zeit. Ihr zufolge werden Menschen mit Schmerzen versuchen, Aktivitäten, die ihnen wahrscheinlich noch mehr Schaden und/oder Leiden zufügen werden, zu vermeiden.

Inhärente Schmerzverhaltensweisen wie Hinken können durch externe Einflüsse verstärkt werden, wodurch sie sich in ein persistierendes Problem verwandeln. Eine verstärkende Wirkung kann beispielsweise vom Ehegatten oder sogar vom Therapeuten ausgehen (siehe Zusman 1997). Ein weiterer Einflussfaktor ist z. B. die dauerhafte Linderung der Symptome durch ständigen Gebrauch von Medikamenten, durch Ruhe oder durch Abwesenheit vom Arbeitsplatz. Oft kommt es dadurch zu einem Ungleichgewicht zwischen Krankheitsverhalten und gesunden Verhaltensweisen, normale Aktivitäten nehmen ab und Krankheitsverhaltensweisen werden verstärkt.

Wenn der Patient beispielsweise im Rahmen der Therapie davon abgehalten wird, zu heben, so kann das auf empfängliche Personen einen operanten Effekt haben. In der Klinik trifft man oft Patienten, die sagen: „Ich hebe nicht". Nach dem Grund gefragt, erklären sie, sie hätten gelesen, dies sei schlecht für den Rücken oder ein Therapeut oder Doktor habe ihnen nahegelegt, es nicht zu tun.

Ein Hauptschwerpunkt des Konzepts operanter Konditionierung und zugleich ein möglicher Kritikpunkt liegt darin, dass bei diesem Konzept die ursprünglichen Gründe eines Schmerzes keine Rolle spielen. Schmerz wird als subjektive Erfahrung gesehen, die unter Umständen beibehalten wird, nachdem eine physische Verletzung verheilt ist. Der Ansatz konzentriert sich also hauptsächlich auf die Verhaltensweisen, die sich aus der Schmerzempfindung ergeben. Dadurch könnte sich möglicherweise ein Graben zwischen Patient und Therapeut auftun, denn Patienten glauben tendenziell, es müsse eine direkte körperliche Ursache geben, die ihre gegenwärtigen Schwierigkeiten erklärt. Immerhin ist dieser Ansatz wohl der erste Zugang zur Schmerzbehandlung, die den Schmerz aus seinem sensorischen Kontext herauslöst. Krankheitsverhaltensweisen werden nicht ermutigt und gesunde Verhaltensweisen werden gefördert.

Auch dieser Ansatz ist allerdings als begrenzt kritisiert worden, da er sich hauptsächlich auf Veränderungen motorischer Leistungen konzentriert und wenig auf die kognitiven Aspekte des Schmerzes achtet. Trotz solcher Kritik ist es ein Ansatz, mit dem sich viele Therapeuten gut zurechtfinden könnten, denn er lässt sich leicht in traditionelle Ansätze integrieren. Er passt gut zu den Rehabilitationsprinzipien, da versucht wird, Funktionen wiederherzustellen. Er kann jedoch dualistisch werden, wenn er auf Kosten physischer/verhaltenstherapeutischer Faktoren die kognitiven Aspekte ignoriert.

▪ Respondentes Lernen

Respondentes Lernen ist wirksam, wenn aus Angst vor Schmerz Vermeidungsverhalten entwickelt wird. Oft wird es durch operante Konditionierung verstärkt, so dass das ursprüngliche Vermeiden wahrgenommenen Schmerzes sich noch intensiviert und Aktivitäten schon abgebrochen werden, wenn die Person nur glaubt, sie würden Schmerz hervorrufen. Das führt dann häufig zu veränderter Aktivität des sympathischen Nervensystems, mit den typischen Merkmalen einer Panikattacke, wenn die Person den gemiedenen Aktivitäten tatsächlich oder anscheinend ausgesetzt wird.

Dies zu bedenken, ist für den Physiotherapeuten wichtig, da möglicherweise viele Patienten Physiotherapie als potentiell schmerzhaft wahrnehmen. Sie stehen dann vermutlich unter Stress, und es ist weniger wahrscheinlich, dass sie bei der Behandlung mitmachen. Diese Abwehrhaltung kann behoben werden, wenn der Patient durch eine geeignete Dosierung von Verfahren und Übungen wieder mit schmerzfreien Aktivitäten bekannt gemacht wird. Auch der Grundsatz, dass Schmerz nicht immer mit Schaden gleichzusetzen ist, hilft dem Patienten, sich zu vergegenwärtigen, dass ein geringer Schmerz während einer Aktivität kein Zeichen einer Schädigung ist.

8.3.2 Psychologische Faktoren

▪ Kognitive Faktoren

Menschen sind in ihrer Reaktion auf Schmerz nicht passiv, insbesondere nicht geistig-seelisch. Sie versuchen, einen Sinn in dem zu sehen, was ihnen widerfährt. Oft wird das von vorgefassten oder sehr eigenwilligen Haltungen und Überzeugungen beeinflusst. Dies ist wichtig, denn Patienten konsultieren einen Therapeuten mit ihrer ganz persönlichen Schmerzerfahrung. Übereinstimmend führen Untersuchungen der kognitiven Faktoren im Zusammenhang mit Schmerz zu den Haltungen, Überzeugungen und Erwartungen einer Person hinsichtlich ihrer Lage und ihrer Fähigkeit, damit fertig zu werden. Auch ihr Vertrauen in die Gesundheitsfürsorge spielt eine wichtige Rolle für den Ausgang einer Therapie.

■ Überzeugungen

Dieses Gebiet sollten Physiotherapeuten wirklich zu verstehen versuchen, damit sie ihre Patienten besser einschätzen können. Die wohl verbreitetste Überzeugung im Zusammenhang mit Schmerz hält Schmerz für gleichbedeutend mit Schaden. Diese Überzeugung führt oft zu erhöhtem Leidensdruck und verändert das Verhalten.

Patienten, die sich vorstellen, ihr Schmerz werde wahrscheinlich bleibend sein, tendieren zu passiven Strategien des Umgangs mit Schmerz und zeigen ein Angst-Vermeidungs-Verhalten. Sie unterlassen Aktivitäten, bei denen sie verstärkt Schmerzen wahrnehmen, was zu einer allgemeinen Verschlechterung der Kondition führen kann. Dies wiederum ist von direkter Relevanz für Behandlungsstrategien: beispielsweise sind die Möglichkeiten der Selbstbehandlung begrenzt, solange der Patient nicht den Nutzen derartiger Maßnahmen im Hinblick auf seine Probleme versteht.

Es kommt vor, dass Patienten, bei denen eine degenerative Wirbelsäule diagnostiziert wird, sich dies als ein Zusammenbrechen oder Auszehren von Gewebe vorstellen. Sie entwickeln dann Angst vor Bewegungen, weil dadurch die Situation verschlechtert werden könnte.

Überzeugungen über eine potentielle Krankheit können beeinflussen, wie Symptome bewertet und mitgeteilt werden. Patienten, die ihre Schmerzen für ähnlich halten, wie die eines andern Menschen, der ihnen etwas bedeutet und der durch den Schmerz behindert ist, kommen leicht zur Überzeugung, auch sie würden behindert werden. Zahlreiche Studien belegen, dass Angst vor Bewegung entsteht, weil Schmerz beim Üben erwartet und nicht etwa erfahren wird (Schmidt 1985, Council et al. 1988). Auch Überzeugungen hinsichtlich der Qualität der Information beeinflussen, wie eine Person bei einer Therapie mitmacht (Schwartz et al. 1985).

Fazit dieser Überlegungen ist, dass die Überzeugungen des Patienten den Erfolg unserer therapeutischen Maßnahmen stark beeinflussen können. Daher sollten wir explizit versuchen, die Überzeugungen des Patienten zu seinem Problem kennen zu lernen. Es gibt dazu spezifische Fragebögen; aber auch einfache Fragen wie „Was, glauben Sie, stimmt nicht?" und „Was wird Ihrer Meinung nach helfen?".

■ Überzeugungen zur Kontrollmöglichkeit der Schmerzen

Inzwischen ist sowohl klinisch als auch im Labor nachgewiesen, dass durch die Überzeugungen des Patienten darüber, wie er Schmerz kontrollieren kann, seine Mitteilungen über Schmerz und sein Verhalten beeinflusst werden. Menschen, die nicht glauben, ihren Schmerz kontrollieren zu können, berichten von stärkeren Schmerzen und zeigen auch mehr der Therapie hinderliches Verhalten als Menschen, die meinen den Schmerz kontrollieren zu können. Dies hat erkennbare klinische Auswirkungen, denn jenen Menschen, die ihren Schmerz für kaum steuerbar halten, gelingt es tendenziell nicht, diesen Schmerz in die Therapie zu integrieren. Hier ist es unsere Aufgabe, sie zu unterstützen und ihnen zu zeigen, dass sie die Kontrolle über ihre Probleme gewinnen können. Durch Therapie mit den Händen kann der Therapeut vielleicht erreichen, dass sich die Reaktionen des Patienten auf eine Bewegung oder Aktivität, die er erlebt, verändern. Am wichtigsten ist es, den Patienten dahin zu bringen, dass er die betreffende Aktivität durchführen kann, ohne Symptome zu produzieren.

Eigene Wirksamkeit (Self-efficacy)

Turk (1996) definiert Erwartung hinsichtlich der *eigenen Wirksamkeit* (self-efficacy expectation) als: „die persönliche Überzeugung, erfolgreich so handeln zu können, dass eine bestimmte Situation eine erwünschte Wendung nimmt. Dieses Konstrukt hat sich als ein wesentlicher Mediator therapeutischer Veränderungen erwiesen."

Die eigene Wirksamkeit wird als wichtiger Aspekt angesehen, denn mit ihr hängt direkt zusammen, mit welchem Durchhaltevermögen und mit welcher Bereitschaft ein Patient Aufgaben befolgt, die für hilfreich gehalten werden (z. B. physiotherapeutische Übungen). Für das Konzept der eigenen Wirksamkeit sind mehrere Faktoren ausschlaggebend, etwa vergangene persönliche Verhaltensweisen, andere erfolgreiche Verhaltensweisen, verbales Überredetwerden durch andere (z. B. den Therapeuten) oder die Wahrnehmung der eigenen physischen Reaktionsbereitschaft.

Klaber-Moffett u. Richardson (1997) haben die Bedeutung der eigenen Wirksamkeit eines Schmerzpatienten für seine erfolgreiche Behandlung herausgestellt. Sie meinen, der beste Weg zur Erhöhung der eigenen Wirksamkeit einer Person bestehe in zunehmender Schmerzkontrolle bei zeitlich abgestuften Aktivitäten. Hier kann das dynamische Zusammenspiel aller psychologischen und Verhaltensfaktoren im Umfeld von Schmerz erkannt werden.

Ein therapeutischer Eingriff muss also versuchen, diese Faktoren zu unterstützen. Dies lässt sich gut an dem Beispiel eines Patienten illustrieren, der schon frühere Behandlungen erlebt hat. Der neue Therapeut sollte die positiven Aspekte jener Therapien hervorzuheben versuchen und besonders die persönliche Beteiligung oder Initiative des Patienten. Eine Behandlung von Patienten in Gruppen vermag diese vielleicht nicht nur zu motivieren, sondern kann auch die abgestuften Aktivitäten mit einbringen. Patienten müssen sich wohl fühlen, um zu kooperieren. Es ist daher kaum zu erwarten, dass Menschen mit einer schwachen Meinung von ihrer eigenen Wirksamkeit sich voll an ihrer Therapie beteiligen, wenn sie nicht genau in diesem Aspekt unterstützt werden. Es ist unfair, von Menschen mit einer geringen Meinung ihrer eigenen Wirksamkeit die Zusammenarbeit bei Therapien zu erwarten, in die sie kein Vertrauen setzen.

Kognitive Fehler

Ein kognitiver Fehler wird definiert als eine negativ verzerrte Überzeugung von sich selbst oder der eigenen Situation. Am wichtigsten daran ist für uns, dass dies mit großer Wahrscheinlichkeit zum „Katastrophisieren" führen kann. Die eigene Situation wird dann so aufgefasst, dass Aussagen zur eigenen Person, Bestätigungen und Überzeugungen zur eigenen Lage extrem negativ ausfallen. Turk et al. (1983) meinen, der Grad des Katastrophisierens, den ein Patient aufweise, bestimme auch seine Schmerztoleranz. Daher müssen wir jene Personen zu verstehen versuchen, die ihren Schmerz und dessen Auswirkungen auf sie selbst übertrieben darzustellen scheinen. Es liegt zwar nahe, anzunehmen, sie übertreiben ihre Symptome, um auf diese Weise irgendetwas zu gewinnen, aber in Wirklichkeit können sie vielleicht nicht anders denken.

Weitere potenziell gesundheitsschädliche Auswirkungen kognitiver Fehler sind zu starke *Verallgemeinerung* bzw. *Personalisierung von Problemen*. Häufig missversteht ein Patient eine Auskunft und versucht dann, darin Irrtümer bezüglich seiner persönlichen Lage aufzudecken. Dies soll in keiner Weise den Patienten verurteilen, vielmehr soll ein Bereich beleuchtet werden, in dem es oft zu Frustrationen kommt, sowohl für den Patienten als auch für den Therapeuten. Es konnte gezeigt werden, dass Patienten, die diese Art kognitiver Fehler aufweisen, schlecht auf Therapien ansprechen, insbesondere auf Therapien des muskuloskelettalen Systems (Keefe et al. 1990, Harding 1998).

Bewältigung (Coping)

Bei der Bewältigung geht es darum, wie der Patient mit seinen Problemen zurechtkommt, also um die individuellen Strategien schmerzgeplagter Menschen, ihre Symptome zu verringern oder zu erleichtern. Solche Strategien können zu offenen oder verdeckten Verhaltensweisen führen. Zu den offenen Verhaltensweisen gehören etwa Ruhe, Übungen, das Einnehmen von Medikamenten und der Gang zur Physiotherapie. Zu den verdeckten Verhaltensweisen gehören Zerstreuungstechniken, Problemlösen, das Sammeln von Informationen und das Infragestellen von Therapeuten.

Diese Strategien können sowohl gut als auch schlecht angepasst sein, entsprechend den Umständen, in denen sie angewendet werden. Ruhe ist beispielsweise eine nützliche Strategie, um mit akutem Schmerz zurechtzukommen, der vor einigen Stunden begonnen hat. Wenn aber Patienten auch Wochen später noch Ruhe zur Bewältigung ihres Problems einsetzen, so ist dies wahrscheinlich eine schlecht angepasste Strategie.

Passive Strategien des Zurechtkommens (z. B. Beten, Ruhen etc.) wurden mit berichtetem stärkerem Schmerz und Funktionsverlust in Zusammenhang gebracht (Harding 1998). Physiotherapeuten müssen versuchen, den betreffenden Personen schrittweise den Weg zu aktiveren Bewältigungsstrategien (gesundem Verhalten) zu ebnen.

■ Affektive Faktoren

Die Definition der IASP von Schmerz lautet: „Schmerz ist eine sensorische und emotionale Erfahrung …." (Bogduk u. Merskey 1994).

Es gibt viele mit Schmerz zusammenhängende Affekte, fast ausschließlich solche negativer Natur. Akuter Schmerz geht oft mit Angst und Ärger einher. Chronischer Schmerz ist auch mit Angst und Ärger verbunden, hat aber auch eine starke Verbindung zur Depression (Williams 1996, Turk 1996). Es sind jedoch nicht alle Patienten ärgerlich oder depressiv, viele zeigen niemals solche Gefühle als Reaktion auf ihre Schmerzerfahrung. Menschen, die das Gefühl haben, ihr Problem kontrollieren und mit ihm zurechtkommen zu können, zeigen meist keine veränderten Affekte (Turk 1996).

Auch Frustration kann im Zusammenhang mit Schmerz auftreten, vor allem im Zusammenhang mit persistierendem Schmerz. Dieses Gefühl haben wohl auch die meisten Therapeuten in solchen Situationen. Es ist wichtig, sich klarzumachen, dass sich dies den Patienten wahrscheinlich mitteilt und negative Auswirkungen auf den Behandlungsprozess haben kann. Dass sich Emotionen kombinieren, ist sehr wahrscheinlich. Zugunsten des gesamten Behandlungsplans müssen wir solche Punkte als Teil unserer Behandlung ansprechen.

Melzack ist der Ansicht, dass Affekte die Motivation verändern. Jemand voller Angst bezüglich seiner Situation wird sich wahrscheinlich weniger bei seiner Behandlung engagieren. Depressive Patienten stellen eine Herausforderung dar, von der viele Therapeuten meinen, sie übersteige ihre Fähigkeiten. In dieser Situation dürfen wir nicht vergessen, dass wir mit anderen Berufsgruppen, etwa klinischen Psychologen, zusammenarbeiten müssen.

■ Faktor der Persönlichkeit

Für die Annahme, es gäbe unter Schmerzpatienten unterschiedliche Persönlichkeiten, etwa die Migräne-Persönlichkeit, die RSI-Persönlichkeit (Überlastungssyndrom-Persönlichkeit) etc. spricht zurzeit wenig. Es ist zwar leicht, Patienten auf diese Art zu etikettieren, hat aber geringen klinischen Wert und könnte sogar zu falschen Behandlungsstrategien führen (Harding 1998). Tatsächlich verfügt jeder Patient über eine individuelle Kombination aller bisher diskutierter Faktoren.

8.4 Clinical Reasoning und Schmerz

In der bisherigen Diskussion wurden Schlüsselbereiche aufgezeigt, die nach Meinung des Autors für die Schmerzbehandlung wichtig sind. Wie viele andere Betrachtungen zu Schmerz beleuchtet auch diese Diskussion etliche unbekannte Größen. Das mag den Leser verwirren. Daher soll jetzt versucht werden, einen Rahmen für einen ausgewogenen Ansatz zur Schmerzbehandlung zu entwickeln.

Es wurden eine ganze Reihe von Faktoren aufgezeigt, die individuelle Schmerzerfahrung und das Ansprechen auf Behandlung beeinflussen können. Damit können nun Patienten nicht mehr als Kombination isolierter Gewebe betrachtet werden.

Modelle wie dasjenige des reifen Organismus (MOM) können vielleicht helfen, Eingriffe besser zu planen und zu begründen. Mark Jones hat viel zur Erstellung eines Reasoning-Modells für die Physiotherapie beigetragen. Er meint, jeder Therapeut müsse sein persönliches Wissensfundament erweitern und so viel relevantes klinisches Wissen wie möglich integrieren (Abb. 8.4).

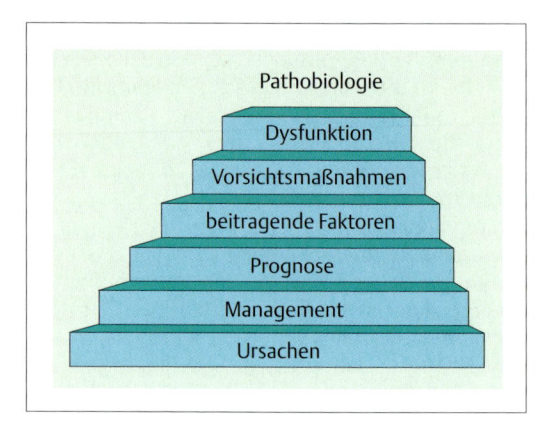

Abb. 8.4 Kategorien von Hypothesen beim Clinical Reasoning (nach Jones).

Dieses Konzept wurde von Gifford und Butler (1997) spezifischer auf Schmerz bezogen. Die Autoren halten eine detaillierte und nicht engstirnige Befunderhebung für wesentlich. Sie schlagen auch vor, dass wir beginnen, in Begriffen von Schmerzmechanismen zu denken, welche bei der Person, die wir vor uns haben, wirksam sein mögen.

Diese Information lässt sich dann zusammen mit anderen Faktoren benutzen, um eine Hypothese über den richtigen Behandlungsansatz für den betreffenden Patienten aufzustellen. Hinzukommende Informationen sollten sich in diesen dynamischen Ansatz integrieren lassen und damit zu einer besseren Behandlungspraxis führen. In seinem bereits an früherer Stelle erwähnten Buch meint Butler (1998), wir sollten in Begriffen von weisem Handeln denken, das heißt, wir sollten das beste gegenwärtig verfügbare Wissen aus Wissenschaft und Praxis (Theorie) mit den bestmöglichen Informationen seitens des Patienten (Faktisches) zusammenbringen (Abb. 8.2).

8.4.1 Pathobiologische Mechanismen

Pathobiologische Mechanismen sind Muster schmerzbedingter Veränderungen der Funktionen bei allen Körpersystemen. Die in Tabelle 8.1 aufgeführten Mechanismen schließen sich nicht gegenseitig aus. Es gibt immer Interaktionen zwischen peripherem und zentralem Nervensystem; und Schmerzzustände, deren Symptome einem der bei-

Tabelle 8.1 Zusammenfassung der wesentlichsten Merkmale der drei wichtigsten Schmerzmechanismen

Nozizeptiv
- vorhersagbare Beziehung zwischen Reiz und Reaktion
- verhält sich mechanisch / chemisch
- generell begrenzt auf das verletzte Gebiet / die verletzte Struktur
- kurzdauernd?
- primäre Hyperalgesie [vorübergehende sekundäre Hyperalgesie / Allodynie]
- gute Reaktion auf passive Behandlungen
- einfache Analgetika sind hilfreich

Peripher neurogen
- scharf – stechend – bohrend – brennend – Parästhesie – oberflächlich
- dumpf – weh – fleckenweise / zusammengeballt – tief
- erkennbare Verteilung ??
- variables Schmerzverhalten
- anhaltend – schwer zu lindern
- assoziierte Symptome – motorische Defizite
- Allodynie [kalt]
- sekundäre Hyperalgesie
- verschlimmert sich bei negativen Emotionen
- variable Reaktionen auf passive Behandlung
- ‚neue' Analgetika sind hilfreich

zentrale Sensibilisierung [allgemein mit chronischem Schmerz in Zusammenhang gebracht]
- Schmerz hält an, nachdem Gewebe verheilt sein sollte
- variable Reiz-Reaktionsmuster
- ‚seltsames' Schmerzverhalten
- weitverteilt – nicht adhärent
- Allodynie / Hyperalgesie / Hyperpathie
- geht mit psychischer Dysfunktion einher
- verminderte Fitness
- passive Behandlungen nutzlos
- unempfindlich gegen jede Medikation [?]

den Systeme zugeschrieben werden, haben ihre Ursprünge überall im Nervensystem.

Nozizeptiver Schmerz

Historisch verstehen wir gewebebezogene pathobiologische Mechanismen, d.h. Wiederherstellung und Heilung kollagenen Gewebes, sehr gut. Dummerweise hat uns das dazu gebracht, immer zu versuchen, eine Läsion als Ursache des Schmerzes eines Patienten zu identifizieren. Dies ist wahrscheinlich nur dann wissenschaftlich richtig, wenn wir es mit *nozizeptivem Schmerz* zu tun haben. In diesem Falle entsteht der Schmerz in einem bestimmten Gewebe, wenn auch nicht immer eine Gewebeschädigung vorliegen muss. Tabelle 8.1 zeigt die charakteristischen klinischen Merkmale, die üblicherweise mit Schmerz in Verbindung gebracht werden, der durch den Input von Nozizeptoren entsteht. Periphere neurogene Schmerzmechanismen bilden gemeinsam mit nozizeptiven Schmerzmechanismen den Input des MOM-Modells.

Peripherer neurogener Schmerz

Peripherer neurogener Schmerz entsteht aus einer Schädigung des peripheren Nervensystems oder wird durch dieses hervorgerufen. Die Pathophysiologie von Nervenschmerzen kann in folgenden Publikationen nachgelesen werden: Devor 1996, Gifford 1998, Greening u. Lynn 1998. Bei peripherem neurogenem Schmerz beginnt ein begrenzter gewebespezifischer Behandlungsansatz an Plausibilität zu verlieren. Dieser Schmerzzustand geht mit dem Symptom der Allodynie (Schmerzreaktion auf nicht schädliche Reize) einher (siehe auch Bd. 2, Kap. 10). Das kann ein verwirrendes klinisches Bild hervorbringen. Es kann zu falsch positiven klinischen Tests führen, bei denen Schmerz durch Palpation oder Bewegung einer Struktur in der Gegend der Allodynie reproduziert wird, was den Therapeuten irreführen kann und ihn veranlasst, seine Maßnahmen an nicht beschädigtem Gewebe anzusetzen.

Zentraler neurogener Schmerz

Nicht nur Schädigungen und Dysfunktionen der Peripherie, sondern auch Schädigungen und Dysfunktionen des ZNS führen, wie nachgewiesen werden konnte, zu zentralem neurogenem Schmerz. Wiederum ist dazu keine direkte Gewebeschädigung nötig; auch chemische Ungleichgewichte und verminderte metabolische Funktionen sind mit der Schmerzerzeugung durch Hirn und Rückenmark in Verbindung gebracht worden. So liegt hier eine Situation vor, in der normaler afferenter Input in das Nervensystem (das prüfende System in Giffords MOM-Modell) zur Erzeugung von Schmerz oder der Ausbreitung bereits existierenden Schmerzes über anatomische Grenzen hinweg führen kann (Woolf 1994).

Ein anderer Aspekt zentraler Schmerzen ist, dass hier Körperliches direkt mit Seelischem zusammentrifft. So ändern solche Phänomene wie Gedanken, Gefühle und Überzeugungen die Art, in der Informationen verarbeitet werden, was zu Modifikationen der tatsächlichen Schmerzerfahrung und zu Änderungen des Verhaltens und der efferenten Funktionen führt.

Diese efferenten Wirkungen zeigen sich in veränderter motorischer Aktivität, die auch Veränderungen bei der Aktivität des sympathischen Nervensystems und beim Verhalten einschließt. Es gibt auch subtile Veränderungen beim endokrinen System, die das Heilungspotential des Körpers verändern.

Nach allem, was wir über Schmerz wissen, ist es unwahrscheinlich, dass irgendein Vorgang über längere Zeit bestehen kann, ohne dass weitere Prozesse wirksam werden. Dadurch ist der Therapeut direkt gefordert. Er steht vor den Fragen, wo der Schmerz begonnen hat, wo er in Zukunft bestehen wird, wo eine Behandlung ansetzen sollte etc. Ein unerfahrener Therapeut ist verwirrt und sucht häufig Rat und Orientierung bei einem Kollegen, der ebenso vor einem Rätsel steht.

8.4.2 Dysfunktionen

Dysfunktion hat Therapeuten seit vielen Jahren vorrangig beschäftigt. Bis vor kurzem wurde der Begriff unterschiedslos für alle möglichen pathobiologischen Veränderungen gebraucht, die man nicht ganz verstand. Das brachte Butler und Gifford (1997) dazu, eine Definition/Erweiterung des Begriffs zu versuchen. Sie unterscheiden

- Allgemeine Dysfunktionen
- Spezifische Dysfunktionen
- Psychische Dysfunktionen

Allgemeine Dysfunktionen – dazu könnte beispielsweise verminderte Fitness gezählt werden oder die Unfähigkeit, weit zu gehen oder Einkäufe zu tragen etc. Oft werden solche Schwierigkeiten übersehen zugunsten von spezifischen Dysfunktionen, aber häufig sind sie die funktionellen Aspekte des Lebens einer Person und in vielen Fällen die behindernden. Die „altmodische" Physiotherapie beruhte auf dem Konzept der Rehabilitation und zielte oft auf allgemeine Dysfunktionen.

Spezifische Dysfunktionen sind die Phänomene, die bei Untersuchungen gefunden werden, also verspannter Muskel, Narbengewebe, das die Dehnbarkeit von Gewebe begrenzt, eingeschränkter Straight-Leg-Raise-Test etc. Oft werden solche Phänomene im Verhältnis zu den Problemen des Patienten überinterpretiert, besonders wenn sie in einem Bereich angetroffen werden, in dem auch Symptome auftreten. Sie müssen daher in einen größeren Kontext eingeordnet werden.

Psychische Dysfunktionen sind die kognitiven und emotionalen Aspekte der Situation einer Person. Solche Phänomene werden zu wenig beachtet. Der vorangehende Text hat sie recht ausführlich behandelt und versucht, die oft negativen Konsequenzen solcher Vorgänge für die Bereitschaft des Patienten zur Mitwirkung bei der Therapie und ihre Auswirkung auf Erwartungen und Resultate zu beleuchten.

Wir alle haben Dysfunktionen, sie sind ein Teil des Lebens. Die meisten Leser werden das Gefühl kennen, das einen befällt, wenn man bei irgendeiner Ausbildung oder einem Kurs zu hören bekommt, man habe ein verspanntes Dies oder ein zu kurzes Jenes. Das ist eine heilsame Lektion. Nicht alle Dysfunktionen sind relevant, und Therapeuten müssen aufpassen, dass sie ihren Patienten nicht den Eindruck vermitteln, momentan zwar noch symptomfrei zu sein, aber in Zukunft würden sie auf Grund ihrer Dysfunktionen Symptome zeigen.

8.4.3 Schmerzquellen

Eine Schmerzquelle ist der Ort, an dem die Symptome entstehen. In einfachen Fällen, etwa bei akuten Verletzungen, die der Therapeut wenige Stunden nach dem Unfall sieht, ist eine entsprechende Lokalisation der Schmerzquelle ein einfacher Vorgang mit einem hohen Grad an Validität. In komplexeren Situationen hingegen ist es recht schwierig, den Entstehungsort zu identifizieren; falsch positive Tests auf Grund von Allodynie und Hyperalgesie oder Fehlinterpretationen seitens des Patienten führen in die Irre.

Therapeuten sollten bedenken, dass der Begriff der Schmerzquelle zwei Aspekte hat: den der Quelle von Symptomen und den der Quelle von Dysfunktionen.

▇▇▇ Faktoren, die zu Schmerz beitragen

Traditionell haben wir körperliche Belastungen in ihrem Verhältnis zu spezifischen pathologischen Veränderungen betrachtet, z.B. Rückenschmerzen infolge eines Bandscheibenschadens bei Menschen, die viel heben. Auch die Ergonomie hat eine Menge physischer Risikofaktoren für die meisten Körperbereiche vorgeschlagen.

Nun müssen wir nichtphysische Faktoren, also psychosoziale Einflüsse bedenken. Linton u. Bradley (1996) haben eine Menge Risikofaktoren benannt, die zur Entwicklung chronischer muskuloskelettaler Schmerzen beitragen. Dazu gehören nicht nur persönliche Faktoren, sondern auch die Interaktion zwischen Patient und Ehegatte, Zufriedenheit im Beruf, wahrgenommener Stress bei der Arbeit, arbeitsfreie Zeit etc. Patienten weisen oft auf solche Faktoren hin, sie werden aber häufig als irrelevante Information abgetan.

Dies Gebiet verspricht, zukünftig wichtig zu werden. Vielleicht ist das fehlende Glied zum besseren Verständnis unserer Patienten der Einfluss psychosozialer Faktoren und nicht ein nächstes in Mode kommendes Gewebe.

8.4.5 Prognosen

Das Gebiet der Prognosen ist komplex und schwierig. Therapeuten weigern sich oft, die Anzahl der Behandlungstermine anzugeben, die benötigt werden, bis ein Patient entlassen werden kann, aus Angst sich zu irren. Das ist schade, denn ein disziplinierter Praktiker kann viel aus der kritischen Auswertung von Fehlprognosen lernen. Eine solche Analyse erleichtert eine reflektierende Behandlungspraxis. Auf diese Weise können Therapeuten ihre eigenen Fortschritte und Fähigkeiten beurteilen.

8.4.6 Vorsichtsmaßnahmen

Die meisten Therapeuten sind auf gefährliche Symptome, *Red Flags*, aufmerksam. Vor dem Einsatz einer Therapie sind aber wohl weit mehr Vorsichtsmaßnahmen zu bedenken, als gegenwärtig üblich. Es wird ein größeres grundlegendes medizinisches Wissen benötigt. Z.B. die Kenntnis, wie Darmprobleme das Bindegewebe betreffen. Auch ein informierterer Zugang zur Pharmakologie ist nötig. Therapeuten interferieren oft unabsichtlich mit einer von einem Arzt verschriebenen Medikation, ohne die dabei beteiligten pharmakokinetischen Vorgänge ganz zu verstehen.

8.5 Behandlung

Die letzte Kategorie von Hypothesen sind die Behandlungsstrategien. Ihnen gilt der verbleibende Teil dieses Kapitels.

Was sich langsam abzeichnet, ist ein Ablauf, der alle Informationen umfasst, die wir über den Patienten und seine Schmerzen haben. Damit sollten bessere und individuellere Ansätze zur Schmerzlinderung möglich werden, dies muss unser Ziel sein.

Im Folgenden wird versucht, einen Rahmen für die Schmerzbehandlung während der akuten/subakuten Phase zu entwickeln. Zu den Behandlungsstrategien bei chronischen Schmerzen gibt es spezielle Literatur (Harding 1998, Gatchel u. Turk 1996, Wittink u. Hoskins-Michel 1997). Wir wollen uns hier aber darauf konzentrieren, dass akuter/subakuter Schmerz besser behandelt werden muss, damit Chronizität verhindert wird.

8.5.1 Verhinderung von Chronizität

Verhinderung von Chronizität sollte das Ziel der Behandlung in der akuten Phase sein. Dies gilt auch für die subakute Phase. Was nun folgt, ist die Interpretation des Autors zu den Strategien, welche die Fachleute auf diesem Gebiet vorgeschlagen haben (Linton 1996, 1999 a u. b, Linton u. Bradley 1996, Feurstein et al. 1999). Die nachfolgenden Abschnitte skizzieren Bereiche von Interesse für die Verhinderung von Chronizität.

▪ Screening

Das Konzept einer diagnostischen Unterteilung ist nicht neu auf dem Gebiet des Gesundheitswesens. Es hat jedoch bis vor kurzem auf unseren Beruf wenig Auswirkungen gehabt. Die Idee dahinter ist einfach: Einteilung in Gruppen von Personen, die das gleiche Niveau und die gleichen Strategien von Versorgung brauchen.

Dieses Konzept wird seit kurzem bei der Behandlung von Kreuzschmerzen angewendet (siehe Kendall 1997, Waddell 1998). Ein Dokument aus Neuseeland über Befunderhebung im Hinblick auf psychosoziale *Yellow Flags* (Prädiktoren für ein psychosozial bedingtes Risiko von Chronizität) beschreibt differenziert, wie bei einer Unterteilung vorzugehen ist. Man stützt sich dazu sowohl auf klinische Interviews als auch auf Fragebögen, anhand derer potentielle Risikofaktoren für Chronizität eingeschätzt werden können (Kendall et al. 1997, Watson u. Kendall 2000, Kendall u. Watson 2000).

Solche Ansätze ermöglichen nicht nur, dem Patienten bessere Dienstleistungen bereitzustellen, sie machen es auch leicht, Daten zu Forschungszwecken zu erheben. Die Physiotherapie sollte in diese Richtung gehen. So kann eine detaillierte und geschickte klinische Befunderhebung zu quantitativeren Messwerten und zum Problem des Patienten ins Verhältnis gesetzt werden. Als Resultat davon kann der Patient die bestmögliche Behandlung erfahren, was sich hoffentlich in besseren Ergebnissen der Therapien zeigen wird (wenn diese richtig auf die einzelne Person abgestimmt wurden).

Es gibt auch die Forderung nach dem Einsatz objektiverer Screening-Verfahren in unserem Beruf (Zusman 1998). Opposition kommt von jenen, die immer noch nicht von der kartesischen Denkweise wegkommen können, wonach eine physische Intervention nur mit physischen Mitteln zu überwachen sei.

Rolle passiver Therapien

Vielleicht fragt sich der Leser nun, ob passive Therapien bei der Schmerzbehandlung irgendeine Rolle spielen können. Die schlichte Antwort lautet: ja. Kommen Patienten früh genug zur Therapie oder ist ihr Schmerz nozizeptiver oder peripher neurogener Natur, dann sind diese Techniken wahrscheinlich von einigem Nutzen (siehe CSAG-Bericht, CSAG 1994). Wir wissen aber auch, dass hier keine Entweder-oder-Entscheidung getroffen werden muss. Passive Techniken werden seit Jahren erfolgreich mit aktiven Verfahren kombiniert angewendet. David Butler formulierte (1998) das kurz und bündig: „Eine Technik ist immer nur ein Teil einer gesamten Behandlung."

Oft ist der geschickte Gebrauch unserer Hände viel mehr als ein bloßes Mittel, um den Patienten zu fixieren. Handling kann unterstützen, Sicherheit vermitteln, einfühlsam und ermutigend sein. Ein geschicktes Handling ist integraler Teil unseres Berufs. Es ist wesentlich, dass wir es beibehalten, die Gesellschaft braucht diese Fähigkeit – nicht viele andere haben sie!

Für den Einsatz anderer Verfahren bleibt der Fall, soweit aus der Literatur zu einer datengestützten Therapie zu entnehmen ist, unklar. Vielleicht sollten wir uns erinnern, dass alle Interaktionen mit dem Körper dieselben grundlegenden biologischen Mechanismen hervorrufen (Pat Wall und Tim Watson im persönlichen Gespräch). Auch Giffords *reifer Organismus* (1998) legt nahe, dass eine Therapie, die von einem Patienten als hilfreich wahrgenommen wird oder die eine positive Wirkung auf den Input seines Nervensystems hat, körperweit positive Wirkungen hervorruft. Vielleicht werden diese Erkenntnisse den modischen Trends in unserem Beruf ein Ende setzen. Es könnte an der Zeit sein, Plazebowirkungen wieder in ihr Recht einzusetzen!

Vor kurzem hat der Autor die Literatur zur physiotherapeutischen Behandlung von Störungen im Zusammenhang mit Schleudertrauma gesichtet (Thacker 1998). Das Fazit war, dass von den überprüften passiven Techniken nur wenige, falls überhaupt irgendwelche, kurz- oder langfristige Wirkungen zeigten (Gelenkmobilisation zeigte einen gewissen kurzfristigen Nutzen, aber in methodisch unzulänglichen Untersuchungen). Keines der manuellen oder elektrotherapeutischen Verfahren wies einen langfristigen Nutzen auf. Selbst die positiven Wirkungen einer manuellen Therapie in den frühen Stadien von Kreuzschmerzen erweisen sich mit der Zeit als redundant (Koes et al. 1996).

Dies scheint das normale Ergebnis von Überprüfungen physiotherapeutischer Behandlungen zu sein. Das kann sehr deprimierend erscheinen, aber wir sollten daran denken, dass Therapie nicht nur aus Verfahren besteht. Interaktionen sind ausschlaggebend, und in den erwähnten Überprüfungen wurden Interaktionen mit Physiotherapeuten immer mit verbesserten Resultaten assoziiert.

Auf den ersten Blick mag dies widersprüchlich erscheinen, aber bei genauerem Hinsehen ist es das nicht. Um es noch einmal zu formulieren: In der Physiotherapie geht es um eine Wahrnehmung dessen, was getan wird, und um die Beziehung zwischen Therapeut und Patient, und das hat wenig mit der Art dessen zu tun, was getan wird (Klaber-Moffett u. Richardson 1997). Der Körper kann nicht feststellen, ob eine Technik nach dem Lehrbuch durchgeführt wird. Aber die Person kann sehr wohl eine Therapie als hilfreich oder nicht hilfreich wahrnehmen.

Frühe Intervention und die Verringerung von Nozizeption

Eine frühe Intervention ist wünschenswert, denn sie erleichtert eine gute Schmerzbehandlung. Oft lassen sich Strategien zur Verminderung schädlicher Inputs einsetzen, bevor schlimmere Schmerzkonsequenzen eintreten können (Woolf 1994). Eine frühe Intervention erlaubt es auch, dem Patienten Sicherheit zu vermitteln und ihm den normalen klinischen Verlauf jenes Problems zu erklären, mit dem er sich präsentiert. Die positiven Wirkungen solcher frühzeitigen Unterrichtung sollten dem Leser nach dem bisher Gesagten offensichtlich sein.

Schmerzlinderung im akuten Stadium ist nicht nur für das Wohlbefinden des Patienten wesentlich, sondern trägt auch zu einer schnellen Rückkehr zu funktionellen Bewegungen bei. Der Nutzen bestimmter Verfahren lässt sich zwar nur wenig anhand der Literatur begründen, aber wir kennen ihn in vielen Fällen aus Erfahrung. Eis- und Wärmeanwendungen und TENS helfen potentiell, Schmerz zu kontrollieren, und befähigen den Patienten, sich schon früh aktiv an seiner Behandlung zu beteiligen. Auch schlichte Medikation mit Analgetika und/oder Antiphlogistika kann hilfreich sein.

Den Patienten sollte der potentielle Nutzen sanfter schmerzfreier Bewegungen in diesem Stadium bewusst gemacht werden (Harding 1999). Auch Ruhephasen, eingeschoben zwischen Phasen der Bewegung, können angebracht sein. Ebenso kann der Gebrauch orthopädischer Hilfsmittel wie eines Stützkragens oder einer Schlinge ein gewisses Maß an Schmerzlinderung bringen, auf die Dauer ist er aber nicht anzuraten. Der Patient sollte lernen, wie sich intermittierende Bewegung als ein Mittel zur Stimulierung sanfter Aktivitäten einsetzen lässt, und dass sie, wie nachgewiesen wurde, langfristige erwünschte Auswirkungen auf Schmerz und Gewebeheilung hat (Harding 1999, Thacker 1999).

Entscheidend ist es, die erwünschten Wirkungen solcher Maßnahmen gut zu erklären. Es hat keinen Sinn, einfach eine Halskrause auszuhändigen oder eine Übung vorzuschreiben, ohne zu erklären, wozu sie gedacht ist. Versteht der Patient, dass die Halskrause die Muskelentspannung fördern und nicht den Hals stützen soll, dann gibt das dieser Maßnahme eine positive Funktion und ermutigt dazu, sie zeitlich begrenzt einzusetzen. Um zu erreichen, dass der Patient besser bei seiner Therapie mitmacht, ist es wesentlich, dass ihm diese Argumente für frühzeitige Bewegung detailliert dargelegt werden. Eine Verminderung von Stressursachen kann langfristig ebenfalls von Nutzen sein, wie auch eine Erklärung der Heilungsmechanismen des Körpers. Linton und Bradley (1996) vertreten die Ansicht, Interventionen sollten frühzeitig, aktiv und auf gesundheitsorientierte Verhaltensweisen ausgerichtet sein.

Abgestuftes Exponieren – Steigerung der Gewebetoleranz – Üben mit vorgegebenem Zeitmaß (Pacing)

Nach Verletzungen verliert Gewebe seine Toleranz gegenüber Belastungen. Dies kann nicht nur zu einer spezifischen, sondern auch zu einer generellen Schwächung der Kondition führen. Im Bereich der Sportverletzungen ist diese Tatsache wohl bekannt, aber bei der Behandlung von Nicht-Sportlern wird sie oft wenig beachtet.

Dies hat zahlreiche Konsequenzen: schlechte Gewebeheilung, verminderte Übungstoleranz etc. Aber die vielleicht schwerwiegendste für die Behandlung von Schmerzpatienten ist die Tatsache, dass diese Patienten Schmerz erfahren, wenn sie Übungen wieder aufnehmen. Das wird oft als Zeichen einer stattfindenden Gewebeschädigung fehlinterpretiert. Kompliziert wird dies, wenn Patienten auch noch kognitive Fehler machen und ein Angst-Vermeidungs-Verhalten zeigen (siehe oben).

Pacing

Eine Art, wie wir eine sichere Rückkehr zu Aktivitäten unterstützen und erleichtern können, besteht darin, die Prinzipien von Pacing (Üben mit vorgegebenem Zeitmaß) anzuwenden. Im Grunde heißt das, die Toleranz gegenüber einer bestimmten Aktivität einzuschätzen und diese dann während einer festgesetzten Zeitdauer durchzuführen (Harding 1998, 1999). Die Dosierung der Zeit kann leicht berechnet werden, sie beruht auf dem Konzept einer allmählichen Rückkehr zur fraglichen Aktivität, im Gegensatz zum Prinzip der Überbelastung, das bei Hochleistungstraining verwandt wird. Zur Berechnung des Ausgangsniveaus gibt es verschiedene Methoden; eine sehr einfache ist das Testen der Aktivität in der Klinik. Damit kann ein anfängliches Zeitmaß festgesetzt werden; der Patient muss die Aktivität am folgenden Tag die festgesetzte Zeit lang ausführen. Zeigt er sich bei der Untersuchung am nächsten Tag unverändert, d. h., haben sich seine Symptome nicht verschlimmert, dann kann er dasselbe wiederholen. Ist eine Verschlechterung eingetreten, dann kann er die Zeitdauer um ein vorher vereinbartes Maß vermindern. Dieser Vorgang wird noch einmal wiederholt, und nach drei Tagen wird festgestellt, wie lange der Patient die Übung insgesamt ausgeführt hat. Diese Gesamtzeit wird durch drei geteilt, der so resultierende Durchschnitt wird als nächste Übungszeit genommen. Manche Forscher (Harding u. Shorland, persönliche Mitteilung) befürworten eine Kürzung dieser Zeit um 30%, um zu berücksichtigen, dass manche Patienten versucht sind, von sich aus Zeiten zu verlängern. Die Übung wird dann eine festgesetzte Zeit lang auf diesem Niveau durchgeführt, je nach allgemeiner Fitness und psychischem Zustand, und dann wird eine überwachte Steigerung nach demselben Verfahren vorgeschlagen.

Gegenwärtig gibt es wenig Studien, bei denen, zum Nachweis seiner Wirksamkeit, dieser Ansatz isoliert eingesetzt wird. Er ist aber eine allgemein verbreitete Strategie bei kognitiv-verhaltenstherapeutischen Programmen, die sich durch signifikant positive Resultate auszeichnen (Kohles et al. 1990). Der Vorteil dieser Methode liegt darin, dass sie das Übungsniveau anhand der Zeit und nicht anhand der Symptome steuert. Außerdem beseitigt sie das blinde Vortasten beim Wiederbeginn von Aktivitäten und ermöglicht Fortschritte in einem stetigen Tempo (Harding 1998).

Abgestuftes Exponieren

Abgestuftes Exponieren eignet sich neben Pacing als Mittel, die Gewebetoleranz zu verbessern. Dabei können eine Übung oder eine Funktion in Komponenten zerlegt werden, und die Person beginnt an einem geeigneten Punkt im Übungskontinuum. Der Ausgangspunkt wird von dem Befund des Patienten bestimmt, wobei auch der zeitliche Rahmen der Entwicklung seiner Verletzung abgewogen wird. Auch dies ist ein Prinzip, das zur Rehabilitation von Sportlern angewendet wird, aber bei der Behandlung von Schmerzpatienten bisher übersehen wurde.

Diesen Techniken gelingt es ein gutes Stück weit, das Risiko einer Schmerzprovokation zu minimieren. Sie fördern gesunde Verhaltensweisen und, was noch wichtiger ist, beziehen den Patienten in seine Therapie ein. Sie bauen Vertrauen in die Bewegung auf und sind ein Element zur Kontrolle schmerzbestimmter Verhaltensweisen. Dies kann nicht genug betont werden.

Patienteninformation

Die Gefahren, die sich daraus ergeben, dass ein Patient unsicher darüber ist, was mit ihm geschieht, wurden schon geschildert. Sie sind der Grund, warum es so wichtig ist, den Patienten zu informieren. Dadurch kann hoffentlich verhindert werden, dass schlecht an die Situation angepasste Gedanken und Gefühle aufkommen. Dem Patienten sollten nicht nur Kenntnisse über sein spezifisches Problem, sondern auch über mögliche Behandlungsstrategien und Prognosen vermittelt werden.

Interessanterweise wird nicht angenommen, Patienteninformation an sich könne bereits Gedanken, Gefühle oder Verhaltensweisen verändern (Linton 1996). Die Arbeiten von Mark Jensen dazu, wie jemand motiviert wird, eine Behandlung durchzuhalten und sein Verhalten zu ändern, sind in diesem Zusammenhang eine empfehlenswerte Lektüre (Jensen 1996). Jensen zeigt Etappen auf, die Menschen in der Regel auf dem Weg zu einer erfolgreichen Verhaltensänderung durchschreiten. Seine Arbeit legt nahe, dass eine Person zur Erreichung sinnvoller und anhaltender Ergebnisse dauernd Unterstützung braucht, insbesondere, wenn sie immer noch Schmerzen empfindet. Das heißt, dass der Therapeut, selbst wenn er einem Patienten nicht persönlich begegnet, für ihn nötigenfalls als Rückhalt erreichbar sein muss.

Während der Patienteninformation sollte dieser die Gelegenheit haben, das, was man ihm erzählt hat, zu überprüfen und in Frage zu stellen (Klaber-Moffett u. Richardson 1997). Es sollte aber nicht darüber gestritten werden. Die Botschaften sollten direkt und einfach sein, und Beispiele sollten sich auf die Probleme des Patienten beziehen, nicht irgendwelche verklausulierten theoretischen Modelle wiedergeben.

Werden den Patienten Schmerzmechanismen in einfacher, leicht verständlicher Weise erklärt, so verstehen sie ihre Situation besser. Zu diesem Zweck eignet sich das bereits erwähnte MOM-Modell, denn die meisten Menschen vermögen seinen Kernsatz zu verstehen, dass der Input den Output beeinflusst. Auch Analogien zu Autos, Computern oder andern Beispielen, die dem Patienten entsprechen, können nützlich sein.

Auch Zuhören ist wichtig, denn viele Menschen möchten ausdrücken, was sie fühlen, ohne dabei unterbrochen zu werden. Gute kommunikative Fähigkeiten, die Bereitschaft, dem Patienten zu glauben und ihn zu ermutigen, seine Gedanken, Gefühle und Sorgen zu verbalisieren, verbessern sicher die schlussfolgernden Überlegungen und das Verständnis des Therapeuten, was wiederum die Bindung zwischen Therapeut und Patient erleichtert.

Förderung der eigenen Wirksamkeit des Patienten

Klaber-Moffett und Richardson (1997) meinen, die beste Art, die eigene Wirksamkeit einer Person zu erhöhen, beruhe auf tatsächlich erzielten Leistungen. Dies hat für den Therapeuten massive Konsequenzen, denn dazu muss er seine Behandlung so planen, dass der Patient Dinge erreichen kann. Dies verweist uns wieder auf die Dosierung eines Behandlungsprogramms und die Festlegung seines Ausgangspunkts (siehe oben).

8.6 Schlussfolgerungen

Absicht dieses Kapitels war es, eine andere Perspektive zur Behandlung von Schmerz in der akuten/subakuten Phase anzubieten. Der Text präsentiert eine persönliche Sicht auf der Grundlage heutiger Literatur und dauernder persönlicher Erfahrungen in der Klinik.

Er zeigt zahlreiche psychosoziale und verhaltenstherapeutische Faktoren auf, die auf die Behandlung von Schmerzpatienten einwirken. Traditionellerweise wurden diese Aspekte nur bei chronischen Schmerzen für relevant gehalten. Heute legen mehr und mehr Untersuchungen nahe, dass

Chronizität in jenen frühesten Stadien beginnt, in denen eine Person sich dem Therapeuten vorstellt.

Diese neuen Ideen müssen im Rahmen unseres Clinical-Reasoning integriert und bei den Konsequenzen für unsere Maßnahmen bedacht werden. Viel verdankt dieses Kapitel der Arbeit von Steve Linton, die nach Auffassung des Autors mögliche Antworten auf einige schwierige klinische Fragen gibt. Sie ermutigt uns, unsere Konzentration auf gewebeorientierte Ansätze aufzugeben zugunsten eines integrierteren Versuchs, die sekundären und tertiären Auswirkungen von Schmerz zu verhindern.

Es muss allerdings zur Vorsicht gemahnt werden. Um einzuschätzen, wie gut die Resultate dieses alternativen Ansatzes sind, muss noch viel Arbeit geleistet werden. Unser Beruf steht heute unter enormem Druck, zu untermauern, was wir tun, und unsere Maßnahmen zu rechtfertigen. Zu diesem Zeitpunkt können wir aber, auf der Grundlage jener Literatur, die ihren Ursprung in den Gebieten von Psychologie und chronischem Schmerz hat, nur Vermutungen anstellen.

Zweifellos haben wir von den Gebieten der klinischen Psychologie und der Epidemiologie, um nur zwei zu nennen, viel zu lernen. Fachlich gut zu sein, heißt, seine Grenzen zu kennen und zu akzeptieren. Aber dennoch müssen wir Kenntnisse aus andern Disziplinen integrieren, wenn klar ist, dass sie unseren Patienten nützen werden.

Die heutige Zeit ist aufregend, eine Zeit des Wandels und der Entdeckungen. Wir müssen uns der klinischen Herausforderung des Schmerzes stellen. Wir dürfen nicht davor zurückschrecken, gegenwärtige Praktiken in Frage zu stellen. Ich möchte zum Schluss dieses Kapitels den Mann zitieren, der die größten Veränderungen bei Erforschung und Behandlung von Schmerz herbeigeführt hat: „Die Physiotherapie hat auf Grund ihres wissenschaftlichen Wissens und ihrer Kenntnisse auf dem Gebiet der Rehabilitation das Potential, die Behandlung von Schmerzen zu revolutionieren und viel Leiden zu lindern." (Patrick Wall 1999 – Chartered Society of Physiotherapy. Allgemeine und wissenschaftliche Jahresversammlung)

Literatur

Bogduk N, Merskey H. The Classification of Pain. Seattle: IASP Press; 1994.

Butler DS. Integrating pain awareness into physiotherapy – wise action for the future. In: Gifford LS (Ed) Topical Issues in Pain. Whiplash: Science and Management. Fear Avoidance Beliefs and Behaviour. Falmouth: NOI Press; 1998.

Council JR, Ahern DK, Follick MJ, Kline CL. Expectations and functional impairment in chronic low back pain. Pain; 1988; 33:323–331.

CSAG. Report on Back Pain. Clinical Standards Advisory Group. London: HMSO; 1994.

Deyo R. Low Back Pain. Scientific American. 1998; 8: 29–33.

Devor M. Pain Mechanism and Pain Syndromes. In: Campbell JN (ed) Pain 1996 - An Updated Review. Seattle: IASP Press; 1996.

Fields H. Pain. New York: McGraw-Hill International; 1989.

Fields HL, Price DD. Toward a Neurobiology of Placebo. In: Harrington A (Ed). The Placebo Effect. Cambridge: Harvard University Press; 1997a.

Fields HL, Price DD. The Contribution of Desire and Expectation to Placebo Analgesia: Implications for New Research Strategies. In: Harrington A (Ed). The Placebo Effect. Cambridge: Harvard University Press; 1997b.

Feurstein M, Huang GD, Pransky G. Workstyle and Work Related Upper Extremity Disorders. In: Gatchel RJ, Turk DC. Psychosocial Factors in Pain. New York: Guildford Press; 1999.

Gatchel RJ, Turk DC. Psychological approaches to pain management. New York: Guildford Press; 1996.

Gatchel RJ, Turk DC. Psychosocial Factors in Pain. New York: Guildford Press; 1999.

Gifford LS, Butler DS. Integration of pain sciences into clinical practice. Journal of Hand Therapy. 1997; 10:86–95.

Gifford LS. Chapters 2 – 5. In: Gifford LS (ed). Topical Issues in Pain. Whiplash: Science and Management. Fear Avoidance Beliefs and Behaviour. Falmouth: NOI Press; 1998.

Gifford LS. Topical Issues in Pain 2: Biopsychosocial assessment and Management. Relationships and Pain. Falmouth: CNS Press; 2000a.

Gifford LS. Schmerzphysiologie. In: van den Berg F (Hg.). Angewandte Physiologie 2. Organsysteme verstehen und beeinflussen. Stuttgart: Georg Thieme Verlag; 2000b.

Greening J, Lynn B. Minor Peripheral Nerve Injuries: An Underestimated Source of Pain? Manual Therapy 1998; 3: 4:187–194.

Harding V. Application of the Cognitive-Behavioural Approach. In: Pitt Brooke J (ed). Rehabilitation of Movement. London: WB. Saunders; 1998.

Harding V. The Role of Movement in Acute Pain. In: Max M (ed). Pain 1999 - An Updated Review. Seattle: IASP Press; 1999.

Hill P. Fear-Avoidance Theories. In: Gifford LS (ed). Topical Issues in Pain. Whiplash: Science and Management. Fear Avoidance Beliefs and Behaviour. Falmouth: NOI Press; 1998.

Jones M. Clinical Reasoning and Pain. Manual Therapy. 1995; 1:1:17–24.

Kendall N, Linton SJ, Main CJ. Guide to Assessing Psychosocial Yellow Flags in Acute Low Back Pain: Risk Factors for Long Term Disability and Work Loss. Accident Rehabilitation and Compensation Insurance Corporation of New Zealand and The National Health Committee, Ministry of Health, Wellington. New Zealand; 1997.

Kendall N, Watson PJ. Identifying Psychosocial Yellow Flags and Modifying Management in Gifford LS (ed). Topical Issues in Pain 2: Biopsychosocial assessment and Management. Relationships and Pain. Falmouth: CNS Press; 2000.

Keefe RJ, Caldwell DS, Williams DA, Gil KM, Mitchell D, Robertson C, Martinez S, Nunley J, Beckham JC, Crisson J, Helms. Pain Coping Skills Training in the Management of Osteoarthritis Knee Pain: A Comparative Approach. Behaviour Therapy 1990; 21 : 435 – 447.

Klaber-Moffett JA, Richardson PH. The influence of Psychological Variables on the development and Perception of Musculoskeletal Pain. Physiotherapy Theory and Practice. 1995; 11 : 3 – 11.

Klaber-Moffett JA, Richardson PH. The influence of the Physiotherapist-Patient Relationship on Pain and Disability. Physiotherapy Theory and Practice. 1997; 13: 89 – 96.

Koes BW, Assendelft WJJ, Van der Heijden GJMG, Bouter LM. Spinal Manipulation and Mobilisation for Low Back Pain: An Updated Systematic Review of Randomised Control Trials. Spine. 1996; 21 : 2860 – 2871.

Kohles S, Barnes D, Gatchel RJ, Mayer TG. Improved Physical Performance Outcomes After Functional Restoration in Patients with Chronic Low Back Pain. Spine. 1990; 15 : 1321 – 1324.

Linton S. The Challenge of Preventing Chronic Musculoskeletal Pain. In: Gebhart GF, Hammond DL, Jensen TS. Proceedings of the 7th World Congress on Pain. Seattle: IASP Press; 1993.

Linton SJ. Early Interventions for the prevention of Chronic Musculoskeletal Pain. In: Campbell JN (ed) Pain 1996 - An Updated Review. Seattle: IASP Press. 1996.

Linton SJ. Cognitive Behavioural Interventions for the Secondary Prevention of Chronic Musculoskeletal Pain. In: Max M (ed) Pain 1999 - An Updated Review. Seattle: IASP Press; 1999 a.

Linton SJ. Prevention with Special Reference to Chronic Musculoskeletal Disorders. In: Gatchel RJ Turk DC. Psychosocial Factors in Pain. New York: Guildford Press; 1999 b.

Linton SJ, Bradley L. Strategies for the Prevention of Chronic Pain. In: Gatchel RJ, Turk DC (eds.). Psychological approaches to pain management. New York: Giuldford Press; 1996.

McMahon SB, Lewin GR, Wall PD. Central Hyperexcitability Triggered by Noxious Inputs. Current Opinion in Neurobiology 1993; 3 : 602 – 610.

Melzack R. Phantom limbs and the concept of the neural matrix. Trends in Neuroscience 1990; 13 : 88 – 92.

Melzack R Pain and Stress. A New Perspective. In: Gatchel RJ, Turk DC. Psychosocial Factors in Pain. New York: Guildford Press; 1999.

Melzack R, Wall PD. Pain Mechanisms: a new theory. Science. 1965; 50 : 971 – 979.

Melzack R, Wall PD. The challenge of pain. London: Penguin; 1996.

Morris DB. The culture of pain. Berkeley: University of California Press; 1991.

Peat G. Interpreting The Results of Treatment. In. Gifford LS (ed.). Topical Issues in Pain 2: Biopsychosocial assessment and Management. Relationships and Pain. Falmouth: CNS Press; 2000.

Pilowsky I. Low Back Pain and Illness Behaviours [Inappropriate, Maladaptive, or Abnormal]. Spine 20. 1995; 13 : 1522 – 1524.

Schmidt AJM. Cognitive Factors in the Performance of Chronic Low Back Pain Patients. Journal of Psychosomatic Research. 1985; 29 : 182 – 189.

Schwartz DP, DeGood DE, Shutty MS. Direct Assessment of Beliefs and Attitudes to Chronic Pain. Archives of Physical Medicine and Rehabilitation. 1985; 66 : 806 – 809.

Shapiro AK, Shapiro E. The Powerful Placebo. Baltimore: Johns Hopkins University Press; 1997.

Simmonds MJ. Pain Management: How are we doing? How do we know? Physical Therapy Reviews. 1999; 4 : 3 – 6.

Skevington S. Psychology of pain. Chichester: Wiley; 1995.

Spitzer WO, Skorvan ML, Salmi LR. Scientific Monograph of the Quebec Task Force on Whiplash Associated Disorders: Redefining Whiplash and its Management. Spine 20 (Suppl.). 1995 : 10 s – 73 s.

Thacker MA. Physiotherapy Management of Whiplash: A Review. In Gifford LS (ed.). Topical Issues in Pain. Whiplash: Science and Management. Fear Avoidance Beliefs and Behaviour. Falmouth: NOI Press; 1998.

Turk DC, Meichenbaum D, Genest M. Pain and Behavioural Medicine: A Cognitive Behavioural Perspective. New York: Guildford Press; 1983.

Turk DC. Biopsychosocial Perspective on Chronic Pain. In: Gatchel RJ, Turk DC (eds.). Psychological approaches to pain management. New York: Guildford Press; 1996.

Waddell G. The Back Pain Revolution. Edinburgh: Churchill Livingstone; 1998.

Waddell G, Feder G, McIntosh A, Lewis M, Hutchinson. Low Back Pain Evidence Based Review. London: Royal College of General Practitioners; 1996.

Wall PD. The Placebo Response in Moving in on Pain. In: Shacklock MO (ed.). Butterworth Heinemann; 1995.

Wall PD. The mechanism by which pain and tissue damage are related. In: Campbell JN (ed.). Pain 1996 – an updated review. Seattle: IASP Press; 1996.

Wall PD. Pain: the science of suffering. London: Weidenfeld, Nicholson; 1999.

Wall PD, Melzack R Textbook of Pain. 4th edition. Edinburgh: Churchill Livingstone; 1999.

Wallis BJ, Lord SM, Bogduk N. Resolution of Psychological Whiplash Patients Following Radiofrequency Neurotomy. A Randomised Placebo Controlled Trial. Pain 1997; 73 : 1 : 15 – 22.

Watson PJ, Kendall N. Assessing Psychosocial Yellow Flags. In: Gifford LS (ed.). Topical Issues in Pain 2: Biopsychosocial assessment and Management. Relationships and Pain. Falmouth: CNS Press; 2000.

Woolf CJ. The Dorsal Horn. State Dependency. In: Wall PD, Melzack R (eds.). Textbook of pain 3rd edition. Edinburgh: Churchill Livingstone; 1994.

Williams DA. Acute Pain Management. In: Gatchel RJ, Turk DC (eds.). Psychological Approaches to Pain Management. New York: Guildford Press; 1996.

Wittink H, Hoskins-Michel. Chronic Pain Management for Physical Therapists. Boston: Butterworth Heinemann; 1997.

Wright A. Hypoalgesia post-manipulative therapy: a review of a potential neurophysiological mechanism. Manual Therapy. 1995; 1 : 1 : 11 – 16.

Zusman M. Instigators of activity intolerance. Manual Therapy. 1997; 2 : 2 : 75 – 86.

Zusman M. Structure Orientated Beliefs and Disability Due to Back pain. In: Gifford LS (ed.). Topical Issues in Pain. Whiplash: Science and Management. Fear Avoidance Beliefs and Behaviour. Falmouth: NOI Press; 1998.

Monika Wilke

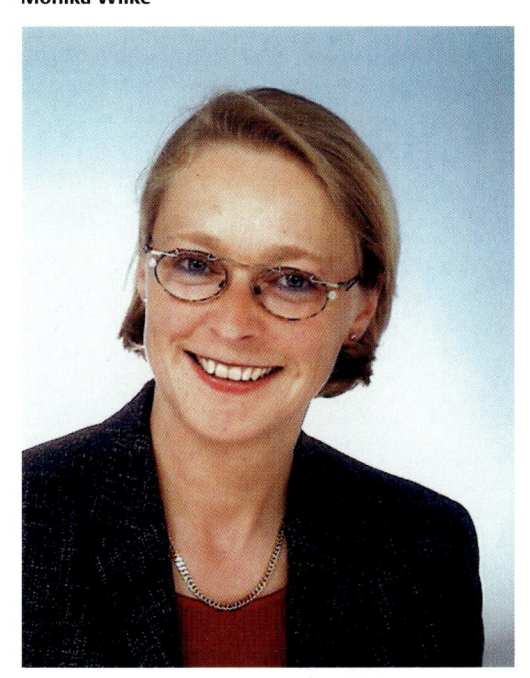

Dr. Monika Wilke wurde am 9. 11. 1963 in Korbach geboren. Sie lebt mit ihrem Mann Dr. Axel Wilke und ihren beiden Kindern Benedikt und Lisa in Marburg.

Ausbildung:

1983 – 1986	Ausbildung zur Pharmazeutisch-technischen Assistentin (PTA) in Kassel
1986 – 1990	Studium der Pharmazie an der Philipps-Universität in Marburg
1991	Approbation als Apothekerin
2001 – 2004	Promotionsergänzungsstudium Humanbiologie an der Phillipps-Universität Marburg
2004	Promotion zum Dr. rer. physiol.

Beruflicher Werdegang:

Seit 1990	Angestellte Apothekerin in einer öffentlichen Apotheke in Marburg
Seit 2000	Lehrtätigkeit an der PTA-Schule in Marburg
seit 2004	Dozentin für PTA- und Apothekerfortbildungen für die Landesapothekerkammer Hessen
seit 2004	Dozentin für PTA- und Apothekerfortbildungen für die Landesapothekerkammer Hessen
seit 2005	Unterricht an der Krankenpflegeschule in Marburg-Wehrda
seit 2005	Ehrenamtliche Pharmazierätin am Regierungspräsidium Darmstadt
seit 2006	Dozentin für pharmazeutische Fortbildungsseminare für Phoenix-Pharmahandel
seit 2006	Mitglied der Prüfungskommission für den 3. Abschnitt der pharmazeutischen Prüfung für Pharmaziepraktikanten

Ralf Oettmeier

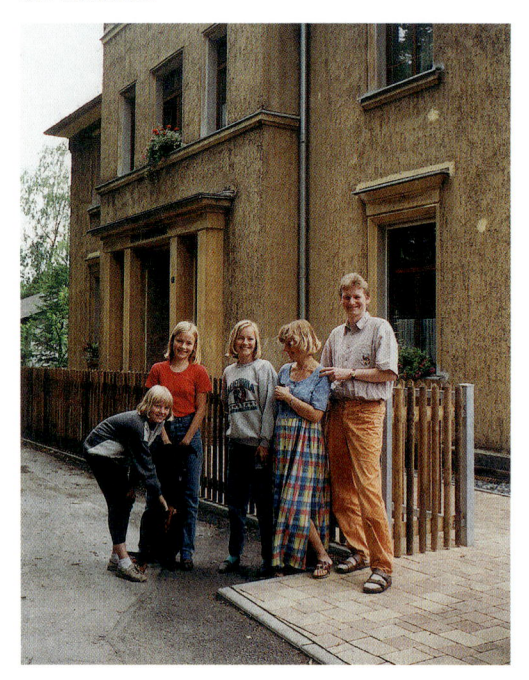

Dr. med. Ralf Oettmeier wurde am 1. 3. 1961 in Hirschberg/Saale geboren. Er ist verheiratet und wohnt mit seiner Frau und seinen 4 Kindern in Greiz/Vogtland

Studium:

1982–1988	Nach 3 Jahren Armeezeit im Medizinischen Dienst Medizinstudium an der Friedrich-Schiller-Universität Jena, Abschluss mit Prädikat summa cum laude
1988	Verteidigung der Promotion zum Dr. med. im Fachbereich Osteologie

Beruflicher Werdegang:

1985–1992	Vielfache, auch internationale wissenschaftliche Aktivitäten im Bereich Osteologie
1988–1992	Ausbildung zum Facharzt Orthopädie am Waldkrankenhaus *Rudolf-Elle* in Eisenberg, Klinik der Universität Jena
Seit 1993	Niedergelassen in eigener Praxis in Greiz mit den Behandlungsschwerpunkten Reflextherapie (Chirotherapie, Akupunktur, Neuraltherapie) und ärztliche Homöopathie
Seit 1994	Weiterbildungsleiter im Fachbereich Homöopathie in Thüringen und ärztlicher Geschäftsführer des Landesverbandes homöopathischer Ärzte und Apotheker Thüringens e.V.
Seit 1996	Co-Dozent in der Ärzteausbildung der Deutschen Gesellschaft für Akupunktur und Neuraltherapie e.V. Anerkennung als schmerztherapeutisch arbeitender Arzt durch die Kassenärztliche Vereinigung und Mitbegründer des Schmerztherapeutischen Kolloquiums e.V. Greiz/Vogtland
1997	Gastdozent an der Medizinischen Fakultät der Universität Dresden für die Themenbereiche *Wissenschaftliche Grundlagen der Komplementärmedizin* und *Grundlagen der Homöopathie*
1998	Anerkennung der Zusatzbezeichnungen *Naturheilverfahren* und *spezielle Schmerztherapie* Mitbegründer des *Zentrums für Gesundheit und Fragen des Lebens e.V.* Greiz
Seit 1997	Aufbau einer Schwerpunktpraxis *Biologische Krebstherapie*
Seit 1998	Konsilarisch leitender Arzt des Fachbehandlungszentrums *Pro-Leben* für biologische Tumorabwehr, spezielle Schmerz- und Ernährungstherapie, Naturheilverfahren und Hömöopathie in Greiz, Gartenweg 6

9 Allopathische und naturheilkundliche Arzneimitteltherapie

9.1 Allopathie

Monika Wilke

Während naturheilkundliche Therapien im prophylaktischen Bereich ihren Platz behaupten, sind Patienten spätestens bei manifesten Erkrankungen und Behinderungen u. a. auf die klassische Pharmakotherapie (Allopathie) angewiesen. Im Zeitalter der *evidence based medicine* bei gleichzeitig schwindenden finanziellen Ressourcen sieht die Allopathie ihr Hauptaufgabengebiet in der medikamentösen Behandlung von Krankheitszuständen. Befindlichkeitsstörungen, die häufig zur Selbstheilung tendieren, bedürfen streng genommen keiner medikamentösen Therapie.

Die Forschung bringt in immer kürzeren Zeitabständen neue Medikamente auf den Markt mit dem Ziel, die Wirkung gezielter und wirkungsvoller zu gestalten und dabei die Nebenwirkungen zu minimieren. Aber wie bei allem gilt: „Die Dosis macht das Gift" und „Ein Mittel, das keine Nebenwirkungen (unerwünschte Begleiterscheinungen) hat, hat auch keine Hauptwirkung". So wird der Arzt Nutzen und Risiko einer medikamentösen Behandlung bei einem bestimmten Krankheitsbild individuell gegeneinander abwägen und das jeweils sinnvollste Mittel wählen müssen.

In der Regel stellt die Pharmakotherapie keine kausale, sondern eine symptomatische Behandlung dar. Eine Heilung wird in den meisten Fällen (Ausnahme sind Antibiotika gegen Infektionen) mit Arzneimitteln allein nicht erreicht. Mit Arzneimitteln kann ein Symptom, z. B. Schmerz, gelindert werden, um eine kausale Behandlung überhaupt erst zu ermöglichen bzw. ein Leben unter adäquaten Bedingungen führen oder verlängern zu können, was besonders auf die internistischen Erkrankungen zutrifft.

Da eine erschöpfende Abhandlung aller Arzneimittel den Rahmen dieses Buches sprengen würde, habe ich mich auf die für Physiotherapeuten wichtigsten Bereiche aus der Orthopädie, der internistischen und der neurologischen Erkrankungen beschränkt.

9.1.1 Analgetika

Für eine medikamentöse Schmerzbeeinflussung stehen verschiedene Möglichkeiten zur Verfügung (Abb. 9.1):

- Herabsetzung bzw. Ausschaltung des Schmerzes durch Angriff im ZNS mit zentral wirkenden Analgetika (Opioid-Analgetika) oder Narkotika
- Verminderung der Sensibilisierung von Schmerzrezeptoren durch Prostaglandinsynthesehemmung mit nicht-opioiden Analgetika, früher auch als peripher wirkende Analgetika bezeichnet
- Verhinderung der Erregungsbildung in den Schmerzrezeptoren durch Oberflächen- und Infiltrationsanaesthetika
- Hemmung der Schmerzweiterleitung durch Leitungsanaesthetika
- Beeinflussung der subjektiven Schmerzwahrnehmung durch Psychopharmaka (Tranquillantien, Neuroleptika, Antidepressiva)

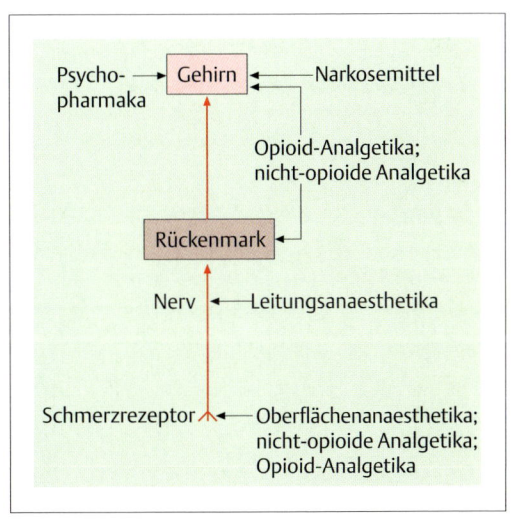

Abb. 9.1 Angriffspunkte verschiedener schmerzbeeinflussender Medikamente (nach Mutschler, Schäfer-Korting).

Opioid-Analgetika

Der Körper besitzt ein eigenes schmerzhemmendes System, das in besonderen Stresssituationen (z. B. Verletzung nach Verkehrsunfall) eine lähmende Schmerzreaktion unterdrücken kann, um die notwendige Handlungsfähigkeit des Organismus zu gewährleisten. Diese Endorphine und Enzephaline sind Bruchstücke des β-Lipotropins, eines hypophysären Hormons. Diese binden an spezifische Rezeptoren, die als Opioid-Rezeptoren bezeichnet werden, da auch die Opioid-Analgetika dort angreifen (Abb. 9.2).

Durch Angriff im Zentralnervensystem (ZNS) kommt es zu folgenden zentralen Wirkungen:

- Analgetische Wirkung (Herabsetzung der Schmerzempfindung)
- Sedative Wirkung
- Tranquillisierende Wirkung (Beseitigung von Angstgefühlen)
- Euphorische Wirkung (häufig Erhöhung der Stimmungslage), selten auch dysphorische Wirkung
- Atemdepressive und antitussive Wirkung (Hemmung des Atem- und Hustenzentrums)
- Emetische und antiemetische Wirkung (zunächst Übelkeit und Erbrechen durch Erregung des Brechzentrums, später Hemmung desselben)
- Miotische Wirkung
- Antidiuretische Wirkung
- Bei wiederholter Anwendung Toleranzentwicklung und Abhängigkeit

Zu den *peripheren* (spasmogenen) *Wirkungen* gehören:

- Pyloruskonstriktion (verzögerte Magenentleerung)
- spastische Obstipation (Reduktion der Motilität und Tonuserhöhung des Gastrointestinal-Trakts)
- Sphinkterkontraktion der Gallenwege
- Tonuserhöhung der Harnblasenmuskulatur und des Blasensphinkters (Harnverhalt und Gefahr der Harnblasenruptur)
- Blutdruckabfall durch Tonusverringerung der Blutgefäße
- Histaminfreisetzung, die zu Hautreaktionen mit Urtikaria und Juckreiz sowie Bronchospasmus bei Asthmatikern führen kann

Daraus ergeben sich gleichzeitig auch die zu erwartenden Nebenwirkungen. Bei einer akuten Opiatvergiftung, die mit Bewusstlosigkeit, Atemdepression und Miosis einhergeht, stehen Opiatantagonisten wie Naloxon (Narcanti) und Nalorphin (Lethidrone) zur Verfügung. Sie heben durch Angriff ebenfalls am Opiatrezeptor die Wirkung des Opiatagonisten teilweise wieder auf.

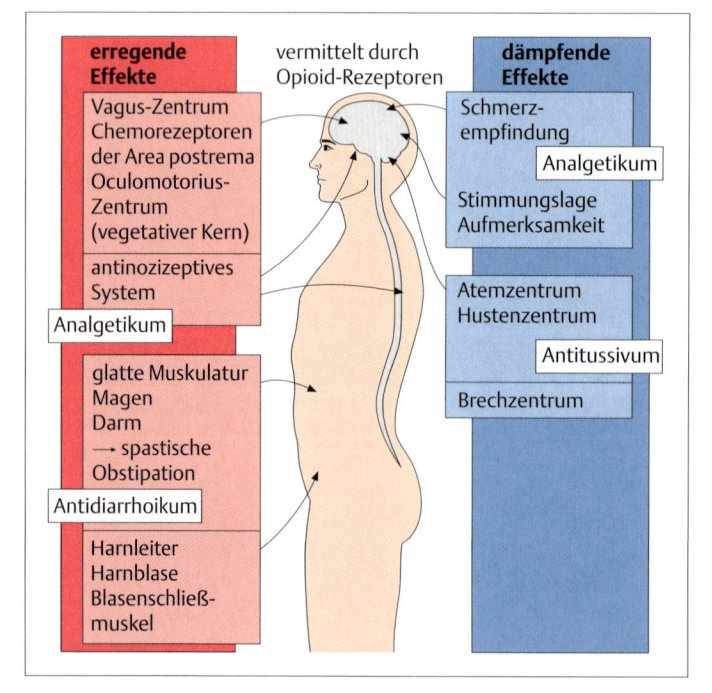

Abb. 9.2 Wirkungen von Opioiden (nach Lüllmann).

Tabelle 9.1 Häufig verwendete Opioidanalgetika

Wirkstoff	Handelspräparate
Morphin	MST-Mundipharma
Piritramid	Dipidolor
Levomethadon	L-Polamidon
Tilidin	Valoron
Tramadol	Tramal

Zu den Indikationen der stark wirksamen Analgetika gehören starke Schmerzzustände nach Unfällen, Operationen und Tumorschmerzen. Die tranquillisierende Wirkkomponente wird bei der Anwendung nach Herzinfarkt und bei Lungenödem ausgenutzt (Tab. 9.1).

Zu den mittelstark wirksamen Analgetika, die kaum atemdepressiv wirken, gehören Tramadol (Tramal) und Nefopam (Ajan). Sie werden in der Praxis bevorzugt eingesetzt, da das Abhängigkeitspotenzial deutlich geringer ist und sie nicht der Betäubungsmittelverschreibungsverordnung unterliegen.

Nicht-opioide Analgetika/ Nicht-steroidale Antirheumatika

Auf schädigende Einflüsse (Verletzung, Mikroorganismen, Verbrennungen etc.) reagiert der Körper mit den 5 Kardinalsymptomen einer akuten Entzündung: Rötung, Schwellung, lokale Überwärmung, gestörte Funktion und Schmerz. Auch Fieber entsteht durch die auf Grund der Zellschädigung freigesetzten Mediatorstoffe, insbesondere der Prostaglandine, aber auch durch Bestandteile pathogener Mikroorganismen (exogene Pyrogene), die zu einer Veränderung in der Sollwertstellung des Thermoregulationszentrums des Hypothalamus führen.

Die Wirkung nicht-opioider Analgetika beruht in erster Linie auf einer Hemmung der Prostaglandin-

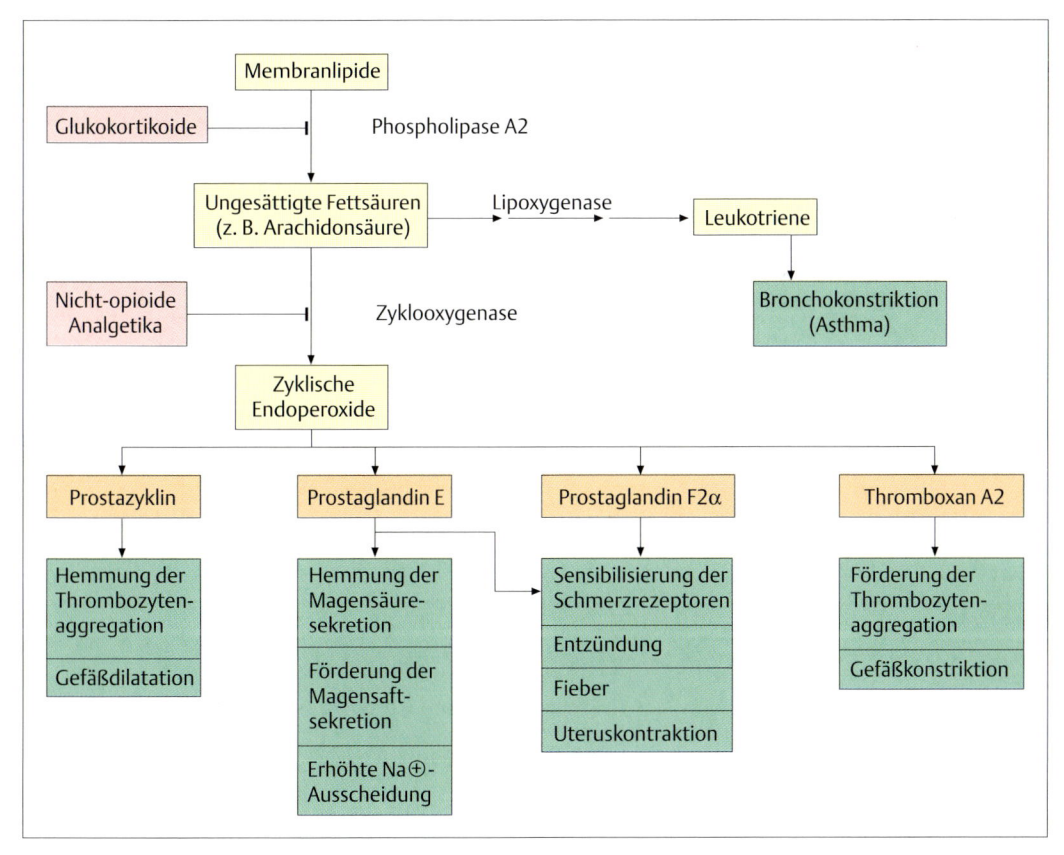

Abb. 9.3 Vereinfachte schematische Darstellung der Prostaglandinsynthese und ihrer Effekte (nach Mutschler, Schäfer-Korting).

synthese. Das Enzym Zyklooxygenase, welches ungesättigte Fettsäuren wie die Arachidonsäure in zyklische Endoperoxide umwandelt, wird gehemmt. Diese stellen die Vorstufen für verschiedene Prostaglandine mit zum Teil antagonistischer Wirkung dar, die zu den besprochenen Entzündungszeichen führen (Abb. 9.**3**). Eine verminderte Sensibilisierung der Schmerzrezeptoren durch herabgesetzte Prostaglandinkonzentration führt zum erwünschten analgetischen Effekt. Anhand der Abb. 9.**3** wird verständlich, dass die Vertreter dieser Stoffgruppe sowohl analgetisch, antiphlogistisch als auch antipyretisch wirken (Tab. 9.**2**).

Auch weitere Effekte und Nebenwirkungen lassen sich von der Prostaglandinsynthesehemmung ableiten. Die Hemmung der Thrombozytenaggregation, die zu unerwünschten gastrointestinalen Blutungen führen kann, wird z. B. auch therapeutisch ausgenutzt. So wird Azetylsalizylsäure in niedriger Dosis (100 mg/d) zur Reinfarktprophylaxe eingesetzt (Aspirin 100).

Die häufigst beklagte Nebenwirkung besonders bei längerer Einnahme ist die ulzerogene Wirkung auf die Magen-Darm-Schleimhaut, die durch die erhöhte Produktion von Magensäure und dem verminderten Schutz durch den Prostaglandinmangel entsteht. Ein Ausweichen auf nicht-orale Applikationsformen wie die Anwendung von Suppositorien verbessert die Situation nicht, da die Schädigung weniger durch direkte ätzende Wirkung auf die Schleimhaut hervorgerufen wird als durch die systemische Prostaglandinsynthesehemmung. Dadurch kommt es zu verminderter Schleimbildung, verringerter Hydrogenkarbonatsekretion und Abnahme der Schleimhautdurchblutung mit ungehemmter Säureproduktion. Das ulzerogene Risiko steigt mit Dosis und Dauer der Anwendung. Bei älteren Patienten nimmt diese Nebenwirkung überproportional stark zu und wird durch gleichzeitige Anwendung von Glukokortikoiden noch verstärkt.

Problematisch ist daher die langfristige Anwendung, wie sie z. B. bei Arthrosen und Erkrankungen

Tabelle 9.**2** Analgetika bei leichten bis mittelstarken Schmerzen (vorwiegend Selbstmedikation) und bei starken Schmerzen mit ausgeprägter antiphlogistischer Aktivität, NSAR

Wirkstoffgruppe	Wirkstoff	Handelspräparate	Besonderheiten
Anilin- und Anthranilsäure-Derivate	Paracetamol	Benuron	Mittel der Wahl bei Säuglingen und Kindern, gute antipyretische, geringe antiphlogistische Wirkung
	Mefenaminsäure Flufenaminsäure	Parkemed Dignodolin	vorwiegend zur lokalen Applikation als Salbe oder Gel
	Etofenamat	Traumon	
Pyrazol-Derivate	Phenazon Propyphenazon Metamizol	Dentigoa Optalidon Novalgin	gut analgetisch und spasmolytisch wirksam, jedoch schwere Nebenwirkungen wie anaphylakt. Schock bei i. v. Injektion und Agranulozytose möglich
Butazon-Derivate	Phenylbutazon	Butazolidin	gut analgetisch und antiphlogistisch wirksam, häufig lokale Applikation
	Oxyphenbutazon	Phlogont	
Salicylate	Acetylsalicylsäure	Aspirin, Colfarit	
Stärker wirksame Analgetika mit ausgeprägter antiphlogistischer Aktivität, NSAR			
Essigsäure-Derivate	Diclofenac Indometacin	Voltaren, Allvoran Amuno	am häufigsten verwendetes NSAR
Propionsäure-Derivate	Ibuprofen Ketoprofen Tiaprofensäure	Aktren, Anco, Dolgit Alrheumun Surgam	
Oxicame	Piroxicam Tenoxicam	Felden Liman	

des rheumatischen Formenkreises notwendig ist. Um Gastropathien zu vermeiden, ergibt sich eine neue Möglichkeit mit Wirkstoffen, die selektiv die Zyklooxygenase-2 (COX-2) hemmen.

Die Zyklooxygenase-1 (COX-1), die z.B. in der Magenschleimhaut, am Gefäßendothel und an der Schleimhaut des Respirationstraktes die notwendigen Prostaglandine für physiologische Funktionen synthetisiert, unterscheidet sich von der COX-2, die überwiegend erst bei einer Entzündung gebildet wird und bei entzündlichen Prozessen eine Rolle spielt. Von selektiven COX-2-Hemmern wie Celecoxib (Bextra) und Etoricoxib (Arcoxia) erwartete man ein geringeres Ulkusrisiko, was sich jedoch bei Langzeitanwendung nicht signifikant bestätigen ließ. Die zwar seltenen aber schwerwiegenden Nebenwirkungen haben dazu geführt, dass einige Coxibe bereits wieder vom Markt verschwunden sind. Das Herzinfarkt- und Schlaganfallrisiko ist insbesondere bei älteren Patienten über 65 Jahre erhöht und bedarf aufmerksamer Überwachung.

Eine Protektion der Magenschleimhaut durch gleichzeitige Gabe von Antazida (Maaloxan, Talcid, Tepilta, etc.), die die entstandene Magensäure abpuffern oder der Gabe von Protonenpumpenhemmern (z.B. Omeprazol, Antra) oder H_2-Antihistaminika (z.B. Cimetidin, Tagamet, Ranitidin, Sostril), die die Produktion von Magensäure und die gastrischen Schmerzen reduzieren, wird versucht.

Diese Maßnahmen verhindern jedoch nicht die Ulkusentstehung. Der entscheidende Faktor ist der Wegfall der Prostaglandine. Eine Kombination von NSAR mit Misoprostol (Cytotec 200), einem stabilen Analogon von Prostaglandin E, senkt die Ulkushäufigkeit. Arthotec enthält bereits eine fixe Kombination von 50 mg Diclofenac mit Misoprostol. Da es oral verabreicht wird, dürfte die Konzentration von Misoprostol an der Magen-Darm-Schleimhaut größer sein als z.B. im Bereich eines entzündeten Gelenkes nach Resorption und Verteilung im Organismus erreicht werden kann, so dass eine orale Substitution von Prostaglandinen im Entzündungsbereich keine Konzentration erreicht, die die Wirkung der NSAR beeinflusst.

Das Auftreten des Analgetika-Asthmas insbesondere bei disponierten Patienten beruht auf der erhöhten Bildung von bronchokonstriktorischen Leukotrienen gegenüber bronchodilatierenden Prostaglandinen. Da das vorhandene Substrat (Arachidonsäure) nicht über das Enzym Zyclooxygenase abgebaut werden kann, überwiegt der Abbau über den Lipoxygenaseweg (Abb. 9.3). Dies begründet die Anwendung von Leukotrienantagonisten (Montelukast) und Lipoxygenasehemmern (Zileuton) bei schweren Asthmaformen.

Weitere Nebenwirkungen sind Nierenfunktionsstörungen durch Natrium- und Wasserretention, Hautreaktionen sowie zentralnervöse Störungen wie Schwindel und Kopfschmerzen.

Die Wirkungen der nicht-opioiden Analgetika bzw. NSAR beruhen nicht nur auf der Prostaglandinsynthesehemmung. Es scheint sicher, dass es auch zu Wechselwirkungen mit anderen Mediatorstoffen und Enzymsystemen, sowie zur Beeinflussung von Immunreaktionen kommt.

> **Zusammenfassung: Analgetika**
>
> Analgetika, Antiphlogistika und NSAR besitzen eine ausgeprägte schmerzhemmende Wirkung, die größtenteils auf der Prostaglandinsynthesehemmung beruht. Bei Dauermedikation ist neben anderen Nebenwirkungen mit dem Auftreten von Magen-Darm-Ulzera zu rechnen.

9.1.2 Lokalanaesthetika

Lokalanaesthetika setzen die Membranpermeabilität für Natriumionen herab, was zu einer verminderten Erregbarkeit oder völligen Unerregbarkeit der Nervenfasern führt. Auf diese Weise wird die Schmerzempfindung reversibel und örtlich begrenzt vorübergehend ausgeschaltet.

Bei der *Oberflächenanaesthesie* wird das Lokalanaesthetikum auf die Schleimhäute oder Wunden aufgebracht. Auf unverletzter Haut sind Lokalanaesthetika praktisch wirkungslos, da sie die Hornschichten nicht durchdringen können.

Bei der *Infiltrationsanaesthesie* wird das Lokalanaesthetikum in das Gewebe injiziert und so sensible Endorgane und kleinere Nervenstämme blockiert. Bei der *Leitungsanaesthesie* werden bestimmte Nerven gezielt umspritzt und an diesen Stellen die Erregungsweiterleitung unterbrochen. Hierzu gehören als Sonderformen die Spinal- und Periduralanaesthesie.

Die meisten synthetischen Lokalanaesthetika wirken gefäßerweiternd. Um den Abtransport des applizierten Lokalanaesthetikums zu verzögern und die Wirkungsdauer zu verlängern, werden häufig vasokonstriktorische Substanzen (Sympathomimetika wie Noradrenalin und Adrenalin) zugesetzt, die gleichzeitig zu einem schwächer durchbluteten Operationsgebiet führen. Bei stark durchbluteten Regionen wie im Kopf-, Hals-, Urogenital- und Analbereich darf wegen erhöhter Toxizität durch beschleunigten Abtransport und bei Operationen an Akren wegen der Gefahr eines Gangräns kein vasokonstriktorischer Zusatz appliziert werden (Tab. 9.3).

9 Allopathische und naturheilkundliche Arzneimitteltherapie

Tabelle 9.3 Lokalanaesthetika

Wirkstoff	Handelspräparat	Vorwiegende Verwendung
Benzocain Tetracain	Anaesthesin Acoin	Oberflächenanaesthetikum
Procain Lidocain Mepivacain	Novocain Xylocain Meaverin	Infiltrations- und Leitungsanaesthetikum
Bupivacain	Carbostesin	Langzeitanaesthetikum

Als Komplikationen und Nebenwirkungen auf Grund zu hoher Konzentrationen durch z. B. versehentliche intravasale Injektion oder zu rasche Resorption kommt es zu zentralnervösen und kardialen Störungen. Durch die Hemmung inhibitorischer Neurone treten Lähmungen des ZNS mit Unruhe, Angstzuständen, in schweren Fällen klonische Krämpfe und Atemdepression auf. Auch am Herzen wird die Erregungsleitung gehemmt. Die Folge sind Bradykardie bis hin zum Herzstillstand.

9.1.3 Muskelrelaxantien

Die Substanzen dieser Gruppe führen zur Erschlaffung der Skelettmuskulatur. Alle Wirkstoffe außer Dantrolen greifen in die nervale Steuerung der Muskelzellen ein. Nach dem Angriffsort werden zentral wirkende und peripher wirkende Muskelrelaxantien unterschieden (Abb. 9.4).

■ **Zentral wirkende Muskelrelaxantien**

Der Skelettmuskeltonus wird bei diesen Substanzen durch Angriff an zentralen Synapsen im Rückenmark erniedrigt, indem die Wirkung hemmender Interneurone verstärkt wird. Es werden vor allem polysynaptische Reflexe gehemmt. Eine pathologische Steigerung des Skelettmuskeltonus tritt beim Fehlen hemmender Einflüsse oder durch ständige Erregung von α-Motoneuronen auf. Spastik und Rigor werden bei Schädigungen bestimmter Hirnregionen oder peripheren Störungen, verursacht durch entzündliche, rheumatische oder traumatische Erkrankungen, beobachtet. Bei Muskelverspannungen durch Distorsionen, Luxationen, Zervikalsyndrom, Ischialgien, Arthritiden, Arthrosen, Myositiden, Fibrosis, zerebralen und spinalen Spastiken, Kontrakturen, Wadenkrämpfen und zur Geburtserleichterung werden zentral wirkende Muskelrelaxantien eingesetzt (Tab. 9.4).

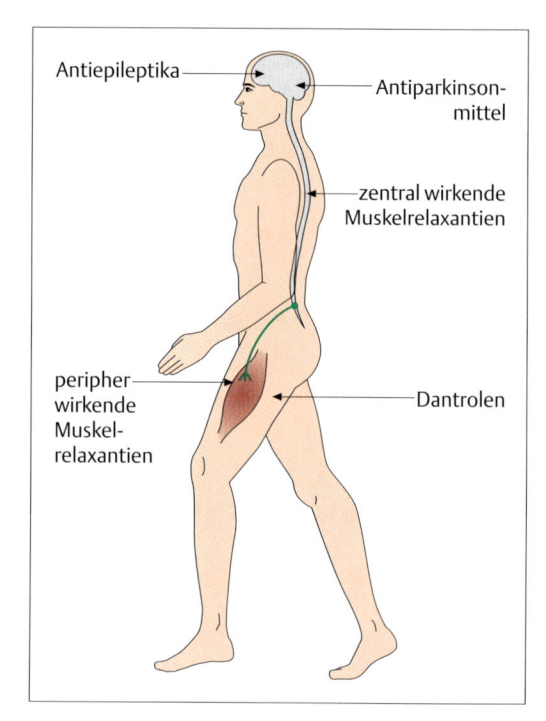

Abb. 9.4 Angriffsorte von Substanzen zur Beeinflussung des motorischen Systems (nach Lüllmann).

Der Wirkungsmechanismus ist nur bei einigen Substanzen geklärt. So stimuliert Baclofen GABA-B-Rezeptoren (Gamma-Aminobuttersäure-Typ-B-Rezeptoren), und Benzodiazepine, von denen zur Muskelrelaxation vor allem Tetrazepam eingesetzt wird, verstärken die Wirksamkeit von GABA durch Angriff an GABA-A-Rezeptoren (Abb. 9.5).

Bei den Nebenwirkungen steht die sedierende Wirkung im Vordergrund. Müdigkeit, Benommenheit, das Gefühl der Trunkenheit und eine gewisse Lethargie kann bei allen zentral wirkenden Muskelrelaxantien auftreten. Selten kann es bei besonders hohen Dosen zu Schwächegefühl kommen. Am Her-

Tabelle 9.4 Zentral und peripher wirkende Muskelrelaxantien

Wirkstoff	Handelspräparat
Zentral wirkende Muskelrelaxantien	
Baclofen	Lioresal
Chlormezanon	Muskel Trancopal
Memantin	Akatinol, Memantine
Tetrazepam	Musaril, Myospasmal
Peripher angreifende Muskelrelaxantien	
Alcuroniumchlorid	Alloferin
Pancuroniumbromid	Pancuronium-ratiopharm
Atracuriumbesilat	Tracrium
Suxamethoniumchlorid	Lysthenon
Dantrolen	Dantamacrin
Clostridium-Botulinum-Toxin	Botox, Dysport

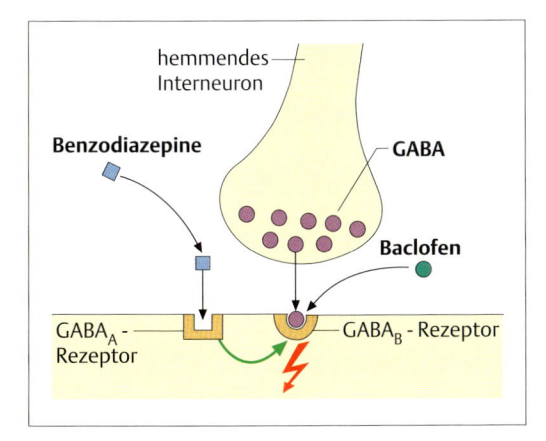

Abb. 9.5 Wirkung einiger Muskelrelaxantien.

zen bewirken diese Substanzen unterschiedliche Effekte. Sowohl Tachykardie als auch Bradykardie und Blutdruckabfall kommen vor. Übelkeit und Magen-Darm-Beschwerden können auftreten. Die Nebenwirkungen sind reversibel und stark dosisabhängig.

Peripher angreifende Muskelrelaxantien

Angewendet werden peripher angreifende Substanzen in erster Linie bei der Narkose zur Muskelerschlaffung bei größeren operativen Eingriffen, zur Intubation. Die Relaxation beginnt an den stark innervierten Muskeln der Finger, Augen und Zunge. Es folgen Nacken-, Stamm- und Extremitätenmuskulatur. Zuletzt kommt es zur Atemlähmung. Aus diesem Grund muss bei jeder Injektion (oral sind diese Substanzen wirkungslos) die Möglichkeit zur künstlichen Beatmung bestehen. Weitere Anwendungsgebiete sind z.B. Vergiftungen mit Strychnin, Tetanus- oder Tollwutinfektion, Elektroschocktherapie in der Psychiatrie zur Vermeidung von Muskelrissen, bei Einrichtung von Brüchen, Luxationen und zur Erleichterung der Laryngoskopie, Bronchoskopie und Oesophagoskopie (Tab. 9.4).

Außer Dantrolen greifen alle diese Substanzen an den Azetylcholinrezeptoren der motorischen Endplatte an.

■ Nicht depolarisierende Muskelrelaxantien

Sie verdrängen Azetylcholin kompetitiv von seinem Rezeptor, lösen dort aber kein Aktionspotenzial aus. Das freigesetzte Azetylcholin kann nun keine Depolarisation auslösen. Durch Cholinesteraseblocker wie z.B. Neostigmin wird der Abbau des Azetylcholins verzögert und dessen Konzentration erhöht, so dass die Wirkung der Muskelrelaxantien verkürzt werden kann. Als Nebenwirkungen treten bei diesen Substanzen, besonders bei Tubocurarin, das therapeutisch nicht genutzt wird, durch Histaminfreisetzung Bronchospasmus, Blutdruckabfall und Urtikaria auf.

■ Depolarisierende Muskelrelaxantien

Sie führen zu einer Dauerdepolarisation der Endplatte, so dass keine weiteren Aktionspotenziale weitergeleitet werden können, da zwischenzeitlich keine Repolarisation erfolgt. Suxamethoniumchlorid, auch Succinylcholin genannt (Lysthenon) ist das hierbei einzige verwendete Mittel. Formal entspricht es einem doppelten Azetylcholin, wird jedoch nicht durch die Azetylcholinesterase gespalten. Cholinesterasehemmstoffe wirken hier nicht als Antidote, sondern verstärken die Wirkung. Als Nebenwirkung kommen häufig muskelkaterartige Schmerzen vor, die auf faszikulären Muskelzuckungen zu Beginn der Relaxation beruhen. Auch führt es zur Histaminfreisetzung.

■ Dantrolen

Dantrolen (Dantamacrin) blockiert die Freisetzung von Kalziumionen aus dem sarkoplasmatischen Reticulum und greift so in die elektromechanische Kopplung der Muskelzelle ein. Es wird oral appli-

a Normalzustand	b nicht depolarisierende Muskelrelaxantien	c depolarisierende Muskelrelaxantien: Succinylcholin
motorischer Nerv ACh ACh-Rezeptoren motorische Endplatte Depolarisation ↓ rasche ACh-Spaltung durch Cholinesterase ↓ Repolarisation ↓ erneute Depolarisation mit Aktionspotenzial möglich	keine Depolarisation möglich	Depolarisation ↓ keine Spaltung durch Cholinesterase ↓ keine Repolarisation ↓ keine erneute Depolarisation möglich

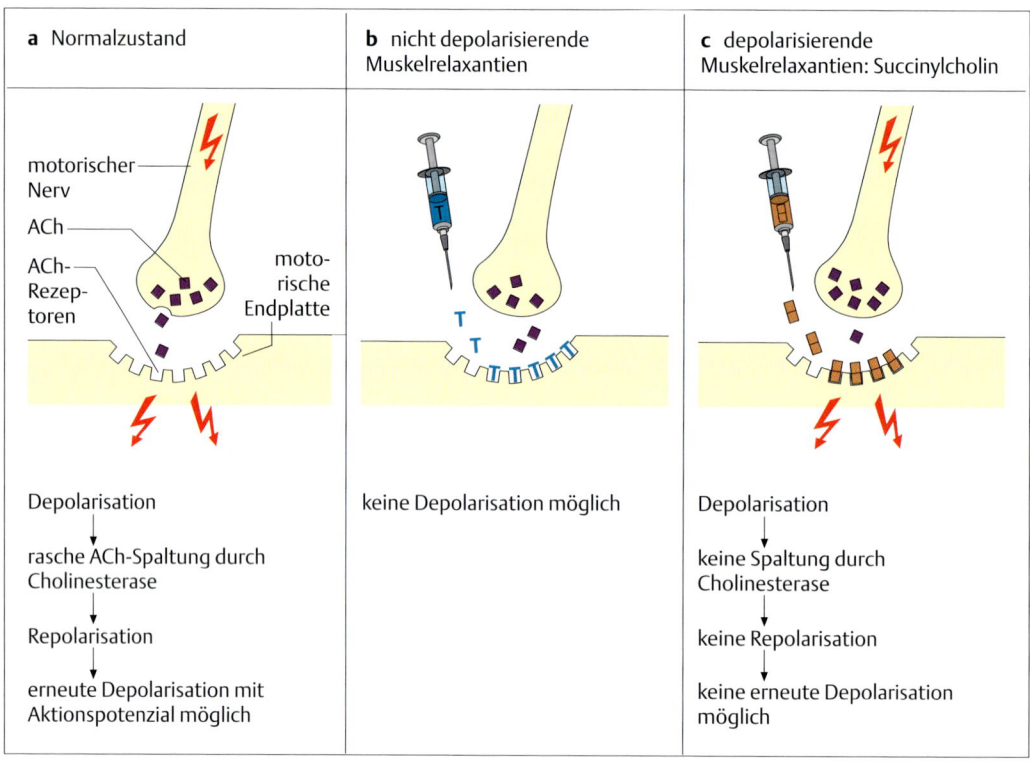

Abb. 9.6 Wirkungen der peripheren Muskelrelaxantien.

ziert und bei Spastiken nach Hirn- und Rückenmarksverletzungen wie Querschnittlähmung, zerebraler Kinderlähmung, multipler Sklerose und bei maligner Hyperthermie eingesetzt. Als Nebenwirkungen kommen Müdigkeit, Schwindel und hepatotoxische Schädigungen vor (Abb. 9.6).

■ **Clostridium-botulinum-Toxin**

Das aus dem Bakterium Clostridium botulinum gewonnene Toxin (Botox) hemmt die kalziumabhängige Azetylcholin-Freisetzung. Es ist zugelassen zum lokalen Einsatz in sehr geringen Dosen zur Behandlung des krampfhaften Lidschlusses (Blepharospasmus). Es wird aber auch bei spastischem Schiefhals und spastischen Bewegungsstörungen wie Spitzfuß bei einer Zerebralparese zur Lähmung der Muskulatur mittels Injektion in die betroffene Muskulatur angewandt.

9.1.4 Osteoporose

Bei der Behandlung der Osteoporose wird zunächst versucht, neben der Vermeidung von Nikotin, Alkohol, Über- oder Untergewicht auf eine ausreichende kalziumreiche Ernährung (Milchprodukte) und sportliche Betätigung zu achten und so prophylaktisch entgegenzuwirken.

■ **Kalzium**

Bei nicht ausreichender Kalziumversorgung über die Nahrung mit Milchprodukten sollte prophylaktisch ca. 1 g Kalzium täglich prämenopausal und ca. 1,5 g Kalzium täglich postmenopausal zugeführt werden, z. B. Calcium Sandoz. Eine Kombination mit Vitamin D kann sinnvoll sein, z. B. Caltrate.

■ **Östrogene**

Die physiologische Wirkung der Östrogene (hauptsächlich Östradiol) führt zu einer Steigerung der

Kalziumresorption aus dem Darm und zur vermehrten Einlagerung von Kalzium in den Knochen. Mit Beginn der Menopause nimmt die endogene Östrogenproduktion stark ab. Kalzium wird verstärkt aus den Knochen mobilisiert. Da ca. $1/3$ aller Frauen nach der Menopause eine Osteoporose aufweisen, wird eine Substitution von Östrogenen über 10 Jahre und länger in physiologischer Dosierung empfohlen. Östrogene allein fördern das Entstehen von Endometriumkarzinomen. Daher werden sie bei vorhandenem Uterus stets mit Gestagenen kombiniert, wobei in diesem Fall das Risiko bei postmenopausalen Frauen erniedrigt ist.

Als weitere Nebenwirkung ist das dosisabhängige Thromboembolie-Risiko zu nennen. Bei einer Substitution in Höhe der physiologischen Konzentrationen ist es jedoch geringer als bei der Anwendung in höher dosierten Östrogen-Gestagen-Kombinationen zur Kontrazeption.

Selektiver Östrogenrezeptor-Modulator

Der erste Vertreter Tamoxifen wird seit 20 Jahren bei Mammakarzinom eingesetzt. Es bindet an Östrogenrezeptoren im Brustgewebe, löst dort jedoch keine östrogenartige Wirkung aus (antagonistische Wirkung). Am Knochen und am Endometrium wirkt es jedoch östrogenartig, wodurch es vor Osteoporose schützt, dabei aber das Risiko von Endometriumkarzinomen erhöht.

Raloxifen (Evista), ursprünglich auch gegen Brustkrebs entwickelt, wirkt im Gegensatz zu Tamoxifen am Uterus östrogenantagonistisch. Es erhöht die Knochendichte und ist daher für die Indikation Osteoporose zugelassen.

Fluoride

Fluorid (Ossin) wird als Spurenelement aufgenommen und im Austausch gegen die Hydroxylgruppe des Hydroxylapatits im Zahnschmelz und Knochen eingebaut. Dadurch erschwert sich der Abbau durch Osteoklasten und die Kariesresistenz erhöht sich. In höherer Dosierung stimulieren Fluoridionen die Osteoblasten. Für die Mineralisierung des neugebildeten Osteoids ist auf ausreichende Kalziumversorgung zu achten. Da Fluoride zwar die Knochendichte erhöhen, der neugebildete Knochen jedoch eher spröde und brüchig wird, senkt die Behandlung nicht das Frakturrisiko. Bei längerer Anwendung kann es zu Gelenk- und Gliederschmerzen kommen. Aus diesen Gründen werden Fluoride nur noch in seltenen Fällen zur Osteoporoseprophylaxe eingesetzt.

Kalzitonin

Die physiologische Bedeutung des Kalzitonins, eines Peptidhormons der Schilddrüse, liegt in der Hemmung der Freisetzung von Kalzium und Phosphat aus den Knochen. Gleichzeitig fördert es deren Einbau in den Knochen, wodurch es zu einer raschen Senkung der Kalziumkonzentration des Blutes kommt. Dies beruht darauf, dass Kalzitonin die Osteoklastenaktivität herabsetzt und die Umwandlung von Osteoklasten in Osteoblasten fördert. Ferner besitzt es eine günstige analgetische Wirkungskomponente, so dass sein Einsatz bei osteoporotischen Schmerzen und Knochenmetastasen indiziert ist. Zudem wird es bei schweren Hyperkalzämien, Morbus Paget und Morbus Sudeck eingesetzt. Lachs-Kalzitonin (Karil) ist zwar länger und stärker wirksam als humanes Kalzitonin (Cibacalcin), führt jedoch häufig zu Antikörperbildung mit Resistenzentwicklung und allergischen Reaktionen.

Vitamin D3

Vitamin D3 (Colekalziferol, Vigantoletten) bzw. seine Hydroxylierungsprodukte (Kalzitriol = Vitamin-D-Hormon, Rocaltrol) bewirken zusammen mit Kalzitonin und Parathormon (ein Hormon der Nebenschilddrüsen) die Aufrechterhaltung der physiologischen Blutkalziumkonzentration. Vitamin D3 erhöht den Kalziumspiegel im Blut durch Steigerung der Kalziumresorption aus dem Darm, erhöhte Kalziumrückresorption in der Niere und vermehrte Osteoklastenaktivität im Knochen. Trotz der gesteigerten Osteoklastenaktivität bewirkt Vitamin D einen verstärkten Knochenaufbau, da es auf Grund des erhöhten Blutkalziumgehaltes zur Mineralisation der von Osteoblasten gebildeten Knochenmatrix kommt.

Haupteinsatzgebiet ist die Rachitisprophylaxe bei Säuglingen und Kleinkindern, aber auch bei Osteomalazie durch Vitamin-D-Mangel infolge Langzeitbehandlung mit Antiepileptika oder bei Hypoparathyreoidismus und als Adjuvans bei der Behandlung der Osteoporose wird Vitamin D eingesetzt.

Überdosierungen besonders bei langfristiger Anwendung sollten vermieden werden. Die Intoxikationssymptome lassen sich auf einen stark erhöhten Blutkalziumspiegel zurückführen: Ablagerungen in Gefäßen und der Niere, die zu Nierenversagen führen können.

■ Biphosphonate

Biphosphonate wie Risedronat (Actonel), Alendronat (Fosamax) und Ibandronat (Bonviva) unterdrücken direkt die Osteoklastenaktivität. Die Kalziumfreisetzung aus den Knochen und der Knochenabbau werden reduziert, teilweise ist auch die Knochenmineralisierung gestört (nur bei Etidronat, [Diphos] bedeutsam, dem ältesten Vertreter dieser Substanzklasse). Die Wirkung setzt ca. 2 Tage nach Behandlungsbeginn ein und hält nach Absetzen noch sehr lange, u. U. einige Jahre an. Dies hängt mit der starken Bindung der Biphosphonate an die Oberfläche der Kalziumhydroxylapatit-Kristalle zusammen. Dieser „Schutzschild" verhindert den weiteren Auf- bzw. Abbau dieser Kristalle. Es ist zu beachten, dass die Einnahme morgens nüchtern mit einem großen Glas Wasser erfolgt und für mindestens eine halbe Stunde eine aufrechte Körperhaltung eingehalten wird. Die soll einen Reflux verhindern, der in der Speiseröhre zu starken Schleimhautschäden führen kann. Andere Metall-Ionen aus Nahrung oder Mineralwasser reduzieren die schlechte Resorptionsrate der Biphosphonate gegen Null. Für den Behandlungserfolg ist eine Therapiedauer über mindestens drei Jahre und ein ausreichendes Kalziumangebot notwendig.

■ Strontiumranelat

Strontiumranelat (Protelos) hemmt die Osteoklastenfunktion, so dass weniger Kalzium aus dem Knochen freigesetzt wird, und fördert die Aktivität der Osteoblasten. Es hat somit sowohl antiresorptive Wirkung auf den Knochenabbau als auch eine osteoanabole Wirkung mit Synthesesteigerung der kollagenen und nicht-kollagenen Knochenproteine. Die Verträglichkeit scheint besser zu sein als bei Biphosphonaten.

■ Teriparatid

Teriparatid (Forsteo) entspricht der N-terminalen Aminosäurensequenz des endogenen humanen Parathormons und stimuliert über die Osteoblastenaktivierung die Knochenneubildung. Es sollte eine regelmäßige Kontrolle des Kalziummineralhaushalts unter der maximal 18 Monate dauernden Therapie erfolgen.

9.1.5 Rheumatische Erkrankungen

Zur Behandlung der akuten Symptome werden in der Rheumatherapie nicht-steroidale Antirheumatika (NSAR) und Glukokortikoide eingesetzt:
Um die entzündlichen Schübe zu verhindern und eine Remission zu erreichen werden *Basistherapeutika* eingesetzt. Dies sind langsam und lang wirksame Antirheumatika, die das Fortschreiten der Krankheit verzögern sollen. Außerdem kommen zur Anwendung:

- Antibiotika
- Knorpeldegenerationshemmende Stoffe
- Mittel zur lokalen Applikation

■ Nicht-steroidale Antirheumatika (NSAR)

Sie werden bei allen entzündlichen Rheumaformen zur symptomatischen Therapie eingesetzt (siehe oben) und sind Mittel der ersten Wahl.

■ Glukokortikoide

Bei akuten Schüben entzündlicher rheumatischer Erkrankungen und malignen Verlaufsformen sind hochdosierte Glukokortikoide indiziert. In niedrigerer Dosierung werden sie zur Langzeittherapie chronisch-entzündlicher Formen eingesetzt. Sie haben sich bei der Therapie zahlreicher Erkrankungen bewährt und werden dementsprechend häufig angewendet. Neben der systemischen Anwendung kommt oft auch eine lokale Behandlung in Betracht. Leider zeigen sie aber auch eine Vielzahl von z. T. schwerwiegenden Nebenwirkungen (Tab. 9.**5**).

Die natürlichen Glukokortikoide Cortisol (Hydrocortison) und Corticosteron werden in der Nebennierenrinde (NNR) gebildet. Sie sind zusammen mit den ebenfalls dort produzierten Mineralokortikoiden (Aldosteron) unentbehrlich für den Organismus, um auf physische und psychische Beanspruchungen (Stress) zu reagieren.

Bei der Therapie wird streng zwischen der *Substitutionstherapie*, die einen Mangel an selbst produzierten Hormonen z. B. bei NNR-Insuffizienz ausgleicht und einer teilweise sehr hoch dosierten *pharmakodynamischen Glukokortikoidtherapie* unterschieden.

Zwischen Hypothalamus, Hypophysenvorderlappen (HVL) und den in der NNR freigesetzten Kortikoiden besteht ein negativer Rückkopplungsmechanismus. Glukokortikoide führen über die Stimulierung der RNA-Synthese zur Bildung von Enzymen, die die Glukokortikoidwirkungen vermitteln.

Tabelle 9.5 Häufige Indikationen für eine Glukokortikoidtherapie

Rheumatische und andere entzündliche Gewebserkrankungen, Kollagenosen:
Akutes rheumatisches Fieber
Rheumatoide Arthritis
Psoriasis-Arthritis
Lupus erythematodes
Polymyositis
Dermatomyositis

Allergische Erkrankungen:
Anaphylaktischer Schock
Asthma bronchiale
Quincke-Ödem

Lungenerkrankungen:
Chron. obstruktive Atemwegserkrankungen (COLD)
Sarkoidose (Morbus Boeck)

Gastrointestinale Erkrankungen:
Morbus Crohn
Colitis ulcerosa

Neurologische Erkrankungen:
Multiple Sklerose
Myasthenia gravis
BNS-Krämpfe

Maligne Tumore:
Leukämien
Lymphogranulomatosen
Lymphosarkome

Hauterkrankungen: auch lokale Anwendung
Endogene Ekzeme (Neurodermitis)
Psoriasis vulgaris
Hautmanifestationen einiger Kollagenosen

Zytostatika-bedingtes Erbrechen

Transplantationen

Gelenkerkrankungen: (Intraartikuläre Injektionen)
Bei arthritischen Symptomen an einzelnen Gelenken
Bei den Erkrankungen, die auch eine Indikation für eine systemische Therapie darstellen
Arthritische Symptome bei degenerativen Gelenkerkrankungen
Traumatische Arthritiden

Ein gesunder Erwachsener produziert täglich ca. 15–60 mg Cortisol. In physiologischer Konzentration bewirkt Cortisol:

- eine Förderung der Glukoneogenese aus Eiweiß durch vermehrten Eiweißabbau, *katabole Wirkung*
- Erhöhung des Blutzuckerspiegels und der Glykogenbildung in der Leber, *diabetogene Wirkung*
- Verstärkung der lipolytischen Effekte der Katecholamine
- Retention von Na^+-Ionen und vermehrte Ausscheidung von K^+- und Ca^{++}-Ionen, *Viamin-D- antagonistische Wirkung*
- Verminderung der ACTH-Sekretion des Hypophysenvorderlappens durch negative Rückkopplung

Bei vermehrter Cortisolsekretion in Stress-Situationen, wobei bis zu 240 mg Cortisol pro Tag ausgeschüttet werden, sowie bei therapeutischer Anwendung mit höherer Dosierung kommt es zudem zu folgenden Effekten:

- Unterdrückung der Fibroblasten-Bildung und der Kollagensynthese, *antiproliferative Wirkung*
- Hemmung entzündlicher Prozesse durch verminderte Fibroblastenaktivität und Blockade der Zytokinsynthese, insbesondere Interleukin–1 und anderer proinflammatorischer Mediatorstoffe, *antiphlogistische Wirkung*
- Hemmung der Proliferation von T-Lymphozyten durch verringerte Interleukin–1-Bildung, *immunsuppressive Wirkung*
- Verbesserung der Mikrozirkulation im Schock durch erhöhtes Ansprechen der glatten Gefäßmuskulatur auf die vasokonstriktorische Wirkung der Katecholamine
- Zunahme der Thrombozytenzahl im Blut
- Verminderung der Gonadotropinsekretion des Hypophysenvorderlappens und Abnahme der Gonadenfunktion
- Gesteigerte Erregbarkeit des Gehirns und Senkung der Krampfschwelle
- Psychotrope, euphorisierende evtl. aber auch depressive Wirkung

Von den physiologischen Wirkungen sind die pharmakologischen und die unerwünschten Wirkungen bei Anwendung höherer Dosen abzugrenzen.

Die pharmakodynamische Therapie beruht in erster Linie auf dem entzündungshemmenden Effekt der Glukokortikoide. Sie unterdrücken alle Phasen der Entzündungsreaktion wie Exsudation mit Vasodilatation, Ödembildung und Leukozytenimmigration, Proliferation mit Fibroblastenvermehrung und die Narbenbildung. Auch die Aktivierung des Immunsystems wird gehemmt. Auf diese Weise sind alle Abwehrmaßnahmen des Körpers gegen schädigende Einflüsse betroffen.

Die Synthese des entzündungshemmenden Proteins Lipocortin wird gefördert, welches das Enzym Phospholipase A2 hemmt. Die Freisetzung von Arachidonsäure wird gedrosselt, so dass weniger Entzündungsmediatoren vom Typ der Prostaglandine und Leukotriene entstehen (Abb. 9.3). Die Synthese von Interleukinen und anderen Zytokinen ist vermindert.

Die Reaktionshemmung des mesenchymalen Gewebes (Binde- und Stützgewebe, Knochen, Blut bildendes System) durch Glukokortikoide beruht auf der Hemmung der Fibroblastenaktivität, der Verminderung lokaler Schwellungen und der Verhinderung von Allgemeinwirkungen bakterieller Toxine. Diese Abschwächung der Lokalreaktionen wird mit der herabgesetzten Kininfreisetzung begründet. Auch der lysosomale Abbau in entzündetem Gewebe, die Freisetzung von Pyrogenen aus Granulozyten und die Antikörperspiegel sind verringert. Die Hemmung der Fibroblastenaktivität wirkt der Bildung von Keloid, von Adhäsionen und der Abkapselung von infektiösen Prozessen entgegen. Da Glukokortikoide zwar die Freisetzung von Histamin hemmen, nicht jedoch dessen Wirkung, sind sie bei Allergien vom verzögerten Typ und Autoimmunerkrankungen wirksam.

Nebenwirkungen und deren Ausmaß sind nicht nur dosisabhängig, sondern sehr stark auch von der Behandlungsdauer geprägt. Bei Kurzzeittherapie bis max. 2 Wochen Dauer und einmaliger hoher Dosierung ist in der Regel nicht mit gravierenden Nebenwirkungen zu rechnen. Erst eine längerfristige Therapie führt durch Hemmung der endogenen Cortisolproduktion zur NNR-Atrophie und dosisabhängig zu Symptomen, die denen eines Cushing-Syndroms entsprechen.

Tabelle 9.6 Auswirkungen einer vermehrten Kortisolproduktion beim Cushing-Syndrom

Störung des	führt zu
Kohlenhydratstoffwechsels	diabetogener Stoffwechsellage, Hyperglykämie, Ketoazidose, Steroiddiabetes, Polyurie, Polydipsie
Mineralstoffwechsels	Hypertonie, Osteoporose, Ödemen
Eiweißstoffwechsels	Adynamie, Muskelschwund
Fettstoffwechsels	Vollmondgesicht, Stammfettsucht, Hypercholesterinämie, Arteriosklerose, Übergewicht
hämatopoetischen Systems	Polyglobulie, Leukozytose, Lympho- und Eosinopenie, Thrombozytose
mesenchymalen Systems	Striae rubrae (rotblaue Streifen in der Bauchhaut), Abschwächung der Immunreaktion
Zentralnervensystems	psychischen Störungen mit Aggressionen und/oder depressiver Verstimmung

Tabelle 9.7 Häufig verwendete Glukokortikoidpräparate

Wirkstoff	Handelspräparate
Hydrocortison	Ficortril
Prednison	Decortin
Methylprednisolon	Urbason
Triamcinolon	Volon
Betamethason	Celestan, Betnesol

Das Cushing-Syndrom zeigt eine charakteristische Fettverteilung mit sehr dünnen Extremitäten, Stammfettsucht und Vollmondgesicht sowie Stiernacken. Weitere Symptome siehe Tabelle 9.**6**.

Bei der Glukokortikoidtherapie sollte die *zirkadiane* Rhythmik der NNR-Sekretion, die frühmorgens hoch und abends niedrig ist, berücksichtigt werden. Wird die Tagesdosis des Glukokortikoids morgens zwischen 6 und 8 Uhr eingenommen, bleibt der natürliche Rhythmus erhalten und die Gefahr der NNR-Atrophie wird weitgehend vermindert.

Die Beendigung einer Langzeittherapie sollte niemals abrupt erfolgen, da es bei bestehender NNR-Atrophie zu lebensbedrohlichem Cortisolmangel kommen kann. Eine ausschleichende Therapie mit langsamer Dosisreduktion oft über Wochen und Monate hinweg lässt die NNR ihre Eigenproduktion allmählich wieder aufnehmen (Tab. 9.**7**).

■ **Spezielle Nebenwirkungen**

Knochen

Die häufigste Nebenwirkung der Kortikoide ist die *Osteoporose*. Die Knochenveränderung kommt zustande durch:

- den vermehrten Protein- und Knochenabbau durch Stimulierung der Osteoklasten,
- die Hemmung der Knochenneubildung durch Unterdrückung der Osteoblastenfunktion sowie
- die Vitamin-D-antagonistische Wirkung mit verminderter Kalziumresorption aus dem Darm und vermehrter Kalziumausscheidung durch die Niere.

Die Osteoporose ist also auf ein Überwiegen des Knochenabbaus gegenüber der Knochenneubildung zurückzuführen. Das neugebildete Stütz- und Bindegewebe ist sowohl vermindert als auch qualitativ verändert. Besonders gefährdet sind physisch immobile Patienten wie z. B. Rheumatiker. Bei chronischer Gabe von Glukokortikoiden kann der Gesamtkalziumgehalt des Körpers um bis zu 20% ab-

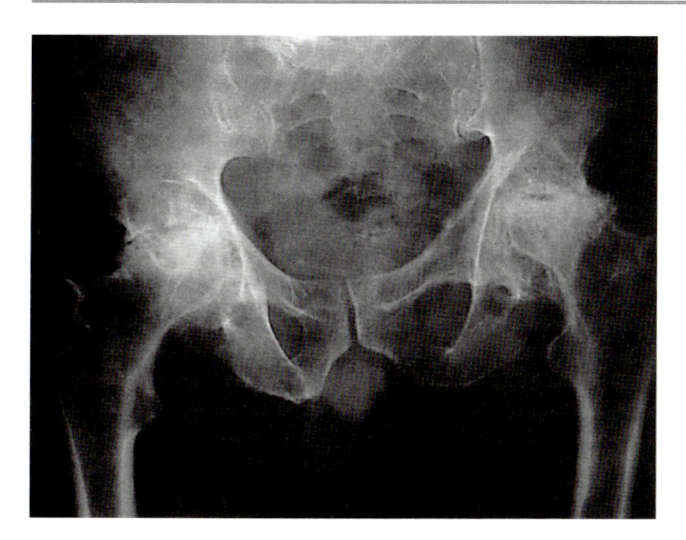

Abb. 9.7 Beckenübersicht eines 36-jährigen Patienten mit Femurkopfnekrose beidseits nach Glukokortikoidtherapie. Deutlich sind die beiden völlig destruierten Femurköpfe zu sehen (nach Wilke, Wilke).

nehmen. Meist tritt die Osteoporose generalisiert auf und führt zur Verringerung der Körpergröße. Es kann zu Spontanfrakturen mit hyperostotischen Kallusbildungen kommen. Vitamin D und Kalziumzufuhr können den Mineral- und Knochenstoffwechsel wesentlich verbessern (Abb. 9.7).

Weitere Nebenwirkungen sind das Auftreten von aseptischen Knochennekrosen besonders des Femur- und des Humeruskopfes. Gelenk- und Knorpelschäden sowie Gelenkinfektionen nach intraartikulärer Injektion sind möglich. Die Injektion in Sehnen und deren Umgebung kann zu Schäden und nach einiger Zeit zu Sehnenrissen führen. Ursache dafür soll die Hemmung der fibroblastären Kollagensynthese sein.

Motorik

Die Glukosekonzentration im Blut wird durch Steigerung der Glukoneogenese in der Leber erhöht. Die dazu nötigen Aminosäuren werden dem Eiweißstoffwechsel entnommen, wodurch es zum Abbau von Muskelmasse kommt. Bei einer längerdauernden Therapie kann sich auf Grund des katabolen Effektes eine Muskelschwäche mit Atrophie der Muskulatur entwickeln. Es können Paresen der Becken-, Oberschenkel-, Schulter- und Oberarmmuskulatur auftreten, die u. U. zu einer starken Bewegungseinschränkung führen. Kinder sind besonders gefährdet.

Bei der verstärkten renalen Retention von Natrium wird gleichzeitig mehr Kalium ausgeschieden, so dass es zu einer Hypokaliämie kommen kann. Eine Muskelschwäche kann daher auch die Folge einer Hypokaliämie sein, was jedoch durch Zufuhr von Kalium ausgeglichen werden kann.

Wachstum

Bei Langzeitbehandlung mit Kortikoiden kommt es zur Wachstumshemmung bei Kindern. Der Epiphysenfugenschluss ist verzögert. Der Somatotropin-Spiegel im Blut nimmt durch eine Verringerung der Freisetzung aus dem HVL ab. Die Somatotropinfreisetzung wird auch über die Glukosekonzentration im Blut reguliert. Erhöhte Blutglukosekonzentrationen, wie sie unter Glukokortikoidtherapie auftreten, führen zur verminderten Somatoliberinfreisetzung aus dem Hypothalamus, wodurch wiederum die Somatotropin-Abgabe aus dem HVL sinkt. Da Somatotropin die Bildung von Somatomedinen (Wachstumsfaktoren aus der Leber) stimuliert, die als Vermittler bei der Proteinsynthese und dem Sulfateinbau im Knorpel auftreten, führt ein Mangel zur Verlangsamung der Knorpelbildung und der Matrixeinlagerung an den Enden der langen Röhrenknochen mit einer Verminderung des Längenwachstums. Diese Wachstumshemmung ist reversibel, solange der Epiphysenfugenschluss noch nicht abgeschlossen ist. Eine Normalisierung des Gesamtwachstums erfolgt, wenn zeitig vor dem Ende des physiologischen Längenwachstums (Ende der Pubertät) die Glukokortikoidtherapie eingestellt wird.

Herz, Kreislauf, Gefäße

Durch Mineralokortikoide und Cortisol, aber auch in verminderter Form durch die synthetischen Glukokortikoide kann es durch Natrium- und Wasserretention zur Erhöhung des Blutdrucks, Herzhypertrophie und Ödemen kommen. Ein erhöhter Blutdruck zeigt eine erforderliche Dosisverringerung an. Glukokortikoide haben eine positiv inotrope (herzkraftverstärkende) Wirkung auf den Herzmuskel. Gelegentlich wird über Herzschäden und EKG-Veränderungen berichtet (meist bei Behandlung mit Triamcinolon), die mit der katabolen Wirkung am Herzmuskel in Zusammenhang gebracht werden. Hypokaliämie kann zu Rhythmusstörungen bis zum Herzstillstand führen.

Infektionen

Für das Auftreten und die Verschlechterung von Infektionserkrankungen besteht ein erhöhtes Risiko. Unter hochdosierter Glukokortikoidtherapie kommt es zur Abnahme der Lymphozyten und der Antikörperbildung, verursacht durch die Hemmung der Proteinsynthese in lymphatischen Organen. Die Antigen-Antikörper-Reaktion ist gestört. Durch die Hemmung des Leukozytenaustritts und der Phagozytose während der entzündlichen Exsudationsphase können sich Krankheitserreger wie Bakterien, Pilze und Viren leicht ausbreiten. Bei lokaler Behandlung in Form von Dosieraerosolen, Nasensprays und Augentropfen z. B. kommt es häufig zu einem Pilzbefall der Schleimhäute mit Candida albicans.

Haut

Bei systemischer Behandlung sowie nach längerfristiger lokaler Anwendung auf der Haut entstehen auch dort atrophisierende Effekte. Die Haut ist verdünnt und lässt sich zigarettenpapierartig fälteln (Pergamenthaut). Besonders ältere Patienten sind hiervon betroffen. Feingeweblich lässt sich ein verminderter Kollagengehalt feststellen. Als deren Folge kommt es an Bauch und Oberschenkeln zu irreversiblen Striae. Die Wundheilung ist verzögert und die Narbenbildung gestört. Starke Hautschäden nach minimalen Verletzungen mit gesteigerter Infektanfälligkeit sind zu beobachten.

Bei allen Patienten, die über längere Zeit mit Glukokortikoiden behandelt werden, ist mit erhöhter Brüchigkeit der Knochen, Elastizitätsverlust der Bänder und Sehnen und Muskelschwäche zu rechnen. Eine erhöhte körperliche Aktivität ist hier besonders wichtig, um dem katabolen Effekt der Glukokortikoide entgegenzuwirken und das Osteoporoserisiko zu verringern.

> **Zusammenfassung: Glukokortikoide**
>
> Die herausragenden antiphlogistischen Eigenschaften der Glukokortikoide ermöglichen ein breites Einsatzgebiet bei zahlreichen Erkrankungen.

> Der Nutzen ihrer guten Wirksamkeit überwiegt meist das Risiko schwerer Nebenwirkungen bei langfristigen Anwendungen wie Osteoporose, Neigung zu Infektionen, Herz-Kreislaufstörungen, u. a..

Basistherapeutika

Mit Basistherapeutika wird versucht, den rheumatischen Grundprozess bei chronischen entzündlichen Rheumaformen wie der chronischen Polyarthritis zu beeinflussen. Man teilt sie in DMARDs (disease modifying antirheumatic drugs) ein, die auch als langsam und langwirksame Antirheumatika bezeichnet werden. Hierzu zählen:

- Goldpräparate
- Chloroquin, Hydroxychloroquin
- D-Penicillamin
- Sulfasalazin
- Immunsuppressiva (Methotrexat)

Allen Substanzen ist gemeinsam, dass sie nicht sofort, sondern erst nach einer Latenzzeit von Wochen bis Monaten ihre Wirkung entfalten. Wegen z.T. erheblicher Nebenwirkungen wurde der Behandlungsbeginn früher solange wie möglich hinausgeschoben und die Patienten ausschließlich mit NSAR oder Glukokortikoiden behandelt. Da sich das Toxizitätsrisiko aber als vergleichbar herausgestellt hat, wird heute schon früher mit Basistherapeutika behandelt, in der Hoffnung, ein Fortschreiten der Erkrankung mit Einschränkung und Zerstörung der Gelenkfunktion zu verlangsamen.

Goldpräparate

Goldpräparate (z. B. Aurothio-Glukose in Aureotan zur parenteralen Applikation) sind die wirksamsten Basistherapeutika, die bei vielen Patienten für einige Zeit einen Stillstand des sonst fortschreitenden Prozesses erzielen können. Gold wird von Zellen im Entzündungsbereich bevorzugt gespeichert, und es wird eine Hemmung der Leukozytenauswanderung in die Synovialis als Wirkungsmechanismus vermutet, wodurch dort die Freisetzung von Entzündungsmediatoren abnimmt. Der Wirkungseintritt erfolgt erst nach 2–4 Monaten. Nach Abklingen der Symptome soll die Behandlung noch mindestens ein halbes bis ganzes Jahr fortgeführt werden. Als Nebenwirkungen kommt es in bis zu 30% der Fälle zu Haut- und Schleimhautschäden (Dermatitis, Stomatitis, metallischer Geschmack, Übelkeit, Erbrechen), aber auch Leber- und Nierenschäden sowie Leuko- und Thrombopenie werden beobachtet.

Chloroquin, Hydroxychloroquin

Chloroquin (Resochin) und Hydroxychloroquin (Quensyl) werden bei leichteren Formen der chronischen Polyarthritis und bei kontraindizierter Goldtherapie eingesetzt. Mit dem Wirkungseintritt ist nach 2–3 Monaten zu rechnen. Die Wirksamkeit ist geringer als die der Goldpräparate. Als Wirkungsmechanismus wird eine Stabilisierung der Lysosomenmembran und Beeinflussung des Bindegewebsstoffwechsels vermutet. Die Nebenwirkungen umfassen Exantheme, gastrointestinale Störungen, Ergrauen der Haare, Sehstörungen und seltene, irreversible Retinopathien.

D-Penicillamin

D-Penicillamin (Metalcaptase), das auch als Chelatbildner bei Schwermetallvergiftungen verwendet wird, kann Makroglobuline und Rheumafaktoren spalten. Es hat eine mesenchymsuppressive Wirkung durch Unterdrückung der Bindegewebsbildung. Wegen schwerer Nebenwirkungen wie neurologischen Störungen mit z.B. Sehnervzündung, Geschmacksverlust, Muskelspasmen, gastrointestinalen Störungen und verringerter Widerstandsfähigkeit der Haut (Auftreten von z.B. Pemphigoid, Lupus erythematodes) wird es nur bei strenger Indikationsstellung eingesetzt.

Sulfasalazin

Sulfasalazin (Azulfidine RA) ist ein Sulfonamidderivat, das bei Colitis ulcerosa und Morbus Crohn häufig verwendet wird und auch als Basistherapeutikum bei chronischer Polyarthritis heute wieder zum Einsatz kommt. Die Wirkung tritt bereits nach 4–10 Wochen ein. Der Wirkungsmechanismus ist unbekannt. Es wurde beobachtet, dass es ein Enzym der Purinbiosynthese hemmt und damit in denselben Prozess einzugreifen scheint wie Methotrexat. Als Nebenwirkungen treten Appetitlosigkeit, Übelkeit, Erbrechen, Methämoglobinämie und allergische Reaktionen wie Hautausschlag auf.

Immunsuppressiva

Das Immunsuppressivum und Zytostatikum Methotrexat (Lantarel) gilt unter den Basistherapeutika als Mittel der ersten Wahl. Sein Vorteil besteht in einem schnelleren Wirkungseintritt schon nach 2–4 Wochen. Bei guter Wirksamkeit hat es eine relativ gute Verträglichkeit, so dass Therapieabbrüche im Vergleich zu anderen Basistherapeutika seltener und später notwendig werden. Es reduziert als Folsäureantagonist die Proliferation von Lymphozyten und die Bildung von Rheumafaktoren. Bei der Anwendung als Basistherapeutikum wird es wesentlich niedriger dosiert als bei der Tumortherapie. Nebenwirkungen sind ZNS-Störungen, gastrointestinale Störungen wie Übelkeit und Erbrechen besonders nach der wöchentlichen Einnahme, Stoffwechsel- und Blutbildveränderungen und Osteoporose. Eine seltene aber bedeutsame Nebenwirkung ist die Pneumonitis, die zum sofortigen Abbruch der Therapie zwingt.

In schweren Fällen kann auch mit Cyclophosphamid oder Azathioprin eine Remission erzwungen werden. Wegen akuter Nebenwirkungen und Kanzerogenität werden diese Immunsuppressiva jedoch nur in Extremfällen eingesetzt.

Biologika

Eine weitere Gruppe der Basistherapeutika stellen die DCARDs (Disease controlling antirheumatic drugs) dar, die man unter dem Begriff Biologika zusammenfasst. Dies sind monoklonale Antikörper gegen Entzündungsmediatoren, die direkt die erhöhten Werte dieser Zytokine senken und auf diese Weise den Entzündungsprozess durchbrechen sollen. Als TNF-α–Antagonisten werden Infliximab (Remicade) und Adalimumab (Humira) eingesetzt; als Interleukin-1-Antagonisten Anakinra (Kineret). Rituximab (MabThera) ist ein Antikörper gegen bestimmte B-Zellen. Die Beeinflussung des Immunsystems bedeutet wie bei den Immunsuppressiva ein hohes Risiko für Infektionen, was dann zu einem sofortigen Absetzen der Medikamente zwingt. Eine Anwendung erfolgt nur bei schweren Erkrankungsformen und wenn andere Basistherapeutika keinen ausreichenden Erfolg zeigen.

Zusammenfassung: Basistherapeutika

Die Wirkung der Basistherapeutika setzt mit einer Latenz von 1–4 Monaten ein. Ihre erheblichen Nebenwirkungen wie Haut- und Schleimhautschäden, Leber- und Nierenfunktionsstörungen, gastrointestinale Beschwerden und Stoffwechselveränderungen begrenzen die Anwendungsdauer und zwingen zu einer strengen Indikationsstellung bei rheumatoider Arthritis.

Antibiotika

Antibiotika werden auf Grund der Streptokokkenbeteiligung beim akuten rheumatischen Fieber eingesetzt. Auch bei Infektarthritiden sind Antibiotika indiziert. Die Behandlung erfolgt in der Regel über Jahre hinweg mit Schmalspektrum-Penicillinen. Penicilline und Cephalosporine gehören zu den β-Lactam-Antibiotika. Sie hemmen die Transpeptidase, ein bakterielles Enzym, das beim Aufbau der Zellwand nötig ist. Bei wachsenden und sich vermehrenden Bakterien wird die Zellwand instabil, so dass sie absterben, *bakterizide Wirkung*. Aus dem Wirkungsmechanismus erklärt sich die geringe Toxizität für den Menschen, weshalb sie bei den verschiedensten Infektionen eingesetzt werden. Nur bei extrem hohen Dosen oder bei intrathekaler Applikation werden z. T. neurologische Nebenwirkungen beobachtet wie Krämpfe, Koma und Hyperreflexie. Bei allen Antibiotika ist mit gastrointestinalen Störungen wie Durchfall, Obstipation, Blähungen zu rechnen, da stets auch die physiologische Darmflora beeinträchtigt wird.

An dieser Stelle sollen noch die *Tetrazykline* erwähnt werden. Zwar werden sie nicht bei rheumatischen Erkrankungen eingesetzt, in der Praxis aber häufig bei verschiedensten Infektionen verordnet. Tetrazykline haben eine hohe Affinität zu mehrwertigen Kationen wie Kalzium. Sie werden als Kalziumkomplexe in Knochen und Zähnen gespeichert, was zu irreversiblen Veränderungen der Zähne (Verfärbungen) und u. U. zu Wachstumsstörungen führen kann. Daher sind sie in der Schwangerschaft und bei Kindern unter 8 Jahren kontraindiziert (Abb. 9.**8**).

Knorpeldegenerationshemmende Stoffe

Da es bei Arthrosen regelmäßig zur Abnutzung des Gelenkknorpels kommt, wurden Präparate entwickelt, die diesen Degenerationsprozess aufzuhalten oder eine Knorpelregeneration zu erreichen vermögen. Zwar zeigen einige Studien inzwischen einen Effekt dieser Substanzen (D-Glukosamin, Chondroitinsulfat, Hyaluronsäure) im Sinne einer verlangsamten Gelenkspaltverschmälerung und subjektive Linderung der Beschwerden. Eine Regeneration des Knorpels kann jedoch nicht erwartet werden. Für einen prophylaktischen Einsatz ist eine hochdosierte orale Zufuhr sinnvoll. Hyaluronsäureinjektionen in das Gelenk zeigen eine Verbesserung der Beweglichkeit und Schmerzreduktion, bergen allerdings stets ein Infektionsrisiko.

Mittel zur lokalen Applikation

Bei der lokalen Anwendung werden nicht-steroidale Antirheumatika in Form von Salben, Gelen oder Sprays appliziert. Es wird versucht, die Nebenwirkungen, die bei systemischer Gabe auftreten, auf diese Weise zu reduzieren. Obwohl eine Resorption auch in tiefere Gewebeschichten erfolgt, können bei weitem nicht so hohe Plasmaspiegel wie bei oraler Gabe erzielt werden. Am häufigsten werden verwendet: Diclofenac (Voltaren Emulgel), Hydroxyethylsalicylat (Phlogont), Indometacin (Elmetacin Spray), Ibuprofen (Dolgit Creme). Indikationen sind Tendopathien, Arthritiden, Arthrosen und stumpfe Traumen. Hyperämisierende Stoffe, wie ätherische Öle, Nicotin- und Salicylsäureester führen durch ihren gefäßerweiternden Effekt zu einer gesteigerten Durchblutung mit Hautrötung und Wärmeempfindung (Rubefacientia). Sie erfahren in vielfachen Kombinationen und Applikationsformen eine breite Anwendung in der Selbstmedikation bei allen leichteren Arten von Gelenk- und Muskelschmerzen (ABC-Pflaster, Rheumasan Bad, Thermo-Menthoneurin Salbe).

9.1.6 Lungenerkrankungen

Restriktive Ventilationsstörungen

Wichtigste Maßnahme bei der Behandlung ist die Expositionsprophylaxe gegenüber inhalativen Noxen. Weiterhin werden Glukokortikoide zur Rückbildung der Entzündungsreaktionen im akuten Stadium und zur Verminderung der bindegewebigen Umbildungen eingesetzt, gegebenenfalls Analgetika und Antibiotika bei Infektionen.

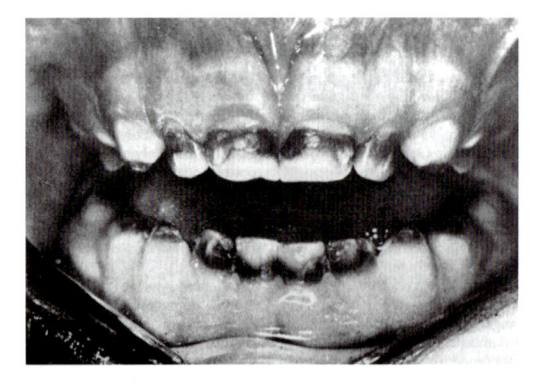

Abb. 9.**8** Zahnverfärbung bei einem $4^{1}/_{2}$ Jahre alten Jungen, der im Alter von 2 Wochen mit Tetrazyklinen behandelt wurde (nach Kleinebrecht et al.).

Obstruktive Ventilationsstörungen

Die kausale Therapie der obstruktiven Ventilationsstörungen (Asthma bronchiale, chronische Bronchitis, Lungenemphysem) besteht im Vermeiden auslösender Faktoren (Allergenkarenz), evtl. kommt eine De- bzw. Hyposensibilisierung in Betracht. Bei der symptomatischen Therapie wird die Entzündung unterdrückt und die Hyperreaktivität durch Glukokortikoide und Hemmstoffe der Mediatorfreisetzung vermindert. Die Bronchospasmolyse erfolgt mittels Bronchodilatatoren wie β-Sympatholytika, Theophyllin und Parasympatholytika (Abb. 9.9).

Leichtere Asthmaformen werden zunächst nur mit einem inhalativen Bronchospasmolytikum bei Bedarf (im akuten Anfall) behandelt.

β-Sympathomimetika

Bei der Asthmabehandlung werden bevorzugt β-Sympathomimetika mit möglichst selektiver β2-Rezeptor anregender Wirkung verwendet. Über die Erregung von β2-Rezeptoren kommt es zur Erschlaffung der Bronchial- und Uterusmuskulatur und zur Gefäßerweiterung. Kardiale Nebenwirkungen, die überwiegend auf der Stimulierung von β1-Rezeptoren am Herzen beruhen und bei den nicht selektiven β-Mimetika auftreten, lassen sich damit

Tabelle 9.8 β-Sympathikomimetika zum Einsatz bei Asthma bronchiale

Wirkstoff	Handelspräparate
Salbutamol	Sultanol, Volmac
Terbutalin	Aerodur, Bricanyl
Fenoterol	Berotec

weitgehend reduzieren. Auch bei der inhalativen Anwendung lassen sich Nebenwirkungen wie tachykarde Herzrhythmusstörungen, Angina-pectoris-Anfälle, Übelkeit, Schwächegefühl und übermäßige Schweißproduktion nicht völlig ausschließen. Als zusätzlicher Effekt der β-Mimetika kommt eine gesteigerte mukoziliäre Clearance durch Anregung der Flimmerbewegungen hinzu.

Bei schweren Asthmaformen können oral applizierbare Bronchospasmolytika mit längerer Wirkungsdauer zusätzlich eingesetzt werden (Tab. 9.8).

Theophyllin

Theophyllin (Uniphyllin, Bronchoretard, Euphylong) wirkt wie die β-Sympathomimetika stark bronchospasmolytisch und unterdrückt die Mediatorfreisetzung. Auf Grund der großen individuellen

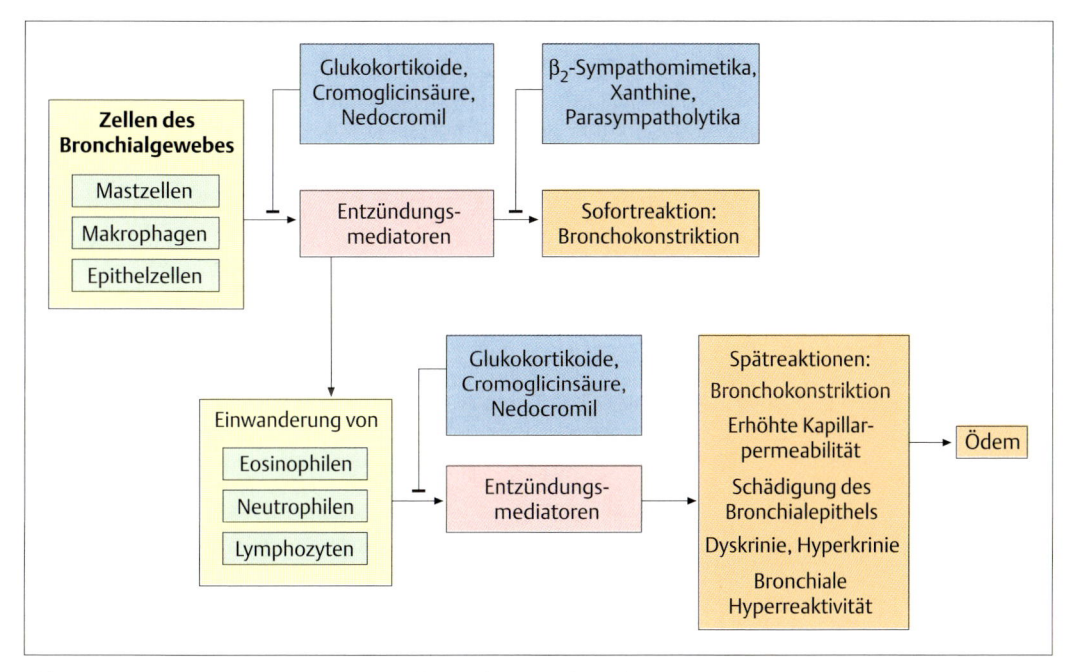

Abb. 9.9 Angriffspunkte von Antiasthmatika (nach Mutschler, Schäfer-Korting).

9 Allopathische und naturheilkundliche Arzneimitteltherapie

Komponenten im Stufenschema der Asthmabehandlung nach internationalem Konsensus-Bericht 1992

- Glukokortikoid systemisch
- dauerhafte Bronchodilatation
  - Theophyllin p.o. /β_2-Mimetika p.o. oder langwirksame β_2-Mimetika inhalativ „oder/und" evtl. Parasympatholytikum inhalativ
- Entzündungshemmung, inhalativ, regelmäßig
  - „Mastzellstabilisator" oder Glukokortikoid
  - Glukokortikoid
  - Glukokortikoid
- bedarfsorientierte Bronchodilatation: kurzwirksame inhalative β_2-Mimetika
  - ≤3 x /Wo — leichtes Asthma
  - ≤4 x /Tag — mittelschweres Asthma
  - ≤4 x /Tag
  - ≤4 x /Tag — schweres Asthma

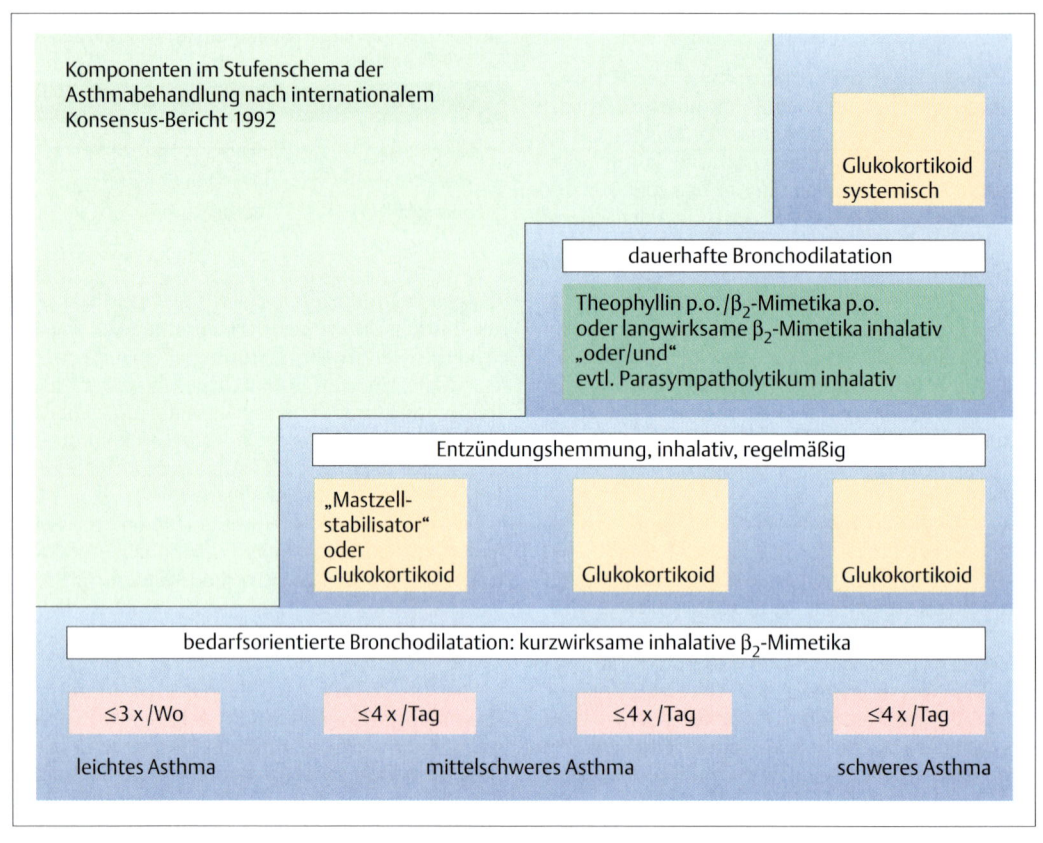

Abb. 9.10 Stufenplan der Asthmatherapie (nach Lüllmann).

Unterschiede muss die Dosierung genau eingestellt werden. Bei abendlicher Gabe wirkt es gut bei solchen Patienten, die überwiegend nachts Atembeschwerden haben. Dosisabhängig kommt es zu z.T. erheblichen Nebenwirkungen: zentralnervöse Störungen (Unruhe, Schlaflosigkeit, Übelkeit, Kopfschmerzen), Tachykardien, Tachyarrhythmien, gastrointestinale Beschwerden.

■ **Parasympatholytika**

Die etwas schwächer bronchospasmolytisch wirkenden quartären Parasympatholytika Ipratropiumbromid (Atrovent) und Oxitropiumbromid (Ventilat) werden besonders bei chronischer Bronchitis und Reflexbronchokonstriktion eingesetzt, da sie auch die Bronchialsekretion hemmen. Sie binden an Azetylcholinrezeptoren und blockieren die Erregungsübertragung der parasympathischen Nervenfasern auf die Erfolgsorgane. Die genannten Verbindungen wirken bei inhalativer Anwendung vorwiegend lokal, so dass Nebenwirkungen wie Tachykardie, Pupillenerweiterung und Akkomodationsstörungen eher selten sind. Gelegentlich kommt es zu Mundtrockenheit auf Grund der sekretionshemmenden Wirkung (Abb. 9.**10**).

■ **Glukokortikoide**

Zusätzlich zu ihrer stark antiphlogistischen Wirkung reduzieren sie auch die Schleimbildung, verbessern die mukoziliäre Clearance und verstärken die Wirkung von β-Sympathomimetika. Bei der Inhalation werden die systemischen Nebenwirkungen der Glukokortikoide weitgehend vermieden. Jedoch kann es häufiger zu einer oralen Candidose durch die lokale Herabsetzung der Infektabwehr kommen. Dies lässt sich durch Ausspülen von Mund und Rachen nach der Applikation bzw. durch die Verwendung von Spacern vermeiden. In diesen Spacern scheidet sich bereits der größte Teil der großen, nicht inhalierbaren Partikel ab und gelangt

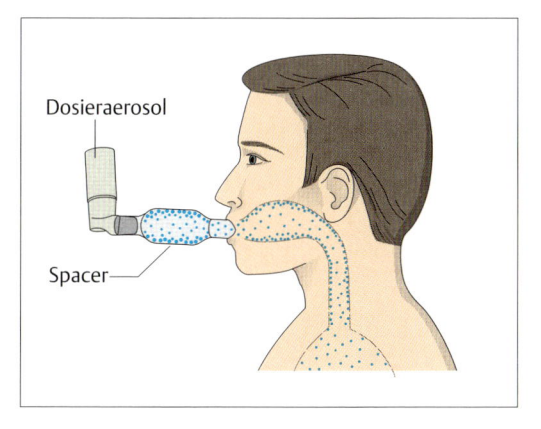

Abb. 9.11 Anwendung eines Spacers.

Tabelle 9.9 Glukokortikoide zur inhalativen Anwendung bei Asthma bronchiale

Wirkstoff	Handelspräparate
Beclomethason	Bronchocort, Sanasthmyl
Flunisolid	Inhacort
Budesonid	Pulmicort, Budefat

nicht in die Mundhöhle. Das Verschlucken von Wirkstoff, was zu einer systemischen Belastung führen würde, wird ebenfalls durch diese Maßnahmen vermieden (Abb. 9.11, Tab. 9.9).

Glukokortikoide wirken nicht im akuten Anfall. Sie werden zur Prophylaxe eingesetzt und sind Mittel der Wahl bei Langzeittherapie.

■ Hemmstoffe der Mediatorfreisetzung

Der Wirkungsmechanismus der hier eingesetzten Wirkstoffe Cromoglicinsäure (Intal) und Nedocromil (Tilade) ist noch nicht völlig geklärt. Sie blockieren Chloridkanäle von aktivierten Mastzellen und verhindern die Mastzelldegranulation bei Kontakt mit Allergenen, so dass die Mediatorfreisetzung reduziert wird. Ebenso wie die Glukokortikoide wirken sie nicht im Anfall, sondern auf Grund des sich erst innerhalb einiger Tage aufbauenden Schutzes nur prophylaktisch. Einige leichtere Asthmaformen lassen sich auch durch die alleinige Gabe dieser Wirkstoffe beherrschen. Sie wirken nur lokal und müssen z.B. als Dosieraerosol inhaliert werden bzw. bei allergischen Konjunktividen und Rhinitiden als Augentropfen oder Nasenspray angewandt werden. Die Verträglichkeit ist gut. Gelegentlich können lokale Reizungen als Nebenwirkungen auftreten.

> **Zusammenfassung: Obstruktive Ventilationsstörungen**
>
> Zur Asthma-Prophylaxe werden β-Sympathomimetika, Theophyllin, Glukokortikoide, Parasympatholytika und Hemmstoffe der Mediatorfreisetzung eingesetzt. Im akuten Anfall können Glukokortikoide und Hemmstoffe der Mediatorfreisetzung einen Bronchospasmus aber nicht lösen. Die inhalative Anwendung kann die Nebenwirkungen reduzieren.

9.1.7 Hypertonie

Die Risikofaktoren für eine Hypertonie sollten durch allgemeine und diätetische Maßnahmen beseitigt bzw. verbessert werden und die medikamentöse Therapie begleiten. Es stehen zahlreiche, unterschiedlich wirkende Substanzen für eine individuelle Behandlung zur Verfügung (Tab. 9.10).

■ β-Adrenozeptorenblocker

Der Mechanismus der blutdrucksenkenden Wirkung ist unklar. Er wird erklärt über die Abnahme des Herzzeitvolumens, der Verringerung der Renin-Ausschüttung in den Nieren mit der Folge verringerter Bildung von Angiotensin II und Aldosteron, Abnahme der Noradrenalin-Freisetzung und zentrale Absenkung der sympathischen Impulsbildung. Durch die Blockade von β1-Rezeptoren wird die herzkraft- (positiv inotrope) und herzfrequenzsteigernde (positiv chronotrope) Wirkung durch Katecholamine am Herzen aufgehoben. Das Herzzeitvolumen sinkt. Die Blockade von β2-Rezeptoren führt zur Aufhebung der erschlaffenden Wirkung an der glatten Muskulatur (Bronchien, Uterus, Blasenwandmuskulatur, Gefäße). Ebenfalls durch β-Blockade werden Stoffwechseleffekte der Katecholamine (Glykogenolyse, Lipolyse) gehemmt. Unter β-Blockade kommt es zum relativen Überwiegen der α-Stimulation, was zur Gefäßkontraktion und vorübergehenden Erhöhung des Gefäßwiderstands führt.

β-Blocker werden häufig besonders für jüngere Hypertonie-Patienten bis ca. 60 Jahre mit gesteigerter Sympathikusaktivität verordnet. Außer der Anwendung bei Hypertonie kommen folgende Indikationen für β-Blocker hinzu (Tab. 9.11):

- Koronare Herzkrankheit
- Angina pectoris Prophylaxe
- Tachykarde Herzrhythmusstörungen

Tabelle 9.10 Stufenplan der medikamentösen Hypertoniebehandlung (nach der Empfehlung der Deutschen Liga zur Bekämpfung des hohen Blutdrucks vom Nov. 1990)

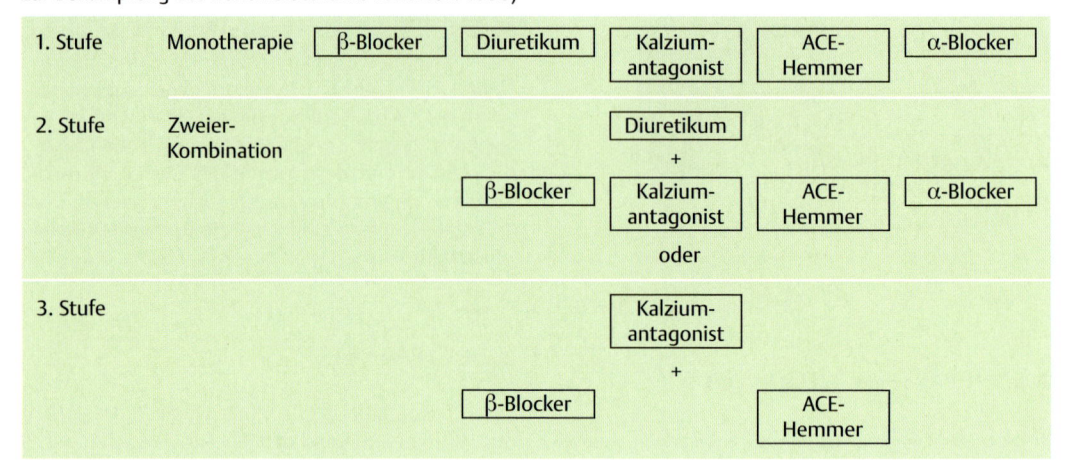

1. Stufe	Monotherapie	β-Blocker	Diuretikum	Kalzium-antagonist	ACE-Hemmer	α-Blocker
2. Stufe	Zweier-Kombination		Diuretikum +			
		β-Blocker		Kalzium-antagonist	ACE-Hemmer	α-Blocker
			oder			
3. Stufe				Kalzium-antagonist +		
		β-Blocker			ACE-Hemmer	

Tabelle 9.11 Häufig verwendete β-Blocker

Wirkstoff	Handelspräparate
Nichtselektive β-Blocker	
Propranolol	Dociton, Indobloc
Sotalol	Sotalex
Pindolol	Visken
β1-selektive β-Blocker	
Metoprolol	Beloc, Lopresor
Atenolol	Cuxanorm, Tenormin
Celiprolol	Selectol

- Migräne
- Glaukom (lokal zur Senkung der Kammerwasserproduktion)
- Hyperthyreose und Phäochromozytom in Kombination mit α-Blockern
- Tremor (bei Morbus Parkinson)

Es werden nicht-selektive und β1-selektive β-Blocker unterschieden. Durch die relativ höhere Affinität zu β1-Rezeptoren lässt sich ein Teil der Nebenwirkungen verringern. Bei Diabetes mellitus-Patienten wird z. B. der Kohlenhydratstoffwechsel weniger stark beeinflusst. Hypoglykämien werden schlechter erkannt, da β-Blocker die Warnsymptome wie Herzklopfen und Zittern, die durch sympathische Gegenregulation entstehen, unterdrücken. Auch die Blutfettwerte verändern sich weniger stark.

Bei allen β-Blockern werden jedoch als unspezifische Nebenwirkungen gastrointestinale Symptome mit Übelkeit, Erbrechen, Diarrhoe, zentralnervöse Störungen mit Müdigkeit, Benommenheit, Kopfschmerzen und selten allergische Reaktionen beobachtet. Die spezifischen Nebenwirkungen durch β-Blockade bedingen auch die zu beachtenden Kontraindikationen. So nimmt der Atemwegswiderstand zu und es können durch Bronchokonstriktion Asthmaanfälle ausgelöst werden. Auch bei β1-selektiven β-Blockern ist diese Gefahr nicht auszuschließen. Die Kontraktionskraft des Herzens nimmt ab, die Herzfrequenz sinkt. Dies kann zur Manifestation einer latenten Herzinsuffizienz bzw. zu deren Verschlechterung führen. Auch bradykarde Herzrhythmusstörungen stellen eine Kontraindikation dar. Periphere Durchblutungsstörungen können verschlechtert werden (kalte Hände und Füße) durch die β-Rezeptor-vermittelte Gefäßkonstriktion.

α-Blocker

Zu dieser Gruppe gehören Mutterkornalkaloide, α1-selektive und nicht selektive α-Adrenozeptorenblocker.

Selektive α1-Blocker greifen nahezu selektiv an α1-Rezeptoren an und verhindern eine Gefäßkontraktion durch den Angriff der Katecholamine. Präsynaptische α2-Rezeptoren werden im Gegensatz zu den nicht selektiven α-Blockern nicht beeinflusst, so dass eine Hemmung der negativen Rückkopplung und damit vermehrte Noradrenalin-Freisetzung unterbleibt. Durch die gefäßerweiternde

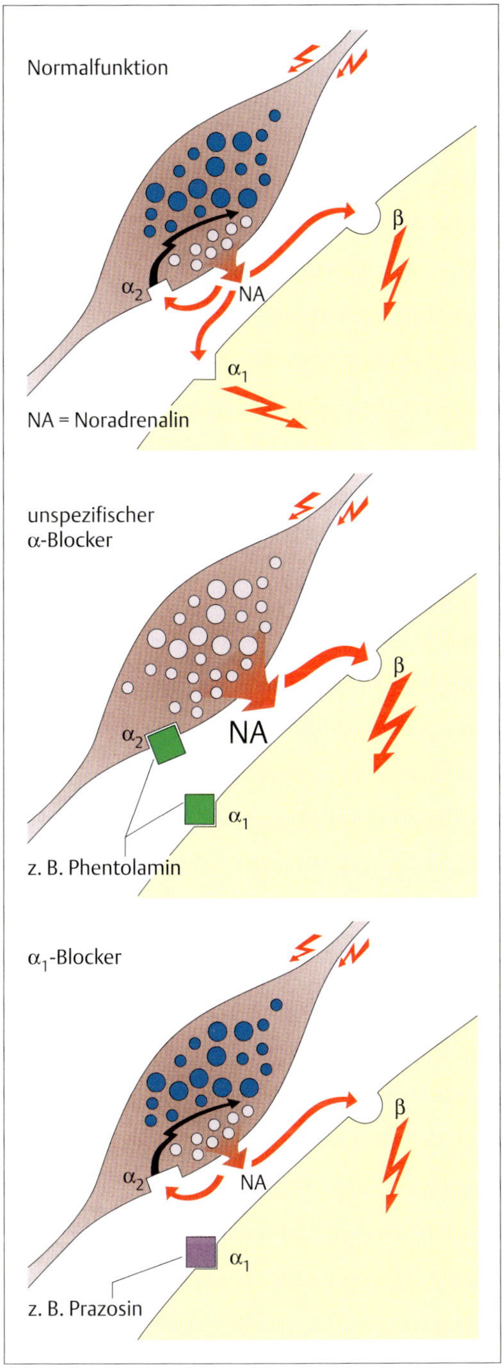

Abb. 9.**12** Wirkung nicht-selektiver und selektiver α1-Blocker (nach Lüllmann).

Wirkung werden sie bei Hypertonie, Herzinsuffizienz und Morbus Raynaud eingesetzt, außerdem bei benigner Prostatahyperplasie (Tonussenkung der glatten Muskulatur im Bereich der Prostata führt zur Miktionserleichterung) (Abb. 9.**12**). Hier kommen folgende Wirkstoffe zum Einsatz: Prazosin in Minipress und Doxazosin in Cardular.

Unter den Nebenwirkungen ist die vor allem bei Therapiebeginn auftretende orthostatische Dysregulation bedeutsam. Beim Aufrichten ist der Patient durch die α-Blockade nicht in der Lage gegenzuregulieren. Das Blut „versackt in den Beinen". Weitere Nebenwirkungen sind Natrium- und Wasserretention, Schwindel, Übelkeit, Schläfrigkeit und Antriebsarmut, Kopfschmerzen und selten Tachykardien (vorwiegend bei nicht selektiven α-Blockern wie Phenoxybenzamin). Durch α2-Blockade wird vermehrt Noradrenalin freigesetzt, was am Herzen die β1-Rezeptoren erregt und zu Tachykardien führen kann.

Die verschiedenen *Mutterkornalkaloide* haben ein sehr komplexes Wirkungsspektrum, da sie teils agonistisch, teils antagonistisch sowohl an α-Rezeptoren als auch an dopaminergen und serotoninergen Rezeptoren angreifen.

Zur Blutdrucksenkung bei älteren Hypertonikern und bei Durchblutungsstörungen werden die Dihydroderivate der Ergotoxingruppe eingesetzt: Dihydroergocristin in Nehydrin und Dihydroergotoxin in Circanol, Orphol.

Bei diesen Substanzen steht die α-blockierende Wirkung im Vordergrund, während uterus- und gefäßkontrahierende Wirkung kaum ausgeprägt sind.

Diuretika

Diese Substanzen erhöhen die Ausscheidung bestimmter Ionen, insbesondere Natrium- und Chlorid-Ionen und damit gleichzeitig die Wasserexkretion. Die heute gebräuchlichen, am häufigsten angewandten Diuretikagruppen sind:

- Benzothiadiazine (Thiazide) und Analoga
- Schleifendiuretika vom Furosemidtyp
- Kaliumretinierende Diuretika: Aldosteronantagonisten und Cycloamidinderivate

Die Hauptindikationen sind akute und chronische Ödeme, Hypertonie und Herzinsuffizienz.

Bei allen Diuretika ist mit Störungen des Elektrolyt- und Wasserhaushaltes zu rechnen. Bei Thiaziden und Schleifendiuretika kommt es zum Verlust von Kalium und Magnesium, während bei den kaliumretinierenden Diuretika mit Hyperkaliämien zu rechnen ist. Durch Kombination dieser Gruppen lässt sich dieses Problem vermindern. Trotzdem darf bei längerfristiger Anwendung nicht auf regelmäßige Kontrolle der Blutelektrolytwerte verzichtet werden. Eine Hypokaliämie äußert sich durch

Apathie, Erbrechen, Muskelschwäche besonders der Atemmuskulatur und Erschlaffung der glatten Muskulatur mit Obstipation. Am Herzen kommt es zu Tachykardie und Rhythmusstörungen. Als Ausdruck einer Hyperkaliämie treten Schwäche, Müdigkeit, Verwirrtheit, Parästhesien und erhöhte neuromuskuläre Erregbarkeit auf. Am Herzen werden Rhythmusstörungen ausgelöst.

Schleifendiuretika und Thiazide verschlechtern die Glukosetoleranz. Ein latenter Diabetes mellitus kann manifest werden bzw. der Insulinbedarf kann steigen. Die Beeinflussung des Lipidstoffwechsels besteht in der Erhöhung der Blutlipidwerte. Außerdem kann es durch Anhebung des Blutharnsäurespiegels zur Auslösung eines Gichtanfalls bei entsprechend disponierten Patienten kommen.

Thiazide

Thiazide (z.B. Hydrochlorothiazid, Esidrix; Chlortalidon, Hygroton) greifen im frühdistalen Tubulus an und hemmen die Rückresorption von Natrium- und Chloridionen aus dem Tubuluslumen in die Tubulusepithelzellen durch Hemmung des Na^+/Cl^--Kotransports. Es kommt zur vermehrten Ausscheidung von Natrium- und Chloridionen und Wasser. Auch Kalium- und Magnesiumionen werden verstärkt ausgeschieden, während im Gegensatz zu den Schleifendiuretika die Exkretion von Kalzium abnimmt. Die glomeruläre Filtrationsrate wird hauptsächlich zu Beginn der Behandlung verringert. Sie werden häufig mit Kalium sparenden Diuretika kombiniert (Triamteren, Amilorid).

Schleifendiuretika

Schleifendiuretika sind sehr stark wirkende Diuretika vom Furosemid-Typ (Lasix) und führen zu einer schnellen und intensiven Diurese. Durch Dosiserhöhung kann der Effekt über einen weiten Bereich gesteigert werden. Angriffsort ist der $Na^+/K^+/Cl^{-0}$-Carrier in der luminalen Membran im dicken aufsteigenden Schenkel der Henle-Schleife. Die Ausscheidung von Natrium, Chlorid, Kalium, Magnesium und auch von Kalzium ist erhöht. Die glomeruläre Filtrationsrate wird dagegen nicht erniedrigt. Ein extrarenaler Effekt wirkt sich besonders günstig beim Einsatz bei akuter Herzinsuffizienz und akutem Lungenödem aus. Durch die Freisetzung von Prostaglandinen wird eine Venendilatation ausgelöst, die zu einer raschen Vorlastsenkung führt. Andererseits kann es bei schneller Ödemausschwemmung, bei der nicht rasch genug Flüssigkeit aus dem Extravasalraum ersetzt wird, zu einer Erhöhung des Hämatokrits und der Blutviskosität mit Thrombosegefahr kommen (Abb. 9.13).

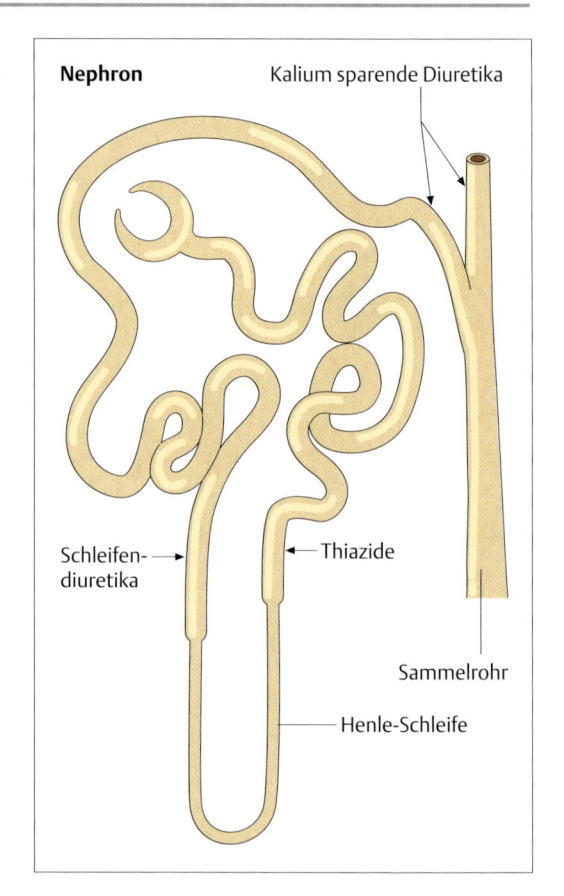

Abb. 9.13 Angriffsorte der Diuretika.

Kalium sparende Diuretika

Zu den kaliumsparenden Diuretika gehören die Cycloamidinderivate Triamteren und Amilorid. Sie blockieren Natriumkanäle im spätdistalen Tubulus und im Sammelrohr. Der Austausch von Natrium gegen Kalium und Protonen ist gehemmt. Dies kann zur Hyperkaliämie führen. Da der diuretische Effekt nicht sehr stark ausgeprägt ist, werden sie vorwiegend in Kombination mit Thiaziden oder Schleifendiuretika eingesetzt. Kalium ausscheidende und -sparende Wirkungen gleichen einander so z.T. aus. Weitere Nebenwirkungen sind gastrointestinale Beschwerden und Schwindel.

Weiterhin gehören zu den Kalium sparenden Diuretika die Aldosteronantagonisten Spironolacton (Aldactone, Osyrol) und sein Metabolit Canrenon. Sie binden in spätdistalem Tubulus und Sammelrohr an den Aldosteronrezeptor und blockieren die Wirkung dieses Mineralokortikoids. Aldosteron induziert die Synthese bestimmter Proteine wie Natriumkanäle, Cytochromoxidase und Na^+/K^+-ATPase. Eine Blockierung der Aldosteronwirkung führt zur verminderten Natriumrückresorption und erniedrigten Kaliumausscheidung. Die beiden Substanzen erreichen erst nach einigen Tagen allmählich ihre volle Wirksamkeit, da sich die Abnahme der Proteinsynthese erst dann bemerkbar macht, wenn die vorhandenen Proteine abgebaut und nicht ersetzt werden. Neben der Hyperkaliämie treten Magen-Darm-Störungen und Exantheme als Nebenwirkungen auf. Auf Grund der Interferenz mit der Wirkung von Geschlechtshormonen kommt es durch den antiandrogenen Effekt bei Männern zu Gynäkomastie und Potenzstörungen, bei Frauen zu Amenorrhoe, Hirsutismus, Spannungsgefühl in den Brüsten sowie Stimmveränderungen.

Aus Canrenon entstehen kanzerogene Epoxide, weshalb seine Anwendung stark eingeschränkt wurde. Spironolacton ist hauptsächlich bei Ödemen, die mit einem Hyperaldosteronismus einhergehen (Leberzirrhose, Aszites), indiziert.

Kalziumantagonisten

Bei der koronaren Herzkrankheit ist der Kalziumeinstrom durch Kalziumkanalblocker behindert. Da der Kontraktilitätszustand der Gefäßmuskulatur von der intrazellulären Kalziumkonzentration abhängt, kommt es über die Vasodilatation zur Abnahme des peripheren Widerstands und damit zur Blutdrucksenkung. Kalziumantagonisten werden insbesondere dann eingesetzt, wenn durch Begleiterkrankungen wie z. B. Asthma bronchiale β-Blocker nicht eingesetzt werden können.

ACE-Hemmer (Angiotensin-Konversionsenzym-Hemmer)

Das Angiotensin-Konversionsenzym (ACE) gehört zum Renin-Angiotensin-Aldosteron-System (RAA). Bei Blutdruckabfall, Abnahme der NaCl-Konzentration des Körpers und Sympathikusaktivierung über β-Rezeptoren wird in der Niere Renin ausgeschüttet. Dieses spaltet als Enzym von Angiotensinogen im Blut Angiotensin I, ein Decapeptid, ab. Angiotensin I wird von dem Enzym ACE in Angiotensin II überführt, welches eine der stärksten blutdrucksteigernden Substanzen ist.

Angiotensin II führt sowohl durch direkte Vasokonstriktion als auch indirekt durch Freisetzung von Noradrenalin (Erhöhung des Sympathikustonus) zur Blutdrucksteigerung. ACE-Hemmstoffe blockieren das Enzym und bewirken durch verminderte Angiotensin-II-Bildung eine deutliche und

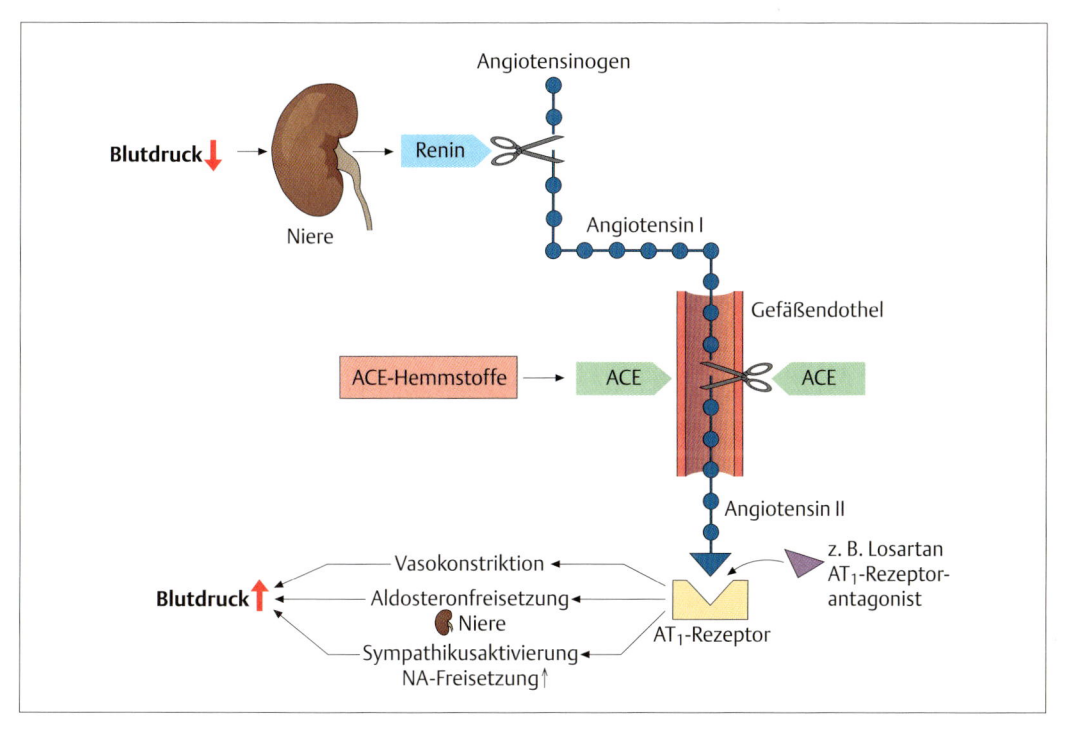

Abb. 9.14 Renin-Angiotensin-Aldosteronsystem und Hemmstoffe (nach Lüllmann).

Tabelle 9.12 ACE-Hemmer und Angiotensin II-Antagonisten

Wirkstoff	Handelspräparate
ACE-Hemmer	
Captopril	Lopirin, Tensobon
Enalapril	Pres, Xanef
Lisinopril	Acerbon
Ramipril	Delix
Angiotensin II-Antagonisten	
Losartan	Lorzaar
Eprosartan	Teveten

> **Zusammenfassung: Hypertonie**
>
> Neben einem gesunden Lebensstil zur Minimierung der Risikofaktoren stehen für die medikamentöse Therapie β-Blocker, α-Blocker, Diuretika, Kalziumantagonisten und ACE-Hemmer zur Verfügung, die eine individuelle Behandlung ermöglichen. Die blutdrucksenkende Wirkung kommt durch verminderte Sympathikusstimulation, Gefäßerweiterung und Verringerung des Blutvolumens zustande. Als Nebenwirkungen werden je nach Medikamentengruppe Asthmaanfälle, periphere Durchblutungsstörungen, Verschlechterung einer latenten Herzinsuffizienz, Elektrolytstörungen, Diabetes mellitus, Bradykardie und Reizhusten beobachtet.

auch bei Langzeittherapie anhaltende Blutdrucksenkung. Auch die Freisetzung von Aldosteron durch Angiotensin II ist herabgesetzt, so dass es zu einer schwach diuretischen Wirkung kommt. Da ACE identisch ist mit der Kininase II, wird der Abbau vasodilatierend wirkender Kinine verzögert, was zum Effekt beiträgt (Abb. 9.**14**).

Auf Grund der Abnahme des Blutdrucks, des peripheren Widerstands und des Sympathikustonus werden ACE-Hemmer bei Hypertonie und Herzinsuffizienz eingesetzt. Der Therapiebeginn sollte einschleichend mit niedrigen Dosen erfolgen, um einem massiven plötzlichen Blutdruckabfall vorzubeugen. Als Nebenwirkung wird häufig ein trockener Reizhusten angegeben, der vermutlich mit einem verminderten Kininabbau in der Bronchialschleimhaut zusammenhängt. Außerdem werden Geschmacksstörungen, Kopfschmerzen, Übelkeit, Schwindel, Durchfall und allergische Hautreaktionen beobachtet. Selten können ein angioneurotisches Ödem und Leukopenien auftreten.

Hemmstoffe der Prostaglandinsynthese (z.B. Indometacin und andere NSAR) schwächen die blutdrucksenkende Wirkung ab (Tab. 9.12).

Angiotensin II -Antagonisten

Angiotensin II -Antagonisten stellen eine Besonderheit dar, da sie an einen Angiotensin II-Rezeptor (AT1-Rezeptor) binden und so dessen Wirkungen blockieren. Hinsichtlich seiner Wirkungen und Nebenwirkungen entspricht es den ACE-Hemmern. Der trockene Reizhusten tritt jedoch nicht auf, da der Abbau der Kinine nicht behindert ist. Losartan (Lorzaar) wird bei Hypertonie eingesetzt und ist jetzt auch bei chronischer Herzinsuffizienz zugelassen.

9.1.8 Koronare Herzkrankheit (KHK)

Bei der Behandlung der koronaren Herzkrankheit kommt der Prophylaxe mit *Thrombozytenaggregationshemmern* besondere Bedeutung zu. Azetylsalizylsäure in geringer Dosierung mit 100 mg täglich ist hier das Mittel der Wahl. Wirkung und Nebenwirkungen siehe 9.1.1. Bei dieser Dosierung ist noch keine analgetische Wirkung spürbar, auch sind die Nebenwirkungen sehr viel geringer.

Mit der eigentlichen antianginösen Therapie wird versucht, den Sauerstoffmangel zu vermindern, indem das Sauerstoffangebot erhöht oder der Sauerstoffbedarf gesenkt wird. Eine Senkung des Sauerstoffverbrauchs wird durch Herabsetzung der Herzfrequenz, der Kontraktilität und der myokardialen Wandspannung erreicht. Ein erhöhtes Sauerstoffangebot setzt die Abnahme des Koronarwiderstands voraus (Abb. 9.**15**).

Nitro-Verbindungen (Nitrate)

Nitro-Verbindungen sind Ester der salpetrigen Säure und der Salpetersäure, die im Organismus in die eigentliche Wirksubstanz Stickstoffmonoxid (NO) überführt werden. NO führt durch Stimulierung der Guanylatzyklase zur Erhöhung des zyklischen Guanosinmonophosphats (cGMP), welches eine Abnahme der intrazellulären Kalziumkonzentration und damit eine Erniedrigung des Gefäßtonus bewirkt. Infolge der Venendilatation wird mehr Blut im venösen Gefäßsystem aufgenommen, der venöse Rückstrom zum Herz ist vermindert. Das Füllungsvolumen und die diastolische Wandspannung ist herabgesetzt (Vorlastsenkung). In geringerem Maß wird durch Dilatation der großen Arterien-

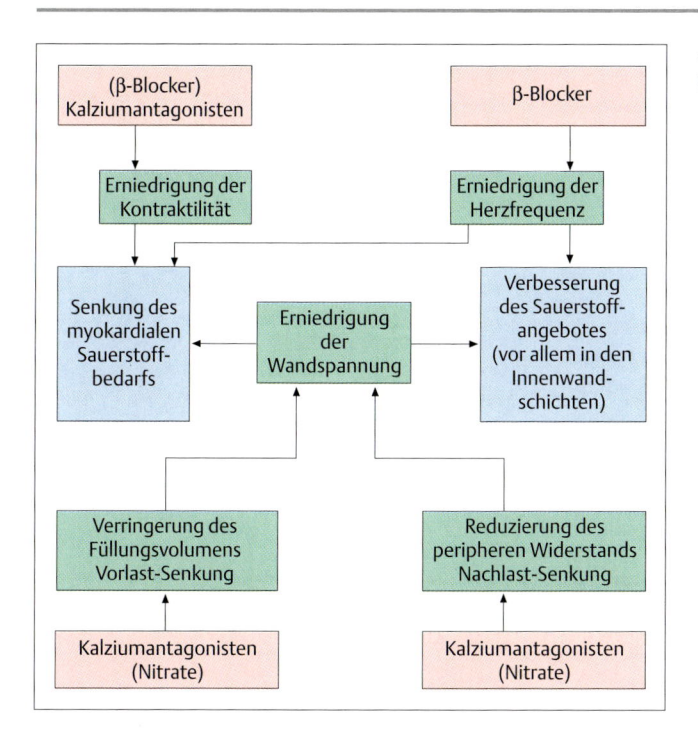

Abb. 9.15 Wirkung der Koronartherapie (nach Mutschler, Schäfer-Korting).

stämme auch eine Nachlastsenkung erreicht. Die systolische Wandspannung und der periphere Widerstand nehmen ab. Vor- und Nachlastsenkung verringern die Herzarbeit und damit den Sauerstoffbedarf des Herzens. Die Abnahme des peripheren Widerstands verbessert das Sauerstoffangebot. Die Belastbarkeit der Patienten wird erhöht.

Der von intaktem Gefäßendothel gebildete physiologische relaxierende Faktor (EDRF = Endothelium derived relaxing factor) ist ebenfalls Stickstoffmonoxid (NO). Bei geschädigten, artherosklerotischen Koronargefäßen fehlt dieser regulierende Faktor und es kann zu Koronarspasmen kommen. Dies erklärt, dass sich durch Ersatz des NO durch Nitrate diese Gefäßspasmen lösen lassen. Nitrate sind daher nicht nur zur Prophylaxe, sondern auch zur Therapie des akuten Anfalls gut geeignet. Bei der Anfallstherapie ist Glyceroltrinitrat (Nitrolingual) oder ISDN (Isosorbitdinitrat, Isoket) als Zerbeißkapsel oder Sublingualspray das Mittel der Wahl, da sie sehr schnell innerhalb von Sekunden bis wenigen Minuten wirken. Bei der Prophylaxe müssen täglich nitratfreie Intervalle (z. B. nachts) eingehalten werden, da es sonst zur Entwicklung einer Nitrattoleranz mit deutlicher Wirkungsabnahme kommt.

Nebenwirkungen sind weitgehend Folgen der gefäßerweiternden Wirkung wie der häufige Nitratkopfschmerz und Hautrötungen im Gesicht und Halsbereich (Flush). Ferner treten Schwindel, Übelkeit, Schwächegefühl und bei höherer Dosierung reflektorische Tachykardien durch starken Blutdruckabfall auf.

Molsidomin (Corvaton) hat ein ähnliches Wirkprofil wie die Nitrate und spaltet NO ab, führt aber nicht zur Toleranzentwicklung. Die Anwendung ist auf ältere Patienten beschränkt, da eine kanzerogene Wirkung nicht ausgeschlossen werden kann.

β-Blocker

Sie werden zur Prophylaxe verwendet und schirmen das Herz gegen sympathische Reize ab (siehe Hypertonie). Die Herzfrequenz und die Kontraktilität nehmen ab, wodurch der Sauerstoffbedarf sinkt. Durch Blockade der β2-Rezeptoren und damit des vasodilatierenden Effekts treten aber auch leichter Gefäßspasmen auf. Der Koronarwiderstand ist erhöht, was sich nachteilig bei latenter Herzinsuffizienz auswirken kann.

Kalziumantagonisten

Sie hemmen den Einstrom von Kalzium durch den langsamen, spannungsabhängigen Kalziumkanal in der Zellmembran glatter Muskelzellen und Herzmuskelzellen. Eine kurzfristige intrazelluläre Erhöhung der Kalziumkonzentration ist blockiert, eine

Bindung an kalziumbindende Proteine wie Calmodulin unterbleibt, die ihrerseits dann in der Zelle die eigentlichen Reaktionen auslösen würden.

Am Herzen wird die Aktivität der Myosin-ATPase verringert. Dadurch nimmt der Umsatz an energiereichem Phosphat und der Sauerstoffbedarf ab. Es kommt somit zu einer direkten Verringerung der Herzarbeit durch Hemmung der elektromechanischen Kopplung und dadurch bedingter Abnahme der Kontraktilität.

Die indirekte Erleichterung der Herzarbeit kommt durch den Angriff an der glatten Gefäßmuskulatur zustande. Der Gefäßmuskeltonus nimmt ab. Die Vasodilatation führt zur Blutdrucksenkung. Hauptsächlich die Nachlast, aber auch die Vorlast am Herzen ist verringert, wodurch der Sauerstoffbedarf sinkt. Auch Spasmen der Koronararterien können gelöst und verhindert werden.

Bezüglich der Wirkung auf Gefäße und Herz lassen sich zwei Gruppen von Kalziumantagonisten unterscheiden.

Dihydropyridin-Derivate

Dihydropyridin-Derivate, abgeleitet vom Nifedipin (Adalat), wirken vorwiegend vasodilatierend, während die Wirkung am Herzen kaum in Erscheinung tritt. Der blutdrucksenkende Effekt ist ausgeprägt. Dabei kann es durch Gegenregulation über eine Sympathikusaktivierung zu einer Reflextachykardie kommen. Nifedipin und seine Analogsubstanzen (z. B. Nitrendipin, Bayotensin; Isradipin, Lomir) werden hauptsächlich bei Hypertonie und leichten Formen der Angina pectoris eingesetzt. Als Nebenwirkungen sind neben der Tachykardie mit Herzklopfen auch Kopfschmerzen, Schwindel, gastrointestinale Störungen und Knöchelödeme zu beobachten.

Verapamil und Diltiazem

Verapamil (Isoptin) und Diltiazem (Dilzem) führen im Unterschied zu Nifedipin zur Behinderung der Depolarisation im Sinusknoten und AV-Knoten. Die Erregungsbildung und -überleitung am Herzen ist herabgesetzt. Sie werden daher auch bei tachykarden Herzrhythmusstörungen sowie Hypertonie und Angina pectoris eingesetzt.

Nebenwirkungen ergeben sich aus dem Wirkprofil. Es ist mit Bradykardien, Verstärkung einer Herzinsuffizienz und allergischen Hautreaktionen zu rechnen. Durch Hemmung der Darmmuskulatur tritt häufig Obstipation auf.

> **Zusammenfassung: Koronare Herzkrankheit**
>
> Neben der Prophylaxe mit Thrombozytenaggregationshemmern werden bei der Therapie der koronaren Herzkrankheit Nitro-Verbindungen, β-Blocker und Kalziumantagonisten zur Ökonomisierung der Herzarbeit (Senkung des Sauerstoffverbrauchs und Erhöhung des Sauerstoffangebots) eingesetzt. Dies wird durch Gefäßerweiterung und Senkung der Herzfrequenz und der Kontraktilität des Herzmuskels erreicht. Aufgrund dieser Wirkungen ist als Nebenwirkung mit reflektorischen Tachykardien, Bradykardie und Verstärkung einer latenten Herzinsuffizienz zu rechnen.

9.1.9 Herzinsuffizienz

Bei der medikamentösen Therapie der Herzinsuffizienz wird versucht, die Kontraktionskraft des Herzens mittels Herzglykosiden zu erhöhen und die Herzarbeit mit verschiedenen Substanzgruppen, die die Vor- und/oder Nachlast senken wie Nitrate, Diuretika, ACE-Hemmer, α1-Blocker und in letzter Zeit auch mittels β-Blockern zu erleichtern. Die Wirkstoffgruppe der Nitrate wurde bei der koronaren Herzkrankheit besprochen.

■ Herzwirksame Glykoside

Die herzwirksamen Glykoside, auch Herzglykoside genannt, sind zuckerhaltige Verbindungen mit einem komplizierten Steroidring und werden aus verschiedenen Pflanzen, in erster Linie dem Roten Fingerhut (Digitalis purpurea), gewonnen. Aber auch Maiglöckchen (Convallaria majalis) und verschiedene Strophanthus-Arten enthalten herzwirksame Glykoside.

Herzglykoside bewirken:

– Steigerung der Kontraktionskraft des Herzmuskels (*positiv inotrope Wirkung*)
– Abnahme der Herzfrequenz (*negativ chronotrope Wirkung*)
– erschwerte Erregungsleitung (*negativ dromotrope Wirkung*)
– Begünstigung heterotoper Erregungsbildung (*positiv bathmotrope Wirkung*), die bei Überdosierung zu Extrasystolen bis zum u. U. tödlichen Kammerflimmern führen kann

Herzglykoside blockieren teilweise (konzentrationsabhängig) die Na^+/K^+-ATPasen. Die intrazelluläre Natriumkonzentration steigt, während die intrazelluläre Kaliumkonzentration abnimmt. Die er-

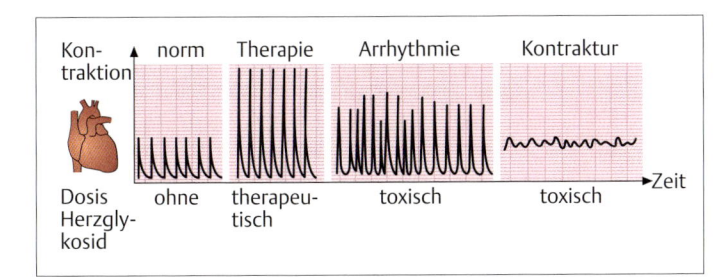

Abb. 9.16 Dosisabhängige Wirkung der Herzglykoside (nach Lüllmann).

höhte Natriumkonzentration führt zu vermindertem Kalziumauswärtstransport aus der Zelle durch den Na⁺/Ca⁺⁺-Austauscher. Eine erhöhte Kalziumkonzentration bedeutet eine verbesserte elektromechanische Kopplung und Kontraktionskraftsteigerung (positiv inotroper Effekt). Die verminderte Kaliumkonzentration in der Zelle verringert das Membranruhepotenzial und bewirkt eine erniedrigte Leitungsgeschwindigkeit. Bei überhöhter, toxischer Dosierung werden zu viele Na⁺/K⁺-ATPasen blockiert, die Na⁺/K⁺-Homöostase ist so weit gestört, dass das Membranpotenzial sinkt und Arrhythmien auftreten. Die Kalziumkonzentration übersteigt die Speicherkapazität des endoplasmatischen Retikulums, wodurch eine Muskelerschlaffung während der Diastole verhindert wird. Folgen sind Extrasystolen und Kontraktur (Abb. 9.**16**).

Die Zunahme der Kontraktionskraft des Herzmuskels erhöht das Herzzeitvolumen. Die Kammerentleerung verbessert sich, wodurch die diastolische Füllung zunimmt und damit der venöse Blutdruck fällt. Die verbesserte Auswurfleistung senkt den erhöhten Sympathikustonus und die Herzfrequenz. Die gesteigerte Diurese kommt indirekt durch die verbesserte Herzleistung zu Stande, so dass die durch den Rückstau bedingten Ödeme ausgeschwemmt werden können.

Die Abnahme der Herzfrequenz beeinflusst bestehende supraventrikuläre Tachykardien und -arrhythmien sowie Vorhofflimmern und -flattern günstig. Sie stellen neben chronischer Herzinsuffizienz ebenfalls eine Indikation für Herzglykoside dar, da sie durch die erschwerte Erregungsleitung eine Besserung bewirken können.

Der große Nachteil ist die geringe therapeutische Breite der Herzglykoside. Das heißt, dass bereits eine geringe Dosiserhöhung die heterotope Erregungsbildung fördert und es zu gefährlichen Kammertachykardien kommen kann. Weitere häufige Nebenwirkungen, die bereits bei niedriger Dosierung auftreten, sind Benommenheit, Verwirrtheit und Halluzinationen meist bei älteren Patienten, Sehstörungen besonders des Farbensehens (Gelbsehen), Übelkeit und Erbrechen. Am häufigsten werden verwendet: Digitoxin (Digimerck), β-Azetyldigoxin (Digotab) und β-Methyldigoxin (Lanitop).

Diuretika

Bei chronischer Herzinsuffizienz sind alle Diuretikagruppen indiziert, jedoch nicht als Monotherapie. Sie erleichtern die Herzarbeit durch Abnahme des Blutvolumens und damit des peripheren Widerstands. Bei akuter Herzinsuffizienz werden besonders Schleifendiuretika vom Furosemid-Typ verwendet. Noch vor dem Einsetzen der diuretischen Wirkung kommt es zu einer Venendilatation, die von in der Niere freigesetzten Prostaglandinen herrührt. Da Diuretika das Renin-Angiotensin-System stimulieren, ist eine Kombination mit ACE-Hemmern sinnvoll. Deren Dosierung sollte mit niedrigen Dosen langsam einschleichend erfolgen (siehe auch Hypertonie).

ACE-Hemmer

Da hauptsächlich die Stimulation des Renin-Angiotensin-Systems für das Fortschreiten der myokardialen Schäden verantwortlich ist, gehört diese Wirkstoffklasse zur Standardtherapie der Herzinsuffizienz. Durch Senkung des peripheren Widerstands, des venösen Rückstroms und Reduzierung der Sympathikusstimulation verbessern sie die Belastbarkeit und damit die Lebensqualität der Patienten. Auch die Mortalität wird signifikant gesenkt (siehe auch Hypertonie).

Angiotensin II - Antagonisten

In einer vergleichenden Langzeitstudie (ELITE-Studie) zwischen Captopril und Losartan traten Hinweise zutage, die dazu führten, dass Losartan (Lorzaar) nunmehr auch bei chronischer Herzinsuffizienz zugelassen wurde. Durch Angriff am AT1-

Rezeptor werden alle entscheidenden physiologischen Effekte des Angiotensin II blockiert. Die Funktion des AT2-Rezeptors ist noch nicht vollständig geklärt. Es wird vermutet, dass seine Stimulation wachstumshemmende Effekte auf Gefäßwand und Herzmuskel ausübt. Da bei AT1-Rezeptorblockade der Angiotensinspiegel steigt und so zu einer erhöhten Stimulation von AT2-Rezeptoren führen könnte, würde dies die Wirksamkeit verstärken (siehe auch Hypertonie).

β-Blocker

β-Blocker, die bislang bei Herzinsuffizienz kontraindiziert waren, werden nun unter bestimmten Voraussetzungen vermehrt auch hierbei eingesetzt. Da sie eine latente Herzinsuffizienz durch ihre negativ inotrope und die Herzfrequenz senkende Wirkung demaskieren, sollte die Therapie mit niedrigen Dosen einschleichend unter strenger Kontrolle der Patienten erfolgen, um eine plötzliche Verschlechterung der Herzleistung frühzeitig zu erkennen. Der kardioprotektive Effekt der β-Blocker beruht auf der Reduzierung der Sympathikusaktivität. Die erhöhte Aktivierung des Sympathikus ist eng mit dem Fortschreiten der Erkrankung verknüpft, so dass der Einsatz von β-Blockern besonders bei Hypertonikern und Patienten nach Herzinfarkt vorteilhaft erscheint (siehe auch Hypertonie).

> **Zusammenfassung: Herzinsuffizienz**
>
> Die Herzinsuffizienz wird in erster Linie mit herzwirksamen Glykosiden behandelt, deren Hauptwirkung die Steigerung der Kontraktionskraft des Herzmuskels ist. Durch die geringe therapeutische Breite können geringfügige Dosiserhöhungen bereits zu Kammertachykardien führen. Weiterhin werden Diuretika zur Verringerung des zu transportierenden Blutvolumens und ACE-Hemmer zur Senkung des peripheren Widerstands eingesetzt. Elektrolytverschiebungen und orthostatische Regulationsstörungen sind auftretende Nebenwirkungen.

9.1.10 Herzrhythmusstörungen

Antiarrhythmika sollen die Herzschlagfolge normalisieren. Viele Antiarrhythmika, besonders die der Klasse I (siehe unten), können ihrerseits Arrhythmien auslösen. Sie sind daher nur dann indiziert, wenn deutliche subjektive Beschwerden bestehen oder die Arrhythmien als besonders gefährlich angesehen werden. Doch kann die Therapie auch bei diesen Patienten die Prognose nur zum Teil wirklich verbessern. Zudem sind viele Patienten, besonders solche mit Extrasystolen, herzgesund und benötigen keine Therapie. Eine genaue Diagnose und sorgfältige Überwachung der Patienten ist daher notwendig (Abb. 9.**17**).

Bradykardie

Bradykarde Herzrhythmusstörungen mit einer Ruhe-Herzfrequenz < 60 Schläge/min werden mit β-Sympathomimetika und Parasympatholytika behandelt.

Bei den β-*Sympathomimetika* werden Substanzen mit sowohl β1- als auch β2-Rezeptoren-erre-

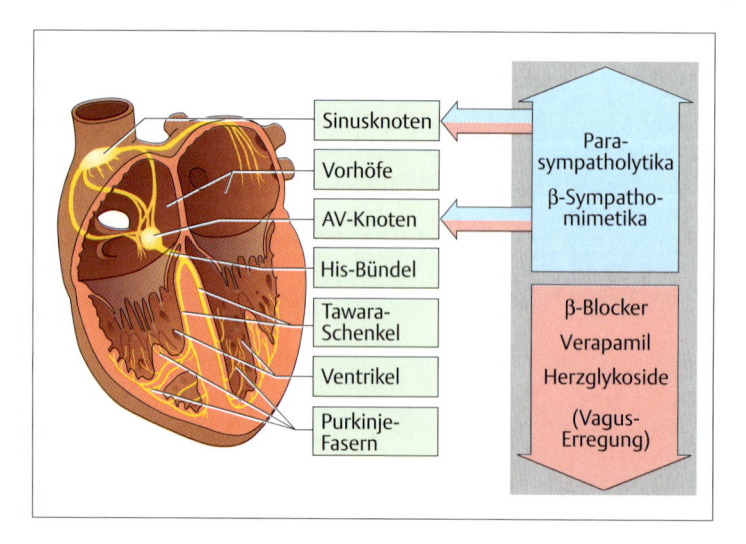

Abb. 9.**17** Erregungsbildung und –fortleitung im Herz und Angriffspunkte für Antiarrhythmika (nach Lüllmann).

gender Wirkung wie Adrenalin, Isoprenalin und Orciprenalin (Alupent) eingesetzt. Sie steigern die Herzfrequenz und können insbesondere bei Überdosierung zu Arrhythmien führen. Weitere Nebenwirkungen sind Tremor, Angstzustände und verstärktes Schwitzen (siehe auch Restriktive Ventilationsstörungen).

Durch Vagusblockade mit Hilfe von *Parasympatholytika* kann die Herzfrequenz gesteigert werden. Eingesetzt werden hier Atropin und Ipratropiumbromid (Itrop) (siehe auch Asthma bronchiale und Morbus Parkinson).

Tachykarde Herzrhythmusstörungen

Eine Tachykardie liegt vor bei einer Ruhe-Herzfrequenz mit > 100 Schlägen/min. Sie wird mit Antiarrhythmika behandelt, die in mehrere Klassen eingeteilt werden (Tab. 9.13).

Den Substanzen der *Klasse-I-Antiarrhythmika* ist die Blockade von Natriumkanälen gemeinsam (Abb. 9.18).

Sie werden auch als membranstabilisierende Antiarrhythmika vom lokalanaesthetischen Typ bezeichnet und verringern die Leitungsgeschwindigkeit. Außerdem wirken sie negativ inotrop. Unterschiedlich ist die Beeinflussung der Aktionspotentialdauer und der Erholungszeit der Natriumkanäle nach der Depolarisation. Daher wird die Gruppe nochmals unterteilt, obwohl auch hier teilweise Übergänge zwischen den Gruppen vorkommen.

Die Gruppe der *Klasse-IA-Antiarrhythmika*, auch als chinidinartig wirkende Verbindungen bezeichnet, zeichnen sich durch eine Verlängerung des Aktionspotentials aus, während die Erholungszeit der Natriumkanäle kaum verändert ist. Als Nebenwirkungen treten durch die negativ inotrope Wirkung Blutdruckabfall und Verschlechterung einer Herzinsuffizienz auf, die daher vor Therapiebeginn aus-

Tabelle 9.13   Klasseneinteilung der Antiarrhythmika

Klasse	Wirkungsmechanismus	Wirkstoff	Handelspräparate	Nebenwirkungen	Indikationen
I	Natrium-Kanal-Blocker				
IA	mit verlängerter Aktionspotenzialdauer	Chinidin Ajmalin Procainamid Disopyramid	Chinidin-Duriles Gilurytmal Procainamid-Duriles Rythmodul	Negativ inotrope Wirkung, Blutdruckabfall, Verschlechterung einer Herzinsuffizienz, anticholinerge Wirkungen	Vorhofflimmern und -flattern, Tachykardie, Extrasystolen
IB	mit verkürzter Aktionspotenzialdauer, verlängerter Erholungszeit der Natriumkanäle	Lidocain Tocainid Mexiletin Phenytoin	Xylocain Xylotocan Mexitil Zentropil	entspricht IA zusätzlich zentrale Erregung, Krämpfe	wie IA zusätzlich ventrikuläre Arrhythmien
IC	mit unveränderter Aktionspotenzialdauer	Flecainid Propafenon	Tambocor Rytmonorm	entspricht IA zusätzlich arrhythmogene Wirkung	wie IA
II	β-Blocker	z. B. Propranolol	Dociton	Gefäßspasmen, Verschlechterung einer Herzinsuff., Hypoglykämien, gastrointestinale und zentralnervöse Wirkungen	Tachykardie, Hypertonie, KHK
III	Kalium-Kanal-Blocker, Verlängerung des Aktionspotenzials	Amiodaron Sotalol	Cordarex Sotalex	Ablagerungen auf der Hornhaut, Fotosensibilität, Schilddrüsen-, Lungen-, Leberfunktionsstörungen	Spezialfälle
IV	Kalziumantagonisten, Kalziumkanalblocker	Verapamil Diltiazem	Isoptin Dilzem	Bradykardie, Verschlechterung einer Herzinsuffizienz, allergische Hautreaktionen, Obstipation	Tachykardie, Hypertonie, Angina pectoris

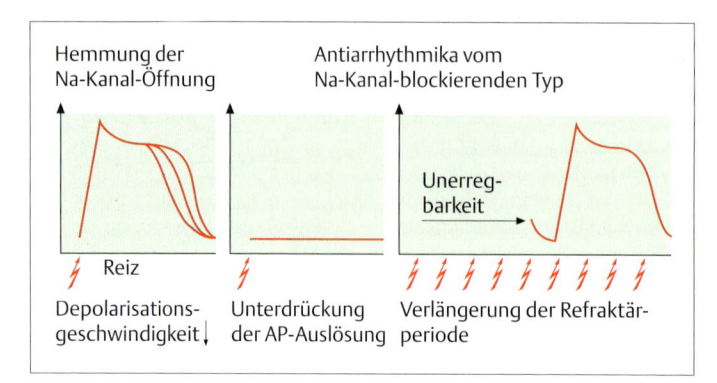

Abb. 9.18 Wirkung der Natrium-Kanal-Blocker (nach Lüllmann).

reichend mit Herzglykosiden behandelt werden sollte. Durch die anticholinerge Wirkungskomponente kommen gastrointestinale Störungen, Mundtrockenheit, Miktionsbeschwerden und Akkomodationsstörungen vor.

Die Substanzen der *Klasse-IB-Antiarrhythmika* verkürzen die Aktionspotenzialdauer, die Erholungszeit der Natriumkanäle wird verlängert. Nach hohen Dosen können daneben auch zentrale Erregung und Krämpfe vorkommen (siehe auch Lokalanaesthetika). Lidocain hat sich besonders bei ventrikulären Arrhythmien nach Herzinfarkt bewährt.

Die *Klasse-IC-Antiarrhythmika* beeinflussen die Aktionspotenzialdauer kaum. Da sie selbst arrhythmogene Wirkung haben, ist ihre Anwendung vor allem bei ventrikulären tachykarden Arrhythmien stark eingeschränkt worden.

In die Gruppe der *Klasse-II-Antiarrhythmika* fallen die β-Blocker (siehe Hypertonie).

Die Substanzen der Klasse-III-Antiarrhythmika blockieren Kaliumkanäle und verlängern die Aktionspotenzialdauer. Sotalol, das auch zu den β-Blockern gehört, ist gut verträglich. Amiodaron ist wegen seiner geringen therapeutischen Breite und erheblicher Nebenwirkungen Spezialfällen vorbehalten, die mit anderen Antiarrhythmika nicht ausreichend behandelbar sind.

Zu den Klasse-IV-Antiarrhythmika zählen die Kalziumantagonisten (Kalziumkanalblocker, siehe KHK) Verapamil, Gallopamil und Diltiazem.

> **Zusammenfassung: Herzrhythmusstörungen**
>
> Bei der Therapie mit Antiarrhythmika treten als Nebenwirkungen Blutdruckabfall, Verschlechterung einer Herzinsuffizienz, Lungen- und Leberfunktionsstörungen sowie anticholinerge Wirkungen auf. Da sie selbst zum Teil arrythmogene Effekte zeigen und viele Patienten herzgesund sind und keine subjektiven Beschwerden haben, erfolgt eine strenge Indikationsstellung vor Behandlungsbeginn.

9.1.11 Arterielle Durchblutungsstörungen

Im Stadium III und IV der arteriellen Verschlusskrankheit ist aktives Gehtraining nicht mehr angezeigt. Neben operativen Maßnahmen zur Lumenöffnung wie der perkutanen transluminalen Angioplastie (PTA) kommen medikamentöse Therapien zur Anwendung.

Die Gefäßerweiterung durch *Vasodilatatoren* führt nicht wie erwartet zur Durchblutungsverbesserung, sondern verschlechtert die Versorgung in den gefährdeten Bezirken zusätzlich. Entweder wird durch allgemeine Gefäßerweiterung der Blutdruck gesenkt oder es wird durch Vasodilatation gesunder Bereiche dem gefährdeten Bereich Blut entzogen, *Steal-Effekt*.

Bei einigen gefäßerweiternden Substanzen wurden darüber hinausgehende Effekte festgestellt. Diese Substanzen (z. B.: Pentoxifillin, Trental, Naftidrofuryl, Dusodril) erniedrigen die Blutviskosität, verbessern die Erythrozytenfluidität, hemmen die Thrombozytenaggregation und können Thrombozytenaggregate auflösen. Die Verbesserung der Fließeigenschaften des Blutes soll die (schmerzfreie) Gehstrecke erhöhen.

Die Nebenwirkungen wie orthostatische Regulationsstörungen und Tachykardien sind hauptsächlich durch den Blutdruckabfall bedingt. Appetitlosigkeit, Übelkeit und allergische Reaktionen kommen gelegentlich vor.

Eine weitere Behandlungsmöglichkeit besteht in der stationär durchzuführenden Hämodilution, bei der durch intravenöse Infusion von kolloidalen Lösungen (niedermolekulare Dextran- oder Hydroxyethylstärkelösung) der Hämatokritwert und damit die Blutviskosität gesenkt wird. Bei herzinsuffizienten Patienten ist die zusätzliche Volumenbelastung jedoch nachteilig. Auch hält die Wirkung nur sehr kurz an.

Mit der Herabsetzung der Fibrinogenkonzentration mittels Ancrod (Arwin) aus dem Gift der malayischen Grubenotter, bzw. Batroxobin (Defibrase) aus dem Gift der südamerikanischen Lanzenotter lässt sich ebenfalls die Blutviskosität senken. Diese Maßnahme wird bei Stadium III und IV stationär unter strenger Überwachung der Fibrinogenblutspiegel durchgeführt. Die Wirkung beider Proteasen, die Fribrinopeptid A aus Fibrinogen abspalten, nimmt nach einigen Wochen durch Antikörperbildung ab. Als Nebenwirkung treten Blutungen und allergische Reaktionen auf.

Bei thrombotischen und embolischen Gefäßverschlüssen (Extremitätenarterien, Venenthrombosen, Lungenembolien, Myokardinfarkt) wird unter stationären Bedingungen eine Fibrinolyse versucht. Wichtig für den Behandlungserfolg ist die frühzeitige Anwendung nach Auftreten des Verschlusses. Zum Einsatz kommen z. B. Urokinase (Actosolv), ein körpereigenes proteolytisches Enzym und Streptokinase (Streptase), welches von β-hämolysierenden Streptokokken gebildet wird.

Weiterhin werden Kalziumüberladungsblocker (Kalziumoverload-Blocker) wie Cinnarizin und Flunarizin eingesetzt. Die bei Sauerstoffmangel auftretende Kalziumüberladung der Zellen soll verhindert werden. Neben der durch die erniedrigte Kalziumionenkonzentration bedingten Vasodilatation (siehe auch Kalziumantagonisten) sollen diese Substanzen die Erythrozytenfluidität verbessern.

Insgesamt gesehen ist die medikamentöse Behandlung der AVK, deren Hauptziele die Verbesserung der Durchblutung und Verhinderung thromboembolischer Verschlüsse sind, eher unbefriedigend.

> **Zusammenfassung: Arterielle Verschlusskrankheit**
>
> Eine Verbesserung der Durchblutung durch Gefäßerweiterung mittels Vasodilatatoren führt oft nicht zum gewünschten Ergebnis. Einige Substanzen können jedoch die Fließeigenschaften des Blutes verbessern und einer Thrombozytenaggregation vorbeugen. Die stationär durchzuführende Fibrinolyse bei akuten Gefäßverschlüssen ist nur bedingt erfolgreich.

9.1.12 Venenerkrankungen

Neben chirurgischen Eingriffen wie der Varizenentfernung ist die wichtigste therapeutische Maßnahme eine konsequente Kompressionsbehandlung mit Kompressionsstrümpfen oder -verbänden. Für die venöse Zirkulation erweisen sich auch Gehübungen, Bewegungsbäder, Rad fahren und Beingymnastik als günstig.

Medikamentös können *venentonisierende Substanzen* wie hydrierte Mutterkornalkaloide, besonders Dihydroergotamin eingesetzt werden. Da sie aber nicht selektiv auf die Venen wirken, sondern auch arterielle Gefäße beeinflussen, besteht die Gefahr peripherer Durchblutungsstörungen. Der therapeutische Nutzen ist nicht sicher nachgewiesen.

Thiazid-Diuretika (siehe Hypertonie) werden zur initialen Ödemausschwemmung vor Anpassen von Kompressionsstrümpfen verwendet. Eine Dauertherapie ist jedoch nicht indiziert.

Zu den *Ödemprotektiva*, die die Kapillarpermeabilität und -filtration herabsetzen und damit ein lokales Ödem verringern und gleichzeitig den venösen Rückstrom verbessern sollen, gehören:

- Extrakte aus Rosskastaniensamen bzw. das daraus isolierte Aescin (Essaven, Venostasin)
- Flavonderivate wie Rutin und partialsynthetische Derivate wie z. B. Troxerutin (Veno SL, Venoruton)
- Kalziumdobesilat (Dexium)

Venenmittel zur lokalen Anwendung, die meist Heparin, häufig in Kombination mit anderen Substanzen (Arnikatinktur, Benzynicotinat u. a.) enthalten, besitzen kaum eine über den Massageeffekt hinausgehende Wirkung.

9.1.13 Morbus Parkinson

Mit der medikamentösen Therapie des Parkinson-Syndroms wird versucht, das Ungleichgewicht der Neurotransmitter wieder an den Normalzustand anzugleichen (Abb. 9.**19**).

■ **L-Dopa**

L-Dopa (Levodopa in Brocadopa), eine Vorstufe von Dopamin, kann im Gegensatz zu Dopamin die Blut-Hirn-Schranke überwinden und wird im ZNS durch das Enzym Dopa-Decarboxylase in Dopamin überführt. Durch L-Dopa können alle Symptome besonders die Akinese und psychische Störungen gebessert werden. Als Nebenwirkung kann das gefürchte-

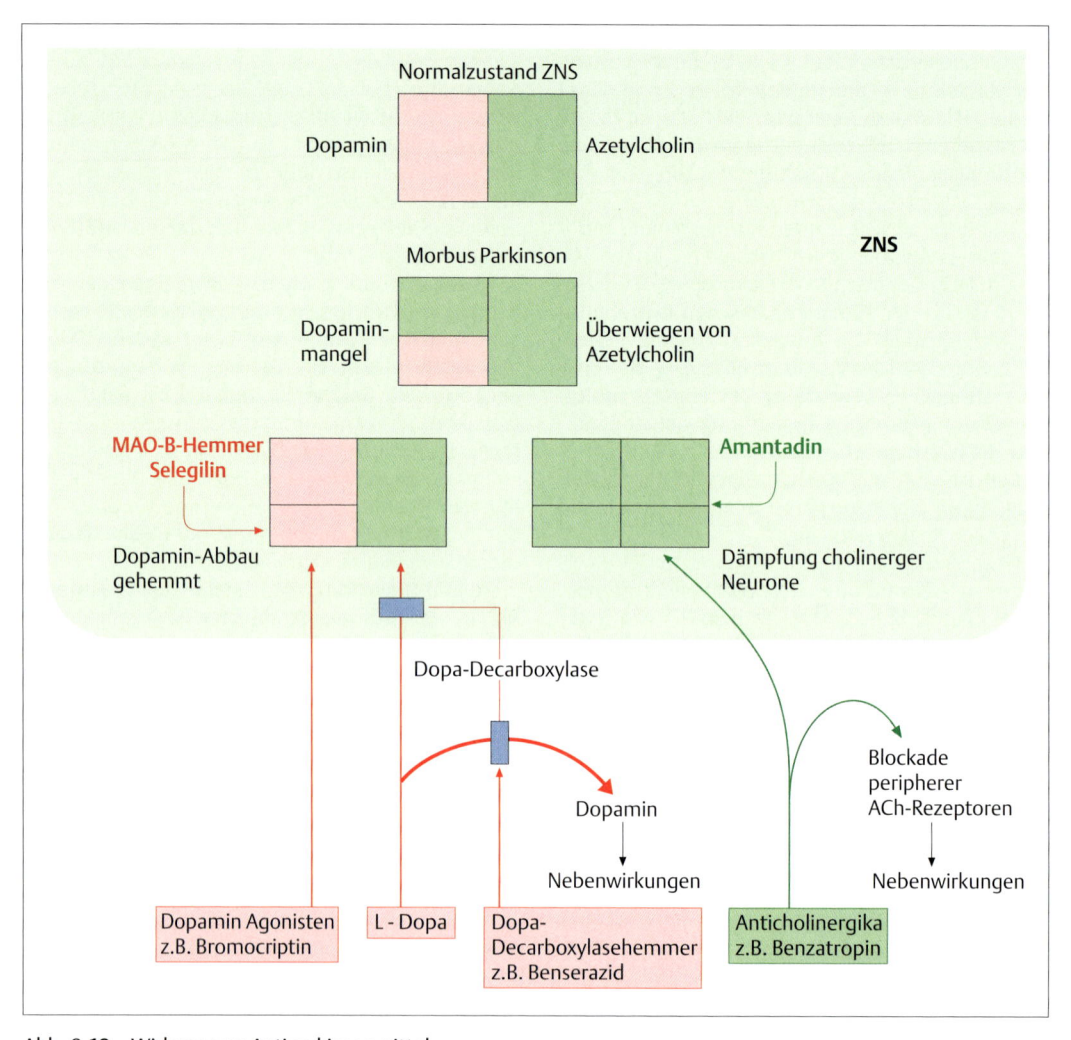

Abb. 9.19 Wirkung von Antiparkinsonmitteln.

te *On-Off-Phänomen* (plötzlicher Wechsel von guter Beweglichkeit und Akinese) auftreten. Dyskinesien und Hyperkinesien kommen häufig vor. Auch vegetative Störungen (Magen-Darm-Beschwerden, Obstipation), kardiovaskuläre Störungen (Tachyarrhythmien, Hypotonie) und psychische Veränderungen werden angegeben. Diese Nebenwirkungen beruhen zum größten Teil darauf, dass L-Dopa nicht nur im ZNS sondern zu über 90 % in der Peripherie decarboxyliert wird und dort relativ hohe Dopaminkonzentrationen entstehen. Um dies zu verhindern, wird L-Dopa mit Decarboxylaseblockern (z. B.: Benserazid in Madopar und Carbidopa in Nacom) kombiniert, die selbst nicht ins Gehirn gelangen und nur die periphere L-Dopa-Decarboxylierung hemmen. So kann L-Dopa sehr viel niedriger dosiert werden.

Dopaminerge Agonisten

Bromocriptin (Pravidel), Lisurid (Dopergin) und Pergolid (Parkotil) stimulieren Dopamin-Rezeptoren und werden beim fortgeschrittenen Parkinson-Syndrom zusätzlich eingesetzt. Die Nebenwirkungen entsprechen denen von L-Dopa. Bromocriptin zeigt eine gute Wirkung beim On-Off-Phänomen.

■ Hemmstoffe der Monoaminoxidase B (MAO-B)

Selegilin (Movergan) hemmt selektiv die MAO-B, die im ZNS Dopamin abbaut. Durch den Einsatz von Selegilin wird in Kombination mit L-Dopa und Decarboxylasehemmern die Konzentration im ZNS erhöht. Da MAO-A nicht blockiert wird, ist der Abbau anderer biogener Amine (Noradrenalin, Adrenalin, Serotonin) in der Peripherie nicht gestört.

■ Anticholinergika (zentral wirksame Parasympatholytika)

Anticholinergika werden nicht allein, sondern in Kombination mit L-Dopa oder dopaminergen Agonisten eingesetzt. Sie wirken in erster Linie gegen die Plus-Symptome wie Rigor, aber auch gegen Tremor und Akinese und vermindern vegetative Störungen der Erkrankung (Hyperhidrosis, Hypersalivation, Seborrhoe). Ein vollständiges Verschwinden der Symptome lässt sich nicht erreichen. Die Nebenwirkungen begrenzen die Dosierung. Hierzu gehören u.a. Mundtrockenheit, Akkomodationsstörungen, Sedierung, Hyperkinesien, Halluzinationen, Tachykardie und Miktionsbeschwerden.

■ Amantadin

Amantadin hemmt nicht-kompetitiv NMDA-Rezeptoren (Glutamat-Rezeptoren) und verringert so die Stimulation cholinerger Neurone. Die Azetylcholinfreisetzung wird gedrosselt. Innere Unruhe, Magen-Darm-Störungen und Verwirrtheitszustände können vorkommen.

Eine Besonderheit stellt Tiaprid (Tiapridex), ein Neuroleptikum dar, das bei Dyskinesien, ausgelöst durch L-Dopa oder Neuroleptika eingesetzt wird. Dadurch können sich aber die Symptome der Parkinsonerkrankung wieder verstärken.

9.1.14 Multiple Sklerose

Bei der Multiplen Sklerose werden während eines akuten Schubs Glukokortikoide hochdosiert eingesetzt. Zur Schubprophylaxe bzw. um die Intervalle bis zum nächsten Schub zu verlängern, kommen Immunmodulatoren und Zytostatika zum Einsatz. Relativ neu ist der Einsatz von Interferonen.

■ Interferone

Nach neuesten Untersuchungen lassen sich die Schübe verringern und die Behinderungen verzögern, wenn die Patienten schon zu Beginn der Erkrankung mit β-Interferonen oder Glatirameracetat behandelt werden.

Interferone sind Zytokine, regulatorisch wirkende Proteine oder Glykoproteine, die in körpereigenen Zellen gebildet werden. Nach ihrer Herkunft unterscheidet man α-, β- und γ-Interferone. α-Interferone (INF-α) werden von Leukozyten gebildet, β-Interferon von Fibroblasten und Epithelzellen. Beide werden besonders durch Viren, aber auch durch Bakterienbestandteile und Pilze angeregt. γ-Interferon wird von Lymphozyten nach Freisetzung von Interleukin-2 (IL-2) bei einer Antigenexposition gebildet.

Die Interferone wirken antiviral, antiproliferativ und immunmodulierend. Die antiproliferative Wirkung äußert sich in einer Hemmung oder Verlangsamung des Zellwachstums. Interferon-α wird daher in der Tumortherapie eingesetzt. Alle Interferone aktivieren Killerzellen, T-Lymphozyten und Makrophagen. Fremde Zellen können somit vom Immunsystem besser erkannt werden. Die antivirale Wirkung kommt dadurch zu Stande, dass die Nachbarzellen von Virus-infizierten Zellen geschützt werden, indem sie dazu angeregt werden, antivirale Proteine zu produzieren. Diese hemmen die Virenvermehrung.

Interferon-β (INF-β) wird bei schweren Virusinfektionen (Virusenzephalitis, generalisiertem Zoster) eingesetzt. Relativ neu ist der Einsatz bei Multipler Sklerose. So wurden jetzt drei INF-β-Präparate zur Behandlung der schubförmig remittierenden MS zugelassen (INF-β-1a in Rebif, Aronex und INF-β-1b in Betaferon). Sie hemmen Häufigkeit und Schwere der Schübe und verkleinern die betroffenen Bereiche im Gehirn. Das Fortschreiten der Behinderung wird verzögert. Die behandelten Patienten benötigen weniger Glukokortikoid-Behandlungen und Krankenhausaufenthalte.

γ-Interferon (INF-γ in Polyferon) wird zur Behandlung der rheumatoiden Arthritis eingesetzt, wenn andere Methoden versagen.

Die Nebenwirkungen sind bei allen Interferonen gleich: Am häufigsten ist das Auftreten eines grippeähnlichen Syndroms mit Fieber, Muskel- und Gelenkschmerzen, Schüttelfrost und Kopfschmerzen. Seltener sind Übelkeit, Erbrechen und reversible Blutbildveränderungen.

9.1.15 Neuralgien, Polyneuropathien

Die häufigste Ursache für Polyneuropathien ist die Stoffwechselerkrankung Diabetes mellitus. Aber auch Mangelernährung mit Avitaminosen, Alkohol, Vergiftungen durch z. B. Schwermetalle, organische Lösungsmittel, Kollagenosen, Neoplasmen und Gefäßerkrankungen führen zu diesem Beschwerdebild.

Bei der Behandlung steht die Beseitigung der Noxe (Vergiftungen, Alkohol) bzw. eine genaue Einstellung der Stoffwechsellage des Diabetikers im Vordergrund.

■ B-Vitamine

Eine Behandlungsmöglichkeit besteht in der hoch dosierten Gabe von B-Vitaminen, vor allem Vitamin B1, welche häufig mit Analgetika kombiniert werden.

Vitamin B1 fungiert als Co-Enzym im Kohlenhydratstoffwechsel. Ein Mangel, wie er z. B. durch Mangelernährung bei Alkoholsucht auftreten kann, führt zur Beri-Beri-Krankheit, die durch Polyneuritis mit Parästhesien und Paresen sowie psychischen Veränderungen gekennzeichnet ist. Auch Vitamin B6-Mangel, der eher selten vorkommt, führt u. U. zu Neuritiden. Eine Langzeitbehandlung mit D-Penicillamin (Rheuma), Isoniazid (Tuberkulose) und oralen Kontrazeptiva kann zu einem Vitamin B-Mangel führen. Meist werden Vitamin B-Komplex-Präparate prophylaktisch verordnet (B-Vicotrat).

■ α-Liponsäure (Thioctsäure)

Die α-Liponsäure wird nicht mehr zu den Vitaminen gezählt, da Mangelerscheinungen nicht bekannt sind. Durch neuere Untersuchungen konnte jedoch eine günstige Beeinflussung der diabetischen Neuropathie gezeigt werden. Die Empfindungsstörungen nehmen unter hoch dosierter Zufuhr von Liponsäure ab, so dass sie bei Diabetikern als zusätzliche Medikation eingesetzt wird.

9.1.16 Blasenentleerungsstörungen

Viele neurologische Erkrankungen wie z. B. demenzielle Prozesse, Parkinson-Syndrom, Hydrozephalus, Hirntumoren oder Querschnittläsionen führen zu Störungen der Blasenfunktion. Auch urologische und gynäkologische Ursachen wie Tumor und Gebärmuttersenkungen, Geburtstraumata haben häufig eine Harninkontinenz mit unwillkürlichem Urinverlust zur Folge. Dies beeinträchtigt die Lebensqualität der Patienten erheblich. Mit steigendem Alter nimmt die Zahl der harninkontinenten Patienten stark zu, wobei Frauen häufiger betroffen sind als Männer.

Da die Erregung des Blasenmuskels vorwiegend parasympathisch gesteuert wird, können *Parasympatholytika* (z. B.: Trospiumchlorid in Spasmolyt; Tolterodin in Detrusitol; Propiverin in Mictonorm) die Häufigkeit der Miktionen senken. Die Füllmenge der Blase steigt.

Als Nebenwirkungen kann sich die Restharnmenge erhöhen (Infektionsgefahr), es kommen Obstipation, Akkomodationsstörungen durch Pupillenerweiterung und Mundtrockenheit vor.

Die *Überlaufblase*, die durch eine Detrusorareflexie (Blasenatonie) gekennzeichnet ist, ist medikamentös kaum beeinflussbar. Eine medikamentöse Stimulation der Blasenmuskulatur bei *akuter Blasenatonie* (z. B. postoperativ, postpartal) wird mit *Parasympathomimetika* (z. B. Carbachol in Dorge, Distigmin in Ubretid, Gutron) versucht. Durch die systemische Parasympathikusstimulation kann es zu Übelkeit, Erbrechen, Akkomodationsstörungen und erhöhter Bronchialsekretion kommen.

Auch hormonelle Faktoren wie Östrogenmangel in der Menopause können zur Inkontinenz beitragen und lassen sich durch entsprechende Hormonsubstitution günstig beeinflussen.

9.2 Naturheilkundliche Arzneimitteltherapie

Ralf Oettmeier

Die Behandlung von Krankheiten mit natürlichen bzw. aus der Natur stammenden Arzneien ist so alt wie die Menschheit. Selbst von Tieren wissen wir inzwischen, dass sie bei innerem Unwohlsein bestimmte Heilpflanzen gezielt zu sich nehmen. Die naturheilkundliche Arzneitherapie gehört zum großen Gebiet der Erfahrungsheilkunde, in dem sich auch viele klassische Physiotherapiebehandlungen, Akupunktur und Ausleitungsverfahren (Schröpfen, Fasten etc.) wiederfinden.

Durch die zunehmende wissenschaftliche Untersuchung von Verfahren der Erfahrungsheilkunde konnten sich in den letzten Jahren eine Vielzahl auch naturheilkundlicher Arzneitherapien in den Bereich der Komplementärmedizin einreihen und den Mantel paramedizinischer oder scharlataner Stigmatisierung abwerfen (Tab. 9.**14**). Auch die Ho-

Tabelle 9.14 Begriffsbestimmungen

STANDARD-MEDIZIN (Schulmedizin)	KOMPLEMENTÄR-MEDIZIN (holistische Medizin)	ALTERNATIV-MEDIZIN (Paramedizin)
an den europäischen und nordamerikanischen Universitäten und Fachschulen vermittelte Medizinlehre	diagnostische und therapeutische Erweiterung der Standardmedizin; meist postgradual als Zusatzstudium erworben	diagnostische und therapeutische Alternative zur anerkannten Medizin; oft von Nicht-Ärzten praktiziert
wissenschaftlich und materiellorientiert; linear kausale Kriterien dominieren	wissenschaftlicher und empirischer Erkenntnisgewinn auf der Basis von Multikausalität	im Wesentlichen empirischer Erkenntnisgewinn auf der Basis von Effekten
Grundlagen: – Zellularpathologie – Doppelblindversuch – Tierversuche – Kollektivdenken	*Grundlagen:* – Grundsystemlehre – Bioenergetik offener und vernetzter Systeme – Naturheilmedizin – Individualität	*Grundlagen:* – Säftelehre – Philosophie – Esoterik – Subjektivität – Karmalehre
mit vorhandenen Analyseverfahren nicht mess- oder erklärbare Untersuchungs- oder Therapiemethoden werden abgelehnt	Untersuchungs- und Therapieverfahren werden auch mit indirekten Messparametern erklärt	eine wissenschaftliche Analyse im üblichen Sinne wird eher abgelehnt
es besteht eine vollständige Integration von Medizin, Industrie und Sozialpolitik	es besteht eine enge Beziehung zur klinischen Praxis	es bestehen teilweise enge Beziehungen zu religiösen oder separatistischen Kollektiven
allgemein anerkannt → allgemeine Anerkennung steht trotz wissenschaftlicher Beweise noch aus →	**Beispiele:** klass. Naturheilverfahren Phytotherapie Chirotherapie Akupunktur Neuraltherapie Homöopathie Ozon- und O2-Therapie Thermographie Elektroakupunktur Organotherapie Homotoxikologie Reflexzonentherapien	**Beispiele:** Anthroposophologie Geistheilung Reinkarnationstherapie Schamanismus Pendeln Duft-Therapie Kristallotherapie Spiritismus Mesenchymkuren Komplexmittel

möopathie, Phytotherapie, Organotherapie, Homotoxikologie und verwandte Arzneiverfahren besitzen eine fundierte wissenschaftliche Basis und nachvollziehbare Anwendungsprinzipien.

Die naturheilkundliche Arzneitherapie ordnet sich in die Pharmakotherapie ein. Obgleich größere Überschneidungen vorliegen, lassen sich allgemein die Haupteinsatzgebiete orientiert am Grad der Gesundheit (oder Krankheit), am Grad der Organreserven und insbesondere an der regulativen und damit zur Selbstheilung fähigen Potenz des Organismus abgrenzen (Abb. 9.**20**).

Die Weltgesundheitsorganisation (WHO) definiert Gesundheit als *„Zustand völligen körperlichen, geistigen, seelischen und sozialen Wohlbefindens"*. Leider finden wir diesen Ideal- oder Vollgesundheitszustand nur bei einer Minderzahl unserer erwachsenen Durchschnittsbevölkerung vor. Der größere Teil der arbeitsfähigen Menschen verfügt nur über scheinbare Gesundheit, welche durch dauerhafte funktionelle als auch organische Störungen gekennzeichnet ist (z.B. Karies, Haltungsschäden, Schlafstörungen, Verdauungsstörungen, leichtere Kopf- und Rückenschmerzen usw.). Noch deutlicher wird die Abweichung von optimaler Gesundheit im Stadium der Ungesundheit, in dem kleinere Veränderungen von üblichen Laborparametern (Blutbild, Enzyme, Stoffwechselparameter) auftreten. Dieser Zustand sollte den Betroffenen durch deutlichere Einschränkungen der Lebensqualität eine ernste Warnung bevorstehender Krankheit sein. Erst bei deutlicher quantitativer Abweichung von Normal-

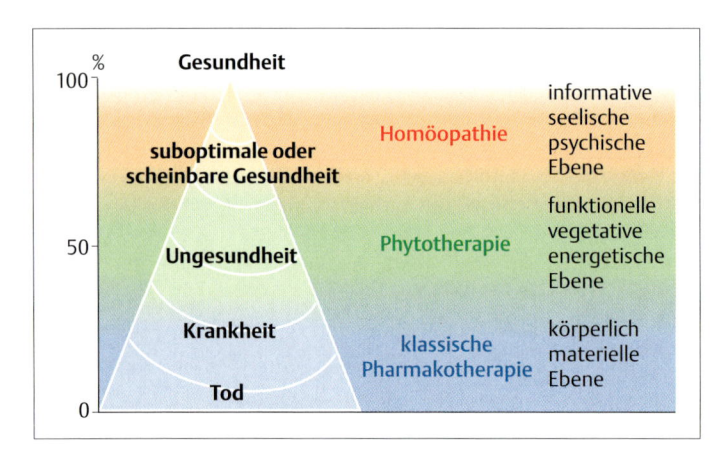

Abb. 9.20 Haupteinsatzgebiete der Homöopathie, Phytotherapie und klassischen Pharmakotherapie.

werten der Labordiagnostik, bildlicher Erfassung von Veränderungen an Geweben (Röntgen, CT, MRT, Sonographie etc.) und eindeutiger Zuordnung zu geläufigen Krankheitsbezeichnungen wird von Krankheit im herkömmlichen Sinne gesprochen. Im Allgemeinen liegt dieser Krankheit ein jahrelanger Prozess des Absinkens der Funktionalität der Organe und deren Regenerations- und Regulationsfähigkeit zu Grunde. Die klassische Pharmakotherapie greift meist erst im Stadium klinischer Krankheit ein. Sie wirkt in Notfallsituationen und bei Krankheiten mit echten Organschäden lebensrettend und beansprucht deshalb im Bereich der organmanifesten Erkrankungen, besonders im akuten und subakuten Stadium, einen festen Platz.

Die naturheilkundliche Arzneitherapie hingegen findet schwerpunktmäßig Einsatz bei leichten und mittelschweren Krankheitszuständen, körperlichen Funktionsstörungen und geistigen Verstimmungszuständen sowie chronischen Erkrankungen. Natürliche Arzneien haben vordergründig regulative Wirkungen, d. h. sie fördern die Funktionalität innerer Organe, wirken harmonisierend und können so der Selbstheilung und Regeneration einen Anstoß geben. Ein großer Vorteil dieser Arzneien sind die geringen Nebenwirkungen. Hier lassen sich deutliche Parallelen zur Hauptzielsetzung der physikalischen Medizin erkennen.

9.2.1 Phytotherapie

Priester, Ärzte und Kräuterkundige schufen die empirische Kräuterheilkunde, indem sie von gehäuftem Therapieerfolg mit einer bestimmten Pflanze oder gewissen Kräutermischungen auf das Gesetzmäßige schlossen. Von einigen Heilpflanzen gibt es Erfahrungen, die über Jahrhunderte zurückreichen. Was sich bewährte, wurde in den sich ständig vergrößernden Arzneischatz aufgenommen. Kräuterheilkunde findet sich seit Urzeiten in allen Kulturen wieder und war immer ein wichtiger ökonomischer Faktor. Erste Schritte einer systematischen Erforschung der Arzneikräfte aus dem Pflanzenreich verbinden sich mit den Namen *Hildegard von Bingen* (1098–1179) und *Paracelsus* (1493–1543). In Mitteleuropa gingen viele Erfahrungen durch die Inquisition zunächst verloren, da auch viele Kräuterkundige auf dem Scheiterhaufen verbrannten. Die Kenntnisse wurden jedoch in der ukrainischen und russischen Heilkunst, die diesen Verfolgungen nicht ausgesetzt war, erhalten. Seit Beginn des Zeitalters der Chemie und Pharmakologie orientierte man sich bei der Medikamentenherstellung zunächst stark an pflanzlichen Arzneien und versuchte, durch Wirkstoffisolation die Hauptarzneikräfte wirkungsvoller und billiger herzustellen. So haben eine Vielzahl von Pflanzen für aus heutiger Sicht unverzichtbare Pharmaka Pate gestanden.

Trotz vielerlei Anfeindungen von Wissenschaftlern der Standardmedizin und der profitorientierten Pharmaindustrie zählt die Phytotherapie heute weltweit zum naturheilkundlichen Repertoire der niedergelassenen Ärzte und Heilpraktiker und nimmt in der Selbstmedikation einen hohen Stellenwert ein. In Deutschland verordnen ca. 70% der ambulant arbeitenden Ärzte pflanzliche Arzneimittel. Ca. 15.000 Ärzte besitzen in Deutschland die Zusatzbezeichnung *Naturheilverfahren*, welche die Phytotherapie schwerpunktmäßig beinhaltet.

Bis jetzt sind von den 450.000–500.000 verschiedenen Pflanzenarten der Erde etwa 50.000 auf ihre therapeutische Wirksamkeit hin untersucht.

Was ist Phytotherapie?

Der Begriff *Phytotherapie* wurde von dem französischen Arzt *Henri Leclerc* (1870–1955) in den Sprachgebrauch eingeführt. Phytotherapie bezeichnet die Wissenschaft von der Behandlung und Vorbeugung von Befindlichkeitsstörungen und Erkrankungen mit Pflanzen, deren Auszügen oder natürlichen Produkten. Neben der Behandlung mit chemischen Medikamenten ist auch die Therapie mit pflanzlichen Mitteln im allopathischen Sinn zu verstehen (Allopathie vom griech. *allos*: anders und *pathos*: Leiden).

Die Phytotherapie will sich durch moderne und standardisierte Herstellungs- und Wirksamkeitsprüfverfahren von der nur empirischen Kräuterheilkunde der Vergangenheit abgrenzen. Inzwischen konnte die Wissenschaft der Phytotherapie den Kinderschuhen entsteigen und gehört in Schwerpunkten zum Ausbildungsinhalt im Fach klinische Pharmakologie an den deutschen Universitäten.

Phytopharmaka

Phytopharmaka sind mehr oder weniger – bezüglich des Wirkstoffes oder der Wirkstoffe – standardisierte Präparate aus Pflanzen, Pflanzenteilen, Pflanzenextrakten, Destillaten, Press-Säften oder Tinkturen. Sie beinhalten neben den Wirkstoffen noch natürliche Zusatzstoffe und auch unwirksame Begleitmittel. Phytopharmaka können aus einer Pflanze, *Monodroge*, oder aus der Kombination mehrerer Drogen, *Kombinationspräparat*, hergestellt werden. Das Spektrum reicht von schwacher Wirkung mit großer therapeutischer Breite (Melisse, Pfefferminze etc.) bis hin zu sehr stark wirksam mit geringer therapeutischer Breite (Digitalis, Belladonna). Die Medikamente werden in üblicher Dosierung mit hoher therapeutischer Breite angeboten, so dass die Nebenwirkungsrate bei richtiger Anwendung äußerst gering ausfällt. Als Darreichungsformen existieren sämtliche für Medikamente gebräuchliche Formen (Ampullen, Tabletten, Dragees, Tees, Lösungen, Granulate, Externa etc.).

Indikationsgebiete

Phytopharmaka werden bei Atemwegserkrankungen als Infektmittel, zur Abwehrsteigerung, bei Erkrankungen des Mund- und Rachenbereichs, Erkrankungen im Verdauungstrakt, als Stoffwechselmittel, bei Herz- und Kreislauferkrankungen, bei Erkrankungen der Nieren und des Urogenitaltraktes, bei gynäkologischen Erkrankungen, als Mittel mit Wirkung auf das Nervensystem, als Stärkungsmittel, Rheumamittel und Dermatika eingesetzt. Gegenwärtig sind in Deutschland ca. 1.300 pflanzliche Arzneimittel im Pharmaindex als Fertigarzneien gelistet.

Sehr effektiv und inzwischen mit randomisierten klinischen Studien belegt kann die Schmerztherapie mit Phytopharmaka ergänzt werden. Beispielsweise hilft der Einsatz von Weidenrindenextrakt (z. B. in Phytodolor, Rheumakaps), Teufelkralle (z. B. in Dolotreffin) wie auch der Pestwurz (z. B. in Petadolex), den Verbrauch an nebenwirkungsbehafteten NSAR oder Opioiden deutlich zu senken. Häufig kommen die Rheuma- und Schmerzpatienten sogar mit diesen Mitteln allein aus.

Weitere Verwendung pflanzlicher Zubereitungen

In der physikalischen Therapie haben insbesondere auch andere Zubereitungsformen als Phytopharmaka eine Bedeutung. So finden *roh genossene Heilpflanzen* und *-säfte* Anwendung bei Fastenkuren und Trinkkuren. Im Rahmen der Balneotherapie kann kaum auf die Nutzung von *ätherischen Ölen, pflanzlichen Badezusätzen* oder Pflanzen für *Packungen* (z. B. Heublumen) verzichtet werden. Ein unerschöpfliches Anwendungsfeld pflanzlicher Stoffe stellen die *Teezubereitungen* dar.

Zusammenfassung: Phytotherapie

Phytotherapie bezeichnet die Wissenschaft von der Behandlung und Vorbeugung von Befindlichkeitsstörungen und Erkrankungen mit Pflanzen, deren Auszügen oder natürlichen Produkten. Die Therapie mit pflanzlichen Mitteln ist im allopathischen Sinn zu verstehen. Phytopharmaka sind standardisierte Präparate aus Pflanzen, Pflanzenteilen, Pflanzenextrakten, Destillaten, Press-Säften oder Tinkturen. Das Spektrum reicht von schwacher Wirkung mit großer therapeutischer Breite bis hin zu sehr stark wirksam mit geringer therapeutischer Breite. Der Einsatzmöglichkeiten der Phytopharmaka sind breit gefächert und haben sich auch in der Schmerztherapie bewährt. Sie können allein oder in Kombination mit anderen Mitteln gegeben werden.

9.2.2 Homöopathie

Die Bezeichnung Homöopathie geht zurück auf ihren Begründer, *Dr. Samuel Hahnemann* (1755–1843), leitet sich ab von den griechischen Worten *homoios* (ähnlich) und *pathos* (Leiden) und bezieht sich auf die grundlegende Methodik dieses ganzheitlichen Verfahrens (Abb. 9.**21**).

Nachdem bereits in vorhomöopathischer Phase bekannt war, dass medikamentöse oder physikalische Anwendungen auch in minimaler Dosis oder Anwendungsmenge zum Teil erstaunliche Heileffekte induzieren können, wurde das homöopathische Heilprinzip zuerst in Hahnemanns Aufsatz: „Versuch über ein neues Prinzip zur Auffindung der Heilkräfte der Arzneisubstanzen, nebst einigen Blicken auf die bisherigen" im Jahre 1796 erstmals wissenschaftlich begründet. 6 Jahre zuvor hatte Dr. Hahnemann im berühmten *Chinarindenversuch* herausgefunden, dass nach mehrtägiger Einnahme von Chinarinde ein dem Wechselfieber ähnlicher Zustand am zuvor gesunden Menschen auftrat. In den folgenden Jahren prüfte Hahnemann noch eine Vielzahl weiterer Pflanzen, Minerale und Tierstoffe an Gesunden und betrieb ein intensives Literaturstudium. Damit wurde durch Dr. Hahnemann erstmals der Arzneianwendung eine Arzneiprüfung und -analyse vorangestellt. Die Anwendungen von verdünnten, aber nach dem Ähnlichkeitsprinzip ausgewählten Arzneien an Kranken ermöglichte eine Vielzahl von zu dieser Zeit erstaunlichen und schnellen Heilerfolgen. Im Jahre 1810 erschien die ausführliche Zusammenfassung der neuen Lehre im *Organon der rationellen Heilkunde*, welche in den Grundzügen heute noch Gültigkeit hat und die Basis der klassischen Homöopathie darstellt. Bis zu seinem Tode im Jahre 1843 erwarben sich Hahnemann und seine Zeitgenossen große Verdienste in der Entwicklung der homöopathischen Behandlungsmethode. In diesen Zeitraum fallen die Entwicklung der verschiedenen Arzneiformen, Potenzarten, die ersten ausführlichen Arzneimittellehren, Repertorien und Anleitungen für die Behandlung chronischer Erkrankungen. Der *Deutsche Zentralverein homöopathischer Ärzte* wurde 1829 gegründet und hat heute über 3.000 Mitglieder.

Schon zu Lebzeiten Hahnemanns entwickelten sich neben den gegensätzlich orientierten Ärztelagern der Befürworter und Gegner der Homöopathie auch verschiedene methodische Untergruppen, welche teilweise die homöopathische Heilmethode weiterentwickelten (Nosodentherapie, Homotoxikologie) oder sich auch deutlich von der klassischen Form Hahnemanns entfernten (Isopathie, Komplexmitteltherapie). In der Mitte des letzten Jahrhunderts setzte die Homöopathie gestützt auf eine große Laienbewegung in den USA zum Siegeszug an. Bereits 1860 gab es 5 homöopathische Hochschulen und 2.000 homöopathische Ärzte. 10 Jahre später hatte sich diese Zahl sogar verdoppelt, bei einer Gesamtzahl von 50.000 Ärzten. Die Jahrhundertwende markierte zunächst den Höhepunkt der Homöopathie in Amerika mit 50 allgemeinen homöopathischen Krankenhäusern und 22 Hochschulen. Diese Zeit wird besonders von *J.T. Kent* geprägt, welcher zu einem Begründer der *Ultra-Hochpotenz-*

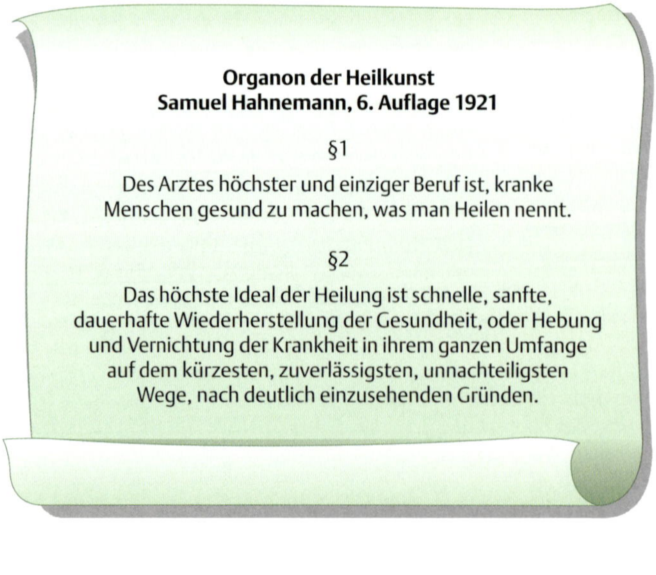

Abb. 9.**21** Organon der Heilkunst.

Organon der Heilkunst
Samuel Hahnemann, 6. Auflage 1921

§1

Des Arztes höchster und einziger Beruf ist, kranke Menschen gesund zu machen, was man Heilen nennt.

§2

Das höchste Ideal der Heilung ist schnelle, sanfte, dauerhafte Wiederherstellung der Gesundheit, oder Hebung und Vernichtung der Krankheit in ihrem ganzen Umfange auf dem kürzesten, zuverlässigsten, unnachteiligsten Wege, nach deutlich einzusehenden Gründen.

Homöopathie wurde. Nach dem Ersten Weltkrieg kam es in den USA durch den verstärkten Einfluss der Pharmaindustrie sowie finanziellen und Ausbildungsproblemen bei den homöopathischen Ärzten zu einem Abstieg der Homöopathie. In Europa nahm die Homöopathie eher eine stetige Entwicklung und wird heute in den einzelnen Ländern von minimal 15 % (in Schweden) bis maximal 56 % (in Belgien) der ambulant praktizierenden Ärzte angewandt. In England ist die Homöopathie offiziell anerkannt und wird von den Krankenkassen erstattet. Ebenfalls staatlich anerkannt wird die Homöopathie in Mittel- und Südamerika sowie schwerpunktmäßig in Indien. Hier arbeiten ca. 100.000 *homoepathic doctors* (Absolventen homöopathischer Fachschulen). Eine Rückbesinnung auf die Homöopathie findet gegenwärtig nicht zuletzt wegen der Kostenexplosion im Medizinwesen auch in den USA statt.

In Deutschland sind etwa 2.200 Ärzte berechtigt, die Zusatzbezeichnung *Homöopathie* zu führen, welches 0,5 % der gesamten Ärzteschaft entspricht. Die postgraduale Ausbildung der Ärzte wurde in der Weiterbildungsordnung der Ärztekammern verankert. Die Behandlung wurde inzwischen auch in die Gebührenordnung der Privatkassen aufgenommen. Einige gesetzliche Kassen führen gegenwärtig Pilotprojekte der Anwendung und Kostenerstattung der Homöopathie durch. An nahezu allen deutschen Hochschulen bestehen studentische Arbeitsgruppen zur Homöopathie. An einigen Hochschulen finden inzwischen sogar Vorlesungen zu diesem Bereich statt. Die ursprünglich nur von Ärzten praktizierte Homöopathie wird seit den 30er-Jahren in Deutschland und Österreich auch von *Heilpraktikern* angeboten, wobei hier selten die klassische Methode zur Anwendung kommt, sondern mit Augendiagnose, Pendeln u. a. alternativen Verfahren vermischt wird. Die homöopathische Ausbildung der Heilpraktiker unterliegt bisher keinem Standard. Das Fehlen einer fundierten medizinischen Grundausbildung (Medizinstudium) erweist sich in vielen Fällen für den Heilpraktiker zum Nachteil und für den Patienten als Risiko.

Grundprinzipien der Homöopathie

Die 5 Grundsätze der Homöopathie sind in Abb. 9.**22** zusammengefasst. Es werden dabei starke Unterschiede zur klassischen Pharmakotherapie deutlich.

Grundprinzipien der Homöopathie

1. Ähnlichkeitsprinzip
2. Arzneimittelprüfung am Gesunden
3. Erhebung des individuellen Krankheitsbildes
4. Homöopatische Arznei
5. Individuelle Mittelwahl

Abb. 9.**22** Grundprinzipien der Homöopathie.

Ähnlichkeitsprinzip

Die *Simile-Regel* oder das *Ähnlichkeitsprinzip* (similia similibus curentur) besagt: Ähnliches kann durch Ähnliches geheilt werden. Für die Praxis bedeutet dieser Leitsatz, dass dasjenige Arzneimittel zur Anwendung kommt, welches eine dem vorliegenden Krankheitsmuster möglichst ähnliche, künstliche Krankheit zu erregen im Stande ist und durch einen dementsprechenden gezielten regulationsfördernden Reiz die vorliegende Pathologie wirksam reduzieren oder auslöschen kann (Abb. 9.**23**).

Bei der Begründung der Simile-Regel wurde von 3 Beobachtungen ausgegangen:

– In einem Organismus können in der Regel keine zwei natürlichen, einander ähnlichen Krankheiten gleichzeitig existieren. Wenn ein bereits erkrankter Mensch von einer neuen, den Symptomen nach ähnlichen Krankheit befallen wird, so hebt eine Krankheit die andere auf.
– Medikamente erzeugen Kunstkrankheiten oder Arzneikrankheiten (in der klinischen Medizin: erwünschte und unerwünschte Nebenwirkungen).
– Wenn bei einem Patienten eine Arzneikrankheit an die Stelle einer natürlichen, ähnlichen Krankheit tritt, so hebt sie ebenfalls die bereits bestehende, natürliche Krankheit auf oder fördert zumindest deren rasche Heilung.

Durch das Ähnlichkeitsprinzip unterscheidet sich die Homöopathie grundsätzlich von der Allopathie mit üblichen Pharmaka (Therapie mit Gegensätzlichem bzw. Anti-Mittel) und Isopathie (Therapie mit dem Gleichen).

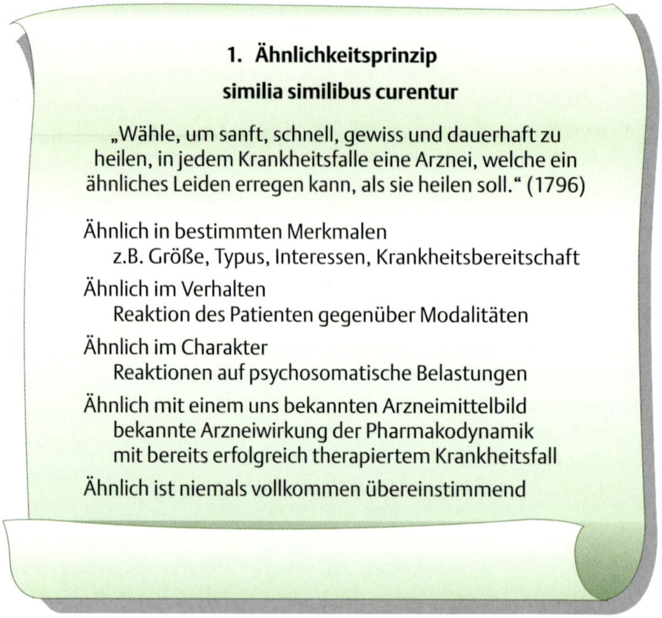

Abb. 9.23 Ähnlichkeitsprinzip.

> **1. Ähnlichkeitsprinzip**
>
> **similia similibus curentur**
>
> „Wähle, um sanft, schnell, gewiss und dauerhaft zu heilen, in jedem Krankheitsfalle eine Arznei, welche ein ähnliches Leiden erregen kann, als sie heilen soll." (1796)
>
> Ähnlich in bestimmten Merkmalen
>   z.B. Größe, Typus, Interessen, Krankheitsbereitschaft
> Ähnlich im Verhalten
>   Reaktion des Patienten gegenüber Modalitäten
> Ähnlich im Charakter
>   Reaktionen auf psychosomatische Belastungen
> Ähnlich mit einem uns bekannten Arzneimittelbild
>   bekannte Arzneiwirkung der Pharmakodynamik
>   mit bereits erfolgreich therapiertem Krankheitsfall
> Ähnlich ist niemals vollkommen übereinstimmend

■ Arzneimittelprüfung

Die Arzneiprüfung am gesunden Menschen stellt die Grundlage der homöopathischen Arzneimittellehren dar und bedeutet eine *Vermenschlichung der Pharmakologie*, d. h. der Arzneieffekt wird von den Versuchspersonen auf sämtlichen Lebensebenen registriert und ermöglicht die Kennzeichnung von einer Vielzahl von Symptomen (insbesondere auf der geistig-emotionalen Ebene), welche uns im Tierversuch verborgen bleiben (Abb. 9.24).

Ähnlich wie in der klassischen Pharmakologie werden dabei sowohl die Quantität und zeitlichen Abläufe (Pharmakodynamik) als auch Qualität der

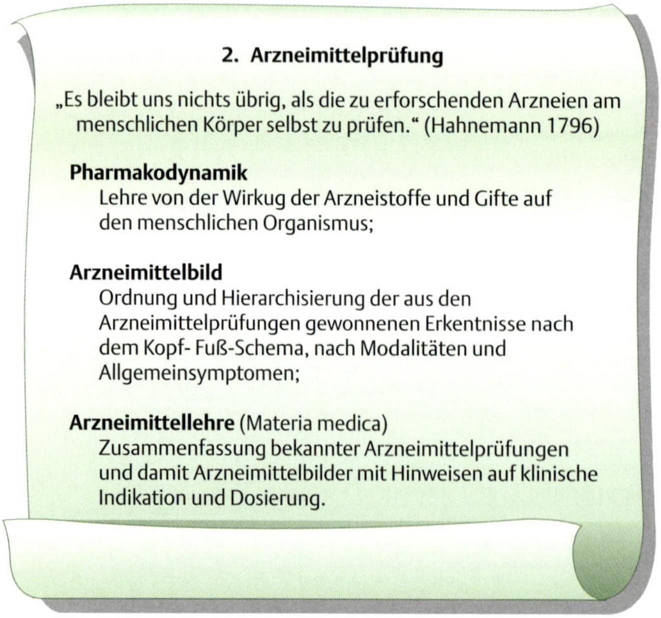

Abb. 9.24 Arzneimittelprüfung.

> **2. Arzneimittelprüfung**
>
> „Es bleibt uns nichts übrig, als die zu erforschenden Arzneien am menschlichen Körper selbst zu prüfen." (Hahnemann 1796)
>
> **Pharmakodynamik**
>   Lehre von der Wirkug der Arzneistoffe und Gifte auf den menschlichen Organismus;
>
> **Arzneimittelbild**
>   Ordnung und Hierarchisierung der aus den Arzneimittelprüfungen gewonnenen Erkenntnisse nach dem Kopf- Fuß-Schema, nach Modalitäten und Allgemeinsymptomen;
>
> **Arzneimittellehre** (Materia medica)
>   Zusammenfassung bekannter Arzneimittelprüfungen und damit Arzneimittelbilder mit Hinweisen auf klinische Indikation und Dosierung.

Arznei im spezifischen Arzneimittelbild erfasst. In homöopathischen Arzneimittellehren (Materia medica) werden Ergebnisse von Arzneimittelprüfungen am Gesunden, die Erkenntnisse der Toxikologie des Arzneistoffes und schließlich auch empirisch gesammelte Behandlungserfahrungen für die jeweiligen pflanzlichen, mineralischen und tierischen Stoffe zusammengefasst. In homöopathischen Repertorien steht alphabetisch sortiert, für welches klinische Symptom welches homöopathische Mittel am ehesten Aussicht auf Erfolg hat. Inzwischen existieren eine fast unüberschaubare Anzahl an Arzneimittellehren und Repertorien, die sich zum Teil an ärztlichen Fachgebieten oder Krankheitsgruppen orientieren.

Beispiel: Arzneimittelprüfung

Während eines Spezialkurses im Oktober 1996 bekamen 28 Physiotherapeuten jeweils 3 Globuli einer ihnen unbekannten homöopathischen Substanz in C30-Potenz. Diese wurde von einer Kursteilnehmerin aus 30 Mitteln gleicher Potenzstufe der homöopathischen Hausapotheke des Kursleiters ausgewählt. Nach 3 Tagen wurden auffällige Beobachtungen und Veränderungen der Testpersonen ausgewertet. Dabei wurden u. a. berichtet:
- Auffälliges Wärmegefühl zum Abend, besonders im Kopfbereich, wie Fieber (8 x)
- Frösteln und kalte Hände bzw. kalte Füße (4 x)
- Krampfartige, unangenehme Bauchbeschwerden (4 x, davon 1 Person über 3 Stunden)
- Leichter Halsschmerz, wie beginnende Grippe (1 x)
- Abends aufgekratzt, Einschlafstörung, benommenes Gefühl (5 x)
- 1 Stunde Gefühl des Laufens wie auf Watte, leichtes Gefühl wie im Rausch (1 x)
- Zuerst Frösteln, dann Hitze im Kopf und anschließend Schweißausbruch (2 x)
- Auffällige Geräuschempfindlichkeit, besonders nachts (3 x)
- Auftreten von Alpträumen und ängstlichen Träumen (4 x)

Nur 4 Personen der Gruppe hatten keinerlei Veränderungen beobachtet. Es wurde zusammenfassend das Bild einer relativ schnell wirkenden Arznei mit besonderer Beziehung zum Gefäß- und Nervensystem gezeichnet. Die Prüfungssubstanz war das wichtige homöopathische Akut- und Grippemittel Belladonna (Tollkirsche). Die deutliche Prüfsymptomatik ermöglichte zur Verwunderung der Kursteilnehmer dem Kursleiter das richtige Zuordnen der homöopathischen Arznei. Der Versuch macht aber auch das differente Reagieren von überschießend bis ausbleibend deutlich. Dieses differente Reaktionsphänomen kennen wir von sämtlichen anderen regulativen Methoden auch (Therapieversager bei Massage, Akupunktur etc.).

■ Individuelles Krankheitsbild

Die Erhebung des individuellen Krankheitsbildes erhebt die klassische Homöopathie zu einer konsequenten ganzheitlichen Methode, da sämtliche die Erkrankung kennzeichnenden Symptome der körperlichen, energetischen und geistig-emotionalen Ebene, insbesondere nach Gewichtung ihrer Wertigkeit, für die Arzneiwahl herangezogen werden. Dadurch wird ein Höchstmaß von Individualität und Persönlichkeitsnähe realisiert. Die genaue bibliographische Erhebung der Krankengeschichte ermöglicht oft auch die Zuordnung von Kausalfaktoren und wichtigen krankheitsmodulierenden Einflüssen (dadurch auch häufig kausale Therapie möglich) (Abb. 9.25).

Ohne Interpretation werden im Rahmen der homöopathischen *Erstanalyse* (Erstanamnese und Ganzkörperuntersuchung) sämtliche vom Patienten beobachtete Veränderungen durch den Krankheitsprozess erfragt bzw. registriert. Die Befragung geht dabei in ihrer Zielsetzung deutlich über die Erfassung der sonst üblichen klinischen Krankheitszeichen und pathognomonischen Symptome hinaus. Im Mittelpunkt steht die Erfassung der individuellen Besonderheiten des Menschen auf allen biologischen Ebenen (Körper, Energie, Psyche). Der gelenkte Bericht (gezieltes Abfragen durch den homöopathischen Arzt) steht dabei im Mittelpunkt mit den Fragen nach offensichtlichen Krankheitsauslösern, Ort und Art der Hauptbeschwerden, Beschreibung von individuellen Empfindungen sowie der Erfassung von Begleitsymptomen und Modalitäten (Tab. 9.15). Insbesondere die genaue Erfassung der Modalitäten lässt eine exakte Differenzierung der richtigen homöopathischen Arznei zu.

Beispiel: Schmerzhafte Knieschwellung (1)

Es liegt der Zustand einer schmerzhaften Knieschwellung vor. Die durchgeführte Untersuchung kann eine innere Verletzung (Meniskus, Bänder) ausschließen, sodass eine Arzneibehandlung in Frage kommt. Während als Pharmaka NSAR oder sogar Kortison zur Entzündungshemmung in Betracht kämen, wählt der homöopatisch arbeitende

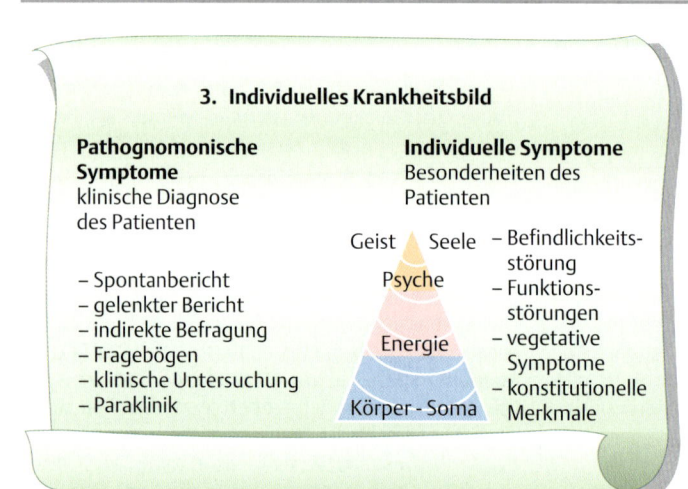

9 Allopathische und naturheilkundliche Arzneimitteltherapie

Abb. 9.25 Individuelles Krankheitsbild.

3. Individuelles Krankheitsbild

Pathognomonische Symptome
klinische Diagnose des Patienten

- Spontanbericht
- gelenkter Bericht
- indirekte Befragung
- Fragebögen
- klinische Untersuchung
- Paraklinik

Individuelle Symptome
Besonderheiten des Patienten

Geist – Seele – Befindlichkeitsstörung
Psyche – Funktionsstörungen
Energie – vegetative Symptome
Körper – Soma – konstitutionelle Merkmale

Tabelle 9.15 Besonderheiten des gelenkten Berichts

CUR?	auslösende Faktoren (wann bzw. in welchem Zusammenhang ist das Symptom erstmalig aufgetreten?)
UBI?	Ort der Hauptbeschwerde und Ausstrahlung (wo ist das Symptom lokalisiert?)
QUOD?	Empfindungen und „als-ob"-Symptome (auf welche Art und Weise äußert sich die Beschwerde?)
QUOMODO?	Modalitäten (was bessert bzw. verschlechtert das Symptom bzw. die Empfindung?)
CONCOMITANTS?	Begleitsymptome (welche Empfindungen treten in zeitlicher Verbindung zur Hauptbeschwerde auf?)

Therapeut das homöopathische Mittel gemäß Ursache und Gesamterscheinungsbild aus. So kommen bei Drehtrauma, Prellung oder Überlastung z. B. Arnica, Rhus toxicodendron, Bryonia oder Ruta graveolens in Betracht. Die Erfassung des Beschwerdemusters führt aber erst zum idealen homöopathischen Heilmittel, welches bei Beschwerdebesserung durch Bewegung und Wärme für Rhus toxicodendron, bei Beschwerdebesserung durch Ruhe und Kühlen für Bryonia und bei auffälligem Verkürzungsgefühl der Beugemuskeln für Ruta graveolens spricht. Bei der Auswahl steht letztlich die Individualität der Symptome über der Physiognomie (dem alleinigen klinischen Erscheinungsbild).

■ Homöopathische Arzneimittel

Die homöopathischen Arzneimittel bestehen zumeist aus Pflanzen, tierischen Produkten oder Mineralien, welche einerseits in Verdünnungsstufen (1 : 10, 1 : 100 oder 1 : 50.000) hergestellt werden, dabei aber von Stufe zu Stufe potenziert (verschüttelt) werden. Dieser auch als Dynamisierung bezeichnete Herstellungsgang, wobei dem Wasser-Alkohol-Substanz-Gemisch kinetische Energie zugeführt wird, kennzeichnet die wesentliche Voraussetzung für die Wirksamkeit auch hoher Verdünnungsstufen, *Hochpotenzen*, deren Effizienz durch neue biophysikalische Experimente nachweisbar wurde (siehe unten). Die homöopathische Arznei bildet somit eine Synthese aus Verdünnung und Potenzierung/Dynamisierung. Insbesondere die Unkenntnis über den Potenzierungsprozess führt bei Gegnern der Homöopathie zu spekulativen und okkultistischen Schlussfolgerungen sowie polemischen Diskussionen.

Beispiel: Karlsbader Salz

Die stark abführende Wirkung des Karlsbader Heilwassers ist hinlänglich bekannt und erfordert u. a. im Karlsbader Kurpark das Betreiben von einer Vielzahl öffentlicher Toiletten. Wird durch Ver-

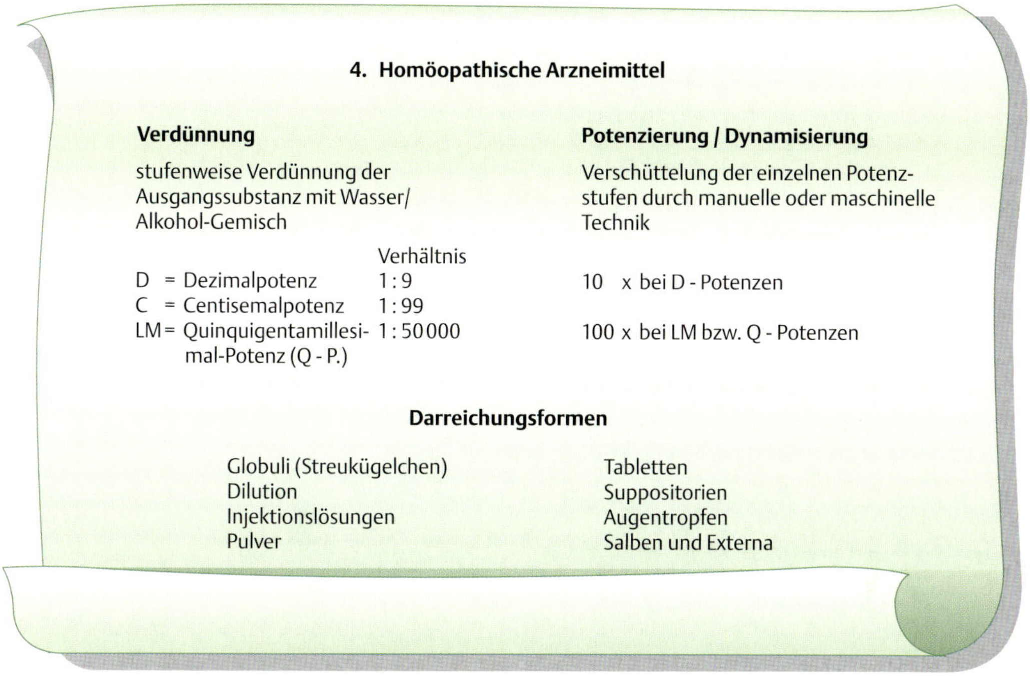

4. Homöopathische Arzneimittel

Verdünnung

stufenweise Verdünnung der Ausgangssubstanz mit Wasser/Alkohol-Gemisch

		Verhältnis
D	= Dezimalpotenz	1 : 9
C	= Centisemalpotenz	1 : 99
LM	= Quinquigentamillesimal-Potenz (Q - P.)	1 : 50 000

Potenzierung / Dynamisierung

Verschüttelung der einzelnen Potenzstufen durch manuelle oder maschinelle Technik

10 x bei D - Potenzen

100 x bei LM bzw. Q - Potenzen

Darreichungsformen

Globuli (Streukügelchen)
Dilution
Injektionslösungen
Pulver

Tabletten
Suppositorien
Augentropfen
Salben und Externa

Abb. 9.**26** Homöopathische Arzeimittel.

dampfung der Hauptwirkstoff dieses Abführmittels, das Karlsbader Salz, gewonnen, so kann auch in heimischer Umgebung unter erneutem Wasserzusatz das *Original Karlsbader Heilwasser* hergestellt werden. Für das Erzielen eines gleichen Abführeffektes ist jedoch eine deutlich größere Trinkmenge und damit Konzentration notwendig. Bei intensiver Verschüttelung des Salz-Wassergemisches (mindestens 50 mal) kann jedoch wieder eine Wirkungsverstärkung herbeigeführt werden. Es zeigt sich, dass neben der chemischen, konzentrationsbedingten Wirkkomponente auch die biophysikalische oder kinetische Komponente Beachtung finden muss.

Ein weiteres Beispiel ist die Herstellung von Schießpulver, bei der schon im ausgehenden Mittelalter bekannt war, dass neben den Verhältniszahlen von Salpeter, Schwefel und Pech die Intensität der Vermörserung für die Wirksamkeit sehr entscheidend ist.

Die Darreichungsformen der Homöopathika sind denen der üblichen Pharmaka ähnlich. Eine Besonderheit stellt die ursprünglich für die Anwendung bei Kindern entwickelte Aufbewahrungsform des Streukügelchens (0,5 – 1 mm großes Milchzuckerkügelchen) dar. Die Herstellung der homöopathischen Arzneimittel ist in Deutschland gesetzlich durch das *Amtliche Homöopathische Arzneibuch* (HAB 1) geregelt. Die apothekenpflichtigen Medikamente sind im Allgemeinen unproblematisch in jeder Apotheke erhältlich. Homöopathische Arzneien werden in der Regel mit ihrem lateinischen oder auch griechischen Namen bezeichnet. Die Nomenklatur ist international einheitlich (Abb. 9.**26**).

■ **Individuelle Mittelwahl und Gabenlehre**

Nach homöopathischer Analyse des individuellen Krankheitsbildes erfolgt zunächst die *Symptomhierarchisierung*, bei welcher den Symptomen ein unterschiedlich starker Stellenwert zugeordnet wird. Dabei stehen außergewöhnliche, komische Symptome und Geistes-/Gemütssymptome über den Allgemein- und insbesondere Lokalsymptomen. Die wichtigsten der Symptome werden in Symptomensammlungen nachgeschlagen. Oft bekommt der Therapeut dadurch deutliche Hinweise auf eine oder mehrere Arzneien, welche dem Krankheitsmuster ähnlich sind. Die Entscheidung für die auf das vorliegende Problem passende Arznei kann häufig erst nach Studium und Vergleich in der Arzneimittellehre getroffen werden (Abb. 9.**27**).

Abb. 9.27 Mittelwahl.

5. Individuelle Mittelwahl

a) Gliederung der Symptome aus dem individuellen Krankheitsbericht
- Causa, auffällige und ungewöhnliche Symptome (§ 153)
- Gemütssymptome
- Allgemeinsymptome (Empfindungen und Modalitäten, Sexualsymptome, Menses, Verlangen und Abneigung, Beschaffenheit von Absonderungen und Ausscheidungen, Schlafsymptome und Träume)
- Lokalsymptome

b) Repertorisation und Auswertung
- mittels Repertorisationsbogen
- mittels computergestützten Datenbanken

c) Überprüfung mittels Arzneimittellehre (materia medica)

d) Auswahl der Arzneipotenz und -dosierung
- orientiert an Akuität der Erkrankung
- orientiert an der „Lebenskraft" des Patienten
- orientiert an der biologischen Ebene für Wirkungsentfaltung

Abb. 9.28 Gabenlehre und Dosierung von Homöopathika. ▼

Gabenlehre und Dosierung von Homöopathika

1 Einzelgabe → 3 Globuli = 3 Tropfen = 0,5 Tablette

Gabe	Potenzstufe (Verlauf)	Potenzstufe	D - Potenz Gabe	D - Potenz Potenzstufe	C - Potenz Gabe	C - Potenz Potenzstufe	LM - Potenz Gabe	LM - Potenz Potenzstufe
1–2×/Quart.	chronisch	C 1000, LM, Q, C 30, D 30	1×/Monat	D 200	1×/6 Woche	D 200	1×/Monat	LM XXX
1–2×/Monat	subakut	LM, Q, C 30, D 30	3–7×/Woche	D 30	1–2×/Monat	D 30	1×/Woche	LM XXIV
1–2×/d		D 12, D 3 Kompl.	1–2×/d	D 12	1×/d	D 12	2–3×/Woche	LM XII
2–4×/d	akut	C 30, D 30, D 12	2–3×/d	D 6	1–2×/d	D 6	1×/d	LM VI
2–4×/h	perakut	D 3 Kompl.	4–6×/d	D 2	2–4×/d	D 2	2–3×/d	LM I
			von D 2 bis D 12 vorzugsweise als Indikationshomöopathie		ab C 30 Bes. bei chronischen Erkrankungen und konstitutioneller Behandlung		bes. bei Kindern, Hautkrankheiten, psychischen Beschwerden	

> **Beispiel: Schmerzhafte Knieschwellung (2)**
>
> Der Sportler mit der schmerzhaften Knieschwellung rechts gibt noch eine erhebliche Schmerzverstärkung beim Husten und vermehrten Durst an. Außerdem wird seit Tagen Gemüse schlecht vertragen und führt zu Durchfall. Die besonderen Symptome führen in diesem Fall zu *Bryonia* als homöopathisches Heilmittel. Die Zaunrübe, *Bryonia alba*, führt in der Arzneiprüfung zu rheumatischen Gelenkschwellungen, Ruhebedürfnis, starkem Durst und vielerlei Schleimhautproblemen (Durchfall, Erkältungszeichen, Schwellungen). Psychisch zeigt der Patient häufig ein mürrisches, reizbares Erscheinungsbild und die Schmerzzunahme durch Erschütterung, Husten, Lärm etc.

Wiederum individuell erfolgt die Dosierung und Potenzwahl in Abhängigkeit von Verlauf und Akuität der Erkrankung und den beabsichtigten Hauptwirkebenen der Arznei (Abb. 9.**28**).

Hierbei zeigte sich, dass die höheren Potenzen seltener gegeben werden als die Tiefpotenzen. Desweiteren werden die Arzneigaben bei chronischen Leiden deutlich seltener vorgenommen als bei Akutproblemen. Schließlich werden die Organwirkungen bei Tiefpotenzen und die psychisch harmonisierenden Effekte bei Hochpotenzen deutlicher. Bei geschwächter Lebenskraft (Säuglinge, kleine Kinder, alte Menschen, chronisch Kranke) sollte mit Ausnahme bei Krebs eher die seltene Arzneigabe und Anwendung von LM- oder Q-Potenzen erfolgen (Abb. 9.**28**).

Wirksamkeit von Homöopathie und homöopathischen Arzneimitteln

Obgleich die über 200-jährige Geschichte der Homöopathie, deren millionenfache Anwendung und Verbreitung sowie die unübersehbare Menge an Fachliteratur Beweis genug sein könnte für eine etablierte Methode, fehlt der homöopathischen Arzneitherapie bisher die definitive wissenschaftliche Anerkennung an den medizinischen Fakultäten der meisten Industriestaaten. Den Kernpunkt der Kontroverse stellt hierbei die höher potenzierte homöopathische Arznei dar, welche ab der Potenzstufe D24, C12 bzw. LM V rein mathematisch keine Moleküle der Ausgangssubstanz mehr enthält (Avogadrozahl). Erst die modernen Möglichkeiten der Biophysik, Kybernetik, Kristallographie an Flüssigkeiten und die Informatik konnten Erklärungshinweise für die Wirkung des sprichwörtlichen „Tropfens auf den Bodensee" erbringen. 1986 wurde durch den Biophysiker F. A. Popp ein Forschungsprojekt zum Wirksamkeitsnachweis homöopathischer Mittel im Auftrag der Hufelandgesellschaft für Gesamtmedizin abgeschlossen. Die Ergebnisse wurden in dem Buch *Bericht an Bonn* zusammengefasst, da zu dieser Zeit – auf Druck der Standardmedizin – die homöopathischen Arzneimittel aus der Kostenerstattung der Krankenkassen gestrichen werden sollten.

Der häufig klinisch beobachtete, anstoßende bzw. induzierende Effekt homöopathischer Mittel wurde durch in vitro Untersuchungen an Zellkulturen nachgewiesen, nachdem der Effekt am Gesamtorganismus zunächst leicht durch Plazebowirkung erklärbar schien. So wurden in vielen Experimenten von Harisch et al. in vitro an der Rattenleber und Rattenleberzellen sowie später auch an menschlichen Leberzellen die Enzymaktivitäten unter Einwirkung verschiedenster homöopathischer Potenzen und gleich konzentrierter konventioneller Verdünnungen untersucht. Dabei zeigten sich besonders ab dem Potenzgrad D8 (Verdünnung 10^{-8}) statistisch relevante Unterschiede von Stimulation oder Inhibition. Die Ergebnisse konnten auch die hohe Selektivität und Spezifität der Wirkung homöopathischer Potenzen aufzeigen. Die homöopathische Behandlung wird gemäß dieser Befunde einer Regulationstherapie gleichgestellt. Ebenfalls elementare Fortschritte in der Erklärbarkeit dieser feinstofflichen Effekte und von deren Übertragung/Induktion durch hoch potenzierte Mittel brachte die Forschung bezüglich Informationsspeicher und -transport in Flüssigkeiten, insbesondere am Wasser. Es konnte die pseudokristalline Form des Wassers im Temperaturbereich von 10–50° C mit einem Maximum an Rekombinationsmöglichkeiten bei 37° C gezeigt werden (Trincher 1981). Die spektralanalytisch bestimmbaren ϱ_2-Relaxationszeiten von Wasserstoffkernen zeigten beim Vergleich verdünnter zu homöopathisch potenzierten Lösungen Unterschiede, auch jenseits der Avogadrozahl (Resch u. Gutmann 1990–93). Zu ähnlichen Ergebnissen kamen aktuelle Studien auch mittels Raman-Spektroskopie bzw. NMR-Spektroskopie (Demangeat et al. 1992). Da sich physiologisch unser Hauptbaustein H_2O extra- wie intrazellulär in geordneten, dreidimensionalen Netzwerken um Glukosaminoglykane, Faserelemente, Zellorganellen und Enzyme strukturiert, wird dadurch die Stabilität der Informationsspeicherung noch erhöht. Die wässrige Phase stellt dabei eher das Transportmedium, die pseudokristalline oder Oberflächenphase eher das Resonanzmedium dar. Die *Imprinttheorie* stellt als Folgerung der auch zitierten experimentellen Arbeiten das führende Erklärungsmodell des arzneili-

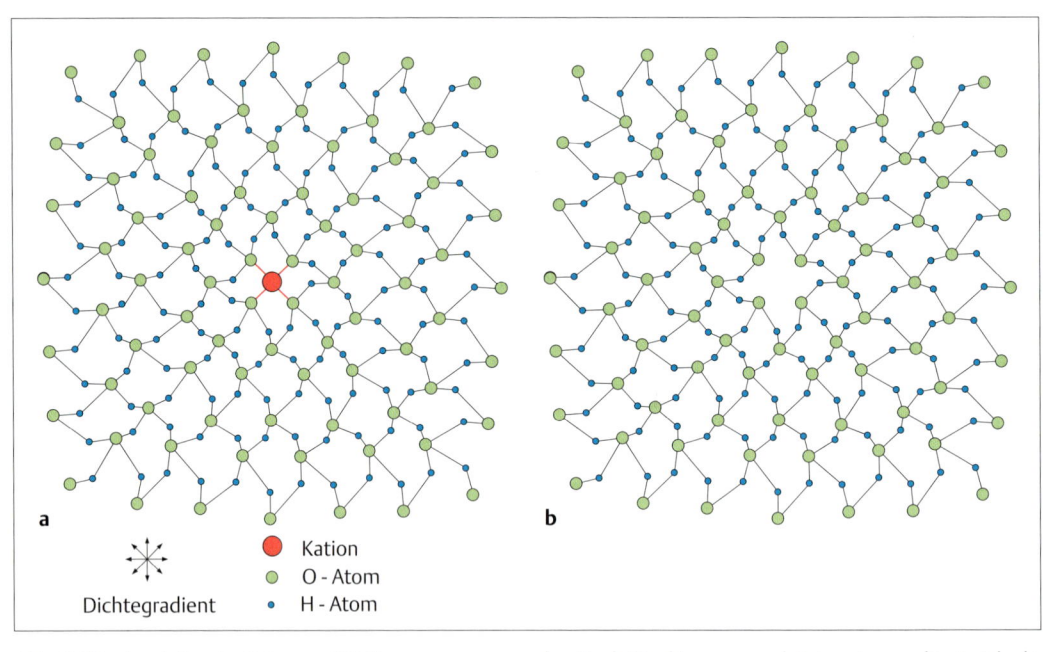

Abb. 9.29 (nach Resch, Gutmann 1991)
a Zweidimensionale Illustration der Strukturverdichtung um ein Kation im Wasser.

b Nach Verdünnung und Potenzierung lässt sich die Strukturmodifizierung auch in Abwesenheit des Kations noch erkennen und nachweisen (Modell des Wassergedächtnisses).

Wissenschaftliche Hinweise zur Wirksamkeit der Homöopathie und homöopathischer Arzneimittel

Effekte von Homöopathika auf Biophotonen / Biolumineszenz
Popp et al. 1983 – 1993, Grasso et al. 1992

in vitro-Untersuchungen an Zellkulturen bzgl. Enzymaktivitäten unter Exposition homöopathischer Arzneimittel
Harisch et al. 1992 – 1995, Then et al. 1996

Einfach- und Doppel-Blind-Studien der Anwendung homöopathischer Arzneien an Pflanzen und Tieren
Meriaux 1993, Gauch at al. 1995

Einfach- und Doppel-Blind-Studien der Anwendung homöopathischer Arzneien am Menschen
Übersichten bei Majerus 1995 und Sauer 1993
Nosoden-Therapie bei Asthma (Linde et al. 1995, Reilly 1994)
multizentrische Migränestudie (Brigo et al. 1991, Winter 1995)
Neurodermitis-Studie (Uni Freiburg 1994)

Arzneimittelprüfung am Gesunden
z.B. Walach et al. 1993

Raman-Spektroskopie, MRT - Analysen zur Bestimmung der rho2-Relaxationszeiten der Wasserstoffkerne, NMR-Spektroskopie
Resch u. Gutmann 1990 – 1993, Hoffmann 1994, Demangeat 1992

Abb. 9.30 Wissenschaftliche Untersuchungen zur Wirksamkeit der Homöopathie.

chen Charakters und der besonderen Eigenschaften von homöopathischen Mitteln dar (Resch, Gutmann, Walach, Hock et al. 1993). Schematisch wird der Effekt des *Fußabdrucks* in Abb. 9.**29** illustriert.

Eine Erläuterung der Vielzahl klinischer Studien zur Wirksamkeit der Anwendung homöopathischer Mittel an Pflanzen, Tieren und Menschen würde den Rahmen dieser Übersicht sprengen. Hierbei sollte allerdings der Hinweis erfolgen, dass im Gegensatz zu den Forderungen der universitären Medizin für die klinische Anwendung der Homöopathie der Doppelblindversuch nicht sinnvoll – im Gegenteil sogar unwissenschaftlich wird. Die Antwort für diese Behauptung ergibt sich sowohl bei näherer Betrachtung der Methodik als auch der Wirkungshinweise aus der Grundlagenforschung. Für die homöopathische Behandlung gilt als Grundvoraussetzung die genaue Erhebung der individuellen Krankheitssymptome und demgemäße Zuordnung der Arznei nach dem Simile-Prinzip. Der Behandler muss somit den Patienten genau befragen und untersuchen. Unter Umständen kommen für eine klinische Diagnose (z. B. Schnupfen) 10, 20 oder 50 homöopathische Mittel in Betracht. Die Biophotonenstudien erbrachten nur einheitliche Befunde bei der Verabreichung der Medikamente in toxischer Dosis. Ab bestimmten Potenzierungsgraden verdeutlichte sich der Einfluss von Keimart, -alter, Zusammensetzung der Nährlösung etc. im Ergebnis und Einfluss der Homöopathika. Somit wäre eine Doppelblindstudie zur Testung der Wirksamkeit von Homöopathika nur bei identischen Individuen möglich (gen- und milieugleich). Eine statistisch relevante Zahl von eineiigen Zwillingen mit identischer Ernährung, Bewegung und Krankheitsvorgeschichte ist aber schwer organisierbar (Abb. 9.**30**).

Bewährte Indikationen

Noch mit gewissen Ähnlichkeiten zur klassischen Pharmakotherapie können klinischen Diagnosen und Krankheitsmuster, insbesondere im akuten und subakuten Zustand, homöopathische Einzelmittel zugeordnet werden. Es wird hierbei von *organotroper Behandlung nach bewährten Indikationen* gesprochen. Dabei wird nach relevanten Auslösemechanismen und Einflussgrößen der Beschwerden gesucht. Bei längerdauernden und chronischen Erkrankungen hat die *Indikationshomöopathie* allenfalls begleitenden Charakter. Die *Konstitutionshomöopathie* ist hier unersetzlich. In begrenzter Form können auch zweckentsprechende Gemische von homöopathischen Arzneien (Komplexmittel) zur Indikationshomöopathie gerechnet werden.

In der Folge werden die wichtigsten homöopathischen Einzelmittel mit ihren Auslösemechanismen, Leitsymptomen und Modalitäten der Verbesserung ($>>$) oder Verschlechterung ($<<$) für einige Anwendungsbereiche aufgelistet.

Verletzungen und Unfälle

Eine große Bedeutung kommt der Anwendung homöopathischer Mittel bei der Behandlung von Verletzungsfolgen zu. Der Einsatz erfolgt dabei auch vor notwendigen Operationen oder sonstigen Eingriffen (Tab. 9.**16**).

> **Beispiel: Prellung**
>
> Ein 24-jähriger Sportler klagt seit Monaten über Oberschenkelschmerzen links seit einem Sturz mit starker Prellung und Blutergussbildung. Die Schmerzen treten bei bestimmten Beinbewegungen (besonders bei Drehung und Abspreizung) und vermehrt nachts auf. Er kann auf dieser Seite nicht mehr liegen. Es erscheint ihm phasenweise das Bett zu hart, so dass er schon zusätzliche Unterpolsterung verwendete. Durch den Sportmediziner und Orthopäden wurde ein Knochenbruch ausgeschlossen und monatelang mit der Diagnose Muskelriss bzw. subfasziales Hämatom mit Schmerzmitteln, Spritzen, Strom, Massage, Fango und Dehnübungen behandelt. Homöopathisch verlangt das Beschwerdemuster Arnica, welches als Arnica D12 (DHU) 2 mal 3 Globuli vor dem Essen verabreicht wird. Nach 2 Tagen erfolgt der Anruf, dass die Schmerzen eher noch verstärkt spürbar sind. Es wird die weitere Einnahme in herabgesetzter Menge empfohlen. Nach einer weiteren Woche ist der Sportler schmerzfrei und kann wieder voll trainieren. Die homöopathische Arznei wird abgesetzt.

Gelenkbeschwerden und rheumatischer Formenkreis

Bei nicht-entzündlichen rheumatischen Beschwerden und bei Arthrose der Gelenke sowie Spondylose der Wirbelsäule kann die Homöopathie unter Verzicht oder zumindest Reduktion üblicher Antirheumatika eingesetzt werden. Aufgrund der besonderen Bedeutung dieses Kapitels für die physikalische Medizin erfolgt eine ausführliche Darstellung. Es folgt eine Auflistung der Hauptcharakteristika der wichtigsten Einzelmittel (Tab. 9.**17**).

Tabelle 9.16 Homöopathika bei Verletzungsfolgen

Mittel	Auslösungsmechanismus	Leitsymptome	Modalitäten
Arnica montana (Bergwohlverleih)	Folge von Stoß, Schlag, Verletzung mit Blutaustritt, Gehirnerschütterung, Hämatome	Gefühl wie zerschlagen, nachts Gefühl des zu harten Bettes („Prinzessin auf der Erbse")	<< nachts, << Bewegung, << Berührung
Rhus toxicodendron (Giftsumach)	Verheben, Verrenken, Überanstrengung, Folge von Nässe und Kälte	Unruhe, muss sich bewegen, Gelenke schmerzhaft, geschwollen, evtl. überhitzt, Anlaufschmerz	>> leichte Bewegung, >> Wärme, << Nässe, Kälte
Hypericum (Johanneskraut)	Nervenverletzung, Steißbeinprellung	heller, ziehender, stechender Nervenschmerz	>> Ruhe, >> Wärme
Symphytum (Beinwell)	Knochenbruch, Knochenhautreizung nach Prellung		
Calcium carbonicum (innere Schicht Austernmuschelschale)	Knochenbruch, Gefahr Pseudarthrose	eher dicklicher und robuster Typ, zur Verbesserung des Knochenstoffwechsels, Kopfschweiß	>> Ruhe, >> Essen
Calcium phosphoricum (Kalziumphosphat)	Knochenbruch, Gefahr Pseudarthrose	eher schlanker und schwächlicher Typ, zur Verbesserung des Knochenstoffwechsels	
Ruta graveolens (Weinraute)	Sehnen- und Bandverletzung	Gefühl der Verhärtung oder Verkürzung von Muskeln, bes. Flexoren	
Ledum (Sumpfporst)	Stichverletzung, Insektenstich	Schwellung, eher blass	>> durch nasse und kalte Anwendungen
Apis mellifica (Honigbiene)	Stichverletzung, Insektenstich	Schwellung hellrot, starke Berührungsempfindlichkeit	>> kalte Anwendungen
Staphisagria (Rittersporn)	Stichverletzung, Insektenstich, Schnittwunde, Operationswunde, nach Katheterisierung	heller, stechender Schmerz, bes. an sehr unangenehmen Stellen (z. B. Fingerbeere), eingezogener Splitter, reizbares Gemüt	

Beispiel: Reizknie

Ein 28-jähriger Ringer kommt mit einem Reizknie rechts zur Vorstellung. 4 Wochen vorher war bereits eine Arthroskopie erfolgt mit der Diagnose: Plikasyndrom und kleiner Hinterhorneinriss medial. Zuvor war der Patient bereits 8 Wochen konservativ mit Einreibungen, NSAR (Diclofenac), 2-maliger intraartikulärer Kortison-Injektion und physikalischer Therapie erfolglos behandelt worden. Nach der Arthroskopie war die Kniebeweglichkeit zunächst erleichtert, der nächtliche, Ruhe- und Anlaufschmerz sowie die warme Gelenkschwellung persistierten. Ursächlich gab der Patient ein Überlastungstrauma beim Training ohne direkten Unfall an. Auffällig war bei näherer Befragung, dass er bei fortgesetzter Bewegung ebenso wie bei Wärmeanwendung deutlich weniger Beschwerden verspürte. Nachts würden ihn dagegen die Schmerzen teilweise aus dem Bett treiben. Es erfolgte die tägliche Gabe von 3 mal 3 Globuli Rhus toxicodendron D6 vor dem Essen. Zur Wiedervorstellung nach 2 Wochen fand sich noch eine geringe Restschwellung bei schmerzfreiem Patienten. Demgemäß wurde die Arznei in D12 1 mal 5 noch für weitere 3 Wochen fortgegeben, wonach sich auch am Knie kein auffälliger Befund mehr nachweisen ließ.

Tabelle 9.17 Homöopathika bei Gelenkbeschwerden und Krankheiten des rheumatischen Formenkreises

Arznei	Leitsymptom	Modalitäten	Auslösungsmechanismus
Rhus toxicodendron (Giftsumach)	Unruhe, muss sich bewegen, Gelenke schmerzhaft, geschwollen, evtl. überhitzt, Anlaufschmerz, Knacken der Gelenke, nächtliche Schmerzen, Wetterfühligkeit	>> leichte Bewegung, >> Wärme, << Nässe, Kälte	Verheben, Verrenken, Überanstrengung, Folge von Nässe und Kälte
Ledum (Sumpfporst)		>> durch nasse und kalte Anwendungen, Schwellung eher blass, >> Ruhe	latente Gewebeazidose, Gicht, Gelenkarthrose
Apis mellifica (Honigbiene)	Schwellung hellrot, starke Berührungsempfindlichkeit, Bewegungsschmerz, durstlos bei Fieber	>> kalte Anwendungen	Aktivierte Arthrose, Frühphase progressiv-chronische Polyarthritis
Bryonia alba (Zaunrübe)	wässrige Schwellung, starker Bewegungsschmerz, Schmerz beim Husten, viel Durst	>> Kühlen, >> Ruhe und nachts	Reizung der Schleimhäute, Folge von Fehlernährung
Phytolacca (Kermesbeere)	Frühstadium rheumatisches Fieber, Seitenstrangangina, dunkelrote Verfärbung der entzündeten Gelenkregion		Gelenkerkrankung nach Infekt, Angina
Pulsatilla (Küchenschelle)	weinerlicher Mensch	>> Trost, >> leichte Bewegung, << abends, wechselhafte Beschwerden	Folge von Zugluft und Unterkühlung
Rhododendron (Rhododendronstrauch)	extreme Wetterfühligkeit, ggf. schon mehrere Tage vor Wetterwechsel vermehrt Beschwerden		rheumatischer Formenkreis, Weichteilrheuma, Fibromyalgie
Kalmia (Kalmuswurzel)	Rheuma der kleinen Gelenke, ständig wechselnde Lokalisation, zusätzlich häufig Herzbeschwerden		

■ **Schmerztherapie**

Die medikamentöse Schmerztherapie sollte neben der Wirksamkeit immer auch den Aspekt der möglichst geringen Nebenwirkungen zum Ziel haben. Leider zeigt hier die Realität mit übermäßigem Schmerzmittelabusus, Induktion von toxischen Leberschäden und zunehmenden Raten an Nierenkrebs und Niereninsuffizienzen ein düsteres Bild. Bei guter Auswahl sind homöopathische Mittel auch bei Schmerzen einsetzbar und wiederum zumindest in der Lage, den Verbrauch an nebenwirkungsbehafteten Analgetika zu senken.

Die nachfolgende Liste von Indikationshomöopathika hat insbesondere für die Akut- und Subakutbehandlung Bedeutung (Tab. 9.**18**).

■ **Sehnenprobleme**

Die homöopathischen Arzneien bei Sehnenproblemen sind kurz in Tabelle 9.**19** zusammengefasst.

> **Beispiel: Achillodynie**
>
> Ein 28-jähriger Fußballer der Regionalliga stellt sich wegen einer therapieresistenten Achillodynie beidseits vor. Durch die stechenden Schmerzen kann er kein Fußballspiel mehr voll absolvieren. Die Beschwerden bestehen mit kleineren schmerzfreien Intervallen seit ca. 1,5 Jahren. Im Vorfeld wurden sämtliche physikalischen und sportmedizinischen Behandlungen sowie eine Akupunkturbehandlung

Tabelle 9.18 Homöopathika in der Schmerztherapie

Mittel	Leitsymptom	Modalitäten	Auslösungsmechanismus
Aconitum (Sturmhut)	plötzliches Auftreten, Schock, Angst, Todesfurcht, blasses Aussehen		
Belladonna (Tollkirsche)	plötzliches Auftreten, auch plötzliche Schmerzpausen, Blutandrang zum Kopf, klopfende, hämmernde Schmerzen, Rötung	>> kühle Getränke, << nachts, zum Migränebeginn	
Nux vomica (Brechnuss)	Wärmebedürfnis, Hustenschmerz, Übelkeit, extreme Reizbarkeit	<< morgens, << Kälte, starkes	Folge von Verheben, Nachtarbeit, Ärger und Stress
Colocynthes (Koloquinte)	krampfartige Schmerzen, Ischias	>> Druck, >> Wärme, >> Beugen, Krümmen	Folge von Entrüstung, Ärger
Magnesium phosphoricum		krampfartige Schmerzen, Koliken, >> Druck, >> Wärme, >> Beugen, Krümmen	
Gelsemium (wilder Jasmin)	migräneartiger, aufsteigender Kopfschmerz, Druck auf den Augen, Grippegefühl, Gesichtsröte	<< abends	Erwartungsspannung, Aufregung

Tabelle 9.19 Homöopathika bei Sehnenproblemen

Mittel	Leitsymptom	Auslösungsmechanismus
Ruta graveolens	häufig Gefühl der Verkürzung, Verkrampfung	Folge von Band- und Sehnenzerrung oder direkter Verletzung
Symphytum		Besondere Wirkung auf Knochenhaut und nach Knochenbrüchen
Phytolacca, Rhus toxicodendron, Rhododendron		Wirkung auf Sehnenansatzschmerzen, z. B. Enthesiopathien
Bryonia		angezeigt bei Sehnenscheiden- oder Schleimbeutelentzündung, starker Bewegungsschmerz
Causticum, Lycopodium, Graphites		Sehnenkontraktur, Verkürzung, auch Dupuytren-Kontraktur
Silicea, Hekla lava		Verkalkung an Sehnenansätzen

ohne anhaltenden Erfolg ausgeschöpft. Bei der Untersuchung zeigt sich sowohl der Achillessehnenansatz als auch die Gleitbahn leicht schmerzhaft. Sonographisch ergeben sich nur leichte Hinweise auf beginnende Sehnendegenerationen im mittleren Sehnendrittel. Gemäß des Beschwerdebildes erfolgt die Verordnung von Ruta graveolens D4 2–3 mal 3 Globuli vor dem Essen. Die Beschwerden gehen in den folgenden 4 Wochen bis zum Erreichen der vollen Belastbarkeit zurück.

■ Magen-Darm-Erkrankungen

Eine Auswahl der wichtigsten Homöopathika in der Behandlung von Problemen des Verdauungstraktes gibt Tabelle 9.**20**.

■ Herz-Kreislauf-Erkrankungen

Für leichte und mittelstarke Formen der Hypertonie und von Herzbeschwerden (Angina pectoris) können homöopathische Mittel bei kritischer Beurteilung der Wirksamkeit durch Verlaufskontrollen eine effektive Alternative zu nebenwirkungsbehafteten Pharmaka darstellen. Auch hier wird eine Kurzübersicht in Tabellenform gegeben (Tab. 9.**21**).

Tabelle 9.**20** Homöopathika bei Magen-Darm-Erkrankungen

Homöop. Mittel	Leitsymptome	Modalitäten	Art der Störung
Chamomilla	Überempfindlichkeit, einseitige Wangenröte	<< nachts, << Wärme, << Ärger	Erbrechen, saurer Mundgeschmack, Zahnung
Lycopodium	starkes Kollern, Heißhunger, Auftreibung, Leberprobleme	<< 16^{00}, << Schlaf, >> Aufdecken, Winde	Blähungen, nach einigen Bissen satt, Gelbsucht
Magnesium phosphoricum	krampfartige Schmerzen, Krümmen	>> Druck, Wärme << Kälte, Berührung	Erschöpfung durch Krämpfe
Nux vomica	Reizbarkeit, Übelkeit, Hyperästhesie	<< morgens, Kälte >> abends, Druck	Übelkeit, Erbrechen, „Kater" nach Alkohol
Carduus marianus	rechtsseitige Schmerzen, Hautjucken, Schulterschmerz	>> Krümmen, << Bewegung	Leber- und Gallenerkrankungen mit Pfortaderstau
Chelidonium majus	Übelkeit, Erbrechen, Angst, Folge von Ärger, Blähungen	>> Wärme, Ruhe << Ärger, Bewegung	Leber- und Gallenerkrankungen und deren Folgen
Colocynthes	Folge von Ärger und Entrüstung, Krämpfe	>> Wärme, Krümmen >> Druck, << Ärger	Spasmen der glatten Muskulatur, Neuralgien
Acidum nitricum	Schwäche, Schweiße, Reizbarkeit, Splitterschmerz	>> Wärme, Ruhe << nachts, Lärm	Fieber, Durchfall, Colitis, stechende Schmerzen
China	Folgen Säfteverlust, langer Durchfall, intermitt. Fieber	>> Wärme, Ruhe << Milch, Obst, Hitze	verzögerte Rekonvaleszenz, Schwäche, Schweiß
Ipecacuanha	spastische Schleimhautprobleme, Übelkeit	>> frische Luft << abends, Liegen	Erbrechen, Übelkeit, Husten
Okoubaka	Antidot bei Vergiftungen	Empirisch	Durchfall, Nahrungsmittel- u. Arzneivergiftung
Podophyllum	wässriger Durchfall, Brechdurchfall, Durst auf Kaltes	>> Ruhe, Reiben << morgens, n. Essen	Hydrantenstuhl, Brechdurchfall, schmerzlose Diarrhoe
Argentum nitricum	Erwartungsspannung, Unruhe, Verlangen nach süß	>> frische Luft, Kälte << Aufregung, Arbeit	Durchfall nach Erregung, Prüfungsmittel
Carbo vegetabilis	Erschöpfung, Schweiß, venöse Stauungen, Flatulenz	<< feuchte Wärme >> frische Luft	Luftaufstoßen, Schwäche, Durchfall alter Leute
Pulsatilla	Wechselhaftigkeit, Weinerlichkeit	>> Trost, Ablenkung << Ruhe, kalte Füße	Durchfall nach Eiskreme und Schweinefleisch
Arsenicum album	Schwäche, Kälte, Angst, großer Durst	<< nachts, ab 1^{00} >> Ruhe, Gesellschaft	Durchfall nach verdorbenen Speisen
Veratrum album	Kollapsneigung, kalter Schweiß	>> Wärme, Ruhe << Bewegung	Magen-Darm-Katarrh mit Kollaps und Kältegefühl
Alumina	magerer Patient, schwach, Lähmungen, Trockenheit	>> Wärme, Sommer << Sprechen, morgens	Obstipation, harter Stuhl, Schwäche der Verdauung

Tabelle 9.21 Homöopathie bei Herz-Kreislauf-Erkrankungen

Homöop. Mittel	Leitsymptome	Modalitäten	Art der Störung
Arnica montana	Zerschlagenheitsgefühl, Blutandrang zum Kopf	>> Wärme << nachts, Berührung	Hypertonie, Herzmittel alter Leute
Aurum metallicum	Depression, chronische Krankheit, Arteriosklerose	>> Wärme, Bewegung << Kälte	Hypertonie, Schwermut, chron. Fall
Crataegus	Herzschwäche mit Luftnot, Unruhe, Kopfschmerzen	>> Ruhe, frische Luft >> Wärme	Angina pectoris, Herzschwäche, Hypertonie
Naja naja	Erregung, krampfartige Schmerzen, Ausstrahlung	>> Ruhe, frische Luft >> nach Schlaf	Angina pectoris, nächtl. Erwachen, Herzstechen
Viscum album	Gefühl wie Brett vor Kopf	>> Bewegung, frische Luft << Bücken	Hypertonie mit Schwindel, gestörte Durchblutung und Kopfschmerz
Lachesis	linksseitige Schmerzen, Ausstrahlung in Arm, Röte Gesicht	>> Kälte, Bewegung, << Enge, früh	Hypertonie, ausstrahlende Herzschmerzen, CIHK
Aesculus hippocastani	venöse Stase, ISG Schmerzen	>> Bewegung, Hochlagern	Krampfadern
Hamamelis	venöse Blutungen, Wehtun, dunkle Blutungen	>> Kälte, Ruhe	Hauptvenenmittel
Cactus	Brustenge, stechende Schmerzen	<< nachts	Angina pectoris, Beklemmungsgefühl

Behandlung mit homöopathischen Komplexmitteln

Wie bereits dargestellt, handelt es sich bei Komplexmitteln um Gemische, bei denen mehrere für den Indikationsbereich bewährte Einzelmittel gemeinsam in bestimmten Potenzbereichen vorkommen. Die Vermischung der Arzneien erfolgt im Allgemeinen nach vorangegangener Einzelmittelherstellung. Beispielsweise finden sich in einem Komplex-

Tabelle 9.22 Indikationshomöopathie mit Kombinationspräparaten

| Schmerzproblem | Hersteller | | | | |
	Pascoe	Steigerwald	Madaus	DHU	Liebermann
allgemein	Pascodolor				
Migräne und Kopfschmerz	Gelsemium Spl. Spigelia Spl. Iris Spl.	Gelsemium Pplx. Spigelia Pplx.	Gelsemium Opl. Spigelia Opl. Cyclamen Oplx.	Gelsemium Ptk. Spigelia Ptk. Cyclamen Ptk.	
HWS-Syndrom	Cimicifuga Spl.		Cimicifuga Oplx. Ranunculus Oplx.	Cimicifuga Ptk.	Delto cyl.
Ischialgie	Bryonia Spl. Rhus toxic. Spl.	Bryonia Pplx. Rhus toxic. Pplx. Gnaphalium Inj. pas	Bryonia Oplx. Rhus toxic. Oplx.	Bryonia Ptk. Rhus toxic. Ptk. Gnaphalium Ptk.	Disco cyl. Neuro cyl.
Arthrose	Rhus toxic Spl. Ledum Spl.	Rhus toxic. Pplx. Ledum Pplx.	Rhus toxic. Oplx. Ledum Oplx. Urtica Oplx.	Rhus toxic. Ptk.	Coxa cyl. Genu cyl.
Spondylose		Spondylose Inj. pas			Disco cyl.

mittel bei Verletzungen Arnica, Symphytum, Calcium phosphoricum und Hypericum wieder. Sehr verbreitet sind beispielsweise die Präparate Traumeel oder Zeel P in Orthopädie und Sportmedizin.

Der Arzneimittelmarkt ist auf diesem Gebiet fast unüberschaubar, da diese Präparate ohne wesentliche Kenntnisse von Homöopathie auch von Heilpraktikern und Laien viel angewandt werden und frei verkäuflich sind. Die einzelnen Hersteller geben zu ihrem Komplexmittelsortiment meist genaue Anwendungsbeschreibungen heraus. Die Dosierung dieser Komplexe erfolgt in Abhängigkeit von der Akutheit der Beschwerden bei Tropfen zwischen 2–5 mal 20–30 Tropfen und bei Tabletten zwischen 2–5 mal 1–2 Tabletten. Im Allgemeinen muss die Arznei über einen längeren Zeitraum bis zum Wirkeintritt eingenommen werden.

Von den klassisch-homöopathischen Ärzten wird diese Art der Anwendung homöopathischer Mittel als polypragmatisch und im Grunde unwissenschaftlich angesehen. Die nachfolgende Tabelle (Tab. 9.22) gibt beispielhaft eine Übersicht der wichtigsten organotropen Komplexmittel im Rahmen der Schmerztherapie.

Grundsätze zur konstitutionellen Homöopathie

Die konstitutionelle Homöopathie geht deutlich über die Ebene der Organotropie hinaus und bezieht bei der Arzneiwahl konsequent die Gesamtheit der auffälligen und individuellen Symptome in die Arzneimittelauswahl ein. Durch genaues Erfragen der Einflussgrößen (Modalitäten) auf die Erkrankung wird die *funktionelle Ebene* erfasst und schließlich die *personotrope Ebene* durch die Repertorisierung von typischen individuellen Eigenschaften, psychischen und charakterlichen Besonderheiten ganzheitlich ergänzt. Die homöopathische Analyse des Gesamtbeschwerdemusters und konstitutionellen Bildes unter Einbeziehung familiärer und bibliographischer Gesichtspunkte erhoben. Anschließend erfolgt die Fallanalyse und Repertorisierung (Abb. 9.31) und schließlich die exakte Zuordnung nach dem Simile-Prinzip unter Einbeziehung der Beschreibungen in den Arzneimittellehren.

Wie in Abbildung 9.29 schematisch dargestellt, erfordern insbesondere chronische Erkrankungen diese Vorgehensweise. Häufig ist dem Therapeuten aufgrund vieler äußerer Einflussfaktoren (körperlich und geistig) die Konstitution zunächst verborgen. Es wird vergleichend vom *Zwiebelschalenphänomen* gesprochen. Im Behandlungsverlauf wird hierbei u.U. eine Abfolge von homöopathischen Mitteln mit dem Ziel des stufenweisen Vordringens bis zum Hauptkonstitutionsmittel notwendig (Abb. 9.32).

Die Potenz bei konstitutioneller Behandlung liegt im Allgemeinen im Mittel und Hochpotenzbereich (D30 bis CMK). Gern werden auch die LM- oder Q-Potenzen eingesetzt. Die arzneifreien Intervalle liegen zwischen 3 und 6 Wochen; in klassischer Weise nach Kent bei 35 Tagen. In diesem Intervall wird die Arzneireaktion, *Resonanz*, bzw. der mögliche gezielte Anstoß der Spontanheilung beobachtet. Relativ häufig werden hierbei die *Erstreaktion* bzw. *Erstverschlimmerung* beobachtet, was sich in einem kurzzeitigen Wiederauftreten von aus der Vergangenheit bekannten Symptomen äußert. Diese als *Hering-Phänomen* beschriebene Erscheinung kann auch bei anderen regulativen Verfahren auftreten und gilt als prognostisch gutes Zeichen.

> **Beispiel: Verspannungen im HWS-Bereich**
>
> Eine 26-jährige Physiotherapeutin kommt zur homöopathischen Behandlung. Sie klagt über sich ständig wiederholende, stark schmerzhafte Verspannungen im HWS-Nacken-Bereich, besonders rechtsseitig, und einem nur kurzzeitigen Besserungseffekt durch Manuelle Therapie. Alle bisherigen auch orthopädischen Behandlungen blieben ohne Langzeiteffekt. Im Spontanbericht werden aus der Vorgeschichte gehäuft Anginen angegeben, welche vor 4 Jahren zur Tonsillektomie nach Abszessbildung rechts führten. Mit 8 Jahren hatte die Patientin eine Hepatitis A. Sie ist sehr kälteempfindlich und beobachtet die Tortikollis-Zustände besonders nach Kälteeinwirkung und Luftzug. Im gelenkten Bericht zeigten sich noch Auffälligkeiten in der Verdauung, wie Verlangen nach Süßigkeiten, Unverträglichkeit von Zwiebeln, häufigen Kollern und Geräuschen im Bauch und einem schnellen Sättigungsgefühl nach wenigen Bissen bei zuvor starkem Appetit. Körperlich beobachtete sie von Zeit zu Zeit das „komische" Symptom, dass der rechte Fuß kalt, der linke hingegen warm war. Die selbstbewusste junge Dame hatte in den letzten Jahren einige Entrüstungssituationen (Ärger: „Mir ging die Galle hoch..") überstehen müssen. Bei der Untersuchung fielen nur vermehrt Leberflecke und Sommersprossen auf sowie eine deutliche Tympanie des Bauches.
>
> Das homöopathisch sehr eindeutige Bild von Lycopodium (Abb. 9.31) führte zur Verordnung in der C200 für 3 Tage. Nach 6 Wochen erfolgte nochmals eine Vorstellung, bei der die Patientin berichtete, dass nach 4 Tagen nochmals kurz und sehr intensiv

1. Gemüt: Beschwerden nach **Demütigung**
2. Gemüt: **Zorn**, Jähzorn, Ärger; Beschwerden durch unterdrückten Zorn
3. Äußerer Hals: **Torticollis**
4. Äußerer Hals: **Steifheit** der Seiten
5. Hals: **Entzündung**, einfache; Tonsillen; rezidivierend
6. Abdomen: **Entzündung**; Leber
7. Extremitäten: **Kälte**; Fuß; rechts
8. Magen: **Verlangen** nach Süßigkeiten
9. Magen: **Verdauungsstörung**, Dyspepsie, nicht auf den Magen beschränkt; nach Zwiebeln
10. Magen: **Appetit**; schnell satt
11. Abdomen: **Geräusche**, Kollern, Rumpeln
12. Abdomen: **Flatulenz**, Blähungen

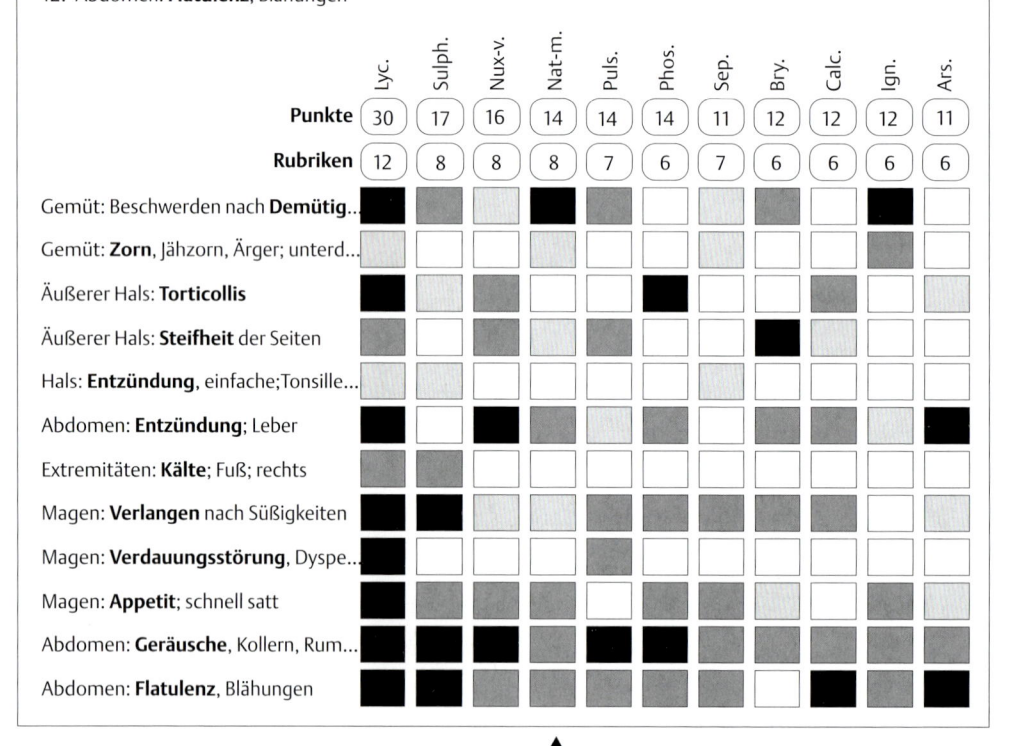

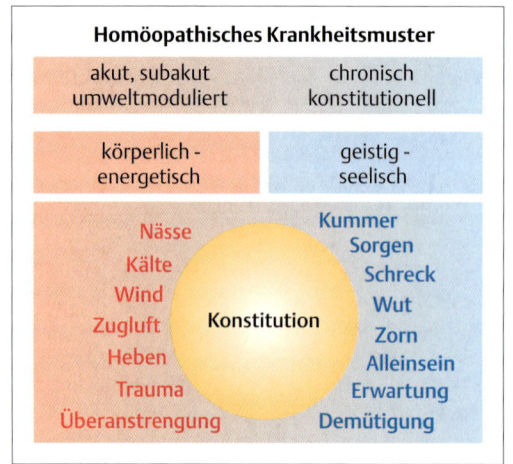

	Lyc.	Sulph.	Nux-v.	Nat-m.	Puls.	Phos.	Sep.	Bry.	Calc.	Ign.	Ars.
Punkte	30	17	16	14	14	14	11	12	12	12	11
Rubriken	12	8	8	8	7	6	7	6	6	6	6

▲ Abb. 9.31 Hierarchisierung und Repertorisierung.

Homöopathisches Krankheitsmuster

akut, subakut umweltmoduliert — chronisch konstitutionell

körperlich - energetisch — geistig - seelisch

Nässe, Kälte, Wind, Zugluft, Heben, Trauma, Überanstrengung

Konstitution

Kummer, Sorgen, Schreck, Wut, Zorn, Alleinsein, Erwartung, Demütigung

◀ Abb. 9.32 Homöopathische Krankheitsmuster.

eine Nackenverspannung auftrat. Die Bauchsymptome hatten sich fast komplett zurückgebildet. Es erfolgte nochmals eine Einzelgabe von Lycopodium C1.000. Nach 18 Monaten stellte sich die Dame wegen leichter Magenbeschwerden nochmals vor. In der Zwischenzeit waren die anderen Beschwerden nicht mehr aufgetreten.

Hindernisse der homöopathischen Heilung

Der Erfolg jeder Behandlung ist daran gebunden, dass der Therapieeffekt nicht durch Missachtung elementarer Regeln in Frage gestellt wird: Eine physiotherapeutische Wirbelsäulenbehandlung kann auf Dauer nur helfen, wenn im täglichen Leben einseitige Belastungen vermieden werden. So stellt auch die Homöopathie einige Mindestanforderungen an die Patienten, ohne deren Einhaltung der Therapieerfolg gefährdet wird. Dazu gehört zunächst eine *vernünftige Lebensführung* wie angepasste körperliche Aktivität, Vermeidung geistiger Überbeanspruchung, Vermeidung seelischer Dauerbelastungen, geregelter Tagesablauf, erfülltes Sexualleben, ausreichend Schlaf und Hygiene in Wohnung und am Arbeitsplatz. Auch eine vernünftige, vollwertige, mineral- und vitaminreiche Ernährung unter Reduktion von Genussmitteln, Zucker, Weissmehl und Produkten mit viel künstlichen Zusatzstoffen ist für den Fortgang homöopathischer Heilung sehr förderlich. Das Phänomen der *Reaktionsstarre des vegetativen Nervensystems* (hervorgerufen durch Giftstoffe und Schwermetalle, extremen psychischen und seelischen Stresssituationen, geopathischer Schlafplatzbelastung, Herderkrankung und Malokklusion) vermag die homöopathische Behandlung häufig nicht zu durchbrechen.

Zusammenfasung: Homöopathie

Die Homöopathie wurde von Dr. Samuel Hahnemann (1755–1843) begründet. Er veröffentliche 1810 eine ausführliche Zusammenfassung seiner neuen Lehre im *Organon der rationellen Heilkunde*, welche in Grundzügen heute noch Gültigkeit hat und die Basis der klassischen Homöopathie darstellt.
Der Homöopathie liegen 5 Prinzipien zugrunde: Das *Ähnlichkeitsprinzip* besagt, dass dasjenige Arzneimittel zur Anwendung kommt, welches eine dem vorliegenden Krankheitsmuster möglichst ähnliche, künstliche Krankheit zu erregen im Stande ist und durch einen dementsprechenden gezielten regulationsfördernden Reiz die vorliegende Pathologie wirksam reduzieren oder auslöschen kann.

Vor der Anwendung einer bestimmten Arznei wird die *Arzneiprüfung* am Gesunden durchgeführt. Dabei wird der Arzneimitteleffekt von der Versuchsperson auf sämtlichen Lebensebenen registriert. So wurden alle homöopathischen Arzneien repertorisiert.

Bei der Erhebung des *individuellen Krankheitsbildes* werden sämtliche die Erkrankung kennzeichnenden Symptome der körperlichen, energetischen und geistig-emotionalen Ebene, insbesondere nach Gewichtung ihrer Wertigkeit, für die Arzneiwahl herangezogen. Die Befragung des Patienten geht dabei in ihrer Zielsetzung deutlich über die Erfassung der sonst üblichen Krankheitszeichen und pathognomonischen Symptome hinaus. Im Mittelpunkt steht die Erfassung der individuellen Besonderheiten des Menschen auf allen biologischen Ebenen.

Die *homöopathischen Arzneimittel* bestehen zumeist aus Pflanzen, tierischen Produkten oder Mineralien, welche in Verdünnungsstufen (1:10, 1:100 oder 1:50.000) hergestellt und dabei potenziert (verschüttelt) werden. Bei dieser Dynamisierung wird dem Wasser-Alkohol-Substanz-Gemisch kinetische Energie zugeführt. Sie kennzeichnet die wesentliche Voraussetzung für die Wirksamkeit auch hoher Verdünnungsstufen, *Hochpotenzen*.

Nach homöopathischer Analyse des individuellen Krankheitsbildes erfolgt zunächst die *Symptomhierarchisierung*. Die Entscheidung für die auf das vorliegende Problem passende Arznei kann häufig erst nach Studium und Vergleich in der Arzneimittellehre getroffen werden.

9.2.3 Organotherapie

Grundsätze und Einsatzmöglichkeiten

Die Anwendung potenzierter Organsubstanzen in der Therapie menschlicher Krankheiten gilt als Teil der anthroposophischen Therapierichtung und wurde von Steiner inauguriert. Es wird dabei davon ausgegangen, dass sich ein Gewebe nicht nur durch bestimmten histologischen Bau und spezifische physiologische (biochemische) Leistungen auszeichnet, sondern auch eine Lern- und Erinnerungsfähigkeit besteht. Diese ist im Wesentlichen in der Grundsubstanz des Bindegewebes lokalisiert und beschreibt die Regenerationsfähigkeit des Gewebes. Es werden positive und negative energische Zustände unterschieden. Letztere beschreiben die passive Reaktionslosigkeit eines Organs, d.h. die Unfähigkeit zur Abwehr von Fremdeinflüssen (z. B. nach Immunsuppression, Röntgenstrahlung, Toxinen etc.), vergleichbar mit der Regulationsstarre bereits beschriebener Prägung im Vegetativum. Das negativ energische Gewebe reagiert entweder mit einer Entzündung, Degeneration oder Proliferation. Die potenzierten Organsubstanzen sollen im Grundsystem einen induzierenden, anregenden, heilungsfördernden Effekt auf die Zell-Zellmilieu-Interaktion ausüben. Es konnte gezeigt werden, dass zellfreie Gewebesäfte oder Transsudate gleichfalls die wesentlichen pathologischen Grundmuster ihrer Herkunftsgewebe tragen und quasi als Träger der Organstruktur fungieren können. Gesunde Organe zeigen dabei eine geordnete und gerichtete Struktur in der Grundsubstanz, welche Gewebesäfte erkrankter Organe abgeschwächt aufzeigen bis hin zum Verlust einer Gerichtetheit. Dieses „Gedächtnis" der Grundsubstanz geht auch durch Trocknung, Pulverisierung und erneuter Auflösung in Wasser nicht verloren.

Organpräparate werden frisch entnommen (im Allgemeinen von Jungtieren) und mit Glyzerin aufgeschlossen, zerkleinert und ultrafiltriert. Die fein verteilte Suspension wird anschließend gemäß dem homöopathischen Prinzip verdünnt und potenziert. Die Applikation erfolgt im Allgemeinen zunächst als örtliche Injektion/Infiltration und wird bei eingetretenem Effekt durch orale Gaben ergänzt.

Die Behandlung mit potenzierten Organsubstanzen kann sowohl für sich allein als auch in Kombination mit anderen naturheilkundlichen Heilmitteln erfolgen.

Die wichtigsten Hersteller von Fertigpräparaten in Deutschland sind die Firmen Wala und Weleda, welche zu sämtlichen Krankheitsgruppen ausführliche Informationsmaterialien anbieten. Sehr bekannt wurde die Organotherapie durch die Einführung von Thymus-, Milz-, Leber- und Mesenchymextrakten als Immunotherapeutika im Rahmen der biologischen Krebstherapie.

Beispiel: Hüftkopfnekrose

Ein 45-jähriger Patient klagt nach einem Autounfall mit Beckenbruch vor einem Jahr über zunehmende Muskelschwäche im rechten Bein und Hüftschmerzen. Röntgenologisch zeigt sich das Bild einer beginnenden Hüftkopfnekrose rechts, welche sich knochenszintigraphisch bestätigen lässt. Klinisch zeigt der Patient eine schmerzhafte Bewegungseinschränkung der rechten Hüfte und eine Umfangsdifferenz des linken Oberschenkels von –3 cm nach Messung 15 cm suprapatellar. Es erfolgt die Organotherapie mit Articulatio coxae D4, Nervus ischiadicus D4, Cartilago comp. und Levisticum e radice D6, 2 mal wöchentlich 1 Injektion periartikulär. Bereits nach 3 Wochen gibt der Patient eine Beschwerdebesserung an; die physiotherapeutische Behandlung kann fortgesetzt werden. Nach der 6. Injektion besteht klinisch Beschwerdefreiheit. Die erneute Röntgenaufnahme 6 Monate später zeigt keinerlei Hinweise mehr auf Hüftkopfnekrose.

9.2.4 Homotoxikologie

Die Homotoxinlehre geht von der Tatsache aus, dass alle Lebensvorgänge durch die Umsetzung chemisch fassbarer Wirkstoffe bedingt werden. Es müssen also diese chemisch vielfach bekannten Wirkstoffe, die im Falle von Krankheiten mit Krankheitsgiften identisch sind, von besonderer Bedeutung sein. Homotoxine sind für den Menschen giftige Stoffe. Sie kommen entweder durch Aufnahme von der Umwelt, *Umweltgifte*, oder entstehen im Körper im Rahmen von Stoffwechselvorgängen. Vom Begründer der Homotoxinlehre, Dr. Hans-Heinrich Reckeweg, wurde der *Krankheitsbegriff* auf dieser Erkenntnis aufbauend, neu definiert: Alle jene Vorgänge, Zustandsbilder und Erscheinungen, die wir als Krankheiten bezeichnen, sind der Ausdruck davon, dass der Körper mit Giften kämpft und dass er Gifte unschädlich machen und ausscheiden will. Stets handelt es sich bei diesen Vorgängen, die wir als Krankheiten bezeichnen, um biologische, d.h. naturgerechte und zweckmäßige Vorgänge, die der Giftabwehr und der Entgiftung dienen. So konnte gezeigt werden, dass in Ausscheidungen wie Schweiß, Eiter, Gelenkpunktaten, Auswurf etc. Krankheitsstoffe chemisch nachweisbar wurden, welche gleichzeitig oder zuvor im betreffenden erkrankten Gewebe wirksam waren. Somit wird jeder Krankheitsfall (ausgenommen Unfälle) als eine Abwehr von Giften oder eine Schädigungsfolge von Giften betrachtet.

Als System der *Großen Giftabwehr* wurden 5 Mechanismen herausgearbeitet:

- Retikuloendothel (humorale Abwehr, Giftspeicher, Antikörperbildung)
- Neurale Reflexabwehr (Exzitations- oder Irritationssyndrom)
- Hypophysenvorderlappen-Nebennierenrindenmechanismus (Kortison-Bildung)

- Leberentgiftung (Säurebindung, Speicherung, Homotoxinbildung)
- Bindegewebsentgiftung (Speicherung, Entzündung, Antigen-Antikörper-Reaktionen)

Die *Grade der Giftschädigung* des Organismus werden in jeweils 3 humorale extrazelluläre und 3 zelluläre Phasen unterschieden (Tab. 9.**23**).

Hierbei sind die humoralen Phasen, *Exkretions-, Reaktions- und Depositionsphase*, die vordergründig auf dem Ausscheidungsprinzip beruhen, prognostisch günstig und relativ gutartig, verbunden mit stärkerer Selbstheilungstendenz. Demgegenüber sind die 3 folgenden zellulären Phasen, *Imprägnations-, Degenerations-, Neoplasmenphase*, gekennzeichnet durch Blockierung und Schädigung zellulärer Fermentsysteme mit nachfolgenden Erscheinungsbildern von unheilbaren Krankheiten. Nach Meinung der Homotoxikologen rufen viele Medikamente und Methoden der modernen Medizin – mit der Tendenz zur Unterdrückung von akuten Krankheiten der Phase 1–3 – den Übergang zu den prognostisch schlechteren zellulären Phasen hervor. Es wird von *Rückvergiftungen* gesprochen, wenn der Körper nach außen abscheiden will (Schweiß, Eiter, Sputum, Stuhl), dies aber durch unterdrückende Maßnahmen verhindert wird oder durch Anwendung chemischer Stoffe (auch Medikamente) die Giftbelastung sogar verstärkt wird.

Je durchgreifender und je öfter die Hemmung der Phasen 1–3 erfolgt, desto sicherer sind über den Weg der Schädigung verschiedenster Fermentsysteme mittels stark wirksamer Therapeutika zelluläre Phasen zu erwarten, an deren Ende nach mehrfacher massiver Rückvergiftung bzw. auch noch durch Einwirkung von Karzinotoxinen die Neoplasmenphase steht. Die charakteristische Scheidungslinie zwischen humoralen und zellulären Phasen wird als *biologischer Schnitt* bezeichnet.

Für den physikalischen Mediziner sollte besonders betont werden, dass dem Bindegewebe mit seiner Grundsubstanz eine zentrale Rolle im Gesamtmechanismus von Giftaufnahme, -speicherung und -abwehr zukommt. Bei einer Vielzahl von behandlungsresistenten Fällen gewinnt man durch diese Betrachtung neue Einsichten für eine Ergebnisoptimierung.

Anwendungsgrundsätze bei antihomotoxischen Mitteln

In der antihomotoxischen Therapie werden nicht-medikamentöse von medikamentösen Maßnahmen unterschieden. Die *nicht-medikamentösen Verfahren* subsumieren sämtliche, die Ausscheidungsprozesse fördernde bzw. den Stoffwechsel anregende Maßnahmen (Fasten, Balneo- und Hydrotherapie, Heilerdepackungen, Lehm- und Salzbäder, Sauna, Akupunktur, Schröpfen, Egelbehandlung, Eigenbluttherapie, Sauerstoff- und Ozontherapie). Die medikamentöse Behandlung erfolgt mit Homöopathika, Organotherapeutika und insbesondere mit Nosoden der Homotoxine und Fermente.

Nosoden sind nach homöopathischem Prinzip der Verdünnung *und* Potenzierung hergestellte Medikamente aus Umweltgiften (z.B. Asbest, Formaldehyd etc.), von Ausscheidungsprodukten im Rahmen der Giftabwehrreaktionen (z.B. Eiter) oder von krankhaft veränderten Geweben (z.B. chronische Sinusitis, chronische Pyelonephritis). Der Körper wird in diesem Falle nach dem isopathischen Prinzip in feinstofflicher Form nochmals mit der Problematik konfrontiert und zu einer Reaktion veranlasst.

Die Auswahl der individuell auf den Patienten passenden Arzneimittel erfolgt zunächst nach gesicherten anamnestischen Gesichtspunkten (ähnlich wie in der Homöopathie). Durch moderne funktionsdiagnostische und biokybernetische Messverfahren (insbesondere Elektroakupunktur nach Voll) können die passenden antihomotoxischen Präparate ausgetestet werden. Die Applikation erfolgt im Allgemeinen durch Injektionsserien mit aufsteigenden Potenzen oder Potenzakkorden dieser Medikamente.

Beispiel: Geschwür in der Achillessehne

Eine 20-jährige Physiotherapeutin kommt mit einem nicht-heilenden Geschwür im Ansatzbereich der linken Achillessehne zur Behandlung. Im Vorfeld hatten 6 Operationen stattgefunden, welche anfangs die angenommene Schmerzursache einer Exostose, später die Deckung des nicht heilenden Hautdefektes zum Ziel hatten. Vor der ersten Operation waren vom Sportmediziner mehrfach Kortisoneinspritzungen erfolgt (lokale Toxikose). Nachdem auch systemische Schmerz- und Entzündungsmittel (systemische Toxikose) nicht halfen, erfolgte die Operation, in deren Folge sich eine Wundheilungsstörung mit Eiterbildung entwickelte (Exkretionsphase). Durch Antibiotikabehandlung (Retoxikation) kam es nur vorübergehend zur Besserung; es entwickelte sich ein intervallweise nässendes Ulkus, welches auch weiteren 3 Operationen trotzte. Der klinische Befund zeigte ein 2 × 3 cm großes Ulkus mit livider Wundumgebung, deutliche Kälte des Fußes und eine Abschwächung

Tabelle 9.23 Homotoxikosen

Gewebe	Heilung ← Humorale Phasen Krankheiten der Disposition			Zelluläre Phasen Krankheiten der Konstitution		→ Siechtum
	Exkretionsphasen	Reaktionsphasen	Depositionsphasen	Imprägnationsphasen	Degenerationsphasen	Neoplasmaphasen
1. Ektodermale						
a) epidermale	Schweiß, Zerumen, Talg u. a.	Furunkel, Erythem, Dermatitis, Ekzem, Pyodermien u. a.	Atherome, Warzen, Keratosen, Clavi u. a.	Tätowierung, Pigmentierung u. a.	Dermatosen, Lupus vulgaris, Lepra u. a.	Ulcus rodens, Basaliom u. a.
b) orodermale	Speichel, Schnupfen u. a.	Stomatitis, Rhinitis, Soor u. a.	Nasenpolypen, Cysten u. a.	Leukoplakie u. a.	Ozaena, Rhinitis atrophicans u. a.	Ca. d. Nasen- und Mundschleimhaut
c) neurodermale	Neurohormonale Zellabsonderung u. a.	Poliomyelitis im Fieber-Stadium, Herpes zoster u. a.	benigne Neurome, Neuralgien u. a.	Migräne, Tics u. a., Virus-Infektion (Poliomyelitis)	Paresen, M. Skler., Opticusatrophie, Syringomyelie u. a.	Neurom, Gliosarkom u. a.
d) sympathikodermale	Neurohormonale Zellabsonderung u. a.	Neuralgien, Herpes zoster u. a.	benigne Neurome, Neuralgien u. a.	Asthma, Ulcus ventr. et duodeni u. a.	Neurofibromatose u. a.	Gliosarkome u. a.
2. Entodermale						
a) mukodermale	Magen-Darm-Sekrete, CO_2, Sterkobilin u. a., Toxine mit Faeces	Pharyngitis, Laryngitis, Enteritis, Colitis u. a.	Schleimhautpolypen, Obstipation, Megacolon u. a.	Asthma, Heiserkeit, Ulc. ventr. et duod., Karzinoid-Syndr. u. a.	Tuberkulose der Lunge u. d. Darms u. a.	Ca. d. Larynx, Magens, Darms, Rektums u. a.
b) organodermale	Galle, Pankreassaft, Hormone d. Thyreoidea u. a.	Parotitis, Pneumonie, Hepatitis, Cholangitis u. a.	Silicosis, Struma, Cholelithiasis u. a.	Toxische Leberschäden, Lungeninfiltrat, Virus-Infekte u. a.	Leberzirrhose, Hyperthyreose, Myxödem u. a.	Ca. d. Leber, Gallenblase, Pankreas, Thyreoidea, Lungen
3. Mesenchymale						
a) interstitiodermale	Mesenchymale Interstitialsubstanz, Hyaluronsäuren u. a.	Abszess, Phlegmone, Karbunkel u. a.	Adipositas, Gichttophi, Ödeme u. a.	Vorstadien von Elephantiasis u. a., Grippe-Virus-Infekt	Sklerodermie, Kachexie, Hottentottenschürze u. a.	Sarkom verschiedener Lokalisation u. a.
b) osteodermale	Hämopoese u. a.	Osteomyelitis u. a.	Hackensporn u. a.	Osteomalazie u. a.	Spondylitis u. a.	Osteosarkome u. a.

Biologischer Schnitt (zwischen Depositions- und Imprägnationsphasen)

				Biologischer Schnitt		
c) hämodermale	Menses, Blut- u. Antikörperbildung	Endocarditis, Typhus, Sepsis, Embolie u.a.	Varizen, Thromben, Sklerose u.a.	Angina pectoris, Myokardose u.a.	Myocardinfarkt, Panmyelophthise, Anämia pernic. u.a.	Myeloische Leukämie, Angiosarkome u.a.
d) lymphodermale	Lymphe u.a., Antikörperbildung	Angina tonsillaris, Appendizitis u.a.	Lymphdrüsenschwellungen u.a.	Lymphatismus u.a.	Lymphogranulomatose u.a.	Lymphat. Leukämie, Lymphosarkome u.a.
e) cavodermale	Liquor, Synovia	Polyarthritis u.a.	Hydrops u.a.	Hydrocephalus u.a.	Coxarthrose u.a.	Chondrosarkome u.a.
4. Mesodermale						
a) nephrodermale	Urin mit Stoffwechsel-Endprodukten	Cystitis, Pyelitis, Nephritis u.a.	Prostatahypertrophie, Nephrolithiasis u.a.	Albuminurie, Hydronephrose u.a.	Nephrose, Schrumpfniere u.a.	Nieren-Karzinom, Hypernephrom u.a.
b) serodermale	Absonderungen der serösen Häute	Pleuritis, Pericarditis, Peritonitis u.a.	Pleuraexsudat, Ascites u.a.	Vorstadien von Tumoren u.a.	Tbk. der serösen Häute u.a.	Ca. der serösen Häute u.a.
c) germinodermale	Menses, Semen, Prostatasaft, Ovulation u.a.	Adnexitis, Metritis, Ovariitis, Salpingitis, Prostatitis u.a.	Myome, Prost. hyp., Hydrocele, Zysten, Ovarialzyste u.a.	Vorstadien von Tumoren (Adnexe, Uterus, Hoden u.a.)	Impotentia virilis, Sterilität u.a.	Ca. d. Uterus, der Ovarien, Testes u.a.
d) muskulodermale	Milchsäure, Laktazidogen u.a.	Muskelrheuma, Myositis u.a.	Myogelosen, Rheuma u.a.	Myositis ossificans u.a.	Dystrophia musculorum progressiva u.a.	Myosarkome u.a.
	Exkretionsprinzip. Fermente intakt. Selbstheilungstendenz. Prognose günstig.			Kondensationsprinzip. Fermente geschädigt. Verschlimmerungstendenz. Prognose dubios.		

der Beinmuskulatur. Nachdem auch allgemeine reflextherapeutische Maßnahmen keine durchgreifende Wirkung zeigten, wurde die Elektroakupunkturtestung durchgeführt, welche eine fermentative Leber- und Nierenschädigung sowie die Toxikose durch Kortison, Silberamalgam und Rückständen des Bakterium Staphylococcus aureus aufzeigte. Neben allgemein entgiftungsfördernden Maßnahmen wurde nachfolgend die Injektionsbehandlung mit Ubichinon comp. Cortisonium D12 – D200, Silberamalgam-Nosode D8 – D200 und Staphylococcinium D30 über 6 Wochen durchgeführt. Nach zwischenzeitlich verstärkter Absonderung heilte das Geschwür nach 4 Wochen reizlos ab. Gleichzeitig stellte sich im Rahmen der Therapie ein neues Wohlbefinden und eine Steigerung der Leistungskraft ein.

9.2.5 Isopathie nach Prof. Enderlein

Seit Jahrtausenden leben im Menschen und in allen Säugetieren Kolloide der Pilzstämme *Mucor racemosus* und *Aspergillus niger*, die Übergänge zu höheren Formen bilden, deren Entwicklungsvorgänge von Prof. Enderlein erstmals beobachtet wurden. Im gesunden Organismus kommen die beiden Pilzstämme, auch *Endobionten* genannt, als Primitivformen vor, die regulativ wirken. Verschiedene Ursachen – Infektion, falsche Ernährung, naturwidrige Umweltverhältnisse, seelische Konflikte, Alterserscheinungen usw. – können die Primitivformen in höhere Stadien versetzen, in denen sie parasitär werden. Diese Stadien lassen sich z. B. im Dunkelfeldmikroskop feststellen.

Die Isopathie besagt, dass die aufgetretenen höheren Entwicklungsformen in niedere Phasen zurückgeführt werden und dann den Körper über die Ausscheidungsorgane verlassen können. Der Befall mit diesen Pilzstämmen ist bei vielen chronischen Krankheiten von Bedeutung. Insbesondere die höheren Phasen des Mucor racemosus sollen durch ihren Befall für Stauungserscheinungen, Verklebungen der Eiweiße und Blutkörperchen bis hin zu echten Organstörungen und -zerstörungen verantwortlich sein. Der Entwicklungsablauf des Endobionten durchläuft folgende 3 Stadien:

- *Kolloidstadium*: primitivste Form, kleine Eiweißpartikel, Sporen
- *Bakterienstadium*: Zwischenform, bereits Auslöser vieler Erkrankungen
- *Pilzstadium*: schädlichste und parasitäre Form der Endobionten

Durch isopathische Präparate, welche auch Chondritine genannt werden, werden die höheren und gefährlicheren Stadien in die Primitivform zurückgeführt bzw. ausscheidungsfähig gemacht. Mittels Dunkelfeldmikroskopie lässt sich dieser Prozess in vitro simulieren bzw. testen.

Insgesamt liegen der Isopathie ähnliche Gedankengänge wie in der Homöopathie oder Homotoxinlehre zu Grunde.

Isopathische Präparate und deren Anwendung

Die wichtigsten Isopathika sind Fortakehl, Mucokehl, Nigersan, Notakehl, Pefrakehl, Quentakehl, Sankombi und Sanuvis des Herstellers Sanum-Kehlbeck.

Vordergründig wird die Injektionsbehandlung als Quaddelung, Infiltration, i.m.- oder i.v.-Gabe empfohlen. Es wird mit D7 begonnen und geht in Abhängigkeit vom Wirkeffekt über D6 auf D5 über. Die Abstände zwischen den Behandlungen betragen 3 – 7 Tage. Die innerliche Anwendung (Tabletten, Tropfen, Kapseln) hat im Wesentlichen Bedeutungen für Erkrankungen des Magen-Darm-Trakts und immunologische Probleme. Die genannten Wirkungen können auch durch Verabreichung als Inhalation oder Einreibung ergänzt werden. Die isopathische Therapie wird häufig durch die Gabe von *pflanzlichen Drainagemitteln*, *Basenmitteln* und *immunbiologischen Präparaten* ergänzt.

Im Folgenden wird beispielhaft die Arthrosebehandlung mit Isopathika angeführt:

- *bei akuter Entzündung*: Notakehl D7, 1× wöchentlich s.c., Notakehl D5 wöchentlich 2 Tbl.
- *bei Hüft- und Kniearthrose*: Sankombi D5 Tr. jeden 2. Tag in die Leistenbeuge einreiben, Mucokehl D7 jeden 10. Tag 1 ml s.c., Mucokehl D5 wöchentlich 2 Tab., Nigersan D5 0,5 – 1 ml s.c. 1×monatlich, dazwischen 1× pro Monat 1 Kapsel Utilin „S", ergänzend Sankombi D5 jeden 2. – 3. Tag oral 3 – 5 Tropfen und täglich 1 Teelöffel Alkana N (Basenpulver)

Beispiel: Hüftarthrose

Ein 54-jähriger, ehemaliger Leistungssportler kommt wegen fortgeschrittener Hüftarthrose (röntgenologisch Grad 2 – 3) zur Behandlung. Es besteht eine deutliche Bewegungseinschränkung, Anlauf- und Belastungsschmerz sowie Wetterfühligkeit. Übliche orthopädische und physikalische Behandlungen führen nur zu zeitweisen Linderungen, sodass bereits ein künstlicher Gelenkersatz diskutiert wurde. Nachdem auch die therapeutische Lokalanästhesie und manuell-extendierende Behandlungen keine Langzeiteffekte erbrachten, wird bei einem geschulten Therapeuten die Sanum-Therapie mit geringen Modifikationen durchgeführt. Zu meinem Erstaunen stellt sich der Patient nach einem Jahr nochmals bei mir vor und gibt völlige Schmerzfreiheit an. Röntgenologisch lässt sich sogar eine Zunahme des Gelenkspaltes dokumentieren. Zusätzlich haben sich in diesem Zeitraum auch vorhandene Verdauungsprobleme und die Fettstoffwechselstörung gebessert.

Literatur

zu Kap. 9.1

Altwein JE et al. Consilium cedip Practicum. 22. Aufl. Ismaning bei München: Medizinisch-Technische Verlags- und Handelsgesellschaft; 1993.
Ammon HPT et al. Arzneimittelneben- und -wechselwirkungen. 3. Aufl. Stuttgart: Wissenschaftliche Verlagsgesellschaft; 1991.
Bundesverband der Pharmazeutischen Industrie e.V. Rote Liste 1999. Aulendorf: Editio Cantor Verlag; 1999.
Forth W et al. Allgemeine und spezielle Pharmakologie und Toxikologie. 5. Aufl. Mannheim: Wissenschaftsverlag; 1988.
Gilfrich HJ. Paradigmenwechsel in der Therapie. Pharmazeutische Zeitung. 1999;3:10–15.
Hensel A et al. Memorix Pharmazie. Weinheim: VCH Verlagsgesellschaft; 1995.
Karlson P et al. Kurzes Lehrbuch der Biochemie für Mediziner und Naturwissenschaftler. 13. Aufl. Stuttgart: Thieme Verlag; 1988.
Kleinebrecht J et al. Arzneimittel in der Schwangerschaft und Stillzeit. 3. Aufl. Stuttgart: Wissenschaftliche Verlagsgesellschaft; 1990.
Kolster B, Ebelt-Paprotny G. Leitfaden Physiotherapie. 2. Aufl. Neckarsulm: Jungjohann Verlagsgesellschaft; 1996.
Kuschinsky G et al. Kurzes Lehrbuch der Pharmakologie und Toxikologie. 13. Aufl. Stuttgart: Thieme Verlag; 1993.
Lüllmann H et al. Taschenatlas der Pharmakologie. 3. Aufl. Stuttgart: Thieme Verlag; 1996.
Mutschler E, Schäfer-Korting M. Arzneimittelwirkungen. 7. Aufl. Stuttgart: Wissenschaftliche Verlagsgesellschaft; 1996.
Neues aus Arzneimittelforschung und -entwicklung. Deutsche Apothekerzeitung. 1998;51/52:4–10.
Otter K et al. Rheumatoide Arthritis. Deutsche Apotheker Zeitung. 1997;49:46–53.
Otter K et al. Rheumatoide Arthritis. Deutsche Apothekerzeitung. 1998;3:45–51.
Pfeiffer M, Griss P. Schädel-Hirn-Trauma und aseptische Osteonekrose. Steroidbedingte Folgezustände nach Hirnödemtherapie. Unfallchirurg. 1992; 95:284–287.
Ringe JD. Bisphosphonate bei Glucocorticoid-induzierter Osteoporose. Arzneimitteltherapie.1998;11:351–354.
Silbernagl S, Despopoulos A. Taschenatlas der Physiologie. 3. Aufl. Stuttgart: Thieme Verlag; 1988.
Steigleder GK. Taschenatlas der Dermatologie. 2. Aufl. Stuttgart: Thieme Verlag; 1984.
Stein M. Harninkontinenz. Für zu viele noch ein Tabuthema. Deutsche Apothekerzeitung. 1999;6:46–48.
Werner H. Geriatrie an der Schwelle zum nächsten Jahrtausend. Deutsches Ärzteblatt.1999;15:764–766.
Wilke M, Wilke A. Glucocorticoidtherapie und ihre Auswirkung auf das Bindegewebe. Manuelle Therapie. 1998; 2:79–83.

zu Kap. 9.2

Barthel M, Klunker W. Synthetisches Repertorium. Bde. 1–3. Heidelberg: Haug; 1992.
Braun A. Methodik der Homöopathie. Regensburg: Sonntag; 1985.
Clegg JS. Intracellular water, metabolism and cellular architecture. Vol.3. Gordon Breach Science Publishers, Inc. 1981.
Coulter H. Homöopathische Wissenschaft und moderne Medizin. St. Gallen: Elephas; 1991.
Davenas E et al. Human basophil degranulation triggered by very dilute antiserum against IgE. Nature 1988; 333:816–818.
Dellmour F. Homöopathische Arzneimittel, Geschichte, Potenzierungsverfahren, Darreichungsformen. Wien: Bolzmann-Institut für Homöopathie; 1992.
Dewey WA. Homöopathie in der täglichen Praxis. Berg: Barthel 1983.
Dittmann J et al. Einfluss potenzierter Substanzen auf Enzyme aus verschiedenen Kompartimenten der Rattenleber. Dt.J.f. Hom;1993:291–300.
Dorcsi M. Homöopathie: Eine Lehrbuchreihe. Heidelberg: Haug; 1992.
Enger I et al. Wasser (Polaritätsphänomen, Informationsträger, Lebens-Heilmittel). Teningen: Sommer; 1991.
Fröhlich H. Coherent Excitation of biological Systems. Berlin: Springer; 1983.
Gabany G (Hsg). Homöopathie für Allgemein- und Fachpraxen. Bde 1–3. Balingen: Perimed-Spitta; 1997.
Gawlik W. Homöopathie und konventionelle Therapie. Stuttgart: Hippokrates; 1988.
Gebhardt K-H. Beweisbare Homöopathie. Heidelberg: Haug; 1985.
Grasso F et al. Photon emission from normal and tumor human tissues. Experimentia; 1992;48:10–13.
Reuter H. Homöopathie in der Sportmedizin. Regensburg: Sonntag; 1992.
Hahnemann S. Chronische Krankheiten. Bde 1–5. Heidelberg: Haug; 1993.
Hahnemann S. Organon der Heilkunst. 6. Auflage. Heidelberg: Haug; 1992.
Haidvogl M. Klinische Studien zum Wirksamkeitsnachweis der Homöopathie. Dtsch. Apoth. Zg. 1993; 133: 1697–1705.
Harisch G et al. In vivo and in vitro studies on the efficiency of potentized and non-potentized substances. Biomedical Th. 1997;15: 40–46.
Harisch G et al. Jenseits vom Milligramm. Berlin: Springer; 1990.
Hering C. Kurzgefasste homöopathische Arzneimittellehre. Göttingen: Burgdorf; 1995.
Hess W. Ausgewählte Fälle aus der Praxis eines homöopathischen Arztes. Heidelberg: Haug; 1995.
Illing KH. Homöopathische Taschenbücher. Bde. 1–4. Heidelberg: Haug; 1988–90.
Kent JT. Repertorium der homöopathischen Arzneimittel. Heidelberg: Haug; 1991.

Köhler G. Lehrbuch der Homöopathie. Bd. 1 u. 2. Stuttgart: Hippokrates; 1988.

Kretschmar M, Harisch G. Lysosomen und Peroxisomen als Zielorganellen für einen Nachweis der Wirkung ausgewählter Homöopathika. Dtsch. Arzneimittelth. 1995: 177–181.

Künzli J, Barthel M. Kent's Repertorium Generale. Berg: O-Verlag; 1986.

Loew D, Rietbrock N. Phytopharmaka in Forschung und klinischer Anwendung. Darmstadt: Steinkopf; 1995.

Mezger J. Gesichtete homöopathische Arzneimittellehre. Bd. 1 u. 2. Heidelberg: Haug; 1988.

Popp FA et al. Recent Advances in Biophoton Reseach and its -applications. World Scientific, London 1992.

Popp FA. Bericht an Bonn. Essen: Verlag für ganzheitliche Medizin; 1986.

Popp FA. Die Botschaft der Nahrung. Fischer; 1993.

Reckeweg HH. Homotoxikologie. 8. Auflage. Baden-Baden: Aurelia; 1994.

Resch G, Gutmann V. Wissenschaftliche Grundlagen der Homöopathie, Berg: O-Verlag; 1987.

Righetti M. Forschung in der Homöopathie. Göttingen: Burgdorf; 1988.

Stauffer K. Klinische Homöopathische Arzneimittellehre. Stuttgart: Sonntag; 1993.

Steiner R. Geisteswissenschaft und Medizin. Dornach: R. Steiner Verlag; 1921.

Theenhaus U et al. Unterschiedliche Wirkungen von homöopathischen Potenzen und konventionellen Verdünnungen auf spezifische Leberenzyme der Ratte. Dtsch. tierärztl. Wschr. 1993;100: 461–500.

Trincher K. Die Gesetze der biologischen Thermodynamik. München: Urban & Schwarzenberg 1981.

Voegeli A. Die rheumatischen Erkrankungen. Heidelberg: Haug; 1988.

Vogel H.H. Therapie mit potenzierten Organpräparaten. Eckwälden/Bad Boll: WALA Schriftenreihe

Walach H. Homöopathie als Basistherapie. Heidelberg: Haug; 1986.

Walach H. Wissenschaftliche homöopathische Arzneimittelprüfung. Heidelberg: Haug; 1992.

Wendelberger: Heilpflanzen. München: BLV Naturführer; 1993.

Widmaier. Pflanzenheilkunde. Schorndorf: WBV; 1994.

Widmaier. Phytotherapie. In: Naturheilverfahren in der Praxis. Balingen: Perimed-Spitta; 1997.

Wright-Hubbart E. Kurzlehrgang der Homöopathie. Berg: Barthel 1993.

Sachverzeichnis

A

Abdominale Hautfalte, Messung 206
Abdominal hollowing 57
Absaugen, endotracheales 282
Absolutkraft 104
Absolutkraft, Einheiten, motorische 109
ACBT 267
ACE-Hemmer 575 f, 578
Achillodynie 601
Adaptation, Leitsatz 94
– plastische 448
– spezifische, Training 86, 93
Adaptiver Reflex 409
ADL 198, 212
ADL-Fertigkeiten 212
β-Adrenozeptorenblocker 571
Aerodur 569
Ähnlichkeitsprinzip 591 f
Aircast-Schiene 454
Akatinol Memantine 559
Aktivierung durch Reflexsynergie 409
Aktivierungskraft, willkürliche maximale 106
– – Reizkonfiguration 121
Aktivität, elektrodermale 65
– endogene elektrische 64
Aktivitäten des täglichen Lebens 198
Aktren 556
Akupressur 340
Akupunktur 15
Alarmphase, Wundheilung 132
Alter 318
Alignment 438
Alloferin 559
Allopathie 553
Alltagsaktivitäten 199
– Messung 212
Alltagsfunktionen 405
Allvoran 556
Alrheumun 556
Alter, Belastbarkeit von Wunden 85
– Herzfrequenz 97
Alternativ-Medizin 587
Amantadin 585
Amplitudenfenster 67, 68
Amuno 556
Analgetika 553, 556
– nicht-opioide 555

Analoga 573
Anco 556
Angehörigenarbeit 457
Angina pectoris, Rehabilitation 313
Angiotensin II-Antagonisten 576, 579
Angiotensin-Konversionsenzym-Hemmer 575
Angst-Vermeidungs-Verhalten 540
Anhidrose 505
Anpassung, funktionelle 131
Anpassungsreserve 87
Antiarrhythmika 314, 580
Antiasthmatika 569
Antibiotika 567 f
Anticholinergika 585
Antiparkinsonmittel 584
Antirheumatika, nicht-steroidale 555, 557, 562
Apoplex 426
Aquajogging 182
Arbeitshypothesen 498
Arbeitskapazität 312
Arterielle Durchblutungsstörungen 582
Arterielle Verschlusskrankheit 583
Arthritisbehandlung 152, 162
Arthrokinematik 442
Arthrose 597
Arthrotomie 156
Arzneimittel
– homöopathische 594 ff
– naturheilkundliche 586
– Wirksamkeit der homöopathischen 595 f
Arzneimittelprüfung 592 f
Aspirationssonden 284
Aspirin 556
Assoziatives Lernen 417
Assoziierte Reaktion 432, 446
Asthma 295
Asthmatherapie, Stufenplan 570
Åstrand-Test 265
Atrophie, Kraft-Zeit-Kurve 122
Atemmuskeltraining, maximaler inspiratorischer Druck 291
– resistive breathing 290
– Threshold loading 291
Atemmuskulatur, Ausgangslänge 292
– Belastbarkeit 289

Atempumpe 287 f
Atemtherapie 266
– Positionen 292
Atemtrainer 279
Atemübungen, inspiratorische 268
Atemwege 283
Atemzyklus, aktiver 267
Atmung, glossopharyngeale 273
Atrioventrikulärer Block 314
Augenscheinvalidität 197
Ausdauer, kardiopulmonale 255, 296
Ausdauertest Shuttle-Walk-Test 265
Ausdauertraining
– aerobes, Durchführung 95
– – Wirkungen 95
– Belastungsintensität 96
– Dauermethode 95
– Entzündungsphase 94
– Häufigkeit 98
– Inhalte 94
– Intervalltraining 98
– Proliferationsphase 94
– Umbauphase 100
Autogene Drainage 267, 272
Autostabilisation 169

B

Bagatellisierung 151
Bagsqueezing 281
Bahnung 409
Balancereaktionen 435
Bandruptur 158
Bandscheibenverletzungen 166
Bandverletzungen 150
Barthel ADL Index 407
Barthel-Index 405
Basistherapeutika 566
Bauchatmung 268
Bauchgurt 294
Bauchspeicheldrüse 365
Beat-Frequenz 73
Beatmungsgerät 273
Beckenboden, Atembewegung 380
Beckenbodendysfunktion 374
Beckenbodenrehabilitation 373
Beckenbodentraining 397
Beeinträchtigungen 196
Behandlungsverfahren, Koordination 63

Behinderung 196
Belastbarkeit, kardiopulmonale 255, 310, 319
– Trainingseinstellung 92
Belastungsasthma 259
Belastungsintensität, Wiederholungszahl 104
Belastungsreize, Kontinuität 91
– therapiewirksame 91
– trainingswirksame 90
Beloc 572
Belohnung 391
Benuron 556
Benzothiadiazine 573
Bericht, gelenkter 594
Berotec 569
Berufsbezogenes Training 514
Betablocker 306
Bettnässen 389
Beugersynergie 410
Bewegungssegment nach Junghans 168
Bewegung
– Automatisierung 414
– normale 434
– Planung der 414
– schmerzfreie 135
– zeitliche Reihenfolge 414
Bewegungsapparat, Ursprungsgebiete, sympathische 16
– Testverfahren 196
Bewegungsausmaß, passives 197
Bewegungsbeeinträchtigung 466
Bewegungseinleitung, rhythmische 414
Bewegungseinschränkung 466
– reflektorische 17
– – Schmerzlinderung 19
– – Behandlung 19
– – Symapthikussenkung 19
– – strukturelle 18
– – Gelenkmobilisation 20
– Physiologie 20
Bewegungslernen, Phasen 59
Bewegungsmuster 435
Bewegungsprogramme 434
Bewegunssequenz 435
Bewegungstonus 434
Bindegewebe
– Stimulus für die Synthese 138
– unfunktionelles 144
– Zugkraft des 144
Bindegewebsmassage 13, 342
– Effekte, mechanische 5
Bindegewebsmobilisation, Effekte 5
Bindegewebszonen
– Dickdarm 355
– Dünndarm 349
– Galle 360
– Leber 360
– Magen 343
– Pankreas 369

von Bingen, Hildegard 588
Biodex-System 3 219
Bioelektrische Impedanz 207
Bioelektrizität, endogene 64f
Biofeedback 69, 81, 379, 383f, 393
Biofeedbackgerät 384
Biofeedbacktraining 373, 382, 399
Biomechanik 442
Biotine 333
Biphosphonate 562
Bizeps-Hautfalte, Messung 205
Blasenentleerungsstörungen 586
Blasentraining 373, 386f, 389, 392f
β-Blocker 314, 572, 577, 580, 500
Blutung
– intermuskuläre 189
– intramuskuläre 189
body mass index, BMI 202, 229
Borg-Skala 265, 312
Botox 559
Bradykardie 580
Breathing retraining 295
Bricanyl 569
Bronchialbaum 284
Bronchospasmolytika 569
Bronchospasmus 259
Bronchusobstruktion 288
Brustkorb-Hautfalte, Messung 207
Brustschmerzen 519
Burst-Modus 71
Butazolidin 556

C

Cardarex
Casemanager 457
CFS, Chronisches Müdigkeitssyndrom 506
Chakra, Chakren 338
Chloroquin 566
Cholin 333
Chrom 333
Chronischer Schmerz 537
Chronisches Müdigkeitssyndrom 506
Chronisch obstruktive Lungenerkrankung 271 ff
Chronizität von Schmerz 533
Chronizität, Verhinderung von 545
Clinical Reasoning 497, 498
Clostridium-botulinum-Toxin 560
Colfarit 556
Compliance 267
COPD 271, 282 ff, 289
– Rehabilitation 296
– Patienten 271
Coping 541
Coudé-Katheter 284
Counter-Movement-Jump 124
Creep 21
Crosslinks

– intramolekulare 144
– pathologische 146
– wasserlösliche 20
CRPS (Komplexes regionales Schmerzsyndrom) 499
CRPS-Kriterien 507
Cushing-Syndrom 564
Cuxanorm 572
Cryocinetics 153

D

Dantamacrin 559
Diabetes-Patienten, Richtlinien 315
Diaphragmalänge, Optimierung 292
Diuretika 314
Definition, operationale 197
Dehntechniken 138
Dehnung
– Behandlungsdauer 24
– Erwärmung 22
– Motorschiene 23
– zyklische 22
Dehnungsreflex 112
Dehnungs-Verkürzungs-Zyklus 107
– kurzer 123
– langer 123
– Reflexaktivität 110
Dentigoa 556
Desensibilisierung 513
Desensibilisierungstraining 398
DEXA 208
Diabetes Mellitus 365
Diadynamik 72
Dickdarm 349
Dickdarmbeschwerden, Physiotherapie bei 352
Dickdarmerkrankungen 349
Dickdarm-Meridian 354
Dignodolin 556
Dihydropyridin-Derivate 578
Diltiazem 578
Dilzem 581
Dimensionen von Schmerz 533
Dipidolor 555
Displacement 441
Distorsion 141
Diuretika 573, 579
– Kalium sparende 574
– Kalium retinierende 573
Dociton 572, 581
Dokumentation, Schemata 228
Dolgit 556
Dopaminerge Agonisten 584
D-Penicillamin 567
Dranginkontinenz 395
Drainagelagerungen 273
Drehmoment 210
Druck und Berührungsrezeptoren 141

Sachverzeichnis

dual-energy X-ray absorptiometry 208
Dual task 418
Dünndarm 343
Dünndarmbeschwerden, Physiotherapie bei 346
Dünndarm-Meridian 347
Duriles 581
DVZ siehe Dehnungs-Verkürzungs-Zyklus
Dynamometer 217
Dynamometrie 210
– isokinetische 218
– Kabeltensiometer 218
Dysfunktion
– allgemeine 544
– psychische 544
– sexuelle 396 ff
– spezifische 544
– vegetative 499
Dyspareunie 396, 398
Dyspnoe 287
Dysport 559

E

Effleurage 5
Einheit, motorische 109
– – Absolutkraft 109
Einlagen-Test 376 f
Einlaufschmerz 181
Eis, physiologische Wirkung 133
Eisbehandlung 133
Eisen 333
Ejakulationsstörung 396
Elektroanalgesie 65
Elektroden, Implantation 386
Elektromyographie, kinesiologische 225
Elektrorollstuhl 453, 454
Elektrostimulation 379, 384 f, 397
Elektrotherapie
– Behandlungspakte 63
– Energieformen 62
– Grundlagen 62
– Verfahren, Klassifikation 68
– Vorgehen 63, 67
EMG 225
Emphysem 285
Endorphine 554
Energieflussrate, Reduzierung 108
Energieformen, Elektrotherapie 62
Engpass-Syndrom 501, 50
Entspannungsübungen 289, 337
– Dickdarm 352
– Dünndarm 346
– Galle 361
– Leber 358
– Magen 337
– Pankreas 367
Entzündungshemmer

– Osteoarthrose 37
– steroidale, Mobilisation 30
Entzündungsmediatoren, Freisetzung, Massage 7
Entzündungsphase
– Ausdauertraining 94
– Therapie 133, 137
– vaskuläre, Massage 16
– Wundheilung 133
Entzündungszeichen 134
Enuresis nocturna 389, 391
Epicondylitis humeri lateralis 475, 501
Epikondylalgie 475
Erektion 396
Erektionsstörungen 396
Erfahrungsheilkunde 586
Ergonomie 514
Erholungszeiten 126
Ernährungsberatung, Ziele 331
Ernährungstipps 329
– Dickdarm 349
– Dünndarm 344
– Galle 360
– Leber 357
– Magen 335
– Mundhöhle 329
– Pankreas 365
– Speiseröhre 331
Ersatzblase 393
Erstanalyse 593
Essgewohnheiten 331
evidence-based practice 1 96
Exspiration, aktive 294
– forcierte 271
Exspiratorische Atemübungen 269
Explosivkraft 106
Exterozeptoren, extrinsische 446
Exzitatorische post-synaptische Potentiale 409

F

Fahrrad-Ausdauertest 265
Fahrradergometer 255
– Test, submaximaler 265
Fasten 350
fatigue 210
Fazilitation 439
Fazilitationseffekt 409
Fazilitationskonzepte 409
Feedback 414, 417
– intravesikales 388
– taktiles 417
– verbales 418
– visuelles 418
Feedback-System 429, 436
Feedforward 415
Feedforward-System 429, 436
Felden 556
Fibrochondroplasten 164

Fibromyalgie 506
FIM-Skala 406
Flow-Volumen-Kurve 260, 270
Fluoride 561
Flutter 277 f
Folsäure 332
Force closure 52
Forced exspiration technique 269
Funktionelle Reservekapazität 79
Forced Use 420 f
Form closure 51
Fragment, proteinspezifisches 88
Frequenzfenster 67
Frequenzierung 104, 110
Friktionen, Entzündungsmediatorenfreisetzung 8
Friktionsbehandlung
– Dauer 9
– Schmerz 10
Friktionsmassage, Effekte, mechanische 9
Frozen Shoulder 467, 475, 479
Frühmobilisation 303
Functional-reach-Test 419
Funktionelle Leistung, Bewertung 212
Funktionelle Relevanz 405
Funktionelle Synergie 410
Funktionelles Neurotraining 421
Funktionskapazität, aktuelle 87
– maximale 87
Funktionsreserve 87
Fußreflexzonen 342
– Dickdarm 354
– Dünndarm 348
– Galle 364
– Leber 358
– Magen 340
– Pankreas 367
Fußreflexzonenmassage 15, 340

G

Gallenbeschwerden, Physiotherapie bei 361
Gallenblase 360
Gallenblasen-Meridian 362
Gallensteine 360
Gangtrainer 412
Gastritis 335
Gate-control-Modell 11
Gate-control-Theorie 134, 139, 531
Gelenk, Bewegungsumfang 222
Gelenkerguss 151
Gelenkfehlstellung 442
Gelenkkapsel, Behandlung 34
Gelenkknorpel, Behandlung 32
– – Reiz, therapeutischer 33
– Behandlungsaufbau 33
– Flüssigkeitstransport 32
– Kompressionstherapie 33

Generator
- leuchtend 79
- nicht leuchtend 79
Gespräch, informatives 374
Gesundheit 587, 588
Get-up-and-go-Test 419
Gewebe, Stimulationsbandbreiten 74
Gewebebatterie 64
Giebelrohr 280
Giving way, Lendenwirbelsäule 57
Gleichgewichtsreaktionen 435
Gleiten 24
Gleitmilieu 138
Gleitverhalten 139
Glossopharyngeales Atmen 274
Glukokortikoide 562, 566, 570
Glukosaminsulfat 35
Glykoside, herzwirksame 578
Goldpräparate 566
Golgi-Organ 141, 444
Goniometer 223 ff
- anatomische Bezugspunkte 226
- elektronisches 224
- zweidimensionales flexibles mit Feedback 224
Graphästhesie 509
Greiffunktion 419, 421
Griff-Dynamometer 217
Griffstärke 197
Guedel-Tubus 283

H

Hämarthos 151
Hämodynamische Anpassung 319
Hahnemann 590
Halswirbelsäule, Kompressionsbehandlung 41
Haltungs- und Bewegungstonus 434
Hautfaltenmessung 203, 230
Hautfalten-Greifzirkel 203
Hawthorne-Effekt 534
Heilpraktiker 591
Heilung
- extrinsische 180
- intrinsische 183
Heilungsprozesse 132
Heißanwendungen 80
Hemiplegie 426
Hennemann-Prinzip 432
Hepatitis 356
Herzfrequenz 97, 313
- Alter 97
- Beeinflussung 97
- Sauerstoffaufnahme 97
Herzglykoside 578, 579
Herzgruppe 306
Herzinfarkt 555
Herzinsuffizienz 578, 580

Herz-Kreislauf-Erkrankungen 603 f, 302
- Rehabilitation 302
Herz-Kreislauf-System, Adaptation 102
Herzminutenvolumen 306
Herzpatient, Typ-I-/Typ-II-Diabetiker 316
- Rehabilitation 315
Herzpatienten, körperliches Training 317
Herzpatienten mit Schrittmachern, Rehabilitation 314
Herzrhythmusstörung 580 ff
Herzstillstand 565
Heterostase 85
Hilfsmittel 456
Histaminfreisetzung, Massage 7
Hochlagerung 135
Homöopathie 586, 590, 334
Homöopathische Komplexmittel 604
Homöopathische Medikamente 334
Homöopathisches Krankheitsmuster 606
Homöostase 85
Homotoxikologie 587
Howthorne-Effekt 534
Huffing 267, 269
Husten 269
Hyaluronsäure 35
Hydrocollator-Packung 80
Hydroxychloroquin 566
Hyperaktivität 431
Hyperhidrose 505
Hyperreflexie 410
Hypertonie 571 ff, 576
Hypertoniebehandlung, Stufenplan 571
Hypertonus 422
Hypertrophie 86
Hypohidrose 505
Hypokaliämie 565

I

IASP-Algorithmus (International Association for the Study of Pain) 512
Immobilisation, Kraftdefizit 115
Immunmodulatoren 567
Immunsuppressiva 567
Immunsystem, Massage 14
Impingement-Syndrom 475
Imprinttheorie 595
Impulskurzwellendiathermie 77
Index der Körpermasse 202
Indikationshomöopathie 604
Individuelle Gabenlehre 595 f
- Mittelwahl 595 f
Indobloc 572

Infiltrationsanaesthesie 557
Infrarotstrahlung, Durchdringung 79
Inhaltsvalidität 198
Inhibition, reziproke 435
Inkontinenz, ältere Patienten 394 f
Inkontinenz, des Mannes 392 f, 394
Inositil 333
Input, afferenter 436
Inspirationsbewegung 295
Inspirationsmuskulatur, Ausdauer 289
- Ruhe 296
Inspirationsstellung, Verminderung 288
Instabilität, Definitionen 47 f
- erkennen 56
- klinische 48
- segmentale, Lendenwirbelsäule 56
- Steifigkeit 48
- Strukturen, passive, Bedeutung 52
Instabilitätsfaktor 48
Instabilitätstests, klassische 52
Insuffizienz, respiratorische 296
Intensiv-Pflege, Mukustransport 278
Inter- und intramuskuläre Koordination 416
Interaktion 457
Interdisziplinäre Zusammenarbeit 456
Interferenzfelder 73
Interferenztherapie 73, 386
- Anwendungsgebiete 74
- Behandlungsparameter 74
- Effekte 74
Interferone 585
Interleukin-10 15
Interleukin-4 14
Interleukin-6 15
Intertester-Reliabilität 199
Intervalltraining 99, 307
Intratester-Reliabilität 199
Irradiation 409
Isokinetik 218
Isoptin 581

J

JROM (Joint range of motion) 222

K

Kabeltensiometer 219
Kalendermethode 390
Kalzitonin 561
Kalzium 560, 333
Kalziumantagonisten 575, 577
Kapselverletzungen 150

Kardiozirkulatorische Einschränkung 258
Karlsbader Salz 594
Karpaltunnelsyndrom 479, 482
Karvonen-Formel 97, 315
Katatrophisieren 541
Kauen 329
Kavitation, stabile 70
Kegel, A. 373, 383
Kent, J.T. 590
Kernkettenfasern 444
Kernsackfasern 444
Key-points 436
KHK 576
Kipptisch-Untersuchung 504
Kleinhirnabszess 425
Kleinhirnatrophie, progrediente 425
Kleinhirnstörungen 425
Klingelhose 389, 390
Kniegelenk, Mobilisationsbehandlung 163
Knieschwellung, schmerzhafte 593, 595
Knorpeldegenerationshemmende Stoffe 568
Knorpelüberbelastung 32
Knorpelunterbelastung 32
Kognitive Wahrnehmungsstörungen 410
Kokzygodynie 399
Kollagen, Längen-Belastungs-Kurve 24
Kollaterale Sprossung 408
Kompensation 430
Kompensationsmechanismus 405
Komplementär-Medizin 587
Komplexes regionales Schmerzsyndrom, siehe CRPS 499
– IASP-Algorithmus 512
– Physiotherapie 511
– Typ I 507
– Typ II 507
Kompression 25, 135
– externe 133
Kompressionsbehandlung
– Beispiele 37
– Dosierung 34
– Effekte, therapeutische 31
– Halswirbelsäule 41
– Lendenwirbelsäule 42
– Patellofemoralgelenk 38
– Sprunggelenk, oberes 37
Konditionierung 408, 417
Konstruktion, prophylaktische 145, 157
Konstruktvalidität 197
Konsolidierungsphase, Massage 16
Kontrolle
– anale 377 f
– vaginale 378
Kontroll- und Steuerungssystem 50, 53

Konzentrationsübungen
– Dickdarm 352
– Dünndarm 346
– Galle 362
– Leber 358
– Magen 338
– Pankreas 367
Koordination, intermuskuläre 109, 416
– intramuskuläre 109, 416
Koordinationstraining 157
Koronare Herzkrankheit 576 ff
Koronartherapie 577
Körperdiagramm 499
Körperdichte 230
Körperfett 229
Körpergewicht 201
Körpergröße 201, 228
Korrekturschienen 456
Kortison 593
Kraft
– Faserzusammensetzung 113
– Muskelmasse 113
Kraftausdauer 103, 107
– Maximalkraft 108
Kraftausdauertraining, Rehabilitation 108
Kraftdefizit 104
Kraftdefizit, Ruhigstellung 115
Kraft-Dehnungs-Diagramm von Bandgewebe 135
Kraftqualitäten, Beeinflussung 102
Krafttraining
– differenziertes 116
– Rehabilitation 114
– – Ziele 115
– Therapiereize 102
– Voraussetzungen 115
Krafttrainingsphase 120
Kraftverhalten
– Beeinflussung 108
– – neuronale 109
– – tendomuskuläre 112
Kraftverlust, Trainingseinstellung 92
Kraft-Zeit-Kurve 105
– Kontraktion, isometrische 122
Krankheitsbild, individuelles 593, 594
Krankheitsverlauf 499
Kriteriumsvalidität 198
Kryotherapie 133
Kurzwellendiathermie 75
– Anwendung 76
Kutschersitz 293

L

Lagerung 448
Langzeitgedächtnis 417
Laufband 255
L-Dopa 583

Leber 356
Lebererkrankungen, Physiotherapie bei 358
Leber-Meridian 359
Leistungsfähigkeit, sensomotorische 140
Leistungsfähigkeit, Grenze 258
Leitungsanaesthesie 557
Lendenwirbelsäule, Instabilität, segmentale 56
Lendenwirbelsäule, Kompressionsbehandlung 42
Lernen
– assoziatives 417
– operantes 539
– repondentes 539
– sensomotorisches 434
– soziales 538
Lernphasen, motorische 412
Libido 396
Lift-Übung 380
Liman 556
Lioresal 559
Lipidbrücken 162, 166
Lipidverklebungen 181
α-Liponsäure 586
Lippenbremse 285 ff, 295
Lokalanaesthetika 557 ff
Lokales Muskelsystem 170
Lopresor 572
L-Polamidon 555
Lungenerkrankungen 568
Lungenödem 555
Lymphdrainage, Effekte, mechanische 6
Lysthenon 559

M

M. ischicavernosus, Palpation 397
Magenbeschwerden 335
– Physiotherapie bei 336
Magen-Darm-Erkrankungen 603
Magen-Meridian 338, 341
Magenulkus 335
Magnesium 333
Malabsorption 343
Malalignment 438
Malleolarfraktur 141
Manipulationen 27
Manualtherapeutische Techniken 139
Manuelle Muskeltests 198, 213
MAO-B 585
Massage 399
– Effekte
– – Immunsystem 14
– – biochemische 7
– – energetische 15
– – mechanische 5
– – Plazebo 14

Sachverzeichnis

Massage, Effekte
– – psychologische 14
– – reflektorische 10
– – sympathikushemmende 12
– – tonusregulierende 13
– – Endorphinfreisetzung 10
– – Entwicklungsförderung 10
– – Indikationen 16
– – Kontraindikationen 17
– – manipulative 11
– – mobilisierende 12
– – Organe, innere 16
– – Reflexaktivität, sympathische 5
– – Schmerzlinderung 11
– – Stresshormone 14
– – Verletzung, akute 8
Maximale Sauerstoffaufnahme 258
Maximalkraft 103
– isometrische 104
– konzentrische 103
Mechanische Reize, physiologische Wirkung 134
Mechanisches Schmerzverhalten 465
Mechanosensibilität 467, 477
Medikamente, Angriffspunkte 553
Medizinische Trainingstherapie 131
Meissnerkörperchen 447
Membrana fibrosa 150
– synovialis 153
Membranpotential 66
Meniskus 160
Meniskusverletzungen 158
Meniskus, Revaskulierung 164
Mentales Training 409
Meridiane 347, 354
– Dickdarm 354
– Dünndarm 347
– Galle 362
– Leber 359
– Magen 341
– Pankreas und Milz 368
Messmethoden 196, 200
Messtechniken 200
Mexitil 581
Miktionskalender 378, 387 ff, 392
Miktionsstuhl 389
Miktionsverhalten 388
– fehlerhaftes 389, 392
Mimische Muskulatur 424
Mineralien 332, 333
12-/6-Minuten-Lauftest 263
Mobilisation
– kollagene 147
– spezifische, inhibitorische 445
– sympathischen Nervensystems 524 ff
– Effekte, therapeutische 17
– Maßnahmen, unterstützende 28
Mobilisationsbehandlung, Effekte,
– negative 30
– mechanische 7

Mobilisationstechniken, kollagene 138
Modell, bioelektrisches 66
Monoaminoxidase B 585
Morbus Parkinson 583
Motivation 408, 429
Motoprogramme, repetitive 415
Motor control deficit 56
Motorische Lernphasen 412
– assoziative 412
– autonome 413
– kognitive 412
Motorisches Lernen 405 ff
MST-Mundipharma 555
Multiple Sklerose 560, 585
Multiple-crush-Syndrom 502
Mund, pathologische Veränderungen im 329
Mundhöhle 329
Musaril 559
muscle endurance 210
Muskel Trancopal 559
– Aktivierungskraft, willkürliche maximale 106
– Festigkeit, elastische 113
Muskelaktionen, dynamische, statische 107
Muskelausdauer 210
Muskelermüdung 210
Muskelfaserzusammensetzung, Kraft 113
Muskelkraft 209
– funktionelle Tests 231,210, 213
– isokinetische 198
– Messung 217
– Messprotokoll 232
Muskelleistung 210
Muskelmasse, Erhöhung, Reizkonfiguration 120
– Kraft 113
Muskelrelaxantien 5 58
Muskelschwäche 565
– periphere 260
Muskelspindeln 141
Muskeltests, manuelle 213 ff
Muskelverletzungen 186
– Klassifikation 187
– Ursachen 187
Muskulatur, bindegewebig verkürzte, Dehnung 25 f
– strukturell verkürzte, Behandlung 26
Muskuloskelettaler Schmerz 533
Myokardinfarkt 302
Myospasmal 559

N

Nachtröpfeln 394
Narbenbehandlung, Effekte, mechanische 5

Narkosemobilisation 28
Natrium-Kanal-Blocker 582
Naturheilverfahren 588
Neigungsmesser 224
Negativ chronotrope Wirkung 578
Negativ dromotrope Wirkung 578
Nerven, oberflächliche, des Rückens 154
Nerven, Testreize durch Längsausdehnung
– N. medianus 468, 470
– N. radialis 470, 471
– N. ulnaris 469, 470
Nerven, Testreize durch Palpation
– N. axillaris 475
– N. dorsalis scapulae 475
– N. medianus 475
– N. radialis 475
– N. suprascapularis 475
– N. thoracicus longus 474
– N. Ulnaris 475
– Trunci plexus brachialis 474
Nervenstimulation, transkutane elektrische 70
Neuralgien 586
Neurodynamische Tests 510
Neurogener Schmerz 463
Neuronale Plastizität 408
– Sprossung 408
Neuropathischer Schmerz 464
Nicht-mechanisches Schmerzverhalten 465
Nitrate 576
Nitro-Verbindungen 576
Nn. nervorum 463
Novalgin 556
Nozizeptiver Schmerz 543
Nozizeptoren 141
NSAR 555, 557, 562, 593
NTPT (neural tissue provoacation tests) 467 ff

O

Oberflächenanaesthesie 557
Oberschenkel-Hautfalten, Messung 206
Objektivität 200
Obstipation 392
Obstruktive Ventilationsstörungen 268, 2,71, 288, 568, 571
Ödemprotektiva 583
On-Off-Phänomen 584
Opioid-Analgetika 554
Optalidon 556
Organe, innere, Innervation 17
Organon der Heilkunst 590
Organotherapie 587, 607
Organpräparate 608
Orgasmusstörungen 396
Orthopädische Schuhe 455

Sachverzeichnis

Orthesen 156
Ösophagus 330
Osteoarthrose, Entzündungshemmer 37
Osteoarthrose, Vitamine 36
Osteokinematik 442
Osteoporose 560, 564
Östrogene 560
Oszillation 276
Overflow 409

P

Pacing 547
Pain-gate-Mechanismus 71
Palpation 510
Pancuronium-ratiopharm 559
Pankreas 365
Pankreasbeschwerden, Physiotherapie bei 367
Pankreas- und Milz-Meridian 368
Para-Amino-Benzosäure 333
Paracelsus 588
Paraffinpackung 80
Parasympatholytika 569, 586
Parasympathomimetika 586
Parkemed 556
Parkinson 421, 423
Patellofemoralgelenk, Kompressionsbehandlung 38
Patientenkonferenz 457
Patientenübungen 484
PEP-Maske 277
Pergamenthaut 566
Perineodetrusor-Inhibitionsreflex 388
Perineometer 383
Periostbehandlung nach Vogler 13
Peripheres Nervensystem 463
Petrissage 5
Peyronie 397
Phänomene, bioelektrische 64
Phlogont 556
physical work capacity 262
Phytopharmaka 589
Phytotherapie 588 f
PKB (prone knee bend) 463
Plastizität 430
Plazebobehandlung 536
Plazeboeffekt 535
– Massage 14
Plazeboreaktion 535
Plazebowirkung 536
Polyneuropathien 586
Positionierung 448
Positiv bathmotrope Wirkung 578
Positiv inotrope Wirkung 565, 578
Positive exspiratory pressure Maske 277
Postural Set 438
Posturale Kontrolle 419

power 210
Pressure Biofedback 57
Pressure Time Index 259
Priapismus 397
Primärsynergien 409
Problemanalyse 428 ff
Proliferationsphase, Ausdauertraining 94
– Massage 16
– Therapie 142
– Wundheilung 137
Propriozeptionstraining 157
Propriozeptoren 141, 415, 444
Prostaglandinsynthese 555
Prostata, Operation 393
Proteinsynthese, Adaptation 91
– Anpassung, aktive 87
– Phasen 87
Proteinsyntheserate, Training 87
Provokationstests für neurales Gewebe 467 ff
Prüfung des vaginalen Tonus 376
Pulsed Shortwave Diatherm, PSWD 77

Q

Quantitativer sudomotorischer Axonreflex-Test (QSART) 504
Querschnittlähmung 560
Quetelet-Index 202

R

Radikulärer Schmerz 464
Radikuläres Schmerzsyndrom 483
Radikulopathie 464
Reaktivkraft 107
– Steigerung, Reizkonfiguration 124
Reaktivkrafttraining, Rehabilitation 125
Reflexaktivität, Dehnungs-Verkürzungs-Zyklus 110
– sympathische 135
– – Massage 5
– – Veränderungen 20
Reflexsynergien 409
Regenerative Sprossung 408
Rehabilitation
– Ausdauertraining 94
– kardiopulmonale 255
– Kraftausdauertraining 108
– Krafttraining 114
– Krafttraining, Ziele 115, 130
– physiologische Grundlagen 130
– Reaktivkrafttraining 125
Rehabilitation, spezifischer Gewebe 130 ff
– Kapsel-, Bandgewebe 150 f
– Meniskus 158 f

– Discus intervertebralis 166 f
– teno-ossaler Übergang 173 f
– Sehnengewebe 180 f
– Muskelgewebe 186 f
REHA-Training 131
Reizerguss 151
Reizknie 600
Reizkonfiguration 126
Rekrutierung 110
Rekrutierungsreihenfolge 416
Reliabilität 199
Reorganisation neuronaler Verbindungen 408
Repetitive Motoprogramme 415
Repetitives Training 415
Replikation 413
Retentionsfähigkeit 411
Rezeptoren
– Arten 141
– intrinsische 444
– langsam adaptierende 447
– schnell adaptierende 447
Reziproke Inhibition 435
Rheumatische Erkrankungen 562, 597
Rhythmik, zirkadiane 564
Rhythmische Bewegungseinleitung 414
Rhythmusstörung 565
Rigiscan 397
Rollstuhl 451
– Ruhelagerung 452
– Versorgung 453
Ruffinikörper 447

S

Sanfte Reaktivierung 513
Sättigungstrend, Training 126
Sarkomer 188
Sauerstoffaufnahme, Einschränkungen 260
– Herzfrequenz 97, 98
– maximale 255
Schienenversorgung
– Füße 454
– Handgelenk und Finger 455
Schleifendiuretika 573, 574
Schleudertrauma 489
Schlüsselpunkt 436 ff
– distaler 437
– proximaler 437
– zentraler 436
Schmerz 531
– akuter 536
– chronischer 537
– Friktionsbehandlung 10
– in der Therapie 12
– im Beckenbereich 399 f
– Kontrollmöglichkeit 540
– neurogener 463 ff

Schmerz
- neuropathischer 464f
- nichtphysische Aspekte 538
- perinealer 400
- radikulärer 464
- und Clinical Reasoning 542
Schmerzbehandlung
- Förderung der Eigenwirksamkeit des Patienten 546
- frühe Intervention 546
- Pacing 547
- passive 546
- Patienteninformation 548
Schmerzerfahrung 538
Schmerzlinderung, Massage 11
Schmerzmechanismen
- nozizeptive 542
- peripher neurogene 542
- zentrale Sensibilisierung 542
Schmerzmodelle
- Modell des reifen Organismus 532
- Modell des weisen Handelns 533
- Modell zur Erklärung der beobachteten postmanipulativen Hypoalgesie 534
Schmerzquellen 544
Schmerztherapie 601
Schmerztoleranz 541
Schmerzverhalten 465
Schmidtbleicher, Phasenmodell 116
Schneeballknirschen 181
Schnellkraft 103, 106
Schuheinlage 455
Schulter, subluxierte 442
Schulter-Arm-Syndrom 501
Schulterinstabilität 416
Schutzsynergien 422
Screening 545
- Fragen 499f
- Kriterien 499
Sehnenansatz
- direkter 174
- indirekter 173
Sehnen-Knochen-Übergang-Verletzungen 173
Sehnenprobleme 601
Sehnenspindel 444
Sehnenverletzungen 180
Selbstbehandlung 484f
Selectol 572
Selen 332
Sensitivität 200
Sensorische Tests 509
Seroroninfreisetzung, Massage 10
Sexueller Missbrauch 399
Shuttle-Walk-Test 265
Simile-Regel 591
Sitzhose 452
Slack 156
SLR 510
Slump 510
Somatomotorische Tests 509
Sotalex 572

Spacer 570
Spannungsübungen, isometrische 117
Spastizität 423, 433
Speichel 329
Speicheldrüsen 329
Speiseröhre, Veränderungen der 330
Speiseröhrenproblematik, Physiotherapie bei 334
Spinale Manualtherapie 525
Spitzfuß 560
Sprossung (Nerven) 408
Sprunggelenk, oberes, Kompressionsbehandlung 37
Stabilisation 55
- Behandlungsstrategie 58
- dynamische 55
- - Grundsätze 58
- - mangelhafte 57
- Prinzipien 59
Stabilisationsprogramm 59
Standard-Medizin 587
Startkraft 106
3-Stellen-Formel 230
4-Stellen-Formel 230
7-Stellen-Formel 230
Steifigkeit 47, 48, 422
Steiner, R. 607
Step-Test 261
Stereognose 509
Stimmungsschwankungen 457
Strahlung, elektromagnetische, Verfahren 75
Straight-Leg-Raise-Test, SLR 510, 467
Stress 137
Stresshormone, Massage 14
Stressinkontinenz 385, 395
Stressreaktion 526
Stresssituation 554
Stretch-Shortening-Cycle 107
Ströme, diadynamische 72
Stroop-Test 418
Subskapulare Hautfalte, Messung 205
Sultanol 569
Summationsprinzip 409
Suprailiale Hautfalte, Messung 206
Surgam 556
SWT 265
Sympathikotonus 138
Sympathisch aufrechterhaltener Schmerz 507
Sympathische Reflexdystrophie 506
Sympathisches Nervensystem, Mobilisation 524ff
β-Sympathomimetika 568
Symptomatisch limitierte V_{O_2} 257
Synaptogenesis 408
Synchronisation 104, 110
Synovitis 34, 152, 153, 160
System
- aktives 50, 52

- endogenes opioides 71
- ligamento-muskuläres 52
- passives 50, 51
- stabilisierendes 50
- - Adaptation 54
- - Dysfunktion 54
- - Funktionsmodell 51
- - Untersysteme 50

T

Taillen-zu Hüftweite, Verhältnis 202
Tachykarde Herzrhythmusstörungen 581
Tagesschwankungen 457
Tapeverbände 156
Taping 139
Tapotage 5
Temperaturtest 509
Tennis-Ellbogen 501
Tendopathie 175
Tenormin 572
TENS siehe Nervenstimulation, transkutane elektrische
Test der Schweißsekretion in Ruhe 504
Test der thermoregulatorischen Schweißsekretion 504
Test nach Jebsen 420
Tetrazykline 567, 568
Th4-Syndrom 501, 516, 517
- Behandlung 518
Theophyllin 569
Theromorgulatorischer Schweißtest 505
Therapeuten/Arzt-Patientenverhältnis 137
Thermorezeptoren 141
Thiazide 574
Thrombozyten 14
Time-Test 420
Timing 414
- Schulung des 414
T-Lymphozyten 14
Tonusabweichung 442
Totraumvergrößerung 280
Tracheobronchialkollaps 271, 285
Trizeps-Hautfalte, Messung 205
Tracrium 559
Training 130
- Adaptation 86
- Adaptation, spezifische 93
- Gewebsbelastung 84
- koordinatives 155, 307
- Phasenmodell 117
- propriozeptives 140
- Proteinsyntheserate 87
- Rehabilitation, Ziele 84
- Sättigungstrend 126
Trainingsanpassung, individuelle 92
Trainingseinstellung

- Belastbarkeit 92
- Kraftverlust 92
Trainingshäufigkeit 126
Trainingsintensität nach Karvonen 315
Trainingsphasen
- Krafttraining 120
- Vorbereitung 118 f
- Wechsel 116
Trainingsreize, spezifische 93
Trainingswissenschaft 130
Traktionen 24
Tramal 555
Transfer 411
Translation 88, 90
Transmitterausschöpfung 108
Transskription 88, 90
Traumon 556
Trinkgewohnheiten 386
Triphasische Muskelaktivierung 420
TST, s. Thermoregulatorischer Schweißtest 505

U

Überbelastungsarthrose 32
Überlaufblase 586
Überlaufinkontinenz 395
Übertraining 94
Ultraschall 69, 138, 208
- Effekte, mechanische 69
- Effekte, nicht-thermische 70
- Wirkung 70
ULTT, Upper Limb Tension Test 503, 510
Umbau, funktioneller 144
Umbauphase
- Ausdauertraining 100
- Massage 16
- Therapie 144
- Wundheilung 132, 144
Umfangsmessungen 209
Unterbelastungsarthrose 32
Urinabgang, unwillkürlicher 376, 398

Urin-Inkontinenz 400
Urinmenge 387
Uroflow 388, 392

V

Vaginalkegel 382
Vaginismus 396, 398
Validität 197
Valoron 555
Valsalva-Manöver 314
Valsalva-Versuch 504
Vaskuläre Phase 133, 137
Vasodilatatoren 582
Vegetatives Nervensystem 497
- Evaluation der Funktionen 498
Venenerkrankungen 583
Venentonisierende Substanzen 583
Ventilationsstörung, obstruktive 568, 571
Ventilatorisch anaerobe Schwelle 257
Ventilatorische Einschränkung 258
Verapamil 578
Verdauungssystem 329
Verletzung, akute, Massage 8
Verstopfung 350
Vierfüßlerstand, Trippelphase 57
Vitamin
- D3 561
- A 332
- B1 586, 332
- B12 332
- B2 333
- B3 333
- B5 332
- B6 332
- C 332
- D3 561
- E 332
- K 332
- Provitamin A 332
Vitamine, Osteoarthrose 36
Volmac 569
Voltaren 556

W

Waden-Hautfalte, Messung 207
Wahrnehmung, taktil-kinästhetische 413
Wahrnehmungsstörung, kognitive 410
Wärmekapazitäten, spezifische 80
WHR (waist-to-hip ratio) 202
Wide-dynamic-range-Cell 11
Wiederherstellung, vollständige, Rehabilitation 125
Willkürsynergie 409
Wirbelkörper, Blutversorgung 168
Wundheilung, physiologische Grundlagen 131 f
- vier Phasen 132
Wurzelschmerzsyndrom 479 f

X

Xylotocan 581

Z

Zelle, bioelektrische 66
Zelluläre Phase 135, 137
Zentraler neurogener Schmerz 5 43
Zentrales Nervensystem 405 ff
Zerebralparese 560
Zervikobrachiales Schmerzsyndrom 489
Zink 332
Zone
- elastische 49
- neutrale 49, 50
Zungenmotorik 423
Zwei-Punkte-Diskrimination/-Unterscheidung 420, 509
Zweispektren-Röntgen-Absorptiometrie 208

Damit therapieren sie erfolgreich!

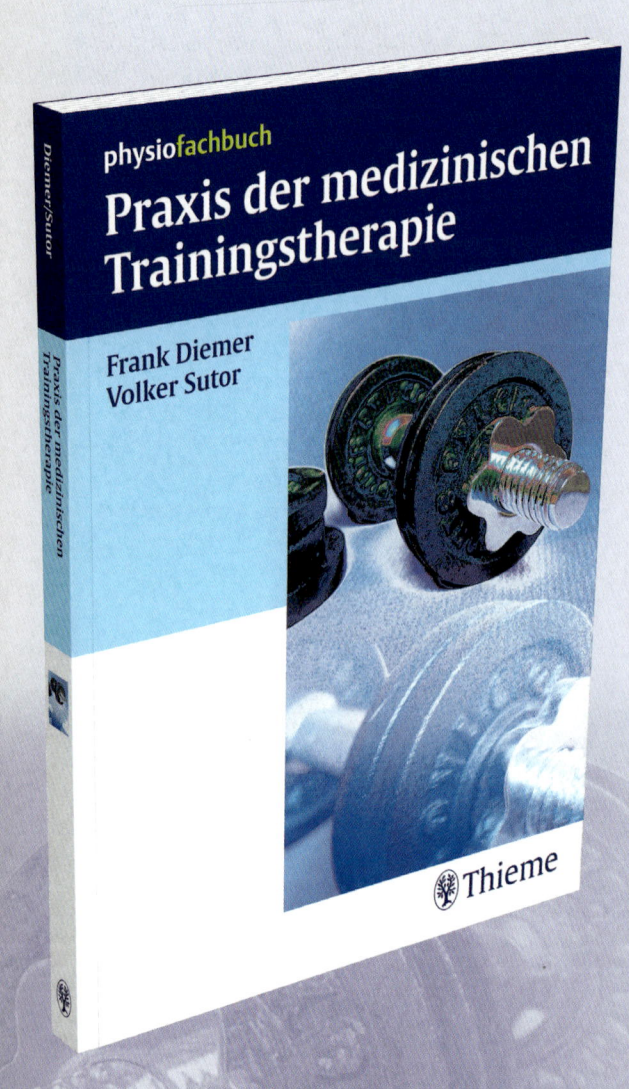

physiofachbuch
Praxis der medizinischen Trainingstherapie
Frank Diemer
Volker Sutor

Darf ein Bandscheibenoperierter Krafttraining machen? Hält die Schultergelenksplastik dem Krafttraining stand?

In der orthopädisch-traumatologischen Rehabilitation müssen die spezifischen Probleme der Patienten (Instabilität, Bewegungseinschränkungen, Schmerz) berücksichtigt werden.

Medizinische Trainingstherapie mit Hintergrundwissen:

- **Umfassende Informationen** über die MTT bei spezifischen Problemen: Stabilisationstraining bei Instabilität der LWS, Krafttraining bei Bandscheiben-Patienten, Koordinationstraining nach Kreuzbandplastik.

- **Training der motorischen Grundeigenschaften** (Beweglichkeit, Ausdauer, Kraft, Koordination, Schnelligkeit): theoretisches Wissen und praktischer Einsatz.

- **Präzise Kenntnisse** über Anatomie, Bindegewebsphysiologie und Belastbarkeit beschädigter Strukturen: für eine sichere Diagnose.

- **Individuelle Trainingsprogramme** und konkrete Übungen sichern den Erfolg der Therapie.

- **Zahlreiche Grafiken und Fotos** zu den einzelnen Trainingssequenzen: zum optimalen Verständnis von Theorie und Praxis.

Praxis der medizinischen Trainingstherapie
Diemer/Sutor
2006. 516 S., 417 Abb., kart.
ISBN: 978 3 13 139981 6
€ [D] 99,95
€ [A] 103,– /CHF 160,–

Ihre Bestellmöglichkeiten:

Telefonbestellung:
07 11/ 89 31-900

Faxbestellung:
07 11/ 89 31-901

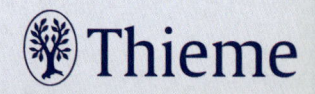

Kundenservice
@thieme.de

www.thieme.de

Thieme

Die „van den Bergs" sind unentbehrlich!

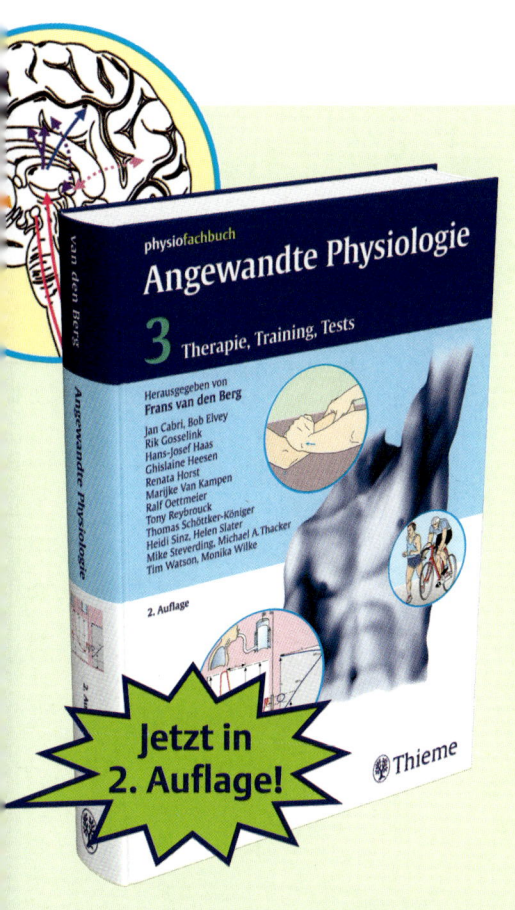

Angewandte Physiologie
Band 1: Das Bindegewebe des Bewegungsapparates verstehen und beeinflussen
van den Berg
2., korr. Aufl. 2003
328 S., 277 Abb., geb.
ISBN 978 3 13 116032 4
€ [D] 49,95
€ [A] 51,50 / CHF 82,–

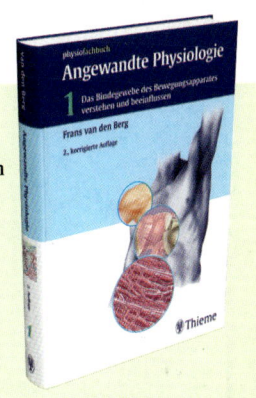

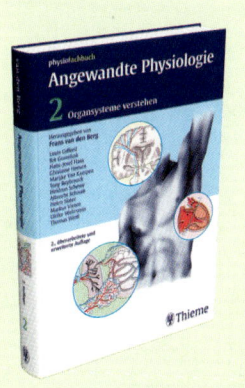

Angewandte Physiologie
Band 2: Organsysteme verstehen
van den Berg
2., überarb. u. erw. Aufl. 2005
608 S., 456 Abb., geb.
ISBN 978 3 13 117082 8
€ [D] 69,95
€ [A] 72,10 / CHF 115,–

Angewandte Physiologie
Band 4: Schmerzen verstehen und beeinflussen
van den Berg
2003. 432 S., 175 Abb., geb.
ISBN 978 3 13 131111 5
€ [D] 59,95
€ [A] 61,80 / CHF 99,–

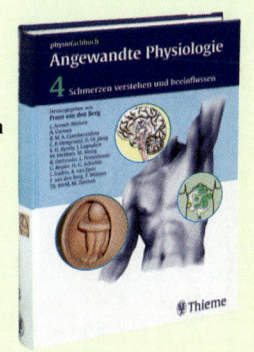

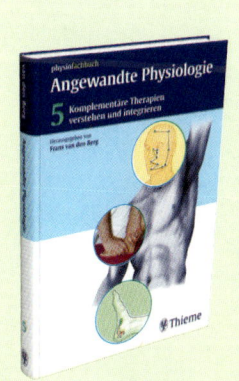

Jetzt in 2. Auflage!

Fundiertes Wissen in der Physiologie!

Angewandte Physiologie
Band 3: Therapie, Training, Tests
van den Berg
2. akt. Aufl. 2007. Ca. 640 S., ca. 445 Abb., geb.
ISBN 978 3 13 117092 7
Ca. € [D] 64,95
ca. € [A] 66,90 / ca. CHF 107,–

Angewandte Physiologie
Band 5: Komplementäre Therapien verstehen und integrieren
van den Berg
2004. 772 S., 402 Abb., geb.
ISBN 978 3 13 131121 4
€ [D] 74,95
€ [A] 77,20 / CHF 124,–

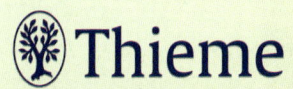

Ihre Bestellmöglichkeiten:

Telefonbestellung:
07 11 / 89 31-900

Faxbestellung:
07 11 / 89 31-901

Kundenservice
@thieme.de

www.thieme.de

Thieme